U0392289

中国工程院 院士文集
樊代明文集

那一年
我在工程院 （2010—2018）

樊代明 著

世界图书出版公司
西安 北京 上海 广州

图书在版编目（CIP）数据

那一年，我在工程院 / 樊代明著 . —西安：世界图书出版西安
有限公司，2020. 5
ISBN 978-7-5192-6529-8

Ⅰ . ①那…　Ⅱ . ①樊…　Ⅲ . ①医学—文集　Ⅳ . ① R-53

中国版本图书馆 CIP 数据核字（2019）第 172783 号

书　　　名	**那一年，我在工程院**
	NAYINIAN，WOZAI GONGCHENGYUAN
作　　　者	樊代明
责任编辑	李维秋　王少宁
装帧设计	新纪元文化传播
出版发行	**世界图书出版西安有限公司**
地　　　址	西安市锦业路 1 号都市之门 C 座
邮　　　编	710065
电　　　话	029-87214941　029-87233647（市场营销部）
	029-87234767（总编室）
网　　　址	http://www.wpcxa.com
邮　　　箱	xast@wpcxa.com
经　　　销	新华书店
印　　　刷	西安雁展印务有限公司
开　　　本	787mm×1092mm　1/16
印　　　张	114.75
字　　　数	2100 千字
版次印次	2020 年 5 月第 1 版　2020 年 5 月第 1 次印刷
国际书号	ISBN 978-7-5192-6529-8
定　　　价	360.00 元

医学投稿　xastyx@163.com ‖ 029-87279745　029-87286478
☆如有印装错误，请寄回本公司更换☆

《中国工程院院士文集》总序

二〇一二年暮秋，中国工程院开始组织并陆续出版《中国工程院院士文集》系列丛书。《中国工程院院士文集》收录了院士的传略、学术论著、中外论文及其目录、讲话文稿与科普作品等。其中，既有早年初涉工程科技领域的学术论文，亦有成为学科领军人物后，学术观点日趋成熟的思想硕果。卷卷文集在手，众多院士数十载辛勤耕耘的学术人生跃然纸上，透过严谨的工程科技论文，院士笑谈宏论的生动形象历历在目。

中国工程院是中国工程科学技术界的最高荣誉性、咨询性学术机构，由院士组成，致力于促进工程科学技术事业的发展。作为工程科学技术方面的领军人物，院士们在各自的研究领域具有极高的学术造诣，为我国工程科技事业发展做出了重大的、创造性的成就和贡献。《中国工程院院士文集》既是院士们一生事业成果的凝练，也是他们高尚人格情操的写照。工程院出版史上能够留下这样丰富深刻的一笔，余有荣焉。

我向来以为，为中国工程院院士们组织出版院士文集之意义，贵在"真善美"三字。他们脚踏实地，放眼未来，自朴实的工程技术升华至引领学术前沿的至高境界，此谓其"真"；他们热爱祖国，提携后进，具有坚定的理想信念和高尚的人格魅力，此谓其"善"；他们治学严谨，著作等身，求真务实，科学创新，此谓其"美"。《中国工程院院士文集》集真善美于一体，辩而不华，质而不俚，既有"居高声自远"之澹泊意蕴，又有"大济于苍生"之战略胸怀，斯人斯事，斯情斯志，令人阅后难忘。

读一本文集，犹如阅读一段院士的"攀登"高峰的人生。让我们翻开《中国工程院院士文集》，进入院士们的学术世界。愿后之览者，亦有感于斯文，体味院士们的学术历程。

徐匡迪

二〇一二年

目 录
Contents

卷 一

卷 二

卷 三

卷四

卷五

卷 六

卷 七

那一年

我在工程院

<pars
卷　一

以所思所需赋所求所进

2010 年 6 月 11 日上午

在中国工程院新班子宣布大会上的表态，现场有 500 余名院士，以及中央、国务院领导和诸多媒体记者（每人演讲限时 3 分钟）。

深深感谢中央、政府和全体院士的厚爱、栽培和信任。

我当过 30 多年兵，深知服从是履职的条令；

我教过 30 多年书，深知奉献是履职的根本；

我做过 30 多年科研，深知创新是履职的灵魂；

我看过 30 多年病人，深知热情是履职的精神。

今天，我履新职了。我更深知服从、奉献、创新和热情远远不够。

我要把院士们的所思和所需当成我今后的所求和所进！

那一年
我在工程院

卷一

给我一只手
2010 年 6 月 22 日下午

在中国工程院机关大会上新班子成员的表态，现场有周济等 6 位院士（每人演讲限时 3 分钟）。

我叫樊代明，我这个姓不好记更不好认，多数人叫我樊代明，发音正确。有人叫我"攀代明"，"樊"字是"攀登"的"攀"没有"手"。我的祖先犯了一个不小的错误，他要后代攀登高峰又没给"手"，所以我一路走来十分辛苦。有人拿不准这个"樊"字，干脆叫我"代教授"，今后同志们如果为难，叫我"代明"好了，一举两得，也不影响你的形象，我听起来也更为亲切。

我刚来工程院，是个新兵。我一直在部队工作，地方工作不熟，是个小兵。但我力图做个好兵。要做个好兵，必须做到三条，首先是服从尊重院党组和院长的领导；第二是向其他副院长，特别是向资深副院长讨教；第三是请求同志们帮助我，给我一只"手"以弥补我的"先天不足"。

除了尽力完成工程院的本职工作外，我还会看病。因此，我的办公室可以成为你们 8 小时内外的诊室。

聚焦至聚变

2010 年 6 月 23 日

在与中国工程院学部工作局及分管出版工作的同志座谈时的发言。参会的还有中国工程院时任秘书长白玉良、学部工作局相关领导等，中国工程院时任院长周济亲临会议听取意见。

工程院党组和周院长安排我主抓学术和出版工作。今天下午主谈学术工作。这是党组第一个会议，我看先可来个务虚，各抒己见，不论对错，有言就发。刚才同志们就自己的本职工作做了很好的发言，一会儿周院长还要做指示，我先谈点肤浅认识，初来乍到，算学习发言。

学术是工程院一切工作的根基和根本，是工程院生存和发展的基础。院党组、院领导把这项工作交给我们，是对我们最大的信任，我们只有把它搞好这一条路，别无选择。

工程院有多种学术活动，有工程院层面的，也有各学部层面的。这些活动在不同的历史时期，一直到现在，都对学术发展起到了十分积极的推动作用，应当全面肯定。当然由于分类多，重视程度也不尽相同，所以水平参差不齐。工程科技论坛是其中最好的，10 年来已经办了快 100 场了，从开始到现在已经相当不错了。但如何把学术活动持续发展下去，把质量提上来，这是要作的一篇大文章。怎么办？下个月在内蒙古自治区呼和浩特市召开的是第 101 场，是医药卫生学部办的。我对医药卫生学部比较熟悉，建议以此为契机，召开一个现场会，到时请白秘书长、学部局的局长，各学部机关负责同志都去，特别要请周院长到会指导。这个现场会做两件事情，一是观摩这场论坛，我已通知主办者邱贵兴院士，让他下了大功夫按国际上的论坛办，肯定对大家有启发；二是开一个座谈会，总结过去 100 场的经验，各学部都要做好准备，谈出经验，找出问题，会上达成一些共识，会后形成一个材料，总体为九月或十月开一个更高层次更广范围的座谈会做准备，关于后者周院长已有指示和安排。总之，呼和浩特之行是要把第 101 场作为一个新起点，在总结前 100 场的基础上，为后 100 场奠一个基，争取把未来的 100 场办得更好。把工程科技论坛办成中国工程院的学术品牌。

怎么办好这个品牌？我有几点建议供同志们参考：

一是聚焦（Fucosing）。就是一场论坛要集中一个主题，不像一个报告会，想到哪讲到哪，漫无边际。我们军队讲的是瞄靶，一定要有靶子，而且要瞄十环，即使偏了也有九环、八环，否则必然脱靶。选主题，我看有三个条件，一是有重大需求，是一些影响国计民生的重大现实问题，或是影响科学或学术发展的重大问题；二是别人做不到的，或者是没做好的，别人都能做了就没讨论的必要，这即是国际视野的问题，要以国际为背景；三是我们能做的，如果讨论了半天不能做，就是纸上谈兵，空花时间劳民伤财。

二是聚集（Gather）。"聚集"就是把相关人员找来，注意一定是相关的，不是看热闹的，应该是看门道的，可以是院士，也可以不是院士，年轻的同志要多一点，代表成分是决定成效好坏的关键。

三是聚合（Polymorization）。"聚合"是要求各自发表不同的意见，一定要畅所欲言，百家争鸣，然后把各种意见加以梳理、整合，形成一定的结论，不要争论一番后却没有结果。

四是聚变（Fusion）。通过论坛，我们可以得出一些理论成果，这种成果或者能为国家决策提供咨询，或者能为自己的研究工作提供帮助，同时还可以培养青年工程科技人才，这就是聚变。

我说的这些不一定都对，只是信口开河。只是初步设想，仅供同志们参考，不对之处请周院长指正。

青城这一步

2010 年 7 月 31 日

在中国工程院第 101 场工程科技论坛开幕式上的讲话，参会者有中国工程院邱贵兴等 7 位院士，时任内蒙古自治区主席巴特尔及来自全国各地的 300 多位骨科精英。

今天是个好日子，是中国共产党第一次全国代表大会召开的日子。7 月 31 日简称"731"，7+3=10，后面再加一个"1"，形成"101"，也是工程院第 101 场工程科技论坛。中国工程院从 2000 年开始举办"工程科技论坛"，现在已经办了 10 年，共 100 场了。本届领导班子决定，将第 101 场作为第二个 100 场的开端，"101"又像一根解剖开的骨管，象征着本场的主要内容是骨科专业。骨头是人体的支撑，工程院也有其支撑——学术。今天的就是学术论坛，无巧不成书，这么多碰巧的事加在一起真是令人难忘。

学术对工程院的生存和发展是十分重要的，重大咨询要靠学术引领，院士增选要以学术为标准，做好学术工作需要大家努力。要做好第二个 100 场工程科技论坛，我们需要全面总结，总结前 100 场的成功经验，总结前 100 场对中国科技事业的贡献，这些对下 100 场是至关重要的；同时，我们需要开拓创新，紧盯目前工程科技领域的发展前沿，在学术内容上要有所创新，在举办方式上也要有所创新，这样才会越办越好，才能创造出中国工程院的学术品牌。再者，我们需要扩大交流，不仅每一场的人数要增多，而且会址要尽量遍布全国各地，此次到内蒙古举办就可以支持当地科技的发展。今天下午，我们还要开一个座谈会，工程院机关，还有各学部共 20 多人参会，会议主题就是总结前 100 场的经验，制订后 100 场的计划。争取一场有一场的特点，一场有一场的进步。

此次论坛，中华骨科学会特别是以邱贵兴院士为首的筹备组下了很大功夫，

第一年
我在工程院

卷 一

7

花了不少力气，办得很好。内蒙古自治区当地党政及医务界给予了大力支持，自治区巴特尔主席出席会议，并发表了热情的讲话，这些都是论坛成功的重要因素。呼和浩特又称"青城"，这是我们论坛又一个新的开端和奠基，给了我们一个难忘的地方和一个难忘的日子。呼和浩特，"比骑马朵，朵尔泰"（蒙语音译，意为"青城，我们爱你"）。

那一年
我在工程院

大有作为与大有可为

2010 年 8 月 8 日

在新疆维吾尔自治区科学技术协会成立 50 周年院士座谈会上的讲话。参会的有时任新疆维吾尔自治区党委书记张春贤及自治区党政领导,以及 14 名院士等。

今天能参加新疆维吾尔自治区科学技术协会成立 50 周年的庆祝大会,我有很多感受,也非常感动!

刚才,中国科学院的李副院长作了很好的发言,给我们很大的启发。我到中国工程院工作才刚一个多月,此前我一直工作在西部,是一个地道的西部人。我曾经在西藏工作了将近 3 年,之后又在西安工作了 32 年。西部人民对科技的渴求、对人才的渴求我深有感触;我也深深体会到,在科技雨露的滋润和沐浴下,西部地区所呈现的这派欣欣向荣的繁荣景象。从工程院的角度来讲,我个人认为,对于工程院与新疆过去及今后的协作,可以用两句话来概括,一个是"大有作为",一个是"大有可为"。

何谓"大有作为"呢?工程院除了做一些基础理论研究外,更多的是倾向于工程科技的重大咨询和研究。目前新疆正处于大开发、大发展、大开放的重要时期,我想对我们工程院而言,这也是一个大有可为的重要机遇期。我这里有一些材料,不一定完全准确,但这些材料也充分说明这是一个大有作为的机会。从 1999 年由钱正英副主席带队对新疆水资源问题进行实地考察研究开始,十多年来,根据党中央西部大开发的战略部署,工程院一直坚持深入开展科技援疆工作,其间,工程院先后主要承担了诸如"全国水资源可持续发展战略研究""西北水资源战略研究""新疆可持续发展中有关水资源的战略研究""新疆伊犁河流域农业及水土资源开发与保护战略研究"和"新疆建设国家重要能源基地和陆上能源安全通道的研究"等重大咨询研究项目;组织开展了"塔里木油田——企业技术创新院士行"等活动;积极促成了"新疆维吾尔自治区中国工程院院士咨询活动中心"建设及院士受聘担任新疆维吾尔自治区外聘专家顾问等工作,精心组织了近百位院士参与了相关科技援疆工作。这其中也包括医药卫生工作,我来过两次。一次是"医"，一次是"药"，两次都是新疆医科大学组织的，都给我留下了很深刻的印象。

十多年来，在党中央、国务院的正确领导和大力支持下，在新疆维吾尔自治区各级党委和政府的密切配合下，在诸多院士专家的共同努力下，工程院科技援疆工作取得了一定的成效，为新疆的社会和经济发展起到了积极的推动作用，其中，经工程院研究并形成上报国务院的关于全国和西北水资源咨询研究报告，对于新疆水资源特别是塔里木河流域治理起到了积极的推动作用，促成了国家对塔里木河治理的100多亿专项投入；由陈毓川、汤中立等院士专家主持的自治区深部找矿实施问题的咨询论证，推动了新疆"优势资源转换战略"的实施，并促成了自治区2亿元的专项投资；开展的工程院"塔里木油田——企业技术创新院士行"活动，对塔里木油区的油气前景、勘探方向、勘探开发技术和综合决策等工作发展起到了积极的推动作用。当然，这些工作也不一定全是由工程院做的，其中也有和国家各部委，特别是和中国科学院联合完成的。从这些数据和活动本身，我们的的确确体会到，新疆对于中国工程院来说，是一个大有作为的地方。

何为"大有可为"呢？因为我们赶上了党中央和国务院新一轮的大力开发、大力建设、大力发展新疆的新的机会。我们工程院党组，在周济书记的领导下，召开专题常务会，研究下一步的科技援疆工作，并向全体院士发出倡议，号召院士们发挥自己的作用，把自己的聪明才智与党中央的决策部署紧密相连，为新疆的经济社会发展做出新的更大的贡献。周院长在新疆待过8年，对新疆有着特殊而深厚的感情。我自己虽没在新疆待过，但我的爱人在这里待过8年，我也就当了这里8年的家属。印象中，当时的白杨沟一场雨过后山上遍地都是蘑菇，我们一上午可以捡两麻袋，然后牵一匹马驮着就下山了，那可都是好蘑菇呀！我们都对新疆有着很深的感情。在座的老一代院士们，也曾长期在这里进行调研、论证和咨询，做了大量的工作，这都是感情所致。从这个层面讲，工程院与新疆的协作，既是使命，也是义务，更是责任。虽然十多年来，我们在科技援疆工作中取得了一定的成效，但是我们认为科技援疆是一个长期工作、系统工程，需要我们在党中央和国务院的正确领导下，按照西部大开发战略的总体部署，根据中央新疆工作会议的精神，进一步发挥工程院工程科技思想库的作用，积极组织院士专家把国家对新疆地区的智力输入、人才输入、科技输入等工作做好做实。在我来新疆之前，周济院长告诉我，他可能本月下旬要来新疆，听冰玉局长讲，钱正英院士9月份可能还要来，以后这样的活动会越来越多。那么，下一步开展工作，我们觉得主要要从以下几个方面做起：首先，进一步密切合作关系，结合国家和新疆维吾尔自治区的长期发展规划，进一步对科技援疆工作做出统筹规划和总体部署，明确目标任务，细化合作领域；第二，进一步深化合作机制，在现有基础上，根据形势和任务的发展要求，努力探索形成一整套完善的合作运行机制，进一步加强交流，畅通渠道，使科技援疆工作科学化、规范化、常态化；第三，进一步拓展合作领域，根据新疆的区域特点和现实需要，积极组织院士专家开展形式多样、富有成效的咨询研究和学术活动，为新疆的发展方式转变提供技术支撑，为新疆的科技创新和高层次人才培养提供智力支撑。同时，我个人觉得，我们西部，包括新疆、陕西等一些地区，曾经为中华文明做出过巨大贡献，但在今天，从经济的角度来看，和东南沿海相比，我们可能是"大后方"。我当兵40年，从军事的角度看，新疆应该算是前方阵地，具有重要的战略地位，应该说新疆的党政军干部和各族人民，为祖国的和平稳定、国泰民安做出了巨大的贡献。从这个意义上讲，对于新疆，全国应该给予支持，科技应该给予支持，人才应该给予支持。我将把这次会议的精神带回去，向周书记、向党组汇报，进一步把工作做好。

分久必合 合久必分
2010 年 8 月 11 日

在上海召开的国务院学位办关于临床医学学科分类研讨会上的发言。参会的有顾玉东、曹雪涛院士，相关专家，全国相关院校的领导及国务院学位办的同志。

临床医学学科分类在十几年间已是第三次变动了。大千世界，分久必合、合久必分、螺旋发展、循环推进。世界发展本来是不分阶段不分类别的，是一种自由发展模式，分阶段和分类别是我们人类自己的局限性，是认识事物的局限性导致的。局限的能力无法完成对无限发展的认知，所以只好将其局限划分，这就是今天会议不得不开、今天的事不得不做的原因。但不得不做也罢，不得不开也罢，完成这个事后必须有利于现阶段的发展，必须要大多数人能接受。

医学时下大致分为基础医学、临床医学、预防医学等。"基础"与"临床"的区别是前者不接触病人，后者必须以病人为基础。预防医学居于二者之间，即用基础知识来预防疾病的发生。所以，只有直接与病人接触的才能叫"临床医生"，他所从事的学科才叫"临床医学"。也有一些学科虽然不直接与病人接触，但是他们协助临床医生诊治病人，比如放射科、检验科、核医学科等，这些都间接地为临床病人服务，临床医生没有他们的帮助，很难诊治疾病，所以他们也应属于临床医学的范畴。

关于内科、外科的分类，在医学发展初始阶段，没有内科、外科之分，内科和外科是随医学发展而分化出来的，以后又从其中逐渐分出来各个专科，比如耳鼻喉科、眼科、儿科、妇产科等，传统内科、外科的分法是内科靠号脉开药、外科靠开刀治病，但发展到现在又逐渐模糊起来，内科也拿刀了，外科也开药了。特别是微创诊疗技术的出现与运用，现在很难说一种病是属于外科还是内科了。所以事物的发展就是这样的，走一段时间又走回来了。所以我个人意见，凡是直接接触病人或为病人服务的都应归为临床医学，不要再细分，由于临床医学范围太广，为便于学位办管理操作，可以分成临床医学Ⅰ、Ⅱ、Ⅲ、Ⅳ，分别代表内科、外科、专科及临床检验技术各个领域。

以上是个人建议，仅供同志们参考。

"四个作用"好

2010 年 8 月 12 日

在上海院士活动中心调研时的讲话。参会人员有翁史烈院士、杨胜利院士及全体工作人员。

这次能到咱们中心来，对我而言确实是一个非常难得的学习机会，给我留下了非常深刻的印象。关于工程院与咱们院士中心下一步如何加强联系与合作的问题，我想，周济院长有更加长远和深远的考虑。工程院新一届领导班子积极响应中央"做学习型机关"的号召，我这次到咱们中心，主要是了解和学习咱们如何为当地经济社会发展做好服务、如何为驻地院士群体做好服务的做法和经验。下面，我先谈一点学习体会。

刚才各位领导的介绍，特别是翁院士的介绍，可以说是如数家珍，娓娓道来。我始终认为，说得好是因为做得好，只有做得好才能说的好。在上海建设这么好的一个院士中心是不容易的，在全国很少见。尽管如此，我们翁院士还认为没有建成"家"，或者说"家"的感觉还不够。可能大家对"家"的理解标准不同，我认为就目前全国而言，我们的"院士之家"已经建得非常好了。全国各地因为地区差异和院士分布的情况不同，各地的"院士之家"情况也各不相同，有的是"殷实之家"，有的是"小康之家"，有的是"寒舍将就"，有的还"无家可归"。咱们这个院士中心或"院士之家"应该算是"小康之家"了。为什么说是"小康之家"呢？我认为主要是咱们发挥了"四个作用"。

一是发挥了"联络站"的作用。为什么说发挥了"联络站"或"交通站"的作用呢？这一点我体会很深，因为到工程院工作之前，我经常是作为一个院士个体、作为"散兵"和工程院直接联系的，总感觉在工程院和院士之间缺乏一个机构，有一点"找不到组织"的感觉。当然正常的业务和工作联系，我们还是要通过工程院各学部这个渠道来进行。从这一点来讲，工程院只有通过发挥全国各地院士中心的联络组织作用，才能进一步发挥院士的作用、反映院士的需要和诉求。我觉得咱们这个院士中心正是发挥了这样的联络、"通讯"作用，因此我说她是"联络站"或"交通站"。

二是发挥了"集结地"的作用。我们解放军在战役或战斗之中，必须始终有明确的集结地。工程院要进一步发挥院士的作用，就必须做好"1+1>2"或"1+1=3"的工作。就是把大家集合到一起，通过相互间的讨论、相互间的协作，从而建成一个平台，发挥高层次智力平台的作用，包括咱们平时搞的"院士沙龙"等活动，都很有意义。咱们这块地方确实是一块风水宝地，我觉得整个建筑布局就像一把"圈椅"一样，院士中心正好居中而坐，林荫草地、曲径花园，向前看，目无遮挡、视野开阔、引人联想，特别是在高楼林立的上海，院士们集结在这个地方，很容易出思想、出良策。所以说，这是一个很好的院士"集结地"。

三是发挥了"智囊团"的作用。咱们这个中心能够把上海的院士们组织起来，对上海市的经济社会发展起了很好的智囊团的作用，在"能源战略""水资源""地下空间"，世博会和医药卫生等方面均起到重要的作用。在其他地区，院士们大多是单独行动。主要原因一方面是其他省份的"院士之家"可能还没有这么好，另一方面也是因为他们的院士数量和专业结构没有上海的多，所以院士群体的智力资源没有被很好地发挥和利用起来。我经常想，刘备之所以能够成功，诸葛亮这个"智囊"起了很大作用。有的地区却经常忽视了"诸葛亮"，也就是我们的院士智囊。比如地方政府的一项决策，进行高层次的咨询非常重要，花不了多少钱，却能节约大量的成本或产出很大效益。比如，我昨天看的世博园，外行看热闹、内行看门道，相关院士进去参观，看到国外某些东西可能就会受到很多启发，从而想出许多对国家有用的新点子。院士群体的作用发挥好了，"院士之家"就是一个促进经济社会发展的"智囊团"。

四是发挥了"服务队"的作用。我看到，咱们这个院士中心虽然人数不多，但是服务范围广、服务领域多、服务的质量和服务的效益都是很高的。不但为上海自己的院士服务，而且还发挥上海医疗水平较高等方面的区位优势，为周边地区和省份的院士也一并服务了，这个作用就很重要了，应该说是一个全方位的服务。所以，至少我自己的体会是，上海院士中心确实在这个过程中起到了"联络站""集结地""智囊团"和"服务队"的作用，应该说在这方面积累了很多很好的经验，应该说是一种很好的模式，应该好好总结。这次回去之后，我要把上海院士中心的这种模式、这些做法和经验带回去，给周院长汇报一下，并建议推广上海院士中心的经验。推广你们的经验，发挥上海市的带头作用，全国各省，特别是院士比较多的省份，都可以借鉴这种经验或模式。如果一个省的力量不够，还可以借助外部的力量。

刚才在介绍时翁院士、施主任都谈到了咱们的做法和体会，一是要有一个好的领导，像翁院士这样热心、负责且愿意为大家服务的好领导。做这项工作是需要一点奉献精神的。二是要有比较充足的经费，好多地方没有做好或没有做的一个重要原因就是经费的问题。一年400万的经费，对上海市来说是很小的一笔开支，但它发挥的作用却远远不止400万，远远超过了400万。三是要有一个好的机关，虽然咱们只有十多个人，但却是一支精干高效的队伍。在平常工作中"分工不分家"，能够圆满完成各项任务。这些经验和做法都是值得推广的。我觉得，有一个很重要的工作，就是要把我们刚才介绍时谈到的这些经验和做法进行归纳和总结，记录下来。这种总结，我想至少有三点是很有意义的。

一是能够起到很好的带动作用。大家总结好了，能够让我带回给周院长汇报，能够让其他地区和省份的同志们学习和借鉴。比如，我可以带给陕西省的省长、河南省的省长等，让他们看看上海的经验，大家一起来做，最后能在全国形成一个院士工作、服务的网络就好了。刚才翁院士介绍时只讲了一点他参与的，以及和他专业相关的工作，其他好多方面还没有谈到，我想在下一步的总结时，一定要好好整理归纳，有观点、有做法、有事例、有效果，使我们的经验实实在在、可学可用，切实发挥好上海的带动作用。

二是能够起到很好的宣传作用。院士作为一个特殊的社会群体，我觉得对此需要做很好的宣传。不做正面的积极宣传，就会让负面的宣传上去。当然上海在这方面做得是很好的，有的地方，个别院士有一点点小问题，有的是院士自己造成的，有的可能是学生或身边人做，都会被夸大传播，甚者影响到整个院士群体的形象。我想在人群中间，无论哪个群体，有个别人犯一点小错误，这些都很正常。但是要看主流，看一个群体的主要贡献。比如，我们在中国的各行各业，任意一个群体中，选出和工程院相当的500多人进行比较研究，就会发现犯小错误的人数比例差不多，但对社会的贡献率可就大相径庭了。如果没有院士群体，请问神舟飞船能上天吗？三峡大坝能那么顺利的合拢吗？水稻不断超产、SARS（重症急性呼吸综合征）防治等，都由谁来做呢？任何群体都有优秀的一面，也有有问题的一面。院士是人不是神，如果按照神的标准来要求他们是不可能的。假如说，当然现在还没有，如果真正有一两个院士犯罪了，那么能不能说院士这个群体的素质已经到了最低呢？这个是不科学的、不实事求是的。比如，我们把山羊的尾巴和麋鹿的尾巴放在一起，比较发现差不多，所以就断定，山羊的头和麋鹿的头也是一样的，这就不对了。因此要做正面的积极的群体性的宣传工作，通过咱们上海院士群体对上海经济社会发展发挥作用的宣传，把整个院士群体的形象进一步树立起来。让各行各业学，也让院士们相互学习，这样整个风气就会好起来。

三是能够起到发现人才的作用。我个人意见，就是在我们组织的各种各样的活动中，让我们发现有发展潜力的各类青年人才，让他们能够不断得到锻炼，从而在实际工作中，在各单位、各地区和部门申报院士，我们能主动发现和掌握一批有实力、有能力的后备人才，这是"后备人才"，不是人选。当然在平时也要有意识的帮助和扶持他们，使这些人才成为我们将来遴选的依据和可能，这样就能进一步把工作靠前、把人才选准。比如，我们在第101场工程科技论坛中，就让骨科专业比较优秀的中青年人才亮相、展示。让他们近距离地和院士交流学习，在交流中获得进步，这样也就把院士群体发现、帮助和扶持人才的作用进一步放大了。以上是我的一些感受和体会，我想就讲这么多，谢谢！

那一年
我在工程院

卷 一

相击出灵光 切磋成良玉

2010 年 8 月 14 日

在上海第 156 次东方科技论坛（结肠癌专场）开幕式上的讲话。参会的有来自全国各地从事结肠癌研究及不同领域的专家。

上海市东方科技论坛已办 150 多场了，听说办得很成功。可我还是大姑娘上轿——第一次，很遗憾。感谢你们对我的邀请，昨晚从西安坐飞机到上海，听说郑州某处有航空管制还是雷雨，反正不起飞，我在西安机场等了 3 个多小时，抵达上海已为凌晨 2 点，看来是一份迟到的爱，难得的爱。时间安排如此之紧，为什么呢？为的就是"东方论坛"4 个字。首先是"东方"，目前在世界上，无论是经济还是科学技术，一般来说，是西方比东方发达，但在我们中国，总体来讲，是东部比西部先进，我地处西部，渴望来此学习。其次是"论坛"，"论"即"争"也。凡堪争者我谓有三个层次，最低层次是"争吵"，几个人在一起，只顾自己的脸面，带着满腔情绪无所谓正确错误，无所谓得道失道，以保住"自尊""脸面"为胜；然后是"争鸣"，争鸣是表明观点，一吐为快，先吐为快。常常是局部正确，某些人得道，但难免偏颇；最高层次是"争论"，争论是从多方面、多角度，反复地、来回地寻根究底，相互弥补。争论是高水平的表达形式，必然会得到更加满意的结果。争论本身离正确更近，离全面更近，争论越激烈，离真理也就越近。因此，论坛提倡的就是争论。

今天参会的都是来自全国从事结肠癌工作的高人和能人，有从事基础的、有从事临床的、有从事病理的、有从事流行病学的，都是专家。大家要从不同的角度去发表意见，任何论点应该说都是有价值的。同一个杯子，有人看到有把儿，有人看到没把儿，其实都是那个杯子，只是角度不同，其实都是正确的。不能说老专家说的就正确，年轻人说的就错误；也不能说多数人说的就正确，有时真理掌握在少数人手里。老专家经历多、见多识广，"吃的盐比年轻人吃的米多"，"过的桥比年轻人走的路多"，见的事多，看事情从多角度出发，比较全面，但容易犯经验主义错误。年轻人见事少、经历少，但眼睛好，看事清楚，当然要特别注意防止片面主义，一叶障目。年轻人不要迷信权威，今天只来了我一位院士，我这个院士是什么呢？就是在某一点上懂得很多很多，但在其他很多点上懂得很少很少，懂得少就是离真理很远，你迷信我，把我离真理很远的东西看成离真理很近，或就当成真理，那不就要犯大错吗？

　　以上就是我来参加东方科技论坛的初衷，随后我还要发表我对结肠癌的专业认识，充其量达到争鸣的水平。为的是和同志们共同争论，因为相击出灵光、切磋成良玉。

合力出沃土 安民得皖疆
2010 年 8 月 21 日

在合肥华东 6 省市消化大会开幕式上的讲话。参会 800 余人，主要来自华东 6 省市，也有不少是来自全国其他地方的，多数为消化病学和消化内镜技术方面的精英。

感谢大会的邀请。近期我出差较多，先后去了北京、呼和浩特、济南、新疆、成都、深圳，每到一处都是下雨，要么淅沥细雨，要么滂沱大雨，在成都甚至把火车都"冲跑"了。唯独来到合肥，万里晴空、骄阳普照，老天给了一张笑脸。安徽对我好，安徽人对我更好。我年轻时当兵，当时的班长、副班长、党小组组长、包括入党介绍人都是安徽人。所以说，年轻时所受的是一种"徽教"。如果说今天有什么成功，还得感谢"徽教"对我的启蒙。

此次会议八百之众，参会人数多，办会方式有诸多创新，会议质量高。这哪是一个地区会，俨然像一个全国性会议，有好多地方比全国性会议还先进许多。为什么会办得这么好？这靠安徽省两个学会的团结，两个人的团结：消化学会主委王巧民，消化内镜学会主委许建明。我看是二民（明）"闹安徽"，两个人分工不分家，听说"经济"都放到了一起，而且是男女搭配干活不累。好多省的两个学会不团结，做不到一起，既误本人又误学会，我看都应该向他们俩学习。

当然也有不足，例如我们不一定要为领导出席搭设一个主席台，你看刚才拆起来费了那么大工夫，费了那么长时间，这一点与国际没有接轨。国际会议所有人都在台下座，谁讲话谁上去，我们不需要为主席搭一个有名的台，而是要请来不搭台也有名的主席。

总而言之，这是一次成功的大会，大会成功是因为有两个能干的安徽人，能干的安徽人是因为有一种可贵的安徽精神，这正是"合力出沃（肥）土，安民得皖（徽）疆"。

借世界之精彩 织精彩之世界

2010 年 8 月 23 日

在中国工程院第 103 场工程科技论坛（纺织业领域新材料开发和生态制造关键科学与技术战略研究）开幕式上的讲话。现场有孙晋良、郝吉明等 11 位院士及全国该领域的精英。

今天这里云集了全国纺织业的精英，机关告诉我院士有 11 名。我觉得只能算 10 名，因为我是门外汉。我觉得纺织业的发展很重要，一是你们是大众衣食中的"衣"父母，二是纺织业是很多科学技术的启蒙者及帮手。年幼时我也曾梦想过当一个这方面的专家。20 世纪 60 年代初国家给每个公民只发三尺布票，我是老大，父母常给我穿新衣服，可一套新衣服要用去其他弟妹的布票，我穿了他们就没有了。那时我经常看到老奶奶在煤油灯下纺线织布，于是我到田间捡残枝落棉，试图解决全家人的穿衣问题，但杯水车薪。我立志要学纺织，后来由于各种原因未能如愿。我一直在想，很多技术说到底就是纺织技术的拓展和延伸。比如用竹片编凉席，用藤条绑藤椅，无不是仿照编织技术，人类发展的长河可以说是纺织技术发现或发明不断进展的过程，尔后扩展到其他领域，甚至所有领域。比如我们的建筑技术说到底也是一种编织技术，导弹的弹头也是用防高温的材料编出来的，延伸到社会科学，社会团体，比如工程院的组织，也是由不同的个体编织成的（组成的）。这个过程至少涉及两个因素：一是沿用材料，二是编制技术。同一种技术可因不同的材料编成多种不同产品，同一种材料可因不同的技术编成多种不同的产品。如果是不同的材料再加上不同的技术就会编出繁花似锦的世界。可以说世界是"编"出来的，是各行各业"编"出来的。据说 100 多年前上海引进了第一台织布机，但丝绸之路比这个早了很多年，那时是桑蚕养殖，化茧抽丝，纺丝织绸。那么现在我们为什么落后了呢？科学地讲，归结起来一是材料问题，二是编织技术问题，虽然还有使用和商业的问题，但主要是前两个问题。因此，本届论坛要集中在材料和编织技术这两个问题上，认真探讨，有所发明，有所发现，才能有所提高。在结束讲话时，我想为本次论坛总结一个主题——借世界之精彩，织精彩之世界。

战略之决策与献策

2010 年 8 月 24 日

在中国工程院常务扩大会议上的发言。讨论议题为 2030 年前我国工程科技发展战略规划的制订。参加会议的有时任中国工程院全部院领导、各学部主任或其代表、院机关相关人员。

听了起草组的报告，也听了各位的发言，我很受启发。天有不测风云，月有阴晴圆缺，自古难全。国家是这样，人也是这样。晴带雨伞，饱带路粮，万事赢者谋在先，所以做规划是十分重要的。写这个草稿，做了大量的调研，费了大量的功夫，目前框架已经出来了，很不错，但还需要增减内容。好比要织一张渔网，现在"纲"有了，要在"目"上下功夫。"目"太稀的地方要增加，不然鱼网不住，要漏网；"目"太密的地方要减少，不然，乱七八糟什么东西都网住了。这是一个战略规划，写这个战略本身需要一个战略。从目前看来要写好这个规划还需花很大力气，我只能就写作战略提一些意见。

一是站位问题，也就是我们是什么身份的问题。国家或者相应部委是决策者，工程院是献策者。他们是定靶子，我们是出点子。他们是刘备，是宋江，是司令官；而我们是孔明，是吴用，是军师。我们工程院是按照国家的决策而献策，我们不能也不应该站到决策的层面去考虑问题。因为我们不了解全局，我们希望决策者给我们指出目标，我们就目标提出实现策略。而且是各种不同的策略供决策者参考。我们的策略也许被全部采纳，也许全部不采纳，也许采纳一部分。因为决策者们是站在全局来分析问题的。某些事情可能对我们的影响十分重大，但对全局不一定有多大影响，也许有时甚至是起负面作用的。

二是分工问题，也就是干什么的问题。这个规划涉及的是战略问题，战略是我们的军事术语，战争分为战略、战役、战术三个不同层面，战略是根本性目标性的，宏观性的，管全局的，而战役是分阶段、分时期、分部分的，战术则是具体的运作方法，实施办法，执行方法。我们这个本子有些部分站位不够高，不是抓事物的主要矛盾，而是局限到了战役甚至战术层次。描述和解决的不是

"纲"的问题，而是"目"的问题。加在一起主题不够明确，重点不够突出。

三是写作问题，也就是怎么写的问题。写好这个本子绝非易事，已经下了很大功夫。我建议下一步把各专业的各部分放到各学部去，紧紧依靠学部的力量，多开几次座谈会，畅所欲言，主要多听反面意见。找出未来20年影响本领域国计民生的重大问题是什么，解决这些问题需要的工程科技技术是什么。比如医学领域，目前最大的困难是看病难看病贵的问题，国家已经加大投入，卫生部（现卫健委）也有很大动作，医改也已开始实施了，但收效总体而言不大，政府、老百姓、医务界三方是否都有意见，特别是医务人员没有得到什么"好处"，甚至自始至终参与很少，老百姓说看病难看病贵，医生说行医难行医畏，政府说医改难医改累。我看这个问题，20年内要得到根本的解决是不容易的，原因是多方面的，目前中国约13亿人口吃的药97%是仿制国外的或从国外买的，昂贵的医疗设备98%以上是从国外进口的。加之平均寿命延长，老龄化时代到来，看病的人将会激增，过去没有的病或没见过的病大量涌现，还有环境污染使好多新发疾病出现了、提前了。凡此种种，加在一起形成困难中的困难，矛盾中的矛盾。这些问题不解决，经济发展再多的GDP都将入不敷出，医改也将不能从根本上使政府、百姓和医生满意。这些就是我们应该去调研、分析并提出的问题。

处理好了以上三点，我们的战略规划就能写得更好。

当然我是纸上谈兵，真正努力还要靠相关同志们，说得不对之处请批评，以上仅供参考。

以动静之世界 应世界之静动

2010 年 8 月 24 日

在中国工程院 2010 年城市地质环境与可持续发展论坛开幕式上的讲话，参加此次会议的有卢耀如等 19 位院士及 300 余名来自全国各地的相关学者。

参加这次大会我带了三个问题向大家请教。近几年灾害那么多，究竟是天灾还是人祸？还是天灾与人祸？汶川大地震第四军医大学（现空军军医大学）去了 800 多人，我作为我校抗震救灾医疗队总指挥，看到百里死寂、千里哭声，几乎所有人都张口结舌、目瞪口呆。我的第一个问题是，要是能预测地震该多好。地球发生地震，这个灾难总会有，不要说地壳运动不止，且说地表面建了那么多建筑，筑了那么多大水库，压得地球喘不过气来，地下水、地下矿挖了那么多，地球都空了。所以不用预测，地震总是要来的。关键是什么时候来，要预测准确时间是很难的，"天有不测风云"，即便预测到了，除了跑到安全地方躲一躲、死伤少一点，还有别的办法吗？玉树大地震第四军医大学前后方共组织了 300 多人，同样作为医疗队的总指挥，我看到玉树地区损坏最多的是一层土坯房，结果压死那么多人。我的第二个问题是，住房要建得结实一点该多好。可这次舟曲发生泥石流，不管房屋牢不牢固，泥沙瞬间溢满，又死了那么多人，我也去了成都洪灾地区，震后刚建的房屋又被冲走了。所以我的第三个问题是，要是我们的城镇没有建到这些地方该多好。三个问题，出发点是不一样的，前两个是要与天斗，是斗天，后一个是顺天，是应天，因为我们斗不过。荀子说"人定胜天"，毛主席说"与天斗其乐无穷"，从精神层面讲是可以这样提的；但从科学层面讲，这样是不对的。这样斗，不仅斗不过，还要为此付出沉重的代价，但是我们又不能无所作为，怎么解决这个问题？要靠在座的院士专家。我们需要对我们脚下这块土地有深入的了解，哪一块好动，哪一块好静，哪一块该建城市，哪一块该做其他什么，要了如指掌，这样才能避免现在特别是将来不该发生的事情，这也就是我想给本次论坛增加的主题：以动静之世界，应世界之静动。

教改中的共性与多样性

2010 年 8 月 25 日

在国家教育改革领导小组第一次会议讨论中的发言。会议由刘延东国务委员主持，中国工程院应由时任潘云鹤副院长参会，因潘院长出差由我代表，会议主题是讨论教育改革试点问题。

刚才延东同志讲，教育改革（以下简称"教改"）十分重要，中央高度重视并信心坚定。教改已入深水区，且具艰巨性，牵一发而动全局，做不好会影响一代甚则数代人；又具系统性，需全面动员、各方支持。按"顶层设计、试点先行、有序推进、动态调整"进行。教改重要且任务艰巨，国家教改领导小组、咨询委员会的责任亦十分重大、任务也格外艰巨。

教育部给各部委都明确了试点任务，工程院党组对此十分重视，开过专题研究会并有专门材料上报。工程院的院士分布在各部委、各省市和各院校，我们将积极配合各部委的试点工作，积极参与各地各院校的教改任务，并牵头做好相关咨询工作。

我个人有一些建议，因我具有军人身份，是第四军医大学（现空军军医大学）校长。军队现有 60 多所院校，我们都按总部要求认真学习过中央文件和中长期教改规划，我们打心眼里拥护教改，但军队院校如何改革，在这个分工计划中没有明确指示。这是国家的规划，应该有军队的工作，现在有 190 条，能否加个"191"条，这需要明确一下，比如军队院校参照本规划落实，或者军队院校的教改由军队总部另行计划落实等，否则 10 年教改后地方学校水平上去了，军队院校会落后。

对于教改试点。我个人认为，一方面要抓共性，要抓重点。现在是 142 个问题，每个问题 3 个试点，加起来全国共 400 多个试点，好像有点儿遍地开花，既然牵一发而动全局，说明有的问题是关键，有的属战略问题，有的属战术问题，有的是主要问题，有的是次要问题。抓住主要问题一解决，次要问题就自然解决了，不需要都去改。发大水要去堵缺口，到下游去堵水是堵不住的。我是学

卷 一

25

医的，老医生与新医生的差别是什么呢？比如一个病人有8个表现，复杂得很，老医生只抓住一个主要症状治，其他症状自然消失，病人痊愈了，而新医生是把8个症状都去治，很累，很辛苦，服务全心全意，但病人最后死了。我想延东同志提出的抓顶层设计就是去分析、去抓主要矛盾，然后针对性地试点先行，有了经验再有序推进，遇到不成功可以"动态调整"，既调整思路，又调整单位。

另一方面要保持多样化，现行的教育体制和机制已经实行了那么多年，应该说在当时当地是对的，是起了积极作用的，现在也不是一概都要改掉，有很多是不需要大改的。教改一方面要考虑中国国情，另一方面也可以学习一些别国的经验，比如剑桥大学一个学校就已经有80多个诺贝尔奖获得者，肯定是有经验可学的。而且，中国这么大，情况很不同，全国各地各校的水平和传统都有很大区别，即便完成一个试点，也不一定对全国都适用，还要因地制宜。最好是发挥各地各校办学的自主性，自由度，统得太死，教改不会成功。马克思主义都要中国化，教改规划也要地方化，要尊重各地各校的首创精神。过去已发现"千校一面"不对，将来教改完成了一定不能再成"千校一面"了。社会因多样化才进步、人类因多样化才生存。我想，学校也只有多样化才会对社会的进步和人类的生存有帮助。

为世界图书出版西安公司所出"医学保健丛书"所作的总序

2010 年 9 月 1 日

中国医学，有文字记载者，至少已逾三千年。关于中国医学起源，众说纷纭，有"圣源说""巫源说"，还有"自然发生说"。我认为，医学是人类在与自然界长期相处、相识，甚至相争中，不断总结出来的护身、养身，直至"修身"的方法。医学出现之前，人类对自身几乎一无所知。那时生产力低下，靠刀耕火种，广种薄收，日出而作，日落而息。虽昼夜忙碌，却衣不蔽体，食不果腹，是抓住什么吃什么。在艰难发展的长河中，有幸出现少数智者，他们把民间的一些偏方良法收集起来，总结经验，加上自己的改进和提高，逐渐形成了医学派系，自己也就成了当时的名医。之后，随着生产力的发展，医学实践多了起来，而且变被动收集为主动探索和发明，又因印刷技术等文明媒介问世和加速，特别是西方医学的引入，经过一次次革命，一次次飞跃，最终形成了中西医并存或结合发展的现代中国医学。

医学发展的长河，既艰难曲折又错综复杂，从浅知的正确到深知后的错误，从局部的正确到全局时错误，从微观的正确到宏观时错误，从体外的正确到体内后错误，从过去的正确到现在的错误，甚至于科学的正确到医学的错误……反之亦然，始终充满矛盾和斗争。何为"体外的正确到体内后错误"，或者"科学的正确到医学的错误呢"？比如，在体外，氯加钠经化学反应成氯化钠，但氯与钠到体内就可能成不了氯化钠，甚至成了氯化钙，这是"体外之正确到体内成错误"。又比如在体外，某种细菌对某种抗生素是抵抗的，但将这种抗生素用到感染了该细菌的病人体内却发现对这种细菌十分有效，这个结论是"科学之正确到医学成错误"。又比如，过去按遗传学的中心法则，从 DNA（脱氧核糖核酸）、RNA（核糖核酸）到蛋白质，是种瓜得瓜、种豆得豆。但是后来发现，在人体有时"种瓜"得不了"瓜"，却得了"豆"，所以人们又将其总结成了反向遗传学。因此，"科学"本身的含义、规定也应与时俱进，不然科学也就不科学了。

那么科学与医学又是什么关系呢？科学对条件的选择及规定是严格的、单一的，是稳定的，而人体这个系统是复杂的、多因素的，是动态的。很多科学研究的对象是相对静止的，而医学研究的对象是丰富多变的。所以，同属科学的医学可谓一种特殊科学，与一般科学（或经典科学）有着相当多的不同。因此，社会上就可能出现这样的现象，某一个事件拿科学的标准可称真科学，但放到医学，或用医学标准衡量则成了"假医学""伪医学"，这也是医学为何极其复杂的原因。中国医学虽已经历了三千多年，但我们对人体本身仍知之甚少。

正因如此，历朝历代，何时何地都不乏神医巫婆、江湖骗子，他们利用人类对医学的缺知，利用普众对医学的浅知，利用医学复杂人们对其暂时的无知，利用医学与科学之间差异的错知，去蛊惑民众，去扰乱世界，去捞取钱财，甚则谋财害命。有的甚至打着真科学的旗帜去干"伪医学"的勾当，骗子是很奸猾的，他们不仅迷惑普通民众，有时连专业人士也被搞得目瞪口呆。有个肝癌病人，我劝他做手术，他怕疼，不肯做手术，三月后复诊已届晚期，失去手术机会。体检时，我发现他肚子上栓了条"元布袋"。我很奇怪，问他"元布袋"制作怎么越来越窄了。他一看说："糟了，原来装药那宽的部分转到背部去了，怪不得无效。"一次开会我碰到"元布袋"的发明者，骂他骗人，他说没骗。我说晚期肝癌你能治吗？他反问我，你能治吗？我说治不了。他说我跟你一样。当时令我七窍生烟，但无口回击。

近段时间以来，媒体连续曝出很多骗子，其实就全国各地而言这只是冰山一角，有"看相诊病者"，有"食疗第一人"，什么"绿豆汤学说""长茄子理论""辟谷防癌瘤""喝牛奶致癌""芒硝治百病""无毒一身轻""山药薏米""断食排毒法""祖传治癌方"……一时甚嚣尘上，千奇百怪。对这些骗人勾当，其人其事，媒体应该强力曝光直至横向到边，政府更应严厉打击直至纵向到底。广泛提醒民众，广泛唤起民众，"过街老鼠人人喊打"，使其无人可骗，无处可藏，无地自容。

但反之一想，骗局能揭完吗？骗子能打尽吗？今天曝了张悟本，明天来个悟本张，这里打了林光常，那里又出常光林……更为令人忧心的是，民众与骗子间有"智商"的落差，骗子不是一般人，但他们骗的都是一般人。经常有不少民众，居然不信正确的一面，反而自愿去上当，自觉去受骗，真可谓周瑜打黄盖，有的愿打有的愿挨。这又给骗子提供了大量的可乘之机。

一块阵地，正确的不去占领，错误的必然去占领。在这个世界上，任何领域都不会以真空存在，不被净气拥有就被障气充斥。在医学领域，只有"正气内存"，才会"邪不可干"。多少年来，或者说自从医学诞生以来，我们关心的多是疾病的诊疗，对保健养生的从来重视不够，这是造成医学骗子骗人的重要原因。作为医务工作者，我们时下的迫切任务，不仅要着力诊病治病，也要关注保健养生，全力教育民众，传输正确的医学常识。

　　世界图书出版西安公司邀请国内数名医学专家为首席科学家，组织各专业的精兵强将，写成了这一系列保健丛书。力图把本专业有限的知识用简单明快的语言告知世人，以达保护健康、呵护健康的目的。我有幸先睹为快，并愿介绍给广大医学和非医学的朋友参考。众所周知，医学知识正在被不断发现，医学技术正在不断发明，医用药品正在不断发掘，医学事业正在不断发展，医生的能力也正在不断发挥。因此，这样的丛书也不会一蹴而就、一劳永逸，应该不断地编下去、印下去、传下去。到这部系列丛书再版时，如有需要，我还愿为之再次作序。

邵一年
我在工程院
卷一

29

"双爱"的由来

2010 年 9 月 11 日

在西安全国胃肠动力学术会议开幕式上的讲话。参会人员有来自全国各地的相关专家 400 人。

参加这个会因为我有两种爱。

一是爱消化事业。为什么爱消化事业呢？小时候家贫，20 世纪 60 年代国家大面积自然干旱，加之苏联逼款，当时中国饿死了数千万人，我六七岁时没饭吃，吃过树皮、白黏土。不吃就饿，吃了拉不出来，所以我深知消化道不通是怎么回事，而且立志要做消化医生。20 世纪 70 年代末，终于成了消化医生。由于消化内镜及影像学发展，消化内科大展宏图，颇有出息。特别是微创治疗的开展，很多过去需要大手术的已经不用手术了。比如胆管结石，外科医生开大刀，一上午只能完成 1 例，需花 3 万元，且术后要花 10 天以上才能恢复，而用内镜微创治疗，我们一上午可做 13 例，1 例最快只需 6 分钟完成，每例只花 6000~7000 元，今天做完明天可以上华山。我们有本事了，有出息了。是不是就没有其他事可做了呢？不，更多更难的事还等着我们去做，还有更大吸引力的事吸引我们去做，但下一步的发展究竟是什么呢？就是对疾病本质要搞清楚，就像抗洪要从缺口处开始一样。要搞清楚疾病本质，疾病原因，根本的或首先的是要抓住消化道的生理功能，目前这方面研究很薄弱，还很肤浅。我看消化道首先要抓住的是四大功能，即运动、吸收、分泌及免疫功能（或防卫能力），简称"动、吸、泌、卫"四大功能，其中动是首要的，胃肠不动（如肠梗阻），"难活一天"，胃肠过动（如腹泻），"好汉抵不住三次泻"，有关这些问题，我不能细讲，留给以下各位分别讲，从这一点来说，好戏在后头，后头有好戏。

二是爱西安，我到西安工作已有 32 年了。西安这块土地为中华文明乃至世界文明贡献了 2000 多年。当然，同时也被蹂躏了 2000 多年，目前与发达地区相比各方面也许都落后了。但我们这块空地不能不要，我们生活在这里的同道们应该奋起直追。非常高兴的是，今天我看到全国各地的精英专家都来了，来帮助我们了。我在西部工作近40年，我深知西部对科技的青睐，对人才的渴求和对学术的向往。大家到这里来，无论时间长短，都是很值得的。一个人自身价值如何衡量呢？前不久我和密西根大学的副校长探讨过一个哲学问题。我认为，一个人的能力就像一捆柴火，用它烧水，放在不同的地方烧水的作用是不一样的，你放到北京、上海已经很发达的地方烧，那里的水已经到达95℃了，再怎么烧也就增加5℃，但你放到西安烧，这里仅40℃~50℃，一下子可以提高几十度。另外，如果把中国地域比作一口锅，你把柴火放到北京、上海烧，那里相当于锅边，西安这里相当于锅底，放到锅底烧，既省柴发挥的热量还大。

  由于上述原因，我爱消化，更爱西安。希望搞消化的专家都到西安来发挥作用。这次大会承办者是西安交通大学第二附属医院消化科，这个科有一位名人，是我国搞胃肠动力的先行者，或称开拓者之一，她叫罗金燕，我说那是"古城来凤凰"（落金燕）。她带出了一批新秀，今天的主席张军教授就是其中杰出的一位。我希望全国的金燕都往这里飞，都落古城，到那时，"胃肠动力为肠动，满城金燕满城美"。

双效益并举是最高追求

2010 年 9 月 13 日

在中国工程院与高等教育出版社座谈会上的发言。中国工程院时任周济院长主持会议，高等教育出版社时任李朋义社长等一行 5 人参加会议。李社长作了合作意向的发言，工程院有关人员 9 人参加了会议。

工程院党组和周济院长让我分管出版工作，这对我来说，既是学习机会，又是工作挑战。在南京主席团会上已确定了学术出版委员会的组成，不久我们将召开第一次会议讨论工作。出版工作怎么搞，事前我在机关做过一些调研，也开过一次"务虚会"，有一些想法。李朋义社长亲临工程院互谈合作意向，刚才发表了很好的意见，对我们来说又是一次深入的调研，也是一次寻求合作难得的机会。

过去几年来我们两家的合作是愉快的，满意的，是富有成效的。出版了科技论坛文集，院士画册，为院士作传，定期出版杂志；宣传院士活动及刊发新闻，这些对于促进工程院的学术水平，扩大工程院知名度都起了重要作用。因为是和工程院合作，对高等教育出版社的知名度也有重要提升，做到了双赢。工程院是一个学术单位，要搞学术引流、要做学术推广、要培养创新人才，不依靠传媒是不行的，而纸质媒体不仅能达到传播作用，还有存档价值。可以这样比喻，高等教育出版社起到了工程院又一个宣传部的作用。从这一点而言，我们应该感谢高等教育出版社。关于双方的具体合作方式、合作内容我们还需详谈，我只能就原则谈两点个人意见。

一是在学术引流上大有作为。工程院是国家最高工程科技的学术机构，水平是第一流的，我们的出版物必须代表国家水平，反映世界工程科技的前沿及现状，能引领中国工程科技发展，促进相关产业进步。谈通俗一点叫"阳春白雪"，目前我们出版"中国科技前沿"和"中国工程科学技术"方面的书籍就属于这一类。

二是在学术普及上大有可为。工程院不仅在学术引流上要起作用，在学术普及上也应有所作为。要把高深理论用通俗易懂的文字传达到基层，传达到青

那一年 我在工程院

年科技工作者中，使之在工程实践、人才培养上真正发挥生产力的作用。我们不仅在学术上要努力，也要把院士们的思维方式、科学风格、奉献精神反映出来。目前已办的《院士传记》丛书就属这方面的内容。

要大有作为，要大有可为，出版物一要注重质量，质量是生存的根本，二要通俗易懂，文字难懂将影响读者群，前者强调社会效益，后者强调经济效益，二者互为影响，最高水平的出版社及其出版物是两者兼具。我们也希望工程院与高等教育出版社的合作能达到这个水平。

那一年
我在工程院
卷 一

成事靠大家

2010 年 9 月 19 日

在亚太消化学会换届改选会上的发言。此次会议在马来西亚吉隆坡召开，参会代表 2600 余人。会上同时召开会员代表大会和常务理事会。樊代明当选 APDW2013（2013 年亚太消化病周年会，由亚太胃肠病学会、亚太消化内镜学会、亚太肝病学会、亚太消化外科学会共同组成）主席并兼亚太胃肠病学会秘书长。樊代明提议，由于其今后工作繁忙，建议第四军医大学（现空军军医大学）西京医院消化内科吴开春教授任副秘书长，协助他的工作，常委会及会员代表大会批准通过（会议语言为英文，此为发言稿的中文译件）。

首先，十分感谢大家的信任。这几年，亚太消化病方面的工作做得很好，不仅得到亚太同行的称赞，也得到世界同行的称赞。世界胃肠病组织和世界消化内镜组织两个世界级的学术组织，批准 2013 年在上海与 APDW（亚太消化病周年会）联办，世界消化病大会由我任主席，这就是对我们的肯定和认可。这个大会可能有 2 万多人参加。我们执委会由 9 名委员组成，中国由我出任委员，并任该委员会主席，到时欢迎大家去。所有取得这些成绩都是亚太地区同道们大力支持的结果，特别和在座的常委及委员们的团结奋斗有关。

中国这几年变化很大，中国消化学会这几年发展也很快，去年年底进行了改选，我再连任一届。欢迎大家去看看，而且要带领你们本国的同行去看看。假如你过去太忙，错过了去北京看奥运会，那么现在上海的世博会应该去，再开一个月就结束了。如果你还是去不了，那也不要紧，我们已决定 2013 年的世界胃肠病大会就在上海世博会会址召开，上海市政府已决定，一个月后就开始把那里的建筑改建成上海国际会议中心。到时，接受的第一个大会就是我们这个会。我本人来自西安，那里曾是中国古代 13 个王朝、1000 多年的首都，有世界第八大奇迹兵马俑。我们那里不像北京奥运会和上海世博会，会变，我们那里永远保存着等你光临（笑声）。

另外，大家选我当秘书长，可能有利于工作，但兼职过多，不利于他人就业（笑声）。我因为担任大学校长，平时很忙，怕怠慢大家，你们如果找不到我，就直接与吴开春教授联系，他现在是副秘书长了。当然我还是会努力为大家服务的。秘书长英文叫"Secretary-General"，我看应该把他分成两个工作，吴教授担任Seretary（秘书），我当 General（将军或总管）（笑声）。

对在何方

2010 年 9 月 21 日

主持亚太消化病大会时的总结发言。此次大会在马来西亚吉隆坡召开，由亚太胃肠病学会、亚太消化内镜学会、亚东肝病学会、亚太消化外科学会联合主办，参会代表 2600 余人（会议语言为英文，此为发言稿的中文译件）。

幽门螺杆菌感染与胃癌的发生是一个悬而未决的问题。今天我们专门请了各位专家，4 位来自东方，4 位来自西方，各自从不同角度讨论、甚至争议这个问题，肯定十分有意思。总时间 2 个小时，每人 15 分钟，希望遵守时间。

第一位讲者是英国 Leeds 大学的 Axon 教授。他是世界消化内镜学会主席，不用我介绍，你要说不认识他，将会影响你自己的知名度（Axon 的演讲从略）。

下一位讲者是来自日本的 Sugano 教授，他是日本消化学会的主席，我也不想再介绍他了。因为在近几天他已被介绍过好几次了。一会儿是演讲者，一会儿是主持人，你要不认识他，说明你只来了吉隆坡，但没参加我们的会议（Sugano 的演讲从略）。

接下来的一位讲者是来自澳大利亚的 Talley 教授，他是世界知名的消化病专家。当我年轻时还坐在台下时他就很有名了，现在我有了点儿年纪坐在了台上，他还很有名，将来我从台上退下去了，我相信他还会保持他的知名度（Talley 的演讲从略）。

……

以上 8 位的发言都很精彩，对我们都有很大的启发，但谁对谁错难以评价，这真使我为难。说不定都对或都错，或者是有的这里对，有的那里错。这些可能需要很长时间，一代又一代地去证明，才能得出正确结论。幽门螺杆菌大家争论得最多。我想，幽门螺杆菌，作为细菌，它已成了"明星"，研究它的人成了名人，造药来杀它的厂家成了名商，可它与胃癌发生的关系还是没说明白。关于胃癌的病因，我想说几句话，你们说和吃腊肉、咸鱼、腌菜有关，但这些都是美味可口的佳肴，祖祖辈辈都一直吃，吃到了今天，现在就不能吃了吗？

再说，在那没有冰箱的年月里，保存肉和菜以备过冬那是唯一的方法，不然我们东方的人类能繁衍到现在吗？吃了未必就一定和癌的发生有关，中国人说吃得不好得胃癌，外国人说吃得太好得结肠癌，按这个逻辑，吃得不好不差要得小肠癌，不吃不得癌，但活不了！老天爷给我们一张嘴，三个功能：喝水，讲话，吃饭。什么不能吃，你得先告诉我，不然像我快到 60 岁了，你才告诉我说，科学证明什么可以吃了，这对我而言前半辈子失去了多少美味佳肴的机会。好了，时间快到了，我饿了，大家也饿了，我宣布会议结束，大家快吃饭去吧！

那一年
我在工程院

卷一

神经与精神
2010 年 9 月 24 日

在成都市第十三届中华神经病学会开幕式上的发言。参加会议的有来自全国的神经病学医生共 2000 余人。

感谢大会邀请，当然来这里开会也受到家人些许数落与抱怨。昨天从吉隆坡转道广州，直达成都，女儿说："老爸，您哪来这么大精神？中秋不过，去开专业以外的会议。"妻子说："老公，你哪里发了'神经'？"尽管妻女均为医生，各自工作不错，但他们哪里知道 "A remarkable changing in discipline really ails clinician"，即学科中的巨大变化正悄无声息地向临床医生袭来。如果稍不注意，将来我们就难以胜任本职工作，难以参与同行竞争，难以维持自己的饭碗。那么，学科的变化是什么呢？

一、内科与外科结合催生了微创医学。过去，对于一个早期胃癌，外科医生要在病人肚子上开大刀，忙活一上午，现在我们用胃镜，不开刀、"不流血"，最快的十几分钟就可以完成。

二、西医与中医结合催生了整合医学。昨天吃了麻辣烫，今晨起来"翻江倒海，荡气回肠"，吃遍西药不顶用，一支藿香正气水就解决了问题。

三、技术与艺术结合催生了美容医学。过去外伤做手术为救命，现在不仅救命还做整形。有的人男儿当厌了，想换个女儿身，没问题，造个器官不管用，但外形逼真，千刀万缝总是情。

四、结构与功能（或器质疾病与功能疾病）相结合催生了"安神医学"（暂定名）。我上大学时，特别喜欢听高年级的神经病课程，不仅因为它很有趣，像听相声，更主要的是神经病既讲定性，又讲定位，还讲治法，越听越觉得老师好有水平。以后当了实习医生才发现，如果把精神病和神经病分别放到两个各自的极端，那定性、定位及治法是容易的，没有问题，但居于中间则模糊起来，定性不准确，定位不精确，治法不明确。再以后当了消化内科医生，发现消化系统疾病有好多是神经的问题，是精神的问题。首先是没有器质性病变，但确有病状；其次，是屡治屡发，屡发屡治，但间隙期可以完全正常；再次，吃药打针不一定会好，但有时环境改变、精神疗法却管用。我们称之为"胃肠神经官能症"。那时我有一个幼稚的想法，就是我要写一本书，把神经官能症改成"胃肠神经病学"。由于资历及能力问题，我还没能如愿，但国外写出来了，不是叫"胃肠神经病学"，而是叫"神经胃肠病学"。着重点不同，但内容其实一样。

时下开的胃肠病国际会议，每次都有专门讨论这方面的内容，国内外这方面大牌专家也已不少了。胃肠结构与功能变化最终会导致精神或心理上的变化，这已更加受到我们专业的重视。再过一个月，我们全国消化病大会也将在这个会场召开，我任主席，届时我将有两个报告，一个关于胃癌研究，讨论的是器质性疾病，另一个是"青年消化内科医师心理初探"，后者我不敢拿到这里来讲，但在我们专业讲，我还是很有信心的。

总之，我们不仅要有"神经"的知识，也要有"精神"的知识，最好二者兼备。作为病人，有"神经"没"精神"那是"痴呆"，有"精神"无"神经"那是"疯子"。作为医生，有"精神"无"神经"，那是蛮干，有"神经"无"精神"那是"学究"。所以，同道们努力吧，这个世界需要的医生一要有"精神"，二要懂"神经"。

那一年
我在工程院

卷一

为了一张脸

2010 年 9 月 24 日

在第二届国际整形和美容大会开幕式上的讲话。参加大会的有来自美国、英国、日本、韩国、巴西、澳大利亚等国的专家及中国国内该专业的医生，共计 600 余人。

感谢大家邀请我来参会，我对你们的专业很羡慕，对你们的事业很尊重。一切科学的终极目标，说到底是为了使人活得长一点、活得好一点。你们的专业实践恰恰正是在实现这两点，你们是把技术和艺术结合起来在对人类做贡献。

对整形美容专业的了解，不完全是从校长的角度，也绝非一般耳闻，而是家人不断灌输的结果。因为我妻子是皮肤科教授，我女儿本人就是整形外科医生。他们告诉我，第四军医大学（现空军军医大学）有四张脸很体面。

一是换脸。说的是西京医院整形外科郭树忠将别人的脸移植到病人的脸上，十分成功。听说这是世界第二例，中国第一例，但我认为这还是第一例，因为法国那例只早了三个月，是女性，而且难度不如我们高，我说的第一例就是我们换的是世界上第一例男人的脸。获得军队医疗成果一等奖，这叫"借他山之石可以攻玉"。

二是造脸。用别人的脸总是难找供体，而且换后有排异反应，我校西京医院整形外科和口腔医院颌面外科的专家就是利用病人自己的各种组织来修复先天或后天的面部缺损，标志性的病例是"缺面女"王娜的脸，修复花了三年多，做了四次大手术！从面骨的重构，牙齿种植到全颜面的恢复，是一例世界性难度的病例，这叫"取之于民、用之于民"。

三是变脸。如果别人的或自家的组织都用不上，或者经济上难以支付手术费用，我们口腔医院的赵依民教授采用赝复修复技术，就是用一些特殊的仿真材料、通过计算机辅助，做成形状色泽神似逼真的假面装到病人脸上以解决外观丑陋的问题，非常成功，达到世界领先，国际上称之为"第四军医大学方法"。

获得军队科技进步奖一等奖，这叫"假作真来真亦假"。

四是长脸。各种方法修复后面部皮肤仍有缺损怎么办，我们口腔医学院的金岩教授用组织工程技术研制成功组织工程皮肤，并获得了国家批准，用到临床效果不错。这是中国第一块、世界第二块组织工程皮肤。美国的是世界第一块，但我认为这也是世界第一块，因为我们是黄皮肤，不然美国的皮肤种到中国人脸上就成了白癜风。获军队科技进步奖一等奖，这叫"野火燃尽了，春风吹又生"。

换脸、造脸、变脸、长脸，做到一个都不容易，一个学校能做到四个就更不容易了。我深知你们工作的艰辛和艰难，艰辛的是你们的工作是精雕细刻，常常数十个小时工作在手术台上下不了班，换脸与换心、换肝，与换其他任何器官都不同，难度更大；艰难是民众的要求十分高，做好了应该，做不好病人要不就打人、要不就打官司。尽管这样，你们还这么尽职尽责，中秋节不休息，聚集西安、聚焦西安。究竟为了什么？我想，是为了病人的一张脸，也为了医生的一张脸。

爱人爱其肝

2010 年 9 月 25 日

在西京消化病医院"爱肝护肝月"启动仪式上的讲话。参加大会的有时任陕西省卫生厅副厅长范兵，时任中华医学会肝病学分会副主任委员陈成伟教授，校院各级领导，赞助公司、媒体、相关医务人员及病人代表，约 300 人。

这个事办得好，今天咱们冒雨开会，老天爷提醒我们，再不开我们就晚了，就来不及了。俗话说，我们可以终身无胆，数月无胃，但不可一日无肝啊。老百姓都知道，爱死那个人称"心肝宝贝"；恨死那个人叫"没心没肝"。说明肝是如此重要，但是现在我们的肝脏面临那么多凶恶的敌人。

首先是侵进来的。特别是肝炎病毒感染，现在是甲、乙、丙、丁、戊，后头还在不断来。中国人仅感染乙肝病毒者就达 1 亿多人，他们正在不断地发展为肝炎、肝硬化甚至肝癌病人。

第二是吃出来的。现在生活好了，酗酒，中国人一年喝掉的酒有西湖水那么多；吃肉，脂肪肝比比皆是，而且引起高脂高糖，严重加重肝脏的负担；还有吃药，动不动不分青红皂白，有害无害，见药就吃，以为大补实则伤肝，是药三分毒，全由肝脏来解决，解决得了吗？药物性肝损害越来越多……

第三是长起来的。过去人均寿命短，年过半百时多数人都死了。现在人口老龄化，过去没有见过的肝病出来了，特别是免疫性肝病不断出现。各种致癌物的入侵导致肝肿瘤频繁发生。

遗憾的是，人类对肝脏的认识还多局限在解剖学的层面上，"肝"字本身就是肝脏的解剖，你看左边那个"月"字旁，斜着写成三角形，不就像肝的形状吗？中间那两横就是肝韧带，将其分成三叶，多准确。右边那个"干"代表三套结构，即门静脉上去分叉，肝动脉上去分叉，还有就是左右肝胆管下来合成胆总管。但解剖学不是我们的发现，那是祖先的功劳，起码发明这个"肝"字时就已知道了肝的解剖，但祖先对肝的功能则不了解，所以《黄帝内经》对人体脏器的命名只有五个器官称脏，即心、肝、脾、肺、肾，后面才加脏。其他脏器那么简单不必加脏，你说胃、肠、肚加个脏多难听。那么过去叫"脏"是什么意思呢？那时的脏是左边一个"月"字旁，右边是一个"藏"字，"藏"既代表秘密又表示珍贵，合起来就是"一个肉长的，但又有很多事搞不清楚的宝贝东西"，那"肝臟"合称的意思就是"一个肉长成的分成三叶，配三套管道系统，功能作用还没弄清楚，但十分宝贵的器官"。"臟"现在简化为"脏"字了。肝脏如此复杂，医生都十分费解，对普通大众而言就难上加难了，加之上述"三大敌人"损害肝脏的机制又各不相同，你说肝病预防起来、诊断起来、治疗起来难不难？

　　不过事怕开头难，今天我们把大家组织起来了，政府、专家、厂商、医务人员、普天大众一起来，出力的出力，出钱的出钱，出主意的出主意，共同保护我们的肝脏，共同阻止"害肝之马"，多少年以后再来评价今日之举——功在当代，利在千秋。

　　朋友，如果你尚未入恋，我劝你"好肝胜过好脸蛋，爱人爱其肝"；如果你正聚友狂饮，我劝你"好肝才得好交情，帮人帮其肝"。

健康自作主

2010 年 9 月 28 日

在中国工程院"健康讲座"首场报告会上的开场白。参加这次讲坛的有数十名工程院和科学院的院士，工程院机关全体同志、院士的家属及工作人员，共 200 多人，时任院长周济参加了会议，时任副院长潘云鹤主持会议。

健康对于所有的同志们都是第一重要的事。院士的智慧是国家的财富。智慧的保持与发挥是以院士们的健康为前提的。也许您对国家的贡献是 100 倍或 1000 倍，也就是在 1 后面加 2 个零甚至 3 个零，但是如果没有前面那个 1，也就是没有健康，再多的零也是等于零的。最近有两个例子引起我们注意，我们有一位院士，本来下午就有心绞痛，但他坚持没就医，一直熬到次日早上，后来大面积心肌梗死，不治身亡。发病开始一两个小时内安上支架，打通血管是可以挽救生命的，但等到第二天即便打通了血管，也很可能因为缺血再灌注损伤发生室颤而死亡，就像久旱禾苗顶不住瓢泼大雨一样。第二个例子是，北京某大医院一骨科知名专家，在手术台上发病，诊断是肝癌破裂腹腔内大出血，抬到隔壁手术室立即剖腹术也没抢救过来。自己是医生也不查体，肝癌在适当的时候是可以手术切除或用其他办法治疗的，实在不行还可以做肝移植，而且破裂出血也可以通过肝动脉栓塞肝癌血管止血，最快也就是几分钟就可完成的事情，遗憾啊！针对院士们和大家的健康，本届党组及工程院的领导非常重视，不仅为北京的院士联系了相关的就诊医院，今天还给每位发了 999 急救电话，一旦有病，一按手机急救车就来了。另外，从今天开始不定期请专家做健康讲座。今天我讲第一场。我是消化内科医生，消化病是我的专业，但我今天想先给大家讲一下 3000 多年以来的医学发展史，算个总论。以后还要请不同专业的专家讲各论。听了总论有利于对各论的理解。这个报告几乎断断续续花了我 10 年工夫，已在四五十所医科大学讲过了，反应还不错。我给研究生讲是 10 个学时，今天只用 2 个小时的时间，希望对大家有所帮助。

健康这个问题，别人再怎么说都是个提醒，重要的是自己，自己的健康自己做主。因此，希望大家一定抽时间来听，就一两个小时再忙也值得，短时间听课可以换来长时间的生命，长时间的生命可以为国家做更大的贡献！

医学路，亦进亦退三千年

2010 年 9 月 28 日

在中国工程院"健康讲座"上的首场报告。中国工程院时任院长周济出席，时任副院长潘云鹤主持会议，参会的有中国工程院、科学院在北京的部分院士及其家属，工程院机关同志，总计约 300 人。

在座的院士们都有高智商，普通的问题难不倒大家。但要看是什么问题，比如说"你是从哪里来的"，你们可能会回答"我是从陕西来的"，"我是从河南来的"。不同的人有不同的回答。我问我的小侄女："你是从哪里来的？"她告诉我说，她是妈妈生的。我问妈妈是从哪里来的，她说是姥姥生的。我又问姥姥是从哪里来的，她回答是妈妈的姥姥生的。再这么问下去，能问到最后结果吗？我想问不到。

有人说，人是从猴子变来的，这要问猴子同不同意。听说最近猴子非常生气，它说我们的后代怎么能像你们这样子。在很早很早以前，宇宙曾发生过一次碰撞。整个地球是一片焦土，毫无生机。大约在 38 亿年前，地球上出现了一种物质，就是磷。组成人体生命的基本物质就有磷，人死后坟地会看见很多"鬼火"，那就是磷。有了磷，生命由此开始了。经过了 3 亿年左右，约 35 亿年前，地球上出现了大分子。有了这些大分子，生命越来越近了。什么时候出现了生命或是生物？无从考证。人类的历史有多久，大概 400 万年。研究人的科学和研究生物的科学就叫"生命科学"，有记载的时间是 3000 年。

3000 多年来，人类对自己对其他生物做了哪些研究？我大致从 10 年前开始，花了 10 年的工夫，进行了大量的搜集。要知道，关于生命科学的书籍，就是这么一个大房子都装不下的，书是看不完的。过去我是从事消化病研究的，后来当了副校长、校长，加深了对生命科学这方面的研究和搜集。因为校长只懂得消化领域是不够的，要领导整个学校发展，就得更加全面。怎么领导呢？我就去学，去思考，有个捷径就是总结历史。人类发展到现在，很多情况下都是在重复历史。

今天，我作这个报告，要讲生命科学 3000 年，我可以讲 10 多个小时，也可以 2 个小时就把它讲完。我把 3000 年分为 4 个阶段来讲，当然，历史发展是不会分阶段的，只是后人为了总结，就将历史划分成不同的阶段。先是公元前 1000 年到公元 300 年的这 1300 年时间，然后是 4 世纪到 13 世纪的这 1000 年，再然后是 14 世纪到 16 世纪的这 300 年，最后是 17 世纪到现在。

一、公元前 1000 年到公元 300 年

这 1300 年，国外主要是以希腊为主，西方世界开始了对生命科学的研究。这期间出现了很多人和事，大家只要记住三个团队就够了。第一个团队是泰勒斯及他的徒弟阿那克西曼德、阿那克西曼德的徒弟阿那克西美尼这三个人组成的。他们的主要贡献是完全靠累计和总结宇宙现象，将宇宙的组成、地球的组成与生命的起源相联系。这样观察和思维的方式启发了很多科学家。泰勒斯一边看天一边走路，掉进一个大坑里，周围没有人来救他。我们说"坐井观天"，他是"坐坑观天"，观了三天。我们看天什么都看不出来，他一看不得了，看出了次年的日食会在什么时候出现，看出了次年会风调雨顺，橄榄会大丰收。第三天被人救起来以后，他用家里仅有的一点钱，还借了点钱，把周围所有的榨橄榄油的车子在冬天都买回来了。第二年橄榄大丰收，大家都来租他榨橄榄油的车子，他发了一笔财，真正尝到了"科技是第一生产力"的甜头。

第二个团队是由亚里士多德、他的师父柏拉图、他的徒弟、他的徒弟的徒弟四个人组成。这个团队主要的贡献是把宇宙的变化与人类的一些基本现象相联系。柏拉图是哲学家，在古时候就是生命科学家。他做出了很多贡献，最大的贡献在于办了所学校，前后办了 900 年。多的时候人山人海，少的时候只有一个学生，就是亚里士多德。亚里士多德有很多贡献，包括植物、动物的分类学，还有哲学。他对遗传学做出了非常大的贡献，他提出的有些观点至今仍没有得到证实，或只有部分得到了证实。他说跳蚤是由灰尘变的，这当然是错误的。但他提出的有性生殖和无性生殖很重要。人一定要有爸爸妈妈才有自己吗？那最初的人呢？有的爬行虫，随着气候的变化而变化，气温高了是公的，气温低了是母的；有的蛋，23℃孵出来是母的，32℃孵出来是公的，26℃孵出来是两者之间；蜗牛是雌雄同体，公的母的都在一个身体上。人是怎么来的？人一定要有爸爸妈妈才能繁衍吗？据一项研究表明，50 年前男人每毫升精液有 6000 万个精子，那时生七八个小孩没问题。现在每毫升只有 2000 万个精子，所以不育症很多，有的小群体不育症已达 20%。每毫升精液中只有 100 万个精子时就生不出来了，照此下去那人类再过 50 年、100 年怎么办呢？

第三个团队是以盖伦为首的。盖伦是古代西方的医圣，他把人类对自然的认识与人的疾病相联系。盖伦从13岁时开始写书，写了256本，医书131本。出版他的书要12年，读完也要12年。那时和现在不一样，现在写书多数是抄书，那时没地方抄。他的理论和发现统治了医学和生命科学1000多年，后人即使发觉错了也仍以他为准。作为科学家，他身处的时代是那么神秘，在那个神秘的时代他的观点又是那么科学。他的死亡，标志着整个古希腊医学与生命科学的结束。

中国的生命科学主要是中医学。中医学究竟来源于哪里？现在无从考究，有人说来源于圣人，有人说来源于巫，有人说来源于自然现象。比如说狗受伤了，会找一种草来舔敷伤口；老鼠中毒了会主动去喝黄泥水，肚子就不痛了。在古时候，人类社会生产力极其低下，刀耕火种，广种薄收，日出而作，日落而息，尽管那样辛苦还食不果腹、衣不蔽体。医学怎么来？为了填饱肚子，大家什么草都吃。结果发现，有的可以吃，吃了有好处；有的不可以，吃了会中毒。

在这漫长的1300多年，中国也出现了很多人很多事。大家起码要记住3本书、3个人。哪3本书？基础医学首推《黄帝内经》，临床医学首推《伤寒杂病论》，药学首推《神农本草经》。《黄帝内经》写得很好，现在超过它的不多。它提倡的是整体医学，整体考虑一个人，提倡阴阳平衡。什么叫"健康"？就是要平衡。眼睛一睁一闭，呼吸一进一出，手脚一伸一缩，这就是平衡。有的人很强壮，强壮就是健康吗？我经常给人看病，三年前一个老太太，身子很弱，我还以为她活不了多久，没想到三年后她又来看病，还是和当年一个样子。那是因为，她身体哪里都弱，保持了一个平衡。有的人很强壮，昨天还打篮球打得好好的，突然就心肌梗死，死了。所以说，平衡对于一个人的健康而言，非常重要。那如何调节平衡？阴和阳，阴中有阳，阳中有阴，两者要平衡，不能太强也不能太弱。

《黄帝内经》讲五脏六腑，和西医是不同的。我们西京医院中医科研究"脾虚"，翻译给外国人听，他们听不懂，这个"脾"怎么虚呢？中医脾虚症是指脾脏虚弱而引起的病症。在中医看来，脾是促循环、促消化的，还有免疫作用，是多种功能的表现。五脏指心、肝、脾、肺、肾；六腑含小肠、胆、胃、大肠、膀胱、三焦。但有的五脏六腑是不全的，就像消化系统的胰腺，《黄帝内经》中就没有。怎么没有呢？因为人死后，胰腺会自动被消化掉，解剖晚了就看不到了。

《黄帝内经》强调的是整体，大家相不相信气功？相不相信生命力？生命力是各种各样的细胞、分子相互间作用产生的一种综合反应。有一桶很咸的盐水，你把猪肉放进去变成了什么？咸肉。你把一头猪赶进去，出来是一头咸猪吗？不是。这是为什么？因为细胞有一种能量，可以抵抗外来入侵。就像气功发功，我把左右手一叉，左边准备好了，你拿木棒子打左边，什么断了？木棒子。如你错打到右边，什么断了？手断了。就像小孩挨打，说妈妈你打我屁股吧，做好了准备打屁股就不是那么疼了，如果打的是另外没有做好准备的地方，那就很疼了。

《伤寒杂病论》提倡辨证论治，不同的病用不同的药救治，同一种病不同的病因也是这样。《神农本草经》记载了365味药，分为上药120种，中药120种，下药125种。上药大补，下药大攻，中药既补又攻，讲究用药配伍。这1300年中，我们不仅要记住3本书，还要记住3个人。第一个是张仲景，他做过长沙太守，官当得非常好，后来不当了，因为家族250多个人，病死到只剩70多个。他回家学医治病救人，果真学成了名医，写成了《伤寒杂病论》。第二个是扁鹊，曾经做过客栈的舍长（客房部经理），广交天下朋友，认识了一个很出名的老中医。于是不做"经理"了，潜心学医，一学就学成了"扁鹊"，写了《扁鹊内经》和《扁鹊外经》，普济天下苍生。他很有名，遭到秦太医令的妒忌，借机把他杀了。第三个是华佗，华佗很有名，他给曹操治好了偏头痛，曹操就要把他留下来做"保健医生"。华佗不干，他要去给老百姓治病，就被抓起来了。华佗治病救人很忙，没有时间著书立说，在监狱里有时间了就写了本小书，但没有传下来，狱吏不敢传出去，把它烧了。但有两件法宝传下来了：一个是五禽戏，相当于现在的广播体操，他的一个徒弟练五禽戏，据说活到了101岁；还有一个是发明了麻沸散。在他之前，人们动手术没有麻醉，怎么办？打一斤白酒，病人喝一半，医生喝一半，壮胆。还是没用，就请几个人按住。华佗发明麻沸散比西方早了数百年。

二、4世纪到13世纪的1000年

这1000年，西方生命科学全面退步，几乎为零。为什么呢？政治腐败、社会动荡、宗教崛起、神学流行，科学发展受到严重破坏。而这一时期的中国，临床医学继续发展。中国这段时期是鼎盛时期，包括隋朝、唐朝等。社会稳定，科技进步。其间很长一段时间首都定在长安（今西安），外国人说，没到西安不叫来过中国。中国人说，"江南才子山东的将，陕西的黄土埋皇上"。中国历史上400多个皇帝，陕西埋了70多个，其中很多都是很有作为和影响力的皇帝。

这个时候中国的医学，包括自然科学，都达到了世界的顶峰，一个是零一个是顶峰，形成东西方鲜明对比。希望大家也记住这一时期的3本书和3个人。

第一个人叫王叔和，他有两大贡献，一是把张仲景的《伤寒杂病论》传下来了；二是自己写了本书叫《脉经》。当时把脉搏分成几十种且有不同组合，摸脉可以判断是不是怀孕了，是不是有心脏病等。传说皇帝要考察他们这些医生，把他们叫过去，让一男一女躲在蚊帐里各伸出一只手，他一把脉，糟了！这是个怪物，一只手是女的，一只手是男的。他的《脉经》经过阿拉伯地区传到了欧洲，也传到了朝鲜半岛，《大长今》里的摸脉也许就是学他的。第二个人物是孙思邈，他活了100多岁，写了《千金要方》。他提倡"大医精诚"，就是说你要当医生就要医术高明，不能以挣钱为目的。你想着做个手术自己能分多少，那肯定治不好人。如果你以医术为挣钱工具，要受到处罚；如果你出现医疗事故，更要受罚。当然，你当医生当得好，可以进翰林院。第三个叫苏敬，是唐朝的药学家，写了本《新修本草》。这是中国第一部药典，也是世界上的第一部，比西方早了800多年。

3个人、3本书，科学家得到极大的尊重，科学得到了极大的尊重，医学得到了极大的尊重。范仲淹讲："不为良相，当为良医。"就是说你不去当个宰相，第二个选择就要当个好医生，地位多高！对医生和医学的尊重体现了一个民族的文明和对科学的崇尚。

三、14世纪到16世纪的300年

这300年，是西方崛起的300年。因为文艺复兴发生了。为什么会发生文艺复兴呢？一是政治腐败，官逼民反，民不得不反。二是鼠疫流行，有的国家几天之内一半儿的人都死了。三是有个中国人，把中国的四大发明带过去了，这个人是谁？成吉思汗。于是西方医学复兴了，出现大量医学科学家。比如解剖学家首推达·芬奇。过去学解剖，不是当画家就是当医生。达·芬奇是个左撇子，写了很多东西别人看不懂。第二个解剖学家是比利时的维萨里，他做了大量的解剖。有个女孩子死了，伯父说是中毒，他说不是，是束腰造成的。那时候西方的女性要束腰，肚子越束越小。他说这是因为长时间血脉不通引起的。这对西方社会产生了重大影响，女性都不再束腰了，这是个革命性的变化。另外，他还纠正了盖伦统治了1000年的错误，骨骼解剖就达200多处错误。他说，人的大腿骨是直的，盖伦说是弯的。人们辩解说盖伦是对的，过去就是弯的，现在直了，这是因为人类穿裤子穿了1000年，拉直了。盖伦说人类的胸骨是7块，他说只有1块。人们辩解说盖伦那时的人心胸坦荡因此有7块，现在是小肚鸡肠就只有1块了。维萨里非常气愤，他对学生说，你们不能只相信权威，你们跟屠夫学到的东西比追随权威学到的要正确。后来他受到了迫害，连怎么死的都不知道。又比如桑图雷顿开启了代谢学。他发现人吃了那么多，拉出来没那么多，中间的差额哪里去了？为了弄明白，他弄了把藤椅，一杆秤。天天坐在藤椅上吃喝拉撒，称自己。一称称了30多年，终于发现人是要"出汗"的，由此代谢学产生了。科学家太多，根本讲不完，总之，西方医学在此前1000年落后了，在这300年一下子又赶上来了。

这个时期的中国，宋朝已被消灭，明朝的大幕已拉开，但从宋朝开始讲程朱理学，只说不干，科学受到了很大的敌视。国外用火药造枪造炮，我们造烟花爆竹。比如印刷术，国外用来传经布道，我们印"鬼票子"。国外把指南针拿去航海，发现新大陆，我们用来看风水，直到现在还在看。还有一个炼丹术是我们开始做的，也是西方化学工业的初始。我们用重金属炼丹，因为吃长生不老丹，中国死了7个皇帝。我们的医学逐渐走下坡路，但是因为积淀很厚，还是有几件大事发生，一些人值得提及，李时珍就是一位。他考过三次秀才都中了，但是没有岗位。后来跟父亲学医，在太医院当医典。他33岁时开始广走群山，遍尝百草，写了《本草纲目》。又比如，中医用自己16世纪发明的"人痘接种法"预防天花，成为世界医学免疫学的先驱。后来，天花流行，如果没有中国的"种痘法"，也许人类就不存在了。西方学界认为，这是一个优秀聪明的民族，他们发明的"种痘术"救了人类。现在的免疫学还说不清楚"种痘术"是怎么回事。事态发展就是这样，人家300年上来了，我们300年下去了，中西方在16世纪出现了交会。

四、17世纪至今的400年

在17世纪，中外医学形成了剪刀差，后头发展的400年，两者拉开了更大的差距。当时中国的人均GDP和英、法、德是差不多的，都是600美元左右。但是，第一次工业革命造就了一个强大的英国，中国在"睡觉"；第二次工业革命创造了一个强大的德国，中国还如一头沉睡不醒的雄狮；第三次工业革命创造了强大的日本和美国，中国还在"睡觉"。

400年过去了，中国的人均GDP由600美元涨到1000美元时，日本是我们的35倍，美国是32倍，英、法、德分别是25倍。如果把世界的100块钱拿来分，美国拿走32块，日本拿走13块，英、法、德各拿走5块，已经60块了，还有40块由剩下的国家来分。中国拿走3块，由13亿人民再分一次。有人说，老虎不发威，别当病猫看。我觉得不发威的老虎还不如病猫，因为老虎吃得太多。

就在这一时期，国外出现了大量的科学家。比如说列文虎克，他是把医学世界从宏观引到微观的重要人物。他是荷兰一个小市政官员，没上过大学也不懂英文。他做小官员也不好好当，经常跑到大街上去吹玻璃、拧螺丝。但就是这个人，发明了世界上第一台真正意义的显微镜。他一生发明了400多台显微镜，并用显微镜首先进入微观世界，观察人的唾液、尿液、精液。遗憾的是，这个人保密，他的一些发现直到两三百年后才公之于众。

大家知道达尔文，他的爸爸和爷爷都是科学家，外公和舅舅也是有名的科学家。很遗憾，他不好好学习，转了很多次学都学不好。他爸爸生气，说他只配抓老鼠虫子。那时候，英国舰队有个为期5年的航行，周游列国，要选2名群众去参加。可惜没有人报名。达尔文说要去。他爸爸就不同意，说除非有一个和他一样笨的人把自己说服了，就让他去。结果达尔文找舅舅来劝，说反正在家也是抓老鼠捉虫子，还不如让他出去见识见识。他爸爸就同意了。

去了5年，达尔文悟出了物种起源，"物竞天择、适者生存"的道理。在长期进化中，能够适应环境的变化而变化，就能生存下去。没想到达尔文回家后还是喜欢玩，过了23年，也不写论文。后来华莱士写出一篇论文，比他还好，尽管后者没参加航行。达尔文开始着急了，后来达尔文的朋友说你也写出来，把你们俩的文章都发在同一本杂志上。就这样，两篇论文都发表了。后来华莱士提出把这个归名为"达尔文主义"。达尔文很感动，没想到世界上还有人受到这么大委屈，还把自己的东西送给别人。

这400年，西方的科学就这样发展很迅速，有大量科学家，举不胜举。但中国天天讲理论，讲中庸之道，混淆正确与错误的界限，混淆前进与落后的界限，极大地阻碍了科学的发展。这时候外国人开始派传教士进入中国。有一位牧师说，外国的枪炮举不起中国一根横木时，他用手术刀打开了中国的大门。各种西医的学说、西药开始进入中国。看看现在的西医理论90%以上都是西方的理论，现在的仪器设备有多少是自己产的呢？我们吃的药97%是仿制国外的。更为可笑的是，有人出来公开反对中医学。人类之所以存在和发展，就是与疾病斗争的历史。中医学使中国人繁衍到现在，你能说它什么都不科学吗？"科学"这个字眼才出现1000多年，中医出现了多少年？中医有自己的理论及标准，若按照西医的标准来判断中医，就像打乒乓球用打篮球的标准来评判。

结　语

简要地回顾这三千年的历史，我有十点体会，此处只举三点。

一是珍惜难得的社会环境。从历史上看，我认为政治稳定、社会繁荣、科技进步对生命科学和医学的发展是非常重要的。党的十八大号召我们大搞科学，创新驱动发展。现在的青年科学工作者很幸运，"文化大革命"时要读书都不行。所以，生逢其时，就要身赴其事啊！

二是用哲学思维思考科学问题。不是科学才是唯一正确的，哲学更高一筹，它揭示所有事物发生的规律和相互间的影响。科学规律只能是"1+1=2"。哲学是"1+1=？"有结果就行。有时没有结果其实就是结果。两个吵架是"1+1"，不吵了就是零，这结果不是好的吗？不能用线性思维考虑所有事情。真理是永恒的吗？世界上没有真理是永恒的。永恒只是因为自己活不了那么长而已。我们现在享受的太阳光是8分钟以前射下来的。牛郎织女鹊桥相会那是16年前的事，光都要跑16年。说不定这期间他们都已经移情别恋，怎么能说是永恒的呢？像肿瘤，都说要攻克，我看攻克不了。因为人从生下来开始，就是一个不断增生、平衡的过程。人总是会出问题，要活的足够长，不因心脏病或其他什么出事的话，可能都会得肿瘤。为什么有人不得肿瘤，是因为他的身体不需要，身体需要就会长个肿瘤。这是个平衡。现在为什么肿瘤医院越来越多，因为寿命越来越长，得的机会越来越多。年轻人得的越来越多，这是因为环境污染，肿瘤发病提前了。现在中国肝炎病人那么多，成了"国病"。但好多问题不可理解，一是肝炎病毒从哪里来？找不到宿主，就可能是人自己产生的。有的可能是人自己生长中产生的，有的是受传染的，总要找个宿主。有两个科学家在太平洋小岛上发现，那里的人死后，人们就会撬开他的头盖骨，分享他的脑子。吃得越多，表示对他越尊重。有个人有疯牛病毒，分享他的人就得了克雅病。肝炎是不是这个情况，这是第一个问题。第二个问题，肝炎病毒对体内其他器官没有影响。有没有办法使它不感染肝脏？又比如肝硬化就是肝上长疤，为什么人长疤动物不长疤？人类的祖先猴子不长疤，人怎么长疤？动物和人的最大区别是什么？人吃熟食，动物谁给它煮。也许是动物吃了有抗疤的成分不长疤。现在好多人得肝炎，同样是人，为什么有人得，有人不得。人类的历史一直都是这样，病毒一来，得病的人死了，不得的人繁衍开来，成了新的人类。我们现在可不可以多去研究有肝炎病毒却没得肝炎的人，将这个群体的抵抗力找出来，不就是最好的防治办法嘛！所以要用哲学思维去研究科学。不是简单的"1+1=2"，不是线性的。有个人提出科学假设，说蜘蛛耳朵长在蜘蛛腿上。试验是这样的，抓个蜘蛛放在桌子上，大吼一声，蜘蛛跑了，然后把腿剪掉，大吼一声，蜘蛛不跑了。于是得出结论——蜘蛛的耳朵长在腿上。这是偏执造成的笑话。

三是科学要从微观回到宏观。从列文虎克把科学从宏观引向微观，人类的研究越来越细。从组织到细胞，再到亚细胞、分子、原子，再到夸克，似乎谁做得越细谁就是最高水平。实际上西方世界的研究方式已经走到死胡同。什么事情都是研究的太细后最后什么都说不清楚。国外制造的药，万诺可以治疗关节炎，没想到对心脏有影响，只好停药。又比如说一氧化氮的研究是治疗心脏病的，结果研究出来成了"伟哥"。这就是脱离了实际，事物一定得在某个层次上才有意思，太细就没有意思了。我近几年提出了"整合医学"的理念和实践就是想解决这个倾向，使微观的发现真正为整体医疗服务。

　　这三千年，中国有过辉煌有过衰落，西方世界也是。而现在，我们的医学处于落后状态，西方正处于鼎盛时期。中间的差距已经有二三十年。何况我们在跑，人家也在跑。中国什么时候又可以再造辉煌？我们讲复兴，复兴到什么时候？是唐宋，还是秦汉？历史就是这样不断前进，不断重复，需要我们不断去回顾总结，然后再决策。为什么有的人很有远见，而且被证明是对的，看起来非常不可思议。那是因为他会分析历史，他知道历史的昨天就可能是我们的明天。所以，我们要抓住现在的大好形势，珍惜现在的社会环境，用哲学的思维，从微观回到宏观，在不久的将来，我们的医学事业肯定能赶上西方世界的。

"管理"另解

2010 年 10 月 11 日

在中国工程管理论坛 2010 暨中国工程院工程管理学部成立十周年座谈会上的发言。此次会议有工程院徐匡迪、周济等同志参加，其中院士 43 名，还有来自全国各地的管理学者共 300 人左右。

这次大会很重要，是工程管理学部十年发展的总结大会，可谓一路艰辛、一路辉煌，令人鼓舞；也是工程管理学部未来十年发展的誓师大会，将会一路挑战、一路光明，令人振奋。我深信通过管理学部全体院士的努力，通过工程院机关和全体院士的支持，管理学部的明天将会更加美好。会前别的学部有同志对我讲，今天工程院的全部领导都来了，是对管理学部的厚爱，甚至有些偏爱，他们很羡慕，甚至有些嫉妒。我想原因很多，比如这是我院成立时间最短的一个学部，但更重要的是管理对于中国工程技术发展的重要性使然。

管理学部过去十年取得的成绩殷瑞钰院士已做了总结。除此之外，我觉得还应加上的是，管理学部的院士们通过努力为工程管理科学捍卫了阵地，做出了贡献，赢得了尊严。本来管理科学是人类文明发展的最高形式之一，是科学技术发展的最高级手段之一，是从线性科学到非线性科学的进步，是从经典科学到复杂科学的飞跃。但是在建部初期，却受到民间的误解和工程院内部的异议。民间有一些误论，说工程管理学部是"老板"的"集结地"或"官员"的"俱乐部"。"管"字上面是个"竹"字，很像一"个"又一"个"，下面是官，合起来，是一个又一个官走到了一起成了管理学部。这种认识如果不是一种主观的不满或发难，就是对管理科学的一种薄知或偏见。十九世纪末有个官叫张之洞，他是湖广总督。如果没有张之洞，能有中国重工业的发展吗？毛主席说谈到重工业，不能忘记张之洞。张之洞不仅在钢铁工业，而且在纺织业、农业，包括教育、军事方面都有杰出贡献，但做出这么大贡献的人，如果今天让他来，进我们的哪个学部呢？我看哪个学部都进不了，但可以进管理学部。十年来，工程管理学部顶着各种压力坚持发展，用自己的成长和贡献诠释了工程管理学的重要性。管理学部是由一些难得的学有所成的，且具有相当管理经验的"官"（或学者）组成的学部，如果现在再来解释管理学部，应解释成仅有一两"个"（少数）具有管理经验或政绩的"官"组成的承担重要历史使命的学部。我们不用去与民间争论，也不用去澄清同行的误解，我们只有用不懈的行动和公认的贡献，去证明我们学部和我们个人存在和发展的价值。

那么工程管理学部的发展方向，发展战略是什么呢？我们首先要了解一下中国与国外在管理上存在的差别。我个人认为，国外的管理（Management）一词是一回事，而中国的"管理"二字应分开来看。

第一个字是"管"。中国人喜欢管，喜欢发号施令，喜欢指挥别人。国外的管大约有两种方式。第一种是以日本为代表的"管"，是一种"君臣式"的管法，即下级必须服从上级，无论对错，不越雷池一步，君要臣死臣不得不死。所以在日本常听到"哈伊"（是）的回答，而且十分响亮。第二种是以美国为代表的"管"，是一种经济式的管法，他们那里讲求民主，君臣式管法行不通，于是他们就用经济作为杠杆，严格按劳取酬，一分耕耘一分收获，不干半分钱也不给，不给钱半分钟也不干。在我们中国，这两种管法都在采用，但都不很地道，都不很坚定，都不很完全，而且还加上另一种管法，就是人文式管法，说得不好听就是加人情管法，人为管法。凡事都讲个情面或关系，有时弄得似是而非。我个人认为如果把这三种管法有机结合起来，各自取长补短，因人而异，因地制宜，那无疑是一种最高层次、最高境界的管法，这是我建议工程管理学部应该努力探索的一个方向。

第二个字是"理"。我说的这个"理"代表"管"的道理。管的理论、管的战略、管的策略、管的方法、管的方式、管的规则等，是软科学范畴，听起来心中了了，实则纸上难明。但这是管理学上最重要的元素，也是"管"即发号施令的基础。中国的管理实际上弱就弱在这个"理"上。我个人认为，官僚官僚，国外的管理是官弱僚强，他们靠的是机制体制，靠的是僚，僚稳国不乱，甚至大敌当前或开战之中，美国总统还要到农庄休假。而中国则是官强僚弱，喜欢强调官的作用。凡事都看上级脸色行事，"国不能一日无主"。上级忙不完，下级玩不忙，经常出现中间梗阻，贻误战机，还难追究其责。因此，强调"理"的作用，提高"僚"之功能，这是我建议工程管理学部未来应该努力探索的另一个方向。

综上所述，希望管理学部今后要在"管理"二字上下功夫，认好二字，懂好二字，写好二字。我个人认为，"管"是决策者，"理"是献策人。中国古代通常把官员分为文臣武将，武将虽然身强力大、驰骋疆场，但文臣的作用是不可低估的，有时在皇帝心目中是文臣重于武将。当然一个人文武双全更好，但在历史上像曹操那样既"会管"又"懂理"的人是很少的。所以刘备请来了诸葛亮，晁盖请来了吴用，一个决策，一个献策，一个司管，一个献理，这些都是管与理完美结合的典范，于是赢得了事业的胜利。如果把二者分开，那历史可能就会重写。我们工程管理学部要把"管理"二字学好、写好，精心培养一批又一批二者皆备的精英人才，精心创造一个又一个二者皆成的工程管理典范，从而为国家工程科技的发展做出杰出贡献。

救命恩人或救恩人命

2010 年 10 月 13 日

在陪同中国工程院时任院长周济视察陕西省院士活动中心时的发言。该中心由陕西省委组织部筹办，由西安交通大学利用该校的新校区建成，为陕西省49 位院士提供了工作方便及身体保健保障。参加会议的有省委组织部、省科技厅领导，西安交通大学校长、书记及部分中青年人才，活动中心的工作人员等。

这个活动中心办得很好，不仅为院士提供了工作的便利，而且为他们的保健做出了贡献。建议有时间去其他省市的几个中心看一看，互相交流、取长补短，把院士活动中心办得更好。

刚才交通大学的南宁校长和建华书记介绍了该校尊重知识、尊重人才的宝贵经验，我听了以后不仅受到启发，也受到教育。你们的经验应该全面总结，认真提炼，广为宣传，让更多单位受益。为此，我给你们提供一个很典型的例子，也是你们学校实际的例子。

坐我对面的那位孙军教授是贵校的杰出人才，你看他红光满面、身强体健、精神焕发。可你们想不到，13 年前，他是我的一个病人，而且是患了恶性肿瘤的病人。我们俩之间有很多故事，可以说凝成了生死之交，结下了不解之缘。13 年前，他从加拿大回国。在国外就发烧病了一年多，查不清楚，回国后跑了国内很多大医院也诊断不出来，最后来到我的病房。当时他天天发热、形体消瘦、萎靡不振、肝脾肿大，血液检查三样均降低。为了防止他出血和贫血，外科医生切除了他的脾脏，可切片拿到北京协和医院和香港中文大学威尔斯亲王医院也无定论，治疗也就无处下手。通过我们询问病史（包括我和他多次屈膝床边"谈心"），文献上广泛搜索，认真复习病例，最后我们诊断他患的是嗜红细胞性淋巴瘤，这在中国是第一例，世界上是第十四例。由于正确的诊断，我们及时采取化疗，病情得以控制。现在他已生存 13 年了，对于恶性肿瘤，我们一般存活 5 年就是临床治愈，存活 10 年为彻底治愈。

我们总结了他的病历，并在医学杂志上报道，引起国内外同行的关注，我们的知名度也扩大了。在我10年前的院士申报书中有一句话是描述这个事情的。这一点确实要感谢孙军教授。在这里我并不是为了表扬自己，我要表扬的是孙军教授。大家可以想一想，这13年，特别是前13年他是怎么过来的，是在强大的精神压力下熬过来的，他是在死亡线上挣扎着战斗过来的。就是在这些时间里，他成了国家杰出青年基金获得者，成了长江学者奖励计划特聘教授，成了国家重点实验室主任，成了国家973计划首席科学家，今年他以第一作者在 *Nature* 上发表了高水平的论文。是什么在支撑着他，是什么在保障着他，这是需要认真探究的，我想这和西安交通大学这个环境是分不开的，和刚才南宁校长、建华书记介绍的经验是分不开的。

记得在四五年前，有一次我去北京机场等飞机，大老远他看见了我，向我走来，并给同事介绍说："这是我的救命恩人。"我一时手足无措，从内心讲，我应该感谢的是他啊！于是我回答："那是救恩人的命！"

递减与递增
2010 年 10 月 13 日

参加中国工程院"中日韩循环经济圆桌会"之感想。此次会议由西安建筑科技大学时任校长徐德龙承办，时任副院长谢克昌主持，中国工程院时任院长周济讲话。此次参会的有日本工程院时任副院长、韩国工程院时任副院长，以及来自新加坡、马来西亚、泰国的学者，国内参会的还有相关院士 7 名及 300 余名中青年学者。

"循环经济"这个词时下用得很多，但我从没去细想它，通常把它简单理解成"再利用"（reused）或"废物再用"。"循环"这个词对我们医生而言并不陌生，几乎每天都要想到和提到，因为我们有血液循环，在心脏作用下血流周而复始，循环往返，一刻不停，生命就延续。

有时我只身静卧，闭目细思，有好多事情不得其解，还难以为终。天底下有好多怪事，有时呈递减现象。比如，西安的钟楼是市中心最高的，因为是古迹，后建的不能高过它。于是城墙要比它低，很久以后城墙又成了古迹，旁边再建环城建筑便不许高过它，将来环城建筑又成了古迹，别人又只能比它低，这样下去将来只能建地宫了。又比如，现在计划生育提倡一对夫妇只生一个孩子，那就是说在祖父母、外祖父母辈本来是 4 人的，到父母辈仅有 2 人，到孙辈只有 1 人。这是在锐减，那么到最后是什么结果呢？但有时又是呈递增现象，小时我就在想我家屋外是村，村外是乡，乡外是县，县外是省，省外是国，国外是地球。那地球外面呢？我就不知道了，反正是越来越大，不然地球住得不舒服了，不自在了，就到月球上去看看嘛？又比如，水稻产量，原始耕作每亩只产 100 斤，后来 200 斤，400 斤，800 斤，到现在已经 1600 多斤了，我想这也许不是极限。参加了这次循环经济会议使我渐渐明白了一个道理，那就是万物不用担心，无论是递减或递增，发展到一定阶段，都会循环的，递减之极开始递增，递增之极必启递减。只是作为一个小小的个体，生命期之短你不可能横跨整个过程，要么在递增中，要么在递减中，问题是当我们在递减式发展中要想到递增，在递增式发展中要想到递减。

比如，前面提到的建筑越来越低，可空间在越变越大。现在提倡一对夫妇只生一个孩子，人口递减到一定时候又会反回来提倡多子多福、英雄妈妈或妈妈英雄。现在是"要想富，少生孩子多种树"，将来是"要想强多生孩子多生郎"。又比如，我们现在要奔向宇宙，成本高，折腾大，而早晚也是会回到自己的小屋的。我们的稻子已产到每亩1000多斤，可地里的资源是有限的，我们这代人取多了，我们的儿孙就没有了，现在好多土地仅施农家肥已长不出庄稼了，必须施化肥，如果到施化肥也不长庄稼了呢？那自然又会回到每亩100斤的。

其实，一个人的发展也是以循环的方式进行的。如果一个人以某个起点开始，你要么前行，要么后退，要么左转，要么右转，或者是时而前行，时而后退，时而左转，时而右转。如果以一个起点开始，你一直前行或一直后退，最后你会回到原点的，有的人回不到原点是因为生命时间短，你没有行足或退够。如果你取左转（或右转），是等距离的，你必然回到原点，但人生所取的方向或距离不可能一样，所以就构成了人生百态，要么远离原点，要么包围原点。但无论如何都脱离不了一种轨迹，那就是永远在其中，所谓成功与失败就看你在轨迹圈定中面积或体积的大小。所以，人生无论是前行或后退，左转或右转，我们都好比在划圈，前划后划，左划右划，或时而前划，时而后划，时而左划，或时而右划，划成了一个又一个圈，划成了一个与另一个完全相同或不完全相同的圈，这些圈也相互交织到一起，这就是人生百态，这就是循环，多态式的循环。如果把这种复杂的状态用单一方向或线性关系去分析，那是徒劳的，肯定是不成功的。

参加这次会议，本是来了解工程建设的再利用方法和技术的，不想引发了这么多额外的思考。看来天底下好事与坏事，快事与慢事、大事与小事……都是事物循环发展的一个阶段，其实到头来都是一个事，其实都没有绝对的好，也没有绝对的坏，只是我们所处的时期，特别是我们人为所定的标准不同而已，今天的好事可能成为明天的坏事，同样，今天的坏事又可能成为明天的好事，如果能把今天的好事做好，做得好到不出现明天的坏事，或者能把今天的坏事今天就做成好事直至明天还是好事，那就是智者。

干错不如不干
2010 年 10 月 18 日

在国家新药创制重大专项"十二五"规划讨论会上的发言。参加会议的有总体组全体专家，张伯礼院士主持了会议。

国家新药创制重大专项"十一五"计划完成得不错，在药物靶点、新药品种、大品种改造、平台建设及人才队伍培养等各个方面已经启动，并打下了较好的基础，这是国家正确决策和相关人员共同努力的结果，值得肯定和庆贺。"十二五"计划草案已经写出来了，并讨论修改几轮了，我表示原则同意，并对其中某些部分进行了修改，仅供执笔者参考。除此之外，从战略层面上我再提几点建议。

总体意思是，"十二五"要集中精力、集中财力、集中人力办大事。我们的目的是要创制具有自主知识产权，有大量需求的新药。过去说要做"两弹一星"，但我们现在比较散，有点"满天星"，过去说要制成"重磅炸弹"，现在有可能制成一堆"手榴弹"。这说明我们的精力、财力及人才还不够集中。造成这种状况的原因有，一是开始时我们顶层设计对全国的状况还不够十分了解。因此，"十一五"的过程实际上是一个普遍调研的过程，现在情况慢慢明白了，就应该有所集中，筛选出重点品种项目进行重点支持；二是开始时全国上下积极性都很高，能行的来了，不太行的来了，甚至不行的也来了。当然这也是个好事，就好比在战场上，相互比试一下，选出代表队，不太行的可以继续考验一段时间，不行的一定要淘汰掉。有所不为才能有所为。这样会大量降低科技的风险，当然也会引发一些意见，提高一些社会风险，不过不要紧，这需要开展宣传，需要制定规则来解决这个问题。告诉大家这是参加科技攻关，是上战场，不是来分钱，不是来分战利品。我们即使有上百亿的投入，但与国际上比，与新药研制常规来比，还是不多的。如果分配不当，什么事都做不成，能做的做不成事，不能做的做不了事，那样真正是劳民伤财，一事无成。当然，集中要有一定限度、一定根据，过于集中，押宝没押对也会一事无成。要有一定的培育资金，有时是"有心栽花花不开，无心插柳柳成荫"。经费分配不当，过于集中，可能会撑死一家饿死一方，也可能导致出现大老板拿钱，二老板分钱，三老板做事的现象。

　　总之，我对国家新药创制的前途充满信心。不过战略的问题要认真考虑，并要不断地酌情调整。常言道，干比不干好，干对了比干错了好。我认为干错与不干的结果是一样的，但前者用了人才、钱财，费了时间，获得的是教训，所以需要谨慎考虑。

合格就是卓越

2010 年 10 月 19 日

在中国工程院工程科技人才培养研究专项课题评审会上的发言。参会的有教育工作委员会的 11 位院士及相关院校的专家，会议由中国工程院时任副院长潘云鹤主持。

这个项目是教育部设立的人文社科研究项目。旨在为我国培养卓越的工程科技人才。刚才汇报的四个委托项目都很好，今天下午还要进行自由项目评审，希望各课题组根据大家的意见和建议，认真修改自己的工作计划，通过一段时间的实践和努力，把这项工作完成好，争取取得重要成果。我根据大家的讨论提点意见，供大家参照。

一要注意培养的系统性。培养工程师是一个系统的工程，而今天汇报的项目都是从一个侧面出发，即使每个项目都做得很好，依然培养不出优秀的工程师，缺胳膊少腿。九年前，我从某学院招聘了一个学生，考试成绩很优秀，到我们科里后，我给他订了三个三年计划，前三年熟悉全科医疗设备，次三年能修理全科医疗设备，再用三年开始发明一些设备。几年过去了，他一事无成，有时插座坏了，我让他修，他说那是小事，不该他做。那我说胃镜机坏了，他说那是集成电路，修不了，他是大事做不成，小事又不屑，尽管考试很好，理论很强，但是"满腹经纶无用处"。我们这个项目的各个分题要相互借鉴，综合考虑，分工不分家，各自取长补短，最后综合成一个本子，形成一个培养策略或系统方法，使之真正成为培养合格工程师的战略或战术。

二要注意培养的实用性。什么是合格的工程师，合格的工程师是能胜任本职工作，卓越的工程师则不仅能完成本职工作，而且在工作实践中有所发现，有所发明，有所创造。目前我国缺乏，甚至是严重缺乏合格的工程技术人员，有的理论一大堆，但不能解决实际问题，更不能说是复杂高难度的问题了。有的实际工作做不了，理论知识也没有。目前像我们医学界，有的单位培养的博士就是到了基层看不了病。为什么呢？一是带教老师过于专科化，带出的学生只能从事某个专业或某种病的诊疗，到了基层遇到的是一个整体的病人，什么病情都可能发生，学了一个病的本领去面对一个病人怎么能行呢？怎么解决实用性的问题？要强调社会需求，要强调工程实践。让擅长理论的大学老师到基层去，能解决实际问题的基层老师到学校来，这和毛泽东同志提倡的"从群众中来到群众中去"是一致的。只有这样，才能从根本上培养工程师解决实际问题的能力，否则总是空对空。

三要注意培养先进性。强调系统性及实用性，并不是否定培养工程师的先进性。我们这个项目拟解决的问题不是针对大学生，也不是针对技术学校学生，我们是在现有成功培养活动基础上提高工程师的培养水平。因此，一定要加入一些先进的内容和方式，要借鉴国际上工程师的培养经验，用先进的培养理念、先进的培养内容、先进的培养标准来提高我们的水平，是培养能解决高难度问题的工程师。高难度问题能解决，简单问题自然能解决。如果只培养出只懂ABC基本技能的工程师，那我们没有实现这个项目的目标。

总之这个项目要考虑到系统性、实用性及先进性，三者综合起来。前两者是基础，是重要要求，能全面解决实际问题的工程师就是一名卓越的工程师，从这个意义上讲，时下对工程师的要求是胜任就是合格，合格就是卓越，或者说是"全面的合格就是卓越"。

成功 = 失败 + 1

2010 年 10 月 20 日

参加 2010 年何梁何利基金奖颁奖大会时的获奖感想。2010 年 10 月 20 日，何梁何利基金 2010 年度颁奖大会在北京隆重召开，刘延东国务委员出席并发表重要讲话，中国工程院时任院长周济及基金捐赠人等出席了会议，参会者约 200 人。

获得"何奖"已无太多欣喜，反觉感想甚多。原因是，我这是连续五年也就是第五次被推荐才成功的，前四次在医学组都是高票当选，但都到了终审组"落马"，人们一般都是事不过三，我都是事必过五。

2006 年，我第一次被推荐，医学组高票通过，终审组落选。

2007 年，我第二次被推荐，内容增加指导 1 篇全国优秀博士论文；国外发表文章增加 1 篇 *Lancet*（IF28.6）的，1 篇 *Nature Clinical Practice Oncology* 的；学术职务当选中华消化学会主任委员，医学组高票通过，终审组第二次落选。

2008 年，我第三次被推荐，内容又增加指导 1 篇全国优秀博士论文，并以第一作者获国家科学技术进步奖一等奖；学术职务当选亚太消化病学大会主席，医学组高票通过，终审第三次落选。

2009 年，我第四次被推荐，内容又增加指导 1 篇全国优秀博士论文，并以首席科学家身份获国家 973 课题 1 项；学术职务当选世界消化病大会主席，医学组高票通过，终审组第四次落选。

2010 年，我第五次被推荐，主动向少数评委及基金捐赠人反映评奖中的公平性。问题是为什么每次医学组中都有不少比我低甚至低得多的候选人在终审组通过，而我屡屡落选。第五次医学组全票通过，终审组通过。

连续五次被推荐，连续四次落选告诉我一个道理，那就是"成功 = 失败 +1"，也就是成功等于失败再努力，失败了，再努力，只要努力比失败多一次就成功了。

在失败过程中也有好心人劝我去找一找某个评委，我最后没去，把去的功夫用到进一步的发展上，做出成绩，总会感动上帝。这就是我悟出的道理，我要感谢失败，感谢使我"失败"的人，今年我成功了明年就不努力了，那就不会再有成绩，那才是真的失败。

派出、迎归和重用

2010 年 10 月 22 日

在人力资源和社会保障部组织的中国人才论坛上的报告。出席论坛的有中组部、科技部、科学院、工程院等 10 多个国家部委的领导同志，还有全国 30 个省市和 16 个省辖市的相关领导，以及来自全国从事人才研究的代表，一共 600 余人。我代表工程院出席会议，并代表解放军作了 40 分钟的报告。

人才对于社会发展极具重要性，历朝历代对此都很重视，"得人才者得天下"几乎成了共识。中央人才工作会议后，各地掀起了一个理论探讨的热潮，有不少文章可谓精辟，有不少文句可谓精美，有不少文字可谓精彩，但真正将其付诸实践，取得效果还需要精心践行。

关于我的题目，日程上写的是"人才建设与国家发展"，其实我上报的是"人才建设与学科发展"，因为要谈国家发展这是我资历所不够，能力所不及的，不是谈不好，而是谈不了。好在学科为国家之基础，相当于细胞之于人体，把细胞搞好了，人体自然强壮了。

1995 年，我不到 42 岁接替了第四军医大学（现空军军医大学）西京医院消化内科主任。通过 15 年的共同努力，我们把一个在国内都名不见经传的学科建成了现在在世界上规模最大、设备最好、诊疗项目最齐全、日诊治病人最多的消化病专科医院。我自己也于去年在伦敦经 109 个国家的消化病学会主席推选，当选 World Congress of Gastroenterology（世界消化病大会）的主席。回顾这 15 年的经历，可以总结为"兴科靠才、才能生财、才财兴科、科兴聚才"，也可以总结成六个字，即"派出、迎归、重用"。

一、派出。我接任科主任时，回国人员只有我一人。学科在国内总体实力只能排在第四或第五位，和世界上差距就更大。那时国内的医学水平总体评价比国外落后 20 年以上。怎么办？最好的办法派出去学习，利用西安特殊的旅游资源优势，我们和世界上前 30 所大学的多数大学建立了关系。其实只要把每个大学本专业的优势技术和绝活学过来，组合起来，就会极大地促进学科的发展。

派谁去呢？这是一个十分重要的问题。当然是派人才，谈到人才，人人都说自己是人才。但我认为，1千克钢，打1个钢球值1美元，打25副马掌值25美元，铸1000根绣花针值1000美元，铸10 000颗秒针值10 000美元，人才就是能铸秒针者。但怎么把人才选出来呢？选才要有伯乐，民主选才只能把差的去掉，但优秀者未必能选出来。你看刘备组织了三人"干部"考核小组，去卧龙岗选孔明，最后孔明得票只有1/3，但是刘备选了孔明，得了蜀国。选才还要慧眼，慧眼还包括做不同的事要选不同的人。

派出学习，我们当时还有一个规定，就是夫妇只让其中一方出国，并且孩子不能带出。我1985年和1991年两次出国学习都是只身前往，这看起来似乎很"不以人为本"，但对留住人才十分有效，因为派出去的人多数都回来了。当地方大学还没大量派出时，第四军医大学的绝大多数科主任都已由归国人员担任。我们回来的这批人也没什么怨悔的，因为到现在来看，我们回来的归宿多数都比留在国外的要好。所以一个政策正确与否，检验的时间要长一点。我粗略计算了一下，这15年我们科共派出32名学者，分别去美国、英国、日本、加拿大等国的近20所大学学习。

二、迎归。出国人员在国外学习期间一般有"三期"。第一年是"盼归期"，开始出去生活不习惯，有文化落差和语言休克，所以常有思亲、思归情绪；第二年是"融入期"，即逐渐地融入国外环境，学习工作得心应手；第三年是"思留期"，慢慢地取得了一些成绩，觉得国外平台好，有想留在国外发展的想法和打算。所以家里要与之从第一年起就保持良好关系，使之从第一年一直到第三年还依然盼归。世界上有很多种结，只有用情打成的结是解不开的。只讲情还不够，还要在国内创造好平台，才能做好迎归。我们的学科规模从开始不到1000平方米，42张床的小科室，逐渐发展到4000平方米，60张病床，到现在是新建的21层大楼，3.3万平方米，共370张病床。我们拥有的近1亿元最先进的医疗设备几乎全由国外公司无偿赠送。学科是国家级重点学科，实验室是国家重点实验室。比所有在外学习的任何一个大学的平台都好，这样就具备了强大的吸引力。

迎归要特别注意的是要有选择，尽管我们派出时已考虑到专业分布。但不能把具有一样本领的人都引回来，那样会造成矛盾。引回来的人都应有绝活，没有绝活就是在走绝路，最后是陷入绝境。这15年来我们一共迎归近30名海归学者。除4位因其他原因调到国内其他单位外，目前有26个归国学者。目前担任学科副主任的14位均为回国学者。组成团队中曾有4名国家杰出青年基金获得者和4名长江学者。团队同时是国家自然科学基金首批创新研究集体。

三、重用。这么多优秀人才回来是好事，但要用好这些人才又是一个大难题。因为这些人都有本事，都有欲望，搞不好会闹成各种矛盾，形成内耗。解决这个问题要靠创造一种文化。我们的学科文化叫"大雁精神"。冬天到了，大雁要从北方飞到南方过冬，不然就会被冻死。飞到南方是欲望。但遥遥千里，迢迢万里，小雁子飞不去，怎么办呢？一是它们先派几只在前头猛飞，产生的气流后面的利用，省劲搭车，前头飞累了，退到后面，后面再到前面，以此类推，最后飞到了南方。再一个就是要选一只领头雁领航，要不然方向不对，飞了半天都在原地打转，甚至飞去西伯利亚，这不是全冻死了吗？我写过一首大雁颂："我力有限，靠你众力指程；我力有限，靠你定向领程；遥遥苦辛路，浓浓同路情，为了那一天，启程。"

　　在学科文化引领下，我们对每一个人委以重任，而且要因人而异，不断调整，全力支持。晚期肝硬化的治疗是世界性难题，出血、腹水、肝昏迷导致大量死亡。韩英教授从日本学习回来以后，发明了一种自体干细胞分化输注技术，取得了显著成绩。成为世界上第一个发明这项技术用于临床者，并把论文发表到 *American Journal of Hematology* 上。获军队医疗成果一等奖。微创治疗病人痛苦小、恢复快、花钱少，过去需要用外科大手术的病现在在我们那里约 50% 都可以用内镜、血管介入、B超等方法进行微创治疗。比如，胆管结石外科医生一上午只能完成 1 例，花 3 万元，至少要住 10 天才能出院。而我们的郭学刚教授一上午可以完成 13 例，最快 6 分钟完成 1 例。每例只花 6000~7000 元，且今天做完，明天可上华山旅游……相应的例子太多我不能一一列举。总之，26 个回国人员就有 26 个故事，构成了我们派出、迎归和重用的选才、育才和用才的系统战略。通过这个战略的实施，我们的医院是世界上最大的消化病专科医院，我们的学科是国家级重点学科，我们的实验室是国家重点实验室、我们的团队是国家创新团队，我们的科研项目中有国家 973 首席专家，我们获得的科技奖励是国家科学技术进步奖一等奖，我们每年在国外杂志发表的 SCI 论文 40~50 篇。2009 年，我们同时有陕西省消化学会主委、全军消化学会主委、全国消化学会主委、亚太消化病大会主席、世界消化病大会主席等任职。从 2009 年初开始，我们消化病医院全免费每月为全国培养一期消化科主任，然后向亚洲国家及其他地区的国家开放，成为全球消化病的培训中心。

　　总之，人才是学科建设的基础，而学科是国家的基础，所以人才是基础之基础。把人才建设做好了，学科建设也就好了；学科建设好了，国家建设也就做好了。

哭 树

2010 年 10 月 23 日

2010 年 10 月 23 日中午，学校二区门前长了 50 多年的一棵枝繁叶茂的参天大树，居然未经任何批准，被砍了头……校务部晚上 8：00 在蒙难树前召开现场会，全体军人脱帽向大树鞠躬致歉。

当您还是幼小生命时就来到了四医大，
从此，您在这里露宿风餐、生根发芽。
五十多年的白天黑夜，五十多年的春秋冬夏
五十多年的烈日暴晒、五十多年的狂风厮打，
五十多年您与我们无声朝夕相处，
五十多年是您告诉我们春天来啦……
五十多年，五十多年您都挺过来了，
可今日不到半天工夫，您却被砍头割发，满地血洒，身首分家。
偌大个校园怎么就容不下您啊？
刹那时，您失去了往日的多姿和芳颜，
顷刻间，您失去了旧时的尊严和挺拔。
是您，曾用繁枝茂叶为我们遮阳作伞，
是您，曾用婀娜身姿为校园增添丰华。
这么多年的无声奉献，
您换来的是碎尸万段，遍地血洒，身首分家。
啊，一校之长，未能保护好您的生命，
我羞愧交加，泪如泉下。
想砍就砍，想杀就杀，
哪里有规？哪里是法？
晚了，我发现太晚了；晚了，我来得太晚了！
我真想，用我枉全的身躯抚慰您滴血的残肢，用我悔恨的热血催生您复旧的新芽！

71

"自我"的认识与实现

2010 年 10 月 28 日

在成都第十次全国消化病大会青年继续教育分会场上的报告。原题为"青年消化病医生心理初探"，参会者有来自全国各地的青年医生 1000 余人。

时下，耳际常闻"昨夜未睡着，今晨烦死了"；报端连载"张男跳河了，李女上吊了"……是人怎么了？还是社会怎么了？人类发展到现在，患抑郁症者越来越多，据 WHO 统计，全球 5 亿精神心理障碍者，患抑郁症者达 2 亿多人，成年人人口中高达 5%~10%。造成这种状况，我认为主要有两个原因。一是社会飞速发展导致竞争压力越来越大，"大鱼吃小鱼，快鱼吃慢鱼，不进则退，慢进即退"。似乎人的生存空间越来越小，社会对人类能力水平的要求越来越高，从而导致了一个突出矛盾，很多人常觉"无地自容、力不从心"，其中包括工作压力、生活压力、发展压力、家庭压力等，压得人喘不过气来。二是随着人类社会的进步、人们受教育的程度越来越高，对社会现象的认知越来越深入，既"看破红尘"又"难得糊涂"，不少人因理想过高追求难以实现而忧心忡忡，恰如热锅蚂蚁，惶惶不可终日。过去，受过教育的人很少、文盲很多，却能知足常乐。譬如农民兄弟日出而作、日落而息，只要有个好收成就心满意足、其乐无比，回家吃饭香、睡觉甜，明天起来继续干活。现在，电视把人们的视野扩大了，火车把人们的足迹延长了，过去没见过的见过了，过去不敢想的敢想了，看到了天外有天、人外有人。"我哪点不如他？他凭什么比我好？"生活始终达不到理想境地……

上述种种，有人说是心理问题，有人说是生理问题；有人说是思想问题，有人说是抑郁问题。其实二者相互影响，互为因果，循序递进，甚者恶性循环。通常两个极端比较好办，明确是思想问题就做思想工作，明确是抑郁症就去看医生；关键是中间阶段，难以明确为抑郁问题还是思想问题，是思想问题按抑郁症治就有些小题大做，是抑郁症按思想问题办那肯定效果不佳。怎么办？这就要看专家。我在这里要与大家交流的是，当我们"身陷抑郁"

不能自拔时，有两种自我解脱、自我放松、自我拯救的方法，或可叫作安神和养心。

一、神与安神

"神"，是神经的"神"或精神的"神"。"神经"和"精神"两个词，在老百姓和医生眼里是完全不一样的。老百姓说你"真精神"，是目光炯炯、神采奕奕；反过来，他说你"真神经"，这就不对了。而在医生眼里，神经疾病多半是器质性的，而精神疾病多半是功能性的，两种都是病。"神"源于脑，脑出了问题就表现为"神"的问题，神魂颠倒、神思恍惚、神使鬼差、神不守舍、神不主体、神不附体……千奇百怪、千形万状，十分复杂。"神"的复杂是因为脑的复杂，你一看"脑"这个字就说明了它的复杂程度。"脑"字怎么组成，你看左边是个"月"，那不是月，是一个肉月旁，凡是"肉"长的几乎都是这样，你看"腿、脸、腹、胸"等；再看右半部"卤"，像不像个高压锅，其实这个"高压锅"指的就是脑。陕西人，包括山西人，头疼不说"头疼"，说"脑疼"。因为脑在人体上部，又很重要，后来人们就称"头"，再后来合起来叫"头脑"。"高压锅"旁边这个"肉"字旁，说的是头颅外面长的都是肉，肉里面是骨头，骨头里面是什么呢？或者说"高压锅"里面装的是什么呢？"高压锅"顶端那一点像个"发结"，"发结"下的一横像连着的一个"盖"，揭盖一看，原来是些叉叉，叉叉代表纵横交错的脑回，叉叉也代表四通八达的网络，脑回和网络都复杂得很，复杂就是有学问，一般人懂不了。难道不是吗？我们也可以把"发结"加"盖"再加"叉叉"，合起来不就是一个"文"嘛！可见"高压锅"里面装的全是大文章，一般人解读不了，出了问题也难以解决。大脑这么复杂，从几千年前一直说到现在，还有好多说不明白。对这样一个复杂的器官，我们必须认真对待，不认真对待就会出问题。二十世纪最后十年被称为"Brain Decade"，就是"脑的十年"，到这个世纪还是提"脑的十年"，我看再提几个十年也未必能解决完问题。

"神"这么重要，神乱了就得安。"安神"是指预防或治疗精神障碍性疾病。严重者需让医生开药治疗。精神性疾病粗略看来，要不就是过度兴奋——精神病，要不就是过度抑制——抑郁症，要不就是多动或乱动——帕金森病，要不就是少动或不动——老年痴呆。发生这些疾病开始时通常都有一个剧烈的诱因。或大喜大悲，或大起大落，或大福大祸（我称为"三大"）。"三大"可能是工作上的、生活上的、感情上的，或者是仕途上的。比如范进中举，本来是好事，太兴奋，他一高兴，结果糟了，疯了。这叫乐极生悲，这是好

73

事造成的。常言道，"福无双至、祸不单行，大难不死必有后福"，坏事可变过来成为好事，这就叫物极必反。我们要能想得到、认识到、处理好这个"物极必反"。事实上，事物的发展都呈波浪状，有起有伏，人的进退升迁也是波浪状的，有时上升，有时下降，这就是规律。你既要经得起上也要经得起下，这叫拿得起放得下。你经过百般努力，有幸爬到顶峰，如果还要继续前进，再直接向前必然踩空，因你不会飞，这就是大起导致了大落，你会跌落谷底，你会乐极生悲。那怎么办呢？爬到了顶峰就要有准备，即下到谷底的准备，然后再爬更高一座山。这种"下"，实际上是一种前进。先下后上一般都是好结果。这跟我们"走回头路"的"下"是不一样的。前者是前进中的"下"，是发展中的"下"，你把"先下后上"这条路拉直了不就是在一条前进的道路上吗？要这样去理解，这样去行动，就可预防和避免"大起"导致的"大落"问题。如果你现在所处的位置是谷底，你不要着急，也不要气馁，应该恭喜你，因为马上紧接着就是一个"上"的开始。你现在的位置最好，你已经吃够了苦，见够了难，再没有比这困难的"难"了。因为已经到了谷底，已经到了底线，再也没有比这更低的底线了。两个农民吵架，吵得很厉害，有一个农民的儿子当了县长，他说叫县长回来收拾对方，可另一个农民不怕，你收拾了我，我还是农民，他很乐观，因为他已经到底线了。再比如，达观和悲观，我的看法是这样的，达观常常是把自己看得很小，有广阔天地，可游刃有余。谦虚就有勇气挑战大自然，可气吞山河。于是就写出了这样的诗句："惜秦皇汉武，略输文采；唐宗宋祖，稍逊风骚。一代天骄，成吉思汗，只识弯弓射大雕。俱往矣，数风流人物，还看今朝。"你看这气魄！我们有些人奖金少拿了几个，心里就开始郁闷，舍不得一点小利益，你看人家"千里修书只为墙，让他三尺又何妨。万里长城今犹在，不见当年秦始皇"。这是乐观者。而悲观者呢？悲观者多数是把自己看得太伟大，把自己看得太大，把社会和自然界看得太小，又要想去征服社会，征服自然界，肯定是失败的，于是就抑郁，得抑郁症。把自己看得很大，大于自然社会又无能为力，就觉得活在世上没有意思，没意思就去做没意思的事。细细去想，那些自杀的人，他跑到海边去跳海，但真正跳海身亡的人很少。因为他一看海那么大，征服不了它，跳了显不出自己伟大，于是就回来了；去跳水塘，水塘小一些，死得其所。你看跳塘的人比跳海的人多；井更小，跳井的人更多；吊死的人就更多了，因为吊绳的活套直径更小。现在用注射器注毒药死的人那更是多了，因为注射器的管径比吊绳活套还小……当然这是玩笑话，但可以验证一些人的心理。"三大"人人都会遇到的，躲不了，关键是如何去平和我们的心态。

大起时要想到大落，大喜时要想到大悲，大福时要想到大祸，反之亦然，因为物极必反，从来如此。面对起落，必须拿得起放得下，不然你将夜不能眠，心烦意乱，茶饭不思，全身疲软，觉得天塌了、地裂了。其实人还是你这个人，天还是那个天，地还是那个地，就是脑子出了问题。这就是我提出要从科学上安神防"三大"的理解和思忖。

二、心与养心

我翻过成语辞典，以"心"字打头的一共有128个成语，其中120个成语和想事情有关，比如心烦意乱、心心相印、心旷神怡、心领神会、心神不定、心灰意冷、心猿意马等。心脏是想事情的器官，在我们中医学里是这样认为的，在西医的前一千年也认为心脏是思考问题的。有人接受了心脏移植，性格、思考问题的角度和方式确有变化，有的甚至变得与供体相似。我们有心理学，心理学实际是与头脑思考问题相关的科学，都用"心"字来命名。如果说心脏真是用来思考问题的，我想问，一个人的心里一辈子想得最多的事情是什么？我想是一个字，就是"我"字。没有人不是这样，不管遇到什么事情，比如电灯突然灭了，想的是我怎么样、我家怎么样、我们单位会怎么样。首先是"我"，每个人都一样，所以一辈子都在想"我"。汉字的"我"是怎么来的呢？我琢磨了很久，也许"我"字代表个体的来源，"我"字两半分别代表父（男）和母（女），男人是"禾"，女人是反过来写的"禾"，男女相交合成一个个体就是"我"，所以只要是人，就永远忘不了"我"，总是记着"我"。另一种想法是，人自出生以来，心里就装着两个"我"，一个是"神灵"的"我"，一个是"魔鬼"的"我"，两个"我"总在一起打架，不是东风压倒西风，就是西风压倒东风。"神灵"的"我"占了上风，人就越变越好，成为英雄、烈士；"魔鬼"的"我"占了上风，人就越变越坏，越变越自私，最后成了坏人和魔鬼。打来打去，打掉了一些部件，最后两个"我"抱着扭打到一起，难以划分，共同形成一个成形的"我"，形成了千奇百状的"我"。所以一个人一事当前，要么考虑高尚的"神"，要么考虑低贱的"鬼"，考虑来考虑去，达到平衡的时候，那个"我"就是人们所处的状态。一个人会变成"神"或是"鬼"，变成好人还是坏人，就是由这两个"我"在起作用。那么是不是全都变成"神"的"我"就可变为"神"了呢？这是不可能的。常言道"人无完人"，我说是"心无完心"，两方面都要有一点，大公要有一点，小私也会有一点。事实上，"大公无私、毫不利己、专门利人"这说的是一种境界，现实中不可能存在。如有一个王子，18岁马上就要接替王位了，很不成熟。父皇很着急，生日那天，送他一架小马车，前后有两匹小马，并告之："一匹马叫天使、另一匹叫魔鬼。"王子问："你送给我天使就行了，为什么送我魔鬼呢？"父皇说："将来有天使为你服务，也有魔鬼为你服务，你在世界上一定要适应社会，你身边不可能全部是好人，也有小人，到哪里都躲避不了，说不定小人就在你的前后左右。"有一句话叫作"无德必亡"，人和社会是这样，国家也是这样。仅仅是变成"神"的"我"也不见得是最好的，因为还有一句话叫作"唯德必危"，可能讲得深奥点了，希望大家能理解。怎么能做得适中，保持平衡呢？要依所处的环境而言，没有绝对的对与错，能做到适中就是养心，怎么养心，讲三点体会与大家共勉。

第一是静心，心要安静。社会总是很浮躁，不能因为小烦小恼，弄得自己睡不着觉。首先要拿得起，放得下。有一个老人买了一双很好的鞋，放在飞奔列车的窗口欣赏，结果掉出去一只，怎么办？赶快停车去捡能行吗？回家以后看着另一只鞋还会难受，老人干脆把另一只也扔了下去，这样还成全了捡鞋的人。这就叫拿得起，放得下。其次是将心比心。"己所不欲勿施于人"，什么事情只要站在别人的立场去考虑，不要误解别人，你就能做得很好。有人问一个小孩，说将来你当了飞行员，飞机在太平洋上空没油了，怎么办？小孩说先叫所有的人用安全带把自己绑紧，然后他马上拿个降落伞跳下去。在场的人笑得东倒西歪，这个小孩儿很不好意思，最后流着眼泪说，我是跳下去取油，把油取来继续飞啊，你们误解我了。再次是照章办事。正确与错误实际上就在一念之间，照章办事不会出错。有两条铁轨，一条是新的在用，一条是废的，新的铁轨上有一群小孩，而废的这边只有一个小孩，火车过来了，这个时候扳闸的人该怎么办呢？短时间内一定要做出判断，搬过来轧死一个，不扳，可能轧死更多孩子，最后他没有扳。为什么？因为新的铁轨上那些小孩知道车子要过来，一过来马上跑，而在废铁轨上的那个小孩知道火车不会开到这里，如果扳过来肯定会被轧死。最后是要相信自己能够救自己。有个人什么也不做，整天烧香拜佛拜观音，但不奏效，有一天他看见一个人在拜观音，这个人很像观音，他问："你是观音吗？""在下就是。""你怎么还拜观音呢？"观音说："只有自己才能救自己。"

第二是净心，心要干净。要不断把"魔"那方面，即多数人不喜欢的那方面去掉，全去掉不可能，但不要让它占上风。有的人欲望太大，生命不息，"追求"不止，结果"追求"没到，生命早止。当然去掉不干净的东西是不容易的，有时还需要付出代价。有两块石头原来都是从一个地方运过去的，后来一块被顶礼膜拜，另一块无人问津。由于前一块不怕疼，能忍住，工匠们就把它雕刻成了一件艺术品；而另一块怕疼，不让雕，最终还是一块石头。所以我说，该做的事一定要去做，不该做的事一定不能去做。看别人要用望远镜，看自己要用放大镜，如果用放大镜看别人，老用别人的缺点和自己的优点去比，你的心就不干净，所以要严于律己、宽以待人。有一个人在放气球，开始放黄颜色、白颜色，有一个黑人小孩站在那里说，叔叔，你放黑颜色的也能飞上去吗？叔叔说，孩子啊，颜色并不重要，关键看里头装的什么，装氢气它就上去了。所以一个人的成败与出身、种族没有关系，关键是心中要有自信。再讲一个真实的故事，有一个小孩，在幼儿园的时候有多动症，老师说没救了。回家妈妈说，老师说你进步了，原来坐 3 分钟，现在能坐 4 分钟了，结果小孩儿那顿多吃了两碗饭。到小学时全班 49 人，他排第 48 名，老师说这个小孩没救了。妈妈说，如果按照你的年龄算下来，你是全班 21 名，小孩儿那顿又多吃了两碗饭。上中学的时候他还是排在后头，妈妈说不要紧，你将来一定能考上第四军医大学（现空军军医大学），最后他真的考上第四军医大学了，母子俩抱头痛哭了一场。孩子说，妈妈，这个世界上只有你欣赏我。所以心要干净，如果心不干净的话要逐渐把脏东西去掉，否则你一辈子总是有心理障碍的。

第三是尽心，心要用尽。首先要有志气。目标要远，眼界决定前程。相信自己的眼力和脚力，一步一步走，一步一步去实现，不要看目标太远就认为做不了，要把目标分解。有两个新钟，每年要嘀嗒 3200 万次，一个说这做不到，太多了；另一个说，不要紧，你每秒钟嘀嗒一次，一年 3200 万次就下来了。其次，办法总比困难多。天无绝人之路，其实往往到了绝人之路时曙光就在前面，绝路即契机。一个女孩家欠了财主很多钱，有一天财主捡了两颗黑石子放到口袋里让她选择，说如果你能选中白石子的话，那你所有的钱都免了，如果你选中黑的，就得给我当老婆。女孩发现他捡的两颗石子都是黑石子，好像已到了绝路，必输无赢，这个时候怎么办呢？女孩伸手去抓，抓了以后故意掉到地下，地上原来就有很多黑石子和白石子。女孩说看看你口袋里石子的颜色，如果你口袋里是黑的，那我拿出来的就是白的。结果不但没有给财主当老婆，还免掉了所有的钱。最后，是以巧补拙。人都有弱点，弱点也可以转化成优势。三个小孩卖《圣经》，每个小孩 200 本，两个小孩口齿伶俐，另一个是结巴，最后结巴那个小孩把书都卖出去了，为什么先卖出去呢？原来他每碰到一个人，就给他念《圣经》，念得结结巴巴的，越念越结巴，听的人实在受不了了，所以干脆买了。这就是巧能补拙，变劣势为优势，最后结果好。

现代科学尽管对脑功能的物质基础已有粗浅了解，但文中提及的"心神"似乎依然是看不见摸不着的东西，这篇文章最难写，也是永远写不完的。难写是因为我们存在局限性：试图以有限的尺度去规定无限的空间，试图以单元的缘由去总结多元的结果，试图以静止的方式去描述动态的扩展，试图用已有的认识去解释未知的事物，试图以狭义的科学思维去阐述广义的社会自然……正因如此，希望读者能宽容文中的观点，不要去刻意深究其中的对错，不然，你也会陷入以上泥潭。

三十三年的难舍难分

2010 年 10 月 29 日

在成都第十次全国消化病大会上的主旨报告。原题目为"胃癌研究 33 年回顾"。参加会议的有来自全国各地的消化病医生 3000 余人，中华医学会时任党组书记饶克勤，国家自然科学基金委医学部董尔丹教授等出席了会议。

在男尊女卑的过去，人称"女怕嫁错郎，男怕入错行"。在妇女也顶半边天的现在，我说"男女都一样，都怕入错行"。1978 年，对中国是重要关头。这一年，中华人民共和国 29 岁，经历了"文化大革命"，邓小平同志拨乱反正，科学春天回来了，第四军医大学（现空军军医大学）消化内科重扬科研风帆。

1978 年，对个人是重要年头。这一年，我 24 岁，读了 3 年多大学，高分考上"文化大革命"后首批研究生，提前一年多毕业从重庆三医大到第四军医大学消化科，师从我国著名消化病学家张学庸和陈希陶两位教授。

那时，实验室面积 12 平方米，设备价值 600 余元，科研经费毫无分文。我见到的第一个病人是患胃癌，尔后又见了许多。他们一个个骨瘦如柴，痛不欲生；一个个壮志未酬身先去，一个个白发人送黑发人。慢慢地我对胃癌产生了兴趣，老师一锤定音，于是我走上了胃癌研究之路。以后又加入了一批批师弟师妹，再后来又有了我的一批批学生，大家一走就走了 30 多年。

你若环顾左右，总能举出几个人是因胃癌而死的，只因该病实在常见。全世界的胃癌患者，几近半数在中国。有人统计，大约每 3 分钟就有一个中国人因胃癌而被夺去生命，难怪老外讲"That is your Chinese business"，意即发病在中国多，研究也是你们的事。关于病因，众说纷纭。过去有人说与吃腌菜、腊肉、咸鱼有关。在以前没有冰箱，运输不便的漫长岁月里，不靠腌、熏、盐，食物何以保存，营养如何保证？这些东西是百吃不厌的美味佳肴，祖祖辈辈吃到了现在，要叫人一下子不吃，实难丢口。况且，因果尚未定论，就叫人不吃，忌口到像我这年近花甲，倘若又可吃了，那岂不遗憾半辈子。上帝给我们一张嘴，我看有三大功能：说话、喝水、吃饭，"人生苦短，能吃就吃"。中国人说吃得不好得胃癌，外国人说吃得太好得大肠癌，按此逻辑，吃得不好不差该得小肠癌，不吃不得癌但活不了。

幽门螺杆菌（Hp）是备受关注的第二病因。Hp 在溃疡病和胃炎中的致病作用业已公认，已有学者得了诺贝尔奖，为此掀起了一股热潮，一时间，作为一种细菌，Hp 已成名星，研究 Hp 的学者已成名人，追杀 Hp 的药厂已成名商，但却有很多问题未弄明白。比如，Hp 是胃癌病因吗？诚然，Hp 引起胃淋巴瘤已成公论，这是第一个证实细菌引起肿瘤的铁证。然而这只限淋巴瘤，Hp 能否引起胃上皮来源的腺癌争论尚大。比如，南非 Hp 感染人群达60%~70%，但胃癌发病率却很低。有人说带有某种基因型的特殊 Hp 易致胃癌，但论据尚不充分。再者，中国人 Hp 感染者高达 60%，既然有这么高的百分比，可能就不能称其为感染了，它应该是胃内的常居菌，就跟肠菌一样，是人类的朋友，只是在某些条件下成为条件致病菌。再说要将这些人的 Hp 全部根除，恐怕再大的 GDP 也难支付。而且近期发现，Hp 根除者下半部胃的肿瘤减少不显著，上半部胃的肿瘤反倒多起来了。总而言之，胃癌的病因至今未弄清楚。

病因不明，预防不能有的放矢，只有靠早诊来改善预后，因为早期胃癌 5 年生存率可达 95% 以上。遗憾的是早期胃癌多无特殊症状，有的根本无症状，待到就医时多为晚期。因此，多数医院早诊率不到 5%，早诊率低有时是医生做胃镜的诊断水平，但绝大多数不是医生的水平问题，主要是就医太晚。日本采用 X 线加胃镜大规模普查，可将早期胃癌检出率提高到 50% 甚至 70%。问题是查出一个早期胃癌要花 1 万美元，这在中国不仅做不起，也没那么多医生去做。再说，日本查出来的早期胃癌，事实上不是癌，而是癌前病变，他们的诊断标准有问题。有一次在新加坡开会，我代表中国去了，日本提供 36 例早期胃癌的病理切片，我认为绝大部分不是癌，欧美专家认为一个都不是，全是癌前病变。你把癌前病变当成癌切了，当然好，但我们不能这么做。小孩一生出来就把胃切了，肯定不长胃癌，但生活质量不高。

早诊困难，就诊的胃癌绝大多数已届晚期。晚期胃癌 40%~50% 难行手术切除，即便切除 5 年生存率也不到 30%。手术切除者与不做手术者比，哪个预后好？至今没有大宗病例长期随访的结果。术后化疗与不化疗比，哪个效果好？同样没有大宗病例长期随访报告。毋庸置疑，在手术者或（和）化疗者中肯定有些病人比不手术或（和）不化疗者要好，但是我们事前并不知道，也无法找出这类病人做到特病特治，有的放矢。只好眉毛胡子一把抓，搞不清哪是眉毛，哪是胡子，最后的对错可不就一半对一半。要解决这些问题确实难上加难。从

1978 年开始，我们选择从癌前病变入手，分主题开始了我们不间断的三年计划（three year plan，TYP）。

一、第 1 个 TYP（1978—1980）：什么是癌前病变

大家都认为，胃癌是从癌前病变发展而来的。那么什么是癌前病变呢？胃癌的发展规律是，癌细胞先从胃黏膜上皮层内生长、并逐渐扩展。局限在黏膜层或黏膜下层时称之为早期胃癌，侵及肌层，穿破浆膜，甚则向胃外转移时称之为晚期胃癌。从早期发展成晚期很快，所以早期胃癌常难抓住。晚期发展更快，发生远处转移时临床上各种疗法几无回天之力。在早期胃癌发生前一般有一段癌前状态，严格讲称之为癌前病变。癌前病变多数较长时间保持不变，只有少部分发展成癌，还有一部分可以恢复到正常状态。那时多数人认为，慢性萎缩性胃炎、胃息肉、胃溃疡和残胃是癌前病变。但是，临床上这类疾病相当多，真正变癌的是极少数。我们将数百例胃癌及其癌周围组织进行连续切片，然后通过 HE（苏木精－伊红）和黏液染色，发现一个重要现象，那就是胃癌通常重叠发生在两种病变上：一种是肠上皮化生，一种是不典型增生，其空间分布相当一致。我们把该结果发表在第四军医大学学报上。杂志影响力不高，但那研究结果是我的处女作。肠上皮化生为何容易癌变呢？肠上皮化生就是胃上皮长成了肠上皮，正常胃上皮多无吸收功能，变成肠上皮后获得了吸收功能，可将吃进胃内的某些致癌物吸收到黏膜内，但又缺乏肠黏膜下乳糜管将其运走，久而久之，诱发了癌变。那么不典型增生又为何癌变呢？人体胃黏膜上皮细胞每 3~5 天更新一次，一般由胃小凹细胞不断增生来更替。这种增生通常是可控的，更新完成，增生停止。在此过程中，若有少数细胞调节失控，无限增生，形态也发生偏移，最终可发生癌变。

二、第 2 个 TYP（1981—1983）：什么是高危性癌前病变

肠上皮化生和不典型增生是胃癌的癌前病变，这一点渐为同行认可，相关研究不断报道。但是，一个重要的问题必须回答，那就是肠上皮化生和不典型增生在胃镜活检中并不少见，但发生癌变的只是少数。更为重要的是，我们并不知道哪些病例更易癌变。如果能把易于癌变的高危性癌前病变找出来，密切随访，有可能发现早期胃癌，及时治疗。我们把国际上当时应用较多的 10 多种肿瘤标志物引进来，对这两种病变进行了回顾性研究。结果发现，所有国外这些标志物都不理想，对癌变没有预警价值，也就是"阳性的不一定癌变，癌变的不一定阳性"。我们把这个研究结果撰文投到《中华医学杂志》，结果被退

稿了。3年的工作几乎"白费"。其实阴性结果与得到阳性结果同样重要，好比要去一个地方，面前有三条路，只有一条能到，我们走了另外两条，结果到不了，回来后告诉别人剩下一条是可以到的。可那时学术界只青睐阳性结果。在不满之余，我立志要办一本杂志，专门报道阴性结果或提反面意见。27年后美梦成真，办成了一本《医学争鸣》，英文就叫"Negative"。我的这些经历和故事也就有地方讲了。

三、第3个TYP（1984—1986）：寻找新的胃癌抗原

国际上的肿瘤抗原对胃癌预警不好用，就必须自己找对胃癌有用的抗原。这个研究难度很大，近百年来全世界的学者都在努力。一直到20世纪60年代初才发现两个比较满意的肿瘤标志物，一个是癌胚抗原（CEA），主要用于结肠癌的诊断；另一个是甲胎蛋白（AFP），主要用于肝癌的诊断。但二者用于胃癌的诊断价值不大。1985年8月，我从日本东京国立癌症研究中心学习回来，利用在那里学到的淋巴细胞杂交技术，以研制胃癌单克隆抗体的方法寻找胃癌新抗原。当时遇到的两个最大难题是肿瘤抗原诊断的假阳性和假阴性。所谓假阳性，是指"查出来的不是癌"，主要原因是癌细胞与正常细胞其实差别不大，绝大多数抗原是正常细胞共有的抗原，这些抗原经常影响诊断的特异性。为此，我们提出了"扣除免疫法"，即先用正常胃细胞免疫小鼠，取其抗血清与癌细胞反应以封闭掉正常抗原，封闭后的癌细胞肿瘤抗原突显，然后用其免疫另一只小鼠，于是研制成功只针对癌细胞的高特异性单克隆抗体。所谓假阴性，是指"是癌查不出来"。不同病例的癌细胞，或同一病例不同的癌细胞其抗原表达差别很大。一例胃癌具有的抗原在其他病例可能完全没有。这极易造成误诊、漏诊，真正那种多数病例都共有的抗原是很少的，但那是最理想的抗原。为此，我们提出了"序贯免疫法"。即在给同一只小鼠用癌细胞进行免疫时，按免疫次序先后用不同癌细胞依次免疫，比如先用A细胞，第二次用B细胞，第三次用C细胞……依次进行，由此研制成功的抗体不仅对A，且对B、C……均有识别能力，这样就解决了假阴性的问题。这种方法是原始创新，也使我们找到了一组新的胃癌抗原，命名为"MGAgs"，这种新抗原不仅特异性好，而且胃癌免疫组化阳性率高达90%以上。我们把该结果发到了 Gastroenterology 杂志上。从《中华医学杂志》退稿到论文发表在消化领域最权威的杂志上，我们用了6年时间。该结果很快引起国际同行关注。但上述结果只限于免疫组化研究，MGAgs在临床诊疗中有无价值尚不清楚。

四、第 4 个 TYP（1987—1989）：MGAgs 有无临床应用价值

　　MGAgs 找到了不等于有用。在我们同期的国际领域中，发现了数以百计的肿瘤抗原，真能用到临床的很少。我们用大量病例、多种方法对 MGAgs 进行严格验证，结果发现其有多种临床应用价值。①可以提前 5 年预警癌变。不典型增生是一种重要癌前病变，如能将其中癌变潜能大者找出来提前治疗，可从根本上减少胃癌发生，但这一直是临床难题。我们应用 MG7Ag 染色，发现阳性者 5 年内癌变率高达 31%，且多为早期胃癌，而阴性者无癌变发生。河南开封有一病人，当地胃镜活检诊断为重度不典型增生，切片拿到北京两家权威医院，一个说为轻度，一个说没有。病人又将切片拿到西京医院，诊断为比轻度重，比重度轻（中度）。同一病人的组织从没有到轻、中、重的诊断都有，问题是轻度可以不管，重度必须切胃。病理医生对不典型增生的判断差异很大，同一切片对不同医生，甚至同一切片同一医生在不同时间都可能得出不大相同的结果，这叫临床如何处理？最后我们为她做了 MG7Ag 染色，结果阴性，一直随访至今十几年过去了，病人健在。如果她当时不做 MG7Ag 检查，一刀切掉，病人是"白开刀"，医生是"开白刀"。现在，只要胃镜活检发现癌前病变，我们都常规进行 MG7Ag 染色，对阳性者进行胃镜密切随访，一旦发生癌变，及时给予切除。说到这里，上帝给我们一张嘴除吃饭、喝水、讲话外，还有一大功能就是必要时接受胃镜检查。②检出腹水中的胃癌细胞。胃癌细胞转移至腹腔形成腹水，常规诊断十分困难，国内外漏诊率高达 15%~40%，有的病人临床上高度怀疑腹水系胃癌转移，但就是查不到癌细胞，根本原因是很多癌细胞不典型，又与腹水中其他细胞混杂在一起，导致诊断难下结论。我们创立荧光标记 MG7Ag 的抗体对其染色，可使恶性腹水诊断率比常规细胞学检查诊断率提高 10%~15%，且方法简单，腹水离心后加荧光抗体反应，然后放到荧光镜下一看便一目了然。由此明显提高了诊断水平，使很多病例得到了及时确诊。当然这个技术也需注意，例如有一名 29 岁妇女，结婚 3 个月，腹痛，右下腹包块，腹水穿刺为血性，其中有大量细胞 MG7Ag 染色阳性，拟诊为肿瘤，立即手术，结果是宫外孕。原因是胚胎细胞与癌细胞一样，常为肿瘤抗原阳性。因此，当育龄期妇女获阳性结果时一定要追问妇科情况后再发报告以免误诊。③胃癌细胞的体内追踪。临床上对有些病人高度怀疑肿瘤，有的血清标志物已很高，但就是不知道癌发生在哪里。有的人得了胃癌但不知是否转移,或不知已转移到哪里。我们发明了放射免疫显像技术，即将 MG7Ag 的单抗用同位素标记，从病人静脉注入，标记抗体经血液循环全身，发现癌细胞就与之结合，多余的从肾脏排出，然后对全身进行特殊照相，就可发现癌症或其转移灶。此方法可查出 70% 以上

的胃癌，对于年老体弱或有严重心肺疾病不宜做胃镜检查的病人尤为适用。当然这项技术有放射线照射和污染的缺点。上述结果当年获国家科学技术进步奖二等奖。上述 3 种方法具有原创性，且有重要价值。遗憾的是都是侵入性诊断，必须取得病人的组织或细胞，不仅病人接受有一定痛苦，日完成量也不大。能否采用体液或血清检测 MG7Ag 来诊断胃癌呢？

五、第 5 个 TYP（1990—1992）：血清诊断胃癌获得成功

不论是诊断或普查胃癌，以血清学方法最好，不仅没有痛苦，且可在短时间内进行大规模人群普查，费用也低。但是，现有的血清学诊断方法检出胃癌多不超过 40%，将有 60% 左右的病人出现漏诊。主要原因是，胃这个器官不像肝和肺，有了抗原会全部入血，胃癌产生的抗原 95% 以上直接分泌入胃腔并随粪排出。检测粪中抗原，因大量杂质污染，所以假阳性率很高。胃的抗原入血极少（5% 以下），加之早期胃癌分泌量很低，再经人体全身血液 4000 毫升的稀释，浓度更是低。如何把这么少的抗原检查出来，确属难题。当时常用的 IF（免疫荧光）、EIA（酶免疫分析），甚至 RIA（放射免疫分析）方法都难以把这种痕量抗原检测出来。为此，我们想到了 PCR（聚合酶链式反应）技术。这种技术灵敏度极高，发明人因此得了诺贝尔奖。遗憾的是 PCR 只能用来检测核酸，不能用于检测糖蛋白、糖脂类抗原。我们的抗原恰属后两者。怎么解决这个问题呢？我们想了一个办法，就是在抗体上加上一段核酸，并以此为模板，进行 PCR 扩增，我们称之为"免疫 PCR 技术"，免疫代表抗体，可与抗原特异结合，PCR 用作扩增放大。好比我们看不见有个人在前方走，给他打上雨伞我们就看见了，如果打上卖冰棒老太太用的巨大太阳伞那更一目了然了。我们以此原理，通过数百次实验，首先构建了抗体与核酸的嵌合体分子，用其创建了"胃癌血清免疫 PCR 药盒"。该法检测血清诊断胃癌的阳性率可达 80% 以上，有很强的特异性，获得了国家专利、国家新药证书及国家发明奖。结合胃镜活检、免疫组化，用到胃癌高发现场预警癌前病变、癌变效果显著。同样是癌前病变，阳性者发生癌变的概率是阴性对照组的 33 倍，而且预警时间可能提前 5 年。

六、第 6 个 TYP（1993—1995）：生物治疗遇到拦路虎

我们在胃癌诊断包括部分早期胃癌诊断上取得了明显进展，但临床上遇到的绝大多数毕竟还是晚期肿瘤。对晚期病例手术和化疗是两大主要疗法，但疗效都已进入"饱和"难以提升的状态。那时国际上提出并试用生物疗法，其中，细胞因子如白介素、干扰素和肿瘤坏死因子等成为主要探索对象，而且的确在

少数病人的治疗中见到一缕曙光。但问题是对很多病人根本无效，极少数甚至加速死亡。有一位陕北的农民一年养肥一头牛，父亲得了胃癌，儿子把牛卖了，拿到医院买几支细胞因子给父亲用，最后父亲还是死了，牛也没了。那时"生物导弹"的说法风靡一时，我们也进行了大量尝试，就是把对肿瘤细胞有杀伤作用的物质，如毒素、抗癌药、细胞因子等通过化学方法连接到抗体上，通过抗体选择性地将其带到肿瘤细胞，发挥特异性杀伤作用，同时减少对正常细胞的毒性反应。设想很好，设计也很好，且在体外和动物体内观察到令人振奋的结果，发表了很多文章，有些同事还因此晋升了教授。遗憾的是这种"导弹"用到人体，结果不如人意。根本原因：①我们用的是小鼠的抗体，进入人体会诱发人抗鼠抗体的产生，后者将其作用抵消；②"导弹"分子进入瘤体很少，杯水车薪，不足以杀灭肿瘤；③研究对象为肿瘤的动物模型，与人差距甚远，在小鼠身上发现的阳光未必都能给人带来温暖。当然，认为生物治疗完全行不通，现在下结论还为时太早。但要成功必须有重要理论或实践的突破，才会引发革命性的进展。

七、第 7 个 TYP（1996—1998）：启动胃癌 MDR 的研究

化疗是胃癌的主要疗法之一，但化疗效果不好，甚至适得其反，这也是人所共知，这主要是胃癌的多药耐药性（MDR）造成的。设想有 10 000 个胃癌细胞，只给一种抗癌药，只需很小剂量就可将 9999 个杀灭。但剩下的那个细胞一旦长起来，再用这种药就不行了，甚至用其 10 倍、100 倍，在体外甚至用 1000 倍的药量都奈何不了它。有人干脆把癌细胞扔到药瓶中它也不死。有的耐药细胞很怪，你不给它抗癌药它反而不长了，就像人嗜酒一样成瘾了。因此，实施化疗一般前两次是在杀癌细胞，到后来对癌细胞根本没用，倒是把正常细胞杀死了，对人体有很大不良作用。有时可能把病人"杀"死了，但癌细胞还活着。为了解决肿瘤耐药的问题，最近 30 年，以美国为首的科学家天天在研制抗癌药，一共研制了 10 万多种，但也无法解决耐药的问题。因为，肿瘤细胞一旦产生耐药性，它不但对曾用过的抗癌药有耐药性，而且对它未用过的，且结构或功能都不相同的抗癌药也产生了交叉耐药性，这就是我们通常说的"MDR"。关于肿瘤 MDR 的分子机制，文献上有很多说法，有的认为在细胞膜上，有的认为在细胞核上，有的认为在细胞质里。涉及的相关分子达数十种。我们发现胃癌 MDR 的发生只有 58% 与已报道的分子有关，还有 42% 的病例与其并无关系，说明胃癌 MDR 产生有其特殊的机制。有幸，我们获得了国家自然科学基金第一个资助 MDR 研究的基金，诱导建立了胃癌 MDR 细胞系，发现了染色体特殊变化，

又通过分子克隆及双相电泳等技术发现了100多个耐药相关基因或蛋白。比如，我们首先发现的胃癌MDR分子MGrl-Ag，定位于细胞膜上，主要功能是将进入细胞内的抗癌药不断地泵出胞外。细胞在未发生耐药时，大量的抗癌药进入胞内，细胞必死无疑。但当有这种分子高表达时，它可以逆浓度地把药物排出胞外，使胞内药物浓度降低，导致了耐药性的发生。我们研制成功MGrl-Ag的单克隆抗体。该抗体与MGrl-Ag结合后可使其泵出功能失活，从而逆转细胞耐药，有可能成为将来化疗的增敏剂。为了研究其他的生物增敏剂，我们还运用活体内淘选法将含100多万种生物多肽的噬菌体库注入带有耐药肿瘤块的小鼠，待其与癌细胞结合后再将瘤体切除，洗脱出特异噬菌体，再注入下一只带瘤小鼠，依此循环筛选多次，最后获得了8种特异多肽，然后人工合成这类多肽，或将多肽基因转染细菌产生生物多肽。这些拮抗肽很有可能用作将来克服胃癌化疗耐药性的增敏剂。

八、第8个TYP（1999—2001）："癌症村"的发现与启示

在先前的研究工作中，我们遇到过几次大的失败，一直不知个中原因。近几十年来，很多国家都投入了大量人力物力用于癌症的研究，但进展并不大。正在我们百思不得其解时，《陕西日报》报道，一个村近20年来从160多人锐减到只剩70多人，多数死于癌症，而且死亡者多为男性，女性很少死亡。特别奇怪的是村长家一个都不得癌。这个村的遗传背景比较简单，就两家人的后裔，什么原因说不清楚。某科学院地质研究单位去抓了一把土回去化验，很快查明原因是"汞"多了。中央媒体一报道，"真相大白"，是"汞"多了得癌。但这个地方自从盘古开天地，土都一样，不是现在才"汞"，人家过去也在"汞"；还有男女发病差别很大，不只男人"汞"，女人也在"汞"；不只村民"汞"，村长也在"汞"啊。看来没有那么简单。我们已将这些人的血液、组织标本收集保存，有待研究。如不保存，将来就没有了。从组织学上看，这些人的胃上皮中患肠上皮化生与不典型增生的很少，这与大众研究提出的胃癌理论似有不同。从这个角度看，过去的研究是否设计得当还需审视。特别是近30年来，胃癌的发病以青年患者增多，女性患者增多，近端胃癌增多，分化差者增多。短短30年，胃癌的生物学行为发生如此重大变化，不能不引起我们的深思。我统计过，2013年全世界发表的肿瘤研究文献中，有78%的论文是用肿瘤细胞完成的。肿瘤细胞并不等于肿瘤，且在体外长了那么多年，传了那么多代，能不变吗？对肿瘤细胞的研究结果能反映真实的肿瘤吗？有8%左右的研究是在小鼠身上完成的。老鼠生命期短，自发肿瘤极少，没到长出肿瘤就死了，就老了，

所以叫"老鼠"。它自己不长，我们就给它注射致癌剂，15天诱发的肿瘤能跟人体自身长的相同吗？当然我们可以把人的肿瘤种植到小鼠身上，但有免疫力的正常鼠会完全排斥掉，因为这不是它们自己的东西。只能种到裸鼠身上，裸鼠没有正常免疫力，但很难实现原位接种，因此只好把人的胃癌接种到小鼠臀部，那成什么癌了？这种人为的肿瘤模型可靠吗？大约还有14%的论文是用人的肿瘤标本研究的，但多不是在体的状况，而且人与人不同，花有几样红，吃饭不一样，父母不一样，加在一块儿算个百分比能说明真实问题吗？诸如这些，值得我们去探讨。

九、第9个TYP（2002—2004）：大规模胃癌相关分子群的研究

我们觉察到现时的很多研究甚至得出的结果可能与人体肿瘤发生发展的真实规律有差别。同时也发现我们过去的研究只抓住了癌细胞的某些局部的分子变化，反映不全面，也就不能反映本质。我们决定采用分子生物学方法及蛋白质研究技术进行胃癌相关分子的大规模多角度的研究。我们从正常黏膜到慢性胃炎再到肠上皮化生、不典型增生，再到早期胃癌、晚期胃癌，直至复发转移各阶段都找到了大量相关分子，一共175个，再按功能将其分成5个分子群，分别与凋亡、增殖、血管生成、转移和耐药等5大生物学行为相关。在胃癌领域的研究确实处于世界领先地位。但是，面对这么多的分子我们怎么去研究它们之间的相互关系和内在联系呢？两个分子点与点连成线，线与线组成面，面与面构成一个立体的网络调控，共同维系癌细胞的发生、发展、增生和转移。如何去认识这个网络，如何去揭示这个复杂的网络调控，不仅对阐明癌症机制有益，而且对设计有效的治疗方案有用。

十、第10个TYP（2005—2007）：microRNA与分子网络调控

基因型与表型间的关系，按遗传学的中心法则是"种瓜得瓜，种豆得豆"。但近年发现：有时种瓜不一定得瓜，种豆不一定得豆，有时种瓜却得了豆。这就说明，在中心法则以外还有更为重要的分子在调控整个网络。为了了解这个网络，我们随即把注意力集中到了microRNA上。我们知道，人体细胞的基因可达3万个，而调节其功能活动的microRNA仅仅1000~2000个，抓住microRNA说不定有纲举目张的作用。我们发现，miR-16可以调节胃癌细胞的MDR表型。它们通过调节许多已知的下游靶基因来实现网络调控。又如，我们建立了理想的胃癌转移的细胞模型，从中发现miR-218对抑制胃癌转移起重要作用。

在获得前述研究结果的同时，我们与香港大学的王振宇教授合作，把这些重要的结果加以整理，并用到胃癌的一级、二级、三级预防中，推出了胃癌的"三级四步"序贯预防策略。前后工作总结共发表SCI论文125篇，总影响因子471分，单篇最高24.83分，并作特邀综述5篇，国内4个共识意见和国外3个诊治指南引用了我们的结果。2008年我们获得了当年医药卫生学界唯一的国家科学技术进步奖一等奖，也是迄今胃癌研究唯一的国家一等奖。

十一、第11个TYP（2008—2010）：再找理想预警分子

我们发现了那么多重要分子，这对学界将来阐明胃癌发生机制很有价值，但那是很久以后才能完成的工作。作为临床医生，对于现时患者的需要，从中筛选具有诊断价值的若干分子，然后进行鸡尾酒式的组合，互相取长补短，用于临床解决问题才是当务之急。2008年，我们组织目前全国范围内胃癌分子研究最强的力量，申请国家"973"项目获得成功，我担任首席科学家。我们的科学思想是从已发现的175个分子中筛选出有用的标志物，然后在高危人群中现场验证其预警和早诊作用。总体思路是从分子群中经过基础研究筛选，到临床分析，再到现场验证，最后得到具有临床应用价值的标志物。我们的研究队伍来自第四军医大学、北京大学、天津医科大学、中国医科大学、上海交通大学、香港中文大学、香港大学等7个单位。我们选择的现场有福建长乐、山东临朐和辽宁庄河。

结　语

我们走过了33年的胃癌研究之路，有成功也有失败，真可谓"一路阳光一路雨"。取得的成绩是局部和暂时的，偶得的失败倒是很有教益。总体结果尚不令人满意，但已看到一线曙光。虽然道路艰辛漫长，而且高低起伏，我们却义无反顾，且难舍难分。因为，在你读完本文所花的30分钟内，可能又有10个中国人被胃癌夺去了生命。

萝卜或青菜

2010 年 10 月 29 日

在成都第十次全国消化病大会继续教育会上的总结发言。参加此次会议的有来自全国各地的青年消化病医生，共 1000 余人。

这次会议安排的两个报告很好，一个讲共识（Consensus），一个讲个案（Case Report）。共识，包括指南，是求大众化，是总结普遍经验，是抓主要矛盾，是通过循证医学的方法把事物的主要表象如诊断的依据，治疗的反应等归聚到一起，作为多数病人诊断或用药的根据。年轻医生一定要重视共识。我们可以从书本上学，从老师那里去学，但更要从最新杂志和最新讲座中去学。学好了，当病人走到你跟前时，你就会把他们的症状自觉地归聚到相应的一组中去进行正确的诊断和治疗。一旦病人来了，可能有 8 个症状，经验丰富的医生脑子一闪，他会想起过去曾经治疗过的某个病人，包括经验和教训，8 个症状他把最主要的一个症状找出来，给予及时治疗，其他症状自动消失，病人就治好了。没有经验的年轻医生，也是 8 个症状的病人，他不知哪个症状更重要，把 8 个症状都治了，费了不少功夫，花了很多经费，但病人最后死了。怎么解决这个问题呢？我们不可能有那么多有经验的医生，也不可能每一个就医的病人都可以碰到一个有经验的医生，事实上多数碰到的一线医生都是年轻人，那怎么办呢？年轻医生除了向老师不断学习、逐步积累经验外，最快的办法就是读共识和指南，当然老医生也要读共识，因为那是最新的知识。无论年轻的还是年长的医生，如果能开展临床观察，总结成功经验，写成共识和指南，那就是最高水平的工作了。

个案也是非常重要的，这是临床工作创新的重要源泉。大家知道，共识和指南所代表的或包含的数据、百分比越高，那么代表性、正确性、指导性就越强。但是医学是一门复杂的科学，人体的变化是动态的，再高的百分比都不可能包罗万象。比如一个药在病人中 80% 有效，应该是好药，但对另外 20% 的病人而言却是毒药或无效药。反之，一个药对 80% 的病人无效，但对另外 20% 的病人却是好药，这就是要找适应证的问题，适应证找好了，无论是 80% 或 20% 都可达到近 100% 的效果。找适应证就是个案，治疗的个案，在临床实践中我们还可能发现一些我们不曾看见过的疾病（新病），这虽然是个案，但我认为十分重要。有人认为写文章个案水平不高，我不这样认为，现在是个案，报道出来，将来发现多了也不就成了一类疾病吗？现在我们看的常见病，多发病，当初第一个医生看出来时也是一个个案。能看常见病、能治常见病的是好医生，而同时还可发现新疾病、新现象，或者找出新疗法（也就是能发现个案）的更是好医生。

关于应用质子泵抑制剂治疗胃酸高泌性胃病，刚才有些争论，这很正常。质子泵抑制剂从奥美拉唑到现在的埃索美拉唑镁肠溶片，一代跟一代，一代强一代，其实也不尽然，时下品种又那么多，怎么用，要根据指南，同时根据自己的经验，特别要根据病人的疗效综合考虑。15 年前在武汉开全国会，我当时42 岁，年轻时胆大，说过一段话，现在看来还有用，"萝卜青菜，各人喜爱。要么萝卜，要么青菜。萝卜青菜都在爱，必成临床一大害。萝卜青菜都不爱，这个医生有点怪"。

造灰不吃灰
2010 年 10 月 30 日

在成都第十次全国消化病大会青年会场结束时的发言。会场约 500 人（会议语言为英文，此为发言稿的中文译件）。

上午会议给我印象很深，16 位的发言，你们的论文质量和英文表达使我深信，你们已经到达了同专业国际会议的水平，中国的消化事业大有希望。但还是有些问题，或多或少出现在某些人身上，有的还比较严重。这些问题我已在前面都指出了。我再说几句供你们参考。

第一句是 "If you do not make us, you have to eat the dust"。意译过来是"造灰不吃灰"，直译是"在前进路上，你不造灰，你就会在后头吃灰"。瞄定了方向，要"永远向前走"，不能怠慢，要跑就要跑到前头，即便是你的能力或后劲比别人强也应该这样。

第二句是 "If you want to be outstanding, you should stand out"。这句话是我发明的，英文文法不一定对，意译过来是"杰出需求异"，直译是"如果你想杰出，你必须与众不同"。无论是思考问题，制订计划，完成方式及对人处事，你都要有自己的特点，常人怎么做你也怎么做，你肯定是一个常人。做事与众不同本身就是杰出的表现。当然这个与众不同一定要是合情的，服众的，起码自己认为是正确的。

第三句是 "The best way to learn is to learn from the best"。意译过来是"学人仿上者"，直译是"学习的最好办法是向最好者学"。人生中同行者多，里面不乏优秀者，可以成为你的榜样。你也许现在不如他们，但你瞄定向他们学习，不久你就会超过他们，超过了再找最好的学习，最后你就成了最好的。克林顿从孩提时就学习总统，包括说话，坐姿、走势，最后他就成了总统。

年轻朋友们，要记住这三句话，"造灰不吃灰"，"杰出需求异"，"学人仿上者"，永远向前走，否定到最后，伴随你的必然是不尽的收获与辉煌的成功。

人老肾先老

2010 年 11 月 2 日

在中国工程院第二场"健康讲座"上的点评，主题是"老年人的肾脏保健"。本场主讲者是解放军总医院肾病科陈香美院士，参会的有中国工程院时任副院长潘云鹤、干勇，部分两院院士及其家属，工程院机关干部近 100 人。

陈香美院士的讲座很好，包括什么是肾、什么损肾、怎么护肾。下面我谈点听后的体会。

肾脏俗称"下水道"，对人体的健康十分重要。肾脏外形很像两粒硕大的蚕豆，内侧对应，分居腹腔后上部。你看繁体"腎"字，左上那个"臣"就像一粒蚕豆，右上对称还有一粒，就用"又"字取代了。下面那个"月"代表腹腔。两个大臣就像哼哈二将，位于腹腔之顶，主宰腹腔各脏器（胴体）之功能。我们现在所指的肾病科，则不仅单指肾，由肾产生的尿，通过两根发源于肾的输尿管，在膀胱汇合，然后通过尿道排出体外。两个肾下行连两根输尿管，在膀胱汇合后接一根尿道，看起来像一具医生用来诊病的听诊器，其实我们当医生的也经常根据这具"听诊器"的各种表现来判断人的健康或疾病，比如尿路不通常有眼睑浮肿、面色灰暗，尿频、尿急、尿痛常有感染，血尿、脓尿、蛋白尿常示尿路或全身疾病等。说来也巧，中国过去大多数单位的建筑形状布局也是如此，一般是中央有一栋主建筑，道路呢？先是进大门一条路，然后在这建筑前分叉前行，一直到后院，这不也像刚才所说的"听诊器"吗。不是靠这具"听诊器"作为行车路线驶进或驶出吗？我们随之布局的进水管，排水道不也是随之而行吗？如果这些水管水道出了问题，这个单位肯定会乱套。老百姓常说"人老四先老"，即"老寒腿""老花眼""老糊涂""老掉牙"。对医生来说，除了这四老外，还有"人老肾先老，肾老人必老"，而且肾老常可影响其他"四老"，甚至就是"四老"的病因。那么老百姓为什么不知道"肾老"呢？因为它是悄然发生的。有人年纪已很大，却容光焕发，那是"老人青肾"，可有人年纪轻轻，白发苍苍，未示老已先衰，那是"新人老肾"。那么如何保养我们的肾脏呢？

那一年我在工程院

92

一是防。即防止肾脏衰老。所有老年人，以及某些生活习惯不良，或患有慢性病的年轻人，都要对自己的肾脏有一个评价。建议陈院士对我们工程院60多名干部做一次肾功能评价，抽一管血、留一杯晨尿就够了。光检查还不够，还要时刻注意保护肾脏，陈教授教给我们很多方法。我强调一点就是不要损害肾脏。要时刻警惕，我那个办公室放了不少新买的家具，里面气味太大，家具里含大量二甲苯和甲醛，检测说合乎标准，可搬进去后我到那眼睛都睁不开。看来仪器不如我眼睛灵敏，也许是单一成分达标，但加在一起就有毒啊。我已到工程院5个月了，前段时间我关了几天窗户，水照浇，结果室内的十几盆植物都发黄，新叶都枯萎了。装修房屋和漆刷家具的化学物质对人体肝脏和肾脏都是极为有害的。再说关于吃的，人类是饿过来的，现在生活好了，有些人不讲科学，大吃大喝。谢院长问我，你怎么吃这么少，我说吃多了加重身体各个脏器负担，比如你吃五两足够了，但你吃了七两，你得用吃五两中产生的能量把多的那二两排出去。谢院长说那不只剩三两了，我看有道理。这样身体折腾了一通，得不偿失。

二是治。有了肾病要早治，不能拖，越拖越严重。而且有些肾病，本来肾是好的，是因为其他疾病连累了肾脏。这种病只要把原发病早期祛除，肾病是可逆的，比如糖尿病肾病，肝性肾病，高血压肾病等就是如此。

三是透。肾病到了晚期没有办法逆转，影响生命时就需透析，老百姓叫"洗血"，现在的方法很多，要请专科医生指导。

四是换。在经济和技术允许情况下，可进行原位或异位的肾移植治疗，这可解决根本问题，但要克服免疫排异及供体缺乏等难题。

总之，肾脏的保健是重要的，今天来听讲座的同志们都不错，院士们的老伴来听讲座的尤其不错，老伴的责任就是重视自己和对方的身体，做个明白人，不听讲座能明白吗？一旦出事才后悔行吗？工程院机关的同志们的确很忙，有的没有来，我看一两个小时还是可以挤出来的，实在不行工作放到下班后去干也得来听，你们的身体是工程院的财富，你们应该爱惜财富。

再一次感谢陈院士。

大江复波靠小河
——为《中药研究策略》作序

2010 年 11 月 5 日

　　我写过《三千年医学的进与退》，我也讲过"三千年医学的进与退"。19 世纪以前，还可以往后一些，中国的医学主要是中医学和中药学。中医药学就像一条奔流的大江，哺育着中华大地、影响着世界文明，不仅为中华民族的生存繁衍立下了不朽功勋，也为世界医学的进步繁荣增添了宝贵财富。她的发展从无到有，从弱到强，从分散到集中，直至唐朝时成为世界医学的顶峰，成了中华文明乃至世界文明的重要组成部分，是一部读不完、写不尽、用不竭的巨著。

　　但是，自从宋代开始，当西医重整旗鼓、"卷土重来"、重铸辉煌之时，我们中医药学的发展却逐渐慢了下来。到最近二三百年甚至退了下来，而且越退越快，越退越后，直至目前，在咱们中国 90% 以上的医学理论是服从国外医学的，90% 以上的用药是仿造国外的，90% 以上的大型医疗设备是从国外购买的，就连临床上数以千计的检验方法，连血尿便三大常规都是外国人发明的。

　　我常自问：中医药学就像一条大江，几千年奔流不息，怎么在几百年间就逐渐干涸，甚至亮滩搁浅了呢？

　　我常自问：中医药学从当年的世界医学顶峰，一跌再跌而成目前尴尬的状态，其根本原因是什么呢？长期以来，多数人认为和外国列强的入侵、西医的引入有关，但是冷静思考，与我们的自身勇气、继承思路和发展方法就不无关系吗？

　　我更常自问：中华民族要全面实现伟大复兴，我们能否实现中医药学的伟大复兴呢？又如何实现中医药学的伟大复兴呢？怎么能让一条干涸的大江，重新回到江水畅流、碧波荡漾，帆过船航呢？

　　我们曾经求助于西医学来帮助中医药学发展，那么能借助大海之水来恢复大江之波吗？"倒流"只能充盈部分河道，而且"海水"成分复杂，有别于"江水"。如果用西医学的标准来要求中医药学，就像用高尔夫球的裁判来评估乒乒球比赛一样，都是球，但大不相同，最后不是被误判就是被"同化"。

我认为，复流复波最有效的方法是依靠大江沿途的小河小溪,虽为涓涓细流,但为大江之源，是大江复流的唯一依靠。

大江复波靠小河，小河的水量要多，倾流不尽；小河的水质要净，清澈见底。

肖小河教授从事中药研究已 25 年，这段时期，正是中医药大发展的时期，也是他个人发展的黄金时期，他发表了大量的专论性和述评性文章，近期又将其整理成这本《中药研究策略》。我和小河相识不长，但他的许多观点给我留下了全新而深刻的印象。比如"研道地中药，做地道学人""质量标准更加贴近临床，临床标准更有科学依据""形而上者谓之道，形而下者谓之器"。本书从多角度多层面回答了很多问题，比如"是草都是药吗？""药有中西别吗？""标准即用法吗？"从"上游"到"下游"，从理论到实践，从综论到专论，论述有理有据，继承有破有立。读完这本书，有一种思路回归、策略着陆的感受，有一种把神舟飞船推向浩渺太空，又从宇宙苍穹回归故土的感觉。

中医是一个独特的学科，中药是一个复杂的体系。"药为医所用，医因药而存"，医药的结合更加博大精深，互为因果，相互依存，相得益彰。如果我有所建议的话，要是每章或多数章节能联系中医来写可能会更加丰满可读，更加发人深思，更加引人入胜。当然这对一个专搞中药研究的学者来说，可能太苛刻了。

在本书付梓出版之前，写上这段西医大夫对中医药的肤浅心得，很怕说错。不过，也许正因为错解才引致真理的发现。另外，期待着丛书中其他三部试验性研究专著的早日问世。

那一年
我在工程院

卷 一

肠菌的共生与共赢

2010 年 11 月 12 日

在中国工程院医药卫生学部"感染与疾病"研讨会上的报告。会议在杭州召开，李兰娟院士担任大会主席，杨胜利、赵铠、侯云德等院士参会并作报告，还有来自全国各地的医生约 600 人。

人类生性好斗，也许好斗，且斗胜了，才发展到了今天。我们把动物斗赢了，狮子、老虎我们都不怕，我们把植物斗赢了，砍树、铲草我们可以"任意为之"；我们把微生物也斗赢了，因为我们有了抗生素，但不幸的是最近出现了"超级细菌"，说不定我们会输。但输不起，输了，我们将消失，所以人类必须换位思考，不能老斗，该让需让，只有到迫不得已才能斗之。

人体广泛暴露在自然界，皮肤表面或与自然界相通的大小腔道的黏膜表面都分布有大量细菌。人体分为三个胚层，即外胚层、中胚层、内胚层。外胚层表面分布的细胞称"表皮细胞"，内胚层表面分布的细胞称"内皮细胞"。通常讲，人体受细菌感染是从表皮或内皮感染受损开始的。大家看过木乃伊，几千年不腐烂，应该说他们死亡时，埋葬过程中体表或体内都存有大量的细菌，人死后抵抗力消失了，对细菌来说是最好的食品，但他们为何不腐烂呢？是人体保持着"坚强"，还是细菌出了问题？无论是在正常人体还是在木乃伊状态，比人体细胞还多的细菌是如何与人体细胞共存、共生和共赢的呢？其中定有大学问可探究。阐明这些现象的本质，不仅对理解人体健康的机制，疾病发生的原因有好处，而且有可能带来疾病治疗学的革命性变化。

一、共存。自然界大约有 10 万种以上的细菌，但真正属于致病菌的仅几十种，就是这几十种致病菌在人体正常情况下也未必都引起疾病。在人体粪便中，约 20% 的成分是细菌，如此众多的细菌，正常情况下不会引起消化道、特别是大肠内的感染，这始终是医学上的一个谜。通常，我们说细菌寄生在我们人体内部，但细菌可不同意，消化道内有他们大量的同类存在，体表也有他们大量的"兄弟"细菌或许认为是人体寄生在他们细菌之中。

二、共生。消化道另一个谜是同属消化道的小肠，营养最为丰富，为何没有细菌生长。过去认为，上端是因为幽门括约肌阻挡了细菌侵入，胃内的强酸杀死了细菌，下端是回盲瓣阻断了大肠内细菌的返入。但这种解释总是有些不令人信服和满意，因为人类所摄食物或饮水中总是有部分细菌进入小肠的，而且细菌在小肠内的停留时间还很长，为何繁殖之快的细菌在小肠内就长不起来呢？有时，我们误食污染细菌的食物在小肠内也可引起急性感染，但是小肠内分布有大量防御素，防御素有抑菌作用，可以抑制细菌生长。防止进入小肠的细菌过度生长，最终排至大肠。防御素是由小肠腺底的潘氏细胞分泌的。人体控制潘氏细胞分泌有效防御素的基因称 $Nod2$。有些人的 $Nod2$ 出现多态性，导致防御素分泌的数量及质量与普通人的不同，不能有效抑制小肠乃至大肠内的细菌，结果导致某些细菌的过度生长，从而引起炎症性肠病，特别是溃疡性结肠炎和克罗恩病。

《黄帝内经》中就有记载用胎粪的上清来治疗顽固性腹泻的，这种顽固性腹泻很可能就是我们现称的严重菌群失调，用胎粪治疗主要是补充厌氧菌缺乏。正常情况下厌氧菌借其受体多分布在肠壁上，成为保护肠壁的卫士，阻碍粪流中的需氧菌侵犯肠壁组织。正常情况下只要肠壁上厌氧菌充足，就不会引起肠道感染，所谓正气内存，邪不可干。但是，也有少量细菌可以通过肠壁进入肠壁淋巴组织，也可以进入门脉系统。因此正常情况下，肠壁组织内及门静脉中是有少数细菌的，但不会引起机体感染。肠壁中的细菌可被免疫细胞杀灭，进入门脉中的细菌，当其进入肝脏后会很快被肝组织中的库普弗细胞杀灭。库普弗细胞是人体在肝脏的巨噬细胞（或称"自然杀伤细胞"）。人体的巨噬细胞中 90% 位于肝内，形成强大的防卫系统。从肠道—肝脏构成了细菌与人体共生的系统机制。只有当病人做大手术，严重感染或届疾病晚期时，会发生肠黏膜破坏，潘氏细胞分泌的防御素减少，导致粪流中的需氧菌大量繁殖，出现严重菌群失调或菌群移位，进入肝脏的细菌增多，不仅引起肝功能损害，而且会引起菌血症，甚至败血症，从而破坏细菌与人体的共生状态。

三、共赢。共赢是一种相互依靠、依存的现象，即谁也离不开谁，是共存、共生的最佳结果，肠菌对人体的健康、生命的支持、疾病的预防是十分重要的。比如，自然界为人体提供能量最多的是多糖，但多糖在肠道吸收不了，也就利用不了，这就需要细菌的加工处理，在处理过程中细菌由此获得自己需要的物质。因此，人类的精神状态，皮肤光泽甚至智力状况可能都与肠内菌群的种类、比例、分布有关。

如何维持细菌与人体间的共存、共生与共赢，确保人体健康，进行疾病治疗，在这方面我们是可以有所创造、有所发明、有所贡献的。关键问题是我们还有很多未知数，比如何种菌种、何种比例对我们更好；不同个体或不同年龄阶段是否需要不同菌种或不同比例；调节菌种或比例可否用于消化道以外疾病的治疗；机体调节菌群的生物机制是什么？能否用于治疗疾病？如果我们弄清楚了这些问题，毫无疑问，将会引起人类保健和治疗疾病的重大突破。

九华山论剑

2010 年 12 月 4 日

在北京九华山庄召开的第七届国际消化病论坛开幕式上的讲话。参加会议的有来自全国各地的消化内科医生及国外的讲者共 600 余人。主持人为北京友谊医院时任副院长张澍田教授。

感谢会议对我的邀请，刚才已有 6 位专家讲话，轮到我是第 7 位，是最后一位讲话的了。前面的已经把好话都说完了，我说什么呢？我就说两个字，这次会议很有特点，一个字是"聚"，一个字是"新"。

"聚"有三层意思。第一"聚"，是这次论坛由中国医师协会、首都医科大学友谊医院、北京协和医院联办，集几个单位之力，所以办得好；第二"聚"是讲者来自世界各地，可谓五洲四海；第三"聚"是参会者有从事消化病的，有从事消化内镜的，有从事肝病的，还有从事外科、病理的。多个学科在一起相互交流共同进步，可称"三教九流"（"三教九流"一词并无褒贬，指诸子百家多学科共存）。

"新"有两层意思。第一个"新"，指本次会议安排的专题很新；第二个"新"，指参会者除了有很多德高望重的大师外，还有很多新面孔，无论是演讲者还是主持人，有好多我都不认识，是后起新秀。不识诸位新面目，只缘参加论坛少。看来我要努力啦，不然就会被边缘化啊！

总结上述特点，我给本次论坛拟一副对联，上联是"聚五洲四海三教九流九华山庄论剑"，下联是"兴中西合璧大师新秀消化前沿开篇"，横批是"北京论坛"。

一十百千万

2010 年 12 月 6 日

在中国工程院中国工程科技论坛十周年座谈会上的发言。参加此次会议的有工程院全体领导，宋健、徐匡迪老院长，院士共计 33 名。国务委员刘延东亲临会议并作重要讲话。这是代表工程院对十年百场中国工程科技论坛的总结，所谓"一十百千万"，指"一个中国科技论坛，十年中办了百场，千名院士专家参会，万名听众受益"。

今天我们在这里召开中国工程院工程科技论坛十周年工作座谈会，既是对十年百场工程科技论坛的一次回顾和总结，也是为谋求工程科技论坛创新发展的一次研讨和咨询，可以说是我院工程科技论坛发展历程中的一个里程碑，承前启后、意义重大。我们非常荣幸地邀请到了中共中央政治局委员、国务委员刘延东同志亲临指导，这已经是延东委员在百忙之中，今年第三次莅临我院指导工作，充分体现了党和国家领导对工程院各项工作的重视和支持，也使这次纪念活动具有更为深远的意义。稍后，延东委员还要作重要指示，我们将认真学习贯彻落实。根据安排，首先由我向大家简要汇报十年来工程科技论坛的发展情况，谈一谈对工程科技论坛的认识和体会，谈一谈对进一步加强工程科技论坛工作的思考。

为了促进我国工程科学技术事业的发展，给年轻科技人才提供学术交流的舞台，从 2000 年举办第一场工程科技论坛开始，十年来，我们先后在北京、上海、天津等 21 个省、市，组织了 111 场工程科技论坛，内容涉及机械与运载，信息与电子，能源与矿业，环境与轻纺，化工、冶金与材料，土木、水利与建筑，农业，医药卫生，以及工程管理等 18 个专业领域，参与院士专家千余人，论坛受众人数过万。十年来，我们始终坚持"促进工程科技领域中重大的方向性、前沿性问题的研究，提高我国工程科技创新能力和管理水平；推动多学科之间的交流，促进新兴、边缘与交叉学科的发展，提出新的经济增长点，为经济建设服务；为工程科技界的专家，特别是青年科技人才提供舞台，鼓励优秀人才成长"的宗旨，力求做到高站位、高起点、高层次、高水平，在长期的探索和实践中，不断拓展和丰富论坛的内涵和活动方式，不断发挥和放大论坛的辐射及带动作用。经过十年的不辍实践，逐步形成了一个能够体现和代表国家工程科技水平的高端学术品牌，一个能够推动和引领国家工程科技发展的高端学术阵地，一个能够发现和培养青年工程科技人才的高端学术平台。

十年的创新发展，工程科技论坛在不断探索中逐步形成了自身鲜明的特点。一是紧扣科技活跃领域，紧跟科技前沿问题，把握科技发展方向，突出科技创新能力，充分体现了工程科技界最高学术机构的定位。二是紧密结合我国社会和经济重点发展战略，反映国计民生的热点焦点问题，凝聚智囊团合力，发挥思想库作用，有效实现了最高咨询机构的职能。三是努力搭建民主开放的学术交流平台和才华展示舞台，致力充当后备科技人才成长的推手，弘扬提携后进的作风，鼓励自我展现的意识，进一步保证了论坛强大的吸引力和鲜活的生命力。四是积极促进不同领域的知识渗透和科技融合，催生孵化新兴学科，加速培育新兴产业和经济增长点，推动各专业纵向发展和横向交叉，有机高效地整合了院士专家的智力资源。

十年的努力实践，如果说中国工程科技论坛能够获得科技界和社会上的普遍好评，能够形成一定的学术品牌影响，能够取得一些成果、收到一定成效的话，那么，这些成绩的取得，主要得益于各级领导的高度重视、各个部门的鼎力合作及广大院士专家的广泛积极参与，这是工程科技论坛稳中渐进、逐步成熟的先决基础；得益于各学部常委会精心设计规划及相关工作人员辛勤劳动和全方位服务，这是工程科技论坛突出宗旨、彰显成效的必要条件；得益于承办方细心组织策划及相关单位大力支持协助，这是工程科技论坛形成规模、提高影响力的重要保证。

面向未来，随着国家科技发展"十二五"规划的制定与实施，特别是针对"十二五"我国发展战略性新兴产业的需求，中国工程科技论坛也将履行新的使命和任务。《中国工程院 2010—2014 年工作纲要》中，围绕学术活动特别是工程科技论坛这一重要载体，提出了新的发展要求。我们的工程科技论坛将在以下四个方面进一步完善与提升：

一、要"聚焦"前沿热点，进一步放大论坛的引领和辐射效应。我们将继续紧扣社会热点和科技前沿问题，始终坚持工程科技论坛既定的基本宗旨，以国家经济社会发展的现实需要为指导，以工程科技的前沿攻关、重大问题解决为牵引，根据不同学部和不同学科的特点，突出国际性、前沿性和应用性，关注有望成为战略性新兴产业的领域，既体现特色，又兼顾共性，力求小、精、尖，避免高、大、全，力争实现推动一批工程科技专业的创新发展，带动一大批社会产业的跨越发展，发现和培养一大批青年科技人才的目的，辐射和引领不同专业、不同地域和不同层次工程科技水平的共同提高，从而不断促进中国工程科技事业的整体发展。努力在聚焦、引领和辐射的过程中，不断扩大论坛的规模、打造论坛的特色品牌，为论坛的健康持续发展奠定基础。

二、要"聚集"发展力量，进一步提升论坛的影响力和吸引力。要进一步解放思想、开阔视野，只要有利于工程科技论坛的健康发展，只要有利于论坛的宗旨弘扬和主题拓展的发展力量，我们都可以积极吸纳整合。在保持工程院学术高端性的前提下，广泛联系和邀请一些主流行业、大型企业、综合高校、重点院所共同承办或协办，形成优势互补、资源共享的合作机制，为更多的科技事业单位提供发展的高层次平台，不断提升论坛的影响力和吸引力。

三、要"聚合"学术思想，进一步营造民主、活跃的学术环境。切磋成良玉，相击出灵光。工程科技论坛是一个学术论坛，因此必须始终致力于营造自由、严谨、开放、求实的学术研讨氛围，努力形成百家争鸣、百花齐放的生动局面，努力实现学术交流、思想交锋、形成共识、解决问题的目的。要进一步深入思考如何完善学术交流平台的机制措施，力求做到规避权威、广开言论、鼓励互动、聚合思想，切实使论坛成为孵化创新思想、催生新兴学科、扩展科技视野、深化科学认识、弘扬学术民主的重要阵地；努力把工程科技论坛打造成为中国工程科技界最具权威、最具前瞻性、最具活力、最具先进性的学术高地。

四、要"聚变"论坛成果，进一步加强对学术成果的总结提炼。论坛的目的是通过交流碰撞提升学术水平、解决现实问题。因此对于论坛产生的积极成果要及时地总结、归纳、提炼和宣传，通过"广而告之"，实现"广而思之""广而研之"，最终"广而用之"的目的。我们要以这次座谈会为契机，进一步深入研究如何完善与工程院最高学术机构相匹配的论坛发展机制，总结经验，改进不足，不断提高全局性、前瞻性战略规划和顶层设计的能力，不断加强运行机制、组织程序、管理规定和成果宣传等制度体系建设，保证论坛层次的高端性、论坛成果的广泛应用性。

古人说"十年磨一剑"，应该说工程科技论坛这把学术宝剑还没有完全展示出它的锋利和光芒。我们应该珍惜当前国际、国内的大好形势，在党中央、国务院的正确领导下，在各级领导的大力支持下，在相关单位和兄弟部门的密切配合下，在全体院士和全院同志的共同努力下，中国工程科技论坛一定能够登上一个更高的台阶，引领未来，为中国工程科技创新和发展做出更大的贡献。

我的汇报到此结束，谢谢大家！

消化病，几多是与非

2010 年 12 月 7 日

在中国工程院第三场"健康讲座"上的报告。参加会议的有两院部分院士及其家属、工程院的机关干部、新华社等十余家媒体的代表，工程院时任副院长潘云鹤出席会议，时任秘书长白玉良主持会议。

有人说"人可终身无胆，数月无胃，但不可一刻无心"。胆和胃属消化系统，与之比较，说的是"心"更为重要。但也有人说"与其有副好脑子，不如有副好胃肠"。说的是即便脑清目明、心跳脉动，倘若吃不下、排不出，那也是"赖活不如好死"。一生中，人需进食饮水 70~80 吨，五谷杂粮，一日三餐；蛋肉菜果，好吃歹吃，没有一副好胃肠何以胜任。

那一年 我在工程院
卷 一

交界处交出的问题

自然界满布交界处：国防交界处、海陆交界处、城乡交界处……那里地形复杂，人迹不明，卖艺者唱，卖酒者叫，矛盾突显，治安无力，事件多发。人体消化道也有很多交界处：咽食管交界处、食管胃交界处、胃十二指肠交界处、小肠大肠交界处、大肠肛门交界处……这里组织来源错综复杂、神经血管支配各异、淋巴组织分布不同，每有括约肌犹如三峡大坝拦水把关。正因这些复杂各异，功能越多，出事也就越多。消化道的疑难重症多数发生于此。本文只说食管胃交界处发生的一种疾病——Barrett 食管。

近 30 年来，食管癌的发生不仅在中国，在西方多数国家都相继发生了变化。过去 70% 以上是鳞癌，现在 70% 以上是腺癌；过去主要位于食管上中段，现在主要发生在接近胃的食管下段。这陡然变化的原因是什么呢？主要与该处 Barrett 食管增多有关。

何为 Barrett 食管？食管黏膜本由鳞状上皮组成，胃黏膜则由柱状上皮构成，后者的成分和功能与肠上皮相似。在显微镜下，鳞状上皮就像厨师刀下的鱼鳞，而柱状上皮更像一方一方并联的东坡肉。鳞状上皮附于食管内层，保证食物顺利通过，耐酸性差，但柱状上皮有别的功能，通常耐酸。Barrett 食管就是食管下端的鳞状上皮被柱状上皮取代，有人说这是胃上皮上长所致，还说这个地方，"不是东风压倒西风，就是西风压倒东风"。我认为这种说法不对。

消化道黏膜，包括食管和胃的黏膜，每 3~5 天就会更新一层。疾病状态下，比如胃食管反流病，人称"GERD"，胃内容物不能返入食管，一旦反流，酸性胃液就会对不耐酸的鳞状上皮产生腐蚀，引起炎症，甚则出血。对此打击，位于黏膜底部的干细胞一方面加速增生以填补损伤，另一方面分化成能够抵御酸性物质的柱状细胞，甚或杯状细胞，从而形成了胃肠黏膜细胞样的 Barrett 食管。由于 Barrett 食管发癌多，人们称"癌前病变"。胃肠黏膜细胞也是人体正常细胞，为什么发生在食管下端就成为癌前病变，从而诱发肿瘤呢？直到目前为止，尚无满意解释。

我个人认为，除了该处干细胞无限增生、易于发癌外，也许还有如下可能：正常情况下，食管黏膜鳞状上皮一般无吸收功能，但被柱状上皮取代后，后者跟其在胃或肠道一样，多少具备一些吸收功能。它不仅可以吸收营养物质，同时也吸收致癌物质。如果这种柱状上皮位于肠道，肠黏膜下有乳糜管，吸收的物质可以通过乳糜管运向全身各脏器代谢，有用的留下，无用的通过肾脏等排出体外。但当食道上皮变成柱状吸收上皮后，由于食管黏膜下缺乏乳糜管，吸收的致癌物不能顺畅地运向全身，久而久之，慢慢富集于此，最后导致组织癌变，这种组织发生的癌不是鳞癌，多为腺癌。

以上有关 Barrett 食管的形成和癌变机制是我的两点新认识，期望大家去探究。

"感必染"与"感而不染"

乙肝病毒感染已成为威胁我国人体健康的一大难题。世界上的乙肝病毒感染者，近 2/3 是中国人。对乙肝的治疗，包括干扰素和核酸类药物，虽有一定疗效，但代价是每年约有 25% 的乙肝病毒发生突变。弱病毒正在逐渐变成强病毒，变得让我们拿它没办法。现在多数的研究都聚焦在病毒感染后机体或肝脏组织发生了什么变化，其实真正的实质问题没有解决。就像寻找战争原因，不是在战前去调查缘由，而是等战后在断墙残壁中去找根据。在乙肝感染及危害中，我认为以下四个问题值得研究。

一是肝炎病毒从何而来？到目前为止，我们并没有找到人肝炎病毒的动物宿主，且用人工方法把人肝炎病毒注入动物体内它并未得肝炎。有人认为肝炎病毒是通过深吻、性生活或注射传染的，但事实上有些病例与此不符，特别应予以提及的是，有些夫妇密切接触，可他们之间就是不传染（某些艾滋病夫妇也是如此）。这让我们不得不推想，乙肝病毒是否来源于人类本身，也许是某些个体由于什么因素自己产生了病毒，既损及自己的肝脏也传染给别人。这种推理荒唐吗？不荒唐。人自己产生病毒并传染给别人已被事实证明。大家都知道朊蛋白吧？它是由人体一个正常基因编码的蛋白质，由于折叠不同形成两种蛋白质结构，一种是神经系统所必需，另一种就是疯牛病病毒。这是怎么发现的呢？有两个科学家到太平洋上的一个小岛去度假。那里的土著部落有一种奇怪的习俗，人死后为祭奠，把死者的头盖骨打开，用勺挖脑子吃，谁吃得越多代表对死者越尊重。有个逝者得了一种怪病，吃了他脑子的人便把这种病不断传播开来。这两个医生将其写到 *Lancet* 上，并把这种病称为"克雅病"，就是人的"疯牛病"，他俩因此得了诺贝尔奖。后来一个叫布鲁斯的科学家，从人体内把这种病毒分离出来，又得了一个诺贝尔奖。朊病毒的故事证明，人类本身可以自产病毒并传染给别人。肝炎病毒是不是这样，要靠大家去证实。

二是肝炎病毒危害极大，但它进入人体后只与肝细胞结合，只引起肝病，却不与身体其他细胞或组织结合，所以并不引起其他脏器的病变。肝炎病毒与肝细胞结合的道理，到目前为止还没能完全说清楚，这是一个非常值得研究的问题。如果我们发明一种方法，或创制一种药物，使肝炎病毒进入人体后与肝细胞结合不了，形如"过路客"，那样对身体就无任何损害了。有外行人戏说："如果一个人处于'无肝状态'，即使其注入半公斤肝炎病毒，那他只是体重增加半公斤，不会得病。"说法不一定合理，但确有些道理。假若我们对此取得大的进展，就可能在克服肝炎病毒感染上有大作为。

三是肝炎病毒进入人体后引起肝炎、肝硬化，最后可能发展成肝癌，人称"三步曲"，其中特别是肝炎病毒感染后的慢性化（从纤维化到肝硬化），这是一个很大的难题。肝硬化的肝组织表现为肝细胞减少，纤维组织增多，最后形成一块硬似木头的"疤"。人体内肝爱长"疤"，肺爱长"疤"，肾爱长"疤"，即肝硬化、肺硬化和肾硬化。人体体表也会长疤，有的人长得多，有的人长得少，有的人不长，这就是人与人的差别。20 世纪 50 年代，烧伤病人大面积长疤后相当难受，因为体表不散热，人们在太阳升起时把他下放到水井里，太阳落山后再把他吊上来。周恩来总理叫大家好好研究，一定要克服这个"疤"，但难度可想而知。周总理走了，走得很远了，但是"疤"还在。肝硬化也是如此，为什么有些人容易发生肝硬化，而且进展很快，但有的人进展慢、程度轻，这个原理还说不清楚。非常有意思的是动物为什么不长"疤"呢？我们用四氯化碳诱发动物产生肝硬化，但模型成功后，必须一直持续应用四氯化碳，一旦撤掉药物，动物的肝脏会很快恢复正常。动物能恢复正常，人为什么无法恢复正常呢？动物的肝脏不仅不发生肝硬化，而且体表也不长"疤"，这又是为什么？动物与人的差别在哪里？除了遗传背景外，动物吃生食，人吃熟食，这是一个主要差别。动物缺"太太"，有"太太"也不会做饭，人有太太并且会做饭，可能把自然界的某些东西"煮死"了，把抗"疤"的东西煮死了，吃了以后就长"疤"。自然界可能有抗"疤"的物质。找到这种东西给肝硬化的病人吃，有可能解决大问题。

四是肝炎病毒入侵后总有 10%~20% 的人不发病。他们不仅自己是健康带毒者，且可将病毒向后代一代一代传下去，都没事。在人类发展的历史长河中，有很多次病毒的爆发流行，而且死人很多，但总有部分成为健康带毒不发病者，正是这部分人不断繁衍下来，形成后裔，才有了我们。他们是我们现代人的祖先。所以在我们的基因中，约有 5% 来自病毒，而不是来自我们祖先的人体基因，是我们的祖先不断把侵入人体的病毒当成自己的一部分，不去和它抗争，反而与其共存，抗争的那些人都死了。从这个角度讲，我们与其竭力地去研究那些肝炎病人坏死的肝脏组织及体内的千变万化，不如去研究那些感染了肝炎病毒却不发病的人，从后者的研究中得到启示及成果，再用到肝炎病人身上，也许更能解决问题。

真是冰箱惹的祸？

炎症性肠病（IBD），主要指溃疡性结肠炎和克罗恩病。这两种病，特别是克罗恩病，在 30 年前我当住院医生时很少见，但现在逐渐多起来了，且很不好治，其发病原因尚不清楚。国外学者将其与冰箱的使用联系起来，他们在 *Lancet* 上发表过一篇论文，提出美国、芬兰、法国、英国 IBD 发病增加的幅度与这些国家应用冰箱的先后与多寡相一致。这在中国也是如此，过去 IBD 少，二十世纪七八十年代开始大量使用冰箱，IBD 开始多起来。冰箱惹祸的缘由在哪里？以前吃不完的饭菜无法保存，要么重煮再吃，要么干脆扔掉。有冰箱后，可将其贮存，有的甚至贮存达数月之久。在 4℃，绝大部分细菌都不会生长，但有极少数细菌可缓慢生长。这些被冰箱筛选出来的细菌吃进人体肠道，那里营养丰富、温度适宜，更容易繁殖，于是引起 IBD。这种说法对吗？学术界不断发出争议，我也持有不同观点。

我们将自然界两个事物任意联系，一般都会得到两个结果，要么有关，要么无关。得到阳性结果就认为两者有因果关系。这有科学根据吗？譬如，屋内有个人，屋外有棵树，人长树也长，能认为二者相关吗？因为人不长树也长啊，反之亦然。前面走着一对男女，你能认为走到一起就是夫妻吗？其实是兄妹，说不定是刚认识的呢！两者同时存在，只是符合了科赫定律三条中的第一条，第二条是有前者必然引起后者，第三条是去掉前者后者必然消失，符合这三条才属因果关系。因此，我们不能简单地认为IBD就是冰箱惹的祸。

既然不是或不全是冰箱惹的祸，那到底是何原因导致IBD呢？人们已在动物实验中发现两条规律：一是没有细菌肯定不得IBD，说明细菌在里面确实起作用；二是有细菌不一定得IBD，说明遗传因素也起重要作用。国外研究发现，在同样条件下，人体 Nod2 基因出现多态性易导致IBD。Nod2 基因主要编码防御素或者溶菌酶，这一类蛋白是由小肠的潘氏细胞分泌。小肠腺体的基底部有一种嗜伊红的潘氏细胞，这种细胞过去很少被研究，它分泌的防御素可使小肠内不长细菌或很少长细菌。如果有一天能把潘氏细胞克隆出来，它所分泌的防御素就是人体自己产生的，比青霉素等其他抗生素都要好，而且不发生耐药性。Nod2 基因出现多态性会使小肠潘氏细胞产生的防御素不如通常情况下的好，一旦细菌感染，就易导致IBD。但是，这个理论只适宜解释西方病患群体。在中国大陆、日本、新加坡，还有中国香港等地，人群中根本没有 Nod2 基因的多态性，没有这种多态性为什么同样发生IBD呢？到目前为止尚无定论，说明还有别的遗传因素在起作用，这值得我们去进一步研究。

牵一发而动全局

30年前我当住院医生时，胰腺炎较为少见，特别是急性重症胰腺炎更为少见，现在越来越多了。在我治疗的大量病例中，记得有的花费达百万元，最后还是人财两空。有人说，中国人（在遗传及进化中）长了一个"贫穷"的胰腺，现在生活好了，酒多了、肉多了，"穷"胰腺碰到"富"饮食，于是发生胰腺炎。这种解释并不一定全面，"富"食只是一个诱因而已。胰腺只出现那么一点炎症，为何会引起如此严重的全身炎症反应综合征（SIRS），引起多脏器衰竭而丧命呢？在消化系统各器官中，胰腺是研究最少或研究最困难的脏器之一。不仅我们难，老祖宗也觉得难。《黄帝内经》描述"五脏六腑"居然把胰腺给漏了。据说患胰腺炎后，人若死了胰酶还没死，如果不赶快把胰腺拿出来或者固化，胰酶有可能把胰腺消化掉，解剖时便无法找到完整胰腺。话说老祖宗发明汉字，是根据物体结构设计笔画。譬如，肝脏的"肝"字，左边是"月"字旁，那其实是"肉"字旁，凡是肉长的脏器都多用这个偏旁，比如脑、脸、胸、腿等。我们如果把"月"字旁斜着写成个三角形不就像肝的形状了吗？中间两横是韧带，将肝分成三叶；右边还配有附属结构，那两横一竖代表三套结构，即肝动脉上去分叉，门静脉上去分叉，以及左右肝管下来汇成胆总管。而"胆"字左边的"月"字旁代表胆囊在肝脏的左边，"旦"下面那一横是胆总管，上面那个四方框代表胆囊，中间还有一颗胆结石。但"胰腺"就不知道在哪里了。不过老祖宗很聪明，他们大致描述了胰腺的所在方位，而且还比较准确。"胰"字的"月"字旁说明胰腺在肝脏的左边，右边上头那一横是膈肌，在膈肌下方，弯弯拐拐那些笔画是小肠、大肠，在其后方。那一撇一捺相当于腹主动脉下行分为髂外动脉，胰腺在腹主动脉分叉之前。这几个字纯属本人的解释，只供大家参考，不妥文责自负。你看老祖宗把胰腺的部位说得多明白，但却没把胰腺的功能说清楚。

胰腺炎时胰腺组织就那么点儿炎症，为何会牵一发而动全局直至致死呢？根本原因是，胰腺一旦发生炎症，人体会立即动员大量的细胞因子来应激保护机体。面对突如其来的打击，人体一时慌了神，不知哪些因子该动员，哪些不该动员。由于动员出来的因子分泌时序严重紊乱、分泌比例严重失衡，尽管这些因子是人体正常时本来存在的，但这些失调的因子可以造成对自身的严重损害，这叫"内耗"。目前的问题是，要解决这个问题，这么多因子，我们不知道哪些是"因"，哪些是"果"；哪些为"主"，哪些为"次"；哪些在"先"，哪些在"后"。只有对这些问题进行严密深入研究，才能解决胰腺炎治疗的根本问题。一旦出现 SIRS，我个人认为最好的疗法是血液透析，通过透析使体内的各种因子尽快恢复自然状态，恢复到正常状态，这对治疗胰腺炎十分重要。

和谐对大家都好

前不久，本校一位教授找我看病。他主诉最近腹泻越发厉害，连腿都肿。我问他吃过药吗，他说："各种大量的抗菌药都吃了，不仅止不住还越发厉害了。"我明白了，问题出在"各种"和"大量"四个字上，他肯定是肠道菌群失调了。

肠道微生态平衡对人体非常重要。大便中约 20% 的成分是细菌，大致可分为厌氧和需氧两大菌群，且时刻保持着平衡。没有细菌人是活不了的。自然界供应人体能量最多的物质是多糖，多糖若不通过细菌发酵，则无法转换成能被人体吸收利用的养分。有人甚至将消化道的细菌看作人体的一个器官，其中细菌的基因比人的基因还多。人类说细菌寄生在人体，可细菌说人寄生在他们细菌之中。人类和细菌要学会共生，相互支援，和谐发展，两者是"你中有我，我中有你"。我们有时发现夫妇俩进了一家门，成了一家人，长得越来越像兄妹，这除了相互间的社会沟通外，与生活在一起肠内细菌的调节可能也有一定关系。甚者还有人说肠内细菌的种类、协调及功能有可能在一定程度上影响人的智商。据古典医书记载（当时还不知菌群失调），为了止泻，给病人喝过滤后的胎粪上清，结果十分有效。时下我们使用益生菌类制剂或用提炼出来的益生素来恢复肠道微生态，其实就是这个道理。问题是，目前我们还不知道应用哪一种细菌或哪几种配伍更好，这是21世纪消化领域急待解决的问题。不能一股脑地杀细菌，那样会遭到报应。对存于人体的细菌，包括幽门螺杆菌（Hp），要对它们好。在此，我想讲一个关于Hp的故事，这是一个十分遗憾的故事。

1976年，我在重庆第三军医大学上学，上"溃疡病"课，公认的理念是"无酸无溃疡"。老师讲，有人用庆大霉素治溃疡病，还说有效，真是天方夜谭。我一边听一边忠实地记，也跟老师那样认为是"天方夜谭"。1978年，我考上第四军医大学研究生，跟我的大师兄把胃溃疡与胃癌切成一张张切片，拿到电镜下去看。发现胃溃疡片子里有很多"毛毛虫"，我们如获至宝。但辅导老师说："胃里五谷杂粮，一日三餐，缘何没有污染？"于是我们也认为是"污染"，把片子搁置一边。那些片子至今还存在电镜的档案室。1980年，我师妹带着问题去北京大学第三医院读研究生，因为当时发现痢特灵（呋喃唑酮）可以治疗溃疡病，他们推测大脑里肯定有痢特灵受体并通过神经系统抑制胃酸分泌而使治疗溃疡病成功。于是他们将小鼠的大脑切成大量切片，在其中找痢特灵受体，可始终没找到。1983年，澳大利亚的病理学家Warren在切片中也发现了"毛毛虫"，他比我们晚了5年。他找做胃镜的消化科医师Marshall取标本培养，到34例还没成功，他很沮丧，到第35例还不成功，他去休假了。等到几天休假回来，"毛毛虫"长出来了，说明原先培养的时间不够。不久，Marshall的家人发现他口臭无比，原来是Marshall把培养物喝了，得了胃病，然后他又吃抗菌药把自己的病治好了。1984年，他们把研究结果发表在 Lancet 上，后来得了诺贝尔奖。诺贝尔奖宣布的当天，我写了一篇文章，发表在《中华医学杂志》上，题目叫"中国人离诺贝尔奖有多远"。如果上大学时相信"天方夜谭"；如果上研究生时不相信"自然污染"；如果发现"毛毛虫"不是去找受体而是培养细菌……当然，得不得诺贝尔奖其实不是最重要的。如果现在我们加强研究，能够把消化道的细菌分析清楚、分离出来，需要减肥的配一类细菌喝，需要漂亮的配一类细菌喝，需要长高的配一类细菌喝……这可是一件了不得的事。

大刀进行曲的不同唱法

手术和化疗是目前临床治疗肿瘤最常用的方法，对于中晚期肿瘤（早期除外），手术切除者和未做手术者，施行化疗者和未做化疗者，究竟哪个好，病人的生存期究竟哪个长，目前尚无定论，至少应有数万例、数十万例大宗病例进行长期对照研究才能让人诚服。一般的印象是，化疗病人并不比未化疗病人的效果好，这是为什么呢？的确，化疗对某一部分病人肯定是有效果的，但对另一部分病人肯定没有效果，后者就是抗药性。问题是到目前为止，在化疗前我们并不知道其对哪一部分病人有效。我们还是瞎子摸象，还是眉毛胡子一把抓，不知哪是胡子、哪是眉毛，把有效的与无效的都拿来治，最后结果不就是对半吗？无效的那部分人就跟没治一样，反倒对正常细胞有毒性，缩短了生命。如果我们能将有效的那部分病人选出来治，效果不就百分之百了吗？对无效的那部分病人再用别的方法去治，说不定还有好的结果，至少没有发生毒副反应。最近，我们找到一个肿瘤抗原叫 MGN-Ag。我们发现，凡是组织学 MGN-Ag 阳性的食管癌和胃癌病人，手术后存活期要比阴性者短 2 年，这也许能成为判断肿瘤预后的一个重要指标。相关研究已在国外权威杂志发表，可以作为一个重要课题进行广泛研究。

消化系统是人体肿瘤好发的地方，实体瘤近 60% 发生在消化系统。关于肿瘤的发生机制，近 50 年来全世界进行过并正在进行广泛研究，事实上没有突破性进展，相关分子越来越多，有一点越来越糊涂的感觉。我想换一个角度谈一点认识。有人说要攻克肿瘤！美国的科学家这么说过，美国的总统也这么说过。全世界为此耗费了大量人力、物力、财力，其实多数肿瘤的发生率到现在也没降下来，有的反倒上升了。说到底，肿瘤是人体中细胞增生发生异常的问题。有人说，人到老年只有骨质增生和前列腺增生，老龄妇女仅有骨质增生。其实不对，在人体中每天大约有 30 亿个细胞在增生，包括皮肤、胃肠、血液、呼吸道、泌尿生殖道等。如果每 100 万个增生细胞出现突变（这是完全可能的），那每 3~4 秒就会有一个癌细胞发生。从这个意义上讲，我们每个人的体内都应该有一定数量的癌细胞。那有癌细胞为什么不长肿瘤呢？是因为我们的身体不需要肿瘤，有人长肿瘤是他体内需要肿瘤，不信你把它切了，而且切干净了，过不了几年，它又会从原地方长出来，再切还会长，"野火烧不尽，春风吹又生"。肿瘤为什么要长？是因为体内要达到某种平衡。身体中可能有某种生物因素在促进增生。这是生物体内的互生互长、相生相克，肿瘤细胞不是体外侵入的，是我们自己长出来的。自己为什么长？就是自己需要嘛！化疗成功可能是对癌细胞的消灭成功，也可能是对这种促增生作用的抑制而成功的。一个人生命的存在正是细胞不断增生和不断凋亡之间平衡的结果，增生多就生，凋亡多就死，增生多凋亡少，而且不可控制，就生肿瘤。从这个角度讲，如果一个人能活120~150岁，且不因其他疾病和意外事故而死亡，那么他早晚要长肿瘤。肿瘤可能是生命中一个必然阶段，发生可早可迟，根据体内状态或体外环境而异。从这个意义上讲，只要人类存在，肿瘤是消灭不了的。医生的作用是，当肿瘤生长到影响或危及生命时，可以选择性地用手术或化疗等手段进行干预，使病人活得长一点，活得好一点。但大刀（无论手术刀还是化疗）进行曲要有不同唱法，即有的放矢，因人而异。

小题何必大作

这里主要讨论微创治疗。微创治疗使病人痛苦小、花费少、恢复快，而且避免了很多手术并发症，是21世纪应该大力提倡和推广的技术。过去消化内科医生治不了的病就请外科医生进行手术治疗。先内后外，这是原则。现在有些病还必须由外科治疗，但有很大一部分疾病过去必须外科治疗的，现在反倒由内科治疗了。比如溃疡病引起的胃大出血、胃穿孔，幽门梗阻等在30年前我当住院医生时，一是多见，二是主要由外科治疗，但到现在由于一代又一代H2受体拮抗剂继之一代又一代质子泵抑制剂的问世并用于临床，目前这类疾病基本都由消化内科治疗或预防，不再施行手术。有很大一部分过去需要手术开刀的疾病，现在只需要微创治疗就可以解决问题。消化科医生应用内窥镜，上消化道疾病经过口腔，下消化道疾病经过肛门，不需开腹即可完成治疗，几乎做到无孔不入，而且治疗快、花费少、恢复快、效率高。譬如胆管结石，外科一上午最多完成1例，我们可以做13例，最快1例6分钟完成治疗；外科需花2万元以上，我们只需几千元；外科治疗后需住院10余天，内科治疗后次日就可出院。对于消化道疾病，有孔可以通过内窥镜，无孔可以通过血管介入治疗。譬如TIPS治疗门脉高压，外科手术分流一上午只能完成1例，而内科介入可以完成3例。对于既无孔又无血管好做的疾病，可以在B超、CT引导下从皮肤穿刺或导入介质进行治疗，比如海扶刀治疗肝癌、胰腺癌等，做到不开刀、不流血，完成肿瘤"切除"。所以，微创治疗为消化科医生开辟了广阔天地，使我们更加大有作为。

结 语

    50 多年前，哈佛大学校长与新生对话："同学们，我们现在教的知识十年以后可能一半是错的。""你为什么教我们错的？""因为我们现在不知道哪些是错的，哪些是对的。"消化病学发展至今，似乎已很先进，其实正处于这种状态。以上所述是我对消化病学发展的一些个人看法，难论对错，难辨是非。权当一块山石，砸入沧海，但愿它能激起千层波浪，当浪涛冲天之时，山石早已默沉海底，最后还是石头。

那一年
我在工程院

产销大国与产销强国

2010 年 12 月 25 日

在中国工程院第 113 场工程科技论坛开幕式上的主持词。这次论坛在重庆召开，主题是关于汽车的创新发展。参加论坛的有中科院院士 2 名，中国工程院院士 22 名，还有来自全国科研院所、大专院校及企业的代表近 1000 名。

首先，我代表本场中国工程科技论坛组委会对大家的到来表示热烈欢迎。大会第一项，奏中华人民共和国国歌（因录音机故障，迟放一分钟）。一场学术论坛，为何要奏国歌，这是因为重庆这个地方，近段时间正在唱"红歌"，平时都唱"红歌"，那我们就正式奏国歌。其实我们最主要的目的是提醒大家，我们的论坛是中国工程科技论坛；我们涉及的主题是关系国计民生国家层面的重大问题；我们的论坛要求大家站在国家利益的角度，发表国家水平的真知灼见。大家知道，近两年，我国的汽车产销量成了世界第一，怎么从汽车产销大国迈向产销强国呢？我们的论坛为何办？我们的论坛如何论？我们的会议怎么开？有请中国工程院院长周济院士致辞（致辞略）。

周院长的讲话为中国汽车工业的创新发展，为本次论坛的召开指出了方向，提出了希望，我们要认真贯彻落实。办一次国家水平的工程科技论坛十分不易，本次论坛专题之多，涉及 20 个分会场；本次论坛专家之多，参会代表达千人。重庆市政府及相关单位为办好这次会议做出了巨大贡献。重庆是山城，人家说重庆"天无三日晴，地无三尺平"。平原需要汽车，山城更需要汽车，所以重庆市成了全国产销汽车量最大的三个基地之一。重庆在这方面有独到的见解、独特的经验。下面有请重庆市政府童小平副市长致辞（致辞略）。

感谢童市长的讲话。重庆的经验是很值得我们学习和借鉴的。有人称汽车是"改变世界的机器"，它的出现改变了时间和距离的概念，改变了城市的地理布局和就业结构，同时也带来了能源、环境及交通等问题。这些问题复杂，难以回答。汽车的创新发展不仅需要工程技术的革新，同时需要基础科学的支撑。科学技术都需要，那么科技部对此有何意见，有请科技部党组成员王志学副秘书长致辞（致辞略）。

感谢王秘书长的讲话。看来科学技术好比四轮驱动的汽车，前两轮好比科学引擎，后两轮好比技术驱动，合在一起就开起来了。俗话说"钱不是万能的，但没有钱万万不能"。过日子是这样，搞科学是这样，造汽车更是这样。我们汽车创业的发展依靠财政部的支持，当然我们成功地创造了利润又可以反过来支持财政部。现在要搞汽车创新，财政部态度如何，有请财政部科教文司副巡视员宋秋玲女士致辞（致辞略）。

感谢宋巡视员的讲话。我们的汽车会议开过很多次了，她刚才讲到，这是财政部第一次参加汽车创新论坛。看来迟到了些，就像刚才放国歌迟到了一样。我们在期待国歌，我们更在期盼国家的支持。刚才宋巡视员的讲话很好，她说要大力支持，迟到的爱也是爱，而且是一份更加珍贵的爱。什么是工信部，我过去不够理解，是管工业和信息化的。汽车工业，会给我们带来重要信息、重大信息，而海量信息又可促进汽车工业的发展。无信息有工业是"闭门造车"，有工业无信息是"酒香最怕巷子深"。这是我对工信部职能的肤浅理解，是地地道道的小儿科。真正的高见在哪里，有请工信部装备司王高昌副司长致辞（致辞略）。

感谢王司长的讲话。中国汽车的发展史实际上是一部艰苦奋斗的创业史，其中老一辈的创业家将汽车工业推向了史无前例的辉煌。那么怎么把产销大国推向产销强国，这当然还需要老一辈的专家学者，但更需要新一代的后起之秀迎头赶上，接班传力。后起之秀的培养需要教育，教育部怎么看，有请教育部科技司陈盈辉副司长致辞（致辞略）。

感谢陈司长致辞。她那富有诗意的表态和对青年一代培养方案的安排，事实上已展示出我国汽车工业将来发展的美好前景和不竭动力。我是一名医生，为了救命我们经常把一些正常的脏器移植到另一些病人身上，这样病人可以活命，但不好受。最近我才知道我们汽车中的零部件，很多都靠进口，甚至相当于"心脏"的发动机也是买国外的。这样的汽车会遇到什么问题，又怎么解决，有请国家知识产权局机械部王澄副部长致辞（致辞略）。

感谢王部长的讲话。他说他的讲话没准备，因为我事先忘了通知他。但他没有准备讲得那么好，不是让别人准备的，的确有自主知识产权。汽车的创新发展涉及好多系统工程，好多专业，是一条产业链，这条链中的任何一个部位发生了问题都将影响整个产业的发展。中国汽车工程学会是藏龙卧虎、人才济济之地，他们的看法如何，有请中国汽车工程学会付于武副理事长致辞（致辞略）。

感谢付理事长致辞。今天的开幕式尽管我们按安排的时间还节约了20分钟，但我还是觉得长了些，之所以长是因为我们涉及的问题大。事实上这个开幕式本身已经进入论坛了，而且是高端论坛了。同志们是否已经抓住了几个主题？是否已经找到了靶子，瞄准了靶子？你是否已经萌发了很多意见需要发表？不要紧，在接下来的两天中，我们有 20 个分会场为你提供足够的时间和空间。全体代表能够利用休息时间从全国各地来到山城重庆，本身就是事业心的表现，能来参加这个会本身也是身份地位能力之象征。相信通过大家的努力，我们一定能实现预想的目标，达到预期的目的。多少年我们的事业成功后，请大家记住，山城重庆，第 113 场中国工程科技论坛。

大谋 深虑 笃行 反审

2011 年 1 月 11 日

在参加中国工程院政研室、咨询中心 2010 年度总结会时的讲话。参加会议的有中国工程院时任秘书长白玉良等，以及人事处、政研室和咨询中心的同志等，共 19 人。

院党组和周济院长安排我来参加你们的年度总结会，会议开了近 4 个小时了，大家还余兴未消，余意未尽。今天是 1 月 11 日，正好是我来工程院工作满 7 个月的日子。平时我们之间单独接触少，交流就更少了，好几位同志只是面熟但叫不出名字来。我在学校，教职员工几千人，我起码能叫出一半以上人的名字，甚至熟悉他们的性格、特点、特长，因为相互间要安排教学，要安排会诊啊。但工程院总共才 60 多个人，半年多了，还认不完，这主要是工程院的工作程序和规则决定的、院领导分工决定的，同在一个院内老是不相往来。我的秘书、司机问我，怎样称呼你们，我说这里人少、级别高，你见人就称处长肯定没错。但事过不久，秘书说，我称一个同志处长，结果错了，因为人家是局长，把人家降了一级。那我说就改老师吧，老师不分老少，总不会错。振海叫我讲话，有些为难，因为跟你们不熟，怕说错，我这个人讲话，一般不用稿子，有些信口开河。一般我听了第一个人的发言后就列出了最后我要讲话的初纲，然后根据同志们陆续的发言，对初纲进行增补整理，加一些、减一些、放大一些、浓缩一些、发挥一些，最后就成讲话稿了。但今天听了你们的提醒，我倒不敢讲了，而且今后也要注意一些了。因为你们把我这半年多来的许多话记住了，比如"四聚"了，"一十百千万"了，等等。我不是怕"白纸黑字"，怕留字据，怕受"打击报复"，这些现在已经没有了。怕的是，我的有些讲法不对，让你们当作"指示"，且宣传执行。如果讲了错话，或不全面的话，那就会影响你们，影响你们的工作，影响你们的进步，甚至冤枉某些同志，让某些同志受了委屈那就不好了。

听了你们各单位及每个人的总结，概括起来，给我印象最深的有五点。

一是火一般的热情。从你们的谈吐中，我深深体会出你们对工程院的感情，对本职工作的热情。我是从院校来的，多数地方院校的教师是不坐班的，完成教学就行了，而且一年有寒、暑两个假期；我又是从医院来的，总体来讲，医生的收入要高一些；我又是从部队来的，部队的工资福利也要好些。你们同属知识分子，有的跟我一样也当过解放军，你们要天天坐班，工作那么多，而且工资福利也不是太高，但你们用火一般的热情为工程院工作，这是我十分敬佩的。

二是诗一般的语言。同志们都做了认真的准备，不少同志还做了幻灯片，甚至动画，还有一些同志的幻灯片是中英文对照。语言用得也很美，像诗一样。"诗"是什么呢？首先是精练，然后是优雅且寓意深刻，这体现了你们的文字功夫。

三是山一般的成绩。诗一般的表达，说得好是因为做得好。一年来大家不辞劳苦做了大量工作，而且工作卓有成效，每个人奉献的都是一座山。"山"是什么呢？山是让人一眼就看得见，而且从山脚到山顶越堆越高的。山脚是指工作数量，山顶是工作水平。当然各自的山有大有小，大更好，小也不要紧，只要有山在，不会没柴烧。大山小山会到一起就是岭。近看无边无际，远看山峦叠起，静看郁郁葱葱，动看万马奔腾。

四是金一般的建议。我最看重的是同志们的建议。是你们从工作中发现的、体会的，是真知灼见。同志们还有些客气，有些和风细雨，但入耳中听。比如工程院的工作机制问题，有些是应该做些调整，这些机制过去是起了非常积极的作用，但现在有些影响工作发展了。变是常理，改就成必然。比如说有些机制、行政划块不利于部门工作深入；有的工作是否谁都在做，但是否谁都不负主要责任……这些意见都是很珍贵的。请大家把建议记录下来，整理出来，向院里汇报，我也抽时间向党组、向常务会、向周院长汇报。

五是水一般的远谋。山高水长嘛，"山高"指去年成绩多，而"水长"说的是明年的打算。2010年已经取得了突出成绩，但大家还不满足，还计划在新的一年里做出更大的成绩，各单位及个人都设计了明年的工作打算及实施策略，我看很好。我有一句话叫"赢者谋在先"，其实人的智力都差不了多少，能否取胜就看谁的计划好，谁的行动早，笨鸟先出林，如果聪明的鸟先出林，那笨鸟要活下去就困难了。

怎么做好来年的工作，说长一点是怎么做好今后或将来的工作，工程院已经有2011—2014年的工作规划，也专门有2011年的工作考虑。同志们在不同单位，可以按照分配的不同任务去思谋，我说不出具体的或局部的意见，但我想跟同志们交流一些干好工作的策略问题。怎么能干好一项工作呢？我看有四句话八个字，那就是大谋、深虑、笃行及反审。

一、大谋。大谋讲的是想大事、想关键的事或关键的方法。因为大事包括了小事，关键事包括了普通事。大家都在学习邓小平理论，邓小平理论用一句话怎么理解，我认为他是在不断扫除阻碍生产力发展的拦路虎。所以尽管邓小平同志的话不多，但人们都能记住。比如正当社会主义需要发展生产力解决贫穷落后问题时，有人老是争论"姓资姓社"问题，邓小平同志说了"白猫黑猫抓住老鼠就是好猫"；又比如社会生产力发展需要科技引领，但当时对掌握科技的知识分子又不信任时，邓小平同志说"科技是第一生产力，知识分子是工人阶级的一部分"。工程院的大谋应该是什么？应该是发现和培育重大工程技术，解决影响国计民生或影响科技发展的重大问题。工程技术十分重要，有时一项重大技术的问世就可能引起一场革命性的变化。比如第一次工业革命，蒸汽机加纺织工业催生了强大的英国；第二次工业革命，内燃机加化学工业催生了强大的德国；第三次工业革命，计算机加电子工业催生了强大的美国和日本。那么第四次工业革命会出现在中国吗？下一个崛起的国家是中国吗？如果是，那么是否具有革命性作用的工程技术呢？中国工程院集中了中国工程科技方面的精英，会在这方面发挥作用，可以在这方面出大谋。同志们在工程院工作，那么你们又有何大谋呢？大家不要小看了自己的工作，不要小看了自己每天做的事情，它有如此重大的意义。所以，我送给大家的第一句话就是"要把事情当成事业来做"。

二、深虑。"深虑"指详细的计划。仅有大谋没有细思也会一事无成。不仅对大事要有深虑，小谋也要深虑，这样才能成功。深虑要抓住事物的本质和要害。我告诉大家一个自己的例子，我19岁在西藏当兵时，曾经喂过猪。西藏的猪跟内地不同，加之我的"前辈"不努力，一共十来头猪，每天都要翻出猪圈去觅食，饿啊！我细致考虑，喂好那些猪，一个是要保持数量，不能让它们有一只死，第二是提高质量，就是喂肥。我想了好多方法，三个月后所有的猪都不翻出圈栏了！因为它们吃饱了，不想翻栏；而且也翻不出去了，因为喂肥了。喂的还有一头母猪，但没公猪，不知它出去和谁相好，回来生了10个猪仔，这样数量和质量都提高了，于是我成功了，被晋升了，从饲养员晋升成了炊事员，从喂猪升为"喂人"了……又比如最近总有一些人说院士不好，企图否定院士制度，原因是少数院士或其学生出了问题。有些人想回答这个问题，但没抓住实质，越回答越出问题。事实上那些人是在忽视主流、以点带面且取象类比。比如院士有抄袭，坏人有抄袭，那么，院士就成了坏人；反过来，他们把院士看成了神，既然是院士你就应成为神，一尘不染，你如果有染，哪怕是一点小事，那院士就不行了。但院士这个群体才几百之众，没有他们，三峡大坝怎么建成，神舟飞船怎么上天，杂交水稻怎么上桌……在中国还能找出其他几百之众做出如此大贡献的群体吗？个别人的有关问题怎么能否定整个群体呢？要看主流嘛，要看头不能看尾嘛。把山羊和梅花鹿的尾砍下来比较，谁能辨认出来哪个是羊尾，哪个是鹿尾呢？但一看头就知道谁更珍贵了。所以想问题、定计划要深虑，看到了本质回答问题才能有的放矢。我送给大家的第二句话是，"要把事业当成事情来做"。

三、笃行。目标定好了，办法想好了，接下来就是行动。行动要迅速，力度要大，今天的事绝不要明天再做。我们好多人都是在等待中失去了机会的。到头来看别人夺得了先机，望天长叹。好比远处树上有只鸟，有人眼力差，看不清是否一定是只鸟，有人拿不定主意，是打好还是不打好，想来想去，不敢决定，等考虑好了，鸟早飞了。有人习惯动脑想问题，有人习惯动手写文章，有人习惯动口讲长话，讲来讲去不进主题，真是"一行白鹭上青天"，离"堤"千里，"两只黄鹂鸣翠柳"，不知所云；有人云里雾里谈半天，东抄西抄一大篇，劳民伤财费时间。不要因为认识不一致而放慢行动，也不要怕别人说长道短而延迟行动，也不要因为前面有困难和风险而影响行动。办什么事都会有困难，而且有时还是风险。有时还是人为的困难，怎么办？例如有四只小熊要过一个山村，那里有很多恶狗。有一只小熊与狗恶战，结果可想而知；另一只小熊趴下不动，保全自己但肯定过不去；还有一只回家请援兵，不仅没胜，反倒把父母也搭进去了；只有最后那只小熊，它个头小，力量弱，但它不与狗打，而是绕着走，尽管很累很费时间，但最后它胜利了，到达了目的地。因此，当自己处于劣势时，要想办法，但行动一定不能停下来，不然错失良机。我送给大家的第三句话是，"该做的事一定要做"。

四、反审。我们常说"实践是检验真理的唯一标准"，那我说，"反审"是保证我们发展方向不错的重要方法。我们的错误可能来自谋划时的不慎，也可能来自执行中的不当。怎么办，靠反审，而且是不断的反审。这个反审一定要坚持，而且要客观，我有一句话叫"永远向前走，否定到最后"。既否定别人，否定过去，也要不断否定自己。否定自己是要有勇气的，因为人有一种本性，喜欢肯定自己。有时要彻底否定自己，这就更需要勇气了。我有一个习惯，通常是睡前总结一天的成功方面，那样容易入睡，但晨起时需要回顾昨天的错处。我们不苛求在过去不犯错误，但我不允许自己现在犯同样的错误，就这样不断地提醒自己、告诫自己。有些事情明显是错的甚至是犯法的，正确与错误的界线是十分明显的，我们要严于律己，一定不能踩红线。因此，我要送大家的第四句话是，"不该做的事一定不要做"。

同志们，上述是我的一些体会，不一定对，仅供参考。一个人成功了，常常是上述四方面做好了；有人总是失败，通常是上述四方面某个方面没做好，或者是都没做好。上述四方面都没做好，那失败是必然的，成功是偶然的。我们一定要"把事情当事业来做，把事业当事情来做，该做的事一定要做，不该做的事一定不做"，合起来就是认真地"谋事、想事、干事、审事"。

中西医的对与错

2011 年 1 月 18 日

在工程院第四场"健康讲座"上的主持和点评。本次主题是"中医治未病"，由天津中医药大学张伯礼院士主讲。参会者有中国工程院时任副院长沈国舫、时任秘书长白玉良等同志，两院院士共 20 多名，还有院士家属、秘书及本院工作人员，共 100 余人。

天有不测风云，人有旦夕祸福。人一辈子免不了和病与伤打几次交道。有了毛病就要去看医生，看什么医生，是西医还是中医？有时太难确定。一般认为，西医是视、触、叩、听，中医是望、闻、问、切；西医开西药，中医服中药；西医治急症，中医治慢病；西医注重结构空间，注重局部；中医探寻时间空间，注重整体。凡此种种谁对谁错，二者可否扬长避短，各取所需，结合取胜呢？我说不清楚，你可能也道不明白，谁是专家，有请张院士（张伯礼院士讲座略）。

听了张院士的报告，我深切体会到两个字。

第一个字是"辩"。西医和中医从来都有对立，甚至有时会相互瞧不起，真是生命不止，辩论不休。你看今天我们两人，一个中医，一个西医，各坐一边，各执己见，他说他治未病，是上医，他说我治已病是下医。他说美国把 GDP 的 17.3% 用于医疗卫生，而我国不到 5%，我国人口是人家的近 4 倍，而他们的 GDP 是我们的 7 倍，$3.5 \times 4 \times 7 = 98$，这样，人家用于国民每人医疗卫生的投入是我们的 98 倍，我们是他的 1/98，这么点钱，西医还去买国外的药，买进口设备，不成"看病难、看病贵"才怪呢。张院士不经意把我们西医批评了，并由此提出来只有用物美价廉的中医药才能解决这个大问题。其实反对中医在历史上也从来没停过，19 世纪中叶是中医反对中医，是当时中医反对古代中医；到了 20 世纪初，西医引入，是西医反对中医；到了当代，包括现在还有一些社会力量在反对中医，也包括西医或经典科学的一些具体方法对中医的否定。科学是规定在一定条件下得出的结果，而医学，它是科学，它又不同于一般科学，它是发生在体内错综复杂情况下，而且是动态的一种科学，所以中西医间的争论从来没有停止过。刚才我说西医注重结构空间，注重局部，西医注重时间空间，注重整体。怎么看人体，西医是"横看成岭侧成峰，远近高低各不同"，而中医呢，说西医"不识庐山真面目，只缘身在此山中"。争来争去，非常辛苦。你看那个"辩"字，两边都是"辛"字，争论的双方都很辛苦，中间是个"言"字，说的是打口水仗，难得结果。因为没有裁判，今天有个好裁判，就是在座的原卫生部副部长王陇德院士，他怎么判，你看那个"判"字，左边一个"半"，再加一把刀，一刀下去错了各打五十大板、对了二一添作五，从错中找对，从对中找错。

第二个字是"变"。"变"是不变的规律。怎么变？我看是循环往复。你看那个"变"字，上边那个"亦"是"又来"的意思，一个"又来"不够，下面又加了一个"又"字，"亦"来"亦"去，"又"来"又"去，就是循环往复，繁体"變"字更具代表性，"糸"代表绕来绕去，螺旋上升。一条路，你笔直走会从地球绕回原点；长江水源远流长，最后通过雨雪变化又回来了；1乘以1乘10次还是1，你不满足，加大1点是1.1乘以1.1乘10次到了2.85，你谦虚1点是0.9乘以0.9乘10次只剩0.3了。2.8和0.3离本来的1有多大误差啊！世界上的事情，你走极端，你追求绝对的正确或绝对的错误，到头来要不就是消亡，要不就是物极必反，物极必反就是走回来了，就是循环往复，循环往复就是变。

令我们十分高兴的是，我们看到了一个好现象，就是西医和中医都在变，都在向对方学习。你没看见吗，过去中医是长袍白须戴眼镜，西医是西装革履挂听筒。今天不一样了，你看张院士，他已经是"西装革履戴眼镜"了。又比如中医过去提"上医治未病之病"，现在西医也开始重视亚健康了。本来西医诊病是要看检查指标的，指标从哪来？就是多少人的指标加到一起求个平均数。这个平均数对那些本身正常时指标就低的人来说，到了这个数就高了吗？平均数不一定就是所有正常人的标准，要唯物地看。这一点就突显了中医的长处，况且西医的指标并不能代表所有的人体指标，人体指标那么多，那么复杂，有些我们还不知道。因此西医要向中医学习。又比如，中医搞整体，最近王振义院士获得了国家最高科学技术奖，他就是用全反式维甲酸治疗白血病，其实维甲酸救治白血病国外早就有了，但他们用的是顺式维甲酸，当时国内没有顺式的，王院士就用全反式维甲酸给治，结果疗效比国外顺式维甲酸的还好，但对有的病例无效。哈尔滨医科大学的一位医生，在"文化大革命"缺医少药时，他用砒霜来治白血病，以毒攻毒，发现有很好的效果，但他说不清机制，王院士的团队学用砒霜来治，而且用基础研究证实了机制，是砒霜中的三氧化二砷在起作用，这就是中医从整体到局部、从宏观到微观的例子。而西医呢？我们也在变，过去一个胃癌病人来了，我们常把他看成一个胃癌癌块来了，有的人还把他看成是一些胃癌细胞来了，甚至看成癌基因来了，现在不是了，现在西医也有整体观念了，现在已经把肿瘤看成了全身疾病，已经从局部到整体，从微观回到了宏观，这就是变化。

　　总之，西医与中医间的相互认识已经在逐渐变化，从过去一见就"摆手"，到现在逐渐走到了"握手""牵手"，甚至"拱手"。当然也不能提倡无原则的和谐和尊重，最高境界是要从"拱手"到"掰手"，不仅把各自的长处找出来，更主要是要把各自的短处找出来，去粗取精，去伪存真，由表及里，由此及彼，通过"掰手"接近真理，通过"掰手"走向真理，通过"掰手"到达真理。

院士保健与希望

2011 年 1 月 19 日

在中国工程院与 5 家协作医院春节茶话会上的讲话。参加会议的有解放军总医院、阜外医院、天坛医院、广安门医院及医科院肿瘤医院的院领导,医院机关的同志和部分著名专家,工程院的时任秘书长白玉良、工程院一局时任局长谢冰玉等出席会议,一共 23 人。

五家医院的同志都作了很好的发言。一年来大家对我院院士,也包括部分科学院的院士,为了他们的健康提供了良好的服务和准确保障。你们的服务人数之多,服务频度之高,服务活动之规范,都给我们留下了深刻的印象。按我们院士自己的话讲是十个字"服务水平高,服务态度好",不止一个院士要我向你们转达谢意。你们是为党和政府办了好事,不仅工程院要感谢你们,党和人民都应该感谢你们。

工程院的工作,我们常说是四大任务:咨询、增选、学术、服务。在服务中,医疗或保健服务又是最重要的任务之一。院士们普遍年龄较大,而且工作十分繁忙,有时忽视了自身健康,有不少院士一旦查出疾病,就已届晚期,特别是肿瘤,已经不是一起两起了;有的院士突发急重症,自己对医学知识深知的不多,处置不当或不及时就会危及性命,组织上和家属都后悔不已,这也不是一起两起了。现在有了你们,我们就像有了救星,有了保护神。

工程院在 2011 年里,将从如下几方面继续做好院士保健工作。

一是继续办好防病保健讲座。我们自己已办四场了,效果相当不错,第四场很多人都没有座位。除了院士讲外,也请在座的各位给我们推荐一些讲得好的专家,增强我们的力量,我们还将把各期讲座内容做成光盘,给院士们发放,以满足未出席的院士和京外院士需要。

二是继续向上级反映工程院院士的保健现状,以求从根本上解决绿色通道和经费的问题。工程院与科学院不一样,我们与院士间的关系非隶属关系,院士的医疗保健主要靠单位负责,经费几乎全部由单位提供,院士得到的服务质量在很大程度上取决于单位的责任心和关心程度。工程院只是在平时牵线搭桥，知道哪位院士住院了去看望一下，没有从根本上解决问题。我们想通过努力，将全国的院士都纳入国家副部级待遇，一律由国家拨款解决经费问题，这样才能从根本上解决问题。

三是希望在座的各家医院，在上述问题未得到解决前能够为我院院士开辟绿色通道，按国家副部级干部的标准提供服务，在疾病诊治方面指派高水平的专家出诊，凡涉及经费等其他问题，可直接与我院鲁瑛处长联系。我们将尽快、尽力协调单位和上级部门解决。

同志们，院士是国宝，他们的健康涉及很多领域的发展，其社会效益和经济效益是不可低估的。他们在你们医院看病，也可以提高你们的社会影响力及知名度，二者相辅相成。让我们共同行动起来，加强沟通，加强协作，努力把这项工作做好。

舞台与演员

2011 年 1 月 20 日

在走访教育部座谈会上的发言。参会的有工程院时任院长周济，时任副院长潘云鹤、副院长旭日干等 10 人；教育部时任部长袁贵仁，时任副部长李卫红、杜占元等 11 人。周院长首先代表工程院作总体发言，然后各分管副院长发言。

我是第一次来教育部，印象很好。这个会议大厅屋顶是用玻璃做的，一眼就能望到天，有"通天"的感觉，你们每天都在阳光下开会办公，使"权力在阳光下运行"，感觉一定更好。来机关大楼是第一次，但见到各位部长应该是很多次了。不过，那都是在各种评审会或任务布置会上，你们都在主席台上，我在台下，而且通常是在离主席台较远的台下。今天在这里与各位部长近距离接触，虽然没有"平起"但是"坐平"了。跟周院长走亲戚，辈分有提升，感觉真好。

我是分管学术及出版工作的。我们的学术论坛，无论是讲者还是听众，教育系统都是主要来源之一，双方有很大的合作空间。关于出版工作，过去工程院与高等教育出版社（简称"高教出版社"）进行过广泛而有效的合作，包括办杂志、出专著、印画册，真正做到了互利互惠和双赢。高教出版社是全国最好的出版社之一，好比一个绝好的舞台，而工程院里有那么多知名专家，好比一大批大腕演员。好舞台与好演员间的组合是最省力、最有效、最能展现"1+1>2"的组合。

2011 年的工作，我们两家一方面是要把已办好的各种出版物办好、办成精品，另一方面，周院长多次指示要办一本工程方面的英文杂志。现在中国工程技术领域，也包括科学领域，存在一种怪现象，就是高昂的仪器设备，或原材料（比如医学方面临床用的药品）不断从国外买进来，做出来的成果又不断从国内发表到国外去，我们这里成了中转站。这种方式在过去的几年，在科学大发展的初始阶段，是起了积极作用的。但现在不行了，我们要有自己的发言权，我们要保住自己的知识产权。近期我的一位研究生做了很好的工作，投稿到一本顶尖的专业杂志，结果没提多少关键问题给退了。我们投到稍低一些的杂志很快发表了。奇怪的是，四个月后那本杂志发表了跟我们内容几乎相同的文章。而且这篇文章既不引用我们的文章，竟然自称是国际上第一次发现，这讲理吗？我已向该杂志提出质问，还没得到答复。

　　春节后我们要专程到教育部来，关于高教出版社的一些事情，还要请教育部给予协调和帮助。

转化医学正解

2011 年 1 月 22 日

在南京军区总医院（现东部战区总医院）肾病转化医学研究中心成立大会上的讲话。参加本次大会的有工程院时任秘书长白玉良，学部局时任副局长谢冰玉、时任副处长李冬梅。参会院士有王红阳、阮长耿、陈志南、丁健、黎介寿、刘志红、程京等，以及江苏省副省长、原南京军区后勤部领导。听众共有 500 余人。樊代明被聘为该中心学术委员会主任委员。

感谢会议的邀请。转化医学十分重要。"转化"是翻译过来的，不一定非常确切，"Translation"为"翻译"的意思，翻译要尊重原意，翻译前后应无本质性差异。狭义上讲，转化医学本身并不一定是科学，但广义上讲，转化医学也算一种科学，更倾向于管理方面的科学。它追求的是理论向应用的拓展，基础向临床的推动，发现向发明的迈进，科技力向生产力的转变。严格说是一种转换、转变，当然已经叫成转化也不要紧，多赋一个语义就成了。

关于转化医学的重要性，我想从政治的高度去理解。科学家讲政治越讲越大，政治家讲科学越讲越精，转化医学的重要性在于两个方面。

一是回味历史。人类发展史或人类科学史告诉我们，科学的原始阶段是从应用到理论发展起来的。原始社会生产力低下，人们一直都在为吃饱而奋斗，无暇他顾。慢慢地，生产力提高了，逐渐产生了一些剩余价值，于是有些人就用这些剩余价值开展非直接生产活动的科学研究。"Science"这个词才 1000 多年，之前人们一直都在追寻事物的有用无用，而不太注重原理或机理。众所周知阿基米德发现的浮力定律。他是在洗澡时，不慎将毛巾掉入澡盆，水溢出来后发现的。而在我国古代早有人发现了这种现象，大家知道曹操是政治家，军事家，很聪明。他儿子更聪明，大儿子七步吟出"煮豆燃豆萁，豆在釜中泣。本是同根生，相煎何太急？"，了不起。而老三曹冲更聪明，小小年纪想出用船称象的办法。但曹冲并没有想到浮力定律，有用就行了。再举一个例子，国外的建筑物曾经屡遭雷击，后来发明了避雷针就避免了这种灾难，可在中国古代早就在建筑屋顶的两端高处各做一个龙头，龙的嘴里通常放有铁丝，且铁丝是直接接入埋到土里，当时说是避邪，免得有邪藏在那里遭雷击，把房子也打坏了。如此看来，发明避雷针谁早？又比如，3世纪中国发明的种痘术，在13世纪世界天花流行时起了大作用，1000年后再说清楚疫苗的理论，综上所述，原始的科学活动多数是从应用开始发展到理论的。

二是推进历史。到了近代，也有先从理论开始，引发一次应用上的巨大革命的。比如弗莱明发现了青霉现象，弗拉瑞将其制成抗生素引起了抗感染学上的一场革命；巴斯德发现生物腐败现象，李斯特用其发明蒸汽消毒技术引发了外科治疗学上的一场革命等，就是这个道理。

随着人类大踏步进步，科学的大跨步发展，现在发现了大量的基础理论和知识，如何将其与临床应用相结合，真正造福人类，这就是转化医学应运而生的历史背景和科学现实。目前，转化医学已受到全球高度关注，英国拔出4.5亿英镑建立基金，美国已有38所大学成立了转化医学中心，全球已创立3本专业杂志，等等。我们中国不应该落后，中国工程院准备明年6月召开一次大型的中美转化医学大会，以此来推进这项工作，无论是从基础到临床，还是从临床到基础，无论是用回味历史的方法，还是以推进历史的方式，都比我们现在采用的"单步大跨"要好，因为这是"双步竞奔"。前者是事倍功半，得不偿失；而后者是事半功倍，得多于失。南京军区总医院（现东部战区总医院）和刘志红院士行动早，反应快，先人一步，先入为主，先声夺人，这是明智之举。我们代表工程院对此表示热烈祝贺，祝愿中心早日成为我国肾病学界转化医学的领头羊。

医学转化另议
2011 年 1 月 22 日

在南京军区总医院（现东部战区总医院）转化医学大会上对陈志南、丁健两位院士报告的点评。大会由刘志红院士主持，近 500 人参会，会议结束前主持人特邀樊代明点评。

感谢两位院士的报告，也感谢主持人给我发言的机会，点评说不上，就算谈点学习心得、学习体会，也算为两位院士交上一份答卷吧。

两位院士的报告很好，针对转化医学，主要谈了"世界怎么看？他们怎么干？我们怎么办？"。在座的医生专业知识强硬，知名度很高。但细想起来，我们每天看病的理论从哪里来，90% 以上来自国外；我们用的药品，97% 是仿制国外的；我们用的检查方法几乎都是学国外的，连血尿便三大常规都是外国人发明的。两位院士都讲了药物研发，在全世界现在已经上市的药物的靶点也就是在临床上常用的药物靶点，一共 500 多个，没有一个是中国人发现的，这怎么得了啊！阿司匹林是 100 多年前发明的，但其原药是 2000 多年前从柳枝中发现的，阿司匹林又能治感冒、又能抗癌，还能治心脏病。尽管目前用了那么多人力物力，现在研究出来的像阿司匹林那样的好药几乎没有。譬如，赛罗昔布，本来是治关节痛的，结果对心脏有毒；西沙必利，本来是治胃肠动力的，结果发现也对心脏有毒，一年几百亿美元的销售额，一夜之间被勒令停产。反之，有一种原本用于治疗心脏病的药，结果发现无效，但有很大副作用，这个副作用倒很有用途，后来成了"伟哥"。因此，不做转化医学行吗？不是立足从临床发现问题再来做基础研究，不是把基础研究用到临床去检验，到头来总是有缺陷的，有缺陷最终的结果是要被淘汰的。

要做好转化医学，国家的政策导向也要跟上。我觉得转化医学要求我们要从国家自然科学奖向国家科学技术进步奖倾斜。第四军医大学（现空军军医大学）最近连续 3 年拿了 3 个国家科学技术进步奖一等奖，校内有人说科学技术进步奖一等奖相当于自然科学奖的二等奖，我们不能这么看，这三个一等奖的前期工作（也就是基础研究一部分），哪一个都可能拿自然科学奖的二等奖，但我校不准他们报，一定要把应用做出来。做出应用价值不容易啊，我们是"不见棺材不流泪，不见鬼子不放枪"。没有应用结果，而且是在人体的应用结果，是不能报国家科学技术进步奖的，这也是报科学技术进步奖最难之处。

要做好转化医学，也好比中国科学院院士的职能向中国工程院院士的职能转变。在这里强调工程院的作用，不是因为我是工程院院士，或者还是工程院副院长，而是因为一段时间以来社会上对工程院的作用有些低估。

当然我绝没有低看科学院院士的作用。我想强调的是两者都很重要，没有强大的基础研究，应用只能是无源之水，必会枯竭。基础不牢，地动山摇嘛。

办好转化医学中心，绝非一日之功，"do not bite out more than you can chew"，或者是"do not take a step longer than your leg"，意思是，不要急于求成，要一步一步来。作为你们中心新聘的学术委员会主任，我希望你们狠抓落实，一是组织落实，其中最重要的是团队建设，"团队"二字是一个口才好的人带上一批带耳朵（听指挥）的人，这是有战斗力的；这不像"团体"，"团体"是一个好口才的人带了一些本分的人，个个任劳任怨，勤勤恳恳，但智商不高，花了钱财，不出成绩；"团伙"则是一个好口才的人带了一些火里火气、无端生非的人，好事办不成，倒可能把好事办坏。二是经费落实。三是行动落实。四是督导落实。后面三条因时间关系我不细谈了。

总之，今天转化医学中心成立，是个好开端，万事开头难，我深信该中心一定会前景美好，好戏在后头，后头有好戏。

那一年我在工程院

卷 一

榜样的力量是无穷的

2011 年 1 月 27 日

　　春节时走访 301 医院看望院士座谈会上的发言。中国工程院时任院长周济带领工程院时任白玉良秘书长、谢冰玉和阮宝君副局长、高占军处长、李冬梅副处长等参会，301 医院参加座谈会的有时任李书章院长、阮炳黎政委、郭渝成副院长、王志红主任，以及盛志勇、黄志强、卢世壁、王士雯、付小兵等 5 位院士（陈香美院士因会请假）。

　　周济院长带领我们工程院的同志来给 301 医院的领导和院士们拜年。李书章院长、阮炳黎政委百忙之中来接待我们，热情款待我们，一会还要请我们吃午饭，跟周院长走亲戚感觉真好！北京有院士的单位很多，这几天我们确实忙不过来，但 301 医院一定要来的，一是 301 医院是军之骄子，民之品牌，这里条件好、水平高、院士多、服务好；二是 301 医院是工程院院士定点医疗单位，一年来不仅为京内院士，而且为京外院士做了大量的保健及防病治病的工作，服务人数多，服务频次高，院士们总结说 301 医院"服务水平高，服务态度好"。所以我们是带着满腔感激之情来的，你们在为院士服务中出现过很多感人的人和事，都是值得我们记忆和学习的。

　　301 医院院士多，在工程院医药卫生学部从事临床看病的院士中占了1/10，在军队临床院士中占了一半，他们是国家宝贵的财富。他们既是你们医院的院士，也是我们工程院的院士。盛志勇院士是烧伤创伤专家，现已 91 岁高龄，还活跃在临床一线，他参加过抗美援朝战争，对越自卫反击战；黄志强院士是肝胆外科专家，医学界流传有"南肝吴孟超，北肝黄志强"之誉，我读大学时他就是我老师，有一次查房，他问我胆囊多大，我回答的比实际大了些，他说你的胆真大啊，几十年过去了，我还记忆犹新，一是记得胆囊的实际大小，一是黄老师的执教严谨；卢世壁院士是骨科专家，参加过唐山、汶川等地抗震救灾工作，受到军委表彰并授予荣誉称号；王士雯院士是老年心血管病专家，她是我国这个领域的开拓者之一，目前身体不是太好，但还坚持高频次高质量的工作；还有陈香美和付小兵两位院士，一个是中年，一个是青年，都是很有成就的后起之秀。这是一个院士群体、是老、中、青三结合，基础与临床相结合，内外与外科相合的一支院士团队，你们医院不仅照顾好了他们的身体，还想尽各种办法为他们配设备、配助手，为他们积极发挥作用创造了良好条件。

今年是建党九十周年，刚才我们周院长指示，要和301医院合作，宣传这个院士团队，宣传他们忠于党、忠于事业、忠于科学的高尚精神；宣传他们精于术业、精心钻研、精准服务的科学精神；宣传他们发现后生、提携后生、培育后生的人生精神。希望301医院机关先做一些调研、先做一些准备，我春节后带工程院机关的相关同志再来一趟，专门就落实周院长的指示开一个研讨会，然后分别向后政干部部、总政干部部、中宣部、中组部汇报，以取得他们的指导和支持，把这件事情办好。办好这件事情，有助于激发科技界的奋斗精神，有助于激励青年人才的发展成长，因为榜样的力量是无穷的。

那一年
我在工程院

卷一

年终述职

2011 年 1 月 28 日

在中国工程院 2010 年度年终述职会上的发言。会议由时任院长周济主持。述职按潘云鹤、旭日干、谢克昌、干勇、樊代明的次序进行，时任机关党委书记邬贺铨院士、白玉良秘书长等参会。

这是我第一次参加地方的年终述职，感觉与军队的风格有些不一样，我还不太适应，但今年的稿子已经写好了，只能念，要改方式只能明年述职时再说。刚才，各位院领导的述职都很好，他们不仅在工作上是我的榜样，述职也很好，一是精炼，二是谦虚。我是 2010 年 6 月 11 日来工程院任职的，正好 7 个半月过去了。走进这个班子，我个人体会，这是一个坚强的班子、务实的班子、勤奋的班子、能干的班子，故为卓有成绩的班子。"班长"和"副班长"为我们做了好的表率。我无论在这个班子内，还是在整个工程院机关里都感觉到生活，心情舒畅；工作，大有可为。

下面就自己任现职半年来理论学习、岗位履职、业务开展及廉洁从政等方面的情况，向同志们做简要汇报。

一是坚持把加强理论修养作为干好事业的根本。坚持不懈、自觉主动地用党的创新理论武装自己，联系工作实际、做好学用结合，不断在学习中提升思维层次，在实践中提高能力素质，对一名党员领导干部来说尤为重要，是关乎思考力、判断力和执行力的首要问题。作为一名长期在军队基层单位工作的"班子"新成员，对这一点，我自己始终保持清醒的认识、怀有高度的责任感，并始终坚持把通过学习不断加强自身的理论素养作为干好事业的根本和前提。作为党组成员，对我而言，检验和考量学习成效的重点，就是始终以科学发展观为指导，围绕党中央、国务院的重大决策部署，按照分工，协助周济院长和潘云鹤常务副院长、会同其他领导一起，为国家工程科技思想库的建设发展做出实实在在的成绩。半年来，在积极参加院党组中心组理论学习的同时，通过参加其他部委的相关工作会议，进一步增强了自己从更高的工作层面学习、领会和贯彻中央决策部署的自觉性和主动性。特别是在学习贯彻十七届五中全会精神的过程中，对照中央提出的"一个主题、一条主线""四个更加注重"，进一步增强了团结和动员广大院士发挥工程科技优势，服务经济发展方式转变、经济结构战略调整的紧迫感和责任感。基于这样的认识，先后围绕"中国工程科技论坛"活动的效益提升和可持续发展做了深入的思考，提出了"四聚"（聚焦方向、聚集力量、聚合方式、聚变成果）的推进理念，受到领导和同志们的肯定和好评；同时，积极与机关同志一起指导学术与出版委员会、医药卫生学部和工程管理学部工作，在深入总结"十一五"工作的基础上，结合工程院未来发展的定位要求，深入谋划和思考本部门"十二五"的发展规划，力争做到突出"主题"、紧贴"主线"，实现科学发展。

二是坚持把提升能力素质作为履职尽责的基础。虽然作为工程院院士已有10年了，在大学里主抓学术业务工作也有7年多了，积累了一点推动学术发展的办法和经验，但我深知，在工程院这样一个汇聚百家、众兼学科，具有国家工程科技界最高荣誉性、咨询性的学术机构，如何跨出本学科一域，以更加有效、有力的方式，推动工程院的学术发展整体水平再上台阶，是我在本职岗位履职尽责的重要内容。为此，时常感到诚惶诚恐、如履薄冰，生怕因为自身能力素质不够而贻误了工作，辜负了各级领导和广大院士的厚望。从赴任伊始，我就坚持把进一步提升自身能力素质作为履职尽责的前提和基础紧抓不放。一方面，主动向以宋健、徐匡迪等为代表的老院长、老领导请教，虚心向各学部、诸学科的诸多院士学习，积极与周济院长、潘云鹤副院长沟通交流，经常与机关的同志们讨论研究，力争早适应、早转变、早发挥作用。另一方面，根据工作分工和需要，在时间允许的情况下，尽最大可能积极参加各学部组织的各类咨询、教育和学术活动，力争在工作实践中提升领导和推进不同学科学术发展的素质和能力。半年来，先后组织审议推出"工程科技论坛"13场，亲自参加6场，内容涉及纺织、地质、医药卫生和工程管理等领域；先后主持或参与了本专业在亚太地区及中国国内区域性的各类咨询与学术活动20余场，均取得良好的效果。特别是围绕"建设国家工程科技思想库"的总体目标，在深入调查研究的基础上，承担并立项启动了"中国工程科技思想库建设研究"项目第三课题"中国工程院学术活动发展研究"的工作。目前该课题已先后两次召开课题组会议和多次内部工作会议，确定了课题研究方案和计划，各分组的研究工作已全面展开，争取提前半年结题。同时，参与了教育委员会中国工程院"工程科技人才培养研究"专项课题的评审工作。

三是坚持把扎实工作作风作为服务院士的标准。邓小平同志说领导就是服务，特别是在工程院这样一个凝聚大批"国宝"级院士的事业机构担任领导工作，我认为更多的是服务的意识和奉献的责任。以扎实严谨的工作作风，为院士更好地发挥作用提供服务保障；以求真务实的工作态度，为地方的院士联络机构出主意、想办法，才能从根本上赢得广大院士的支持，才能有效地组织和动员广大院士为建设国家工程科技思想库、开展科技服务、引领学术发展贡献智慧和力量。因此，作为班子里最年轻的成员，我始终坚持把扎实的工作作风作为自己岗位履职的标准。半年来，先后赴内蒙古、新疆、上海、南京、成都、重庆、长沙、深圳、杭州等省、市和自治区，一边参加学术活动，一边展开调查研究，深入到上海、新疆、湖南、江苏、重庆及陕西等地院士工作站或服务中心参观学习，积极吸收地方省市院士联络机构在动员和组织院士服务经济社会工作中的先进经验和做法，重点总结并及时向院党组和领导报告了上海院士工作站长期形成的"联络站""集结地""智囊团"和"服务队"的"四个作用"，受到好评。在院内工作期间，积极参与工程院的各项工作，坚持做到了院常务会和党组会的"零缺席"，代表工程院参加了国务院教育工作会、人社部人才论坛、军队科技大会及北京"中关村论坛"等重要会议，与会发言受到普遍好评。同时，着眼发展工程院自身的学科人才优势，为"两院"院士做好服务，倡导并组织开展了"工程院医疗健康讲座"活动，坚持每月 1 场，让临床经验丰富的医学专家"面对面"为广大院士普及自我保健常识、提供医疗健康服务，目前该活动已开展了 4 期，我亲自主讲 2 场，听众有"两院"院士及其家属，以及相关同志，共 600 余人，讲座活动受到大家的普遍欢迎。

四是坚持把务求真效实绩作为岗位奉献的追求。半年来，主要做了以下几个方面的实事。一是在走访调研的基础上，与学部局及机关同志一起重点抓了"中国工程科技论坛""十年百场"经验的总结宣传工作，重点思考了进一步"树好"、"叫响"工程院"科技论坛"这一学术品牌的发展问题。这项工作既是对十年来工程院在咨询、学术、院士队伍培养和后备人才发掘工作的一次深入性回顾和总结，也是进一步从机制和管理层面上，将这一学术品牌以更加务实、更加科学、更可持续的方式、科学发展地进行深入研究。组织召开了专题座谈会，刘延东国务委员出席并讲话，也使"工程科技论坛"这一品牌在各大媒体得到一次全面立体的宣传。二是及时组织召开了新一届工程院学术出版委员会全体会议，团结各位院士委员，按照院党组和周院长的要求，对工程院的学术活动管理办法进行修订和完善，与周院长一起会同高等教育出版社等机构，深入研究和协商工程院未来学术出版的深入发展问题，根据学术发展的形势和需要，对工程院现行的出版物进行了必要的调整和改革，进一步凝聚力量，突出重点，实现学术活动与咨询、队伍建设及出版工作的协同联动。三是参与了咨询及教育委员会的相关工作，指导医药卫生学部和工程管理学部开展了大量有效的学术活动和回顾纪念活动。半年来，身体力行先后主要围绕医学科技发展、学术管理和教育改革等主题，在全国各地做学术报告48场，平均每月8场；参加省部级以上领导同志的重要会诊150多人次；联合94名院士，改版推出国内第一份以争鸣文章为主的《医学争鸣》杂志，目前已出刊6期，发行4万余份，成为国内发行量最大的学术期刊，受到业内外读者的普遍好评和欢迎；以首席科学家身份与郝希山院士联合各地学者启动了973课题1项；联合25位院士，在国内率先启动并展开"临床安全合理用药决策支持系统"的开发研究，目前已经过结题论证，达国际领先水平；同时发表影响因子7分以上的国外SCI论文7篇（其中30分1篇、10分2篇、9分1篇、8分2篇、7分1篇）；我本人也获得了2010年度"何梁何利基金奖"，被评为2010年度"全国优秀科技工作者"。

五是坚持把干净为官做人作为人生恪守的准则。不让院士的荣誉受损、不让肩上的将星蒙尘。作为受党教育多年、在部队锻炼成长几十年的党员干部，我始终把干干净净为官、为学、做人、做事定为自己的人生信条和准则。进入工程院这样一个国家最高荣誉性、咨询性的学术机构领导层，我更是要求自己做到慎独、慎微、慎权、慎行，在这一点上必须比以往做得更好，以实际行动为工程院领导集体、为院士的荣誉身份争光。无论是作为一名专家教授还是工程院院士，无论是在大学当校长还是在工程院做副院长，无论身份角色怎么变化，但珍惜知识分子名节、恪守廉洁从政准则的底线不动摇，始终自觉接受组织和群众的管理和监督，按照"创先争优"的要求从点滴细微处做起。作为院士，有时参加社会上的各种评审、鉴定和推荐的工作比较多，对于各种名目的关照费、好处费都坚辞不受；作为学科带头人、医务工作者，从不拿药商的好处，不接受公司的请吃，堂堂正正、本本分分为学做人；作为院领导，没有说不清道不明的交往、没有吃吃喝喝称兄道弟的交往，没有迎来送往东拉西扯的交易。半年来，除了正常的差旅费用外，没有在财务上报过一次吃请或其他方面的特支费。这方面，老院长们、班子里的其他同志都为我做出了很好的榜样，我要继续向大家学习。

回顾半年的工作，在学习、摸索、思考中，自己感觉逐步实现了三个显著的转变。一是适应了由军医大学向工程院工作学习平台的转变，在不断增强思想理论修养、提升业务素质能力方面有所进步；二是实现了由军队干部向地方身份的转变，在坚持扎实工作作风、求真务实抓实绩方面有所提升；三是实现了由医学单项学术向工程科技全局的转变，在扩大视野、丰富知识、增强推进学术发展能力方面有所起色。当然，由于是年中赴任，也许是军队的首长看到第四军医大学（现空军军医大学）近年连续三年获得国家科学技术进步奖一等奖，取得"优秀"的成绩，医疗效益连续翻番的发展势头，让我还继续兼任第四军医大学校长的职务，所以在工作中分散了一定的精力，从主观愿望想两头兼顾，尽我所能多做点事情，但客观上也难免有时间冲突、事情齐聚的情况，在工作中也往往会出现兼顾不周的问题。这方面，班子里其他同志都给予了我很大的帮助和支持，在此一并表示谢意！

以上是本人的述职报告，请同志们批评指正！

事在人为

2011 年 1 月 29 日

在与太元通公司座谈会上的发言。参加会议的有太元通公司时任总经理李泽平先生，以及该公司各级领导和各级技术人员。太元通已与第四军医大学（现空军军医大学）西京医院开展科技合作五年。合作项目是"临床安全合理用药决策支持系统"的研制。

感谢贵公司和李泽平先生的邀请，我来和大家做交流。刚才，各位介绍了自己的工作进展、面临的困难和明年的工作计划，印象十分深刻。上次来这里大概是两年前吧，这次来感觉到：工作明显进展了，员工素质显著提高了，企业文化逐步形成了。天还是这片天，地还是这块地，为什么发生了这么大的变化呢？就是人变了，一方面有些新人进来，别一方面老的同事素质也有很大提高。

关于工作进展，这项工作开始很不顺，近期经过团队的努力，目前进行了结题验收，效果十分好。十位院士组成的专家组，总体被评价为"国际首创、国际领先"。但大家不要对这个"国际领先"感到满足，如果是大家都在做，大家都在竞争，得到"国际领先"是有说服力的，是应该庆贺的，但现在是首创，所以这个"领先"是自己跟自己比较的结果，因此不要满足。合理用药这个问题过去不太突出。比如在古代，不突出的原因有如下几个：①病人少，因为人口少，病人也少；②病种少，那时人平均寿命短，人活到半百就是年长的了，当时到 70 岁就"古来稀"了，现在 50 岁以上的人有的是，人活长了，许多新病，过去没见过的病就出来了；③药品少，过去一共加起来没有多少药，不会用错；④医生少，那时医生数量不多，而且经过淘汰，优秀的名医才能保留下来，可现在医生太多了，多了就容易用错药，病人也在乱投医，过去是能看的才看，现在是不能看的也试着看，这个问题将来还会更加严重，不是一代两代就可以完全解决的问题。因此加入这支队伍，确实是有远见啊，有三位老同志已年过60 岁，已经退休，返归队伍，决心是"做好人生中最后一件事"；有几位中年人已在这里工作五年了，留下来，决心是做好人生中唯一一件事；有不少是刚从大学毕业来这里的，决心是做好毕业后选择的第一件事，有这样的决心，世界上就没有办不好的事。

　　要做好这项工作，我建议要有否定精神，就是不断否定自己、否定他人、否定过去，才能前进。现在临床上正在检验这一系统究竟好不好，医生们提出的每一个问题都要认真对待，解决好所有问题就可以使我们的产品完美无缺，当然这个"完美无缺"是根本做不到的。面对别人提出的问题，我们不是去辩解、去抵制，而是去解决。能提出问题，就是我们的衣食父母，就是值得我们最爱的人。

　　以上发言可能对你们公司的发展有帮助，包括对个人成长可能也有帮助，仅供参考。

榜样的发现与树立

2011 年 2 月 16 日

在 301 医院院士群体宣传启动会上的讲话。参加会议的有 301 医院时任李书章院长、阮炳黎政委、王志红主任等近 10 人，中国工程院时任白玉良秘书长、董庆九主任、谢冰玉局长、李冬梅处长、鲁瑛处长等 8 人，总后政治部宣传部相关领导等。

我们工程院一行 8 人来 301 医院落实周济院长年初的指示，就组织、宣传 301 医院 7 名院士群体事迹开一个启动会，得到 301 医院和总后政治部宣传部领导的大力支持，对此我们深表感激。这次活动是工程院联合军队向中共中央组织部、中共中央宣传部，为推荐建党九十周年重大典型做准备的。

一、开展这项工作的重要意义

毛主席说过，"人是要有一点精神的"。也有人说过，榜样的力量是无穷的。社会主义建设飞速发展，意识形态领域的斗争也越来越复杂。春节期间，作为全国人大代表，我走访过一些基层，总体感觉到目前社会上医疗教育方面还存在比较复杂且急需解决的问题。如何解决这些问题，需要正面宣传、正面教育。301 医院这批院士很有代表性，他们有的是国民党培养的知识分子，有的是共产党培养的一代英才。他们共同的特点是人人都做出过突出贡献，有很高的精神境界，每一个人的经历都是一本人生观的教科书。结合建党九十周年，推出这个典型群体，作为政治工作者，这是在为党和国家在意识形态领域工作中做重要贡献；作为科技工作者，这也是在为宣传党的科教兴国、人才强国战略做重要贡献。工程院的院士有 700 多人，都很优秀，作为一个群体，亦有极好的代表性。如果说工程院院士群体是我国科技队伍中的优秀群体，那么，301 医院这个院士群体又是这个优秀群体中的杰出代表。

二、素材收集时需注意的问题

宣传典型，301医院很有经验，工程院机关也做过不少工作。但这次宣传非同一般，除了过去的经验我们可以用，关于素材收集，我还强调如下四点，概括起来就是"真、高、活、特"四个字。

第一，真。这个"真"，一指材料真，二指感情真，真了就有说服力，真了才有感召力。要让读者或听者服气，要让老、中、青都服气，不仅行业外服气，行业内更要服气。

第二，高。这个"高"，一指贡献度高，二指精神境界高。他们是一批杰出的科学家，要把他们对社会的特殊贡献写出来，在写贡献的同时还要把他们的奋斗过程和思想境界写出来。只有高度达到了，才有说服力，否则都是常人能做到的，就很难达到我们的目的。

第三，活。这个"活"，一指紧跟形势，二指紧贴实际。要把那些能够鼓舞斗志，抨击时弊的先进事迹写出来，要写成通俗易懂的故事，写成老百姓能懂的故事。

第四，特。这个"特"一定要重视，过去宣传的典型已经很多了，相同的不一定要作为重点来写，要把院士、军人、医生的特质写出来，特别要把他们对党几十年来无限的忠诚写出来。正因为他们的忠诚成就了辉煌的事业，他们铸就的辉煌事业正是他们对党无限忠诚的体现，要把这个内在的因果关系和逻辑关系写清楚。

三、事迹整理需把握几个角度

院士的事迹很多，有的已经做过较为广泛的宣传了。这次是宣传一个群体，我想从角度上要有所侧重，如下四点供参考：

写个人为群体服务。素材来自个人，但取舍要以群体为准，不要面面俱到，不是每人都要有一段。有的事迹尽管很动人，但与群体的理念有违，这种情况可以不写，不写是为了写好。

写学术为精神服务。学术成绩，或完成这些成绩的过程是这个群体的根本，但不要写得太专业，讲专业老百姓看不懂，其他专业专家也看不懂，所以主要是要把他们的精神境界提炼出来。要让读者读后感到学专业学不会，也难学，但学精神是可以学的，是应该学的。

写军人为地方服务。既要写出军人的特质，或执行的特殊任务，又要将其与地方的工作任务有联系。不要让地方读者读后总觉得是一种军人，或军医的任务，最后一定不要形成一个可敬难学的印象。

写历史为现实服务。这个群体中 7 位院士有 5 位都是超过 80 岁甚至超过 90 岁的老专家，写的有些是几十年前的人和事。现在社会、经济状况已有很大改变，现在年轻人的人生观、价值观与当时可能已有不同。因此，在素材提取及思想凝练上都要有所取舍，切记不要出现矛盾现象。

总之，这是一项重要工作，素材收集和整理主要靠 301 医院完成。回去后我还会向周济院长和工程院党组汇报。有什么问题，相互间经常保持交流，写作班子从现在就要开始工作，初步成文后我们双方再在一起讨论，结合中共中央组织部、中共中央宣传部的要求修审后成稿。301 是军队单位，工程院和周院长非常希望与总政（中国人民解放军总政治部）、总后（中国人民解放军总后勤部）一起推荐这个典型。

当好"司马迁"

2011 年 2 月 23 日

在《中国工程院年鉴 2010》编委会上的讲话。参加会议的有中国工程院时任白玉良秘书长、刘畅处长，以及办公厅和各局、处的编委，共计 11 人。编委会由樊代明任主任，白玉良任副主任。会议先由刘畅责任编辑布置工作，然后各编委分别就内容增减、目录调整等发表了意见。

年鉴编撰工作对工程院十分重要。我们每天都在工程院工作，按老百姓的说法是在"写历史"，现在我们需要"编历史"。严格说来"写"和"编"都不够确切。干工作应叫作"创造历史"，编年鉴应叫作"记录历史"。革命战争年代档案工作者十分辛苦，前有堵截后有追兵，很多宝贵资料连同档案人员的生命都被敌人毁灭了。创造的历史没能被记录下来就成了历史的遗憾。后来找人回忆，回忆不清，就得编，真正成了"编历史"。现在条件好了，中国工程院对党和人民贡献很大，而且成立时间不长，应该好好地把中国工程院的历史记录下来，要求做好这项工作，我看两个字最重要。

一是"全"，即记录的历史要全。首先是收集资料要全，大事小事不能漏，特别是一些重大事件一定不能漏。资料收集全了，哪些进年鉴，哪些可以不进，大家来讨论决定。以前的有些收录原则是很重要的。

二是"真"，即收录的事实要真。有时可能事件是真的，但写作强调重点不一样，有可能断章取义，那样可能成为真事件但不是真事实。记年鉴不是写小说，形容词不能要或不能要得太多，有数据的一定要以数据说话，有照片的尽量选用照片。"大约"，"左右"，"上下"，这些词尽量少用，做到真实是必须的，要力争做到精确。

大家的工作精神是值得称赞的，特别是多数同志工作都很忙，还要给大家增加这项工作。我在这里特别要表扬刘畅同志，工程院成立第 17 个年头，一共写成年鉴 13 卷，除有 1 卷是李冬梅同志完成的，其余 12 卷都是刘畅完成的，其中 1994—1997 年开始那 4 年合成 1 卷，是她当时补编的，幸好补编了，不然到现在来做这个事就困难了。要是工程院成立的前4年没有年鉴，那多遗憾！还是那句老话，没有历史记载，以后的人就认为没有这些历史。历史记载是多宝贵啊！大家都知道刘畅一直以来是利用了大量业余时间来完成这项工作的，她个人喜欢这项工作，也适合这项工作，你看她那个"畅"字，左边是一个"日"字加"丨"，就是把工程院的日子都串起来；右边那个"易"字，"易"古代是代表日和月，是日月轮回，白天与黑夜都要记录下来。这个容"易"吗？容"易"是对刘畅而言，对别人不容易。有人说刘畅是工程院的"司马迁"，我看很形象。今天不仅要依靠"刘司马迁"，我们还把大家都请来了，你们都是工程院的"司马迁"，大家一起努力，把工程院的历史整理好、记录好，这是累在现在功显将来的大事、好事，也就是大好事。

卷　一

合理用药与用药合理
2011 年 2 月 24 日

有一个疑问一直萦绕在脑海，令我百思不得其解，这就是人类走到了今天，是谁帮助了我们？如果对这个问题思考得好，回答得正确，就有利于人类的生存、繁衍和进步。反之，必将导致人类发展的停滞、萎缩，甚至消亡。人类不要自恃强大，恐龙曾比谁都强大，但绝迹已好多万年了，而且何时绝种，为何绝种至今尚无定论。是谁帮助人类走到了今天，也许有两个答案。

一是人类自己帮助了自己。人类发展的历史说到底是人类与大自然斗争的历史。胜则存，败则亡。从刀耕火种、广种薄收、日出而作、日落而息，到现在的丰衣足食、齐乐小康，人类用自己聪明的才智了解了大自然，甚至征服了大自然，以至成了世界的"主宰"。

二是医药帮助了我们人类。人类与大自然斗争的历史说到底又是一部医药呵护人类进步的历史。在与大自然竞斗的过程中，有两种祸害一直伴随着人类自身，一种是伤，一种是病。地震之伤、战争创伤、交通事故，一次次给生灵以致命性打击。流感、天花、鼠疫、艾滋及自发疾病，一次次给人类带来了毁灭性灾难。道高一寸，魔高一尺，魔高一尺，道高一丈，此起彼伏，从无止境。疗伤治病，离不开医，离不开药。中国人的平均寿命从过去的 30~40 岁，现在达到 70 岁以上，可以说没有人类，何知医药；没有医药，何存人类。因此，医药在人类发展史上起着至关重要的作用。

人类与大自然的斗争史同时伴随着医药的蓬勃发展史。医药帮助了人类，拯救了人类，这是不可否认的事实。但是又必须看到或者具体说，药品也正在威胁着人类，危害着人类，甚至毁损着人类，这同样是不可否认的事实。男性的精子量在近 50 年中从每毫升 6000 万锐降到现在的每毫升 2000 万，不育症在某些地区已占育龄夫妇的 10%~20%，这虽然不能全归咎于药品，但难道不能说明一些问题吗？2009 年第 69 届国际药品大会上，Kamal Midha 主席指出，目前全球临床常见病 50% 以上不按照指南治疗，约 50% 以上的病人在医院接受着过度盲目的治疗。在美国医院内死亡的病人中，因药物不良反应导致死亡者达 20%。这一严酷的现状可能在发展中国家更为突出。人类正在从主观上用药救自己到客观上用药杀自己。从一个反面的例证可以看出,在 2003 年 SARS(重症急性呼吸综合征)流行的两个月中,一般病人不敢到医院去看病,也没药可吃,据粗略统计,这个时期农村的死亡人数确有减少。在国外,医院用药量排在前 10 名的药品中,没有一种是抗菌类药,但在我们国家的不同地区,使用抗菌类药品则很多。据统计,2010 年,全国共输注液体 104 亿瓶,相当于每个中国人输液 8 瓶,远高于国际上的 2.5~3.3 瓶。药品滥用导致各种药源性疾病,抗生素滥用导致多重抗药菌的出现。国际上生产一种新抗生素一般需要 10 年时间,但一种新耐药菌的产生往往不到 2 年,因此,已造成了很多疾病目前无药可治,很多细菌已无药可抗。导致上述现象的原因是多方面的,但是,不从根本上解决合理用药的问题就很难做到用药合理。

一、原　因

提倡合理用药,一般意义上是在提醒和督促临床医生要用药合理。谈及用药不合理,多数是在指责临床医生不合理用药。有相当一部分人可能把医生拿回扣说成是不合理用药的主要原因,其实这只是事物的一个侧面,即使将目前的回扣现象完全杜绝了,仍然存在严重的用药不合理问题。细究原因很多,这不仅是一个复杂的专业现实,同时也是一个深刻而将长期存在的社会现象。既涉及点,又构成了链,这些问题不从根本上解决,主观上臆想的合理用药必然导致客观上不断发生的用药不合理。

1. 病人增多。过去人口少,病人也少。进入 20 世纪以来,人口发展呈现两个特征,一是人口数量激增,二是平均寿命激增。这在中国尤为突出。我国的计划生育政策说到底是不得已而为之。进入老龄化社会,尤其是 50 岁以上人群的大量增加,导致需要看病的人数不断增加。随着社会进步、经济发展、生活改善,人们的收入不断增加,看得起病的人也在不断增加,在这种形势下,医生与病人之比在中国又远低于发达国家,病人多,用药增多,也就容易出现用药不合理现象。

2. 病种增多。自然环境和生活环境的急剧改变,许多新发传染病如 SARS、艾滋病、禽流感等不断发生,抗药细菌、抗药病毒的出现,先进交通工具所致多发伤、复合伤的出现,特别是 60 岁以上老龄人口的增多,加之生活习惯、饮食结构的改变,嗜烟酗酒人群的增加,许多过去不常见的疾病如代谢病、心脑血管疾病突显;又因对这些老年疾病的基础研究跟不上,发病机制不清楚,上述疾病特别是老年人常见的多种疾病同时出现,医生对其复杂性缺乏了解,总

147

是顾此失彼。

3. 医生增多。医生与病人的比值在我国确实比发达国家的低，但我国是一个人口大国，就医生的绝对数量来讲，还是很大的。医生的诊疗水平总体参差不齐，农村医生水平有待提高，城市医生水平较高，但后者每天接诊病人太多、太忙，每一门诊病人每次诊病时间平均不到 10 分钟，往往病情未问清楚，就主要依赖影像或化验检查结果做诊断。青年医生的诊疗水平之所以跟不上，还在于年纪轻轻就进入了专科化，知识面太窄，特别是近几年高等院校大量扩招，取消了中专、大专及医学院，加上师资及硬件教学资源跟不上，医学生教育质量低下，甚至人体解剖没见过尸体，只是在多媒体或在动物尸体上学习过。医学教育水平的降低也是用药不合理的原因之一。

4. 药品增多。药品是随着人类发展不断被发现、总结、生产并推而广之的。在人类文明发展的早期，药品很少，许多并不成为一种商品流通，仅作为偏方、秘方使用，以后逐渐成为广而用之的药方。随着人类文明进步及自然科学的发展，特别是工业化生产，药品越来越多。到现在，药典上出现了数千种药，事实上还不止这些。药品中不仅有商品名，还有化学名，往往一种药品就有多种名称，多个厂家生产的同一种药品也有多个名称，改头换面，换名不换药，换汤不换药。比如头孢菌素，一个医院有 26 种"头孢"。一次我去查房，有个病人发热，医生用了一种头孢菌素，热还是退不下来，我说那就换一种吧。进修生说，主任，我们用的是第三代，你推荐的是第二代，过时了。弄得我一头雾水，很不好意思。各专业的医生只知自己专业的药，不知其他专业的药，既不知道自己专业用药对别的专业会造成什么影响，也不知道别的专业用药对自己专业有何影响。听说有个医院给病人用抗生素，医生开了红霉素，药房没有，药师就发给了柔红霉素，护士发现不对，责问药师，药师说柔红霉素是新一代红霉素。这完全在瞎说，其实柔红霉素是一种抗癌药。

5. 继续教育未跟上。在国外，作为医生要不断学习，不断参加各种考试，不断取得各种学分，不断取得各种证书，方能行医。而在我们国家，大学毕业参加职业考试合格就当上了医生，一劳永逸。特别在农村，有相当一部分人没有取得职业证书，明里暗里在行医，他们仅凭老经验，参照用药指南行医用药，所以，用药根本不合理。

6. 执业药师少。执业药师是指导和监督临床医生合理用药的重要队伍。在国外，很多医院科主任查房后定出的治疗计划，还需要执业药师审查或需要经过执业药师查房。与发达国家相比，我国执业药师无论是总数还是在总人口中所占的比例均相差较大，而且存在分布和发展不平衡的问题。大部分执业药师

（70%左右）分布在东部发达地区，西部地区的执业药师更显稀缺。特别是广大药师的业务水平也亟待提高。

7.市场促销混乱。目前我国医药市场存在一些虚高定价、压价促销、高额折扣等不正常的竞争行为，造成了市场混乱。医药公司派大量促销人员进入医院，以各种手段影响医生或干预医生的处方决策，造成了用药不合理。国家对药厂的管理，对市场销售的规范，以及对药物不良反应的监测机制不健全，重视程度也跟不上，这些都是用药不合理的重要原因之一。

8.药品质量差。医药市场被称为永远的朝阳事业，发展十分迅速，收入每年以7%左右的幅度递增。近年来，我国的增长幅度达18%左右，但是只有3%的药品是自主研制，97%是仿制国外产品。尽管全国多个省市都将医药产业列入发展重点，但是，由于缺乏自主研制的能力，药厂虽多，但生产能力低下，我国药业销售额的总和甚至不及国外一家大型制药企业。即便这样，仍然不愿意拿出资金来进行研发。国外大型制药企业研发投入占销售比例的10%~15%，而我国仅占1%。不仅如此，用于投入的这1%还被许多单位科研人员用于研究成果的申报奖励、研究论文的发表、新闻媒体的宣传，忽视了成果转化和产业开发这个关键环节。上述种种原因导致了国内药业产品质量低下，假药劣药屡禁不止，药害事件时有发生。

二、危　害

1.病人得不到正确的治疗。由于上述种种原因，同一个病人患的同一种疾病，去找100个医生可能开出100种不同的药物治疗处方。例如，有个病人去北京10家医院看病，开了10个处方，经专家鉴定，只有1个处方是完全正确的，其余或多或少有不正确之处或者有缺陷。临床用药治疗的随意化、经验化和尝试化，成了疗效差、安全隐患大、医疗费用高的主要原因和症结所在。比如癫痫病病人，我国现有1000多万人，能到医疗机构看病的约有60%，其中只有一半病人接受了符合指南的正规药物治疗。又比如，中国是乙型肝炎流行的国家，每年治疗费用超过500亿人民币，其中就有20%的乙肝患者属于过度治疗。

2.医疗费负担重，看病难、看病贵，医患关系紧张。在我国，有不少病人，尤其是偏远山区的病人还缺医少药，当前我国的医药资源并非过剩。实际情况是，70%以上处于边远山区的重病者得不到有效治疗，另一方面，50%以上的就医病人却在医院接受过度盲目的治疗，尤以药物的滥用更为突出，严重浪费着有限的医药资源。临床药物治疗的不规范不合理，加重了"看病难看病贵"。正如前述，我国有1000多万癫痫病病人，每年新发病人数多达40多万，如果能接受符合规范的药物治疗，70%~80%的癫痫病可以得到控制，事实上却有40%左右的人由于各种原因，如地处偏远或缺乏经费从未接受过治疗。送到医疗机构的60%病人，能够接受正规治疗的仅占一半人，另一半的人接受的是不规范、不正确的治疗。药物治疗不规范不正确导致死、残、伤等医疗事故频繁发生，加上媒体的夸大报道，举证倒置的实施，将中国医疗行业推到了高危之处。病人维权意识高涨，对医疗机构期望值越发增高，他们很难理解花了钱治不好病，再加上药物治疗带来的伤害，使问题雪上加霜，由此导致医患矛盾空前突出。近年来诸如哈尔滨天价医药费事件，安徽"欣弗事件"，云南"刺五加"事件等，更将医患矛盾推到了风口浪尖。

3. 妨碍医生成长和社会风气净化。目前，医药市场盛行的不良风气、不端行为，严重影响了医生群体的健康行医和发展，特别是药品销售和应用方面的贿赂行为严重影响了新一代医生的成长，严重败坏了医德。少数医生或药品管理人员铤而走险，甚至走上了犯罪的道路。医圣孙思邈提倡"大医精诚"，医者用技术向病人索取钱财当以匪盗论处。医疗行业的不正之风也给社会风气带来了极为不良的影响。

4. 有碍民众身心素质的提高。大量的不合理用药，不仅会导致难治的药源性疾病，还严重影响着人类的生育及人口素质，不育症、畸胎、肿瘤等不断发生，男性精子量剧减，这些都会影响我们民族群体素质的全面提高，影响民族的生息和繁衍。从这个角度讲并非危言耸听，用药不合理，特别是用药不能治病救人甚至致人伤残以致死亡，无异于"害人灭族"。

三、办 法

解决好用药合理和合理用药的问题，这是一个涉及方方面面复杂的系统工程，也是一个需要逐步完善、持之以恒去解决的长远工程，必须与时俱进。比如，加大投入研制好药，加大管理力度防止滥用，加强继续教育提高水平，加强医德建设防止腐败行为等，都是十分重要的。本文仅从专业应用角度、行业规范角度谈谈临床合理用药决策系统的建立及应用。

循规矩成方圆。用药合理工作为什么长期想做而做不好，为什么会发生如此众多和严重的问题，关键在于用药合理没有规矩，合理用药无章可循。其根本原因是什么呢？一是合理用药没有科学依据。什么是用药合理？怎么用药才算是合理化？二是合理用药缺乏监管标准和机制。合理用药由谁监管？谁去培训并持续地收集、总结和凝练合理用药知识，将零碎的合理用药知识整合成系统的临床实践规范，并落实到治疗的全过程？怎么评价医护人员治疗行为的正确性？怎样才能有效地监督医护人员严格按照要求和指南去做？

针对以上问题，解放军总后卫生部 2006 年设立了军队"十一五"重大专项指令性课题（06D007），以樊代明为首席专家，组织军内外数百名知名专家和近 30 名中国工程院和中国科学院院士，共同研制成功"临床安全合理用药决策支持系统"，即 Drugs Rational Usage Guidling System（简称"Drugs"）。

（一）Drugs 研究的目的及意义

此系统简称一个目的、两个转变、三个服务。

一个目的，就是确保临床用药安全、有效、经济，不断解决"看病难看病贵"的问题。中国地域辽阔，病人人数众多，医生水平参差不齐，不可能让大量病人涌入城市全部由高级医生诊病治病，也不可能让众多的城市医生都到乡下为病人服务。那么，怎么解决目前临床药物治疗的经验化、尝试化、随意化这个相当普遍问题，怎样才能把世界和中国顶级临床医学专家的共识和经验汇集成一个标准数据库并开发成系统软件，不仅让城市大医院非本专业的医生，同时让中小城市，特别是偏远地区的医护人员通过软件在线支持，分享国内外公认的最新的顶级专家治疗用药的经验和智慧，为老百姓提供规范、标准、高质量的治病服务。同时，又如何解决药物与药物间药理作用和副作用的海量信息与不同疾病、不同个体、不同病期病人中的海量信息相匹配，从而找到各种综合因素的最佳结合点，为病人提供正确的治疗；在大规模人群使用中及时发现药物不良反应，以最便捷最有效的方法杜绝和预防不合理用药；再者，新疾病在不断发生和变化，新药物在不断地研发和上市，新医生又在不断地培养和从业，如何跟上不断发展变化的形势及时改进这个支持系统，以适应合理用药新形势等，上述问题就是 Drugs 现在和将来力图解决的重点。

两个转变，就是将权威指南转变为用药标准，将医药知识转变成临床实践。①世界临床医学界每年都会出台大量新的"疾病诊疗指南"，仅美国就多达 2700 种之多，而且还在不断更新。这些指南是医生诊疗疾病的根本依据和行为准则。但是，只有通过有效手段将其转变成医务人员的治疗标准，才能实现指南的真正价值。②目前国内现用药品数量巨大，每年都会有数百种新药上市，现在仅西京医院在用药品就达 1389 种。如此众多的药品，医生根本无法记住其药理机制、代谢途径、给药剂量、给药频次、不良反应、禁忌证、配伍禁忌及相互作用。然而，这个问题又是临床用药最重要最急需解决的问题。Drugs 就是将权威指南，相关医药知识以在线帮助支持的方式提供给医生参考，使医生在医疗全过程中及时得到最权威共识和最广泛医药知识的支持。这样不仅使医生的医疗行为有据可依、有章可循，而且在提高治疗效果的同时也保护了医生自己的合法权益。

三个服务，即为医、管、患三方面提供服务。①给临床医生提供在线的临床用药参考。Drugs 根据医生诊断，自动给出治疗方案，然后再根据病人病况，比如肝功、肾功自动提示方案中药品的禁忌或换用，或所用药品间可能出现的不良反应，从而减少用药不良事件，促进医疗工作程序化、标准化，保证医疗安全，提高医疗保健效率和效益。②给行政部门提供监管。Drugs 通过监测和分析功能，可以对不同医院、不同科室、不同医生乃至不同疾病的合理用药情况实施动态的监测评估，实现有针对性的监管。系统建立以后，地域可以不断扩大，实现大范围跨地区的监控，同时获得准确全面及时的数据，以提醒、指导和监控大范围甚至全国的合理用药，及时发现药物不良反应。③给病人提供现代化开放式查询终端，让病人了解所患疾病的规范用药方案，以及用药中需要注意的问题，从而解决和减少医患之间医药信息不对称问题。

（二）Drugs 研发过程

1. 系列基础数据库的建立。从 2006 年至 2010 年，课题组共组织 400 多名相关临床专家，完成了 14 个基础数据库的编写及建立，其中包括《临床合理用药规范数据库》《药品不良反应监测数据库》《药物相互作用监测数据库》《标准化医嘱数据库》《禁忌证监测数据库》《配伍禁忌监测数据库》《用药途径监测数据库》《重复用药监测数据库》《过敏药物监测数据库》《用药剂量监测数据库》《药物治疗异常反应监测数据库》《特殊人群用药监测数据库》《治疗窗窄的药物监测数据库》《在线医药学资料数据库》等。完成这项工作是一项庞大的工程，每个数据库中都含有大量分类信息，而且要按照国家不断颁布的法律法规对不同数据库进行适时更新。比如 2008 年国家颁布的《国家基本药物目录》，2010 年国家颁布的《中国国家处方集》，2010 年年底卫生部（现卫健委）推出的 112 种疾病临床路径，预期明年要达到 300 种左右。这些内容都要及时收入 Drugs 系统的基础数据库。数据库是构成 Drugs 系统的基本元素。比如《药物治疗异常信号监测数据库》，当医生下午将病人症状记入病历后，晚上病人一旦发生新症状，系统会自动检索数据库，比对病历关键词，抽取数据并分类，次日早晨医生打开电脑就能够看到病人的症状可能和以前用过的哪几种药物相关，医生就可以适时修正用药种类、剂量或配伍，从而有效发现大规模药物事件，减少医疗事故。

2.《临床合理用药规范数据库》的撰写及建立。这个数据库是 Drugs 最核心的数据库，目前国际上尚无类似系统可供参考。它不仅要撰写出公认的疾病治疗原则，而且要提出明确的药物治疗方案并加以说明，同时还要保证规范的权威性、普遍性和合理性。撰写过程需要查阅大量近期文献，对文献数据进行全面分析和高度归纳总结，并按标准化格式撰写出统一匹配的信息资料录入计算机系统。比如撰写十二指肠溃疡的合理用药规范，首先要搞清该病分成几种类型，每一种类型的药物治疗原则有哪些，每一种原则下应该首选什么药，次选什么药，不合适时应替换什么药，所选药物与其他用药有什么相互反应，所选药物对身体功能会有何种影响，所选治疗方案还有什么特点，等等。为了写好这个规范，我们精选和组织了 400 多位临床专家，写作前要求必须做到"三二一一"。即精读"三"个指南，包括美国、欧盟（或其他国际最权威机构）及中华医学会颁布的最新指南；精读"二"本专著，即两本专业的权威专著，如撰写泌尿外科疾病治疗原则的专家必须通读国内的《泌尿外科学》和国际的《坎贝尔泌尿外科学》；参考"一"个"证据"，即 *Clinical Evidence*，该书由英国医学杂志组织大批医学和药学专家，每 5 年对疾病进行循证医学评价，现已发行到第 17 版，被认为是全世界最权威的循证医学资料；最后就是完成"一"个检索，通过医学数据库，充分检索所写疾病的最新 RCT 数据支持文章。最后把经过上述"三二一一"过程获得的资料进行分析比较、归纳总结，制订出详细的药物治疗方案。在方案中选择药物品种必须遵循以下原则：首选 A 类证据 I 期推荐的药品，也就是经临床广泛使用、大量 RCT 数据支持的首选药物；其次是国家《基本药品目录》收录的药品；再次是选易购、价低、无不良反应的基本药物。通过努力，最终完成了这个浩大的涵盖 183 种临床常见病的合理用药规范。

3.计算机录入及 Drugs 系统的建成。当所有数据库资料完成以后，我们与北京太元通医药科技发展有限公司合作，将所有数据库及其支撑材料录入计算机，制作成软件，然后根据试用单位的反馈意见不断修改升级，初步形成了可以在临床试用的 Drugs 系统。

4.临床试用初步结果。Drugs 系统已在解放军总医院 304 临床部，解放军第 307 医院、309 医院、263 医院、305 医院和第四军医大学（现空军军医大学）西京医院等 6 家医院试点运行。通过近一年的试用，证实运行平稳，功能良好，明显降低了临床用药差错率和医疗纠纷发生率，成了医生的好帮手。详细的鉴定资料有待进一步总结，应用范围有待进一步扩大，系统功能也有待进一步升级。

5.系统的权威认证及鉴定。为保证 Drugs 的正确性、适应性、科学性和权威性，为保证 Drugs 符合中国人生理病理特点且安全、有效、经济、方便，我们先后邀请 57 位中华医学会各专科分会的前任或现任或继任主任委员，分系统对其进行了严格审核和认证，并按其意见进行修改。在此基础上，再请中国工程院和中国科学院总共18名各专业的院士进行审查。2010年12月19日，在总后卫生部主持下，由另9名院士和1名药学专家组成的鉴定委员会进行结题验收，通过听取课题汇报、审查技术资料、现场观摩 Drugs 病例功能演示和质疑，专家组一致认为，该项目设计合理，技术资料翔实，基于循证医学所形成的临床合理用药指南内容丰富、权威性高、运用性强、系统界面好、操作便捷、交互性强。该项目在国际上首创"临床安全合理用药决策支持系统"，整体居于国际领先。

　　Drugs 系统的创建不是一朝一夕、一劳永逸的工程。它只是提供和解决合理用药的一个途径，而不是唯一途径，它是一项系统性的浩大工程，需要针对更多疾病、更多药物，需要更多的专家来参与完成，而且需要对系统中的数据功能进行不断改造、不断升级。完成这项工作，最好的老师是临床医生、行政人员及病人，他们的意见或建议，无论是肯定或否定的，特别是否定的，才是促成 Drugs 进一步发展、不断走向完善的真知灼见。希望 Drugs 能在推进和改善临床医生用药合理和合理用药过程中发挥出应有的作用。

八个月的思想回顾

2011 年 3 月 1 日

在中国工程院党组民主生活会上的发言。会议由中国工程院时任周济院长主持，潘云鹤、旭日干、干勇、樊代明等副院长出席会议。出席会议的还有中组部四局二处、中纪委监察部三室二处、中央国家机关工委研究室综合调研处相关领导等。列席会议的有谢克昌、邬贺铨、白玉良、谷钰、王京京等。

按照院党组的统一安排，结合工作实际，围绕"作风建设"这个主题，主要从以下六个方面做对照检查。

一看政治信仰是否坚定。在工程院党组班子里，我是一名新兵，作为一名基层一线的专家教授、知识分子进入我们这个集体，还是在积极适应、积极转变的阶段。虽然进班子时间不长，但通过半年多的共事合作，我认为，我们这个班子每一名成员在政治上都是高素质的，在大是大非的问题上都能始终保持清醒，扎实履职尽责，都能始终如一、表里如一地自觉与党中央、国务院保持高度一致。在这一点上，"班长"抓得很紧，有要求、有纪律、有监督；每一名成员也都自觉自律，有态度、有行动、有分析检查。这也是我们这个"班子"能够始终做到紧密团结、坦诚共事的重要保证。作为一名有着 39 年军龄、36 年党龄的老军人、老党员，自己大半生都在接受党的教育，所以在政治信仰和政治纪律问题上，态度始终是坚定的、行动是坚决的，长期以来在大是大非的问题上从来没有丝毫的摇摆，听党话、跟党走，把共产主义作为毕生的信仰和追求；遵守政治纪律是不折不扣的，始终以高度的自觉，带头贯彻落实中央的决策指示，带头执行本级党组织的决议决定，把遵守组织纪律作为履职从政的根本。

二看为政理念是否正确。有什么样的人生观和世界观，就会有什么样的价值观和政绩观，就会有什么样的施政行为和从政追求。我认为我们这个班子是一个踏实的班子、一个务实的班子、一个求真的班子，也是一个想作为、善作为、有作为的班子，我们班子里的每一名成员，都能坚持把"努力建设国家工程科

155

技思想库"作为我们最大的政绩，按照科学发展观的根本标准和要求，以实事求是、求真务实的态度，聚精会神搞学术、一心一意谋发展；都能以高度的使命感、责任感和危机感，从中国工程科技发展的现实需要出发，认真思谋推进发展的办法和举措，努力创造科学发展的成果和实绩。虽然是新成员，但我始终认为，我们工程院的班子，之所以能够密切协作、默契配合，正是因为"推动工程科技事业发展、服务国家社会经济建设"是我们每位成员干事业、求政绩的最大交集，也正是因为富于"求真、求是、求实"品质，都是院士、科学家出身的各位党组成员最大的共通点和共鸣点。也正是因为班子里集中心思干事业的氛围浓厚、推动工程科技发展的意识强烈，促使我在开展每一项工作时，都能自觉反思、审慎斟酌，防止做负功、做虚功，力求见成效、见实效；防止走形式、表面化，力求一步一个脚印，力争为工程科技思想库建设做出扎扎实实的成绩。半年多来，充分认识到自己正在面临从基层一线到部委机关、从军队系统到地方单位、从西部地区到首都北京，工作环境、岗位职责和标准要求的"三个转变"，要求自己必须以积极的心态、谦虚的态度、刻苦的精神适应变化、尽快转变，牢固树立服务理念、树牢宗旨意识，不断提升站位、提高水平。在实际工作中，因为为政履职经历的不同，可能在抓自己的分管工作时，从战略思维的高度上、从工程科技的全局上，思考和推进工作的能力还有待进一步提高，也希望书记及各位成员能给予有力的帮助。

三看民主集中制是否落实。正确行使权力，既需要主观上正确的世界观、价值观和政绩观来支撑，也需要客观上有科学、规范、有效的机制来做保证。严格贯彻落实民主集中制，严格按照"十六字原则"议事决策，既是党的优良传统，也是党中央对各级党组织领导单位建设的根本要求，更是我们各级党组织不断加强自身建设，不断提高议事决策质量，不断提升班子凝聚力和战斗力、充分调动和发挥每一名成员积极性和创造性的根本需要。在这一点上，我感觉我们这个班子的最大特色就是科学有效、一以贯之地贯彻民主集中制，努力营造风清气正、团结和谐的工作局面，"班长"带头执行、成员自觉响应，在院士中间、在机关中间树立了比较好的自身形象。正是基于这样的认识，作为副院长，我始终慎重对待党和人民赋予的权力，把对公权的行使和运用，自觉纳入集体的领导和监督之下，在日常工作中从来没有以院领导身份影响和干预他人意见、以个人的主观臆断盲目批经费、上项目的问题。在实际工作中，也许是出于性格的原因，想把院党组、院长议定的事情落实好，可能会出现一些急躁情绪，希望大家以后多提醒、多包涵、多帮助，我本人也尽量克服和改进。

四看服务基层是否经常。坚持走群众路线是我们党的一大优良作风。我认为，我们这个班子既是一个务实的班子，更是一个讲奉献、比贡献、做服务的班子。各位成员都能以实际行动支持身处全国各地科研工作一线的院士工作，尽力协调好地方政府与具体科研单位的衔接，努力为广大院士创造良好的工作条件和环境。我经常看到各位成员，无论书记还是成员，无论寒暑，不计节假，深入各地支持地方院士工作，指导地方有关工程科技的咨询教育及学术活动，受到广泛好评与欢迎；也经常看到班子的每个成员，都能根据分工安排和工作需要纷纷走进一线，做调研、解难题、办实事，为中国工程科技思想库建设收集第一手资料。在这方面，大家都是我的榜样。在贯彻群众路线、深入一线方面，我认为自己长期以来做得是比较好的。当然，有时也因时间关系，难免有走马观花、了解不深的情况。特别在工程院目前的班子里，我感到自己履职最新、年龄最小，对全国各地院士工作的情况调查了解还不够深入细致，特别是对于跨出自己学术领域以外的其他学科、学部的学术发展情况的思考和跟进还比较有限，今后争取多走、多听、多收集、多反馈，为院党组决策做好参谋，为广大院士工作做好服务。

五看党性原则是否坚强。我始终认为，在党内生活中，批评与自我批评能否得到经常有效的坚持，对于一名党员领导干部来说是检验其党性原则是否坚强的一块"试金石"，对于一个班子来说是衡量其民主氛围和团结质量的重要标志，也是检验班子原则性和战斗性的重要体现。我认为，我们这一届班子是一个讲政治、讲团结、讲原则的好班子。成员之间都能坦诚相见，没有纠扯不清、拍拍打打、曲意奉迎的庸俗化的"团结"，都能以事业为重、以大局为重，像爱护自己的眼睛一样珍惜民主团结的氛围，没有"好好先生"，没有四处讨好之风，没有表面一团和气、遇事离心离德的低级化的"团结"。成员之间能够经常相互提醒，拉拉袖子、拍拍膀子，知无不言、言无不尽，既是革命工作的战友，也是日常生活中的朋友，更是肝胆相照、荣辱与共的诤友。我们这个班子是高质量的团结，是在党性原则下的民主和团结。这种民主团结的氛围源于每个成员坚定的党性原则，源于党内批评能够经常有效地展开。正是具备这样的党性修养、生活质量，我们班子才能在维护工程院形象、维护院士群体形象、维护学术尊严、抵制歪风邪气方面达成共识、形成默契。在这些方面，每一位成员都有值得我学习和借鉴的地方。因为性格直、性子急，所以有时看到别人以点带面、以个别现象代替整体评价，对工程院及院士群体说长道短时，我的反应可能会更强烈一些。因而走到哪里我都主张对院士群体的评价要看整体、讲正面、抓主流，也积极促成从正面积极宣传、弘扬广大院士"忠诚党的科技事业、严谨求实崇尚真理"的科学精神。当然作为主抓学术工作的副职，在从维护党

那一年
我在工程院

卷 一

的形象的高度、从维护工程院形象的角度出发，在进一步加强学术道德建设方面，还要做更进一步深入思考，力争使工程院和院士队伍，成为中国在纯洁学术风气、提升学术层次、发展学术事业方面的一面旗帜。在这里也恳请各位能给予更进一步的帮助和支持。

六看廉政规定能否恪守。这个问题，我在述职述廉的报告中已经专门讲了。这里需要补充的一点是，我始终认为，我们这个班子在廉洁从政、清正做人的问题上，每个成员做得都是很好的。在公共权力的运用上，公共资源的使用上，福利待遇的分配上，大家都能坚持严格按标准执行，没有超标超限的现象，也没有据公为己的现象，更没有以权谋私、贪污受贿、违法乱纪的现象。在工作中，能守规矩、守纪律，按制度办事；在生活中，能守底线、守清贫，自觉维护党组集体的形象，保持一个党员领导干部的本色。我会一如既往地自觉恪守廉政准则，始终廉洁为官、踏实为学、清白做人、勤奋做事，永葆一个受党培育多年的共产党人的政治本色，请大家监督、请大家支持！

以上是本人对照检查，不妥之处，请书记和其他同志们批评指正！

转变与代表

2011 年 3 月 1 日

在中国工程院党组民主生活会上的发言。会议由中国工程院时任院长周济主持，院党组全体同志参加了会议。中组部、中纪委、中央国家工委相关同志出席并听取了发言。谢克昌、邬贺铨、白玉良、谷钰等同志列席了会议。

刚才几位副院长的发言给了我很大的启发，很深刻的教育。我来工程院工作已八个多月了，基本实现了三个转变，即从西部地区来北京工作的转变，从军队到地方工作的转变，从医学到大科学的转变。三个转变让同志们认识了我，我也逐步地认识了同志们。刚来工程院工作时，中组部的沈跃跃副部长和我谈话，说我是三个"代表"，即代表军队、代表医学、代表年轻院士。八个多月来，"代表"方面的工作做了一些，但没做得很好，"转变"慢慢地适应了。

从西部到北京，优势是从基层来，对基层情况熟悉，但眼界不够高，看问题不够远；从军队来地方工作，在军队主要受到的是正面教育，办事干脆、雷厉风行，不足是办事缺乏灵活性，直来直去，考虑问题不够全面细致；从事医学，喜好处理具体问题，能及时地为人服务，但对大科学大工程领域缺乏全面了解，比较局限。在院长和其他副院长及工程院机关同志们的帮助下，进步很快，收获很大，不仅很快进入了角色，顺利完成了分管工作，能力也得到了锻炼。进步快，这要感谢同志们。

工程院安排我主管学术和出版工作，结合自己的体会，结合平时学习到的一些历史和国内外现时的资料，我想谈一谈中国工程院的历史使命。有一个外国人把中国社会发展史分成三段，其实社会发展史常常伴有科技发展史的同行。从黄帝到秦始皇，称为"前世"或"先世"，叫"中国之中国"；从秦始皇到乾隆前称"中世"，叫"亚洲之中国"；从乾隆到现在称"近世"，叫"世界之中国"。在近世，中国曾有几次冲向世界的机会，但都被一些历史事件给阻碍了。而且这些事件通常每 30 年左右发生一次。第一次是 1860—1890 年前后 30 年的冲刺，结果因中日甲午战争而终止；北洋政府和民国政府又发起过 30

年的冲刺，结果被日本侵华战争而阻挡；而后又有 30 年的冲刺，又被"文化大革命"干扰。1978 年起接着 30 年的改革开放，给中国带来翻天覆地的变化，这次我们必须坚持下去，冲破历史的怪圈，不走回头路。因为就在近世这短短 400 多年，当时英国、法国、德国和中国一样，人均 GDP 都是大约 600 美元。第一次工业革命，蒸汽机加纺织工业催生了强大的英国；第二次工业革命，内燃机加化学工业催生了强大的法国；第三次工业革命，计算机加电子工业催生了强大的美国和日本。事实说明，一项伟大的工程技术的革新或问世可带来一次社会或国家的革命性变化，那么第四次工业革命会不会发生在中国，下一个又是哪个领域的工程技术，能带来诸如近代前三次革命性的变化呢？我觉得这就是中国工程院的历史使命，因为中国工程院拥有中国工程技术方面最优秀的科学家群体，应当担负这样的任务。我个人肤浅的看法，是否有可能是各种科学技术在生命科学或医学领域中的应用呢？要回答这类问题，首先要靠学术讨论。我们的学术论坛应聚集到有关中国发展，有关民族进步，有关中华民族伟大复兴的重大工程科技问题上。前十六年的学术论坛还处于一个广为的阶段，相当于"广种"，从现在起应聚焦集中到某些更有前途的领域，或许目前在世界上正处劣势或弱小的领域更能出现突破，这叫"选苗"。下一步应是尽心尽力"扶长"。当然"广种"，"选苗"，"扶长"是一个连续的过程，方法也很多，最终是要"收果"。收"大果"，收"甜果"，这才是中国工程院的最终使命。

前列腺列 "前线"

2011 年 3 月 1 日

在主持中国工程院第五场 "健康讲座" 上的发言。本场讲座主题是 "前列腺癌"，由郭应禄院士主讲，参加会议的有中国工程院、中国科学院的 40 多位院士及工程院机关干部，共 150 人左右。

每一个人都希望自己活到老，并活得好。但事实上活到老不一定活得好。比如 90 岁以上男性基本都患有前列腺增生，有很大一部分已发生癌变。在讲座之前，我想先提几个问题：①小男孩为何不得前列腺癌（PC）；②妇女为何没有 PC？大家知道女性没有前列腺，那有前列腺就得癌吗？③太监有前列腺为什么不得 PC？④1985 年，我第一次出国，老师让我把前列腺癌细胞种到老鼠身上，我怎么种都不成功，而别人一种就成功，这是为什么？请大家带着这几个问题听课，下面请郭院士讲课（演讲略）。

前列腺癌的发病要有两个 "GAO"，一是高龄，二是睾丸。高龄指 70 岁以上者发病率增高；睾丸是指有功能的睾丸，睾丸分泌多种激素，但最重要的是雄激素。从这个层面讲，前列腺癌的发生要有两个先决条件，一是要有前列腺，二是要有雄激素。刚才我提的几个问题，女性不发 PC 是因为没有前列腺，太监有前列腺不发 PC 是因为没有雄激素。我在国外是把雄性的前列腺癌细胞打到母老鼠身上去了，所以它不长，后来打到公老鼠身上，一打就成功了。小男孩有前列腺不长 PC 是因为发育未成熟，雄激素不够高。中青年有前列腺但长 PC 少，是因为体内有雄激素但也有雌激素，雌激素对雄激素有对抗作用，达到了平衡。只有老年人，既有前列腺又有雄激素，此时雌激素水平降低，容易发生癌变。当然，在中国前列腺癌患者增多，这与平均年龄已达 70 岁以上，老年人的绝对人口数增加有关，另外还与检查方法的改进和提高有关系。

郭院士讲了前列腺炎、前列腺增生、前列腺癌的发展过程，中间有一定关系，但不是绝对关系。急性前列腺炎经药物治疗一般可以痊愈，前列腺增生也不可怕，变癌是少数，而且时间长。大家不要一提到增生就害怕。有人还说，老年人就两种增生，前列腺增生与骨质增生。其实不然，事实上生命的存在就是细胞增生与凋亡达到平衡的结果，皮肤或胃肠的局部增生容易长成疣或息肉，前列腺增生和骨质增生都属于一种局部增生的现象。

前列腺增生或前列腺癌早期的症状有以下几个：一是尿的变化，频次增多甚至排尿困难或有尿血；二是 PSA 即前列腺特异抗原升高，正常为 4U，超过 8U 就要引起重视；第三是看医生，尿的变化加 PSA 升高必须去看医生，PSA 高而无尿的改变，或有尿的持续改变而 PSA 不高也应当看医生。医生多用指检，或查 B 超加 PSA，必要时要做活检，活检不会引起转移，也无大的害处，应积极配合。

前列腺癌的治疗也是三部曲。第一种为内分泌治疗，过去用雌激素对抗治疗，现在不用了，因为副作用太大，国外正在研究用植物的雌激素来治疗。目前多用雄激素的拮抗剂治疗，即用能占据雄激素受体的化学物质阻断雄激素的作用，效果很不错。第二种治疗是放疗，可用外放疗，还可做内放疗。第三种治疗是手术，手术可以做去势治疗，也可直接切除增生或癌变的前列腺。现在还有微创治疗，可根据病情及病人情况酌情选择。

总之，前列腺癌是一种恶性疾病，现在对发病原因比较清楚，也有好的治疗方法，但效果不一定都很好，最好的办法是早诊早治，不要小看，特别是要将老年人放到重要位置，前列腺应列"前线"。

三点建议

2011 年 3 月 10 日

在第十一届全国人大四次会议解放军代表团全体会议上的发言。参加此次会议十天中先后共发言四次，其他三次内容分别为加大科技投入，确保中国经济的可持续发展；加强军队建设，确保中国的社会和经济成果；加强法制建设，确保社会和谐及长治久安，这三部分因涉密不能发表。本部分已做脱密处理。

军事医学教育是国家高等教育的重要组成部分，在军队现代化建设和国家经济社会发展中发挥了重要作用。但相对于地方高等教育的快速发展，军事医学教育在国家投入、政策支持、军民融合等方面，遇到了一些自身难以解决的矛盾和问题，影响和制约了发展的速度、质量和效益。对此，提出以下三点建议：

一、要突出军事医学优质教育资源的建设和运用。经过几十年的建设发展，军事医学教育领域积淀了丰厚的人才、技术、设备等资源优势，已成为国家高等教育的一个重要"品牌"。以我们第四军医大学（现空军军医大学）为例，作为国家首批"211 工程"重点建设大学，目前拥有 19 个国家重点学科、1 个国家重点实验室、1 个教育部重点实验室、25 个全军医学专科中心和 13 个军队医学重点实验室，有副高职称以上人员 700 余名，有 1 支国家应急救援医疗队和若干个战时卫勤保障分队，医疗、防疫、防护、心理等应急处理专业水平在国内处于领先地位。依托雄厚的军事医学教育资源，我们培育了一大批军事医学人才，近年来在抗击"非典"、抗洪抢险、抗震救灾、反恐处突等多样化军事行动卫勤保障任务中做出了突出贡献。比如，汶川抗震救灾，我校派出 631人组成 26 支卫勤分队，前方救治伤员 9796 人、后送伤员 1048 名，附属医院收治伤员 286 人，实现了"零感染、零死亡"的目标。我们还派出"三防医学救援队"参加了广州亚运会、亚残运会安保工作，组织医疗队出色完成了亚丁湾护航卫勤保障任务，等等。同时，通过帮建医院、帮训人才、帮研技术、帮送医药、帮解危机等形式，有力推动了区域医疗卫生事业的发展。目前我校在全国帮扶的军地医院有 26 所。面对取得的成绩，我们也清醒地看到，一方面，国家赋予军队的医学应急救援和医疗卫生服务任务不断加重，国家和军队对高素质医学人才的需求日益增长。另一方面，由于发展空间受限、开放程度不高，军事医学教育资源优势得不到充分发挥，矛盾比较突出。建议将军事医学教育作为国家医疗卫生服务的重要力量进行重点建设，在发展空间拓展、建设项目安排、预算经费投入、专业力量补充等方面，列入国家和地方政府统一规划，以利于形成军民融合、辐射周边的高层次人才培养基地和高水平医疗服务中心，更加优质高效地服务军民。

二、要加大军事医学教育对外交流与合作的力度。实践证明，只有开放办学，才能不断解放思想，推动科学发展，提高竞争实力。近几年国内医学教育领域取得的重大成就，无不是扩大开放、广泛合作的结果。比如，近年来，我校连续获得的3个国家科学技术进步奖一等奖，有2个分别是与香港大学、中国科学院等院校和机构合作完成的。我校消化病学、口腔医学之所以在国内处于领先地位，与国际消化病学界和口腔医学界保持着良好的合作联系是非常重要的因素。然而，由于担负职能使命的特殊性，军医大学在军地合作、对外交流等方面相对受限，一定程度上影响和制约了军事医学教育的发展。建议加快推进军事医学教育与普通高等教育并轨发展，在发展战略、教学资源、科研攻关、运行模式等方面，进行全方位融合，形成军地优势互补、发展互促的良好局面。同时，将军事医学教育纳入国家高等教育对外交流范畴统一规划，在公派留学、学术交流、承担外训任务等方面，提供相应的政策支持和条件支撑，以利于在对外交流、国际合作中广泛吸收借鉴先进经验，不断提升军事医学教育的层次和质量。

三、要改革无军籍学员招生培养模式。目前，三所军医大学从地方招收的青年学员，绝大部分是无军籍学员，他们在校期间不计军龄，没有统一服装，没有津贴、补贴和福利待遇。从近几年的运行情况来看，无军籍学员培养模式不仅影响生源质量、淡化学员国防意识，还加大了管理难度，给军事医学教育可持续发展带来了不利影响。我们四医大从2005年起招收无军籍学员以来，录取学员的平均分数与2004年前相比下降了20分左右，2006年甚至出现了未完成招生计划、少招40名学员的情况。同时，无军籍学员的毕业分配及未来的退役安置也存在一系列矛盾和问题，潜藏着不稳定因素。建议恢复军医大学有军籍学员招生政策，将军医大学列入提前单招范围，妥善解决无军籍学员参军入伍、福利待遇、军龄计算等方面的问题，以利于尽快恢复军事医学教育原有的生源和教育培训优势，确保军事卫勤人才培养质量。

绝活的授者与受者

2011 年 3 月 15 日

在中国工程院"中国工程科技人才成长若干重大问题研究"研讨会上的发言。中国工程院时任潘云鹤副院长主持会议，徐匡迪、周济、谢克昌、干勇、樊代明等同志出席了会议。另外，还有近 10 名院士及相关专家，工程院机关有关人员参加了会议。

关于工程科技人才的成长和培养因素很多，机制很多，不同专业各有不同。我想专就继续教育谈一点意见。继续教育在国外比较成熟的领域是临床医学。医生要从业，必须不断参加考试，不断取得证书才能行医。在美国考试通过的人员只有一半能够从业，竞争很激烈。我们每次开国际会议，会前都有一天做继续教育，叫"Postgradute Course"。

学什么，就是学绝活、绝技、绝招，一方面把这"三绝"学过来，推广到生产实践中去；另一方面将"三绝"上升到理论层面，不仅知其然，而且要晓其所以然。这样，不仅可以推进工程人才的成长和培养，而且可以推动工程科技同时向理论高度和应用广度发展。关于这点认识，我想从医学角度举例子说明，仅供参考。

一个医院办得有无水平，除了院领导水平高、有好医生、好护士外，还需要一些特殊的技术人才。比如要有会认细菌的人才。一个医院门诊一天上万人，住院数千人，细菌成百上千种，抗生素也有数十种，病人高热不退，究竟该用什么抗生素，这和认细菌是有关的；又比如认癌细胞，当年周恩来总理尿血中发现了一个特殊细胞，北京有一个医生认为是癌细胞，别的所有北京的医生都说不是，当满视野都是这种细胞时，大家都认为是癌细胞了，可是晚了。特别是在手术当中要确定癌细胞那就更重要了。比如乳腺手术，手术时冰冻切片你要在几分钟最多半小时内确定诊断。如果是癌你没诊断出来，癌没切掉保留在病人体内，病人会找你闹事；如果不是癌诊断成癌，乳腺切掉扔到福尔马林固定剂中，病人要你给装上你是装不上的。我在工程院也遇到一个病例，6 月份就可诊断成癌，但有的医院不敢肯定，要复查，9月份复查还不敢肯定，到12月份再复查才确定确实是癌，可耽误了半年，病人的预后就不一样了。所以我们的继续教育不是再去补一般的知识或进展，书面知识那是应该随时学习的，而继续教育的学习应该是以技能提高为目的才行的。

要做好继续教育有很多工作要做。一是要选好教师，或称授者。教师应该是有绝活、绝招、绝技的能人。在这一点上要不拘一格，名声大、理论深、头衔多，未必都是好教师。二是要选好学生，或称受者。工程技术人员可以大致分为两类：一类是精于理论的，一类是善于技能的。这两者都重要，前一类学习别人的绝活后可以拿去研究，使之成为理论成果，并使之知识化、理论化。后一类学了绝活后可以使之成为生产力，可以大范围推广应用，并传递给别人。我录取学生时通常拿一张白纸，有人说白纸中有一个黑点，这种人适宜做理论研究，他聚焦到一个点上向深处发展，有人说在黑点外有大量白色空间，这种人宜当医生，他善于思维，视野广泛，将所有的因素与病人患病相联系。比如几年前我有一个学生，录取时我提了一个问题，癌胚抗原 CEA 在什么情况下升高，别人说在癌症病人高、在怀孕时高、在抽烟时高，只有这个学生说查错了也高，我当即把他录取了，几年后果不其然，他成了一个好医生。

当然我说的这种学习，不仅是本专业的学习，而且要倡导相关专业，甚至是非相关专业，包括文学、人文社会方面的学习。总之，培养工程师是一个系统的工程。所以这是一个好课题，应该好好做下去。做时要注意授者是否有绝活，受者是否有特质。

我与肝衰的纠葛

2011 年 3 月 24 日

在西安国际肝衰竭与人工肝研讨会开幕式上的讲话。此次会议由中国工程院医药卫生学部与中华感染病学会联合主办。参加会议的有来自美国、日本、澳大利亚等国的外宾和来自全国各地的肝病专家和学者，共计 500 人左右。由樊代明、李兰娟两位院士任共同主席，郑树森院士参加了大会并作了特邀报告。

我和兰娟院士共同欢迎大家来参加这次大会。中国是一个肝病大国，无论是哪种因素引起的急性或慢性肝衰竭都会危及病人的生命。这种状况由来已久，长期没有得到很好的解决。

记得 1978 年我考上第四军医大学（现空军军医大学）研究生来西安工作，那时碰到的肝功能衰竭病人已很多，我就立志将肝功能衰竭作为科研目标。那时图书馆的书不多，杂志更少，我找老师的朋友从美国给我带来一本书，书名是"Hepatic Failure"，即肝衰竭。当时我英文不好（当然现在也不好），街上连一本较全的英汉字典都买不到，图书馆的字典又不外借。我晚上在宿舍先把书中的生字抄下来，白天到图书馆借助字典把词意查出来，然后回到宿舍，一句句生吞活剥地把这本书翻译出来，但我不知道对不对，找老师校对他又很忙。但从那时起我知道了人工肝的概念。当时国内没有人工肝，其实国际上也没有，只是个概念。我跑到肾科打听，人家说人工肾这里有，肾的功能比较好代替，但肝功能十分复杂，要做成人工肝几乎是不可能的，你小小年纪，基础之差，真是天方夜谭。我碰了一鼻子灰，回来后很伤感，于是就打消了这个念头。

接下来的日子里，肝衰竭的病人越来越多。在一本中医的历史书中我读过一个故事。古代有一个叫淳于意的中医，有一次他见齐王在台上演讲，讲完下台。他走上前去说，陛下要注意了，你会大难临头呀！为什么？现在你是面色晦暗，明春你会膈上梗阻，明夏你会大吐血而亡。齐王大怒，但果不其然。原来淳于意是一位有名的肝病专家，他说的"面色晦暗"就是肝病面容。他说的"膈上梗阻"就是门脉高压性胃病。他说的"大吐血而死"就是食管静脉曲张破裂致上消化道大出血。这是肝病的三步曲啊。后来我也慢慢地放弃了研究肝衰竭的念头，转为胃癌研究，当然胃癌研究 34 年后也有了点儿小出息。

后来听说李兰娟教授研究人工肝，越研究越进步，越研究越出色，形成了自己的团队，研究出了自己的设备，救治了一批批病人，她也因此当了院士。说实在的，我很羡慕她，羡慕她是因为我自己没有坚持下来；我也很感激她，感激她是因为她治好了一批批病人，而这些病人正好是我治不好的。

当然，人工肝的故事并没讲完，也讲不完。因为世界上没有最好，只有更好。人工肝现在也不是最理想的，以后还会有更理想的。这就是今天开会的目的，我们要联合全世界的相关专家，共同攻关，相互切磋，取长补短，把我们的人才培养得更好，把我们的机器研发得更好，把我们的病人治疗得更满意。最后祝会议圆满成功。

那一年
我在工程院

健康胃为健康

2011 年 3 月 26 日

在 2011 年胃食管反流病关爱行动全国启动会上的致辞。会议在北京钓鱼台国宾馆成功厅举行,参会者有来自全国的消化病专家和中央电视台等多家媒体。

我的家乡是一个小山村,儿时有好多故事。家养的一条小狗病了,不仅咽不下水,而且不断吐食,我以为是狗身子平位的缘故,把它身子竖起来也不奏效。小狗死后,我和叔叔对它做了"解剖",结果发现是食管不通畅。院坝有一头耕牛,忙时它把青草囫囵吞下去,闲时再吐出来细嚼慢咽,它不难受吗?山后有一个洞,里面住了好多蝙蝠,大家知道蝙蝠睡觉是倒挂着的,但它的食物为何不倒流出来呢?后来学医才知道蝙蝠的下食管括约肌要比人的厚 8 倍。那么,括约肌厚就不反流吗?杂技演员头着地,脚朝天倒立,还能唱歌,为何也不反流呢?诸如这些问题,听了后面几位专家的专业讲座你也许就会明白。

胃食管反流病是目前一种常见病,是由于各种原因导致胃内容物向食管反流,强酸的胃内容物对食管黏膜破坏所致。它虽然不会危及生命存在,但会影响生活质量。表现为上腹痛,反酸胃灼热、声音嘶哑,我们可以通过改变生活习惯,抑制胃酸等达到治疗目的。有关医学知识我不再赘述,下面的专家将专门讲解,好戏在后头。

这个会议的主题是"关注胃健康,携手健康人生",我看可以叫作"胃健康为健康",因为只有让胃健康了才能保证人体健康。我们在钓鱼台开会,医生来了想从会议交流中获得经验,"钓个大鱼"成个好医生;公司来了想从互相结识中获得启发研制好药,"钓个大鱼"成个好公司;媒体也想通过这个活动交个好医生、交个好公司、"钓个大鱼"成为好媒体。一上午时间太短,希望大家在钓鱼台都有所收获。

胆大心细

2011 年 3 月 26 日

在黄志强院士九十华诞庆祝会上的致辞。会议在北京长城喜来登酒店举行。参会的有301 医院领导及相关同志，军地各单位领导，来自全国各地（包括香港）从事肝胆疾病的院士（4 人）、教授及学者共约 500 人。工程院学部局时任谢冰玉副局长，医药卫生学部时任李冬梅副处长陪同参加。会上首先宣读中国工程院时任院长周济代表工程院的贺信，随即樊代明作即席发言。

刚才宣读了我们周院长代表工程院的贺信，我只能照稿细念，一字不敢"贪污"，其中也包含我个人的祝贺之情。下面作为黄老的学生，我还想说几句，这是我的私房话，不用念稿子。

20 世纪 70 年代我在第三军医大学读书，那时黄老在该校西南医院当主任、教授。我不知道该称他"师父"还是"师爷"。说是"师父"，因为他确实直接带过我们，说"师爷"，是因为后来韩本立教授和何振平教授也带过我，韩、何两位教授也是黄老的学生，那么他们两位教授是我的师父，那黄老就应该是我的师爷了。

读大学要碰到黄老这样的知名教授带是很难得的。有一次他带我们查房，我们一个班一二十个同学，他问胆囊的直径是多大？同学们都被问住了，没人敢答，因为都知道黄教授做学问很严格，很精确，怕答错了挨批。我想上解剖课时老师讲胆囊像一个倒置的梨，梨子 10 厘米总是有的，于是我鼓起勇气回答 10 厘米。听了我的回答，黄老的面部无变化，但目光透出两种神情，一种是赞扬，一种是严肃，给了我三个字，"你胆大"。显然我把胆囊的直径回答太大了。当时同学们发出一片笑声，我非常难堪。回到宿舍想了很久，一是黄老用赞扬的眼神说我胆大是夸奖我，说我勇敢，敢回答问题；二是用严肃的眼神说我胆大是批评我，教导我在科学上光胆大不行，还要心细。于是"胆大心细"就成了我向黄老学到的真经真传。毕业后这30多年中，如果说我的路走得比较通畅，比较顺利，一直是黄老这"胆大心细"谆谆教导在鞭策着我、规范着我、指导着我。"胆大心细"使我受益终身。在您九十华诞之际，请允许我深情地说一声：恩师，谢谢您！

那一年
我在工程院

卷一

一本好书
——为《肝·门静脉高压症外科学》作序
2011 年 3 月 28 日

在哈维提出心血流动论之前，医学界曾把人体血液循环看成两个独立的系统：一个以心肺为中心，另一个以肝肠为中心。连接肝脏与肠道之间的桥梁是门静脉系统。当然这个肠道是泛指广义的肠道，不仅指胃肠道，而且包括脾、胰、食管等脏器，综合起来类似中国医学的"中气"吧。

门静脉谓之"桥"，那么桥出了问题，比如大桥拥堵，桥面增宽，桥体变窄，甚至桥裂、桥陷、桥塌、桥断等，除了桥本身可能有问题外，常与两端桥头也有关系。同理，门静脉出了问题，除了门静脉本身有问题外，主要与前方的肝脏和后方的肠、胃、脾、胰、食管等脏器有关。不是前者作祟便是后者惹祸。就门静脉高压症而言，可能最常见、最直接、最严重的致病原因还是与门静脉相关，特别是肝脏本身的问题。

鲁建国、高德明两位教授作为主编，组织国内相关学者专就以上问题写成了这本《肝·门静脉高压症外科学》巨著，本书涵盖了肝脏外科，门静脉高压症外科领域的新进展，其中包括了相关的基础理论和详细的治疗手段，特别是对我国常见的肝病治疗程序和具体方法；不同原因所致肝硬化门静脉高压症的发生机制和演变过程；经典的肝叶切除术和门静脉高压症并发出血的内镜治疗和不同方式的疗效评价；肝移植术在 21 世纪的地位；肝硬化不同并发症的早期诊断和治疗措施等，集中反映了我国该领域的创新发展和技术特色，是一本不可多得的好书。

我是一名消化内科医生，对这个领域可谓熟悉，也可说不熟悉。熟悉的是天天都可碰到这样的病人及病状，我只能做我们内科的相应诊疗及处理，有些可以施行微创治疗；不熟悉的是我不是外科医生，对外科的诊治原则，特别是外科的技术操作，我确实是一窍不通，所以难以为此书作序。但当我详读了黄志强院士为此书作的序后，忽然有了底气，胆大了许多。黄院士是我的老师，而且是肝胆外科专家，他说是一本好书，那我就写上几句心得，权当读后感，仅供同道们参考。

山城三讲

2011 年 4 月 6 日

在中国工程院第 114 场中国工程科技论坛开幕式上的主持词。本次论坛由信息及电子工程学部与重庆大学主办，参加的院士有 14 名，还有来自全国该领域的学者共计 500 余人，中国工程院时任常务副院长潘云鹤院士出席并讲话。时任学部工作局谢冰玉副局长、范桂梅主管和王爱红副处长参加了论坛。

当祖国北方还冬意未尽、乍暖还寒之时，年轻的直辖市重庆早已生机勃勃、春意盎然。在这金色季节，中国工程院第 114 场中国工程科技论坛在山城重庆隆重开幕，按大会安排，需对贵宾进行介绍，我想为了节约时间就不介绍了，因为相互认识的不介绍也认识，不认识的介绍一下也认识不了，接下来大家在交流中可以从相遇、相识到相知。本次大会的主题是"明天的信息技术"。我们走过了昨天，我们正立足今天，但我们思考的是明天。为什么？为了后天。

谈到重庆，不得不谈到重庆大学，因为他不仅是红岩革命的摇篮，而且是国内外知名的，特别是为局部地区的社会经济发展做出了巨大贡献，更特别的是贵校为这次论坛的成功召开给予了大力支持及认真组织，我们应该表示诚挚的谢意。下面有请重庆大学林建华校长致辞（致辞略）。

感谢建华校长，怎么能记住他的致辞和他本人呢？上一次论坛我来重庆大学，那时还是李晓红校长。听说接任的校长来自北京，在北京工作那就是"建华"，到重庆来工作应该叫"建渝"。名字改不改不重要，但是要把北京"建华"的经验放到重庆"建渝"，刚才听了他对重庆大学的历史回顾，现状展示，已经描绘了将来的蓝图。重庆大学一定会有一个美好的明天。

重庆这座城市有诸"多"，重是由"千"和"里"合成的，庆则是"广"和"大"构成的。"千里广大"表明重庆大气包容，喜纳天下游客，喜引世间名技。因此，在过去的 4 个月中，中国工程院在这里办了 6 场论坛，我本人就来过 3 次。为什么如此频繁，重庆大有可为，重庆好，重庆科技好，重庆科技人更好。下面有请重庆科技管理界的魅力代表，市科委副主任徐青同志致辞（致辞略）。

感谢徐副主任致辞。刚才我说她是魅力代表，大家可能认为我有些玩笑、调侃，甚至夸张。听了她的讲话后名副其实了吧！她几乎把本次论坛的前言讲了，而且还把重庆在该领域的需求与希望也讲了。在这里，我宣布一个消息，重庆市科委主任、工程院的钟志华院士昨晚从北京打来电话，说他刚回来，本来应参加这个论坛并做主题报告，但因北京有急事，不能前来，请我代为致意。

各位代表，中国工程院和周院长对本论坛十分重视，特别是常务副院长潘云鹤院士刚在杭州领导、指导、组织完成中国工程院的首场中外高端论坛，就风尘仆仆、马不停蹄地赶来重庆参加大会，这次论坛怎么开，开什么，有请潘副院长讲话（致辞略）。

感谢潘院长的讲话。我学习后的体会是三点：信息科技日新月异，机会转瞬即逝；我们要未雨绸缪，关键是把握住明天；团结协作，加强占领制高点，明天才能属于我们。希望在本次论坛及今后的工作中加以落实。

大家来一次重庆不容易。希望大家去了解她、认识她、记住她。我用两句话来描述，第一句即"山城饱三福"。一为眼福，重庆是远处比近处好看，晚上比白天好看，女士比男士好看。二为耳福，重庆有很多名言名句，简洁易记且富于诗意，如"给力"这个词早就有了，叫"雄起"；到解放碑免费看逛街的美女叫"打望"；说你办事糊涂叫"吃错了药"；骂你办错了事叫"脑壳长了水"。三饱口福，这里有大量小吃，如担担面、麻辣烫一定要去领略。重庆人喜欢发明新川菜，如酸菜鱼，而成都人不发明但引过去卖，赚钱，所以重庆人做 Research，而成都是 Development，加起来就成"R&D"。听说会后部分院士要去游三峡，所以我后头还有一句叫"三峡三回头"，为什么要三回头，回头看什么，希望大家去了以后，开下一次论坛时再告诉我。

希望会议结束后，将论坛结果总结成完整材料，报到工程院，作为我们咨询项目的借鉴。

好了，开幕式应该结束了，下面紧跟学术论坛，我不能再啰唆了，因为后头有好戏，好戏在后头。

"115" 与 "要要我"

2011 年 4 月 7 日

在中国工程院第 115 场中国工程科技论坛开幕式上的讲话，此次会议在重庆召开，大会主题为临床分子诊断新技术。出席大会的有中国工程院和中国科学院的 13 位院士，参会的有来自全国各地的相关学者共达 1500 余人，中国工程院时任周济院长和潘云鹤副院长出席，工程院机关参加人数 16 人，大会主席由樊代明担任。

中国工程院第 115 场中国工程科技论坛在重庆山城胜利召开，本场论坛的主要目的是什么呢？大家知道，在中国的医学领域，有一个不争的事实，那就是我们的药品 97% 是仿制国外的，我们用的医疗器械（按费用算）98% 是买国外的，同理，我们医院的临床检查方法，基本都是向外国人学的，甚至血、尿、便三大常规也是外国人发明的。这样下去，我们再多的 GDP 都要被耗掉，这样下去，我们的医疗水平不可能自主地提上去，因此本次大会的宗旨就是向这个方向奋斗，一步步地解决这方面的困难，此次大会规模大，人数达 1500 人以上，历时 3 天，应该说办会很困难。重庆医科大学承担了这个艰巨任务，而且筹办得很好。大家知道，重庆医科大学是国内著名高校，不仅对中国医学的发展有重要贡献，而且对地方经济、社会和医学方面的发展做出了自己的重要贡献，我们更要感谢的是他们对这次会议的支持及组织。大家想知道重庆医科大学和她的校长吗？下面，有请重庆医科大学校长雷寒教授致辞（致辞略）。

感谢雷校长的讲话，他不仅介绍了重庆医科大学取得的成绩，而且介绍了学校现在的蓬勃发展。祖国的北方冬意未尽，但重庆已春意盎然，不仅重庆市的春天已经来临，重庆医科大学已春色满园，难怪校长叫"雷寒"——春雷驱冬寒。请大家记住重庆，记住重庆医科大学的校长。

刚才我讲了医学发展上的窘境，大家还知道一句话，说我们用国家的钱一买国外机器，二买国外药盒，然后做成论文发到国外去。这是对我们科技界的一种描述，对于检验医学而言，也是相同的情况，其实就是创新性不足。怎么解决这个问题？这需要行业权威发表高见，下面有请中华检验学会主任委员尚红教授致辞（致辞略）。

尚红教授讲了我们检验专业的成就及未来的发展势态，这个专业做得好，不是"尚红"而是"正红"。同时，她作为该专业现时的"掌门人"，也从心底发出了一声声呼唤，或者是声声呐喊，那就是各界都要重视、支持检验医学。她的话正好跟我们本次论坛第"115"相关，"115"音译翻译过来就是"要要我"，或者翻译成"要就要我"。这个"我"就是检验医学。

大家来到重庆，重庆是个好地方！这里海纳百川，有容乃大。"重"字由"千"和"里"组成，"庆"字由"广"和"大"组成，合起来即是"千里广大"。重庆是一个大有可为的地方，最近4个月内工程院在这里召开了6场论坛或会议，4个月内我来了3次，周院长和潘院长各来了2次，我多来了一次是打前站，在这期间有100名（或人次）院士进山城。蒋书记和黄市长和其他市领导都接见或会见了我们，有一种感觉是刚逢又重逢，才庆又重庆。为什么呢？这不仅是我们爱重庆，也是重庆爱我们。这次会议市政府又给予大力支持及关怀，下面有请重庆市副市长吴刚先生致辞（致辞略）。

吴刚市长的致辞热情洋溢。他给我们讲了重庆发展的突出成绩，使我们对重庆有了进一步了解。重庆与其他地方不同，重庆十分支持科技活动，应该说重庆刚成直辖市，各种条件还相对有限，但重庆市仍十分支持我们的论坛活动，市长叫"吴刚"，我看是"此地吴刚，无刚胜有刚"。

这次论坛规模大、人数多、历时长，工程院给予了高度重视，周院长、潘院长出席，坐镇指挥，工程院机关也来了十几位同志特别是周院长，他们昨天才美国出差回京便直奔重庆，这次论坛开什么？怎么开？下面有请周院长做指示（致辞略）。

周院长的讲话很重要，我认为不仅是本次论坛的工作指南，而且是将来中国工程科技论坛的行动要求。碰巧得很，开幕式发言的专家和领导，他们的名字都是两个字，"雷寒尚红，吴刚周济"，合起来就是一首诗。刚才我对几位领导的名字进行了正解，但对我们周济院长不是忘了介绍，而是不敢造次，因为他是我的顶头上司，我怕回去以后下课（玩笑话）。但大家想一想，周院长从亚洲到美洲，再从美洲回到亚洲，广纳各国精华，广播天下友谊，时差还没倒过来就来重庆指导会议，可不就叫洲际（周济）吗？

开幕式规定的时间正好到了，有请学术报告的主持人上台，希望把这次论坛的学术成果认真总结，然后上报工程院，以此为咨询的支撑，如果能形成一个咨询项目更好。开幕式到此结束，谢谢大家。

眼病医眼之对错

2011 年 4 月 12 日

在中国工程院第六场"健康讲座"上的主持词。此次论坛主题为"眼科保健"，由谢立信院士主讲。参会的有中国工程院和科学院两院院士 40 余名，院士家属、陪同人员和工程院机关工作人员，总数逾 100 人。

马季有个相声叫"五官争功"。人的五官，哪个更重要？恐怕多数人回答是眼睛和耳朵，耳聪目明嘛！但眼睛和耳朵中哪个又更重要呢？

我岳母近九十岁，已耳聋几年。无独有偶，我有一同事，他岳母也近九十，失明多年。我们都有一个近九十岁的岳母，她们都很慈祥，不同的是，我每天下班回家可以吃上可口的饭菜，但同事必须自己系裙下厨，不然就没吃的。原因是我上班前岳母给我出多选题：A 饭、B 面、C 菜，我做个口形，甚至不用出声或者点头、摇头就可以，岳母眼睛好，可以下厨。同事的岳母耳朵好，可以交流，知道对方想吃什么，但双眼看不见，不能付诸行动。所以同事的岳母常说"宁愿耳聋也不要眼瞎"。

我上医科大学前，经常听到"金眼科、银外科，随随便便皮肤科"，皮肤科其实也重要，但这里强调眼科更为重要。有人还说"精眼科、细外科，大大咧咧理疗科"，其实理疗科也需精细，但这里强调的是眼科需要更精细。

外国人将"眼"写成"eye"，两边的"e"像两个眼球，中间的"y"像个鼻梁，看来外国医生没把眼看得很复杂，跟百姓的认识理解差不多。但中国医生则不一样，你看"眼"字，我觉得它不是左右结构，实际是前后结构，前面那个"目"代表眼球，后面那个"艮"代表眼球后的结构，特别是下面那里既有交叉，又无交叉，这才有意思呢！大家知道手脚的大脑指挥正好相反，左脑指挥右手、脚，反之亦然。而眼球的运动和感觉既有同侧的神经支配又有对侧（交叉）神经支配，你看眼有多复杂。你知道"艮"是什么意思吗？是咬不动嚼不碎的意思，意思是眼睛是攻不下的碉堡，是一个难以理解和琢磨的器官，谁能把它说清楚。有请中国眼科界唯一的工程院院士、山东省眼科研究所的谢立信院士给我们作报告（略）。

谢院士报告很精彩，请您先休息一下，喝点水，在大家提问之前，我先在大家与谢院士间架个桥做个铺垫，毕竟我也是个医生，虽然水平不如谢院士高，但比大家还是多懂一点儿医学知识。谢院士刚才讲了眼睛本身的疾病及其治疗，其实还有好多眼病是其他疾病引起的，很多疾病的症状可以表现在眼部。我们通过眼睛诊断疾病，有些眼病可以通过把原发病治好而被治愈。先从眼皮说起，有人是单眼皮，有人是双眼皮。听说北方人单眼皮多，是北方风沙大，老闭眼就成了单眼皮，而南方双眼皮多，是因为太阳大，睁不开眼，一个劲地睁就成双眼皮了，这没有科学根据。但眼皮是用来保护眼睛的，疲劳至极、没精打采可以通过眼皮看出来。

眼睛是心灵之窗。人的七情六欲，人的精气神都可以通过眼神表现出来，难道不是吗？你尽管用布遮住全脸，只要露出眼睛，你就可以看出一个人的"喜怒哀乐悲恐惊"。反之，如果有人看你，为了平视但不抬头，头不抬而靠抬眼皮，如果你坐在对方的侧面，她想看你不是靠转头，而是靠转眼球，成为侧视，那只有两种情况，一是热恋中，你被她爱上了，另一种就是抑郁症或精神病。

眼睛又是生命之窗。小沈阳用眼皮的睁闭来形容人的一生，说双眼一睁就来了，双眼一闭就走了，就死了。人死了肯定眼皮是闭的，但眼皮闭了人就未必死了。那要看眼中的另一道门，就是瞳孔，或瞳仁。正常人的瞳孔大小适中，双侧等大等圆。太大了，太小了，不动了，两侧大小不等，都是有问题。完全散大这个人就死了，生命就终结了。

视物不清的原因很多，比如雪盲，不是雪大了、雪太白了造成的，而是没有参照物，眼睛的肌肉总处于一种状态所致，但是夜盲则是身体缺少了维生素A造成的，补充维生素A夜盲就好了。

眼白发黄也是人体生病的标志。有时是"我视病人黄"。眼白发黄医学上称为"黄疸"，是肝脏出了问题，或是肝外出现了梗阻，或是溶血性贫血造成的。还有一种是"病人视我黄"，说的是病人吃了某些药品，如吃治心脏病的药物洋地黄中毒等。还有药品可以引起药物性青光眼，糖尿病可引起眼底病等。

总之，眼睛无论是心灵之窗，还是生命之窗，是视物不清因素多，还是"我视病人黄"或"病人视我黄"……凡此种种，了解这些知识对医生和病人都有用，大家不用记那么细，只要知道全身疾病可能与眼睛有联系就行了。下面请大家向谢院士提问题（报告结束）。

"生医"不离医生
2011 年 4 月 15 日

在中国工程院医学影像学前沿研究国际高端论坛开幕式上的讲话。此次会议在上海交通大学召开，由中国工程院和国家外国专家局联合主办。会议主席由上海交通大学 Med-X 研究院徐学敏教授担任。杨胜利、王威琪、陈亚珠、王红阳等 5 名院士，来自美国、英国、澳大利亚及国内本专业的知名学者约 100 人参加了会议。工程院机关参加会议的还有白玉良、徐进、李冬梅等 5 位同志。

首先，代表中国工程院和周济院长热烈祝贺本次高端论坛在上海交通大学（以下简称"上海交大"）隆重召开，特别对上海交大林忠钦副校长和徐学敏院长及全校相关同志对本次论坛组织中所做出的杰出贡献表示衷心感谢。

中国工程院与国家外国专家局联合举办的国际高端论坛，每年准备举办 10 场左右，旨在引进国外智力，即邀请国外的顶级专家与国内相关专家共同展望该领域重大工程技术未来一二十年的发展动向，为政府决策提供咨询意见。第一场由信息及电子工程学部组织在杭州召开，主题为"神经工程技术"，开得很好，国际上最知名专家 Dr.Donoghus 及小泉教授都参加了，取得圆满成功。本场由医药卫生学部组织，主题是"医学影像前沿技术"。

大家知道，我国医学领域应用的仪器设备绝大多数是买国外的。主要是自主研发能力不足，当然也有其他方面的原因，比如国家投入少、人才匮乏、技术落后、联合攻关也有困难等。但今天我们不谈这些问题，谈这些问题没完没了，时间不够，科学家谈这些问题也不内行，留给社会科学院去研究，大家一定要集中到工程院科技方面来，这是我们的本行。

"生医"是内行间的简称，指生物医学工程（Biomedical Enginerring, BME），一看就是一个系统工程。广义上讲是搞生命科学的与搞医学的和搞工程学的三者相结合，做出仪器设备来为研究人体和诊治疾病服务。狭义上讲是用生命科学、医学领域的知识来进行工程学研究，最后制成医学仪器设备。在国外医工结合或工医结合已成为推动基础医学和临床医学发展的重要动力。搞工程学的已主动加入临床研究的队伍中，在那里找问题、设平台、育人才、研设备。有很多先进的设备都是医生提出问题，由工程师去攻关解决的。相反，我国这方面不够，今天参会的临床医生请举手，啊！连我一共三个，其中还有一个是外国医生。这种情况不行的，你们将来开会一定要邀请临床医生参加，当然我们临床医生也要主动来参加。只有生医与医生结合了，才会催生较大的进步。这次会议开完后，要把主要收获写成报告送工程院，其中请强调生医与医生结合这一条。

做事要做这样的事
——为《涂料、涂装与国际法规、标准、指令》作序
2011 年 4 月 18 日

近半个多世纪以来，由于"直链经济"的大规模运行，致使地球环境受到不同程度的污染，自然生态遭到极大破坏，这引起各国政府和专业机构、众多国内外科学家的重大关注。先后推出了"循环经济"和一系列旨在改善环境、生态和关爱人类自身安全、健康的法规、标准和指令，其目的是要人类规范自身的行为，自觉地约束自己，不再去生产那些破坏生态、污染环境、危害安全、有损健康的产品。

方震教授与李伟华博士合作，编写的这本《涂料、涂装与国际法规、标准、指令》一书，是结合他们行业的发展状况及当前存在的问题，来解读有关国际法规、标准、指令的一个有益的尝试。我翻阅样书后，觉得付以出版发行很有必要，对我国涂料、涂装及表面工程行业的发展会起到积极的推动作用。

方震教授是西安涂装防护协会的理事长，是这方面的专家，他现已年逾花甲依然拼搏在科技战线上，对专业对社会都有高度责任感。这种精神是值得我们学习的。我是一名医生，对方教授的专业一点儿也不懂，但我知道他提出的事情办好了，对我们医学和医生是十分有益，尤被他的精神所感动。如果从事环境和工业相关科学的学者都像他那样去做，那么人民健康就有了保障，我们当医生的事情就少了。于是，我想起《红灯记》中一句唱词："做事要做这样的事，做人要做这样的人。"

做强、做精与做好

2011 年 4 月 25 日

在中国工程院第四届主席团第四次会议的汇报。此次会议在西安召开，中国工程院时任院长周济主持会议，宋健、徐匡迪两位老院长出席会议。共 31 位主席团成员和 20 余名工程院机关的同志参加了会议。此为学术和出版委员会的工作情况汇报。

为了落实《中国工程院 2010—2014 年度工作纲要》和《中国工程院 2011 年工作要点》，根据学术与出版委员会的任务和职能，主要开展如下工作。

一、制订 2011 年工作计划

根据 2010 年 12 月 4 日第二届学术与出版委员会第一次会议精神，提出了 2011 年学术与出版委员会工作计划，并统一纳入《七个专门委员会 2011 年工作计划（审议稿）》中，广泛征集各学部常委会意见和建议。

自 2011 年 1 月 1 日起，各学部常委会分别召开常委会，审议通过了 2011 年学术与出版委员会工作计划，同时结合本学部实际情况，对已制订的工作计划进行了完善和细化，其中各类学术活动合计 113 项。

二、年内重点工作

为更好地履行国家赋予工程院的职能和任务，充分发挥工程科技领域的学术引领作用，带领全体院士大力开展高水平的学术活动，促进工程科学技术的创新和发展，根据学术与出版委员会的任务和职能，学术与出版委员会下一步工作重点是按照《中国工程院 2011 年工作要点》的要求，突出重点、注重落实、稳步推进 2011 年工作计划中各项工作。

（一）学术工作要重点做好以下工作

1. 积极举办"国际工程科技发展战略高端研讨会"（12 场）。以高端为目标，立足于国家中长期发展战略，积极推进国内外相关领域知名专家学者之间的学术交流与合作，以提升我院学术活动的水平和国际影响力，努力培育和创建我院新的学术活动品牌。2011年计划组织开展12场，现已组织和开展了2场。

2. 重点抓好"中国工程科技论坛"（19场）等院级重大学术活动。在认真总结过去"十年百场"工程科技论坛经验的基础上，更加紧密地围绕国家经济社会发展和工程科技前沿问题，加强研讨，搭好平台，进一步扩大影响力，发挥学术引领作用。2011年计划组织开展20场，现已组织和开展了3场。

3. 认真组织"学部学术活动"（70场）。要充分发挥学部常委会组织学术活动的积极性，认真组织好学部学术年会和工程前沿研讨会等学术活动，坚持长效、提高质量。2011年计划组织开展70场，现已组织开展了15场。

4. 继续办好"医疗保健系列学术报告会"（12场）。目的在于提高健康意识，增加医疗保健知识，2011年计划安排12场，现已经组织开展了3场。

5. 积极组织院士进校园开展科普活动。加强科普工作，组织若干院士进校园、企业，参加科普活动，宣传工程科技成就，传播科学思想，培养科学道德、普及科学技术知识，完善与组织高水平科普活动。进一步加强同有关部门的合作，承担起科普工作的责任和义务。

6. 完善学术活动管理工作体系。完善与组织高水平学术活动相适应的科学规范的管理支撑体系，修订"中国工程院学术活动管理办法"，既要对院级重点学术活动加强管理，又要给学部和院士的基本学术交流活动留有空间，营造学术思想交流碰撞的良好氛围，不断提高学术活动质量。

（二）出版工作要重点做好以下工作

出版物是反映我院各项工作的窗口，也是我院建设国家工程科技思想库的重要组成部分。出版工作要紧密结合我院的学术会议、咨询项目、院士队伍建设等方面的任务开展工作。

1. 提高学术刊物的出版水平和质量。其一，《中国工程科学》（Engineering Sciences）是我院的院刊，是体现工程院学术水平的重要平台和窗口。根据院领导指示，今年已多次召开协调会议，继续加强与中国教育出版传媒集团的合作，提高刊物的出版水平和质量。具体包括：①由《中国工程科学》杂志社组织召开院士、作者和审稿专家会议，听取对刊物的点评和建议。②加强Engineering Sciences杂志的编辑力量，同时提高中英文版杂志水平。评审已通过的中文或英文稿件，要求作者尽可能提供相应的英文或中文稿。③加强组稿力量，有意识提高英文稿数量，增加稿件储备。④争取在2012年把Engineering Sciences杂志由季刊改为双月刊。⑤加强有关工作，争取 *Engineering Sciences* 杂志能早日进入 SCI 索引范围。其二，中国工程院拟合作主办 *Frontiers* 系列期刊。*Frontiers* 系列期刊是由教育部主管、高等教育出版社出版的大型英文学术期刊项目，定位于各研究领域的最新学术成果和发展动向，旨在集中国内科研优势，建设一个中国自有品牌的国际化学术交流平台。经协商，中国工程院将共同主办相关领域的工程科技类杂志，院士参与刊物学术发展方向的制定、重大选题的策划及重要稿件的审定。根据需求情况，分阶段逐步出版相应的中文版。拟先选一至两个刊物作为试点，中国工程院参与共同主办。

2. 加强学术活动的出版。工程院作为学术机构，组织开展很多学术活动，对重大的、热点的、前沿的学术活动要做好后期的出版工作，既记录了我们的工作，又向社会展示了工程院形象。定期出版 *Newsletter*，计划从 2011 年起每年出版一本全院的学术活动文集。

3. 加强咨询报告文集的出版。咨询工作是我院的主要工作，有很多关系国计民生和社会发展的重大咨询项目，应将其整理出版为系列出版物，为领导决策和社会服务。计划每年出版一本咨询工作文集。

4. 加强宣传院士的出版工作。工程院院士是我国工程科技界的宝贵财富，他们的精神风貌、道德情操和科学思维方法，对我国工程科技发展和社会进步具有重要作用。加强与院士所在单位的联系，计划出版系列宣传院士的出版物，为资深院士作传。配合我院对典型院士和先进院士群体的调研工作与宣传报道，赴高等教育出版社调研有关出版情况。

（三）认真做好"国家工程科技思想库建设—学术活动"课题研究工作

根据项目的总体要求，结合我院学术活动的实际情况，认真做好"工程院学术活动总结与发展"课题的研究工作。通过对我院建院 16 年以来学术活动总体回顾、经验总结、存在问题的分析，提出关于加强我院学术工作及其管理的政策建议，进一步提升我院学术活动质量，发挥学术引领作用。开创学术工作新局面。计划 2011 年 5 月召开课题阶段性研究成果汇报交流会并形成课题阶段研究报告；争取 2011 年年底完成课题研究报告，现课题研究按照计划进行中。

三、对我院学术工作的几点认识与体会

（一）认识

2010 年举办了中国工程科技论坛创办十周年座谈会，共同回顾和见证论坛

十年百场的累累硕果。刘延东国务委员、我院新老院领导和多位院士都做了很好的发言，大家总结回顾了论坛的创办与发展历程，对今后的发展提出了很多好的想法。

中国工程科技论坛等学术活动是工程院高智力密集、多学科荟萃的特色平台，以论坛为代表的学术品牌应继续创新发展，进一步发挥学术活动的引领作用。以战略高度、世界眼光和创新思维加强统筹规划，把论坛等学术活动，做好做强，打造成国际上有影响的知名学术活动品牌。因此，注重四个引领。

1. 是引领科技创新，紧扣工程科技和经济社会发展中的战略性、前瞻性问题，精心组织各种类型的学术活动，让学术思想碰撞的火花点燃创新激情、开阔创新思路，促进多学科交叉融合和重大工程科技问题的解决，带动工程科技创新的长足发展。

2. 是引领国内外交流，准确把握世界工程科技发展的前沿趋势，吸引国内外更多的一流科技专家参加进来，组织国内优秀科技专家参与国际学术交流，提升学术活动的质量和水平，不断扩大我国科技界的国际影响力。

3. 是引领学术风气，积极营造诚信、宽松、和谐的学术环境，倡导求真务实的科学精神，发扬学术民主，提倡学术争鸣，鼓励自主探索，带头抵制不良学风和不端学术行为，自觉维护科学道德。

4. 是引领科学风尚，宣传科学成果，普及科学知识，传播科学方法，促进全社会更加尊重科学、按科学规律办事，为提高全民科学素质作出更大贡献。形成有国际影响的品牌学术活动，在国家的发展乃至人类科学事业进步中发挥更大作用。

（二）体会

面向未来，随着国家科技发展"十二五"规划的制定与实施，特别是针对"十二五"我国发展战略性新兴产业的需求，我院学术与出版工作也将履行新的使命和任务。中国工程院 2010—2014 年工作纲要中，围绕学术活动特别是工程科技论坛、国际高端研讨会、学部学术年会等重要载体，提出了新的发展要求。我院今后的学术工作将在以下四个方面进一步的完善与提升：

1. 要"聚焦"前沿热点，以突出现实性、强化前瞻性。学术活动的主题应继续紧扣社会热点和科技前沿问题，以国家经济社会发展的现实需要为指导，以工程科技的前沿攻关、重大问题解决为牵引，根据不同学部和不同学科的特点，突出国际性、前沿性和应用性，关注有望成为战略性新兴产业的领域，既体现特色，又兼顾共性，力求小、精、尖，避免高、大、全，力争实现推动一批工程科技专业的创新发展，带动一大批社会产业的跨越发展，发现和培养一大批青年科技人才的目的，辐射和引领不同专业、不同地域和不同层次工程科技水平的共同提高，从而不断促进中国工程科技事业的整体发展。努力在聚焦、引领和辐射的过程中，不断扩大学术活动的规模，打造以工程科技论坛为代表的我院特色品牌学术活动，为学术工作的健康持续发展奠定基础。

2. 要"聚集"发展力量，提升学术的影响力和吸引力。要进一步解放思想、开阔视野，只要有利于工程科技的健康发展，有利于学术活动宗旨弘扬和主题拓展的合作力量，我们都可以积极吸纳整合。特别是对那些有实力、有需求、更加具优势、同时也有强烈愿望的单位，要给予一定的关注，要给予他们适当参与的空间。同时，在保持工程院学术高端性的前提下，可以考虑广泛联系和邀请一些主流行业、大型企业、综合高校、重点院所共同承办或协办，以长期固定的委托方式，或者以工程院、各学部或者各部门的名义建立务实求效的合作关系，形成优势互补、资源共享的合作机制，既可弥补和解决工程科技论坛在经费保障、会务组织及人力不足等现实问题，也可为更多的科技事业单位提供发展的高层次平台，在普惠共赢中，不断提升我院学术活动品牌的影响力和吸引力。与此同时，要进一步加强各学部对学术工作的组织和服务力量，理顺关系，加强协作，增配力量，强化素质，培养和建强一支高水平的机关队伍，不断处理好内部聚力与外部"聚集"的关系，共同推动学术工作的健康持续发展。

3. 要"聚合"学术思想，以营造更加民主、活跃的学术环围。切磋成良玉，相击出灵光。像工程科技论坛是一个学术论坛样，因此，我们必须始终致力于营造自由、严谨，开放、求实的学术研讨氛围，努力形成百家争鸣、百花齐放的生动局面，努力实现学术交流、思想交锋、形成共识、解决问题的目的。因此，围绕这一目的，要进一步深入思考如何完善学术交流平台的机制措施，力求做到规避权威、广开言论、鼓励互动、聚合思想，切实使论坛成为孵化创新思想、催生新兴学科、扩展科技视野、深化科学认识、弘扬学术民主的重要阵地。比如针对在社会上意见分歧较大、关注程度较高的社会热点问题，可以设立正反或多方意见阵营展开辩论；也可围绕发展前景存在较强不确定性、较大争议性的科学问题，在学术活动中提出来供与会专家深入讨论等，并研究建立专项的奖励机制，提高大家交流认识、贡献思想的积极性，努力把我院工程科技论坛打造成为中国工程科技界最具权威、最具前瞻、最具活力、最具先进性的学术高地。

4. 要"聚变"学术成果，发挥引领作用放大辐射效应。学术活动的目的是通过交流碰撞提升学术水平、解决现实问题。因此对于学术活动过程中产生的积极成果要及时地总结、归纳、提炼和宣传，通过"广而告之"，实现广而思之、广而研之，最终"广而用之"的目的。如果通过一次活动不仅使参与者受益，而且对整个专业领域乃至相关的社会产业的发展都起到积极影响，那么我们的学术活动一定会越办越好。因此。我们需要不断深入研究如何完善与工程院最高学术机构相匹配的学术发展机制，总结经验，改进不足，不断提高全局性、前瞻性战略规划和顶层设计的能力，不断加强运行机制、组织程序、管理规定和成果宣传等制度体系建设，保证学术层次的高端性、学术成果的广泛应用性。同时，要进一步研究如何健全机构设置，发挥学术与出版委员会的指导作用，完善学术活动申报、审批、运作和宣传制度等问题；要进一步做好反馈信息收集、成果汇总整理、宣传出版和推广等工作；做好学术成果的总结和归档工作，提高学术活动的可追溯性，为成果后期的积累查阅、提升推广及应用转化提供支撑。

那一年
我在工程院

交界处交出的难题

——为《Barrett 食管》作序

2011 年 5 月 1 日

近 30 年来，食管癌的组织学类型，先在西方许多国家，继之在中国相继发生了变化。特别是在食管下端，过去 70% 以上是鳞癌，现在 70% 以上是腺癌；过去癌症多位于食管上中段，现在多发生在食管下段，且贲门癌也越来越多。这种陡然变化原因何在？还得从食管胃的交界处说起。

世界上满布交界处，国际交界处、海陆交界处、城乡交界处……凡称交界处者，必为事件多发地。那里地形复杂，人迹混杂，热闹喧嚣，卖酒者叫，献艺者唱，无关小事引来聚众层层，单一事件诱发连锁反应；那里矛盾突显，治安无力，谁先谁后，谁主谁次，或因或果，或对或错，让人难分难辨，难理难断。由此我认为，能处理交界处事件的人一定是一位好警察。

在人体消化道也有许多交界处：咽、食管交界处，食管、胃交界处，胃、十二指肠交界处，小肠、大肠交界处，大肠、肛门交界处……这里组织来源错综复杂，神经血管支配各异，淋巴组织分布不同，每有括约肌犹如三峡大坝拦水把关。正因为如此，发病也就越多，消化道的疑难杂症多数发生在此。

在胃食管的交界处，黏膜本来红白分明，交接有序，远望像蜿蜒起伏的长城，近看像犬牙交错的锯齿。食管黏膜本由鳞状上皮构成，胃黏膜则由柱状上皮构成，后者的成分和功能与肠上皮有相似之处。显微镜下，鳞状上皮就像厨师刀下一片一片的鱼鳞，柱状上皮更像一方一方的东坡肉。鳞状上皮紧附于食管内层，保证食物顺利通过，耐酸性差；柱状上皮赋有别的功能，耐酸性强。但如此处发生病变，食管黏膜的鳞状上皮将被胃黏膜的柱状上皮取代，从一块多形鳞状细胞嵌成的扁平"地板"变成一根圆形柱状细胞排就的桶状栅栏——国际上称此为"Barrett 食管"。不知何故，这种病变在国人中近来逐渐增多，且公认易发癌变，中国医生对"Barrett 食管"这个名词已多有了解，但对病理认识和内在含义深究细晓者不多。

食管的鳞状上皮被柱状上皮取代，有人说是胃上皮上长所致，还说这个地方不是东风压倒西风，就是西风压倒东风，我认为这种说法不正确。消化道黏膜，包括食管和胃的黏膜，大致每3~5天会更新一层。疾病状态下，比如胃食管反流病，人称"GERD"，胃内容物不断返入食管，酸性胃液会对不耐酸的鳞状上皮产生腐蚀，引起炎症，甚则出血。对此打击，位于黏膜底部的干细胞加速增生以填补损伤，同时分化成能够抗酸的柱状细胞，甚或杯状细胞，从而形成了胃肠黏膜样的 Barrett 食管。胃肠黏膜细胞也是人体正常细胞，为何发生在食管下端就成为癌前病变，从而发展成肿瘤呢？直到目前为止，尚无满意解释。由此我认为，一个通晓 Barrett 食管的人一定是一位好专家。

我个人认为，除了该处干细胞无限增殖、易于致癌外，也许还有如下可能：正常时，食管黏膜鳞状上皮一般无吸收功能，但被柱状上皮取代后，后者跟其在胃或肠道一样，具备了一些吸收功能。它不仅吸收营养物质，同时也吸收致癌物质。如果这种柱状上皮位于肠道，肠黏膜下有乳糜管，吸收的物质可以通过乳糜管运向全身各脏器代谢，有用的留下，无用的通过肾脏等排出体外。但当食道上皮变成柱状吸收上皮后，由于食管黏膜下缺乏乳糜管，吸收的致癌物不能顺畅运向全身，久而久之，慢慢富集于此，最后导致组织癌变，这种组织发生的癌不为鳞癌，多为腺癌。以上有关 Barrett 食管的形成和癌变机制是我的两点新认识，期望大家去探究。

西安交通大学张军教授组织国内学者编写的这本专著，内容新颖，涉及面广，撰写风格别致。记得2005年中华消化学会在重庆召开过一次 Barrett 食管的会议。那次我的同学房殿春教授也写过一本这方面的专著，我也给他的书作过序。5年过去了，Barrett 食管的研究在不断深入，取得了长足进步。张军这本书详细总结了这5年来的进展，十分难得。由此我认为，一个能在短时间内写出这样一本好书的人一定是一位好学者。

张军教授是我的同行，她给了我一个先睹为快的机会，并邀我作序。我实在为难，还在前面提了那么多问题。因为我对 Barrett 食管确属一知半解，但又盛情难却，哪有只读名书不谈体会，只赴考场不交答卷之理，不如命笔自慰。由此我认为，一个"不懂 ABC 还当作序人"的人，一定是一个要告诫自己快向同行学习的人。

医学研究的战略和策略

——为《医学争鸣》第 2 卷第 3 期撰文

2011 年 6 月 1 日

关于医学研究的战略和策略，我一直想写一篇文章，用以回答不少青年朋友曾经和正在问我的问题。问题很多，有不同角度的、不同层面的，纵横交织，因果难分，理确乱、剪不断，但归结起来是两个问题，一个是战略问题，一个是策略问题。因探索这样的问题是需要时间的，所以我一直在找寻这个时间；探寻这个问题是需要资料的，所以我一直在找寻资料。资料找了不少，就是时间不能如愿。一直等到这次去美国开会，终于发现了这样一个极好的时间，可以停下来专门思考这个问题，因为别的事情做不了，一是从北京飞抵芝加哥在天上有了 13 个小时，一是从芝加哥折道洛杉矶再到北京，一共在天上 16 个小时，在天上飞尽管是头等舱，依然睡不着，于是出现了一连串"空"想。落到他国地上，有了时差，外国人睡觉，我又睡不着，有了两个晚上失眠，回国后又因时差，中国人睡觉，我又睡不着，又有两个晚上失眠。落到地方倍感踏实，应该想些具体实际的东西，才能将设想付诸实践，才能出真理，所以就叫"实思"吧。再将这四个字连起来，"空想"好比战略，"实思"好比策略，即权当以"空想"与"实思"为题罢了。我以为站在战略层次思谋医学研究是需要高瞻远瞩的。空想，意即空想要高；需要摒弃旧念的空想，意即空想要新；需要逆向反向的空想，意即空想要异。

一、空想需要求"高"。"昨夜西风凋碧树，独登高楼望断天涯路"。说明在战略层次上要站位高才能看得远，才能发现别人发现不了的东西，要站高看远、登高望远，甚至"好高骛远"。有些人总是在山间小道崎岖路上穿行，一辈子出不来，"不识庐山真面目，只缘身在此山中"。只有站到一定高度才能迈步众山低，在众山的顶上行走，不会迷失方向，且可走捷径，天马行空、独来独往。只有站在一定的高度才能放眼天际圆，看到天边是圆的了，你的站位就达到高度了，就像你开车能看到 300 米开外，你会一路顺风，假如你只看到 10 米或 20 米，又急着前进，一踩油门非出问题不可。当然我们所说的这个"高"

是有基础的高，不是空中楼阁。在医学科学的研究上，这个基础可以是自己构筑的，也可以是别人搭建的。说有两名科学家，一个天天做实验，做了一辈子，累积大量资料却一事无成，而另一个就把他的资料拿来分析，结果出了大成绩，他山之石可以攻关，那他山之玉能做什么就不言而喻了。

二、空想需要求"新"。在战略层次上空想需要摒弃已有的定律、已有的概念，甚至作为自己经验或成功的东西。俗话说"旧的不去，新的不来"，不破不立，舍得舍得是先"舍"才"得"。我们已经到了一个高峰，回头去温习曾经走过的路是有益的，但我们需要的是跨越另一个高峰，需要去走一条从来没有走过的路。因此，过去的循规蹈矩不仅不会成为前进的助推器，反而可能成为前进的包袱，所以空想需要丢掉包袱，轻装上阵，一上来就念叨谁说了什么，谁做了什么，肯定会阻碍你的前进。当然这个"新"一定要是有积累的，也是以积累作为基础的，这个积累可能是你自己多年的东西，你是在这个基础上进行创新，这个积累也可能是别人的问题，也可将他作为基础背景来进行创新。

三、空想需要求"异"。在战略层次上空想需以否定为前提，但否定本身是需要勇气、需要志气、需要气魄的，特别是对自己的否定。人们习惯于肯定自己，肯定自己难免飘飘然。我有一句话叫"永远向前走，否定到最后"，强调前行是以否定为根本依据、为根本动力的。当然这个否定是以科学的态度为准绳的、为原则的，而绝不是意气行事，利益冲突。特别不应该是脱离科学精神的诋毁、报复，那样就是走到一条有别于科学的歧途上去了。在科学文献的收集整理中，或在大小会议的辩论中，特别要注意这一点，要特别重视少数人的意见，有时候真理确实掌握在少数人手里。

四、空想需要求"无"。在战略层次上空想需要求"无"，这尤为重要。幻想是科学思想之源，这跟伪科学、假科学不一样。不能把现在解决不了、实现不了的幻想称为伪科学，那是自己认识的局限性造成的。幻想是拟科学，类科学，是科学前的科学，是启发科学家的科学。过去说坐地日行八万里，你信吗？中国古代"想"了个孙悟空大闹天宫、"说"了个嫦娥去登月，现在不是实现了吗？所以要尊重幻想，要提倡幻想。

在战略层面上的空想是要把个人的思想空间越发放大，要有飞机升空的气魄和感悟，而在策略层次上的"实思"是要把空想的思想集中，在空间上不断缩小，要有飞机着陆的谨慎和安全。真理来源于什么？我个人认为空想是发现真理的重要途径，而实践是检验真理的唯一标准。那么从医学研究的策略层次上来讲，实思又需要什么呢？我以为要实现战略，需要实思。实思则需要思聚。

1.实思需"聚焦"，英文叫"Fucosing"。医学是科学，但它又不同于一般科学，特别是在人体内部涉及的问题很复杂，又是动态变化的，不是静止的。因素千头万绪，联系千丝万缕，过程千变万化，结果千奇百状，因子与因子间的反应，因素与因素间的影响，常常是两个点的不断延伸成一条线，两条线的依序扩增成为一块面，两块面的不断叠加成为一个整体。发现"果"要找"因"，有了"重"要轻"次"，看到"后"要视"前"，也就是要抓住主要矛盾，"有的"才能"放矢"。眼睛瞄上十环，怎么打也有五六环，不然就要脱靶。到雪山高原旅行，容易得雪盲，为什么呢？是原野太白？光线太强？都不是。是因为茫茫雪原上没有参照物，载上墨镜有了参照物就不得雪盲了。参照物是什么？就是聚焦的结果。个别同志从医几十年，最后要说从医多少年纪念，其实什么发明都没有，不能说他们不辛苦，辛苦了，无发明。主要原因是聚焦不够，一辈子究竟要做什么，要做些什么，都得搞清楚。

2. 实思需"聚集"，英文叫"Gather"。科学家的聚集靠目标牵引、共性吸引，物以类聚、志同道合，靠宣传协作精神有效但有限，靠一纸命令把科研人员聚集起来，"拉郎配"之聚做得到，做不好。这种聚集必须是心的聚集，本质的聚集，不是形式上的纠集。大家为了一个目标聚集到一起，给个集结地，形成的是一个团队，才能干成事，不然聚到一起还没干活就离心离德，同床异梦，最后只能同归于尽。例如有一个故事，一只兔子跑进一个灌木丛，大家围起来不是全力去抓兔子，而是争论抓到兔子怎么分，吵来吵去的过程中兔子跑了，谁都没得到。

3. 实思需"聚合"，英文叫"Polymerization"。"聚合"与"聚集"不一样，"聚集"只是走到了一起，是否有战斗力还不一样，只是一种物理现象，而聚合则是化学现象，就是多个分子，不同因素聚集到一起，相互嵌合，相互互补，取长补短，扬长避短，形成一个强大、坚固、封闭的整体。"聚合"是各种力量的合理搭配，各施其能，实现 "1+1>2" 的整合，这需要高超的组织艺术，团队里一定要有各种类型的人才，进而使多数人水平变高，如果各自有特点，三个臭皮匠合成一个诸葛亮，三个诸葛亮，合成一个无限量。这种有效的聚集就叫"聚合"。

4. 实思需"聚变"，英文叫"Fusion"。聚变是通过各种因素有机地整合，创造变大的成果，甚至想不到的成果。就跟化学发展一样，聚变是化学反应中能量最大限度的发挥，两种或几种物质在一起变化，最后产生另外一种物质，而后者重拾了前面两种或多种物质的优秀属性和本质，这本来是没有的，我们需要的就是这个结果，这就是聚变。在发生这种聚变的过程中还会产生一种能量，这种能量可以使地动山摇，山呼海啸，这也是聚变的作用，一份是新成果，一份是新动力。

Involve me, I learn

2011 年 6 月 10 日

在全国放射介入大会开幕式上的致辞。本次大会在大连召开，有来自全国各地 1000 余名相关学者参会。大连医科大学时任党委书记周万春，中华放射学会时任戴建平主任委员参加大会并讲话。

感谢大会的邀请并给我发言机会。我是一名内科医生，从事消化专业。此次参会有两个目的，一是来学习，学习是因为我不懂你们的专业；二是来表达感谢，感谢是因为你们解决了我们内科医生、外科医生解决不了或解决不好的临床难题，为病人带来了福音。这里感谢不仅代表医生，而且也代表病人及其家属。

我当内科医生已经 30 多年。内科不是解决不了病人的问题，我们治好了大量病人。但确有一些疑难杂症我们解决不了，于是就送去外科了。尴尬的是一部分病人害怕开刀，不愿去外科做大手术，另有一部分病人去了外科又回到我们这里，因为外科做不了。对这两部分病人，我们真是束手无策，只能劝病人回去吃些好的，休息好，延长生命。此时病人是不满意的，我们也是无奈的。

介入治疗是 21 世纪热门领域和发展方向，但社会上甚至相关领导们对其重视不够，学术界对其的认识也没到位。比如，工程院到目前为止还没有一位这方面的院士。就消化内科而言，由于消化内镜技术的发展，对于过去需要外科大手术的病人，我们就可以用内窥镜治疗，如上消化道用胃或十二指肠镜，下消化道用肠镜，只要消化道有孔的地方，我们就可以去治疗。我们是无孔不入，例如胆管结石，外科医生一上午只能完成 1 例，我们一上午可以完成 18 例，最快 6 分钟就解决问题。但对于无孔的消化道病变，用内镜不行，我们可以用血管介入法，或放射介入法，通过这种办法能治疗的消化道疾病可达几十种。

关于放射介入治疗，这个学科的建立或医生的培养，它的发展过程或者未来的发展模式已成或应成"1 → 2 → 1"模式。"1"，是指这个专业开始是由放射科医生发明的、开展的，临床医生看见这个办法好也去开展，所以这个"1"

也指临床医生。但是发生过很多问题，相互间也有争论。因为放射科医生不熟悉临床，而临床医生又缺乏放射科知识，各自都有缺陷项，因此也出现过不少问题，严重影响发展。以后是放射科和临床科的医生一起干，协作开展，各自取长补短，发展很快，目前，多数医院就是这样开展的，这就是我讲的"2"。那么最后那个"1"是什么呢？一方面代表学科即临床科室与放射介入共同组成的新型学科，另一方面代表的是放射介入医生。这种医生，具备两方面的知识，新学生下科后，先学内科或外科，掌握基本功，然后到放射科学习，或者是先到放射科，然后到内科或外科。这样的医生是"青出于蓝胜于蓝"。当然，要培养这样的医生难度是很大的，那就需要我们在座的专家给他们两方面的经验，两方面的技术传教。那样培养出来的放射介入医生一定会成为21世纪临床医学方面的弄潮儿。希望正在从事和有志从事这方面工作的同志，一定要自觉介入这项工作中来，因为"Tell me, I forget; Teach me, I know; Involve me, I learn！"翻译过来是："告诉我，记不住；教导我，可明白；只有自己介入，才能学会它！"

那一年
我在工程院

序

作为一名普通的科技工作者，忝列院士队伍已整整 10 年了，10 年的院士生活，我主要致力于医学专业的学习与研究；作为一名普通的工程院院士，进入工程院领导班子已整整一年多了，一年多来，通过向新老院长们学习、各位副院长协作、自机关同志处借力，使自己的眼界更加开阔了，思维更加宏观了，工作更加务实了，也使我有机会走近其他专业的院士，亲眼见证了更多的院士在自己的专业领域，不遗余力地推进中国工程科技事业的发展。

一年前，在工程院新班子宣布大会上，作为班子里最年轻的新成员，面对500 多名院士，我曾郑重地承诺，"要把院士们的所思和所需当成我今后的所求和所进！"。因为从那一刻我深知，工程院领导的岗位对我而言，更多的是服务和学习，为院士服务、向院士学习。一年中，因为分管学术、出版的原因，我曾参加了不同学部、不同专业、不同层次、不同专题的各类学术活动，把中央的精神带下去，把工程科技领域的最新动态带回来，把工程院的意见带下去，把院士们的需求带回来，为更好地贯彻落实中央的发展战略意图服务，为凝练汇集更为重大的咨询项目服务，为以又好又快的方式促进工程科技事业的发展服务。走近院士才能了解院士，走进院士的研究工作，才能促进自己的学习和思考。一年的服务与学习中，我看到了像师老一样的诸多资深院士虽年事已高，但仍活跃在中国科技一线，为国家的科技事业发展奔走呼告；也看到了像 301医院"院士群体"一样的诸多院士典型，为中国的工程科技事业发展薪火相传、生生不息。一年的实践与思考中，我与同志们一起深入思考了如何推动工程院学术事业的战略与策略，深入总结了如何进一步把"中国工程科技论坛"这一品牌做大与做强。自做大学校长起，我就有一种习惯，就是把自己参与其中、对诸多的工作思考与感悟记录下来。这样做，一方面是怕自己遗忘了"那一闪念的灵感"，疏漏了"哪一方面的工作"；另一方面是怕忘记了与自己一起奋斗的诸多同行同事，所以我每做一事均略记其旨，详记其事。在工程院的岗位，我也保持了这一习惯，把一年中我在工程院听到、看到、接触到的诸多人和事记录下来，把自己对涉及工作的思考与感悟记录下来。这些或长或短、或远或近、或大或小的人物故事，大部分是在赶飞机、等飞机或坐飞机的零碎时光里，一点点、一篇篇根据事后的回忆写下来的，所以记错或错记，记漏或漏记也在所难免，敬请原谅。

　　一年时间是短暂的，一年之中见证、思考的东西却是丰富的。一年后，当我翻开这些记忆的片段，将之串编起来时，一年间的工作也显得生动而有趣。那些匆忙的脚步、紧张的节奏不再单调，那些浅显的思考、有限的总结或成提示，那些睿智的师长、敬业的同行已成榜样。有人说，"与谁同行，比去哪里更重要"。我深知，科学的道路是无穷尽的，但值得庆幸的是与之同行的人，是一群致力于促进中国工程科技事业发展的人，是一群乐于奉献、无私付出、敬业乐业的人，是一群学问精深、技术精湛、人生精彩的人。因此，书名就暂叫"那一年，我在工程院"吧。因为我在这里接触的就是这样的一群人，所做的就是这样的一些事。是为序。

草之声

2011 年 6 月 15 日

在中国草业发展工程科技国际高端论坛开幕式上的主持词。此次论坛在兰州大学召开，为工程院第 4 场国际高端论坛。时任旭日干副院长、郝远副省长、兰州大学校长出席了会议。出席会议的还有任继周、南志标等 6 名院士，国家农业部（现农业农村部）、甘肃省政府派员参加会议。会议还有来自美国、英国、澳大利亚等 12 个国家的 30 多位著名专家及来自国内 25 个省市有关草业的专家学者，共计 400 人以上。

中国草业发展国际高端论坛现在开幕。今天的会议大师云集，高朋满座，代表分别来自甘肃全省、祖国其他各省、世界各地。大家在一起共商草业发展之问题，共研解决草业发展之方法，共谋草业发展之事业。我代表工程院对大家的到来表示热烈欢迎！请允许我介绍各位专家和来宾（略）。下面，有请兰州大学周校长致开幕辞（略）。

感谢周校长，他介绍了兰州大学草业研究所任继周院士、南定标院士对中国草业发展的重大贡献。有一首歌叫《小草》，人们常自谦为"不知名的小草"，其实小草生来不容易，生存也不容易，培养起来更不容易。兰州大学有任院士、南院士及他们领导的团队，他们哪里是在培养小草，简直是在培养参天大树。我来自医科院校，是从医的，对医我会，对草我不会。但作为四医大（第四军医大学，现空军军医大学）校长，我制造过"冤案"。我们校园的草坪，第一年种上草还可以，第二年、第三年就不行了。后勤的同志老是申请预算要种新的，要我不断加钱。我认为要不他们草种没选好，要不就是他们没管理好草坪，他们总是不服气。谁对谁不对呢？下面有请农业科学院翟院长讲话（略）。

感谢翟院长的讲话。专家发言了，没想到草、草坪、草原、草学、草业，学问有那么大！看来我在学校是制造"冤案"了，要给他们平反。草坪的栽种和维护确实不是一件轻而易举的事情。光是科学家来管够吗？不够，下面有请

那一年
我在工程院

卷 二

农业部（现农业农村部）科技司刘艳副司长讲话（略）。

感谢刘司长的讲话。民间传有一句话，"在中国，领导提倡的就是群众追求的，群众追求的就是领导提倡的"。农业部是国家政府部门，政府重视了，草业肯定大有希望。中国工程院对这次会议十分重视，旭院长、徐局长、阮局长和机关的相关同志都来参会了，我也来了。一个会来两个副院长是少见的。不过旭院长来他是专家，他是来看门道的，我是门外汉，是来看热闹的。工程院对这次会议怎么看，有请旭院长讲话（略）。

旭院长的讲话，从全国的角度，从科技的高度发表了真知灼见。不过我还是没有完全明白过来，同为工程院副院长，差别怎么就这么大呢？我还需要好好学习。不过我一直在关注一个问题，工程院有一个大院，人在那里长得不错，草在那里长得却不行。我希望你们两位"管草"的院士帮我们一下，钱我们出，活得你们干。科学院大院里草长得怎么样我不知道，但工程院里的草一定要长好，因为国内"管草"的两位院士都在我们工程院。不然会影响我们，包括你们的名声。

临开会前，郝远副省长会见我们。交流中我发觉他知识全面，先后举出影响草业发展的干旱、鼠害、杂草三大难题。我想全国懂草的大科学家在甘肃，恐怕全国懂草的大省长也是在甘肃，下面有请郝省长讲话（略）。

郝省长讲话很有水平，对我们开好这次会，搞好我国的草业发展都具有指导作用。他的讲话站得高，看得远，就像他的名字一样看得好远（郝远）、好远。

在开幕式结束前，我还想说几句话，介绍一下工程院的"国际高端论坛"。工程院是一个学术机构，对于每个学部领域，每年我们将按照 7：2：1 的计划安排学术活动。即每个学部每年自己安排 7 场左右学部的学术活动，我们称作"播种"；在此基础上选择内容，每年开办 2 场中国工程科技论坛，这是院级水平的，我们称之"选苗"；在此基础上，选择最重要的课题，开展 1 场国际高端论坛，我们称之"扶树"。所谓最重要，意即本学部领域内涉及国计民生，或涉及影响科技发展的重大问题；所谓国际论坛，即邀请 5~10 个国际本领域最知名的科学家与国内 5~10 位最知名科学家进行座谈，重点讨论未来 10~20年该领域的发展走向及研究战略，以为国家政府决策提供依据。三个层次的活动，工程院都会给予资助和支持，但额度不同。以国际高端论坛最高，每场支持人民币 20 万元，国外 5 名左右高级专家的公务舱机票实报实销。这个论坛是工程院和国家外专局共同发起承办的，今年已完成了 3 场，反映和结果都很好。这是第 4 场，我深信一定会办得更好。会后要形成纪要，成果要有专报。

这次会议恰逢草业研究所成立 30 周年所庆，我代表工程院对你们表示热烈祝贺！再次祝贺本次论坛圆满成功！

名如其人

2011 年 6 月 24 日

在中国工程院第 5 次工程技术国际高端论坛开幕式上的主持词。此次论坛在上海召开，主题为转化医学。参会的有美国、澳大利亚、瑞典、意大利等国的 40 多位高级专家，以及 40 多位院士，时任桑国卫副委员长、陈竺部长、周济院长等参会并作了报告。同时参会的有来自全国各地的转化医学学者共 400 余人。这是英文致辞会后的中译稿。

本次论坛在上海胜利召开，我代表组委会向海内外来宾表示热烈欢迎。下面请中方主席杨胜利院士致辞（略）。

杨院士作为主席，对这次会议召开做出了重要贡献。他的名字叫"胜利"，英文意思是"Victory"。从杨院士的名字和他讲话中的期望，无疑可以看出此次会议必然成功。下面有请本次论坛共同主席美国国立卫生研究院（NIH）的 John Gallin 教授讲话（略）。

Gallin 教授讲得好，美方为了开好这次会，在内容选择、人员选择、会议组织方面是下了大功夫的。我不知道 John Gallin 的名字本身是否有什么含义。但他的贡献是不可小看的，没有他及他的同事们的付出，本次会议难说能顺利召开和如此成功。下面请上海市副市长沈晓明先生讲话（略）。

沈副市长讲得很好，上海市为这次会议召开做出了很大努力。晓明是医学专家，了解转化医学的主题及其重要性。他的名字叫"晓明"，就是"知晓明天，知晓转化医学的明天"，这对我们很重要。这次会议得到了国家科技部、国家卫生部、国家人力资源及社会保障部的大力支持。本来陈竺部长要来参加这个开幕式的，但是因为火车晚点未能赶上。听说中国火车很先进，可就怎么赶不上转化医学的发展呢？看来陈部长给予转化医学的是迟到的爱。不过他正往这里赶，后面的时间他会给我们作讲座。下面有请国家人社部副部长张建国先生讲话（略）。

感谢张部长的讲话，张部长同时是国家外国专家局的局长。大家可能还不知道，外专局对这次论坛给予了大力支持，特别是经费的支持，国外重要专家的旅费和食宿是他们给的。刚才张部长的讲话立意很高，要求也很高，就像他的名字"建国"一样，要求我们要像建设国家（Constructing country）一样把这次论坛办好。我们一定不能辜负张部长的期望。此次会议，中国医学科学院院长刘德培先生本来要参会并作讲话的，很遗憾他的飞机因天气原因滞留东京，日本那边近期老是出点问题。还好，他推荐他的副院长詹启敏先生代他讲话，下面有请詹先生（略）。

启敏讲话很好，简直跟刘院长一样。"启敏"的中文意思是智慧之源，好主意都来自他那里（good idear from him），这些好招对办好我们的会很重要。下面有请中国工程院院长，我的顶头上司周济院士讲话（略）。

周院长的讲话对开好这次会议非常重要，他号召我们各方面都要共同努力，就像他的名字一样，要同"舟"共"济"（put forward in a same boat with all efforts），我们一定要贯彻落实。在开幕式结束之前，我想把大家讲话的精神总结一下，其实把讲者的名字连起来就是办好这次会议，落实好这次会议的良方，那就是"With support from John Gallin, share good idear with Qimin（启敏）, not only predict tomorrow of translatimal medicine（晓明）, but also do it well today as constructing a perspective country（建国）with all efforts in a same boat（周济），we absolutely get victory（胜利）"。翻译过来是：在 Gallin 的大力支持下，我们共享启敏的好主意，不仅要洞察转化医学明天的走向，更主要的是要像建国一样把本次会议开好。

通过大家的共同努力，我们定会确保本次会议的胜利，开幕式到此结束，谢谢大家。

自知者明

2011 年 7 月 2 日

在重大新药创制科技重大专项第十三次总体组会议上的发言。此次会议议题是总结"十一五"第一、二批课题和平台建设完成情况，部署"十二五"滚动支持的方案。会期一天，桑国卫院士主持会议，参会的有总体组全体专家，其中院士 11 名，以及办公室全体成员。

听了各责任专家的报告，感到十分高兴。"十一五"期间，其实只用了两年时间，已取得了那么大成绩，相当不容易。依我看，还要加上一条，我认为是相当重要的成绩，那就是我们通过给一点钱，给一些任务，对我们国家在新药创制方面的能力进行了全面的检验和盘点，做到心中有数了。包括平台、人才、品种及管理机制等。就像军队打仗一样，要攻一个山头，首先要把自己的队伍搞清楚，要把自己的实力搞明白，这样才能有效组织进攻，这样获得胜利才有把握。

了解了自己的实力，下一步是正确选择攻击目标。我们的目标是什么？要选准确。研究药品，首先应该是药靶。前面听了很多成功的苗头，但好像靶子还不明确，靶子是针对一个病，这太大了，应该是这个病发病的要害点，这才叫有的放矢。目前全世界的药靶几百个，但由我国发现的还没有。需要努力的有三点。①发现新药靶，那就是某个病别人已发现了药靶，但不是主要的，我们要发现更主要的药靶。②没有发现新药靶也不要紧，针对已有的药靶，研制出新药，但这个药要更好才行；或者是疗效比已有的更好，或副作用比已有的更小。③不一定发现某个疾病的药靶，但通过激发或调动体内的分子或因素来治疗某个病，这也是很好的。总之通过"十一五"的工作，我们对自己的情况了解了，知道有多少队伍，队伍素质如何，有多少武器，有多少炮弹。下一步是选靶，或者是如何组织攻靶的时机了。

关于药物临床试验质量管理规范（GCP）的滚动支持，我认为应该批准全

那一年
我在工程院

卷 二

部进入"十二五"滚动支持。理由有如下四点。一是 GCP 是新药研究的出口，所有药品的效果及毒性作用都要经过 GCP 检验，GCP 就像一个产品的组装检验车间。例如造一架飞机，前面的零件做得再好，也要经过组装检验才能出厂上天。GCP 就像部队构筑炮台，主要在发射，你造了炮，还有炮弹，但没有炮台，"敌人"来了打不出去，那可要犯大错误。二是此次答辩评分只能供参考，因为不同专业的 GCP 加在一起打分，不可比。就像把篮球、乒乓球、体操所有运动员聚在一起打分一样，难说先后。也就像针对各个方向的炮台，每一个方向都重要。不能根据哪个炮台大或小、高或低，甚至漂亮不漂亮决定取舍，漏一个方向会吃大亏的。三是 GCP 的分布涉及各专业，如果砍掉"最后几名"，可能要砍掉某些专业。假如临床前的研究有这些专业的产品，到时再建就来不及了。四是 GCP 的建立必须考虑地区分布，这是 GCP 设点的基本要求。中国地域之大，不然一种药品做出来难以用到全国各地去。

上述各点，仅供参考。

好吃更要吃好

2011 年 7 月 12 日

在院常务会讨论"中国养殖业可持续发展战略研究"会议上的发言。参加会议的有院常务会全体成员，中国工程院时任院长周济主持会议。

中国养殖业对于国人的生存、发展、繁衍、健康、幸福都很重要。在很早以前人类不需养殖，狩猎就行了。后来人越来越多，野兽越来越少，不够吃，时饥时饱，加之农业的发展，人们就开始学习和发展养殖业。做养殖业，养殖什么动物是逐渐选择出来的。一是要好吃好养，现在正被吃的动物都是人们挑选出来的，不仅要好养，而且不和人类争食。蝗虫好养，但不好吃，而且跟人争庄稼吃，于是就没养。二是敢养好吃，有些动物我们不敢养，他们吃肉，人肉也吃，与其喂它吃肉，养它，不如自己吃肉算了。

针对这个题目，我有一个建议，就是不仅要把养殖业搞起来，不仅要养得多，而且要养出质量来。现在是一个循环，人种粮，动物吃粮，人吃动物，吃了动物再去种粮。现在人的寿命延长了，平均都 70 多岁了。生命延长主要原因是营养好了条件变了。但有人说人的寿命延长是动物生命缩短换来的。这个说法不对，但细想有些道理。现在人养的鸡或猪一般半年就肥了，就被杀了。过去一般要长 1~2 年，现在长得这么快，总是有些原因的，如果人吃了他们的肉也这么疯长那就有问题了。那时不仅动物的寿命缩短，人的寿命也要缩短，那可就麻烦了。例如现在有的年轻夫妇老生不出孩子，最后一查才知是他们老吃养的鳝鱼，养出来的鳝鱼又长又胖，那是雌激素吃多了造成的。人吃了鳝鱼带有大量雌激素的肉自己也就生不出孩子了。如果我们的养殖业养出来的是这个东西那就麻烦了。今天我有一个学生打来电话，她是厦门大学的正教授，问题是她的一岁半的孩子血铅水平比正常高了 4 倍，那怎么得了，不仅影响孩子体格发育，而且影响智力。原因还没查清楚，有可能是那里水源污染，养殖的鱼虾都有重铅，出现体内铅富集，最后祸害了人类。所以，我们的养殖不仅要考虑提高数量，而且要考虑质量的问题。这样才能确保养殖业提供给民众的食品不仅好吃，更是要吃好。

加号、加数与和

2011 年 7 月 28 日

在国家 973 项目 "肿瘤干细胞研究" 中期检查会上的总结发言。此项目由第三军医大学西南医院卞修武教授为首席科学家,组织全国 6 家单位共同完成。验收专家组由国家科技部组织,成员有孔祥复院士、姚开泰院士等 11 名专家,樊代明任组长。

刚才卞教授作了项目总结,6 个课题负责人作了进展汇报,专家针对相关问题作了提问。这个课题完成得很好,进展也不错,科学问题集中了,队伍组织起来了,平台搭建起来了,而且有了很多好苗头。按行话讲,状态不错,听起来耳目一新,想起来令人振奋。关于详细总结已有书面意见,我就不细说了。我想说一些全面总结上没说的话。

我们来检查主要是发现问题,我们觉得需要重视的有两个主要问题。

一是要集中目标。集中目标要求课题不要太散,要有所为首先是要有所不为。大家针对这么多种肿瘤,观察那么多种分子,研究的兴趣又是那么广,不集中瞄靶难得 "十环",应该将重点放到什么是肿瘤干细胞上。现在对肿瘤干细胞依然众说纷纭,分歧那么大,遗传学家根本不认同这个概念,你们组里的说法也不一致。为什么呢?主要原因是没有一个稳定可靠的标志物,你们发现的那些标志物是肿瘤与正常细胞的区别,而不是肿瘤细胞中肿瘤干细胞的特征。还有肿瘤干细胞的生物学功能是什么?是专施增生,还是分化、转移、耐药、抗凋亡。弄清了功能后研究肿瘤干细胞的用途又是什么?是关于预防、诊断,还是治疗?这些都需要回答,大家必须要集中到这些问题上。也许大家各有自己的兴趣,但这些基本问题需要解决,这个项目才好交账,才能真正说明一些问题。

二是要加强协作。6 个课题组各有长处,但你们要提倡合作,各自取长补短,6 个 1 加在一起要大于 6,结果越大越好。要把等于 6 看作不成功;把小于 6 看作失败。首席科学家有两个功能,一是选好加数,一是当好加号,加数应该是一个个独立而独特的个体，选择中一定要摒弃相同的加数，两个相同的加数加在一起每个加数在和中只能分享 0.5。加号的本能就是聚合，就是组织，这要靠魅力、靠制度、靠机制。

总之，无论是在科学方面还是在组织方面，大家都说了意见供你们参改，我不重复。你们可以取舍，可以置之不理，毕竟指挥权、战斗力在你们手中，但科学问题的聚焦和队伍组织的协作这两个方面希望认真考虑。

三策解三难

2011 年 7 月 29 日

在中国医院设备协会第十二次大会开幕式上的讲话。本次大会有来自全国各地的相关代表 1200 余人，国内外大型医疗设备的厂商参加了大会。

今天的大会规模大、人数多，很隆重。但据我所知，参会代表中临床医生很少，搞教育的同志也不多。要提高中国医疗设备的研发水平和应用水平，可以说是一个系统工程，需要各方面的共同努力。我是一个临床医生，想代表医生说几句话。社会上流传的"看病难、看病贵"，好像把主要责任都归结到医院里，归结到我们医生身上。其实不然，我们当医生的也是"行医难、行医累"，现在当医生的孩子们都不愿报医学院校了。事实上，"看病难、看病贵"这种社会现象是由多种原因造成的，其中医疗设备昂贵是一个不容忽视的事实，我国目前使用的主要设备均来自国外。中国经济是在大幅度发展，但再多的 GDP 都可能花在了医疗保健上。一个农民家庭有一个人得病，就可能倾家荡产。造成这种现状的原因是什么呢？

一、皇帝女儿不愁嫁。目前我们国家使用的医疗设备，主要的都是从国外进口，不仅从美国、英国、法国、日本等国进口，也从匈牙利、瑞典、挪威等国家进口。为什么呢？人家有专利，人家的精确，人家的好用。我们造不了，或造的不行，只好买人家的。他们的技术是垄断的，出售的设备也是独家的，想卖多少钱就卖多少钱。即便全世界都出现了金融危机，设备也不减价，这是造成医疗设备价高的根本原因。

二、媒婆作用不小看。目前中国设备的进口主要由中间商来代理。由于国家没有进行统一管理，中间商校定的价格差别很大。中间商又分为中国总代理、地区代理（西北代理、陕西代理），层层代理，层层加价。各级代理为了能拉客户，又采取了一些不正常的销售手段，其中的费用全都加到设备买进费上。这种中间环节是不可小看的。我们学校前几天招商，一共近 4000 万元的预算（注：我们的预算价就是各公司在全国各地的合同价），我们节省了 845 万元。有时我

211

是在招标会场与不同国家的外商老板直接通电话，获得最低价后，再给中国总代理一些费用也就成交，大大节约了经费。现在我校招标一般都是和中国总代理直接商讨。由此，每年2亿元左右的预算可以节资5000万元以上。

三、穷汉难娶富家女。目前我国的经济虽有发展，但总体来讲还不富裕。大多数医院买不起昂贵的设备。所以多数病人为了得到准确诊断，都涌到大城市，搞得好的大医院的好设备每天24小时开机也解决不完病人的检查。在中国历史上，我们编造了很多董永娶到天宫女的爱情故事。那毕竟是故事，真正七仙女下嫁穷汉的现象不多，最根本的是要把穷汉变成富贾，这个过程不是一蹴而就的，并非一日之功。

造成"皇帝女儿不愁嫁"，"媒婆作用不小看"，"穷汉难娶富家女"的根本原因是我国没有研制出具有自主知识产权且价廉物美的医疗设备。要从根本上解决这个问题，我提三点意见。

首先，政策上要向宏观调控。一是要加大投入研发经费。这是一本万利的事情。开始时投入大，但最后收获多。二是要加强队伍的建设。医疗设备研制困难，但比起神舟工程，大型计算机工程还是容易的。现在的情况是人才不足，精英人才就更少，要加强这方面人才的培养。如办好生物医学工程学院等。三是要加快平台建设。在全国各地建设若干个相应的研发中心，各中心又有优势互补，形成全国的研发体系。四是要加速规范目前国外设备的购销渠道，使医院能真正买到物有所值的设备为病人造福。

其次，研究上要向微观拓展。医学设备的研究有赖于医学或生物学研究的进展，有赖于对人体奥秘的揭示。特别是对人体微观功能的揭示。因为目前宏观的、显示人体结构的设备已研究得差不多了，而关于微细、精细、功能性疾病或疾病早期甚至亚健康的设备还很少。其实人体就是由若干不同的细胞组成，细胞又是由更细的分子或原子组成。这些微细的结构分子只有在相互反应，相互作用中产生"生命力"，才能形成正常的人体存在。而生病常常是这种"生命力"的变化。检测这种看不见的表现可以用来诊断疾病，改变这种看不见的表现可以用之治疗疾病，而且是治疗早期疾病，恢复健康。我校董秀珍教授的生物阻抗研究就是针对这种现象开展的，他们由此研究出来的乳腺癌早期诊断设备是世界首创，能检出直径2毫米的乳腺癌，这无疑是一项重大发明。

第三，治疗上要向微创发展。微创治疗是21世纪医学发展的重要方面，目前已经显示出很好的前景，给大量病人带来福音。比如我们西京消化病医院开展的胆管结石治疗，外科医生一上午开刀只能完成1例，花3万元，住院10天，而我们用日本奥林巴斯提供的内窥镜，在西门子提供的X线机导引下，经口取石，一上午可完成18例，每例最快只需6分钟，只花6000元，今天做手术明天可出院。又比如重庆海扶治疗肿瘤也是一个很好的例子，而且研制的设备具有中国自主知识产权，不仅自己可用，还可以卖给国外，惠及世界人民。

要解决上述难题，要靠天、要靠地，但更主要的是要靠在座的你们。我们工程院明年对这方面的问题有咨询项目，以前也做过一些。希望此次会议集思广益提出真知灼见，你们的意见和建议也可以吸纳到我们工程院的报告中，直接上送供党和国家决策。

预警、预告与预效

2011 年 7 月 30 日

在国家科技部组织的国家 973 项目"胃癌新预警分子研究"中期检查会上的总结发言，该项目由樊代明任首席科学家，参加成员有国内 6 个大学的相关专家。本次中期检查会在西安举行。检查专家组有来自全国各地的 13 位专家，由时任科技部张延东处长和总后勤部卫生部科训局程旭东局长主持。

近一百年来，全世界对肿瘤的研究越发人起群涌，越发紧锣密鼓，越发由浅入深，但却收效甚微。与心脑血管病比较，全世界肿瘤的发生率和死亡人数非但没有减少反而有明显上升趋势。有人说是检查方法的改进和受检人数增多所致，可能有些道理，但不是本质问题。

人们力图找到肿瘤的标志物，以此代表肿瘤发生的实质及诊疗的靶标。但一百年来成绩不大，除了在结肠癌发现了癌胚抗原（CEA），在肝癌发现了甲胎蛋白（AFP），在胰腺癌发现了肿瘤标志物 CA19-9 外，再没有在别的肿瘤中发现特别理想的标志物，而这 3 种标志物在临床应用也并不理想。其根本原因，一是肿瘤在发生发展中根本就没有一以贯之、恒定普用的标志物，任何标志物都是一种肿瘤，在一种亚群、在一定时期的表现，肿瘤本身是一种全身性疾病，是一种系统调控失常的疾病，因此国家科技部正在组织新的团队，研究新的策略；二是肿瘤有特别的标志物，但我们由于方法、策略的不对而没有找到，这是本项目的立题依据。既然我们认准了这个策略，大家就得集中目标，不能散弹打鸟，分散精力，最后得不到结果。集中目标，从不同角度，用不同方法找预警标志，即便将来找不到这个东西，得的是阴性结果，那也不要紧，可以告诉后人走别的路，这条路不通，那也是一个不小的成绩。一个时候解决一个问题，这就是科技进步，这才是科技进步。

我们这两年的基本成绩是找到了胃癌 23 个新的可能的预警分子，建起数个技术平台或称技术方法；建立了数万例的组织血液标本库；组成了年富力强、互补共助的团队，建立了 4 个胃癌高发现场。后 3 年，也就是下一步的重点工作是将这 23 个预警分子放到不同平台上去验证和检验，以选出真正理想的标志物。因此，我们要重新组合队伍，重新设计研究策略，各单位进入下一轮研究的门票或入场券，要么有新的分子；要么有新的研究技术；要么有组织血液标本库；要么前述中两项或三项都有。我们的研究策略及目的是：

一、预警的研究。研究标志物预测正常→良性病变→早期癌变→晚期肿瘤→转移中不同阶段或整个过程的分子。

二、预后的研究。研究探索能预测肿瘤切除以后的存活时间或生存质量的分子。

三、预效的研究。研究探索预测肿瘤疗效的分子，其中包括手术，特别是化疗或生物治疗的效果。

研究中特别要注意：多中心进行，以免病例选择的偏差或所用技术的局限性或研究人员能力不同造成结果的不可靠性；除了注意单一分子的作用外，还要注意多分子的有机组合联合检测以获得更好的结果；要组织最强的统计分析队伍，上述研究的资料是海量的，要有特殊的统计软件和精明的研究者，统计资料要做到双盲甚至多盲，以保证获得结果的客观性和可靠性。

四、要发挥集体协作的作用，互相取长补短，保证 6 个课题组的力量相加大于 6 甚至达到更多的结果。

总之，这次检查十分重要，意义是多方面的。我们要以此为根据，为下一步的研究工作做好基础。

温故知新
——为《疑难消化病诊治思维》作序
2011 年 8 月 1 日

关于疑难消化病诊治方面的国内专著，我为之作序的这已是第三本了。在我从医的 36 年中，写过并发表 300 余篇国际 SCI 论文；参加过他院或他科 3000 余例的疑难重症会诊；我亲手完整诊治的病人也达 30 000 人次以上。

为何把这么多"三"聚在一起用以描述我漫长而艰难的从医生涯？这是因为我每遇一个病例，处置之前总是告诫自己要三思而行。30 多年过去了，一次又一次的实践，一个又一个的病人多数都已忘却，唯有一些特殊的病例一直印刻在我的脑海里。这些病例，有的被成功地救治过来，有的不幸地离开了我们，有的给了我难得的经验，有的成了我沉痛的教训。但无论是成功还是失败，无论是经验还是教训，都成了我的宝贵财富。每当遇到棘手病例，那些曾经的诊疗经过和最终结局就会一幕幕浮现在我的面前。把在老病例中取得的经验有选择地应用到新病人身上，尽力避免过去的教训，自然就成了治疗的最佳方案。我十分珍惜这些经验，因为这是从病人生死之际获得的，是用生命换来的；我十分看重这些经验，因为它可以成为后来者最好的教材。因此，我十分想把这些财富写出来供同事们参考，然而均因时间关系未能成愿。

陈东风教授先我一步，先我一筹，他组织同事将该科 10 多年来经历的 106 例疑难杂症收集整理，分解复习，集撰成册，写成这本《疑难消化病诊治思维》，并付梓。我有幸先睹为快，实感领域覆盖面广，罕见病例多，涉及技术新，令人回味不尽，用来实则有益。全书充满了广而深且独到的临床思维，对消化内科、消化外科，特别是全科医生，其中也包括其他相关学科的医生和学生都大有裨益。望我们乘陈东风之东风，消难消化之顽疾，做名医院之名医。特予推荐。

吃饭也有学问

2011 年 8 月 2 日

在中国工程院第八场"健康讲座"上的主持词。本次论坛由陈君石院士主讲，主题为食品安全。参加讲座的有中国工程院时任周济院长、潘云鹤副院长，以及中科院、工程院两院部分院士和工程院机关人员，共计 100 余人。

记得在 30 年前，碰到美国人，他说"Good morning"；碰到日本人，他说"哦哈哟郭扎依马什"；碰到中国人，他说"你吃了吗？"。30 年过去了，现在你碰到美国人，他依然说"Good morning"；碰到日本人，他还是说"哦哈哟郭扎依马什"；但你碰到中国人，他不问你"吃了吗？"，而是说"好像你长胖了！"。现在的概念是长胖了不是好事，以前中国人有一段时期受饿，在缺衣少食的发展过程中，同样一个馒头，带饿基因的人就饿死了，而胖基因的人就活过来了，因为后者吸收好。这些人就是我们在座和不在座的中国人。然而，最近 30 年中国富起来了，带胖基因的人吃多了可就麻烦了。一时间引起多种争论，是多吃好还是少吃好？吃荤好还是吃素好？吃咸好还是吃淡好？早吃好还是晚吃好……公说公有道，婆说婆有理。谁对谁错，应该多听专家意见，陈院士是搞食品安全的，他管吃之前的事；我是消化科医生，我管吃之后的事；在座的你们是管吃中间的事。所以先由陈院士讲，我在后面补台，我们两个联袂演出，然后是你们提问，来点互动，三人唱一出戏，我们一定能唱好，下面请陈院士讲课（略）。

在陈院士讲课之前，我们有一些糊涂概念，基本是错误的说法。比如我们恐惧食品污染，认为现在没什么可以吃的了，或者是可以吃的没什么了。买菜时无所适从，烧菜时无从下手，吃菜时无从下口。听了陈院士的讲座，我总结成两句话，那就是"饭有毒吗？量也！"，"吃有险吗？度也！"。我们过去强调了"病从口入"，但不吃能行吗？吃进去的食品如果利大于弊，那叫吃饭，如果弊大于利，那叫服毒。大家掌握一个量，一个度就行了。这就是说，世界上的东西这么多，能吃的很多，但世界上的东西这么多，吃要有一个量，一个度。

人生苦短，能吃就吃；世界斑斓，能享就享。比如说农药污染，事实上98%的市售蔬菜是合格的，仅有1%~2%超标，不要总买一个摊位的菜，不要总吃一种蔬菜，换着摊位买，换着蔬菜吃，不就解决这个问题了吗？

人体是一个活的整体，人的胃肠道和机体吃进去的食品，主要成分是糖、蛋白质、淀粉、维生素、微量元素及水。胃肠道不仅能吸收，且具有代谢及排泄功能，可以根据身体需要而调节。什么多了，什么少了，都是可以调节的，而且有的物质吃进去还可以通过身体转变成另一种人体所需要的物质。

陈院士的讲座向我们传达了很重要的概念，很正确的概念，作为一个消化内科医生，我还有几点要交代：

一是食品过敏。对食品过敏的个体，与食品的量无关，再少的量都可以引起过敏，接着全身冷汗淋漓，胃肠翻江倒海，重者导致死亡。而且有些个体在过去对某种食品不过敏，而现在可能开始过敏，对过敏的食品不能吃。

二是食品耐受。有些人对某些食品耐受，吃了不吸收，不能消化，导致腹泻，甚至吸收不良综合征。这些人对相应食品最好不吃。

三是有些病状。比如胃肠动力障碍者，不能一餐吃得过多，对于胰腺功能不好，或者胆胰手术切除后的病人等，多种状态会改变胃肠饮食消化吸收不好，对这样的状态要根据医生建议，少吃多餐。

四是有些吸收过盛的体质。对于有些吸收功能旺盛者，即老百姓说的喝水都长胖的人，要节食，实在不行就要做胃部分切除术，或找内分泌科医生就诊。

总之，听了陈院士的讲座收益很大。大家在买菜时，想想他的买法，烧菜时想想他的烧法，吃菜时想想他的吃法。如果你到了77岁高龄，也能像陈院士一样神采奕奕，思维敏捷，那今天你就没有白来。

忽视、轻视到重视

2011 年 8 月 13 日

在沈阳 2011 全国胰腺疾病高峰论坛上的报告。此次大会由中华消化学会胰腺病学组主办，沈阳军区总医院（现北部战区总医院）消化科时任主任郭晓钟任主席。参加大会的有来自全国的消化科医师、消化内镜医师共 800 余人。此外，还有来自德国和澳大利亚的相关专家。

今天是 8 月 13 日。有一首歌，叫"八一三，日寇在上海打了仗……"，说的是 50 多年前的今天，在中国上海发生的事情，为的是抗击日本侵略者。有一件事，叫"八一三，我们在沈阳开了会"，说的是 50 多年后的今天，我们在中国沈阳办的这件事，为的是"抗击"胰腺癌。中华消化学会为何把胰腺病会议放在沈阳开？有两个原因。一是沈阳军区总医院（现北部战区总医院）的郭晓钟主任，他们在胰腺癌研究领域有很深的造诣，发表了 30 多篇 SCI 论文，总影响因子达 100 多。另一个原因是东北地区很重要，需要支持。多少年前，这里的叶维法、李宇全、姜若兰等专家，在全国消化学界驰骋疆场，威震四海，引领潮头。但由于各种原因，这块地方沉默了。不过，这段时间，郭晓钟、李岩、王江宾、杨幼林堪称东西四虎，活跃了起来，重振河山、激扬文字、数风流人物还看今朝。比如这个会议，原计划 500 人，今天超过了 800 人。会场内座无虚席，而且站无剩地。会场外还有 200 多人入不了场，这就叫爆满。

感谢会议邀请，大会给我 25 分钟作报告，我想讲三句话。非常对不起，我没有幻灯。我这个人有点赶时尚，别人不用幻灯时，我用幻灯；别人用幻灯时，我用 PPT；当别人用 PPT，我就什么都不用了，仅凭口述。

我的第一句话是，胰腺曾被忽视。大家知道，《黄帝内经》把人体脏器分成五脏六腑，即心、肝、脾、肺、肾、胆、胃、大肠、小肠、三焦、膀胱，这里面没有胰腺，为什么呢？传说过去做人体解剖，都靠盗墓。人死了一般要放上几天，而且人死了胰腺没死，它把自己的胰腺自体消化了。当人们从墓中把尸体挖出时，肚子里的胰腺常已成网状结构。后来人们才发现了胰腺，据查，胰腺这个"胰"字比"肝""肠"等字晚发明了几百年。以上这些传说不一定十分准确，但有一点可以肯定，那就是对胰腺或胰腺病的认识和了解自古以来都是困难的和滞后的，困难、滞后的主要原因客观上看起来是忽视了，实际上是太复杂了。

我的第二句话是，胰病正被轻视。胰腺疾病总体讲是消化系统疾病中难以治疗或预后不好的疾病。但长远以来不是十分受到重视。举个例子，在我们所有的消化病专著中，胰病的章节或字数仅占总数的 1/20~1/16。据统计，在近几年发表的论文中，胰病的文章只占消化病总数的 1/30~1/26。我们在临床上可以评价肝功能、心功能、肾功能、肺功能等，但我们现在没有很简便、很客观、很可靠、很准确评价胰腺功能的方法。又比如急性重症胰腺炎，为何引起多脏器衰竭导致病人死亡，其主要原因还是 SIRS，即全身炎症反应综合征造成的。亦即胰腺炎引发的一种致命因子可以引起一系列瀑布式的反应，这些因子谁是因，谁是果，谁是主，谁是次，根本不知道，而且相互转换，目前治疗的最好方法我认为是用血液透析，但这个方法的普及不够广泛，大多数基层医生因为知识和设备不足还没有掌握。

我的第三句话是，胰癌将受重视。在消化系肿瘤中，胰腺癌是最危及病人生命的肿瘤，多数病人确诊后平均存活时间不到 1 年。其早期诊断几乎不可能，肿块小于 1 厘米时多数已有转移。人们试图找到其特异标志物，迄今比较好的为 CA19-9，但早期诊断价值不大。目前的研究工作应想办法找到胰腺癌变的分子标志，特别是早期标志。一个标志不够，可以找寻多个标志组合，还可以解释癌变的关键分子事件，我有个名词叫"Carcinogenesis Associated Key Molecular Events（CAKME）"。另一个方面是要了解影响 CAKME 的多种整体调控因素，如神经体液、免疫系统、胃肠微生态、慢性炎症、细胞衰老、胚胎发育等与 CAKME 过程的关系。总之，是应该高度重视胰癌研究的时候了。

文明、文化与法治

2011 年 8 月 16 日

在中国工程院召开的"关于文化大繁荣大发展"文件征求意见会上的发言。参会人员有工程院全体党组成员，中国工程院时任副院长谢克昌列席会议。

文化在自然界原本是没有的，是人类在其发展过程中不断创造出来的，创造的过程包涵了传承、选择和发展。人类有其共同的文化，但不同的国家、不同的社会、不同的民族，文化有其明显的特点或特征，有的甚至相互排斥，比如有些民族习惯等。

说到文化不能不谈到文明。狭义地讲，"文"是遮掩的意思，"明"则是暴露的意思。比如文胸，文过饰非，文身等。文明就是遮掩和暴露相间、相宜、相嵌的结果。这无论是对一张白纸上的写字、书法或绘画；一个人体上的文身、衣着或武装；一栋建筑物的窗户、大门或阳台；还是社会学上的隐秘、内向或自闭，都是一样的道理。明以文而相对，文以明而相对，而文化则是对文与明相对表现程度与形式的一种较长时期的规范。

历史上每一次文化改革都是在调整文明的比例，或多或少、或浓或淡、或厚或薄……这种调整的根本目的是为了统治阶级的利益，或是为了大多数人民的利益。在我们共产党的领导下，因为统治阶级和人民大众的利益是一致的，中国共产党代表了最广大人民的利益。因此，文化改革的任务是与人民利益相一致的。

读了这个文件草案，我个人有个建议，那就是加强或明确文化改革必须是在法制的指导或规范下进行和发展的。在历史上有些教训，如秦始皇当年焚书坑儒，后来又有罢黜百家独尊儒术，又如"文化大革命"中的"扫四旧，立四新"等，都在很大程度上损害了最广大人民的利益，阻碍了文化的正常发展。再如，随地吐痰在有的国家是犯法的，但在我们这里大家讨厌，最多骂其缺德。反之，有的事情在我国是深恶痛绝的，例如嫖娼，但在有的国家又不算什么。这样的恶习进入我国将对中国文化产生极大的冲击。所以，我想文化改革一定

卷 二

要立规立法，要根据本国民族的习惯、利益而立规立法，使之成为引导规范文化改革发展正确方向的保障。总之经济基础决定上层建筑，什么样的经济基础就会出现什么样的上层建筑，这是自然现象。当然它也受民族习惯、社会阶段、政府引导等若干种因素的影响，是一个十分复杂的问题。这么复杂的问题，没有法制的引导及规范，就会出乱子，就会偏离正确发展方向。但究竟怎么做，我还没有成熟的想法，这要向专家请教。文件中有的提法，不仅限于某些提法，而是对全文也要请教相应的专家，直至把这个方面的工作尽力做得更好。

山西敬三言
2011 年 8 月 19 日

在消化病临床进展研讨会开幕式上的致辞,此次会议在山西省太原市召开,由中华医学会主办,中美华东制药有限公司协办。参会的有来自全国各地 150 名左右的消化病学者。

欢迎大家来参加这次学术会议。过去有人唱"我们山西好地方",看来山西确实不错。我昨夜从重庆飞来,那里 42℃,且从上午 10 点持续到次日凌晨,好热啊! 可这里仅 19℃,天然空调屋。今晨我考过宾馆服务员——山西、山东是以哪个山为界? 她说我们山西是以太行山,他们山东我就不晓得了。看来山西人民是自得其乐,管他山外是否有青山,是否楼外有楼,独享晋地,知足常乐。山西为我们准备好了凉爽的天气,我们一定要借此宝地开好这个会。

开好这个会,一要有层次,要有胸怀。我有一句话叫"胸怀出斗志",什么是"胸怀"? 就是起点站位要高。我们这个会是带"国"字牌的,大家的发言,要站在国家层面上,要有"华"的胸怀,我们的主办单位是中华医学会,我们的协办单位是中美华东制药有限公司,协办单位总经理叫周顺华,市场经理叫俞玲华;我的意思是不仅会名叫"华",人名叫"华",我们做的事情一定要代表中华。有这个胸怀,我们的会议一定能开好。

开好这个会,二要有目标,要有眼界。我还有一句话叫"眼界定前程"。什么叫"眼界"? 就是奋斗目标。我们这个会强调的是进展,大家的发言一定要谈新东西,不要老调重弹,老生常谈,要有前沿的眼界。我很欣赏华东制药的口号"要么第一,要么唯一",这就是眼界。唯一肯定包括了第一,而第一只是暂时的唯一。追兵那么多,那么紧,要实现第一和唯一,就不能停步,要跑到学界前头。不能光是瞄第一,想唯一,而是要干出第一,干成唯一。有这个眼界,我们的会议一定能开好。

开好这个会,三要有休闲,要饱眼福。在参加完学术活动之后,正好是周末,工作时间当医生的都很繁劳,甚至疲惫。大家可以利用这个机会在山西看一看。

这里文物很多，全国文物多的省有两个，一个是陕西，一个是山西。陕西把好东西埋到了地下，山西基本上都供在地面。地有五台山，人有阎锡山；打仗地雷战，种粮大寨人。不知山西好风光，只缘没到山西来。希望大家在山西的逗留中饱享学术大餐，尽览美晋山河。

三个代表三声谢

2011 年 8 月 25 日

在第九届全国核医学大会开幕式上的致词。本次会议在西安建国饭店召开，为中华核医学会第九届委员会的换届会，参会代表有来自全国各地的 1100 余名相关学者，同时有来自美国、法国的专家。

感谢大会的邀请，并给我这个发言的机会。一会儿还要作第一个学术报告。今晨起床，妻子问我去开什么会，我说是核医学会。她说你一个消化科医生为什么去开别的专业会议？我说去为三个代表说三声感谢。

首先我要代表我的学校向你们表示感谢。这次会议在西安召开，由第四军医大学（现空军军医大学）承办，这是你们对我们学校的厚爱和信任。第四军医大学（下文简称"四医大"）的前身是 1935 年建于南京的国立中央大学医学院，蒋介石是首任校长，我是第 18 任。在长达 76 年的办校治学中，1959 年四医大被中央政府评为全国前 20 所重点大学，其中医学院校是北京医科大学和我校。1997 年又被中央政府评为全国首批 22 所 211 工程大学，其中除了北京医科大学和我们学校外，增加了上海医科大学。当然这些成绩都是一代代老校长带领老前辈们取得的。由于这些积淀，最近几年我们实施精品战略新的办学思想，又有一些进步，比如在连续 3 年获得国家科学技术进步奖一等奖的基础上，今年有可能再次夺冠，而且是两项；国家自然科学基金课题在去年 253 项基础上，今年夺得了 285 项；国外 SCI 论文在去年 795 篇基础上，今年有望超过 800 篇。当然这些成绩与在座的兄弟院校比较起来，简直是小巫见大巫，我们是小巫。但我要感谢的是四医大的每一丁点进步都是全国同道特别是在座各位倾力帮助的结果。没有你们的帮助不会有四医大的今天。

接着我要代表我的老师向你们表示感谢。我的老师张学庸教授，两年前 91 岁时离开了我们。他生前对我说，他一生做了两件事：一是为四医大创建了消化科，现在消化科已发展成世界上规模最大、设备最好、诊疗项目最齐全的消化病专科医院，他的学生成了世界消化病学会的主席；再一件就是为中国创建了核医学科专业，55年后这个学科如此发达，今天与会学者超过1100人，我的老师可以含笑九泉了。这个专业是他开创的，是他奠基的，但以后的发展是你们奋斗的结果，所以我要代表他感谢你们。

最后我要代表我自己感谢你们。我们是临床医生，我们的工作离不开你们。不是离不开，而是离不了。临床诊断你们是灯头；临床治疗你们是弹头；本来应该站在前头，但取得成绩后你们都自谦站到了我们后头，但是你们的贡献却都始终装在我们临床医生心头。5年前，你们学科建立50周年大庆时也是在西安办的，我代表老师去讲话，沾过喜气。那是2006年，我是副校长，结果2007年我就当了校长（笑声）。再过5年你们开会我还要来，当然那时就只能是我家的"家长"或同道的"兄长"了。不过我会尽力兑现5年前的诺言，那就是当核医学科100年大庆时，我那时103岁，我一定还要来，为了核医学的发展，我们大家都要好好活，都要超过100岁，那正是"不活百岁非好汉，因情因缘聚西安"。

消化人永远是年轻
2011 年 8 月 26 日

在全国第六届幽门螺杆菌会议开幕式上的讲话。此次会议由中华消化学会幽门螺杆菌学组主办，北京大学第一医院承办，胡伏莲教授任主席。参会的有来自全国各地的相关专家 700 余人，此外还有来自美国的学者。

感谢大会邀请并给我作学术报告的机会。新学年伊始，会议甚多，一个周末多达几个，我选择了这个会议，有三条理由。

一是精神感动。胡教授已是 70 高龄，这样的会议她已连办 6 届，人数从当年的 70 人到现在的 700 人，质量、水平也一次比一次高，到这次最高，为此她付出了极大的努力。她从中华消化学会常委退下来后，是退而不休，休而不闲，在我国幽门螺杆菌研究中她贡献之大，功不可没。你看她的神态、气质、音量完全不减当年，哪像 70 岁，简直像 17 岁。

二是学术争鸣。关于幽门螺杆菌的研究，过去的学者得了诺贝尔奖，现在越发深入，但还有很多问题未解决。比如耐药，比如和胃癌发生的关系，再比如与很多胃肾肠外疾病之间的关系，也不要一概把它当成坏的对待，它肯定对人还是有一定益处的，因为世界上的一切事物都有两面性。我们聪明的做法是避其负面，取其正面，用之于人。因此不能搞一言堂，下次会议能否选几个难题，发言分正方、反方，要辩论。你看"辩"字，两边的战斗员都很"辛"苦，都在"辛"苦发"言"，这就是"辩"字，这就是辩论，辩论越激烈，越深入，离真理就越近。

三是友谊建设。现在参加会议的同道大多数都是新人，很多我都不认识了，这是历史的必然，也是历史的需要。参加这个会议不仅可向年轻的同道学习，也可让自己焕发青春。年轻人不要看坐主席台的人风光，其实是一步一步来的，二三十年前我也是坐在会场后面，一步步就走到上面来了。当了主席就意味着离退伍不远了，这才会给后辈留机会。但青年人最终坐上主席台不是靠等，而是靠努力。一开会就跑出去玩，或在商业展台上闲聊，那是坐不上来的。

　　此次会议还来了很多前辈、长辈，潘国宗、萧树东、王崇文、姚希贤、张万岱等教授都过 80 岁了，还来和我们一起开会。他们是我们的老师，你看他们神采奕奕、活动自如、思维敏捷、笑容可掬，搞学术确实可以使人不老。有句歌词唱道"革命人永远是年轻"，我说"消化人永远是年轻"。

"阴盛阳衰"考

2011 年 8 月 27 日

在全国肾脏病青年学术会开幕式上的讲话。此次会议由中国工程院医药卫生学部与中华肾脏病学会联合主办，由北京 301 医院承办，陈香美院士任主席。参加会议的有沈倍奋、曾益新等 4 位院士及来自全国各地的肾脏病青年学者，共 600 余人。

很高兴应邀来参加此次会议，一会还要作一个学术报告。有一句心里话一直很想给肾脏病的年轻学者讲，今天终于有了机会。我对肾脏病不内行，但我任西京医院内科主任 12 年，对肾脏病专业的发展有所了解。我们那时肾病科一直是与心脏科在一起，我们称之为"心肾科"。那时肾内科不仅在世界上没有地位，在国内也没有多少地位。连老百姓也瞧不起，举例说，心、肺、肝、胰、肠，个个脏器都无别称，但肾脏别称"腰子"，意即只是腰部的一个东西，不管全身；对膀胱称"尿包"，好像只是拿来装尿的。肾脏病的科技工作者很努力、很争气，就在这 30 多年中，扭转乾坤，中国的学者已在亚太、已在世界上占了一席之地，除了黎老外，又连续出了 3 位院士。我一直在思考这是为什么。

一是关注学术。学术是医学者的根本，肾脏病学者从来都是在比本事，比能耐、比贡献，形成了好学风。我说，一个人不做学术，就玩权术，不然就无术，要么骗术，再不就是魔术，其实魔术也是技术，也是本领。

二是关注青年。青年是专业的未来，肾病领域的青年工作者重学习、很发奋、爱创新。医学会和长辈们想方设法竭力培育后生，今天这种会议我都参加过好几次了。

三是关注推广。这里既指学术推广，也指管理经验、育人经验的推广，各自取长补短，谋求共同提高。

还有一条经验就是女同志们十分努力，为男同志做好了榜样。你看新进的

3 位院士都是女性。过去我误认为这是因为你们中的男同志不够努力，或者说师父传女不传男。现在才知道师父没有偏向，男同志也很努力。"阴盛阳衰"不是男士不努力，而是女士太努力了。女士强就强在上述 3 处：关注学术、关注青年、关注推广。化用荀子的一句话，"岁不寒，无以知松柏；事不难，无以知女人"。女的强起来，做好了榜样，不管是一个科室、一个单位，乃至一个国家都会强，你看撒切尔、希拉里，不就是这样的吗？（笑声）

合纵连横 相得益彰

2011 年 8 月 31 日

　　2011 年，在中国工程院领导走访总后勤部座谈会上的发言。座谈会由总后勤部时任刘源政委主持，时任总后勤部廖锡龙部长、秦银河副部长、刘晓榕副政委等参加了会见。时任工程院周济院长，潘云鹤、旭日干、谢克昌、干勇、樊代明副院长，白玉良秘书长，董庆九主任，李仁涵副局长参加了会见。会上周院长介绍了工程院情况。

　　今天随周院长和各位副院长及机关同志回总后勤部拜访。总后勤部是我的娘家，工程院是我的婆家，今天看到两边"亲家"亲密无间、深情厚谊，无论是作为女儿，还是作为儿媳，都十分高兴，感到十分幸福。

　　同时肩负军、地两项工作，在军队我是工程院的院士，在工程院我是解放军的代表，这是军民融合的一种罕见的尝试。对我来说是国家和军队给我的一次难得的锻炼机会，也是不曾有过的考验。一年以前我到工程院副院长上任时，中组部和总后勤部两边的首长都语重心长教导我、告诫我要努力工作，争取"1+1=2"，最好是"1+1>2"的结果。工程院党组、周院长、各位副院长更是关怀备至，发挥了热情的传帮带作用，所以取得了一定成绩。

　　在四医大（第四军医大学，现空军军医大学）方面，在总后勤部党委和首长正确领导下，医、教、研各项工作取得了长足进步，比如连续三年获得国家科学技术进步奖一等奖，今年可能又有新突破；今年获得国家自然科学基金285 项，科研经费总计 4.8 亿。去年 252 项，是国内同类院校第一。前不久刘政委代表总后勤部党委、代表廖部长对四医大班子进行了考核，给予了充分肯定，是对我们的鼓励。上个月解放军审计署又对我任职以来经济领导责任进行了 14 天审计，最后给予了最高等级的评价。

　　在工程院方面，我分管学术、出版，兼管教育工作。在工程院党组和周院长的领导下，在各位副院长帮助下，和机关同志一起对 2000 年以来"十年百场"工程科技论坛进行了总结，提出了"一十百千万"的经验。在此基础上，提出

那一年
我在工程院

卷 二

了每年学术论坛数量70：20：10的计划，以及"四聚"的发展构想，即聚焦、聚集、聚合、聚变,这些都已记入中国工程院的国家工程科技思想库中。一年多来，在大家努力下，学术论坛的形式增加了、数量增多了、质量提高了、影响变大了。工作一年多，我有两点最深切的体会。

一、合纵相得益彰。因为既参加工程院工作，又是四医大校长，因此我可以把四医大在教学科研中遇到的重要问题和需求直接带到工程院工作中，这有利于工程院的顶层设计及决策，四医大也是全国2700所高校之一，它不仅带有所有学校的共性，而且具有军队院校的特点，这样就可以为国家层面的正确决策提供参考；同时，工程院的很多思想、思路和决策，我又可以及时准确地下传到四医大，用于实践，这就好比四医大是工程院的一个单位，四医大在科学技术上直接受到国家层面的指挥。把四医大直接融入国家层面科研与发展的大环境中，可以很快提高四医大的层次。

二、联横相得益彰。这里指的是工程院与解放军的合作，我们解放军有工程院1/10的院士，工程院的根本任务是通过推进科技进步，一方面促进国家经济建设，另一方面加强国家防卫能力。这里包括年初周院长带领60多名院士与空军常委相见座谈。工程院对总后勤部重视，在301院士群体宣传中给予了大力支持。总后勤政治部每年都要与工程院联欢，医药卫生学部的院士在我们总后勤部占的比例很大，总后勤部又高质量完成了工程院交办的任务。比如四医大做好了主席团会的会务工作，301医院、四医大为工程院机关及院士在治病防病保健方面也做出了努力。

综上所述，一年多的工作是有成效的，生活很愉快，当然工作时间是紧了些，总后勤部党委给我校专门多配了一名副校长来减轻我的工作压力，学校政治委员又主动承担了部分校长的行政管理工作。所以，我有决心、信心不辜负两边首长的期望，把工作做得更好，回报两边首长的厚爱和信任。

"兵器" 浅解

2011 年 9 月 1 日

在第 123 场中国工程科技论坛"国防科技工业科学发展"开幕式上的主持词。论坛由机械与运载工程学部和中国兵工学会承办。这次会议在北京召开，参加会议的有中国工程院时任院长周济，中国科学技术协会时任书记陈希，中国工程院院士共 42 名，以及来自全国各地的相关学者近 400 名。

武器的重要性无人不知，无人不晓。有一首歌唱道："我是一个兵，来自老百姓，打败了日本侵略者……"这首歌好听，但写作时忽略了武器。"我是一个兵"，我确实是一个兵，一方面在工程院工作，一方面在第四军医大学（现空军军医大学）当校长。当兵的人出国到美国大使馆签证总要受些刁难，他们把我的申请表看了很久，然后问"Were you a soldier？"，答"yes, I am"。问"Did you use some weapon？"，答"yes，I do"，问"what kind of weapon?"，答"stethoscope"。翻译过来是："你当过兵？""是！现在还是！""那你用过武器？""是！现在还用！""什么武器？""听诊器"。马上签了。从这个对话中可以感知，作为一个兵，害怕没有武器；作为对手，害怕我们有了武器。可毛泽东主席说决定战争胜败的因素是人而不是武器，究竟哪个重要？有请中国兵器工业集团公司原总经理、中国兵工学会理事长马之庚先生致辞（略）。

感谢马理事长的讲话。从他的讲话中，我明白了为什么叫"武器"为"兵器"。那就是兵要带有武器，或者是带有武器的兵，说来说去还是武器重要。但是有了武器就有战斗力、就能胜利吗？ 1984 年我在日本学习，中日学生联欢，他们唱"北国之春"，我们唱了一首"大刀进行曲"，最后日本人伸出大拇指称赞说："哟西！"其实日本人不是说我们歌唱得好，而是用大刀和他们拼，他们不怕。大刀还没砍到位，"砰"一枪就把我们结束了。这说明光有武器不行，还要有好武器、新武器。要造好武器，靠少数人不行。不像造大刀，一个铁匠、一个磨刀匠就够了。造好武器人少了不行，要很多人在一起造，进行科学协作才行，说起协作，中国科学技术协会是行家里手，有请中国科学技术协会常务副主席、

233

党组书记、书记处第一书记陈希同志讲话（略）。

　　陈书记的讲话使我对科学技术协会的工作职能有了进一步认识，你看科学技术协会的"协"字，一横一竖加个"办"字，意即什么事到了科学技术协会横竖都能办，都能办成。看来兵器的发展要有赖于我们中国科学技术协会了。中国工程院的根本任务，我想主要体现在两个方面：一是促进国家经济建设，二是增强国家防卫能力。因此，中国工程院对这次论坛十分重视，周济院长出席会议，因为他本人的专业就在这个学部，更重要的是他对国防工业的重视，下面有请周院长致辞（略）。

　　周院长的讲话为本次会议明确了方向，提出了要求，希望在会中和会后贯彻落实。开幕式结束，谢谢大家。

进军上海世博园

2011 年 9 月 2 日

在 2011 中华消化内镜年会及中日国际消化内镜会开幕式上的讲话。此次会议由第三军医大学承办，在重庆召开，参加大会的有世界消化内镜学会时任副主席，有来自美国、澳大利亚、日本、德国，中国香港等地的著名专家，还有来自全国的消化内镜医师，共 2200 余人。

感谢大会邀请，一会儿我还要作学术报告。山城的初秋，依然高温 40℃以上，重庆人以特有的热情欢迎我们。大会规模之大、质量之高、安排之全、参会之踊跃、办会之精到，这些给全体代表都留下了深刻的印象。

刚才，5 位领导和专家对本次大会的召开都作了很好的致辞，主办方很热情，开幕式就请了 6 位发言，大家从第三军医大学、中华消化内镜学会、中华医学会，一直到亚太、世界消化内镜学会，该讲的都讲了，我是第 6 位发言，最后一个说话，难啊！该说的话不多了，甚至没有了。没有了空间，平面空间用完了，只有向高度发展，只有向深度发展。但，叫我上天干不了，叫我入地我不干，怎么办呢？我想再好的纲领，再美的宣言总得要人去落实。我们不仅要有激动，要有感动，要有心动，最好我们还要有行动。对于中国医生来讲，刚才说我们"病人多，病种多"，因此，我们更要"水平高，技术强"才行。

行动的机会来了！ 2013 年世界消化大会将在上海召开。由于代表多，说不定超过 2 万人，国内其他地方会场不够大，所以选到了上海，选到了世博会场地。世博会现在正在改建，会场装修好后迎接的第一个最大的会就是世界胃肠病大会。这个会是由 2 个世界级学会，4 个亚太级学会和 4 个中国消化相关的学会，共 10 个学会共同主办的。为了开好这个会，中国的 4 个学会已从去年开始开预备会或会前会，去年在西安，今年在北京，明年就进军上海了。在那里我们不仅将展示中国医生的风采，同时也要接受考验。但我们中国医生有潜力、有能力、有合力，所以能显示我们的国力。希望大家回去认真准备，拿出好东西来，明年这个时候，让我们重聚"世博园"。

那一刻的亲切和感动

2011 年 9 月 5 日

2011 年，中央电视台为庆祝教师节，特办了一场晚会，9 月 5 日晚录像，9 月 10 日播放。中国工程院派我作为教师代表到现场参加晚会。

7 点 10 分，我按要求准时到达中央电视台一号厅。在工作人员引导下入座，我的座位在第二排正中间。前排就座的有李长春同志和刘延东同志。他们之间放了一个茶几，我的座位正对茶几，所以视野特别好，跟坐第一排的视野差不多。

节目开始，小学生们在台上齐呼："老师，过节好！"我也举手应呼："老师，过节好！"可能是声音大了点，惊动了长春同志，他回过头来，笑着对我说："你都知道？"我说："首长，在您来之前，我们已经练了好几遍。"（当了群众演员）话毕，我有些后悔，冒失了些，声音太高，惊动了首长，坐在首长旁边应该含蓄一些。不过首长的回眸一笑，我已释然，作为一名教师，感到了第一次的亲切。

接着，台上介绍的是上海音乐学院的一位老师，她已经 95 岁，目前每周还上六七节课。她教的学生最年长已 87 岁，在一次法国召开的国际比赛中，一共设立 4 个大奖，她的学生拿了 2 个。想想自己，也是一位老师，她 95 岁，我 59 岁，差距之大，我的心里泛起第一阵感动。

紧接着，介绍武汉的一位老师，她每天问自己三句话：你爱学生吗？你怎样爱学生？你的学生体会到了你的爱吗？有一个孩子脱发，不敢来上学，她上街买了几十顶小帽，让全班同学都戴上，每人一顶，一直到那个小孩长出了头发。我正在带学生，扪心自问，我这样爱过我的学生吗？我的心里泛起第二阵感动。

我前方的茶几是专为首长设的，供应给他的是用茶杯装的热茶。我们后排没有茶几，供应的是矿泉水。图方便，我将矿泉水放到了首长茶几的后方，长春同志往我的矿泉水一望，我顿时十分紧张，赶忙说："首长，那个矿泉水我喝过。"幸好这样解释及时，不然要不首长喝了我的矿泉水，要不首长误认为我喝了他的矿泉水。首长亲切一笑，说："没关系。"一声"没关系"，让我释然，作为一名教师，感到了第二次亲切。

接着介绍的是广西山区的一位小学老师，他们全校师生共 6 人，2 个上五年级，3 个上三年级，还有 1 个就是老师。学校在山区，教室很简陋，学校的门、窗、砖瓦都是老师用肩头挑回去的，一挑就是 40 年。老师老了，他最大的愿望就是来北京看一下有国歌伴奏的真实升旗仪式。武警军乐队和国旗护卫队的同志在舞台上满足了他们全校师生的要求，从图片上看，那个小学的破旧跟我儿时上的那个山村小学差不多，我的心里泛起第三阵感动。

紧接着是中南大学的一位老师，他是一位中国科学院院士。因患高位截瘫，除脑袋外，身体其他部位都已失去了知觉。他只能躺在床上，把书本或电脑架到床顶上，靠爱人翻书或打开电脑带学生。他带出的学生不仅有长江学者，杰出青年基金获得者，还有美国大学的终身教授。我也是一位院士，我的身体条件要比他好得多，可我的贡献是什么？我的心里溢满第四阵感动。

我们后排没有节目单，旁坐想借首长的看。节目单放在茶几上，向首长借又怕打扰他。我就悄悄"偷借"给了旁坐。第一次首长没发现，过了不久，旁坐又要借，我不好拒绝，因为旁坐的官也不小，我又去"偷"。这次不好，首长侧身也要看他的节目单。我赶快从邻座手中抢回，迅速递给首长，首长看见后说："不不不！你们先看。"我心里十分不安，不好意思，竟敢在首长面前做了"贼"。但是看着首长的笑脸，我又释然，作为一名教师，感到了第三次亲切。

……

节目结束了，演员和那些模范教师共同上台谢幕。首长上台，他做的第一件事是深深地给台上的老师们鞠了一个九十度的躬。台下的观众掌声如雷，恋恋不肯离去。看着台上的首长和老师们，那一次又一次来自首长的亲切，那一阵又一阵来自榜样的感动，真是不舍不去，不去不舍……这一辈子当一名教师，值！

气之问
2011 年 9 月 8 日

在中国工程院"非常规天然气发展前景高端研讨会"上的主持词。会议由能源与矿业学部和中国石油天然气集团公司在成都承办。樊代明任主持人，中国工程院时任谢克昌副院长出席并致开幕辞。参加会议的有美国、法国的相关专家 5 人，中国工程院院士 5 位，以及来自该专业的中青年专家共约 30 人。时任中国工程院学部局谢冰玉局长、李仁涵副局长、王爱红处长等同志共 6 人出席了会议。高端研讨会前进行了两天的学术论坛。高端论坛发言为英文，设同声翻译。

根据工程院的安排，今天请来中、外高级专家商讨中国非常规天然气的发展前景。首先请谢副院长致开幕辞（略）。

谢副院长是这方面的专家。我是一位医生，只知道用天然气，不知道天然气来之不易。来之前才知天然气分为常规与非常规两种。原以为常规天然气烧出来的是家常便饭，而非常规天然气烧出来的是特色小吃。显然错了，但有一点是对了，那就是非常规天然气煮出来的饭要比常规的贵，为什么？有请中国石油勘探与生产分公司副总经理赵文智教授发言（略）。

听了赵教授关于我国致密气或页岩气规模利用的关键政策和技术，这是中国学者对中国情况的认识，那么世界上的情况怎样呢？有请美国地质调查局能源研究中心首席科学家 Christopher.J.Potter 发言，题目是"世界非常规天然气资源前景展望"（略）。

感谢 Potter 先生，以上中、外两位专家分别谈了中国与世界非天然气的地理分布与开发前景，前景好，要开采出来才可以。如何将地下的非常规天然气开采出来为人所用？这需要开采技术。我们首先请中国石油煤层气公司总经理接铭训先生发言，题目是"中国煤层气开展工程技术展望"（略）。

感谢接先生，我原以为打个洞就可以出"气"呢，原来那么复杂！与国际上相比，中国的技术如何？我们有请美国怀俄明地质调查局主任 Ronald.C.Surdam

先生谈谈他在 Laramide 盆地页岩气开发中使用的技术及经验（略）。

感谢 Surdam 先生。刚才两位中国学者和两位外国学者就非常规天然气地理分布的勘探和开采技术谈了自己宝贵的经验。俗话说"知己知彼，百战百胜"，下面我们请一位既知外国又知中国的外国人，斯仑贝谢公司（中国区）总地质师 Bernard.Montaron 先生就此情况谈谈看法，题目是"非常规天然气增产改造技术的展望"（略）。

感谢 Montaron 先生的发言，下面针对同一问题，我们再请一位先知中国后知外国的先生发言，他曾在国内学习，后在国外深造，现在是 MI-SWACO 公司技术咨询专家——郭全星，报告题目是"页岩增产改造技术发展再论"（略）。

最后，我们请贝克休斯压裂液与储层保护专家 D.V.S Statya.Gupta 先生发言，他要再次叙述页岩气开发技术的问题。

下面我们进入自由发言时间，共 1 个小时。主题是非常规天然气未来 10~20 年的发展战略、可能的挑战及解决办法（讨论具体内容略）。

下面我来总结一下今天的会议，大家认为非常规天然气是将来世界能源的重要组成部分，中国也如此认同，应于高度重视。但就中国目前而言，开发不能一哄而上，要边研究边开发，说得明确一点，是先研究后开发。先弄清"家底"，再考虑"发家"。现在的局部开采目的只是为了研究。其原因有二：一是目前我们有能源开采与供给；二是目前对非常规天然气的开采存在很大的技术难题，先开发肯定是得不偿失。但要提倡研究，为将来开采做准备，政府的注意力及经费要放到研究上。待研究取得成果，且技术建立成熟时，再考虑开发的问题。研究应全面展开，如国家需求、地理分布、开采技术、能源利用和环境保护等。

总之，非常规天然气是一个需要重视的重要问题，要多开展中外合作。通过不断合作，不断发现问题，不断解决问题，最后实现非常规天然气资源的社会效益和经济效益最大化。

后记：会议结束后就餐，外宾表扬我说"You are Fan,you do good job for funs,so you are fun"，翻译过来意即"你姓樊，你主持得很好，有很多粉丝，所以你是笑星"。

浅议肿瘤本质
——为《医学争鸣》第2卷第5期撰文
2011 年 9 月 10 日

　　人类恶性肿瘤，由于其泛发性，各年龄组全覆盖，耗资巨大、难治性甚至不治性已成为百年来攻而不克的世界难题。近一百年来，人类一直没有停止过对肿瘤的研究。最突出的有四部分人做的四部分工作：一部分人刨根究底探寻肿瘤的真正病因或发生机制；一部分人想方设法思寻肿瘤的预警或早诊技术；一部分人不遗余力找寻肿瘤的根治方法；还有一部分人甚至样样都干，挖空心思、穷其所资、穷其所力、穷其所有，企图置肿瘤于死地而后快。这场百年不停且越发起劲、可歌可泣的抗癌大战，可以说是自人类发展以来最为长久、最为投入、最为广泛、最为壮烈的一场全民战争。然而，结果如何呢？据统计，世界恶性肿瘤的发病率和死亡率不但没有明显下降，有好几个肿瘤的反而出现明显上升趋势。

　　回顾一百年，肿瘤研究的主要目的其实异曲同工，都是集中在寻找患癌的证据或称肿瘤标志物上。由于工作目的不同，追求的层次也不一样。比如，临床医生在病人人体中找肿块，病理医生在组织中找癌细胞，检验医生在体液中找肿瘤分子，分子生物学工作者在肿瘤细胞中找癌基因。虽然切入角度不同，所处层次不同，但各自的根本目的都一样，都想找到肿瘤的证据或称标志物，以阐明或证明肿瘤的真谛或本质。

　　肿瘤是否存在分子水平的标志物，这个问题一直悬而未决。看来必须有两种回答。第一种回答是，肿瘤具有这种标志物，但我们至今还没有找到，或者由于技术缺陷，或是由于策略不对。第二种回答是，肿瘤根本就没有我们想寻找的那种理想的标志物，它是全身在衰老过程中生理调节异常的一种必然表现。

　　关于第一种回答，即肿瘤有理想标志物，这是多数人或者一代又一代的研究者深信不疑且为此奉献或奋斗了一生又一生的课题。从哲学层面讲，任何事物如果独立存在，必然有自己的本质特征，或是物理的，或是化学的。肿瘤从一个层面上讲，它有别于正常组织细胞的形态及功能，细究很可能有其分子水平上的特征。与正常细胞相比，严格地说，与正常增生的细胞相比，肿瘤细胞具有无限增殖、凋亡剧减、分化不全、主动转移、抵御杀伤等特点。但是，这些特点又不是肿瘤细胞特有的，与正常增生的细胞具有交叉，只是程度不同而已。这些特征，或者说构成这些特征的不同分子就难以成为肿瘤准确诊断和根本治疗的理想靶标。近一百年来，人类几乎对人体所有肿瘤进行过全面找寻，确也找到 CEA、AFP、CA19-9、CA12-5、PSA 等几个肿瘤标志物，但此后再也未在其他肿瘤中找到相应的标志物。事实上，即便是上述标志物用到临床诊断上效果也并不十分理想，甚至是很不理想，要不阳性率低，要不特异性不强，要不二者兼之。肿瘤标志物的表达随肿瘤的组织类型及生长时段而变化。在同一病例的癌组织上，或同一组织的不同视野上，肿瘤抗原的表达与否及其含量都有相当大的差别。甚至于来源于同一克隆的癌细胞系在不同培养时段，肿瘤抗原的表达与否和含量都有显著差别。有的肿瘤原发阶段有抗原表达，但经化疗或其他治疗后则抗原消失，反之亦然。这些现象说明，肿瘤标志物的表达不是恒定而一成不变的，它只是一个阶段或一个细胞种群的瞬时表现，因此，不一定是肿瘤的根本实质。

　　既然不同的研究组用不同方法在同一种肿瘤，或同一个研究组用同一种方法在不同的肿瘤，研究最终得到的标志物是千差万别的，那么，不同研究组用不同的方法研究不同的肿瘤，得出的就是海量数据和结果，根本无法集中分析得出结论。这就是为什么现在文献上报道出成千上万种肿瘤标志物，实际没有几个可用的根本原因。事实上，这些浩如烟海的肿瘤标志物，既不能代表人体整个肿瘤的根本特征，也不能代表某个系统肿瘤的根本特征，甚至连一个肿瘤的根本特征都代表不了。它或许只能代表某个人的癌组织中某个细胞群体中处于某个生长增殖时段的某些特征。细胞癌变是由分子决定的，但不是由某个单一分子决定的。我们在癌细胞已经发现的那么多分子，绝大部分是属于生理状况下管控增殖、凋亡、分化或运动等正常功能的分子。我们要把与癌变相关的分子（Carcinogenesis Associated Molecules）找出来。但这类分子太多太多，有的与癌变直接相关，多数却为间接相关；有的处于上游调控，有的处于下游应答。就调控作用来讲，最好选上游的起起始或决定作用的；就效应作用来讲，最好选下游的起效应或直接作用的。如将二者结合起来就是起关键作用的分子，即癌变相关的关键分子（Carcinogenesis Associated Key Molecules）。正如前述，细胞癌变是一个复杂的过程，不是由一个单一分子操纵完成的。它可涉及多个分子甚至是大量分子，"大哥不在二哥在，大姐不行二姐行"；它可涉及多个信号途径，"东方不亮西方亮，这条不通那条通"。每一途径又涉及多个分子。在这些分子中，其作用是动态发展的，有的是起始作用，有的是主要作用，有的开始起起始作用后成伴随，有的作用开始是主要后成次要。同样的癌细胞有的可以从某一条信号途径全面启动增殖，有的可以从另一条途径启动增殖。这样多个分子多条途径共同构成了一个网络，由网络促成一个事件（Event）。多个事件（Events）共同促成了癌细胞无限增殖，凋亡减少，分化失调，主动转移和抗击杀伤的特征，这个事件我们可以称为"癌变相关关键分子事件（Carcinogenesis Associated Key Molecules Events，CAKMEs）"。在这个事件中，任何分子，包括关键分子都是单一的，孤独的，都具有局限性。它代表的只能是某个个体某些细胞某个时段的变化。只有抓住了整个事件，才能真正阐明癌变机制，才能真正设计有效的治疗方法，才能将其中关键的几个分子（而不是单一分子）组成一个鸡尾酒式标志物群，研制成功理想的覆盖面广、阳性率高且特异性强的预警或临床的诊断方法。

关于第二种回答，即肿瘤根本就没有理想的标志物，它是人体生命过程的必然阶段，是人体局部"返老还童"的一种全身性疾病，或者说是一种整体调控失常的局部表现。局部肿瘤的表现千差万别是由全身调控失常的种类决定的，局部肿瘤的表现速度是由全身调控失常的程度决定的。

一、肿瘤是人体生命过程的必然阶段。世界万物，有生必然有死。生命的终结形式就是死亡，就像一艘远行航母的核反应堆，核子反应结束，生命就停止。人的生命，说到底是增生与凋亡之间的平衡来保证的。胚胎时期是增生大于凋亡，于是形成胎儿；成长时增生大于凋亡，形成个体；二者平衡保持个体，比如成人；若增生小于凋亡，就开始衰老，更加失衡时就死亡。针对衰老，人体总是在搏击，最重要的形式就是细胞的增生功能加强，不是全身的就是局部的。全身不行就局部，局部的增生就是肿瘤，从这个意义上讲，一个人如果能活到120~150岁且不因其他病症或外伤死亡，那他一定会有肿瘤发生，不在这里就在那里。就一个局部而言，增生与凋亡平衡，局部就保持平整光滑，假如增生小于凋亡，就出现局部萎缩，甚至溃疡；增生大于凋亡就形成息肉，更有甚者就长成肿瘤。为何老年人的肿瘤越来越多，这是因为老年个体全身衰老，机体启动新生机制，促发局部增生的结果；为何老年人各种肿瘤都有发生，这是因为老年人启动各个器官的增生机制，共同抗击衰老的结果。这种新生机制很像胚胎时期的表现，就跟母体子宫长了一个个体一样，肿瘤病人在不同器官也可以长出一个个体，所不同的是母体长的个体在子宫，我们称之为"胎儿"，肿瘤病人在不同器官长的个体我们称之为"肿瘤"。癌细胞与胚胎细胞都能不断增生，所不同的是十个月后，胚胎细胞可控，产生了一个新生命，离开了母体；而癌细胞的生长不可控，留在体内破坏或夺去了母体的生命。因此，肿瘤组织的很多生物学特性都与胚胎细胞相似，多数肿瘤标志物在癌与胚胎都是同时阳性。有人说癌块是成体细胞突变形成的胎儿。从这个意义上讲，癌症病人的局部增生是否是人体通过在局部抗击衰老，争取"返老还童"的全身过程呢？因此，了解胚胎发生学的知识及奥妙，无疑对认识肿瘤有极大的帮助。

二、肿瘤是整体调控失常的全身性疾病。对一个具体的癌症病人，不同的人对其本质特性看法是不一样的。有的医务工作者认为，"癌症病人"是"人长了癌症"，外科医生认为是人长了癌块，病理医生认为是人长了癌细胞，分子生物学工作者认为是人"长了"癌基因，这种思维方式把落脚点放到了"癌"这个局部。而另一部分医务人员（如中医）认为，"癌症病人"是"长了癌块的人"，这种思维把落脚点放到了病人的全身，因为即便是长同一样癌的人，其结局是大相径庭的。注重局部的人认为癌是根本，是局部影响了全身，而注重全身的人认为整体是根本，是整体影响了局部。当人体个体形成以后，成人的多数组织细胞不再增生，仅维持正常的形态及功能。但人体也有某些部分，如皮肤、胃肠道、血液、骨髓、精液等组织或细胞依然在增生，每天形成大约 30 亿个新生细胞，以补充这些器官细胞的凋亡。这个过程无疑是受到全身调控的。此外，无论是炎症、伤口、切口都是由这种正常调控来完成局部修复的。但这种生理性的再生修复过程是有限的，到了一定程度就自动结束、自行控制、自然停止。但是，如果一种增生的过程启动后不能自限而停止，就会在局部形成肿瘤。临床上经常看到有的病人肿瘤已完全切除干净，但因全身促增生机制依然存在，还可在原位促发再长出一个肿瘤，这就是我们误认为的"复发"；如果原位器官我们完全切掉，局部已无处可长肿瘤，那全身调控机制还可促发别的部位长出相应肿瘤，这就是我们误认为的"转移"。我们误认为的这种"复发"和"转移"，尽管不是全部病例都是如此，至少有一部分病例是这样。"野火烧不尽，春风吹又生"。过去我们太强调"野火"的作用，今天我们可能应该更重视"春风"了。个体的这种全身调节机制目前尚不清楚，可能涉及神经、内分泌、免疫等。这就可以解释好多人身心平衡失调时，如精神受打击、晋升受阻、高考失利、营养不良、免疫受抑、用药不当时，特别容易患癌症，就是这个道理。

如果我们把第一种回答和第二种回答结合形成第三种回答，可能就会成为肿瘤研究的正确答案，即癌症是一种全身性疾病，是整体调节失常促发局部某种癌变关键分子事件的恶果。这种恶果又反作用于整体，形成恶性循环，最后甚至致死。因此，研究肿瘤既要探索器官局部的 CAKMEs，又要探索癌症患者整体调控的改变，并将二者密切联系，才能得出满意的结果。

肝之贵
2011 年 9 月 13 日

在中国工程院第九场"健康讲座"上的主持词。本场讲座由上海新华医院消化内科范建高教授主讲，题目是"如何保护肝脏"。参加人员有两院院士及工程院机关工作人员，约 80 人。

肝的重要作用，连普通老百姓都知道。你看，爱儿女、爱孙子叫"心肝宝贝"；恨敌人、骂仇人叫"没心没肝"；称英勇行为叫"肝脑涂地，在所不辞"；遇悲痛时刻是"肝肠寸断，欲死不成"；形容友情为"肝胆相照，日月共存"；心情不快称"肝气郁结"；昏迷了，闭眼了，治疗不在脑子，而是"醒肝明目"。老百姓的这些描述、这些说法都不错，而且很形象。但肝对人体的作用究竟是什么？哪些因素可以伤害肝脏？肝脏受伤了又怎么修复？下面有请范建高教授讲课（略）。

范教授讲得好，肝脏至少有八大功能，细分还有更多。它像人体内的一个化工厂，一方面它要将人体从自然界摄取的物质变成人体需要的东西；另一方面它要将来自自然界的或身体代谢所产生的毒物化解掉。所以，人体是离不开肝脏的。有人做过试验，如果胃肠道的血液不进入肝脏，直接流入体循环，那人活不过 24 个小时。

肝脏这么重要，我们要对自己的肝脏有个评估。有的人 60 岁了，但他的肝功能还保持在 40 岁左右的水平。而有人仅 40 岁，但肝功能却达到 60 岁左右的了。评价肝脏状态，特别是肝功能要请好的专家，绝不是看一下指标在正常范围就行了。指标正常当然好，但有时的蛛丝马迹已经暗藏杀机。大家知道，肝脏的代偿功能是很强的，仅 1/3 的肝脏就可维持人体功能。正因如此，我们要特别注意，如果肝脏失去代偿，那纠正起来就相当困难了。对自己的肝脏状态有了了解，接下来就要做几件事。

一是养肝。这里指的是肝经过长期"劳累"或受过不同打击已"濒临危机"之时，应该让它歇歇，或半歇半工作。有点像悬崖勒马，而不是"疲马加鞭"。

244

比如不要贪吃，吃得太多就是增加肝脏负担，特别是酗酒，每醉一次都是对肝脏的一次摧残或打击。熬夜也是不可取的，我们当医生的都知道，每天凌晨，过去叫"子时"，是病房病人容易死亡的时候，老百姓说这时是阎王和小鬼出来抓人的时候。其实，这时是全身抵抗力最低、肝脏正在努力工作之时。如果你在这个时候熬夜，不管是工作还是娱乐，都是伤肝的。你看这种人没一个脸色好看的，没一个精力充沛的。

二是护肝。这里指的是肝脏处于正常状态时要倍加珍惜，要为将来储备肝功能。要防止一切损肝因素侵入，特别是肝炎病毒，其中又特别是 B 型和 C 型肝炎病毒。一是进入人体就弄不出来了，要携带终身；二是会传给后代。很多人无故吃药，要知道"是药三分毒"，中药也是有毒的，保健品也有毒，除非医嘱吃药，自己不能乱吃。

三是强肝。除了生活调节外，要保持正常的心态，情绪要好，防止肝气郁结。适当地增强身体锻炼，多吸新鲜空气。对老年人，游泳是最好的锻炼。不要太相信保肝药，保肝药也是药。

最后，我们要感谢范教授。我们把他从上海请来，昨天是中秋，他都没和家人在一起，很对不起他的夫人和女儿。昨晚我也是在京过的，西安的妻女是有些意见的，我有同感。我和女儿有短信对话，摘录献读一下，以示理解和感谢。我的短信是"孤身赴京，星稀月明，嫦娥把盏，吴刚抚心"，女儿的回信是"团聚佳夜月缺圆，不见父身知父心"。

药之罪 or 人之过

2011 年 9 月 15 日

在全国合理用药学习班开幕式上的讲话。本次会议在西京医院召开，有来自全国各地医院的院领导及相关专家约 200 人。国家卫生部（现卫健委）医政司时任赵明钢司长、中国医师协会时任蔡忠军副会长出席并讲话。会议旨在逐步向全国推广"临床合理用药决策支持系统"，以提高全国医生的用药水平。

看病吃药，药到病除，从古到今，天经地义。这是药的功绩。但药到病不除，有时人却死了，医生是在治病还是致病？是药之罪还是医生之过？是需好好探讨的时候了。

目前医生开药随意性很大。有一个病人到北京十大医院看病，开回的处方，经专家鉴定只有一个处方是完全正确的，其余几张都有或多或少，或大或小的问题。为什么出现这个问题呢？这是因为没有统一的用药规范。这个问题不仅在中国存在，在美国也有。在美国医院死亡的病人中，20% 有过药物不良反应。中国地域之大，病人之多，医生的水平参差不齐，用药不合理的情况就更为严重。但我们又没有那么多好医生遍及全国，即便是好医生也难免用药不当。为了解决这个问题，在总后勤部卫生部支持下，作为全军指令性课题，我们研究了这套"临床合理用药决策支持系统"，英文称"Drug Rational Usage Guidine System"，简称"DRUGS"。这个系统的研制成功是集体智慧的结晶。首先我们组织了 600~700 名专家对常见的 100 多种病的治疗方案进行了调研和规范。这个过程是把国外的最佳方案拿来结合国内的指南，研制出治疗每种疾病的数种方案，然后将病人的信息输入计算机，计算机会根据病情加减，最后得出最理想的方案。这些方案已经过全国各专业学会的现任主委、上任主委或候任主委审查并同意，然后请各专业的两院院士审定。最后对 2.0 版经 6 家医院安装初步应用取得成功后，再请 10 名专家（包括 9 名院士）组成鉴定小组，鉴定通过认为水平居国际领先。

今天让大家来，是想更进一步推广试用。过去是 2.0 版，现在已达 3.0 版。

在应用过程中希望大家提出意见，意见越多越好，越尖锐越好。这样有利于改进提高使之趋于完美。通过这个系统，毫无疑问地可以提高每个医生的治病水平，也可以提高医院的整体医疗水平。这个系统分大、中、小医院分别适用的三种类型，大家可以按需选择。

这个系统用好了，水平提高了，疾病治好了，既无"药的罪"也无"人之过"。生病就可以放心吃药，医生可以做到合理用药，可以药到病除。

与天同进　与天齐名

2011 年 9 月 16 日

在"中国天津消化病论坛"开幕式上的致辞。此次论坛由天津市医学会主办，主题为胃肠病和肝病的基础与临床。参加此次论坛的有庄辉院士及来自全国的消化病学者 600 余人，日本专家也应邀参加了大会。

首先，我代表中华消化学会和全国消化病同道，祝贺本次论坛隆重召开。也感谢邀请，我在一会儿的大会上还要作报告，题目是"肠菌的共生与共赢"。

在中国以"天"命名的地方不多，有天山，有天水，山水都有。天津也以"天"为名，说明这个城市在历史和现实中的重要性。这里对消化病学的发展也有重要贡献。记得 30 多年前，那时我刚入门道，孤陋寡闻、才疏学浅、年少无知。但我知道，天津医科大学的黄象谦教授研究胃肠道激素是很有名的。黄老已近 90 岁，依然很健康。继他之后，天津消化病的事业一度都很不错。但在近一二十年，因为各种原因，地理的、社会的，消化病事业稍有些沉默，好多学者想来，但无机会。可以这样评价，是在前进中接受考验，在考验中不断前进，或者是在发展中起伏，在起伏中发展。历史把接力棒交到了这代人手中，目前有多名后起之秀，陆玮、王邦茂、张志广、秦明放、李文等一批新秀起来了。天津重新活跃起来，已为全国关注，昨天中华消化病学院的课堂听说是爆满，今天这个会场也座无虚席，后面还站了那么多人，好啊！可以预料，未来天津的消化病事业将会像这座城市一样，与天同进，与天齐名。祝贺本次论坛圆满成功。

学术需长春

2011 年 9 月 17 日

在东北三省第六届消化病学会开幕式上的讲话。此次大会在吉林长春召开，由王江滨教授任主席。参会者有来自东北三省的消化同行及全国各地的专家，中华消化病学院同期也在此开课。

感谢会议邀请，一会儿我还要作大会报告，题目是"胃癌研究 33 年"。首先，代表中华消化学会及全国同道对本次会议隆重召开表示热烈祝贺。

我从厦门飞来，那里 38℃。本想长春是"长期的春天"，没想到仅 15℃。长春显得如此"凝重成熟"，在厦门穿短袖嫌热，在长春穿长袖嫌冷；在那里打领带是有病，在这里不打领带怕人家说我有病。

东北三省是块黑土地，我看是肥土地。这里不仅藏资源、长庄稼，还出学问。叶维法老教授在这里进行肝病研究，做得很出名，全国都知道，世界也知道。但是，由于各种原因，东三省的消化病大会停了很多年没开，曾经一度热闹的地方显得沉寂了一些。现在的"东北四虎"，也就是全国消化学会在东北三省的四位委员重整旗鼓，使学术之花焕发出勃勃生机。今天的会议达 500~600 人，座无虚席，后面还站了那么多人，了不起，今天的会议具有里程碑的意义。不仅对东北三省的同道是一件大事，对全国的消化学界也是一件好事，合起来就是"大好事"。

王江滨教授及其会务组对这次会议功不可没。有很多创新点：①大会不设主席台，与国际接轨；②介绍来宾先省外后省内，先专家后领导，说明省内领导亲民，重视学术；③王教授介绍来宾把学术职务全背下来了，说明用心，说明是一种难得的尊重；④王教授把吉林全省每一个县的同道都召集来了，说明这个主委的群众基础好。还有很多，我就不细说了。这些都是值得我们学习的。

最后再一次祝愿，东北三省的消化事业在大家努力下，就像"长春"这座城名一样，长期保持青春，青春常驻，青春永驻。

水之怨

2011 年 9 月 18 日

在中国工程院"城市水环境国际高端论坛"开幕式上的致辞。本次会议在哈尔滨市召开，由任南琪院士任主席。会议主题是"挑战、对策与未来"。参加会议的有来自美国、法国的相关专家 14 人，其中美国科学院院士和工程院院士共 6 人。中国工程院钱易、李圭白等 9 名院士参加了会议。参加会议的还有来自全国各地的相关专家共 500 余人，时任工程院机关李仁涵副局长、徐进副局长、高战军处长参加了会议。会上 7 位外方代表和 7 位中方代表进行了发言。

今天是 9 月 18 日，警报长鸣，提醒我们 80 年前的今天，中国出现的那一幕惨剧；今天是 9 月 18 日，自然界同样给我们发出警告，提醒我们 80 年后的今天，中国出现了城市水危机的问题；今天是 9 月 18 日，中外专家在哈尔滨探讨怎么解决城市水环境的问题，说明城市水的问题已引起全球的共同关注。

老天爷对我们十分公平，它按照地球的需要合理地安排了水资源的分布，于是出现了海洋，出现了湖泊，以及其相互串连的江河和小溪。由于水往低处流，老天使用"天汽"即雨、雪、雾、雹来实现水的循环。过去是人跟水走，水用光了再走，人胜不了天，所以无水的地方一定无人。人们发现哪里有水，就聚集到哪里，筑起城市。但随着时光流逝，城有了，人有了，但水却出了问题。水有什么问题呢？一个是 Water shortage，即水资源短缺；一个是 Water pollution，即水污染。水越少，越被污染；城市被污染，好水就越少，二者互为影响，进入恶性循环，越演越烈。而且这种影响是全世界的，不来解决已出现的共同的问题，很快就会影响到自己。中国缺水，美国的水会"流过来"；中国漏水，脏水会从地球"漏过去"。地表水用完了用地下的，地下水抽完了怎么办？我们把净水变成了污水，怎么把污水变回来成净水呢？这就是本次会议的主题，什么是挑战？什么是对策？怎么才会有光明的未来？这些都是中、外专家要着重讨论的问题。

　　我是一名医生，从事临床医学，城市我懂，因为我工作在城市；水，我更懂，因为我每天都在喝水。但把"城市"和"水"两个词连在一起成为"城市水"（urban water），我就不懂了。是你们创造了这个单词，创立了这个领域，你们必然能解决这个问题。参加这个会可以向你们学习。感谢你们给我学习的机会，顺祝论坛圆满成功并取得丰硕成果。

那一年
我在工程院

卷二

出招、出路与出息

2011 年 9 月 22 日

在中国工程院第 126 场中国工程科技论坛开幕式上的致辞。本次论坛在上海召开，主题是"纤维及纺织结构材料在医学领域中的应用"。由上海大学孙晋良院士任主席，参加会议的院士有 8 名，另外还有来自全国的相关专家约 100 名，时任学部工作二局阮宝君副局长、三局李仁涵副局长等参加了会议。

本次论坛由中国工程院主办。承办单位有工程院的环境及轻纺学部和医药卫生学部两个学部，上海大学和东华大学两个大学，以及上海中国工程院院士协作中心。首先代表周济院长和工程院机关对论坛胜利召开表示热烈祝贺。

9 月份工程院高端学术活动很多，特别是国际高端论坛很多，刚在成都开完关于非常规天然气、在哈尔滨开完关于城市水的高端论坛，25 号在北京管理学部还要开一个；特别是今天下午 3:00 在天津，化工冶金材料学部要开一个绿色化学科学和工程论坛，周济院长要参加，外宾中有三个诺贝尔奖获得者。我是昨晚十一点多才坐飞机到上海的，开幕式完后要直接回天津会场，所以从上海会场到天津会场一共仅 5 个小时。为什么要这么赶？主要原因是你们这次会议内容的重要性。我现在是一个大医院的医生，但我曾当过"赤脚医生"，那时是用玻璃注射器，用完后要反复清洗，然后消毒，洗不好是要出问题的。不像现在用塑料的，每人一个，不用洗，用完了一扔就成。之后我当了医学生，实习的第一项工作就是搓棉球、搓棉签，要不就是把血迹斑斑的手术衣洗净然后消毒，不像现在手术衣都是一次性的，用了就扔。再后来成了专业成了医生，看见可以用特殊材料编织一条管子装到病人血管中，也可用钢铁造一个关节植入病人体内。医疗技术提高了，医生出诊也更方便了，但是一个不容忽视的事实摆在我们面前，那就是现在病人好像越来越看不起病了。为什么费用越来越贵？因为目前医院大多数医用材料或成品都是买国外的。去年一个院士也在这样的会场告诉我，就手术衣而言，基本都是国产的，但不能用，把它送到国外"处理"一下，就可用了，问题是价格增加 300%。如此下去，中国看病贵看病难的问题能得到解决吗？所以当时我就提议要开这个会，由轻纺学部和医药卫生学部联开。感谢会议组织者的支持，但医药卫生学部的响应度不太高，院士们没有来，不过还是来了几位医学教授。问题在我，看来重视度还不够，更多的是顶层设计和要求还不够。医用材料或器皿，特别是用到体内的，制造不容易，一要可靠，因为人命关天；二要有生物相容性，不像穿衣服，不合适换一件就行；三要价格便宜，中国人用得起。

我想这样的会还要继续开下去，轻纺学部和医药卫生学部要互请、相互交流。大家要转变一个观念，就是"阳春白雪"我们要做，"下里巴人"也要当，切忌不要大事做不来，小事又不做，光买国外的不行。当然这涉及各方面的共同努力，工程院机关来组织，要出招，轻纺学部要把这个事当成专业的出路或出路之一，医药卫生学部只有参与协作才会有出息。

绿色的提醒

2011 年 9 月 22 日

在中国工程院"绿色化学科学与工程国际高端论坛"上的主持词。参加本次论坛的有来自美国、德国、日本、加拿大等国的科学院和工程院院士 9 名，其中诺贝尔奖获得者 3 位，参加论坛的中方两院院士共 13 名，中国工程院时任周济院长、谢冰玉局长和工程院机关共 11 人出席会议。会议语言为英文，设同声翻译。

化学科学与工程对人类的生存和发展十分重要。就我的理解，化学就是两种（或以上）物质在一起反应，生成一种（或以上）新的物质，或在反应过程中产生一种能量，无论是这种新物质，或新的能量都可以为人类的生存和发展所用。21 世纪，人类面临着资源、能源的严峻挑战，我们不能不研究化学科学与工程。可以这么说，"we can not survive without chemistry and chemists（没有化学和化学家人类不能生存）"。下面请大家围绕未来 20 年化学科学和工程发展的前途和前景是什么展开讨论。大家发言（略）。

大家发言很踊跃，说得很好，比如怎么看待太阳能，化学要向生物学学习等。可惜我是一个医生，开始听不懂，不仅英文听不懂，翻译成中文也听不懂，不过慢慢地听出一点门道了。化学科学与工程固然重要，但它的发展也应注意两个问题，一是我们不能浪费资源，二是不能污染环境，二者加在一起就是确保发展的可持续性，也可称为"绿色化学科学与工程"。我国近年来在这方面已加强了注意，也有良好的发展势头，但与发达国家比较，还面临着一系列关键理论及技术问题急需解决，所以我的第二句话是"we can not survive without right chemistry and chemists（化学和化学家做得不对人类也不能生存）"。下面请大家围绕未来 20 年在化学科学与工程方面可能的挑战或可能出现的问题是什么展开讨论。大家发言（略）。

大家谈得很好，不仅谈到了问题及挑战，还谈到了解决的办法和策略，请工程院学部和机关同志回去认真整理。说实话，只要人类存在，这个问题就没有完结，问题只会越来越多，越来越大。但挑战有多大，成功就有多大。比如对民众的宣传问题，媒体有时夸大化学的危害性，记者像个喇叭，小事说成大事，大事说成大祸；而科学家呢，埋头工作，忽视宣传，科学家像个哑巴，大事认成小事，小事认成无事。所以将来应该换位思考，科学家要从"哑巴"向"喇叭"努力，希望记者要从"喇叭"向"哑巴"学习转变，取个居中就对了，这就成了真理。

层面与实质

2011 年 9 月 23 日

那一年
我在工程院

在"首都国际癌症论坛"开幕式上的讲话。大会主席由首都医科大学时任副校长王晓民教授主持。参加大会的有郝希山、曾益新、程书钧等 10 余名院士，有来自美国、日本等国，以及全国的肿瘤学基础和临床学者，共 1600 人。

感谢大会和王晓民主席的邀请。"晓民（明）、晓民（明）"，他晓得樊代明（民）会招之即来。确实最近几天会议很多，但我特别想参加这个会议，一是我与首都医科大学王校长关系很好，更主要的是我这 30 多年来是从事肿瘤研究的，等会还要作第一个报告——胃癌研究 33 年。通过交流，想从同行中获得新知识、新思想、新方法。

肿瘤论坛应聚焦在哪里？我认为应聚焦在研究策略上：是从宏观继续向微观发展，还是从微观回到宏观上来？是从大到小，还是从小到大的问题？昨晚我来宾馆很晚，同事把我送进房间我就睡了。今早去餐厅用餐遇到问题，服务员问我"你的房间号多少？"，我说不知道。又问"你住几楼？"我还是不知道。这就麻烦了，我不仅吃不了饭，回去也找不到房间了。最后还是聪明的服务员帮我想到了方法，她又问我"肯定是住国际会议宾馆吗？"，我肯定地说"是"，又问"那您能记住自己的名字吗？"，我说"当然！"。她一个电话打到前台，通过我的名字查到了我的房间，原来是 1102。这个事实告诉我，记不住房间号和楼层这些微观的东西不要紧，只要记住饭店和自己的名字就行了。后者虽然宏观，但是"事物的本质"。反过来讲，如果你出了宾馆，在外面时只记住了 1102，那你是找不到住处的，因为天下多数宾馆都有 11 层，天下所有宾馆都有 2 号房间。但而天下叫国际会议饭店就很少很少，叫樊代明的就更少，把二者加在一起，恐怕就只有我这个案例了。

那么肿瘤的研究处于什么状况呢？我看跟我早上的状态差不多。最近 100 年来，肿瘤研究从整体逐渐向器官、组织、细胞和分子发展，特别是在分子水平开展了广泛研究，发现了大量的信息和数据。人们试图找到肿瘤的本质和真谛，但事与愿违。尽管人们花了那么大力气，但肿瘤的发生率不仅没有降低，反而有明显增高，这提醒我们可能没有抓住本质。肿瘤研究是大好？还是小好？还是大小适宜好？是宏观好？还是微观好？还是介观更合适？关于这个方面的认识，我为《医学争鸣》连续两期写了两篇论述，一篇叫"浅谈肿瘤本质"，另一篇叫"再议肿瘤本质"。不一定对，供大家参考，但肿瘤的研究是应该换位思考了。

今天召开专题论坛，主办者是有远见的，冲锋不息，争论不止，争论本身就是冲锋。争论越多，离真理就越近，最后祝论坛圆满成功。

CCDD 赞

2011 年 9 月 24 日

在"2011 中国消化病大会"闭幕式上的致辞。中国消化病大会英文名称为"Chinese Congress of Digestive Diseases（CCDD）"。CCDD 由中华消化学会、中华消化内镜学会、中华肝病学会、中华外科学会四个学会联合主办，工程院作为协办单位。大会在北京国家会议中心召开，樊代明任主席。参加大会的有世界胃肠病学会前主席 Kozarek 教授，世界消化内镜学会候任主席 William Chao 教授，亚太消化病学会前主席 Fock 教授，还有美国和日本的消化病学会主席。参会人员达 1200 余人。

首先，请允许我代表中国四个学会的共同主席李兆申教授、贾继东教授和赵玉沛教授向第二次 CCDD（中国消化病大会）在北京召开并取得圆满成功表示热烈祝贺，对国内外来宾及其付出的努力表示衷心感谢。

在这里，我要请大家记住 CCDD，它是提高我国消化病医生的学术水平、推动我国消化事业不断发展，向国际接轨最终会入国际消化界之林的重要载体。我认为中国消化病联合学会的医生应该是三个不像：第一是内科和外科相结合，内科医生可做外科的某些事情，外科医生也可做某些内科的事情，最高境界是难以分出他（她）是内科医生还是外科医生，也就是能做外科的内科医生或能做内科的外科医生；第二是临床与基础相结合，基础工作者可做临床的某些研究，临床医生也可做某些基础的研究，最高境界是难以分出他（或她）是基础研究者还是临床医生，也就是能做基础研究的临床医生或能做临床的基础研究者；第三是国内与国际的结合，最高境界是难以分出他（或她）是国内工作的医生，或是在国外工作的医生，既说中文的通晓中国国情的临床医生，又能说外语了解国际规范的中国医生。

在这里我还要向大家感谢三个人，那就是"一春一生一申"，"春"指的是西京医院的吴开春医生，去年 CCDD 的第一次会议在西安召开，他和他的同事做出了贡献，为这个会议奠定了基础，可称为奠基石。"生"指的是 301 医院的杨云生医生，今年 CCDD 的第二次会议在北京召开，他作为执行主席和他的同事为此付出了艰辛努力，为这个会议的继续发展做出了突出的贡献，可称为推进器。"申"指上海医院的李兆申医生，明年 CCDD 的第三次会议将在上海召开，他作为执行主席将和他的同事们再度操劳，明年的会议规模要扩大，难度要增高，但我深信他们能办得更好，这样就可以为后年在上海举办世界胃肠病大会做好各项准备，可称为孵化器。

同道们，CCDD 是一件大事，我们在座的和不在座的，我们这一代消化人都是它的创始者、参与者、见证者和建设者，待到若干年后再来回顾我们今天的努力，我们可以毫不夸张地讲，我们当年所做的努力是值得的。

那一年
我在工程院

卷 二

高坝得胜寒

2011 年 9 月 25 日

在中国工程院"高坝大库安全建设与风险管理高端论坛"上的主持词。本次论坛由工程院管理学部和国家外专局联合主办，陆佑楣院士任主席。参加会议的有美国、法国、加拿大、英国、奥地利、瑞士等国家的顶尖科学家 13 人，中国两院院士 10 人，还有相关学者 20 余人。时任工程院机关华尔天副局长、刘静处长、李冬梅处长出席了会议。会议语言为英语，设同声传译。

首先祝贺本次论坛隆重召开。我不是研究这个专业的，但高坝安全建设和风险管理对国家经济建设、人民生活健康都是十分重要的。我的老家是一个十分漂亮的山区，那里松涛阵阵、翠竹青青、流水潺潺、鸟鸣声声。但小时每逢刮风下雨，我就害怕得不行，因为屋后有一土坝，坝后有一汪清水，坝若塌方，我们就将被冲走，就会家毁人亡。长大了，离开那里 40 多年了。不用怕坝塌了，可又有一种坝让我害怕：我是从事消化内科的，消化科从进口到出口，有很多交界处，食管与胃，胃与小肠，小肠与大肠，那里长有一道道的"坝"，我们称其为"括约肌"。括约肌那里组织复杂，是容易犯病的地方，得了病就要做手术，就像修坝，这个修坝也涉及"安全重建"和"风险管理"，前者是手术过程本身，后者是术后并发症处理。你看我的专业是不是与你们一样？但你们遇到的困难比我们大得多。我国是世界上高坝数量较多的国家，高坝大库的安全建设和风险管理是当前国际坝工界最为关注的前沿问题，这个问题在我国显得尤为重要。工程院组织这次高端论坛，就是邀请你们这些国际上顶尖专家与国内相关专家共同商讨未来 10~20 年我们将要遇到的挑战及其解决方案，我们需要听到大家的真知灼见（略）。

两天的研讨会很快就要结束了，今天下午大家发表了很好的意见，陆院士和 Lamek 已经做了很好的总结，看来会开得很成功，收获也很大。会务组和机关的同志要认真总结成文上报工程院，作为一个外行，我在这里谈两点体会。

一、高坝要建。上帝给了我们山河，但不完美，也不完整，上帝留给了我们重建山河的机会。大地孕育了人类，但人类缺少能源，大地留给了我们利用能源的机会。这就是建筑大坝。建筑大坝可以造福人类，即便可能有些弊端，只要利大于弊，就得建。

二、建坝要防。防什么？防不利影响。影响因素很多，今天主要是把坝建牢，不能溃坝。有的大坝从建成那天起，是祸是福一直就有争论，这要经过历史检验，让历史来回答的。全国大、小溃坝发生过3000多起，这是应该引起高度重视的。不过反过来说，这又是财富，这些坝垮的原因可能是很不同的，溃坝后的危害也是很不同的，把几千次的原因和危害方式进行认真分析，总结教训，就将成为一套用不完的财富，就可以杜绝将来溃坝。我是从医的，医生的经验来自何处？很多都是来自病人，有的是血的教训。病房死亡的每一个病人，我们都要进行讨论，分析失败之处，总结清楚后再把病案归档。我们医生的经验就是这样学习来的。刚才有的院士提出来要开一个溃坝这样的研讨会，我十分赞成，并将大力支持。我们习惯总结成功经验，其实总结失败的教训同样重要，有时更为重要。

最后再说一句，大坝建设要慎之又慎，我儿时屋后的土坝不用担心了，因为淤泥已快填平了。对于一个工程师来说，建一个坝要考虑很多很多；考虑越充分越好，有的要为此奋斗一生，负责一生。我提两句话与你们共勉，叫"坝高一尺，人高一丈；坝长一年，人劳一生"。

人生总在"新加坡"

2011 年 10 月 4 日

开完亚太消化病大会返程中的思考。此次大会在新加坡召开，参会的有来自亚太地区及全球 50 余个国家的学者共 2000 余人。樊代明除了担任一场主旨报告的主席外，还出席了亚太消化病学会常委会、亚太消化病会员国代表会及 2013 亚太暨世界消化病大会执委会。

在新加坡开会整四天，本来打算多停留一天看看风景，访问一下"新加坡国立大学"，可工程院有事催得紧，只好提前一天返回。这次参会一切都很顺利，达到了预期目的，共有三点体会。

一是对外国人不能太客气。外国人通常彬彬有礼，可较起真来大不一样。他们有时为了一点小利益会固执己见，毫不相让。这时你就不能太大度，要据理力争，"以牙还牙"，不然你输了、你让了，他还瞧不起你。比如办 2011 年世界消化病大会，他们坚持收赞助费和会务费，要一律收美元。如果那样，中国公司和中国人还得把人民币换成美元，可在中国开会所有费用都得用人民币支付，还得把美元换成人民币，两次一换，将要损失多少啊！

二是对外国语不要太自信。就学术交流来讲，我不认为自己用外语交流有困难，可以说从来没有难堪过。但这次则不然，在几次筹备会讨论中，涉及预算、法律、风土人情等时，经常听不懂，拿不准，人家解释一遍还是不懂。所以作为一个要经常进行国际交流的人，必须全方位、多角度学习英语，在关键时刻要请翻译，甚至用笔写了拿给别人看。有时外国人专门找一些生僻词说，你如果不懂装懂，随便说"Yes"，那就可能一下丢失几十万"美金"啊。

三是"外交饭"不要随便吃。2013 年的世界消化病大会越来越近了，尽管还有两年，但千斤重担已压在了我的肩上。办一个 2 万多人的会议，外国人可能有 1 万多人，而且有那么多世界级的大专家，想起来确实寝食不安。加之国内各种因素的影响，不知那时我能否胜任啊？真有点想打退堂鼓了。记得去年的亚太会是在马来西亚的吉隆坡召开的，当时回国心情可不一样，舒坦得很！今年新加坡会后心情就不一样了。不过回过来想，办法总比困难多，车到山前总有路，千难万险不可避，人生总在"新加坡"，弄不好新加上的那个"坡"还可能是"吉隆坡"呢？！

那一年
我在工程院
卷　二

"双十"协定

2011 年 10 月 10 日

在中美肿瘤高端论坛上的主持词。参会者为美国加州大学洛杉矶分校泌尿系肿瘤研究所的钟教授（美籍中国台湾人）带来的美国各地的 5 名教授，中方参会有第四军医大学（现空军军医大学）肿瘤生物学国家重点实验室的学者，共 12 人。交流语言为英语。

首先，欢迎钟教授一行来西安访问交流。肿瘤是一个世界难题，胃癌是一个中国难题。从事胃癌研究已经 33 年，我也快 60 岁了，发表了 300 篇 SCI 论文，300 除以 60 等于 5，但是没有解决胃癌的根本问题。是否发表论文越多，自己越糊涂？有时甚至不知该从何做起了。如果老天让我活 300 岁，那么 300 乘以 5，我决不会写 1500 篇论文，反而只写 60 篇足够，写 60 篇管用的。

下面请中方 5 名教授分别介绍自己的工作（略）。

下面请美方教授分别介绍自己的工作（略）。

3 个小时的介绍和交流收获不小，真是事实越说越清，真相越辩越明。关于"血液中肿瘤细胞"的检测，这是一个老话题，全世界发表的论文已达 12 000 多篇，其中关于胃癌的有 300 篇以上，后者多数来自日本和中国。在中国，又以宁波大学和四川省医学科学院为主。

我们科室吴开春教授 10 年前作过一个专题报告，以后他把它忘了，没人做下去。总体来讲，胃癌方面还没有突破性进展，宁波和四川可能实验条件不太好，如果他们有兴趣，可邀请他们来这里一起研究，我们可以提供经费。钟教授你那里前列腺癌做得有希望，我们可以分享你的技术，移植到胃癌来，希望得到你们的指导。

今天是 10 月 10 日，60 多年前的今天，国民党的蒋介石先生与共产党的毛泽东同志，他们俩在重庆签了一个合作协定，即停战协定，但最后两个人没有实现这个愿望。今天，我和钟教授在西安建立了协作关系，相反，我们两个肯定成功，因为这个成功不仅惠及共产党、国民党，重要的是惠及全中国人民，惠及全世界人民。

再议肿瘤本质

——为《医学争鸣》第 2 卷第 6 期撰文

2011 年 10 月 10 日

今年九月，我曾为《医学争鸣》第 2 卷第 5 期写过一篇文章，题目是"浅议肿瘤本质"。一个多月过去了，收到一些反应，有赞成的、有反对的、有半赞成半反对的。有的异议源于文字表达不太清楚。所以我想再说说，再次表达我的看法，题目就叫"再议肿瘤本质"。

一、肿瘤危害，一个不得不面对的问题

连普通人都知道，一个不容世人忽视的问题已无声无息地摆在了人类面前，那就是恶性肿瘤的发生人数在逐年增多，越来越多。据 2010 年中国疾病死亡构成比统计，恶性肿瘤占达 22.32%，即每死亡 5 个病人中，就有 1 个以上死于肿瘤。从全国第三次人口死因调查中得知，恶性肿瘤发生率从 1974 年的 74.2/10 万，到 1992 年的 108.2/10 万，再到 2004 年的 135.8/10 万，即 30 年内翻了一番。同样，一个不容常人轻视的问题有根有据地呈现在医生面前，那就是恶性肿瘤的治疗难度在逐例增加，越治越难。人们似乎认为心、脑、呼吸系统疾病或者外伤更加威胁生命，这好像已成常识。其实这些病症各自的发病率和死亡率均居肿瘤之后。而且与肿瘤相比，这些病症的病因清楚、预防有方、诊断有法、治疗有效。相反，恶性肿瘤却是病因不清、预警不了、早诊不出、治疗不好。肿瘤成此现状，有人谓其原因是人类寿命越来越长，环境污染越来越重，检查方法越来越全，治疗手段越来越精，统计结果越来越细造成的。这样的认为不无道理，但只是表象，绝非本质。在肿瘤这个问题上，近百年来世界范围内都在努力，钱没少花、劲没少使、事没少做、书没少写、报没少登。可一个不容乐观的事实也有根有据地摆在大众面前，那就是根据美国的调查，在过去 30 年中，心脑血管疾病死亡率在逐年下降，反之，恶性肿瘤的死亡率却依然不降，全球的病死率甚至在逐年增高。

二、肿瘤研究，一个要不要反思的问题

过去的 100 年，人类对肿瘤的研究可谓如火如荼、此起彼伏、风起云涌。总结起来，其明显的特征是一个从宏观到微观的漫长过程。从开始的整体观察，到器官认识，到组织分析，到细胞研究，一直到分子探索，每一个阶段都有众多堪称里程碑式的发现，每到一个里程碑我们就认为离肿瘤的本质更进了一点。这种从粗到细的探索，人们一直没有停止过、穷尽过，似乎依此穷追猛进，可以发现肿瘤的真谛。诚然，这样探索的结果，确实取得了不少成绩，在个别罕见肿瘤上也有明显进展。但一个不可否认的事实有根有据地摆在世人面前，那就是即使耗费了上千亿美元，发现了上万个分子，召开了数十万次会议，发表了数百万篇论文，但每年仍有近千万病人因此而死去。似乎我们的关注度越高，做的工作越多，离真正应用却似更远，离真理也越似更远。一方面初入本行者似觉前途无量，另一方面已成权威者似乎无从下手，束手无策。

三、肿瘤标志，一个可不可寻找的问题

在分子探索的研究中，我们的研究对象从 DNA 到 RNA 到蛋白质及调控这些分子的分子；我们的研究方法有基因组学、蛋白质组学，代谢组学，转录组学……我们的认识角度从信号转导到分子的磷酸化、糖基化、泛素化、甲基化、乙酰化。然后再把这些不同研究对象，不同研究方法，在不同通路发现的不同分子，用到临床、用到现场，其实这些都是为了一个目的，无论是明显的，还是潜在的，都是想找到一个肿瘤标志，一个能代表肿瘤或某一肿瘤并能用其作为预警、早诊或治疗靶标的理想标志物。大家筛来筛去，每一个小组不遗余力，每一次黑夜中的亮点，抓到每一个蛛丝马迹都如获至宝。最终结果如何呢？一直到 20 世纪 60 年代初才在结肠癌中发现了癌胚抗原（CEA），在肝癌中发现了甲胎蛋白（AFP），到 80 年代又在胰腺癌中又发现了肿瘤标志物 CA19-9，在卵巢癌中发现了肿瘤标志物 CA125，在前列腺癌发现了前列腺特异抗原（PSA）。除此之外，再没有发现可以与这些媲美的标志物。但是经过广泛的临床应用后，一个不容争议的事实有根有据地摆在了我们面前，那就是这些标志物的特异性及阳性率都存在很大问题，即便是对相应的癌症阳性率也很低，特异性也不高，即阳性者不一定是癌，因为多数标志物是细胞增生或增生细胞的产物，其在正常生理状态也可以阳性，甚至数值很高。比如，CEA 在孕妇，在抽烟人群都会很高，在很多非癌的病理状态就会更高；CA19-9 在肝硬化病人血清中就很高，但阴性者或许是癌，多数肿瘤标志物在病人血清中的阳性率一般 30%~40%，多不超过 60%，即

便是在晚期病例也不高。在肿瘤组织中，很多病例根本就没有一个癌细胞含有标志物。这说明所谓的标志物并不能成为该种肿瘤的标志，不是其本质。阳性率不高，其结果是癌查不出来，害死人；特异性不好，不是癌的查出来是癌，吓死人。

四、分子事件，一个该不该认同的问题

既然花了那么多力气，费了那么多钱财，下了那么大工夫，我们在寻找理想标志物方面没有成功，是我们的工作量不够大，我们的方法学不够好，还是我们设计的研究路线不够正确呢？目前看来都不是，客观事实越来越明了，恶性肿瘤在其不断发展过程中，可能就没有一以贯之、自始至终都存在的标志物。最为明显的证据是，一种标志物在不同病人的同一类肿瘤，在同一肿瘤的不同细胞群体，在同一群体生长的不同时段，其表达显著不同，可以从高度表达到完全缺失，迥然各异。这种现象，我们称之为肿瘤抗原表达的异质性。

其实，癌细胞溯其根源，都是来源于胚胎时期的一个共同细胞，即父母的受精卵。每一个癌细胞内的所有遗传信息应该是一样的，只是在发育过程中，在癌变过程中，根据人体的总体需要，根据局部组织的整体需要，有的基因关闭了，有的基因开放了。这种时序的变化，在不同的细胞并不完全同步，而且不同细胞由于调节机制不同，促进细胞增殖的信号通路所涉及的分子可能相同，但很可能不同。这种不同步构成的标志物表达的异质性使得我们在一个阶段难以找到一个恒定、能包罗万象的标志物。因为不同细胞群体在不同生长阶段有自己的标志，有自己的通路，肿瘤发生发展过程中为何呈现出一个多基因调控、多分子表达的表象？就是因为通路不通，可以启动另一条通路最终启动成癌变这个复杂的过程。这个过程实质上涉及很多分子，是一个多分子协同作用构成的事件。这个过程本身是一个规律。只有把涉及这个规律中多条通路中的最主要通路，多个分子中最关键的分子研究清楚了，我们才有可能真正找到能代表或能包括整个癌变的分子群。再从这个分子群中找出几个最重要的符合标志物临床使用特征的分子作为标志物使用，才能覆盖不同病人的同一种肿瘤、不同细胞群体及不同细胞生长时段，才能克服异质性及其引发的检测阳性率低和特异性不高的难题。据此，我要提出一个概念，即癌变相关的关键分子事件（Carcinogenesis Associated Key Molecular Events，CAKMEs）。这里所提到的分子是与癌变过程相关的关键分子，不单指一个分子，而是多个分子的相同作用，有的为因、有的为果，有的在前、有的在后，有的为主、有的为次且相互转换，最终共同促发了一个事件，这个事件的结果就是局部癌

症的发生。

五、整体调控，一个应不应探索的问题

前面谈到了局部组织的 CAKMEs，CAKMEs 肯定在局部癌症发生中起了非常重要的作用。但是，有了 CAKMEs 就一定会发生癌症吗？不是的，人体是一个有机的全身相互调控的整体，同样是"癌症病人"，有人把它看成"人长了癌"，这种思维方式聚焦的是癌本身，看重的是局部。但也有人把"癌症病人"看成是"长了癌的人"，这种思维看重的是病人的整体。因为不同的病人长了同样的癌结局是不一样的，有的癌切了人却死了，有的癌留下来了，人却活着。胃肠道的癌前病变，如慢性溃疡、Barret 食管、息肉等，一段时间后有的变成了癌，有的保持不变直至终身，还有的甚至消失了。这里除了 CAKMEs 不同外，更主要的是整体的调控因素，调控机制或调控力度不同。调控因素包括全身的神经体液调控、免疫系统调控、慢性炎症的影响、胃肠道微生物的分布等，这就是我对肿瘤发生机制的新思考。针对这种新思考，我们对肿瘤的研究应该有新设想，走老路可能是没有出路的。

物流即后勤

2011 年 10 月 11 日

在中国工程院与总后勤部战略协作签字仪式上的思考。参加仪式的工程院代表有时任周济院长，潘云鹤、旭日干、干勇和樊代明等副院长，白玉良秘书长及机关局、处级干部，共 30 余人。参加仪式的总后勤部代表有时任廖锡龙部长、刘源政委，以及总后勤部机关领导等，共 200 余人。刘源政委和周济院长分别致辞。签字仪式后潘云鹤副院长作了"物联网和信息化的发展趋势"的学术报告。总后勤部所属全体单位在远程电视会议上听了报告。

我在后勤单位工作已 30 多年了，在出国之前我一直不知道"后勤"两个字的英文怎么写，我还以为"后勤"应该直译"从后而来的服务"或"从后而来的供给"呢！1985 年我第一次出国，看到大街小巷上都有封闭的大车、小车，车子侧面都贴有"Logistics"字样，但我不知是什么意思。有一次我选购了一种试剂，不一会就送来了，就是那个标有"Logistics"的车送来的，所以我认为"Logistics"就是"送货"的意思。以后才知道正规的翻译叫作"物流"。那时我就在想，我们的后勤不就是干这个工作的吗？根据需要送东西嘛！回来一问，果不其然，我们的后勤部就是叫"Logistics Department"。

后勤工作涉及五个要素：一是需求，如战士要棉衣；二是通讯，要把信息传到总部；三是数据分析，总部机关根据仓库提供信息；四是决策，总后勤部领导决策；五是配送，保证战斗力。这个工作以前是单元素，小范围进行。现代战争复杂多变，大规模集团作战，光靠传统或简单操作就不够了。

今天潘副院长讲的物流"Logistics"，也需要这种简单的单元素的过程，但一个部队有那么多士兵，需要的东西可能是几十种几百种，每种有大、中、小号之分……加起来就是海量信息。这仅凭人脑是不行的,那怎么办？靠计算机。潘院长讲的物联网（Internet of Things）就是解决这类复杂问题的，与我们过去简单的后勤五要素很相似，他的"C3SD"，五个要素，"Sensor"像我们的"需求"，"Communication"像"通讯"，"Computation"像"参谋"，"Control"像"决策"，只有"Data Ocean"不像"发送"（"发送"应是"Dstribution"）。过去的后勤工作可以仅仅由人来完成，因为简单。但现在后勤工作复杂了，必须要用IT。过去只是后勤，现在需现代后勤。当然这是粗浅的认识，今天只讲了信息，现代后勤还需要更多现代知识，总后勤部与工程院各行各业的密切协作必将大有可为。

改而进才改进

2011 年 10 月 11 日

在中国工程院就国务院"关于科技体制改革和创新体系建设"草稿讨论会上的发言。参加会议的有时任工程院院长、副院长及机关局以上干部。

"科技体制改革草案"已有过讨论,目前趋于成熟。但全文看来好像体制改革的内容不太多,机制方面多一些;原则讲得多一些,具体改革少一些。改革一定要有进步、一定要对科技发展有促进,不然还不如不改。针对这个草案,我想补充以下几点:

一、科学研究要为生产力发展服务。在生产力低下的古代,根本就没有科学研究。以后随着生产力发展,创造的财富多了,剩余价值也多了,于是人们应用剩余价值来开展科学研究,科学研究的成功反过来又促进生产力发展,二者相互促进。所以,胡锦涛主席说过,党的一切奋斗都是为了发展生产力,"一切奋斗"当然包括科学研究。当然,科学家个人的兴趣也是重要的,有时确实是"有心栽花花不开,无心插柳柳成荫",但那毕竟是少数。所以,科学研究的主流,我们的导向应该是直接为生产力发展服务的。

二、科研经费要从企业来。国外的企业都把总收入的 5%~15% 用到研究和开发上,这样企业才有活力。而中国的企业用于科学研究的投入少或不投入,仿制多,靠分人的红利多,这样越做越不行。赚几个钱都收入囊中,还能发展吗?所以,国家要立法,要硬性规定,企业收入必须用一定百分比投向再发展的科学研究,一个企业连再发展的利润都没有,这样的企业就不应该维持。企业用自己的科研基金干什么,国家对此不要过多干涉。但国家设立的科研基金一定要用到刀刃上,就是去研究企业没研究的问题!要么是涉及国计民生的重大问题,要么是有碍科技发展的重大技术问题。当然,有意识去促进或帮助企业中某些已有希望的研究也是应该的,这叫"孵化资助"。

三、科研经费投向要准确。有人说目前国内存在一种现象,"小钱大家评,中钱不大评,大钱不用评",说的是长官意志。其实大钱不用评也可以,但投向、投量都要准确，投向、投量不准确，不仅不能收效，还可引起腐败，这方面的例子有很多。要不断完善科研经费评审机制和科研成果评定机制，这是一篇永远做不完的文章。一个现象解决了，另一个现象又会出现。只有解决好了这个矛盾，才能不断推动科技发展。

四、科研经费可以用于雇人。在国外基金中有很大一部分是用于雇人的。但国内多数基金不能用于雇人，这里所说的人不是一般人，不是仅仅指临时工人，而是指主要研究人员或技术人员。目前在高校，如果没有研究生就没有人做科研工作，这种现象必须改变。

总之，科研是用来促进生产力的，而科研体制又是用来促进科研的，一环扣一环，做好了，环环皆赢。

奖励本身没错
2011 年 10 月 14 日

在第四届国家科技奖励委员会第三次会议，讨论"深化科技奖励改革的基本思路"草案中的发言。此次会议在北京召开，科技部时任万钢部长主持会议，16 位委员参加了会议。会上同时终审了 2011 年度国家自然科学奖、国家技术发明奖、国家科学技术进步奖三大奖，以及国家最高科学技术奖和国际科学技术合作奖。

"深化科技奖励改革的基本思路"草案的写作花了很大工夫，写得也很不错，而且是通过大量调研完成的。我有些个人不同的看法已写给奖励办。在此，我再补充一些意见。

第一，奖励一定要设立。人都希望鼓励，这是人的本性所决定的。因为人的大脑有一个区域就叫"奖励区"，人类从孩子开始就喜欢听好话，连妈妈哄孩子睡觉时说孩子乖，这也是这个道理。是人都无不如此，科技工作者也是人。不仅是人，动物也喜欢奖励。你看驯兽师，马戏团的动物从大动物狮子，到小猫、小狗，也包括海豹，都是靠奖励机制来完成训练的，没有奖励机制连动物都不干，何况人呢？因此，全国政协提出来取消科技进步奖，暂停发明奖，减少自然奖，我个人是不同意的。我们不能把现在科技领域里的一些弊端统统归咎于科技奖励体制上。有些只是社会现象在科技界中的表现，假设把奖励取消了，这些现象还是会存在的。

第二，奖励一定要适度。奖励数目不能设得太多，驯兽师给动物的肉太多，动物就不积极了。就像一家父母，有 6 个孩子，只能给 1~2 个表现好的发糖吃，发得太多，面太广，每个孩子 1 颗，那大家都不会表现好。所以伏尔泰说过，奖励面扩大是对先进者的伤害。比如国家科学技术进步奖二等奖 300 项，那第一项与第 300 项的水平差距是很大的。同样，奖励面也不能太小，不仅要奖励高端科技成果，也要给实用型技术 / 产品少许机会，究竟多少合适，要认真调研，科技奖一下砍掉一半我觉得砍的多了一些。

第三，评审一定要创新。这种创新要与时俱进，要根据目前出现的不良现象，不断加以改进。任何一种评审办法都曾有过积极意义，但难以"永葆青春"。因为在中国，制度怎么提倡，人们就怎么追求，这种追求有正性，也是有负性的。所谓负性，就是不按规矩出牌，搞歪门邪道，不择手段以搞到手为止。怎么办？就靠我们不断改变评审制度、评审规则，以"万变应万变"，最终目的是让真正的成果和真正的人才得利。

我只说了些原则性的话，总之科技奖励改革是一篇大文章，做科研困难，是人对自然的挑战；做科研管理，包括奖励制度，更难，是人对人的挑战。两个困难都要克服，两方面都胜了，科技就进步了。

共识须知

2011 年 10 月 15 日

在中华消化学会"大肠癌早诊早治共识"研讨会上的讲话。此次会议在上海召开，由上海交大仁济医院消化科时任房静远主任任主席，成员有来自全国各地的相关专家，共约 60 人。会议上午采取自由交流形式，下午讨论共识意见并投票。

今天全国各地关于消化专业的会议有多个，我都得到邀请，另外，中国工程院医疗卫生学部在汕头有一个骨科专题的会议也邀请我去，但我选择了这个会。因为这个会议确实重要，尽管我们人不多，但都是高级专家。目前年终来临，各种会议太多，有的会议是办热闹，有的是究门道；有的是大会解决小问题，有的是小会解决大问题。这个会议虽然小，却是究门道，解决大问题的。因为近年来国人的大肠癌发病率急增，而且呈年轻化。更为主要的是，在早诊早治方面，各行其是，没有统一意见，病人难以得到满意的或最理想的治疗。今天这个会议就是广泛交流经验，大力提倡争论，要以数据说话，最后求得统一意见，下传全国同道参考执行，最终提高结肠癌的早诊早治水平。

在未开会之前，我说几点意见供同行参考。

一、讨论共识要"远近"结合。不仅要看到现状，还要推测或预测未来，使共识具有长远的指导意义。否则在做实验中忘记了许多将来重要的东西，实验完成了才恍然大悟，既浪费精力，也浪费时间和经费。因此最好考虑全面一些，一举多得。比如，大家都认为结肠癌的发生率增高与近年的饮食习惯，如高脂饮食，低纤维饮食有关。这里面除了食物成分的作用以外，肯定与食物成分改变后肠道菌群出现相应变化有关。我推测在人体肠道的细菌中，有引起癌症的菌种，也有抑制癌症的菌种，食物成分改变如促癌菌种增多或抑癌菌种减少，就有可能引起癌症。

二、讨论共识要"虚实"结合。这就是说具体诊疗方法，技术方案要讨论，这是注重"实"，同时也要注重"虚"，也就是需要有理论探讨。我认为癌症

卷二 那一年 我在工程院

是一种全身病，是全身疾病的一种局部表现。随着年龄老化，身体组织也在变老，增生减慢，萎缩增加。此时身体调动积极因素，激发增生，是一种抗衰老机制，表现为局部增生。如果这种增生失调不能控制就会引起癌症，哪个器官的增生失控哪里就长肿瘤。

三、讨论共识要"粗细"结合。我们讨论诊断治疗，通常从整体、肉眼可见的效果去考虑，但也不要忽视在组织学、细胞学、分子生物学方面的表象，这样才不会忽略癌变的规律、本质，只有了解了后者才能从根本上解决肿瘤诊治的问题。

四、讨论共识要"内外"结合。国外事实上已有了这方面的共识，我们要尽可能参考。我们自己的经验也很宝贵，中、西方毕竟有所不同。另外，除了我们内科外，外科和其他学科的经验及意见也需考虑。考虑越全面，离事物本质就越近，共识的正确性及指导性就越强。

好了，时间有限，希望大家畅所欲言，追求效益最大化，以取得满意结果。

访友参会寻合作

2011 年 10 月 18 日

访问法国医学科学院时的讲话。陪同访问的有中国医学科学院时任副院长曹雪涛院士、工程院国际合作局时任徐进局长及朱昱同志等。参加欢迎仪式的法国方面代表有法国医学科学院时任院长 Joly 院士，秘书长 Ardaillou 院士，Caen 院士，以及法国医科院的工作人员。中国驻法使馆科技处工作人员也参加了会见。

感谢法国医学科学院同道的接待，刚才参观了你们的建筑，特别是会议厅，给我们留下了深刻的印象，每一个院士都有自己的专设座位，非常正规，这些都值得中国方面学习。我们这次访法有三个任务：

一、访友。这次访问法国是根据我院原院长徐匡迪院士签署的中方合作协议，按照我院现任院长周济院士今年 6 月访问法国时的约定，也是根据我国卫生部陈竺部长的要求来进行续访并完成各项任务的。原定原副院长刘德培院士及陈赛娟院士也会来，后因有其他公事，不能成行。在此，我和雪涛院长代表上述各位领导向你们问好，没有他们的努力和贡献，我想这次访问不仅不能成行，而且难达如此好的效果。来到这里，院长先生、秘书长先生和我院外籍院士 Caen 给予了热情接待，我们感觉宾至如归。过去我虽未和大家谋面，但已觉是老朋友了。

二、参会。明天在 Annecy 市召开的中法"新发传染病论坛"是这次访问法国的主题及中心任务。我们同来的中国专家有 21 位，大家都会报告双方的研究情况和体会，促进双边协作，在未来 3 次会议中一定会碰撞出难得的火花，获得的成果将有利于新发传染病的预防、诊断和治疗，在此预祝会议圆满成功。

三、寻合作。中、法双方在医学方面的协作，已历时很长并富有成效。这次我们来，一方面是要把已经开始的协作进一步向深度推进。另外，进一步寻求新的合作。刚才法国方面提出的很多建议和意见，我看都很好，今晚回去梳理一下，讨论一下，明天的开幕式上我还会详细表态。再一次感谢法国医学科学院同道的接待。

美城成美事

2011 年 10 月 19 日

在中法"新发传染病论坛"开幕式上的讲话，此次会议在法国 Annecy 市召开。此地风景如画。参会的有双方相关专家各 20 名左右，会议由梅里埃（Mereux）基金会资助。樊代明应邀在开幕式上致辞，接着担任首场会议主席，并作了一个小时主旨报告，题目是"中国新发传染病——一场持续二千多年的战斗"。

中、法专家共聚美城 Annecy 市，共商新发传染病大策，意义重大。法国方面对这次会议做了很大努力，未来 3 次会议一定会十分精彩。在此预祝大会圆满成功。

中、法合作一定会出大成绩，昨天下午法国医科院提出的建议很好。①法国方面提出要设大奖，奖励中国学者，每年两个。这很好，有利于促进中国医学科技发展，我们回国后将会同医科院组成一个筛选或推荐委员会，把真正做出突出贡献的学者推荐给你们，供你们决定。我们的建议是候选人及其成果一定要是在中国本土做出来的。②关于与医科院互推院士候选人的建议也很好，法国医科院有自己的院士群体，中国医科院现在还没有自己的院士，将来可能会有。在中国，所有医学方面的院士，从事基础医学研究的一般在科学院，从事临床医学应用研究的一般在工程院。我们工程院有外籍院士，法国籍的已有两名，Caen 先生就是其中一名，我们每届都在推荐选举，外籍院士对中国医学的发展起了很重要的作用，比如 Caen 还得了中国国际合作奖。我们中国学者有几位已经进了法国医科院，将来这方面工作还要加强。③关于设立基金资助中国年轻学者来法学习的建议也很好，我们可以根据法国方面意见选择候选人，我们也可以和其他部门，如和教育部协作，中国方面也出一定资金，把优秀学者送到法国来学习。关于进一步协作方向，昨天我提了，在急性病方面就做"新发传染病"，我们还可以做慢性病，如消化道肿瘤或心血管病、糖尿病等，这个要根据双方共同的兴趣来商定。

Caen 院士下月 18 至 20 号要去广州，去参加中、法合作研究十年纪念大会。到时我看能否也去参加，曹雪涛院士已经得到了邀请。Caen 教授说计划 21 号来北京具体商谈上述合作事宜，我们十分欢迎，到时请工程院国际合作局与医科院商办，有可能把陈竺部长也请来。

总之，此次来法国收获很大，心情很好，中、法合作前景广阔，不可估量。Annecy 在世界都是美城，这里群山环抱、平湖秋月、气候宜人。真是美城美在心，美城成美事。

美酒配美城

2011 年 10 月 19 日

在中法"新发传染病论坛"开幕晚宴上的答谢辞。晚宴由梅里埃（Mereux）基金会主办。该基金会时任董事长为 Mereux 教授，他为该基金会第三代传人，其祖父是巴斯德先生的助手，也是该基金会的奠基人。

首先，代表中方全体同事对梅里埃（Mereux）基金会，对 Mereux 董事长表示诚挚的谢意。这么好的会议，这么丰盛的晚宴，与 Annecy 的湖光山色，与法国朋友的热忱好客辉映一体，令人终生难忘。贵国议长先生还要专程从巴黎赴此参加闭幕式，很遗憾，我因国内工程院有要事须提前离开，请曹雪涛院长代为致意并深表感谢。

我要提醒中国的同事们，请大家记住 Mereux 先生，我们的周恩来先生和邓小平先生都曾在他祖父办的工厂里"打过工"，他们回国后领导中国人民为中华人民共和国成立做出巨大贡献。今天我们和 Mereux 合作，回国后一定要建立一座跨越中、法两国的"金桥"，一座科学和友谊的合作之桥。

我要提醒法国的朋友们，你们要多去中国，去中国一定要去西安，那不仅是我工作的地方，而且是中国大地的中心。外国人说没去过西安不叫去过中国。因为那里有悠久的历史，作为中国古代首都长达 1100 多年，那里有很多历史故事，也有很多科技故事，世界奇迹兵马俑就在那里。我十分希望能在那里接待大家。这里有美酒，那里有老酒；这里有美城，那里有古城。

最后，请允许我提议，为我们的友谊，为我们的合作，为我们的会议圆满成功，干杯！

邓一年
我在工程院

280

四言八字

2011 年 10 月 25 日

在中国医学科学院阜外医院"心血管疾病国家重点实验室"揭牌仪式上的报告。此次会议由国家科技部和国家卫生部（现卫健委）主办，国家科技部、卫生部科技处相关领导出席会议，刘德培院士、强伯勤院士等 11 位院士参加了会议，出席会议的还有阜外医院相关学者，共约 150 人。

我国第一个"心血管病国家重点实验室"今天成立了。对于中国病患来说是一件大事，对我们医生来说也是一件好事，总之，是一件大好事。我代表中国工程院，代表第四军医大学（现空军军医大学），代表肿瘤生物学国家重点实验室对你们表示热烈祝贺。

心脏对人体是特别重要的，我们可以终身无胆，数月无胃，但不可一刻无心。我从中国大地的中心（西安）来到中国政治的中心（北京），同样是一个"心"，可差别很大。会议邀我来介绍重点实验室的经验，我很为难，但盛情难却，我想待我讲完后，大家一定有两种感觉。

一是王婆卖瓜，自卖自夸。为何"自夸"？是因为王婆不知别人有好瓜。我是 1978 年考入第四军医大学的，是"文化大革命"后第一批研究生。那时实验室条件很差，老师交给我三件东西，我称它为"三旧"。"大旧"是一台破旧的雪花牌冰箱；"二旧"是一台公私合营制造的旧切片机；"三旧"是一本陈旧掉色厚达 1000 多页的英文专著。老师还"威胁"我说，这本书他看完了，也要我尽快看完，不然考题就从里面出。从这样的状态开始发展成现在面积 3000 多平方米和设备总值数千万元的国家重点实验室，其中的酸、甜、苦、辣我都经历过。如果这算硬件的话，那软件就是科学思维和管理机制。我是 1985 年回国的，回来时什么都得自己干，包括写基金申请书和科学报告，那时没有计算机、打印机，要一个字一个字地写，一个字一个字地抄，所以这些我都比较熟悉。

二是东拼西凑，现炒现卖。我作为评委先后两次参加过国家科技部委托国家基金委组织的对国家重点实验室的评审，一次是 1996 年，一次是 2000 年，我们每次都要评审 7~8 个实验室，包括吴旻院士、王琳芳院士、顾建仁院士、陈竺院士、夏家辉院士、曾溢院士和韩忠潮教授等的实验室。每个实验室至少两天。那可不是走马观花，我兼任考核报告执笔人，所以对情况了解很清楚，确实学习了一些宝贵的东西。2005 年，我们被批准为肿瘤生物学国家重点实验室后，又作为"被告"接受了两次检查，所以有些体会。我把这些东西整合起来，不就叫"东拼西凑"，"现炒现卖"吗？

说了这么多废话，言归正传，要建好一个重点实验室，究竟什么最重要呢？我认为是四句话八个字，即方向、人才、精神、成果，简言之"四言八字"。

1. 方向。对一个实验室来说，研究方向是最重要的。这就好比一支部队在战场上的攻击目标。一定要瞄准，而且是十环，无论是独发所指还是万炮齐轰，瞄准十环，即便偏了也有七八环，否则必然脱靶。你们室这么多人做这么多事，组织者的决策是很重要的，"散弹打鸟"肯定难有好结果，要有所为，首先得解决有所不为。具体而言，一要选择国家重大需求，科学家自己有些个人兴趣可以理解，但不能用过多纳税人的钱满足自己的私欲。心血管病是国家最大需求没有问题，但不要过多强调是死亡人数最多才研究的，因为任何疾病晚期都会涉及心脏。如果那样强调的话，研究心脏停搏最重要，因为所有人死前都是心脏停搏。也就是说，引起心血管病的原因太多，特别是早期，去除了这些因素，心脏病就没有了，比如"忌口"，特别是忌酒等。二要解决影响科技发展的重要问题，这也可能是本专业直接的问题，也可能是间接的问题，解决这类问题不能是重复的、跟踪的，要选择别人做不了的、做不到的，或做不好的。当然科研中偶然冒出的浪花，或奇怪的现象，或矛盾现象也不要放过，越奇怪、越矛盾，常常也就是问题的症结。得到的阴性结果也不要忽视，有时阴性结果对科学也很重要，甚至比阳性结果还重要。比如从这里到天安门去有三条路，其中只有一条能到达，如果有两个人走了错的两条，回来告诉大家这两条到不了，剩下一条是正确的，这不是同样重要吗？所以研究方向很重要。找到方向等于解决了一半问题，不然大家都东打一枪，西放一炮，怎么能成功呢？

选方向需要争辩，我的研究生的开题报告是很难一次通过的，起码 3~4 次，大家都是横挑鼻子竖挑眼，让你难过是帮你长进，谁能提问题那是高人，请教他就能胜利，所以研究生经常为此哭鼻子，一哭哭出个好课题来。

2. 人才。人才队伍格外重要。在队伍组织中存在一个选准、配齐的问题。选准是要选高级人才，一个实验室没几个高手，靠普通人是打不开天下的；配齐是指各类人员都要有，切记不要小看了技术人员。目前国内一提到队伍，就是人越多越好，其实不然，相同的人在一起会相互打架，力量抵消，这是要注意的。另外一提到建设队伍，就是到国外引人，或国内挖人，其实做得不好，引来"女婿"会气走"儿子"，"女婿"有时对岳父母家并不忠诚，坐坐就走了，最后两手空空，其实还是"儿子"对家庭感情深，对家庭有责任感，虽然水平差一点，但是可以培养嘛！如果对"女婿"感兴趣，最好把他引为"儿子"，成为"儿子"不就得了，这样最保险。然后是人才流动，人才觉得在这里不合适，或者觉得这里不合适他（她）的，应该让其流动。总之，队伍组织是一篇大文章，在这一点上，实验室主任要向《三国演义》中的刘备学习。

3. 精神。实验室的文化也是格外重要的，其中精神在这里面占了很大一部分。知识分子容易重视自身的价值，但有时忽视了集体的力量。比如五个科室的医生抢救一个重危病人成功，每个科的那个医生都强调没有他那个病人肯定死了，这是对的；但是仅有五个科任何一个医生，那个病人也会死的。在我们实验室，要强调大雁精神，一群大雁要从寒冷的北方飞去南方过冬，否则都要被冻死，但南方那么远怎么飞去呢？显然单飞是飞不去的，于是它们有两种做法，一是先派几只在前头使劲飞，后面的借前面的气流轻轻飞，前面飞累了，后面的又冲到前面，相互借力最后就都飞到了。第二个做法是必须选一只领头雁，领头雁必须眼睛明亮，能辨别方向，否则会使雁群原地打圈，甚至飞到西伯利亚全都冻死了。所以，我为我们实验室的精神写了一首大雁颂，叫"我力有限，靠你众力博程；我力有限，靠你定向领程；遥遥苦辛路，浓浓同路情，为了那一天，启程！"。另外还需一种奋斗精神，我们在寒暑假和周末很少放假，全靠自觉。同学们叫"5+2"，"白加黑"。我们曾经有痛苦教训，十几年前我们曾经克隆了一个很好的基因，快测序了，可也快过春节了。主研者因其父亲患晚期直肠癌大出血病危，回家探望，研究工作停了下来，助研者又因过春节回家了十几天。回来后完成测序，结果相当漂亮，可一查 GenBank，前几天外国人登过了，多可惜！在科研上要么第一，要么什么都不是。中国人过春节，准备一个月为过春节，用掉一个月过春节，过了春节还要回味一个月。作为一个科学家，难以做到忠孝双全，儿女情长，毕竟英雄志短啊！还有很多必需的精神，如求实精神、互帮精神、淡泊名利等，综合起来就是实验室文化。

4. 成果。我这里讲成果不是指尽心尽力去取得成果，而是要正确对待成果。我们实验室拿过国家级的一等奖，可此前有 10 年没有成果，那时差点被军队把牌子都给摘掉了。一味想得成果常常得不到好成果，或者只摘得"小南瓜"，"小南瓜"摘了，永远没有"大南瓜"和"老南瓜"，而且有些人一辈子想的就是摘"小南瓜"，眼光不高。如发表论文，国外三流学校数篇数（SCI），二流学校数点数（影响因子），一流大学数个数（故事）。一个研究要形成一个完整故事才算水平，而且故事越精彩越有人欣赏。这个实验室的定位一定要与应用相结合。不要小看临床，它既是发现问题的最好途径，又是检验成果的最好标准。我在几年前曾经碰到一个病人，发热，全身淋巴结肿大，我查过几次房，费了九牛二虎之力就是难以确诊。因为高热给他用非甾体类药给他退烧，结果发现淋巴结缩小，这是一个非常奇怪的现象。我们考虑可能是cox-2导致的淋巴细胞增生，淋巴结穿刺验证cox-2染色阳性。这在文献上未报道过，是一种新疾病。我们写成文章投到 *Nature*，因病因尚未完全确定被退了回来。我们继续查血清，结果发现cox-2比正常人高过2000多倍，最后我们用cox-2抑制剂治疗，痊愈出院。然后补充材料再投 *Nature*，被编辑部推荐给其子刊 *Nature Clinical Practice Oncology* 刊登。之后美国医学会将其作为美国医生继续教育教材，请我们出了5道考题，美国医生只有答对这5道题后才能获得一个继续教育学分。

　　总之，要办好一个实验室，办法是多方面的。一定要因地制宜，因材施治。但前面四个因素是必须的。有人说实验室建设有三个境界，很有道理，一是要"昨夜西风凋碧树，独上高楼，望尽天涯路"，说的是站高望远；"衣带渐宽终不悔，为伊消得人憔悴"，说的是奋斗不止；"众里寻他千百度，蓦然回首，那人却在灯火阑珊处"，说的是得来全不费功夫。

Barry Marshall

2011 年 10 月 31 日

在中国工程院全院遴选外籍院士大会上的发言。此次大会在北京国际会议中心进行，参会的院士近 500 名，中国工程院时任潘云鹤副院长主持会议。本年度提名的外籍院士候选人有 19 人，通过主席团遴选后提交大会表决的有 6 人。

我代表钟南山、巴德年、刘德培、杨胜利四位院士和我本人，介绍 Barry Marshall 教授。Marshall 教授，澳大利亚籍，现供职于西澳大学。他是世界知名的胃肠病和临床微生物学家，他有很多头衔，最大的是澳大利亚科学院院士。他得过很多奖，最高的是 2005 年生理学和医学诺贝尔奖。这个奖是他和 Warren 教授共获的。

胃炎和溃疡病是临床常见病。如溃疡病，每人一生中大约有 5% 的时间患有溃疡病。溃疡病轻者不打紧，只是局部不适，但重者常可发生三种并发急症，即大出血、胃穿孔和幽门梗阻。这些急症过去常需急诊手术救命，且死亡率很高。那时认为主要是胃酸所致。胃酸是一种强盐酸，可以把铁钉消化掉，溃疡病是胃酸对胃壁的消化腐蚀所致。所以，过去认为那里是 "No Acid, No Ulcer"，即 "无酸不溃疡"。20 世纪 70 年代 H_2 受体拮抗剂问世，特别是 80 年代质子泵抑制剂的引入，由于其对胃酸的有效抑制，使溃疡病的治疗出现革命性的进展，三大并发症急剧下降。但接下来的问题是，抑酸剂可以治疗溃疡病，但容易复发，治标未治本，说明溃疡病的病因还未弄明白。胃酸可以把我们吃进去的肉消化掉，但人体的胃组织也是肉，正常情况下为何不被消化呢？说明胃黏膜有抗酸的能力，我们叫黏膜屏障，那么是什么因素破坏了这个屏障呢？

1983 年，澳大利亚的病理医生 Warren 教授在看胃组织切片时发现了很多带毛的细菌，后来称之为 "幽门螺杆菌"（Helicobacter Pylori，Hp）。但他不能确定是病因，于是他和当时 33 岁的 Marshall 协作，从胃镜中取活检做细菌培养，遗憾的是培养了 34 个病人均未成功。到第 35 例时，他们把标本放入孵箱就去休假了。休假时间较长，而且无人照顾孵箱。结果休假回来，细菌长出来了。

为什么？前 34 例培养时间仅 3 天，太短了，另外，孵箱无人照料更接近于细菌的最适环境，所以成功了。因此，科学家"有时不一定要太勤快，可以歪打正着"。

仅培养成功细菌还不能确定其为病因。不久 Marshall 的妈妈发现他有口臭，奇臭无比。才知道他把培养的细菌喝进胃里，得了胃病。然后他用抗生素杀菌，结果好了。论文发表到 *Lancet* 上，引起世界关注。以后他又在发明 Hp 诊断及治疗上做了大量杰出工作。经过世界范围的大量验证研究，证实 Hp 是胃炎及溃疡病的主要病因。得出了"NO Hp, NO Ulcer"，即"无 Hp，无溃疡"的结论，带来了溃疡病治疗效果世界范围的一场革命。他和 Warren 分享了 2005 年的诺贝尔奖。

Marshall 教授为人低调、谦虚。如这次提供资料中没有他近五年的科研进展或成就，院里让我问他索取（因为工程院注重最近几年的成绩），他的回答是最近几年我没有停止研究工作，但确实没有成绩汇报，只能就现在的材料供你们评，有些进展未得到肯定证实，不能提供。

Marshall 教授对中国很友好，很多次来中国并给予中国相应科技以很大的帮助。他帮助最多的是上海交通大学、南京大学和重庆第三军医大学，如在第三军医大学，邹全明教授研制成功中国第一个 Hp 疫苗，获得国家 I 类新药证书。在这个研究中邹教授得到 Marshall 教授的指点。现在他们两家已签了合作协议，试图把这个 Hp 疫苗推向世界。

鉴于 Marshall 教授学术水平高，为人低调谦虚，且对中国科技帮助大。我们背景学部（医药卫生学部）94 名院士，他的得票率高达 89.4%，昨天在主席团会上，32 名主席团成员他得了 31 票，得票率高达 97%。而且，我院外籍院士中还没有诺贝尔奖获得者。因此，我们郑重推荐他为本年度外籍院士候选人，请大家考虑。

"1-2-7"与"四聚"

2011 年 11 月 1 日

在中国工程院国际工程技术发展战略高端论坛总结座谈会上的主持词。本次会议由各学部组织国际高端论坛的院士参加，有王梦恕、任南琪、陈志南、陆佑楣、郝吉明、南志标、袁士义，还有费湘洪、李仁涵、安耀辉、康金城、徐进、程家怡、郑晓光、吴国凯、王国祥、刘静等工程院相关人员。

大家参加院士增选大会已两天了，很辛苦。但今晚还要请大家来开这个会，很对不起。一是平时大家工作都很忙，难得把大家召集到一块儿；二是国际高端论坛是工程院今年发起的一个学术品牌，我们想把它做成最好的品牌。这个品牌周济院长倾注了大量心血，是他与国家外专局共同商定并共同发起的。今年 1 月开启，3 月 28 日开始第一场，现在才 8 个月，已经办了 10 场。10 天内还有 2 场，几乎涵盖全部的学部，而且在全国各地举办，10 场中我已参加 8 场，印象很好。每场来的无论是国内还是国外的，都是该领域的顶级科学家。如在天津那场，诺贝尔奖获得者就有 3 位。更有很多真知灼见，每场都写了很好的总结报告，有的形成了明确的学术共识，可以向政府提供咨询报告。大家都是这个学术品牌的开拓者、开创者，都是有功之臣。当然，任何事情都没有最好，只有更好。所以请大家来商讨更进一步办好论坛的意见，主要讨论需要注意及改进的地方。下面请大家发言。各位院士作评论发言（略），最后周济院长作总结讲话（略）。

会议已开两个半小时了，开得很有效率，开得很有效果。怎样把院士的建议办好？怎样把周院长的指示落实好？这是一篇大文章，做好了是一篇好文章。今天机关的同志们都来了。我还是提议，同志们按我们在呼和浩特总结"十年百场"工程科技论坛的经验来做好这件事。这个经验就是"1-2-7"加"四聚"。"1""2""7"分别指每年我们工程院抓 10 场国际高端论坛，20 场中国工程科技论坛和 70 场学部学术活动。从这个意义上讲，10 场国际高端论坛是重中之重，是出思想、出成果的地方，所以希望大家竭力做好这项工作。怎么做好呢？就是"四聚"，第一个"聚"是聚焦，就是要瞄准重大问题，就像周院长讲的要有前瞻性、前沿性和工程性。一定要瞄准10~20年未来的发展。有人说要把这个品牌改为研讨会，且不加高端，我看还是保持"高端论坛"为好，这样有个追求，有个目标。不像一般开会，现在社会上会议太多，质量不高，有的只为朋友会聚。会议会议，不仅要"会"而且要"议"。"论坛"是"高谈阔论"，是一个高级平台。第二个"聚"是聚集，就是选参加者，论坛质量主要取决于参加人，一定要把顶级科学家请来。除此之外，还要请一定数量的青年学者、企业家，也包括中央及地方的管理者。第三个"聚"是聚会，人来了不一定就能开好会，还有个组织或组织方式问题。大家建议将两个会一起来开，即在高端论坛前加一个学部学术会或中国工程科技论坛，作为前提，作为铺垫，作为会前会，这样请国外专家也容易些，也符合实际。既有战略性，也要有战术性，不要高不成低不就，最后空对空。第四个"聚"是聚变，聚变是总结成果。这种成果一般是思想性成果、咨询性成果。周院长要求每一场论坛后要写成一篇综述，写成一本书，而且中、英文对照的更好，最好要成为交给政府决策的咨询性报告，也成为我们的国家工程科技思想库。

秦老谈老情

2011 年 11 月 2 日

在中国工程院第十场"健康讲座"上的主持词。本次讲座于院士增选期间在北京会议中心召开，由秦伯益院士主讲，题目是"老年心态与健康"。参会的有徐匡迪等工程院院士80余名，还有院士家属和机关工作人员，总计近200人。

院士增选会议开了3天，已很辛苦，今晚还要召开讨论，既对不起，也对得起。对得起不仅是为了工程院，也是为大家每一个人的健康，来了的不仅是支持我们论坛的人，而且是关注自己健康的人。今晚机会实在难得，请来秦院士作讲座是很难的。我的学生讲，没听过秦院士讲座将影响自己的知识度，不认识秦院士将影响自己的知名度。与学生的认识相比，我的体会更加深刻。你信不信？下面有请秦院士作报告（略）。

听了秦院士的报告，果觉名副其实，名不虚传吧？刚才我讲了请他作报告难，可总结他的报告更难。我自己，一个是资历达不到，一个是能力达不到。所谓资历，我才50多岁，还算是小字辈。没见过"夕阳"也没见过"晚霞"。就像儿时当小学生，听大学生讲大学一样，似读天书，匪夷所思啊！所谓能力，那更是不及。他时而站高望远，时而博古论今，有一种横向到边，纵向到底的境界。好在我是一名医生，医生不仅治病，还需懂些心理学，二者结合才是良医或名医。我妈妈和奶奶都信佛，我亦耳濡目染了一些佛教文化。今天秦院士讲的不少是佛教的精髓。所以试着点评一下，作为学习发言，不对之处请秦院士和在座各位指正。

秦院士的报告是经典之谈，也是经验之谈。经典之谈是他引用了诸子百家的精髓，经验之谈是他加了自己的体会和思考。前者构成了他报告思想的深度，后者催生了他报告精神的活力。既深而可及，又活而可用。

他对老年人心态的理解及调整可用6个字来描述，即"想得通、做得到"或"想通了、做到了"。这6个字看起来简单，做起来可难了。有的人还没想通一世就过去了，有的人想通了，但还没做到，一世也过去了。

那一年
我在工程院

卷 二

什么叫想通了呢？做人听说有三个境界，开始是"看山是山，看水是水"，是妈妈教的，可谓"先知先觉"。每人都经历过这个阶段，且每人的答案是相同一致的。然后长大了，经过阅历、经过教训，于是成了"看山不是山，看水不是水"。同样是一座山，"横看成岭侧成峰，远近高低各不同，不识庐山真面目，只缘身在此山中"。大多数人都是在这种混混沌沌中"不知不觉"地过去了。只有少数人，就是秦院士和在座的少数人，他们经历了"看山不是山，看水不是水"，能回到"看山是山，看水是水"的境界，看破红尘，而又积极以对，这是很难得的，叫"后知后觉"。

什么叫做到了呢？年轻人与老年人对世界的看法和取向是完全不一样的。你看年轻人喜欢田径，喜欢竞技，他们的两条腿都喜欢向前走、向前跑、向前奔。因为他们的终点还很远，还看不到头，还有很大空间。而老年人喜欢扭秧歌，秧歌怎么扭？向前两步，后退一步，同时将两手的红绸带向后扬。为什么呢？老年人已经看到了终点，所以前走两步，必后退一步。这后退一步留的是境界，后退越大留下的境界更大，同时，扬绸是精彩，表明后退都精彩。不然老年了两腿还一直往前迈，最后的结局是什么，大家可想而知。所以不同的人对世界的看法和人生取向绝对不能一样。青年人与老年人如果反其道而行之，是什么结局呢？比如秦院士的讲座很好，那是对老年人的，如果给青年人这样讲，他们听吗？所以把给老年人的讲座讲给青年人听是"废命"，把青年人的讲座讲给老年人听，那是"催命"。

我的另一点体会是，起必伴落，悲从喜来。人们都喜欢大起，但大起必伴大落；都希望大喜，但喜极悲至。为什么？这就跟我们攀山一样，攀上一座高山，喜了，起了，我们常想向更高山峰前进，如果一直走就没路了，必然掉进谷底，多数人都是这样。为何有的人不会呢？他选择了下到谷底然后才爬另一座山，这样慢点，但他胜利了。因为他前进了，他走的路拉直了不就是前行吗？反过来看那些继续走直路跨山的人，多数摔死了，有的摔个半死不能动弹，一蹶不振；有的养好伤再前进，但比那个先下坡再爬山的人慢多了。

我还有一点体会是，天大于人，人不胜天。和自然界比，人是很渺小的，胜利者通常不是胜了天，而是顺了天，天冷了加几件衣服，天热了脱几件衣服。社会也是这样，作为个体，胜利者是适应了社会，能做多少事尽力做多少就行了，不要整天抱怨社会。你看那些乐观者、达观者，他把自己看得很小，把世界看得很大，他总觉得发展空间很大，一辈子奋斗不完，于是写出"秦皇汉武略输文采，唐宗宋祖稍逊风骚，数风流人物，还看今朝"，既浪漫又气魄！而悲观者呢？他把自己看得很大，把世界看得很小，他总觉得发展空间太小，容不下他，能憋死人。他认为世界上一切事情他都能办妥。其实往往不然，于是他抑郁，整天怨天尤人，觉得活着没意思。

　　我的总结到此打住，因为秦院士的报告是总结不完的。大家的阅历不一样，收获也是不一样的。大家自己去想吧，想通了就去做吧，做到了，你的身体就健康了，你就长寿了，你不仅有夕阳红，还会有晚霞美。让我们再一次感谢秦院士！

"三三四"与"四四四"

2011 年 11 月 5 日

在中国工程院咨询项目"国家工程科技思想库"第三专题阶段总结会上的讲话。此次会议在北京会议中心召开。参加会议有第三专题组的成员邱贵兴、李伯虎、王哲荣、唐启升、崔俊芝、侯保荣、韩英铎、王安等 9 名院士；还有谢冰玉、王国祥、李仁涵、安耀辉、徐进、刘静、丁养兵、李冬梅、姬学、张健、左家和、罗莎莎、王晓俊、范桂梅、于泽华等相关同志。

今天把大家请来，一是听邱贵兴院士对第三专题中三个分题的综合总结报告，当然现在还是一个框架。二是征求大家对这个报告草稿的意见和建议。工程院对整个课题的要求是在 2012 年 6 月完成，我们这个课题原想今年 12 月提前完成，大家一直十分有信心。当然，"快"是在"好"的前提下，既要交得早、又要交得好。说个笑话，小时我跟表哥一起读书，坐一张课桌，我们两个都十分争强好胜。每次考试都比赛拿全班两个第一，一个是交卷第一，一个是成绩第一。我基本每次都是胜者，只有一次我输了。因为一上考场，不到半小时，他就停笔套上钢笔套。我一看，坏了！他要交卷。结果他没交，只有那一次我拿了一个第一，即交卷第一，但全班成绩最差。我们现在开展的课题也处于这种状态，怎么避免过去的教训重演，这也是今天开会的目的，但我们追求的目标还是交得早、交得好。下面首先请邱院士汇报（略），现在，请大家针对邱院士的报告进行讨论发言（略）。

邱院士及写作组的同志们下了很大功夫，所以报告的雏形已经出来。大家的讨论也很认真，真知灼见不少，苦口良药也不少，希望同志们都吸纳进去，认真修改，精益求精，最后拿出一个好方案。中国工程院是学术的咨询机构，决定了学术在工程院职能和使命中的作用，也决定了学术在工程院生存和发展中的作用。工程院不做学术做什么呢？这一点是有共识的。关键是怎样做好学术，这可大有文章可做。大家要站到建立国家工程科技思想库的高度来进行顶层设计。眼光高了，看问题就深了，定的标准就高了，想的办法就全了，就得体了。

根据大家的意见，全文各部分可以采取"三三四"结构，即第一部分"过去的工作总结"占30%，第二部分"目前存在的问题"也占30%，而第三部分"将来的做法和措施"占40%。每一部分又可按"四四四"办法，即第一部分在回顾过去工作概况后总结成四条经验；第二部分将问题也归成四个方面，这一点要与后面的四聚相对应；第三部分将措施也写成四个方面，即我们的"四聚"。

成绩要讲够。大的事件、好的做法不能漏，要举出生动及重要的例子。比如，钱正英院士关于水的论坛，程京院士关于生物芯片的论坛等，成效都是十分显著的。当然不能记流水账，要把工程院主办的作为主体，与别人协作的如香山会议、东方论坛，稍有提及就行了。作为主体，哪些该写，哪些不提；哪些先提，哪些后提；哪些重提，哪些轻提，都要认真考虑，提谁不提谁要根据全文需要，要尊重工程院的整体利益。经验总结需要大气。共同的要讲，个别的对将来工作有指导作用的也要讲。经验多可进行归整，最终总结成四条，足够了。

问题要点透。找到问题等于完成了一半的工作，要抓大问题，根本性的问题。鸡毛蒜皮的事抓了成不了主流，抓住芝麻，容易丢了西瓜。主要要谈聚焦、聚集、聚合、聚变存在的问题。大凡一次学术活动没搞好，就是"四聚"的任何一个方面出了问题，或者四个方面都有问题。当然，我们对问题要点到点透，但用词不要过于苛刻，问题都是前进中的问题。过去我们的很多做法是起了积极作用的，甚至是有非常积极的作用，理当给予肯定。但现在情况不一样了，历史在发展，要求也高了，说不定过去的经验成了现在的问题，经验主义就是现在的问题嘛。所以修辞要认真，前人、后人都要有面子，都要通得过，但原则是问题必须提出来。提出问题是痛苦的，可解决问题就快乐了嘛！合起来就是"痛快"嘛。

措施要管用。"四聚"中每一聚都要具体，细节决定成败，这一年多以来我们各个学部都在"四聚"上下了大功夫。有很多好的做法，把它们分别凝聚到"四聚"上，比如聚焦方向，一是要选影响国民经济的大问题，一是要选影响工程科技发展的大难题，还有就是突发的民众和政府关注的焦点问题；比如聚集人才，除了国内外高级专家外，也要邀请学会、协会、企业、中央或地方政府的相关部门参加，还要邀请较多优秀青年学者参加等；比如聚合机制，就是办会方式及机制，高端论坛与学部会议套开就是一个好办法，各学部的性质有异，采取的方式可以灵活多样。八仙过海、各显神通；比如聚变成果，每一场论坛完成后都应有成果，或者理论的，或者工程技术的，都要写成综述，或写成一本书。这些资料不一定要正式出版，但编印要正规、规范、统一。二三十年后翻出来看还有价值，或是更有价值。

我就谈这么多，供写作组参考。辛苦的是你们、劳顿的是你们，决定取舍的也是你们，功劳更应该归属你们。希望大家再努一把力，十二月份拿出一份定稿再供大家讨论。这就是我要谈的"三三四"与"四四四"。

凡事三招

2011 年 11 月 5 日

在工程院部分工作人员座谈会上的讲话。这是在"国家工程科技思想库"第三专题阶段总结会后举行的一个小会。旨在启发大家干好工作。参会人员有谢冰玉、李仁涵、安耀辉、徐进、刘静、丁养兵、李冬梅、姬学、张健、左家和、罗莎莎、范桂梅、于泽华等。

今天的会本来要开一上午的，没想到只用预计的一半时间就结束了。院士们走了，我把大家留下来，茶歇后给大家多讲几句。主要是探讨关于如何完成我们手中的工作，或者说叫如何高效率、高水平甚至创造性地完成我们的工作。俗话说"一日三餐"，我今天的讲话就把它叫作"凡事三招"吧。同志们中，不知有多少喜欢记日记的？记日记是好习惯，可以激发自己去思考问题、发现问题和解决问题。有人说不是每天都有写的，我是天天都有写的，没写的临睡前翻一本古诗集，找一两句哲人的警句，再结合工作发表一点感想不就有了吗？

"凡事三招"是什么呢？

第一招是想问题。干一项工作不可能没有难题，如果没有难题是你的要求不高，轻而易举就可以把工作完成其实是标准不高。我每天早上起床先不洗不漱就自问三个问题："你知道四医大校长最好的标准是什么吗？"，"你准备当四医大最好的校长吗？"，"你开始了吗？"。在座的同志每一个都有自己的职位，大家每天都试着这样问一问，你看结果如何。一个人没有进步，或者工作没做好，大凡都是上面三个问题中有一个出了问题，或是三个都出了问题。一个人一天必定要有问题，有问题才有挑战，挑战的人才快乐。所以，没有问题就要去寻找问题，比如今天一个工作完成得很好，就没有问题了吗？那你还没有用英文把它写出来呢。

第二招是提建议。找到了问题，要去想解决的办法，这就是建议。建议可以是给领导提的，也可以是给自己提的。大家在工程院工作好幸福啊，身边有

294

成十上百的院士可以请教。大家不要轻易忽视甚至放弃了这个难得的机会啊。就像我有时批评四医大（第四军医大学，现空军军医大学）的某些职工，他们在四医大工作几十年，无所事事，一辈子没有成绩，而在这里读了五年书的青年学生出去就成了大学者。职工们在大学里工作几十年就等于读了几十年大学，怎么成不了大人物？是自己把自己误了！自己没有抓住机会啊！我到工程院后发现一个怪现象，就是一级一级批上来的报告，多数都只签了一个名字，到院领导那里倒是批示很多，这在四医大不是这样的，一个报告上来，层层都要提出自己的意见，最后是校领导划圈定夺。只签字就上传，不仅没负责任，而且思考水平及能力会不断下降。因为整天这样工作，工作水平只等同起草这个报告的那个文员的水平。现在工程院报告纸批示栏设计不太合理，从基层到院领导越到上头留的空间越大，应该反过来才对，要给各级基层留空间才对呀！

第三招是重实践。重实践包括看结果。你看的问题是否抓到要害，你提的建议是否可行，最能说服领导及群众的就是实践及其结果。我们当医生的几乎天天都是在这样做，一个病人走到面前，就是请你找毛病开处方看效果嘛，不就这三件事嘛！每个处都有自己的工作空间，比如办一次会都要有提高，都要成为下一次会议水平跃升的新起点。实践要大胆，第一个吃螃蟹的人是大胆而成功的。我过去并不被国外同行认识，那时开世界胃肠病大会，一次会议就达三万人。主会场提问题的竖式麦克风就有几十个之多，但我抓不到机会，大家排长队，我人矮人家看不到我。我想了个办法，当主讲者放第一张幻灯时，我就走到最前面靠主席那个麦克风去，报告一完我就提问，而且提问还幽默地说："我是来自中国西安的樊医生，兵马俑在那里。"别人笑我，我不怕，反正没名气，靠兵马俑出名吧。当然这样做有很大风险，因为病例报告后讨论，到最后的诊断要揭晓，为全世界同行提供的病例难度是很大的。我第一个说，说错了会担很大风险，但我基本都说对了。这样，我每次往麦克风前一站，主席都调侃说，你看，"兵马俑"在那里。逐渐地别人认识了我，最后我成了世界消化病大会主席，这就是敢于实践、善于实践的结果。

谈了这么多，不知同志们理解了我的意思没有，要搞好自己的工作，包括今天第三专题的工作，同志们要投入、要负责。有的人老是晋升不了，工作成功不了，原因是多方面的，其实主要原因在于自己。克林顿是怎样当上总统的，大家知道吗？那就是他从小就学习总统的一点一滴，包括坐姿、走势、说话方式、待人接物等，都向总统学习，最后当上了总统。同志们要在工程院有进步，甚至于想要取得更大的发展，需要什么？需要自己"凡事三招"，想问题、提建议、重实践。

医学与数字

2011 年 11 月 12 日

在中国工程院第 129 场中国工程科技论坛开幕式上的致辞。此次会议在西安凯宾斯基酒店召开。由中国工程院医药卫生学部主办，由第四军医大学（现空军军医大学）西京骨科医院主办。主题为"数字外科"。钟士镇院士任主席。李兰娟、卢秉恒等院士，时任西京骨科医院裴国献院长、工程院三局李仁涵副局长、医务卫生学部李冬梅处长及赵西路同志等出席了会议。参加会议的还有来自全国各地的相关学者，共约 100 人。

首先代表工程院，也代表第四军医大学（现空军军医大学）欢迎大家来参加第 129 场"中国工程科技论坛"。"数字医学"是人类认识自己不断升华和飞跃的结果，为什么这么说呢？大家知道，很早以前人类认识自己是从个数或者个体开始的，看见了人，认为是一个人，以后知道人体可以分成十来个系统，数十个器官，二百多块骨头，近千块肌肉。如果只局限在这个层面，数量很少，人们的认识是一目了然的，是很容易心中有"数"的。但后来认识越来越详细，就数不过来了。比如全身的大、小血管，把一个人的大、小血管连接起来可以绕地球一周，怎么数？又比如一个人有数百亿个细胞，每一个细胞内又有成百上千的分子，乘起来简直是无穷大，真可谓数不胜数。如果能数遍这些，数清这些，对于人体微细结构的理解，对于人体复杂生理机能的认识，对于疾病机制及诊治原则的确定都是十分重要的，但是过去人们数不了。

人类在原始社会中，数数，计数是这样发展起来的，当数到一个时划"一"道，数两个时划"二"道，数三个时划"三"道，一、二、三的写法就是这么来的。但如此划下去，划百道可能还行，划千道划万道或更多的，可以吗？于是发明了十、百、千、万……还有加、减、乘、除运算，用口算算不过来，就用笔算；用笔算不行，就用珠算。到最后数字太大了，算盘也不够大了，怎么办呢？终于发明了计算机。计算机真奇妙，不仅再大的数字也能算，而且算得十分快。目前，计算机在人们的工作和生活中无处不有、无处不用，人们已经离不开它了。今天这个开会的日期"2011.11.12"，你看好凑巧，前面一个"20"，后面一个"12"，中间两个"11"，大家知道计算机是二进制的。

人们对自体认识深化到"无穷大"的数字水平，有了计算机可以计算无穷大的数字水平，再将二者相结合，就催生了今天的"数字医学"。我们对图像可以用数字采集到数字运算并将数字还原成像，而且可以从一维、二维、三维，目前已发展到了四维，即三维加上时间。于是人们发明了CT、磁共振。通过CT、磁共振使我们进入了数字医学时代。所以，数字医学实质上是现代医学与现代信息学的同步发展和相互结合的共同产物，掌控这种科学无疑会同时带来现代医学和现代信息的一场革命。工程院将强力支持这个领域的学术活动。

关于数字医学（Digital Medicine），我看翻译不够贴切，或者说不够准确。比如数字外科，数字消化病学，通过名称不知道是干什么的。最好加上一个字，是"化"或是"助"，即数字化外科、数字化消化病学，或者数字助外科、数字助消化病学，这样可能更好理解。"Translation Medicine"的翻译，也和这个一样，现在有人说自己是搞转化医学的，容易引起老百姓误解。当然习惯成自然，叫惯了就习惯了。

这场论坛由第四军医大学具体承办，我是校长，希望第四军医大学的同事们认真服务，尽量把会议办出水平，最后再祝论坛圆满成功。

钱啊！钱这个东西
2011 年 11 月 17 日

参加香港中文大学深圳研究院落成仪式的点滴感想。香港中文大学在商界的帮助下，斥巨资在深圳建成了总面积 25 000 平方米的研究所。旨在加强中国内陆与香港地区间的科技合作，其中包括农业健康、信息科技、地球环境等。时任全国人大常委会副委员长成思危、科技部原部长徐冠华、香港中文大学时任校长沈祖尧参加大会。我代表工程院和第四军医大学（现空军军医大学）参会，参会的还有两院院士近 10 名，以及香港和深圳相关学者近 200 人。

香港中文大学在深圳建成如此规模大的科技方面的研究院，具有先见之明，对于加强加速内地与香港间的科技合作、促进整个中国科技发展都有重要作用，是一善举，是一智举，必将成为壮举。我所主持的肿瘤生物学国家重点实验室部分在此落户，也会推动我本人所从事的专业，乃至全国肿瘤专业的进步。香港中文大学的校训是"融汇中国与西方，结合传统与现代"，这个研究所的成立不仅可以为实现上述校训做出贡献，还将会为促进内陆与香港间的合作做出巨大贡献。

会议很隆重、会场很热烈、群情很高昂、领导很高兴。当然，作为一个初生的婴儿，亦会受到一些挑战，婴儿能否健康成长，能否长大成人，有些还是未知数。为什么在如此高兴的时刻说这些话呢？只说我今天在返程机场遇到的问题就令我不得不担心。

因为下午友人找我有事，就谢绝了邀请方送我去机场，由友人直接送我。我来过深圳多次，不论在宾馆，还是在机场，每次都有不愉快的事。心想这次可能不会发生，因为邀请方买的头等舱，我又是贵宾（VIP），所以直奔 VIP 处。那里比较冷清，有若干服务员站在台前台后谈天说地。我递上证件，他说我没有预约。我说我从西安来，是你们深圳市政府邀请方买的票。他问我是谁邀请的，我又说不清楚，反正开幕式上是和你们市长坐在一起。他说那不行，你得交费，我说我知道国家民航规定的 VIP 有三种是不用交费的。一是国家副部级干部，我是中国工程院副院长；二是解放军的少将，我是的；三是院士，我说我也是，三重身份都有。他说没预约，我说那我现在预约行吗？他说不行，你得交钱。为缓解紧张气氛，朋友让服务员带我先进房休息，他来处理。大约 10 分钟后，不见朋友来，我去前台问，答曰，已经走了。我很纳闷，怎么不辞而别呢？我说你们是否收了他的钱，服务员说没有。我当即打电话问朋友，他不愿说，我再三询问，他才告诉我，他们收了 1600 元，还开有发票。1600 元比我飞南昌的机票还贵，我很气愤，待半小时收 1600 元，收了还说没收，这是为什么？我马上要他们上级的电话，也问市接待办的电话，她写给我，结果我一打，两个电话均为错误电话（我现有保存服务员写给我的字条）。我说打不通没人接，他们说上级可忙了，慢慢打。最后我生气了，敦促他们直接给市接待办打。他们打通了，还殷切地喊"李哥啊！"余下的话是广东话，我听不懂。我接过"李哥"的电话，他很凶，有可多阳刚之气，还不忘奚落别人。一直问我谁邀请的，我说是上午参加你们市里跟香港中文大学共建研究所的揭牌仪式的，我是中国工程院副院长。他说他不知道工程院。我说作为嘉宾和张文市长坐一起的，他说张文市长也不行……后来女服务员又接过去说了一番广东话，我只能听懂的是一声声"李哥"……

　　有人说，搞经济可以保证今天，搞科技可以保证明天，搞教育可以保证后天。我看现在的深圳人搞经济是没有问题的，但这只能管今天，要有明天和后天，须要有科技和教育，要搞科技和教育必须有大陆和香港来支持，或者国外来支持。如果来的人都受到这样的待遇，那么还有人来吗？钱啊！钱这个东西。

那一年
我在工程院

卷 二

299

再战 Hp

2011 年 11 月 18 日

在全国幽门螺杆菌（Hp）共识会开幕式上的讲话。此次会议由中华消化学会 Hp 学组主办，南昌大学第一医院承办。会议在南昌市召开，参加会议的有全国相关的基础和临床研究学者，共约 100 人。

感谢会议的邀请，此次会议由南昌大学一院消化所承办，办得很出色。这里有一个老、中、青三结合的优秀团队。王崇文老师已过八十高龄，仍精力充沛，可谓老当益壮；吕龙华院长刚五十出头，精力旺盛，可谓年富力强；四十岁以下的年轻一代更是精力过人，可谓后生可赞。过去我们来开会，那时有一个叫徐萍的副主任，很能干，后来被王兴鹏院长引到上海去了。这次见到又一个副主任，叫朱英，又是一个能干的人，办会很有经验，可以说不是徐萍，胜似徐萍。所以请允许我代表大家对他们表示感谢。

刚才王崇文主任的致辞热情洋溢，他作为老主任对全国消化病学的贡献是很大的，去年他八十寿辰，我写过十四个字：建功立业八十载，良师益友王崇文。萧教授作为中国幽门螺杆菌（Hp）研究的开拓者或奠基人之一，回顾历史可谓意味深长。轮到我最后一个发言，是否该说的都说了，我只能老生常谈？其实人不老，是嘴老了。我想从如下三个方面谈点意见：

一、研究 Hp 大有可为，这是专就细菌而言。将 Hp 作为敌人，因为它引起胃炎或溃疡这已成共识。但对它的诊断治疗确实还存在很多问题，耐药性的问题是否越来越明显，越来越棘手，它与胃癌的关系还无定论，它与胃肠外疾病的关系也还没有明确。将 Hp 作为朋友，它究竟对人类有无好处，有哪些好处，有多少好处还不清楚。由此推而广之，它是否可以作为研究整个肠道菌群共生共赢的模型呢？问题是很多的，研究的前景是十分广阔的，因此是大有可为的。

二、研究 Hp 大有作为，这里专就研究人员而言。研究 Hp，Warren 和 Marshall 得了诺贝尔奖，今年我还成功推荐 Marshall 成为中国工程院外籍院士。既然 Hp 在临床上还存在那么多问题，那么在座的和不在座的同事们，只要下定决心，潜心研究，当然目标不一定都是去拿诺贝尔奖，但肯定能出成绩，出有利于临床和病人的成果，到那时你不想要诺贝尔奖说不定也会给你送来。

三、研究 Hp 大有所为，这里针对相应企业或药品和器械公司而言。我们现在对 Hp 的诊断治疗并不尽善尽美。诊断方法还不完全可靠稳定；治疗无论三联、四联，或新三联、新四联都还不尽如人意，特别是耐药性问题，怎么克服？需要研究新的诊断方法，新的治疗药物或新的治疗方案。所以，以你们厂商来说，Hp 的探索还没有完，还有极大的研究和开发空间。

无论是大有可为、大有作为或大有所为，说的都是一个道理，有一句话叫 "To do right thing at right place and right time with right persons"，即在适当的时间适当的地点与适当的人一起做了适当的事。这就是我们举办这次共识会的目的。当然共识成否是相对的，希望加入一些展望的内容，因为只有现在的展望才可能变成将来的共识。

介入治疗好

2011 年 11 月 19 日

在消化病放射介入治疗国际论坛开幕式上的讲话。此次大会在北京国际会议中心召开。参加大会的有来自美国、英国、日本、新加坡、马来西亚、俄罗斯等国的学者和来自全国各地的相关学者，总计约 1000 人。

本次大会特别隆重，具有好几个显著的特点。有四个单位主办、四个学会支持、四个杂志主委、四个主办单位的主管单位，即国家卫生部、总后勤部卫生部、北京军区卫生部、上海市卫生局的相关领导都纷纷到场指挥和指导。所以，今天主席台特别长，因为上台的嘉宾特别多；开幕式也特别长，因为讲话的嘉宾特别多。会标也特别长，英文三排，中文三排，中文总计 62 个字，因为三个会议联开。参会的专家也特别多，内科、外科、放射科、放疗科的，真可谓群英聚会。为什么如此隆重呢？因为这是一个"comprehensive conference"，或者说是"integrated conference"。它的宗旨是多学科协作解决一个非常疑难的临床问题，是什么问题呢？

我们经常见到这种情况：在内科，什么是好的医生呢？那就是来了 100 个病人，90 个以上都可以治，剩下的就叫他去外科；在外科，什么是好医生呢？那就是 100 台手术，90 个以上的病人都可以做，剩下的就叫他去内科。但总有一些病人内科治不了，外科也治不了，内、外科医生都只能告诉他们家属两句话，一是回家吃好的，一是回家备后事。但是对于这些病人，有的医生不嫌难，不怕苦，甘担风险去尽力为他们解决问题，要么提高生活质量，要么延长生命，有时还把病人治好了。这就是我们的介入科医生。当然现在的介入治疗、微创治疗甚至优于我们的内、外科治疗。

今天有两位大会主席，一位主席叫茅爱武，学历不高，因为他"爱武"，喜欢"耍刀弄枪"。他来自上海同仁医院，那个医院很小，但有 150 年历史，那里开展多学科协作，开展疑难病治疗在上海很出名，同仁医院正是"同仁同心同奋斗"。茅爱武办这样的会已经是第 11 届了，第 1 届是在他们医院办的，我去了，一共才几十个人。现在已达千人之多了。这 11 届中我参加过 4 次，每次都作报告，他们说我是捧场，但我主要目的是来学习的，学习了很多在别的会议中学不到的东西。另一位主席叫盛剑秋，她是北京军区总医院消化内科主任，这个科有个难得的优良传统，就是特别注重学术，从周主任，李仕荣主任，韩英主任到盛剑秋主任，4 代传人，加起来是"周李韩盛"，本身就是一句诗。他们把会办得这么好，大家要感谢他们。

就说这么多。啰唆是啰唆一些，原因是会务组人员太客气，帮我提包现在不知提到哪里去了，包里有提前准备的发言提纲，现在没有提纲就是随地拈来，信口开河开讲。真是"男士的包，女士的腰"，包要自己提，不能让别人"掌握"，一刻也不能离身。再祝大会圆满成功！

Jaguek Caen 其人其事

2011 年 11 月 21 日

在中国工程院陪同时任周济院长接见法国科学院院士和中国工程院外籍院士 Jaguek Caen 的发言。此次为对方对 2011 年 10 月我和曹学涛院士对法国访问的回访。接见仪式在工程院接待厅进行。陪同周院长接见的还有刘德培院士、曹雪涛院士，以及机关国际合作局的程家怡、徐进、朱昱等同志。

樊代明：很高兴在工程院再次见到 Caen 院士，你是中国人民的老朋友，为中国科技事业的发展做出了杰出贡献。你现在已经过 80 高龄了，还在为中法合作奔波，中国政府给你颁发国家友谊奖，那是众望所归、当之无愧。你的到来使我回想起一个月前在法国医学科学院我和你，以及其他法国朋友的相见，那的确是一段十分愉快和难忘的时光。我去过法国多次，每次都很愉快。但上次是最愉快的一次。在法国我们相约的四件事情，我回来后已跟周院长简单汇报过，今天在这里由你们现场定夺。这四件事是：筹集基金培养人，设立奖励激励人，互开会议提高人，共同研究联合人。现在说第一件事情，即筹集基金培养人。

Jaguek Caen：法方愿意每年出资资助 2 位青年学者去法国做研究，启动日期希望从 2012 年起。但目前欧洲有经济危机，2012 年没有经费支持。

樊代明：筹集基金培养人才是明智之举，是最有效益的合作方式，比如，Caen 教授曾给我国培养过一对学生，就是陈竺和陈赛娟，一对院士夫妇，他们无论是在管理和科研上都很杰出。这是一个好的榜样。工程院当然要大力支持，建议周院长和教育部联手，他们那里有出国基金，每年有上千人的使用额度。我们工程院要做的是选好和选准人才。法国方面（以下简称"法方"）是选好培养单位和导师，双方共同努力，以达到理想目的。下面说第二件事情，即设立奖励激励人。

Jaguek Caen：法方决定每年设 1 个科技奖励，以鼓励在中国本土做出成果的杰出科技人才。

樊代明：设奖是个大好事。在我们中国，近期有些人反对设奖，包括国家设的奖励也要拿掉，我不太同意这个做法。奖励实施中有些做法需要改进是可以的，但是要设奖。因为人脑中本身就有一个奖励中枢，所以喜好奖励是人的本性，比如小孩哭闹，妈妈一哄就听话了。就连动物也需要奖励，马戏团，驯兽耍猴就是通过奖励来完成的。奖励不能过多，也不能过少。过多了，猴子都能吃到，它就不干的。但过少了，猴子都够不着，或吃不到，它也是不干的。我在法国时给你们商讨的是每年两个奖。因为一个奖可能申报的人少，如果有一个很强的竞争者报了，那别人就不敢报了。如果设两个，他总觉有希望。只设一个奖，申报者可能有 10 人，如设两个，可能就有 50 人申报，且评审时一个奖难保公正，两个总好办些，这样还可扩大影响力（Caen 教授评价樊教授说得很有道理）。下面谈第三件事情，即互开会议提高人。

Jaguek Caen 教授提出 2012 年适当时候在武汉市召开传染病双边会议。

樊代明：学术会议对于工程院来说好比一个庙的香火，香火要旺，庙才有意义。武汉是一个不错的庙，既有科学院的病毒所，也有华中科技大学。地处中国中部，交通方便，周院长曾在那里当过市长，现在市长也是他的学生。所以我同意在那里开。中、法双方各 20 位左右的专家参加。传染病是一个大范畴，抓几个重点病为好，举办会议重点是资金来源，今后形成一个惯例，国际间旅费由各自出，其他费用由主办方出，每年交替，一次在中国，一次在法国。明年的武汉会议，工程院出一点，当地政府再出一点。工程院的经费可从学术经费总额中纳入预算，请国际合作局尽快通知医药卫生学部。关于主办单位，最好选华中科技大学，那里的校长是我们的院士，由他们选中方协调人与 Caen 教授联系，共商办会地点、时间、会程、邀请人员及各项会务事项，国际合作局要主动给予指导。下面谈最后一件事情，即共同研究联合人。

Jaguek Caen 教授提出每年由中国医学科学院派 2 名博士后去法国做共同研究。

樊代明：这个建议很好，刘院长和曹院长都在，要靠你们具体落实。当然，人选主要在你们院里选，也不排除在院外其他单位选，但你们单位优先。你们单位是中国医学科学院，代表中国，要把全中国的事都搞起来，带动起来。合作这种方式还可以扩大，比如说法方的专家到中国来帮助我们研究，互惠互利，还可以共同设立项目，向各自的政府申请联合研究基金，把小项目做大，把大项目做强，把强项目做向国际。四个方面的内容谈得差不多了，上述只是我个人意见，最后还是由周院长定夺，我来抓落实。

最后要感谢翻译同志，法语很熟练。谢谢 Caen 院长。明年武汉见！

异邦采蜜赞
2011 年 11 月 22 日

在中国工程院第 24 次常务会听取工程思想库国外调研组汇报后的发言。此次由分别赴美国、德国、瑞典等国的三个调研组汇报，分别由邬贺铨、吴澄、屠海全 3 位院士汇报，时任中国工程院周济院长主持会议，潘云鹤、旭日干、谢克昌、樊代明副院长参加会议。参加会议的还有工程院机关的相关领导。

三个课题组汇报都很精彩，让人耳目一新。我们平时也出国，但多为走马观花。你们"深入虎穴，得了虎子"，今后出国调研就要像你们一样，向你们学习，"异国采花，回乡酿蜜"。

工程院要建"国家工程思想库"，这是使命，也是责任，更是出路。一般来说库分两部分组成，一是构架，二是宝贝。构架包括房子、物架、搬车、管理办法等，是一种组织方式；宝贝指的就是新思路，是最值钱的东西，库以有宝成库。到国外去学，学组织方式容易，看到宝贝是难的，人家会保密。在日常生活中，我有一句话叫"不缺想缺思想"，想是容易的，人人都在想，但形成思想就难了。这不仅需要系统、创新，而且付诸实践要产生生产力，而且是强大的生产力。第一次工业革命是蒸汽机加纺织工业，催成了强大的英国；第二次工业革命是内燃机加化学工业催成了强大的德国；第三次工业革命是计算机加电子工业催成了强大的美国和日本。那么，第四次工业革命会不会发生在中国？如果是在中国，又是什么新思想促成的新技术？中国工程院理当在这次未来的革命中有自己的新思想，这是使命。这是很难的，但又是很重要的事。怎么形成新的思想库，技术的创新多半来源于集成创新，思想的创新也是多种思想在一起碰撞形成火花才出现的。我们不一定要去寻找一个天才的脑袋，新思想会从他那里来，这种天才的脑袋是很少的。相反，把多个脑袋集中到一起，各自发挥长处，三个臭皮匠合成一个诸葛亮，三个诸葛亮合成无限量。一堆零件放在地上没有用，对相关的人员来说，各自都是普通的东西，但装在一起就成了飞机，能飞行万里。这就是集智，就像我们看病人，一个病人从头到脚都是重伤，分别请不同科的医生来看，这个病人肯定死了，但如果请来自不同科的医生一起来会诊，大家相互启发，取长补短，这个病人就活了。我想单个医生可称"想"，多个医生合起来就叫"思想"，或者说前者是"思想"，后者叫"思想库"。我们现在"国家工程思想库"的咨询项目就是创立一种新的组织方式或机制，以此去寻找、发掘相应的人才和思维，并将其组织起来，形成重大而强大的思想，以解决影响我国国计民生的重大问题，推动中国工程科技的迅猛发展。

"现代"与"人才"

2011 年 11 月 28 日

在全军深入贯彻主题主线重大战略思想，加快全面建设现代后勤步伐工作座谈会上的发言。参加此次工作会议的有四总部各军兵种各军区的主管首长及相应机关的同志们。

参加这次大会，印象很深，收获很大。对军委"贯彻主题主线、建设现代后勤"有了进一步的认识，找到了差距，看到了目标，回去以后大抓落实。针对目标任务框架体系（讲话稿），结合军医大学的工作，我谈两点认识。

一、要把现代后勤建设的着力点放到"现代"二字上

怎么理解"现代"二字？要我理解就是最先进的，而且这个最先进的是以全世界范围为背景的，是要与最发达国家相比的，而不是局限在国内，局限在我军，更不是局限在某个地区。我们将来面对的是强手、高手。所以指标和目标应该向他们看齐，甚至要超过他们。我常想就跟打扑克牌一样，对方出方块8，那我们也要出方块8，甚至是方块9，这样才能打得赢，我们不能降低标准。买菜做饭，一日三餐、吃喝拉撒、迎来送往、唱歌跳舞这些事都是必须要做好的事，无可厚非，但与"现代"不够，做普通的事那是"现在后勤"，那是人家出方块8，我们出方块4，只有人家出方块8，我们也出方块8，那才叫"现代后勤"；人家出方块8我们出方块4，甚至是比方块4还小，那只能是"现在后勤"。所以我们的眼界要宽，指标要高，目标要大。这涉及建什么，建到什么程度的问题。当然"现在"与"现代"是一个不断发展的过程，过去所说的"现代"今天成了"现在"，现在的"现代"将成为将来的"现在"甚至将来的"过去"。全面建设现代后勤既是一个战略目标又是一个实践过程。

二、要把现代后勤建设的着力点放到"人才"上

后勤建设目标要放到"现代"二字上，那么科学技术对现代后勤的发展就

尤为重要了。我们说科学发展需要的是发展科学。因为科学技术是第一生产力。第一生产力靠谁来掌握，谁来创造呢？要靠人才，而人才建设是一个系统工程，涉及方方面面，涉及总参的编制，也涉及总政的政策，单靠后勤部或者是各单位搞后勤的同志来抓人才建设是难以做好的。人才建设又涉及吸收人才、培养人才，还涉及使用人才。这些每一方面都是大文章，需要认真调研，自下而上，自上而下广泛的调研，把问题的症结找到，从解决问题入手。配齐了人才，配好了人才，就不信现代后勤实现不了。

　　总之，我个人认为，这次会议是广泛、全方位、多角度的一次会议，肯定对推进全军的后勤工作向现代标准发展，向发达国家看齐，向建设革命化、正规化、现代化军队奋进都将具有里程碑的作用。

"学位"与"学问"

2011 年 11 月 28 日

在第四届军队学位委员会第二次会议上的发言。此次会议在北京召开，主题是有关军队学位和研究生培养制度的改革。时任军队学位委员会主任、总参谋长助理陈勇主持会议，三位副主任委员及全体委员，各大单位主管本领域机关的同志参加了会议。教育部副部长，国务院学位委员会时任副主任杜占元应邀参加会议并讲话。

这次会议十分重要，提交讨论的 4 个文件也很好，改革有广度亦有深度。定稿颁发后将成为军队未来一个时期学位和研究生教育的行动纲领，我个人意见写成书面的并已提交。下面我还想就军医大学研究生教育再谈点看法。

首先，这几个文件形成后要下发执行。从这个层面讲，目前的版本还比较笼统，比较原则。建议向教育部学习，他们在落实国家中长期教育改革纲要时，一步步细化分解，逐条梳理设计，并分地区逐一试点落实，"国家纲要"共 190 条，他们选择了 400 多个试点，这样才能落到实处，不然会空对空，纸对纸，最后见不到成效。

第二点，我还要强调军队培养研究生的目的。就军医大学来说，能胜任部队常见病、多发病的诊疗，大学毕业生足够了，实在不行，到大医院进修一下也行了。但军医大学培养研究生是要造就拔尖人才，是要能面对世界军事变革，面对复杂高难度医学问题的拔尖人才。简言之就是"顶天立地"。"顶天"就是要能够独立解决目前医学界各专业的大难题，以推动整个医学事业的发展，或者能解决军事医学面临的极大挑战，以提高整个军事卫勤救治水平。

未来战争怎么打谁也不知道。试想，一颗飞来的炮弹炸开，如果弹核是铁片，那杀伤力极为有限。如果是化学生物制品，那可能是死亡 10 万甚至是 100 万人。面对这些我们是否有检测预防方法呢？如果连人家攻击的东西是什么都不知道，又怎么防治呢？这些工作是民用医学能解决的吗？是普通研究生能解决的吗？不行，还得靠我们，靠军医大学培养的研究生。第一次世界大战，有一方使用了毒气，致使全部对方官兵包括所有动物都全部死亡，唯有一种猪活了下来。因为这种猪嘴很长，他把嘴伸进沙子里，空气通过沙子过滤"消毒了"，猪活了下来。我们现在应用的防毒面具的形状，不是很像猪嘴吗？就是从那次教训中，从猪脑袋里学过来的。这就是我要讲的"顶天"。那么"立地"是什么呢？立地就是要培养高难度诊断疾病和治疗疾病的本领，这就是我们所称的绝技、绝活和绝招。同样一个病，不同的医生去治疗，其效果是很不相同的。军委有位首长，因牙痛在北京一家大医院拔牙，20多天依然肿痛，到我们口腔医院一看，结果是残根没拔掉，也就是病根没拔掉。我们只用了15分钟解决问题。这位首长到处讲这个故事，这对我们来说是故事，对先前那个医生而言就是事故了。又如，同样是胆管结石，或许在别人那里要开大刀，一上午做1例，花3万元，10天才能出院，在我们这里用内镜做，一上午做18例，每例最快6分钟，大约花7000元，今天做完明天就可出院。这就叫"立地"。

要想培养"顶天"或"立地"的研究生，或"既顶天又立地"的研究生，需要全方位努力，很多因素都可以影响培养质量。我已在书面意见中提及。下面再讲三点。

一、就学生来说，建议招生放开入口。目前，总部对招生数量卡得太紧，事实上军队基层医务人员奇缺，很多航空兵师已10年未分到航医了。我校航医系是全国全军唯一培养航医的，一年才培养60个，5年才毕业，够用吗？这远不够，基层不仅数量不够，质量也很有限。地方普通院校培养的医生是不能胜任航医的，那样会出大问题。在美国摔飞机80%的原因是飞行员，而在中国80%是机械的原因，为何是机械，因为上报的就是机械，其实还是飞行员的保健问题。随便招一个地方医学毕业生就当航医，能行吗？外军一般每10个军人就有一个医护人员（含医学管理人员），而我军远未达到这个水平。过去战争，枪声一响，一有人负伤，连长就喊"卫生员"，有人答"到"。现在连长也喊"卫生员"，或许有时会回答"没有"！目前军医大学在各省招生，好多省都完不成任务，我们的平均录取分数线已比五年前降了40多分。为什么？学生毕业后分配去向有问题。相比之下，研究生录取情况不错，但由于从地方录取名额给得少，一个大学今年临床和基础才各10名，致使180名上了国家线的人不能录，也耽误了别人，照此下去，过不了几年地方就没人报考四医大（第四军医大学，现空军军医大学）研究生了。有人担心招地方研究生会耗去军队的教学资源，其实不是这样，由于大学减编，现在自己的工作人员已经很少，但在地方和军队拿到的大课题可不少，需要人来研究，因为招生名额限制有很多导师已多年不能招学生，课题完不成，经费用不完。如果适当放开入口，我们用在地方申请到的钱，招地方的研究生来搞研究，做出的成果还算军队的，这不是一石二鸟，一石多鸟的好结果吗？

二、就导师而言，要竞争上岗，不能滥竽充数。研究生的培养质量在很大程度上取决于导师。过去的博士导师都是由国务院学位委员会组织全国专家来筛选的，当上博导光荣。现在由学校自己来选，水分很大，有时水平高的未选上，低的倒选上了。选上了很多不好好带学生，只图虚名。有的是学生促进导师成长。这要有办法，有规矩，不能一日成师，终身受用。要不断考核，考核指标中毕业学生的水平应是一个重要指标。

三、对于管理机制，需要优胜劣汰。在中国几乎任何事情都在筛选，都在淘汰，小学到中学，中学到大学，助教到讲师，讲师到副教授，镇长到县长，县长到省长；还有评成果，评基金，评人才，包括买菜买水果，选媳妇挑女婿，都有竞争，都有淘汰，唯独研究生淘汰率极低。这不符合自然规律，难怪人家说中国是博士或硕士制造厂，流水作业。国外大学淘汰率高达 1/4~1/2，从而保证了质量。谁都可以拿到博士学位，那含金量就低了，也就没人去追求了，也就没人在乎你的博士头衔了。伏尔泰说扩大奖励面是对先进者的伤害，道理就在如此。如果在军队实行淘汰制，会遇到各种困难，但这个事必须要做，因为涉及学位制度的生命。

工程演化与对策

2011 年 11 月 29 日

在中国工程院第 131 场中国工程科技论坛开幕式上的讲话。此次大会在工程院 316 室召开，主题是"工程演化与产业结构调整"。会议主席由王基铭院士担任。中国工程院原院长徐匡迪，时任周济院长，干勇、朱高峰、杜祥琬等院士参加了会议。另外，国家 5 个部委及 10 余所大学和企业的相关代表参加了会议。会议人数达 100 人。

这次会议十分重要，徐院长、周院长亲自参加大会，徐院长还要作报告。对这个领域我是外行，说"不大懂"那是吹牛，根本是个"不懂"。昨晚我做了两个多小时功课，就是翻看了《工程演化论》这本书。我才知道在这个领域我们工程管理学部干了三件大事，叫"三部曲"。首先是编写出版了《工程哲学》，这是理论准备，我把它叫作"Theory proposed research"；然后是编写出版了"工程演化论"，这是分析问题，我把它叫作"Problem driven research"；今天是谈产业结构调整，这是解决问题，我把它叫作"Strategy guided research"。我不知道这样比喻对不对，就像我们学医一样，先学基础理论，然后临床实习，最后是看病治病。是一个不断进展、循序渐进、逐步提高的过程，是一个既具有系统性、前沿性、前瞻性，又具有实用性的过程。

工程管理学部抓这项工作抓得好，我个人认为这是工程管理学部的出生所在，出路所在，出息所在。

在农耕社会，那时有工程，但工程的数量是稀少的，规模是很小的，分布是分散的，发展是缓慢的。总体来说工程是推进人类事业发展，是利大于弊的。那时发生的灾难主要是天灾。以后逐渐到了工业社会，工程越来越多，规模越来越大，耗费资源越来越显著，相互间发展不平衡，有的供不应求，有的供过于求，轻者引起社会局部不稳定，重者导致经济危机。目前的工业进化浪潮，周期越来越短，起伏越来越高，发生的问题就越来越多，有时远远超出了人们的准备。比如，有些发达国家，军事工程太突出，枪炮无出口，就要到别的国

那一年 我在工程院

卷 二

313

家去销毁，于是引起战争或掠夺。又比如，有的高产农作物耗尽了土地的资源，猛撒化肥，导致有些土地已不产粮食等。这些都是工程或产业结构不平衡导致的大问题，这即"人祸"。在工业社会，有时人祸还要加上天灾。在未出现问题前就能预料到，做到知晴雨、防旱涝；在出现问题时，又能止旱涝、灭天灾。这些就是工程管理学要系统考虑的问题。

注重这个问题，考虑这个问题，解决这个问题，我说这是工程管理学部出生之处，出路之处，出息之处，为什么呢？

工程管理学部的成立一开始就有争论，说是官的俱乐部，现在还有些不恰当的说法。说实在的，在农耕社会，那时的工程状态是不需要成立这个部的，而现代工程如此复杂多样，发展如此快速，不要一种工程管理系统能行吗？统筹好了可以"1+1"等于2，或大于2，搞不好会是"1+1"等于0，甚至带来负面结果啊。

出路之处在于，我们不仅可以统筹联合工程使之产生更大生产力，而且可以事先预测出相互间发展不平衡可能产生的问题，甚至是大问题。管理学部的院士不一定要像其他学部的院士去具体抓某项工程，他可以经过自己的系统管理工程的知识促进各项工程的良性健康发展，而且找出其间可能出现的不良问题甚至严重的问题。

出息之处在于，不仅是预测了各工程间的问题，找出了问题，而且可以想办法去解决问题，解决了问题就会使工程朝良性的方向发展，这就是出息之处。

列宁说，先进的电气业加苏维埃等于共产主义，这就是先进的生产力加先进生产关系的作用。所以管理学部是最能实现这个提法的组织。我认为从工程哲学，到工程演化，再到产业结构调整，一是社会科学与自然科学的交汇，是一个多角地带，是不以人的意志为转移的，发生是必然的，是不知不觉的；二是社会管理与工程管理的交锋，是问题多发区，是复杂多变的，可以说是壁垒易破，陷阱难防，多为后知后觉；三是现代学与未来学的交融，是变幻难测的，可以说是剪不断理还乱，是需要有准备、有对策，需要先知先觉的。

这就是我的学习体会，是一个外行的发言，算一个外行提的外行问题，作为本次论坛的引子，我将在尔后的报告中倾听你们专家的评述，去寻找正确的答案。

最后预祝论坛圆满成功。

耳闻目睹到相识相恋

2011 年 11 月 30 日

在访问中国科技大学时的发言。此次受中国科技大学生命科学院时任院长田志刚教授邀请讲学，受到中国科技大学时任党委书记许武教授亲切接见。参加接见的有生命科学院首席科学家 14 人，其中多数为长江学者或杰出青年。

感谢田院长的邀请和许书记的接见。这是我第一次来科大（中国科技大学），关于生命科学发展问题一会儿我要作专题报告，叫"三千年生命科学的进与退"。在此先谈两点体会，我这次来科大，完成两个任务，一是从耳闻到目睹，二是从相识到相恋。

一是从耳闻到目睹。关于中国科大，我从各种渠道了解很多，这是一所高水平大学，成果很多，影响很大。年轻时知道你们招少年班，以后知道你们朱校长治校有方，内涵发展，原生态迎评，关于管理有很多故事。更直接的是与田志刚是好朋友，他从事的肝脏免疫是我的专业，他做得很出色。我来不仅学你们的专业研究经验，还有人才引进和使用的方法，还有管理的良方。关于管理，这是一篇大文章。有人说懂社会管理的若去搞自然科学那会"捣糨糊"，又有人说搞自然科学的人去搞社会科学那是"愣头青"，其实是反映了人才的一个方面，如果叫"愣头青"去"捣糨糊"，那一定是越捣越麻烦，如果一个人二者兼之，那他一定是一个杰出的人才。

二是从相识到相恋。我们医学的发展需要生物学或基础生命科学的帮助，不然我们会知其然而不知其所以然。最近好多人说，也有好多人是这样理解的，说工程是科学知识在实践中应用的结果，这个说法不一定对。比如中国的四大发明，之前就没有科学，发明火药的人并不知道化学反应，也不知道元素周期表。那时靠碰，碰到就有发明。现在基础知识多了，为何不拿来用而去碰呢？这多省劲嘛！这就是我代表四医大（第四军医大学，现空军军医大学）来请求你们帮助的原因。当然你们科大也有弱项，那就是没有医学院。你们有很强的天、地、生、数、理、化，但一切科学的终极目标是让人类活得长一点活得好一点，这就是医学，具体说是临床医学。你们没有医学就没有出路，没有后劲，成果没有检验的地方。四医大在医学方面是有优势的，希望能与你们密切协作。我还会带更多的人来学习，也希望你们带更多的人去西安。对你们，我们是求之不得；对我们，希望你们有求必应。你们是大家闺秀，我们是山村野夫。就人类学来讲，大家闺秀配山村野夫，就像七仙姑娘配董永，生出的后代是优秀的！

再牵手——"东北军"与"西北军"

2011 年 12 月 4 日

在四医大（第四军医大学，现空军军医大学）与哈工大（哈尔滨工业大学）开展空间生命科学协作研讨会上的讲话。此次会议在西安四医大西京消化病医院召开。哈工大时任韩杰才副校长、郭斌副校长带专家团队共 5 人参加了会议，时任四医大樊代明校长、王茜副校长、尹维宏部长，航空航天医学系、基础医学系、医工学系、预防医学系及西京医院的 20 余名专家教授参加了研讨会，会中双方签署了协作事项备忘录。

今天是 12 月 4 日，是个好日子，哈工大（哈尔滨工业大学）的韩杰才副校长、郭斌副校长亲率专家团队来校洽谈合作。刚才对我校几个单位进行了现场察看和指导，郭副校长与王茜副校长签署了《哈工大与四军大在空间生命科学领域开展合作研究的备忘录》。这象征着双方的合作从此开始，并将逐渐走向深入、提高和放大，而且速度和成效是成几何倍数放大的，你看今天是 12 月 4 日，现在是 1、2、4，将来是 8、16、32……为什么呢？

人类不是从外星来的，是在地球上产生的。产生以来不断遇到地球表面环境的挑战，有正性的，也有负性的。在进化过程中，人类逐渐适应并利用了适合自体的正性环境，并不断克服和适应了不适自体的负性环境。适者生存嘛！于是走到了今天。虽然大自然依然在变化，人体还在不断适应，但总体上达到了平衡。即便大自然发生一次较大的变化，人的适应力也比过去要强多了。在挑战适应过程中，我们学会了很多东西，掌控了很多规律。我们开展的生物学、医学等就是这些规律的总结。这些总结对未来空间生命科学的研究有很好的借鉴意义，是十分重要的。

那么，我们在地球上活得好好的，为什么还要向太空发展呢？好多人都认为是要去征服太空，到别的星球去占领空间。我个人认为这不是主要目的。至少目前，就医学或生物学还不是那样，我们是要对那里完全不同于地球的环境进行了解，多加认识，并用之于人体的研究，包括为疾病的诊断和治疗服务。

遗憾的是我们不可能把研究人员、实验设备、研究对象完整地送到太空，那是不可能的。那么在地球上建立模拟空间环境的地面站，这就显得十分重要。哈工大在这方面开展了长期的探索和研究，有很好的基础，特别是在工程方面更是在国内乃至世界上也占鳌头。我们四医大在生物学、医学、生物工程学上有自己的特点，特别是航空航天医学系是全国唯一的。我们与哈工大的合作上有两个方面：一是为从事空间生物学地面站的结构建立、设备研制提供生物学或医学的指标和依据；二是利用哈工大建立的地面站广泛开展空间生命科学的研究，研究中发现的问题再给哈工大提供改善和提高工程研究的根据，以此螺旋式上升，并将研究结果不断地应用到医学特别是临床医学上。比如我们在空间模拟环境中得到对人体生命的正性结果（就是比地球上好的），我们可以用到胚胎发育、人体保健、疾病预防和延年益寿上。针对负性结果，我们可以用到疾病治疗，比如细菌杀灭、物品消毒，或肿瘤治疗中去。

哈工大来自东北，我们地处西北，东北和西北协作必出"东西"。古代的范例我没有研究过，但近代张学良率领的东北军与杨虎城率领的西北军协作是创造过震惊世界、誉满全球的历史的。前人能做好，我们也能做好，军事家能做的，科学家更能做好。这是"大家"与"大家"的携手，这是"赢家"与"赢家"的合作，合起来必成"大赢家"。

徐院长的思考

2011 年 12 月 6 日

中国工程院党组召开会议，向院里的老领导汇报 2011 年工作总结和 2012 年工作打算。工程院党组全部成员出席会议。中国工程院原宋健院长、徐匡迪院长、朱高峰副院长、沈国舫副院长、王淀佐副院长和邬贺铨副院长出席会议。时任院长周济主持会议并作汇报。朱高峰、沈国舫、王淀佐、邬贺铨四位副院长听取报告后作了发言，在此基础上，徐匡迪院长作了讲话，如下是徐院长讲话的大意（未经徐院长审阅）。

周院长代表新一届班子作的报告很好。这届班子有新思路，新创意，工作很出色，成绩很显著。刚才几位年长的院长都给予了肯定，我都同意。宋院长还要做指示，针对明年或者今后的工作我说点个人意见。

一、关于队伍建设。主要抓两头，对于年长的院士，要抓弘扬精神，这是宝贵财富；60 岁以下的院士要号召他们进入阵地，这个阵地里不仅是他们现在各单位担负的工作，而且要承担工程院的工作，比如咨询、学术。特别是对今年当选的院士，建议办一个班，比如用一个星期，培训以上内容，一方面学习年长院士的工作精神、科学精神、奉献精神、求实精神，另一方面要求他们进入阵地，担负历史使命。

二、关于院地合作。这一年来签了很多协议，关键在落实，要集中力量针对地方要求，量力而行，办一些当地十分需要办的事情。

三、关于思想库建设。有两种，一种是全书式的做法，面面俱到，包罗万象；一种是突破发展瓶颈，有的放矢，可能后一种更好些。

四、关于学术引领。工程院是学术机构，要十分重视学术工作。要在社会上形成品牌，"1-2-7"提得很好，"四聚"也总结得不错。关键是要提高学术活动的质量，形成品牌。学术平台要成为青年学者成长的摇篮。多发挥青年人的作用，多给他们发言的机会，院士作点评或作主持就行了。光华奖的评选和颁发都要认真搞，可以把它作为进入院士队伍的平台，学术活动要保持前沿性、国际性，国际工程科技大会能否每十年办一次？要办出规模，办出影响。除此之外，双边的、多边的国际会议也可多开。

宋老一席话
2011 年 12 月 6 日

岁末年初，中国工程院在北京召开了新、老院领导交流汇报会。会议由中国工程院时任院长周济主持。工程院党组全体同志出席会议。出席会议的老领导有宋健院长、徐匡迪院长，朱高峰、王淀佐、沈国舫、邬贺铨副院长。首先由周院长汇报了 2011 年的工作总结和 2012 年的初步打算，紧接着各位老领导作了热情洋溢的讲话，晚上设晚宴庆祝宋院长 80 寿辰。如下是宋院长两次讲话的大意（未经宋院长审阅）。

工程院成立已十七年了，取得了很大成绩，我是见证人。中国工程院的天职是什么？就是实现或完成中国的工业化。我们要有志气，我们要有信心。不要怕别人非议，也不怕自己人的异议。找到一个抓手就要一直干下去。过去搞两弹一星不是有议论吗？三峡大坝争论了几十年，包括后来的航母，大飞机工程，争论都很大，最后不是统统都搞成了吗？现在粮食年产量已达到 5.7 亿吨，黄金产量连续 3 年超过了 350 吨，自己人看了高兴，别人看了眼红。

最近航天部跟月亮干上了，较上了劲，这个好啊，这就叫志气，这就叫信心。工程科学就是要达世界一流，跟别人跑永远跟不上，超不过啊。干事要抓实的，干事不能抽象，说话不能让人听不懂。搞工程要聚力，不能一盘散沙。过去政治一盘散沙，没有地位；军事上一盘散沙，仗打不赢。我们搞科技如果一盘散沙，什么都做不了，什么都做不成。比如说，目前国外钢铁产业利润很高，而我们仅 3%，相互竞争嘛，竞争来竞争去，最后只有菲薄利润。而挣的一点小钱不是拿来再生产，而是拿去买矿石，囤起来，结果造成矿石大战，价格猛增，造成的损失是谁的呢？比如造船，大船、自己的船造不了。还有若造远程轰炸机，不就把我们的边境周边保护好了吗？医学也是这样，那个艾滋病就是解决不了，能否从中药中去努力呢？屠呦呦不是把青蒿素提取出来了，还得了大奖吗？遗传有一个中心法则，但也有反向遗传学嘛，过去是种瓜得瓜种豆得豆，现在也不一定嘛，说不定种瓜得豆了呢！还有那个诺贝尔奖，也不要看得太重。他们评奖带有眼镜，讨好某些国家，中国没有诺贝尔奖工程就不进步了？科学就不进步了？我们工程院眼光要高一点，气魄要大一点，要以民族国家的大局为重，下狠心集中力量办几件大事，不能光搞自己内部行动，光想“过好自己的日子”，要打出去，把影响打出去，把力量打出去。我们老一辈的，年龄大了些，将来要靠青年一代去干，我们当好参谋，做好后盾。老、中、青三代工程学家团结奋斗，没有干不成的事情。我还是那句话——Nothing is final，真理无永恒，科学无止境。

考察为哪桩

2011 年 12 月 7 日

世界胃肠病学会时任主席 Henry Cohen Eenglman、前任主席 Richard Anthony Kozarek、更前任主席 Eamonn Quigley，世界消化内镜候任主席 William Chao，亚太消化病联合会主席 Fock Kwong Ming 率领的 2013 世界消化大会现场考察团一行 10 人，于 2011 年 12 月 7 日和 8 日两天对上海世博会会场、附近多家酒店、会议设计及社会公共服务设施进行了认真考察。樊代明作为本次大会主席，率领中华医学会 4 个学会的负责人共 12 人陪同并接受了考察。上海市政府时任副市长沈晓明和赵雯分别会见并宴请了上述专家，并表示上海市政府将大力支持这次会议。下面是樊代明的部分表态性发言（摘要），原文是英文，此为中译件。

首先，代表中国消化病同道和本地组委会热烈欢迎大家来考察。当然我也要认真道歉，因为北京大雾，昨晚航班全部取消，我没能飞到上海，今晨我的航班又被取消了。无奈，我只好乘火车赶到这里，这样就来晚了，需要请大家原谅。

在火车上呆了五个多小时，心里着急，什么事都干不成。想了很多事情，现在不能全告诉你们，有两点要讲，一是也许老天生气了，给你们开个玩笑，谁让你们给我们中国办这个会的机会太晚，世界消化学会成立已百年之久，现在才轮到我们中国办，给你们一点很有礼貌的报复吧（笑声）。二是其实我也在做考察，交通考察嘛！到时如果哪个外宾转道北京来上海，要是也碰上这样的大雾，那就乘五小时火车吧，我考察过了（笑声）。不过我想两年后不会这样的，因为 2013 年 9 月办会，那时的北京、上海等地均是黄金季节，气候宜人，我们将会有好运气的。下面开始讨论考察方案、步骤及内容。包括去世博会议中心及各个酒店考察（略）。

感谢沈晓明副市长和赵雯副市长分别接见和宴请我们，在我所经历的办会筹备过程中有两位副市长参与的还没有，表明上海市政府的高度重视。两位市长一男一女，十分热情，我们老百姓说"男女搭配，干活不累"，对市长来说，"男女搭配，最好开会"。有沈市长、赵市长的支持，我们办好大会有了信心。下面我们开始选择办会公司，即 PCO，由三个预选公司报告并接受提问（略）。

我个人认为刚才三家公司按强弱来分，MCI 最强，好比狮子；Healife 居中，相当于黄牛；而银河最弱，可称小狗。我个人意见，如果与 MCI 合作，它能力最强，是一跨国公司，但他们的费用更高，因为除了他们自己要挣钱外，挣的钱还要向新加坡的分部和日内瓦的总部上交，那样我们的办会费用就会增加许多。因此，与狮子合作不小心可能会被吃掉，除非你把它喂饱，但喂饱要付出额外代价。选择小狗合作，它能力弱，虽然不会被它吃掉，但与其合作没有多少好处，不能互补。综上所述，我倾向于与 Healife 合作，它有点像老黄牛，与其合作不仅不会被它吃掉，而且有可能得到更多益处。另外，选择办会公司最好是总部在上海的，那样有利于直接交流，同时交通、饮食、住宿及其他社会活动也更加便利，包括与当地政府的接触。文化背景相似，语言交流也通畅。常言道，"强龙不如地头蛇"，就是这个道理。另外，考察一个办会公司，标准是什么？考察为哪桩？我看标准是两个"S"，第一个"S"是"Service"，一定要高水平，高效率的；另一个是"Save Money"，即省钱，我们不力图去挣钱，但我们要尽量去省钱。这两个"S"做好了，这个会议就办好了。

No.1 与 Double 1
2011 年 12 月 10 日

在中华消化学会第十一次全国学术大会开幕式上的讲话。此次会议在杭州市召开，樊代明任大会主席。出席大会的有世界消化学会前主席 Kozarek 教授，更前一任主席 Quikey 教授，世界消化内镜学会候任主席 William Chao 教授，亚太 4 个消化相关学会联合学会主席 Fock Kwong Ming。中华医学会时任书记饶克勤，时任浙江省科学技术协会主席、省医学会会长李兰娟院士出席了会议并致辞。参加大会的全国消化同道共 2500 多人。

常言道，"上有天堂，下有苏杭"。"苏杭"那个"杭"就是我们所在的杭州。今天中华消化学会第十一次全国学术会议在这里隆重召开，这里不仅是一个让人魂牵梦绕、流连忘返的地方，而且是一个所有消化内科人必须铭记的地方。因为 33 年前，在这里发生过 3 个历史事件，一是召开了中华消化学会第一次会议，听说与会人数超过千人；二是成立了第一届中华消化学会；三是创办了中华消化杂志。33 年过去了，可以说今天的中华消化学会或者中华消化事业已今非昔比了。这次会议本来原定不超过 1500 人，可现在已达 2500 多人，严重超员，挡都挡不住。大会收到了 3000 多篇论文，有那么多国际上的顶级专家来参会，说明消化病学界的繁荣昌盛，这次会议有两句话很有意思，说全国消化会第一次在这里召开，第十一次也在这里召开，要么第一，要么十一，要么"No.1"，要么"Double 1"。

过去的成绩已属过去。消化病学未来应该怎么发展，这是我们目前需要认真考虑的问题。我想：一是内涵，二是外延。内涵是我们要站到国际前沿向学术的纵深和高度发展，别人有的我们要有，别人没有的我们也要有。外延主要指两方面，一方面是学科要向外延发展，我们不能孤立地站在自己的领域，现在的消化病与过去相比，已经狭窄了许多，因为肝病拿出去了，内镜拿出去了。当然，这并不意味着我们消化内科医生不能，或者说不会做肝病或内镜。但这种方法多少对我们是有影响的，有的影响还很大。因此，我们要设法与相

那一年我在工程院

应学科合作，除了过去的几个学组外，昨晚我们全委会和常委会已经决定再成立消化病理学组、消化病生物样本学组、消化病中医药学组。同时我们正在启动成立消化病影像诊断学组、消化病实验诊断学组、胃肠微生态学组、小儿消化病学组、老年消化病学组等。这些学组成立起来各有优势、各有专长、各自取长补短，这就是我们的整合消化病学（Integrated Gastroenterology），或系统消化病学（Systematic Gastroenterology），或称综合消化病学（Comprehensive Gastroenterology）。做这个事可能光靠我们学会内部的力量整合是不够的，要与其他相应学会合作，要借力。俗话说"它山之石可以攻玉"，那我们现在是"借他人之玉石"啊！还有一个外延就是要努力办好我们明年的中国消化病联合大会，即 Chinese Congress of Digestive Diseases（CCDD）由中国的四个学会 Chinese Societies of Digestive Diseases（CSDD）联合举办，这也是为后年世界消化病大会（Gastro 2013）筹备的会前会。由此不仅可以锻炼我们的队伍，而且可以向世界展示我们的力量和水平。

今天我们奏了国歌，个别年轻人可能还不习惯，可能还认为我们夸张了些，张扬了些。其实不然，这表示的是一种态度、一种力量，从某种角度讲还是一种尊严。我们在座的好多同道都出过国，请问我们在国外有什么尊严么？我在30多年中出过72次国，特别是开始那几年，什么都没有，不仅没有发言的机会，主持会议的机会也没有，甚至我国连亚太消化学会和世界消化学会的成员国都不是。现在不一样了，我们的国家富强了，科技进步了，政治地位提高了，我们的尊严也有了。我们不仅在国外有了发言权，有了主持会议的机会。这次在中国举办世界消化大会，我出任主席，这种人格来源于国格，我们不唱国歌唱什么？我们个人的力量可以说是微不足道的。但是，正是这一股股微不足道的力量汇集成滚滚的历史洪流，推动着中国的消化事业冲出国门，紧跟亚洲，走向世界。让我们万众一心，冒着"炮火"，前进！不要认为现在与世界还有差距，号角已经吹响，队伍已整装待发，疾风骤雨已经过去，骄阳高照当空，请问彩虹还远吗？

麻醉的最高境界

2011 年 12 月 18 日

在中华麻醉学会麻醉深度监测研讨会开幕式上的讲话。此次会议在西安西京医院召开，时任中华医学会麻醉学会主任委员于布为教授及来自全国各地的相关学者 100 余人参加了会议。

麻醉的深度监测十分重要。"麻浅了痛得要命，醉极了死亡要命，麻深麻浅都要命"。所以你们今天讨论的主题"麻要适度，醉要正好"切中要点，不及和过之都不行，不过这是对你们麻醉医师而言。

作为外行，我个人认为检测这种深度可能会引发重大科学发现。大家知道，人是高级动物，与低级动物不同。不同在哪里呢？因为人有丰富的神经。你看有些低级动物，你把它砍成几截它也不痛，并且各自长成不同的个体，而人则不成。你们麻醉说到底是麻醉神经使人处于去神经功能状态。我深信从清醒到浅度麻醉到深度麻醉，再到浅度麻醉，最终恢复清醒，在这个过程中身体各脏器、各系统的功能是会有变化的，肯定是不同的，而且这种变化和不同是动态的和有规律的，了解这种规律不仅可以阐明生理机制，而且可以用于治疗疾病。比如神经在麻醉时肿瘤细胞的增殖、分化、转移程度如何，大家观察过吗？大家已经观察到，老年性痴呆很少长肿瘤，而肿瘤病人很少得老年痴呆。那么，老年性痴呆病人是否更容易麻醉，而肿瘤病人是否较难麻醉呢？胰腺癌的发生与神经调节有关，胰腺癌接受麻醉的情况又是怎样的呢？如果我们做实验，让两群小鼠长同样大的肿瘤，每天给同样多的营养，把其他条件控制成一样，但一群处于麻醉状态，一群处于清醒状态，那它们各自携带的肿瘤会怎样呢？如果将它分成不同麻醉深度，其肿瘤又会怎样呢？这能不能成为一个新的研究领域呢？

这是我个人的突发奇想，不知是否有价值。如果能引起大家兴趣，而且不仅局限在肿瘤，还可扩大到其他疾病方面，如果有什么结果，也请告诉我，共同分享。

干细胞靠干

2011 年 12 月 19 日

在中国工程院医药卫生学部成体细胞技术临床管理高层研讨会上的发言。本项目由卢世璧院士、付小兵院士和吴祖泽院士领衔。本次会议在西安召开，参会代表来自新疆、青海、甘肃、宁夏、陕西、河南、河北、重庆、四川等地，共 15 人。讨论结果将作为中西部地区的意见上报项目组汇总，再报工程院。

干细胞治疗将成为 21 世纪基础医学研究和临床医学发展的制高点，既有机遇又有挑战。机遇转瞬即逝，比如今年上半年前列腺癌的干细胞治疗，美国食品药品管理局（FDA）已批准上市，我们已经失去机会，将来也许我们只能是买人家的了。挑战呢？依然是十分严峻的，问题出在多方面，有客观的，也有主观的。刚才同志们已从各方面进行了阐述和讨论，我觉得应该采取三种态度。

一是积极作为。这是一个重要发展方向，不要怕人家说长道短。我国开始是一哄而上，美国人还表扬我们，他们用中国的数据去向国会要钱，待他们发展了，又来诋毁我们。有的地区，特别是我们中西部地区的医疗行政部门，不敢作为，不愿作为，多一事不如少一事。眼睛只往东南沿海先进省份看，一味强调红头文件。所以造成一管就死，没有发展，给该地医务工作者造成了很大的困难。其实红头文件也是别人创造了经验上级领导一批而形成的，所以我们也应该主动创造红头文件素材，丰富我们的经验。西京医院用自体骨髓细胞诱导肝干细胞用于晚期肝硬化的治疗，在国内就是首先开始的，还在国外发表了不少文章，获得了省部级一等奖，开始也不是一帆风顺的。如果没有积极作为和主动作为，就没有今天。

二是科学作为。干细胞研究及应用是一个科学问题，而且是尖端的科学问题，是新生事物，所谓新生事物，就是我们对其还所知甚少。特别是用到临床治疗上的，可谓人命关天，不能随便，更不能胡来。即便是局限到临床应用，也涉及暂时与长远、局部与整体、自体与异体、试验治疗与常规应用等大量问题，何况我们的基础工作还远远没有跟上，只能是摸着石头过河，走一步，看一步，能不能过河是最终目标，但起码不要被淹死。所以既然是科学问题，就得用科学的方法去尝试。这样才能做到万无一失。

三是规范作为。规范作为是对前两者而言，我们的行业组织一方面要多听下面的呼声，一方面要为行政主管部门提出积极的建议和行为规范，不能一管就死，不管就滥。要有一套资质认证的办法，其中特别要包括人才、技术、条件、伦理等多方面的内容。我们的行政主管部门人少事多，比如美国的 FDA 有 2000 多人，一年才批 200 多个项目，批一个算一个；而我们的国家食品药品监督管理总局仅有 200 多人，可一年要批 2000 多个项目，是人家工作量的 100 倍。美国管生物治疗的 102 人，而我们仅 4~5 人，怎么忙得过来？我过去在 SFDA 的一个体细胞治疗委员会中当委员，那时已经做出了一系列行业准入标准，好像有一大本，现在不知到哪里去了。关于行业标准国外有的可以拿来参考，国外没有的我们可以邀请专家来制定。

总之，这项工作十分重要。目前国内外基本同时起步，我们不能落后。不落后就要采取上述三种态度，即积极作为、科学作为和规范作为。这里，不仅医务人员要做到，专业人员要做到，管理人员也要做到，齐抓共管、共同推进、工程院愿意组织院士为此做出自己的贡献。

磁铁和海绵

2011 年 12 月 27 日

在中国工程院三局党小组民主生活会上的发言。会议由李仁涵同志主持，本小组 12 位党员参加了会议。时任机关党委副书记谷钰同志代表机关党委参加了会议。

我入党已经 36 年了。我是 1975 年在西藏当兵入党的，当时在连队，先喂猪、后煮饭、最后当卫生员。工作热火朝天、誓言慷慨激昂，还能记得入党誓言，"为共产主义事业奋斗终身"。36 年于人生是一段不短的时间，而于历史长河却是短暂一瞬。似乎说过很多话，做了很多事。但比起党员标准，回忆过去，又似乎没说多少有效的话，没做多少有实效的事。从这一点讲，像这样地想，革命意志还没减，还想干一些有益于党和人民的事。刚才几位同志发言对我启发很大，教育很深，收获不少，今天的主题是如何联系群众，我谈三点认识。

一、尽力上传下达。党与人民群众之间的血肉关系要靠各级组织连贯维系。我现在的岗位是上级之下级，也是下级之上级。我要做的是上传下达，标准是对接无缝。要把上级党组织的指示、要求、政策和规定不折不扣传达到群众中；再把群众的意愿、希望、诉求，包括意见全面地反映给上级，使人民意愿成为上级顶层决策的依据。

二、尽力干好工作。要能得到群众公认和信任，首先是率先示范，要求群众做到的自己首先做到。允许能力低，反对不作为；允许不成功，反对不作为。

三、尽力为群众解决困难。一沓纲领不如一次行动。说千言万语不如办好一桩实事。到工程院来，以我业务之便，能帮助大家或亲属解决看病困难，是我的责任。大家喜欢跟我说话、交流，拉近了相互间的距离。我自己在工程院工作和生活也很舒心。

但是与同志们相比，与党员的标准相比，在密切联系群众方面我还有不少差距，官僚作风多少还有，懒惰情绪不时存在，关心同志主动性不够，有待在明年的工作中克服和提高。

总之，党群关系尤为重要，它是立党之本、执政之基、力量之源。我个人觉得，一要学习磁铁，二要学习海绵。磁铁能将金属吸到身边，靠的是主动磁性，或主动磁力。要人人为我，先得我为人人；海绵呢，首先是要严格要求自己、严于律己，对自己要苛刻，首先把自己的身体挖空，给别人腾出位置，水就进到了体内，并与之融为一体。看起来是被动吸引和接纳，其实是一种至高的精神境界。有了磁铁与海绵的为人境界、做人风格、利人品质，不愁党群关系搞不好。

那一年
我在工程院

读懂"脑"字

2012 年 1 月 4 日

在中国工程院第 11 场"健康讲座"上的主持词。本场主题为"老年人脑卒中预防保健",由首都医科大学宣武医院凌锋教授主讲。参会的有朱高锋、杜祥琬、沈国舫 3 位原副院长,两院院士 30 余人,以及院士家属和机关听众,共计 140 人。

大家新年好,今天会议座无虚席,还加了那么多凳子,说明健康讲座越办越好。大家都知道刘海若,她是香港凤凰台主播,但我们业界更认识凌锋。当年刘海若车祸,在英国昏迷不醒,外国人没办法,凌锋教授不远万里,接回了海若,并治好了她的创伤,挽救了她的生命。

我和凌锋教授是校友,都毕业于现在的第三军医大学。她毕业后先在南京,后在北京工作,是否不带"京"的地方她都不去?她先在南京军区总医院(现东部战区总医院),后在解放军总医院工作,是否不是"总医院"她都不去?后来她转业去了北京医院,现在首都宣武医院当主任。她有众多的学术头衔、太多的专业成绩、很多的社会荣誉,但更多的是她每天治疗大量病人。刘海若是名人,其实那只是她病人中的一个。脑外伤是常见病,可称"他杀",而脑卒中更多,可称"自杀"。每天,我们可以使一个"刘海若"站起来,但不免千百个"刘海若"倒下去,怎么既使一个"刘海若"站起来,又不让千百个"刘海若"倒下去呢?请听凌锋教授的讲座(略)。

感谢凌教授的报告。她刚才说,父亲 91 岁,公公 95 岁,皆身体十分健康,他们俩就是她保健理论的试验对象。看来要想活到 90 岁以上且健康,就要生凌锋这样一个女儿,或者找凌锋这样一个儿媳啊!当然,那是不可能的,天下"凌锋"的数量有限,不过我们可以把她的经验学过来嘛!刚才凌教授的号召力挺强的,她说多喝水有益健康,结果几十人不约而同端起了水杯,没喝水的也有,是面前没摆水杯。

我理解凌教授的报告,中心意思是读懂"脑"字。"头"在甲骨文中不叫"头",叫"天",后来又叫"天庭"或"天灵盖"。有个英雄叫刑天,最后被杀了，就是被人把"天"砍了。难怪老百姓有难处有冤屈，一叫就喊"我的天啦"，就是"我的头啊"。后来老百姓把"天"叫"头"，医生则称"脑"，合起来就叫"头脑"，人多一点就叫"头头脑脑"，说明脑重要得很。"脑"字的左边是一个"肉"字旁，右边像一口高压锅。"锅壁"外是一层肉，包括眼、耳、鼻、口及皮肤，这层肉十分重要。嘴歪了，眼斜了，都代表脑内出了毛病，特别是眼仁，我们称瞳孔，太小不行，太大也不行，两眼不一样大更有麻烦，都说明脑子里有病。"锅壁"是硬性的颅骨，四川人称之为"脑壳"，一听就是用来保护脑子的。枪毙人就是子弹穿透颅骨，损坏脑子而死。颅骨没有韧性，是硬的结构，所以颅内出血，只要几十毫升就会压迫脑内结构最后伤命。那么"锅壁"内装的是什么呢？里面是一个"文"字，那文化大了，文章多了，表明是智慧，再有智慧的人脑子得了病都傻了、呆了、不清醒了、昏迷了，所以凡是昏迷的人首先要考虑是否脑子出了毛病。如果我们把文字解开来看，把一点一横当成天灵盖揭开，那里面就是一把"×"，这把"×"代表三层含意：一是两种结构，包括入脑管感觉的神经和出脑管运动的神经，手被水烫会立即缩回来，管烫的是入脑的感觉神经，管缩的是出脑的运动神经，还有一种结构就是入脑的动脉和出脑的静脉，动脉破了出血我们叫脑出血，动脉堵了脑缺血，我们叫脑梗死，脑出血和脑梗死统称"脑卒中"；二是说明头脑管身体的躯干和四肢是交叉进行的，即左脑管右肢，右脑管左肢，反过来，如果你的左手拿筷子掉了，说明你右脑出了问题，反之亦然。当然两边都有问题，就不一定是脑内的事了，很可能是脑外的事，所以半边或一侧出问题是可怕的，要重视，要注意蛛丝马迹；三是说复杂，大脑有很多脑回，纵横交错，一般人是说不清楚的，遇到问题要请医生，而且越早越好。上次我们有一位院士是上午就有问题，那时就应该去看病，一直到下午五点不省人事才送医院，至今未醒过来，这就是不了解医学知识给耽误了。当时家属要我送远处的大医院，那会送命的。当时情况紧急，我们没有送，就送就近医院才保住了命。告诉大家一个小故事，我有一个亲戚，是一名老干部，患脑出血送进医院急诊，同时送急诊的还有其他干休所的两个脑出血病人。那两个人因为强调身份要送到高干病房，我主张把亲戚送神经内科，但是没有病床，最后我坚持放到走道上，结果我们的病人抢救过来，那两位都病故了。为什么，高干病房条件好，可那里人才不够，神经内科的病房所有人包括护士都是明白人，一有风吹草动，马上治疗。

综上所述，我们老年人要健康，不仅要会写"脑"字，而且要懂得"脑"字。

"抓满" and "紧握"

2012 年 1 月 5 日

在走访国家发改委（国家发展改革委员会）时的发言。在中国工程院时任院长周济带领下，工程院潘云鹤、谢克昌、干勇、樊代明、邬贺铨、白玉良、董庆九、谢冰玉、李仁涵、宋德雄、吴国凯等一行 12 人，走访了国家发改委。发改委时任主任张平、副主任朱之鑫及张晓强等 8 人出席。张平主任主持会议，先由周济院长介绍工程院情况，随后双方发言。

跟周院长走亲戚，我感到十分亲切。能与各位领导近距离接触，想说一些平时在下面大家经常议论和想说但到不了位的话。我来自医疗界，"看病难看病贵"是一个民生方面的大问题。现在好像一提到这个问题，就归结到医生身上，其实不然。国家投了钱，看起来那么多，可用 13 亿人一除就很少了。美国 GDP 比我们多，人口比我们少，他们拿出 GDP 的 15% 以上来解决这个问题，也没解决好。我们人那么多，GDP 不如人家多，且只拿出不到 5% 用于医疗，算来算去相当于人家的 1% 左右。而且就这么点钱还不一定用得合理。大家一谈就是工业发展，殊不知一切科学的努力都是为了人活得长一点，活得好一点。生老病死，人之大事，家之大事，也就成了国之大事。家里一人得病，倾家荡产，我们的主要问题解决不好，你有再大的 GDP 也会被吃干用尽，那么什么是主要问题呢？

一、人口老龄化，新病不断发。中国人口老龄化的状况已不以人的意志为转移，迅速到来。50 年前国人的平均寿命才 40 多岁，现在都 70 多岁了。每人平均多活 30 多年，而且这后 30 年身体的变化尤大，情况特别复杂。过去我们对比了解不够，或根本不了解，所以现在就诊的病人成倍增加。另外，新发传染病多起来了，人类同微生物斗争，赢了不表现出来，输了就猝不及防，或防不胜防，一个 SARS（重症急性呼吸综合征）就损失中国成百个亿。我们如不对上述情况加以重视，提前研究，可能会坐以待毙。

二、设备国外买，病人受不住。目前医院，特别是大医院用的医疗设备，

那一年
我在工程院

卷二

绝大部分是买国外制造的，价格昂贵，最终都算到了病人身上，其实很多是我们自己可以制造的，关键要投入及向自己创造引导。

三、常用进口药，病人吃不起。目前临床应用的好药大多来自国外生产，或中外合资生产，具有自主知识产权者很少很少。这种药品通常费用很高。就现存的药品应用来讲，由于不同层次医疗水平或医生水平参差不齐，不规范用药，药品资源浪费时有发生。我们研究了一套"临床合理用药决策支持系统"，但又存在升级换代，以及难以在医院大范围推广的问题。

综上所述，牵牛要牵牛鼻子，要从源头抓起，解决根本问题。发改委最大的特点是其工作的综合性，统筹性，不像各部门只强调自己重要，头痛治头，脚痛治脚。国家的发展需改革，改革促进发展，你们的顶层设计做好了，我们各行业的问题便可迎刃而解。但最重要的是要科学发展必须发展科学，我们工程院能做的就是在科技方面的努力。我理解，发改委一方面应抓发展，一方面抓改革，是抓和握的关系，二者必须兼顾，抓和握都是提手旁，都得用手，但抓的"爪"是伸手，伸开五指，要抓满或满抓，这样才可能抓得多。握字的"屋"是到手的意思。要握紧或紧握，这样才能真正得的多。就像抓沙子，究竟能得多少沙，主要取决于握紧，抓得太多会漏沙，最后是出力不讨好。所以不能一谈发展就是钢铁、石油、水泥、能源……GDP，我们医疗行业不是抓沙，而是握沙，如果握不紧，老漏沙，一头大进，一头大出，最后肯定所剩无几。不能你们光挣钱，我们光花钱，最后结果是没有钱。最好的办法是抓满和握紧并举，或满抓与紧握共用。其间不能用"or"，而是要用"and"，即"抓满 and 握紧"。

天时地利人和

2012 年 1 月 5 日

在与高等教育出版社（文中简称"高教社"）领导座谈中的发言。参加座谈会的高教出版社的领导有时任苏雨恒社长、杨祥总编辑、宋永刚党委书记、王国祥分社长。参会的工程院方有时任周济院长、樊代明副院长，以及董庆九、安耀辉、刘静等同志。

刚才周院长谈到的有关 *Frontiers* 系列杂志的编辑出版问题，既是你们高教社的发展问题，也是我们工程院的发展问题。但我觉得周院长的站位是中国工程科技全方位高质量发展问题。他曾跟我交代过多次，看来是下很大决心了。这个问题如果在十年前提出来，那是早了些。可现在等不得了，现在是天时、地利、人和三个条件都有了，只欠东风。东风是什么？就是我们今天开的这个会及会议的决定。

关于天时。目前党中央正在抓中国文化的大发展、大繁荣。我们不仅要成文化大国，而且要成文化强国。我个人认为文化强国不单指文学艺术，同时也指科技文化。这是国家大背景在支持，可谓天时。

关于地利。最近几年，科技投入这么多，催生了大量成果需要发表。目前在国际杂志发表论文中国已成世界第二位，仅次于美国。这些文章 90% 以上都在海外发表，这么大量的成果为何中国的出版社不能出版呢？这也是一个很大的产业啊。目前很多出版公司已看好中国，打进中国，我们不争，将来会出现什么状态？

关于人和。目前中国培养的包括正在参加工作的工程技术人员，总计比美国、欧洲和日本的总和还多。虽然还存在质量不够问题，但人才多了，质量总会上去的。工程院每年办 100 场学术活动，质量也在大幅度提高。我们有大量的著者和读者，我们需要自己的高级出版物，也就是需要编者，三者统一就是好杂志。现在国内一些低级杂志反对我们办英文期刊，美国更是反对，还说我们造假。造假总是少数，美国也有，他们是想用这个办法搞垮我们，让我们办不起来。

那一年 我在工程院

卷 二

335

毛主席说，凡是敌人反对的，我们就要拥护。凡是敌人反对的就证明我们正确，凡低水平的人反对的事就说明我们是高水平的嘛。

关于困难，总是有的，方方面面，举不胜举，但国内办的 *Cell Research* 现在 IF 不是超过 10 分了吗？*WJG* 是个人办的杂志，也已超过 3 分了，而且国外投稿占了 2/3。我校自己办了一本《医学争鸣》，第一年订户 4 万，第二年订户已达 12 万，我看明年说不定会超 12 万呢！

你们是国内高级出版社，要有阳春白雪的东西，不能光靠出教材，你们是高等教育出版社，不是高等教材出版社。不然把高等教材分出来，那出版社就要受到挑战了。我们学校出版社是小出版社，每年我都要出版一本《肿瘤研究前沿》。每本就出 1000 册，多了不出。就像重庆有条街，那里有一个小面馆，一天只卖 200 碗小面，多一碗都不卖。结果卖出了品牌，我那本《肿瘤研究前沿》记载的东西近几年相关诺贝尔奖得主的文章中都有，比如幽门螺杆菌、端粒酶、miRNA、树突状细胞等。那可是"先见之明"，文章先载，诺贝尔奖后发嘛。出版社只有这样做才算有原动力，才有可持续发展，才会赢得声誉。

出版工作不能小看，西方工业革命兴起我看与中国有关，中国又与一个人有关，那就是成吉思汗。成吉思汗又与他带过去四件法宝有关。法宝中除了火药、指南针、炼丹术外，我看最重要的是印刷术。他们不仅靠印刷术传经布道，而且靠印刷术传承科学、推进科学。有人说，把自己的知识放进别人的脑袋那是老师，把别人的钱弄到自己口袋那是老婆，同时把自己的知识传给别人然后把他的钱弄到自己口袋者那是杂志（编辑）。

学习和感谢

2012 年 1 月 16 日

在中国工程院春节前走访 301 医院时的座谈发言。首先，中国工程院时任院长周济代表工程院看望了住院的张光斗院士（101 岁）。时任 301 医院李书章院长、阮炳黎政委、郭明华副院长及政治部王志雷主任率 301 医院机关相关人员 12 人参加了会议，工程院周院长带我们机关相关人员共 12 人参加了座谈会。

时间过得真快啊！去年我们两家相见恰似昨天，还历历在目。今天周院长又带着我们来给你们拜年。一是来向你们学习，一是来向你们表示感谢。

为什么要向你们学习呢？去年一年，你们在科学研究上成了排头兵，你们研究型医院的做法受到全国关注；你们在医疗服务上成了排头兵，你们把很多重要首长的病都治好了；你们在人才培养上成了排头兵，你们的院士群体广为报道，受到人民群众的爱戴。三个都是排头兵，所以叫"301"嘛（笑声）！为什么成了三个排头兵呢？是因为你们在医院管理上是排头兵。在医院管理方面，李院长和阮政委是行家里手，是管理的排头兵，所以带出了上述三个方面的排头兵。这些都值得我们工程院学习。

为什么要向你们表示感谢呢？去年你们的 5 名院士作为工程院的院士群体典型，受到中宣部中组部的宣传表彰，为我们工程院争了光，成为全国院士的榜样。院士是你们的，也是我们的，但是归根结底是你们的，所以要感谢你们。去年一年中你们为我院院士体检保健和诊治疾病达 100 多人次，提供了优质的服务，挽救了很多院士的生命，你们在院士中的口碑是最好的。

工程院在去年也有一定进步。一是咨询工作有大突破，一些重大咨询项目的成果受到胡锦涛总书记、温家宝总理、李克强副总理及刘延东国务委员的肯定，成为政府高层决策及地方经济计划的重要参考；二是增选工作有大进展，新选54 名院士，平均年龄仅 56 岁左右，增添了新鲜血液；三是学术活动有大展开，学术及出版质量不断提高；四是机关结构有大调整，根据主题主线工作对机关

337

进行了大调整，成矩阵式架构，更有利于任务的完成；五是国际交流及地方合作有大发展。所有这些成绩的取得，离不开社会各界的关爱及帮助，包括301医院全体官兵的大力支持。借春节来临之际，向全院同志们拜年，祝大家新春愉快，也盼来年我们两院开展更进一步的合作，取得更大的进步。

再看"1-2-7"与"四聚"

2012 年 1 月 16 日

在中国工程院第五届主席团第 10 次会议上的报告。此次会议在工程院 316 会议室召开，时任院长周济主持会议。参加会议的有主席团成员 27 名院士。会议共分两个议题：一是报告 2011 年工作，研讨 2012 年工作；二是审议《中国工程院院士科学道德守则》。分别听取了咨询委员会，科技合作委员会和学术出版委员会的工作汇报。

学术与出版，特别是学术活动对工程院的建设、院士的发展及工程科技人才的成长都非常重要，也对工程院的地位及声誉有重要影响。所以，我们学术和出版委员会和工程院机关的相关同志，从不敢怠慢。大家群策群力，勤奋工作，在 2011 年中取得了很大成绩，简要地总结为"做精、做强、做好"。

所谓做精，是做精学术活动。质量是学术活动的生命。如何做精学术活动，我们有两种做法，即"1-2-7"和"四聚"。

"1-2-7"指我们对学术活动架构进行规范。"1"是指每年开展 10 场国际工程科技发展战略高端论坛，这是今年首开或创办的高端论坛，是一个开放、高端、面向未来、面向世界的学术平台。旨在组织国内，特别是国外顶级工程科学家就未来 10~20 年重大领域工程科技的发展进行交流。去年共开展 12 场，效果很好。有的一场论坛就请来了该行业的 3 位诺贝尔奖获得者。"2"是指每年开展 20 场中国工程科技论坛。该论坛针对工程科技热点、前沿问题，旨在解决我国工程科技现实问题的系列学术活动。及时把握科技进步方向，服务国际发展大局，已经成为广大院士发挥学术引流作用，为我国工程科技事业提供战略咨询的重要载体。作为我院最重要的学术品牌，2011 年举办了 20 场中国工程科技论坛，为支撑政府决策，促进经济社会发展做出了积极贡献。"7"是指每年开展 70 场学部的学术活动，这是各学部根据发展需要自由开展的学术活动，以为下一年或其后的国际高端论坛或中国工程科技论坛提供源泉及支撑。这些学术活动覆盖各个学科领域的不同主题，针对不同层面的学术问题展开研讨，主题鲜明、层次丰富、内容多样、人员众多、思想活跃、成果显著，得到决策部门、高等院校、学术界和产业界的高度重视。

"四聚"旨在提高举办学术活动的质量，即聚焦学术方向、聚集参会力量、聚合办会机制、聚变办会成果，在这四方面下功夫，使2011年学术活动的质量得到了明显提高。

所谓做强，是做强出版工作。进一步在办好机关刊物《中国工程科学》（*Engineering Sciences*）上下了大功夫，出版《中国工程院院士》大型系列画册第9卷，与国家自然科学基金委员会合作出版了《美国工程前沿》，资助3位院士出版学术著作，出版了《工程科技与发展战略咨询研究报告集》。

所谓做好，是做好其他工作。基本完成了院里主持的国家工程思想库的第三专题的调研、讨论、书写等工作。完成了科普工作年度总结，做好了光华工程科技奖候选人的收集、审查、整理、印制提名材料汇总，组织参加何梁何利奖提名、颁奖工作。

2012年，学术与出版委员会将以"面向未来、面向世界、面向现代化"为目标，以"1-2-7"和"四聚"为指导原则，总体规划，分步实施，重点突破，全面提高学术和出版工作质量。

学术工作

组织实施2012年"1-2-7"学术活动。2012年着眼增强战略性，前瞻性和宏观性，按照层次分明，重点突出、形式多样、内容丰富的要求，继续完成"1-2-7"计划。经学术与出版委员会评审，已评出10场国际工程科技发展战备论坛，20场中国工程科技论坛和38场学部学术活动。学部学术活动为何只选了38场，主要考虑到今年刚开头，各学部还未进行全面的计划，下半年还可能有中央和国家交办的任务，另外还要为突发事件的研讨留有空间等。今年对学术活动质量的要求："高端论坛"要注重重点突破，立足国家中长期发展战略，以世界眼光和创新思维打造精品，努力培育和创建世界一流的学术品牌；中国工程科技论坛要进一步想方设法提高质量、总结经验、加强宣传、扩大影响，建成我国工程科技界的学术主高地和品牌；学部学术活动要充分发挥各学部的积极性、创造性和学科特色；积极开展学部学术活动，坚持长效设计、提高办会质量，开创学术活动百花齐放、百家争鸣的新局面。

此外，还要完善学术活动管理体系，修订、完善《中国工程院学术活动管理办法》，参与筹备 2014 年世界工程科技大会。

出版工作

出版工作一是要聚变学术成果，出版学术活动系列出版物。二是要聚集多方面力量，打造国际一流学术期刊品牌，一类是代表国家水平，反映甚至预测世界工程科技的前沿及现状，起到工程科技助推器的作用，可谓之"阳春白雪"；另一类属于学术普及，把前沿、高深的理论用通俗易懂的文字传达到工程科技应用基层，使之在工程实践，人才培养上真正发挥生产力的作用，可谓之"阳阿薤露"。

以上报告请各位院士指正。

干、聚、成

2012 年 1 月 17 日

在中国工程院 2012 年党组民主生活会上的发言。会议由中国工程院时任院长周济主持，参加会议的有全体党组成员，中纪委三室二处时任处长李佰平、中央国家机关工委研究室时任副主任徐成涛、中组部干部四局二处时任副处长张晟明。时任院机关党委常务副书记谷钰、机关党委办公室主任王京京列席了会议。

刚才党组的各位同志作了很好的发言，对我启发很大，教育很深。大家对班子的评价我都完全同意，这是一个务实的班子、干事的班子、团结的班子、奋进的班子。如果用几个字简述一下，那就是"干、聚、成"。"干"，是所有成员都在竭力地干工作，我们旭日干副院长和干勇副院长，名字里都有"干"字，生来就是为干的。周济院长是班长，是带头干字。潘云鹤副院长夫人患病在杭州化疗，两地分居，他仍然努力"单干"；旭副院长主抓院士增选，那期间他腰椎间盘出了问题，不能坐，只能躺下看文件，那叫"躺着干"；干勇副院长除了抓副院长的工作，还主管机关工作，这项工作很复杂、很烦琐，他两项都干好了，叫"合干"；谢副院长除了院里工作，还兼全国人大常委会委员的工作，那叫"联干"；白秘书长事无巨细，都得到场，我们在时他要在，我们不在时他还得在，那叫领导在与不在"一样干"。"聚"，是紧紧围绕党和国家的主题主线工作，着眼于推进中国工程科技事业发展这个根本任务，出实招、做实功、干实事，不断提升工程院决策咨询和战略研究的质量和水平。各位成员今年工作成绩突出，做成了一些大事，院 2012 年工作总结已有详细叙述，比如咨询工作受到胡锦涛总书记的关注，得到温家宝总理、李克强副总理，还有延东国务委员的充分肯定。不仅对上得到肯定，而且得到地方政府的欢迎和肯定。比如，去重庆市开展咨询和学术活动，本来今年计划去 1 次，结果去了 4 次，受到热烈欢迎。

总之，生活和工作在这个班子里，不仅感到幸福，而且向班长和所有成员学到很多外面学习不到的知识和本领，有的是顶层设计层面的，有的是具体工作方面的。有时我出去讲话，人家明显感到我的思维层次提高了，为什么呢？是学习的结果。

一是筑好"思想"堤，努力把党性修养练强。我是工程院领导班子的新成员、最年轻的成员，要完成从军人到地方工作的转变，从西部到北京的转变，从单纯医学到大科学的转变，要完成这三个转变，首先需要提高思想层次，方法是加强学习。不仅业务上需要学习，政治上更需要学习。所以我始终把长期自觉的理论学习，作为不断提高党性修养、强化自身素质、提高拒腐防变能力的重要途径。在积极参加院党组学习的同时，采取集体学与个人自学相结合、经常学与重点学相结合，理论学习与实践总结相结合，重点学习了中央十七届五中、六中全会精神，胡锦涛同志在中央纪委第六次全会上的讲话、七一讲话，胡锦涛同志关于向杨善洲同志学习的重要批示、胡锦涛同志"关于提高自主创新能力、不断攀登世界科技高峰"的讲话，以及《党员领导干部廉洁从政若干准则》等相关文件，注意把理论学习与本职岗位工作相联系、与总结经验规律相结合、与服务院士群体相统一，通过真学、真用、学以致用，强化党性修养、筑好思想之"堤"，牢固树立"以人为本、执政为民"的理念，不断提高推进发展的能力和科学决策的水平。一年来，自己始终严格自我要求，准确定位、准确把握，当好参谋、当好助手，一切以大局为重、以工作为重，自觉加强学习提高党性修养，自觉维护班子形象做好表率，自觉履职尽责搞好研究，努力做到院主席团会议、常务会和党组会的"零缺席"，撰写刊印了20余万字的工作研究体会《那一年，我在工程院》。

二是打好"四聚"牌，努力把学术品牌做精。作为主抓学术出版的副院长，按照"聚焦科学前沿、聚集发展力量、聚合学术思想、聚变论坛成果"的基本思路，进一步把工程院学术活动的品牌做大、把工程科技论坛的质量提升、把学术活动的效益不断放大，努力使学术活动的发展方向不断向国家重大需求上靠、向提升决策咨询质量上转、向培养青年工程科技新人上贴。按照"广种、选苗、扶长、收果"的基本过程，进一步优化工程科技论坛的举办形式、提升工程科技论坛的层次，在保证原有活动质量的同时，推出国际工程科技发展战略高端论坛，进一步密切和加强中国工程科技界与世界一流领军团队的交流，目前已基本形成了"7-2-1"的学术论坛滚动模式，就是按照学部、工程院和国际高端三个不同层面，规定每年70场学部级的学术活动，20场工程院本级的科技论坛和12场高端论坛，在学部活动中广泛选种、凝炼方向，在中国工程科技论坛中扶新育苗、聚集智慧，在国际高端论坛中聚合力量、聚变成果。新的学术滚动发展模式一经推出受到广大院士专家的普遍欢迎和好评。今年，已开展国际高端论坛12场、中国工程科技论坛20场，学部论坛80场，有近百名院士和专家参与，邀请到国外工程院院士包括诺贝尔奖获得者27人来华交流。我本人亲自参加了高端论坛 8 场，中国工程科技论坛 7 场。讨论拟定明年举行工程院本级的工程科技论坛 20 场和国际高端论坛 10 场。

三是搭好"联姻"桥，努力把交流互动搞活。2011 年 5 月份，协调促成了工程院主席团会在西安的胜利召开，并协调促成了工程院与陕西省政府签订战略合作协议。同年 9 月份，作为解放军代表队的院士，积极协调并促成了中国工程院与总后勤部签订了战略合作协议，进一步推动工程院对于现代后勤建设的战略咨询与智力支撑。2011 年 10 月份，我与曹雪涛院士一起率团参加了法国举办的"中法传染病防治研讨会"，活动期间，不仅高效完成了出访规定动作，还联系实际，着眼进一步推动中法医疗科技的实质性进展，积极与法国医学科学院联系协调，初步商定了法方对中国科学家"筹集基金培养人、设立奖项激励人、互开会议提高人、共同研究联合人"等四个重要的合作意向，邀请到法国医学科学院回访，并就合作问题与工程院达成初步意见。通过参与这些活动，目的就是进一步放大工程院工程思想库遥辐射作用，不断激活学术发展交流互动的发展力与贡献力。我组织医药卫生学部的院士办了一本杂志叫《医学争鸣》，今年发行量预将超过 12 万订户。今年以来，多次与高等教育出版社联系，初步商定《中国工程科学》变更出版问题，协助杂志社全面深入参与工程院学术活动，力求实现出版工作与学术活动同步协调。

四是练好"服务"功，努力把服务工作做实。领导就是服务，在工程院这样一个"国宝"级专家云集的单位做领导，更需要不断强化以人为本的理念，始终树立为广大院士专家做好服务的思想，只有这样才能赢得院士的支持、理解和信赖，也只有这样才能团结和凝聚广大院士专家，更好地为国家的工程科技事业发展做贡献。一是做好正面宣扬，把院士群体的精神挖掘工作做实。今年年初，按照周济院长指示，带领机关的同志，与中宣部等单位积极联系，在七一前夕，重点推出了解放军 301 医院院士群体这个重大典型，充分宣扬这一院士群体以党和国家的事业为重，老、中、青三代潜心医学科技发展的奉献精神。中央电视台和《光明日报》《人民日报》等重要媒体，在重点位置进行集中宣传，收到良好的社会效益，也受到广大院士专家的好评。二是发挥自身优势，把院士专家的身体保健工作做好。上任不久，我就建议院里发挥我们医药卫生学部的资源优势，在全院定期开展面向"两院"院士的"院士健康论坛"活动。此项工作一经展开立刻受到"两院"院士的普遍欢迎。"健康讲座"主要针对院士群体的年龄和生理特点，有针对性地开展大家普遍关注的健康问题。到目前为止，已开展"健康讲座"11 场，直接受众达千余人，同时兼顾京外专家的需求，把所有讲座专家的授课内容刻成光盘发到每位院士的手中。平时，充分发挥自己身处医疗单位的优势，利用主席团会议在西安召开的有限间隙，为主席团及工程院机关的同志进行了健康查体，为与会院士建立了个性化的健康档案，架起了工程院与四医大（第四军医大学，现空军军医大学）的健康咨询热线，受到院士们的普遍好评和欢迎。

五是答好"咨询"题，努力把咨询研究做细。2012年以来，主要牵头承担了工程院"中国工程科技思想库"第三分题的研究项目，重点围绕推进工程科技学术发展的战略问题展开研究。目前，该项目提前完成了原计划的大部分内容，形成了近2万字的结题报告，前期曾5次召开专题研讨会，召集相关专家展开讨论，重点是把研究总结的初步成果，及时主动地用于工程院目前的学术活动和实践之中。在边研究边整改中，工程院的学术品牌的层次深刻有效地提高和发展。近期，与杨胜利院士一起，正在着手准备"中国转化医学的发展研究"的咨询项目。这一重大咨询课题，是想从理论上能够推动中国转化医学的全面发展，从实践上能够指导中国转化医学的快速发展。

六是做好"学问"课，努力把自身专业提高。无论是当一名院士，还是做副院长的工作，我始终认为党和国家之所以把"院士"这个高尚的荣誉给我，之所以把我放在工程院这个最高荣誉性、咨询性学术机构的领导岗位，看重的就是自己有限的一点专业知识和研究能力。因此，只有始终把做好学问这个立身之本抓紧抓住抓好，才能从根本上不辜负党和人民的期望与厚爱，才能以实际行动为党和国家做出自己应有的贡献。今年以来，在继续做好自己牵头的胃癌研究973首席课题的同时，由国内多名院士推荐，我作为首席专家申请到科技部支持的关于人口卫生专题为"超级973"的课题1项，该课题以肿瘤研究为中心，联合国内20多位院士和长江学者共同参与，研究周期达10年之久，单次投入经费1亿元人民币，连续滚动10年；继续牵头做好"临床合理用药支持系统"的研究开发，目前，已经国内数十名院士专家鉴定为"国际先进"，正在国内数十家临床医院投入试用，该项目对于从医疗层面解决"看病难，用药贵"的问题起到了重要作用。在本专业以第一作者或通讯作者，在国外SCI发表论文8篇，影响因子均在5分以上，最高为33分；培养博士和硕士研究生共计6名，其中1人获评"全国百篇优秀博士论文"、1人获评"全军百篇优秀博士论文"，我本人被陕西省评为"科学技术最高成就奖"，所在团队被表彰为"全军优秀创新群体"。

七是守好"廉政"线，努力把自身形象树好。在廉洁从政，清爽为官方面，我们班子的每位成员都是我的好榜样，大家都能恪守底线、清廉为政。作为年轻的新成员，我自己在这方面也是严格自律，努力做到慎独、慎微，虽然作为院士参加各种社会活动多，参与各种课题评审多，但从不开口、不伸手，对于各种名目的好处费，评审费都坚辞不受。在经费开支上，除了正常的差旅交通费外，从未在工程院机关报销其他任何费用。和机关同志努力做到关系融洽但不庸俗，没有吃吃喝喝、说不清道不明的交往，以期不断树立党员领导干部良好的自身形象。

虽然在有限的时间里，做了一点自己力所能及的工作，但是对照优秀党员领导干部的标准，自己还有很多方面的不足。需要在今后的工作中加以改进和克服。一是理论学习还不够系统。还有被动学习的现象，虽然能够及时学习领会和认真贯彻党中央、国务院的路线、方针、政策和一系列决策指示，但由于时间和精力的关系，还存在就文件学习文件，在系统全面上还有待进一步加强的不足之处。二是联系基层还不够深入。虽然在推广和推动学术活动的过程中，走过全国十几个省市，但主要精力还只限于参加活动本身，对于个别省市和地区的工程科技学术发展情况还有走马观花的现象，调研研究的深度还不够、帮助指导的力度也相对有限，倾听院士意见的广度还不够普遍。三是工作方法还不够灵活。因为院里分管工作、个人学术研究、医生临床医疗和老师教书育人等任务角色多，有时在任务一起来、工作一起上的情况下，就会有急躁情绪，尽管尽最大限度地统筹时间、兼顾各方，但还有重这头轻那头的现象发生，"弹钢琴"工作方法有待进一步提高。

在新的一年里，我将按照中组部和院党组的要求，瞄准差距和不足，在大家的帮助下努力改进和提高。一是进一步增强理论学习的主动性、强化学习的系统性。努力把学习成果与工作实践相结合。毫不动摇把用党的创新理论武装自己作为根本途径，不断提高用政治眼光来分析和思考的能力，正视"经济社会发展对工程科技创新要求不断提高"这一现实矛盾，注重围绕党中央、国务院的战略意图，紧密结合经济社会发展的重大需求，进一步做好学术引领中的"聚焦、聚力、聚合、聚变"工作，学以致用，不断提升和推动工程科技学术工作科学发展的质量和层次。二是进一步增强深入基层的主动性，强化调研的针对性。努力把服务基层的工作做扎实。坚持树立基层第一的观念，在继续做好、做大、做强工程院本级的学术活动的同时，要主动走到基层单位和广大院士中间，广泛收集院士专家们的意见和建议，发现和培养基层单位院士学术活动的先进典型，有针对性的"穿针引线"，统筹好地区间院士学术活动发展不平衡的问题，努力提升指导帮助基层的能力和水平，努力实现全国工程科技学术活动蓬勃发展的生动局面。三是进一步增强服务院士的主动性，强调服务的全面性。努力把服务院士的工作做具体。继续做好为院士提供健康咨询服务的工作，扩大范围、扩大平台、提升质量、讲求实用，进一步挖掘资源、凝炼主题，努力使之成为工程院的一个新的学术品牌，使之走向全国、服务大众。

以上是本人的对照分析，不妥之处敬请批评指正。

从 MID 向 MTT

2012 年 2 月 4 日

在国家自然科学基金医药卫生学部重大项目"胃癌分子影像（Molecular Imaging）"年度交流会上的发言。此次会议在西安召开。参加会议的有项目首席科学家吴开春教授和项目组全体成员。专家组由王红阳院士任组长，成员有董尔丹教授，白净教授等 6 人。项目组分四个专题分别汇报了研究进展，专家组提出了质疑及建议。

我个人认为国家自然基金委组织这个课题的研究是很有远见的，很有眼光的。我们医学发展到现在的先进程度，特别是医生需有出息，我看重点取决于两个领域的迅速发展。在座的院长们都知道，医院再先进，再有水平，离不开两个科。一个是检验科，那是无形诊断，通过体内某些分子的变化，比如血糖增高，诊断糖尿病，我们在糖尿病病人体内看不见什么影子出现；另一个是影像科，那是有形诊断，一定要看到体内新出现什么影子或缺损了什么影子。后者目前还主要依靠物理学的办法来观察体内的变化。那么分子影像学则是将分子的特异性或功能学与影像变化相联系来诊断疾病。可以使常规影像学诊断更加准确。

这个项目是医药卫生学部成立以来设立的第一个重大项目，充满前沿性和挑战性。刚才董主任谓之"长子"，长子使命光荣，但责任重大。我们似乎已知道怎么走，但又似乎不知道怎么继续走。一路向前，走一路要接受非议和考验。所以，你们的项目一定要想到难度，不经几次风雨哪能见彩虹呢？

你们一年中的进展是很大的，是令人振奋的。但有一点我要提醒你们，这个项目主要不是为了发 SCI 论文，主要应该是申报专利，不要只重发表，要重发现。论文发了，别人知道了，你的研究可能还不成熟，可别人学去了，别人先你成功了，这是很危险的。针对后续的研究我有两点建议：

一是聚焦。聚焦就是要找到一个突破点，找到一个真正的科学问题，进行攻关。问题找到了"不成功也成仁"；问题没找准，忙活半天，劳民伤财，无功而返，这样的教训要汲取。什么是科学问题？就是要去解决常规方法解决不了或解决不好的问题。这个项目负责人心里一定要明白，比如说胃癌，胃镜、X线能诊断的病例不需要你们去研究，要想办法针对胃镜诊断不了的早期病变，或不能耐受胃镜的病人，或病人做完手术无胃腔外淋巴结转移甚至远处转移不能定性者，分子影像技术要着重解决常规技术病变太早看不见，病灶太小看不见的问题，还要解决是癌诊断不出来（假阴性），或诊断出来的不是癌（假阳性）等问题。另外，分子影像始于诊断，但不只是为了诊断，这种特异的诊断最终是为了靶向治疗。也就是说对病变的追踪识别不是最终目的，而消除或治愈才是最终目的。也就是从"Molecular Imaging Diagnosis（MID）"到"Molecular Targeting Therapies（MTT）"，其中"Therapies"可以包括化学的"Chemotherapy"，放射的"Radiotherapy"，或生物的"Biotherapy"。当然要实现MTT这是后话了，这个项目主要目标还是分子影像诊断，还是MID。

二是协作。你们的团队很好，专业互补，优势互补，有搞化学的，有搞信息的，有搞生物的，当然还有搞医学的。大家要团结协作，各自取长补短。各人要把自己的工作做精，做到精益求精。然后拿到别人的平台上去考验，要经得起别人的否定，别人否定不了啦，你才是真水平。比如说，我们要造一个水下可用的灯泡，就不能以陆地上的灯泡作为标准。陆地上的灯泡是常规的影像，而水中要用的灯泡是"分子影像"，标准要高得多，作为医生的要对每一个步骤，每一种方法获得的结果横挑鼻子竖挑眼。一路前行，一路否定，否定到最后否定不了就是成功。因为你们的项目涉及人命，人命关天啊！来不得半点马虎。做成一点事情不能自恋自慰，要经得起他检、他验。特别值得注意的是体外工作一定要经得起在体检验，后者是金标准。

总之，这项工作意义重大。从发现问题，解决问题，培养人才，制定标准，临床应用，拓宽领域，直到形成产业，是一项朝阳事业。研究方式一定要注意求精聚智，群策群力。

心诚则灵

2012 年 2 月 13 日

在高等教育出版社 *Frontiers of Medicine* 杂志编委会上的讲话。会议在北京高等教育出版社会议室召开，由陈赛娟院士和陈孝平教授两位主编主持。参加会议的有高等教育出版社吴向副总编辑、*Frontiers of Medicine* 的副主编和常务编委共 20 人，工程院机关参会的有董庆九、李仁涵和姬学等。

感谢两位陈主编邀请我来参加这次会议。当然，我也是带着心愿、任务和打算来的。

所谓心愿。那是从 16 年前萌发的。那时中国学者在国外杂志发表论文很少，也很困难。记得是 1996 年或 1997 年在北京国家杰出青年基金获得者的一次交流会上，我们几个人，好像有陈竺、刘德培、张启发、王志新、裴刚、贺福初等，晚餐后在一起闲谈，其中陈、张、王、裴和我都是 1953 年出生的，都是经历了 1960 年全国旱灾和"文化大革命"的一代"受苦人"。都是长身体时挨饿（遇上旱灾），上学时遇"罢课"（"文化大革命"停课闹革命），成长时遭下乡（知识青年上山下乡），返城时青春过。但我们又都是"文化大革命"后改革开放的幸运儿，赶上了改革开放好时代，被送出国学习，成为较早的一批"海归"。在我们中间，可能我是回国最早的（1985 年回国），于是倚老卖老，倡导大家共同努力，办一本好的英文杂志。但他们都几乎一致地不同意，认为时机不成熟，也都几乎一致地劝"老樊"，不要办出力不讨好，事倍功半的事情。时间已经过去十多年了，目前中央正在倡导文化大发展、大繁荣，我想其中也包括科技期刊，特别是涉外期刊的大发展和大繁荣。当年的我们这几个小辈们现在都已年近花甲，全都当上了院士，有的还当了国家高级干部。我们几个没敢办的事，被你们几位办成了，可敬可贺啊！

所谓任务。那是一年半前领受的，一年半前我受命到工程院工作，主管学术与出版。从那时起，我们周济院长多次找我谈话布置工作，都提到你们这个杂志。"Frontiers"是一个系列，一共有十几个刊号，是他当年当教育部部长时从国家新闻出版署申请到的刊号。大家知道，是他拿到的刊号，相当不容易，相当于婴儿的准生证啊！他办这个事情的出发点是要把我国的各行各业的成果以英文形式推到国际上去，要不然我们在国际上总受气、受欺负。国际上的语言歧视，甚至民族歧视确实是有的。我们中国有那么多科技工作者，如果没有自己的杂志，就好比有很多演员但无舞台，只能到民间杂耍，或到别人的舞台上去跑龙套。中国知识产权的归属及站位将会受到极大的挑战。所以，周院长是站在国家复兴、民族权益、科技发展的高度来思考这个问题和解决这个问题的。但刊号拿到了，可杂志迟迟没办起来或没办好。也就是有准生证了，可小孩老是生不出来或者是生出的小孩还不尽如人意。

为什么？原因是多方面的，当然和高教出版社本身掌握的学术资源和办刊策略有关。周部长来工程院成为周院长后，学术资源多了，我们有700多位院士，分布在各行各业，他如鱼得水，于是一再指示我们学术和出版委员会，特别是各学部要尽力支持这项工作。我体会他是要求我们最好以主人翁的态度来支持这项工作，并且提出了一系列办法。所以，今天我是带着任务来开这个会的。当然说一千道一万，主体还是你们，帅印由你们掌，我们不能喧宾夺主，我们是来摇旗呐喊、擂鼓助阵的。

所谓打算。同志们已经谈了很多，我看都很好，不过要分步实施，分出轻重缓急或先来后到，这本身就是策略。比如在"Frontiers"系列中，我们就先支持你们医学专辑，一是你们已经办了几年，特别是最近两年进展大，已进入 Medline 收录，已经积累了很多经验。再者，我本人也是从事医学的，想法不一定都对头，但在领域中是对口的，容易沟通。把"Frontiers of Medicine in China"刊名中的"in China"去掉，这是十分明智之举，有了"in China"把自己限制住了，美国的刊物加"American"，是因为他们先进发达，是developed。而我们去掉"in china"，是中国还暂时落后，还是 developing。办刊初期以翻译文章为主，这可以理解，就像一对父母，开始养孩子，自家穷缝不起衣服，借人家的旧衣服穿一样，穿旧衣服主要为防寒保命，生存是第一位的嘛。慢慢自己有点钱了，就得制几身新衣服，自家儿子穿上自制的衣服才是一个完整的自家后代。所以，最近两年已跨越到彻头彻尾地登原始论文了，这就对了。当然登综述、述评、个案也不能少，要百花齐放、百家争鸣嘛！关于目前稿源少的问题，大家提了很多建议，但要教育部发个文件，要求重点大学研究生毕业和职称晋升在贵刊发表论文也算数，这是难以做到的，至少全面施行有困难，因为这可能影响名校质量，下面也不一定听你的，说了不听不如不说。我看最好的办法是，想办法进 SCI 收录杂志，那样就好办些，这一点要学习上

海办的 *Cell Research*。就稿源来说，我们工程院可以在三个方面提供帮助。

一是利用学术会议组稿。工程院每年有 100 场学术活动，其中 10 场国际高端论坛，20 场中国工程科技论坛，70 场学部级会议，我们一共有 9 个学部，大致每个学部每年有 10 场，可以利用这个机会组稿。比如，你们就可以利用医药卫生学部的 10 场学术活动，主动派人去组稿。

二是向学部的院士约稿。我们工程院现有 700 多名院士，多数学部都已超100 名，例如医药卫生学部就有 120 多名，这是庞大而丰厚的学术资源。你们可直接地或通过学部机关间接地向相关院士或通过他们向其学生约稿。在你们的编委会中要较多地吸收院士或其优秀接班人作为编委，而且也要考虑从国外邀请编委以扩大影响力。而且对编委要赋予任务，不能只当和尚不撞钟。

三是利用工程院的社会和学术影响力。中国工程院是国家工程技术最高荣誉性和咨询性学术机构，你们不仅可以利用她对学术的咨询作用，而且可以利用她的荣誉性影响。比如一般国内外杂志的办刊单位都要冠以一个权威的学术组织，你们只是由高教出版社主办，这不够。如果你们同意，加上一个由中国工程院共同主办，或与中国工程院的各专业学部共同主办，以扩大影响，对稿源及订单都有好处。

好了，我就讲这么多，有些是个人想法，回去还要跟周院长汇报，还需要与各学部商量。但这次来开会的目的是了却心愿、落实任务和共谋打算的，合起来就叫"心诚则灵"吧。

选靶择路发力
2012 年 2 月 16 日

在西安市科学技术协会 2011 年度年会上的发言。此次会议在西安东方大酒店召开。主要传达上级文件，总结 2011 年工作，部署 2012 年的工作。参加会议的有科学技术协会相关领导及工作人员，以及各区县科学技术协会常委和理事，共约 250 人。

这次会议是本届理事会的最后一次会议了，今年 2012 年 5 月将进行换届。作为本届主席，大家一再要求我讲话，感谢大家 5 年来的倾力支持，我已经讲过很多话，该讲的都讲了，但该做的事可没做完，或者说没有做好。科协的工作就不说了，比如，我两次给西安市党委和孙清云书记写信，希望建设市科技馆，提议受到重视，已列入"十二五"规划，但这没有完成，要做的事还很多，这是几代科技工作者、几百万西安市民梦寐以求的事，一定要把它完成；又比如我也两次给市委和孙书记写信，推荐我们的优秀干部，到目前为止晋升了一位。但我们科协还有那么多好干部，我们还要继续推荐，这也是为了科协事业后继有人啊！本届科协机关工作也有很多改进，比如会期缩短，过去一般年会都是 2 天，至少 1 天，现在半天 4 个小时就完成了。常委会与全委会套开，因为会前把所有文件发下去，先征求完意见，到了会上不再读文件，直接进入讨论并表态。这个会风应该传下去，这符合中央精神。昨天我参加了人民大会堂国家奖励大会。党和国家领导人出席，有总理讲话，有获奖代表发言，总计时间不到 40 分钟，这是值得我们学习和执行的。

我不再讲这类话了，5 年时间干的事前前后后，大大小小，林林总总是回忆不完的，有年鉴可读。同志们不止一次问过我，如何搞好科协工作、如何推进自己的工作、如何走好自己的人生。其实，个人的进步与单位的发展是相辅相成的。我想，我们每一个人把自己的事做好了，单位的工作也就做好了。那么如何走好自己的人生呢？我想：人生要选一个靶；人生要择一条路；人生要备一种力。

一、人生要选一个靶。这就是人生的目标。在座都是从事科协工作的，有人说科协不受重视，这里有一个"人家不重视我们"，还是"我们自己不重视自己"的问题。我们中间，有满头白发的长者，我们日复一日在工作，回首往事，似乎做了不少事，但细想起来似乎又没做成什么大事；我们中间也有意气风发的青年，刚入科协，踌躇满志，似想在未来要做成几件大事，可我们并不知道什么是大事。而居于中间的中年者，或而立之年，或不惑之年，似乎在完成青年到老年的转变。这就有一个人生设标的问题，为什么有少数人总是上台发言介绍经验，为什么有少数人总是上台领奖，就是他们从一开始就定好了奋斗方向，在座的各位你是否选好了人生之靶呢？

二、人生要择一条路。路，是通往人生目标的重要途径。对于多数人而言要选择一个无路的目标，即别人未达到的目标，成功是很困难的。因为你无路可选，无路可走，你首先是要修路，其实那只是少数人能胜任的事。对大多数人而言，无需那么困难，路有的是，不过要选择正确的路，选对了，事半功倍，否则走冤枉路，甚至会走上歧途。选了路，在行进中还可以不断地调整。海、陆、空都可选择，但以提高速度、便利省力为前提。

三、人生要备一种力。这就是动力，有些人不是没有目标，也不是没有路，就是站在原点，不事前行，或者前怕狼后怕虎，左怕风右怕雨。有的走了，但半途而废，或半途而返。还有一句话是"他山之石可以攻玉"，人生道路是不平的，可以借风，可以借势，善使巧劲。

说了那么多，都是理论上的，人人都懂，可做起来难。那就以一个区县科协主席为例吧！首先你选的靶应该是影响该区国计民生或经济发展的重大难题，这个重大难题是经科协集智借力、合作攻关可以完成的。这样既会引起区县领导的高度重视，也能实现你的抱负，这就是靶。在座的同志们你选好了吗？选好了靶，怎么去实现呢？困难是很多，路怎么择怎么走？你可以借力，比如区县领导不够重视，你可以求助科协，把我们这些科协领导叫去，然后通过科协把上一级或上上一级领导也请去，以促进他们的重视。如果你的科技实力不够，你可以请专家或院士，在市内请，在省内请，在国内甚至在国外请都可以。当然最好不要舍近求远。办这样的事不要一蹴而就，要一步一步来，一步一步走，不要想一口吃个大胖子。前头的成绩可以赢得对将来的支持，最后不就慢慢地做成了事，做成大事了吗？我们可以"借上级之势，花本级之钱，借外援之力，办自己之事"。同志们回去后试一试，成功了可要给我一点"回扣"哦！谢谢大家。

随言三句

2012 年 2 月 24 日

在第四届谈家桢生命科学奖颁奖仪式上的讲话。此次会议在复旦大学召开。参加会议的有饶子和、杨玉良、杨伟、陈赛娟、丁健、程京、曾溢滔等 10 余位院士。还有复旦大学及同济大学的师生近 200 人。评选委员会主席饶子和院士主持仪式。曹雪涛、裴刚两位院士获谈家桢生命科学奖。

复旦大学校园内今天格外喜庆，谈家桢生命科学奖在这里颁奖。叫我上台，我是三个代表说三句话。

首先，我是工程院老院长徐匡迪院士的代表，本来徐院长今天要出席的，因有要事不能前来。但他特别重视，提议并经周济院长批示派遣我来参加会议。我有代表的身份，但不一定能代表他们的厚意，也肯定不能满足主办方的期盼。反倒觉得他们是派我来学习的，是在培养干部。作为分管医药卫生学部的工程院副院长，既然来了，斗胆代表工程院和徐院长、周院长向会议表示祝贺！也对曹雪涛、裴刚等数位获奖者表示祝贺！

其次，我是代表我自己来参会的。我从小家境贫寒，虽然就读的小学条件不很好，到了中学就很不好，但我立志要当一个好学生。在众多的科学家中，谈老是我最尊敬最崇敬的之一。生命既然如此不易，我就要做研究生命的事，可事与愿违，"文化大革命"使我和同辈完全停学，还要上山下乡到农村去。以后当兵去西藏边防站岗放哨，成了用枪杆子保卫生命的人，感觉与用笔杆子书写生命从此无缘。阴差阳错，后来上了第三军医大学，成了医生，成了用听诊器呵护生命的人。所以今天来参加这个会议思绪多多，感怀多多，对我是可想而知，对你们是不言而喻的。

最后，我是代表第四军医大学（现空军军医大学）来参会的。十几分钟前从子和那里听说，该奖的颁奖仪式已在上海举办了四届，今后可能在沪外开办。听说明年将移师杭州在浙江大学举办，得知后极为高兴。作为第四军医大学校长，我郑重提出申请，希望把之后的承办权交一次给我们。我们的申办理由有很多，不能一一列举。但有一点需说清，西安曾是世界文明的发源地之一，也曾是中国生命科学（中医学）最具发展优势的城市。比如世界第一部药典，就是以西安为首都时发明的或发现的。以后的统治者们对知识分子不满意，杀戮、流放、驱逐。越不喜欢，驱逐越远，像到上海、浙江的那就基本上属"罪大恶极者"，所以目前江浙一带院士多、人才多、发展快，是和这个有很大关系的。正因如此，西安逐渐落后下来，以后连首都都慢慢地东移了。但30年河东，30年河西，目前西部地区的情况又在好转，如果没有西部，上海有气烧饭吗，你们有油开车吗？

一个人的能力就像一捆柴火，我们用柴火来烧开水发挥多大作用看你放到哪里烧，美国那里已经95℃了，你再烧也是增加5℃，但你放到北京、上海，这些地方在60℃~70℃，你发挥的作用更大，西安那里才40℃，你放到那里烧怎么样呢？又比如中国版图像一口锅，锅里装有冷水需烧，北京、上海、杭州相当于锅边，你老放到锅边烧，水能热吗？西安相当于锅底，在那里烧水不浪费柴火，有识之士去我们西部建功立业吧！如果你连一个颁奖仪式都舍不得放到那里，还谈什么全局意识呢？

难亦不难

2012 年 2 月 25 日

在 2011 年新当选院士培训班上的主持词及总结。本次培训班在工程院内召开，徐匡迪老院长，时任院长周济及全体副院长出席会议并讲话。沈国舫老副院长也应邀作了报告。2011 年新当选的 50 余名院士及工程院机关相关同志出席了会议，会议历时两天。

连续开了两天会议，大家可能有些累了。这次会议开得很及时、很值得、也很顺利。大家既有共同的收获，也有不同的收获。遗憾的是我昨天没能参加上会议，因为我代表徐院长去上海参加谈家桢生命科学奖颁奖大会。我是 2001 年当选院士的，之前有没有这样的学习班我不知道，但这 10 年间肯定没有。我也没有接受过培训，好在相关文件和各位院长的讲话都有，我可以自己补上。

今天下午的议程可以轻松些。过去的一天半我们主要是接受 Training，主要是 Learning。而今天下午我们的身份要转化一下，发言的角度也要调整一下，调整成 Contributor。为什么呢？你们是工程院新增加的血液，多数是来自院士空缺专业的代表，所以你们的意见和建议对工程院的建设非常重要，有的甚至是不可或缺的。我们工程院有一个很大的特点，那就是非常民主，非常尊重院士的意见。今天下午的主要议题是如何搞好中国工程科技思想库的建设。战略研究涉及空间的广度，时间的长度，以及推进的强度。怎么研究？今天下午的讨论要放到"如何"二字上，也就是要集中到研究战略的战略上或策略上。有一个建议，就是希望大家发言不要太多地讲自己的专业，离开自己的专业背景发言是空洞无味的，但太讲专业不仅时间不够且难以引起共鸣。每一个院士发言后请用一两句话将发言主题或建议重申一下以便机关总结。下面开始发言（略）。

今天下午的会议已近 3 小时了。发言十分踊跃，谈了非常好的认识和想法，很有思想，很有见地，很具建设性，都是工程院的宝贵财富。我们将加以认真整理供院领导、院机关和全体院士参考。有些想法可能会上升为院里的决策。

大家对国家工程科技思想库建设很有兴趣，这是中国工程院的使命所在，这是全体院士的责任所在。积极参加这个活动，我们只能说"Yes"。大家搞不搞战略咨询，态度是忧国忧民；怎么搞，标准是利国利民。宋老院长曾说，实现中国工业化是工程院的天命，我们不搞行吗？大家可能不知道办这个班的原因吧？就是在上次党组务虚会上，由几个院里的老领导提出来的。一是针对现在年轻院士只顾自己一亩三分地，不愿做咨询工作；二是针对现在对院士道德规范提出了更高要求，从而决定开办这个班的。至于怎么进行咨询，我们已有一套办法，加上今天大家提出的新建议，就是我们将来的办法。但工程院是献策的，不是决策的，是出点子，不是定靶子的。因此我们要当好诸葛亮，而不去做刘备。上送的咨询结果未受重视也要正确对待，有多方面原因，有的原因可能还在我们自己方面。但既然成了院士，就要积极参与，总会成功的。就院士道德而言，要严于律己、宽以待人。对人对事要坦然、坦诚和坦荡；遇名遇利要淡然、淡定和淡化。这就会像朱光亚老院长那样成为国之元勋、人之楷模、院之骄子。这样做了、做到了、做好了，当一名院士难亦不难。

按会议的安排，本来要请周院长作总结讲话。他说他不讲了，他说已在讨论中多次讲话，表明了观点。我这个主持人，"这不怕那不怕，就怕周院长不讲话"。他讲我就轻松了，他要我作总结，我看他是在考核干部。我对这个班的总体印象很好，跟所有院士一样，觉得十分成功，这将成为我院的一项例行工作。当然这是第一次组织，从形式到内容的安排上可能都有很多需要改进和完善的地方，只要通过在实践中不断总结经验，我们一定能把这个班办成"新选院士的加油站"。

各位院士，经过两天紧张的学习，相信大家对工程院的各项工作，特别是对院士队伍建设和思想库建设等有了一个初步的认识。工程院是我国工程科技界最高荣誉性、咨询性学术机构。自从大家当选为院士那天起，你们就已经成为这个光荣集体中的一员，希望大家在今后的工作中，能够时刻以院士的标准和条件严格要求自己，按照徐匡迪名誉主席、周济院长等领导的要求，行使院士的权利，承担院士的责任，履行院士的义务，共同为工程院的建设贡献聪明才智，为维护工程院和院士的整体社会荣誉而努力。

那一年
我在工程院

卷　二

人的因素第一

2012 年 2 月 28 日

在中国工程院常务会讨论《加快技术创新体系建设，提升产业核心竞争力》调研报告时的发言。该报告是工程院为中央和国家科技决策的调研报告。会议由时任中国工程院周济院长主持，旭日干、干勇、谢克昌、樊代明等副院长及机关局以上干部参加了讨论。

这个报告尽管时间短，但写的质量很高，整个框架和主要内容及观点我都同意。很快就要上送了，我对最后一部分"建议"提点补充意见。"建议"一共四点，即成立国家的领导委员会、搭建创新平台、设立创新基金、出台相关政策。我想补充的是创新人才的培养及使用，这是最重要的。技术创新体系中最重要的内容应该是人才，产业核心竞争力中最重要的力量也是人才。试想制造核武器，没有钱学森、朱光亚他们那批人能成功吗？再试想，有钱学森、朱光亚他们那些人，但没让他们出国学习能成功吗？当然研究环境也是重要的，再试想，有出国学习回来的钱学森、朱光亚他们那些人，但没有给予他们那种宽松的工作环境，没有对他们的高度信任，那么核武器能成功吗？回答都是否定的，至少核武器会晚成功几年。

前几天，我与四军大（第四军医大学，现空军军大学）航空航天医学院的几位教授去了一趟哈尔滨工业大学（下文简称"哈工大"），目的是寻求合作。我校航医学院是全国唯一培养航空航天医学人才的学院，创造了很多成绩，但目前发展受到很大限制，就是我们没有，也不知道太空间的极端环境，暂时又不能把研究人员送到空间站上。得知哈工大要在地面建空间站，他们有工科技术，但不知道空间生物学技术，于是我们两校达成合作协议。到了哈工大，才知他们水平很高，听说,神舟飞船五号、六号、七号部件中很大一部分都是他们研制的。哈工大（HIT）有中国 MIT（麻省理工学院）之称。过去我认为研制这些部件的人了不起（也确实了不起），中国的机械落后就是做不了这些工艺，特别是精准度。到了 HIT 才知道，制作重要，但不是最重要，重要的是检测的精准度。

你能检测到什么水平，机械制造就能做到什么水平。哈工大之所以牛，因为它有一个超精密仪器研究中心。什么叫精密呢？就是目前世界上最精准的水平，比如 100 纳米，假如你超过了它，比如已达 25 纳米之内，那就叫超精密。这个中心就做到了超精密，超过了国外，并且得了国家发明奖一等奖。为什么能达到这个水平呢？这个实验室的平台设备是高水平，比如他们置仪器设备的钢筋水泥地面是用 8 台大型压缩机压出来的空气抬起来的，这就防止了大地震动（即便是我们感觉不出来的，极轻微的震动）对仪器及实验的影响。另外，我参观时要经过一个风淋间，然后是进入净化 100 级的实验室，这是我们医生做手术用的手术室要求的洁净度。我纳闷，难道仪器还怕细菌感染？他们告诉我，是的，如果有比细菌还小的尘埃进入仪器都将会影响检测的精密度。那么工作条件好就能出成果吗？也不是，关键是这里有一位 60 岁左右能干的首席科学家及他带领的团队。通过这个事例，我们似乎可以这样推测。神舟飞船上天，离不开哈工大，哈工大离不开超精密研究中心的监测技术，监测技术离不开那位杰出的科学家。说来说去要创新，所有的因素都重要，但"人"是决定因素。

所以我建议，我们这个报告的"建议"部分，要加上创新人才的选拔培养，如何打破常规选人？如何打破常规育人？如何打破常规用人？这是一篇大文章。"成立领导委员会，建立创新平台，筹集创新基金，出台相关政策"都重要，但更重要的是"人"，因为"人"的因素占第一位。

咽不能小看

2012 年 2 月 28 日

在中国工程院第 12 场"健康讲座"上的主持词。本场讲座由北京同仁医院院长、耳鼻咽喉专家韩德民教授主讲。题目是"睡眠障碍的预防和治疗"。参加讲座的有 20 多名两院院士及其家属，还有工程院机关工作人员，共约 100 人。

每人都有一个头，每一个头上都有相同的"配件"。但我们对这些配件的认识是不同的，各自存在不同的误区。两只耳朵、两只眼睛、两个鼻孔和一个嘴巴，加起来七件，我们称为"七窍"。生气了或发怒了我们形容"七窍生烟，怒发冲冠"，这有些夸张也不会发生。得病了或受伤了我们形容"七窍出血"，这确有发生，常言"病入膏肓，回天无力"。我们有时也把头上的几种"配件"称为"五官"，好些下级医院还有五官科。我们有享受美丽世界的眼睛，有享受美妙音乐的耳朵，有享受美鲜空气的鼻子，有享受美味佳肴的嘴巴。有时我们描述两个人联合不讲原则，叫"一个鼻孔出气"，其实错了，两个人四个鼻孔怎能一个出气呢？一个人两个鼻孔仅一个出气，那是一侧鼻塞感冒了；有时我们说"老乡见老乡，两眼泪汪汪"，如果"老乡见老乡，一眼泪汪汪"，有只眼睛不流泪那是假眼；有时我们说"两耳不闻窗外事，一心只读圣贤书"，其实做不到，要么你得关上门窗，要么你得戴上耳塞；有时说一个人精力不集中叫"一个耳朵进，一个耳朵出"，其实你也做不到。因为一个耳朵进可以，但一个耳朵出不了；只有一个耳朵进，另一个耳朵进不了，那叫单侧重听；或者一个耳朵进不了，另一个耳朵也进不了，那纯粹是聋。

说了半天，讲了五官，其实眼、耳、鼻、口只是四官，我们漏了一个。不仅我们漏了，连马季说相声"五官争功"也漏了一个，那就是我们的咽喉。为什么会漏呢？一是它藏在口腔的后方，相互看不到；二是它的功能是在不知不觉地发挥，平时你感觉不到。咽喉像人体的一道关隘。军事上称关隘为"一夫当关，万夫莫开"。关隘我们也称之为"要道"，形容要道重要，通常叫"咽喉要道"就是这个意思。

今天请韩教授专门给我们讲咽喉出了问题影响我们的睡眠。其实他是一个五官科、头颈外科都能干的全面医生。眼睛已请谢立信院士讲过，口腔下个月还要请人专门讲。如果大家有问题，等会还可以提出来，下面欢迎韩教授讲课（略）。

韩教授讲得很好，人是要睡眠的。我的理解，睡眠要卧床而睡才叫睡眠。有人在会场打瞌睡，开着汽车打瞌睡，那是很危险的。"睡"这个字，左边这个"目"是眼睛，右边那个"垂"是眼皮垂下来了，是被动的，这种状态叫睡，但没躺下；而"眠"左边那个"目"也是眼睛，右边那个"民"，你看像不像一个仰卧或侧卧的人，上面像个枕上的头，下面还有两只脚翘得老高。世界上四肢动物基本都是后头这种卧"眠"，只有马是站着"睡"，卧眠的就是病马。人是卧眠的，站着或坐着都应该精神抖擞、全神贯注，如果站着、坐着都能"睡"着，那就是病态，那就是病人了，要注意了。

咽是人们呼吸空气的必由之路，咽出了问题，就会出现呼吸道阻塞，就会缺氧，轻者影响睡眠，重者影响心脑功能，甚至危及生命。韩教授的杰出工作，要我讲就是为了一个字在奋斗，那就是"咽"字。"咽"字左边的这个"口"告诉大家是一个通道的进口或出口，这个"口"的形状就是右边这个"因"字。"因"中有一个腔道，这个腔道在哪里，形如什么？形如"大"字，"大"字就是腔，围着"大"字五大块白的地方是咽部深入咽腔的各种组织，清醒时无论我们进食或吸（呼）气它们都主动收缩，使"大"字形的腔变大，以便气体和食物通过。但有些人的这些组织松弛了，特别睡着以后"忘记"了收缩，于是堵住了咽腔，就打鼾，就影响呼吸。韩教授发明的手术是把多余的组织切掉，解决这个问题。但这是一个高难度手术，一是大小要适中，太小不起作用，太大会出问题；二是防止疤痕形成，失去功能；特别是第三条，该部的运动是一个协调的运动，咽部下连两条通道，一条是气管，一条是食管。当要呼吸时气管打开，食管关闭；当要进食时，食管打开，气管关闭，运动自如。三处交界的这个结合部我们称为"喉"，左边那个"口"表明三口相交。右边那个"侯"字表示候在那里，随时变化，做即时运动。要没做好，如果关闭不协调，食物或水会进入气管引起严重呛咳，甚至窒息，或吸入性肺炎。

韩教授做这个工作不容易，得到了国际同行公认，并将他发明的术式叫"韩氏手术（Han-UPPD）"。据我所知，医学界用中国人命名的术式即便有也是极少的。他已经进行了2000多例的治疗，有效率达87%，难得啊！当然，这有一个适应证的问题，不适宜这种手术的人不一定要强做，因为毕竟还有13%效果不明显，至于哪些人群适宜做这种手术，具体要问韩教授。

那一年我在工程院

卷二

教育需国际化
——为《医学争鸣》第 3 卷第 1 期撰文

邛一年
我在工程院

"China has not yet seen its full development. One important cause behind this problem is that none of the universities in China can run a school according to a scientific educational pattern for cultivating personnel with an inventive and creative mind for science and technology ...." What is known as "Mr. Qian's Question" (Qian Xuesen is a worldwide famous scientist and aerospace specialist) has posed a "century proposition" challenging all social as well as the whole educational circles. China has no such university. How about foreign countries? Yes, they do. As everyone knows, since the Nobel Prizes were established in 1900, all of the Prizes for science have been awarded to the countries or regions outside the Chinese mainland, and among the winners, around 75% are from universities. It proves that university is a main "cultivation" base for talented people. A university's teaching concepts and education modes determine the quality of the educated. To produce talents with internationally competitive ability, it is imperative to improve the level and standard of school education on the basis of international concepts, modes and standards.

In recent years, with the deepening reform of China's higher education, theoretical researches and discussions on education internationalization (EI) is gaining momentum. As a result, lots of incisive articles, brilliant theories and insightful viewpoints are springing up. They made their analysis based on the background of world economic and social competition development; or the aspect of the realistic needs of China's reform and opening-up; or from the perspective of rules governing the development of higher education; or from the perspective of inheritance and development of national and regional culture. Views vary from different perspectives, and each view sounds good for its own reasoning. As performers of education and scholarly research, how do we understand the nature and significance of EI from a practical perspective, and how do we carry out the practice of EI?

EI means, in short, to approach and develop the education from an international perspective. The fundamental goal of EI is to produce large numbers of internationalized talents with international visions, well versed in international rules, and with an ability to engage themselves in international affairs and international competitions. Its fundamental characteristics are universal in educational contents, communicative in educational modes and the opening-up in concept. Nowadays, nations worldwide one after another regard EI as an important role in developing higher education, because it makes the best use of education markets at home and abroad, optimizes the allocation of educational resources and elements, helps take the high ground of world education, and cultivates high-quality talents with international competitive abilities, to serve the highest interests of a nation. In the newly-issued "National Long-term Educational Reform and Development Outline", the topic of "Broaden Educational Opening, Strengthen International Communication and Cooperation, and Enhance Education Internationalization" is listed as a chapter to emphasize the reform and development of higher education in the next 10 years. The Fourth Military Medical University (FMMU) responds to the national requirements for reform and development, and answers "Mr. Qian's Question" in action, striving for an education to achieve overall development of the Top Quality Improvement (TQI) through EI efforts. This is a thing we should get well-done, and we can, and we must get it well-done.

Why must FMMU carry out the practice for EI? By reviewing the fifty years of FMMU's history, which saw "three leaps" and "one soaring", we can see clearly that we had spontaneously followed the road of EI over the past 50 years. From the early days of the school after it was consolidated with other schools , it was those outstanding masters in medical field, such as Lu Yupu, Wang Liangneng, Cai Yongshu, Su Hongxi, Li Jishuo, Su Chengzhi, Chen Hua, Guo Zuchao, Zhang Xueyong, Guo Yao, and so on, who had an academic background of international education, that created a large number of reputed disciplines, taking the lead in this nation's academic circles, and making great contributions to the academic building of our school into one of the nation's first key universities. Their contributions led to the first historic leap in the history of our school. After the Cultural Revolution, a large number of academic talents returned from abroad with rich experiences in internationalized education, for example, Ju Gong, Fan Daiming, Chen Zhinan,

Zhang Shengyong, Jin Boquan, Fan Qingyu, Yao Libao, Han Hua, Yang Angang, and so on. They contributed what they had learned abroad to China's education, and helped develop quite a number of the newest disciplines keeping abreast of the world cutting-edge medicine, and gained doctoral programs first authorized in our country. Their efforts resulted in the second historic leap in the development history of our school. At the end of the last century, because of the last two historic leaps, we had built up a contingent of outstanding specialists and experts, who took the lead in a number of key disciplines, which became first class at home and had broad influence in the world. With these strengths, our school was among the first ones qualified as key universities for priority construction, a national project known as "National 211 Project". That was the third historical leap. In recent years, we take the lead in adopting an international academic assessment standards and talent screening mechanism, and there have emerged a large group of specialists who assume important positions in international academic organizations, like Fan Daiming, Zhao Yimin, Li Yunqing, Xiong Lize, Wu Kaichun, Chen Jingyuan, Luo Zhuojing, etc. These outstanding professors and their teams not only help to win success in our efforts for research projects applications, achievement awards and research funds, but also help to realize our dream for winning the First Prize of State Scientific and Technological Progress for three times in a row. FMMU again has taken the high ground of medical development, and actualized a historic soaring.

FMMU's development history over the past fifty years witnessed the "three leaps" and "one soaring".

Through the FMMU's spirally upward history, we can clearly see that every leap and soaring was backed and boosted by the benefits from EI, and that every advance was made possible by a group of talents with an EI background. The reason why these spontaneous internationalization behaviors could successfully make our school rise is that the content of modern medical education is universally applicable, which is a basic premise; it is also because the development approach of "going out and bringing in" embodies the spirit of international communication; and because the goal of "Implementing TQI and Building a World-Class School" embodies the basic requirement featuring the opening-up of EI. So, we can say that the over-50-year history of FMMU's development reflects a spontaneous EI course. Based on this logic as manifested in this historical development as well as our practical needs, we put forward an all-round practice of EI when the TQI is in a critical period called figuratively "slope-climbing period" and in "deep water area". We should do things consciously instead of spontaneously, by team efforts instead of by any single individual. We aim to answer the question of how to develop the second-phase of TQI, and to what level, by means of reform; We should conform to the world higher medical education development trend, China's higher education reform trend and the needs of high-quality FMMU development. We are going to raise the level and standard of the FMMU personnel, thereby accumulating their potential power and providing their intelligence support for building an internationally advanced research-oriented military medical university. That is what we should do, can do, must do and we are sure to be able to have the mission accomplished.

EI will surely facilitate a comprehensive, coordinated and sustained development of the TQI. This is an important subject with far-reaching significance. It would take 10 years for the second campaign of the TQI in a progressive way with our earnest endeavor.

1. EI starts from theoretical exploration

Without public opinion support and theoretical support, any reform will not hold on for long, and it is doomed to fail miserably even in the beginning. One of the important causes behind the failures of some historical revolutionary events like Wang Anshi's political reform and Shang Yang's reform is exactly the result of lack of broad public opinion support and advanced theoretical support. Therefore, to carry out the EI practice, FMMU must take initiatives for theoretical exploration to win the public support. Right theories will provide EI with a sound logic for concept, a guide for action and a way for success. In this regard, the Department of Education as an educational research unit for the school is obliged to go ahead and take the initiatives. Researches must be carried out from the height of the pedagogical and educational reform theory, and provide a theoretical support for the EI in FMMU.

We should look around the world, while having a foothold in China. Firstly, we should study thoroughly the development history since the first school was set up and initial education began. For thousands of years, education has come a long way: from "official study" to "public study", from "ancient academy of classical learning" to "modern university", from "study anywhere domestically" to "study abroad", from "the Four Books* and the Five Classics**" to "knowledge extension by investigation of natural things", from "study of the nature of things" to modern science, from the educational mode guided by the outlook on life — a good scholar makes an official, a mode featuring education aimed at, but independent from, social administration, to the mode of education managed by social administrative officials, etc.. In such a long transformation process of so many educational ideas, goals, modes and mechanisms, are there any laws governing the changes? And what laws, if any, did it work well? And what kind of role did the Chinese education play in advancing and disseminating the Chinese civilization? We must think over these questions macroscopically from the thousands of years' education history in China. Only by studying thoroughly the characteristics, rules and experiences of Chinese education, can we correct our weaknesses and learn others'strengths, and finally come up with EI theories of our own. Just as I said in "Progression and Regression in the Three-Thousand-Year History of Life Science", we must discuss the issue of the progression and regression of the Chinese education over three thousand years from a historical perspective, and by studying the general laws of educational development, we may come up with some theoretical conclusion that could be contributory to facilitating FMMU's educational reform in the new era.

We should take an open view of the world and make use of the good experiences from other countries. A study of the Chinese education alone is insufficient. We must take an overall view of the international higher education development and trends. For example, why could Cambridge come after Oxford, Harvard after Cambridge, and Yale after Harvard? We must be able to see some general laws from these phenomena to guide our educational reform and development. As we can see, Cambridge was the product of Oxford, and Cambridge obtained 81 Nobel Prizes, more than Oxford did. We have to admit that scientific and technical development of the modern world is pushed forward by these well-known colleges and universities like Oxford, Cambridge, Harvard, and Yale, etc.,which cultivated outstanding talents and master scholars. Therefore, we must be armed with a good knowledge about the direction of international education development, and their influences on the past and modern society. How can we generalize the development trends of the history of both the Chinese and world education? How can we benefit from these research results in the practice of school management? We must come up with significant investigation reports and fact-based research articles. We must integrate China's thousands of year's education history into the international educational development history and make a good study with a positive attitude, discarding the outdated and introducing the new thing; inheriting the traditions that are beneficial to us, and absorbing what is good from abroad. It is just like playing block games. We should make full use of the "old blocks" — our existing educational resources, and also make the best use of the new blocks — overseas advanced educational concepts. Only by combining the two, can we build a taller, larger and more beautiful building. This is a very tough job, only experts specialized in education theories can take up the job.

Concentrate on medicine, and carry out practice. Medical schools have their congenital advantages in terms of EI. As a matter of fact, the subjects that are in our current curriculum, and our current scientific research methodology and diagnosis methodology have already been internationalized. But this kind of internationalization is something of imitation and stay at the level of unilateral exchange. When did such "passive internationalization" begin? And how did it flourish? Where is it going? How to change it? All of these questions need contemporary medical education experts to think over. We should not only survey medical education under the macroscopic background of education development, and get a clear understanding of the educational development history, success and failure, but also seek and discover medical education's particularity and differences from the education in a general sense. We should not only study the general laws of modern higher education, but also put emphasis on the specific characteristics of higher medical education. By comparing the common and the special, the general and the specific, we try to find contemporary values and profound significance of EI in higher medical education, and provide theoretical support and methodology guidance for the practice of EI in FMMU.

2. Start EI with mental preparation

Only with common understanding by all, can there be good cooperation among all, only with unanimous thinking can there be unanimous action. How to win broader approval for and favorite response to EI? How to turn the unified ideas into common action? This is a first and foremost subject to study for those who engage in political theoretical research or theoretical education. It is imperative to provide from a theoretical height, and the height of the integration of theory and practice, an ideological boosting force for the practice of EI in line with the development of the times and the TQI reality. Where should we start off? And in which aspects should we seek theoretical supports?

We should look on EI from the basic requirements of the distinctive theories for China's socialist construction. From that theoretical height, we must make clear whether or not EI conforms to the educational policy of the Communist Party; to the fundamental requirements of those distinctive theories for socialist construction with Chinese characteristics, and to the fundamental requirements of the theory of Scientific Outlook on Development. Deng Xiaoping once said, "Education should be geared to the needs of the world, of the future and of the modernization." Can it be said that "internationalization" is the embodiment of Deng's ideas on education? The Department of Political Theory must exploit their strengths and work as a guide to help promote the understanding of the concept of EI and put it into action. I think, the ultimate goal for having our education geared to the needs of the world and taking the way of internationalization is our education modernization, a new path for Chinese education reform and development with Chinese characteristics.

We should look on the EI from a macroscopic view of the development of history. Our ancestors already had significant practices in this respect. For instance, Confucius traveled all around among states in ancient China to propagate Confucianism, and even today his thoughts are still popular in the world. Could that be counted a kind of internationalization? Certainly. Although his "internationalization" only involved some small states within the boundary of present-day China, it is kind of internationalization, indeed, considering the limited human knowledge about the world at that time. In the world higher education development, like cases of Oxford influenced by the Paris University, and Cambridge by Oxford, derivations like in those cases that involved world famous universities and their developing process can be regarded as EI products, isn't it true? To understand EI from the macroscopic view of its development history is to seek historical evidence for the practice of EI.

We should look on EI from the perspective of world development trends. Some professors raised a question to me, asking whether we should join in the "internationalization" or just stay outside, now that we are talking about it. My answer is that we are part of the "internationalization". When we see the world around us, the world is "international" to us, and China seen by the world is "international", too. At present, however, though we are part of the "internationalization", we, in fact, have not yet been consciously internationalized. To look on EI in light of world development trend means that we should examine our present education level and status from a world perspective, placing ourselves in the surging tide of world education development.

We should also look on the EI from the aspects of our actual needs of reform and opening-up policy. Our thirty years of reform and opening-up in China have witnessed great achievements, which is a clear evidence that only reform and opening-up can develop China. The practice of reform and opening-up raised the demands for people with international knowledge. Such talents who can adapt themselves to internationalization are definitely those educated and trained in an internationalized educational environment. Speaking of taking the road of EI out of the needs of China's reform and opening-up, it must be made clear to everybody that under the situation of rapid changes in world science and technology and increasingly intense competitions among universities, as well as the deepening of reform and opening-up, EI has become an effective way for Chinese education, including FMMU education, to realize innovational development through their own efforts.

We should look on EI from the perspective of the practical goal of the TQI. The ultimate objective of JP Strategy is to build FMMU into "an internationally advanced research-orientated military medical university". To build an "internationally advanced" university, we must have internationally advanced education concepts, internationally advanced education curriculum and the internationally advanced educational administration mechanisms. To build an "internationally advanced" university, we also need to have internationally advanced disciplines as its foundation and the internationally advanced talents as its support. Then, where do the internationally advanced education concepts, mechanisms, disciplines and talents come from? It requires us to adhere to the overall Strategy with our arduous efforts devoted to educational developmen, and it also requires us to join the EI main stream with an opening-up perspective, and by "going out" and "inviting in", we will be able to achieve the above goals.

3. EI depends on foreign language teaching

Foreign language plays an essential role in carrying out EI practice. The basic standing set for foreign language at a medical university is that it is a general course for all college students, and a major platform for training students with basic foreign language skills. A higher level of requirement for foreign language teaching is that it should enable students to raise basic level of language skills to a higher level where they are able to use the language as a tool to serve their specialties. The highest level is one that features the integration of proficiency in basic language skills, the ability to use the foreign language as a tool for use in their specialties, and knowledge of world humanities.

Foreign language teaching should be a pioneer to pave the way. Without a good knowledge and skill proficiency of foreign languages, how can we learn from the world, and go out and communicate with other nations? Without the mastery of one or two foreign languages, there is no way for internationalization. Foreign language as a tool is the basic of the basics in our efforts for EI realization, so it should be listed as top priority so as to become a pioneer or an experimental base for the overall EI, as we figuratively refer it to "a guide rope" or "hand crutch". If we stay self-contented with hearsay without being able to master a tool to reach out for a personal look at the present day medical world, how can we raise ourselves to a position for dialogues with others on an equal footing? or even a higher position to surpass them? In this sense, the quality of foreign language teaching would determine the success or failure of EI. In other words, EI would take foreign language teaching as indispensable.

Foreign language teaching should give more emphasis on language for specific purpose and the learning of humanities. It must keep up with the general orientation of school's education and teaching reforms, and serve the practical needs of the reforms. We need to weaken its traditional role and function as a public basic course, and prioritize the practical needs for specific purposes, and also emphasize the concept of "foreign language in a broad sense", which means the inclusion of the learning of humanities. To sum up, the major task of foreign language teaching is to train students at all educational levels with basic skills; give more emphasis on the training of foreign language for specific purpose, and on the learning of more humanistic knowledge.

Foreign language teaching must be given equal emphasis on both practice and research. As we all know, foreign language teaching itself is a kind of practice characterized obviously by internationalization in terms of its course content. What we are concerned with is whether our present teaching ideas, modes, purposes, and methodology, as well as the teaching atmosphere have also been internationalized? In my opinion, we still have much more to get done. Therefore, the task of EI requires that more efforts be taken on the part of foreign language teaching faculties to go in for theoretical study on EI in all the above aspects and the exploration of how to put theory into teaching practice in terms of EI requirement, with the aim to truly raise our foreign language teaching level and the quality of the educated.

4. EI begins with basic medicine

Why does the basic medicine education need to be internationalized? Generally speaking, our basic medicine research falls behind the international level by 10~20 years. As a military medical university, its basic medicine education is regarded as the corner stone for cultivating high-quality military medical personnel. Therefore, FMMU must see to it that EI begins with basic medicine. From the first day students enter school, they are supposed to receive both knowledge and skill training on world advanced basic medicine; adapt themselves to our internationalized teaching modes, and finally become high-quality personnel of the innovative type with world visions and world advanced learning.

We must always keep in mind the importance of a solid foundation while running a school for the cultivation of talented people. FMMU had once won the national special award and first prize for outstanding achievement in teaching. What influence do these achievements have on our educational innovation and reform? This is a question worthy of our serious thinking. If a university has no innovative educational concepts, the school will bog down, even suffer "university bankruptcy" as some people say. Not long ago, some reports revealed that although postgraduate entrance examination was still an on-going fever, some universities in Shandong, Hebei and so on, had no students to register for their schools' examinations. We have to think seriously over this phenomenon. It serves as an important signal to our education staff—If we do not run a school well, it might go bankrupt. Why? You see, if the employment rate for the graduated students from a university is kept as low as 20% for several decades, then, it's naturally hard to find students willing to study there, and consequently the university will go bankrupt without question. The more practical issue is that it is difficult for the bankrupted university to transform. For example, can a medical teacher teach literature? Of course not. So a university must constantly update educational ideas and renew teaching modes and practice experience to promote its development. What are the good examples of EI? What is its direction? All good experiences and modes from outside FMMU serve as good examples and right directions for us, no matter whether it is domestic or international. Internationalization means that we study and apply the world's highest level teaching concepts and teaching methods in our school, so as to achieve a qualitative leap forward in teaching and training.

We must always highlight the status of basic medical education. Objectively speaking, now China falls behind the international standards in the area of basic medicine by at least 10~20 years, even more in some places. In our time of knowledge globalization, any attempt for knowledge isolation is impossible. I think, it is something like a sluice-gate, that blocks the lower water level from the higher water level. Some people refuse to release the sluice-gate, and as a result, the water on both sides can not come together. If the sluice-gate is released, water from both sides will merge and things will be different for both sides. To carry out the practice of EI is to open the sluice-gate that causes the water level difference, and encourage active mutual exchanges to narrow down the gap and raise the levels for all. As professors in basic medicine, only by raising our own level of knowledge, can we provide more effective support for the internationalization of clinical medicine and military medicine ？ If the basic medicine falls far behind, how can it promote the internationalization of clinical medicine? Today, when our students go abroad, they find it rather difficult to pass qualification examination for doctors there. Is it because they are not intelligent enough? No. The problem is that when what they learn at home is totally outdated internationally, how can they find for themselves an equal standing in the world? When our students are trained with internationally advanced knowledge and concepts, familiar with international basic medicine and able to make academic dialogues with foreigners, then, there will come the enhanced position we desire for in the world arena.

We must raise the quality and ability of all personnel engaged in basic medicine. What do we rely on in carrying forward the TQI on a continuous basis and build FMMU into one of the first-rank universities in the world? EI is the answer. We must raise the comprehensive abilities of all FMMU personnel, including students, teachers, and administration team. Only if every individual has gained fundamental elevation in humanistic quality as well as improvement in professional ability, might we have the qualification to go ahead and join the international competitions, no matter in medicine, education or scientific research. Of course, the practice of EI is a long-term, systematic, and upward spiral process, consisting of reform and practice. We cannot fulfill it overnight, but now we must go ahead and do it. It doesn't matter whether we go fast or slow, forward or temporarily backward, upward or temporarily downward. Once we start off, we won't miss the opportunity. Only if we stick to the road can we build FMMU into "an internationally advanced research-orientated military medical university", the goal of the TQI; and we will then not fail to live up to our mission and responsibility entrusted to us by the times.

5. EI focuses on clinical medicine

People may ask the reasons for the internationalization of clinical medicine. The query is based on the following three points. First, we have a history of thousands of years in clinical medicine, and the traditional Chinese medicine, in particular, as a treasure in Chinese cultural civilization with its rich historical heritage, has helped contribute to the existence and growth of the Chinese nation. Second, we have an impressively large population whose health problems offer unique opportunities for medical workers to render service and learn. Third, we enjoy abundant accumulated clinical experiences; and the more patients we serve, the more experience we will gain. Therefore, a question is asked: do we still need to learn from abroad? Do we need to have our clinical medicine internationalized? My answer is definitely "Yes", we must and have to have an internationalization-orientated reform of our clinical medicine and clinical medicine education. Why? Figuratively speaking, because we need to improve our "short boards" and add "new boards", and make a "shoulder pole" for the cultivation of talented personnel. What do they all mean?

First, we need to fix "short boards" for improvement. If the Chinese and western medicines are compared to two wooden buckets carried by a shoulder pole, the pieces of boards that form both the buckets are different in terms of their strengths and weakness. The traditional Chinese medicine has a history of thousands of years, while the western medicine has a history of only several hundred years. The "short boards" (the weakness) of the Chinese medicine lies in its lack of scientific experiments to elucidate its good theories, while for the western medicine in China, we mechanically follow what the westerners say, that is, we lack an overall thinking, a knowledge on human being and some basic theories concerned, and even scientific methodology on how to conduct scientific researches. So, in China, we must fix the "short boards" of both the Chinese medicine and western medicine practiced in China; otherwise, as educators with incomplete knowledge and even some backward wrong mind-sets, we will be incapable of training and educating students to be competent enough for international competitions.

Second, we should add "new boards". Take Zhan Tianyou (English name: Jeme Tien Yow, a Chinese railway engineer and specialist honored as "the Father of Railway in China") and Chinese railway development as a good example. At the beginning of Chinese railway history, Zhan Tianyou learned foreign technology in railway construction by way of total imitation. However, over one hundred years later, Chinese railway builders have raised the Chinese high-speed railway construction up to the rank among the top list in the world through their own efforts. In this case, we can conclude that the whole process is: first, the "internationalization" idea held by the Chinese railway led to "the Zhan Tianyou Age", then it was the "post-Zhan Tianyou Age", followed by the modern age that brought the Chinese railway business up to the top-rank worldwide, an internationalization age when the world begins to turn to us for advanced railway construction techniques. To achieve such a high level as the Chinese railway does, clinical medicine needs to add "new boards", that is, we need to add "new boards" onto the original bucket in a way to raise the level of the water in the bucket. In this respect, EI will play a key role in effecting the process from "quantitative change" to "qualitative change".

Third, we have to make a "shoulder pole". In favor of the whole development of medical schools, Chinese and western medicines may eventually need to be merged into one, combining the strengths of the two, and that needs internationalization; otherwise, if both the Chinese medicine and western medicine are dead-set to go their own way without kind of integration, neither of them could ever reach the high-ground. Without the integration of the two, there could never be any new board to add. Then, the integration depends on the "shoulder pole" that carries the two buckets in a balancing way to make progress for both. Therefore, we need to make the "shoulder pole". Then, what is the "shoulder pole"? It is exactly EI that serves the role.

Finally, we should cultivate talents. The talented personnel can fix "short boards" for improvement, add "new boards", make "shoulder pole" and above all, they can "carry the water back". Whatever they learn, English or basic medicine, their final purpose is for clinical medicine, as is determined by our educational goal and task. The talents we expect must be those that are devoted to and qualified for carrying out medical practices, and be a new generation of senior doctors. EI focuses on clinical teaching, it is the ultimate goal for medical education, and it is the main battlefield where the success of internationalization is evaluated.

How do we carry out the practice of EI in clinical teaching? How to realize it? In my points of view, we need to take three steps. First of all, do things by following guidelines. That is to observe the customs and rules as internationally acknowledged in diagnosis, treatment and prevention. Everyone, from administrators to teaching faculties and students, must comply strictly with the guidelines concerned, and take them as the fundamental laws and regulations guiding our medical practices and education. It is crucial for everyone to learn and follow the guidelines. Only by abiding by these rules can we achieve outstanding learning, outstanding performance and produce outstanding talents. Otherwise, whatever so-called accomplishments will not get acknowledged either at home or abroad, they count for to all intents and purposes nothing but self-deceiving stuff. Second, take initiatives for innovation.

"Guidelines" are not immutable, they change every year or every several years. Nothing could stay unbeaten in the course of progress. What we pursue is becoming better, and still better. Along with the emerging of new drugs, new theories, and new appliances and apparatus, traditional therapeutic methods will be improved continuously. I hope these would not be others' patents, but ours. We will strive for patents through clinical experiments, so that other nations may learn from us. Third, make great achievements. Following "guidelines" and engaging ourselves in an innovative way will surely lead us to great accomplishments. How to define the word "great"? Here is the example I would explain. We changed the Fourteenth Floor of FMMU Hospital of Digestive Diseases into experimental wards for clinical medical research. Although we earned 10~20 million RMB each year before the transformation, and the revenue is less after that, yet, we earn the opportunity for dialogues with American Food and Drug Administration (FDA) and having the clinical trial phase I ward of FDA. When we accomplish the clinical trial of a new drug, we shall earn 20 million dollars. However, this is not our focus, our focus is on the success of the phase I study, which then means the great possibility of the phase II and III. If so, good drugs from all over the world will come here for clinical test. Moreover, we could be entitled to the right to declare the effects of those drugs. That is a big deal. The title of "Famous Institute of China" urges us to live up to the highest level in China. EI practice is aimed at reaching the highest level. Internationalization of clinical teaching demands us not only to introduce but also to create knowledge at the height of international level, so that our students can receive their education of the highest level in the world.

6. EI benefits military medicine

Can military medicine, one of the "Tri-chariots" driving the development of FMMU, be internationalized in education and training? In other words, does military medicine have the need and possibility for EI realization? I think positively that EI benefits military medicine.

First, EI meets the practical demands for adapting ourselves to the "new reforms" and fulfilling the "new mission". The on-going new revolution in military affairs in the world is deeply influencing and changing the pattern of future warfare. To win IT-based warfare, we certainly need high-quality military talents. Then, where do the high-quality military talents come from? They come from colleges, the "incubator". The way of "incubation" and the environment for the "incubator" determines the kind of talents to be "incubated". EI in military medicine will help our students to actively fit in with the new on-going world military transformation and cultivate high-quality personnel with international knowledge and knowing-and-doing abilities. So far, most of our high-tech sanitary equipment have been invented by other nations, and 97% of drugs or agents for our wounded soldiers are made abroad, too. If we just stand and wait for others to prepare the equipment and drugs we need, and then copy them, how could we fit in with the new military transformation and materialize the goal of modern logistics? Functions and missions of the modern military are increasingly diversified, for example, we are facing various challenges including prevention and treatment of epidemic diseases such as severe acute respiratory syndrome (SARS) and H1N1 flu, and search and rescue in natural disasters such as earthquake and tsunami – all of these issues demand a world-wide cooperation and common research efforts. Thus, in view of the great trend of military transformation, the demands of our new historical mission, and the diversified functions and missions of our military, EI has become a must, and will certainly benefit the cultivation of high-quality military medical personnel, the research and development of high-tech sanitary equipment, and our efforts in keeping world peace and promoting mutual developments.

We should start with efforts to promote our military medical service support capability in prevention of being marginalized, a practical challenge we face at the present time. The direction for military medicine development is to develop a modern military medical service support system to meet the demand of fighting future wars. Within the framework of the general design of modern logistic, two criteria can test and manifest the level of military medical service development. (1) The support capability to meet the demands to fight future wars and carry out diversified military missions. To be specific, we must ensure that our military medical workers are competent to perform rescue and recovery and excellent medical service at any time of need. (2) As far as the international military medicine competition is concerned, we must have our say and play a leading role in the world arena, whether on the battlefield, or peace-keeping missions, or in military exercises, or non-military actions like fighting natural disasters and performing relief operations. Without our efforts for EI, we will surely be marginalized. Once we are marginalized in international competition in military medicine, how can we communicate with others on an equal footing? And then all talk about modern national defense, modern logistics and modern military medicine would amount to nothing but empty talk. We have to admit that there is a significant gap between the internationally advanced, first-class military medicine and ours in all aspects, including technology, logistic equipment and facilities, strategic concept, and logistic support strategy. There is a long way to catch up with them and surpass them. Then, how can we improve our medical logistic support to avoid being marginalized in international competition? The solution is to follow the road of internationalization. In other words, we should adopt the world most advanced logistical concepts, logistic support modes and technology for our own use and make ourselves stronger. Only in this way, can we go up to a higher level and talk about modernization with confidence when backed up with real capabilities for taking the high-ground to win future wars.

EI is aimed at meeting the practical needs of building a quality military medical university and cultivating military talents. On both the strategic perspective of executing the TQI and on the tactical perspective of carrying out the practice of EI, we have only one target, that is to develop FMMU into an internationally advanced research-orientated military university, we have only one center, that is to cultivate a new generation of Chinese military doctors capable of facing the world challenges. Then, how to become internationally advanced? To be internationally advanced, we must take the road of internationalization. Only by having an atmosphere of internationalization created can we have a sound environment for the cultivation of Chinese military doctors capable of facing the world challenges. A medical school of military nature is another attribute for the goal of our development strategy. No matter how developed our university is, FMMU will forever be named after "China" rather than "Foreign", and named "military" rather than "civil". What I mean is not just simply to preserve the military features in terms of identities, such as military serviceman and military doctors, military responsibility and military mission in social role, and military organizational structures, etc.The important thing is to develop our military medicine to an internationally advanced level and make its substantial contribution to the development of modern logistics. Then, how to make this goal a reality? EI serves as the driving force that could give an impetus to raising our military medical education up toward internationally advanced education level.

7. EI relies on all-round practices

Only active human efforts in practice can tell whether educational concepts are verified as correct and advanced or not, and only when put into all-round arduous practices with 100% enthusiasm can the new ideas benefit the cause for the cultivation of talented personnel. In the process of practice, students, teaching faculties and administrative officials are three kinds of indispensable forces. Only when the three forces join together and make team efforts could the new educational concepts be carried through the whole process of education and training, and finally be transformed into the reality of elite-cultivation.

Persistent attention must be given to the students, the main body that carries out the EI practice. They are the center for all educational activities. All educational concepts and ideas are developed out of the consideration for students' development. Educational reform resulted from the demands for student development, with its goal to turn them into talented people. The development of students' comprehensive ability is a criterion and yardstick for testing all educational ideas and reforms. To carry out EI in FMMU, we must always keep in mind the requirements for students' all-round developments as required. Only by improving our educational modes can we train more excellent military doctors for the nation, who are more competitive in world medical science development. In the practice of EI in FMMU, the students are always the center of the educational reform, and so it is important to show full respect for and give full play to their role as the main body, and, by borrowing good experiences gained from advanced education abroad, provide excellent services throughout the course of their successful development, with the aim to produce talented people with all-round practices and all-round development.

We must attach importance to seeking needs from the students, and help them actively participate in EI reform, and solicit suggestions from them for their own development, as well as suggestions for overall development of the internationalization reform. We must also attach importance to the investigation on reform efficiency, and keep a close watch on the whole process of the students' development, and follow up their performance after they leave school. Based on all these information, we continuously adjust and improve the modes and methods of our educational reform.

Persistent emphasis must also be given to teachers, the leading force of the reform. Students and teaching faculties compose the basic elements of education, with the students being the mail body and teaching faculties the guides. We strive for an all-round EI practice. Why? How? And what will be the end product we wish for? All of these questions should be answered theoretically by teachers first. That is why we always say EI starts with theoretical exploration, and is put into action with mental preparation. So, from the very beginning, we must bring into full play the leading role of teaching faculties, that is, try to lead them to explore and find effective ways to carry out EI in military medical university education, study actively the world's latest development in three main medical educational fields of preclinical, clinical and military medicine, borrow selectively and absorb the advanced international education ideas and methods and apply them to teaching practice in our FMMU. On one hand, teachers must let the EI concept run throughout the whole process of education, guide and encourage students to live up to the international standards for being a talent. On the other hand, teachers must set for themselves a goal for becoming qualified for internationalized medical education, and act as a good role model for the students. As for the medical school itself, it must meet the teachers' dual needs for both having favorable conditions for doing EI research and turning themselves into internationalized talents, thus enhancing the ability and quality for both the educators and the educated.

Persistent attention must be also given to the follow-up efforts by all the administrative officials. Educational reform and innovation is a systematic project. For a country, it involves the participation and support of the whole society; and for a school, it involves the cooperation and efforts of the whole staff. The ultimate goal of EI is to comprehensively enhance the quality and ability of "college people", including not only students, teachers, but also the large number of executives, managers and logistic support personnel. Only when all the sections of administration, management and logistics keep pace with the educational reform, and reach a consensus on EI at all levels of the entire school, can we have a joint force for raising the quality and ability of all the administrative staff by referring to the international management modes, operational methods and logistic support concepts.

EI involves not only students—the main body, and the teaching staff—the guides, but also the follow-up force of the administrative teams, who are responsible for helping set up a platform for carrying out the practice of EI in the interest of an all-round development of students, create an environment favorable for both the teaching faculty and the students for the EI purpose, an environment with an atmosphere so prevailing from the very first days the students enter the campus that it helps in every way to get the EI concept internalized in time in the students' mind. In addition, keeping in mind the core tasks of talent cultivation, they must actively explore good experiences and modes the FMMU has come up with in the process of cultivating internationalized Chinese military doctors. EI is a systematic and three-dimensional project, a key for the FMMU to carry the TQI to its ultimate goal step by step. Whether its practice is right or wrong, successful or unsuccessful, it all depends on human efforts, a fundamental factor for executing the project.

In addition to theoretical understanding of the significance of carrying forward the TQI in a vigorous deep-going way by means of EI, we should also explore in a practical and excellence-seeking manner policies, measures and mechanism based on each individual unit's long-term development plan and strategic goal. Proceeding from the overall TQI, I think it is essential to handle well the following relationship in order to bring into full play the EI as a boosting force.

(1) EI must conform to the educational policy of the Party, and persist in a right direction for the development of military schools.

The essence of EI in the final analysis is to answer the question of "training what kind of talents by what kind of means in a new situation". The cultivation of talented personnel is the ultimate goal. With regard to this question, I would like to emphasize the importance of adhering to the direction and goal of talent cultivation, a principle that will never change, no matter whatever the innovations will be in terms of educational concepts and modes. We must always follow the educational policy set by the Party, that is, "education must serve the socialist modernization development and be integrated with productive labor," and "train and cultivate all-round developed socialist constructors and successors with lofty idea, moral integrity, good education and a strong sense of discipline". Military schools should always maintain the right direction in running a school, strengthening the "banner consciousness" and the consciousness of "lofty military spirit", thoroughly carrying out the Party's educational policy in an all-round way, insisting on meeting the demands of the military services, integrating the goal of education with military modernization, and cultivating high-quality military talents who are qualified politically, excellent in working-style and professional performance, and all-round abilities geared to the needs for facing the world and fighting future wars. The EI project proposed by FMMU features targeting on the main subjects and requirements of the competitive international military medicine, centering on the fundamental goals of carrying out the TQI and building an international famous university.It highlights the unique feature of "Fostering Elites, Striving for Quality", and in the new world environment, by integrating the overall planning of the Strategy's second campaign, implementing in an all-round and innovative way the "Program Outline of the State's Mid-and−Long Term Educational Reform and Development", all of which are aimed at producing Chinese military doctors with an all-round development of moral integrity, intelligence, physique and aesthetics-a general raise of both knowledge and abilities as demanded for serving the military modernization and adapting themselves to the world. Having a full awareness of "cultivating what kind of talents", EI must solve the problem of how to educate and train students by way of using more modernized educational contents, more innovative teaching methodology and more open teaching concepts, thereby raising the educational level and quality of the FMMU. This is an issue of first priority, and we should forever stand firmly on this in whatever studies, discussions and practices concerning EI.

(2) EI must be based on nationalization and localization, and construct a novel internationalized education system for FMMU.

EI does not mean overall westernization, blindly worshiping the western education and completely copying theirs, excluding any native heritage. Let's just take a look at China's educational history over the past hundred years. At a time when we were forced to "open eyes to look at the outside world", we once followed blindly the Japanese educational modes, when we called for "Democracy" and "Science", we worshiped and followed blindly American and French educational systems. In the fifties of last century, the whole nation copied uncritically Russian educational system. We found from the history that the imitation of Japan, America, France and Russia did not help us completely accomplish the historical task of realizing educational modernization. Historical experiences and lessons told us that the more we are set in the background of economic globalization and education internationalization, the more we should attach importance to nationalization and localization. It should be emphasized that the native feature of nationalization and localization always serves as the EI basis, while EI provides us a way we need for discovering with a wider vision, observing from a higher and far-sighted perspective, facing the world with a more serious attitude, and making judgment with a more rational mind. Standing high with the world in mind, we are able to learn all the advanced and excellent educational modes and concepts both at home and abroad, civilian and military, on and off the campus, and selectively take them for our own use. Then, how to discover, observe, judge and select? The first thing to do is to improve our own abilities in accordance with international standards, and to insist on the principle of "Take for our own use out of our own need", and establish a new internationalized educational system with our localized native feature for the benefit of FMMU, so that we will be able to conduct bilateral and multilateral communications with others on an equal footing, learning from one another. So, EI is a progressive process, on one hand, we should first learn from others to continuously promote ourselves and approach the center of the international stage of medicine to keep us from being marginalized, and on the other hand, we should have something of our own for others to learn, thus changing the status from the original unilateral learning to bilateral communication, and eventually tip the balance in our favor by effecting the change from learning from others to being learned by others. Certainly, there will be a long way to go. Throughout the process, it is crucial that we should forever retain whatever is regarded as our native national treasures. This is a fundamental issue, the "root" never to be uprooted.

(3) Aim EI at boosting the TQI with all-out efforts, and serving the purpose of building "An Internationally Advanced Research-Orientated Military University".

According to the overall scheme of our national higher education reform, and the strategic goals of the FMMU's TQI, and taking into consideration the new problems and inconsistent issues that came up in the course of deep-going development of the TQI, EI as an initiative at campaign level is put forward for FMMU's development from a new starting point. Throughout the second phase of the TQI, we must clearly see from an overall strategic point of view the exact relationship between EI and the TQI relative to the overall development of FMMU. We must always make it clear that the TQI is a fundamental and directional strategic plan for FMMU's long-term and overall development, a general program for FMMU's development in a scientific way in the coming decades. Like TQI's phase one "Eighteen Quality Projects", and "Programs for Military Service", EI is a campaign-level project in support of the strategic development and for the realization of phase goals. We must make clear their logical relationship as being strategy versus tactics, goal versus initiatives and long-term interests versus short-term ones. With that in mind, we will be able to keep on the right track with the right focus, orderly operations and consistent motive in the course of the FMMU's development. EI helps carry forward an all-round, coordinated and sustained development of the TQI. How? There are two key aspects from a macroscopic view point. First, EI must be carried out in the light of "Five-Year and Ten-Year Programs" and our strategic goals. EI is a systematic educational concept and setup, both macroscopic and concrete, both strategically significant for the nation and significant for giving impetus to the school development. Thus, in carrying out EI practice, we should guard against talking the talk for superficial glory, but should walk the walk for substantial results. Then, how do we carry out the mission in a solid way? We should follow the guide of TQI phase two, and the "Five-year and Ten-year Development Programs", and when we find any problems that may come up as we carry out TQI practice in the fields of medicine, teaching and research, such as issues concerning the follow-up of related educational elements, and the allocation of educational resources, we should, figuratively speaking, "suit the remedy to the case", and "retrieve the drugs according to the prescription". We must be clear about what to do in one year, five years and even beyond ten years. We should bear in mind the timetable, the goals and measures all the time, and reach out for the goal steadily and surely. Second, the success of EI is guaranteed by an effective and efficient mechanism and by abiding by law in school management. Throughout the whole process of the Strategy's "Second Campaign" as carried forward through EI, we must make more efforts on the top-level design and research on development mechanism for the Strategy. We must make persistent efforts to improve our overall planning, and conduct studies on mechanism of coordination and cooperation among the fields of medicine, teaching and research, and among judicial, administrative and logistic sections; we must always make efforts to have effective and efficient policy guidance, and conduct vigorous researches on policy mechanisms that could help lead our cultivation goals, educational resources and teaching modes toward internationalization.

Notes:

*Four Books: The Great Learning, The Doctrine of the Mean, The Confucian Analects, and The Works of Mencius.

**Five Classics: The Book of Songs, The Book of History, The Book of Changes, The Book of Rites and The Spring and Autumn Annals.

Author:

Professor FAN Daiming is a famous digestive disease specialist, academician and vice president of Chinese Academy of Engineering, president of Fourth Military Medical University, president of Xijing Digestive Disease Hospital, head of Digestive Disease Institute of PLA, director of State Key Laboratory of Cancer Biology, director of National Base for Clinical Pharmacology, awardee of Chang Jiang Scholars Program of China's Ministry of Education, and a chief scientist of National Basic Research Program of China (973 Program). He is also the president of Chinese Society of Gastroenterology, vice president of Chinese Anti-Cancer

Association, council member and secretary general of Asian Pacific Association of Gastroenterology, and some others. He will be the president of World Congress of Gastroenterology and Asian Pacific Digestive Week to be held in Shanghai in 2013. As a first or corresponding author he has published 339 papers, total IF being 1506. He has won the first, second and third-class prizes of National Science and Technology Progress Awards respectively. And he has become the Editor, Chief Editor or Deputy Chief Editor of 8 international medical journals.

那一年
我在工程院

卷 二

"代"和"表"的统一

2012 年 3 月 4 日

在第十一届全国人大第五次会议解放军团小组会上的发言。这次会议的主要议题是准备和交流提案。五位代表谈了他们的提案内容，包括如何保护军事设施不受破坏，如何增加医科大学毕业生就业率，如何组织好民兵队伍加强社会主义新农村建设等。

我发言主题是解放军代表的提案或建议要多关注军队建设。这个想法基于三个方面的原因：

第一，这是本届人大最后一次会议了，下一届大家不一定都能参加，或者说大多数都不能参加了，希望继任的代表能把我这个意见带下去或者传达下去。这不是说不提地方的提案，人民代表的权利是自由的，何况我们是全国的人大代表呢。我这五年来几乎每年都有提案，有关于军队的，也有关于地方的，二者都有反馈。

第二，我除了在部队工作外，由于参加工程院的工作，所以经常和地方的同志接触。一般来说，由于保密的缘故或者说对军队情况不很了解，地方不太谈军队方面的事情，这在人大各地方团都是这样。如果地方不谈我们的事，我们自己也不谈自己的事，势必会影响军队建设。另一方面，地方的同志不谈军队的事，不等于不关注军队的事，关于南海的事情，最近形势不容乐观，处理起来十分棘手。全国人民十分关注，也可以说全世界都在关注。地方的同志们常常问我，军队的意见是什么？军队的态度是什么？工程院有数十名院士联名写信，提出了自己的意见或建议。地方问，你们每年都有那么多军费，我们的领土在被侵犯，我们的资源在被掠夺，我们的人民（渔民）在被侮辱，你们军队应该有态度。这些都是重要发言，这些都是需要我们军队有提案的。又比如，国防建设费，包括军费，这几年似乎每年都在涨，要知道整个（大盘子）都在涨，还要减去物价增长指数。今年教育划去 GDP 的 4%，这是对的。但军费也应有所增加，不能水涨船不高。不要害怕别人说，国富了军没强，得到的成果会被掠夺，甚至老本也会被夺去。毛主席说，没有一个人民的军队就没有人民的一切。历史发展到了现在，形势变了，环境变了，能不能说"没有一支强大的人民军队，就没有人民的一切"呢？再一个，关于军人的地位及声誉问题，我40年前参军，那时军人的自豪感，受尊重的程度是不一样的。那时谁要破坏军婚是要坐牢的。现在这方面的事情有人管吗？还有复退军人的待遇问题，连温家宝总理的报告都提到要让复员军人活出尊严。复员军人活不出尊严，将来还有人参军入伍吗？还有人保家卫国吗？还有人会舍生忘死吗？

第三，我们军队的代表谈地方的事情谈不透。尽管我们事前做了大量的研究，有的还做了抽样调查，花了时间通常质量不很高。我们只看到了表象，不知实质，只看到了局部，难及全面。举个例子，刚才有的代表谈了医科大学毕业生就业难的问题。地方其实讨论很多、很彻底。根本的原因有三条。第一，职位，供大于求。由于这几年医科大学大量扩招，一个不起眼的学校就扩招学生5~10倍。目前毕业医学生的数量已远远超过了医生的数量。当然，这主要指目前城市医院的情况。在美国，医生的就业率大致是75%，总有25%左右处于"失业"或"学习"状态，而我们的情况远远大于这个数。第二，质量，参差不齐。也是由于扩招，医科院校将一般智力的学生招进学校，殊不知医学是精英教育，智力智商很重要，大量扩招的学生进入大学，加之教育资源缺乏，不能满足学生需要，导致教学质量下滑。比如，学习人体解剖，一般是4~6具学生一个尸体，但现在的学生很多都没看到过尸体，有的连动物的解剖都没见过，只见过多媒体照片。学生增多，师生比下降，老师带不过来，也是学生质量下降的原因之一。这样的医学毕业生很难通过全国医师执业考试，目前总的通过率仅为50%。这样的学生到医院应聘是很难被雇用的。第三，待遇，天壤之别。由于各种原因，农村医生不仅待遇很差，而且业务水平得不到提高，医学毕业生一般不愿意到农村工作，尽管那里有较多的就业岗位，他们也不去，宁愿在城市由医生改为技师工作，甚至从事医学以外的工作也愿意留在城市里，这样就业率就更低。

综上所述，这些情况地方已经讨论得很透彻，正在设法解决。当然这是一个系统的社会工程，想要一时半时解决好那是困难的。这些情况对我们军队代表来说了解不够深。完成一个很好的提案不容易，如果有这样的想法，可以参与地方代表的联名提案，以引起党和政府的重视。

当了五年的代表，现在才对"代表"二字有了深刻理解，代表就是"代"替一群人并"表达"他们的意志和意见，这就是代表的权利和义务。所以，你代表的这群人，最好是与己较熟悉的，你表达的意见可能就更有针对性。

从修法想到的
2012 年 3 月 9 日

在十一届全国人大五次会议解放军团小组审议刑事诉讼法修正案时的发言。

刑事诉讼法修正案的审议用了整整一天，讨论得已很深入，很透彻，也很具体。我想到的大家都谈了，我没想到的大家也谈了。就我个人来说，似乎没可说的了，剩下一句话，"完全赞成和拥护这个修正案"。但我想通过这个讨论再谈三点相关意见。

一、加快立法速度。当了 5 年人大代表，开会总计近 60 天（合计两个多月）。说了很多话，投了很多票，办了很多事。我个人觉得人大应该做的是加快立法速度，之前立的法质量都很高，但关键是速度。我国有约 13 亿人口，960 多万平方千米，而中国的法律只有不厚的一本。在美国可能要堆一屋子。数量多少是一回事，更重要的区别是，我们的法律比较笼统，比较原则，操作起来比较困难，而美国的法律有很多是以案例为主，一案当前，能准确地找到过去相应的案例，以比照办案。当然人类社会是在不断发展的，如果有的法律跟现实有矛盾，那首先是修法、改法，然后执法。目前，在我国有大量案例是无法可依。因为没有相应法律，一事当前就看领导批示，谁的官大就以谁的为准。一件件事情层层向上呈，一件件事情层层往下批。案例太多领导批不完，有的没法批。为什么领导那么多？汉朝时是 300 多个老百姓才一个官，现在是 20 多个人就有一个官。这么多官他们还很忙，不停地批，批不了的，媒体就会大炒大闹。媒体都说自己有利的一面，有时甚至干预执法，甚至绑架执法。有时成了媒体大字报、媒体暴力。现在社会发展这么快，经济发展这么快，如果不加快立法速度，一事当前，我们无法可依，必然会影响到经济发展和社会进步。

二、加强执法力度。有了法就要执行，执法不严，法便成了一纸空文。比如说刑事诉讼法，这是国家法律的重要组成部分，涉及剥夺犯罪嫌疑人或犯人的部分人权甚至生命。在人类社会发展的历史长河中，刑法发展到现在的文明程度，其中经历了荒诞、血腥，甚至野蛮，有时辱人，有时杀人，有时甚至吃人。

在人类文明初期，那时没有法，谁的权大谁就是王法。君要臣死，臣不得不死，父要子亡，子不得不亡，夫死了，妻妾要陪葬，主子死了奴隶要陪葬。处死犯人时各式各样的刑罚举不胜举。其实相互杀戮、仇恨叠加，有的还搞严刑逼供，其中也酿成了不少冤假错案。法律成了人间相互报复的手段，这是一个方面。另一方面，是执法不严，或执法不力，把法律当成儿戏。一案当前，领导打招呼、说"好话"，大事化小，小事化了，干预执法的事屡见不鲜。一次我在某饭店就餐，服务员态度不好，那时我正在开人民代表大会，我出示人大代表证，并请送到他们领导办公室，但久久没有回应。临末，服务员还我人大证并笑着说："我们老板也有这个。"

三、加大守法宣传。法律颁布后不仅是针对犯法者，不单是限制和惩罚犯法者，更主要的是保护大多数人民群众的根本利益。既然是保护大家的利益，那我们不仅仅是享受权利，更多的是要履行义务和责任。不仅自己要守法，还要宣传让全国人民守法。近期开展的普法教育就是一个好活动，要让每个人都有守法意识。有个笑话，说有一个男孩在美国学习，找了一个外国女朋友。俩人过马路时红灯亮了，男孩闯过去，女孩反感了，结果吹了，说这个人连红灯都敢闯，那他什么违法的事不敢干？不可靠！守法，领导阶层要做好榜样，特别是各级领导干部，不仅自己要守法，而且要宣传守法。

关于 "1/5" 怎么看

2012 年 3 月 12 日

在十一届全国人大五次会议解放军代表团小组会议上的发言。本次会议的主题是审议最高人民法院和最高人民检察院工作报告。

昨天下午听了"两高"的工作报告，我觉得很好，我很赞成，我会像前四次一样投赞成票。但我也有一点建议，希望最高人民法院和最高人民检察院高度重视对两院报告投反对票或弃权票的真实意见。

本届人大共五次会议，几乎每次会议对"两高"报告，都有近 600 名左右的代表投反对票或弃权票。600 名代表占了全体代表的 1/5。对一个议案的表决为 80%：20%，这在国外那已是一个高度统一，好得不得了的结果。在国外，如总统选举有人认为 51：49 通过那是最佳结果，因为对手很强。而在我国，如果有 20% 的反对和弃权票，那将被认为是一个需要充分关注的事情了。如果这 1/5 的代表来源不同，比如今年的 1/5 与去年的 1/5 来自不一样的群体，那是说明解决了去年的 1/5，今年又出现了 1/5，是一个发展中的问题。倘若这 1/5，5 年来都基本来自同一部分代表，那就应该注意了，说明他们反映的问题五年了根本就没有动，没有得到反映和解决。如何解决这个问题呢？像现在这样只对一个整体报告投个赞成或反对或弃权是不好说明什么问题的，其实有时很难表态。因为再好的报告中也有不同意的部分，再不好的报告也有值得同意的部分。怎么表态，比较困难。目前大家的投票只是对这个报告的整体表态。要了解代表的真实意见，应对其进行细分，列出几十条意见，请代表对其分别表态，由此去了解代表的真正意见。而且还要对意见来源进行分析，比如意见来源的地域分布，来自哪个地域多，就应注意到那些地方去解决问题；又比如意见种类，是有法不依，还是执法不严；还有代表成分的来源，意见是来自领导干部阶层还是弱势群体等。如果在大会期间，人太多，这样做有困难，可以向全国代表发放问卷，然后收集、统计、分析，使之解决问题有的放矢。

我想借此机会再谈一下"依法治军，加强顶层设计与基层落实的联动，真正把胡锦涛主席和中央军委的决策指示落到实处"。我来自军医大学。今年军

390

医大学有两大任务转变，一个是教学任务有大幅度增加。长期以来，全军的军医和护士靠四个军医大学和各军区或军种所办的医专和护校来培养。2004年将一军大和所有护校医专转入地方。军医的来源绝大部分由地方培养的国防生来补充。几年的实践表明，地方来的国防生不仅质量远不如军医大学培养的医学生，他们对军事医学也不了解，更主要的是来到部队多数不愿在部队工作或工作不安心。去年中央军委指示，将全部医科的国防生送回军医大学培养，从今年起，各军医大学的大学生培养名额将增加1倍或40%。另一个是为军服务任务有大幅度增加，从去年开始，总部已将属地的军人医疗服务划给军医大学，仅第四军医大学（现空军军医大学）三所医院就增加了相当多的人，其中口腔医院还要负责全军的口腔保健。教学和医疗任务的大幅度增加必须依靠两项保障才能完成。一是经费保障。增加的学生眼看今年9月就要入学了。这么多人来了，要有学员楼住宿，要新建食堂、厕所、运动场，特别是教室要生均增加4平方米，实验室要生均增加6平方米。建楼就要花钱，这一点总部并没有落实，属地医疗只是把任务划给了我们，但医疗费用依然保持在原有军区的原有单位，没有经费怎么开展医疗服务？二是编制保障。学生人数增加，总参给我们增加了×××个军人教师的编制，但目前尚未落实下来；属地医疗任务增加，原来的医护人员编制依然保留在原单位，也未划拨到军医大学。每个军医大学的编制，由于这几年裁军从原来的×××人左右减到×××人左右。由于总参未将增加编制和调拨编制下达到总政，所以总政依然在让军医大学的工作人员大量转业，今年给四医大的转业名额达×××名。为了完成任务，我们不得不让具有博士、教授头衔的人转业，有的教研室已走得不剩一个军人了，护士、技术人员已快走完了。走了的人不可能回来，为了补充减员我们只好聘用地方的青年人来补充，由于待遇较低，只能聘到水平很差的人员。我们十分担心，增加的教学任务，增加的为军医疗服务任务如何完成。

军校对于军队的发展壮大是十分重要的。美军有西点军校，中国曾有黄埔军校，俄罗斯有伏龙芝军校，办好一所军校是十分重要的。毛主席说没有一个人民的军队便没有人民的一切，他还说没有文化的军队是愚蠢的军队，愚蠢的军队是不能战胜敌人的，结合起来，就是"没有一个文化的军队是不能战胜敌人的，也就没有了人民的一切"。现在地方院校正在根据中共中央批准的"中长期教改方案"进行改革。我们部队要跟上。部队这么多院校，真正能与地方院校比水平的只是国防科技大学和军医大学。可现在军医大学在地方招生已开始出现困难，我们在有的省份招生比过去的录取线降低了30~40分，还招不齐学生，这是一个值得高度重视的问题。

作文三领
2012 年 3 月 14 日

在"国家工程科技思想库"第三专题组工作会议上的讲话。此次会议在工程院 316 室召开。出席会议的有邱贵兴、李伯虎、吴以岭，韩英铎、崔俊芝、唐启升、王安等 8 名院士。还有李朋义、王国辉等 5 名专家。工程院机关出席会议的有李仁涵、董庆九、谢冰玉、安耀辉、刘静、丁善兵、姬学等。会议由樊代明主持。

今天的会议很正式，但我们可以开得轻松一些。机关事前为我们准备好了吃的（糕点）、喝的（咖啡）和品的（茶水）。为什么这么喜庆呢？因为我们第三专题的工作通过先后在西安、北京、沈阳等地的工作会议，更有同志们这近一年来的努力，工作已近尾声，东西已快写成了。第二个原因，今天是邱院士的 70 岁生日，他又是我们今天的主报告者，劳苦功高，医药卫生学部的李冬梅处长还准备了生日蛋糕，等会大家一同分享。现在请邱院士代表课题组作报告（略）。现在请大家针对这个报告发表意见（略）。

这个报告的基本东西都出来了，大家发表了一些宝贵意见。归纳一下还要在三方面下些功夫。一是体现主题。主题就是我们为什么要做这项工作。学术及出版对于中国工程院重要在哪里？对于建立国家工程科技思想库又重要在哪里？这一点要说到。工程院本来就是一个学术机构，是搞学术的，再怎么强调都不过分。二是固定段落，上次会议我讲，以"四四四四"结构较好，即四个方面的经验，四个方面的问题，四个方面的策略，四个方面的措施。三是补调内容，补指有些缺项的，调指有些内容要从一个段落调整到另一个段落去，这样做使每一个段落丰满充实、言之有物、前后呼应。我只说了些原则性的话，具体操作还要你们几位执笔的同志来完成。写文章就像造房子，主题代表建房计划，段落好比造房框架，内容好比新房装饰，三者缺一不可。只有这样才会写出好文章，建成好房子。

真全与全真

2012 年 3 月 14 日

在《中国工程院 2011 年度年鉴》编委会上的讲话。参加会议的有董庆九、谢冰玉、阮宝君、李仁涵等全体编委，共 12 人。

通过大家的努力，包括各局处相关同志的大力支持，2011 年度年鉴的基本材料已收集起来。要特别表扬刘畅同志，她下的功夫最大、贡献也是最大的。刚才各位已提了很好的意见和建议。我们要把年鉴编好，速度要快，争取 6 月份院士大会时发给大家。编好年鉴，我还是强调在去年编鉴时的两个字，一个是"全"，一个是"真"。这个全一定要真全，这个真一定要全真，合起来要求既全又真。

"全"字要求将一年来的工作要记录下来，要真全，不能遗漏，大项遗漏了要算事故。第一项"重要讲话"中，除了温家宝总理和刘延东国务委员的讲话外，一定要加上一篇周济院长的讲话。上级领导的讲话很好，但比较宏观，需要我们去细化落实，要有我们的行动。周院长的讲话不要选局限在某一部门的，要对全院工作有指导作用的，比如年初的工作部署或年终的工作总结就很好。他对部门的讲话可以放到各章节中去。去年一年中与地方合作联合成立了三个研究院，这是 2011 年的大事之一，要写进去。这项工作方式是与地方的特殊合作，但工作的内容是咨询工作或咨询工作的支撑条件。去年机关架构的调整也是一项大改革，也要写进去，如若不写进去，后人还以为从来都是这种工作架构呢！还有其他一些内容，我都同意补充进去。刘畅那里有记录，大家回去后尽快进行补充。

"真"字的要求就是记叙事件，里面不要加很多形容词，要做到全真，有数据用数据说话，有图片用图片说话，要反映一个事情的全面，不全面就是失真。比如国际高端论坛，目前主要表现在学术活动上，事实上有国际合作方面的工作和内容。我想在国际合作方面也要提及。比如加一个表把 12 场次及参加人员都列出来，至于内容不一定都要重复，可用括号写上"见学术活动 ××× 页"

就行了。这样前后呼应，又不重复，查起来也方便。人才培养栏目是周院长专门提出来增加的，这对工程院非常重要。但现在收集的内容不多，其实做了很多工作，要注意收集，也可以把其他栏目中与人才培养相关的内容移加一些到这个栏目。

最后我想提醒大家一个事。今后我们开会，主持人或发言人在讲话，大家不要讲话，这是对发言人不尊重，同时也影响了自己和别人听讲。今后要立一个规矩，谁在下面讲话就批评谁，就点谁的名。今天没有专指某人，但人人都要注意，都要严于律己、从我做起，这一点希望大家今后注意。

喉咽反流

——为《喉咽反流相关疾病》作序

2012 年 3 月 20 日

胃内容物反流，受累最多最重的是食管，胃食管反流病是消化内科的常见疾病。其次受累的是咽喉部，主要表现为声哑和咳嗽，临床诊断为反流性咽喉炎，国际及国内很多专业共识视其为胃食管反流病的食管外表现。但也有很多学者认为，这些症状不同于胃食管反流病，甚至有的病例内镜检查食管黏膜无损而反流独立存在，因而认为是属于发病机制有所不同的喉咽反流。喉咽反流的概念被美国耳鼻喉头颈外科协会于 2002 年采用，并于 2012 年被美国国立图书馆列为 Mesh 主题词。这一概念近年也逐渐为我国学者所接受，并进行了有限的相关研究。

喉咽反流病涉及多个学科，包括消化科、耳鼻喉科、呼吸科、儿科等，其发病机制又包括神经精神因素、体质和生活习惯、食管动力学，特别是喉咽黏膜屏障等多个环节。因此，喉咽反流的相关研究应有多学科的共同努力，互相借鉴配合，相得益彰。冯桂建、叶京英两位同仁认识到目前国内喉咽反流的研究还处于各自为战的阶段，遂邀请国内相关领域的多名专家共同撰写了《喉咽反流相关疾病》这本书。该书从咽喉局部的解剖知识为根源，以胃食管反流病的发病机理为主干，以喉咽反流相关疾病的详细介绍为枝叶，共同构成一棵"大树"，真可谓根深、挺拔、叶茂，符合我们对疾病认识的自然过程；同时又从方法学对研究技术进行了详尽介绍，最后对 PPI（质子泵抑制剂）治疗疾病中的副作用还进行了解读。该书内容全面，既反映了有关研究基础，又展现出临床示范，对关心喉咽反流和（或）胃食管反流病的研究人员及临床医师均能有所帮助。

我有幸先睹为快，相信该书的出版，必将推动相关学科的合作，推进喉咽反流病的研究诊治，是为序。

医学整合
——为《临床实习指导与病例辨析》作序
2012 年 3 月 22 日

　　疾病的临床表现纷繁复杂、千奇百怪，其发生和发展虽有一般规律，更有特殊表现。如何从复杂表现中抓住主要矛盾确立诊断、制定疗法，这不仅需要个性认识，更需要整体思维。目前，医学教育条块分割式的疾病讲授与整体诊疗的临床思维存在差距；医学生培养中单一注重症状和技术与疾病诊疗的系统思维很显不足；医学生毕业后的岗位服务能力与患者的实际需求不相匹配。病人成了器官，疾病成了症状，医师成了药师。头痛医头、脚痛治脚的情况，时有发生。医生把症状治没了，可疾病加重了，医生把器官治好了，可病人死亡了。这是医学几千年来由宏观向微观、由整体向专科迅猛发展中出现的问题。如何还器官为病人、还症状为疾病、还注重局部治疗为全身康复？这是一个大问题，也是一个大难题。需要有人从事这方面的研究，同时也需要把这种研究成果逐渐地传授给后来者，以此逐步改变现状。为此，我花了很大力气写了一篇文章，一万多字，题目是"整合医学初探"，英文暂译成"Holistic Integrated Medicine"（HIM），将发表在《医学争鸣》第 3 卷第 2 期上。文末大声疾呼，不仅要重视整合医学的理论研究，而且要重视整合医学的具体实践。我对自己的提法能得到呼应尚未报存很大信心。正当此际，第三军医大学西南医院的刘刚教授等同仁，已经写成了这套《临床实习指导与病例辨析》丛书并出版，我有幸先睹为快，并觉十分高兴。我认为这是从一个侧面对整合医学的理解和尝试。该书以实习指导为本，列典型病例为范，强调系统思维，与临床教学实际相符。对医学生临床综合分析问题和解决问题能力的培养和提高将有重要的指导作用；对青年住院医生、进修医师和临床研究生的学习也有重要参考价值；对各专业将来编写更多更好的整合医学教材更有重要的借鉴意义，是为序。

"8020" 赞

2012 年 3 月 27 日

在中国工程院第 13 场"健康讲座"上的主持词。这次讲座由第四军医大学（现空军军医大学）口腔医院时任院长赵铱民教授主讲，题目是"口腔保健"。参加讲座的有两院院士及其家属，中国工程院徐匡迪老院长，时任周济院长、潘云鹤副院长，以及工程院机关工作人员，约 100 人。

很对不起，我迟到了将近 1 个小时，因为爱尔兰共和国总理 Kenny 访华，今晨举行第四军医大学（现空军军医大学）与 Galway 大学的科技合作签字仪式，爱尔兰共和国总理要见证这个事件。我作为第四军医大学校长，要在协议上签字，不能请假。昨晚我给白秘书长打了电话，请他帮我主持上半场。白秘书长不学医，也主持得很好，看来他做的事我不一定都能做，但我做的事他全都能做好。

其实，我是特别喜欢来主持这个讲座的，有两个原因：

第一，赵院长是我的同事，都来自第四军医大学（简称"四医大"）。口腔医学是我们四医大拿得出手的专业，赵院长是我们拿得出手的专家。说这话不是自吹自擂，他同时兼任世界军事齿科学会主席和国际修复学会主席。这个主席是不好当的，没有两把刷子是当不成的。去年他领导的团队获得了国家科学技术进步奖一等奖，这是国内口腔医学界迄今唯一的一项国家一等奖。他们建了一所口腔医学博物馆，这是国内唯一一个口腔博物馆。世界种植牙之父将他终身使用的 158 件珍贵物品从瑞典送到西安，放进这个博物馆收藏，说明咱们口腔医学是有一定水平的。说这些也只有一个目的，就是希望大家一定相信他的讲座，要重视牙齿保健。你看赵院长 55 岁了，多健康，讲了 2 个多小时，一直不停，幽默动听，还不去洗手间，前列腺好，为什么，他的牙好啊！工程院的同志们不要羡慕，我已给赵院长讲好，他们有一辆巡回治疗车，里面设备齐全。下次来北京给军队总部的同志们做牙齿保健时，也开到工程院工作两天，专门解决你们的问题。

那一年
我在工程院

卷 二

第二，我是从事消化内科的，口腔是我们消化道的入口。俗话说"祸从口出，病从口入"。外国人说食欲好，中国人叫胃口好。胃好的人一定牙好，牙不好的人胃肯定好不了。刚才赵院长说外国人比中国人重视牙，其实中国的古人比现代人也更重视牙齿。你看，过去人数的量词是"口"，比如你家几口人？他们两口子，等等。连国家统计人数也叫人口普查嘛！为什么呢？口腔牙齿不是光拿来吃饭、喝水、抽烟、说话、表达感情的，还是用来描述年龄的。据说古墓考古，辨别墓主的年龄都需要考查牙槽骨和牙的多少呢！儿时我看人家买牛，靠什么判估牛的年龄，牛又不会说话，买主是靠牛的牙齿来判断，不懂这个可要吃亏啊！

不保护牙齿，在中国是个大问题。城市还好一点，我看过组织部门一个材料，说一个村 60 岁以下的党员，4 个党员只有 3 颗牙。如果每人 1 颗，那有 1 个党员没牙；如果 3 颗牙都长在一个人身上，那另 3 个党员没有牙。真是过去有牙没饭吃，现在是有饭没牙吃啊。牙不好不仅会诱发其他全身疾病，而其本身也是全身健康状况的表现。人老四先老，"老寒腿、老花眼、老糊涂、老掉牙"，四者相辅相存、互为因果。听了这场讲座，我们一定要爱护牙齿，因为幸福从"齿"开始。在座的同志们，当每人都达 80 高龄时，一定要保证自己还剩 20 个牙齿，这就是我们的目标——8020，这样才叫健康。

广西这个好地方

2012 年 3 月 29 日

在中国工程院广西生物医药重大项目院士咨询会上的总结发言。会议在广西南宁市召开，由广西壮族自治区人民政府时任秘书长吴建新主持。自治区时任副主席陈章良和工程院时任院长周济院长参加会议并致辞。参加会议的广西方面代表有科技厅、卫生厅（现卫健委）、发展改革委员会、广西医学院、广西中医学院、广西药用植物园的相关领导同志。工程院方面的代表有杨胜利、沈倍奋、张伯礼、陈志南、王红阳、侯惠民、李兰娟、谢立信、甄永苏、唐希灿、吴以岭、姚新生、程书钧、邱贵兴、张运、周宏灏、肖培根、刘昌孝等院士，以及工程院机关李仁涵、于泽华、赵西路等，近 80 人。会议先由广西方面各单位汇报情况，然后由工程院院士发表建议。

让我作会议总结，这是一个不轻的任务。首先，这次工程院组织医药卫生学部的院士广西之行，不仅有地方的需求，也是从工程院使命任务的深层次考虑的。周院长非常重视，他昨晚刚从北京坐飞机来，今晚又要乘机回北京，白天一天都在开会。自治区党委、政府及相关同道给了我们热情的接待和精细的款待，我们都十分感动，也十分感谢。

我深深体会到，广西是个好地方。这里山好水好人更好，山美水美人更美。山美水美是上天对广西人民的偏爱和馈赠，人好是广西人民人心思进、人心思变、人心思富，天时地利人和，广西的未来一定会更美好。

我深深地感觉到，工程院采用这样的工作方式很好。医药卫生学部把常委会放到这里来开，把咨询、学术、合作综合起来考虑，各应所需、各尽所能，这次活动历时 3~4 天，效率高、效果好，值得工程院总结、效仿，可以作为其他学部学习的榜样，加以推广。

院士们已经发表了很好的意见，我觉得要更加具体的按需求分类细谈。我在这里从宏观，或从总体上提三点意见：

一、要从医生到"生医"。广西壮族自治区党委和人民政府从顶层设计上将医药发展作为未来发展新兴产业的十大支柱，完全正确。我们不能单一去追求工业的 GDP，GDP 再多挣来的钱都用去买药治病是划不来的。不如少点 GDP，但身体健康不生病。你们有很多长寿村，那里并没有多少 GDP，但不生病活得长不就行了吗。别的地方那样搞 GDP 是因为他们只有工业优势，是因为他们没有医药资源。你们现在医药收入才占工业生产总值的 1%，这还有很大发展空间。如果我们问 1 千克产品能值 100 万元人民币的产业有没有，有的那就是生物药品，这比金子还贵呀！当然搞生物医学（以下简称"生医"）离不开医生，现在搞药都是自己搞，不听医生意见，不问医生评价，这样做不成好药。这里所指的医生还包括基础理论知识，没有这个也搞不出好药来。南宁现在作为东盟的中心，有很多外国人来看病，将来还要多。他们现在是奔这里的名医名术来的，但将来他们肯定要奔名药来，所以你们现在就要考虑从医生到生医。

二、从道地到地道。你们这里有 4623 种中草药，植物的生长是与海拔高度、湿度、日照等多种因素相关的。有很多植物在你们这里就可以生长，长出来的就可以成药；而在其他地方不生长，或长不好，长出来的东西不能用作药。你们要宣传自己药材的道地性，要捍卫和保护它的道地性。别人仿种或仿造药材会鱼目混珠，会坏了你们的名声。俗话说"药材好，药才好"。药好肯定是药材好，但药材好不一定就做出来好药。这需要人才、平台、基地。而且后三者都需要是地道的。人才不能叫地道，叫科班人才，真正的人才；平台和基地需要地道的，也就是规范的。说到底也就是好药材要出好药必须要高质量的人才，高水平的平台，高规范的基地。这就是我要说的从道地到地道。

三、从百色到特色。广西的医药界很积极，厂家也多，但总体情况看，目前能生产大药（年销售额达到 10 亿元）的厂家不多。这要注意，不能散弹打鸟，要集中兵力、瞄准靶子、万箭齐轰才对，要从百色中抓住特色。什么是特色？就是要瞄准有重大需求的药品，而且要做人家做不了的、做不到的、做不好的。做一个做成一个，成一个畅销一个，百色不如特色。可以从百色中选出特色，再以特色带动百色，形成良性循环。

最后有几句话和在座的院士共勉，广西确实是个好地方，在这里不仅养人益人，而且可以圆梦，大家多到这里来。

来而不往非礼也

2012 年 4 月 7 日

在中国医学科学院，协和医学院医疗工作会议上的讲话。此次会议由赵玉沛院士主持，曹雪涛院士讲话。受邀作主旨报告的还有时任301医院李书章院长、瑞金医院朱正纲院长、卫生部（现卫健委）医政司王羽司长、科教司何维司长，参加会议的代表有协和医学院附属阜外、肿瘤等6个医院的领导和科主任。

首先感谢雪涛院长、玉沛院长的盛情邀请。我很重视此次与贵院及其同道们的交流。协和医学院，我上学时想考考不上，毕业后想来来不了，是令我既高山仰止，又望尘莫及的高等名校。站在这个台上，实感进京赴考，不断忐忑不安。雪涛院士几次电请，不敢不来。记得他在第二军医大学时我请过他三次去四军大（第四军医大学，现空军军医学院）作讲座，他都去了。此次他刚到贵院上任，若我不来，来而不往非礼也！不过贵院赵玉沛院长，我也请过他三次，答应得好好的，都因突然有保健任务次次落空，不过这次我来了，下次再请他如若不去，也叫来而不往非礼也（笑声）。

按安排时间，我该下台了。可事实上还没开始（因其他讲者超时了），下面30分钟我汇报的内容是"精品战略与学校建设"（略）。

大家听了我的报告，可能有两种感觉。一是王婆卖瓜自卖自夸。抱歉！王婆为何自夸，是因为她不知道别人还有好瓜。二是现炒现卖，我讲的或者说我们取得的一小点成绩或做法，都是跟你们学的，还不一定学得很像，今天拿到你们这里来讲，不叫班门弄斧，就叫以其人之"道"，还其人之"声"。好了，不占大家时间了，因为后头有好戏。

为《转化医学——理念、策略和实践》所作的序

2012 年 4 月 8 日

　　医学伴人类发展已逾三千年，概曰之，前两千多年常从实践到认识，即直接以病人甚至医生本人（如神农尝百草）为观察对象，经历过无数风险甚至牺牲生命。虽发展缓慢，但其成就经得起长期考验，如张仲景发明的中药方"大承气汤""小柴胡汤""四君子汤"等，又如希波克拉底发现的柳树皮治关节炎，后成西药阿司匹林，这些都经历数千年而畅用不衰。真可谓"慢工出细活"。近一千多年强调认识到实践，研究多从实验医学开始，即先以动物为实验对象，取得认识然后到人。特别是近四五百年来，越发从宏观向微观发展，更加注重组织、细胞、亚细胞、分子及其各层次相关机制的研究，逐渐忽视整体，甚而远离临床，造成了基础研究与临床治疗间严重脱节的"鸿沟"。诸如"万络""普瑞博思"多种年销售数百亿美元，世界市场畅销的新药，因为发现其巨大的副作用，被通报吊销，一夜间销声匿迹，真可谓"欲速则不达"。我们不能全盘否定近代基础医学的发展对临床医学的推动作用及取得的巨大成效，但我们确实也真切体会到，似乎基础研究投入更大了、队伍更强了、取得的数据信息更多了、对疾病的病因及机制了解得更透彻了，但对疾病的治疗却更困难了。比如近一百年已对肿瘤开展了大量基础研究工作，可发生率及死亡率很少有降，有几个肿瘤的反而升高了。似乎基础研究的成果离真理越来越近，可临床诊疗的效果却离真理越来越远。这种现状对医学发展既是挑战又是契机，如何推动基础研究向临床应用发展？ 2003 年美国国立卫生研究院（NIH）在 *Science* 上推出了转化医学概念及其实施路线图，由此掀起了国际上转化医学的热潮。

　　我国学者不甘落后，举办了大量学术会议，建成了不少研究机构，成立了很多学术组织，开展了大量研究活动，取得了不少研究成果。但遗憾的是，一直缺一本系统介绍转化医学的专著。以戴尅戎院士为主编，组织国内外相关管理者、基础与临床的专家共同写成了这本《转化医学——理念、策略和实践》，从不同层次和角度阐述了对"转化医学"的理解、报告各自所做的工作。本书共分理念、策略和实践三个层次，深入阐释了转化医学理念与医学模式转

变、转化医学的政策与策略、转化医学的实践与经验。让入门者能系统认识转化医学的重要性与必要性，可作为卫生政策制定者与执行者的重要参考，可为基础研究工作者提示科研方向和归宿，也可促进临床医生主动与基础研究人员的合作。

我个人认为，转化医学本身不是一门实质性的科学，严格来说是一门社会管理学，但它是促进医学全面发展的一个重要抓手。为了克服时下医学知识分划过细造成的弊病，最近，我为《医学争鸣》写了一篇论文，叫《整合医学初探》。篇幅逾 13 000 字，提出了"整合医学"的概念。我想用"Holistic Integrated Medicine（HIM）"这个英语名词，或别的译称，不过这和国外时称的"Integrated Medicine"不一样。我们旨在将基础各领域最先进的医学理论加以整合，将临床各专科最有效的实践经验加以整合，再用先进的科学分析方法将前二者的结果再加以整合，同时结合自然环境、社会心理等诸因素，最终形成更适合人体整体健康、更符合疾病综合诊疗的新的医学体系。我认为，转化医学是整合医学中最重要的内容之一。转化是前提，整合是目标。戴院士这本书对我们开展"整合医学"的系列研究帮助很大，其中提及的理念、策略与实践不仅对"整合医学"本身是一个重要的补充和完善，而且对我们将来写成各专科的专著如"整合消化病学""整合心脏病学"等系列丛书都有重要借鉴作用。是为序。

那一年
我在工程院

卷 二

想与思想

2012 年 4 月 10 日

在中国工程院"国家工程科技思想库建设研究"综合报告讨论会上的发言。会议由中国工程院时任院长周济主持。地点在工程院 316 会议室。参加会议的有工程院时任副院长潘云鹤、干勇、旭日干、樊代明,原副院长王淀佐、邬贺铨、沈国舫院士出席了会议。出席会议的还有各专题组负责人杨胜利、韦钰、何继善、屠海令、吴澄、邱贵兴、殷瑞钰院士以及工程院机关的相关同志,总计 50 人左右。

这个工作已历经一年多,这个报告已经 8 次修改,基本框架已经形成,为成稿继之成文打下了基础。我建议,总报告要充分吸收五个子报告的内容。比如说第三专题涉及学术出版,我们是总结成"四个成绩、四条经验、四个不足及四个办法"。总报告还没完全写进去,可能是我们子报告交得不及时。今天讨论的这个报告有些是属于工程院的常规工作,不能当成思想库。常规工作只能称其为"想",但思想库容纳的是"思想","想"与"思想"是有区别的。

既然是国家工程科技思想库,要把重要性写出来,要达到应有的高度。我们读东西一般看重前面一两页,后面就是翻题目了。如前面两页和题目不能引人入胜,一般就不继续看下去了。思想库的重要性在哪里?有多重要?上级领导不一定了解,有的还可能认为我们是纸上谈兵。普通人不一定了解,有的认为是劳而无用的东西。为了准备这个会,我睡前翻看相关资料,妻子问我在干什么,我说工程院要搞思想库。她说你们工程院不去搞工程,却去搞思想,还要成库,没法理解。妻子是当皮肤科医生的。我说思想是工程的准备,你没有理论能看病吗?她坚定地说能!所以,为了让上、下、左、右,包括我们自己对思想库的重要性有足够的理解,一定要讲清楚、讲透彻。一是要从历史上看,我们有四大发明,确实推动了中国社会发展。但四大发明在中国不如在国外用得好,第一个用"火药"冲向太空的是谁?第一个用"指南针"发现新大陆的又是谁?接着是三次工业革命,蒸汽机加纺织工业推动了英国发展;内燃机加化学工业推动了德国发展;计算机加电子工业推动美国、日本的发展。有时一项工程技术的问世就会推动社会大踏步前进一次，甚至飞跃一次。那么下一次工程技术的革命会不会发生在中国。如果是，又会在哪个领域出现？这是从历史上看工程技术的重要性。二是从现实上看，当今世界，天灾人祸不断，一个接着一个，有的本身就是科学技术发展中造成的问题。这些都需要科学技术去解决。谈思想库不是对工程院已有工作成绩的总结，而是对未来工作的思考、展望和设计。不是对工程院组织机构和工作程序的进一步解释，而是考虑就现有机构、现有队伍在已有的工作基础上，还要为国家做什么事，做什么大事。

我是当医生的，今天这个会有点像我们的大会诊。大会诊需要特别关注的是三个问题：毛病在哪里？治得怎么样？下一步怎么治？我想作为思想库，也要深刻分析我国工程科技发展中毛病在哪里，比如我们用的医疗设备多数都是买国外的，是我国的材料不好，技术不行，还是什么问题？找到毛病就知道怎么去治了。我看发展中国工程科技，一要有组织，比如现在工程院成立的几个战略研究院就很好，将来应分领域做下去，使得有人天天在想这个问题就好；二要有经费，比如设立工程科技基金等；三要有队伍，各式各样的工程人才都要有；四要有管法，即能促进该领域发展的管理机制。比如我们第三专题，主要是抓学术，怎样使学术更好地为工程科技发展服务。我们提出了"1-2-7"方案和"四聚"，主要为提高学术质量，对每年场次进行调控。这不是不要百花齐放，也不是不要百家争鸣，但这个齐放应鲜艳夺目，这个争鸣应一鸣惊人。工程科技思想库应强调生产力，特别是直接生产力。哥德巴赫猜想、杨振宁的理论有生产力吗？他们是求真，可以得诺贝尔奖，但不一定出生产力。我们的三峡工程有生产力，但永远拿不到诺贝尔奖。另外，科学是追求客观规律，而工程技术不仅要追求客观现实，还要考虑伦理。

最后加一句，工程院现时的使命，除了建设祖国外，还要考虑保卫祖国。国防工程技术也是重要一块，工程院有十分之一的院士来自部队，还有一大批地方院士在为国防工作。所以，我们的思想库也要充分考虑到这方面。当然属于特别保密的可以不涉及。

管理要有理
2012 年 4 月 15 日

在工程管理学部"工程管理理论体系"研讨会上的讲话。本次会议在浙江省杭州市虎跑山庄举行。由该学部时任主任王基铭院士主持,工程院时任院长周济出席会议。出席本次会议的有朱高峰、王礼恒等 22 名院士。工程院机关出席会议的有白玉良、李仁涵、华尔天、李冬梅、于泽华、吴国凯、常军乾等。此外,还有中国社会科学院、中南大学、重庆大学、东北大学、中石化集团公司的相关同志,共 60 余人。

阳春四月,工程管理学部的院士齐聚杭州虎跑山庄,共同研讨"工程管理理论体系"。首先,我代表周院长和工程院机关对会议召开表示祝贺。这次会议十分重要,周院长特别抽出时间来参加,一是对工程管理学部重视,更主要是奔这个主题来的。我联系工程管理学部,昨天参加了你们的常委会。就"管理体系"我谈如下粗浅认识。

工程管理体系是循工程→工程管理→工程管理理论→工程管理理论体系依次发展而来的。既有历史缘由,又有认识深化,是一个从实践到认识,是一个从微观到宏观,中间又充满了各种介观的过程。对于工程管理学部,对于工程管理学科,工程管理理论体系既是它存在的理由和根据,又是它发展的基础及准备。但是长期以来,人们对这个循序渐进的事实及本质认识不清。我们学部本身也是处于"工程管理"这个层面,向上奋斗不够(理论或理论体系),向下涉足有余(工程或具体工程)。于是出现了如下情况:

一、社会上对"工程"的认识局限。一个地方建筑老板要找个好医生看病,他的好友认识我,找到我并给他介绍我是工程院院士。病人一脸窘相,说他最近没有建筑工程需要我做。可医学属于工程院,医学本身也是一项巨大工程啊。

二、社会上认为工程管理学部不重要,是官的俱乐部。包括我们很多院士也认为工程管理学部不需要设,其实这是一种不对的想法(后面再讲)。

三、我们每完成一项工程,总会有感到遗憾的地方,包括我们看病也是这样，每每出现事后诸葛亮。其实原因就两个：一是考虑不全面，有时是挂十漏一，也可能挂一漏十，做完了才知道哪里未做全，哪里未做好；二是眼光不长远，任何工程都要经受时间考验，有的工程做完时就落后了。

要解决上述问题，就得认真研究"工程管理理论体系"。研究成功了，成熟了，通过这种系统的理论体系培训，我们就可以自主地、自觉地、自愿地从事工程管理，考虑工程的全面性和长远性，使之少出现遗憾，后出现遗憾。

工程管理理论体系的内容是繁多的，形式是复杂的。依我看，涉及从单元性到多元性，也就是从一维到二维；涉及事物的面积，从低层次到高层次，或单层次到多层次，即从二维到三维；涉及事物的体积，从事物的形成到时间效应，即从三维到四维。除此之外，即除了工程本身以外，还要涉及社会、环境、伦理、经济对它的影响及它对上述这些因素的影响。只能分析单一因素，只能完成单一工程因素，这不是工程管理；知道自己会做什么，但不知道别人会做什么，这是匠人。知道自己不会做什么且知道别人会做什么者为大师。最近，医生被患者杀伤或杀害的事件屡有发生，这是一个复杂的社会问题。本来患者与医生是一种特别亲近亲密的关系，能把生命作为互相托付的介体是最真诚最信任的。医患关系如此紧张，解决这个问题就需要工程的系统管理来解决。我观察到一个奇特有趣的自然现象，北京和西安都有鸟，但西安基本看不到鸟巢，而北京则很多。西安的鸟不可能飞到北京去住，要么西安的鸟有住的，而北京的鸟没住的，它就得自己建。我还看见北京的鸟巢，不少只建了一半。这可能有两种情况。一是后一半还在建，再就是烂尾楼，鸟放弃建了。鸟在建巢的过程中，它们先是用一根树枝，这相当于单元，后来多根并在一起形成一个面，这叫多元，形成面积，然后一层一层向上架，这叫从单层次向多层次，或低层次向高层次，形成体积。当然他们也考虑到环境社会的影响，比如一般建在避风处，且门也向适当的方向开。鸟建巢选在树的主干上而非树枝上，这是为了牢固，以防止吹风时左右上下晃动，建在树的主干上发生上下晃动的情况肯定是没有的。你看，鸟做建筑都知道工程管理，鸟是靠本能的，但人是既靠本能又靠本事的。本事是学来的，也有研究出来的。

工程管理说到底就是做好加法当好加号、或做好乘法当好乘号。工程中的每一项因素都好比一个又一个加数。加号的作用是，如果每个加数的量不变，要使"和"增大；如果每一项因素好比一个又一个乘数，乘号的作用是，如果每个乘数的量不变，要使"积"增大。如果"和"或"积"不变，则加数或乘数要变小，是能源减能源，是材料减材料，是人力减人力，这就是工程管理。如果说做加法那是一般水平的工程管理，而乘法则是高水平的工程管理。如果减少加数或乘数的个数和每个的量，最后的"和"或"积"比原来的还大，那就是最高水平的管理。这不仅需要高深的专业知识，还需要高精的组织能力。如果把上述这些都做好了，做精了，而且能说出所以然来，那就是"工程管理理论体系"。

这次会议由中石化浙江分公司承办，办得很好，我们要表示感谢。这正是"院士专家聚虎跑，浓茶细雨四月天"啦！希望这次会议能成为工程管理学部的一次历史事件，成为你们对学科贡献浓墨重彩的一笔，成为工程管理理论体系研究史上的一个里程碑。

曾国藩为何纳妾

2012 年 4 月 24 日

在中国工程院第 14 场"健康讲座"上的主持词。本次讲座由中国医科大学一附院皮肤科高兴华教授主讲，题目是"老年皮肤保健"。参加讲座的有中国工程院和中国科学院院士及工程院机关工作人员，共约 100 人。

俗话说"人活一张脸，树活一张皮"，其实人也是活一张皮，因为脸也是皮，而皮不只是脸。皮肤是人体最大的器官，展开有 2 平方米，重达体重的 1/10。正常人的皮肤厚约 2 毫米，只要在这个范围内父母骂孩子"脸皮厚"是不对的。患病时有的厚度可以超过 1 厘米，那是另外一种说法。皮肤一生中都要保持完整性，皮开必然肉绽。皮肤总是保持自己的存在，减肥减掉的只是脂肪或肌肉，皮肤是减不掉的，骨头也是减不掉的，所以剩下的每为"皮包骨头"。在高教授讲课之前，给大家提一个问题。大家都知道曾国藩，那可是清朝的大官，他有很好的修养、涵养和操守，毛主席和蒋介石都夸他。就是这样一个名人，为什么要纳小妾，找个小老婆或小情人呢？请大家带着这个问题听高教授的讲座（略）。

高教授的报告讲完了，讲得很生动，也很有用处。我有两点体会，即四个字，一要关心"因"与"果"，二要注意"保"和"养"。

关心"因"与"果"，发现自己的皮肤有异常或者是颜色变了、光泽变了、弹性变了、感觉变了。最大可能是皮肤患什么疾病了，也有可能是全身疾病在皮肤的表现。是因是果要搞清楚，当然因与果有时是可转换的。但是一定要弄明白，把这个弄明白不是一般人，甚至一般医生也难弄清楚。仅皮肤病就有 3000 多种，加上全身病那就更复杂了，所以要找内行、要找专家。一般皮肤有异常表现，首先是要排除全身病才能对局部进行相应的诊断，特别是治疗。

注意"保"和"养"，皮肤要保护，要主动地保护它，喝酒抽烟，对皮肤肯定不好，还要避免强烈的日晒。有些演员都五六十岁了，为了年轻、消皱，去打肉毒素，使肌肉麻痹，其实只能管半年。有的人不问青红皂白，本来本底就不错了，还去拉双眼皮、垫鼻隆胸，有时破坏了皮肤，不仅没变漂亮，连还原都还不了，悔恨莫及。有的做完皮肤手术后长成疤痕疙瘩，或局部变形，别人看来要不恶心，要不害怕。要知道爱美之心人皆有之，厌丑之心也人皆有之啊！刚才有位听众提到隐秘处皮肤保护问题，这是一个重要问题，平常羞于提及。这些地方的皮肤其实是很脆弱的，容易感染。我要告诉大家一个值得注意的问题，小时候父母都教我们"饭前便后要洗手"，现在看来不全面，要"便前便后都洗手"。便前不洗手，容易把体外的病菌带给自己，男同志更应注意。特别是一定不要与刚如厕的人握手，如果他便后没洗手，很容易把他的病菌传给你，这就是有的人自己很洁净，很自律，不知怎么传染上性病的原因。说完保护皮肤，要说一下"养"护皮肤。怎么养护皮肤？学问可大了。因为皮肤类型不一样，方法也不同，皮肤可分为干性、油性、混合性等，要在医生指导下应用护肤品，到街边的美容院去买护肤品是很危险的。那里只管把商品卖出去，把钱赚回来。我妻子是皮肤科教授，女儿是整形科医生，我们家从来不用护肤品，平时洗脸也不用肥皂、香皂，温水洗脸就成，我们的皮肤保护的都很好。有人用肥皂、香皂或洗洁剂天天猛洗，似乎皮肤越洗越白，其实错了，能洗白吗？我们重庆人有个词叫"洗白"，"洗白"是什么，就是死了的意思。

好了，我再揭晓曾国藩纳妾之秘吧！曾国藩指挥湘军打仗，是常胜将军，凶猛无比。当然精神也十分紧张，他得了一种病，叫神经性皮炎。这种病全身奇痒，白天注意力不在此集中还好，晚上翻来覆去睡不着，越痒越挠，越挠越痒，而且有的地方挠不着。怎么办呢？有人给他找了一个小姑娘，晚上专门为他治痒，办法是用小手拍打使之入睡。用小妾治神经性皮炎，是那时没办法的办法，现在看来是很对的。其一，神经性皮炎是神经高度紧张引起的，至少是诱因，那时没有安眠药，没有镇静的药，找个体贴、放心、愉悦的人可以使其安定，免于烦躁。其二，神经性皮炎其痒难忍，那时也没有很好的止痒药，但又不能自己乱抓，抓破了感染更麻烦，所以找一双小手轻轻拍打，不失为最好的办法。当然现在社会进步了，我们不能找小妾镇静，医药也进步了，我们有了止痒药。现在我们如果有了皮肤问题，按高教授讲的办就行了。

一字之差

2012 年 4 月 24 日

在中国工程院常务会讨论科学院为领导同志起草之讲话稿时的发言，该讲话是为 2012 年度两院院士大会专门准备的。本年度由科学院起草，工程院提出修改建议或意见。会议由中国工程院时任院长周济主持，时任副院长潘云鹤、旭日干、干勇、樊代明和工程院各局级负责同志参加了讨论。

我原则上同意本稿的框架，并基本同意各位副院长刚才发表的修改意见。我个人主要对近期"科学文化"的提法和内涵有些不同看法。科学文化既可以理解为科学之文化，又可以理解为科学和文化，二者是有很大区别的，不能混为一谈。在二十世纪五十年代，从小学读书开始，就是学习科学和文化知识。到了六十年代，我们读小学时就改为学习科学文化知识，把和字去掉了，但心里面是明白的，科学和文化是不一样的。但现在要把科学和文化理解为科学之文化，那是不对的。不然我们国家怎么有科技部和文化部，我们参加晚会也有科技界代表，还有文化界代表呢？三个代表中第一个代表是代表先进生产力，先进生产力或第一生产力应该是科技；第二个代表是先进文化，也就是社会主义先进文化。我们是搞科技的，肯定不能说是搞文化的，也就不能说是搞科技文化的。科技是第一生产力，可以引领或推动社会发展，可以创造物质财富；同时科技也可以创造文化，可以丰富文化，甚至可以改变文化，后者亦称精神财富。

这是经济基础与上层建筑、与意识形态的关系，涉及生产力与生产关系之间的关系。如果我们把科技文化理解为科技之文化，那么科技文化应包括科学精神、科学态度、科学规范等，比如，求实创新。那么这些文化是科技界共通的、共同的，人言道"科学没有国界"就是这个道理。也就是说科学文化在任何社会制度和文化背景下的要求都是一样的，否则就不叫搞科学。但我们说科学家有国界，这就是说科学家要受到不同社会制度和文化背景的影响，有其自己的核心价值观。所以我们不能狭义地理解科学文化是社会主义先进文化体系所特有的，应该是全人类的共同财富。因此，科学文化与社会文化是有差别的。我经常讲，让一个搞自然科学的人去搞社会科学那会是"楞头青"，让一个搞社会科学的人去搞自然科学那会是"捣糨糊"。我的发言对不对，仅供参考，总之，社会学提新名词、新概念要谨慎。创新是重要，不仅要实用，而且要准确。

"併"与"并"

2012 年 4 月 28 日

在中国工程院第 134 场中国工程科技论坛开幕式上的讲话。本次论坛在成都市锦江宾馆召开，主题是"骨科手术并发症及其防治策略"。大会主席由邱贵兴院士担任，卢世璧、秦伯益、魏于全、张兴栋、樊代明等院士，时任工程院白玉良秘书长、李仁涵局长、李冬梅处长，赵西路、姬学，以及来自全国各地的相关学者近 500 人参加了会议。

工程院第 134 场中国工程科技论坛就要开幕了。中国工程科技论坛主要为解决各工程科技领域的重点难题，併发症就是临床医学中难以避免、难以解决的问题。可以说，只能解决主症的医生只是匠人，只有既能解决主症又能解决併发症的医生才是大师。併发症是怎么发生的呢？大致有三种情况：一是治疗主症时留下的病变或病症，这种遗留可能是医学技术本身难以完全解决的病变，也可能是医生能力不可及遗留下来的病变或病症；二是病人对主症治疗时的生理或病理反应，或者是病人没有按照医嘱或违背医疗常规发生的病变或病症；三是医生在治疗主症中引起的不良病变或病症。上述三种原因无论是哪种情况的发生，都与人有关，这个人不是医生就是病人。所以今天会标上写的"并发症"的"并"字是不对的，不能用"并且"的"并"，既然併发症的发生与人有关，就要用带有"人"字旁的"併"字。"并"与"併"二者不可混用，就像我们不能写"併且"一样，也不能写成"并发症"。併发症的"併"字，"人"字旁代表与人有关，而人字旁右边那个"并"则必须是随主症治疗同时发生的病变或病症，才叫"併发症"。我认为"人"和"并"合起来的"併"更能说明併发症的本意。

本次会议不仅请了骨科的相关专家，还请了两位院士来谈人文与医学，这很重要。我不懂骨科，一会我要给大家作"三千年医学的进与退"的报告。我们对"病人"二字的理解有两种。一是一个人得了病，另一种是得了病的人，应该是后者正确。不然，我们把一个人的病变治好了，但这个病人却不痊愈。比如一个失恋的少女跳楼，你把她的骨折治好了，她可能还会跳河或上吊。这就是人文的重要性，人文对医生的成长及开展工作同样也是重要的。

此次会议选择的主题为整个临床医学作出了榜样。因为无论哪个临床学科都会发生并发症。在高水平的临床学科，就高水平的临床医师在而言，应该是并发症少，并发症小，甚至没有并发症。所以各专科都要努力，也希望将来多开这个内容的中国工程科技论坛。

为《临床肝脏病学》所作的序

2012 年 5 月 1 日

屈指数来，为医学专著作序已有数十本了。这不为吹嘘自己，其实作序就是第一个读书人谈体会。谈得真不真，写得好不好，那是仁者见仁，智者见智。但起码先读了几十本书，当别人还未得手时我已尝鲜了，这确是收获。就肝脏病学作序，还是"大姑娘上轿——头一回"。记得三年前给一本肝脏外科学写过类似体会，但那次容易，因为同为作序的有黄志强院士，他是真正的肝外科专家，有个比照，更知深浅，即便仓促上阵，也敢"欣然命笔"。

这次今非昔比，本书主编谢渭芬教授是著名消化病学家张国治教授的高徒，国家杰出青年基金获得者，教育部"长江学者"特聘教授，曾在 *Hepatology* 和 *Gut* 等国际著名杂志发表过大作。他组织的编写团队多数是国内杰出的青年专家，内容几乎涵盖了所有肝脏疾病及相应特殊诊疗技术。成稿后又经 82 岁高龄、我国著名的消化病学家张国治教授逐章审阅。我有幸先睹为快，粗看之，图文并茂；细读时，耳目一新；再回首，收获不尽；长思量，寓意无穷。

有一个小秘密借此告之，谢教授此前被选为全军领军人才。百里挑一，十分难得，居然请我作他导师。我已年近花甲，尚无拙作一本，青不出蓝先胜蓝，为师汗颜，扪心不安，也扪心不甘啦！不过夸奖之下，也提粗议与你共商。近年我一直在思考，近期终成思想，提出了"整合医学"的概念，英文暂称"Holistic Integrated Medicine"，表述逾 13 000 字，已发表于《医学争鸣》。其目的是改善医学细化和细划给现代医学带来的弊病，倡导将各领域现有最先进医学发现加以整合，将各专科现有最有效临床经验加以整合，再结合社会、环境、心理等因素，形成更符合人体整体健康、更适合疾病综合诊疗的新的医学体系。临床肝脏病学如能从此入手，将来发展成整合肝脏病学，即"Holistic Integrated Hepatology"，那将是我们未来的希望或更有希望的未来。所以，此序也为彼序，或称"序中序"了。

那一年 我在工程院 卷二

对与不对

2012 年 6 月 3 日

在中华消化学会全国消化肿瘤论坛开幕式上的致辞。此次会议在湖北省武汉市召开，由中华消化学会和武汉大学人民医院联合举办。参加会议有来自全国的相关学者，共 200 余人。

欢迎大家参加本次会议。大家从全国各地来，还有外宾从国外来。不仅年轻的同道来了，我们的于忠磷、于皆平两位老教授都过八十高龄了，也来参加这次会议。为什么呢？我想本次大会应该讨论两个问题，一个是消化道肿瘤要不要作为重点进行研究的问题；一个是要研究但怎么研究的问题。会上大家会展开广泛和深入的讨论，我先抛出三个问题，供大家考虑。

一、消化科医生光搞肿瘤不对，但不搞肿瘤肯定不对。有些年轻医生业务追求比较单一或局限，只注重消化道肿瘤，甚至只局限在某个肿瘤，或某个肿瘤的细胞或分子水平。君不见消化科领域涉猎广泛，包括肿瘤以外的肝病、胃病、肠病、胰病……甚至消化道以外的各种疾病。我们不能单纯做治一个肿瘤的医生，或一种细胞、一个分子的医生。这是一个方面，总体而言，这样的医生是很少的。但另一方面，也是对大多数青年医生而言，他们对肿瘤重视不够，或了解不深，局限在表面文章，即知其然但不知其所以然。殊不知消化系肿瘤是人体肿瘤的重要组成部分，大约 60% 的实体肿瘤发生在消化道。目前可以说早期诊断还很困难，晚期治疗效果不好。我们不能满足于晚期病例的诊断，更不能对晚期病例报以无奈或无能为力的态度，要想方设法去解决这个大难题。

二、搞肿瘤不将其视为病不对，但将其只视为病肯定不对。认为肿瘤是一种病固然天经地义，没有人不同意，而且都当成身体的大敌，以各种办法将其祛之而后快。但肿瘤毕竟是人体自己长出来的，从某种角度讲，是人体需要才长出来的。如果一个人能活到足够长，比如 120~150 岁，而且不因其他原因而死亡，我看可能每一个人都会长出肿瘤，长在哪里可能因人而异、因性别而异。肿瘤细胞增生与正常细胞增生区别在哪里？人体正常细胞增生是必须的，比如皮肤细胞不增生不行，胃肠细胞不增生不行，血液细胞不增生也不行。老百姓说人老了只有两种增生，一种是骨质增生，一种是前列腺增生，其实不止这两种。人体每天大约有 30 亿细胞在增生。为什么不发生癌，因为这种增生是可控的，而肿瘤细胞则是不可控的。为什么不可控呢？是不是身体需要它不断生长呢？比如一个胃癌，你把它切了，甚至全切了，四五年以后还会在那里长出来一个。肿瘤是否是人体抗衰老的一个自然的生理过程呢？人体抗衰老如果是全身性的，可能这样的人活得长些，活得年轻；如果是局部在抗衰老，那就可能长出肿瘤，出现在哪个局部，就在哪里长出肿瘤。

三、搞肿瘤不注重局部不对，光注重局部肯定不对。肿瘤的生长无疑取决于局部的微环境，特别是局部的细胞，或这个细胞内的某个蛋白质或基因。近一百年来进行了大量研究，也取得了很多进展，这是很重要的。希望能找到一种分子既可以阐明肿瘤的发病机制，又可以作为诊断的标志物，还可以成为治疗的靶标或高危人群的筛选方法，最好是一举多得，至少是一举一得。但是人们找来找去，一直到现在还没有找到这样的东西。有些分子是与肿瘤的发生有关，但没有这种分子同样可以长出肿瘤。同样是癌前病变，有的长出肿瘤，有的却长期不变，有的甚至可能退回到正常状态。这就说明局部的病变是否发生肿瘤一定是取决于这个人的全身状态。同样是一个肿瘤，最后的结局也是不一样的。完全靠身体将瘤块消灭，这样的事例很少，但长期带瘤生存者不在少数。你把病人的肿瘤细胞拿到体外培养加上病人的血清不一定活得了，不加血清肯定活不了，加动物血液一般是胎牛的，用老牛的可能就不行。所以肿瘤绝对不是只限于局部的问题，涉及全身的调节，是一种全身性的疾病。病人的治疗效果及转归不只取决于局部，而且取决于全身。有的病人肿瘤很大，只要不告诉他，他会长期生存。但有的病人肿瘤很小，一旦告诉了他，他很快就死亡了，就是这个原因。

总之，消化科医生一定要重视肿瘤研究。在研究过程中，固然要注重病理状态及局部状态，也要与人体的生理状态特别是全身状态相联系。这样的研究才有可能真正走出误区，取得重大成果。

学术的分解与合解

2012 年 6 月 5 日

在中国工程院"国家工程科技思想库建设研究"项目报告讨论会上的发言。本次会议在工程院 316 室举行，工程院时任院长周济主持会议，参加会议的有潘云鹤、干勇、樊代明、沈国舫、刘德培、王礼恒、吴澄、邱贵兴、韦钰、何继善等 11 名院士，以及院机关、清华大学、浙江大学等单位的同志，共约 50 人。

我代表"国家工程科技思想库建设研究"第三课题组，汇报我们的研究情况。大家知道，中国工程院自 1994 年建院年以来，在学术活动开展方面做了大量工作，促进或推动了工程院各项工作的开展，成绩很大，但亦存在一定不足，需要继续改进和提高。本课题依此分成三个专题组，第一组由李伯虎院士担任组长，负责总结 17 年来的成绩和经验；第二专题组由唐启升院士任组长，负责总结目前存在的挑战和不足；第三专题组由邱贵兴院长任组长，负责探索将来发展的思路及举措。最终目的是形成研究报告，作为我院开展学术活动及出版工作的重要依据和参考；形成政策建议，作为我院制定学术活动及出版工作管理制度的依据。

一、关于成绩和经验

17 年来我院共开展各类学术活动共达 750 多次，参加院士专家 2 万多人次，参会者达十多万人次，其中包括我院主导的学术活动如工程科技论坛等，也有我院参与的学术活动如香山会议等。我院与高教出版社合作，出版了 10 余种出版物，如《中国工程科学》中英文版等。其中经验包括：①结合战略咨询，紧扣科技前沿；②围绕重点热点，关注国计民生；③搭建学术平台，培育创新人才；④促进学科融合，催生新兴产业。

二、关于挑战和不足

面对世界发展的新特点，面对科技发展的新要求，面对创新人才培养的新要求，我们的工作还存在如下不足：①顶层设计欠缺，引领作用不够；②发展功能不足，管理体系不全；③学术质量有限，总结锤炼不够；④成果转化贫乏，品牌效应不够。

三、将来的思路及举措

未来学术活动的主要办法是两条：①控制规模，每年按"1–2–7"模式安排学术活动，即每一学部每年安排1场高端论坛，2场中国工程科技论坛，7场学部级学术活动；②提高质量，其办法我们简称为"四聚"，即聚焦学术方向，聚集参会人才，聚合办会方式，聚变学术成果。

上述全部内容在纸质报告中都有具体描述。因为全文40多页，我不再整述。在说"谢谢"之前，只要大家记住我们的"1–2–7"和"四聚"，我们就该感谢你了。

不过我还想说一下"学术引领"这个提法。刚才有的院士说提"学术引领"不对，可能应提"工程技术引领"或者别的。"学术引领"这种提法不是本届学术委员会提出来的，是上一届早就有这种提法了。英文可能是"Leading Role"这个词，工程院是学术机构，我们又是从事学术活动管理的，所以干什么就吆喝什么。学术对工程院的各项主要活动都是起到支持甚至支撑作用，是不是"Leading Role"不好说，但起码学术应该是先行的，是"Key factor"。我查过字典，英文字典里没有对应的"学术"这个词。"Academic"不是这个意思。"学术"这个词中文字典有，我记不清了，好像定义是"学问的总和"之类，这个学问不仅单指自然科学，政治、哲学也是学问啊！学术好像是学来的结果或研究出来的结果。比如我们常说"学而无术"，就是学后没成果或学习没成功。也就是说"学"是过程，而"术"是结果。在中国，学术是受到人们尊重的，我们常自夸自己是搞学术的，或者别人夸自己是搞学术的，这时都感觉很高兴。因为"学术"的比对词不太好，那就是不搞学术，就搞权术、骗术或者无术。从这个角度讲，在工程院说"学术引领"很合适。这是我的认识，也许很肤浅，请大家指正。加上了这几句，无论我说得对不对，说得全不全，都要再一次感谢大家。最后一句话，"我爱学术，我们都爱学术，这是一个好东西"。

那一年
我在工程院

卷 三

整合医学初探

——为《医学争鸣》第 3 期第 2 卷撰文

不少同道问："你提整合医学已有一段时间了，进展如何？大作是否已出？可否先睹为快？"一次次我都满脸窘相，全身发怵，无言以答。世人都知顺水推舟易，哪晓逆流搏浪难啊！

一般写文章，提新辞，每先赋以概念，让人以纲识目、顺藤摸瓜。但就整合医学的概念或定义，我似心中了了，纸上却难明。无奈将其藏到文中或文末，你找到了，可也！当也！反之——请耐着性子读下去。

谈到"整合"二字，不能不谈到人类认识产生和发展的普遍规律。马克思主义认识论认为，认识和实践是人类掌握世界的两种基本形式。在认识和实践的关系中，实践是认识的基础，是检验认识正确与否的唯一标准；认识从实践中产生，随实践而发展，认识的根本目的是实践；在认识过程中，人们通过实践发现真理，又通过实践证实真理和发展真理；实践、认识、再实践、再认识，循环往复以至无穷，而实践和认识之每一循环的内容，都进到了高一级的程度。世界的统一性和多样性，决定了人们对世界的认识既有分化，也有整合。我们认为，分化与整合是对立统一的，是科学发展的两种相反相成的趋势。它们贯穿于科学发展的全过程，体现在每一科学发展阶段之中。科学的分化指在原有的基本学科中细分出一门或几门相对独立的学科；科学的整合指相邻乃至相距甚远的学科之间相互交叉、相互渗透、相互融合，从而打破原有学科之间的界限，形成许多边缘性、综合性学科，使原来几乎毫不相干的各门科学，连接为科学知识的有机整体。整合医学就是将医学各领域最先进的知识理论和临床各专科最有效的实践经验分别加以有机整合，并根据社会、环境、心理的现实进行修整、调整，使之成为更加符合、更加适合人体健康和疾病治疗的新的医学体系。整，即整理的整，是方法，是手段，是过程；合，即适合的合，是要求，是标准，是结果。这样做是顺应历史潮流，顺乎科学规律，顺合社会民意的，有其历史和哲学的根据。

事物发展多数都表现为"分久必合，合久必分"之现象，通常都遵从"螺旋上升，波浪前行"之方式，从来都遵从"否定之否定，对立又统一"之规律，充满了既一分为二，又合二为一之哲学思想。合太久，合太紧，僵硬难变，新物难生，发展受阻；分太多，分太频，万物争生，杂乱无章，形不成合力，找不到规律，无前进动力，无前行合力。大千世界，历来如此，无不如此。其实大自然在一定时间内（也许上千年）可能并无多大变化，规律依旧。分也罢，合也罢，有时只是世人的眼光不同，角度各异而已。分合循环，分合适宜才是事物的真正本质。例如，人体本身客观存在，细胞、器官与生俱来。没有人体何有器官？没有器官焉有人体？但随着人类知识的增长，"唯器官论""唯细胞论"，甚至"唯基因论"都出现了。其实江河的分流与汇合只是外在形式，而本质是"水往低处流"。理解本质，江河的分流与汇合就不费解了，这就是"分合论"。

医学发展是世界事物的一部分，其轨迹离不开上述规律。在人类发展早期，在医学发展初期，人类靠低级的社会活动，落后的生产力在漫长的岁月中探索未知领域，包括与自身生命和健康的相关现象，没有多少实践经验，没有多少知识积累。人们逐渐地把分散、零星且私有的经验集聚起来，写成了几本书，且按师传徒并强调单传的方式逐渐下传。这段时期的特点是以合为主，不断地合二为一。如中国的中医最后形成了相当于基础医学的《黄帝内经》、临床医学的《伤寒杂病论》和药学的《神农本草经》。医学先驱们的这些早期实践，初步建构了中医学的早期框架，在中医知识体系里，渗透着"天人合一"的理念，即人为天的一部分，天有人的一部分。"天要下雨，娘要嫁人"，只能顺其规律，顺者存、逆者亡。在经验收集和知识积累过程中，也成就了或推出了数位名医大家，如扁鹊、华佗、张仲景等。传说，扁鹊活了300多岁，写成了"扁鹊内经"和"扁鹊外经"。其实，扁鹊没活到300多岁，是人们把300多年中所有医学学者的贡献都集中到了他个人身上，这就是医学发展早期以合为主、合二为一的显著特征。有点像本文所讲的整合医学，或称为原始的整合医学。

后来经验越集越精到，知识越集越丰富，有绝技绝活的名医越来越多，形成了较为系统的传统中医学，建立了中国医药学的知识宝库。但从秦朝开始，整合医学逐渐向专科医学发展。这到汉唐时期更为明显，逐渐从医学中分出内、外、妇、儿等专科，药学的发展也随着药物种类认识增多，药物性质及疗效认识增加，也从少数药方形成了"百病可治"的《千金要方》，到唐朝还颁布了世界第一部药典《新修本草》。

事本一体，道分双途。在西医方面，也循这种变化方式发展，但速度及程度更为明显，只是由于中西哲学本源的差异，西方医学更加强调就事论事、实证测量，注重从微观上定性定量，与原始中医的总体把握、系统平衡相反，成为世界医学的"双璧"。考虑文章的篇幅，此处不再进一步详述。但需特别提及的是，自从 17 世纪列文虎克发明显微镜后，医学从宏观向微观迅猛发展，很快将医学分为基础医学、临床医学、预防医学等。基础医学先把人分成若干系统，每个系统又分成若干器官，每个器官再分成若干种组织，组织又分成细胞、亚细胞、分子（蛋白、DNA、RNA）……临床医学先分成内科、外科、专科，继之再细分成消化内科、血液内科、心脏内科、骨科、普通外科、泌尿外科……也就是我们现在的三级学科。

近 10 至 20 年的发展，很多三级学科再次细分，我不知道能否称其为"四级学科"，比如骨科再分为脊柱、关节、四肢等科；消化内科再分为胃肠、肝病、肛肠、胰病等科。过去的中华消化学会亦随之再分成中华消化学会、中华肝病学会、中华消化内镜学会……过去的中华消化杂志亦随之再分成中华消化杂志、中华消化内镜杂志、中华肝病杂志、中华胰病杂志……目前一个"四级"学科还在继续再分成各个协作组，最多达十几个。更有甚者，似乎认为分得还不够，更提出"精准"外科，不知要"精"到哪种组织，"准"到哪个细胞。医学发展到现在，其是以不懈的一分为二为特征，似有不把人体搞个四分五裂、不达撕心裂肺、肝肠寸断、脾胃分家决不罢休。

诚然，这种以分为主的发展方式确实给现代医学带来了进步，人们对人体的认识似乎更细致了，积累的知识更丰富了，诊疗的手段和方法更加精确了，也不可否认的是疾病的诊疗水平和人类的平均寿命确有显著提高。但是，我们也不得不承认它给医学带来了不利、损害，甚至恶果，主要表现在以下 9 个方面。

一、患者成了器官

由于临床分科越来越细，医生的整体观念逐渐消失。有经验点的医生还好，新进专科的青年医生未接受整合医学的培训，只知道四级学科的专业知识，只了解人体的一个局部。病人在他们眼里只是一个器官，或者不自觉地把病人看成了一个器官。亲友陪病人来看病，好像是亲友带了一个生病的器官（而不是病人）来就诊。比如说，来了一个肝癌病人，本来应该是一个得了肝癌的人。但在他们看来，一个人肝上患了癌，着重点在肝这个脏器上，特别是在肝这个脏器的癌上。临床上有的病人腹腔里发现了癌细胞，医生便使劲去找癌从哪里来，可就是找不到癌细胞的来源，有时甚至病人死亡了，尸体解剖也找不到癌的原发器官。对"癌症病人"应该理解为"得了癌症的人"，而不是"人得了个癌症"。

着重点应放在人这个整体上，医生护士在提供治疗和护理时，应将服务对象看作一个具有生理及社会心理需要的整体，而不是只重视其生理或病理变化的局部。因为得了同样一个癌，但人不一样，结局是不一样的。有的把癌切除了，甚至把患癌的器官都全切了，更甚者把周围的淋巴结无论有否转移都全扫光了，最后病人却死了；但有的病人癌未根治，甚至原封不动，人却活着，这叫带瘤生存。又比如，有的病人患了癌，由于不知道病情，直至晚期，还在照常工作，甚至还在运动会上竞赛；有的病人病期还很早，一旦知道，几天不吃不喝，惶惶不可终日，没几天就被吓死了。因此，由于分科太细，医生们各自注重"自管"的器官，各自注重"自管"的病变，最后各自都把"自管"的器官或"自管"器官上"自管"的病变治好了，但由于缺乏整体观念，自己的知识不足，每每顾此失彼，因而在治疗"自管"器官或病变的同时，影响、损伤甚至摧毁了别的器官，甚至是致命的器官。一边做好事一边做坏事，最后是各自都把"自管"的器官治好了，病人却死了。有的医生不知道器官局部的病变是全身疾病的局部表现，或受全身状态的影响，只抓住局部病变治疗，最后结果更惨，局部没治好，病人还死亡了。

二、疾病成了症状

症状是反映疾病表现、严重程度及进展转归的重要标志。但不同疾病可以表现为同一症状，同一疾病可以表现为不同症状，而且同一疾病出现症状的先后次序也不一样。有的疾病很重，直至末期也表现不出相应症状。但有的医生对疾病认识千篇一律，将症状与教科书比对，成了典型的症状医生。诊断时按症断病，治疗时对症治疗、问症发药，头痛医头、脚痛治脚。有的病人来时腹痛如绞、辗转难安，医生一针强止痛剂下去，疼痛消除了，病人安静了，可最后死亡了。这是因为疼痛是病情的早期表现，其实体内还有更加严重的变化将要发生或正在发生，随意止痛会掩盖病情，耽误治疗。而且，一个病人就诊时的症状表现可以千奇百怪，可以千变万化，症状有时是表征，有时是实质。也许病人有 8 个症状，有经验的医生抓住一个最重要的症状，即反映疾病实质者一治，其他症状迎刃而解，病人立即转危为安，痊愈出院；而经验不足的医生抓住这 8 个症状全治包治，用了一大堆药，把多数症状甚至把全部症状都治好了，没有症状了，不咳嗽了，不高热了，不腹痛了，但随后病人肤色黄了，肝坏了，昏迷了，最后死亡了。

三、临床成了检验

检验、影像、病理等临床辅助检查，对于临床医学的发展和常规诊疗实践起着非常重要的作用。如果没有临床检查技术的高速发展，难以有现代化的医院。一个没有先进检验科及影像科的医院，它不仅不能谓之先进医院，也不能发展成为先进医院。再有水平再高的临床名医，在那样的医院都将束手无策，迷茫无为。问题是，现在不少临床医生，忽视"视触叩听"或"望闻问切"等临床基本功的养成和训练。来了一个外伤病人，连他自己都知道手折了、腿断了，但医生不是去检查病人，而是照了一大堆片子，然后告诉病人，CT或磁共振报告你的四肢骨折了。有的医生更是无视病人存在，仅按照X线片、B超的结果、血检的指标等资料，拼成了一个病人，并按之作出诊断，特别是进行治疗。我曾看过一个外院病人的CT片，是肝硬化的增生结节，外院却当肝癌进行了血管栓塞并局部化疗。本来肝硬化后正常组织就很少，却把它当癌治了，那不是雪上加霜吗？可经治医院的辩解是，这个病人有肝炎病毒感染，栓塞没治到癌细胞，也把病毒消灭了呀！真是无稽之谈！有的青年医生过于重视临床检验，离开检验就看不了病。只要有蛛丝马迹，甚至毫无线索，也一查到底。为了"疏而不漏"，布置"天网恢恢"，宁可错查三千，不愿漏查一项。一方面是"检不出什么指标升高，看不见什么异常阴影，查不到什么异常细胞"那就不是病；另一方面是"检出什么异常指标，看见什么异常阴影，查到什么异常细胞"那就一定是病。一切从检验出发，一切以检验为据，一切按检验断病，一切按指标下药，从临床医生彻头彻尾变成了检验技师的附庸。殊不知人是变化的，许多"同病异影、异病同影、一病多影、多病无影"的情况时有发生。有一次我参加研究生的复试，考题是"CEA（癌胚抗原）在什么情况升高？"有人答患癌时，有人说怀孕时，还有人说抽烟时，还有吗？没有了！书上就这几个答案。可有一个学生答，查错了也高。这是一个很有水平的答案，这个学生后来很有出息。"查错了高"对医生来说是充满哲理的，要时刻想到。何况CEA高了不一定患癌，不一定怀孕，也不一定就抽烟；反之，低了则可能是癌，可能怀孕了，也可能在抽烟，这就是复杂的生命现象在人体的表现。作为肿瘤标志物，"查出来的不是癌，是癌查不出来"的情况常有发生。医学上没有绝对值，0和100%都是不存在的，碰到了只是你所用样本太小所致。SARS（重症急性呼吸综合征）流行时有这样一个例子，有人在SARS病人中查出一种蛋白，100%阳性，而正常人100%是阴性，大家欢呼雀跃，以为是重大发现。最后发现这种蛋白的出现是与发烧有关，尽管正常人群均为阴性，但临床上发热的病种可多了，均为阳性。这样对SARS的诊断就没有特异性了，如果这个蛋白只能诊断发热，还用这么复杂吗？只用体温计就行了，甚至用手也能诊断发热嘛。

四、医生成了药师

药品是治疗疾病的重要手段，自古"医药不分家"，而今"医药是一家"，可是市场上药品的种类越来越多，仅抗生素如头孢菌素有的医院就有20多种。同一种药，化学名不一样，商品名不一样，甚至剂量还不一样，药效更是参差不齐，不良反应又视品种而异，医生用药时也一头雾水。多数医生采用对症下药，这个"症"指的不是疾病，而是症状。哪个症状最先出现就治哪个，哪个症状最严重就先治哪个。一个药治一个症状，不行就改用一个或加用一个，甚至改加数个轮番进行，群起攻之，并一次又一次请药师帮忙。有时越治越重，有时压住这个症状又出现另一个症状，此起彼伏；有时把全部症状都治好了，病人发生药物不良反应死了。医生遇到困难不是反复思考"病呀病"，而是不停地琢磨"药呀药"。一个病人到来，不是医生指导药师发药，而是药师"教导"医生用药，由此引起很大混乱。一次有个发热病人，临床开了红霉素，药房没药，结果发了柔红霉素。护士询问是否发错了，对方则说是新一代红霉素。其实柔红霉素是抗癌药，一字之差、谬之万里。再举一个例子，一个病人因心脏放支架后出现肝功能障碍，我去会诊时他正在吃药，他一共吃16种药片，还没加外用伤湿止痛膏。为什么吃那么多药呢？因为他是该校领导，为关心或重视起见，每个学科的主任教授去看他，都从自己专业出发开了"好心"药，即预防用药。这样一来，药就多得不得了。从各个专业来讲都没有错，不过"是药三分毒"，加起来就出现药物不良反应，严重伤肝，病人差点死亡了。除了阿司匹林用于抗凝外，我停用了其他全部用药，最后病人好了。用药要合理，中医还讲辨证施治。中药分成君臣佐使，合理搭配，"一三五"或"一五七"，一是主药或称君药，解决主要矛盾；臣药和佐使药要随症加减，配合主药治病。如果主药用了两个且相互矛盾，那不是治病人，那是折腾病人。

五、心理与躯体分离

"病人"这个词，应理解为得了"病"的"人"。因此，不仅要治疗他的"病"，而且要关心他这个"人"。他的病变可能表现在躯体上，但他的痛苦却隐藏在心里。治愈疾病恢复健康，不仅要有医生的贡献，而且要有病人的努力。否则病变可能治愈但不久复发至结果刚好相反。比如某个年轻人因失恋而跳楼自杀，如果不从根本上解决心理问题，治好了跳楼的伤，她还可能改上吊或跳河自杀。如果不进行躯体和心理两种疾病同时治疗，不仅结果难达理想，且再多的医生也治不完病人。

在医学发展初期，由于生产力低下，缺乏科学知识，人们不能认识疾病的真正原因，心理疏导有一定作用，因此心理治疗在疾病治疗中得到很大重视。当时，从事这份工作的叫作"巫"或"巫医"。曾经还有过"以巫为主"的时代，当时巫把医都排挤了，人们过度地重视心理治病，甚至信神信鬼，这当然不对。不幸的是，随着医学的发展，心理治疗慢慢被疏远了，甚至还出现过完全否定的时代，比如20世纪的"文化大革命"时期，把身体上肉眼看不见的东西统统看成是伪科学、假医学或唯心论，有的还被看作"政治思想问题"。现在这样的想法、看法和做法还时有发生。事实上，很多疾病表现有症状，甚至是严重的症状，但实际上身体查不出来病变，这是心理障碍造成的。调整心理状态可以消除这些症状，甚或治好这些疾病，这在日常的消化门诊中可能30%~40%的病人属于这种情况。另一方面，有些器质性疾病导致的心理障碍可能比疾病本身对病人的危害还大，但随着器质性疾病治疗成功，心理疾病就迎刃而解。总之，心理障碍与躯体疾病有时单独存在，但多数共同发生，且互为因果。整合医学需要医生同时具备两方面的知识，才能看好这些疑难杂症。

六、医疗护理配合不佳

中国医药卫生体制改革纲要指出，护理改革的重点是改变护理工作的模式，变"以疾病为中心的功能制护理"为"以病人为中心的责任制护理"，使病人在住院期间能够得到连续、无缝隙的优质护理服务。俗话说"三分治疗七分护理"，这说明了护理在疾病治疗及人体恢复中的重要作用。病人求医不仅希望得到最佳治疗，而且希望得到最佳护理。通常，诊断治疗的过程对病人而言也许是短暂的、不知不觉的，而对护理的体会则确是漫长而有知有觉的。自从护理专业及护理人员加入医疗领域以来，医疗水平大幅提高。随着医学模式的转变和整体护理的开展，医护关系不再是主辅关系，而是共同为恢复病人健康的平等合作关系。完成一台手术治疗，是医生、麻醉师和护士的跨学科合作、紧密配合的典范。有时护理工作甚至更显突出，手术师和麻醉师在很多情况下必须服从手术室护士的安排，接受护士监督，以避免并发症甚至事故，绝非人们一贯印象的"护士在医生指导下工作"。在国外，护理专业及护理人员受到医生和管理人员的极大重视和病人的高度尊重。但在国内，这种新型的医护合作关系，还没有得到充分认识。本来，护士是临床用药或病情观察等一线工作的主要实施或参与者，但由于受传统分工概念的影响，医疗与护理间在医学教学中知识的互通融合、技术的相互配合、专业的协调互补、服务的交流沟通等方面都有不很协调的情况发生。例如，在临床治疗过程中，没将护理工作整体纳入，病例讨论、术前讨论或死亡讨论没让护士参加，有时参加也是陪衬。危重病人抢救，护士不知道护理重点，有时出现医护之间的严重分离，甚至造成医疗纠纷或医疗事故。正如前面所述"医生成了药师"，药师成了"摆药的师傅"，而护士呢？护士成了"药品二次加工工人"。护士的大部分工作时间不是守候在病人身边，而是陷于发药、配药等非直接护理操作中；她们不是主要与医生主动交流病情及治疗方案，而是单纯机械地执行名目繁多的用药医嘱；不是给病人进行康复宣教和心理疏导，而是反复给病人解释住院费用和催费。从此，医护共同查房的次数少了、医生主动向护士交代治疗方案的时间少了，医护配合缺乏默契甚至脱节。护士总是停留在发药、打针、量体温、数脉搏等最低级的工作层面，与整体护理要求相去甚远。对病人实施的护理级别历来由医生确定并下达医嘱，医生仅从疾病的严重程度来考虑护理级别，并没有从病人的护理需要，从心理、社会等综合因素整体考虑下达护理级别医嘱。比如，一个大手术后基本复原、已改为三级护理的病人，可能因为肺栓塞突然死亡，这种突发意外情况每被问责的是护士巡视不到位，而不是医嘱问题，护士成了"被告"，殊不知护理级别与病人病情不符是问题发生的直接原因。"医护一体"的理念自古有之，被古希腊人誉为"医学之父"的希波克拉底就曾教病人如何漱口、教肾病病人如何饮食，后来成了现代护理中的"口腔护理和饮食护理"；《本草纲目》的作者李时珍，能医善护，亲自为病人煎药、喂药传为佳话，这就是现代护理中的"口服给药"。在这里，我们不是提倡医生去当护士，或医生去做护理工作，医生和护士都应把本职工作做好，我们所需要的是医生要用护理的理念去完成医疗工作，护士则应用医疗的理念去完成护理工作。

七、西医中医相互抵触

西医和中医作为东西方不同的医学门派，都经历了上千年，甚至数千年的发展。既有不同性，也有共同性，都为人类的生存、繁衍和发展做出了贡献，都是人类文明的财富。但其在理论和实践中均有各自的特点，并强调自己的侧面和优势。两种医学体系都是为诊断和治疗疾病服务的。如果能相互学习、取其之长、补己之短，形成中西整合医学体系，定能事半功倍。但两个医学领域历来协作不佳。从1880年左右新中医反对老中医；到北洋政府时期，西医引入并兴起后对中医的排斥；一直到现在社会上对中医的否定。有人公然提出"中医不科学"。其实单一地强调西医或中医的正确性和贡献都是片面的，比如西医在急性病、中医在慢性病的治疗中各显其优势；西医治疗针对病灶，追求药到病除，刀到病除；而中医治病针对全身，追求整体调理，恢复元气，"正气内存，邪不可干"。比如溃疡病人目前最好的药物是质子泵抑制剂，一吃就好，治愈率相当高；但对于功能性消化不良，可能服保和丸或藿香正气丸更好，服质子泵抑制剂远期效果不佳。如果将二者结合起来形成整合消化病学，在溃疡急性期，服质子泵抑制剂，在恢复期（或称愈合后期）服用藿香正气丸，那样就会取得理想的效果。

八、重治疗轻预防

人类的卫生事业应该以防病为主，这是一个"人所共知"但始终未达"人所共识"的问题。相传扁鹊有三兄弟，他本人善治晚期疾病，流芳至今。他的二哥善治早期疾病，大哥是治"未病"的，即未发生的疾病，相当于现在的预防医学。但他的二哥和大哥都不为人知。我们无从考究这是否为事实。但有一点是肯定的，从那时起直到现在，预防医学一直没有得到重视或没有得到足够重视，即使"足够"也没到基础医学，更没"足够"到临床医学那种程度。其实，一场疾病来了，好比决堤洪水，是去下游抗洪抢险，解救庶民重要，还是立足现场筑堤堵坝重要，这是显而易见的。预防医学本来就应该是整合医学。现代医学的分化及微观化，使得"一个疾病、一种基因；一种病原、一种治疗"的线性思维模式成了医学发展的主流。SARS及甲流等公共卫生事件已充分证明，不能仅靠这种线性纵向治疗，更需要"病原、疾病、人群、社会"这种"点线面体"结合，"经纬"交织的综合防治。临床医学主要解决的是发现一种疾病并治疗之，基础医学主要是认识这种疾病，但并不能避免它在不同地区、不同人群的再次发生。预防医学正是通过研究健康影响因素及其作用规律，阐明外界环境因素与人群健康的相互关系，从而制定公共卫生策略与措施来预防疾病。所以，预防医学本身就要求医学的整合，不仅要整合流行病、劳动与环境卫生等预防医学学科，而且要整合基础医学、临床医学甚至社会医学。

有人曾经认为，人类基因组计划的完成，就能解开生命和疾病的奥秘，人类就能战胜所有疾病，但结果并非如此。因为基因只决定疾病的先天遗传易感性，但多数疾病是环境因素与机体因素交互作用的结果。基础医学可以解决发病机制的问题，临床医学可以解决治疗疾病的问题，但如何有效避免"后天不良刺激"，真正做到"防患于未然"，还得靠预防医学。提起预防医学，人们首先想到的是一遇突发事件，工作人员身穿防护服，肩背消毒器，到处喷水撒药。其实，预防医学不只是干这些，这是误解。预防医学不仅是事中、事后防治，更重要的是事前防范，不仅是"治末病"，而且是"治未病"。犹如两支足球队在场比赛，"医学队"这边的球员，是临床医学者，用来冲锋陷阵、治疗疾病；

基础医学者权当"教练组"，用来研究制定战术；而预防医学好比"守门员"。如果有一个顶级守门员，无论主客场、还是裁判黑哨等环境因素，只要守门员能确保一球不失，那么"医学队"就不会落败。因此，预防医学在整合医学中起到"一前一后"的作用，即前期研究必须优先进行，后期干预必须及时持续，预防医学贯穿整合医学的始终。

但今天，这种临床医学和基础医学与预防医学的严重分离依然存在，甚至相当严重。预防医学有赖基础医学和临床医学各学科的全面整合，才能提出行之有效的防病方案或策略。可是目前由于医学向细枝末节分解，真正对全方位、多角度、全局性、大范围预防医学的发展造成了极大影响。如不改变这种状态，继续重治轻防，不能关口前移，1 个预防医学工作者就可以完成的事情（防病）结果要 100 个临床医生才能完成（治病）。继续这样发展下去，到最后 1000 个或 10 000 个临床医生也解决不了 1 个预防医学工作者所能解决的难题。

九、城乡医疗水平差距拉大

在中国，目前存在城乡医疗技术水平的极大差距。这确实是一个严重的社会现象。尽管它与前八个问题不在一个层面上，它是我国现有卫生体制特别是卫生资源配置不合理造成的，不是医学过细分化直接造成的结果，但最终要解决这个问题，也需要整合医学的帮助。现状是，分布在乡镇的医生是一些形似全科但达不到全科医生水平的医生，而城市分布的是只懂某一专科但不具全科本领的专科医生。这是由城乡经济状况、医院布局，特别是近十几年来城市医院向专科化发展造成的。乡镇医生愿意到城市医院工作，但难于胜任专科的医疗。城市的专科医生不仅难以胜任乡镇医院的全科医生工作，而且因经济、环境条件差不愿到乡镇工作。由此导致每天农村病人到城市的大旅行，这恐怕是中国交通领域的重要任务之一。因为在农村看不了病，或者看不好病，这也成了中国看病难甚至看病贵最直接的原因之一。加之过去能培养全科医生且其学生愿意在乡下服务的医学中专或大专学校被全部撤销，尽管我国的中央政府或地方政府正在进行医改试图解决这个问题，但短期内还解决不了这个难题。

综上所述，社会分工越来越细，极大地促进了个人所从事专业的熟练程度，提高了工作效率，加速了社会繁荣，也提高了人类的生活质量，已成为时代发展的潮流。医学分科越来越细，促进了医疗技术的发展和医生水平的提高。但随着生活方式的改变和疾病谱的变化，"分"已经到了尽头，靠无限的"分"

已经解决不了医疗存在的现实问题，不解决好这个难题，现代医学的发展不仅会严重受阻，而且有可能走入歧途。怎么办呢？

其一，加强整合医学理论的研究。加强整合医学的理论研究，我们必须首先重视阐释如下几个问题，并将其作为理论研究的重点：

1. 随着医学研究的深入，有的疾病已明确了病因。但是，现在临床面临的多数疾病都没有明确的或唯一的病因。比如原发性高血压、自身免疫性疾病，我们无法确定其真正的病因，它是多因素联合作用的结果。要彻底了解和治好一种疾病，靠一个专科是不够的，即便是单一的外伤，也会牵扯全身多系统、多器官的变化。

2. 随着生活方式的改变，有些疾病是无法战胜或无法消除的，比如肿瘤、糖尿病等。我们所能做到的只是带病生存和提高带病者的生存质量。只重视单科治疗获得的生存质量可能很差、生存时间可能很短，这本身就是对人类尊严的亵渎。整合医学既是人类尊严的要求，也是人类不得不为的转变。

3. 随着自然环境的变化，许多新发或再发传染病不断涌现，比如艾滋病、SARS、甲流。人类一时来不及适应或形成抗病能力，这已给人类发展带来极大挑战。医生对这些新发或再发传染病的病因及机制不甚了解，对诊断和治疗便束手无策。单一学科不仅背水一战而且杯水车薪，这就需要多学科联合应战。

4. 随着人口老龄化社会的到来，比如在短短的 50 年中，中国人的平均寿命增加了 30 岁以上。这比之前多活出的 30 多年，身体不仅与自然界的接触增多会发生变化，而且身体本身也会发生多系统、多器官的变化。对于这些生理性的或病理性的变化，医学界并不了解或并不完全了解，需要多学科联合攻关、共同认识，才能从诊疗中真正解决现在和未来因人口老龄化带来的问题。

5. 随着医学技术的发展，许多以前难以想象的诊断技术和治疗方法，不断问世并在临床上得到成功应用，解决了许多过去解决不了的医学难题。但似乎继续向前发展已有很大困难，而且经典医疗技术只能解决局部问题，无法解决全部、全局或系统的问题，要维持医学的发展，必须依靠医学知识与技术的整合。

6. 随着现代社会的进步，许多疾病的发生与社会现实有关，而社会现实又引起大量心理问题。如果医生只了解躯体疾病的诊断治疗，不解决心理问题，那么再多的医生和再多的医院也治不完或治不好这么多病人。

整合医学是传统医学观念的创新和革命，是医学发展历程中从专科化向整体化发展的新阶段。不能将这种观念的变革简单地视为一种回归或复旧，而应视为一种发展和进步。不仅要求我们把现在已知各生物因素加以整合，而且要将心理因素、社会因素和环境因素也加以整合；不仅需要我们将现存与生命相关各领域最先进的医学发现加以整合，而且要求我们将现存与医疗相关各专科最有效的临床经验加以整合；不仅要以呈线性表现的自然科学的单元思维考虑问题，而且要以呈非线性表现的哲学的多元思维来分析问题，通过这种单元思维向多元思维的提升，通过这四个整合的再整合，从而构建更全面、更系统、更科学、更符合自然规律、更适合人体健康维护和疾病诊断、治疗和预防的新的医学知识体系。这就是整和合的统一。从这个意义上讲整合医学应该译为"Integrated Systematic Medicine（ISM）"。目前，整合医学虽然还未得到全面认同，但她也必将成为世界趋势、国际前沿。但是从事这方面研究也是一个严峻而复杂的课题。医学从合到分，中医西医都已经历了上千年，相比之下，中医稍慢，西医很快。将其整合如逆水行舟，难度很大。既要向传统理论挑战，又要向现代实践挑战，既要向权威学究挑战，又要向习惯势力挑战。人类医学知识体系到现在已经相当庞大，而且正在且还将继续增长。这些知识中，何为主、何为次、何为因、何为果、何为先、何为后，何为真、何为假。如何去粗取精，去伪存真，由表及里，由此及彼。无论是分与合，数量越少越易，层次越低越易。但面对这样一个知识爆炸的年代或局面，哪些合？怎样合？这值得广泛深入研究。这些合不仅要采用科学的方法、历史的观点、前瞻的策略，而且要经得起实践的考验。我们要大力宣传整合医学的优势，探讨不搞整合医学的危害，寻找整合医学的优秀典型，全面地、科学地改掉旧观念，形成新概念。在推进"整合医学"的宣传中，要从学理上阐释大至宇宙天地、小至人体本身，都是一个内部诸要素密切相关、环环相扣、节节联动的整体，由此要求医家不能只盯局部忽略整体，而应该全局在握、整体在胸。

整合医学与全科医学有相同性，但更有不同性。全科医学强调的是一个医生掌握多种本领，一专多能，但这个能只是一般的能力，是建立在现有基本理论和普通实践基础上的。相当于 A+B+C= 和，而整合医学强调的是各种最先进知识理论和最有效实践经验有机而科学地整合，相当于 A×B×C= 积，前者是数的增加，系常人能为；而后者是质的飞跃，需能人所负。

整合医学与转化医学（Translational Medicine）有相同点但更有不同点。后者是将人们在基础医学理论研究中的发现及时用到临床诊疗中，去检验其有否价值。所得结果再回到基础研究中去完善或改进，通过不断的循环往复，最终使基础研究发现及时地造福于人类健康。

整合医学与国外倡导的"互补医学或另类医学"（Complementary and Alternative Medicine，CAM）不同，后者是用西方医学为主流的观点来看待所有其他非主流医学，是一派带有轻视和排异他派的观点。

整合医学与循证医学（Evidene Based Medicine，EBM）有相同处更有不同处。后者是以证据为基础，理性地选择各种医学诊疗手段中的一个或数个疗效较好的、副作用最小的方式进行诊疗，这是以一个群体获得的证据或百分比为基础的。整合医学是代表人类健康和疾病认识的集大成，是将从整体及其各因素之间发现的理论整体与人体整体、再与自然和社会环境各因素之间疾病诊断预防中的经验整体进行对比、分析，两个整体共同作用、相互整合，从中找出最符合、最适合人体健康及疾病诊疗的最佳状态、最佳方案，从而实现最佳效果，由此逐渐形成新的医学知识体系。

医学模式的转变是一项十分复杂的工作。我们要特别重视整合医学提出的概念要准确，要限制其内涵和外延。当然这个概念和涉及的范围，也是需要不断修改、修正和完善的，可以讨论，可以争论，也可以见仁见智。一方面，我们要做好人的特别是医学科技工作者的观点转变，使其认识整合医学的紧迫性和重要性，知道疾病发生发展过程中绝对不是机体一种基因、一类细胞或者一个器官在发生变化。由于机体有强大的调节保护机制，可能是整个人体各系统都在发生功能和结构的改变，这种改变的发展和转归又与周围环境、饮食习惯甚至人际关系等因素有关，所以诊疗疾病必须综合考虑。另一方面，又不能全盘否定医学分科的重要性，在现在和以后相当长的一段时间中，专科医生还有其在治疗效率或精准性方面存在和发展的必然性和必要性。

其二，加快整合医学实践的推进。实践是检验真理的唯一标准。整合医学既是一种深奥的科学又是实用性极强的科学，需要不断积累、不断提高、不断地付诸实践检验。整合医学是一个从理论到实践，回到理论再到实践，永不停息的过程。需要我们采取如下各种办法来推动和完成这个过程。

1. 举办整合医学的学术会议。积极推广和普及整合医学的理念，不断交流整合医学的学术成果，不断交流实施的经验和做法。开始时可以试办某一专题或某一疾病的整合医学研讨会，如以乙肝综合防治或肿瘤的综合防治策略为主题，邀请相关基础医学、临床医学和预防医学的学者参加会议，从多角度讨论理论发现、诊疗方法和预防策略，形成相应的共识和指南，并逐渐地修正或完善这些共识和指南。继之，在更大范围举办中国整合医学学术会议等。由此，逐步解决同饮一江水，但隔河相望老死不相往来的问题。

2. 成立整合医学的学术组织。成立相关整合医学学术组织，吸收从事基础医学、临床医学和预防医学的专家参加，比如成立中华医学会整合医学学会，外称中华整合医学学会，下分整合消化病学分会、整合心脏病学分会等，以此推动整合医学的发展。

3. 编撰整合医学专业杂志。创办《中华整合医学杂志》及相关分册，如《整合消化病学杂志》《整合心脏病学杂志》等，不断报道各专业整合医学的成果。

4. 编写出版整合医学丛书、教科书或专著。由此逐步解决教材类同，东家抄西家、南家抄北家，家家出专著，其实一本书的问题。

5. 成立整合医学研究所。开展整合医学的专门研究，除了用循证医学研究的方法开展整合医学的深入研究外，最主要的是应用信息网络分析技术来开展研究。正如前述，整合医学是将各领域最先进的理论发现和各专科最有效的临床经验有机地实现科学整合，收到"积"的效果。但近200年来，世界人口的增加和医学知识的增长，都呈指数型增长态势。如，20世纪80年代，全球已达4万种生物医学杂志，估计每20年翻一倍；又如，知识老化速度在加快，一个人掌握知识的"半衰期"在18世纪大约是100年，现在已缩短为5年。未来20年仅在生物医学领域的知识进展量，将相当于人类近2000年来各领域知识的总和。显然，人的大脑不仅"记"不住，而且"跟"不上。电脑虽然在智力上远不如人脑，但在记忆力和逻辑运算方面远远超过人脑。我们可以通过信息整合的方式实现各领域最先进医学知识之间的最佳整合，各专科最有效临床经验之间的最佳整合，继之实现这两个最佳整合的再整合从而建构医学知识的新体系，引发医学发展的新飞跃。这也可称之为数字医学或信息医学，其中包括建立整合医学基础与临床研究平台；建立居民健康档案；重点提供疾病预防信息、临床诊疗决策支持、疾病治疗转归分析；药物交互作用和临床指南的综合知识；患者特定信息的知识整合；临床决策需要的知识工具与领域专家的沟通机制；评价和预测疗效的方法学；整合后的患者健康信息（从出生到当前电子健康档案或电子病历）；独立的诊疗指导软件（如预防、诊断、健康的风险评估、治疗方案、临床检测、临床用药与操作、提高患者信任度）；建设信息化环境，包括居民健康档案、患者病情监测（局域网、物联网、互联网）、家庭健康档案、家庭健康信息系统、家庭护理信息系统、院前急救信息系统、急诊信息系统、长期护理信息系统、转诊信息系统、医院信息系统（门诊工作站、病房工作站、入院管理系统、LIS系统、PACS系统、医嘱系统、ICU监护系统、手术管理系统）；电子病历等。由此，逐步解决知识骤增、如何去粗取精、去伪存真，取之有用的问题。

6. 成立整合医学专门病房。先在有限的、易于操作的学科之间开展整合。在美国某些医院，几年前就以疾病为中心开展内科、外科及相关学科的整合。目前，国内某些大医院开展的院中院模式的建设，就是整合医学的一个有益尝试。有些大医院的综合病房或介入病房在一定程度上是在向整合医学发展，比如血管介入病房或微创病房就是结合内科和外科技术的整合医学病房。但现在的综合病房严格地讲是能治疗各种不同疾病的病房，而现在的ICU则是利用多种技术治疗类同急重症的病房。整合医学需要向ICU的治病模式发展。建立"预防医学与健康维护门诊"，或称"防病门诊"，该门诊与临床门诊连为一体，将预防保健科和体检中心等临床行为统一起来，改变以往单一预防接种或者健康查体的形式。整合预防医学和临床医学各自的优势，为社会提供更全面的健康教育、开展健康体检、建立健康档案，实现一条龙服务。由此，逐步解决不以病人为中心，医出多门，病人就诊找不清东南西北，复杂伤情不知该哪科收管等类似问题。

7. 开设整合医学教学课程。加速医学教育模式转变，逐渐打破目前分系统、分专科教学法，从一开始就以整体概念学习局部知识。目前倡导的全科医师培养有利于向整合医学发展。在整合医学教学实践中，应在医学生进入各科室学习之前就开设整合医学课程，以促使医学生向临床整合医学医生的过渡；继之，在制度上进行保证，比如延长住院医生在临床各科的转科时间，为刚分到医院的新医生实施整合医学教育，同时进行3~4年不定科培训，使之成为具有综合分析问题和解决问题能力的医生。再者，对高年资医生进行定期整合医学知识进展讲座，使每一位医生都能用整合医学的知识和本领诊治病人。整合医学教学，不是一概否认现存的教学方法，而是在现有方法或内容基础上的整体化、系统化。由此，逐步解决医学生整合医学知识贫乏，克服目前流传的"金眼科、银外科，糊里糊涂去内科""世上只有专科好，多一事不如少一事"的错误思想。

8. 开展整合医学的继续教育工作。由国家和各省、区、市卫生部门组织，或由中华医学会等学术组织机构牵头，委托有关高等医科院校实施。首先，对全国三甲医院的医务人员进行整合医学的培训或轮训，然后逐步向基层拓展；第二，在职业医师资格考试中，更多地引入和强调整合医学的内容，用考试的指挥棒督促广大医生自主学习和实践整合医学的知识；第三，在高等医科院校、研究生教学或在职教师的培训中，开设整合医学的必修课程，并逐步纠正课程门类过多，分化越来越细的现象。由此，逐步解决"分科定终身""师傅带徒弟，一代一代传下去""医学越来越广，医生越当越小"的问题。

综上所述，医学从合到分已有上千年的历史。分不是不好，只能到一定程度。分得太细、分得太散，最终不仅说明不了生命的真谛或人体的本质，而且容易出现盲人摸象的现象，容易出现只见树木甚至树叶、不见森林的现象。医学需要整合，整合的结果就是整合医学，就是还器官为病人，还症状为疾病，从检验到临床，从药师到医师，身心并重、医护并重、中西医并重、防治并重。

从事整合医学的学科不是要把一个综合医院的医疗全部都能完成；同理，从事整合医学的医生不是要把所有医生的工作全部都能胜任。但这样的学科这样的医生必须懂得，他们必须利于整合医学的概念和实践来治疗他正在治疗的病人。他们所诊断和治疗的病人不仅要比别的医生诊疗的病人，而且还比自己过去诊疗的病人生存率要更高，生存时间要更长，生活质量要更好。这就是对整合医学的要求，这就是对从事整合医学医务人员的要求。

换个地方活
——谈航天工程对医学发展的贡献

一、天地之别

人类在地球上已生存了数百万年，并逐渐适应了这个环境。我们所依存的地球表面是一个半封闭的自然生态系统，内含一定物质并不断地与星际环境交换辐射能量。既然地球表面是一个含有物质、能量且受力场影响的空间，我们适应了这个环境，也就意味着适应地球表面的物质、能量和力场的影响，这个环境对人来说是最适环境，因为我们适应了。你把鱼放到这个环境它就活不了，因为它适应了水下生活那个环境，在那里它生活得很好，但人到那里就不行，至少时间长了不行。

地球表面所含的物质，具有不同理化性质，更为重要的是在空间范围内呈一定浓度分布，我们适应了这种分布就是好环境。而 PM2.5 本来就有的，现在分布多了就叫污染；同样，地面上氧气分布是充足的，到了高原氧气分布少了，氧分压降低我们就缺氧，甚至得病；空间的能量是以不同形式存在的，比如机械能、化学能、热能、辐射能等。人类根据自己的需要在不同情况下、不同时间可吸取不同的能量。空间分布的场其性质也有不同，其强度分布亦各异，如重力场、电场、磁场等。任一环境又随时间变化的函数有关，故应考虑到它的时间特征值，如强度或浓度随时间的变化率、频率、相位等，以及人体暴露于某种环境与时间长短有关，如短暂性、一过性、持续性、间断性或慢性，对生物体的影响是不一样的。上述这些变化有很多在太空环境中发生急骤而显著的变化，我们可以了解这些变化，认识这些变化，利用这些变化来造福于人的保健长寿，或疾病的治疗和恢复。那么，与地球环境相比，太空环境有什么不同？美国国家航空航天局（NASA）的五大任务之首就是探索"太空是一个什么样的未知世界"。当然，探索太空，我们不是要把一切事情都搞清楚，不必要也不可能。我们力图找寻的是地球上的各种因素在太空环境发生改变后其变化规律的不同，这种变化规律对于探索其对人体的影响有重要意义，是可以引为我用的。因为时空变了，规律也变了。那么目前知道的最大的变化是什么呢？

在地球环境我们研究影响因素时，多着重对单因素的分析，但在太空环境各种因素通常以联合方式发生作用，又称联合性（复合性）环境负荷，其影响除与各因素的理化性质有关外，还与各因素出现顺序和暴露时间有关。这是因为在地球表面，各因素的出现不是同时的，是不断出现的，通常是前一因素与过去的因素相作用，到达平衡后，再出现后一因素。人类也是在漫长的进化中，先对一些因素适应了，达到了平衡，然后再出现新的改变，适者生存就是这个道理。如果这种变化太突然，力量太大，适应不了，就会消亡，也许恐龙灭绝就是这个道理。可是我们到太空，这种环境变化却是多因素同时变化，而且是在很短时间内，如一天或几天时间内发生完全的变化。这就是太空环境是以联合方式变化的。复合性环境负荷的强度取决于各因素的强度及其交互作用，两种或以上环境因素共同作用可能出现3种结果：①相加，复合影响等于各因素影响的代数和；②协同，复合影响大于各因素影响的代数和；③拮抗，复合影响小于各因素影响的代数和。当然这种影响还会因人而异。不同年龄，不同性别，生理反应，工作能力，主观感受不同，其代数和很可能不同，我们要寻求的规律是求出"综合性环境负荷指数"。上面这些想法说法是否全面、是否全对还难说，因为人类探索太空时间还短，次数还少，应该说还十分肤浅。所以，NASA的五大任务中的第二项就是"研究人如何到达太空"。但是，到达太空谈何容易，我们不妨回顾一下人类登天的历史和壮举。

二、登天之难

自从1873年载人气球升空成功，将人的活动范围扩展到水陆之外的第三环境；到1903年莱特兄弟发明飞机使人真的飞起来；到1957年苏联发射世界上第一颗人造卫星；到1961年加加林进入地球轨道成为第一个太空人（成为第一个孙悟空）；到1969年美国阿波罗11号飞船着陆月球，阿姆斯特朗登上月球成为第一个"嫦娥"；再到我国"嫦娥一号"月球探测卫星发射成功。迄今为止，已有近千人次遨游太空，数百艘飞船腾云驾雾，10多个航天员登上月球。在医学和生物学研究方面，1947—1952年，美国利用"V2"型火箭和"空锋"号火箭分别把果蝇、真菌孢子、种子、苔藓、猴、小白鼠等发射到60~120km的高空进行过研究，测定了动物心电、呼吸、血压等生理指标，研究了小鼠失重状态的姿势反射并成功回收。1949—1960年，苏联用火箭把狗发射到 100~110km 和 210~212km 高空进行试验，取得了很多数据。尽管如此，我们还很难说什么真正成功。航天飞行需要三高，一是高质量飞行器，这种飞行器必须根据人的各种耐受程度来设计；二是高额的费用，这个可想而知，据我知道，舱外使用的航天服一件就价值 2000 万美元，相当于多少中国人全年的花费；三是高水平的航天员，合格的航天员身体和心理素质都要过硬，我们俗称"超人"。但是要做航天研究，仅仅身体好还不够，还要有科学头脑。真正的科学家能上天的极少，结果是能上天的不能搞深奥的科学，搞科学的又上不了天。要让搞科学的能上天，特别是要一个团队上天，还要带去大量仪器设备那是不可能的。

三、以地仿天

如何实现 NASA 五大任务中的第三项，即人类将在太空有什么发现呢？最好的办法是在地面建空间站，建模拟空间站。怎么建空间站？建什么样的空间站呢？地球及其大气层以外的空间可分为近地轨道空间、行星际空间、恒星际空间和星系际空间，建立永久性的国际空间站一般是在近地轨道空间上建。20 世纪 70 年代苏联发射了第一代空间站"礼炮号"和可长期使用的载人空间站"和平号"，后者有 6 个接口，可组成庞大的空间站联合体，也称复合实验室。航天员在"和平号"空间站逗留的时间最长为 438 天。美国从 1973 年发射过 3 个小型实验室，又称 Sky Lab，即天空实验室。美国早已开始并研制成功天地往返运输系统，即航天飞机，同时开展广泛的科学研究，包括空间科学实验、材料、天文和对地观察等，但这些飞行器总体来说是在舱内模拟地球表面环境，即能使人生存的环境。但在地球上建立空间环境模拟舱，是在舱内模拟太空环境或称空间环境，以研究空间环境对生物体，包括人的影响。空间环境模拟技术是在地面上研究等效再现空间环境，其中包括压力环境、大气环境、热真空环境、动力学环境等。可分为两种：①空间环境物理参数模拟研究，旨在研究在地面上再现空间环境物理参数的技术途径和方法；②空间环境物理效应模拟研究，即在受到条件限制不能再现空间环境物理参数时，可采用物理效应模拟方法，达到等效再现空间环境物理效应的目标。由此找到地球上不存在或很少存在的对人体健康和疾病治疗有好处的环境条件。

建地面站需要多门类学科与技术的集成，需要的工程技术基础有机械工程、真空工程、制冷工程、暖通空调工程、光学工程、自动控制工程、软件工程等通用工程应用技术，并与航天环境医学、航天重力生理学、航天员选拔与训练、航天实施医学、环境控制与生命保障工程等航天医学工程学分支学科紧密结合，其特点是适人性和绝对安全性，美国和苏联的航天员都以生命为此付出过代价。就医学或生物学需要来讲，我们至少可以建设两类地面空间环境模拟舱。

首先是综合因素可变性空间环境模拟舱。即建立一个人工密闭舱，开放时与地球表面的环境条件一致。当其密闭时，通过工程技术的办法使其逐渐改变成模拟空间的状态，包括气压、温度、气体浓度、辐射等。并摸索出全因素变化过程中若干临界状态。

其次是单因素可变性空间环境模拟舱。即建立一个人工密闭舱，开放时与地球表面的环境条件一致。当其密闭时，通过工程技术的办法使其逐渐变成某一因素（如气压或气体浓度等）与空间状态相接近的空间状态。并摸索出某一因素变化过程中（由高到低或由低到高，如气压）若干临界状态。

地面空间站的研究要与医学和生物学的要求相一致，大家知道，空间环境医学主要研究空间环境因素作用于人体后的生理反应、病理效应、发生机制及防护措施。既要研究单因素对人体的作用，更重要的是研究多因素的复合作用，人体对空间环境的效应可分为急性和慢性两种：急性效应指有害环境因素作用量级（强度和时间）到达一定程度时，短时间必然产生的一种效应，其效应程度与强度有关，如低压低氧反应、高低温反应、有害气体污染效应、噪声的听觉效应、电离辐射效应等；远期效应是暴露于有害环境因素后一段时间才出现的效应，如某些致癌物或电离辐射产生的致癌和遗传效应。后者是随机的，有较长潜伏期，发生概率与作用量级有关，效应的程度与作用量级无关。人体效应主要有以下几种，建立地面空间站时必须要考虑到：

1. 低压效应，观察人与动物对低压低氧状态的生理反应特性与规律、标准制定、工程防护和产品评价。作用参量包括大气总压、氧分压、二氧化碳分压、压力的变化速率等。当总压力降到一定程度时会致航天减压病。但氧分压过低或过高可致急性缺氧反应或氧中毒，当压力变化速率过快可致中耳损伤。

2. 温度效应，观察不同温度和模拟失重后人体温度的变化及其规律、标准制定。温度过高和过低会引起人体的高温或低温反应，超过人体的热耐受和冷耐受会引起人体的热冷损伤病症。

3. 有害气体与毒理学，地面站内检测人体本身以及站内非金属材料挥发性物质的含量，研究人体的反应、标准测定及防护办法。人体的反应由有害气体的种类、浓度及暴露时间决定，主要表现是黏膜和呼吸道的刺激反应以及对中枢神经系统的抑制作用。有些污染物如多环芳烃和苯还有致癌作用。

4.辐射效应，电离辐射对人体的影响，主要由吸收剂量、辐射物质品质、暴露时间及方式等决定。电离辐射可致皮肤、眼部晶体、造血系统、免疫系统和生殖系统的急性反应，也可引起癌症或遗传疾病等远期效应。非电离辐射可致中枢神经系统、感觉系统、内分泌系统、消化系统的急性反应，也能产生远期效应。

建成空间环境模拟舱不是根本目标，研究空间特殊的环境因素对人体产生影响的规律、机制和防护（对抗）才是根本目的。这也是 NASA 五大任务中的第四项："在设法达到或达到空间环境后能学到什么知识？"我们可以通过这个环境来观察人体的反应，包括体外的和在体的。从中找到有利人体保健和疾病治疗的环境条件并加以利用。

四、倚地知天

地面空间站在站内模拟的空间环境因素对人体影响的性质各不相同。有些因素如机械能超过一定强度可直接造成病理损伤、休克或死亡（直接打死）；机体的代偿功能主要表现为强大因素影响后的组织自愈和修复。人体一方面与空间环境不停地进行物质、能量和信息交换；另一方面通过自身调节保持内环境稳定。这个平衡一旦被打乱，可能出现 3 种后果：①完全恢复或完全代偿，达到新的平衡；②部分恢复或不完全代偿；③代偿失败或失代偿。人体对空间环境因素的反应又可分为特异性和非特异性；急性与慢性；全身反应与局部反应。

特异性反应是对异常空间环境因素不利影响，机体能重新恢复相对稳定状态和保持内环境的稳定；非特异性反应是机体一般性的增强对异常环境的适应能力。特异性又可分为快反应型和慢反应型。前者指为了维持生命立即产生的反应，通常生理代价很大。后者指逐渐发挥作用，形态结构和生理功能都会发生深刻变化，先有的快反应消失，也称"习服"。一旦习服，不仅对该种环境因素耐受性增加，而且对其他环境因素的耐受性也增加，或称交叉适应。局部性反应不难理解，全身性反应指有的环境因素作用复杂广泛，可引起全身广泛的代谢反应或功能障碍，它可以通过下丘脑—垂体—肾上腺皮质激素系统引起"全身适应综合征"。

仅以失重因素改变为例：人类进行载人航天已有半个多世纪了，在这个过程中除了 10 余名航天员登上月球外，其余都是围绕着地球轨道飞行，因而影响人体健康的主要因素是失重。在加加林上太空前，人们在重力对人体的影响方面所知甚少，因而对载人航天活动是反对的，包括有些知名的生理

443

学家和医学家都是极力反对的。通过400多名航天员的航天飞行和地面模拟训练证明，人的生理系统是可以适应失重环境并存活下来，不会引起不可逆的生理反应，而且可以胜任1年多的太空飞行并完成各项任务。当然，由此引起的不良反应也是不可低估的。最常见的不良反应是中枢神经系统紊乱、心血管功能失调、航天贫血病、航天运动病、骨质疏松、肌肉萎缩、免疫功能低下、水盐代谢紊乱等。有趣的是在失重初期，大约2升体液会从下肢转移到上身，如果在地面，中心静脉压肯定会高，事实上实测结果是降低的。另一方面，长期飞行返回地面前饮用大量盐水，增加循环血量，可以提高对立位的耐力，但实测效果不甚理想。总之，这样奇怪的现象非常多，若能对其进行详细研究，不仅可获得一些新的生理学知识，而且可能有助于理解一些地面上的疾病机制，如直立性低血压、骨质疏松、运动病、肌萎缩、水盐代谢病、肺栓塞等。

皮氏玻璃培养器皿是近一百年来一直用于培养细胞和检测药物的器具，但难以实现自然状态的三维生长，也就无法形成自然状态的三维结构，从二维状态获取的数据难以代表三维的自然状态，科学家在地面建立了模拟失重的缓慢回转器。通过缓慢旋转，改变了重力作用对实验标本的方向，使单位时间内作用在标本上的合力为0，从而使细胞从外观和结构上更像天然组织。通过这个办法已经揭示了细胞具有其特殊性、自动凝集和成长的有价值的线索。这使得药物检测更具有可靠性。在这种器具中培养癌细胞，可使恶性表型与良性表型间发生相互转换。

空间环境模拟舱一方面要模拟各种空间环境因素，同时要观察人体对不同空间环境因素的耐受能力。比如，我们可以首先在单因素变化模拟舱内放置细胞、组织或动物本身，然后启动单因素变化，从地球状态向空间状态进展，观察上述样本生存的最适值或耐受的最大值，然后将在不同单因素模拟舱获得的单因素最适值或耐受最大值加以组合，并在综合因素模拟舱中将这些单因素值综合模拟成一个最佳空间状态，然后将生物样本包括整体动物置入这个环境，观察确定可能危及生命安全，引起机体严重障碍的环境负荷强度阈值或各种物质浓度阈值，也注意其对人体工作能力之影响，并找出使工作能力降低或生理功能下降的各种阈值，由此制定出各种标准，为将这些标准用于防病治病奠定基础。获得这些宝贵的数据依然不是我们最终的目的，重点是要用于健康保健和防病治病，这也是NASA五大任务中的第五项，即"获得的知识用来改变人类的生活"。也就是利用在模拟舱得到的各种数据，来建设治疗疾病的空间医院或保健康复的空间康复中心。

五、借天促医

空间医学的研究成果不仅可为航天员遨游太空保驾护航，而且可以在许多方面解决地面上临床遇到的各种疑难问题。例如，前庭神经功能适应方面的研究，除了帮助航天员适应微重力下的生活外，还可帮助医师诊断和治疗地面上有前庭疾病的病人；了解航天员失重条件下的肌肉萎缩和肌肉功能下降的机制有助于治疗地面上各种肌肉萎缩性疾病，通过药物、激素、基因治疗等方面的探索，为地面上很多健康问题，如衰老、外伤、长期疾病引起的肌肉萎缩提供新的治疗方法。例如，与肌肉萎缩相应的新基因 atrogin-1 的利用可能会开发出地面或空间治疗肌萎缩的新疗法。最近研究成功的氨基酸补充剂能维持蛋白质合成速率，保持体重。文献报道：50% 的航天员在空间环境中出现免疫抑制现象，这或可用于治疗自身免疫性疾病及器官移植后的排斥。

地面空间站除了可以用来作温度习服，即热习服和冷习服外。还可以用来调整昼夜节律（Circadian rhythm，CR）。大家知道，人体在不同的 CR 时期身体的反应情况是不一样的，包括体温变动 CR，肾上腺皮质激素分泌的 CR，肾功能的 CR，肝功能的 CR，交感神经的 CR，心功能的 CR 等。机体功能具有年节律，为什么春天发困，就是这个原因。我们可以通过空间站找到有利于改变病人 CR 的环境，用于健康康复或疾病治疗。如将白天化疗改为夜间化疗等来提高疗效，减轻副作用。积极开发新方法帮助人类适应天时长度及生物钟的改变，有助于地面的病人和工作人员适应时差反应和换班，这对治疗某些睡眠节律紊乱（如新生儿）有重要帮助。太空环境处于失重状态，目前已观察到对人体、动物和植物都有明显影响。微重力对细胞培养的影响各不相同，在 25 种培养细胞中发现，其对细胞培殖分化的影响有 3 种：①增强；②抑制或减弱；③无影响。如能调节成第二种状态，可能对肿瘤病人在空间环境失重情况下的治疗有好处，有一点是肯定的，关节不好的病人在失重环境中锻炼肯定会更好。总之，研究人体对空间环境的适应能力可用于临床上诊断和治疗疾病的很多方面，下面重点列举高压氧舱和放射治疗方面的应用价值。

高压氧舱既是一个康复场所，也可看作是一个特殊的医院。在这里既可以解决低压的问题，也可以解决低氧的问题。大家知道，低气压对人体的物理影响是很大的，我们常坐飞机高空飞行。装面包的塑料袋本来是密闭的，在平地上是瘪的，可在高空中它会一个个鼓起来。这就说明，我们每坐一次飞机机体的全部细胞都会经历一次如此的变化，飞机下降时鼓膜难受就是这个道理。不过我们自己的调节功能好，一般体会不出来罢了。气压下降，组织体液内溶解的气体会形成气泡，这就是高空减压病。如果高度更高，体液内水分会沸腾。此时空腔脏器内存气体会膨胀导致胃肠胀气，肺内压升高。进入高压氧舱，提高大气压后，可以治疗难治性便秘或腹胀等。用高压氧舱治疗，通常都认为是提高血氧分压，增加血氧含量，其实不止这些。它可以有效治疗厌氧菌感染疾病（气性坏疽）。在高压氧舱内早就发现用生理液置换血液，可以维持无血条件下实验猪的生命，也成功进行过高压氧舱内心内直视手术。在高压氧舱做手术效果好。利用高压氧舱目前治疗临床的疾病有百余种。主要在于以下方面：

·高压氧舱可以增加组织氧储量，体温每下降5℃，血氧溶解度可增加10%，脑耗氧量可以下降35%，心肌耗氧量可以下降20%，故创造低温高压氧环境的手术室可使手术时间延长，成功率增大。

·高压氧舱可使氧的有效弥散距离增大，对病变面积较小的心肌梗死、脑梗死，用高压氧舱治疗有效。

·高压氧舱使心率减慢，可用于治疗心动过速，心肌梗死或冠心病。

·高压氧舱对中枢神经活动的影响，30~45分钟是增强。表现为触觉增强、知觉敏锐、记忆力增强、阅读和写作加快，机体活动更加灵敏。所以，可以建造高压氧教室或图书馆。但时间长，超过45分钟，则神经活动表现相反，为抑制现象，所以可建造催眠治疗室。

·高压氧舱可以刺激红细胞生成，主要是促红细胞生成素增加，可用于治疗血液病如贫血等。

·高压氧舱可促进肠内气体吸收，用于治疗肠胀气或麻痹性肠梗阻。

·高压氧舱有利于移植脏器保存，加上低温条件更好。

·高压氧舱可使软组织修复加快，上皮修复加速，神经修复加快，可用于移植皮瓣成活和神经损伤术后修复。

·高压氧也相当于一种抗菌剂，能增加白细胞的抗菌能力，同时增加某些药物的抗菌作用。

·高压氧舱可以增加自由基浓度，使抗氧化作用增强。

·高压氧舱有抗衰老作用，与放疗结合治疗肿瘤疗效增强（但有争议）。

辐射是人类生活环境的重要因素。由于地球大气与地球磁场的保护或遮蔽，地球接受空间天然辐射少，影响小，所以利用得也很少。研究和利用空间辐射具有重要意义，如太阳与银河系的宇宙辐射可以作为治疗源，特别是来自太阳和某些恒星表面发出的电磁辐射，还有辐射源经常发出的离子辐射等。粒子辐射的能量大，穿透力强，特别是太阳耀斑爆发时所喷射出的强大粒子流更是可用的治疗源。除此之外，各种人工辐射源也可用来治疗疾病。但要预防对全身的不利影响，航空航天装置的防护原理可用于对正常部位的屏蔽，可以集中辐射暴露的治疗区。辐射可分为电磁辐射和粒子辐射：电磁辐射指空间传播的电磁场，如无线电波、微波、红外线、可见光、紫外线、X 线、γ 射线等。辐射的波长越短，频率越高，辐射的量子能量也就越大。其生物学效应不仅取决于量子的多少，更取决于能量水平。该水平越大，生物效应越大。关于粒子辐射，目前已发现的粒子有 30 多种，粒子辐射能量大，穿透力强，对人体影响更大。

辐射引起的生物效应可分为躯体效应和遗传效应，近期效应和远期效应，随机效应和非随机效应。此外，辐射还能与其他应激因素产生复合效应，比如：①与气体条件下的相互作用，辐射与低氧是对抗的，低氧可提高辐射的耐受力；②与温度的相互作用，寒冷与高温可加重辐射损伤；③与重力条件的相互作用，失重可增强辐射效应。防止辐射效应，一是要检测剂量，做到心中有数；二是用一定厚度的物质可阻止或减弱粒子辐射，改变物质种类、厚度、屏蔽面积可以保证对重要器官的保护；三是可以研究和服用抗辐射药品。

六、凭天建厂

（一）航天生物遥测技术的应用

利用航天遥测系统，推进医学物理信息遥测技术，并广泛用于临床诊断和监护。①诊断疾病，比如安静状态下记录的心电图有时很难反映某些隐匿性心脏病。利用航天员携带的 24 小时动态记录装置——Holter，医生就可以得出正确诊断并进行正确的治疗。②将航天电子系统的遥控、遥测、通信和图像传输等技术结合起来，推动地面遥测医学，或称远程会诊的发展，使处于地球不同国家或地区的医生，接收到同一病人的病情、医学检验结果，并对其进行诊断和治疗。③目前临床应用的监护系统实际上就是利用航天员医学监护系统对地面重症病人的监护方式，当然后者要求的条件不如前者高。④体内给药系统。比如目前根据航天需要研制成功的可编程可植入给药系统，可以根据体内需要，在计算机控制下按一定速度向体内输送胰岛素。

（二）航天图像处理系统的应用

根据航天技术产生的高清晰数字成像处理技术，研制成功了各种医用图像仪，为地面人类疾病的诊断作出了贡献。CT 和 MRI 的研制成功，可以获取人体内脏的高清晰图像，为疾病的诊断带来了一次革命。另外地面现用的 B 型超声和 X 线机都太大太重，由于航天的需要，研发了各种更加小型化的 B 超及 X 线机，这对于临床上各种便携式设备的研制提供了帮助。

（三）医用治疗设备的发展

准分子激光器是近年根据航天技术研制成功的医用设备，可用一种紫外线脉冲非常精确地打碎和分解动脉壁内的沉淀物，治疗冠脉阻塞有效率达 85% 以上，克服了传统激光器发热容易破坏动脉壁的危险；将用于航空材料质量和疲劳程度评估的技术应用到烧伤深度的评估中取得很好效果，可以明确区分受损组织和健康组织的密度；根据航空遥控技术研制成一种可遥控的可控程序的起搏器，克服了过去起搏器只存一个程序，不能随人体变化（如运动、游泳）而变化，也克服了一次一用，实现了只调刺激频率，不需取出再安装的进步。这种心脏起搏器在美国已装有大量病人；心室颤动病人，常因来不及除颤而死亡，美国研制成功一种自动、可植入除颤装置。当仪器发现心跳异常，可自动输入脉冲，使心脏恢复正常节律；美国研制的 Cycbtion 设备，是第一个可以同时发射水平和垂直方向中子束，使治疗癌症的范围扩大，较过去仅能发射水平方向中子束的设备定位准确，对唾液腺、头部、颈部和甲状腺肿瘤均有明确疗效。

（四）提高医学样品的分析效率

应用航天技术研制成功的自动微生物分析系统（AMS），不仅可以减少临床微生物的培养和检测时间、一般 1 天内可出结果，解决了常规培养方法要需 2~4 天的问题，而且提高了检测的准确性。既提高了实验室的检测效率，又减少了检测所用物品及成本；研制成功的微量物质高速检测仪，目前已广泛地用于临床，可以迅速测量人体内各种离子浓度；近红外线（NIR）可以穿透皮肤甚至骨骼，通过它可以获取组织或血液的化学信息，今后可以实现无针测试组织和血液样本，对危重病人监护、创伤休克、心脏病发作、内出血及儿科病人实现无创检查。

（五）在医学保健中的应用

应用航天技术研制成功小巧便利且能记录生理甚至心理参数的运动设备用于健身；研制成功气体检测仪，可以检测地面各种条件下的有害气体，保证运动或作业人员的身体健康；研制成功液态冷却服，可以调控人体体表温度用于疾病治疗；用 NIR 制成脑成像帽，可以记录不同区域大脑血流和氧的水平差异，从而得知脑功能活动信息，这种办法可移动、更轻便，活动空间不受限，可用于诊断，特别是监测脑卒中和癫痫。

（六）空间生物材料加工

空间拥有地面上没有或难以达到的环境条件，如微重力、高真空、宇宙辐射、超低温和超洁净等。利用这些条件可以加工出更加符合人们需求的产品。太空制药主要集中在两类，一类是地面上无法有效分离，根本不能制造的药品；另一类是地面上虽能制造；但生产效率低，成本昂贵的药品。目前在空间生产的药品已达 30 多种，不仅生产速度快，产量高，而且质量也高。如尿激酶，其纯度可达地面的 5 倍，生产速度可达地面的 400 倍。除此之外，干扰素、生长激素、抗胰蛋白酶，抗血友病因子，促红素，表皮生长因子等也有类似结果。在太空生产 1 个月的产量，在地面上需 20 年，这就解决了成本及供不应求的问题。另外在地面生产的置入人体的生物材料，如人造血管、人造肌肉，人造瓣膜等，杂质较多，生物相容性差，排斥现象重，太空生产的材料就可以大大解决这个问题。

（七）蛋白质实验

测定蛋白质的结构，并研究其结构和功能，对于揭示生命奥秘、理解疾病十分重要，也是发展蛋白质工程、进行药物设计等生物高技术的基础。太空环境有利于提高高质量蛋白质晶体的生产，其纯度也比地面要高 5 倍。比如1999 年搭载在神舟一号上的天曲母菌，当绕地球飞行 14 圈后，其中他汀成分含量比地面提高 1 倍多，同时成功解决了地面无法做到的他汀与硒的复合难题，形成了天然他汀与硒的复合物，即富硒他汀，为心脑血管疾病患者带来福音。我国有很多稀有名贵的中草药，不可能大量生产，如能在空间环境中进行分析，得到核心结构数据后，在地面进行大量合成或生产无疑是一条解决药源不足的出路。

从 1961 年苏联航天员加加林飞上太空，到现在已有 50 多年了，对于是否进行载人航天研究一直存有两种截然不同的看法：支持者认为，要从发展眼光看，且不说政治军事考虑，仅就上述在医学中的应用，其意义是极为深远而不可估量；反对者主要认为载人航天十分危险，地面上的很多问题都还没解决，没有必要花费那么多金钱和人力甚至牺牲生命。笔者看法，正是因为很多问题在地面上解决不了，才要探索空间环境来解决，有时遇到重大难题，只有换一个地方换一个方式才能或者更容易解决。至于危险，我们可以在地面上建模拟空间站，没有必要，也不可能把那么多人，那么多科学设备及条件搬到太空上去。

参考资料

1. 姚永杰.军事航空航天医学何去何从.医学争鸣，2011，2（3）：6-10.

2. 沈羡云，董欣.载人航天对医学发展的贡献.现代临床医学生物工程学杂志，2006，12（3）：298-303.

3. 陈善广.航天医学工程学发展60年.北京：科学出版社，2009.

4. 余志斌.航空航天生理学 // 常耀明.航空航天医学全书.西安：第四军医大学出版社，2008.

交通重在通

2012 年 6 月 10 日

在"中国特色城镇化道路发展战略论坛"上的发言。本次会议由中国工程院和清华大学联合主办。中国工程院原院长徐匡迪院士主持会议，参加会议的有中国工程院时任院长周济院士，潘云鹤、谢克昌、樊代明、邬贺铨、朱高峰等两院院士 26 人，国家各部委的领导，以及相关学者共约 400 人。会议共设专题报告 7 个，涉及城镇化的历史回顾、空间规划、综合交通、产业结构、人口迁移、生态环境、城市文化等。

我是一名消化科医生，对交通一窍不通，但我知道肠梗阻，那可是要死人的。解决肠梗阻问题，眼光只放在肠道有时是不能解决根本问题的，我们常常要寻找病因，我想城市交通堵塞也是一样。刚才陆教授列举了 18 个问题，提出了 7 条建议，我看很好。但全部都是就交通而交通，最终还是解决不了根本问题。大家可以想，SARS（重症急性呼吸综合征）的时候，路还是这些路，车还是那么多车，人还是有那么多人，为什么不堵呢？我看还有个政体问题。北京人要办事都得往城中跑，全国人民办事都得往北京跑，当然要堵车喽。西安当年曾是十三朝古都，作为首都历时一千多年，但最后解决不了发生的问题，道路不够了、房子不够了，最后连水都不够了，你不可能不让人民进城，你也不可能把市民全赶到乡下去。最后没法，只好迁都，这里我不是说现在要迁都，但总要有办法解决这个问题。影响交通应该是综合因素，但政体是最重要的。

根据以上我的观点，我觉得今天的会议标题要改一下，不然容易引起歧义。"中国特色城镇化道路发展战略论坛"，"道路"两个字多加了，除了主办方的意思外，还容易让人理解成中国特色城镇化，今天的论坛是解决道路（交通）发展战略，其实是全因素的。最好的办法是把"道路"二字去掉。我的发言主题是，"搞城镇化，不搞交通不行，光重视交通而搞交通搞不通，要全因素来解决，交通重在通"。

创新从第 57 次开始
2012 年 6 月 11 日

　　在学习"胡总书记和温总理在院士大会上讲话座谈会"上的发言。会议由中国工程院时任院长周济院士主持，潘云鹤、旭日干、谢克昌、干勇、樊代明等 5 位时任副院长，以及来自各学部的 18 位院士，还有工程院机关同志参加了会议，《人民日报》等 10 家媒体的记者列席了会议。

　　胡总书记的讲话高瞻远瞩，温总理的讲话情真意切，党和国家领导人为工程院全体院士，包括全国科技工作者未来的工作指明了方向。胡总书记讲话中用词最多的两个字，那就是创新，刚才我参加了医药卫生学部邀请新当选外籍院士 Fineberg 的晚宴，Fineberg 说胡总书记在讲话中起码有 50~60 次提到"创新"。我刚才数了一下，大致 56 次。国家要发展，民族要兴旺，我们靠什么？靠拼资源总是有穷尽的，靠拼人力总会有穷尽，而真正会无穷无尽者那只能是创新。

　　我是从事医学工作的，医学通过几千年的发展，在我国先是中医学，后是西医学，保证了中华民族的生存和繁衍，应该说做出了巨大贡献。但现状并不乐观。中国人在最近 50 年中，平均寿命起码提高了 30 岁以上，这多活出的 30 多岁，我们无论是从基础或临床上都还没准备好，已遇到大量新问题，还无法解决。再者，随着环境变化，新发传染病不断袭来。诸如上述各种问题，靠什么去解决，必须靠创新。

　　创新涉及的因素很多，我觉得一个因素是机制或体制。这是解决生产关系的问题，现在确有很多影响甚至阻碍创新的旧体制和旧机制，急需改革，2012年 7 月召开的科技体制机制改革大会，是一次很好的机会；另一个因素是人才选拔、培养、使用的问题。没有人才，不要说创新，甚至什么事情都做不成。创新要依靠青年人才，特别是 30 岁左右的人才更要重点培养或重用。

　　总之，工程院一定要发挥创新作用，只有创新，才能提高我们的学术水平，只有创新才能完成我们的使命。创新这个词，胡总书记在讲话中提了 56 次，这是创新的动员会，我们科技工作者不能再等了，让我们从第 57 次开始吧。

养生、伤生与杀生
2012 年 6 月 12 日

在中国工程院第 15 场"健康讲座"上的主持词。本次讲座由北京广安门医院王阶院长主讲，题目是"中医养生保健"。参加讲座的有工程院原副院长杜祥婉等 50 余位院士，还有院士家属及工程院机关工作人员，共约 200 人。

今天讲中医养生。常言道，"天生五谷，人生五脏"。先问大家一个问题，五谷是什么？是两小、两大和一高，即小米、小麦、大米、大豆和高粱；再问大家一个问题，五脏是什么？是心、肝、脾、肺、肾。最后提第三个问题，这五谷与五脏是什么关系呢？前两天看过一篇报道，说小米补脾、小麦补心、大米润肺、大豆补肾、高粱补肝。这有点像"吃什么补什么"的理论，不一定完全正确，因为五谷进入消化道后总会消化的。但不同的谷物成分肯定有所不同，至少同一成分其构成的比例不同。有人吃了橘子为什么会上火，而吃广柑就不上火。又比如有人吃鱼肉不上火、而吃羊肉就上火。究竟怎么吃，吃什么呢？吃饭是这样，吃药也是这样，吃对了会养生，吃得不对会伤生，吃错了甚至会杀生。什么叫吃对，什么叫吃错，标准是什么？道理是什么？下面听王阶院长的讲座（略）。

听了王院长的报告，不知大家有什么收获。我的收获是人要顺乎自然，人要顺天，人要应天。我这里讲的天不是具体的天或地，而是一种规律。什么是规律？日升月落，潮至潮退，这就是规律。怎么顺天，怎么应天，这是一个难题。我的体会是不同的人或处于不同阶段的人，要根据环境的变化调整自己的起居饮食，找到自己的适宜点、平衡点，形成个体与自然相互适应的最佳状态，这就是养生。

我的父母和岳父母都还健在，四个老人最大的 89 岁，平均年龄 85 岁，目前都还没有危及生命的大病。那么，他们的养生之道是什么呢？我们家包括我妻子家医生多，目前已有 19 个，还有 3 个没毕业。我们这 20 几个人有时也在一起讨论四个老人的养生之道，说是讨论，其实更多是争论，各自从自己专业的角度发表自己的观点，不少地方是相互抵触相互质疑的。怎么办？老人们可不听我们的"正确答案"。还是我说的那句话，老人们长期养成的习惯，他们的身体已经适应了，日复一日，月复一月，年复一年，历史已经证明他们是对的，能活这么大年纪本身就是证据，就是经验。你要他们根据"科学知识"来吃，可能道理上"科学"了，但打破了他们多年的习惯，后果可能不堪设想。当然，如果发现老人的某些习惯确实有碍健康，那要告诉他们逐步纠正，这就能找到自己的最适点。要找到自己的最适点，首先要对所处的环境特别是时间和空间要有所了解。

一天分十二个时辰，子、丑、寅、卯、辰、巳、午、未、申、酉、戌、亥，其中，午时即中午十二点，是人体生命最旺盛之时，而子时则是生命最低落之时。这是生命一天的抛物线，有人叫生物钟。我们当医生的，多知道每天子时很多慢性疾病衰弱病人都死在这个时候。所以要根据时态变化调节自己的工作和生活。如果你反其道而行之，该吃时不吃，不该吃时猛吃，该工作时你休息，该休息时你猛干工作，那肯定是伤生的，甚至是杀生的，日本的过劳死就是这样。我老举一个例子，如果你吃三两饭就够了，一定不要吃五两，否则你将用三两产生的能量将多余的二两排出体外，最后只剩一两，但是这样身体各部门都劳作了半天，损坏了自己，得不偿失，这就叫"现代病"，或称"代谢病"。

一月分四周，从月缺到月圆，再从月圆到月缺，这也是一条抛物线。上半月人体是上升时期，是发散时期，而下半月可能呈下降时期或称收敛时期。难怪有人统计过，说车祸下半月发生更多，有的还说每月26日发生更多。对身体来说，上半月要激，下半月要养。

一年也分四季，每伴春夏秋冬的来临，人体的变化也是不同的，春至夏是上升期，而秋至冬是下降期，这也是一条抛物线。春天生命萌动、万物复生，你看北京的杨树，尽管在不同地方，都是同时发芽。它们没有相互通知，也没相互开会，发也得发，不发也得发，是一种外力影响的结果，是一种被动行为。不然同是杨树，在西安就要晚十几天。人被这样的环境而激发，是一种被动的激发，连"风雨送春归，飞雪迎春到"这样的诗句也说明了这个问题。所以，春天人感觉特累，特别疲乏。夏天呢，是人体的一种主动发散，是人体主动与大自然交换，包括物质和能量的交换，以体内排出为主。万物生长、开花，是一种生命旺盛的象征。秋天则是收敛、收获的过程，人体内的变化是吸收大量物质和能量以及时充实自己。此时以收敛为主，万物开始结果和成果，是充实自己，完美自己之时。冬天是稳定平衡储存的时期，是一个休整、内敛、蓄势待发之时。你看蛇的冬眠就是这个道理，蛇为什么不春眠或夏眠呢？蛇在春天和夏天是做不到的。春夏秋冬为生命提供了时节，我们要按时节保健，不能逆时而动。你看很多热带地方，他们永远过着夏天，其平均寿命还不到 50 岁，原因就在这里。

另外，人周围的空间分为东南西北。有些人讲风水那是迷信，但有人讲适居环境就比较科学。比如南方的屋顶是双面盖，而北方的屋顶多为半边盖，这是多年积累的经验。我经常出差，到了一个新地方，有时睡不着，辗转不安，不知道什么时候终于睡着了，第二天起床发现横睡床上，枕头全掉到了地面上。第二天又是这样。到第三个晚上，我干脆横着睡，结果很好。另外你看北京树上有那么多鸟巢，而西安也有那么多树，也有那么多鸟，但很少见到鸟巢。是西安的鸟认为当地不好居住每天飞来北京过，还是北京的鸟没地方住而要自己"建房"呢？我还看到很多半建成的鸟巢简直就像人类的烂尾楼。北京的适居环境在哪里，是不是鸟巢比较多的地方？鸟都知道选择自然，人就更应该维护环境了。

综上，怎么理解养生、伤生和杀生？关于这个问题，我认为对自然规律知而从者会养生，不知而违会伤生，知而违者必杀生。

学习与创新

2012 年 6 月 12 日

在中国工程院院士大会外籍院士论坛上的主持词。本次会议在北京友谊宾馆召开。中国工程院原院长宋健、徐匡迪，时任院长周济等出席了报告会，参加报告会的还有工程院院士约 500 人及机关工作人员。会议用英文，此为中文译稿。

我叫樊代明，是工程院副院长。说真的，作为一个临床医生，今天下午的主持对我是一个很大的挑战和繁重的工作，因为存在职业、专业及语言障碍。所以，请大家帮助我，不仅需要讲者的帮助，也需要听众的支持，让我们共同来把今天下午的会议开好。

首先，我代表工程院，向远道而来出席本次院士大会的所有外籍院士们表示热烈欢迎，并对你们为中国科学技术发展和国际交流作出的贡献表示感谢。中国工程院自 1994 年成立以来，已选出 800 多名院士，其中包括 50 名外籍院士。2011 年经全体院士投票，又选出 6 位外籍院士。在此，我对你们表示热烈祝贺。新当选的外籍院士将在全体院士大会上作学术报告，汇报自己在学术研究领域的进展以及取得的成就。

第一位讲者是来自美国的杰弗里·沃兹沃斯博士，他报告的题目是"Advancing R & D at Battelle and Its Leading National Laboratories"（略）。沃兹沃斯的报告很精彩，他不仅让我们了解了巴特尔实验室先进的科研工作，也让我们欣赏了他本人的杰出成就。

第二位讲者是香港城市大学校长郭信博士，他报告的题目是"可靠性和生命力：核能与能源的未来"（略）。感谢郭院士的精彩演讲，他的报告真是文理兼并。可以看出，他白天是在实验室里与同事从事科研工作，晚上是在家里与家人共赏诗词，自己写的或他人作的。按原计划下面一位讲者是爱德华·克劳利，但他有临时安排，今日上午离京，不能参会，大家可参看他在会议文集中的 PPT。

第三位讲者是来自日本的小泉英明博士，他报告的题目是"从原子到人类大脑"（略）。小泉博士的报告十分精彩。在大家提问之前，我要告诉大家一件难忘的事情。去年初，工程院在杭州举办了一次国际信息科学论坛。潘云鹤副院长和韦钰院士任共同主席，小泉院士受邀参加大会并作报告。我要告诉大家的是，当时正值日本地震不久，我深知日本及小泉本人都有很大困难，但他义无反顾地参加了大会并作了报告。这不仅是两国科学家间的科技合作，而且是两国人民友谊的象征。

第四位讲者是弗雷德·塞泊教授，他的题目是"全球创新和合作以应对自然及人为灾难"（略）。塞泊教授对自然及人为灾难的研究有很深造诣，不知你去过汶川现场（答没有，只是经过图片及新闻报道知道一些），根据你现有了解，请为我们提些建议（略）。

最后一位讲者是霍宁博教授，他现任美国医学科学院（IOM）的院长。他报告的题目是"一个成功而可持续的医疗体系——工程学的作用"（略）。霍宁博教授的报告很重要，因为我们中央政府，国家卫生部也正在发起一场医疗改革。虽然我们社会制度不同，管理体制也不一样，但是美国的很多经验都值得我们学习。我希望霍宁博教授给我们提些建议，最好写在纸上，详细点更好。我认识陈竺部长，可以转交给他，供他参考。

会议很快就要结束了，作为主持人，作为一个医生，要对这样一个知识广泛的会议加以总结是困难的。但我认为，这次会议很成功，报告很出色，讨论很有见地。

昨天胡主席和温总理作了重要报告，我的体会是完成任务需要创新。怎么完成国家领导要求我们的使命？怎么实现中华民族需要我们做出的贡献？我看最重要的是学习。怎么学习呢？有人说"The Best way to learn is to learn from the Best"，就是学习最好的办法是向最好者学习。今天报告的院士，都是本行业世界范围的顶尖学者，学习应该向他们学习。怎么学习呢？那就是合作，合作要实际，合作要具体。有人说"Tell me, I forget; Teach me, I know; Involve me, I learn"，只有把自己涉入进去，才能真正地学习和进步。创新不是凭空而起的，也不是光说不做，要做第一步是学习，创新—学习，学习—创新，我看是一个永恒主题。

最后，我宣布，本次会议按计划时间结束，谢谢大家！

细胞的生与死
2012 年 6 月 16 日

在第八届全国再生医学大会开幕式上的讲话。本次大会在西安古都酒店召开。开幕式由韩英教授主持。王正国、阮长庚、付小兵等 4 位院士出席大会并作学术报告。此外还有来自全国各地的 500 余名相关学者出席了会议。

大会组委会邀请我出席，很感谢。开幕式后我还要作第一个报告，题目是"整合医学初探"，与大家交流。这次大会在西安召开，西安是历史古城，也是文化古城，曾有一句话描述西安"满城文化，半城神仙"。今天是高朋满座，专家云集，我看是"满堂学者，半堂名家"。

人只有一次生，当然也只有一次死。但在生与死整个生命期间，我们的细胞可经历了无数次的生和无数次的死。从某种程度上讲，局部的生大于死，就长出息肉，反之，局部的死大于生就形成溃疡。而全身的细胞生大于死，就长寿；反之，如全身的细胞死大于生那就短命。30 多年前，我在上大学时就知道，细胞增生来自干细胞。全身补充靠骨髓干细胞，局部的增生靠"当地"的干细胞。这是 30 年前知道的事情，但局部干细胞可分化成全身的各种细胞则是后来才知道的，这大致是在 10 年前。当时我不信，只有当我们科用骨髓间充质细胞经肝细胞生长因子诱导后再经肝动脉注入肝内，解决了部分晚期肝硬化治疗问题时，我才相信了。现在这个领域的研究越来越广泛，越来越深入，今天的大会如此隆重就说明其兴旺发达、前景美好。

当然，再生医学的问题也是一个复杂的科学问题。细胞是怎么生的，我们还不完全知道；细胞是怎么死的，我们也还不完全了解，那么我们对人体调节或称调控细胞生或死的机制的了解就更少了。一般而言，细胞死完了，人肯定死了；但人死了，细胞还可以活很长时间，肿瘤病人的肿瘤细胞就是这样。所以，今天的会议是在探索复杂的问题，而且集中各学派各领域的力量。你看今天的会标，全部加在一起共达 55 个中文字，我很少见过这么冗长的会标。这个领域是医学发展的方向，是科学研究的前沿，是解决人体普遍问题的。这个会交给我们第四军医大学（现空军军医大学）来承办，这不仅是对我们的信任，更是给予我们学习的好机会。请办会的同志们一定努力把会办出质量，办出水平，为该领域将来的发展奠定良好基础。

最后祝大会圆满成功。

那一年
我在工程院

卷 三

闽

2012 年 6 月 18 日

在参加福建"海峡两岸成果交易会"期间的点滴感想。此次会议在福州召开，约 1 万人参会。原定时任中国工程院院长周济或其他副院长参会，因神九发射临时派我赴会。参加成果交易会的中国工程院院士有庄辉、姚穆等 20 余名。

今日白天太忙，上午应福建中医药大学邀请作了一场报告，下午又在南京军区福州总院作了一场报告，晚上参加省委省政府的招待晚宴，直到晚上 9：00 才回到宾馆，加之昨晚西安的飞机晚点直到今晨 2：00 才达福州，中午又没午睡，感觉特别累。和衣横躺床上就睡了，开始还睁着眼在思考席间一同事的问题，"为什么福建简称闽？为什么福建人在门内是一条虫，而出了门就是一条龙？"想来想去不得其解。不知不觉睡过去了，一觉醒来已达凌晨 1：00。一想再睡，睡过了怎么办？早上 7：00 就要起床，上午要参加开幕式和签约式，下午还要给福建医科大学作报告，结束后要直奔机场飞北京，不行，我得请接线员叫早。

"喂！我是 ×× 房间，今晨 7：00 请为我设叫早好吗？"，"先生，对不起，刚才已有一个团队 100 多人设在了 7：00，你现在才告诉，太晚了。要不你设早一点或者晚一点？"。"好吧！那就晚 10 分钟，最好是早 10 分钟"。"OK！Good Morning（我想应该说 Good Night）"。第二天早上 6：50，我被接线员叫醒，7：00 我又被自动叫醒声"叫醒"（已醒。原来那一个团队就是我们这些邀请的代表，我在这 100 多人之中，所以早就设了叫醒号）。7：10 再次被接线员叫醒。"先生，你的叫醒时间到了"。"我已经被自动叫醒声叫醒，我是被叫醒的团体成员之一"。"先生，对不起，打扰了，你为什么已经设了团体叫醒，还要我叫醒呢？""我不知道我设了团体叫醒啊！"。"那你知道你是团体成员吗？"。"我不知道"。"那好，先生，如果今晚你还需叫醒，一定把情况清楚地告诉我的同事，好吗？祝你一天愉快！"。

20 分钟内我放下第三次叫醒电话，回味昨晚睡前关于"闽"字的问题，我似乎明白了什么。但我不知道接线生是福建本地人还是外地人，她是门内的虫还是门外的龙呢？恐怕又够我思考一天的。

Why 与 How
2012 年 6 月 19 日

在科技部 973 肿瘤研究战略研讨会上的发言。本次会议在北京铁道大厦进行。强伯勤和王晓东院士主持会议。参加会议的有程书钧、林其谁等院士及相关专家约 20 名，时任科技部基础司彭以淇副司长出席了会议。

很高兴应邀参加这个会议并作报告，我的题目是"消化道肿瘤的研究策略及思考"。昨晚我对幻灯做了调整，一是删去了肝癌的部分，因为上海的钦教授要讲；二是将一些具体的研究数据和结果删去了，因为会议要求的是战略研讨会，应该说得宏观一点。我今天的报告试图说明两个问题，一个是消化道肿瘤要不要加强研究，回答 Why 的问题；二是如果要研究怎么研究，回答 How 的问题（报告略）。

消化道肿瘤非常常见，约占人体实体瘤的 60%，严重威胁国人健康，每年耗资巨大。一个早期胃癌的治疗可能就在 1000 元以内，只用胃镜下切除就行了。而一个晚期胃癌的治疗可能要花数万甚至 10 万元以上，是早期病例的 50~100 倍，且效果不好，多数病例难以治愈。因此，加强或重点研究消化系肿瘤应该成为医学界的共识。

怎么进行消化道肿瘤的研究，我想是应该换一些新思想了。肿瘤研究近一百年来，人们下了很大功夫，都想找到一个关键分子，不仅能说明其发病机制，而且可以作为诊断的标志，还可以作为治疗的靶标。可找来找去，终未成功。这是因为肿瘤是一个多基因变化，多阶段发展的疾病，充满着大量的异质性。某一个分子的出现只能代表某些细胞群体、某一发展阶段，难有一个一以贯之的分子，或通用的分子。这就要求我们去找一组与肿瘤发生相关的关键分子及由此组成的分子事件。我们将其叫作 CAKMEs，即 Carcinogenesis Associated Key Molecular Events。我们可以利用 CAKMEs 的思路去理解癌变的发生发展，用 CAKMEs 去建立组合式诊断方法，根据 CAKMEs 去设计靶向治疗药物。

紧接着的第二个问题是，有 CAKMEs 就会发生癌变吗？不！CAKMEs 是细胞癌变的内在因素，但还需要一定的外因，就消化道局部而言，可能涉及微生态、慢性炎症、干细胞增生与分化障碍等。就全身而言，CAKMEs是否涉及癌变过程，也受到全身免疫系统或者神经—体液—内分泌的调节。总之，肿瘤的发生是复杂的。不能再像过去一样就癌细胞研究癌细胞，就分子研究分子，这样做要阐明肿瘤的实质那是很困难的，一定要换一种思路，改一下策略。这些供决策专家参考，定夺还取决于你们。

肝炎大家谈
2012 年 6 月 22 日

在中国工程院国际高端论坛上的主持词，本次论坛的主题是"病毒性肝炎和肝病"。由樊代明和闻玉梅院士担任共同主席，时任中国工程院院长周济出席会议并作讲话。出席会议有中外相关学者共约 30 人，其中包括杨胜利、郑树森、汤钊猷、王红阳、庄辉等 7 名院士，工程院机关吴国凯、李仁涵、安耀辉、程家怡、李冬梅、徐海燕、韩玉琴、姬学等同志参加了会议。外宾有来自美国、英国、法国、日本、加拿大、南非的高级学者 12 名，其中美国科学院院士 2 名。主持词是英文，此为中文译稿。

热烈欢迎来自世界各地、全国各地的专家学者，今天的会议由我和闻玉梅院士共同主持。首先欢迎中国工程院院长周济讲话（略）。周院长介绍了我院开展国际高端论坛的重要性和开法，特别强调了要聚焦主题，是我们开好本次论坛的指南。下面有请第一位讲者，来自日本东京大学的 Masao Omata 教授，他的题目是"肝癌的远期控制"（略）。

Omata 教授的报告，主题意思是，将来要提高肝癌的治疗效果，有两条路可走，一条是通过抗病毒治疗，另一条是通过抗肿瘤治疗，也可能是两种办法同时用。按会议的要求，我们是请全部讲者讲完了，再进行综合讨论，下面有请侯金林教授，侯教授来自中国南方医科大学，他的题目是"慢性乙肝病人新的个体化疗法"（略）。

常言道，成功者是在正确的时间、正确的地点，与适当的同事做了该做的事。翻译成医学就是个体化治疗。侯教授详细介绍了他怎样用不同的药物治疗不同的病人所取得的好结果，我们留到下面去讨论。下面有请 Tim Block 教授，他来自法国的法雷克塞尔大学，他报告的题目是"GP73，岩藻糖化的肝癌标志物"（略）。

Block 教授的报告使我想起了美国一个电影——A few good man，翻译过来是"好人不多"，那 Block 教授的报告能否总结成"A few good biomarker for liver Cancer"呢？即肝癌好的生物标志不多呢？他给我们详细介绍了 GP73 作为肝癌标志物的意义，看来比我们现用的 AFP 要好。真是那样，这可是对病人的福音，下面有请汤钊猷教授，汤教授来自中国复旦大学，他报告的题目是"肝癌临床研究的思考"（略）。

在中国，也可能在世界上，大家都知道，汤教授作为一个外科医生，在他的从医生涯中，为肝癌的基础和临床研究作出了巨大贡献，但他并不满足，并不满意。他还在继续创造纪录，他的新思路有四点，我们希望他后面的路走的跟他以前一样，很顺利。下面有请 Michael Roggendorf 教授，他来自法国埃森大学，报告题目是"改善慢性乙肝治疗效果的展望"（略）。

慢性乙肝的治疗，现存两种方法，一是干扰素，一是核酸类似物，但效果均不如人意。特别是病毒产生的耐药问题更是棘手，怎么解决这个问题？Roggendorf 教授提出了他们的新主意，我们留到后面好好讨论，下面有请 Blaine Hollinger 教授，他来自美国贝勒医学院，报告题目是"肝病影响临床及流行病学结果的趋势"（略）。

Hollinger 用中国"老子"的哲学思想作了肝病前瞻的报告，了不起。我们确实不知道将来，但我们可以推测将来，这就是我们高端论坛的要求，这是一个很难做的事。在现时肝病的研究中，也许我们从过去的成功中得不到什么真正的经验，但我们可以从失败的实践中得到真正的经验。他所提出的办法有点像中国传统医学的思维，建议好好与在座的中医进行探讨。不过我要纠正一下你对"老子"的中文发音，你把"老子"说成"老鼠"了，两个都是老，但一个是指人，一个是指动物（笑声），下面有请王红阳教授，王教授来自中国第二军医大学，她报告的题目是"难治性炎症和代谢异常的促（肝）癌作用"（略）。

王教授的报告很好，她在中国是肝癌研究的知名学者。不过相对来说，她的研究工作和报告太基础了，我几乎没听懂，我只知道她的工作干得很好，但我不知道究竟有多好，也不知道为什么好，后面讨论时向她请教。下面有请 Michael Houghton 教授，他来自加拿大亚伯达大学，题目是"乙型肝炎病毒疫苗接种"（略）。

乙型肝炎病毒感染不仅在中国，而且在世界都是一个大问题。怎么解决这个问题，Houghton 教授用三个词告诉我们三种方法，第一个是"Education"，即对民众的教育；第二个是"Drugs"，即发明治疗有效的新药；第三个，也是最重要的一个是"Vaccination"，即疫苗接种，获得免疫力。下面有请王宇教授，他来自中国疾病预防控制中心，报告题目是"中国乙肝和丙肝的流行病学"（略）。

王教授报告的信息十分重要。当然如果在后面的讨论中将乙型肝炎、丙型肝炎的流行病学资料与地理流行病学和社会经济学结合起来讨论将更有价值和意义。下面有请 Michael Manns 教授，他来自法国汉诺威医学院，报告题目是"临床研究的网络化"（略）。

建立网络化的临床研究体系，或我们常称的多中心临床研究，不仅可以预防单个单位研究造成的人为偏差，而且可以克服不同地区的地理学偏移。Manns 教授介绍的方法很有用，在我们中国也在向这个方向发展。下面有请阮力教授，阮教授也来自中国 CDC，他报告的题目是"肝炎疫苗研发的前瞻"（略）。

阮教授确实提出了一个很具挑战性的问题，我刚才说了，肝癌的生物标志，好的不多，在阮教授的眼里，肝炎的疫苗好的也不多，不管是预防性的还是治疗性的，都还不如人意，还需继续竭力研发。

好了，十一个报告结束了，我们超了几分钟，接下来的一个小时用于讨论（略）。下面请我们共同主席作会议总结（略）。

闻院士的总结用了三个重要的，第一个是"Productive"，说我们的会议富有成效；第二个是"Interactive"，说我们的会议开得活跃，各种思想有碰撞，在争论中求得了真知；第三个是"Translation"，说我们要将今天的会议讨论的结果用到实践中去检验，既要在实验室去检验，也要到临床中去检验，以使本次论坛获得最大效益。

下面我宣布本次论坛圆满结束。

贺 信

2012 年 6 月 22 日

在第十四届国际肝炎肝病大会开幕式上宣读时任国务委员刘延东同志为该会写的贺信。本次大会在上海国际会议中心召开，由中国工程院和上海市政府联合承办，闻玉梅任大会主席。来自世界各地、全国各地的相关学者约 1500 人，其中外国学者约 500 人。开幕式上时任全国人大常委会副委员长陈至立、时任上海市市长韩正、时任中国工程院院长周济和本次大会外方共同主席作了讲话，樊代明代表工程院宣读刘延东国务委员的贺信，原稿为中文，请组委会翻译成了英文，宣读前樊代明对英文稿作了修改。但会议上因为中方领导讲话都用了中文，最后改成中文宣读。

Dear Guests, Ladies and Gentlemen：

Good afternoon. It is my great honor to deliver all of you the congratulation letter from Ms Liu Yan Dong, the member of CPC Central Committee Polical Bureau, State Councilor. That is：

Upon the opening of the 14th International Viral Hepatitis and Liver Disease conference, I would like to extend warm congratulations to the conference organiser and sincere greetings to the distinguished guests from home and abroad. I would also like to pay highest tribute to all the professionals in the area of science and technology and medicine, who have long been committed to prevention, treatment and research for liver disease.

Hepatitis and liver disease are one of the major diseases that pose great threat to public health. Many countries have listed hepatitis as the major epidemics for prevention efforts and have actively explored more effective prevention and treatment technology and methods. Chinese government attaches great importance to prevention and treatment of hepatitis and liver disease, which has been included in National Science & Technology Major projects. By making more funds available for

R&D and focusing on technology breakthroughs, China aims to improve treatment and prevention work so as to guarantee the public health and wellbeing of people.

The international conference of Hepatitis and Liver Disease is the international academic event of the highest level in this area. This year, it is held in a developing country the first time, which not only demonstrates the recognition from international community of China's efforts in preventing and treating liver disease, but also creates opportunities for China to learn the advanced technology and successful experiences in prevention and treatment of liver disease and for international exchanges in the area of medical technology. I believe this conference will build up an important platform for different countries to exchange prevention and treatment technology of hepatitis and liver disease, offer a valuable channel for experience sharing in clinical therapies and serve as a showcase of latest progress in medicine. I hope that the science and technology and medical professionals from home and abroad could work together in an innovative manner to conquer the major barriers in prevention and treatment of hepatitis and liver disease to better prevention, diagnosis, immunization and treatment and to make greater contribution to protecting human and improving human wellbeing.

Finally, I would like to wish the conference a complete success.

转化医学处处谈
2012 年 6 月 28 日

在 2012 年"中美临床和转化医学国际论坛"开幕式上的讲话。本次大会在上海国际会议中心举行。杨胜利、樊代明、曹雪涛和 John I Gallin 任共同主席。杨胜利任会议开幕式执行主席并主持开幕式。来自中方的嘉宾有上海市副市长沈晓明、时任卫生部(现卫健委)科教司司长何维。参会的工程院院士有顾健人、程京、邱蔚六、王学浩、王振义等,参会嘉宾有来自美国、英国、澳大利亚、瑞典的著名学者。参加大会的中外代表共约500 人。樊代明代表工程院致欢迎词。

2012 Sino-American Symposium on Clinical and Translational Medicine is jointly organized by Chinese Academy of Engineering, Chinese Academy of Medical Sciences, Clinical Center of the National Institutes of Health and Global MD. On behalf of Chinese Academy of Engineering, I would like to express warm congratulations to the grand opening of the symposium and convey warm welcome to you.

China has been in reform and opening up for over 3 decades. With hard work of the Chinese people, we've made great achievements in economic and social development. However, we've also met many problems which the developed countries had met as well. To offer the public a more comfortable, secure, healthier and happier life and solve such issues as the diagnoses and cures for frequently-occurring diseases, common diseases and acute infectious diseases, a few important tasks that we are facing with are to work out the early detection and early intervention mechanism, make breakthroughs in the treatment technologies of major chronic diseases and respond to the aging population issue.

Translational medicine integrates life science, biological technology and related modern science and technology into the 4P Medicine, namely the Predivtive

Medicine, Preventive Medicine, Personalized Medicine and Participatory Medicine. It strives to enhance the public cognition to diseases, prevent, detect and cure disease as early as possible; make the diagnoses more accurate and the intervention and cure more effective; reduce the morbidity, delay the mean age of onset, improve the cure rate, reduce the number of critically ill patients and overall costs of health care; promote the medical reform and improve the health level and quality of life of the public. Due to the critical role it plays in promoting the medical model conversion and medical reform, translational medicine has aroused concern and attention from many countries, especially the developed countries, and has given birth to a series of strategic actions and formed a roadmap for the medical development. Therefore, many countries have released corresponding policies and established special research foundations to support the translational medicine research. In recent years, China has made some achievements in translational medicine research as well, establishing successively over 70 translational medicine research centers or translational medical centers.

As the most honorable consultative academic institution in the engineering science and technology in China, Chinese Academy of Engineering has been committed to promote the innovation and development of medical science and technology. Based on the theme of translational medicine, we've managed to launch the "research on the development strategy of translational medicine in China", hold many times of international clinical and translational medicine forums and academic exchange activities, and made due contributions to the promotion of translational medical development in China.

2012 Sino-American Symposium on Clinical and Translational Medicine aims to set up a platform for the exchanges and communications of top-level and most influential forefront Sino-American medical researches, put the international cooperation in basic and clinical practices and the transformation of the research results to the agenda and carry out wide and effective communications and cooperation.

I sincerely hope the Symposium can further enhance the Sino-American communications and cooperations in the translational medical research, make substantial progress, become an important window to display the new progress in translational medical research and exert a positive and effective role in promoting the translational medical development.

Finally, I wish the symposium a complete success. I wish all of you a healthy and pleasant stay in Shanghai. I hope I have to stop myself because of many many good words after me. Thank you.

转化医学面面观

2012 年 6 月 28 日

在 2012 年"中美临床和转化医学国际论坛"作主旨报告，题目是"中国的转化医学"。参加大会的有来自美国、英国、澳大利亚、瑞典等国及中国各地的相关专家、学者共约 500 人。会议在上海国际会议中心召开，由顾健人院士和美国国立卫生研究院（NIH）的 David Bluemke 教授主持，作主旨报告的有 NIH 的 John I Gallin、美国 Medimmun 研究和发展部副总监 Laura K Richman，以及美国杜克大学的 Robert Calliff 等。

感谢会议的邀请，我本来不是第一个讲者，因为陈竺部长有要事未能出席，我成了第一个讲者。一般人都想做第一个讲者，但今天我不是这样。为什么？因为我是一位消化科临床医生，我的确知道转化医学多么重要，我也知道它为什么重要。但老实告诉大家，其实我并不知道多少转化医学。因此，我想从前面的讲者中取点什么词、取点什么意来弥补自己、来丰富自己。但是天有不测风云，陈部长没来，我就只好硬着头皮第一个讲了。现在的这套幻灯，是我邀请几位同事帮我做的。从现在起，我就邀请诸位听众来和我一起读幻灯，我不知道我能否表达同事们的原意，讲得不对的我要请他们补充和纠正。下面我开始报告，题目是"中国的转化医学"。

该报告包括 5 个部分：转化医学研究在我国的重要意义；国际转化医学的研究现状及发展趋势；我国转化医学的研究现状及发展趋势；我国转化医学发展面临的挑战；我对中国转化医学发展的建议（报告略）。

下面我开始回答问题。有人问，国内已经建立了 75 个转化医学中心，是否得到公司的经费支持。回答：大多数中心的经费都是来源于本单位，来自中央和地方政府支持的很少，但确有极个别已获公司资助。公司资助我认为是一个重要的经费来源，能否获得资助要看是谁在当中心的领导，中心所处的地域，特别是中心研究的内容，是否能为公司带来效益。这种状况我想会改变，将来肯定会有更多公司来支持这项事业。有人问，我是搞中医的，我不知道转化医学的真正定义，是否就是从基础到临床，又从临床到基础。答：我跟你的理解是一致的，所以你已经回答了你自己的问题。不过我要加一点，严格地讲，转化医学并不是一种实质性的科学，是一种管理学，甚至是社会学，但是它对于推动医学科学的发展十分重要，由此可以尽快、尽好地实现医学科学的终极目的，那就是直接为病人服务，尽快地为病人带来福祉。有人问，怎么才能搞好转化医学，比如临床医生，他们不仅没有这个概念，连会都不来开。答：你提得好，我刚才提出了 8 个挑战，7 个解决办法，里头有关于你的问题的答案。当然这是一个做不完的课题，没有最好、只有更好。我希望临床医生多来开这种会，也希望从事基础研究的同事把会拿到临床去开，也希望把转化医学中心建到临床去，就像把船放到河流去而不是放到陆地上，放到河流里才能真正发挥作用。有人问，你的报告很好，但时间太短（仅半小时），没谈详细，我来自外国，能否拷贝你的幻灯，我旁座的几位也想拷贝；答：可以拷贝，如果你还想多知道一点，可以给我联系，我将给你名片，上面有我的 E-mail 地址。

海之韵

2012 年 7 月 9 日

在中国工程院第 140 场中国工程科技论坛开幕式上的主持词。本次论坛在青岛市黄海宾馆召开，主题为"中国海洋工程与科技发展战略"。潘云鹤院士任主席，由唐启升院士任执行主席。出席会议的有山东省人民政府原特邀咨询阎启俊、时任青岛市委书记李群、省政协副主席王新陆等，出席会议的工程院领导有原院长宋健，时任院长周济，时任副院长潘云鹤、副院长樊代明，时任秘书长白玉良，参加本次会议的中国工程院院士共 28 人、中科院院士 3 人。还有来自国家各部委和沿海省市的嘉宾。来自全国相关专业的学者以及新华社等 17 家中央和地方媒体的记者共约 500 人。工程院机关参加会议的有郑晓光、吴国凯、张档、王振海、阮宝君、李仁涵、姬学、郑召霞等。

我们人类生存的空间无外乎天、地、海，海亦称"海洋"，但海与洋是有所不同的。小时候我不明白，长大了知道一些。那就是海小于洋，要不常说"汪洋大海""漂洋过海"呢？洋大于海，但为什么把洋放在海之后，称之"海洋"，而不称之为"洋海"呢？也许海离我们近，洋离我们远，所以我们称"留洋"，而不是"留海"。但有一条，无论是政治、军事乃至科技，解决海的问题要比解决洋的问题容易一些。

在我们的概念中，无论海大、洋大，都说的是海洋博大。其实这只是海洋的一个特征。海洋的另一个特征是富有，即资源富有，关于富有这一特征常常被人们忘了，不仅是被常人忘了，甚至被历朝历代的统治者都忘了。大家知道，陆地源于海洋，有一支歌唱"大海、大海，就像妈妈一样"，我的体会何止妈妈一样，那简直就是妈妈啊。自从人离开海，到了陆地后，好像一直风调雨顺，吃不愁、穿不愁，要啥有啥。所以我们老说"地大物博，人口众多"。只有到了现在陆地资源越来越少，到了"地大物薄，人口太多"之时，我们才想到了海洋，想到了母亲。可你想到了海洋，别人也想到了，甚至早就想到了，于是引起了国际纷争，甚至战争。无论是纷争或战争，为了生存必须争，有一首歌叫《世

卷 三

上只有妈妈好》，要活就要抗争，孩子的抗争就是哭，俗语称"爱哭的孩子多吃奶""会哭的孩子多吃奶"。怎么哭，怎么叫会哭，这不仅在政治上，在军事上、在科技上也是一样的。今天大家都带来了自己的问题，带来了很多高见，怎么把它谈深悟透，为国家提出决策，这就是本场论坛的宗旨。为了把问题悟透，我们请来了许多大家、名家，请来了许多能人、高人。下面我给大家介绍（名单略）。

青岛是个好地方，中国人来青岛有一个重要的任务就是吃海鲜。昨晚我来晚了，友人请我去老字号（大排档）吃海鲜，记得几十年前，还是那个老字号，一块钱吃不了（完），现在是100块钱吃不饱。这是为什么，是海鲜贵了，还是钱贬值了，这个事情一般人说不清楚，只有青岛人，只有老青岛才能说清楚，下面有请青岛市原党委书记阎启俊同志致辞（略）。

感谢阎书记。也是昨天晚上，同事告诉我，青岛是一个打鱼的好地方，过去一网下去打上来全是海鲜，现在一网下去，打上来全是海水。这是为什么呢？是鱼少了，还是渔夫的技术下降了？现在的事情要现在的青岛人才能说清楚，下面有请青岛市委现任书记李群同志致辞（略）。

感谢李群书记的讲话，他回答了上述两个问题，回答得很好！而且保证青岛有海鲜吃。我昨天刚从临沂讲课来这里，李书记曾是临沂市市长和市委书记，那里的老百姓说他书记当得很好，有标志性成绩，就是南方新区和滨江大道。他刚就任青岛市委书记，刚才听了他的讲话深受鼓舞，青岛的明天会更好，青岛所承担的中国海洋研究也将更美好。青岛的海鲜贵，是因为青岛的海鲜少了。我想鱼也是有灵性的，同辈游到青岛来都遭殃了，逃回去的报告，鱼传虾，虾传蟹，他们就不来青岛，回到深海去了。但我们人有办法，现在潜水已经深达7000米，它们跑得了吗？我看还有一种办法，是否研制个招引器，安在青岛，机器一开深海的鱼就来了。当然无论是研制潜水器或是招引器，像这样高科技的东西，一般人是做不了的。这就是工程院在青岛开这个论坛的原意。工程院给我们这个论坛的命名是"中国海洋工程和技术发展战略"，在青岛开，说直白一点，就是"站在青岛看海洋"。将来中国海洋怎么搞，今天的会议怎么开，我们有请周院长讲话（略）。

周院长讲话很重要，是将来搞好中国海洋工程和技术的方向，也是我们开好本次会议的指南。这个咨询项目十分重要，宋健院长、徐匡迪院长和周济院长亲自担任顾问，潘云鹤副院长担任组长，唐启升院士担任副组长，有一个十分强的团队。这种现象在工程院如果有也是不多的。我只是一个内科医生，而且是搞消化的，三句话不离本行，只想到吃，而且老讲吃海鲜，这是隔行如隔山啊！请大家谅解。

474

海洋是宝贵的"国土"，是我国可持续发展的重要支撑。探测和开发海洋资源已成为沿海地区战略重点，"关注海洋工程建设，促进海洋科技研发"是时代发展的要求。本次会议纪要展示学术界的集体智慧，又要体现党和国家的执政方略。希望今天的论坛能引发大家更多的思考，集思广益，为海洋科学进步建言献策，开幕式到此按时结束，谢谢大家。

HIPO
——为《胰腺癌》作序

2012 年 7 月 13 日

　　常人谈癌色变，医生谈胰腺癌色变。因为胰腺癌发病隐匿，早期几无症状，发现时常处于晚期，平均生存时间通常不到 1 年。像著名歌唱家帕瓦罗蒂、苹果之父乔布斯，有那样好的医疗条件，有那么多的经费保证，最终亦望天长叹，不治身亡。据说国内曾有一位同行熟知的消化内科老专家，本来好好的，体检发现胰腺癌后，仅仅 5 天就猝然辞世，这纯粹是吓死的。因为消化内科医生本身太了解胰腺癌的恶性程度和危害性了。

　　胰腺癌发生在胰腺。胰腺本身不仅是人体的一个重要器官，而且是一个神秘的器官。就连《黄帝内经》这样的权威专著在描述人体五脏六腑时，居然把胰腺这个脏器给漏述了。尽管胰腺跟人体其他器官一样，同生同长，但在历史上"胰"字的出现比"肝"字晚了几百年。这可能是胰腺特殊的解剖部位和独特的生理功能所致。它深伏在人体的腹膜后间隙，就像隐藏在茂密丛林中的一枚人参，需要像深山探宝、大海捞针般地搜寻与探究，才能识其"庐山真面"。

　　在这样的器官生长的肿瘤，其发病机制与消化系统乃至全身其他器官的肿瘤确有不同。这种肿瘤组织结构复杂、基因变异频繁、血管构筑丰富、神经分布多样、早期发现不易、晚期切除困难、化学治疗抵抗、预后效果不好、生存质量极差。学术界对其理论认识和临床实践分歧很大。确需一本权威专著作为相关学者的工作指南。

　　郭晓忠教授自 20 世纪 80 年代开始致力于胰腺癌相关抗原的研究，90 年代在瑞士攻读博士学位时从事胰腺癌发病和转移的分子生物学研究，回国后又继续开展胰腺癌的临床诊疗工作，积累了丰富的研究经验，发表了大量的国际论文，取得了丰硕的研究成果，成为国内乃至国际上胰腺癌研究的著名学者。在此基础上，编撰了这本 50 多万字的《胰腺癌》专著。

　　本书最鲜明的特点是将最先进的研究成果与临床实践相结合。特别是在基础研究方面，又将细胞生物学、干细胞研究、染色体异常、端粒酶活化、细胞因子、上皮基质转化、胃肠激素、细胞内信号转导等热门领域中取得的最先进知识加以整理、整合，形成了一整套更加完善完整的系统理论。我前不久给《医学争鸣》杂志写了一篇论文，题目是"整合医学初探"，英文称"Holistic Integrated Medicine（HIM）"，大力提倡整合医学的理论及实践。我认为这本专著就在一定程度上体现了整合医学的理论。相信通过进一步的努力和不断出版再版，将来一定会成为一本《整合胰腺肿瘤学》，即 Holistic Integrated Pancreatic Oncology（HIPO）。

　　是为序。

那一年
我在工程院

卷　三

再谈创新

2012 年 7 月 16 日

在中国工程院党组学习中央 2012〔6〕文件"关于深化科技体制改革、加快国家创新体系建设的意见"讨论会上的发言。参加党组会议的成员有潘云鹤、旭日干、樊代明、白玉良。谷钰列席会议，会议由工程院时任院长周济主持。

这次会议非常重要，党中央国务院决定在 18 大前加开这次会议，说明科技体制改革，对于国家创新体系的建成，对于国家的发展十分重要，也势在必行。这份中央文件长达 20 页，共约 11 540 字，其中提到创新二字共达 138 处，因此创新成了关键词，成了核心意思。创新驱动发展，发展需要科技，已成为全党共识。要在全国科技界将创新作为一种文化自觉，成为一种自然行动，改革科技体制是必需的，也是必然的。但要真正实现创新，我个人认为下述三点尤为重要：

一、教育促进科技创新。百年大计，人才为本，没有人才，难以创新。所以我们需要培养大量具有创新意识、创新能力的青年人才，他们是创新的主力军。有两个数字引人注目，一个是 2012 年教育经费投入要达到 GDP 的 4%，另一个是 2020 年科研投入要达到 GDP 的 2.5%，这两个数字怎么结合起来？内在联系是什么？ 4% 重点用在什么上？现在在校的学生，包括在尔后几年即将入学的学生，他们本科、硕士、博士毕业后有很大一部分将会进入科研岗位，他们能否把那时的 2.5% 用好，中间要有过个顶层设计，教育部、科技部应有一个联合计划，不能两张皮，否则到了 2012 年依然出现不了生机勃勃的创新局面。

二、企业引领科技创新。在国际上，企业的创新欲望高，创新能力强。因为没有创新，企业就死，企业就垮，所以他们一般拿出总收入的很大一部分来研究新产品，来实现自主创新，比如医药行业有的就可达 15%。在国外企业，上税是很高的，你要么拿去资助慈善事业，要么拿去搞研究，否则政府就把钱拿走了。但在我国，企业多数自我发展能力很弱，有点钱也不愿拿来搞研发，所以让企业自觉地开展或引领科技创新，口号可以这么提，但文章做起来困难很大。我个人认为能搞创新的企业只是少数，多数企业还只是糊口。国家对前者要认真组织，对后者要加以指导和扶持。中国是大国，有举国机制的优势，不要办很多事，但要办成几件大事，一年办几件，要把钱用在刀刃上，不要老做形象工程，要用到循环生产、低能耗、高产出的项目上。

三、管理保证科技创新。管理体制和机制的改革是本次会议的重点。但总体来看，原则说法多、宏观语句多、实际措施少，而且缺乏实施细则，怕就怕落不到实处。我们学校西京医院总结了一个材料，温总理作了重要批示。前天人民日报在头版头条登出来了，叫作"技术创新提升救治水平，机制创新降低医疗费用，文化创新改善医患关系"。创新有说法，说法见效果。从创新到效果不断推进，螺旋上升，确保这个活动不断，这个速度不减，这个质量不降，这个过程不停，这就需要体制机制的不断创新。

所以创新驱动发展，首先需要教育创新、企业创新、管理创新，至少这种创新作为先行才能推动科技创新。科技创新了，国家的经济和社会自然发展，这就是我个人学习2012〔6〕中央文件的一点体会。

那一年
我在工程院

卷 三

做人要这样做人

2012 年 7 月 17 日

在中国工程院三局党支部会上的发言。本次会议在工程院202会议室召开，参加会议的有三局支部的全体党员。李仁涵同志主持会议。会上先由外出参加代职学习的华尔天同志和李冬梅同志作了思想汇报。接着大家发言，谈近期学习心得体会。会前支部书记代表全体党员邀请樊代明以"怎样发挥团结协作，提高工作能力水平"为题作中心发言。

参加支部大会，听了大家发言，收获很大。每一次开会，每一次都有收获。开支部大会，大家集体谈心，可以相互了解、相互提醒、相互学习、相互提高。共产党员无论是作为一个组织或是个人出现都要保持先进性。我们这个群体，只有一位同志不是党员。大家都是党员，也许看不出差别，没有比较看不到我们与群众间的差别，也许只能看出我们党员之间的差别。我认识一位消化专家，是武汉一家大医院的，他本人是民主党派。他说怎么评价共产党员的先进性，他把他们科的人员分成三个群体，共产党、民主党派和无党派人各一组。以对科室的各种贡献为指标，统计结果是，共产党员这一组要比民主党派和无党派这一组差，这很难堪。我们共产党员的先进性哪去了？当然这只是个局部。如果全国多数单位这样，那怎么行呢？国外有人问我，你们党内活动还拿着工资读报纸，坐在一起谈心？这些活动相当于他的社交活动，在国外，党的活动是用业余时间开展的。所以拿着工资开支部大会学习，学习以后干工作当然应该更先进才对。

刚才大家讲，人人都想进步，但怎么才能进步呢？大家邀请我做中心发言，这是一个涉及好多因素的问题，过去我已讲过一些，比如每晨三问等。今天我只讲一个团结协作的问题。人生好比一只船，我们要渡向彼岸，怎么才能又快又稳驶向目的地呢？这里首先有一个"发力"的问题，首先要发挥主观能动性，有多少热发多少光，没有主动发力，光靠外力或者死等时机那是徒劳的。第二是"借力"，要学习借力，它可以补充自己力量的不足，好多人成功，其实奥妙就在于此，天马行空、独来独往，各喊一个口号，各打一张彩旗，看起来轰轰烈烈，到头来未必就有好结果，有时自己没开船，搭别人的船，在别人船上做点贡献也是可以到达彼岸的。第三是"聚力"，无论是发力或向别人借力都要用好力，用好力就是要把力聚到一起，方向要一致，时段也要一致，不然力量分散，甚至相互抵消，出力不讨好，到头来身心耗竭，累死途中。发力、借力、聚力都要注意，缺一不可。这就像一对夫妻，一生要画一个圆圈代表圆满，但画圆一个圈需要一辈子的时间。如果夫妇两个只有一个人画，画的人画了一辈子，刚画成生命就完结了，最后没有享受到圆满。另一个不去画圈，一辈子想坐享其成，虽然没有劳作，但一辈子也没享受到圆满。最好的解决办法是什么呢？两个人一起画，一个人画一半，也就是到生命的一半就画成了，于是两人都享受到下半生的圆满。如果参加画圆的是很多人，或是一个团队，大家都来画，每人只需画一小段，很快就成了一个圆，每人并没付出多少就可以享受圆满近乎一生，这是求之不得的。舍得舍得要先舍才有后得，小舍才有大得，快舍才有快得。其实就是这个道理。我还是那句老话，要想人人为我，必先我为人人，这些道理连普通老百姓都明白，我们共产党员更应该明白，更应该去实践。我们通常知道做事要怎样做事，但我们更应知道做人要这样做人。

做事要这样做事

2012 年 7 月 18 日

在空军政治部，中国工程院联合召开的"宣传俞梦孙院士事迹"座谈会上的发言。此次座谈会在北京召开，参加会议的有在京各大媒体的领导和记者共约 50 余人。时任空政主任朱福熙中将及空政和空后机关的相关领导参加了会议。工程院参加会议的还有工程院办公厅宣传处的黎有良和崔彬强等同志。

今天我们在这个大屋子，围着这张大桌子，和各媒体的大家来讨论一件大事情，这件事情就是宣传俞梦孙院士的光荣事迹。这个活动表面上看是空军，或是工程院或是俞梦孙个人的事情，其实不止于此，说得准确一点是落实党中央国务院近期召开的"全国科技创新大会"精神，是落实胡主席在前不久两院院士大会上讲话精神的重大举措。这两次大会的主要精神是什么呢？就是两个字"创新"，或称"创新驱动发展"。

近 400 年来我国在科技创新发展方面落伍是有教训的。第一次工业革命即蒸汽机加纺织工业推进了英国发展，第二次工业革命即内燃机加化学工业推动了德国发展，第三次工业革命即计算机加电子工业推动了日本、美国发展，我们都相继失去了机会。那么第四次工业革命是什么，会不会发生在中国而推动中国的发展？中国能不能在第四次机会中实现工业现代化？后者是工程院的天命。我国改革开放 30 余年靠政策、靠资源、靠人口红利推进了国家发展，但现在已基本进入了平台期或称饱和期，下一步靠什么发展？就得靠创新。创新不是光靠喊口号能做到的，更要去实践，要靠全民族的认识和积极支持，中国工程院要实现自己的天命，要靠自己的院士来具体实施。

俞梦孙院士在科技创新，特别是空勤科研中做出了突出的贡献，不仅为空军也为工程院争得了荣誉，事迹十分感人。值得空军、工程院乃至全体院士、社会各界学习，希望大家去发掘和总结。宣传院士，我有个建议，一方面要宣传他们执着的科学精神、勤奋的科学态度、忘我的奋斗精神，但更重要的是宣传他们的创新精神，这才能和时代衔接。比如说，雷锋同志是我们各行各业的好榜样，这无可厚非，但雷锋精神对院士来说，只要愿意学那是可以做到的，但院士所做的创新工作不是愿意做就可以做到的，我们号召年轻一代向院士学习，一定要学习他们的创新精神。

我们通常教育青年一代做人要怎样做人，但同时我们也要号召做事要这样做事。

转化医学再解
2012 年 7 月 19 日

在中国工程院"我国转化医学发展战略研究"咨询项目启动会上的主持词。本次会议在工程院 316 会议室举行。会议由樊代明主持。参加会议的院士有郝希山、高润霖、项坤三、邱贵兴、李兰娟、杨胜利等，丁健、徐建国、陈志南、张伯礼、付小兵、郑树森因故请假派代表出席了会议。出席会议的还有工程院机关相关工作人员。

欢迎大家来参加本次转化医学发展战略咨询项目启动会。这次大会十分重要。可以说是事出有因、来之不易、民生大计、不辱使命。为何说是事出有因呢？转化医学国外已提出 10 多年了，2003 年美国国立卫生研究院（NIH）提出路线图，旨在尽快解决基础医学研究与临床医学应用脱节的问题。从此，国外以美国为首的发达国家陆续建立了很多转化医学研究中心。大约 5 年前转化医学开始引入中国。随后全国各地以北京、上海、江苏为主陆续建立了转化医学研究中心，现在已达 70 余个。特别是中国工程院医药卫生学部在杨胜利院士领导下与医学科学院协作，先后在上海召开了 3 次中美转化医学国际会议，大大推动了中国该领域的发展。为何说是来之不易呢？大家知道咨询工作是工程院的主要工作，每年大约有 10 个左右重大咨询项目，每一学部最多一个，竞争十分激烈。本项目由杨院士带领数十名院士联合申请，周院长高度重视，最后成功，资助经费 969 万元，确实来之不易。那么，为何说是民生大计呢？中国的医疗改革可以说正处于攻坚阶段、看病难看病贵还没有得到彻底解决。怎么样把基础研究获得的大量成果应用到临床，使之成为病人的福祉，这是民生的迫切要求。为何叫不辱使命呢？在座和不在座的院士及专家是中国医学界的精英，我们的咨询结果一定要得到中央和国家的重视。NIH 的主任 Francis 当年能到参众两院去据理力争。他说如搞转化医学，你们给我 1 美元，12 个月后我会创造 1.2 美元。我们的研究成果出来后我们也争取去国务院报告以得到国家的支持、得到人民的支持。达到这样的结果我们就叫不辱使命。好了，下面请杨胜利院士作综合报告，接着各专题作报告，每一专题不能超过5分钟（报告内容略）。

刚才大家作了很好的发言。一方面，今天是启动会，也叫誓师会，万事开头难，开头后就不难了。另一方面，今天又是一个交流会，大家互相交流各自取长补短。搞战略咨询一是要定位准确不能太高，高了成了决策，我们是献策的；也不能太低，低了成了战术，成了具体的做法。搞好战略咨询最有效的方法多开会、多讨论，吸纳新思想，闭门造车造不出好车，照葫芦画瓢怎么画都像葫芦。要抓住事物的本质，抓住解决困难的切入点。比如，刚才徐学敏就谈得好，转化医学不是一种实质的科学。我看是一种方法论、实践论。科学需要这样的方法论、实践论，有时它比科学本身更重要。比如医疗器械在中国老研究不出来，或研究不出好东西来，主要有三个毛病未解决好：一是人才形不成团队，二是技术形不成体系，三是零件形不成设备，关键是转化体制形成不了。这是根本问题。

最后，我谈一点对转化医学需要深化认识的问题。转化医学，Translational Medicine，应该是内容丰富含义深刻的，不单是一个桥的问题，也不光是过桥或过河的问题。有好多人只把这个名词理解为传送、交送或过河的意思，这是不全对的。今天项坤三院士提出来二期转化的概念。我觉得转化医学的概念需要深化，实践需要深入。主要在 Translation 上下功夫，而不只是将 Translation 简单理解为 deliver 或 cross 的意思，那样只是过河，过到河那边如果没有作为还不如不过呢！所以我觉得 Translation 除了过或过河外，至少还有如下四个方面的含义。

一是检验，Testing，我们将那么多的基础知识运送到临床，都有用吗？要进行检验哪些有用留下来，哪些无用放开去，要辨别哪些现在有用哪些可能将来有用。通过去粗取精、去伪存真，有所得必然要有所失。不检验，运过河的废物一堆，不仅无用，反而堆放占地，这是不行的。

二是结合，Combination，基础知识只有与临床实践相比较相结合，最终才能发挥作用，结合的结果可能有三种情况：比原来的好；比原来的差；可能不比原来好，但副作用减少。第一种和第三种情况都是可能采用的，要酌情而定、据情而定。

三是产出，Yielding，这是一个必须正视的问题，我们不能光是炒新概念，要出生产力，折腾一通，耗时耗力耗钱，收获无几，口号再响、效果不显是不行的。

四是反馈，Feeding back，要将转化的结果反馈给基础研究促使基础医学研究不断提高，不能老是两张皮，各抬各的轿、各建各的庙、各吹各的号、各鸣各的炮，这就是所谓的 "from bedside to bench"。

总之，要充分理解转化的含义，要全面实践转化的内容，只有这样才能把我们的咨询工作做好，才能把我们的转化医学做好。

Vision

2012 年 7 月 21 日

在第三届海西消化病论坛开幕式上的致辞。本次会议在浙江温州市召开。参加会议的有广东省、福建省、江西省和浙江省的相关学者约 600 人，时任温州市副市长仇杨均、浙江大学副校长姒健敏、温州医学院院长瞿佳参加会议并讲话。

首先我代表中华医学会消化病学分会对本次论坛胜利召开表示祝贺。我是第一次来温州。外地人怎么看温州？这里是我国改革开放以经济建设为中心的先头军、排头兵。你们不仅在这里干得好，而且支援全国乃至世界的经济建设，听说有 170 多万温州人遍布全国各地，有 60 多万温州人遍布世界各地。有人说"北京人什么话都敢说，上海人什么钱都敢赚，广州人什么虫都敢吃，温州人什么事都敢干"。这种说法虽然不全面，但确有一定道理，一般人只知道温州富，但通常不知道他们是怎样富起来的。依我看，君子爱财，取之有道，温州有财，取之有理。我们需要向温州人学习，学习他们的生财之道，学习他们的发财之理。

国内同行怎么看温州医学院？昨天我参观了校园，印象很深，比如李校塑教授领导的生物制药研究，从研、学、产做成了一条龙，令我刮目相看。这里我要重点提到眼睛的视光学，温州医学院在全国是排第一的。一个大学不需面面俱到，也不可能样样都行，但能举出全国第一者又令全国同行折服者并不多，这就是这样。大家知道吗？我叫"樊代明"，其实我也叫"250"，就是 5 年前我在某个有名眼科医院那里验光，被告之老花加散光是 250 度，这几年一直戴的镜子都是 250，可昨天一查是 300 多，配了一副镜子，现在看得特别清楚，从今天开始我就不 250 了。听说好多好多名人都到这里配镜，名人不名人不重要，关键是要明确，眼睛都看不清楚，视力"vision"不行，干什么事都模模糊糊，还明人吗？人都不明还名人吗？这里视光学为什么做得好，是因为有一个好院长。他也是眼科专家，名字也取得好，叫瞿佳，"瞿"字上半部是双目，代表两只眼睛，佳是好到了极致，两只眼睛都好，那是双目俱佳啊，你说这里

486

的"vision"，这里的眼光会不好吗？

书归正传，再谈谈这次海西论坛。我觉得海西论坛不仅有学术意义，而且有政治意义。海西是以海为中心的，海西指海的近端，也就是福建、浙江、广东、江西四省。海的远端是洋。我们的发展不仅要重视海西，更要注意西海，或者说是西洋。也就是国际医学发展或者说世界医学发展的前沿，一定要有这个眼光，要有这个"vision"，"vision"太近了我们称"Myopia"，或叫近视；"vision"远了叫"Hypropia"或叫远视。医学上近视远视都不好，但政治上近视肯定不好，是目光短浅、鼠目寸光，但远视是前瞻远瞩、目光远大，而不是好高骛远、崇洋媚外。海西论坛已办第三届，前两届包括这一届没请外国学者，也没请中国台湾、香港、澳门的学者。但下一次应该请了，这样才会越开越大、越开越好。这就是我们说的"vision"，眼光或称眼界。我有一句话叫"胸怀出斗志，眼界定前程"，这次来温州，这就是我对"vision"的再理解。

最后，祝论坛成功，再祝论坛越办越大、越办越好。

原汤化原食

2012 年 7 月 22 日

在新疆生化药业羔羊胃提取物维 B_{12} 胶囊 Ⅳ 期临床研究中期会议上的总结讲话。此次会议在乌鲁木齐宏福酒店召开，吴开春教授主持会议，参加会议的有来自全国各地的 17 个医院的相关专家。

今天整整开了一个上午的会，大家畅所欲言，每个报告都有很高的水平，我个人有很大收获，真是不虚此行啊！我是今天凌晨才从温州飞达乌市的，因此只睡了四五个小时，可以说是硬挤时间来参会的。为什么这么重视呢？因为我认为这个会议对消化内科来说绝非一般的新药临床试验总结会，它兼有创新的理念，创新的疗法，创新的药品，也就可能达到创新的疗效。

大家知道，慢性胃炎，特别是慢性萎缩性胃炎是临床常见病；大家也知道，对慢性萎缩性胃炎临床上没有好办法；大家更知道，临床治疗慢性萎缩性胃炎，药品很多，但好药很少。慢性胃炎与我们常指的慢性炎症不同，是一种特殊类型的炎症。目前对其认识还十分肤浅。多数人认为慢性萎缩性胃炎难以治愈，特别是萎缩那是不可逆的。这样的认识会使我们消化内科医生无所作为，我个人觉得这种认识是不正确的。大家知道胃黏膜一般是 4~5 天换一次，一方面表面的细胞不断凋亡、消失，另一方面，深部的干细胞不断生长和分化，保持这种平衡，胃黏膜就完整健康。什么时候出现萎缩呢？大致有三种情况。①增生正常，凋亡增多，"供不应求"，好比边防线上的战士，新兵补充正常，但老兵复员太多，于是缺兵，表现为军力萎缩，可称之 Ⅰ 型萎缩。②凋亡正常，增生减少，即新兵补充减少，但老兵照常复员，也出现缺兵，表现为军力萎缩，可称之为 Ⅱ 型萎缩。③凋亡增加，增生减少，二者同时存在，即新兵补充减少而老兵复员比平常还多，表现为军力严重萎缩，国防能力告急，我们可称之为 Ⅲ 型萎缩。我的这种分类方法对治疗有重要意义。对于 Ⅰ 型萎缩我们需要给予去除攻击因子，保护胃黏膜的药物；对于 Ⅱ 型萎缩，我们需要给予促进黏膜增生的药物；对于 Ⅲ 型萎缩，我们需要两种药物同给。在临床上保护胃黏膜的药

488

物比较多，其中包括质子泵抑制剂，问题是我们确实缺乏促进黏膜细胞增殖的药物，这种药物从哪里去找，可以从自然界的植物中去找，也可以从化学药物中去找，最好是从人体自身中去找。我们人体是一个万能的整体，出生以来，妈妈就给我们准备好了所有东西。你看，有升高血糖的胰高血糖素，就有降低血糖的胰岛素，同然，有抑制胃黏膜的物质，就有促进胃黏膜增生的物质。而且这种物质不仅全身有，在局部（比如胃组织）可能更多，这就是为什么我们常说"吃什么补什么"的缘故。又比如我们作细胞培养，都要加牛血清，不加血清细胞不长还会死亡。就牛血清来说，胎牛的比老牛的好，这是因为牛血清中有生长因子，生长因子又是胎牛比老牛多，用相同器官组织中的提取物来培养该器官细胞的生长，有一点像老百姓说的"原汤化原食"。新疆生化药业研制的"羔羊胃提取物"可以治疗慢性萎缩性胃炎，可以逆转胃组织的萎缩现象，其原因可能就在于此。我的这种看法对不对，现在我们十多家医院来研究这种假说，来验证这种现象，来丰富这种理论，其潜在的意义是很大的。要使我们的研究工作十分科学，研究结果十分可靠，一靠我们医生的科学精神，实事求是，一切均按科学的规则来进行；二靠监督公司的严格监督，一丝不苟，一切均按严格的标准来要求。这是中期检查，到年底揭晓时，我再来同大家一起讨论，共同分享我们的假说和结果。

开会要这样开会
2012 年 7 月 26 日

　　应遵义医学院之邀为该院教职员工作学术报告。其间用一小时参观了遵义会议会址。除受到革命传统教育外，还就当时的开会方式，对照现在开会的现状，触发了一些感想。

　　车临会址大门，抬头可见毛泽东主席一九六四年书写的"遵義會議會址"六个大字。按书法常识，一般一幅书法中相同的文字写法要有不同，包括偏旁部首也要有差别。因此，主席对遵义的"義"和会议的"議"字右边的那个"義"的写法是完全不一样的。但他老人家把两个"會"字写成了完全一样。一是说明这次会议重要，重复写了一遍，为的是反复回味其深刻的历史意义。二是这次会议达到了统一，所以把两个会字写成了一样。三是这两个会字细一看来，虽然写法一样但大小不同，说明是小人物与大人物的相争，是小人物会大人物，最后是小人物战胜了大人物。四是也许这两个会字相同纯属偶然，只是后人引起了不尽遐想，仁者见仁，智者见智罢了。

　　这次会议开了三天，在当时敌军前堵后追，形势十分危急的情况下开了三天，可见会议之重要、之重大，也可见分歧之大、相峙之激烈，是争吵、争鸣还是争议？总之，可以说民主之极致，绝非一言堂；讨论之彻底，绝非草率从事。所以，对后来中国革命之成功，对后来共产党之发展起到了重要作用。反观现在开会，开幕式上领导一排又一排，一个接一个歌功颂德，一个接一个传达上级指示，一个接一个按着秘书写好的稿子发言。吐字皆慷慨激昂，但含意均陈词滥调，真可谓"云里雾里谈半天，东抄西抄一大篇，劳民伤财费时间"，主持一声吼：会散。

　　遵义会议总结简练一共八十九个字，共含四条重大决定。开了三天会，最后的结论才四条，共八十九个字，会议开得不成功吗？不，正如那里的大幅标语所写的，"毛泽东同志从这里崛起、中国共产党从这里站起、中国革命从这里走向了胜利"，这就是意义。不像现在的会议，前头后尾千篇一律，中间肚

490

大无比,先分一、二、三、四、五章,每章再分1、2、3、4、5节,每节再分甲、乙、丙、丁、戊段,每段再分a、b、c、d、e句,前后对应,左右排比,可读之不知写了啥,思之不知究竟想说啥。

参观完毕,拾道返程,在旧墙壁上又看到两条标语,是当年红军对国民党士兵的宣传。一句是"不当无钱的白军";另一句是"不发军饷不打仗"。同行者一直不解,他们说"不当无钱的白军",那就是说白军中有两类,一类是无钱的,一类是有钱的,标语是告诉他们要当有钱的白军;另一种解释是,红军是有钱的,不当无钱的白军,标语是告诉他们来当有钱的红军。还有那句"不发军饷不打仗",难道是告诉他们发了军饷就去打仗吗?其实那时军队,不论红军和白军都没有现在有文化,理解也没有现在那么复杂,那是他们交流的一种最简单的方式,大家懂了就行。实情是,那时非常艰苦,国军的士兵们已经很长时间没发钱了,没发钱还要他们打仗,兵营里很不满意,有厌战情绪。发钱去打仗那是卖命,不发钱要别人去打仗那是献身。无论卖命还是献身都是为军阀干的,红军抓住这个情况写上标语,瓦解军心,就是这个本意。不像现在的宣传一句句写得工整对仗,但不起作用。到处凝练精神,提倡精神,这精神、那精神,精神多了就成精神病,关键要管用。你要他不随地吐痰,他偏吐;你要他不随便吸烟,他偏吸;你要他不随地大小便,只要无人看见,对着墙壁就开干,说是一套,行是另一套。

末了,突然想起一句话,通常我们提醒大家做事要怎样做事,但就开会来说开会要这样开会。

大连成大联

2012 年 7 月 28 日

在第五届中山医学联席学术论坛开幕式上的讲话。本届论坛由大连大学附属中山医院主办，该院院长赵德伟教授任主席。参加大会的还有王正国院士、付小兵院士、邱贵兴院士等，时任大连市卫生局长、大连大学校长潘成胜等出席会议并讲话。中国台湾、澳门及大陆相关医科大学、医院的相关领导及专家共 500 余人参加了会议。

感谢会议的邀请。首先代表工程院和第四军医大学对本次论坛在大连的胜利召开表示热烈祝贺，一会儿我还要作学术报告，题目是"整合医学初探"。先就这次论坛的意义谈点体会。

在座多数代表都是来自海峡两岸中山大学、中山医学大学或中山医院的同仁和代表，你们应该是很荣幸和自豪的。中山先生是我们共同尊敬的领袖，中山精神是我们共同遵从的精神。举办这样的学术论坛是对中山先生的深情缅怀，也是对中山精神的最好传承。中山先生不仅是海峡两岸，而且是全世界华人共同尊重的革命先行者。目前我们最需要作的是在孙中山先生的旗帜下，使站起来了的中国更加富起来、强起来、富强起来。

中山先生是先从医后革命，先想成医学家，后成了革命家。那是因为在当时，行医，救得了中国人的命，但救不了中国人的命运。革命可以夺取政权，改变命运。现在我们有了自己的政权，人民当家作主，反过来应该从革命家到科学家、到医学家，提高人民的医疗健康水平。这就是中央告诫我们科学需要创新，创新驱动发展，创新需要协同。刚才有的同志建议把中山医学联席会改成联盟，我个人觉得是可以考虑的，目前教育部在组织协同创新中心，科技部也在组织各种科技联盟，你们如有这个做法是符合上级精神的。不仅用科学把自己联系在一起，而且按中山精神把大家联合在一起，不仅利国利民，也可告慰中山先生在天之灵。

这次会议在大连召开，还有其特殊意义。大连可谓大联、大团结、大联合，海内外、南北方，不管是大中山、小中山、早中山、晚中山都来个大联合，共同克服医学难题。祝贺你们在大连的大联合成功。

海扶得扶

2012 年 8 月 5 日

在国家 973 计划"聚焦超声（又称"海扶 HIFU"）无创治疗肿瘤的关键科学问题研究"项目中期总结会开幕式上的讲话和会议的总结。此次会议在重庆举行。时任科技部闫金定副处长、重庆市科委徐青副主任、重庆医科大学黄爱龙副校长出席了会议，专家组成员、首席科学家和全体课题组成员参加了会议。专家组由樊代明任组长。共约 50 人。

欢迎大家来重庆参加 973 计划项目中期总结会。我刚从国外回来，听说我是重庆人，老外说最近我的家乡出了两件大事，戏称 PF。P 是 Political Earth Quake（原重庆市委书记薄熙来事件），所谓的"政治地震"；F 是 Flood，即洪水过境重庆。既有人祸，也有天灾，好像一团糟了。来到这里却觉十分平静、十分平稳、十分平安。听说上半年 GDP 增幅 14%，居全国第二，是在稳中求进。

如此大好形势，靠党和政府的领导，靠重庆人民的奋进努力。在重庆人民中有一支杰出的科技队伍，他们在脚踏实地忘我奉献，任凭风吹浪打，胜似闲庭信步。在这支科技队伍中，有一支由首席科学家王智彪领导的科研团队，他们在为医学、为病人奋斗。他们正在解决的是目前医学难以解决的问题，也是临床上医生难以解决的问题。所以说，他们从事的工作似乎不是医学，但是在为了医学，他们本人虽然不是医生，却胜似医生。

我们专家组总的来说是来学习的。科技部交给我们任务是检查，其实是学习后要交答卷。我们完成作业要认真，我建议专家组提出问题要从严，当然提出的意见只能是建议，只供课题组参考，因为你们是真正的专家；我建议课题组考虑问题要从宽，不要限制了课题组自己的主观能动性，不要限制了自己的自主创新，那样就事与愿违了。最近我碰到一位大学校长，向他讨教怎么抓学科建设，怎么抓课题研究。他幽默地说，当校长好比公公婆婆，负责给儿子把房子造好，把床打好，把儿媳娶回来，至于生孙子那是他们的事了。同事说这个校长不负责，我看他是有道理的，公公婆婆可以提出生孙子的标准，但不可能事事亲为，不然就会发生质变。我想我们的专家组就好比那对公婆。

刚才听了六个专题的报告，我对一、二、三、六专题分别有些建议。

第一个专题报告中提到发表了一篇 *Nature Material* 文章，影响因子 20 多分，但据我回忆，两年前这个项目启动时好像已有这篇文章，时间也是 2010 年底，看来工作是项目之前完成的，所以最好不要写在报告中，免得引起疑问。而且，这项工作是研制海扶设备，不要处处强调 SCI 和影响因子，要克服 "High Impact Factor，No Impact"，即高影响因子但没影响力。

第二个专题强调 "无创" 二字有些过头，甚至提出来细胞外科概念。细胞的直径太小，难以做到。外科要达到细胞水平是不行的，还是提微创为好，微创与巨创是相对概念，无创则不然，是有和无的问题，要把体内的肿瘤杀掉，不开刀体表看不到刀口是无创，但体内还是有损伤的，而且在局部杀肿瘤难免伤及正常组织，所以无创事实上是做不到的。谨慎些保守些为好，不然做不到人家会说我们吹牛。

第三个专题提高 HIFU 杀伤力的最适阈值，一个是时间，一个是温度。通过保持温度，延长时间或保持时间，提高温度来调整肿瘤杀伤效果，这只是一种方式，有点像微波炉。其实还有一个不断地瞬间改变温度或时间也可以提高杀伤力。平时吃烤牛排，一般问我们吃几成熟，如果厨师采用微波炉方法，烤出来的牛排肯定不好吃。只有他采取瞬间改变温度或时间，不断翻烤，那才好吃。当厨师有三种办法来检验自己炒的菜，一是用嘴，不断尝，那是一般水平；二是用鼻，不断闻，水平更高；三是用眼，不断看，根据颜色变化决定火候，这是最高水平。通过瞬间改变时间或温度，不断翻烤，可烤出好牛排。那么，用相同的方法也可以实现海扶对肿瘤细胞最有力的杀伤。我提出这个建议供你们考虑。

第六个专题主要存在的问题是方向选得不对，似乎与海扶关系不大，发表论文中也无海扶的任何提法，要特别注意。我 1978 年上研究生时有一硕士同学，他是研究颌面外科枪伤后的中药治疗。动物选的是狗，狗脸面小，一枪打去，骨碎肉烂，不能进食，必死无疑。他想反正是伤口，敷药，所以他选了狗的臀部做枪伤研究，最后答辩时没有通过。评委说枪打的不是地方，模型错了，于是没毕业。第六专题与此相似，要尽快改过来。比如研究海扶治疗后对全身状态是好作用，还是坏作用，就很好，不仅对题，而且对将来有帮助。

最终再说几句，就是本项目后三年的研究，六个专题要向一个方向聚，也应该向一个方向或一个目标聚了。我在工程院提过 "学术活动和科学研究的策略要四聚"，即聚焦方向、聚集力量、聚合机制、聚变成果，这对你们后三年的研究有用。最后再祝项目圆满成功，海扶人一定要全力为海扶。海扶以外的人一定要扶海扶，因为海扶得扶。

四种婚式
2012 年 8 月 9 日

在 2012 年度国家科学技术进步奖评审会上的发言。本次会议在北京京西宾馆召开。会议由时任国家科技奖励评审委员会主任委员曹健林主持，全体委员共 37 人参加了大会，会议审议本年度国家科学技术进步奖特等奖、一等奖和二等奖，同时审议创新团队奖。

今年国家科学技术进步奖颁奖数量骤减，大致是去年及以前的 2/3 左右。由此，呈现出多种现象，这些现象，有些是好的，但有些也令人担忧。

好现象是今年各专业组评出上报的奖项、多数水平很高。有些二等奖比去年一等奖的水平还高。比如在我们内科组有一项成果发表的 SCI 论文达 230 多篇，影响因子超过 1000 多点；还有一项也是 SCI 达 200 多篇，影响因子 600 多点，还有 5 个省部级一等奖，1 项国家 I 类新药，可这两项今年小组评审有一等奖名额限制，都只给了二等奖。专家们提了很多建议，但最后终因没有名额未能上报一等奖，十分可惜。

不好的现象又是什么呢？因为颁奖项目少了，竞争也就激烈了。有些单位就想到了整合，因而团队越组越大，人数越聚越多，论文越集越多，影响因子越来越高……引发这个现象的原因有多种，我发现最常见的整合方式有 4 种。

1. "天先配"。根据国家需求或科学的需要，有组织有顶层设计组成的团队，成员中有分工，有相互真诚实际的合作。有点像过去研究胰岛素的合作、三峡大坝、神舟飞船也是如此，一般都有上级在各方面的大力支持，今年也不乏这样的成果。

2. "自由配"。这样的项目，一开始并无主观的顶层设计，是科学家们在工作中发现了共同兴趣，走到一起来了。对领导而言有一点有心栽花花不开，无心插柳柳成荫的意味，其实这是最高境界，是事业把大家连到了一起。

3. "拉郎配"。无论是开始或是在过程中，都没有真正意义的合作。既无意愿，也无实践，而是为了一种目的，比如拿奖而组织起来的。这种做法每伴有一些矛盾和利益分配，通常远期效果不佳。

4. "重婚"。还有一种现象是采取各种办法组合，但成绩还不够，害怕竞争不过，于是把过去颁过奖的材料重用，加到现在的材料中，重复报奖，有点像婚姻中的重婚。一女嫁二郎，甚至嫁好几郎，到时查出来会名声扫地。

"天先配、自由配、拉郎配、重婚"这是今年国家奖申报过程中的4种结合（婚姻）现象，简称4种婚式。当然还有其他现象，这是前进中的问题，旧的问题解决了，新的问题还会来。就国家奖管理部门来说，要想各种方法，订立各种制度，提倡和促进天先配和自由配，反对拉郎配，一定要杜绝重婚现象。把我们的国家奖励工作做好，使她一直行进在正常和健康的道路上，成为国家科技进步的助推器，而不成为包袱。

严恺治水

2012 年 8 月 10 日

在中国工程院与水利部、江苏省联合主办的纪念严恺院士百年诞辰座谈会上的讲话。本次会议在南京河海大学召开。时任水利部部长陈雷、时任江苏省省长李学勇出席了座谈会。出席座谈会的中国工程院院士有 20 余名，还有国内外从事水利工作的相关学者共约 80 人。参加会议的还有严恺院士的亲属，中央和地方的多家媒体。

首先请允许我代表工程院，代表周济院长向严恺院士表示崇敬之情，并向严老的全体亲属表示亲切问候。同时对水利部、江苏省特别是河海大学举办这次活动表示衷心感谢，因为严院士是我们工程院的杰出代表。

周济院长专门为本次会议写了纪念电文，已发给大家，由于时间关系我就不再宣读了。相关同志也为我写成了发言稿，我也不准备念了，因为我觉得这个稿子代表不了我此时的心情。我是今天凌晨从北京飞来参会的，由于专业的关系，过去和严老没有接触，来到宾馆后翻读了会务组给我的所有关于严老的材料。读完后已近凌晨两点，越读越想读，越读越感动。刚才听了各位的发言，我觉得用再好的词句，再多的词语去追思严老的风范及贡献都不为过。就我自己来讲，评价严老我是资历不够、学历不足、能力不及啊！但我一直在想两个问题，第一个问题是为什么严老能得到如此尊重？第二个问题是我们向严老学习什么？

关于第一个问题，人人都有人生，长短好坏都是一生。关于人生，常人是三十而立、四十不惑、五十知天命。过去是年过半百，儿孙满堂，后继有人，此生足矣；而圣人呢？七十三、八十四，那是孔子孟子的年龄境界，而能像他们那样流芳后世者那是屈指可数；仅有少数伟人，可呼千岁、万岁，或政治家、或军事家、或艺术家或科学家，那更是凤毛麟角。一般来说，一个大家与世长辞，盖棺定论，无论活到百岁没有，就叫"百年之后"了。然而总有一些人在走后的百年诞辰时，人们再次缅怀他（她），因为他（她）的风范及贡献依然在人们的怀念中、思念中、留念中和纪念中。我个人觉得严恺院士就是这样的人，就是其中的一位。

关于第二个问题，我们向严老学什么？是百年身后事，后人评轻重吗？我看不是，逝人已全然不知，他们也无需知道这些。而是活着人的需要精神丰碑、人生楷模。其实这样的人物典型很多很多，雷锋啊、焦裕禄啊……这样的精神典型也很多很多，光明磊落、助人为乐、知足常乐、艰苦奋斗、自强不息、鞠躬尽瘁……然而，我觉得我们应该向严老学习的则是他的科学精神及其科学贡献。为什么？一般来说，一般英雄人物所能做到的，科学家们只要愿意去做，且要有时间和精力去做，一般都能做到；但是科学家所能做到的，一般的人愿意去做，且有时间和精力去做，却不一定做得到。去年以来，一直在宣传院士或院士群体，我感觉在发掘和总结院士科学创新方面不够，这是民族和国家发展所必须。

具体到严老，我认为他一生是以水为命、与水为伴、人水交融。我们不敢说严老战胜了水，我们也不用去说水战胜了严老，这样的评价都是不对的。我个人认为，严老一辈子一直是在做两件事情，一是在探索水与自然的变化规律；一是在倡导人类与水的和睦相处。众所周知，人是离不开水的，我是第四军医大学校长，我更是一个消化内科医生，大家每天喝的水都经过我们消化道来处理。有人说人就是水，虽不全面，但有其道理，人体重量的70%左右本身就是水。得病了，病入膏肓，我们称滴水未进，要治疗我们常说输水或"打点滴"。我们人离不开水，其实一部分人类的发展史也就是人跟着水走的历史。哪里有水我们就在那里筑城，城用的时间长了，水会出现两个问题，一个是缺水，另一个是水污染。水不好了，我们就搬到水好的别处去。我们每一个人都知道，水既能养人也能害人。水涝水灾就是这样，我们有时把水形容成甘甜清泉，但有时也把水视为洪水猛兽。

随着人类的发展、人与水的和谐越来越不平衡了。我的老家在长江边，50年前，那是"滚滚长江水，不尽东流去"。那时的长江总是清澈见底、碧波荡漾；可现在的长江，雨来河泛、雨走河干。这是为什么？过去有大量的水田，梯田层层，就像一个遍及大地，无比广大的湖泊，下雨了它们储水，雨停了再逐步排到大江大河中。而现在水田骤减，农民不种田了，或将稻田种成苗圃，不能蓄水，造成了上述情况。当然这是专业的事，专家的事，我说得不一定正确，仅供参考。

水的存在是永恒的，水与自然间的变化也是永恒的。人类要使自己的存在和发展永恒，就必须不断去探索水与自然间的变化规律，就必须不断去倡导人类与水间的和睦相处，这两件事一般人做不到，这就是我们今天纪念严老的根本目的和重要意义。这也是我们今天向严老学习的根本目的和重要意义。

宽严适度
2012 年 8 月 15 日

在国家 973 项目"多模态智能化分子影像探针及其在结直肠癌诊断与研究中的应用"中期总结会上的发言。本次会议在中科院化学所召开,国家科技部重大科学研究计划处时任处长付小峰出席会议,项目专家组由汪尔康、樊代明、柴之芳、万立骏院士等 15 位专家组成,项目 4 个专题组成员参加了会议。会议由首席科学家高明远教授主持,会上总体组和 4 个专题组分别汇报了工作进展。

这几天确实工作很忙,但我还是抽出时间来参加会议。一是责任所在,因为我是项目组专家;更是兴趣使然,因为这是围绕结直肠癌开展工作的,我是消化内科医生,结直肠癌属于我的专业。

我认为,这个项目立项是一高举,是一智举。因为分子影像不仅是医学前沿,而且是医学发展方向,国外也刚刚起步。据我知道,立项还是有一番争论的,有人说技术不成熟。我不同意这种看法,所谓成熟看和什么比。论年龄,我快 60 岁了,婴儿跟我比,他不成熟,但比我前途大。通过 2 年的研究,已显示出发展潜力大,发展前景好,应该好好地继续做下去,科技部也应该考虑连续资助,经费额度大点更好。

当然,也要提点问题,第一个要考虑"用于什么"的问题。首先这个题目应该改一下,至少工作 2 年后可以考虑改一下了。《多模态智能化分子影像探针及其在结直肠癌诊断与研究中的应用》大致可分为两个方面的工作,前一部分是分子探针,后一部分是结直肠癌诊断。前一部分是研究技术,后一部分是追求结果。这个项目组多数是从事化学工作的,所以你们对项目前一部分要求严格,又是纳米,又是智能化,又是多模态,加了一个又一个定语,加一个定语提高一个难度,真是"严于律己";那对后半部分呢,又过宽了,有些"宽以待人"。因为结直肠癌的诊断,特别是普通的病例,不需研究,至少不需用那么费功夫去研究,因为临床上用肠镜很容易实现早期正确诊断,我们作肠镜最快 3 分钟完成 1 例,也不需麻醉病人,且无痛苦,手法好了相当于肠道按摩。

所以普通结直肠癌的诊断不用你们去研究了，"严于律己、宽以待人"很好，但要宽严适度。你们应该去做那些目前临床医生做不到、做不了或者做不好的。比如体积太小，细胞太少，距离太远（指转移灶）的结肠癌。比如转移灶，你用肠镜就看不到，即使用 B 超，CT 看到肿大淋巴结但不能定性，这时候就需要你们了。还有一方面的应用是治疗，能够定向诊断就可以实现靶向治疗，治疗不一定早期，晚期也可以用靶向治疗。所以你们的目标要从分子影像诊断（MID）到分子靶向治疗（MTT）。上面这些话加起来题目最好改为《多模态智能化纳米分子影像探针的研制及其在疑难结直肠癌诊疗中的应用》。

　　第二要考虑"效果如何"的问题。分子影像诊断主要考虑两个问题，一是灵敏度问题，不要假阴性太高，"是癌查不出来"，假阴性害死人；二是特异性问题，不要假阳性太高，"查出来的不是癌"，假阳性吓死人。用裸鼠移植人癌细胞，严格地说，代表不了人体癌症的本质，因为老鼠体内除了癌是人体组织外，其余均为老鼠组织，这在人体就不一样了，癌和正常组织都是人体组织，从老鼠身上取出的这种样本做出来的结果可能与人不同，老鼠身上获得的阳光不一定都能给人带来温暖。

　　总之，这个项目由高明远教授任首席科学家完成得很不错，立意高，水平也高，就是高明远的高。当然前途光"明"，道路遥"远"，即成"明远"，合起来就是"高明远"。你要"高明"能不"远"吗？

民以食为天
2012 年 8 月 20 日

在中国工程院国际高端论坛和作物杂种优势利用国际学术大会开幕式上的致辞。本次大会在西安陕西宾馆召开，袁隆平院士任主席，盖钧镒院士主持开幕式。时任陕西省副省长祝列克出席会议并讲话。出席大会的有中国工程院院士 20 余名，以及来自美国、日本、法国、澳大利亚等国的专家学者 60 余名。参加大会的有来自全国各地的相关学者总计 800 余名，时任工程院二局徐进副局长和郑召霞同志参加了会议。

First of all , on behalf of Chinese Academy of Engineering, I would like very much to extend my hearty congratulations on the successful holding of 2012 International Conference on Utilization of Heterosis in Crops, to extend my warm welcome to all participants home and abroad, and also to express my sincere gratitude to all organizers of this conference for their hard work and careful preparation.

I am clinician, and major in Gastroenterology. Exactly to say, I do not know agriculture at all, but I do know it is very important. Why I join you, because I take responsibility for academic activity in my academy as a vice president. The second reason is that, as a gastroenterologist, I do not think that the alimentary canal absolutely functions normal without good food. So you do first, I do second.

An old Chinese saying goes like that "to the country people is all important, to the people foodstuff is all important." As a developing country with huge population, China has been giving paramount importance to agriculture, and agriculture has long been regarded as a strategic industry to achieve national security and social stability. Food problem not only affects the steady food and clothes supply for common people, but also is of vital importance for people's livelihood and national development. In the past 60 years, the total grain output in China has been substantially increased from 113 million tons in 1949 to 571 million tons last year. From 2003 on, grain production in China has achieved massive increase in 8 successive years, the grain yield per unit increased 55.6 kg in 8 years with an annual growth rate of 7kg. This has been one of the fast growth periods after the founding of The People's Republic of China.

Varieties have played key role for grain production growth. According to statistics, the contribution rate of fine varieties to grain production growth is over 35%, particularly, fine varieties derived from heterosis have greatly improved crop yields. For many years, heterosis in main crops like rice, maize and rape seeds has been widely applied and hybrids have been popularized. Significant breakthroughs have been made into the research and the utilization of crop heterosis in wheat, cotton, millet, soybean and fiber flax and other crops. In recent years, the development of genomic technology has provided new horizon for the investigation and application of heterosis in crops.

The growth of population, the income increase ad the expansion of urbanization would boost the international demands for agricultural products. However, the climate change and the exhaustion of natural resources would hinder the growth of crop yields. To exlpore the potential of heterosis in crops and to bred fine varieties will be effective way to increase the per-unit crop yield. Today, more than 800 scholars and experts from all over the world and colleagues from business circle all gather together to promote the research and utilization of heterosis in crops, this would have vital strategic and practical significance for world food security and the effective supply of agricultural products.

I wish all of participants at this conference would make full use of this opportunity to conduct extensive exchange and in-depth discussion, ultimately to promote utilization of heterosis in crops.

I have being stayed in Xi'an for 34 years, but I don't think it is enough for me, because Xi'an is really good place for living and sightseeing, it was lasting more than 1000 years as an ancient capital. My foreign friends told me after visiting this city that one has not been to China until he has been to Xi'an.

Finally, I wish this conference with complete success.

糖与病

2012 年 8 月 21 日

在中国工程院第 16 场"健康讲座"上的主持词。本次讲座由中日友好医院内分泌科杨文英教授主讲，内容是糖尿病。参加讲座的有工程院原副院长沈国舫等两院院士 20 余名，还有院士家属及工程院机关的同志共约 100 人。

甜对舌头来说无疑是愉悦的感觉，但甜多了、甜过了头就成为苦。糖对人体来说，无疑是不可取代的，但糖多了、糖超过了量就会引起疾病，这个病就叫糖尿病。不过这是普通人的认识。糖多了就会引起糖尿病吗？糖尿病一定是糖多了吗？我们得听专家说。今天我们请来的杨教授，她是中日友好医院内分泌科主任，是糖尿病全国杂志的主编；她治疗糖尿病经验丰富，名不虚传。因此过去大家在不同场合获知的糖尿病说法最好归零，今天得从头学起，因为这是权威说法。下面有请杨教授讲课（略）。

听了杨教授的报告，收获不小，我希望注意如下几点。

一、糖的好与坏。糖对于人体就像汽油对于汽车一样是必不可少的。但人类认识到糖多了对人体有坏处可经历了数千年。按发现顺序，首先是古中国，其后依次是古埃及、古印度、古希腊，最后是古罗马。中国开始将其称为消渴症，病人每天喝水不止，其渴无比；以后国外发现是多尿症，英文称"Diabetes"，再以后才发现尿中有糖，英文称"Millitus"；最后便把"Diabetes"和"Millitus"加在一起，中文翻译成糖尿病。过去我们生活水平不高，糖尿病发病相对少。现在中国经济发展了，饮食结构发生变化，糖尿病急骤增高，大家在认识到糖的好处时，一定要想到糖多的坏处。特别是现在有些小孩子年纪轻轻都表现为血糖升高，有人说他们这一代是在糖水中长大，我看糖水中肯定长不大。

二、糖的高与低。研究糖的高与低也经历了很长历史，有一个人叫Santoria，他发现人吃食品后，吃得多排泄少，不知到哪去了，而且不同的食物情况还不一样。于是他就在磅秤上称自己。后来结婚后妻子又加入这项研究。

夫唱妇随，妻子每天三项工作，煮不同的饭端去让秤上的丈夫吃；称重并记录；倒掉排泄物。一称就是三十多年，得出了大量的人体代谢学的资料。以后发明了血糖测定方法，但一直到我三十年前当医学生时该应用还不是十分普遍。当时我到农村去开门办学，那里乡卫生院的老师教我测血糖，是在太阳底下放几杯"尿"，其中有一杯是糖尿病人的。老师叫我们测血糖是用舌头尝，老师在前面尝，我在后面尝，我恶心无比，老师却泰然自若，为什么？我是用食指蘸尿尝食指，老师却是食指蘸尿尝中指，但我们两个的正确答案是一致的。不过老师不是通过尝"尿"，而是观察哪一杯"尿"上粘有苍蝇，这叫苍蝇测糖法，其实这是在培养我的观察能力，那几杯"尿"都不是尿而是白水与糖水，但这种苍蝇测糖法太粗糙，肯定不准，而且万一没有苍蝇怎么办呢？现在好了，基层单位都可以测血糖了，希望大家要注意正常标准；不过要正常对待正常标准，因为不注意标准会害死人，太注意标准会吓死人，那么正常标准是多少呢？60岁以前是5、6、7，即空腹是5mmol/L，饭后两小时是7mmol/L，而糖化血红蛋白是6mmol/L；60岁后要高一点，是6、7、8，即空腹是6mmol/L，饭后两小时是8mmol/L，而糖化血红蛋白应该是7mmol/L；当然这是测定了许多人的平均参考值。允许该参考值有一定波动，60岁以下，是5、6、7，各加1、2、3就是6、8、10；60岁以上应该是6、7、8各加1、2、3，就是7、9、11。为什么有波动呢？这是因为人与人不同，医学上各种正常值都有一定波动范围。在医学上100%和0都是错误的。因为人与人不同，要分别对待，尿中无糖，血糖值高算不算病，我个人认为不能算病。因为现在生活好了，体力劳动少了，总是要高一点的，只要尿中无糖，尿中有糖证明身体多了是要排出来的，尿中无糖血糖高一点说明身体需要。现在工作那么紧张，血糖稍高一点身体转不动，就像宝马与奥拓都是车，可前者耗油多，你给宝马只有奥拓那点油不仅转不起来，还会损坏宝马车呢！

　　三、吃的多与少。这是一个重要的问题。有人说一个人一生的饭量是一定的，单位时间内吃得太多总的寿命长度就短了。吃多了，糖多了，人体器官泡在高糖状态里，特别是血管很容易受到损伤。我经常对朋友说，你本来这顿吃三两就够了，可你贪吃吃了五两，你必须用三两产生的能量把多余的二两排出去，最后只剩一两了，可身体折腾了半天，产生大量的代谢废物，对身体很有危害。好比悬空的汽车，轮子猛转但不跑路，还耗汽车配件。在工程院，我看多数比我年龄小的同志都比我饭量大，多数比我大的也比我饭量大，这是要注意的。我的家通常四个人吃饭，岳父岳母都将近90岁，我和妻子近60岁，四人加起来300岁，岳母掌厨，她有两个米筒，我们四人在时一般是三两米，如果女儿女婿回来（她俩均为 30 岁），岳母就用半斤米筒量米下锅。当然我们家不光吃米饭，另外还有肉、蛋、蔬菜，饭后还有水果，每人都吃 6~8 成饱。米饭是糖，一般要控制，不饱的话，用肉、蔬菜或水果来补充。大家要记住，吃少了，饿是可以补充的；但吃多了，进到身体里难以拽出来的。吃饭一定要控制。

自然与科学

——为《评价患者结局注册登记指南》作序

2012 年 8 月 22 日

为书作序对我而言并不难，因为我曾为数十本专著作过序。不就谈点读后感嘛！而且先睹为快、先人一筹嘛！为书作序对我而言也不是一个好活，因在作序的那些书中，多数我是不想作而不得不作，因为著者多为老友或后生，磨不过情面，读时囫囵吞枣，写时词不达意，说不大懂完全是谦虚，其实就是不懂。如此这般写上几句附在书前，读者未必细看，因为好戏常在后头。

然而，为这本译著作序对我既是难活也是好活。

难活难在哪里？请看本书的英文书名，直译应为"评价患者结局注册登记指南"，多难理解、多无哲理、多没文味。但细细读之，却是书中有物，句中有宝。它介绍的是一种全新的研究方法，是顺其然而究其所以然。它不像常规的临床试验那样，把病人分成多少组，设立严格的对照，把众多因素加以控制，使成高度化的"单一""纯粹""线性"从而达到"科学"的比对。殊不知，人体科学是一个复杂的整体，如此严格控制的结果，试图达到"科学"的境界实而往往失真。本书介绍的方法是顺其自然，按照实事去求是，是将广泛临床实践中自然发生、自然生成、自然形成的自然现象和真实结果加以记录，不受人为干扰，然后据此进行总结和分析，去粗取精、去伪存真、由此及彼、由表及里……好比画家在自然写生，而非电脑上的"闭门造车"，将自然界的现象加以自由选取、自由组合、随心取舍，导致鬼斧神工般的人造美景，好看却不中用。我认为自然才是科学，科学需要自然。本书既无先人可遵，亦无先著可循，说它难就难在这里，成了本书的伟大之处。写这本书之难，那为这本书作序同样也难。

好活好在哪里？读了以上文字，读者恐已明白我从心里爱上了这本书。实告之，书一到手，我接连读好几篇爱不释手，真正体会到"书中自有黄金屋，书中自有颜如玉"。过去人告我之"不要以貌取人"，而今我告人之"不要据名识书"。全书的翻译很贴切，不咬文嚼字又词达意畅，可见译者的学术水平和文字功夫非同一般。

　　出版社要求我在 9 月 10 日前付梓，我偏选 9 月 11 日才交稿，这样更具有挑战意义。我不期望 911 恐怖分子炸毁那人见人爱的双塔楼，但我憧憬否定传统研究方法后带来的原汁原味的美景。我希望由此书及其后的探索引发临床医学研究方法学上的一场创新和革命，是为序。

足细胞那"足"

2012 年 8 月 23 日

在中国工程院第 142 场中国工程科技论坛开幕式上的致辞。本次论坛在南京召开。刘志红院士任主席,主题为肾小球足细胞的基础与临床。参加论坛的有樊代明、詹启敏、阮长耿等 4 名院士,美国、英国、日本、澳大利亚的学者以及来自全国各地的肾脏病学者共约 600 人。工程院机关参加会议的有时任三局的安耀辉副局长和李冬梅处长。

很高兴参加我院第 142 场中国工程科技论坛。中国工程科技论坛是工程院的品牌学术活动。我们想将其办成香山会议那样,不同的是,我们的论坛更加注重工程科技的发展,而且分布在全国各地举办。通过反复筛选,医药卫生这个大领域每年才 2 项。刘志红院士领导的"肾脏病南京论坛"能成为中国工程科技论坛是很不容易的。

要办好中国工程科技论坛,我们在 2010 年总结前 10 年 100 场论坛基础上,提出了四聚方针,即聚焦、聚集、聚合、聚变。这个提法近期被北京某所高校"拿"去用了,他们只是把前后顺序颠倒了一下,便成了他们宣传的经验。我们的原意是:聚焦是聚焦主题,办一个会一定要集中一个主题,不能散弹打鸟,这次会议就是集中在足细胞上;聚集是聚集力量,包括从事这个主题的各方力量,也包括国外的力量;聚合是聚合机制,把会办好有各种方法,比如争论或辩论。最后是聚变,聚变成果。会议也罢论坛也罢,最后都要形成成果,理论搞清了是成果,提出问题下次继续讨论或研究那也是成果。我们这次会议也要通过四聚达到这个目的。

对于肾脏来说我是外行,外行说的话仅供你们参改。上大学读书时记住各系统的器官数你们系统好记,肾脏左边右边各一个,各自通过输尿管在膀胱汇合,然后经过一条尿道通向体外,像不像早上起来跑步看到的学校布局,左右两栋路通过两条道路向前延伸到大楼前汇合再通过主干道指向校门外;后来学临床,你看上边那个走势像不像听诊器;说到现在,咱们今天每人胸前佩戴的胸牌,不也像上面那个样子吗？又比如肾的繁体字"腎"，那个"臣"字不就很像肾的外形吗，右边那个"又"字代表还有一个臣，是双肾，下面那个"月"很像我们的双下肢及下腹部嘛。而且位于腰间的两个肾，那是功"臣"啊，对身体很重要啊！

重要到什么程度呢？可以说全身每一个系统都离不开肾，身体的血液到了肾脏，那是最后一个关口，该排的排，该留的留，该排的排不出去，身体要中毒，不该留的留了，身体也要中毒。管这个功能的有好几种细胞，好比边防线的各个兵种。今天讨论的足细胞可是其中最重要的兵种啊！在人体中，一般的细胞不是圆形就是方形的，自然界也是以这种形状为多。那么足细胞为什么要长足呢？我昨晚看了你们的论文集，想出一些新的问题供你们考虑。长足是为了扩大接触面积；长足是为了运动；长足要耗能；当然长足的细胞一般都伴有再生，细胞不再生，那足也会再生。凡是影响上述四个功能的生理或病理过程，或物质都可能与肾脏疾病有关。当然这是一个外行的看法，跟我们消化道的细胞有相似之处，以上观点仅供你们研究、讨论时参考。

最后再祝本次论坛圆满成功。

再会 Marshall
2012 年 8 月 25 日

在第七次全国幽门螺杆菌学术会议开幕式上的致辞。本次大会在北京召开，北京大学第一医院胡伏莲教授任主席并主持大会。参加大会的有 2005 年诺贝尔奖得主、幽门螺杆菌发现者 Barry Marshall，以及来自全国各地的相关学者 1000 余人。会上，受时任中国工程院院长周济院士委托，向 Marshall 教授颁发中国工程院外籍院士证书。

今年的全国幽门螺杆菌会议不同寻常，有几个特点：①本次会议正值幽门螺杆菌（Hp）发现 30 周年，该项发现获诺贝尔奖第 7 年，这也是第七次全国会议。今天的代表逾千人，会议越开越大、越开越隆重，真是七上八不下啊；②本次会议办会方式有很大改变，比如就一个专题分正反双方进行辩论，以求真谛；③与前 6 次不一样，这一次请到了诺贝尔奖得主 Marshall 先生。Marshall 先生在国际会上是很难见到一面的，这次可好，前天晚上开座谈会他坐我右手边，昨天欢迎晚宴他又坐我右手边，今天开幕式他还坐我右手边，告诉大家，和诺贝尔奖得主如此邻座，感觉真的好。Marshall 对中国十分友好，为便于交流，他现在正在学习中文。30 年前他开始研究 Hp，后来得了诺贝尔生理学或医学奖；他现在开始学中文，中文可是博大精深，我想 30 年后或许他能获诺贝尔文学奖。让我们给他良好祝愿。

Marshall 和 Warren 两位教授 30 年前发现了 Hp，给人类带来了福祉。首先，给病人带来了生命，过去溃疡病特别是其并发症导致的死亡人数很多，现在很少了，不仅溃疡病死亡的人少了，而且并发症的发生率显著减少，在临床上基本消失了；其次，给医生带来了生存，特别是给消化内科医生带来了生存或生活；最后，给厂家带来了生计；现在无论是生产诊断 Hp 的试剂或治疗 Hp 的药品都已很多，很多厂家取得了丰厚的经济效益，听说仅深圳海得威公司现在年销售总额就达 4 亿多元。

鉴于 Marshall 的贡献，经我和钟南山、巴德年、刘德培和杨胜利等 5 位院士提名，中国工程院全体院士投票，选举 Marshall 为中国工程院外籍院士。选举过程中主席团从 19 位推荐的 18 位外籍专家中选出 12 位交全体院士大会通过，最后只有 6 人超过 2/3 的票数当选，Marshall 是其中得票最高的一位。今年6 月已在全体院士大会上给当选院士发了证书，Marshall 因故未能参加会议。今天受周院长之托，请允许我代表周济院长，向 Marshall 颁发中国工程院外籍院士证书，这对我本人也是一件十分光荣的事情，也是一种鼓舞和鞭策。Marshall先生，衷心祝贺你！

那一年
我在工程院

规矩成方圆

——为《医学写作技巧》作序

2012年8月29日

论基本功，西医是视触叩听，中医要望闻问切。君以为学会了便成医生，甚而可成名医。其实不然，我以为还需嘴功或手功。嘴功即语言表达，手功乃文字表述。当下的医者，论其表达能力可分四类：一类能说会写，尊称智者；一类能写不会说，好比哑巴；一类能说不会写，恰似喇叭；还有一类是写说都不见长，谦称愚夫。上述四类，大约各占四分之一。从医初期，我有很长一段时间属于最后那一类，病历书写难以一笔挥就，写了又撕，撕了又写，伤透脑筋，总是不得要领。

表达能力确有天赋，无论口头表达，还是书面表述，均有天赋的成分。但这种能力都可通过后天学习、训练而改善和提高。常言道"勤能补拙""天道酬勤""书读百遍，其意自见""熟读唐诗三百讲、不会作诗也会吟"。这不仅是对人体本能的诠释，而且是对愚夫的鼓励。

当然，光勤还不行，勤要有勤道。身边的不少同事或学生整天泡在教室里，战在电脑旁，可长坐不出笔，费时难成章，总觉"心中了了，纸上难明"。其实，写作是有规律、规定和规范，同时也有技巧的。按规范和技巧写作可事半功倍。问题是目前尚缺乏一本专论医学写作技巧的书籍。

蒋泽先教授从医从研从教45年有余，积累了医学写作的丰富经验。他与伍姗姗、黄国华教授一起组织50余人的编写队伍，写成了这本《医学写作技巧》，后经吕农华、王共先教授编审，现在终于出版了。该书基本包括了医学上教医研各种文书的书写规范和技巧，而且给出范例，确是一本很有参考价值和实践意义的专著。

俗话说"依规矩成方圆"，手边有了这本书，有了规范，掌握了技巧，便可照章办事。照葫芦画瓢，即使不像瓢，起码也似葫芦，离原型不远。长此下去，勤学苦练；长此下去，不断发挥，最终定会青出于蓝而胜于蓝。读者有疑，不妨一试。

是为序。

换届有感

2012 年 9 月 6 日

在中国抗癌协会第七次全国会员代表大会上的主持词。本次大会在北京国家会议中心召开,主要办两件大事:一是换届改选;二是召开中国肿瘤大会。肿瘤大会注册人数达 6000 余人,其中两院院士 20 余名。郝希山院士担任执行主席,樊代明主持大会并作"肿瘤本质另议"的报告,换届会上樊代明再次当选为中国抗癌协会副理事长。

首都北京,秋高气爽。全国从事肿瘤学的 200 多位精英代表 3 万多名会员,从长城内外、从天山南北、从白山黑水之间,齐聚首都北京,参加中国抗癌协会第七次全国会员代表大会。现在,我宣布大会开幕,并代表六届理事会及大会筹备组对大家表示热烈欢迎。在六届理事会期间,我们的副理事长张宗卫教授因病与世长辞,我们向他对抗癌协会作出的巨大贡献和他本人表示深深的怀念。下面请程书钧副理事长宣读主席团建议名单并请大家通过(略)。

主席团是这次会议的最高领导集体和组织保证。下面请蒋国良副理事长宣读中国科学技术协会对本次换届的批复(略)。

中国科学技术协会的批复好比我们第七届理事会的"准生证",说明我们是按程序、按规定做事,是合法的改选,我们在如下的选举中要贯彻执行。下面请中国科学技术协会书记处徐延豪书记讲话(略)。

徐书记的讲话对我会工作给予了充分肯定,这是对我们的鼓励,徐书记说我们好,那实在是好;他同时对我会今后的工作提出了明确的要求,徐书记的要求高,那实在是高。我们要认真领会,贯彻执行。怎么贯彻?怎么执行?前 5 年怎么看,后 4 年怎么办,下面请郝希山理事长作学会工作报告(略)。

郝理事长的报告很好、很实,充满了"三六九",即三个部分,六项成绩,九点建议。他总结成绩实实在在,全部以数据说话,我体会是高起点、高质量实现了高效益;他部署未来令人鼓舞,我体会是大视野、大手笔,必将实现大跨越。俗话说"钱不是万能的,但没有钱是万万不能的",个人是这样,学会是这样，抗癌协会更是这样。有道是"君子好财，取之有道"，"君子用财，省之有方"，怎么有"道"？什么是"方"？有请张广超秘书长作学会财务工作报告（略）。

从小，父母都教育我"天有不测风云，人有旦夕祸福"，凡事节省点好，存款多一点更好。到了工程院，到了国家机关，才知收支平衡才是好结果，那样是执行力好。我们学会的财务是收支平衡约有节余，这是最好的结果。俗话说"依规矩成方圆"，抗癌协会的规矩是什么？就是章程。按会务组安排，由我向大家作修改章程的报告（略）。

3个报告都作完了，但今天没有时间在大会上讨论。大家如果有意见或建议，可在10天内书面寄给大会秘书处，我们再讨论修改，下面请唐步坚副理事长主持选举（略）。

新的领导班子选出来了，新当选的各位都有很好的表态，会议马上就要结束了。这次大会是天时地利人和全占，全是吉祥数字，比如今天上午我们是本月6日在16层会议室召开6届第16次理事会，选出第七届理事会，7是好兆头，是开始的数字，七上八不下嘛！我这个人是马列主义者，不信神，不信命，但我总觉得我们学会这次是选址看风水（在北京国家会议中心开）；启航看风向（研究肿瘤前沿课题）；行船借风力（靠大家齐心协力推动学会发展）；最后是远征得风光。这就是我对本次换届的感想，就叫换届有感吧！

机制之于协同

2012 年 9 月 7 日

在教育部 2011 计划评审办法研讨会上的发言。本次会议由教育部科学技术司组织，时任副司长高润生主持会议，钟掘、王玉明等 10 位院士，王庆广等 10 位大学校长或副校长参加了会议。

　　2011 计划重在"协同"二字，中国的科技要赶上世界，出路在哪里？在协同！我们没有那么多钱，我们没有那么多人才，但我们可以集中财力办大事，集中人才办大事，这就叫举国战略。对此，我们有成功范例，比如原子弹研制成功，又比如胰岛素合成成功，都是这样。

　　科技上要作好协同是不容易的，科学家各自有各自的想法，管理者也各自有各自的想法，要"求同"靠什么，我看最主要的是体制和机制，体制也许好办些，而机制是活的，是可以做大文章的。所以要在机制上下功夫，申报也罢，评审也罢，都主要看其协同的体制和机制。我们不是要去找科学家，也不是要去找项目，人家自己可以找，而且都是现存的。我们是要去找"加号"，有的科学家会团结人，加号当得好，在他周围加数很多，所以加起来的和就大；有的科学家还不是加号，而是乘号，他的乘数也很多，所以积很大；协同创新就是要倡导这个，鼓励这个。要找刘备这样的人，关羽、张飞、诸葛亮这么厉害，没有刘备不行，刘备自己本事不大，就是加号或乘号当得好。

　　选一个中心的负责人，不一定硬要多么过硬的院士或科学家，如果是过硬的科学家或院士更好，不是的能把大家团结起来也行。组成单位或参加成员也不一定要是全国这个行业最强的。最强的更好，重点要看他们在整个研究项目中能否补缺，在整个研究过程中能否补缺。飞机是由各种配件组成的，光是一大堆配件飞不起来，这些配件一个都离不了，离了就要出事。每一种配件合乎标准就行，某一种质量太高，数量太多其实是没有用的。有些人过于强调自己的作用，认为没有他那个部件飞机飞不起来，这是事实，但反过来想光有他那个部件也成不了飞机呀！像这种人不能成为协同的对象，你要用他，有可能所有都做好了，飞机要飞了，但他不给你他那个部件，一切都玩完。

所以我以为评审的标准、要素都很重要，但做2011计划，最重要的是协同，而搞好协同最重要的是机制，这就是机制之于协同，协同之于创新，创新之于发展。

会师上海世博园

2012 年 9 月 20 日

在 第 三 次 中 国 消 化 病 大 会 （Chinese Congress of Digestive Diseases，CCDD）上的讲话。此次大会在上海世博园会议中心召开，由中华消化学会、中华消化内镜学会、中华肝病学会、中华外科学会四个学会联合召开。由第二军医大学、第四军医大学（现空军军医大学）和中国工程院联合承办。樊代明任主席，李兆申教授任执行主席。时任上海市副市长沈晓明、中华医学会副会长刘雁飞、第二军医大学政委陈锦华出席并致辞。中国工程院庄辉院士、沈祖尧院士出席会议并作报告。世界消化学会前任和现任主席、世界消化内镜学会现任和候任主席、世界胃肠护理学会副主席、亚太消化病联合会主席等应邀出席会议并作报告。出席大会的国内相关学者，共 5000 余人。

今天的上海世博园秋高气爽，丹桂飘香，比往日更加流光溢彩。来自全国各地的 5000 余名消化病学者齐聚中国消化病大会（Chinese Congress of Digestive Diseases，CCDD）会场。首先我代表中国消化病联合学会（Chinese Societies of Digestive Diseases，CSDD）的三位共同主席，对各位领导、各位专家、各位学者的到来表示热烈欢迎。今天我们正在做一件大事，因为召开 CCDD 对中国消化事业的发展是一个创举，对世界消化事业的发展也是一个贡献，她具有重要的现实意义和深远的历史意义。

说 CCDD 具有现实意义，是因为这个会是为明年 9 月将在这里召开的世界消化大会备战而开的。明年召开的那个大会是与消化病相关的三个世界学会、四个亚太学会，加上五个中国的学会，一共十二个学会联开的。届时将有上万名学者从世界各地齐聚上海。世界消化学会是一个成立百年的学会，这是该学会第一次在中国召开会议，确实来之不易。为了办好这次大会，2010 年我们在西安召开了近 300 名学术骨干的启动会，可称"奠基礼"；2011 年在北京召开了 1000 多名学者参加的促进会，可称"发酵器"；今年我们直接进入世博园，参众达 5000 位有余，可称"总会师"。为明年万人大会的"大检阅"

摸索经验。这不仅是一个向世界同行学习的好机会，同时也是向世界同行展示自己的好机会，这是千载难逢的天赐良机，我们必须珍惜，这就是我所说的现实意义。

说 CCDD 具有深远的历史意义，是因为会议的组织目的和组织方式都是在倡导整合医学，是一个整合医学的实践载体。众所周知，随着医学学科、医学知识和医生分工的"细划"或"细化"，确实促进了医学的迅猛发展，对于阐明生命真谛、弄清疾病本质，提高医生的工作效率和工作质量确实起了很重要作用，但同时也带来了不少问题，将来定会影响医学的可持续发展。解决这个问题，根本在于把过于细划或细化的知识和做法回归整体，从而从整体出发将基础、临床、预防、社会、环境、心理等各方面有关人类健康，防病治病的最新知识加以整合，使之成为更加符合、更加适合整体医疗的新的医学体系，这就是我一会儿要作的第一个报告，叫"整合医学"（Holistic Integrated Medicine，HIM）。本次 CCDD 由中国的四个学会联开，其目的就是要倡导和推动 HIM 的发展，这是功在现代、利在将来之举，这就是我所说的深远的历史意义。

刚才我们奏唱了国歌，从这两个意义上讲，是应该奏国歌的，我们并非小题大做。我想，在什么时候奏国歌，在什么会议上奏国歌，一看国家是否需要我们开展这样的工作，二看我们所做的工作是否为了国家。国家需要我们向世界学习和应用人类一切文明成果，我想开世界消化大会是为了这个目的；国家要我们创新驱动发展，我们搞整合医学、创新医学知识、创新医学模式，我想开 CCDD 是为了这个目的，所以我们奏唱国歌。

为了达到这两个目的，为了实现这两个意义，希望全体同仁同心同德、群策群力、任劳任怨，为会议的圆满成功而努力奋斗。

迎接大检阅

2012 年 9 月 23 日

在第三次中国消化病大会（CCDD）闭幕式上的讲话。会议背景见 2012 年 9 月 20 日"会师上海世博园"一文的详述。

CCDD（中国消化病大会）经过全体代表近 4 天的努力即将落下帷幕，这次会议创造了中国消化学界的多个纪录，可称七个空前。首先，会场规模空前，听说世博园会议中心修建成功后迎接我们的是第一个最大的会议，中国消化学界在这样宏大的会场上举行这样的会议在历史上还是第一次；其次，会议人数空前，此次会议代表超过 5000 人，这是本学科国内会议历史上参会人数最多的一次；第三，会议报告空前，此次会议设 20 多个专题会场，专题报告达 140 个，其中连续几天都有现场内镜操作表演；第四，会议风气空前，这次会议会风很好，同仁们求知欲很高。讲者字酌句斟，听者聚精会神，互动场面热烈；第五，会议赞助空前，这次赞助厂商达 58 个，而且很多代表都受全额赞助参会；第六，会议质量空前，会议质量是大家有目共睹、有口皆碑的，超过了过去任何一次会议的质量；第七，会议影响空前，中国的 CCDD 不仅已为全国消化同行熟知，而且已受到国际同行关注。通过这次举办，无疑全方位展示和增加了 CCDD 在国际上的知名度和影响力。

取得如此良好的效果，取决于三大要素：一靠全国消化同行的鼎力支持，大家人不分男女老少，事不讲分内分外，有一分热发一分光；二靠组委会全体同志的全面支撑，会务组在李兆申教授领导下，夜以继日、日以继夜地工作，才有而今的学术质量和服务质量；三靠医药和器械公司的全力赞助。各公司尽自己所能，为本次会议增加了经费保证。我还是那句老话，办好会钱不是万能的，但无钱是万万不能的。

今天 CCDD 的闭幕就是明年世界消化大会的启动，大家要充分认识明年大会的重要性。俗话说，人生难得几次搏，我说人生难得几次荣。刚才我问世界胃肠病学会主席 Cohen 教授，在未来的 30 年中这个会议还能在中国办吗？他说可能性很小，因为 4 年一次大会，30 年中只有 7 次，在五大洲轮流召开，轮到亚洲，亚洲有几十个国家，再轮到中国是很难的。那就是说 30 年轮回来其实是不可能的。换句话说，现在已经进入消化界的所有医生，在你学术生涯中不可能再遇到这样的机会。不说千载，至少是百载难逢的机会，大家要珍惜。老年同仁珍惜，来这里主持会议，可以成为您从业的最高境界；中年同志来这里作报告，可以成为你人生中的助跑器；而青年人来这里参会，可以成为你人生中一个重要起点。1994 年世界消化大会在美国洛杉矶召开时，看着万人之众的大会主席台上美国人担任的主席在讲话，我就在想，何时在中国召开由中国人作主席的世界大会呢？仅仅 18 年过去，我们就实现了这个愿望。这说明，我们中国人没有办不到的，只有想不到的。

　　大家回去以后，从明天开始，抓紧写论文用于投稿，抓紧攒经费用于开销，抓紧挤时间用于参会。一年只 12 个月，一个月只 30 天，一天只 24 小时。到 360 天过后的今天，我们再聚世博园，去领略那光辉的时刻，去见证那光辉的时刻，去欣赏那光辉的时刻。

那一年
我在工程院

卷 三

呼吸中有学问

2012 年 9 月 24 日

在中国工程院第 17 场"健康讲座"上的主持词。本次论坛的主题是"呼吸系统保健",由时任北京医院副院长、中华呼吸病学会主任委员王辰教授主讲。参加讲座的有两院院士及工程院机关工作人员约 100 人,工程院原副院长师昌绪院士出席会议,师老已年逾 90 岁高龄。

呼吸是人体的重要功能,人人离不了,时刻离不了。它是一项自主的功能,也是一项自觉的功能,即便在睡眠时也在有序进行,一刻也没停止。不自觉不行啊,不自觉就活不成啊。但大家对呼吸究竟有多少了解呢?我问大家一个很简单的问题,呼吸呼吸,呼和吸哪个更重要。我们第一次来到这个世界,呱呱坠地第一次啼哭时是呼还是吸?当我们离开这个世界时,最后留下的一口气,是呼还是吸?游泳比赛,举重比赛时,运动员的第一搏前的是呼还是吸?当我们爬楼或跑步喘气时,是呼困难还是吸困难?我们临床上使用呼吸机,或给病人急救时做人工呼吸,是帮病人呼气还是吸气?大家的回答是对的,是吸或吸气,是吸气在驱动呼吸?但这是在生理状态下,是否呼气容易,可以忽略不计,但在临床上确实出现了呼气困难或呼气和吸气都困难的情况,这就是病理状态了,也就是有病了,什么病,有请王辰教授给我们作讲座(略)。

王教授的讲座很精彩。我学习后有如下体会,正常情况下,我们是体会不到自己呼吸的,除非你刻意去感觉。因为它是一个不知不觉的过程。如果你不刻意,就感觉到呼吸不适,呼吸不畅甚至呼吸困难那就得去看医生了。一般来说呼吸出了问题,多是呼吸系统出了问题,但脑子、心脏、血液甚至肾脏、消化或其他系统也可影响呼吸。但首当其冲是去看呼吸科医生,除非他说你没问题,或是他介绍你去看其他科的医生。

从王辰教授的讲座中,我给你们作一个简要的总结,影响呼吸系统,或伤害呼吸系统的因素可以归结为三种,用三个字描述,即"熏""侵""堵"。

熏指的是有害气体。现在大自然污染太重,你可能有到大山去的感觉,在那里吸一口气多新鲜舒服啊！那里的负离子听说是我们北京市的几十倍啊，大家一般都说那是洗肺。特别是吸烟，一定要反对，吸烟不好，被动吸烟更不好，前者中国有 3.5 亿，后者有 7.4 亿。局部地区的资料，听说被动吸烟者肺癌发病率比吸烟者还高，有人开玩笑说那就让被动吸烟者吸烟好了，这是无稽之谈。为什么会造成上述情况呢？被动吸烟者多为女性，她们不仅要受丈夫的毒、还要受儿子的毒，而且，丈夫出门还可换空气，而家庭主妇长期居于室内环境，还要受炊烟熏染。有些人坐在主席台上，一边念文件头头是道，一边吸香烟吞云吐雾，我们称这些人是"红心黑肺"，病理解剖发现，抽烟的人肺都是黑的。另外，近年发现肺腺癌增加了，过去多是鳞癌，为什么呢？腺癌长在肺的底部，近年的烟都有过滤嘴，要使劲吸，吸到底部肺腺癌就多了。所以一家人住在一起，要相互爱护，吸烟者要少毒害或不毒害别人，被动吸烟者要劝吸烟者少吸烟或不吸烟，这就叫爱人爱其肺。在家里要爱人爱其肺，在社会上也应形成这样的风气。

侵指的是病原微生物，是细菌、病毒，不可能是支原体。自然界现在不很干净，有的地方更不干净，比如医院，那里是产生耐药微生物的地方。家里有老人住院，子女一般把小孩或婴儿抱去看望爷爷奶奶，容易感染上疾病，有时老人病治好了，孩子却病了。对付病原微生物，最好的办法是锻炼身体。"正气内存，邪不可干。"

堵是指肺血管堵塞，也称肺栓塞，这是很危险的病症，重者要命。要防止栓塞发生，刚才王教授已告诉你们什么情况可能诱发此病，也教给你们预防的方法。堵还指睡眠时的呼吸暂停综合征，或称"打鼾"，有多种办法可减轻此症状，改变睡姿或减轻体重就是很好的办法。

总之，我们只知道呼吸系统很重要，但我们不知呼吸中有学问，有大学问。不过知道也罢，不知道也好，一旦发现问题，一定要去医院诊疗，不能拖。心中时刻记住三个要点，戒"熏"，抗"侵"，防"堵"。

知识就是力量

2012 年 9 月 25 日

在中国工程院"中国工程科技知识中心建设项目"汇报会上的发言。本次会议在工程院 206 室召开。工程院时任副院长潘云鹤副院士主持会议，时任院长周济院士、时任财政部宋秋玲司长、时任副院长谢克昌副院士出席并讲话。出席会议的还有项目组的专家和工程院机关相关人员，共约 30 人。

会议议程上没有安排我发言，我自己也没打算发言。可周院长今天开会又点名要我发言了，我有点措手不及。我觉得这个会议很重要，建设中国科技知识中心这个项目更重要。我认为本次会议的主题词或关键词应该是"知识"二字。知识是保证人类生存和推进人类发展的根本。老虎力量比人大，可知识不及我们，所以被我们吃了，否则我们就被老虎吃了。何为知识，知即知道，识即认识。天在下雨大家都晓得，为知；但天为何下雨，则只有一部分人了解，为识；天不下雨，我们要它下雨，只有少数人办得到，这就叫知识。常言道，知识就是力量，知而不识不能形成力量。

过去知识是分散的，是由个人掌握的，掌握在人的脑子里，通常把这种人叫文人，后来叫知识分子。但人的脑子容量是有限的，而且记了还会忘，况且人还会死，死了就记不了了。以后有了图书馆，图书馆那里不仅是知识聚和的地方，而且是知识分子聚集的地方。一个大学谁最有学问？那是图书馆长。你看毛主席在北大图书馆工作时才是个馆员，那时的馆长是李大钊。你不能说毛主席不聪明，他和李大钊都聪明。但光靠知识分子个体把那么多的知识是记不下来，也传承不下去的。以后知识积累越来越多，好比知识爆炸，就未来 20 年人类知识的进展量就将等于人类 2000 年以来的总和，即现在 1 年相当于过去的 100 年，你能把它记下来吗？肯定不行。

计算机问世后，这个事情好办了，电脑记事比人脑容量太多了，那不是一个数量级，也不是十个、百个，那是百万个数量级啊，这就为我们建立知识中心提供了可能。但我们建这个中心还不能仅用于收集、储存知识，还要分析、整理，还要用知识创新，用知识产出生产力。好比光储存一大批零件，这不是目的，还要把它组装成飞机。你看那个捡破烂的，他可以把捡到的破件组装成一台三轮车，那是创造。我们的脑子要比捡破烂的聪明，我们收集的是上等零件而不是破烂，所以创造应该是高水平的。我举个例子，口腔的牙龈萎缩，目前没有好办法，女人老了为什么不如姑娘时好看，就是牙龈萎缩，牙缝大了，牙齿稀了。有一种药是治心脏病的，效果好，但有副作用，就是牙龈增生。通过知识交流，有人把治心脏的药拿去治牙龈萎缩，不就两全其美吗？不然过去两个领域老是不相往来，哪里知道这种好事。

当然，建立知识中心，也涉及收什么知识，怎么储存，怎么使用的问题。收集到的知识一定要真实可用，不然会有误导。比如你们收集中草药就有这个问题。现在中草药有数千种，各种药性不同，在不同湿度，不同海拔上长出的同一种植物药性有很大差别。就说文献上对药性的描述吧，可以说只有少数是有共识的，很大一部分是有争论的，还有少部分是不了解的。这就涉及你收集谁的，以谁的为准。中医中药还分个北派南派，张派李派的，很复杂，这就需要研究。至少要注明，允许争论。但争论多了又不是知识中心了，成了辩场或战场，这些都是需要考虑的问题。也是你们工作中天天都要遇到的难题。但无论如何，这个项目是个好项目，应该大力支持下去，虽然道路曲折，但前途光明。刚才徐司长说，要加快，最好明年完成，大家笑了，意思是完不成。其实要看目标是什么，这项工作说短可短，具体目标随时可以完（成）；说长可长，发展研究过程永远没有完（结）。因为知识在不断增长，科技在不断进步，研究也就永远没有结束。不过短也罢，长也好，这是一项功在当代、利达千秋的大好事。

科技进步不可小视

2012 年 9 月 28 日

在第四届国家科学技术奖励委员会第四次会议上的发言。本次会议在北京京西宾馆召开，时任科技部部长万钢主持会议。国家科技奖励委员会委员共 19 人参加了会议。会议主要是审议和批准 2012 年度国家三大奖、国际科技合作奖及国家最高科技奖。

今天我必须说出我几年来一直想说但没说出来的一点意见。在一般的科技人员中，甚至在很大一部分管理干部中，都认为自然科学奖、技术发明奖要比科学技术进步奖水平高，申报更困难。甚至有人认为科学技术进步奖一等奖只相当于自然科学奖和技术发明奖的二等奖，更有甚者有人还要求要取消它。这种认识是不对的，说得严重一点，那是很危险的。首先申明，我不是觉得自然奖和发明奖不重要，我觉得很重要，可以说是科技进步的源头或重要动力。我也拿过这样的奖。我要说的是科学技术进步奖同样重要，它对现时社会和经济发展来说可能更重要。如果我们将这三个奖对于国家经济的发展，进行一次综合对比，不管是理、工、农、医还是军事各领域各行各业，无疑国家科学技术进步奖将占上风，而且会遥遥领先。国家科学技术进步奖中的内容本身也包含了它在基础理论研究的发现。当然，也可能没有这方面的发现，他本身就是常规技术的整合或组合，或称集成，但与自然奖和发明奖不同的是申报科学技术进步奖要求必须要有应用结果，必须要取得现实生产力，而且这些应用成果必须得到申报者以外的应用单位的证实及评价。将基础研究向应用过渡，我们医学叫转化医学（Translational Medicine），就是一定要让病人看到好处，得到好处，其实这是很不容易的，或者是最不容易的。有人戏称，什么叫药品，就是找几种物质注入老鼠体内，产出的是几篇论文。不管论文有否用处，即便是在老鼠身上有用，但到人身上是另外一回事了，因为在老鼠身上发现的阳光未必都会给人带来温暖。所以在我们四医大，过去拿过不少自然奖、发明奖，但获奖后便束之高阁，不发生效益。我们这届领导不这样搞，你在基础研究中获得的新

526

发现、新发明必须在临床见到效果、见到效益才成。这个效益、这个效果还需得到别人证实。因为这种办法,近4年我们拿了5个国家科学技术进步奖一等奖。这5个一等奖,军事医学1个,基础医学1个,临床医学3个。临床医学3个中,内科1个、外科1个、专科1个,大大促进了我校基础研究向临床的转化,使之发生了效益。最后我再强调一句话:不要小看了国家科学技术进步奖,不要慢待国家科学技术进步奖。过去我们说,科技是第一生产力,现在恐怕要说技术才是现实生产力。小视和慢待科学技术进步奖就是小视和慢待科技进步。

那一年
我在工程院

卷 三

药＋酒≠药酒

2012 年 10 月 1 日

在泸州国窖公司"中医药酒研究中心"成立并学术研讨会上的发言。为了弘扬中医药学发展，挖掘中医药学宝库，为人民健康服务，泸州国窖公司斥巨资在泸州建立中医药酒研究中心。时任国家中医药管理局李大宁副局长及国内相关专业的 14 名专家出席专题会议并进行研讨。

首先祝贺"中医药酒研究中心"的成立，也很荣幸受邀参加本次研讨会。我是学西医的，可以说对中医中药一窍不通，但我觉得这是一件当做之事，也觉得是一件难做之事。

为何说建立这个中心是当做之事呢？首先还得从酒对人体功效说起。酒自发明以来已历经数千年，存在就说明是一个好东西。当然，酗酒例外。适当饮酒对人体肯定是有益的。它可以活化血管，中医叫活血化瘀，也可以调节神经兴奋性，它可以把神经兴奋性调整到极度，你看武松三碗不过冈，他喝了十八碗，于是打死了老虎，不然可能被老虎吃了。过去部队打仗出征前，也是每人要喝一碗壮行酒，酒喝完，碗一摔就可英勇赴战，无惧无畏。当然酒也可以把神经的抑制性调整到极度，使你醉如烂泥、无知无觉、任人宰割。当然，是兴奋或抑制主要看饮量，而且不同的人饮量与作用是不相同的。在古代，在麻醉药未问世前，就用酒来进行麻醉。病人来了，医生的处方是一瓶白酒，病人喝一半，自己喝一半，然后就手术，自己喝一半"胆大可为"，病人喝一半减轻疼痛。实在麻不住，就叫几个壮汉来按住。你看那个醉字就是这么写的，左边一个酒瓶，右边是卒。酒进入人体还会调节人体内生物活性物质的产生，这些物质有些是增强身体感觉或运动功能的，有的是抑制感觉或运动功能的。比如说体内有升高血糖的胰高血糖素，就有降低血糖的胰岛素，相互间互为消长以维持人体的平衡。酒究竟在这些物质调节方面有什么作用，怎么作用，还不得而知，还需要深入研究。酒也是一种重要的溶媒，植物或动物中的很多重要生物活性物质都可用酒精浸泡而提取获得。提取出来的成分有的可以作为人体某些成分的补充，也可以直接或间接作用于某个或某些靶点来防病治病。对中药成分而言，有时很奇妙，它不一定直接作用于病变组织的靶点，比如我曾主持过一个国家Ⅰ类新药临床试验，是有关人参中提取物人参皂苷对脑卒中治疗作用的研究，效果相当不错。可在脑卒中局部组织细胞怎么也找不到靶点，它很可能是进入人体后刺激其他组织细胞产生某些物质对脑卒中产生作用而生效的。又比如，我最近发现一种中成药是镇痛的，而且不是吗啡类或NSAIDs（非甾体类抗炎药），是一种新的镇痛药。用酒精可以提取出有效成分。有趣的是我们发现，你把得到的每一个成分做试验都无明显的镇痛作用，但加在一起就镇痛。提示人体内部本身存在镇痛物质。过去不知道，现在知道了，叫下行抑制系统，其中有抑制疼痛的物质。说明我们的药品进入人体后激发了类似物质产生而实现了止痛目的。由此，我也想到过去有些武将，被敌人严刑拷打而坚贞不屈，这除了他们的坚强意志外，可能还有体内止痛物质的产生及作用。历史上听说关云长一边下棋一边接受手术，从生物学角度也许能解释这种现象。

那么，又为何说建立这个中心是难做之事呢？我个人认为不是将药材简单地浸泡入酒中，就可成药酒用于防病治病的。首先酒精本身的浓度、纯度、温度肯定是非常重要的因素。而且浸泡的时间、白酒的产地也是非常重要的因素。再者，药材的道地性，即药材的产地，也包括湿度、温度、海拔等因素也是很重要的。当归、党参是秦巴山区的优质药材，可这几年快挖光了。于是，陕南地区就号召农民在平地上种，还撒化肥。本来道地药材只有小指那么大，可种出来的药材像萝卜那么大，当然功能也就跟萝卜差不多。正因为如此，研究药酒一定要标准化。因为同样的酒不同的药材，或同样的药材不同的酒，或不同的药材不同的酒，得到的药酒很可能是不一样的，药效也应该是不一样的。不是"药＋酒"就是药酒的。这应该是一门很深的学问，就像厨师炒菜一样，不同的厨师用同一种配料或不同的配料炒出来的菜味道是不一样的。正因为如此，需要建立"中医药酒研究中心"。前面做这件事当做是重要，难做是科学，合起来是重要科学。

激光之缘

2012 年 10 月 19 日

在中华激光医学会成立 20 周年暨第 11 次全国学术会议开幕式上的致辞。本次大会在西安建国饭店举行，时任中华医学会激光医学分会主任委员李迎新、中华医学会副书记吴玉普、全军眼科激光学会副主任委员宋艳萍出席会议。因激光医学分会意与工程院在将来开展协作，特邀樊代明出席并授予高级顾问。出席大会的有来自全国各地的相关学者，共 600 余人。

首先感谢大会邀请，并代表工程院向中华激光医学会成立 20 周年表示热烈祝贺。我对激光医学不熟悉，但我对它有三点印象，就像对我身边坐的这三位重要人物的名字一样。

第一是新，就是李迎新的新。激光是 1960 年发明的，距今也就 50 来年；中华医学会激光医学分会成立也就 20 来年。我与你们主委李迎新认识才一个多小时，但一见如故、相见恨晚。之所以有这种感觉，是因为激光，特别是你们激光人对医学的贡献，时间不长，但贡献很大。

第二是普，就是吴玉普的普。激光引入医学以来，已受到几乎全部医学学科的普遍欢迎和实际应用。无论是眼科、皮肤科、整形科，还是消化科。我们自己的小家，四个医生，女婿和我暂时没用上，但女儿是整形科，夫人是皮肤科，她们都在用激光，而且用得很好。你看，我们这个小家激光使用率就达到了 50%，说明激光不仅在现在，而且在将来都用途很广。

第三是艳，就是宋艳萍的艳。我这里说的艳是激光医学前途光明，正如含苞待放的花蕊，必将百花满园、鲜艳夺目。在很多领域，用我们的办法治得了的病用激光也能治好，有些用我们的方法治不了或治不好的病用激光也能治了，甚至治得更好。

激光为什么有这么多可贵之处呢？激光在自然界是没有的，是人类科学的产物。人体是由什么组成的？自然界各种物质在人体中有机组合。物质组合过程中产生的力量就是生命力。人体能维持这种奇妙的有机组合，人体能保持这种神秘的生命力，生命就存在，人体就健康，反之就生病甚至死亡。应用激光，特别是不同剂量的激光，可以改变上述这种物质组合或生命力，就能用来防病治病。比如低剂量的激光可用来保健或美容，而高剂量的激光可用来止血或杀灭肿瘤等。

当然，由于激光发明时间不长，引入医学时间更短，潜力还很大，还没有完全开发和发掘，对激光本身的研究还需进一步深入。就激光在医学上的广泛应用还有大量的空间需要进一步发掘。我觉得工程院有关工科和医科的院士中有这方面的行家里手、能工巧匠，对此有浓厚的兴趣者大有人在，我当尽力引见、推荐，以促进这方面的全面发展。你们授予我顾问，我是能顾不能问。但我愿当一个联络人，听说下次全国会议在杭州召开，到时一定要让我知道。我也会动员相关人员来参会，共同推进激光医学的发展，为病人造福。这是发自我内心的感念，也可以说是一见"钟情"、激光之缘吧！

这样点评为哪般

2012 年 10 月 20 日

在国家 973 项目"胃癌生物标志物的研究及应用"中期汇报会上的点评。本次会议由科技部主办，项目组全体成员参加了会议。樊代明作为该项目的首席科学家在每一分题汇报结束后均一一作了点评。

按照科技部的要求，也是刚才钱博士反复强调的，今天的会议是项目汇报会，不是单纯的学术活动，不具体讨论学术问题，而是报告在有限人力、有限经费、有限时间内对既定项目的完成情况，为我们下一阶段调整发展战略，实现有所为、有所不为提供根据。完成得不好，甚至没有完成也不要紧，科学允许失败，得到失败的结果也为成功提供了根据。因此大家要如实汇报，不要有任何水分。下面开始各个项目的汇报（略），我将逐一点评、提出意见，供大家参考。

天津这个组完成得比上次好，关键是你们抓住了 973 对你们的要求，你们的优势是有平台，有大量可供验证标记物的肿瘤标本。香港这个组发现的众多标志物，供你们验证。验证结果不外乎两种，一种是与香港的结果一致，一种是不一致。不一致有两种可能，一是方法学上有差异，这要认真对待。另一种情况可能是南北方的肿瘤标志在发生学上或在别的生物学表型方面有差别。因为你们双边的结果是一致的，证明香港发现的标志物有意义，但接下来的工作是要证实在良性病变、身体其他疾病，或者其他肿瘤中的情况如何，如果也是阳性或阳性率很高，那还不能说有价值。下一步要开始这方面研究。

香港这个组基础研究不错，找到了十几个标志物而且发表了很多论文。你们小组的 5 分以上、10 分以上论文数就够我们全项目组交账了。但我们的工作不是交论文了事，而是要找到理想标志物。你们这十几个究竟理想不理想，不光是你们自己说了算。天津方面证实了几个与你们一致的，这很好。但这只是在癌症病人与正常人两组的结果，我们接诊的病人中正常人和胃癌病人是很少的，多数是其他病人，你们的标志物在这些病人中作用如何，还需要考虑。你们还在继续找更新的标志物，说明你们对已找到的信心不足，继续找那是你们的兴趣，但我认为目前首先的是在协作单位尽快把已知这些明确了，好就要，不好就丢。基础研究易发文章，甚至好文章，但终极目标还是为应用才对。不然分子复分子，分子何其多，真正有用的不知是哪一个。

上海这个组不像在做国家级的攻关项目，有点像在做研究生课题，报告也不像在汇报，而是像在作学术报告。你们发现的这两个分子能用作胃癌诊断预警吗？没有人相信，可能连你们自己都没有信心，怎么办，回去想想办法。

沈阳这个组做的是易感基因，在正常时就可对癌症进行预测，那可是了不起的事情，但国内外报道那么多文章，管用的几乎没有。你们发现的那几个SNP（单核苷酸多态性），最好拿到天津或者其他组双盲验证一下，首先是在胃癌标本上要有这种SNP，已经患癌了还没有这个东西，说明它不灵。另外，我和你们这个组合作有十几年了，每次汇报都有亮点，可到下一次就烟消云散，为什么做了十几年研究，老是发表不了高质量的论文？我看就是没有用好你们的平台，你们是现场，有从正常→胃→肠化→不典型增生→癌横跨二十多年的病例，这个太重要了，要主动与有标志物的单位协作，为他们提供帮助，不要什么事都从头做起，那是事倍功半。

北京这个组做的事与项目总方向要求非常一致。要尽快用好你们的组织和血清标本。这些东西宝贵得很，要设计好，不能乱用，浪费了，这是一方面。但也要尽快拿出来用，标本这个东西用于实验就是财富，不用放在那里就是一堆废肉。游院长，你我都快60岁的人了，现在不用，更待何时？我们还在不断积存，用不完的！另外，你们的与沈阳比，不仅有现场标本，还有干预治疗组，这个尤为重要，要珍视及用好。

西安这个组报告的结果很好，申报这个项目时我们都拿这个作为底线的，一定要做好。另外第6组做MDR（肿瘤多耐药性）研究，更是底线之底线，没办法要用此来交账的，要抓紧完成。但结果也不应该是单方面的，有的也要拿到协作单位去双盲或多盲对照。这样我们心中才有数。

大家汇报完了，用了整整一个上午，结果很多，很厚实。工作的层面也不一样，就像有的挖了很多地在种麦子，有的种出了麦子磨了很多面，有的擀了很多面皮剁了很多馅，但我们要的是饺子，而且要考证做出来的是不是饺子，是不是好吃的饺子。所以，不管工作到哪个层面的单位都要向这个终极目标努力，不能各自为政，只满足于甚至终止于自己的层面，那样我们忙活一辈子最终会被饿死的。

再打一个比喻，我们做现场的好比平台，好比营盘，我们找标志物的好比兵，俗话说"铁打的营盘流水的兵"，这是培养将军的两个条件。兵能否成为将军，必须经过营盘锻炼，这个营盘一是要可靠，二是要主动接受兵来锻炼。而兵呢？一个因素是要有足够的数量，一两个是选不出来的，而且一开始就要挑好苗子，不要一到营盘纷纷掉链子，第二个因素是这些兵一定要主动到营盘去锻炼，两个条件四个因素都具备了，不愁没有将军。

　　以上观点，供大家参考。我这种主持会议的风格可能大家不适应。作为首席，管理有些军事化。刚才科技部的同志夸我，说我才像个首席，希望大家理解。这样点评为哪般？为了目标一致，为了集中火力，为防散弹打鸟，只有大家方向集中了，才能成事。你们交了好账，我才好交账。你们各行其是，就跟打仗一样，胜不了，交的是坏账，那我就交不了账，我们团队的目标就无法实现。我们这个团队绝对不会也绝不允许出现这个情况。告诉大家，我们这个项目在973健康领域中期检查排名是第一的，所以得到500万元的追加经费，大家努力干，我们一定会成功的。

从 VIP 到 VIS

2012 年 10 月 21 日

在中国工程院国际高端论坛"消化道肿瘤分子肿瘤学前沿"上的主持词。本次大会在西京消化病医院召开，受邀参会并作大会报告及论坛发言的国内外知名专家 10 余名，其中有美国国家医学科学院院士 1 人，中国科学院院士 1 人，中国工程院院士 2 人。相关学者 360 余人参加了会议。时任工程院三局李仁涵副局长、李冬梅处长参加了会议。

今天我是双重身份，既代表中国工程院，又代表第四军医大学（现空军军医大学），热烈欢迎大家来参加本次高端论坛。工程院的国际高端论坛是中国工程院的品牌学术活动，在国内外已有一定影响。每个学部如医药卫生学部每年只有一场。为何今年将此放到消化道肿瘤的分子肿瘤学领域来办呢？首先，消化道肿瘤几乎占人体实体瘤的 60%，严重危害人民健康。胃癌和食管癌在我国的发病率比世界其他多数国家都高。其次，肿瘤研究已深入到分子水平，如何将二者联系起来，这是一个既前沿又重大的课题。今天把大家请来高瞻远瞩，各抒己见，思想交锋，畅所欲言。下面开始报告（一共 9 个报告，留有文本，此处略）。

今天这场报告一共有如下几个特点。

一是 VIP，即 Very Important Persons。今天受邀的报告人水平高，都是这个专业的行家里手，有美国国家医学科学院的院士，有中国科学院院士，有中国工程院院士，还有的已达院士水平还没申请院士，有的正在努力早晚要成为院士。这里不是说院士就怎么样，院士就水平高，其实院士、院士，就是院（科学院或工程院）长的士兵，是干活的。我想说的是，来的都是 VIP。

二是 VIT，即 Very Important Topics。因为来的都是 VIP，所以所作的报告都是高水平的，有的讲了"什么人易患癌"；有的讲了"什么办法易致癌"；有的讲了"什么分子易促癌"；有的讲了"什么办法诊断癌" 有的讲了"什么疗法可治癌"。范围广，水平高，学术深，是一场立体的报告，所以叫"VIT"。

三是 VIA，即 Very Important Audience，非常重要的参众。今天是周末，8 点开会，大家都来了，360 多个座位座无虚席。你们现在是 VIA，将来就是 VIP。我也是当年从后排逐渐坐到今天前排的。一个人能否成功，就看你能否抓住机会。这么重要的报告都不来听，将来会成功吗？我预测，未来第四军医大学乃至全国甚至世界上出现的肿瘤学家一定会从今天这批参会者中出现一些的，所以叫"VIA"。

四是 VIF，即 Very Important Forum，重要论坛。今天上午由于时间关系，没安排大家提问题，但今天下午要进行面对面交流，下午的议题有 3 个：①你认为未来 20 年消化肿瘤的病因学应该怎么研究？②你认为建立消化道肿瘤预警早诊的技术突破在哪里？③你认为消化道肿瘤治疗学上的突破可能吗？

五是 VIS，即 Very Important Strategy，即重要的战略。本次会议通过 VIP、VIT、VIA，特别是 VIF，最终要达到的目的是 VIS，即得到将来消化肿瘤分子水平方面对病因研究、检诊技术、治疗方法的研究战略和策略，由此引领中国在此领域的研究的发展。

航母面世后

2012 年 10 月 23 日

在中国工程院与海军科技合作座谈会上的发言。座谈会由时任海军政委刘晓江主持，海军司令吴胜利、两位副司令、副政委、政治部主任以及海军的中青年专家出席了会议。工程院领导出席会议的有徐匡迪、周济、潘云鹤、干勇、樊代明及相关院士10余名，工程院机关参加会议的同志约10人。吴司令，徐院长、周院长、潘副院长及海军的中青年专家就科技合作发了言。

我是第四军医大学（现空军军医大学）校长，军委批准我去工程院做副院长工作，我想是担当军医大学和工程院两个单位的联络员。之前，中国工程院与空军、二炮及总后相继签订了科技协议，等会儿又要与海军签订协议，这是工程院与海军开展深层次合作的良好开端。那么，合作从何处开始，从何处着手，这是一个重要问题。

人民海军从无到有，从弱到强，不断壮大，从近海防御到远海防卫，确实发展到了一个有目共睹的水平。航母的面世就是一个重要的标志。但是，航母面世了，人民很高兴，军队更高兴，那么有否战斗力还主要取决于两个因素。

第一取决于航母本身的能力。与发达国家的航母相比，我们的航母还不尽如人意，与我们履行新时期历史使命相比，还有很多需要改进和提高的地方，这是不可也不容忽视的问题。不然我们为什么还在或将要建第二艘和第三艘呢？再建几艘不仅是要增加数量的问题，其中也有一个提高质量和能力的问题，我们不可能按第一艘重复第二或第三艘，我们必须一艘比一艘强。要解决这个问题，光靠海军的力量是不够的，你们目前只有 3 名院士，造航母是一个系统工程，这要靠全国的工程界共同奋斗。第一艘航母的总设计师就是我们工程院院士。我们工程院有这方面的人才，这个工程需要集体攻关，工程院有这个优势，工程院也应该有这样的责任。我们工程院不仅要为国家经济发展贡献力量，而且要为国防力量的增强贡献力量，也就是不仅要建设祖国，还要保卫祖国。

第二取决于指战员的因素。航母再好，但指战员的科技素质不高，特别是

那一年
我在工程院

卷 三

健康状态不佳，也是缺乏战斗力的。在航母上工作的指战员是不同领域的，海陆空、二炮等全有，而且其工作难度是很大的，稍不注意就会造成重大事故。现在保障他们的医生，不仅数量不足，而且质量有待提高。航空人员要航医，航海人员要海医，四军大培养航医，二军大培养海医，现在的数量都严重不足，而且分配到部队由于种种原因工作也不积极。从地方大学毕业的人员往往胜任不了这些工作的，怎么办？都需要考虑。

所以，航母面世了，不要认为一蹴而就，一劳永逸，天下太平，海军战斗力就没有问题了。一般老百姓这样考虑情有可原，但作为海军及为海军服务的科技工作者不能这样想，要务实，要有危机感，只有这样，才能知己知彼，百战常胜。

油、煤合奏曲

2012 年 10 月 26 日

在中国工程院"能源化工循环经济"论坛上的主持词。本次会议在西安市曲江宾馆召开，由西安市建筑科技大学原校长徐德龙院士承办。时任工程院周济院长，潘云鹤、谢克昌、樊代明副院长、白玉良秘书长及工程院机关董庆九、谢冰玉等 10 余名同志参加了会议。参加会议的有相关院士 30 余名，以及来自全国各地的相关学者 800 余人。

首先代表工程院热烈欢迎大家参加本次重要论坛。今天有三位院士报告，涉及煤炭、石油和岩石。我是学医的，主持本次会议难度很大，但职责所在无法推托。

我们先谈煤，可以说我是伴着煤长大的。小时母亲烧饭，烧饭要煤，从小我都去山上的小煤窑买煤。从开始背一筐，到挑一担，到最后能拉一车。常去煤窑，就对那里的煤工有了了解、有了好感、有了崇拜，而且还写了赞美诗《煤工赞》。他们风里来雨里去、披星戴月，在阴暗潮湿的煤窑里暗无天日地劳作。他们凭着一支小电筒，点燃的是一座大电厂，照亮的是一个大世界。但是，我也时常在担心，这么多人在挖煤，这么多人在用煤，总有一天会把煤用完的。用完了怎么办？能否用很少的煤完成很多事呢？人家是四两拨千斤，我们能否以四两煤烧出千斤力来呢？到了工程院，我认识了谢克昌院士，他就是这样的人。他不是一般的煤工，他是煤化工。我不想再费时间介绍他了，你们认识他的我不介绍你也认识，不认识的我介绍了你还是不认识。让他介绍他的工作，也就介绍了他自己。下面请谢院士作报告，题目是"推进煤炭清洁高度可持续发展，打造特色鲜明的现代能源化工基地"（略）。

我们再谈油，可以说我是伴着油长大的。小时家乡没有电，靠煤油灯照我读书。那时称煤油为"洋油"，称火柴为"洋火"，读的阿拉伯数字还有数学符号称为"洋文"，所以我小时是用洋火点洋油读洋文长大的，是否一切都与洋有关。以后长大了才知道之所以称为洋油是中国油少的缘故。到了咱们陕西，这里地下油可多了，石油公司通过输油管运到其他城市炼油去了，当地个别农民在输油管上安个水龙头开关，用桶偷油。公安局把他抓起来，判他偷油他还不服气，说他们祖祖辈辈住在那里，油就在他们地下，用上一点何罪之有。无论是家偷还是洋盗，为的都是一个油，都是油少了，油贵了。怎么解决这个问题？怎么从科学上解决这个问题？我们工程院曹湘洪院士是这方面的专家，他有好多头衔，更有很大贡献。他的那些贡献我不懂，我不想费时间介绍了。因为，你们懂的我不介绍你也懂，你们不懂的，我介绍了你们也不懂，还是请曹院士自己介绍吧，他的题目是我国煤油和石化工业的未来之路（略）。

最后我们谈岩石，可以说我是靠着岩石长大的。其实在座的谁又不是靠着岩石，踩着地球长大的。可是，现在我们赖以生存的地球变了，小时候哪有那么多地震，哪有那么多风暴，现在汶川、玉树，一个接着一个地震，汽车在公路上跑，冷不防陷进一个大坑，人在路上走，不小心掉进一个大洞。北京有一个如花似玉的姑娘，走着走着居然掉进热水坑被煮死了。这是天灾还是人祸呢？我们把煤挖了，把石油抽了，地自然要下陷了。我是第四军医大学校长，昨天我主持了一次办公会，只解决一个问题，第四军医大学职工洗澡问题。近十多年来全校一直靠抽地下热水洗澡，可舒服了，还省钱。但现在不行了，地热水没有了。有人告诉我，西安地下水在急骤下降，局部平均每年达 20 多米。所以，我要重新预算用煤烧洗澡水，每年要多花 2000 多万。多花点钱不打紧，但地球抽空了，哪天会掉进去可不晓得，真有点惶惶不可终日。现在地球是千疮百孔、内焦外困，病得不轻啦！我是给人看病的，一个人要是把血抽干了，把五脏六腑挖出来，那他还能活吗？需要治病了，治病有医生，那给地球治病有人吗？有！谢和平院士就是这方面的杰出专家。不过，今天，他不讲这个话题，他要讲"二氧化碳减排与资源循环利用技术新思维"（略）。

3 位院士的报告结束了，今天这个报告的特点是什么呢？我看是 4 个"V"。一是 VIP，Very Important Persons，即"二谢一曹三院士"；二是 VIT，即 Very Important Topics，即他们针对的是三个重要问题，即煤少了怎么办，油少了怎么办，二氧化碳多了怎么办？这三个问题是大难题，所以也叫"二少一多三难题"；三是 VIS，Very Important Strategies，即他们做了号脉开方，提出了解决这些难题的独到见解，是好的策略，策略是什么，那就是"能源化工互循环"，形成循环经济，最后是科学发展建设好我们赖以生存的国家，也叫"科学发展建家园"；四是 VIC，即 Very Important Conference。开好这样的大会，成功的秘诀是什么？一是工程院高度重视，我们院长只一个，100% 来了，副院长 5 个到会 3 个，来了 60%，还有 30 余名院士，加上相关同志；二是徐德龙院士领导的会务组下了大功夫，花了大力气，想大家所想，帮大家所需，是杰出的会务组；三是在座的听众好，会场容有千众，2 个多小时下来纹丝不动，真是好会场、好会风。综合起来，想说一句话，也就是第 5 个 "V"，Very much thank you！Tank you very much！现在正好 12 点，上午的论坛按时高质量结束。

东湖边的遐想

2012 年 10 月 29 日

　　在中国工程院"中法第二届新发传染病"会议开幕式上的主持词。本次会议在湖北武汉东湖宾馆召开，由中国工程院和法国医学科学院共同主办，去年10月在法国召开了第一次会议。本次会议法方主席由法国梅里埃公司总裁梅里埃先生担任，中方主席由樊代明担任。出席会议的有时任卫生部（现卫健委）陈竺部长、湖北省时任王国生省长，工程院和科学院院士7名，还有来自全国各地的相关学者共约150人，其中法方代表60余人。中国工程院机关的程家怡局长和丁养兵、朱昱同志参加了会议。

　　在中、法两国政府的大力支持下，第二届中法新发传染病今天在湖北武汉开幕了，此次大会由中国工程院和法国医学科学院联合主办，这是继去年在法国召开第一次会议后的继续。我院周济院长本来要来的，后因有要事不能出席。首先我代表工程院，代表周济院长对中法两国的全体嘉宾和代表表示热烈欢迎，现在我介绍重要领导和嘉宾（略）。

　　这次大会国家卫生部特别关注，陈竺部长专程来武汉参加会议并给予指导，现在欢迎陈部长讲话（略）。

　　陈部长的讲话不仅介绍了我国近年卫生工作的重大进展，特别介绍了在防治新发传染病方面的重大举措，包括国家科技重大专项的设立。同时提出了中法国间的协作意向及要求，大致是三个 C：第一个 C 是 Communication；第二个 C 是 Collaboration；第三个 C 是 Collaboration more。感谢陈竺部长，下面请法国驻中国大使白林女士致辞（略）。

　　白林女士回顾了中、法两国学者在科技合作方面的辉煌而富有成果的历史，提出了法方的意向。特别谈到新发传染病，谈得十分专业，十分内行，甚至我不及你。如果你是学医的，那是理所当然，问题是你没学过医，真不简单。我小时也想长大后当大使，全世界到处走，领略各国风光，那多好玩。现在看来不是那样，所以下辈子我会打消这个想法的。下面有请本次会议法方主席，法国梅里埃公司总裁梅里埃先生致辞（略）。

梅先生讲得很精彩，他的讲话使我想起了去年同在法国，同任会议主席时的事。他在那次会议开幕式上的致辞是用法语说的，我听不懂，只觉得法语句子很长，不知何处有逗号，何处有句号，何处该有掌声。此时他的一条爱犬，可能有一百多斤重，很漂亮，径直走上主席台，并蹲在台中央，每当梅里埃先生讲到尽兴处，她都要叫喊。我理解为叫一声为逗号，叫两声为句号，连叫为掌声，想起来多么愉快。Anancy是个好地方，那里有山有水也有湖，今天我们是在中国的东湖开会，也有湖，引起不尽的遐想，但感想不一样。梅先生的公司可不一般，大家知道周恩来总理和邓小平主席，他们当时在法国勤工俭学就是这个公司资助的。梅先生的公司一直很支持中国的发展，应该再次给他掌声。下面请湖北王国生省长讲话（略）。

王省长的讲话很重要，他介绍了湖北省近年科技经济的发展，而且介绍了湖北省作为中国中心城市在推进国家发展中重要的战略地位。常言道，做一个事要成功，要选好地点、时间和合作伙伴。为什么工程院把这个会放到武汉开？因为这里山好、水好、人更好。好人不仅是科学家，还有好领导。你看今天，一个省长，两个副省长同时参加我们的开幕式，这在工程院在各省召开科技论坛中可是第一次，所以，我刚才在介绍时把张岱梨副省长给漏掉了，十分内疚。下一次你可不要生气不来啊！科学家就更不用说了，这里的中科院武汉病毒所在国内外同领域可是顶呱呱的单位，这次办会也很出色。

有人问，中国工程院为什么强力支持中法方面的科技协作呢？我想说一个故事，去年我去法方访问，他们医学科学院有一个学术大厅，大小跟我们这个差不多，不同的是我们这里是平顶，他们的是圆顶。他们那个厅建得非常结实，比我们这个厅建得气派多了，我问建筑学上是怎么考虑的。他们告诉我，你知道这里坐的是什么人吗，如果楼塌了，法国的历史将倒退20年，他们还调侃地说，现在法国议会也在开会，那个楼塌了，法国历史说不定会前进20年呢？！我们中国工程院的神圣使命是用科技推进中国的经济和国防建设，所以我们全力支持中法的科技合作。下面我宣布开幕式到此结束，请大家到一层大厅合影留念。

新疆这"疆"

2012 年 11 月 2 日

在中国工程院医药卫生学部新疆医科大学院士论坛开幕式上的讲话。此次论坛由杨胜利院士带队，王红阳、程京、唐希灿、张伯礼、樊代明等 5 位院士参加并作报告。工程院机关参加会议的有白玉良、李仁涵、李冬梅等，会议听众达 800 余人次。自治区人大及科协的相关领导同志，时任新疆医科大学校长出席会议并讲话。

我来过新疆很多次了，今年暑假还在这个会场作过一次报告。这次来感受又有新意，脑子里出现另一个新问题。天圆地方，何谓新疆？天是否圆没人知道，但地肯定不方。为何有了地方？是因人为划界、人为定疆的缘故。疆包括版图两部分，版为地面大小，图为人口多少。这里现在叫新疆，那肯定原来有老疆。是新疆宽还是老疆大，不得而知。中国的版图元朝最大，历史上在这块地方没有停止过纷争，一直是争来争去、你夺我抢。你看这个"疆"字，那是用弓箭一块田一块田夺过来的，夺到什么时候成为最终之疆呢？听说是在清朝，也有人说明朝，我昨晚和今晨问过几个当地人，都说不知道，当地人都不肯定，我们也说不清楚。但有一点是肯定的，既然争夺那么厉害，肯定是一块宝地。

这里地下有宝藏（煤、油等），地面有粮仓（棉、麦等），山上有牛羊，疆边有国防。都说新疆是个好地方，对国家经济建设、科学发展和国防建设都是重要阵地。所以周济院长代表中国工程院与新疆维吾尔自治区政府签订了长期的科技合作协议。中国工程院医药卫生部学部这次来，一是实践党中央创新驱动发展的战略思想，二是落实中国工程院与新疆的合作计划。我们工程院一共 9 个学部，每个学部都很重要，但对新疆来说，我想医药卫生学部更重要。这不仅是我也来自医药学部，而是一切科技发展的终极目标不过是让人活得长一点、活得好一点。有人说他的工作是让羊活得长一点、好一点，这最后还是为人活得好一点、长一点，医药卫生学部院士的工作正好是为人的健康长寿服

544

务的。

这次来的几位院士，将先后以"整合医学""转化医学""中西医结合"及"疾病诊断"等专题作学术报告和深入讨论，旨在推进新疆地区医药卫生事业的发展，提高该地区疾病诊断和治疗的临床水平。本次活动得到新疆医科大学的热情邀请和周到安排，新疆维吾尔自治区政府相关领导出席并讲话，我们深受感动。我们深信这次论坛一定会办得很好，一定会办得很成功，也会为工程院在其他省市开展类似活动提供经验。所以，在此一并表示感谢。

那一年
我在工程院

卷 三

古楼新颜

2012 年 11 月 3 日

在南京大学鼓楼医院建院 120 周年纪念学术报告会开幕式上的讲话。本次会议在鼓楼医院科学会堂举行，邹晓平教授主持会议，参加大会的有来自美国、英国、日本及全国各地的相关学者 500 余人。

首先，我代表中国工程院、第四军医大学（现空军军医大学），特别要代表全国消化内科同道对鼓楼医院建院 120 周年表示热烈祝贺，我们是为沾喜气、学经验、交友谊、谋合作来的。我有一句话，"办学在楼、在师、更在谋"。这跟过去梅贻琦校长说的不一样，他认为大学不因大楼而因大师而称谓。时代变了，情况也在变。首先，大楼是需要的，是重要的，没有硬件设备是不行的。

古楼医院现在有了大楼，而且是全国范围内单栋最大的医疗大楼，21 万多平方米，正在搬家。真是翻天覆地、今非昔比、鸟枪换炮，古楼换新颜。当然，光有先进的大楼、先进的设备还是不够的，没有大师是不行的。

古楼医院现在有了大师，有了很强的学术团队。就拿消化科来说，他们就有一个很强的团队。从 20 世纪 50 年代的吴锡琛主任在全国首开半曲式胃镜检查以后又写成中国第一本有关内镜的专著，再以后又办成中国第一本内镜杂志《内镜》。这些对全国消化内镜乃至消化事业的发展起到了里程碑式的作用。一个医院一个学科能在某一方面对全国同专业作出历史性贡献，这也是不多的。这个团队后来又有了张志宏主任、徐肇敏主任，现在到了邹晓平主任，已经完成了第四代接班人的换届。邹晓平是一个很能干的接班人，同时还兼副院长。今天组织这么大的国际学术论坛，很成功，这是青出于蓝胜于蓝啊！但光有大师就行吗？不行！如果没有好的办院思想（或称谋），没有好的管理办法，大楼会空、大师会走。

古楼医院有很高的管理水平，他们的丁义涛院长，是全国的优秀院长，我曾在多次全国医院管理会议上和他同时作报告。他有很好的经验，有很好的谋略。正因为如此，鼓楼医院正在调整优质发展，令全国同行注目。

"办学在楼、在师、更在谋"。我这句话，在鼓楼医院有很好的体现，也是一种实践，我只是说，他们可是在做。当然这只是讲管理。学术上的发展靠什么呢？要将现在各专业各专家掌握的先进技术整理整合起来，形成更适合、更符合全身整体诊断治疗的新的医学体系，这就是一会我要讲的"整合医学"。

　　在此，再祝论坛的圆满成功，祝古楼医院历经双甲子辉煌后，再次扬帆远航，古楼的明天更美好。

蒜薹与落叶
2012 年 11 月 6 日

今天下午，工程院召开例行常务会议。会议期间休息在二楼小花园，我发现两种很奇特的现象，令我震撼、沉思。这种现象发生的原因是近期北京下了一场雪，这是一场很大的暴雪，而且比往年来得早了很多，气温骤降 10 多度，人们猝不及防。父母给子女加衣，夫妇间提醒防寒，表现出一派送温暖的人间真情，那么植物呢?

人们常说"人非草木，孰能无情"。这句话有两个含义。一是说人要有感情，要有仁爱，否则人就成了木头，这是对的。第二个含义为草木是无情的，植物是无情感的，这就不对了。也许你过去也是这么认为的，其实过去我也是这么认为的。但请听我告诉你今天下午我看到的和听到的。工程院小花园内有一个盆景，里面长有几株蒜薹，本来郁郁葱葱、含苞待放的蒜薹，由于这次突降的大雪，蒜薹倒伏到了地面，它们的蒜根、蒜瓣均已干瘪枯萎，包括蒜薹的起始部和中部都已干枯。但奇怪的是苔茎顶部的部分依然保持着绿色和活力，这表示它没有死，它还有生命力。好奇怪! 根死了，苗还活着，发生这种现象的主要原因是什么呢? 同在的植物学专家告诉我，这是根和茎的奉献，为了保证苞的生命，根和茎全力奉献自己的营养，牺牲了自己，保全了花苞，这是根的希望啊! 我突然想起，天下做父母的，不就是这样吗? 记得小的时候，国家搞"大跃进"，农村吃大食堂。开始吃干的，以后吃稀的，稀的没有了，就吃野菜。父母从食堂把菜汤打回家，他们各自一碗一碗把汤喝下去，把剩在碗底少量的米粒捧给我和弟弟吃，我吃妈给的，弟弟吃爸给的。吃完后又眼巴巴地等着父母喝尽的碗底。几天下去，我和弟弟身体变化不大，但爸妈的双腿及脸都肿了，现在才知道是营养不良。回想一下，父母不就像蒜根、蒜薹与蒜苞吗? 我看过电影日本侵略者绞杀群众，母亲用身体护着孩子;汶川地震时我也去过，听说过母亲用身体保护孩子可歌可泣的事迹，自己死了，孩子还活着，这就是天下父母心啊! 其实只有人类有这样的情感吗? 不! 植物也这样，蒜薹就是一个例子。

我看到的另一种现象是小花园里有数棵小树，前几天还很葱绿的树叶，几乎全部凋零落地，惨不忍睹。同在的植物专家告诉我，这些叶子真伟大啊！面临突然的打击，为了保住树干和树枝，宁愿牺牲自己，在落地之前，要把自己的营养精华全部还给树干树枝，自己落地后还用遗体去滋养树根，这真像孩子与父母的关系。我们经常听到这样的故事，父母患了肝病，到了不治之时，孩子把自己的部分肝脏捐给患病的父母。这些故事气壮山河，令人荡气回肠，其实这也只在人类发生吗？不！植物也这样，落叶就是一个例子。

蒜薹与树叶多么伟大，谁说草木无情，看似无情却有情，而且是情真意切、情浓于血、情重如山。我亦为人父，对子女我不如蒜薹，我亦为人子，对父母我不及落叶。回想人间，领导似蒜薹，群众是树叶，夫（或妻）是蒜薹，妻（或夫）是树叶，老师是蒜薹，学生是树叶，集体是蒜薹，个人是树叶……所有人都能学习蒜薹与落叶，都能奉献多于索取，都能换位思考，体谅别人的感受，世界该有多好。植物都能做到，人类不能做到吗？人类不应该做到吗？

大题大做
2012 年 11 月 9 日

在中国工程院"我国转化医学发展战略研究"项目进展汇报会上的讲话。此次会议在上海宾馆召开。会议由樊代明、杨胜利院士主持。郝希山、张伯礼、付小兵、项坤三、李兰娟、郑树森、邱贵兴、徐建国等 10 名院士参加了会议。工程院机关参加会议的有白玉良、李仁涵、李冬梅、赵西路等。项目组成员约 30 人参加了会议。

首先代表工程院和项目组欢迎大家来参加这次进展汇报会。这是继去年 7 月 19 日项目启动会后的又一次会议。一会儿 17 个专题负责人都要汇报各自的进展、发现的困难及今后的研究打算，每人限制在 10 分钟以内。最后分课题进行讨论，现在开始报告（略）。

听了大家的报告，我十分高兴。这一年来我们这个项目的研究确有很大进展，这是大家努力的结果。我们一定要重视这项工作。到工程院工作后，我听过很多次咨询项目的结题及总结汇报，结果多数参差不齐。有的送到了国家，受到党和国家领导人的重视，比如像钱正英院士领衔的全国水资源的调查。又比如最近徐匡迪院长领衔的中国城镇化建设研究，都是很好的咨询报告。但也有的只限于在院内交流或交账，更多的是在学部内部就结束了，研究的结果如何完全是水平使然。为什么存在如此大的差别呢？这涉及眼光及水平问题。工程院成立已经 18 年了，医药卫生学部在此期间确实做出了很多贡献，但让全国都熟知的或影响全国的大致有钟南山院士领衔的抗击"非典"的工作，还有汶川、玉树大地震后我们提出的国家医学应急救援系统的构建。当然后一个被认为十分重要，但最后没有具体落实，也许这个要到再来个一次大灾大难时才能重被重视了。我们这个项目很重要，大家都认识到转化医学虽然只是一种社会管理学，或管理科学的方式或举措，但通过这个研究可以极大地推进医学的进步和发展。有外国人讲，中国再不重视慢性病的防治，增加再多的 GDP 也会被治病吃药花掉，这不一定完全正确，但有一定道理。改变这个状况，有很多方法，但用转化医学的手段，针对慢性病的发生，是会有作为的。我们的研究也不是单纯放到治疗，干预前移是很重要的。昨天十八大报告中，非常强调民生，而医疗领域，保健可以说是重要的民生。所以做这项研究是一个功在当代、利在千秋的事。

当然，要做好这个工作，难度是很大的。刚才邱院士谈了他的看法，他是知道这个难度的。因为他曾参加了国家工程思想库第三专题的研究，那个工作花了不少工夫，现在国家已很重视了。难是难，不过只要大家共同努力，没有完成不了的任务。这个项目组真可谓精兵强将，有184位知名专家，其中院士就有70位，这样强劲的队伍肯定能完成好任务。

要完成好任务，一定要落脚在"转化"二字上，要将"桥"两头的情况搞清楚，一是临床的需求，一是基础这边的成果。换句话说，也就是临床上发现了什么解决不了的问题，基础这边有什么成果可以用到临床。两边情况不清，不能对接，各自为政，忙活半天文不对题是不行的。这个有点像行军打仗，完成战略设计一般要想到三个重要问题，即打哪里？怎么打？谁去打？这三个问题为什么这么重要？因为这也是敌方侦探所要知道的问题。这三个问题自己想清楚了，肯定获胜。这三个问题被敌方知道了，而且被敌方采取了对策，肯定失败。我们是做转化医学战略研究的，我们针对的这几个重大的慢性病，这些病的主要问题是什么？如何去解决？解决的机制是什么？刚才大家问做这个战略要在哪个层面上去思考问题，是在国家层面、专业层面还是在学科层面。这一点要十分明确，一定是要在国家层面，不能只站在某个专业，更不能站在自己小专业或自己一个学科范围。涉及的疾病有好几个，也未必国家都会同时重视，会有个轻重缓急。你看钱正英院士她调查的是全国的水资源，但中央首先关注的是新疆水资源的问题，现在才逐步关注到其他地方。

从目前来看，三个课题组关注的着重点不完全一样，邱贵兴院士的第一课题组关注的是疾病，杨胜利院士的第二课题组关注的是药械，李兰娟院士第三课题组关注的是预防（社区）。各自有侧重点，很好，便于深入。但要预防相互间脱节，切忌出现这样的现象，比如疾病组选的是神经系统病，而药械制造组选的是心血管病，社区预防组选的是肿瘤，目标不一致，各行其是。成果不能共享，环节不能对接，相互没有借鉴，不是最好状态。最好是将三个方面统一起来形成系统完整的咨询研究，最后报告也好写，汇报也好作。

我再强调一下，一定要集中研究转化的事情，战略研究不是具体搞科研、做实验，这是一件大事，要大事大办、大办大事。一定不要大事小办，也不能将其中的一些小事大办。将战略问题当成战术研究，这叫大事小办；不从整体出发，拘泥于枝端末节，而去狠下功夫，这叫小事大办，或小题大做，这样做不符合本项目的要求。正确的做法是大事大办或叫大题大做。

特殊时刻之特别会议

2012 年 11 月 16 日

在中国工程院党组传达学习十八大报告会上的发言提纲。此次会议先在工程院 316 会议室召开全院干部会，由时任潘云鹤副院长主持，时任周济院长传达会议精神，然后分支部讨论。此为在工程院党组会上的发言提纲，参加党组会的有党组全体成员，周济书记主持会议，谢克昌、谷珏、易建列席会议，王京京记录。

党的十八大是在中国发展历史上一个特殊时刻召开的一次特别会议。我所说的特殊时刻，一是国际形势错综复杂，当今世界，政治威胁、军事掠夺、经济封锁，无处不是弱肉强食，世界强国无论是采用军事手段或者经济手段对我国都是极大挑战；二是国内矛盾集中突显，现在是人均 GDP 发展到 5000 美元，按照各国历史经验，这个时期是矛盾突显期，各种矛盾交织在一起。说特殊时刻，意即这是很考验人的时刻；说是特别会议，因为这次大会完成了思想保证和组织保证。为中国的可持续发展打下了坚实且有希望的基础。

党的十八大完成了四项任务，回答了四个问题，一是举什么旗帜，二是走什么道路，三是做什么事情，四是谁来做这些事情。

第一，举什么旗帜。就是坚持中国特色社会主义理论体系。将科学发展观作为指导思想写入了党章。科学发展观与邓小平理论、三个代表，与马克思列宁主义、毛泽东思想是一脉相承，又是与时俱进的。我个人的理解，邓小平理论作为当时党的指导思想之时，国家还很不富强，人民吃穿都很困难。那时发展是硬道理，而且允许一部分人先富起来。小平理论确实指导中国发展起来了，但允许一部分先富起来，有的人太富了，穷的是大多数。所以三个代表指出，依然要发展先进生产力和先进文化，但要代表最广大人民的利益。于是在继续发展的同时，逐渐改变贫富不均的问题。其后由于过于或过快发展，资源消耗太大，生态保护不好，很多地区出现短期行为。科学发展观指导我们要科学发展，以人为本，全面统筹，实现可持续发展。事实证明，邓小平理论、三个代表、科学发展观，同为中国特色社会主义理论体系，是对马克思列宁主义、毛泽东思想的坚持和发展，是将来我党我军我国人民从事各项事业的指导思想。

第二，走什么道路。就是走中国特色社会主义道路。这个问题，前段时间党内外还是有一些争论的。这次会议提出不走封闭僵化的老路，也不走改旗易帜的邪路，那就是走现在正在走的中国特色社会主义的道路。选择道路是要看方向，行走道路则要有规范，否则就会远离跑道，到达不了目的地，就跟我们铁路上要有两根铁轨一样。那么，中国特色社会主义道路上的两根铁轨是什么，我看一个铁轨是道德信仰。人不能没有道德，更不能没有信仰。前两天有一个孩子把别人车玻璃划坏了，在那里等了一会，还写了一张纸条，结果报纸、网络大肆宣传。本来这是应该做的事情，这说明道德滑坡已到何种程度。我认为另一根铁轨是依法治国。依法治国、依法治军是基本国策，是人类社会发展的最高境界，要提倡法制。

第三，是做什么事情。党的中心工作还是以经济建设为中心，这个不能动摇，要发展经济、惠及民生、强国富民。我们近30多年经济发展有很大进步，特别近10年更是今非昔比。但总体来讲，跟发达国家来比，还有差距。我们不能国大而不强，人多而不富。国不强就要受欺侮，就挺不直腰杆；民不富就会被人歧视，就让人看不起。那样我们共产党的先进性表现在哪里？我们中国特色社会主义制度的优越性又在哪里？我们会受到挑战，会受到质疑。要发展经济，靠拼资源拼人头不行了，一要靠科学技术，二要靠科学领导。所以我们一方面要发展科学；另一方面要科学发展。前一个"科学"指目标，后一个"科学"指方式，即用科学发展的方式发展科学。

第四，是谁来做这些事情。党的十八大选出了以习近平同志为核心的新的中央委员会，这是全党全军全国人民的领导核心。我们要坚决拥护，坚决支持，在思想上、政治上、行动上与党中央保持一致。

毛主席说，领导我们事业的核心力量是中国共产党，指导我们思想的理论基础是马克思列宁主义。十八大开完了，工程院应该做什么。刚才说中国发展要靠科学技术；工程院是中国工程科技最高荣誉和咨询机构，我们肩负中国工业化的神圣使命，不仅要为党和国家发展经济出谋划策，而且要为工程技术的实际工作贡献力量，这样才能不负重托，不辱使命。按工程院安排，我本人是协助周院长负责学术及出版工作的，这项工作是为咨询工作服务的。我会和机关同志和相关院士一起，按照既定的"1-2-7规划"及"四聚"战略，把各项学术活动搞好，提高质量，打出品牌，以实际行动，为完成十八大提出的历史使命贡献自己的绵薄之力。

痛定思痛

2012 年 11 月 16 日

在工程院第 18 场"健康讲座"上的主持词。本次讲座的主题是关于痛风的。由时任中华内分泌学会主委、瑞金医院副院长宁光教授主讲。参加讲座的有时任潘云鹤副院长、沈国舫原副院长，两院院士及工程院机关的同志，共约 100 人。

有一种病专门跟我们男性过不去，95% 发生在男性，女性只占 5%，而且多在绝经期后发生。这种病跟吃有关、跟喝有关。吃得越好、吃得越香、喝得越醉的人发病率越高。真是酒肉穿肠过，疾病身上留。我们现在生活好了，可吃出毛病来了，其实都是自作自受。自作，张口百味，一喝就醉，猜拳行令，其乐无比；自受呢？轻则疼痛，重则危及生命。这个病就叫"痛风"，英文叫"Gout"。痛是"痛不欲生"的痛，风是症状来去如风，长则一周，短则一日。轻的只有疼痛，重的会致关节变形，甚至肾衰竭。这究竟是一个什么病？怎么防？怎么治？有请宁光教授讲座（略）。

听了宁教授的讲座，希望大家记住三个词六个字，即疼痛、嘌呤及尿酸。

一、疼痛，这是痛风的重要表现。疼痛多发生在指（或趾）端末节小关节，我们应该把它看作一种重要的信号，是一声警钟，它来得及时，来得惊人，切记不要掉以轻心。因为它告诉我们，身体的代谢已经不平衡了，危险正在发生。也不能光是止痛就行了，止痛对医生来说十分容易，但容易掩盖本质。

二、嘌呤，嘌呤是身体必不可少的物质。嘌呤是什么？平时我们喝汤说很鲜，其中就有嘌呤。我们多数人煮的汤嘌呤较多，广东那个地方是熬汤，用的原料多是植物的，而且广东人常把上层含嘌呤多的油去掉了。广东的汤不仅好喝，且含的嘌呤可能少些。我们包饺子，给猪肉馅加些羊肉就更鲜，那里面加了什么？加了些嘌呤。鸡肉的成分也有差别，用老母鸡熬的汤就比用公鸡熬的香，也是嘌呤的缘故。沂蒙山区老百姓当年为伤员熬老母鸡汤，现在妇女生孩子也熬老母鸡汤喝，这是应该的，因为母鸡汤嘌呤含得多，伤员和产妇都需要长身体，嘌呤是细胞核的必要成分，这时候很需要。但对我们常人，特别是年过 45

岁的男人或已进入绝经期的妇女，嘌呤就不能吃多了。不然，吃进去了用不了、排不完那就糟了。在人类发展中对人类已经进行过一代代筛选，不耐饿的都没传下来，耐饿的都传下来了，在座的都是耐饿的后裔。过去痛风这种病少一些是因为生活差，那时是达官贵人易得这种病，称"王者之疾"，现在生活好了，甚至是太好了，普通人都成了"王者"，所以痛风多起来了。

三是尿酸，尿酸是嘌呤的代谢物。嘌呤多了，尿酸也就多，超过了肾脏的排泄能力，于是血中就多了。多了就形成结晶沉积到末端指（或趾）关节，损害关节，引起疼痛。这还是表征，尿酸其实是对全身的任何地方都有影响。可以引起肾结石、肾衰竭，也可以引起心血管病、糖尿病，尿酸多了还可引起心脏猝死。现在好多人年纪轻轻不明不白死了，尸检还查不出原因，叫过劳死。有时我们叫代谢综合征。因此，尿酸高了一定要注意，这是警钟，说明身体已严重不平衡了，你忽视一天就等于在损害身体一天。治疗千万不要单纯止痛，止痛是治标，要治本，治本就要减少嘌呤摄入（管好嘴），增加尿酸排泄（多喝水）。管住嘴不是叫大家什么都不吃，刚才宁教授列举了那么多高嘌呤食品，但都是好吃的东西，不是叫你完全不吃，但每一样都要少吃，不要贪嘴。吃一顿火锅比常餐的嘌呤高 10 倍，喝一瓶啤酒增加一倍。多喝水，一是水的量要够，最好喝苏打水。总体来讲，人体是酸性的，每天代谢产生大量的酸，包括尿酸，苏打水喝了不舒服，可以喝茶水，那也是碱性的。这些办法试了还不行，尿酸还是高，就得看医生了。还有一点必须提及的是，尿酸高了有时还可能是白血病、淋巴瘤或溶血性贫血的表现，这时候尿酸不是主要矛盾，降尿酸也成了治标，真正的病是上述这些疾病，它们才是本，这一定要警惕。

总之，痛风之痛是痛不欲生，这个人人都明白。关键是要痛后思痛、痛定思病，这一点不是人人都明白的。痛是一个警钟，痛是因为嘌呤，痛是因为尿酸。思痛为了疼痛不返，思痛更为生命健存。

东四十条解

2012 年 11 月 24 日

在全国消化内镜诊疗管理和技术交流大会开幕式上的讲话。本次大会由中华消化学会和中华消化内镜学会联合主办，由原北京军区总医院承办。参加会议的有来自全国相关的专家学者共约 600 人。

首先我代表全国消化同道对大会圆满召开表示热烈祝贺，对参会全体代表表示热烈欢迎。一会儿我还要作"整合医学"的报告，先就消化内镜及这次会议的重要性谈点看法。几十年前，具体说 40 多年前吧，消化内科医生不太令同行瞧得起，因为我们工作领域又脏又臭，肚子里头的病只能手掌摸摸、用听诊器听听，经常是摸不着、听不清。没有办法就找影像科医生或超声科医生帮忙。正是由于消化内镜的引入，使我们有了出息。我们不仅可以像看皮肤病一样把肚子里头，特别是消化管里头的病看清楚，而且还能用内镜将其治愈而不用开刀，可真谓突破，而且是革命性的突破。但内镜这个技术发展起来了，红红火火，普遍开展起来了，不过毛病也来了，就是技术不规范，管理也不规范，这方面不加以注意，不仅不会提高我们的水平，也可能给医学带来损失，给病人带来痛苦、甚至死亡。所以今天开这个会议意义十分重大。我们请来我国的技术专家，还有来自美国、澳大利亚、日本的技术专家，以及我国的管理专家，我想一定会把这个事情办好。

这次会议由北京军区总医院承办，由他们消化科的盛剑秋主任带领会务组具体承办，办得很好，下了很大功夫。我对北总很有感情，1981 年硕士毕业后，我第一次来北京，为办出国手续。那时举目无亲，总院消化科有我一位研究生同学，我就去找他，被告之总院地址为东四十条。我就坐公交车前往。心想，东四十条，也就是向东在第四十条站下车。一路上我数着一条、二条，到了十条我没下车，以为还早呢，还有三十条嘛！就睡着了，一觉醒来到了终点，全部下车了，还没到四十条。一问才知，是东四的十条，而不是向东的四十条，无奈只好坐回来，这真叫好事多磨啊！要是北京的地名用阿拉伯字写就好了，那应该是"东 4-10 条"

这就不会引起误会了，我深信像我这样经历的人可能还有呢。

到了北总（北京军区总医院），那时毕业不久，我很穷，住不起旅馆，为了省钱，同学就安排我住他们胃镜室。所以，我出国学习前和学成回来后都住过他们胃镜室。记得他们当时只有一台主机几条胃肠镜，胃镜室只有一张检查床，很窄，我们搬床靠墙，另一边用屏风挡住，以免摔下来。现在不同了，他们胃镜室是今非昔比，已经发展到1000多平方米，拥有近80条镜子。不是那时的"东40条"而是"东80条"了，我对他们胃镜室是很有感情的，这个胃镜室真出人才啊！别看现在我是住五星级宾馆了，下次我还想去住一晚他们的胃镜室呢！重温一下旧梦嘛！

北总消化科真不简单，为什么发展这么快呢？专业水平大家都知道，我不说了。她的首位主任是中央大学毕业的，叫周兰，你们知道吗？她不仅技术水平高，政治水平也高。她之后是李继荣老师当主任，然后是韩英主任，现在是盛剑秋主任，四代主任，周李韩盛，加起来就是一首诗，这个科能不强吗？

还提一句，今天他们的新院长文俭大校，刚上任才两周，就来参加我们的学术会议并讲话，这是他上任第一次参加学术会讲话，给了我们消化事业好兆头啊！你们北总消化科要发展啦！你们好幸福啊！我们全国同道都为你们高兴并为你们祝福。

再次祝贺大会圆满成功。

未来之未来

2012 年 11 月 30 日

在工程院第三届中国工程前沿青年研讨会开幕式上的主持词。本次会议在工程院 219 会议室召开。出席会议的有时任周济院长、钟志华、陈俊亮、李伯虎、陈立泉、谭天伟、甄永苏、程京等 9 位院士。出席会议的还有运载、信息与电子、化工、冶金材料和医药卫生领域的相关青年专家学者共约 60 人。作为会务及组织人员，工程院机关李仁涵、王元晶、姬学等参加了会议。

首先我宣布，工程院第三届中国工程前沿研讨会开幕。

作为国家工程科技思想库创立者，中国工程院非常重视发挥思想库的学术引领作用，按"1-2-7 计划"每年安排 100 场学术会议。但本次学术研讨会，是在这 100 场以外特殊安排的，所以我要做一些特殊的说明。这是第三次召开这样的会议了，可以说是层次越开越高，学术越开越前沿，水平越开越好。本次会议可以用十句话，或按"一二三四"来介绍。

"一"是一个特点。那就是"整合"。工程不提倡整合，或不加以整合成不了大器。最近我在讲"整合医学"，医学不整合也不会有大出息。我们每一个领域的工程可以越做越细，越做越精，但再精密的零件不整合成飞机是没有用的，相反，飞机拆成一大堆零件也是没有用的。本次会议提倡整合，不仅本领域的整合，还提倡不同领域的整合。

"二"是两个平台。一是搭建青年学者展示水平、交流研讨的舞台；二是选拔优秀专家参加明年五月中美工程前沿研讨会的擂台。

"三"是三个面向。一是面向 45 岁以下的青年专家，青年是民族和祖国的未来；二是面向未来，那是科学的远景，那么未来之未来是什么呢？就是中国工业现代化，这是工程院的使命；三是面向国际。未来是遥远的，要一步一步地去实现，那么暂时的未来或现实的未来又是什么呢？就是国际现状，就是以国际先进工程前沿为背景努力逐步向未来、即长远的未来跨进。

"四"是"四个目标"。即展现青年才俊的实力；发掘青年才俊的潜力；

为工程科技注入活力；去实现和培养工程科技的人力。

因为这次会议如此重要，工程院十分重视，机关的同志们如李仁涵，安耀辉、刘静、王元晶、姬学等下了很大力气，倾注了大量心血。特别是周济院长，他是高度关注、全程监督、用心良苦、不遗余力。他是怎么想的？他是怎么要求的？今天这个会怎么开？会后的事情怎么做？有请周院长作指示（略）。

周院长的话很重要，他结合十八大精神讲了工程院近期贯彻落实的打算及在指导这次会议中的重要性。我们学习十八大精神是读报纸、看电视、听传达。有些间接，但周院长是中央委员，是原汁原味的。我体会周院长对本次会议的指示是三句话，一句是创新驱动发展，一句是学术促进创新，还有一句青年是创新的主力军。这就是本次会议的重要性。一抓学术，二抓青年，为的都是学术创新。今天工程院有两个会同时开，一老一少，"老"指师昌绪，他们开的资深院士联谊会，"少"就指这个会。周院长先来这个会，再去那个会，先"携幼"后"扶老"，可见周院长对我们这个会，对我们这些人的重视。本次会议得以顺利召开，我要向大家隆重介绍一个人，就是钟志华院士，他是本次会议的主席，而且也是前二次会议的主席。为什么三届主席都让他当呢？一是因为他是年轻院士的代表，今年还不到 50 岁；二是他组织能力很强。他当湖南大学校长时我就认识他了，后又调任我的老家重庆市当科委主任。他最可贵之处是乐意做这项工作。下面有请钟院士介绍各分会场的开法和优秀人才的选法（略）。

开幕式就到这里，下面分四个会场继续开会，我就不啰唆了，因为好戏在后头，大家期待的是好戏。最后祝会议圆满成功。

长征颂
2012 年 12 月 1 日

在"2012 肝胆病高峰论坛"开幕式上的讲话。本次会议在上海洲际酒店召开，由中华消化学会肝胆学组主办，第二军医大学长征医院承办。由长征医院消化科谢渭芬教授任主席，参加会议的有来自全国的消化学者，共 300 余人。

首先祝贺大会胜利召开。我要说三句话，即两声感谢，一声拜托。

第一声感谢是感谢第二军医大学的孙校长，他对本次会议高度重视。记得前不久，他刚上任后参加的第一次会议并讲话，就是李兆申举办的消化会，他把他的第一次（处女秀）献给了我们消化会议。这次他又欣然应邀参加我们的会议并讲话，听说今年（还剩 20 多天）是他最后一次参会了，他把今年的最后一次（谢幕秀）又献给了我们消化会议。我们应该感谢他。

第二声感谢是感谢长征医院消化科的谢渭芬教授，作为主席他把这次会议办得很成功。遗憾的是他今晨要参加总后银星选拔答辩，不能亲自主持会议，委托他的副主任陈岳祥主持，陈副主任主持得很好，渭芬和岳祥同为 80 级学生，两人配合默契，把一个科搞得红红火火，十分难得。刚才连肝病学组组长刘玉兰教授都说，正副主任一男一女，男女搭配，干活不累，配合良好的例子很多，但像这两个同资历的大男人配合得如此之好，这是极为少见的。玉兰教授是一位女性，看问题很贴切，除了有一丁点妒忌外，主要是羡慕和赞扬。

那么，一个拜托是什么呢？是说给我们肝胆学组和全国同道的希望。我们要重视肝病研究，因为大家熟知的原因，现在病人越来越多，我们还没有很多好办法，而且别的专业正在进军我们的领域，我们消化儿女要自强啊！作为消化科医生，有三个不行，不搞胃肠道肿瘤不行，不搞内镜等介入诊疗不行，再就是不搞肝病不行。要搞肝病，一要有组织，这个组织有了，就是肝病学组，现在工作不错。二要有纲领，就是干什么。昨晚讨论说要做失代偿肝硬化的抗病毒治疗，这个一定要做，其一是病人在我们手里，其二是国外搞得很好，我们科韩英做干细胞治疗终末期肝病很成功，但我们把文章投到 *Nature* 上去，审稿人都说好，就是没和抗病毒疗法比较。最后只能发表在 *American Journal of Hematology* 上。另外，他们又提出了要研究早期或轻型肝性脑病，这很好，昏睡昏迷并不一定全是脑子的问题，有些与肝病相关，我们的古人说"醒肝明目"，或"肝脑涂地"，说的就是肝性脑病的发病机制和治疗原则嘛！那么"肝胆相照""肝胃不合"又是什么道理呢？要去研究。三是行动，纲领有了要立即行动，才有第四，那就是影响。不仅要注意国内影响，还要注意在国际上有影响。当然要做到上述四条，最需要的是精神，就是团结协作之精神，敢为天下先的精神。

今天的会议由长征医院来承办，肝胆病学进一步的发展要从这里开始，也就是我们"吹号进军从长征启程，冲锋陷阵在长征之中，欢庆胜利在长征之后"。

再祝会议圆满成功。

那一年
我在工程院

倒计时，不剩 500 天

2012 年 12 月 4 日

在中国工程院"2014 国际工程科技大会"筹备会上的讲话。参加会议的有时任白玉良秘书长、李仁涵副局长、康金城副局长。会议根据时任周济院长的指示召开。

2014 年的国际工程科技大会对中国工程院举足轻重，十分重要。院党组和院常委会高度重视，周济院长亲自部署，并任筹备领导小组组长，潘副院长任副组长，各位副院长和秘书长都参加。为什么这么重视，我的理解：第一，这次在中国召开的"国际工程科技大会"是我们工程院成立二十周年庆祝大会的重头戏之一；第二，这次会议对于提高我国工程科技水平有重要促进作用；第三，可以扩大工程院在国内和国际上的影响；第四，可以增加工程院全体院士乃至全国工程科技工作者的凝聚力；第五，通过办会可以锤炼我们工程院机关这支队伍。有这么多重要意义，我们一定要把它办好，办出特色，办出水平，办成品牌。

从现在算起，剩下的时间不多了，看起来还有一年多，其实满打满算只剩555 天。有那么多事情要做，我们要有倒计时的概念，要有倒计时的做法，要尽快拿出一个时间表，而且这个时间表截止日期不能到 2014 年 6 月，要以 4 月为终点。这样算，倒计时已不剩 500 天了。时下最要办的事情，一是要向国务院报告，得到批准了我们才能办这个会；二是要向财政部申请经费，要纳入工程院的预算。这两个事情一定要先行，2013 年初一定要办成，办不成一切都无从谈起。关于整个安排，我有如下意见（略），供你们参考。你们再做详细计划，可以按照我们这几年总结的"四聚"经验去谋划。目前的迫切任务主要在国际合作局和三局。因为国际会议，顾名思义，重在"国际"和"会议"，国合局是管国际、管外事的；三局特别是学术办是管会议、管学术的。至于其他工作，比如会务保障、宣传等可以后放一些。在明年初，也就是下一次主席团会，趁各学部主任在，要细商大会的几个主报告和九个分会场各自的开法。但现在就要通知机关各个学部的管理干部，要超前行动，要先让各学部常委知道这个事，先做一些谋划，可以在今年的学部总结和明年工作安排中贯彻下去。

　　总之，这是件大事，我们必须现在着手，可以把各种困难都想得周全些，把各种困难都摆到台面上。以解决困难为推动力，一个一个去解决，一步一步去推动。你们解决不了的困难及时给我报告，我们一起想法解决，解决不了的我再报告院里。办一个会容易，但办好一个会不容易，有人办会注重形式，有人办会注重内容，我们是形式内容都注重；有人办会为热闹，有人办会为门道，我们是热闹门道都需要。但主要还是注重内容、强调门道。我深信，在院里领导下，通过全体同志的努力，我们一定能把这个会办好。

治病而不致病

——为《质子泵抑制剂临床评估》作序

2012 年 12 月 5 日

我从医快 40 年了。体会是，当一名医生不易，要当好一名医生更难。难有各种难处，就学术而言，把药用好就非易事。当下药品成百上千，可谓琳琅满目；眼前患者成千上万，真是千奇百状。将适宜之药品用于合适病人，使适宜之病人得到合适药品，这绝非易事。在一个人身上只用一种药，易于掌握，可能错处不会太多；但将两种、三种或更多药品用到一个人身上，你就难说这些药对人体间的相互反应如何？你也难说这些药品间的相互反应如何？一种药品加到一个人身上可能是"1+1=2"，但把三种药加到一个人身上就不是"1+1+1+1=4"了。另一方面，临床用药后药品对机体短暂的影响，无论是好的还是不好的，都容易判别和处理，但对身体长期的影响或隐性的作用那就难以预测和评估了。这就需要我们对临床合理用药，特别对药品的副作用，对联合用药后难以预知的长期副作用要有充分的了解，这就需要全面掌握先进的"整合医学"知识。

我曾给《医学争鸣》写过一篇文章，题目叫"合理用药与用药合理"，我们和太元通公司协作做成了"临床合理用药决策支持系统"（英文称 Drug Rational Usage Guidline System Drugs），目前已在 36 家医院试用，反映很好，其纸质资料已编成整合医学丛书，近期将由人民卫生出版社出版，意在解决一些上述问题。

合理用药是医学界的永恒课题，不可能一蹴而就。我们有那么多药，我们要把那么多不同的药用到那么多不同的患者中去，而且要把那么多不同的反应效果和副作用都研究清楚，以戒后人，这不是一个小工程。最好的办法是以单药应用为出发点，研究它在不同个体、不同疾病的效果及反应，再看它与不同药品在不同剂量或不同时限中的效果及反应。只有对一种药品进入人体后的全面情况了解了，我们才能因人施治、因病开药。

由高申主编，韩英主审，全国临床医学和药学专家参加，专就质子泵抑制剂写成的这本书，正是为了解决质子泵抑制剂使用过程中发现的前述问题。他们以整合医学的概念，以一个药或一类药为研究中心，开了单药临床合理用药全面探索的先河，写得很好，既有用药前后临床病例的具体分析，又有对质子泵上市前后进展的全面叙述，十分难得。读后可使我们在用这类药前，胸有成竹；在用了这类药后，心安理得。

我希望，临床同道们行动起来，就像这本书的作者们一样，把一个一个的药或一类一类的药，在临床应用后的全面情况进行收集、分析和总结，形成一个完整的用药智库，由此指导和推动临床合理用药向正确轨道发展，也可作为同道及初学者的重要借鉴。医生要用药治病，决不致病，取药之长，避其之短，照此下去，长此下去，方可达到合理用药，造福病人之目的。

是为序。

那一年
我在工程院

从医学数字到数字医学

2012 年 12 月 14 日

在中国工程院第 149 场中国工程科技论坛开幕式上的致辞。本次论坛在杭州召开，主题为数字医学，由李兰娟院士任主席。参加论坛的有郏贺铨、杨胜利、郑树森等 5 名院士，以及来自全国各地相关专家约 200 人。工程院机关李仁涵、张燕和孙勇等同志参加了会议。

尊敬的论坛主席李兰娟院士、各位同道，第 149 场工程科技论坛就要开幕了，首先代表工程院和周济院长对大家表示热烈欢迎。今天的会议有些特别，就是根据最近中央精神不设主席台。中央的精神是对的，没有主席台，只要有好的主席就成，反过来肯定不行。

本次会议的主题十分重要，数字医学不仅是医学发展的主要内容，而且是医学发展的引力和推力，合起来就是动力。为什么这么说呢？人类医学发展至今有很多特征，其中有两个特征不能忽视。一是从定性到定量，比如过去我们只知道黄疸，但其后知道了胆红素，现在知道直接胆红素和间接胆红素，还有尿胆素、类胆素，而且知道其在体内的正常含量和变动范围。二是从综合到分化，即从宏观到微观。在这个过程中，基础研究为我们提供了海量信息；临床实践为我们提供了大量数据，社会进步为我们提供了大量服务。这些东西哪些对病人有帮助，哪些对病人有害，其实没人知道，或者说没有人全知道。怎么让医学科学发展带来的这些信息、数据和服务能够使病人受益而不是受害，怎么把医学数字变成数字医学？光是医生是难以完成的。这是一项医生做不了的事，干不了的活。现在知识这么多，有人说医生每天要学习 21 小时，然后去工作才能跟上形势。

数字医学需要工科的参与，甚至作为主力。数字医学不是简单的数字游戏。曾经有一个故事，说一个小学生上学，第一天学一，他认为好比一根筷子；第二天学二，好比二支筷子；第三天学三，好比三支筷子。第四天他就不去了，不就四支筷子吗？老师让他写一百，他背了一筐筷子，叫他写一千他就背不动了。

其实写"百"字只有六画，写"千"字只有三画。就医学数字来讲，写"一二三"的好比我们医生，而写"百"或"千"的才是在座的工程信息专家。还举一个例子，有一大筐绿豆，其中只有一颗花生米，我们要把花生米挑出来，你一颗一颗挑多难啊，其实找一把筛子，找一把筛孔直径能漏过绿豆但截住花生米的筛子不就解决了嘛！谁是筛子，我们的工程技术专家呀！我们的计算机专家呀！再举一个例子，有一堆杂物，我们要把一颗铁制螺丝钉找出来，那有多难，如果有一块磁铁不就解决这个难题了吗？谁是磁铁，工程技术专家就是磁铁。今天参会的邬贺铨副院长他就是信息专家，我来参会是看热闹的，他来参会才是干门道的。搞数字医学必须是医学与工程相结合，谁也离不开谁，这样才能把数字医学搞好。

关于这类论坛我参加两次了，上一次是在西安召开的。我看一次比一次规格高，一次比一次水平高，一次比一次办得好。工程院将支持把这项工作继续办下去，以此提高医学的水平，以此给病人带来福音。

靶之解

2012 年 12 月 17 日

在中国工程院医药卫生学部分子靶向药物研究应用研讨会开幕式上的讲话。本次会议在天津南开大学召开，由甄永苏院士和向荣教授任主席。郝希山、丁健、詹启敏、刘昌孝、魏于全等 6 位院士，时任南开大学党委书记薛进文等出席了会议。参加会议的还有来自全国各地的相关学者 300 余人。工程院机关时任安耀辉副局长、赵西路同志参加了会议。

首先我代表工程院祝贺会议召开。这次会议，南开大学医学院，特别是向荣教授做出了重要贡献。我是第一次来南开大学，但早有南开情结。我的家乡重庆市有一个南开中学，是抗战时从这里迁去的，漂亮得很。小时跟表哥常去那里玩，他在那里上学。他告诉我，这是南开中学，天津还有个南开大学，出了周总理，比这好一百倍。高中毕业后老师问我考哪所大学，我说："东边墙，西边墙，北边墙，你说我从哪出去？"他说："南开啊！"但是由于各种原因，最后还是在重庆上了大学，人家"南开"我没"北上"啊。昨晚进入南开校园，感觉校园之大，作了两个小时报告，六百之众，气氛之热烈，我去参观了向教授实验室，设备之先进，给我留下了深刻印象。南开大学有丰富的历史积淀，火热的现实拼搏，不尽的光明未来，也代表大家感谢南开大学为本次会议做出的努力。

本次论坛围绕的主题就是一个字——靶。靶是军事术语，多指要害。我是军人，我们常说招兵、筑台、买枪、瞄靶、击发，其实这一切都是围绕一个"靶"字，这是军事上的靶。因为我们知道瞄准十环，起码也有七八环，不致脱靶。今天我们的会议集中了各路英豪，有基础工作者，有临床工作者，有药学工作者，临床工作者中又有内科工作者，还有外科工作者，目的是什么，也是围绕一个靶字，这个靶是生物靶，是为疾病的诊断治疗服务的。我们知道，找到了靶子，我们就可以判准病症，我们就可以有的放矢，治愈病人。但关于药靶有好多问题，目前全世界发现的药靶不过 500 个左右，多数还不理想，能否称之理想药靶还不成共识。更为遗憾的是，在500来个药靶中，中国人发现的极少。是有靶我们没发现？还是没有那么多靶呢？或者是没有那么多理想的靶呢？生物体是非常复杂的，因而疾病的发生和发展也是极为复杂、多样的。比如，有某个靶不一定就一定有某个病，反之，有某个病就一定要有某个靶。因为生物体存在明显的异质性，任何一种物质都是变化的，都是动态的。生物体是一个平衡体系，平衡的双方都是靶，你可以通过抑制"正方"的靶来治疗疾病，你也可以通过增强"反方"的靶来治疗疾病，有时两方都可作为。比如止痛，体内有引起疼痛的分子，也有抑制疼痛的分子，都可以作为靶分子来应用。更为重要的是生物体是一个整体，一种现象的发生涉及多个节点，甚至是整个系统共同作用或调节失常的结果。比如血脂升高，可能是吸收增多，也可能是利用不完，还可能是排泄不畅，于是血脂升高了。在这种情况下，很难说哪是靶点。高血压的发病机制也跟这是一样的。你抓住一点不及其余，将每每顾此失彼，这些我们都要考虑。这就是我们召开本次会议的目的。那就是有靶找靶，无靶另想他法。何为他法？怎个找法？由谁来找？本次会议开坛，请听后头的好戏。

暗号 "1218"

2012 年 12 月 18 日

在中国工程院第 19 场 "健康讲座" 上的主持词。本次讲座的主题是 "中老年自身免疫性疾病"。由解放军总医院风湿科黄烽教授主讲。参加讲座的有时任潘云鹤副院长、两院院士及家属、工程院机关工作人员，共约 100 人。

通俗点讲，我们的身体是由两大类细胞构成的，也可称之为两大阵营。一大阵营管组成人体，一大阵营管保护身体。后者又称免疫系统，保护我们人体不受外来侵犯，防止细菌病毒或其他有害生物体的危害。细胞之于人体恰似人民之于国家。国民也可分成两大阵营，一个阵营建设国家，另一阵营是保卫国家。保卫祖国分为军队和武警，军人管打仗，保证国防，警察管打架，保持内稳。打仗、打架不仅要损兵折将，而且还会伤及无辜。大家经常可以看到，有些人的膝关节发生变化或者爬不上去，或者蹲不下来；有些人手关节发生了变化，想握抓不紧，想放伸不开；有人脊柱出了问题，站直了弯不下去，这叫强直性脊柱炎，或者是弯下去直不起来，这叫驼背。这是为什么？这是什么病？请听黄烽教授讲课（略）。

听了黄教授的教授，我觉得大家应该记住六个大字，明白三条道理。

一是难治。我们今天讲的风湿病或者说自身免疫性疾病，是一种很难治的病。有人说是不死的癌症，很多是痛不欲生、活无尊严，这是一类体内自相残杀的疾病，是内耗的结果。身体出现这种内耗很可怕。一个国家出现这种内耗也可怕，你看现在利比亚是这样，叙利亚也是这样，过去的阿尔巴尼亚、罗马尼亚也是这样，外来侵犯好对付，内部相争难预防。引起身体内耗的基本原因是体内的有些抗原或蛋白发生了变化，让免疫系统认不出来了，敌我不分，乱杀一气。所以引起自身免疫病，要么是自身抗原出了问题，要么是免疫系统出了问题，要么是两个都出了问题。于是引起平衡失调，形成恶性循环。这就是自身免疫病的病根。

二是可防。我们现时还不能完全防止自身免疫性疾病，因为病因不清楚，或者不确切，可以说凡是打破人体平衡的任何因素都与疾病发生有关，还有一条是，只要是人体，任何地方都可以发生这种疾病。过去把这种病叫作结缔组织病或胶原病，那就是人体中凡是有结缔组织或胶原的地方都可以患病。刚才黄教授讲了那么多因素都与本病有关，感染、炎症、心理、饮食、遗传、内分泌，不一而足。预防起来确无困难。大家记住，有了小病一定要治，不要拖，长期不愈，也许你最后把它治好了，但它早已触发的机体内稳失衡已经开始，或者已经进入了恶性循环，那时就麻烦了。不要认为这类病与己无关，其实大家是否经常脱发，熬夜、太累了经常出现，脱发就是一个最初的征兆，谁没有这种情况呢？不要小看，要想法预防，防患于未然才对呀！

三是就医。得了这样复杂的病一定要格外重视。社会上有很多巫医、游医，他们专找不好治、难治的病，以胡治骗人。病人又因投医无门而上当受骗。不是专科专业的一般医生治这种病，也是风险很大的，一定要找专业医生，要找名医来看。黄烽教授这方面经验丰富，可以找他看。看不过来他会给你介绍信得过的医生帮你看病。你们可能很难找到黄教授，他刚才给了你们电话和 E-mail。今天是 12 月 18 日，你们要打电话找他，就说 12 月 18 日听了他的讲座，接头"暗号"是"1218"，翻译过来是"要你就答"。

免职须知

2012 年 12 月 20 日

在免职谈话上的发言。根据中央军委的命令，由于年龄因素，决定免去樊代明第四军医大学（现更名为空军军医大学）校长职务。时任总后赵克石部长、刘源政委与樊代明谈话，首先对樊代明担任校长近 6 年来的工作作了充分肯定、也提出了深切希望。

我衷心拥护中央军委免去我校长职务，不仅愉快接受，还要尽快做好交接工作。

昨天是农历冬月初七，是我 59 岁生日。我是从家人和学生给我举办的生日宴会中得到通知直奔机场来北京的，入住宾馆已是凌晨 1 点了。我已到了履行现职的最高年龄而且超期履职了一年多。新陈代谢是军队的生命力所在。个人的生命有限，个人的事业也很有限，延长生命和拓展事业最好的办法是传承交班，我要相信后来者比我更强。我对免职是有充分思想准备的，当兵 40 年了，军人以服从命令为天职。还记得 2004 年，我是科主任，当时的苏校长任期届满。刘源政委带总后工作组考核干部，跟我谈了一下午，主题是军队要革命化、正规化，更要现代化，意思是要选我进四医大校领导班子。当时我 51 岁，刚当选院士 3 年，事业非常红火，舍不得离开岗位，谈了一下午无果。次日刚起床，接到工作组电话，说刘政委还要找我单独谈，这次他的话题不是到不到校领导岗位，而是做校长还是副校长的问题。作为军人，我当时表态，那就做副校长吧，学一学，行就继续干，不行就回到专业上。2007 年 5 月，陈祥才校长又到龄了。学校党委全力推荐我接任校长，当时总后机关有让二军大某同志来接四医大校长的考虑。学校孙长新政委带政治部唐如意主任亲临北京向总后直荐我当校长，孙大发政委、孙思敬副政委亲自带着工作组到四医大考察。当时学校先后有三批知名教授，总计近 100 人，联名向学校党委推荐我当校长，还有的把信寄到了总后党委和军委首长。当时我刚当上全国消化学会主委。若当副校长很有利于专业发展并向国际冲刺。因此我对当校长有些顾虑。当时孙长新政委发火了，这是我见他平生第一次给我发火，他直呼："樊代明，你要对四医大负责，上次让你当校长你犹豫，把机会错过了，现在党委和全校专家对你寄予那么大的希望，你不要辜负了大家希望，你不要那么清高，你就不能主动向总后工作组表个态吗？"在这种情况下，我当着全体校常委的面向总后工作组表态，愿意接任校长，并在任职期间争取做到：①获1项国家一等奖（实际结果4年5个）；②增加1名院士（实际增加2名）；③医学收入达到24亿（2012年70亿），④国家自然基金年超过150项（实际最多285项）；⑤SCI收录论文超过200篇/年（实际达800篇）。工作组回总后向廖部长汇报情况，当谈到四医大意见不统一，说民主测评樊代明只有79%的得票率。廖部长严肃批评到，79%还不高吗？测评不到60%是混蛋，测评追求100%是王八蛋。我的校长就是在这样的情况下当上的，既然当上校长不容易，那就得好好干。这几年四医大在总后党委、学校党委正确领导下，确实取得了很大成绩，刚才两位首长作了肯定。但是，我要说的是，成绩是全校同志做出来的，我自己只完成了分内工作。我想说的第一句话是"我满身是铁也打不成几颗钉"。

我想说的第二句话是"四医大的发展是我的命根子"。我到四医大工作已经34年了，对母校具有深深的感情，总觉得得到的太多，贡献得太少。没有这块平台，我肯定一事无成。这几年四医大实施精品战略，取得了翻天覆地的变化，我由衷地高兴。退下来后我想看到的四医大，希望是一个继续发展的四医大，是一个平安稳定的四医大。从行政岗位退下来后，我还会继续从事医教研工作，我将不遗余力为四医大工作，因为四医大的发展是我的命根子。

我想说的第三句话是"是哪种鱼就在哪层水里生活"。卸任后，我要尽快转变身份，适应角色变化，从领导者转变成被领导者，从发号施令到听从命令，决不影响干扰各级领导的工作。从今以后可能在工程院工作比以前更多些。这是军队赋予我的任务，部队中有七八十名工程院院士，他们在军队承担非常重要的工作，我要做好桥梁作用。工程院与军队还有很多共同研究任务，无论是二炮、空军、海军，还是我们总后，比如航母的总设计师、神九的总设计师就是我们工程院的嘛！

最后，作为党和军队培养多年的高级干部和高级知识分子，希望组织上给我更加严格的要求和指导。权位越高，工作的责任越大。如果工作搞不好，党和人民的损失就越大。

整合医学再探

——为《医学争鸣》第 4 卷第 1 期撰文

2012 年 12 月 20 日

Many people engaging in medical science asked me, "You've been working on the exploration of Holistic Integrated Medicine（HIM）for quite a while. What is the progress you have made in your research? Have you got your article published? May I be your first reader?" Each time I was confronted with such a situation, I felt embarrassed and speechless. Just as an old saying goes, it is easy to put the boat along with the current but it is difficult to sail against the current.

When an author writes an article, he frequently coins a new term or defines a new concept to guide the reader to grasp its key point, just like following the vine to get the melon. This time it is a tough job for me to give a definition of Holistic Integrated Medicine in words even though I have a clear idea in my mind. You are lucky if you figure out its definition in the middle or at the end of the article at first glance, otherwise you have to read the whole article.

In terms of "integration", we should discuss the universal laws based on which human knowledge arises and develops. Marxism epistemology holds that knowledge and practice are the two essential means for mankind to gain an insight into the world. Practice is not only the basis of knowledge but also the sole criterion to verify the knowledge. Knowledge arises and develops from practice and in turn serves practice. During the process of knowing, people discover the truth through practice, and again through practice verify and develop the truth. Practice, knowledge, again practice, and again knowledge. This form repeats itself in endless cycles, and with each cycle the content of practice and knowledge rises to a higher level. Unity and diversity of the world determine the people's perception of the world. People know the world either from integrated perspective or from differentiated perspective. As a unity of opposites, differentiation and integration oppose each other

575

and complement each other. Such a law is reflected at every stage of the development of science. Differentiation of science refers to the differentiation of one or several comparatively independent disciplines from one essential discipline. Integration of science refers to the overlapping and merging of similar or even different disciplines, which aims at breaking the boundaries of existing disciplines and establishing many marginal or holistic disciplines so that the irrelevant disciplines are closely integrated into an organic body. HIM means people conduct an organic integration of the most advanced knowledge and theory in medical science and the most valuable clinical experience to establish a new medical system which is beneficial to people's health and is effective in medical treatment by implementing unceasing adjustment in accordance with the changes of society, environment and patient's psychology The Chinese character "zheng" refers to rearrangement which is a strategy focusing on process while the Chinese character "he" refers to fitness which is a standard with the emphasis on result. Therefore, HIM originates from history and philosophy so it should be in conformity with historical trend, scientific laws and people's will.

The development of the world accords with the phenomenon of "unity after a long time of division and division after a long time of unity", complies with the trend of "spiral development" and abides by the law of "the negation of negation" and "the unity of opposites", which embodies the philosophical concept that "one divides into two" and "two combine into one". With too long or too tight unity, new things will be difficult to emerge and social development will be blocked. With too long or too frequent division, there will be no cohesive force and the motivation of making progress. It is true to nature although no noticeable changes take place in the world in a certain period of time (maybe thousands of years). Either division or unity is just what people view things from different perspectives. The essence of the world lies in the law of unity and division. For example, it is self-evident that there are cells and organs in human body and they are indispensable. However, with the explosion of human knowledge, "organ-based theory", "cell-based theory" and even "gene-based theory" were proposed. Just as the rivers join and split, whether we make a division or achieve a unity should comply with the laws of nature, which is "the theory of division and unity" proposed in this article.

The development of medicine is a kernel part of scientific advancement in the world and abides by the laws of nature. In the early stage of medical development during the early period of human development, people who were short of practical experience and knowledge explored the unknown areas, such as the mysterious phenomena related to their life and health through primitive social activities and backward productive forces. The dispersed, sporadic and personal experience was collected and compiled into several books which were passed down from the masters to their apprentices, particularly from father to his sons. Unity is a typical feature of this period, emphasizing the concept that "two combine into one". For example, the rich knowledge of traditional Chinese medicine was compiled into three books: Huangdi Neijing, which is related to preclinical medicine, Shanghan Zabing Lun, which is concerned with clinical medicine, and Shennong's Herbal, which is associated with pharmacology. Medical development in this period is mainly characterized by integration. The early practice of medical pioneers constructed the tentative framework of traditional Chinese medicine permeated with the concept of "the unity of man and nature", namely, man is an integrated part of nature and vice versa. "Those who submit will prosper, those who resist will perish." Several well-known medical masters such as Que Bian, Tuo Hua and Zhongjing Zhang accumulated a large amount of medical knowledge through practice. Que Bian, who is said to have lived more than 300 years, wrote two books entitled Bian Que Neijing and Bian Que Waijing. In fact, he did not live to that old age. It is people who attributed 300 years' contributions of medical workers to him, which embodies the concept that "two combine into one" during the early medical development and is somewhat similar to holistic integrated medicine in this article or primary integrated medicine.

As time went by, with the accumulation of experience and knowledge and with the increase of more famous doctors who had unique skills, a relatively systematic framework of traditional Chinese medicine was established, which is a valuable knowledge reservoir of Chinese medicine and pharmacology. However, integrated medicine gradually developed into special medical disciplines since Qin Dynasty and was divided into internal medicine, surgery, gynaecology, paediatrics and other disciplines in Han Dynasty and Tang Dynasty. Meanwhile, pharmacology developed with the discovery of more traditional Chinese herbs and their properties and effects. The formulae in the book Thousand Pieces of Gold Formulae were said to have the effect of "treating any diseases". Newly Revised Materia Medica, the first pharmacopoeia in the world, was published in Tang Dynasty.

Both TCM and western medicine serve the same purpose in two separate ways. Although western medicine has also developed following the trend of division, its developmental speed and degree are more apparent than TCM. Because western philosophy and Chinese philosophy have different origins, western medicine puts more emphasis on evidence-based study, qualitative study and quantitative study at the micro-level while traditional Chinese medicine takes all factors into consideration and makes a systematic study at the macro-level. Both of them have made great contributions to world medicine（Detailed discussion of this aspect will be omitted for the limited length of this article）. However, it should be particularly pointed out that medicine has made a rapid progress from macro-level to micro-level since Antonie van Leeuwenhoek invented a microscope in the 17th century and then medicine was divided into preclinical medicine, clinical medicine and preventive medicine. In preclinical medicine, the structure of human body is divided into different systems, each of which consists of some organs. Each organ is further divided into different tissues composed of cells, organelles, molecules（protein, DNA and RNA）, and etc. As for clinical medicine, it is divided into internal medicine, surgery and medical specialized disciplines and then it is divided into gastroenterology, haematology, cardiology, orthopedics, general surgery and urology, etc. , which are called third-grade disciplines.

Many third-grade disciplines are divided into more specialized ones in recent ten to twenty years. I wonder whether they could be called fourth-grade disciplines. For instance, Orthopedics Department consists of several divisions concerning spine, joints and limbs, etc. Gastroenterology Department is composed of different divisions for the treatment of gastrointestinal, liver, colorectal and pancreatic diseases, etc. In addition, the former Chinese Society of Gastroenterology has been divided into current Chinese Society of Gastroenterology, Chinese Society of Hepatology and Chinese Society of Digestive Endoscopy. Accordingly, the former Chinese Journal of Digestion has been divided into today's Chinese Journal of Digestion, Chinese Journal of Hepatology, Chinese Journal of Digestive Endoscopy and Chinese Journal of Pancreatology. At present, a so-called fourth-grade discipline has been divided into many cooperative groups, with the number amounting to more than ten. Furthermore, some people propose that surgery should be further divided into more specialized divisions. I wonder how specialized the division should be. It seems that one will never give up if the whole human body is not broken into pieces, with his head decapitated, his heart and lungs torn up, his spleen and stomach separated, and his liver and intestines cut into inches, which is one of the features of modern medicine.

It is true that the unceasing division has enhanced the development of modern medicine. Nowadays people have had a better understanding of their bodies, have acquired much more medical knowledge, and the medical treatment has become more effective. There is no denying that the therapeutic effect has been enhanced and people's life span has been increased. However, we also admit that division of medicine has brought some disadvantages, detriment and even disastrous effects, which are reflected in the following nine aspects.

Ⅰ. Patients are treated as organs

With the more specialized division of clinical departments, doctors have a dim impression of general medicine. Compared with the experienced doctors, the green hands have no access to the training of integrated medicine. As a result, they only have a command of medical knowledge concerning the fourth-grade disciplines and a part of human body. Consciously or unconsciously, they see their patient as an organ. For example, they treat a patient with liver cancer as a cancerous liver, namely, they pay more attention to carcinoma rather than the patient. When cancer cells were found in the abdominal cavity of a patient, some doctors tried to discover the primary carcinoma. Sometimes they ended in vain even after the autopsy of the dead patient. In fact, "a cancer patient" should be regarded as "a patient who has contracted cancer" rather than "cancer contracted by a patient". When they provide him with treatment and care, doctors and nurses should put emphasis on the patient himself. They should take their patient as a person with physical, psychological and social needs rather than focus on his organ with physiological or pathological changes. Different people with the same cancer may turn out to have different fate. Some patients with cancer died even though they had their tumor removed, or had their cancerous organs fully cut off, or even had all the surrounding lymph glands removed no matter whether there was a metastasis or not. On the contrary, some patients with cancer survived even though their cancer had not been radically cured or even had not been treated. Here are some other examples. Some patients who were not informed of their advanced cancer still work as usual and even take part in a sports meet as a runner. By contrast, some patients who were informed of their cancer at early stage did not eat and drink for several days in a state of anxiety and were scared to death only in a few days. These examples demonstrate that many doctors only take care of the organs relevant to their specialties and the diseased organs or lesion, so they got the diseased organs cured but damaged other organs crucial for a patient's survival. They can't attend to one thing without neglecting the other. Some doctors who did not realize that topical lesion is the signal of a systemic disease or indicates the patient's poor health only focused their treatment on topical lesion. Consequently, the disease did not get cured and the patient died.

II. Symptoms play a dominant role in diagnosing disease

Symptoms are the main indicators to reflect the expression, severity, progress and outcome of a disease. However, the same symptom may be shown in different diseases while different symptoms in the same disease. Moreover, the sequence of the symptom manifestation of the same disease in different patients may vary. Some diseases, though very serious, have no corresponding symptoms at all until the advanced stage. Nevertheless, some doctors use a stereotyped approach to the understanding of the disease, comparing its symptoms with what is stated in their textbooks, so they are figuratively called "Dr. Symptom", which means they make a diagnose and treatment of the disease only based on their observation of its symptoms. For example, the doctor gave a patient with severe abdominal pain an injection of highly powerful anadyne, which resulted in the relief of the pain but the patient died in the end. In fact, the pain is just the early symptom of the disease but more severe changes are taking place or will take place in his body. The administration of painkillers at will may mask the real cause of the disease and even delay the treatment for the patient. Symptoms, which are various and are always changing, comprise the superficial ones and substantive ones. For an experienced doctor who treated a patient with eight symptoms, he would focus his attention on one substantive symptom, and the other symptoms would soon disappear as the result of the proper treatment to the substantive one. In this way, this skillful doctor saved the patient's life. When an inexperienced doctor treated a patient, he would administer treatment for each symptom. After the administration of a great amount of drugs, most or even all of the symptoms like cough, fever and abdominal pain, disappeared. As a result, the patient who looked pale and remained in a deep coma died of liver failure due to the overuse of drugs.

III. Clinical examination plays a key role in diagnosing disease

Major clinical examinations, such as laboratory testing, medical imaging, and pathological diagnosis, play an important role in the development of clinical medicine and the practice of conventional treatment. It is true that a hospital cannot be modernized without the rapid development of clinical examination. Likewise, a modern hospital must be equipped with advanced Laboratory Testing Department and Medical Imaging Department. Just as a cleverest housewife can't cook a meal without rice, a clinician with exquisite skills cannot perform his/her tasks in a hospital without them. However, many clinicians pay no attention to the training and practice of the basic diagnostic skills such as "inspection, touching, knocking and acouophonia", or "observation, listening, interrogation and pulse-taking" and etc. When a patient with fractured hand and leg went to the hospital, the doctor asked him to have his bones x-rayed in Medical Imaging Department. After examining the results of CT and MRI, the doctor informed the patient of his/her fractured hand and leg which the patient himself had already known. What's worse, some doctors diagnosed and even treated the disease based on the results of X-ray image, ultrasound scan, blood tests, etc. , turning blind to the patient. I once examined the CT image of a patient who was treated in another hospital. I diagnosed the patient as having cirrhosis of the liver by examining his CT image from another hospital. However, the doctor in that hospital diagnosed it as liver cancer and administered Percutaneous Tanshepatic Variceal Ebolizaiton （PTVE） and local chemotherapy to him. Isn't it another disaster fallen upon him when PTVE and local chemotherapy were administered to him who had less normal tissue due to the cirrhosis of the liver? The hospital defended itself in this way： since the patient had already had hepatitis virus infection, PTVE could kill the virus though it had little effect on cancer cells. What a ridiculous explanation ！ Some young doctors are so dependent on clinical examination in their diagnosis of the disease that they can't carry out their practice without them. They would track down any possible hints of disease through countless examinations so as not to miss them even if the examination results were proven futile and ineffective. If the values of the tests were found on the increase or abnormal image or cells were detected in the patient, he/

she was diagnosed as having some disease, and vice versa. Therefore, clinicians have become a slave to clinical examination because they give it first priority in the whole process of practice, including diagnosis of the disease and administration of medicine. In fact, the condition of human body is changing all the time. There are many cases like "the same disease showing different images", "the different diseases showing the same image", "one disease showing many images" and "many diseases showing no image". Once I acted as a supervisor in a reexamination of the postgraduate candidates. I asked them a question "Under what condition will carcinoembryonic antigen (CEA) increase?" They gave three different answers: it would increase if the patient had a cancer, or if she was pregnant, or if he smoked.

"Any other possible cause for the increase?" I asked. "None. They are all the answers in our textbooks." At this moment, one student said CEA would also increase if something was wrong with examination. It is a quite good answer, totally different from the answer to the question "Under what condition does 1 plus 1 equal 3?" put forward in the intelligence game by a famous Chinese comedian Benshan Zhao. It is this philosophical way of thinking that paves the way for the young man's later success. All the doctors should cultivate this way of thinking. In fact, suffering from cancer, being pregnant or smoking do not necessarily contribute to the increase of CEA while the decrease of CEA may be related to one of the three cases, showing the complex mechanism of human body. Cancer indicators are not necessarily the determinants of cancer. No absolute thing exists in the world, nor does absolute value exist in medicine. If it does happen, it is due to the small size of the collected samples. During the period of SARS outbreak, a protein detected in SARS victims was found to be 100% positive, but 100% negative in normal people. The finding was taken as a novel approach to detecting SARS virus. Later it turned out that the protein in SARS patient was only related to fever, which can be caused by different diseases with protein positive. Therefore, this protein can not be regarded as specific to SARS diagnosis. Isn't it so complicated if that protein is only used for diagnosing fever? Clinical thermometer or even our hands and eyes do work.

IV. Doctors act as pharmacists

Drug treatment has been considered as an important means of curing diseases and an indispensable part of medical practice since ancient times. Medical treatment and drugs are so closely related to each other that they are figuratively called "one family". However, there is a great variety of drugs in the market. For instance, cephalosporin, one type of antibiotics, is used in some hospitals with more than 20 types. The same drug not only has different chemical names, brands and dosage but also shows different efficacy and side effects after administration, which makes the doctors puzzled at their medication. In addition, most doctors would like to give prescription based on the symptoms rather than the disease itself. The first symptom or the most serious one will be treated as priority. One drug will be used to treat one symptom and if it doesn't work, another drug, or even several drugs, will be considered as alternatives with the help of pharmacists. In some cases the symptom worsens; in other cases the symptom disappears but another symptom occurs. What's worse, all his symptoms disappear but the patient dies of adverse reaction to drugs. When confronted with such complex cases, the doctors would count on the drug rather than their diagnosis and treatment. Consequently, it is the pharmacist who instructs the doctor to prescribe drug, causing great confusion in treatment. Once a doctor prescribed erythromycin for a patient with fever, and when the drug was not available in dispensary, the pharmacist dispensed daunorubicin instead. When the nurse asked whether the drug was wrongly dispensed, the pharmacist explained it was erythromycin of a new generation. In fact, daunorubicin is a kind of anti-cancer drug. In Chinese, erythromycin is called "Hong Mei Su" and daunorubicin "Rou Hong Mei Su". As a result, a single word variation in the drug name makes the great difference. Here is another story. A patient suffered from liver dysfunction after stents were embedded in his heart. He was taking some drugs when I visited him to hold the consultation. I was surprised to find he was taking 16 types of tablets, coupled with the damp-removing-pain-killing ointment. Why did he take so many drugs? The real reason was that because he was a leader of the university, directors of each department showed their great concern for him by prescribing the so-called "good-will" drugs, namely, the drugs for prevention. As a result, the drugs heaped up. It is not wrong to prescribe the drugs from their own individual professional angle, but every drug is more or less toxic to some degree and the accumulated toxicity caused great damage to the patient's liver, which almost led him to death. I asked him to stop taking all the drugs except for aspirin for anticoagulation, and finally the patient recovered. The cases indicate that drug administration should be scientific. Traditional Chinese medicine stresses treating diseases in a dialectical way. Chinese medicines are grouped into "Monarch, Minster, Assistant, and Guide". Reasonable matching is the key point. Traditional Chinese medicine stresses the different roles played by different ingredients in a prescription. If the matching is not "One, Three and Five", there must be "One, Five and Seven". One refers to the main ingredient, or called monarch ingredient to treat the major disease; the minister, assistant and guide ingredients must be added or subtracted in terms of the symptoms to treat the disease in cooperation with the main ingredient. If a medicine has a conflict with the main ingredients, it may not cure the patient's disease, but worsen his disease. Probably, the disease is not cured, but the patient may not lose his life.

V. Physiological treatment is separated from psychological treatment

A patient should be regarded as "a person with a disease or diseases". So not only the "disease" should be cured but also the "person" should be cared about. Although the pathological change in his body can be perceived, the psychological suffering is neglected. His recovery involves not only the doctor's treatment but also the patient's efforts, without which the disease may relapse or his condition may worsen. For example, a young lovelorn lady jumped off a building and was severely injured. The injury might heal through medical treatment but if the psychological problem was not tackled thoroughly, she was likely to commit suicide again by hanging or drowning herself. So both physical and psychological treatment should be applied for her full recovery. With more and more cases like that, it would be impossible to cure all these patients even though we have more doctors.

In the early stage of medical development, owing to low productivity and lack of scientific knowledge, one could not understand the real cause of the disease. At that time psychological consultation played a significant role in the treatment of diseases. The person engaged in this practice was called "witch" or "witch-doctor". There was once a "witch-dominated" era when the role of psychological treatment was so overstressed that people were obsessed with gods and ghosts, resulting in the prevalence of superstitions. The overemphasis on the psychological treatment is totally wrong. To the other extreme, with the development of medical science, psychological treatment was disregarded and even completely denied at a time. Take Chinese Cultural Revolution for example. The campaigns of "Doing away with four olds (old idea, old culture, old custom and old habit), Rooting out the feudal culture, Sweeping away the ghosts and monsters, and Opposing metaphysics" were waged to take the nonmaterial things as pseudoscience, false medicine or idealism, or even ideological problem. Up to now, such ideas, views and practices are still occurring everywhere and even at the present time. In fact, even if symptoms and even serious ones are shown in some diseases, they can not be detected through the medical examination, because they are caused by psychological disorders rather than the pathological changes. Curing the mental worries can relieve the symptoms, or even cure the disease. About 30%~40% of outpatients with digestive disease recovered in this way. Besides, some psychological disorders caused by organic disease do more harm to the patients than the disease itself. Psychological disorder will be cured as the result of effective treatment of organic disease. In short, psychological disorder or physiological disease sometimes exists independently, but most of time they coexist and interact as cause and effect. From the perspective of holistic integrated medicine, only when doctors are armed with both medical and psychological knowledge can they treat the intractable diseases.

VI. Medical treatment is not well coordinated with nursing

The Guideline of National Medical and Health System Reform points out that nursing reform aims at changing the nursing mode, namely, switching "the disease-oriented functional nursing" to "patient-oriented primary nursing" to offer patients continuous and seamless high quality nursing services. The old saying "Treatment and nursing account for 30% and 70% in the patients' recovery respectively" highlights the importance of nursing in the disease treatment and patients' recovery. The patients hope to get not only the effective treatment but the holistic nursing as well. Generally speaking, the process of diagnosis and treatment for patients might be short and unconscious while their experience of nursing services is long and conscious. The medical service quality has been greatly enhanced with the involvement of nursing and its staff in the medical service. This transformation and the development of holistic nursing have changed the primary-secondary relationship between doctors and nurses into an equal and cooperative one for patients' recovery. The successful operation lies in the cross-disciplinary cooperation and coordination among surgeons, anesthetists and nurses. On some occasions, nursing even plays a more important role. Nurses, stereotyped as working under the guidance of doctors, are now supposed to make arrangements for surgeons and anesthetists in the operation room, and supervise them operate in a standardized way to avoid complications, even medical accidents. In foreign countries, nursing and nursing staff are greatly valued by the doctors and administrative staff and highly respected by patients. However, in China, this new type of cooperative relationship between doctors and nurses has not yet been fully recognized. In fact, nurses should perform the frontline tasks such as drugs administration or their observation of patients. However, because of their different traditional roles, doctors and nurses are not well coordinated in such aspects as knowledge mergence in medical teaching and learning, technical coordination, professional complementation and intercommunication. For example, nursing is not included as a whole in the clinical treatment. Nurses are not asked to participate in case discussion, preoperative discussion or death case discussion, and even if asked occasionally, they only act as foils. As a result, nurses fail to know their essential duty in rescuing seriously ill patients. What's worse, lack of cooperation between doctors and nurses may even cause medical disputes or medical negligence. As mentioned above, "doctors act as pharmacists", and "pharmacists act as drug dispensers". What about the nurses? Nurses act as "nurses who deliver drugs". Most of their working hours are spent on non-nursing work, such as drug dispensation and delivery instead of nursing by the bed. They carry out a variety of medication orders mechanically without any attempt to communicate with the doctors about the patients' condition or treatment. They account for the hospitalization expenses and press for payment rather than offer patients the recovery and psychological consultation. Consequently, doctors and nurses have fewer ward inspections together, and doctors seldom inform nurses of the remedies. So, the cooperation between doctor and nurse is compromised and even clashed. Nurses keep occupied by such physical labor as delivering drugs, giving injections, taking temperatures and counting pulses, a far cry from the requirements of holistic nursing. Doctors always assign the nursing degree to nurses in their medical orders simply based on the severity of the disease, without considering patients' nursing needs, or other psychological and social factors. For example, when a patient with tertiary care who has almost recovered from a major surgery may suddenly die of pulmonary embolism, it is nurses, rather than doctors, that are usually blamed for their improper inspection. So the nurses have become "the accused". It is obvious that direct cause of this case is the incompatibility of nursing degree with the patient's condition. Since the ancient times, there has been the concept "integrated medical care". Hippocrates, known as "the father of medicine" by ancient Greeks, used to teach the patients how to gargle and teach the nephropathy patients how to have a rational diet, which developed into "oral care" and "diet nursing" in modern nursing. Shizhen Li, the author of "An Outline Treatise of Medical Herbs", was good at both treating and nursing. He decocted medicinal herbs for the patients and fed them in person, which has become a much-told tale. This is called the "oral administration" in modern nursing. I do not mean doctors should do nurses' job, or vice versa. Both of them should fulfill their own duty. The point is that doctors should carry out their medical service from the perspective of nursing while nurses from the perspective of treatment.

VII. Western medicine conflicts with traditional Chinese medicine

Western medicine and traditional Chinese medicine have developed for a thousand, or even thousands of years, even though they belong to different medical schools. As the common wealth of human civilization, both of them have contributed to the survival, reproduction, and development of mankind, though there are some similarities and dissimilarities. However, with their respective features in theories and practices, both of them tend to emphasize their own specialties and advantages. If they are reconciled for the same goal of diagnosing and treating diseases, they could be enriched mutually to form an integrated Western-Chinese medical system, getting the twice results with the half efforts. Unfortunately, their coordination has never made any significant improvement due to constant mutual condemnation and contradiction. In history, western medicine practitioners looked down upon traditional Chinese medicine practitioners. Here are some examples. Around 1880, the new practitioners of TCM were against the senior ones; with the introduction of western medicine into China during the Period of Northern Warlords Government, the practitioners of TCM were excluded by the doctors; and until now, they are still negated in society. Some people even openly claim that "traditional Chinese medicine is not scientific". In fact, it is one-sided to put emphasis on the correctness and contribution of either traditional Chinese medicine or Western medicine. For example, western medicine has advantages in curing acute illnesses while Chinese medicine in curing chronic ones. Western medicine focuses on nidus for the immediate relief with medication or operation, while Chinese medicine treats the body as a whole in order to achieve an overall recuperation, regain vigor, and finally reach the state that "Vital energy exists inside, so pathogenic factors can not prevail." For instance, at present the best medicine for ulcer is Proton Pump Inhibitors with an immediate effect and a rather high cure rate. However, for functional dyspepsia, Lenitive Pill (Baohe Wan) or Agastachis Pill for Restoring Healthy Energy (Huoxiang Zhengqi Wan) may be more effective, since Proton Pump Inhibitors can not maintain a long-term effect on it. If we give the patients ulcer Proton Pump Inhibitors at the acute phase and Agastachis Pill for Restoring Healthy Energy at the recovery phase, the effect of the treatment will be much better with the integrated methods.

Ⅷ. Treatment is prior to prevention

It is well-known but far from well-accepted that public health service should mainly focus on the prevention of diseases. It is said that Que Bian, the ancient Chinese medical master, had two elder brothers. Que Bian himself specialized in treating advanced diseases, which earned him great and eternal fame. His second elder brother specialized in treating early diseases, and his eldest brother specialized in treating potential diseases, which is similar to modern preventive medicine. Because of the differences in their specialties, Que Bian's two elder brothers had never gained their fame and still remain unknown. We have no evidence to confirm this story, but one thing is certain that from ancient times to the present, preventive medicine has never aroused enough attention. Even if it did arouse "enough" attention, it is not be comparable to that by preclinical medicine, not to mention clinical medicine. In fact, a disease is like bursting flood when it occurs. Which is more important, going downstream for flood fighting and rescuing people or plugging the breach on river banks immediately? The answer is definite. Preventive medicine should have been integrated medicine. The specialization of modern medicine turns the linear thinking pattern of "one disease, one gene; one pathogen, one treatment" into the mainstream in medical development. Public health incidents, such as SARS and H1N1 influenza, have proved that this linear longitudinal treatment is not enough. Instead, we need a comprehensive "point-line-surface-body" prevention and treatment, taking "pathogen, disease, population and society" into consideration. Clinical medicine mainly involves the diagnosis and treatment of a disease while the preclinical medicine studies the nature of a disease, but neither of them can prevent such a disease from recurring among different populations in different regions. Based upon the study on factors influencing the health and their effects, preventive medicine aims at illustrating the interrelation between external environment and public health, and subsequently laying down some strategies and measures for prevention. Therefore, preventive medicine itself needs to be integrated with not only the disciplines in preventive medicine, such as epidemiology and labor and environmental health, but also the disciplines in preclinical medicine, clinical medicine, and even social medicine.

It was once believed that with the accomplishment of Human Genome Project, people could discover the secrets of life and disease, and conquer all the diseases. However, the reality is not in line with our expectation. The reason is that genes can only predetermine the genetic predisposition to certain diseases, while most diseases result from the combined effects of environmental factors and organic factors. It is true that preclinical medicine uncovers the pathogenesis of diseases while clinical medicine offers treatment to diseases. But we have to turn to preventive medicine for effective prevention from the "postnatal noxious stimulation" to nip the problem in the bud. When it comes to preventive medicine, people can't help thinking of an emergency with staffs in their protective gear, shouldering a sterilizer and spraying disinfectant everywhere. In fact, this is totally misunderstood. Preventive medicine does much more than that. It can not only offer treatment during and after the incident, but also, more importantly, provide prevention in advance. In short, it can curb not only advanced diseases, but also potential diseases in advance. Suppose a football team of "medicine" in a football match. During the match, clinical medicine acts as the forwards, preclinical medicine acts as coaches to make tactical plans and preventive medicine serves as the goalkeeper. If the team has a top goalkeeper, the external factors, such as playing home or away, or "black whistles", could do little to the result. So such a team will be unbeatable. Accordingly, preventive medicine should also play a pre-and post-role in integrated medicine. That is, preliminary research must be conducted as the highest priority, and later intervention must be carried on in time and persistently. Therefore, preventive medicine should always run through integrated medicine.

However, the current preventive medicine is clearly separated from clinical medicine and preclinical medicine, and the situation is worsening. Only with the comprehensive integration of preclinical medicine and clinical medicine, can preventive medicine offer effective strategies to disease prevention. However, at present the science of medicine is becoming more and more specialized, which really hinders the development of preventive medicine in every aspect. If this situation continues with treatment over prevention, it is likely that the task, originally accomplished by one doctor in preventive medicine, will require 100 clinical doctors at present. If this tendency goes on, ultimately one thousand or even ten thousand clinical doctors may not be able to solve the problem which one staff in preventive medicine can handle at the early stage.

IX. Gap between urban and rural medical service is widening

In China, there exists a huge urban-rural gap in medical service, causing a serious social problem. As a result of the unreasonable distribution of health resources under the current Chinese health system rather than the over-specialization of medicine, this problem is different from the previous eight ones. Only with the integration of medicine, can this problem be solved. At present, most of the doctors in rural areas, with the title of general practitioners, are not qualified and doctors in urban areas are mostly specialists without enough competence for general medical service. This situation has resulted from the urban-rural economic gap, the unbalanced hospital distribution and especially the specialization of urban hospitals over the past several years. On the one hand, rural practitioners desire to work in urban hospitals but they are not competent at special medical work. On the other hand, specialists in urban hospitals are not only unqualified for the general medical work in rural hospitals but also unwilling to work there because of the poor economic and living environment. Consequently, a large number of rural patients are pouring into cities for better medical service, imposing a heavy burden on national transportation. In rural areas quality medical service is not available, directly contributing to inadequate and overly expensive medical services in China. In addition, technical secondary schools and three-year colleges were banned, which used to train general medical practitioners for rural hospitals. Even though both the central and the local governments are promoting healthcare reform aiming at solving this problem, there is still a long way to go.

To sum up, the increasing labor division in society has largely improved the proficiency of people's professional techniques, working efficiency and social prosperity, and people's living standards. Likewise, the increasing specialization of medicine has greatly promoted the development of medical techniques and the doctors' professional ability. However, with the change of lifestyle and disease spectrum, the specialization has seemingly reached its limit, suggesting that endless "specialization" cannot solve the current medical problems. Unless the problems get settled, the development of modern medicine would not only be hindered, but slip off the track as well. Then, what should we do? We should promote theoretical study on integrated medicine and accelerate the practice of Holistic Integrated Medicine.

I. Promoting theoretical study on integrated medicine

To promote researches in integrated medical theories, we must first clarify the following points and set the priorities in theoretical research.

1. With the advance in medical research, the causes of some diseases have been identified. However, in clinic, most of the diseases can not be attributed to a specific cause. For example, we cannot identify the specific cause of such diseases as primary hypertension and autoimmune because they result from combined effects of several factors. A trauma may even induce the change of more than one system or an organ. Therefore, it is unlikely to know and cure a disease only by one discipline.

2. With the shift of lifestyle, some diseases like cancer and diabetes become incurable to some degree. Specialized treatments may lead to poor life quality and relatively short-term survival, which to some extent, may compromise human dignity. Nonetheless, with integrated medical treatments, we can help these patients live with disease and improve their life quality. Integrated medicine not only shows a respect to human dignity, but is a must for humans as well.

3. With the change of natural environment, emerging and re-emerging infectious diseases, like AIDS, SARS and A（H1N1）influenza are becoming a threat to humans due to the delay of induced resistance to the diseases. Doctors have such little knowledge about the cause and mechanism of diseases that they could do nothing, much less diagnose and treat the diseases. One single medical discipline is only a drop in the bucket, which cannot win the war against the diseases. To win the war requires the multi-disciplinary integration.

4. With the advent of the ageing stage, the average lifespan of Chinese people has increased by more than thirty years during the past fifty years. During these additional thirty years, the physical condition of Chinese people will change as a

result of the interplay with the nature and physical senescence. These physiological or pathological changes still remain uncertain or under-investigated. It needs multi-disciplinary integration to resolve the present and future medical problems caused by ageing.

5. With the development of medical technology, many diagnostic techniques and therapies, which were beyond imagination in the past, have already been applied to treat many thorny cases. However, the development of medicine seems to have hit its bottleneck. The classical medical techniques have been proved effective in solving only local problems rather than global or systemic ones. The sustainable development of medicine must count on the integration of medical knowledge and technology.

6. With the march of modern society, the incidence of disease is increasingly related to social reality which triggers a variety of psychological problems. If doctors only focus on physical diseases and ignore psychological problems, it is by no means to treat or cure a large number of patients even though we have more hospitals and doctors.

Integrated medicine is a reformation of the traditional medicine, symbolizing a new stage of development from specialization to integration in the medical course. It is not a regression but a progress. It aims at achieving the following goals: the integration of biological factors and that of psychological, social and environmental factors; the integration of the most advanced medical discoveries in all life-related areas and that of the most effective clinical experience in all medical specialties. It also requires us to analyze a problem with not only linear, one-dimensional way of thinking in natural science, but with non-linear multi-dimensional way of thinking in philosophy. Through this thinking mode and the re-integration of the above four integrations, a more comprehensive, more systemic and more scientific new medical knowledge system would be established, which accords with natural laws, health maintenance, and disease prevention, diagnosis and treatment. This is the unity of "rearrangement" and "combination". In this sense, Integrated Medicine should be defined as Holistic Integrated Medicine (HIM). Although HIM has not yet been fully recognized, it will become a worldwide trend and international frontier of medical investigation, which will be definitely tough and complicated. As we all know, it has already taken thousands of years for both traditional Chinese medicine and western medicine to evolve from generalization to specialization, with the former lagging behind the latter on the way. Therefore, integration is doomed to be difficult because it defies traditional theories, established practices, academic authority and force of habit. In addition, medicine has developed into an enormous theoretical system and will keep growing. In this system, we have to differentiate the primary from the secondary, the cause from the effect, the predecessor from the successor, and the truth from the false. We should try to attain the essence out of the dross and strip the false off the true by analyzing the nature of the problem and its relevant factors. In the era of knowledge explosion, what to be integrated and how to integrate is worthy of extensive and intensive study. The more we want to integrate, the more complex the integration is. Therefore, we should take scientific methods and forward-looking strategies to achieve the integration in the historical context. The outcomes of integration must be able to stand the test of practice. We need to highlight the advantages of promoting HIM and point out the disadvantages of impeding it, and establish excellent models of promoting HIM so that we can wipe out the stereotypes completely and scientifically and form new concepts. In the promotion of HIM, we should theoretically illuminate that everything, regardless of whether it is as large as the universe or as small as human body, should be regarded as a system within which all internal elements are closely related. This idea requires doctors to have a global picture instead of only a local one.

Although there are some similarities between HIM and general practice, their differences are marked. General practice requires general practitioners to be expert in one field and versatile in others. But their competence developed from the established basic theories and common practice is only the sum of ordinary abilities, like the sum of A+B+C. HIM emphasizes rational and scientific integration of the most advanced theories and the most effective experience, which is like the multiplication of $A \times B \times C$. The former is a quantitative increase which can be achieved by ordinary people while the latter indicates a qualitative leap which can be achieved by only a few talents. For instance, Specialist A knows how to rub red lotion with high-concentration. Specialist B knows how to rub blue lotion with high-concentration. General Practitioner C can rub both the red and blue lotions but with lower concentration. But Doctor D was so well-trained with HIM that he can invent green lotion by integrating red with blue lotion with the effect of both lotions, which can be interpreted as "Green comes from red and blue but is better than both".

Although there are some similarities between HIM and Translational Medicine (TM), their differences are evident. TM translates preclinical findings into clinical application to test their values and then optimizes the preclinical research. It finally takes the advantage of preclinical findings to improve human health through the process.

HIM is different from Complementary and Alternative Medicine (CAM). CAM views western medicine as mainstream medicine and underestimates other schools of medicine as non-mainstream medicine. CAM is a school discriminating against the viewpoints of other schools.

Although there are some similarities between HIM and Evidence-based Medicine (EBM), their differences are obvious. EBM lays stress on making rational clinical decisions which may result in desirable efficacy and fewer side effects on the basis of the available evidence from the investigation of a group of patients, while HIM represents the cognition of human health and diseases with emphasis on comparison, analysis and integration of theories and practice. HIM aims at exploring the most optimal therapeutic methods with the best curative effects and establishing a new medical knowledge system.

The transformation of the medical model is an extremely complicated project. We need to define HIM with high accuracy by carefully clarifying its connotation and denotation. In order to define HIM accurately, we should revise, modify, and improve connotation and denotation through discussion. On the one hand, medical workers should be encouraged to realize the urgency and importance of promoting HIM. It is known that the changes of more than one type of genes and cells or one organ take place in the development of a certain disease. The strong regulatory and protective mechanism may cause overall changes of the functions and structures of the systems in human body. In addition, the development and outcome of the changes are related to environment, dietary habit and even interpersonal relationship. So it is necessary to diagnose and treat diseases with comprehensive consideration of HIM. On the other hand, it is noteworthy that we should not deny the importance of medical specialization. Specialists are and will be playing their part for their therapeutic efficacy and accuracy at present and in quite a long period afterwards.

II. Accelerating the advancement of HIM practice

Truth can only be verified through practice. HIM is both a profound and practical science, which needs to be unceasingly enriched, improved and verified in practice. It is a never-ending process from theory to practice, back to theory and again to practice. We should adopt the following strategies to accelerate this process.

1. Organizing academic conferences on HIM. The conferences aim at popularizing the concept of HIM, exchanging academic achievements on HIM, and drawing on the experience of HIM practice. At the initial stage, we could hold seminars based on certain topic or certain disease, such as holistic prevention and control areas for hepatitis B, or holistic prevention strategies for tumor. We could invite the scholars in preclinical medicine, clinical medicine and preventive medicine to the seminars and make a discussion on the theory, the diagnostic and therapeutic methods, and the preventive strategies from different perspectives, so that we could reach an agreement and make some guidelines, which will be amended or improved step by step. Based on the experience gained from the seminars, we could hold national HIM conferences. In this way, we could solve the problem that scholars from different disciplines never contact with each other, which is similar to the case that people who are nourished by the same river never greet each other.

2. Establishing HIM academic associations. We should attract the talents in HIM and invite the specialists in preclinical medicine, clinical medicine and preventive medicine to join the HIM academic associations to promote the development of HIM. We could set up The Holistic Integrated Medicine Association of Chinese Medical Association, officially named The Chinese Association of Holistic Integrated Medicine, which could have several branches such as Integrated Gastroenterology Society, Integrated Cardiology Society, and etc. In this way we could treat a disease with different methods from different specialties to avoid the phenomenon that "scholars tend to scorn each other".

3. Publishing the journals on HIM. We should start the publication of Journal of Chinese Holistic Integrated Medicine and its affiliated journals such as Integrated Gastroenterology Journal, Integrated Cardiology Journal and so on, to report the latest achievements on HIM in every discipline. In this way we could gradually deal with the problem that when a dispute over an academic issue arises, only a person of authority has the final say.

4. Publishing a series of books, textbooks or monographs on HIM. The

publication of these books could solve the problem that many books are various in cover but similar in content due to the fact that the authors copy one another.

5. Setting up HIM Institutes. We should carry out in-depth specialized researches in HIM using techniques for network information analysis as the main approach in addition to the methods applied in the evidence-based medicine. As mentioned above, HIM aims at integrating the most advanced theoretical achievements in every field with the most effective clinical experience in each discipline in a systematic way and achieving the effect of "multiplication" rather than the effect of "addition". However, over the past 200 years, both world population and medical knowledge have been growing exponentially. For example, in the 1980s, the number of biomedical journals worldwide reached 40, 000 and is predicted to double every 20 years. Here is another example. Knowledge is outdated at a faster pace than before. In the 18th century a person's knowledge became outdated and obsolete in 100 years but now it is in five years that a person's knowledge should be updated. In the coming twenty years, the amount of knowledge in biomedicine alone will be equivalent to a total amount of knowledge in all fields over the past 2, 000 years. It is self-evident that human brain can neither "memorize" all the information nor "keep up with" the growth of knowledge. Although the computer cannot rival the human brain in terms of intelligence, it can easily beat the human brain in memory capacity and logic operations. With information integration, we could optimize the integration of the most advanced medical knowledge from various disciplines, and the most effective clinical experience in every specialty, thereby boosting the re-integration of the integrated medical knowledge and experience so as to construct a new system of medical knowledge, which will lead to a new leap in the development of medicine, which is also called data-based medicine or information-based medicine. It covers the following aspects:

Establishing a platform for preclinical and clinical research in HIM;

Keeping the residents' health records;

Providing information about disease prevention, establishing a system for diagnosis and treatment, providing analysis of treatment and recovery;

Providing comprehensive knowledge about drug interactions and clinical guidelines;

Integrating specific information of patients;

Establishing strategies of making clinical decisions and communication mechanism for experts in related fields;

Providing methodology for evaluating and predicting the curative effect;

Offering integrated patient health information （electronic health records or electronic medical records of patients from birth to present）;

Developing software assisting independent diagnosis and treatment （such as prevention, diagnosis, risk assessment of health, treatment program, clinical testing and examination, clinical medication and operation, enhancement of patient's confidence）;

Constructing the informationalized environment, including the residents' health records, disease control （through local area network, the Internet of things, and the Internet）, family health records, family health information system, home care information system, pre-hospital emergency care information system, emergency information system, long-term care information system, referral information system, hospital information system （including outpatient station, ward station, admission management system, LIS system, PACS system, the doctor's advice system, ICU monitoring system, and operation management system）;

Keeping electronic medical records, etc.

In this way we could help medical workers discard the dross and select the essential, and get rid of the false and retain the true at the era of knowledge explosion.

6. Setting up HIM wards. The integration should be launched among several disciplines as a trial. The disease-oriented integration of internal medicine, surgery, and other related disciplines has already been carried out in some American hospitals over the past few years. Recently, the hospital-within-hospital mode taken in some general hospital in China is a good attempt for HIM. The general wards and intervention wards in some hospitals are to some extent in line with HIM. For example, vascular intervention wards and minimally invasive wards are HIM wards where internal medicinal and surgical techniques are integrated. Strictly speaking, the current general wards are the ones that deal with a variety of diseases whereas ICUs are the wards that deal with acute severe diseases through various techniques. HIM should develop in accordance

with ICU mode. The clinic of Preventive Medicine and Health Care Maintenance （CPMHCM）, or "Preventive Clinic", should be set up. By integrating this clinic with outpatient clinics, clinical practice such as preventive care and check-up service are organically combined, changing the isolated practice of the vaccination or check-up service. By combining the distinctive advantages of preventive and clinical medicines, such an integrated clinic can provide more comprehensive services for the public, including health education, check-up service and health records. In this way, we could help patients overcome the difficulty in finding the right department to get their diseases diagnosed and treated due to non-patient-oriented diagnosis and treatment.

7. Offering HIM courses. The transformation of medical education mode should be accelerated by gradually changing the system-based or discipline-based mode, which requires freshmen to learn with an overall view. The currently advocated training of general practitioners is beneficial to the development of HIM. In the teaching practice of HIM, the integrated courses should be set up for medical students before their internship, accelerating their shift towards doctors equipped with HIM. What's more, the system of cultivating such doctors should also be established. For instance, resident doctors are required to have a prolonged rotation, and newly recruited doctors to receive training in different departments for 3 or 4 years. In this way, they will gradually develop into doctors with ability of analyzing and solving medical problems. Furthermore, senior practitioners should regularly attend lectures on the development of HIM so as to be equipped with HIM knowledge so that they are able to diagnose and treat patients with HIM knowledge and skills. HIM teaching is by no means the denial of current teaching methods, but the integration and systematization of current teaching methods and contents. In this way, the problem that medical students are short of HIM knowledge will be gradually solved, and some misconceptions will also be corrected such as "The top priority for medical students is to become ophthalmologists, next is to become surgeons, and the worst is to become physicians" and "Compared with general practitioners, specialists feel more secure and face less trouble".

8. Providing continuing education on HIM. The HIM continuing education can be provided either by the public health organizations at all levels, or by some medical colleges and universities headed by academic institutions such as

the Chinese Medical Association. First, HIM training should be provided for the medical workers in grade-three class-A hospitals across the country, and then extended gradually to those in grass-roots hospitals. Second, HIM knowledge should be added to the Qualification Examination for Licensed Physicians so as to motivate doctors to autonomously learn and apply HIM knowledge. Third, in medical colleges and universities, HIM courses should be offered as compulsory courses in the postgraduate education programs or in on-the-job training for teachers, avoiding the current problem of over-specialization of medicine. In this way, we could solve the problem that a doctor who has been assigned to work in a medical department for lifetime will become a specialized doctor with limited knowledge and skills.

To sum up, it takes more than 1000 years for medical science to develop from generalization to specialization. Although specialization has its advantages, it must fit the contexts. Over-specialization fails to help medical workers develop a comprehensive view to see the truth of life, and the secrets of human body. Without the overall view, a doctor diagnosing a disease is like a blind man figuring out the image of an elephant just by feeling some part of it. Without the overall view, a medical researcher doing medical research is like a man seeing the trees but not the forest. Medical development requires integration, and the fruit of this integration is HIM. HIM, in essence, is to ensure that medical diagnosis and treatment are not organ-centered but patient-centered and not symptom-oriented but disease-oriented. HIM requires doctors to act as doctors in the real sense of the term instead of pharmacists, who diagnose and treat patients based on clinical experience rather than laboratory results. HIM is to make sure that medical workers could put the same weight on treatment and nursing, western medicine and traditional Chinese medicine, and treatment and prevention. However, it should be noted that HIM discipline does not necessarily perform all the medical tasks in a general hospital, nor require HIM practitioners to be competent for all the medical service. The doctors in HIM discipline must bear it in mind that they must treat their patients with guidance of HIM and make them have higher survival rate, longer lifespan and better life quality than those treated by other doctors and even themselves in the past. That's the basic requirement for both HIM and medical workers in HIM.

Acknowledgements

I sincerely thank Professor Guangfu Zhou from Xi'an Jiaotong University, and Professor Yumei Zhou, Associate Professor Shaolan Liang, Associate Professor Jiayong Fan, and Ms. Donglei Jiang from Department of Foreign Language, Fourth Military Medical University for English writing assistance.

我看社会生物学

2012 年 12 月 26 日

在西京医院中华名院讲座上的点评。此次讲座由北京大学饶毅教授主讲，主题是"社会生物学"。参加讲座的有相关学者 800 余人。

今天是一个特殊的日子。我们八百之众请饶教授作报告，加强业务学习，以此作为对毛主席老人家诞辰的纪念。饶毅教授的报告很精彩，人也长得很帅，说话有自己鲜明的特点。我看下面的话中就不叫你饶毅教授了。因为名字后面加个教授，人人都加，你也加一个，好像对你身份有稀释，不如就叫饶毅好了，没有水分。

我认识饶毅是在十一年前，江西医学院邀请作报告，我和饶毅"撞车"了，海报挨着贴，讲厅又是壁换壁。我怎么能和他竞争呢？我于是做好了带着我的听众去听他的报告的心理准备。结果他的讲厅爆满，我的也爆满。我这边不是因为有 LMXIb（饶毅发现的一种吸引果蝇求偶的物质），因为不仅女的来了，男的也来了。我猜可能是他那边坐不下听众了。

在认识饶毅之前或者说在了解他的工作之前，我并不理解社会生物学的重要性，一直认为这样的提法可以，但做出成果是不可能的，为什么？有两个无穷大！一个是社会学，它包括广泛的社会群体，活跃的社会行为构成千奇百怪的社会现象，其因素或因子的数量也是无穷大的；另一个是生物学，它包括整体、细胞、分子，千差万别、包罗万象，其因子、因素的数量也是无穷大的。把两个无穷大的东西搞到一起，一锅煮，谁能说清楚？我一直认为，搞自然科学的去搞社会学，那一定是"愣头青"；搞社会学的去搞自然科学，那一定是"捣糨糊"。其实不然，这只是对一般人而言。饶毅和他带领的团队，不仅把这个事情做起来了，而且做得很成功，做得很杰出，"愣头青""捣糨糊"居然捣出了名堂，这是我非常钦佩的。

当然，作为一名医生，直接为人服务，也接触到大量的社会现象，我们迫切希望在如下两方面与饶毅协作，使他的成果更快地造福人类。

一是尽快从低等动物向人类活动过渡。低等动物的研究很重要，很多本能的东西越在低等动物越单纯，它是高等动物活动的根本或本质。但高等动物特别是神经系统的结构和功能都更为复杂，低等动物活动的有些根本或本质的东西在人类还会受到特殊调控。所以其表型未必与低等动物一样。但已有的这些研究成果对后续的研究是很重要的，是有重要参考价值的。

　　二是从单纯的性活动向复杂的社会活动转变。低等动物的"性"活动是一种本能的活动，一直延续到高等动物包括人类。本能到不需要教，也不用学，但社会活动是非常复杂的，有时教都教不会，学也学不来。诸如官场就是一个纵深到底、横向到边，深不可测、宽不可及的社会活动。比如，上级与下级，先下后上或先上后下等导致的生物学变化；从人前到人后或从人后到人前；口说是而心却非，还有贪欲、抑郁、自杀……这些复杂的社会活动不是低等动物所能表现的，在高等动物特别是人类，那也不是一个分子就可以说清楚的。如果用低级动物简单的生物学本性或本质去理解和解决复杂的社会学现象，那将会处处碰壁。我们需要一个和谐社会，我们需要了解这些复杂现象内存的分子基础及调控网络，我们更需要用某些分子做成药物来预防、干预和治疗社会变革带来的不良社会现象，甚至由此引起的病态或疾病，比如抑郁和自杀，这些都需要饶毅这样的科学家的不懈努力，这也是我们要大力提倡和研究社会生物学的原因所在。

针灸之大成
——为《中国针灸交流通鉴》作序
2012 年 12 月 31 日

夫针灸之为道也，圣而神；其为艺也，方以智。何以故？盖其理则际会三才，顺阴燮阳，赞彼化育而尽体仁怀者也；其妙则存乎心手，随气用巧，纵横捭阖而卒与法会者焉。则针灸之意，大矣夫！《易》曰："后以裁成天地之道，辅相天地之宜，以左右民。" 得非其意之谓乎！明杨济时曰："疾在肠胃，非药饵不能以济；在血脉，非针刺不能以及；在腠理，非熨炳不能以达。"景岳子曰："药饵不及，古有针砭。九法搜玄，道超凡矣。"由是言之，其之属意，自具而足，圣神方智，咸有以也。

晋玄晏先生曰："黄帝咨访岐伯、伯高、少俞之徒，内考五藏六府，外综经络、血气、色候，参之天地，验之人物，本性命，穷神极变，而针道生焉。"肇自轩岐之语，或涉依托，而古奥渊微，咸称遐远。则针灸攸自，其来尚矣！

《诗》曰："周虽旧邦，其命惟新。"方诸针灸，理法尤然。故自《灵枢》垂典，《甲乙》标格以降，宋则王惟一有《铜人腧穴针灸图经》以会于目，元则滑撄宁有《十四经发挥》以著其微，明则杨济时有《针灸大成》以绾其大系，清则廖润鸿有《针灸集成》以汇纂诸家。林林总总，无不日新圣道，厚其渊海。则斯道之新命霈泽，永锡噍类矣！

唯是针灸之新命霈泽也，故不特传之久，亦且播之远。盖于隋唐之间，即已东渐于朝鲜日本；逮于大明，更则西渐乎中东欧陆；近世以来，则已遍及世界百馀国矣。则其之焰焰，自可称焉。然吾国人以恒期惟新之念，未尝以此自足也，复参以诸国之学，尤夫科技之进，日居月诸，遂有合以声、光、电、磁之新用，而收十全为上之奇功。是其之为道，溥矣哉！

夫历久弥新者，其道高；泽被四海者，其德厚。故世于针灸，莫不相重；而求其道者，辐辏于途。然载祀悠远，卷帙浩繁，星缀夜天，顾盼无端。取舍则论甘忌苦，讨简则功倍力烦，不免检卷失卷，望洋而叹。

吾师程公莘农先生者，斯道之时贤也，乃当世院士，国医大师，道艺咸臻乎至善，天下共仰。夙怀济世之宏愿，追古圣之遗风，藉中华文化复兴之盛时，会同石学敏、刘保延、王宏才诸先生，循其源而讨其流，察其本而辨其用，综核究竟，拢其渊海，举纲张目，纂成巨帙，名曰《中国针灸交流通鉴》。帙凡九卷，曰《历史卷》上，曰《历史卷》下，曰《文化卷》，曰《教育卷》，曰《科研卷》，曰《行业卷》，曰《针法卷》，曰《临床卷》上，曰《临床卷》下。于针灸之无论渊源流变，今古道术，教育传承，文化精神，拟或养生调理，病症治疗，新论技能，行业诸事，莫不胪列备述，举总析言，复附以图说，以知著见微，诚所谓博而不繁，详而有要者也。循其名而责其实，亦无不名至而实归。愚于是役也，亦尝夙有抗志而才疏以置，遂寄望明哲而久自鹄首。及得程公见赐斯帙也，何喜如之，又何庆如之，竟至于抱卷而不释，掩卷而兴怀！乃叹程公及夫诸君也，若水之德已润，传心之火尤炽，则方将必有如太极动生之应而踵事增华者，而程公及夫诸君之心有安，针灸之道有幸焉！

　　是为序。

人之人才与人物

2013 年 1 月 6 日

在《科技战典——CCTV2012 年度科技创新人物》评委会上的发言。这次活动由中国科学院、中国工程院、中国科协、科技部、教育部等单位联合主办，中央电视台等 10 家媒体承办。评审会由时任中央电视台副总编辑李挺主持。参加评委会的评委共 40 人，其中中科院院士 9 人，中国工程院院士 8 人。会议从全国推荐的 50 余位候选人中评出 10 位科技创新人物，并于 2 月 2 日在中央电视台举办晚会现场颁奖。

感谢评委会邀请。昨天临来会前，我和周济院长交流过，工程院和周院长对本次活动都表示支持。国家要创新驱动发展，社会宣传要跟上，要让社会大众尊重科学、尊重科学家；要唤起及鼓励年轻一代热爱科学，争当科学家。有一个统计，美国、日本、英国、法国、德国等发达国家的大学毕业生，想当国家公务员的都在 5% 以下，一般在 2% 以下。而在我国，这个数字高达 75%。这说明一个什么问题？连小学生填志愿很多都是为了升官发财，这对我们这个民族而言是一个大问题，这与学校教育和社会影响都有关系。不断地开展这类活动，对于唤醒全民族特别是青少年热爱科学、热爱科学家、争当科学家是有益的。

当然，要办好这个活动，我们一定要把科技创新人物选好选准，一定要选出代表性。从已提供的名单看，还是很局限，面不够宽。我所知道 2012 年度很多公认的创新人物及成果没有进入到这个候选人名单，这可能与我们刚开始这项活动、宣传不够、广大科技人员和社会民众还不了解有关。但凡事开头难，今年开头了，明年报名的人就多了。今天我们是立足在现有名单中选，把他们选好就行了。

在评选中，希望大家注意一些问题。我们是在选科技创新人物，这要和国家每年选出的三大奖，即国家科学技术进步奖、国家自然奖、国家发明奖有所联系。不然我们两边做的事会脱节，会出现矛盾，也会引起非议。当然也不能完全根据他们的结果，不然我们就不用选了，去奖励办把结果抄过来就行了。我们也可以加上一些还没报奖但发生在 2012 年度的人和事，比如在国际上发表了让世界震动的发现，又比如今年完成的国家重大工程等。这些都是可以考虑的。

在评选中还要注意的是，既然是评人物，要避免把一些大型集成的研究成果说成是某一个人完成的，那是多少代人、多少个人，用多少心血共同完成的。还有，有人是造车的，但我们经常看到的是开车的很风光，如果你把开车的评上了，造车的是有意见的；如果你把坐车的评上了，坐车的更风光，那所有与车有联系的人都会有意见。这个度一定要认真把握，不然中央电视台一导向，负面反应太大。而且要有成天默默无闻，不求功、不求名的科技者代表，科学是要有结果，但也不一定以成败论英雄，得到负性结果的人，对作研究的后人是很重要的。还有各行业间，贡献是难以比较的，不能以挣钱多，受众多作为简单标准，要全面衡量，各行业都需要。

总之，人、人才、人物是不一样的。人只是一个普通个体，而人才是有别于常人的特殊个体，他可能有绝技绝活。那人物呢？人物是已经取得了一定成就的个体才能叫人物。所以，我们每一个个体都可以叫人，而人才不是谁都可以称谓的，那人物则是凤毛麟角了。我们今天的评审工作是，既不要把人或人才评成了人物，也不要把人物贬成了人才甚至人。

特殊为特别

2013 年 1 月 8 日

在中国工程院"2014 国际工程科技大会"第二次筹备会上的讲话。会议在工程院 316 会议室召开，时任白玉良秘书长主持会议。办公厅、学部一、二、三局和国际合作局的相关同志约 40 人参加了会议。会议先由康金城、李仁涵两位时任局长作了筹备工作进展的总体介绍，然后大家讨论发言。

今天这个会议是由周济院长提议并批准召开的，会议开得很好。同志们发言积极、集思广益，是一次"诸葛亮会议"。有的讲的是打算，有的谈的是建议，还有的提出的是问题，都很珍贵。筹办这次国际工程科技大会，是本届班子接班时就提出的重要任务。两年来一直在准备，包括与国际工程院组织的联系。周院长、潘副院长及其他副院长已做了大量工作，机关相关的同志们更是出力不小。我实际上是 2012 年 11 月 1 日，即两个月前才接手的，情况不太熟悉，搞好工作全靠同志们了。这次大会非常重要，实际上是要在一个特殊的时刻举办一次特别的会议。"特殊"二字的含义在于 2014 年 6 月是工程院成立 20 周年，也是召开院士大会和换届的时间；"特别"二字的含义是，这次会议是工程院通过 20 年建设后在自己 20 岁时向世界、向中国的一次出声显影，也是一次接受党和人民检阅的机会，涉及我们的"脸面"。当然也是中国工程科技界全体院士和相关学者向国际同行认真学习、密切交往和建立友谊的好机会。我们干工作经常有两句话，做事要么不做；要么做最好。现在工程院已做出决定，要办这次会，我们已经没有第一种选择，我们只有唯一的选择，那就是把这次会议办好。

办好这次会议，我们有对照或者说是样板，那就是 2004 年我们曾经办过一次这样的会，当时到会代表总计 2500 多人，江泽民主席出席会议并作了报告，办得很成功。本次会议不仅要继承上一次全部有益或成功的经验，而且要有自己明显的创新，也就是要比上次办得更好，这是工程院党组和周院长对我们的一再要求。

要办好这次会议，涉及千头万绪，牵涉到方方面面，诸如邀请国家领导人这样的大事要抓；诸如会议细节这样的小事也要管。对于这样高层次的国际会议，还是那句话，外事无小事。国际合作局已拟出倒计时的各阶段任务，从今天起就要落实到具体部门和个人。但要分清先后次序、轻重缓急。就跟唱一台戏一样，搭台子的重要，跑龙套的重要，掌灯敲锣的也重要，但更重要的是请演员，名演员一请，名演员一到，台柱子有了，一切都有了，观众随之而到。所以我个人认为，这一两个月最重要的事情，是请到知名的报告人，是请到精彩的报告。以此为抓手，以此为突破口，后面的工作围绕这个来，现在大会报告的主题已定，是工程引领未来。九个学部的各位负责同志回去，要尽快与自己学部的主任联系，先做两件事情，一是请报告人，国内国外都要请，重点是国际上的，要请到名人，这个事要早动手、早着手；二是分会场一天的主题及安排。在请的报告人中每一学部为主会场推荐两位报告人，供大会组委会选择。请各学部一定要做好准备，在下一次主席团会议的前一天，由各学部向组委会汇报，主要汇报上述两个方面的准备情况，当然也可以提出你们的困难和问题。

除上述需要马上开始的工作外，其他工作也要紧锣密鼓及时跟上。到下一次会议时我们将按倒计时表上的要求逐一进行检查。

同志们，这是一次重要任务，对我们来说也是一次锻炼，也是给我们的一次契机。我深信同志们能出色完成任务，拜托了。

院刊要办好

2013 年 1 月 15 日

在中国工程院加强出版工作座谈会上的发言。时任周济院长出席并讲话。出席会议的机关工作人员有樊代明、李仁涵、安耀辉、王元晶、姬学和孙勇等。

本届学术出版委员会成立以来,在工程院党委会特别是周院长直接领导下,通过三局学术出版处、全院各学部的努力,学术出版工作取得了长足进步,尤以学术工作的数量和质量突出。如何进一步提高出版工作的水平,这是本次会议的目的。刚才周院长作了重要讲话,在座的各位同志作了很好的发言。大家分析了现在的形势以及面临的困难,主要集中在如何把工程院的英文院刊办好。下面我谈一点自己的意见。

办好一本杂志有很多因素,但主要有著者、编者和读者三个方面。其中读者是最重要的,办一本杂志没有订户、没有读者或读者不多,不能说这本杂志就好,起码要进行改进。有的杂志发表的文章,只有两种人在读,一是编者,一是著者。其实是自得其乐、孤芳自享。出版一本杂志有很多因素,但主要有编辑部、出版社和印刷厂三方面的因素,其中编辑部是最重要的。它决定了办刊方向、办刊质量和刊物销量。一本杂志没有一个好的编辑部那是办不好这本杂志的。至于出版社或印刷厂,重要但不是最重要的因素,你可以按照他们的表现及工作质量进行要求,实在不行,可以选择别的出版社或印刷厂。

根据周院长的意见和要求,我觉得近期要办几件事,大家知道本月 22 日上午要召开 2013 年学术与出版委员会全委会,在这个会上需要向各位委员通报这项工作。

首先是冠名。因为是要办好中国工程院英文会刊,要求各子刊都要冠以中国工程院院刊之名。

其次是支持。工程院各学部,特别是常委会应对各相应子刊进行支持,比如各子刊多数的编委最好从相应学部的院士中选择。

第三是经费。通过工程院的努力,每年对各子刊进行一定数量的经费支持。

最后是监督。工程院学术出版委员会、学术出版办公室、特别是各学部常委会要对各子刊的编辑、出版、发行，特别是质量进行监督及指导。

要搞好这项工作，涉及方方面面，时下机关最主要的工作，就是在 22 日会前尽快与高教出版社和中国科协联系，以解决其中的各种相关问题。待 22 日会后，根据大家的意见，分别向各子刊的编委会、挂靠单位，特别是与主编联系、商量，把这项工作做好。

工作方法与工作结果

2013 年 1 月 15 日

在工程院三局 2012 年年终总结会上的发言。总结会在工程院 316 室进行，时任三局李仁涵副局长主持会议，办公厅易建和罗莎莎参加了会议。参加会议的有三局机关全体同志，其中包括聘用人员。三局同志每人发言 10 分钟，总结自己一年来的工作。

今年是工程院新的管理机构运行以来的第一年，矩阵式管理是工程院机关工作改革的创新。三局自成立以来，在局支部和局领导的领导下，全体工作人员奋发努力，出色地完成了各项工作，是辉煌的一年，可喜可贺。大家的发言，特别是工作体会对我启发很大。结合自己的工作实践，我想要完成本职工作，有四点建议供大家参改。

一是学习。学习是终身需求，因为社会在不断发展，工作要求在不断提高，同事们也在不断进步，作为个人需要不断提高自己，以适应上述的需要。因此，学习是一个充电的过程。

二是计划。我们每个人承担的工作是很多的。有些人为什么很忙，而有些人有条不紊，这是个计划问题。要对自己的工作有计划，要分轻重缓急，比如，一上午四个问题，有三个比较容易解决，那就先解决这三个。你如先解决最困难的那个，后面三个就要等一上午，等的人不会高兴。当然作计划要考虑到上要执行，下要传达，不要作无用功。一个人没计划，上下都很累，做了很多重复工作，劳而无功。

三是行动。有了计划一定要有行动，不当口头革命派，不要空谈误国，要实干兴邦。行动就是执行力，要考验自己的执行力，也要考虑下级的执行力，自己要做好表率，对下要做好监督检查工作。

四是总结。总结是自己不断检验自己学习、计划、行动、结果的过程，也是不断提高工作质量螺旋式上升的过程。总结不是一年才一次，那太晚了，应该是不断总结，有时也可能是一季、一月，甚至一天就要总结，或一事一总结，且不断调整自己的方案和策略。小总结好了，日总结、月总结、季总结好了，年总结自然好了。

总之，工作方法与工作结果是相辅相成的。工作方法对了，工作结果肯定不错，反过来，工作结果很好，那他必然有好的工作方法，这两个也是不断提高、循环往复的过程。这个过程搞好了，相互促进、相互影响、相得益彰。

香火、庙门和法事

2013 年 1 月 22 日

在中国工程院 2013 年学术和出版委员会上的讲话。出席本次会议的有工程院本届学术及出版委员会全体成员：邬贺铨、刘德培、李伯虎、王哲荣、何新贵、屠海令、吴以成、袁士义、韩英铎、崔俊芝、丁一汇、侯保荣、唐启升、邱贵兴、殷瑞钰等 17 名院士。出席会议有院机关的白玉良、李仁涵、王振海、康金城、梁晓捷、徐进、安耀辉、刘静、王元晶和高等教育出版社的苏雨恒和王国祥同志。会议由樊代明主持，时任周济院长出席会议并作重要讲话。

本次会议整整开了一个上午，王元晶处长作了 2012 年工作总结和 2013 年工作报告，与会各位院士及专家作了很好的发言。周院长从中纪委会上赶回来参加我们的重要会议并作了重要讲话。机关的同志们作了全面翔实记录，会后认真整理。有些意见和建议还是宏观的，还没来得及细述。我想，哈尔滨有单位很积极，拟邀请我们到那里开展学术出版会的研讨会。我们积极联系，除送学术下乡外，还可在那里静下心来认真研讨一下咱们的工作策略。我就今天比较集中的三个主题发表一点意见，以供参考。

第一，关于学术会议的举办和提高。应该说在本届委员会成立两年多，学术会议的举办不仅数量有很大提高，质量也有跃升。目前已举办中国工程科技论坛 59 场，国际高端论坛 22 场。今年一年包括院级及学部级就有 106 场。不是热火朝天，也是如火如荼。这是应该的，工程院说到底是一个学术组织。学术好比一个庙的香火，香火旺才说明这座庙好，而且多数是来烧高香的才对。不管是"1-2-7"的格局还是"四聚"的要求都得到大家的赞同。关于进一步作好学术会议，大家也谈了很多很有见地的意见，比如学术活动要与咨询项目结合起来，使之为咨询服务。我时常在想，要攻一个山头，学术活动好比战前动员，好比战前参谋会，那么战后呢？好比总结庆功会。将来是否需要硬性规定，只要作大的咨询项目必须要开学术会议，而且不仅圈内人开，还要邀请圈外的人来发表意见。咱们不能学演艺界，哪里看到的都是那几个"演员"。事物没有多样性就会萎缩和消亡。又比如，大家说要向香山会议学习，要办出特点。香山会议主要作基础或前沿研讨，注重理论，我们工程院的学术会议更注重实践，提倡走出去，面向基层、面向一线、面向工程。所以香山会议是"秀才不出门能知天下事"，我们是"秀才要出门，才办天下事"。再比如就是交叉办会，除了刚才讲的，学术要与咨询结合外，参加人员也应有企业的、政府的、高校的以及专业学会的。另外，院内各学部间的交叉也是重要的，比如环境学部就可以与医药卫生学部交叉开一次会，解决一些相互间均处于边缘的问题。

第二，关于出版工作的提升。目前出版工作在过去的基础上已有很大提高，更加规范化了，质量也提高了，但没有最好只有更好。正如大家所提到的出版杂志或把工程院院刊办好必须提上工程院重要的议事日程了。院刊相当于一个庙的庙门，庙门要庄重大气，吸引人。刚才办公室提到的"1+N"，1 说的就是现在的院刊，叫 *Engeneering Sciences*，这个一定要办好，现在稿件的录取率超过 60%，有很多文章还是约稿的。刚才大家提出了很多好建议，比如增加 Letter 的数量，实行学部组稿等都很重要。N 指的各学部、各专业的子刊，即院刊的子刊。*Nature* 有自己的子刊 *Nature Medicine*、*Nature Materials* 等，*Sciences* 也有自己的子刊。我们的院刊能否改为"Engeneering"，然后再下设子刊，将来还可以讨论，不过大家的主流意见还是要先办好主刊，然后逐渐扩大，要有个过程，"急不得"！如果我总结大家的意见是要想到 N，但做好 1；或者说是立足 1，涉足 N。这不是不重视，是一种更加重视、真正重视的表现，但要启动、推动，未来我们还要专门与高教出版社和各子刊的主编商谈，既要稳妥又要推动这个事。

第三，关于 2014 年国际工程科技大会。这是工程院的一件大事，也是工程院建院 20 年大庆的重头戏，就像一个庙做一场法事影响之大。院里高度重视，已成立了以周院长和潘副院长为首的领导班子，目前正在举全院之力，已开了好几次筹备会了。目前需要大家做的，各学部一要确定分会场的主题及开法，二要确定讲者及内容。三要为大会推荐二名重要的报告人。这个任务在三月份主席团会议召开前夕要向会务组汇报。希望大家分头去认真准备。

今天我按通俗的说法，将工程院当下的三项工作即学术、出版及 2014 年国际会形象地比喻成一个庙的"香火、庙门和道场"。这三者就是我们这个委员会今年要抓的三项最重要的工作，我深信通过大家的努力，一定会办得很好。

元旦已经过去，我代表院机关和周院长，向您及您的家人送去迟到的祝福。但蛇年春节还没来，我在此向您拜个早年。今年春来早，也希望工程院的学术及出版早春来。

写好"脑"字和"协"字

2013 年 1 月 24 日

在北京师范大学"脑与学习协同创新中心"专家评审会上的发言。本次会议在北京师范大学英东学术会堂召开，李朝义、张钹、樊代明 3 名院士，以及首都医科大学时任副校长王晓民等数位专家参加评审，时任史培军副校长主持会议并讲话。

感谢党校给我一个交流学习的机会。对于教育部启动的"交流协同创新"计划，我有一些体会。一是计划草案，我参加过讨论。当时教育部与工程院有交流，我接触过这个草案；二是制定评审标准的第一次会议我参加了，发表了意见，当时请的是十个大学校长，十个院士参会，共十九个人，因为我是双重身份；三是此前我是第四军医大学校长，也组织过几个创新中心的培育，所以个中酸甜苦辣约知一二，结合北师大这次中心的评审谈下面意见。

我觉得要建好这个中心要写好两个字，一个是"脑"字，一个是"协"字。

一、写好"脑"字。意即这个中心建立的重要性和研究的复杂性。人不能没有脑，遇事没有办法、看问题不清楚，这就叫没有头脑。江西人说子女有出息，要不就喂猪，要不就读书。在农耕社会喂猪可以发财，读书可以升官，我看读书既可以升官也可以发财。但是把孩子送到学校就可以读好书吗？不然！没读好书就骂学校，对教育不满意就骂教育部。教育涉及许多许多的问题，搞得好不好涉及大量因素，但根本的还是教什么和怎么教的问题。怎么教，其实谁也说不清楚，谁也没说清楚。钱学森的世纪之问，那也只是个问，应该是钱学森之答才对。你看钱学森那么聪明才是个问，其实没有答，那一般人能答好吗？怎么教，这涉及教师的脑子，也涉及学生的脑子。脑子很复杂，你从"脑"这个字就可以看出来，"月"是代表肉字，脑子四周都是肉，"亠"代表头颅骨，里面装的那个"乂"代表脑回，也可能"乂"是代表未知数太多。不同的人脑子装东西的多少，能装的东西是有差别的，同样一个脑袋有人装了很多还津津有趣，有的刚一装就满了，就不好好学习。现在有些地方管你愿装什么，能装多少，满堂灌，这是不成功的。通过你们的研究，如能把孩子们分成几类，做到录取有类、教育有类、考试有类、分配有类，这种分类要有客观指标，经得起检验，肯定会促进人类社会进步。

二、写好"协"字。协作不是一件容易的事，要有高度的组织艺术。不是说把几个水平最高的叫到一起就行，也不是随便找上几个人在一起就行的。最好的办法是要能力互补、知识互补、研究技术互补，甚至人格互补。比如你们的研究领域脑的结构和功能是一方面，而学习又是一个方面，可能一方面是自然科学，一方面是社会科学，一方面需要线性思维，另一方面需要非线性思维。这就需要交叉，需要争论，要改变一言堂。很多年前我参加过一次杰出青年基金终审，参加评委多为院士，有一个工科的候选人提出的研究项目，引起不同专业两方面院士的激烈争论，谁也不让谁，最后还搬来一块黑板，赞成的一边上去画一遍，反对的上去又画一遍，我根本听不懂，只知谁的声音大，不知谁的说法对。最后开始投票，我提了一个问题，这个项目要投啊，不然最后究竟谁对呢？总要有人去证实。支持的人说当然要投，让他去证实对吧！反对的院士也说当然要投，让他去证实错吧，最后居然通过了。这就是交叉的好处。同样，要将理论与应用相结合，现在总有人认为先有理论才能有应用，这不一定对。我国的四大发明开始有理论吗？没有啊！曹冲称象时有理论吗？没有！是阿基米德发现了理论，可阿基米德比曹冲晚多少年。所以要将脑子的研究与中青年学习状况及其改善结合起来，也要将脑子的研究与临床某些与学习相关的疾病及其诊疗结合起来。这样看起来更加复杂，其实容易从各个方面各个角度来探索我们想探索的东西，这样可能更快、更全面，更准确，离事物的本质，离真理更近。协作的目标是聚焦一个课题，协作的目的是组建一个团队。要成就一番事业，影响因素很多，但有三点最重要：一是领导者，二是人才，三是纲领。三国的刘备开始三者俱全，所向披靡，而后输在领导者上，因为刘备死了换成了阿斗；水浒的宋江开始三者也俱全，举世无敌，最后输在了纲领上，因为换成了招安；红楼梦的贾老太太既不是好的领导者，也没有人才，更没有纲领，过一天是一天，所以读来读去读不出个名堂，抽不出一个道理来；但西游记的唐僧，可是个好领导，还有三个徒儿，个个是人才，加之以取经为纲领，最后胜了。领导者、人才、纲领三者中又以领导者最为重要，要当好领导者最重要的是管理机制，刘备会哭，关键时刻大哭一场，凝聚力战斗力就来了；宋江呢？会讲情，关键时刻一煽情，凝聚力战斗力也来了；唐僧不仅会哭，还会讲情，更重要的是他有法，关键时候，孙悟空不听话就念紧箍咒，孙悟空那么厉害都听，其他的敢不听话吗？

啰唆了这么多，供大家参考。再祝这个协同中心建设成功。

常态、介态与病态

2013 年 1 月 26 日

在全国肝性脑病指南写作组会议开幕式上的发言。此次会议主要就轻型（或早期）肝性脑病（MHE）开展研讨，并启动共识或指南的写作。北京大学人民医院刘玉兰教授主持会议，来自全国相关学者共 20 人左右。

我们中华消化学会和中华肝病学会两个学会的同道在一起讨论肝性脑病的指南，为将来提高这种疾病的诊疗水平开辟未来。今天中华肝病学会的主委魏来教授亲自参加会议，而且带来了他的写作助手，也就是不仅"魏来"来了，魏来的"未来"也来了，足以看出此次会议的重要性。

刚才讨论了写作计划、写作方案，并对写作的人员进行了小的调整，目的是尽其所能把指南写好，我都同意同道们的发言，建议都很好，希望组长认真考虑并根据总体部署和要求加以取舍。我想加两点原则性的意见供参考。

一要高度重视历史。肝性脑病不是现在才有的，在战国时期，有个名医叫淳于意，他看见齐国国王在台上讲话，面色晦暗，但滔滔不绝，有时还词不达意或言过其实。按现在的话讲，面色晦暗就是肝病面容，爱说话而言不由衷，就是轻型（或早期）肝性脑病（MHE），淳于意就预测国王会继之中焦梗阻，将会吐血而死，最后果不其然，半年后就大吐血而亡。中焦梗阻就是门脉高压性胃病，吐血就是食管静脉曲张破裂出血。如已有 MHE，再加后两个诱因，这不就完了？由于他预测灵验，于是成了当时的名医。这是一个真实的故事，其实肝性脑病在此前的很多医书中都有记载，特别是从那以后研究就越来越多，道理也越说越清。20 世纪下半叶到 21 世纪这十几年，更是如火如荼，有大量的文献可查，国外有几个国家已有自己的指南，这些都要全面复习，既要说清来龙去脉，也要搞清不同之处。

二要充分认识介态。肝性脑病的存在对医生来说有共识，不存在任何分歧。但对 MHE 有不同认识，在有些国家（包括中国），在有些人（包括在座的）认识的差距还相当大。有人说根本不存在这个病，有的说即使有也难以界定或区分；有的说这个病不需治疗或用安慰剂也可以好，这些认识不能说不对，但对只是从一个侧面认识的，不全面。依我看，从正常人发展到明确诊断为肝性脑病，确有一个过渡期，或中间状态，如果把正常人喻成白，把肝性脑病喻成黑，则这个介态就相当于灰。人们对黑白的辨认很容易，要把灰分清反有困难。跟灰与白和黑间的关系一样，介态既可以发展成肝性脑病，也可以通过自己调整到正常。作为医生我们认识这个介态非常重要，我们的目的是不让介态向病态发展，而是向常态回归。要做好这件事不容易，既涉及诊断，又涉及治疗，这就是我们这次编写指南的困难之处，也是宝贵之处。写作的各部分既有分工，又有合作，使之成为整体相互统一而不是相互矛盾。自己的部分写成后建议交各部分写作人参考，并提出意见，这叫看别人的写自己的，这样才能达到完美。有分歧或反对意见，到下次会议上集体讨论决定。

我深信通过大家努力，一定会写出一个高水平的 MHE 指南来。

再谈院刊与子刊

2013 年 1 月 28 日

在中国工程院院刊出版座谈会上的发言。本次会议在工程院 316 室召开，由时任周济院长主持。参加会议的有中国科协学术部时任副部长刘天平、副巡视员兼期刊处处长王晓彬、高等教育出版社时任社长苏雨恒、原社长刘志鹏。工程院机关的有董庆九、李仁涵、吴国凯、安耀辉、王元晶、姬学、孙勇等。

刚才周院长作了重要讲话，对于如何进一步办好工程院的院刊及其子刊提出了考虑、希望和要求，科协和高教出版社的同志们也作了很好的发言，这些都是工程院办好学术期刊的重要条件。

关于这件事情，这个月已是开第三次开会了。15 号我们院内相关同志开了务虚会，22 日在 2013 年度工程院学术和出版委员会上我们向全体委员通报了这个情况，可称通气会。这次会议是我们三家共同参加一起商讨。三次会议周院长都出席并做指示。正如有的学术出版委员会委员所说，现在抓出版应该提到工程院的重要日程上了。因为高度重视这项工作既有根据又有基础，也有可操作性。

关于根据。最近几年我们国家经济、科技都已出现快速发展，GDP 和 SCI 论文数都已居世界第二位。但中国科技人员高水平的科技成果绝大部分都投到国外期刊去发表，然后还要用大量的钱去买回来。如医学，有人戏称为两进一出。一进是进口药品，国外药品价格奇高；二进是进口医疗设备及耗材，后者也是价格奇高，一出是做出的科研成果通常送到国外发表，而中国自己主办的各种英文杂志大致 240 多种，但进入 SCI 前 25% 位的仅有 5 种，而且国外高水平的杂志常常对中国作者的文章有偏见，加之我们英文总是不像他们母语国家表达的好。所以中国的科技要立于世界之林，要成为强者，除了自己的工作要做好外，创办期刊为科技工作者提供平台是极为重要的。

关于基础。工程院成立已快 20 年了，一步步成长、一步步壮大。我们现在每年召开学术会议已越 100 场，有大量的成果需要展示和发表。高教出版社是国家级的出版单位，有水平，我们两家合作已完成了大量出版物，其中也包括中英文院刊及子刊的出版发行，相互间有稳定的协作和联系。

关于可操作性。高教出版社起草的这个方案总体来说是可行的，里面关于组织机构、责任分工、监督方面还要细划和加强，比如院刊与子刊的关系，子刊主编有的是科学院院士，工程院学部怎么与之协调；即便是工程院士，但又不是学部常委或主任、副主任，其间怎么协调；主办单位与承办单位的关系，现在全部子刊都挂靠在某个大学或研究所，怎么与承办单位协调。还有各学部的进度不一，有的已开办并有几年经验，有的还需重起炉灶。还有人担心一稿双投的问题，我们是同一本期刊，中英文同时发表没有太大问题，是兼顾两群读者，人民画报不是十几种文字出版吗？关于院刊 *Engeneering Sciences*，能否改成 *Engeneering*。周院长说得好，美国有 *Science*，英国有 *Nature*，中国就不应该有一本 *Engeneering* 吗？这些因素都要想到，迎着问题走，解决问题进，才能成功。感谢中国科协对我们的支持，科协的使命是繁荣学术，提高中国外文期刊的质量，我们工程院正好是抓学术的，我们会积极参与和配合你们的工作，把自己当成你们的一员，当成你们重要的一员。出版社既要注重名（发行质量），又要注重利（发行数量），我们这几个杂志开始创办时发行量肯定不多，但将来会多，这取决于我们能否不断提高质量。所以我们的第一步先考虑主动作为，再考虑市场需求；第二步是二者结合考虑；到第三步只考虑市场需求，那就真是进入到良性循环了，也就是先是编者找著者，然后是互找，但最后著者而且是很多著者找编者。到那时你用不着担心质量，也不会担心没有读者了。

"被抓"后的感觉

2013 年 1 月 27 日

在中华医学会 2013 年度年会学术报告前的开场白。此次大会在北京国家会议中心举行。出席大会的中华医学会 80 余个专业分会的现任主委、前任主委、候任主委及秘书长，共约 1200 人。陈竺、钟南山、赵玉沛、刘德培、郎景和、郑树森、李兰娟、杨宝峰、樊代明、曹雪涛等 20 余名院士出席了大会。开幕式后，陈竺、曹雪涛、樊代明等应邀作了大会报告。

感谢大会给我一个再次站到这个讲台的机会。今天我是特别穿了这身军装，穿这身将军服来开会，因为我想证实自己的存在。这一个月来在民间一直在传，网上也有，说我因叛逃在机场被抓，就地撤职。一直到昨天来这个会议报到时，还有朋友说"听说你进去了"，今晨还有朋友问我"听说你放出来了"。是无中生有还是事出有因？

一、"被抓"。去年 11 月下旬，作为工程院副院长，我经工程院和外交部批准，持外交护照去泰国参加国际会议。我同时是军人身份，因此事前也给解放军总后勤部作了报告。正当我通过安检移民局，即将登机时，总后通知我因十八大学习不能出国。此次出国确实重要，因是亚太消化会议主席请我，我是世界消化会议的主席，有好多事要当面讨论决定。但作为军人以服从命令为天职，再大的事情也不如十八大。我立即决定取消出国，返回单位。但进到国际候机厅容易，出来可困难，我找不到出口。此时广播里又一遍遍催我登机，我办好了退机手续后，有两位安检的警察正好下班，他们好意带我出去。前面一位女警察带路，我走中间，后面一位男警察为我拉着拉杆箱。当时我的心里也十分不安，可能表情也不好，俨然一副"被抓"的样子。到了出口，他们把我交给了两个年轻的军人（其实一个是我的司机，一个是我的秘书），我们上了军车就回单位了。我出来时，有不少和我去泰国开会的人正办安检或查验护照，我出来，他们进去，也许就认为我在机场"被抓"了。

二、"撤职"。上述事情发生半月后，中央军委决定免去我第四军医大学校长职务。有些人联起来想，我就成了"机场被抓、就地撤职"。其实第四军医大学校长这个职位最高服役年限是 58 岁，也就是说我前年就到龄了，此次免职属正常现象，宣布命令时说考虑到我的服役年限，更要保证我从事业务工作和完成工程院副院长工作的精力，并没有犯什么错误。至于叛逃，我在家好好的，哪里也不如自己的祖国好啊！

去年怎么看 今年怎么办

——2012 年年终述职报告

2013 年 1 月 29 日

听了刚才几位同志的发言，我很受教育、很受启发。各位成员工作作风之扎实、工作成绩之显著，都是我学习的榜样。记得去年年终总结时，我曾用"干、聚、成"三个字概括我们班子的特点。又是一年回望时，我的这种感受不是轻了，而是愈加强烈了。我们这个班子始终是一个务实的班子、干事的班子、团结的班子、奋进的班子。工作和生活在这样的班子里，始终感到是幸福的、是踏实的、是满足的。幸福，是因为班长带头，大家都在讲团结、讲奉献；踏实，是因为齐心干事，大家都想干事，也干成了许多大事；满足，是因为学到很多，大家身上都有许多值得我好好学习的优点。

今天要求我们结合工作汇报谈学习体会，我认为学习十八大报告和其后各种相关文件，学习胡总书记和习总书记的讲话。我体会总体精神是"举什么旗帜，走什么道路，做什么事情，怎么做事情"。举中国特色社会主义旗帜这要坚定，走中国特色社会主义道路这要坚持，以经济建设为中心发展生产惠及民生这不能变，我们能做需要做的就是怎么把这三个事情做好，要做好这三件事，我们要牢记习总书记告诫我们的"空谈误国，实干兴邦"。党和人民、国家需要我们工程院干什么？那就是推动国家科学发展，我们要说别人说不了的话，要做别人做不了的事。比如说湄公河惨案，我们的同胞被杀了那么多，死得那么惨，后来是南沙，再后来到钓鱼岛的事情，我们的确很难办，很尴尬。原因在哪里？在实力！美国的军事实力是其余世界最强十五个国家的总和，如果我们有那样的实力，甚至于只有一半的实力，周边这些国家敢吗？这当然有一个经济能力问题，但也确与科技能力有关。比如飞机发动机一直到现在还没研究得很好。再比如现在的雾霾很严重，光一月份就来了四次，而且程度重、范围广、影响大。微颗粒物（PM2.5）对人体危害不仅是现时的，而且是长远的，这个东西不像 SARS（重症急性呼吸综合征），可以躲，这个躲不了，你到哪里都要呼吸呀！我听说 PM2.5 对青年人特别是小孩的影响要比成人和老人要大，因为他们的肺组织还没发育完全，就像幼苗受冰雹之损要比大树严重。不吸烟的人受损又要比吸烟者严重，因为吸烟者肺组织适应了而且有耐受性或抵抗力。我就不吸烟，这几天凌晨三四点咳嗽特重，好像什么东西咳不出来。面对这样的问题，工程院相关学部应组织及时调研，究竟是天灾还是人祸，怎么解决，要为政府拿出办法。就我个人来说，那就是看工程院给我分配的工作是否完成得好。我们医生对实干与生命意义的理解是什么，很透彻！比如遇到一个病人在出血，我们不是去空谈出血的来源，或出血的机制，而是赶快把出血止住，然后再说，否则病人就死了。这就叫空谈误命，实干救生。工程院给我安排了如下几项工作，下面我就这几方面工作向党组汇报。

一是努力提升党性修养的水平。虽然仍是工程院领导班子的新成员、年轻成员，但进班子也两年多了。两年多来，我始终把尽快、尽早且较好地，完成从军队到地方、从西部到北京、从单纯医学到大科学的"三个转变"，尽快、尽早且较好地适应好、履行好、完成好现职岗位的职责使命，作为检验工作成效的重要尺度。在这一过程中，始终把加强学习作为提高履职能力的首要任务，不仅学业务更要学理论，以此不断提高党性修养、强化自身素质、提升领导能力和水平。虽然军队在理论学习方面抓得比较紧，但我依然能积极参加院党组组织的各种集中学习和布置的各种专题学习，始终把集体学与个人自学相结合、经常学与重点研究相结合、理论学习与实践总结相结合。一年中，先后重点学习了中央十七届六中全会精神，胡锦涛同志和温家宝同志在院士大会上的讲话，特别是深入重点学习了党的十八大精神，学习了习总书记在十八届一中全会上的讲话、在中纪委十八届二次全会上的讲话，以及和新一届中央领导关于经济社会、党的建设和党风廉政建设的重要讲话精神。注重在原原本本学报告、学讲话上下功夫，注意把理论学习与本职岗位相联系、与总结经验规律相结合、与服务院士群体相统一，在学深悟透中努力寻找推动中国工程科技学术事业科学发展的理论依据，通过真学、真用、学以致用，不断强化党性修养、筑牢思想之"堤"，提高推进发展的能力和科学决策的水平。一年来，能够始终严格要求自己，准确定位、当好参谋，到位不越位，尽职不揽权，维护班子形象做表率，履职尽责搞研究，努力做到院主席团会议、常务会和党组会的"零缺席"，撰写刊印了20余万字的工作研究体会《那一年，我在工程院》（第2卷）。

二是不断铸强学术品牌的品质。一年中，坚持按照"聚焦科学前沿、聚集发展力量、聚合学术思想、聚变论坛成果"的"四聚"思路，进一步规范工程院学术活动的流程、提升工程科技论坛的质量、放大学术活动的效益，注重品牌内涵建设，在努力推动学术活动不断向国家重大需求"聚焦"、向提升决策咨询质量"聚集"、向培养青年工程科技新人"聚合"的过程中，增强中国工程院学术品牌的吸引力、凝聚力和辐射力，铸强工程院学术活动在推动中国工程科技发展中的引领作用、示范作用和推进作用，实现"好"字当头，以品质铸品牌的发展目标。目前，国际工程科技发展战略高端论坛，中国工程科技论坛和学部本级的学术论坛三项主要的学术品牌，已经按照 7:2:1 的滚动模式高效有序运转。按照"在学部活动中广泛选种、凝向立标，在中国工程科技论坛中扶新育苗、聚集智慧，在国际高端论坛中聚合力量、聚变成果"的既定原则，会同三局的同志们，一起修订了《中国工程院学术活动管理工作（暂行）办法》，力争把已有的经验固定下来，把有限的资源集中起来，使学术活动的效益实现最大化。同时，进一步加强了对学术活动组织形式和成果总结的改革力度，在增加争鸣与碰撞的时间和内容要求，延伸学术论坛的范围和对象，广泛吸纳青年专家尽早进入等深化工作上，都收到良好的效果。今年，已开展国际高端论坛 12 场、中国工程科技论坛 22 场，学部论坛 71 场，主持开展了第三届中国工程前沿青年研讨会、中法传染病年会、院士大会期间的外籍院士论坛等高端学术论坛 10 场，全年邀请了包括诺贝尔奖获得者在内的 70 余位外国高级专家参与其中，进一步扩大工程院学术品牌的影响力。目前，已结集出版了 3 本国际高端论坛报告和 6 本中国工程科技论坛报告。在这些活动中，我本人亲自参加高端论坛 7 场，中国工程科技论坛 9 场。

三是持续提高服务院士的质量。我始终认为树立为广大院士专家做好服务的思想，放下架子、扑下身子，扎扎实实地为广大院士做好服务保障工作，才能赢得大多数院士的支持、理解和信赖，从某种程度上讲就是为国家的工程科技事业发展做贡献。一年中，一是积极参与了俞梦孙等院士典型的宣传工作。二是组织出版业务部门加强了对"院士文库""院士文集""院士画册"和"咨询报告集"等重要文献的收集整理工作；三是继续发挥自身优势，把院士专家的身体保健工作做好。发挥医药卫生学部的资源优势，针对院士群体的年龄和生理特点，就大家普遍关注的健康问题，定期开展面向"两院"院士的"院士健康论坛"活动，已开展了 19 场，直接受众 2000 多人。健康讲座从一推出到现在，越来越受到广大院士的重视和青睐，有的院士逢讲必到。正是看到大家如此热情地支持，我也要求自己要克服困难，争取把每一场的主讲人选准、选好，把每个院士的困惑和疑问答复好，把每一场论坛主持好，争取以通俗易懂、方便实用的特点吸引更多的听众。同时兼顾京外专家的需求，一方面把所有讲座专家的授课内容刻成光盘发到每位院士的手中，另一方面身体力行，对于京外其他学部院士具体的医疗就诊要求，能够及时高效地组织附近医学专家或院

邵一年
我在工程院

卷三

士帮助解决。这方面的问题还是相当普遍的，这里也提请院里给予相应的重视和帮助。仅去年 1 年中，就有 30 多位院士找过我。去年 7 月份，发挥四医大的医疗资源，派出四医大口腔医疗巡诊车，还为全院机关 100 余名同志，进行了口腔义务巡诊。

四是认真把好重点工作的关口。今年以来，一是牵头完成了工程院"中国工程科技思想库"第三分题的研究项目，重点围绕推进工程科技学术发展的战略问题展开研究。目前，该项目已按照总体要求和计划安排提前完成，形成了近 2 万字的结题报告。在边研究边整改中，工程院的学术品牌的层次深刻有效地提高和发展。二是与杨胜利院士一起，深入推进"中国转化医学发展研究"的咨询项目。这一重大咨询课题预期，能从理论上实现推动中国转化医学的全面发展，从实践上能够指导中国转化医学的快速发展。三是近期在国内首次提出"整合医学"的概念，并围绕这一研究课题，着手"中国医学发展战略研究"，并准备把这项工作作为下一阶段咨询研究课题的重点，报请院里批准后组织相关院士和专家展开研究，力争从行医、学医和医疗管理的理念革命入手，推动"整合医学"理念在全社会的推行，改变大家就医、从医和组织医疗的方式。目前该项工作已形成 200 万字的前期研究丛书准备付印出版。从自己分管工作来说，进一步改变目前学术成果出版工作的现状，是周院长交代给我的重点之一，去年以来先后多次陪同周院长与高教出版社积极磋商出版工作改革推进办法，增加了学术出版物的系列内容，加强了学术期刊改革的推进进度，力争能在出版物中再推出中国工程科技界的国际品牌。

五是继续推动专业研究的深入。无论是当一名院士，还是做副院长的工作，我始终认为只有把做好学问这个立身之本抓紧抓住抓好，才能从根本上不辜负党和人民的期望与厚爱，才能以实际行动为党和国家做出自己应有的贡献。一年中，继续做好自己作为首席的胃癌研究 973 课题，该课题的中期检查中，专家组对于我们已有的研究成果给予充分的肯定；继续做好自己作为首席科学家的"临床合理用药支持系统"的研究开发，目前，已经国内数十名院士专家鉴定为"国际先进"，正在国内数十家临床医院投入试用，并有国外相关领域的公司积极前来接触，希望共同开发、大力推广。值得一提的是，国家科技部与教育部推出"2011 计划"后，率先联合协和医科大学和香港中文大学，以及 20 多家高校、研究所和企业，在全军首批建成了"消化系肿瘤研究协同创新中心"，目前该中心已正式运行，研究工作全面展开。一年以来，先后在本专业以第一作者或通信作者，在国外 SCI 发表论文 9 篇，影响因子在 5 分以上的 7 篇，最高为 38 分；培养毕业博士 3 名和硕士研究生 1 名，其中 1 人获评"全国百篇优秀博士论文"、1人获评"全军百篇优秀博士论文"。

六是始终守好廉洁从政的底线。在廉洁从政，清爽为官方面，班子的每位成员都是我学习的榜样，大家都能恪守底线、清廉为政。自己在这方面也是严格自律，慎独慎微。一是守纪律、重形象，不随便以工程院领导的身份参加社会上各种名目的商业活动、推介活动以及有名无实、装点门面的活动。二是不开口、不伸手，对于社会上各种名目的好处费，评审费都坚辞不受；在经费开支上，除了正常的差旅交通费外，从未在工程院机关报销其他任何费用。三是讲团结、不江湖，和机关同志努力做到关系融洽但不庸俗，没有吃吃喝喝，说不清道不明的交往，以期不断树立党员领导干部良好的自身形象。

虽然在有限的时间里，做了一些工作，但是还有很多方面的不足。需要在今后的工作中加以改进和克服。一是理论学习还有待进一步深入。学习领会和贯彻党中央、国务院的路线、方针、政策和一系列决策指示是坚决及时的，但由于时间和精力的关系，还存在就文件学习文件，在系统学习、学深悟透，先学一步、学深一点，以及联系实际、指导工作上还有待进一步加强。二是联系基层还有待进一步紧密。一年来，随着学术活动的广泛深入开展，走过全国十几个省市，但还只限于参加活动本身，对于个别省市和地区的工程科技学术发展的实际情况，还有走马观花的现象，调查研究的深度还不够、帮助指导的力度也相对有限，倾听院士意见的广度还不够普遍。三是工作方法还有待进一步灵活。身兼行政工作、学术研究、临床医疗和教书育人等多重任务多个角色，有时在任务一起来、工作一起上的情况下，就会有急躁情绪，尽管尽最大可能统筹时间、兼顾各方，但还有重这头轻那头的现象发生，"弹钢琴"的工作方法有待进一步提高。

正如大家所言，2012年对中国来说是大事之年、关键之年，对我个人来说，也是非常特殊的一年。前不久，因为任职达到最高年龄，且超期一年有余，我于2012年12月21日，正式谢任第四军医大学校长一职。对于这一变化，校外一些不明情况的同志有各种议论，一些关心我的同志也纷纷打电话问候。对此，我在组织谈话和谢职讲话中均有谈到，我认为这不是结束，而是一种新的开始。在接下来的日子里，我会把更多的时间和精力投入工程院的工作，投入自己的专业研究。在新的一年里，我将按照中组部和院党组的要求，瞄准差距和不足，在大家的帮助下努力改进和提高。一是进一步加强创新理论的学习研究。以党的十八大提出的宏伟目标和根本要求为指导，紧密结合经济社会发展的重大需求，进一步做好工程科技学术发展中的"聚焦、聚力、聚合、聚变"工作，不断提升和推动工程科技学术工作科学发展的质量和层次。二是进一步增强深入基层的自觉意识。主动走到基层单位和广大院士中间，广泛收集院士专家的意见和建议，发现和培养基层单位院士学术活动的先进典型，"穿针引线"统筹好地区间院士学术活动发展不平衡的问题，努力提升指导帮助基层的能力和水平，努力实现全国工程科技学术活动蓬勃发展的生动局面。三是进一步增强服务院士的质量水平。努力把服务院士的工作做具体。继续做好为院士提供健康咨询服务的工作，扩大范围、扩大平台、提升质量、讲求实用，进一步挖掘资源、凝练主题，努力使之成为工程院的一个新的学术品牌，使之成为能让国人普遍受益的权威性公益讲堂。

二周有约

2013 年 1 月 29 日

在中国工程院与北京大学"院士医疗保健绿色通道"签约仪式上的主持词。此次仪式在工程院 316 会议室进行，时任工程院周济院长、谢克昌副院长，时任北京大学周其凤校长和北大所属四个医院的院长，时任中央保健局杜治贤副局长，工程院和北大相关工作人员约 70 人出席仪式。

为进一步加强中国工程院院士医疗保健工作，体现党和国家对院士身体健康的关心，中国工程院与北京大学所属四所医院共同协商，进一步加强合作，为院士就医提供方便，保障院士们的身体健康。今天，中国工程院和四所医院在这里举行院士就医绿色通道协议签署仪式。出席今天仪式的有工程院周济院长，北大周其凤校长、工程院谢克昌副院长、郭应禄院士、中央保健委办公室（卫生部保健局）杜治贤副局长、袁晓红副巡视员、北大一院刘玉村院长、人民医院王杉院长、三院乔杰院长、口腔医院林野副院长、工程院白玉良秘书长，还有中央保健委办公室和工程院的相关领导和同志们，让我们以热烈掌声欢迎各位领导和朋友的到来。首先请工程院周济院长讲话（略）。

周院长代表工程院全体院士和机关的同志们向北大的领导表达了渴求与感激之情。中国工程院院士的平均年龄已达 74 岁以上，他们曾经和正在为中国的工程建设作巨大贡献。但在身体保健方面，他们自己解决不了。我们工程院只有一位医生，还有一两个兼职管理人员，要解决这个问题，无论质量还是数量都不够。北大能伸出援助之手，这是对我们最大的关爱和帮助。下面有请周其凤校长讲话（略）。

周校长的讲话热情洋溢，正像一抹阳光温暖我们的心房，舒遍全身。据我所知，他当年高中毕业时是保送学医的，最后阴差阳错未能如愿（周校长补充，我本来是保送第四军医大学的，但当时个子不高，只 1.52 米，不够当兵标准，后来上了北大化学系，使劲长才有现在这般高），这样，北大多了一位校长，而第四军医大学少了一位杰出校友；中科院多了一位院士，工程院少了一位院士。当然了，当年周校长没能学成医，可他现在有这四所有名的医院不是更好吗？周校长刚才介绍了四所医院，我们为什么选他们这四所医院？周校长说，他有需要就是到这些医院。我们平时选医院的诀窍是什么？就看他自己的领导病了到哪里去，跟着感觉走啊！本来应该请中央保健委的杜局长讲话的，可机关今天没有安排也未事先通知她讲话，我不敢贸然邀请。保健委是我们两家协作牵线搭桥的红娘，而且是我们保健工作的领导者和指导者，相当于婆婆。红娘和婆婆在婚礼时一般不讲话，重要的是看将来生不生孩子，生出的孩子怎么样，所以今天是此处无声胜有声啊！等到我们做出成绩后再汇报吧！

下面有请工程院白秘书长与四个医院的院长分别在协议书上签字，请各位领导上台见证签约。

同志们，院士是国家的财富，院士的身体健康又是财富的财富。财富需要爱护，需要保护，需要呵护，需要守护。守护更需要守护神。谁是最好的守护神？在我们医界，我们很尊崇北大，北大不大谁大。今天签约的四所医院在国际国内都是一流的。今天我们两个单位在这里签约，拉钩结盟，代表合作开始，深信会结出来硕果。因为我们两家早就是兄弟单位，别人常说兄弟单位，那只是比喻，一般都是 brother like or sister like。但我们两家可是真正的兄弟，周济院长和周其凤校长，一个是湖北周，一个是湖南周，同享一湖水，同做一种事。也许五百年前是一家，我看可能不到五百年，不然你们看他们站到一起多亲密。这是兄弟牵手，样样都有。这是好兆头，这是院士有喜，院士有福。

见证、见面与见识

2013 年 1 月 31 日

在全国络病新理论 20 周年纪念学术会开幕式上的发言。本次大会在石家庄河北宾馆召开，吴以岭院士任大会主席，参加大会的有杨胜利、张运、李春岩、丛斌、于金明等 7 名院士，以及来自全国的相关专家，共约 800 人。

感谢吴以岭院士的邀请，使我完成三个心愿，即见证、见面和见识。

一、见证。吴以岭院士提出络病理论五位一体已经 20 年了。20 年来通过深入的研究和广泛实践，已得到同行承认，写了著作，编了教材，建了医院，出了药品，取得了成功，这是对中国传统医药的传承和发展。中国工程院任何院士的成果都是工程院的光荣。今天我和大家在一起见证这项成果。

二、见面。蛇年春节已快来临，这段时间非常忙，见一次面不容易。这段时间，有一种误传或者谣传，没见到我的说我被"抓进去了"，见到我的认为我已"放出来了"，其实都是谣传，没有这个事情。本来就是工程院和国务院外交部已批准我出国，部队因十八大前后停止出国，加之我在校长岗位上超期 1 年多，经中央军委批准免去校长职务，以便更好地履行工程院副院长和我的业务工作。尽管如此，在座的同志们有的给我打过电话，有的发过短信，来慰问我，不管是不是事实，那也是一种安慰，是一种感情，在此一并表示感谢。

三、见识。这次来石家庄参加会议，为的是与大家交流，向大家学习。我报告的题目是"整合医学"，为啥讲这个题目呢？因为最近确有很多人问我，第四军医大学最近 5 年为什么发展这么快。的确，第四军医大学最近 5 年有一些发展，比如，我们一年获得了 5 个国家科学技术进步奖一等奖，新增 2 名院士，新增中华医学会各专科学会的主委或副主委 18 位，有 8 人在国际学术组织任职，其中有 3 名为世界学会的主席。医疗毛收入从五年前的 17 亿增至今年的 71 亿。如果要问这究竟靠什么呢？作为校长，可以说既是见证人又是实践者。我们靠的是两句话 8 个字，即管理上靠"精品战略"，学术上靠"整合医学"。精品战略，英文叫"Top Quality Improvement"，这是我们新的办校思想，简单说就是最高质量的再提高。再简要一点就是一个字，"精"。最近我们写成了一本书，一共 1500 页 200 万字，书名就叫"精"，已在印刷。春节以后就可以和大家见面。"整合医学"是今天我要给大家报告的题目，其定义我是心中了了，纸上难明，好在大家都是聪明人，讨论一遍，其义自见。整合医学的英文是 Holistic Integrated Medicine。整合的整是整体整理整合的意思，即从整体出发将现有最先进知识整理、整合，使其更加适合、更加符合整体诊疗的新的医学体系。所以整合的合是适合、符合的意思。简要地说，整合医学就是一个字"整"，更确切一点说就是聚。"整合医学初探"我已讲过 70~80 场，并在《医学争鸣》全文发表，其英文版下个月将发表。最近我又应邀为"医学争鸣"写了篇"整合医学再探"。"初探"那篇文章主要是理论诠释，而"再探"这篇主要从实践层面加以阐述。等会儿作专题报告时再与大家交流。

最后预祝大会圆满成功。

立足 "1" 涉足 "9"

2013 年 2 月 20 日

在中国工程院刊出版工作会议上的主持词。本次会议在院办公楼 218 会议室召开，出席会议的有周济、樊代明、李伯虎、屠海令、袁士义、崔俊芝、康绍忠、丁一汇、沈倍奋、王安等 10 位院士。出席会议的机关同志有董庆九、吴国凯、王振海、高中琪、李仁涵、安耀辉、刘志鹏、徐进、王元晶、左家和、王爱红、唐海英、李冬梅、张健、潘刚、王晓俊、于泽华、姬学、孙勇和陈冰玉等。

今天把各位院士和机关的同志们召集到一起，召开我院春节后的第一个会议，目的是如何落实前不久召开的学术和出版委员会提出的 2013 年工作要点和贯彻昨天下午院常务会议的精神，具体就一个主题，就是如何办好院刊。

大家都知道，工程院是最高荣誉性和咨询性学术机构。既然是学术机构，工程院就应该在中国工程技术界占领制高点、构筑主阵地、唱响主旋律，成为主力军，这是工程院的使命所在。要履行了这样的使命，不仅要把学术搞好，同时也应把出版工作搞好，院刊应该是工程院水平的重要标志。在这方面工程院成立后 10 余年来已做了大量有效的工作，但离我们的理想水平还有很大差距。因此，办好院刊应该成为当前工程院的主要议程。

我们今天抓这项工作，恰逢其时，一是国家要搞文化大繁荣，办好院刊属科技文化范畴，中国科协抓提高期刊质量而且在国家申请到一批经费，资助 A 类期刊每年 200 万元，B 类 100 万元，C 类 50 万元，而且把我们已列入其中，我们工程院一定要积极响应。今天会议怎么开，将来工作怎么做，有请周院长作指示（略）。

周院长的讲话很重要，既有总体思路，又有具体做法，他自己说他对这项工作抓得急，我看是抓得紧。我到工程院来工作的二年半中，几乎每次他给我交代工作时最后都要提到办好院刊的事。本来原定等一两年再说，现在看来不能等了，等不得了，等了就要被边缘化了。中国科协如果只办一本杂志，我们可以等，没有份也不打紧；如果办 10 本我们也还可以等；但他们现在是办 100

本杂志，如果100本还没有我们的，恐怕就不好交代了。而且此事发生在本届班子里，没办好，那可是错失良机，所以周院长急是有道理的，是他作为院长职责所系。

办任何事情我觉得都是事在人为，美国有 *Science*，英国有 *Nature*，那我们中国就应该有 *Engineering*，Science、Nature 最终要落到 Engineering 上，只有 Engineering 才能给社会带来生产力，给人民带来福祉。Science、Nature 是出 Paper，而 Engineering 是出 Power（或者 Products）。而且一种发现（比如电）可以引发多种或大量的发明（比如各种电机、电动设备），从而改善人类生活，推动社会发展。

各学部来参加会议的院士，可能已经感到了压力，而且压力很大。似乎每个学部回去以后都要开办杂志，而且是好杂志，所以今天开会好像脖子上上了一个套。其实不然，如果你听完了下面刘志鹏同志的汇报后可能就顿觉轻松些。刘志鹏同志原来是教育部高教司副司长，后来任高教出版社社长，他在任时很支持这项工作，既出了钱又出了力，是有功之臣，而且很有经验，这次周院长请他来工程院，是请，不是聘，聘不起。请他来不仅负责这项工作，同时也是和高教出版社合作，他已有一系列想法，下面请他谈谈（略）。

周院长和刘志鹏社长已把院方的考虑和打算讲得很全面透彻了，下面的时间大家有什么想法，有什么建议，有什么困难，甚至有什么反对意见，都可以畅所欲言，发表自己的高见（略）。

今天的会议办的是一件大事，是一件好事，也是一件难事。因为难，所以要举全院之力，这就是说不仅是全院机关之力，各个学部常委会之力，也需全体院士的努力。如果每一院士能投一篇高质量的稿件，我们的杂志不愁办不好。我们现在提倡的是"1+9"，"1"是院里的主刊，"9"是9个学部每一学部1本的子刊。近期，或者说在6月份之前，我们应该着眼在两点上：

第一点是立足"1"上，就是集中精力办好主刊。刚才同志们提了很多建设性意见，下来以后要认真落实，争取今年出版的6本一本比一本有进步，一本比一本有特色。编委会是否在本期就要加强，包括请国内国外高水平的编委。其中刊名能否就叫 *Engineering*，名不正言不顺，当然这样经过主席团讨论后才能定下来。

第二点是涉足"9"中，就是尽快去抓9本子刊。因为6月份中国科协就要评审，这个慢不得，慢了就失去机会了。这不是每本50万或100万元钱的事，而是能否进入圈内去的事情。9个学部争取都进去，哪一个没进去都是历史遗憾。进不进得去是现在的事情，办不办得好是将来的事情。特别有三个学部现在还没有建刊，要重起炉灶，另 5 本虽已经创办，但参差不齐，工程院要及时与主编和挂靠单位联系，说明用意。我们是合作办事，是帮助他们，不是夺人之美。我们的帮助要体现在四个"一"上，即"冠一个名"，就是冠以工程院院刊之名；"给一笔钱"，即每刊每年给 50 万~100 万的资助；"出一把力"，即动员学部常委会在组稿、审稿、编辑等中发挥作用；最后是"负一份责"，即对子刊的质量负有监督完善提高的责任。

　　总之，会后希望到会的院士和院机关各学部办公室，将今天的会议精神尽快传达到学部常委会和正副主任，以尽快贯彻落实。到 3 月份召开主席团会议的前一天，我们还有一次学部主任会议，那次会议一是布置明年的国际工程科技大会事宜，再一个就是交流本次会议后的落实情况。再说一句，本项工作事关重大，不办不行，办慢了也不行，办得不好更不行，我代表周院长拜托大家了。

有幸三生

2013 年 2 月 22 日

在中国生物医药研发政策和产业发展高端研讨会开幕式上的讲话。本次会议在沈阳召开，主席由吴孟超、孙燕和樊代明 3 位院士担任。参加会议的还有曹雪涛、詹启敏、程京、刘志红、陈香美、阮长耿等院士和全国相关学者 100 余人。

首先我代表工程院和我院在座的全体院士对本次论坛的胜利召开表示热烈祝贺，对三生药业成立 20 周年表示热烈祝贺。刚才，吴孟超院士和孙燕院士作了重要讲话，是我们本次会议的"最高指示"，应该认真贯彻落实。我还要感谢三生药业对我的邀请，过去我与"三生"不熟，也未参加过他们的活动，来到沈阳才知与三生有缘，与三生有幸。这就是三生有幸于生产，有幸于生活，有幸于生命。

在医药研发方面我不是内行，雪涛院士约我来作报告，而且给我出了题目。我查了一些资料和数据，难成一体，结果发现我 8 年前准备的一个报告还有些针对性。那是 8 年前做成的报告，放到 8 年后还可用，为什么呢？尽管我国的医药研发有了一些进步，各领域的绝对值确有显著提高，但与国际上发展的百分比，与自己基础的增长率，特别与庞大人口的平均值比，实际上变化不大，变化大的只是在领导报告和报刊广播中形容词的描写。我们有几千家厂家天天在产药，有几百万医生天天在开药，有 13 多亿人口谁能不吃药。但我们无论是产的、开的，还是吃的药品 97% 还是仿造国外的。似乎 8 年前我开的那些药还是那些药，我们吃的那些药现在还是那些药，我们所见的改变主要还是药品名和包装品以及不断升高的用量和价格。如何解决这些问题，必须要有顶层设计，必须要有新办法，当然也应有绝招特招、绝活特活。这就是我一会儿想说的话或者说要做的报告，叫《从医学角度谈新药研发》。

一般的公司在成立多少年的庆祝会上都是注重介绍产品、宣传产品、推销产品、应用产品。最多是谈 R&D（科学研究与试验发展），其实在 R&D 的之前和之后还应有 1 个 S 和 1 个 P，S 是 Strategy，战略；P 是 Policy，政策。今天三生庆祝会的主题就是要我们来谈医药研发的战略和政策的，这是别出心裁，这是有的放矢，这是雄才大略，这是站得高看得远。参会的同志有搞基础的，有搞临床的，有搞转化医学的，当然有专门搞新药研发的。大家在一起研讨、论辩，一定会研出个道理，论出个名堂。

当然也给三生制药提个希望。你们有发展但品种还很单一，针对这么多疾病，我们还是巧妇难为无米之炊，你们的总经理叫娄竞，娄是一个"米"加一个"女"，娄可要成有米之巧妇才行；你们要克服这种现状，光你们的力量还不够，还要与别人协作，要有同志和兄弟，你们经理的名字叫竞，竞是一个"立"加一个"兄"，意即站到上面的都是兄弟，要立足世界药业之林。如此发展待到三生成立 30 周年、40 周年时，再来回顾今天的人和事，那里肯定已成有米之巧妇，已入世界知名药业之林。

前进三步曲

2013 年 2 月 23 日

在第九届国际络病学大会开幕式上的致辞。本次大会在上海会议中心召开，由中国工程院医药卫生学部、中国中医药学会、中华医学会等联合主办，吴以岭院士任主席。参加会议的有杨胜利、王威琪、张运、吴以岭、唐希灿、陈灏珠、陈凯先、王红阳、于金明、顾健人、樊代明等院士。参加会议的还有来自全国各地的相关学者，共 3000 余人。

今天的会议会场之大，参众之多，会风之热烈，是前八次络病大会所不能比的。前面已有几位作了热情致辞，后面国家卫生部王副部长，也是国家中医药管理局局长，他还要作重要讲话，我在中间说什么都显多余。这次会议是以岭院士召开的，以岭院士是我们中国工程院院士，以岭院士的出息也是工程院的出息，以岭院士的光荣也是工程院的光荣。

昨晚来沪很晚，但大家很热情，还给我安排了一个热情的房间，是 1015，前一个 1 是"以"，接着是 0，即岭，加起来是"以岭"，再后那个 1 是"要"，最后那个 5 是"我"。所以，1015 是"以岭要我"啊。但是这个"我"不单指我，是指在座的每一个"我"啊！住热情的房间就想些激情的事。以岭药业成立不长，他们创立了一整套理论，研制出一系列药品，培养了一大批人才，在一个又一个领域开展了实践，一次又一次为病人带来福祉。这种成功的秘诀在哪里？我们这里有三千之众，包括我自己，一方面是来学习知识的，另一方面我们更应该学习他们成功之经验。我体会他们的成功是不是可以概括成六个字，三步曲。

一是继承。中医搞了几千年，应该说最原始、最自然、最具历史的东西，其实是最本质的东西。从这个意义上讲，络病理论的成功是继承的结果。引用十八大报告的话，叫"不走改旗易帜的邪路"。

二是创新。光模仿，走老路，一成不变是没有出路的，只有创新才具活力，才具生命。从这个意义上讲，络病实践的成功是创新的结果。引用十八大报告的话，叫"不走封闭僵化的老路"。

三是整合。现在的以岭已经青出于蓝胜于蓝，已经成为一枝独秀。但一枝独秀不是春，百花绽放才春满园。涓涓细流，只有汇入滚滚江河才能汹涌澎湃，奔流不止。因此，以岭药业的成功是整合的结果，是他们主动地、自觉地、自愿地与中医整合，与西医整合，与不同专业学科整合的结果。

　　中国工程院是最高荣誉性咨询性学术机构，支持学术发展是我们的职责和使命。每年我们都将用 2 个多亿的经费来支持各领域的战略咨询；每年我们都要举行 100 场左右高水平的学术活动。除此之外，近期机关正在酝酿如何办好院刊和提高质量的问题。工程院已成立近 20 年了，我们将举全院之力来办好工程院的十种中英文期刊，其中包括一本主刊，拟叫 *Engineering*，以及 9 本子刊，分别称为 *Frontiers* 系列，比如 *Frontiers of Medicine, Frontiers of Energy* 等。中央和国家正在支持提高我国期刊质量这项行动，由中国科协在具体操办，工程院正在积极参与，调动人力物力。我这次和机关的几位同志到上海，等一下 10 点钟开始的另一个会就是要同三个子刊的主编和挂靠单位开个研讨会，怎么落实的问题。美国有个 *Science*，英国有个 *Nature*，中国就办不成一个 *Engeneering* 吗？当然一下子是办不到那么高水平的。但我们应该有这个眼光，有这个决心，有这个信心。当年以岭创业时谁能想到有今天呢？他们通过继承、创新、整合，成功了。那我们办杂志就不能通过学习、提高、协作取得成功吗？如果成功了，我们不仅会把络病理论用这个平台宣传出去，也可以把在座和不在座的中国医生创造的成果记录下来，宣传出去。还是那句话，"世上无难事，只怕不登攀"。

研究生教材是否需要统一

2013 年 3 月 3 日

在全国高等学校医学研究生规划教材评审委员会上的发言。此次大会在北京召开，由人民卫生出版社组织。出席会议的两院院士有刘德培、曹雪涛、曾益新、赵玉沛、付小兵、李兰娟、魏于全等 8 名院士，以及 65 本教材的主编或副主编。会议共 200 余人。

我是 1978 届的研究生，也是"文化大革命"后我国招收的第一批研究生。35 年来经历了从学生到辅导老师一直到导师的过程。本来今天上午工程院是派我去天津召开一个提高院刊质量的会议，但我改为下午前往，因为我认为这个会议很重要。一是我正在指导研究生，国家的导向及同行的进步，我必须了解，以免落任或被边缘化。当然作为工程院的副院长，我是我院教育委员会的副主委，也应掌握这方面的动态，以便加强这方面的合作和改进这方面的工作。二是需要学习，人不学习要落后，医学知识的半衰期只有 5 年，发展非常之快。我今年都 60 岁了，原来从事一些行政工作，比如担任第四军医大学校长，现在退下来要完全回到学术中，回到学生中，我主动推卸了作为人大代表或政协委员的工作，专心致志地搞学术和学问，我觉得编写研究生教材就是在这方面做出努力。

在国外是没有研究生教材的。因为不同学校差异很大；不同的导师方向不同、兴趣不同，水平亦不同。通常老师给研究生上课只有几个人或十几个人，教材就是近期发表的几篇高水平的论文，一边讲解一边讨论。这种做法有利于科技创新，有利于百家争鸣、百花齐放，可以克服千校一面，千生一面的弊病。但我们国家的教育体制和体系不同，各校水平参差不齐，主要是差的较多。好多导师不仅自己未经正规或高水平的研究生培训，当了导师也就不知道怎样指导学生，有的还出现学生促进或帮助导师成长的情况。面对这样一种状态，编写研究生教材作为一种基调或基础对于整个国家研究生教育的全面提高是有益的，至少现阶段是有用的。从这个意义上讲我是举双手赞成的。当然等到大家都到了一定水准时，这个就不一定需要了，那是后话。当然，既然要写就要写好，写好就是要有的放矢。

这个的，也就是这个对象一定要针对研究生。对此我谈些意见。

　　研究生教材基调定在什么地方，我看一是要有个基本标准，要有一个高度，那就是各专业培养的研究生，其知识涉猎层次应该比未读过研究生的一般医生水平高。因此教材首先要高于本科教材，本科教材强调的是已经成型，已经定论并广为接受的东西。同时要低于或精于专著，专著是一个专业的大部头，是对一个专业全面而精深的"圣经"。研究生学习时间及精力达不到那个水平。但是研究生的教材又要有其独特的地方，不然就读专著好了。独特的地方在哪里？就是要有提出问题和解决问题的思路，使研究生了解本专业存在的问题，或者说了解从业的主攻方向及其策略。比如就消化内科专业来说，举溃疡病为例，溃疡病在过去是不好治的，好多人都死于溃疡的并发症：出血、穿孔和幽面极阻。大家知道胃酸是致病因子，待到 H_2 受体拮抗剂特别是 PPI（质子泵抑制剂）问世后，引起了革命性进步，三大并发症几乎没了。但 H_2 受体拮抗剂或 PPI 治愈溃疡后容易复发，称难治性溃疡。后来又发现了 Hp，即幽门螺杆菌。根除 Hp 后又使难治性溃疡的治疗产生了革命性进步。但现在 Hp 耐药问题，溃疡癌变的问题，溃疡引起全身疾病的问题又出现了，这个不解决，又将成为溃疡病的重要矛盾。这就是问题，这就是需要研究生去攻关的问题。这个情况要写出来。这个写不出来，却去写教研究生怎么抗酸或怎么抗 Hp，这个水平就没有达到。提出了问题还要给予解决问题的思路，比如怎么引用或应用多学科的知识，用整合医学的办法把病理、生理、生化、微生物、药学、外科、内科、中医科、理疗科等各科知识集成整合，从一个侧面或多个侧面去解决问题，这就是研究生必须知道的。在写作风格上要提倡批判性思维。我们学校有一本杂志，叫《医学争鸣》，英文叫 *Negative*，就是提倡否定思维。改刊名前只有 400 个订户，现达 140 000 个订户，相当于 30~40 本中华牌杂志。我校研究生是人手一册，就是因为她倡导及报道否定思维的文章，为研究工作提供思路。办杂志可以与时俱进，随时改变，错了还可以改过来。而编教材则不容易，所以要更加有原则些、笼统些，要成为研究生创新思想的源泉或动力，而不要成了禁锢他们思考的枷锁或阻碍他们前进的绊石，这些仅供大家参考。

再临东湖

2013 年 3 月 7 日

在中国抗癌协会七届三次常务会理事扩大会议上的主持词。本次会议在武汉市东湖宾馆召开。出席会议的有郝希山、詹启敏等理事长或副理事长，全体常务理事和各专业委员会的主任要员，共约 120 人。

上有天堂，下有苏杭。人人都唱西湖美，其实东湖比西湖大，比西湖深，比西湖美。我们唱过"山西好风光"，唱过"新疆好地方"，其实真正好地方的风光，好风光的地方从来不用唱，是靠大家身临其境去体味去领略的。

毛主席老人家一辈子喜欢七个地方，即一山（井冈山），一海（中南海），一河（北戴河），两江（湘江和长江）和两湖（东湖和西湖），但听说他在东湖办公更多，住东湖的时间更长。

去年我们工程院和法国医学科学院也在这个宾馆联合开了一个"中法新发传染病会议"，开得很好，印象很深，那是冬天。这次我是再临东湖，是夏天，有别样感觉。我们住在东湖畔，住在这么好的地方开会，一定要开好，要开出水平来。会议的主报告一讲去年怎么看，二讲今年怎么办。去年的工作在去年 9 月换届大会上已"看"过了。今年怎么办，有请郝希山理事长报告 2013 年中国抗癌协会的工作要点（略）。

郝理事长的报告好比本次会议的总论，下面各个议程好比各论，龙头怎么摆，龙尾怎么捧，下面集中报告 4 项学会提升能力的专项工作，一是评一批奖，即评审今年中国抗癌协会科技奖，由詹启敏副理事长报告；二是办一件事，即向国家申请肿瘤防控资源现状调研项目（略），也由詹启敏副理事长报告（略）；三是写一套书，即编辑出版中国常见癌症诊治系列丛书《大众版》与《专业版》，由赵勇主任助理报告（略）；四是办一个会，即举办第 22 届亚太抗癌大会，由王瑛秘书长报告（略）。

无论哪个学会，或其在哪个阶段或地点，都必须抓两项工作，一是提高，一是普及，这是学会生存和发展的必备条件和必然要求。一方面我们要唱阳春白雪，另一方面要面向基层，服务大众，这是我们的声誉所在，也是我们的出路所在。下面有请王瑛秘书长汇报 2013 年世界癌症日活动并布置全国肿瘤防治宣传周活动安排（略）。

学会要发展，规章制度的形成是非常重要的，下面请唐步坚副理事长报告加强专业委员会建设的若干规定；请张岂凡副理事长报告专业委员会财务管理规定；请李文斌副部长报告专业委员会学术管理规定（略）。

中国抗癌协会已成立 30 年了，我们已经 30 岁了，俗话说"三十而立"，立业立家，是走向成熟的时候，我们应该总结一下，展望一下，下面有请张静部长汇报 2014 年中国抗癌协会成立 30 周年纪念活动工作安排。

学会需要注意自身发展，我们的主管单位对我们有什么要求。下面有请中国科协学术学会部沈爱民部长作报告（略）。

沈部长的报告很精彩。一是涉猎面广，他是从学会管理出发，泛观了世间百态；二是思想性强，他洞悉了产生世间百态的根源。有的给出了答案，有的让我们自己去思考。他列举了人间的言和行，提出了自己的考与思。他似乎余言未尽，我们余兴未消，仍在余音绕梁。听完一场报告一般有两种结果，一是明白了，二是悟不通。听了沈部长的报告，两种感觉都有，有些消化不良，这正是报告精彩所在，说明有底蕴。从沈部长的一句一字中，还可以看出他一直在忧国忧民忧学会。他叫爱民，我看他爱民是在为民，爱民之深，为民之切。

什么叫学会，我看一是组织，组织好办，英文叫 Society 或 Association；二是功能，功能更为重要，要教大家"会学"，更要教大家"学会"，会学是过程，学会是目的。连起来就是以学会这个组织，通过会学的过程去实现学会的目的，这就是学会。

会议很快就要结束了，本次会议得到"湖北一半天制药"的大力支持，他们承担了一切会务，而且做得很好。过去我和一半天制药不熟，这是第一次接触。昨天我进宾馆，看到他们的口号是"一半天欢迎您"，我说"一半天"是不是"12小时"，他们说不是，那是不是 36 小时，一天半呢？他们笑了，也说不是。一半天说的是他们公司创始人是一位女士，是半边天的意思，我们的会议开得好，也是因为会务做得好，所以我们也要用热烈的掌声感谢他们。

登天 or 造天

2013 年 3 月 17 日

在工信部组织的"空间环境地面模拟设施"项目论证评估会上的发言。会议由王礼恒院士主持，参加会议的有 34 位院士和 25 位专家。会议先由哈尔滨工业大学汇报项目建议书，然后组织专家讨论。

这个项目意义重大，我对整个项目很难提出意见或建议，因为我是外行。但我可针对空间生物学，特别是医学方面的内容发表一些粗浅的看法。

人类在地球上生活和生存了几百万年，已经适应了这个生活空间和生存空间。但是现在在医疗保健上遇到了极大且难以解决的问题，整个生物学界、整个医学界都在努力或正在努力解决这些问题，但是现在已经遇到了很大难度。有些问题，比如全世界在肿瘤方面花了那么多钱，想去解决似乎是事倍功半，有些是无功而返，怎么办？可以想一想，能否改变一下环境来解决问题。通过改变环境来解决医学难题这不是一个新鲜事。比如，为了克服感染，我们造建无菌手术室；又比如，为了提高药品生产的纯度和产量，我们构建 GMP（生产质量管理规范）车间等，这些都引起了革命性变化。这个项目，如果能够完全或基本模拟空间环境更好，如果不能完全或只有部分模拟也不打紧，只要有别于地球环境，就可以用到医学服务中来。人体的细胞乃至整体进入这个改变后的环境中，如果对人体有好处，我们可以用来保健或促进健康；如果对人体有坏处，我们可以用来治疗疾病，比如杀死肿瘤。当然，我们也可以用来提高药品的产量和质量。我听说，产生干扰素的细菌放到空间去，可使干扰素的产量提高 200 多倍，纯度提高 5 倍；肿瘤细胞放到空间环境后，拿回到地面有向良性转变的迹象。将手术室构建在高压氧舱环境中，可使手术成功率增加和术后恢复加快。

我来自第四军医大学（现空军军医大学），当过一段时间校长，我们学校有一个航空航天医学院，听说是国内培养航空航天医学人才的唯一单位。这个学院先是为空军服务，后又做些航天生物学方面的研究工作。他们告诉我，他们在实验中遇到的最大困难就是没有一个空间环境，或者能够模拟这种环境的实验室。比如说研究失重，他们是把老鼠的尾巴吊起来，使老鼠"失重"，其实不知这样是否真正模拟了老鼠在空天的失重，只有老鼠才知道。所以，我们学校参加了这个项目的前期论证，我们是完全支持这个项目的。现在，我们有千军万马在地球这个环境中做难以计算的研究工作，花了大量经费，花了大量人力，发表了大量文章，但最终解决不了医学的某些重大问题。在这种情况下，我们是否可以换个想法，也许换一个环境做同样的事情，就可以得到想不到的成果。我们可以派人去登天，但那只是个别或少数人，登天之难，难于上青天嘛！登天不成，能否在地面仿天或称造天呢？去年我在《医学争鸣》中发表过一篇文章——换个地方活，就是专门就航天医学而谈的，可供大家参改，今天因为时间关系不能赘述。

有一个建议，在这个设施的设计过程中，要多征求一些生物学和医学专家的意见，相互借鉴，相互启发，目的是建成后要可用，要能有多种用途。

那一年
我在工程院

卷 三

求异可获发展
2013 年 3 月 18 日

在中国科学技术协会召开的"提高我国期刊质量行动计划"研讨会上的发言。本次会议在中国科技会堂举行，时任科学技术协会程东红副主席主持会议，参加会议的有时任科学院李静海副院长、教育部杜占元副部长、工程院樊代明副院长和四个大单位机关的相关同志。

首先表个态，中国工程院和周济院长非常关注和支持由中国科协发起，教育部、科学院、工程院参加的这个重大行动计划。工程院将尽最大努力来支持这项工作。

我们深知，期刊对于科技工作者的重要性。我们有很多科技成果需要发表宣传，就像陕西洛川的苹果，在产地卖不出去，但一拿到外地，把好的选出来，一包装就可以销往世界各地。苹果畅销需要平台，科技成果的宣传也要有舞台。我们有很多优秀科技人才需要表现，就像东北的二人转演员需要表演，在东北时怎么也没有名，一到北京就出名了，因为北京有舞台。但当沈阳建了个刘老根大舞台，一下一大批二人转演员就出名了。赵本山和潘长江是有才，但若没有舞台，是不行的。演员走红需要舞台，科技人才要出名需要平台。咱们四家联合起来办的这件事是一件大好事，好事就得办好，我们要考虑到办好期刊的各种因素。今年国家拿出一个亿来支持，以后还要继续这样支持下去。我们要把这笔经费用好，起到积极作用，发挥正能量。

我完全同意以上同志的宝贵意见。对于今年每项用 200 万元共支持 15 项，每项 150 万元共支持 15 项，每项 100 万元共支持 20 项，每项 50 万元支持 55 项的提议，我完全赞同。没有数量就没有质量，但数量太多会影响质量。

我增加一点意见，要适当考虑面的分布，科学是一个全方位发展的事业，各行各业既离不开也离不了。要通盘考虑，比如只按 SCI 影响因子，这对于国外比较热的科学领域或许更有利；又比如对工程来说，可能影响因子不高，甚至很多都还没有进入 SCI 收录，但很重要。在医学方面，基础医学，比如分子生物学影响因子和引用率都会很高，但对于临床的杂志普遍比较低。但不能说临床报道的论文就不重要，其实一个正确的治疗方案或一个经典的药方，医生看病时每开一次处方就是一次引用，就是治好一个病人。所以不同专业，不同情况要不同对待。就像我们要吃包子，必须有种麦的、磨面的、下厨的，如果只注重磨面的，没有种麦的哪有麦子用于磨面呢？没人下厨磨出再多的面也成不了包子啊！

　　总之一句话，好事要好好办，事要好好办才能办好。求同可得稳定，求异可获发展。

将来怎么办

2013 年 3 月 19 日

在"国家工程科技思想库建设研究"项目讨论会上的发言。本次会议在工程院 316 会议室举行。会议由时任周济院长主持,参加会议的有潘云鹤、王玉普、旭日干、干勇、谢克昌、樊代明、刘德培、杜祥琬、王礼恒、屠海令、殷瑞钰、韦钰、何继善等 14 位院士,还有院机关工作人员 22 人。

我代表国家工程科技思想库建设第三专题课题组全体成员向大家汇报我们学术和出版工作的情况,全部报告共 48 页,分成 4 个部分,回答 3 个问题,一是过去怎么看? 二是现在怎么样? 三是将来怎么办?

一、过去怎么看? 工程院从 1994 年成立至 2011 年 17 年中,在学术出版方面作出了显著成绩,其中我院主导的学术活动有:①院士大会;②中国工程科技论坛;③院士行学术报告会;④工程前沿研讨会;⑤学部学术会;⑥国际学术会等。我院参与的学术活动有:①香山科学会议;②中部西部论坛;③东方科技论坛;④其他科技会议。我院主办的出版物有:①《院士大会》;②《中国工程科学》和 *Engineering Sciences*;③《咨询研究报告》;④《学术活动论文集》;⑤《中国工程院院士文库》;⑥《中国工程院院士画册》;⑦美国《工程前沿》系列;⑧《中国工程院年鉴》;⑨《中国工程院院士通讯》和 *News Letter*。

学术和出版工作的主要经验有:①结合战略咨询,紧扣科技前沿;②围绕重点热点,关注国际民生;③搭建学术平台,培育创新人才;④促进学科融合,催生新兴产业。

二、现在怎么样? 尽管我们取得了很大成绩,但目前工程院的学术和出版工作肩负新的使命和任务。在新时期,我们要:①积极应对科技战略的要求;②积极应对科技发展形势的要求;③积极应对创新人才培养的要求。以这些要求作为标准,我们还有很多不足:①战略布局尚需精雕,引领表率尚需细琢;②发展动能有待补充,管理体系有待优化,比如经费不足、人员短缺、管理滞后等;③学术质量尚待提高,总结凝练尚待加强;④成果转化仍需落实,品牌效应仍需打造。

　　三、将来怎么办？针对上述存在的问题，我们今后的思路和方针是：①聚焦前沿热点，明确论坛主题；②聚集多方人员、发挥各方作用；③聚变学术成果，锻造特色品牌。我们的策略及建议是：①构建会议体系，规范出版管理，如按"1-2-7"的模式规范学术活动体系；②吸纳外部力量，整合出版资源；③改革会议形式，提高出版水平；④创建品牌会议，打造一流刊物。

　　上述是我们课题组的研究工作和成果，请各位批评指正。

合为共赢

2013 年 3 月 20 日

在接待高等教育出版社领导关于商讨共同筹办工程院系列院刊时的发言。此次会议在工程院 318 会议室举行。会议由樊代明主持。工程院时任周济院长，吴国凯、李仁涵、王元晶、姬学、刘志鹏等参加会议。高等教育出版社出席会议的有时任苏雨恒社长、杨祥总编辑、宋永刚书记、吴向副主编、李冰祥副主任。

首先，我代表工程院热烈欢迎高教社苏社长一行专程来院商讨共同筹办工程院院刊。办好工程院院刊是我院一项重要工作，前期我们双方已做了大量卓有成效的工作，也得到双方领导的高度重视和大力支持。但目前还存在一些问题需要双方共商解决。首先请周院长讲话（略）。

周院长就共同办好工程院院刊的重大意义作了展望，表达了我们对高教社过去多年来对工程院的帮助和支持的感激之情，也提出了我院的想法。下面请苏社长讲话（略）。

苏社长谈了合作办刊的意义，以及需要解决的问题。重点谈到了改变原来由教育部主管为工程院主管可能遇到的困难，及其后在管理方面高教社方可能会出现的问题。谈得很实际，很具体，下面我们双方就这些问题进行讨论，提出相应的解决方法，共同推进这项工作向前迈进。下面大家发言（略）。

今天下午的会开得很有成效，虽然在共同筹办院刊的意向中还存在目前尚未完全解决的问题，还需高教社回去后向教育部汇报，也需要工程院特别是周院长与教育部联系沟通，但毕竟将此工作推进了一步。我们需要找到合作的共同点，求同存异，实现共赢，为此我还提两点建议。

一是要抓住机遇，这次机遇是难得的，稍纵即逝。我们不能看着有只鸟，不扣扳机，讨论来讨论去，最后鸟飞了。做一件事，只要是过去没有的利益，只要是双方各自都能看到的利益，就要去争取，不然将来会后悔。

二是要变"1+3"为"1+9"，既然大家都同意"1+3"模式，那"1+9"就应该办得成。需要强调一点，我们和高教社的合作是局部的，不是把整个高教社的业务拿过来，是很小很小一部分，教育部对高教社的管理是全方位的。我这个人说话比较直，即使我们成了6家分刊的主管，我们这个主管还是在教育部主管下的主管而已。工程院的目的很清楚，我们不为钱也不为名，反倒是给钱给人。我们想的是把中国的工程科技搞好，把这方面的成果和人才推向世界。这一点与高教社要办好你们的杂志在大方向上是完全一致的。我们尽快去教育部做工作，也希望教育部在征求你们意见时，你们有比较明确而肯定的答复，我这个人说话比较直，不能剃头挑子一头热。在利益分配上我们可以亲兄弟明算账，但在行动中应合拳合力。只有这样，工作才能继续做下去，直至成功。

那一年
我在工程院
卷 三

医药互为师
——为《肝功能不全治疗临床药师指导手册》作序

医疗质量是医院生存和可持续发展的保证，临床药物治疗水平是医疗质量的重要组成部分。一项满意的治疗结果既依赖于医疗团队的紧密合作，包括正确的诊断、优质的护理，又靠安全、有效、经济、合理的药物治疗。改善和提高药物治疗的效果不仅是每位医生的职责，也是每位药师义不容辞的责任与义务。

《肝功能不全治疗临床药师指导手册》的编写者，立足于肝功能不全研究前沿，阅读了大量国内外最新文献，将近年来肝功能不全领域里诸多的新理论、新变化以及临床优化给药方案整合其中，不仅系统全面地介绍了肝功能不全这个疾病，而且系统全面地阐述了药物治疗进展和治疗方案。尤其突出细胞色素P450代谢酶与药物代谢的关系。编写思路清晰、内容新颖、层次分明、有理有据，既开阔视野，又密切联系临床。是专就单病种探索"整合医学"的一次重要的尝试。

本书以需求为牵引，注重实用性与操作性，力争将一部精良的肝功能不全用药指导手册呈现给广大的临床药师和医生，是一本具有"整合医学"理念和实践的工具书。众所周知，肝功能不全是一种危急重症，涉及的病理机制复杂，经常导致多器官衰竭，常常需要多学科联合救治。在用药方面，所用药物的种类、剂量、时限、配伍也非常复杂。临床上给一个病人用一种药一般不会出大错，出了问题病人可以自身调节，医生也容易纠正，但如果给一个病人用二种、三种或以上的药物，则影响因素大为增多，危险性就大幅升高，有时可以出现不可料测的状况。因此，用"整合医学"的理念去看待肝功能不全的药物治疗必将引起该领域的巨大进步，从这个意义上讲，这本书是一个基础，由此发展《肝功能不全治疗临床药师指导手册》将会成为我国临床药师、医生的重要参考书籍和助手，从而提升我国临床药物治疗水平。

我看护士

——为《西京护士》作序

我是一名医生，一名年近花甲的医生。可我刚入医门时是一名护士，说护士还骄傲了许多，其实就是一名护理员或卫生员。以后上了医科大学，当了医生，从此与护士为伴，共同战斗至今。

什么是护士，也许谁也没去多想过，或者没去认真想过。

我说，护士像老师。在病人面前，她们不为名不为利，也没有名，没有利。就像一支又一支红烛在照亮别人的同时无私地燃烧自己，最后燃尽了自己。

我说，护士像卫士。在倾心服务的千里路上，她们用自己的生命温暖别人的生命，用自己的生命呵护别人的生命，用自己的生命捍卫别人的生命，用自己的生命延长别人的生命。

我说，护士像母亲。护士每天做的工作不是所有亲人都能做到的，或者说都能长时间做到的，唯有母亲的博爱与倾心才能持之以恒，任劳任怨。因为她们是用心在观察，所以成了用心观察；因为她们是用心在工作，所以成了用心工作。

我说，护士像观音。她们急病人所急，想病人所想，帮病人所需。她们走到哪里就把希望播撒到哪里，她们走到哪里就把温暖播撒到哪里。

我说，护士像天使。从老师到卫士到母亲到观音，我觉得护士更应称为天使。因为她们具有老师的风范、卫士的责任、观音的慈善和母亲的大爱。

我看过不少小说，写主人公为取悦女友，说将来离开这个世界时，希望能躺在她的手臂上安详而去。这曾经打动了好多少女的芳心。然而，每一个病人不正是躺在我们护士的手臂上看着护士慈祥的脸安静而去吗？这就是护士的高尚之处、高贵之处、平凡而伟大之处。

我想，世间的护士就是这样的大好人。那么，西京医院的护士又应给予什么样的称谓、比喻或评价呢？去年"五一二"护士节，作为校长，我参加了她们的庆祝会。我建议她们把日常工作中的所见所闻、所作所为、所思所想写下来。一年来她们写出了1000多篇，本书收录的100余篇只是其中的点滴，现编印成册，赋名"西京护士"。这是第1集，以后最好一年一集，不断编印下去。因为，西京医院的生存发展必赖护士及护理事业的薪火相传。西京护士怎么样？当您读完此书后就知道了。

名副其实

——为《整合 miRNA 肿瘤学基础》作序
2013 年 4 月 10 日

近期，国外多家杂志邀我写了 3 篇综述。一篇为《miRNA 与 MDR》，即 miRNA 与肿瘤多药耐药；一篇为《miRNA 与 EMT》，即 miRNA 与肿瘤上皮间质转化；还有一篇是《EMT 与 MDR》，即上皮间质转化与肿瘤多药耐药。前两篇都与 miRNA 直接相关，后一篇尽管为间接但也与 miRNA 有关。为了写好这三篇文章，当我键入 Pubmed，一查文献，着实吓了一跳，因为有关 miRNA 与 MDR 的文献竟达 741 篇，有关 miRNA 与 EMT 的文献更达 5242 篇之多。

要将这近 6000 篇计 50 000 多页的文献读完，可非易事。即便天天只做此事，恐怕也会花我 3 年时间，若要分析透彻那就更加费时费力了。为了更快更好完成这 3 篇文章，我几乎动员了研究所的全部力量，大家全力以赴，既分工又合作，足足花了我们 2 个月时间，终于完成任务，现已投刊发表。

细说上文，全然不在表白自己，旨在说明 miRNA 与肿瘤确是当下的热门领域。文章交出后，常觉忐忑不安，生怕挂一漏十。我们不敢设想文献收集十分完满，更不敢试想我们对现状的总结和分析十分正确。正当犹疑之时，我读到了由高新干教授组织专家编写的名为"miRNA 与肿瘤"一书文稿，即将付梓，并邀我作序。我翻读往来，印象深刻。他们不仅将现与肿瘤相关的 miRNA 信息进行了尽可能详尽的收集，而且根据肿瘤学研究基础需要对 miRNA 在肿瘤发生发展中的生物学作用进行了详尽分析，同时对其在不同肿瘤诊断和治疗中潜在的应用价值作了预测性展望。形成了这本立体、新颖的肿瘤学基础，的确是一本不可多得的好书。本书原拟名"miRNA 与肿瘤"，由于过去发表或出版的论文或专著多有类似表述，而且可能已有类似专著面世。又本书鲜明特点是将整合医学的理念贯穿到全书的各个章节，克服了过去有关书籍在"局部－整体"上主次失衡，在"基础－临床"中飘摇不定，在"基础－基础"里频失偏颇……从而对临床诊疗引发严重误导。鉴于本书特点鲜明，我建议将其改名为"整合 miRNA 肿瘤学基础"，这样可能更加"名符其实"，竟然得到主编和出版社的欣然同意。

当然，miRNA 与肿瘤涉及的内容时下已相当丰富，且在迅猛发展，不是一两本专著就可"海纳百川""包罗万象"的；又 miRNA 与肿瘤的内容时下已呈多点显现，且向网状深入，可谓"盘根错节"，也不是一两本专著的分析就可"刨根究底""物尽其美"的。本书因此谓称为"基础"，"基础"二字不是与"临床"二字相对而言，而是表明人类对 miRNA 的认识还十分肤浅或渐入皮毛，还是在打一些基础，还需不断探索，因其确实博大精深。所以，本书一旦开始就难有完结，只有不断地写下去，因为肿瘤实在太复杂，深信miRNA 在其中有作用，而且是非常重要的作用，我们的研究策略要有正确的做法，这样才会有可望的作为。

是为序。

误 机

2013 年 4 月 16 日

一般说误机，多指因各种原因未能赶上预定航班，专指耽误了飞机。但本文所指误机是另一种状况，即上错了飞机。

为了去沈阳参加 4 月 7 日中国工程院主办的国际高端论坛，我和医药卫生学部的李冬梅处长同往。先至国航贵宾区，服务员为我们办好了 CA1625 航班的登机卡，然后去贵宾室休息片刻。快登机时，一男性服务员拿着我们的身份证和登机卡，来带我们登机。经过一位女验票员的验票和数位安检员的安检，我们非常顺利地经过了验票台及安检口，并登上了机场 VIP 专用车。此时，服务员还给我们身份证。我突然发现，他还给我们的是两张地方身份证，而没有我的军官证。再一看，不仅身份证是错的，那盖过安检的登机卡上的姓名也是错的，根本不是我们俩的，是另外两位其他旅客的。我们立即赶回安检口，请服务员去贵宾柜台为我们换回了身份证和登机卡。

无独有偶，类似的事情去年也曾发生在上海机场。记得那天正下大雨，我作为 VIP 在服务员带领下，乘车到达一架飞机。上机时安检员简单看了一下我的登机卡，我就上机并坐在了我的位置上。一会儿，大批旅客上了飞机。一位旅客问我："先生，你是否坐错了位置？""没有啊！这就是一排 A 座嘛！"。"不！我才是一排 A 座"。闻声乘务员走了过来，问我："先生，您要去哪里？"我答："北京啊！"他说："您坐错飞机了，这是去青岛的。"啊？！原来是 VIP 室的服务员把我送错了飞机。当我提着笨重的行李走出舱门时，外面下着瓢泼大雨，我更不知道我要乘坐的去北京的飞机在哪里，而且送机的汽车又早走了。最后，我只好拖着不出舱门，还是机长给塔台打了电话，机场才专门将我送到了去北京的飞机，可时间迟了许多，那架飞机的乘客等了很长时间。他们纷纷报以埋怨甚至愤怒的脸色或眼光，其实他们谁也不知道我本人有多委屈。

那一年
我在工程院

卷 三

本是同根生
——为《整合肠微生态学治疗基础》作序
2013 年 4 月 26 日

这是一本广度不够、深度不足的专业书。我曾为很多书写过序，屈指数来不下百本，几乎均以褒奖之辞充其全篇。为何本次却以贬评口吻开头？其实本意不指著者水平有限，而是人类对肠微生态及其与人体生理和病理状态的发生所知甚少，没法写泛，没法写深，只能尽力而为。三四年前我曾写过一篇小作，题称"肠菌的共生与共赢"，也在大小会场讲过数十回，曾引起不少轰动，但个中体会却是越写越不满足，越讲越不满意。总有异样感觉，恰似浅识者戏言，又如无知者玩味。

肠菌与人体朝夕相处，少说也有数百万年，本是同根生，谁也离不开谁。肠菌既受制于人体又作用于人体。一个个细菌就像人体的一个个细胞，其遗传信息量比人体的细胞大，其形态种类比人体细胞多。我们常说肠微生态是细菌寄居在人体，其实无人体肠菌照样活，但无肠菌人体活不了。所以，谁寄居于谁不是昭然若揭，也应一目了然。

用肠菌移植治疗疾病，比如口服胎粪治疗顽固性腹泻，这在中国医学典籍比如《黄帝内经》甚至之前早有报道，而只是近几年在国外才有类似疗法，叫Fecal Microbiota Transplantation，即微生态移植，这个发生在中国古老的事实标上了洋文是否就成了洋疗法，甚至成了洋知识产权了？其实不然！张发明不仅纠正了洋人这种说法，捍卫了祖国医学的神圣与尊严，而且身体力行，在南京开展了炎性肠病的粪菌治疗，从理论阐述、设备研制、标本抽取、菌群分离，直到实例治疗及结果分析，均为该领域打下了难得的基础，并取得了满意疗效。张发明是我的博士研究生，当年在校时就喜欢创新，现在有这样的创举我不足为奇，能写出这样的书我也不觉突然。

当然这个领域目前还只是研究的开端，本书所涉及的领域还只局限在肠微生态与炎性肠病、放射性肠炎、缺血性肠病、小肠溃疡、白塞氏病、免疫缺陷性肠病、原发性免疫缺陷、慢性腹泻、肠内营养、人类生殖、肥胖、糖尿病及心理健康等。其实，肠微生态和人体的每一器官、每一系统以及人体广泛的生理功能都是息息相关的，当然也就和每一种疾病的发病或其加重过程息息相关。同样一种致病因子，是否引起人体疾病和肠微生态的状况有关。因此，本书涉及的领域还远远不足，这就是本文开头所说的广度不够。再者，肠微生态与全身整体间的联系或相互作用，无论是物理的、化学的、生物学的、遗传学的、代谢学的、生理学的、病理学的……本书涉及的深度也还远远不够，这就是本文开头所说的深度不足。解决广度深度的问题需要广泛知识的大范围整合和大尺度提升。本书初稿送给我时书名是"类菌与肠内外疾病"，我建议将其改为"整合肠微生态学治疗基础"。加上整合二字不是指本书已成整合状态，或已到达整合高度，而是寄希望朝着这个方向努力，从点及面，由浅入深，一篇胜过一篇，一版胜过一版，终至整合之目的。

张发明现在是个小人物，但大人物全都是靠干、靠写成功的。希望张发明一边这样干下去，一边这样写下去，终有一天一本更加完美的《整合肠微生态学治疗基础》将会面向世人，我们拭目以待。

整合促合理
——为《临床路径治疗药物释义》作序

2013 年 5 月 1 日

　　我的老师张学庸教授是一名著名的消化内科学家，从医直至 92 岁辞世。他一生常用的药品就二十余种，经过不同的配伍治愈了成千上万的病人。近 10 余年来临床所用药品数量徒增，单消化内科用药就达 100 种以上，临床治疗方案也是日新月异，加之一代又一代新医生不断进入医界，病人多了，病种多了，医生多了，疗法多了，出现的问题也就多了起来。这些"多了、多了"的海量信息与频繁实践相互交织，固然为医界带来了蓬勃生机，同时也引发了不少致命问题。给一个病人用一种药，一般不会出问题，即使错了，明眼人一见就知是药物不良反应，易于纠正，而且病人自身还可以调整。若给一个病人同时应用 3 种或 5 种以上药品，那进入人体对其的影响就很大很大，就难以预测其不良后果。这不仅不会给病人带来治疗效果，如若掌握不好，未经全面考虑综合应用，常常顾此失彼，画蛇添足，甚则给病人带来损害甚至伤害。

　　药物治疗是临床治疗疾病的重要手段，在很多疾病的治疗中担负着最重要的角色。如何才能做到合理用药，在用药过程中怎么做到有的放矢，事半功倍，而不事与愿违呢？这是一项系统工程。俗话说"依规矩成方圆"。我曾在《医学争鸣》发表过一篇文章，题为"合理用药与用药合理"，提出了以整合医学（Holistic Integrated Medicine）的理念，从病人整体出发，对现有各领域已知最先进的知识和技术进行整理、整合，并有所选择，有所取舍，形成一套更加适合、更加符合人体整体治疗新的医学体系，"整合"促"合理"，"合理"靠"整合"。我认为，原卫生部组织编写的《临床路径》和《临床路径释义》，就是在努力实践"整合医学"的理念，为临床合理用药提供了指导、监督和保证。"路线是纲，纲举目张"。在此基础上，中国协和医科大学出版社再组织国内临床药学、药理学专家共同编写了这本《临床路径治疗药物释义》消化系统手册，更加具体、更加有的放矢地对各种疾病治疗方案的选择及其所涉及药物相

关的信息作了针对性的，简单明了的诠释及说明，由此帮助消化内科从业人员
更加明确地理解和解读临床路径的每一个具体操作流程，使临床路径在规范医
疗行为、提高医疗质量、降低医疗费用、防止过度医疗等这些"目"中真正起
到"纲"的作用。

35 年的自省
——为《整合内镜学——消化内镜基础》作序
2013 年 5 月 2 日

我学内镜，那是 35 年前的事情。随后这 35 年来一直在做，当然就一直在记，一直在想。

35 年前的那个开端，为何能历久弥新，那是缘于成就感。记得老师放手，让我单飞做第一例胃镜时，尽管一上午只让做了一例，但午餐高兴得多吃了一碗饭，还特意加了一个荤菜。以后越做越多，本事越来越大，成就感也越来越明显。现在有好多消化内镜医生居然把外科的大手术也给做微创的医生做了。

35 年中的那些经历，为何会记忆犹新。那是因为个中经历并不风平浪静。我们曾遇到术中的心脏骤停、呼吸骤停、脏器穿孔……病人闹得不亦乐乎。以后越做越多，胆子却越来越小，负疚感也就越来越明显。现在有好多消化内镜医生竟然连当年轻而易举的操作也不敢做了。

35 年后的未来日子，为何要推陈出新。35 年中我们确诊的那些病例，食管癌、胃癌、肠癌……绝大多数都因医学水平有限而不治身亡。诊而不明、诊而不治，我们对多少病人还只是望而兴叹。似乎我们完成的病例越多，反觉本事越来越小，使命感也就越来越凸显。现在的好些消化内镜医生毅然把病人推向了外科医生的手术室。

如何保持我们那历久弥新的成就感，如何避免我们那记忆犹新的负疚感，如何发扬我们那推陈出新的使命感。我们需要的是一本整合内镜学。

浏览东旭主编的这本《整合内镜学——消化内镜基础》，甚感欣慰！我国的消化内镜学科经过几代人的不懈努力，正跻身世界先进国家水平。值此，又有一部将消化内镜基本理论、基本知识、基本技术，包括人文关怀相互整合的书籍问世。它最重要的意义正像该书编后语中的点睛之笔，那就是告之读者任何学科不是孤立的。人是一个整体，我们要在整合医学（Holistic Integrated Medicine）理念指导下完成它的诊治过程。从事内镜工作的人不仅要具备本学科的理论知识，还要和多学科的人员精心协作。我们完成的操作不仅局限在一个器官，而是在为人体全身诊病。我们要做的是医生，而不是医匠。

　　特别是书中提出消化内镜人性化的理念，这不仅是消化内镜专业所要遵循的，也是我们人类医学的崇高境界、目标和追求。书中提倡"人性化"就是要倡导技术和人的关系协调，让技术的发展围绕人的需求来展开。本书虽非关于"个性化"理论的专著，但却是一本透着人性化浓香的专业书籍，这也正是它的独到之处！故此，我很乐意推荐此书以飨读者，希望广大读者去学习、去感悟、去升华，在完成各项内镜技术操作中去努力实现人性化的服务！当然，专此一书还难以达到整合内镜学的境界，不过只要迈出了一步，就近了一步。不要认为自己还是小人物，大人物就是这样"练"出来的。东旭及同事们，加油！

换位思考成

2013 年 5 月 2 日

在中国工程院与高等教育出版社商谈共办院刊座谈会上的发言。本次会议在工程院 318 室召开，时任周济院长主持会议。高等教育出版社参加会议的有时任苏雨恒社长、刘志鹏原社长、宋刚书记、吴向副总编辑。工程院机关除周院长外，还有樊代明、李仁涵、安耀辉、王元晶、姬学等。

我们双方领导和机关的同志坐在一起，研讨这同一个事情已经有好多次了，认识一次比一次深入，关系一次比一次密切，工作一次比一次推进。大家为了一个共同的事，也就是院刊的事时间没有少花，力气没有少使，我们工程院机关的几位同志打了很多电话，跑了不少来回，写了大量文稿，有时觉得做了不少无用功，其实这就是在中国特色下的工作过程。我每年都要写一本《那一年，我在工程院》，今年是第 3 本了，在今年的这本中，有关办院刊的事，有大量篇幅，记录了各次各项的努力，将来办院刊这件事成功了，这些就是原始记录。

我觉得，通过这几个月的努力，我们从认识和行动上有了 3 个转变。

一是从被动到主动的转变。老实说，在办院刊这件事上，开始我们不是很主动的，直到年初召开本届学术及出版委员会会议，绝大多数院士还认为"急不得"，即使要办也只是只涉及"9"，但应立足"1"。现在完全变成了主动行为，主动去想此事，主动去办此事，主动去办好此事。

二是从低层次向高水平转变。我们现在的想法不只是要办 1 本主刊或 9 本子刊的事，而是要办成几本具有国际水平的好杂志。过去我们提这个目标还有点羞涩，还留有一定余地。现在已经明确了，美国有 *Science*，英国有 *Nature*，中国一定要有 *Engineering*。现在我们办的水平虽然不如别人的高，也许有人说我们好高骛远，或夜郎自大，但我们的这期目标及现实努力应该是这样。

三是从等待时机到即时出击的转变。中央要繁荣中国文化、中国科协要办高质量期刊，国家重视办杂志，这是一个千载难逢的机会。机会稍纵即逝，我们曾经为此付出过很多努力，但一直到现在，我们的杂志，比如主刊还不令人满意。就说发行量，现在才 800 份，还是工程院按购刊分发给院士的方式才有 800 份，而且，中、英两本刊年收入加在一起还不到 100 万元。这有点像老百姓，公公婆婆没有少费劲，房建了，床打了，媳妇娶了，就是生不出一个孙子呢，或者生出的孙子老是不满意。

要办好院刊，有两种办法，一是工程院自己来办，一是与高等教育出版社（文中简称"高教出版社"）合办。前一种办法我们想过，比如现在新申请的三种刊就可以这样办，不过会遇到各种各样的困难。后一种办法是成熟的经验，但目前又遇到谁是主管和主办的体制管理问题。也就是这几本杂志的婆婆是教育部或工程院的事情。本来我们开始没想那么多，但新闻出版总署和中国科协要求主管与主办必须要一致，不然就不能网上注册，更不让我们去申请他们的办刊奖励基金。这就是我说的良机，就像面前见到一只羊，我们双方都很饿，需要双方合围合力抓住羊，如果我们过多地去讨论抓住羊时属于谁或更多地应该属于谁，而不是用力去抓羊，最后羊跑了，我们双方都饿死了。

我们工程院与高教出版社的合作原则是"动口不动手"。我们负责组稿购书，但不分红，我们其实是想出一把力，出一份线，最后只是冠一个名。中国人喜欢排个第一，但不注重其效益。常人都这么说"钱是小事，名是大事。"不同国家注重点不一样，就像"上海电信"的命名，谁在前谁在后争来争去，中国字写成"上海电信"，外语写成"电信上海"都照顾到了。我们的事情怎么办？我这个人比较喜欢说实话，说到底是工程院作为"1+9"共 10 本期刊都要作主管和第一主办单位的事情。如果在这个悬而未决的事情上议而不决，我们将失去良机。这次会议有 3 个目的，当然最大的目的是提高国家期刊水平，正如周院长刚才讲的为了迎接第三次工业革命；说近一点是为了共同申请优秀期刊获得资助经费的事；再近一点是为了本月 7 号我们要召开的院刊工作座谈会。上面这个事情不解决好，我们 7 号的会没法开，紧接着 5 月底申请经费也没法办，因为我们工程院至今还不是这几个刊的主管和主办单位。相反，如果不从工程院去申请，要从教育部方面去申请，像现在这几本杂志的现有水平，那是很难申请到或被批准的。在这个事情上，我们需要换位思考，要多考虑通过合作我们各自得到的，这种得是过去不存在的；要少考虑自己的失，只要得多于失就行了，何况目前这种合作对双方都是得远远大于失呢？上述意见仅供各位认真考虑。

三何解慢病

2013 年 5 月 3 日

在中国工程院第 159 场中国工程科技论坛开幕式上的讲话。此次会议在北京国家会议中心召开，主题是"中国慢病防控体系建设"。由王陇德院士任主席。参加会议的有高润霖，郝希山，邱贵兴等 5 位院士，还有国家卫计委（现卫健委）、中国新闻出版署、部分省市卫生厅等相关领导，以及来自全国的相关学者共 400 余人。

慢性病防控是全世界的大事，中国慢性病防控是全中国人民的大事，我们王陇德部长（院士）从来办的都不是小事。工程院怎么看慢性病防控，我看可以用 3 个"何"字来理解。

一是何为慢性病？那什么又是急性病。某种病因或某些病因（无论是体内的还是体外的）作用于人体，引起机体反应。病因赢了，人就死了，病因输了，人就活了，这就是急性病。什么是慢性病呢？那就是病因与人体间相互斗争，互不相让，你来我往，不相上下。当然，最终人体是要输的，不然就不会死人了，这就是慢性病。对慢性病怎么办？最好是防止发生。但对已患上慢性病者是要尽力帮助人体，进行治疗，使其康复或延长寿命。

二是为何发生慢性病？我看是人与自然的和谐共处发生了问题，比如环境因素，人类在地球上生存已数百万年，已经适应了这个环境，可是现在环境在发生变化。人为的破坏也不少，乱砍滥伐，污染环境等。比如社会压力，工作紧张度增加，就业压力增大，我们的心理障碍越来越多，又比如，中国人的平均寿命，50 年前还只是 40 多岁，现在到了 70 多了，这"多"活出来的 30 多年，不仅我们身体没准备好，医疗卫生的知识和实践也没有跟上……还比如生物因素，SARS（重症急性呼吸综合征）刚过，禽流感又来了……上述这些因素必然导致慢性病的发生增加。

三是如何防治慢病？这是本次论坛的主题。怎样防控慢性病，上层需要政府，下面需要普众，而中层的各行各业，都有不可推卸的责任。最重要的是要把顶层设计好。工程院目前正在酝酿开展中国医药发展战略研究，其中慢性病的防控是重要内容之一。我们开展过转化医学研究，近期我们在编一本书，暂定名为"医药发展考"。目前拟邀请每一专业学科各写出3章内容，比如心血管内科，一是过去3000年以来里程碑式的进展及其引起这种进展的历史或专业原因；二是该专业全球内的挑战及问题；三是未来20年的发展走向。然后把90个左右学科的上述3方面内容汇集成册，相互照应，相互参考，相得益彰，然后提出我们的发展战略思考，比如整合医学，下面我还要就此作专题报告，此处不再赘述。

　　最后祝本次论坛圆满成功。

那一年
我在工程院

卷　三

四不要四要

2013 年 5 月 6 日

在中国工程院第 21 场"健康讲座"上的主持词。本次主题为"心脑血管病的预防"，由北京大学第一医院老年病科的刘梅林教授主讲。参加会议的有工程院和科学院的院士及家属以及工程院机关的工作人员共 100 余人。

俗话说"人心都是肉长的"，其实人心不光是肉长的。心脏是血管最庞大的部分，接着是大动脉、中动脉、小动脉，继之再是小静脉、中静脉、大静脉，然后再达心腔。人体这些管道遍达全身，连起来总度很长，可以环绕工程院大院？不对！环绕整个北京城？不对！环绕中国领土？不对！环绕地球一圈？也不对！是环绕地球两圈！这些血管（连同它们运送的血液），一是不能停，二是不能破，三是不能堵。小血管破了（或堵了）影响一个点；中血管破了（或堵了）影响一大片；大血管破了（或堵了）立马就玩完！既不能停，不能破，还不能堵，怎么办？有请刘教授作报告（略）。

听了刘教授的报告，我们的心血管系统确实停不得，破不得，堵不得啊！在座的可能没有体会，但每个人家里都经历过自来水管和下水道出问题。上水不通，立即缺水；下水不通，泛滥成灾，那是什么体会？如果人体到了这个地步，那可想而知，那可是一个不能忘却的事实。但我们不能到了那时才知心脑血管患病的重要性。我们要在还没形成事实前，还只是个事态时就防患于未然，也就是在有蛛丝马迹时就加以注意，加以预防。怎么预防？我看是四不要四要。

一、不要吸烟。吸烟有害健康，刚才在下面有人说多抽一支烟，少活一秒，算到 90 岁才少活一年。他宁愿少活一年，快活 89 年。但这是单因素分析，为什么他抽烟活不到 90 岁呢？因为吸烟若加一个因素，比如喝酒，那吸烟就不是少活一年了。依此类推，如果再加几个因素，比如超食那可是不断地叠加及放大，那可是大大折寿的。

二、不要酗酒。喝少量酒，一般于己无害，可能对心脑血管还有些好作用。但嗜酒，喝多了那是有害的，不仅对心血管有害，对其他器官也是有害的。有

668

一个病人老找我看胃病，每次都是大量喝酒后，他说没有办法，必须陪酒。我说给他开张处方，上面写上"不能饮酒"，并加过塑放入衣袋，每逢有人劝酒，他就拿出来挡酒。他说我这个办法不灵，因为他自己想喝。

三、不要超食。我是消化科医生，从我们的角度，我觉得人不应该有任何忌口，什么都吃一点更好。但什么都不能多吃，贪口必将"病从口入"。老年人最好吃个六成饱就够了，而且不能挑食，不能单食，那样不利于健康。

四、不要过劳。做什么都要有个度，过劳是很危险的。日本有过劳死，其实中国也不少。不管多紧张的工作，不到万不得已，只要感到力不从心时就应该停下来，再硬撑就是在折寿。

那么什么是四要呢？

一要运动。适量运动有益健康，这个"适量"因人而异，以自己能胜任为度，而且是在富氧环境下运动更好。

二要环境。要多与大自然接触，比如过一段时间到林中洗洗肺，到湖边静静心。

三要心悦。保持愉快心态，不愉快的事不想，不愉快的人不见，凡是引起你烦恼的人包括子女尽量避免，保持一个健康向上的心情。

四是就医。有了不适一定要看医生，按医嘱行事，切忌拒医。医生可以帮助你消除很多不利因素，及时诊断和治疗好你的疾病。

诸位，根据四要四不要，你做得如何呢？

请吃、陪吃与剩吃

2013 年 5 月 7 日

在中国工程院院刊工作座谈会上的总结发言。本次会议在工程院 218 室召开。出席会议的院士有周济、樊代明、曹湘洪、黄其励、王基铭、何新贵、丁一汇、王静康、崔俊芝、沈倍奋、何继善等。高等教育出版社出席会议的有苏雨恒、刘志鹏、吴向、闻丹岩等同志。还有工程院机关董庆九、吴国凯、谢冰玉、阮宝君、安耀辉等，以及工程院各学部、《中国工程科学》等 10 本期刊的工作人员共 52 人。

本次会议准备了很久，今天开得很好。周院长和苏社长都作了重要讲话。三位同志介绍了经验，不少同志作了发言。对于下一步如何办好院刊十分重要，下来后机关要尽快整理，认真落实。

下面我的发言，不是站在工程院副院长这个位置上，而是作为《中国工程科学》的主编，也就是今天参会的十本杂志的主编之一，谈谈我对办好院刊的看法。

周院长一再提醒我们，办这个事要站位高一点，眼光要放远一些，他反复讲了第三次工业革命。我的认识是，关于世界工业革命，一直存在不同看法。有人说已三次，还有说已有五次。即便是三次，发生的领域及对世界的贡献在科技界或经济界的看法也是很不相同的。看法可以不同，但有 3 点是我们不能不正视的事实：①一场工业革命能引领或促进世界的一次革命性的发展，这是事实；②前几次的工业革命肯定不是发生在中国，这也是事实；③下一次的工业革命能否发生在中国，还是一个未知数，这更是事实。但是，无论下一次工业革命是发生在中国，然后去引领世界，还是发生在别国来推动中国，我们中国的科技者都必然要去面对这次革命而别无选择。过去中山先生说过，"世界潮流浩浩荡荡，顺者昌，逆者亡"。现在我们说，"科技潮流浩浩荡荡，跟者昌，退者亡，而且是跟快者昌，跟慢者亡"。我们这些办期刊的，要么就引领科技潮流，比如 *Science*、*Nature* 等，这为上者；要么就是跟随潮流，及时报道科技发展成果，这为中者；要么就跟不上形式，明显落伍被潮流边缘化，这是下者。这就好像我们赴宴，同桌食客，都在吃饭，美味佳肴，谈笑风生，其实身份是不一样的。引领者好比请吃，为座上宾；跟随者好比陪吃，为凑热闹；而落伍者好比讨吃或剩吃，可有可无，通常是人家吃完后将剩食打包用以充饥的人。目前，中国发表 SCI 收录论文数量是世界第二，但绝大部分都是在国外办的期刊发表，在国内英文期刊发表的只是极少一点，而且质量不高，这就是我们在座的尴尬之处，当然也是我们需要奋发努力所在。

大家已经谈了很多很多，说千道万，根本的要在下面五个方面下功夫。

一要抢占先机。国家要办 100 本高质量英文期刊，这是提高我们期刊质量的绝好时机。我们一定要想方设法进去，这就好比生孩子上户口，有户口不仅有名声，而且有抚养费，可"奶粉"就那么多，别人领了就没我们的了。据知国内现在进入 SCI 的杂志已达 150 多种，这次能进去的只有 70 多种，我们的杂志多数还没进 SCI，所以进入 100 本之内是不易的。

二要实现互惠。我们现在的策略是"1+9"，捆绑式进入。每一本又是由工程院、高教出版社和各办刊单位相互协作，共同努力，这种申刊模式本身就是在实现互惠。就工程院来讲，我们是要"出一把力，挣一笔钱，来办好大家的刊"，我们只为一个冠名权，而绝不为分红，也不为别的。当然长远是为了推进中国工程科技发展，为中国工程科技服务。

三要提高质量。质量是生命，现在就要从抓质量入手，进 SCI 是一个门槛，也是一个目标，我们不要去争论 SCI 怎么样，与其争论不如进军。当然实际的质量更重要，质量好了不可能不进，质量不好，进去了也不行。提高质量涉及方方面面多种因素，比如组稿、编委会、办刊机制，还有很多很多，都要逐一去分析，逐一去落实。

四要扩大影响。俗话说，酒香不怕巷子深，其实不然，巷子太深了，酒香飘不出来，何况我们现在还不是好酒，还不太香，顶多只算个酒，这就需要多方面全方位宣传自己。当然我们也在想其他办法，比如与教育部联系，给我们每个刊 3~5 年 SCI 待遇，即在高校跟 SCI 同等待遇。推它几年，进入 SCI 后就好办了。

五要走向辉煌。上面几条做到了，相信我们会走向辉煌，"1+9"共 10 本院刊，不一定本本都成精品，但总有精品。不过眼下要做的是，回去以后赶快填好申请书。要举全员之力，我们工程院内下了大决心，是举全院之力，来办好院刊。通过大家的努力，我们会办得到的。

E Before C

2013 年 5 月 15 日

在中美两国工程院领导工作会谈上的发言。5 月 15 至 17 日 "第三届中美青年工程科技论坛" 在北京工程院 316 会议室召开。利用这个会议，在 219 会议室召开了中美两国工程院工作会谈。美方出席会议的有当时美国工程院候任院长 Dan Mote、美国工程院外事秘书 Venky Narayanamurki、美国工程院执行官 Lance Davis；中方出席会议的有时任工程院周济院长、谢克昌副院长、樊代明副院长。工程院机关康金城、徐进、任洪涛，赵阳等同志出席了会议。

刚才 Mote 院长说，美国、英国、中国三国的工程院是世界上最大的工程院，要对世界工程科技的发展作大贡献，我完全赞同院长先生的意见。一个工程院是否有大作为，或称大贡献，主要看两点；一是她是否抓住了国家或国际上的大问题，比如刚才 Mote 院长提出的互联网问题和我院谢克昌副院长提出的能源开发和应用的问题，都是自己国家包括世界上非常重大的问题；二是看她针对重大问题开展活动的深度、广度和活跃度的状况。

我在中国工程院协助周院长主管学术活动，我认为学术活动对工程科技合作十分重要。一句话，是想与干的关系，通常是想在前干在后，即 Thinking Before Doing；或者动嘴在前，动手在后，即 Mouth Before Hand，综合起来我们双方应该交流在前，合作在后，即 Exchange Before Collaboration 或 E before C，也可叫先有交流，才有合作。说实在的，我们两个工程院目前最主要的还只是信息交流阶段，还没有达到真正实质性合作的阶段。美国、英国、中国三国的工程院都为世界上最大的工程院，但我们中国工程院还不是最强的工程院。我们需要向你们学习，需要同你们交流，交流次数越多，交流层次越深，交流的成果就越大。

目前我们工程院自己的学术活动有两种方式。一是由低到高，即每年每个学部有 7 场学术活动，然后选出 2 场进入院级学术活动，最后每个学部选出一个关乎国计民生的重大问题，邀请全世界顶级专家 3~5 人与中国同道共同研讨未来 20 年的发展动向。二是由分到合，即从一个学部扩展到多学部间开展相互合作，比如每两年举行的全院院士大会，中美青年工程科技论坛，也包括 2014 年国际工程科技大会等用的就是这种形式，这样可以相击出灵光，切磋成良玉。

我的建议是，你们的工作网站能否与我们工程院共享，通过这种形式两国工程专家可以密切接触，相互学习，互相提出问题，共同想法解决。当然，各自认为是保密的地方暂时可以回避。这样的方式在我们医学领域已经广泛展开。遇到一个疑难病例，自己诊断不清或治疗不好，可以去相应的医学网站上公布，大家发表意见，还可以召开远程会诊，或叫 Tele-Confrence，好多问题就这样解决了。这是一个好办法。也符合刚才 Mote 院长提出的加速加强互联网的共建及互用。当然，我刚才说的用普通互联网是做不到的，要用专业网站。究竟怎么做？我不是这方面专家，只有这种想法或建议，仅供大家讨论。

那一年
我在工程院

卷 三

HIM 与 HIG

——为《中华消化杂志》所撰专刊述评

2013 年 5 月 31 日

《中华消化杂志》编委会决定把本期办成整合医学（Holistic Integrated Medicine HIM）专刊，邀请全国的专家学者各抒己见，以后各期还将特设专栏刊登 HIM 的论著，以此强力推动 HIM 在消化病领域的发展，这是明智之举，也是远见之鸣。

何谓明智之举？历史告诉未来，HIM 是总结消化病学历史发展的成果结晶。消化病学的发展方式也循大医学发展的历史轨迹，先合后分，现在又到整合的时候了。在漫长的历史长河中，人类最初对消化系器官和消化病的认识十分肤浅，也不完整。比如，国外曾把门脉系统误看成一个完全游离于全身的独立循环；中医解剖学尽然把胰腺这样重要的器官给漏记了。随着知识的积累、集成和不断整合，到 20 世纪 50 年代，逐渐形成了较为独立的消化病学科和较为完整的消化病学。可以说，这是长年连续整合的结果。此后随着社会、病人及医学的需求，消化病学逐渐向微观发展，大概也经历了 3 个阶段：在 20 世纪 50 年代以前，消化科医生只能通过问诊，通过自己的视触叩听来了解病情。那时尽管也有些实验检查技术，但过于简单，所以当时经验医学占据上风，成为主流。但医生的水平参差不齐，难免误诊误治，因为缺乏先进的仪器设备，所以有点像"盲人摸象"（比喻不恰当，但事实就是如此）；紧接着各种影像设备，如超声、X 线设备的引入，使医生对人体内的消化系器官和疾病有了更加深入准确的了解，消化病学由此大大前进了一步。但是，由于当时仪器设备的先进性、功能、质量的精细度和精确度不够，也时常难以确定疾病的正确诊断，有点像"雾里看花"；到 20 世纪 70~80 年代后，特别是消化内镜和 B 超、CT、MR 等先进设备的引入，及其一代又一代的不断更新和升级，使消化科医生对消化器官的了解很像皮肤科一样，实现了"一目了然"。现在，我们不仅可以用内镜及时准确地诊断疾病，还能直接用内镜，或者在 X 线、B 超导引下开展各种微创治疗。微创治疗病人痛苦小、恢复快、花费少。很多过去只能作大手术的疾病现在多数可以用微创技术治疗，加之检验医学技术的迅速改善和提升，共同促进了消化病学的革命性发展。由此，消化科医生的出息越来越大，声誉越来越高，成就感越来越明显。这种趋势使学科的细划和细化也越发加速。在短短的一二十年中，原来的学术组织，中华消化学会分出了中华消化内镜学会、中华肿瘤学会、中华肝病学会，每一学会中又按器官或技术分生出 10 余个学组；原来的学术刊物《中华消化杂志》分生成中华消化内科杂志、中华肝病杂志、中华胰腺病杂志、中华消化及影像子杂志等。这种细划和细化的确使很多消化科医生在治疗某种疾病的某个病灶上更加及时和准确，甚至成了专病医生，也使很多消化科的专家在某种操作技术上更加精细和精致，甚至成长为专门的技术人才。但是，不可回避的是也给医学，首先是消化病学的发展带来了严重的影响。有不少消化科医师，特别是在年轻者眼里出现很多怪现象：患者成了器官，疾病成了症状，临床成了检验，医生成了药师，医护分离，心身分离，医防分离。中西医相互瞧不起，各自为政，老死不相往来。青年医生的学术视野越来越窄，综合治疗疾病的能力本事越来越小。照此下去，后果不堪设想，如何解决这个问题呢？

何谓远见之鸣？视野决定命运，因为 HIM 是主动扩展眼光，推动消化病未来发展的前进方向。它带有否定现实，否定自我的一种勇气和境界。现时的消化科医生，特别是年轻有为者，过得都不错，工作生活也很有幸福感，但我们不能拘泥于现实的成就和水平，要敢于创新，永远向前走、否定到最后，应该为青年消化科医生的勇气和魄力，也该成为消化病学发展的自觉和境界。我们不能头痛治头，脚痛医脚。虽然我们治头和医脚的水平可以很高，甚至无人可及。但头治好了，脚不痛了，医生也有了"所得"而可能病人却没了。我们不能固执地认为，现在我们的诊断和疗法是肯定正确的。比如，晚期肝病时的肝肾综合征，病人没尿了，平常 20mg 的速尿（呋塞米）就可大显身手，但此时 200mg，有的甚至静推 400mg 竟然也无反应。其实，肝肾综合征的双肾是正常的，移植给别人还可正常排尿。那么眼睛只看在肾脏进行的诊疗不都是错误的吗？这说明肝脏具有调节肾脏生化反应的能力。国外做肾移植先后 5 次都排斥掉了，第 6 次联合肝肾移植，多移植了一块肝进去，结果肾脏不被排斥了。后者说明，肝脏还有调节肾脏对免疫排斥的能力。那么肝脏又是怎么发挥这两种能力的呢？我们不得而知！

何谓整合医学？尽管我在近百场讲座中反复讲述，也在《医学争鸣》及其英文版 *Holistic Ingrated Medicine* 反复写过，但现在问起 HIM 的定义，我依然心中了了，纸上难明。这不是我在玩文字，炒概念。HIM 与国外说的 Ingrated Medicine 和国内过去所说的整合医学有根本的区别。她涉及将来医学发展的方向和未来医师的培养标准，她会把浩如烟海的现代医学科研收获加以整合，有所取舍地服务病人，使其活得更长和更好，而不是给病人带来损害和伤害。她要求青年医师要自觉地把自己培养成大师，而不是匠人。谁是匠人？匠人只知自己会做什么而不知别人会做什么。谁是大师？大师是知道自己不会做什么，而知道别人会做什么。有人问我现在的成就感如何？我的回答是大不如以前了。30多年前当住院医师，来100个感冒病人，我全部都能治好，其实感冒不治也好。但当了几十年医生后，现在却治不好几个病人了。因现在治的病人都是经教授或副教授治不好送来的，他们治不好，我的办法也不多。此时怎么办？就靠会诊，就靠向其他专业学习。什么是整合医学，简而言之，就像会诊。同一个病人很多学科会诊，各抒己见，大取大舍，综合考虑就抓住了主要矛盾，一治就好。还是这些医生，如果分别去看，各自开方，这个病人可能没了。这就是整合医学的原始设想，或初始概念。当然整合医学也不是像会诊那么简单、方式相同但深度不同，我们不可能给每个病人都会诊，会诊者也未必就达到了他那个专业的最高水平，他所用的知识也不一定就是那个专业最先进的。HIM 必须是把现代各专业最先进的知识和技术加以整理和整合，针对某一种疾病或不同亚群选择更加适合和更加符合病人的全身治疗，使病人活得更长，活得更好。HIM不是叫大家不去细钻深究，不去掌握高技术本领，而是要把这些细化细钻的知识和技术加以整合，更好地为病人服务。HIM 也不要求医生把各专业所有的本领都要掌握齐全，但我们要立足于自己专业，对别人的先进概念和疗法做到心知肚明，这样才能当好一个医生。本文是在为消化杂志写述评，但当我们了解了 HIM 后，对整合消化病学（Holistic Integrated Gastuenteroeogy，HIG）就不难理解了。

　　整合医学不是全科医学，全科医学是什么都去懂一点，把各专业医生的普通本领都学会一点，但不精致，有点像"万精油"；而整合医学是把各专业精华的知识加以整合，特点是精致，像"十万精油""百万精油"。前者解决的是治得了的问题，后者解决的是治得好的问题。

那一年
我在工程院

论考探的合奏
——为《医药发展考》作序
2013 年 6 月 1 日

医学发展到了今天，下一步该怎么走？大家都在思考这个问题，我也一样，于是有了这本书，以及附加在这本书前的这段序。

我为他人著书写序已愈百本，从未犯难。"替人做嫁衣"只要"懂心理，知体态，识体型"，常可一笔而就。好差深浅可不细考，亦无人去究。怕只怕写得不够，惹人不快。写自序则不然，常是"不识庐山真面目，只缘身在此山中"，又"孩子多为自己的最好"，于是在不知不觉中言之过甚了。所以，自己作序有点自作自受，最大顾虑是写得"过好"授人以笑柄，成了笑料，惹人笑话。

医药发展历时三千年有余，似无边无际，可近可远，亦深亦浅，难怪迄今罕人涉足。即便煞费苦心，千般努力，最终未必有好结果，不努力甚至糟蹋了这个题目。也许正是这样，没人去碰，无人去撞，于是迄今尚无此类书籍面世，但有众多仁人志士确实认为这很重要。

近花甲之年，带了这群"小老虎"，最好称"小牛犊"，他们 100 多人，均龄不过 36 岁，个个生龙活虎，仓促上阵开始了这项工作。都说"初生牛犊不怕虎"，其实一年多前还是很怕的。怕人家说"好高骛远""胆大包天""自不量力"……后来想之，反正都会说不好，也就不怕了。更何况，好歹前人没有样书，并无对比，写到哪儿就算到哪儿。读者认为不对者可斧正，编者认为不全者可补充。在不断斧正中补充，在努力补充中斧正，长此下去，不就正确了、不就完善了吗？这就是我们编著此书的愚志、胆识和素想。就像这山已望那山高，但攀山必要有路，需要先者挥刀劈棘，砍出一条羊肠小道来。砍啊砍啊，砍者不知前途如何，但终将铸成一条通天大道，不过那是后事了。

这本《医药发展考》共分三篇，即《论》《考》和《探》。

首篇称《论》，意指专论或泛论，最好称"考前论"。都说"事实越讲越清，道理越辩越明"，本篇不求其全，力求有新，是为《考》做准备，做示范。既论医学历史、医学教育、医学研究、医学管理，也论推动医学发展的医学文化和影响医学发展的医学中的伪科学等。

中篇称《考》，意指考察或考究，最好称"论中考"。都说没有调查研究就没有发言权，本篇针对医学实践，就以下三部分内容展开论述：一考每个学科过去三千多年来里程碑式的发展，以及催成这些发展的社会缘由和学术根据；二考该学科目前在世界范围内的发展现状，特别是主要挑战和问题；三考该学科未来二三十年的发展方向和发展战略。在写好每一学科上述内容基础上，再将八十多个学科分类整合成基础医学、临床医学、口腔医学、特种医学和药学等，简称"统考"。通过"整合"或"统考"，最后形成各学科间相互关联、前后照应、古为今用、洋为中用，自成一体的整合医学体系。

后篇称《探》，意指探究或探析，最好称"考后探"。研究的目的是为了应用。本篇主要放在医学展望上，即在《论》的指导下，在《考》的基础上，选择若干专科或领域进行探索性的发展战略思考，其中包括心理医学、合理用药、肿瘤现状、肿瘤本质、胃癌研究、消化病学、航天医学等。再在此基础上，提出未来医学发展的重要方向——整合医学。

《论》《考》《探》三部分都很重要，但我觉得"论"是前提和动力，"考"是理由和基础，"探"是目的和出息，三者互为因果，亦可视为医学发展三要素，三者呈螺旋上升势或相互竞步前行。我们需要的是跟上这样的步伐，走出今晚的困境，去迎接来日的黎明。

营养之我见

2013 年 6 月 2 日

在中华营养学会全国学术会议开幕式上的致词。本次大会在西安市陕西宾馆召开。中华营养学会时任主委蔡威教授任主席，中国工程院黎介寿院士参加大会并作报告。参加大会的有来自全国各地的相关学者共计 2100 余人。

我首先代表中国工程院对大会召开表示热烈的祝贺，也感谢大会邀请，一会儿我还要作第一个学术报告。黎介寿老师在座，要讲营养，特别是胃肠外营养，我是资历不够、学历不足、能力所不及的。但是，营养对人体维持生命、对病后的恢复十分重要。尽管我不专门做营养研究，但作为胃肠科医生，我也来谈点粗浅的看法。

老百姓说，"人是铁，饭是钢，一天不吃心发慌"。文化人说"民以食为天"，医界理解，这个"食"不光指粮食或食物，也不单指吃饭，它讲的是人体的全身营养。其实，医学是从吃饭开始的。在原始社会，生产力低下，人类只能是在求生存中挣扎，只能抓住什么吃什么，结果发现吃了什么补什么。这个"吃"、这个"补"就是维持生命基本营养，维持机体平衡。不吃不喝，身体失衡，那是要死人的。当时主要指胃肠内营养。

后来，有个叫 Santoria 的人，他是代谢学的鼻祖，他发现人吃饭后，吃得多，排得少，而且不同的饮食，排出的比例还不一样。于是，他开始在自己身上做试验。怎么做？就是在藤椅上绑一个秤，天天吃了饭称自己。特别是他的妻子，自从嫁给他后，就没过一天好生活，每天主要就做四件事：煮不同的饭端去让藤椅上的丈夫吃；然后秤丈夫体重；做体重记录；最后把排泄物端出去倒了。这一称就是 30 多年。这恐怕是第一起最原始最有意义的胃肠内营养研究。以后有一个外科医生，我记不清姓名了，他遇到了严重烧伤的病人，病人吃不进去喝不进去，他就试着用葱管把新鲜椰汁输进病人的血管，最后救了病人，这恐怕是第一起最原始最有意义的胃肠外营养研究了。

现在不一样了，我们有先进的仪器设备，有先进的研究队伍，有先进的营养理念。就像今天的会议，有 2000 多人参会，我刚才听黎老回忆，他说第一次全国营养会是在庐山开的，当时全国才 46 人参会。当然社会上，包括医学界本身对你们的误会也是有的，有的还有相当程度的偏见。有人认为临床营养科就是煮饭、送饭、洗碗的，有的医院干脆把临床营养科放到后勤部门去管理，这都是不对的。既然营养是医学之祖，曾经为医学发展立过汗马功劳，那么现在就应该倍加重视。现在医院会诊，只有医师、护师或药师，我看将来不管是病人会诊或科主任查房，都应该有营养师参加。营养师来了，营养就来了，营养师发了言，营养才知正确或合理。我认为，小看营养等于慢待生命。

那一年
我在工程院

送你一双慧眼，由你引领未来

2013 年 6 月 3 日

在中华消化内镜学会，消化内镜新产品推介交流会上的总结发言。本次会议在陕西省西安市举行。由中华消化内镜学会时任副主委郭学刚教授主持。会议共有四个报告，会上推介日本富士胶片公司在中国首推的两款新产品，一是高清晰度内镜，二是共聚焦内镜。参加会议的有来自西部地区的消化内镜专家共约 300 人。

消化内镜的发展对消化病学的发展起到了里程碑式的作用，我从医不到四十年，就在这短暂的四十年中几乎见证了消化内镜的整个发展过程。

一是从"雾里看花"到"一目了然"。1978 年我到第四军医大学（现空军军医大学）开始学内镜。那时学习跟现在不一样，要特别尊重老师，不然他不教你或者不好好教你。于是我每天很早去打扫卫生，抹桌擦窗，把一切打扫得干干净净、收拾得规规矩矩，等着老师上班。那时的胃镜没有荧光屏，靠老师直接在胃镜的目镜上看，我们是从老师的目镜上引申一个观察镜来观察。说实在的，图像很不清楚，加之老师在不断操作，镜面不断变化，还有黏液干扰，几乎是"雾里看花"。老师一会儿问："你看到了吗？"我说："没有。""笨蛋，这么大个胃癌你看不清楚！"。过了一会，他又问："你看到了吗？"我急答："看到了一个大胃癌。""笨蛋，我怎么没看到啊？"。看了一上午挨了上午的批评，心想这什么时候才学得会啊！以后有了荧光屏，有了一代比一代更好、更清晰的内镜，学起来就容易了。这是你们在座的年轻人所不曾经历的。今天，富士推出了更高清晰的胃镜，吴主任告诉我，用这款镜子，我们消化科一个月就发现 4 例早癌，不得了啊！这就是我说的从"雾里看花"到"一目了然"，高清晰度内镜就是富士公司带给我们消化医生的一只慧眼。

二是从"走马观花"到"棉里寻针"。过去的内镜我们只可能根据黏膜光滑度、活动度、色泽等来判断是否正常、是否活检，或在哪里活检等，其实也有相当高的误诊率。今天推出的共聚焦内镜，几乎可以像在病理切片上用显微镜来观察黏膜那样，甚至可以粗略判断出肠化及肿瘤的组织学类型，这对于适时活检，特别是精确活检，寻找微小病灶，减少漏诊率，是十分重要的。这就是我所说的从"走马观花"到"棉里寻针"，共聚焦内镜就是富士公司给我们消化医生的另一只慧眼。

富士公司的广告词是否可以写成"送你一双慧眼，由你引领未来"呢？

有了这两款内镜，是否就等于我们就"一事一了，百事百了"了呢？不！同一组的人对不同病变在色泽和观察上是不一样的，有的可能相差甚远；而不同组的人对同一病变的观察也不一样，有的可能大相径庭；加之不同的器官其在内镜上的表现也不一样，比如胃黏膜见到了血管是不正常，而肠黏膜见不到血管是不正常。高清晰度是放大仿真，但仿真却不能失真，怕就怕"假作真时真亦假"。因此，大家一定要根据经验、反复观察、得到合适的数据及光谱，并在医生中进行规范统一的培训，先进设备的最后目标是使病人受益而不是受害。

我们内镜医生要不断学习。先进设备重要，更重要的是用新设备要做出新成绩来。我看内镜医生可以分为三个层次，一是普通技师，即"General Endoscopist"，简称"GE"，即只知道自己会做什么，但不知道别人会做什么；二是大师，即"Master Endoscopist"，简称"ME"，即知道自己不会什么，但知道别人会什么；三是开拓者，即"Pioneer Endoscopist"，简称"PE"，即知道自己不会什么，也知道别人不会什么，但知道将来应该做什么。在座的都应对自己有一个评估，是 GE、ME 还是 PE。我们大多数人不可能都去追求 PE，但我们起码应该向 ME 奋斗。

电子书包

2013 年 6 月 4 日

在国家医学教材（电子书包）重大项目样书启动座谈会上的讲话。此次会议在人民军医出版社会议室召开。郎景和院士等样书主编及人民军医出版社的工作人员参加了大会。

医学教育的内容和方式，对于医学专门人才的培养和医学发展的推进十分重要。在医学教育中，教材的质量和水平又是至关重要的。常人说"识时务者为俊杰"，现在的教育已进入电子现代化时代，如果我们还在沿用传统方法，我们不仅十分落后，我们还可能会被淘汰。所以，此次国家以 2000 万资助这个项目，是"事在现在，功在将来"的大好事。

关于"电子书包"这个名字，取得小气了一点。当时主要是让国家发改委审批时好理解。我看现在可以给他取一个"大名"或"官名"，就叫"国家医用电子教学系统"吧！英文叫"National Medical Electronic Training System（NMETS）"。因为医学教学并不稀奇，但我们这个项目要建成的是一个系统，而且是用电子技术建成国家层面的系统，这就是特点了，难度在此，特点也就在此。

这是一个庞大的工程，完成这个工程可以分为五个阶段，即确定目标、组织队伍、发力开战、阶段检查、收获战果。我们把九月份召开全体编撰人员大会定为一个节点，叫作"发力开战"，那么，在九月之前必须完成两件大事。

一是确定目标，即写成样书（或样章）的问题，我们一共要写成 53 本教材，为什么先要选择你们 10 位主编写样书呢？这是统一标准，统一规范。俗话说"无规矩，不成方圆"，没有样书，53 本共计数百名编委随意写，那就会杂乱无章。怎么写、你们根据今天讨论的方案回去写，但要有所创新，八仙过海，各显神通。七月份我们收集大家的初稿，进行评选，选出最优秀、最新颖、最实用的作为最终样书，作为范本定下来，大家效仿，这样才能使全书终成一体。

二是组织队伍，具体而言即编委队伍。最近一段时间我们在网上征集报名，

685

现在十分踊跃。你们这10本的主编今天就定了，剩下的43本，我们首先是选主编，主编选好了，连同这10本主编确定为本套系统的骨干编写队伍。每一本教材还要设2~3位副主编和10~20位编委，有的可能还会多一点，比如大内科和大外科。副主编和编委从哪里来？就从申报的人员中选。谁来选？我看要依靠主编，因为是主编用人。当然，个别编委还可以由主编指定，我们编辑部掌握一下情况就行了，干预过多不利于工作。

最后一点是建议办一份工作通讯，互通情报，互知进展，相互交流经验，也可起到督促作用。九月份之前就要求这些。但出版社要有前瞻性，走在事情的前头。总之，这项工作任务是艰巨的，前途是光明的，我深信全体同志能够完成好这项工作。

Geosynthetics

2013 年 6 月 6 日

　　在中国工程院第 163 场中国工程科技论坛开幕式上的致辞。此次会议在山东省德州市召开，主题为"土工合成材料的发展战略"。孙晋良院士任主席。参加会议的有周翔、姚穆、郁铭芳、蒋士成、蔡道基、孙晋良等 8 位院士及来自全国各地的相关学者共约 100 人。工程院机关阮宝君、王元晶、张健等参加了会议。

　　首先代表工程院机关祝贺本次论坛在德州隆重召开。我是一名医生，对土工合成材料完全不懂，但我参加我们环境和轻纺学部的会议已经是第三次了。记得第一次是在上海，就是那次会议使我认识了纺织及纺织的重要性，回来后写了一篇《以世界之精彩织精彩之世界》的文章，并倡导开一次咱们学部与医药卫生学部的会议，也就是我参加你们学部的第二次会议。那次会议开得不错，可惜医药卫生学部没有一个院士来。我这次再来参加你们的会议，对"编织"和"纺织"又有了更深的理解，其实"编"和"织"是不一样的，"编"等于设计（图案），而"织"是把设计（图案）变成现实或成品。"纺"和"织"也不一样，如"纺纱""织布"，"纺"只成"纱"，"织"才成"布"，反过来就不对了。

　　本次论坛主要讨论土工合成材料，英文叫"Geosynthetics"。其实这只是现代的叫法，老祖宗早就这样做了。40 多年前，我还是在农村的知识青年，四川农民修房时墙壁不是砖砌的，而是在木柱子之间，先用竹片以横竖交织排列编织成墙壁，这种墙壁单薄且漏风，于是他们在竹编物两面各涂上黄泥。黄泥粘贴到竹片上不牢固，又易开裂，于是把稻草切成 3~6 厘米长，掺入泥中来解决这个问题。这样的泥墙还是不光滑，而且漏风，他们再在泥上糊上一层石灰，但这样也易开裂，而且稻草太粗，于是他们就去理发店找些剪下的头发掺入其中，所以四川农村这种墙壁除了泥，就是竹片、稻草和头发，后三者可统称为"土工合成材料"。不过这是原始的土工合成材料。现代的土工合成材料，一是性质变了，我们现在用的是塑料，化纤、聚丙乙烯或聚氯乙烯，二是编织的工艺或技术也提高了，过去无论是稻草或头发掺入泥中都是无序的，杂乱无章的，而现在是按一定规律编织的，有的是格栅状，称"Geogrid"；有的是网络状，称"Geonet"；有的还是三维立体状，称"Geocell"。材料的质量提升了，编织的工艺提高了，当然土工完成的工程也就大不一样了。照此下去，"豆腐渣工程"必会绝迹。

中国工程科技论坛已开163场，已经取得了很大成绩，但我们还要提升质量，把它越办越好。例如这次会议我们没有国家相关部门，特别是省内的高级领导，我们都没请到。我不知道是没请，还是请不到。我们有时讨厌领导，但经常是离了领导还不行。例如这次农业部（现农业农村部）就应该请，现在农民用塑料薄膜，每亩（1亩约为666.67平方米）地现存有0.25吨塑料薄膜，这些东西埋在土地里，事实上成了土地的土工合成材料。久而久之，最后是土地都不长庄稼了。卫生部（现卫健委）也应该来。现在医院用的很多成熟的生物制品，如心脏动脉支架，甚至其他编织物都是从国外买的，长此以往中国再多的GDP都会被吃干耗尽，所以最好是我们自己来编。另外，会议的每个细节都要考虑全面。比如，会议材料中把孙晋良院士写成资深院士，其实他不是；还有你们的材料中，特别是宏祥集团的宣传材料中，把"Geogrid"多处写成"Geogird"，这是不应该的。

总之，这次大会办得很好，两个大学，两个中心，一个学部，一个公司联合主办，效果很好。今后还要办下去，还要办得更好。再次祝愿本次论坛圆满成功。

回味佳木斯

2013 年 6 月 7 日

应佳木斯大学邀请，为全校师生做管理方面的报告。2013 年 6 月 6 日夜抵达佳木斯市，6 月 7 日离开佳木斯市回北京，途中共逗留 24 个小时。

初次来到东北边城——佳木斯，城名就有外国味。就字面意思来讲，"佳木"是好木头，还是木头好？我发现全城上下，学术厅、宾馆、车站，就连河畔走道都由红松木铺就，这本身就充满了神奇，也就有了如下感觉、感受，进而成为感想。

一、感觉，佳木斯像家

一下飞机，但见天蓝云稀，一股清新的空气沁入心脾！这里的空气比北京干净多了，确实有洗肺那种感觉。步入佳木斯大学招待所，推窗望去，星稀月明，人们睡得早，不见南方喧嚣的夜市夜宴。漆黑一片，横床一躺，伸个懒腰，不觉睡去。一觉醒来，表针正指三点半，明晃晃一片。啊？是谁进屋把房灯开了？侧身望去，却有初阳破窗而入。原来这里比内地亮得早，窗下已有晨练者和陪他们晨练的鸟鸣。早餐的东北小吃，中餐的朝鲜冷面，晚餐的淡水鱼虾，顿顿胃不剩隙，主人还说不贵不贵。那是在北京花几倍价钱也吃不上的。上午讲座，800 余众，我讲了两个多小时，居然无人离席，不知不觉中听众反倒越来越多，讨得 30 多次掌声。这可见学校师生求知欲之渴。利用登机余时，特意去河边看了街舞，那数百人一列，那数千人一队，那亲切、和谐、整齐、畅愉真是无人敢比、无词可言。我一次次在想，怎么叫佳木斯呢？简直就是"佳人室"啊！

二、感受，佳木斯得佳

到了机场，飞机正点落地。办票的人很少，排队排起了长龙。过安检时，工作人员很多，但安检设备只有一台，于是再次排起了长龙。送我们的领导拿出了我们的头等舱票，想让我们先进去。可安检员说，不行！统统到后头排队！

689

想起在别的地方，持头等舱票的可先上，因为多交了钱。他们其中一位答，钱是交到航空公司去了。我们随即亮出了贵宾证件，我想这个可能管用，是VIP嘛！可对方答，我们这里机场小，工作人员少，只有一台检查设备，我们不管是什么VIP，都一样排队。此时，我又想起了朋友常说的一句话，"让先进受照顾就是'VIP'，依然排队就是'VI个屁'"。送我们的人十分生气，要想理论一番。我劝了他们，不要这样，一地一个规矩，一方一个制度，你们送我送的是愉快啊！

三、感想，佳木斯不能假

我们按时登上机，飞机也按时滑向了跑道。但快近跑道准备起飞时，却停住了，停了很久，居然被拖回来到原地。广播说，飞机出了机械故障，在原地找来好几个人修理。一个多小时后，我们再次滑上了跑道。广播说，北京有雷雨。又等了一个多小时，终于起飞。本来应该晚上9点多到达北京，实际到达北京时已达凌晨1点，耽误了4个小时。最让人不解的是，到了北京一问，哪有雷雨，万里晴空。更让人不解的是，我下飞机时问乘务长，飞机究竟出了什么故障？她一手捂着嘴，一边笑着对我轻轻地说，不好意思，飞机空调出了假信息，其实没问题。真是让人啼笑皆非，佳木斯啊佳木斯，你可只能"佳"，不能"假"啊！

获奖感言

2013 年 6 月 13 日

在"法国医学科学院－赛维雅奖"（Academic National de Medicine-Servier）颁奖仪式上的讲话。仪式由中国工程院原副院长刘德培院士主持。参加仪式的有法国医学科学院院长的代表，法国医学科学院 Jacques Caen 院士，法国赛维雅公司总经理 Tsuderos，驻法参赞马一丁。参加仪式的中方代表有中国工程院时任院长周济、詹启敏、徐建国、付小兵等院士。还有工程院机关工作人员和 10 家新闻媒体的记者，共约 100 人。首先由 Jacques Caen 院士代表法国医学科学院院长宣布樊代明为今年的获奖人，并颁发获奖证书。樊代明随后发表了获奖感言，最后请周济院长讲话。

今天我觉得十分高兴，也感到十分荣耀。站在这个领奖台上，我想起了指导过我的老师，帮助过我的同事，支持过我的领导，特别要感谢工程院周济院长及其他院领导、相关的院士，以及工程院，特别是国际合作局的同志们。没有他们，我即使满身是铁，也打不成几颗钉，所以光荣应该属于所有关心、支持和帮助过我的人。

我是消化科医师，在科研方面从 35 年前开始，主要从事胃癌的研究。胃癌是中国最常见的恶性肿瘤之一，大致每 3 分钟就有 1 个中国人死于这种癌症，世界上的胃癌病人近 50% 在中国。经过几十年的努力，我的团队解决了一些问题，但还没有从根本上解决问题，而且遇到了极大的难度。从这个意义上讲，35 年前的开始，到 35 年后的今天依然是开始。真是"雄关漫道真如铁，而今迈步从头越"。

要迎难而上，更上一层楼。35 年前可以说是单枪匹马，现在已经有了一个较好的群体，但仅仅依靠我们自己还不够，我们还需要向国际学习，和世界合作。与法国同道学习和合作是一个重要的途径。前年我带工程院的代表团去法国 Anancy 参加了法中新发传染病大会；去年我又以中方主席身份主持了在武汉举办的中法新发传染病会议；今年 11 月我又要带团参加在 Anancy 召开的法中感染与肿瘤的会议，刚才 Jacques Caen 提出来明年在西安继续召开会议。我来自西安，现在我表态只要周院长同意，那我们西安是求之不得。

Jacques Caen 和 Tsuderos 两位先生对中国和中国人民一往情深。他们两位都是三代在为法中友谊、法中合作而奋斗，而且卓有成效。我们家现在也有三代，我的老父亲已年近 80 岁，不可能做这件事了，但从我这一代，我女儿这一代一定要向 Jacques Caen 和 Tsuderos 学习，至于下一代，我还没法表态，因为还没有出生。总之，我们要向他们这两个家族学习。

我去过法国好几次，但我不会说法语，不过我知道法国重要，我也知道会说法语且对中国有深厚情谊的人更重要。今天我已经学会了一句最重要的法语 :Merci beaucoup（意即"深深感谢"）。

那一年
我在工程院

剩时不到 360 天

2013 年 6 月 14 日

在中国工程院 2014 年国际工程科技大会分会筹备会上的发言。此次会议在工程院 218 室召开。由樊代明主持，中国工程院时任院长周济出席会议并讲话。参加会议的有董庆九、吴国凯、康金城，以及办公厅，一、二、三局和国际局各局各处的相关同志。

今天下午按周济院长提议和要求，召开 2014 年国际工程科技大会筹备的阶段性会议。一是时间越来越紧，今天离明年的 6 月 2~3 日已经只剩将近 360 天，也就是不到一年时间了，应该加紧我们的准备工作；二是周院长 7 月初要出国参加国际工程院院长会议，在这次会上要邀请各国工程院院长与会并做我们大会的主持人或讲者。去之前，我们必须把周院长需要的各种资料准备好，因为这是一个很好的机会，当面邀请比我们书信来往要直接，话也讲得更明白。

下面首先请康金城局长报告一下整个会议筹备情况的进展（致辞略）。

下面请各学部针对金城局长所提的要求汇报一下各自准备的进展及需要解决的问题（致辞略）。

下面请周院长讲话（致辞略）。

今天下午的会议开得很好，达到了预期的目的，机关可出一个简报。以前的成绩是在座和不在座的全体同志努力的结果。接下来的工作的确十分繁重，而且很复杂，事无巨细。希望大家主要抓如下几件事情。

一是尽快确定各分会场的主题。目前的主题有的还有些笼统或过大，需要各学部常委会再认真讨论，尽快确定下来。选择主题既要考虑本学部的特殊性，又要考虑与整个会议主题的匹配性。

二是尽快确定各分会场四个阶段的主席，最好是四个中方的，四个外方的，尽量保证四个阶段每个阶段都有一个中方的和一个外方的。刚才已经把 23 个国家工程院的院长名单都发给大家了，按照专业，最多的有来自 4 个国家的，也有来自同一个国家的，尽量把他们都安排到各阶段做主席，这样可以提高会议规格和质量。

　　三是尽快确定各分会场的讲者。现在各学部已经请了一些讲者，你们推荐第一天到大会作报告的讲者我们会尽快确定，通知你们。大会报告未选上的，应列入各分会场中去。现在各分会讲者都还不够，还要请一些，邀请外方讲者，一是要考虑水平，二是要考虑我们的外籍院士。邀请到高水平的讲者是成功举办此次会议的关键。各学部要认真斟酌、有所取舍，确保水平和质量。

　　四是尽快确定办会方式。大家请到的讲者，少的8个，多的10多个。因为学部情况不一样，允许有不同，而且提倡创新，有的以报告形式，有的采取研讨形式，都很好，不必千篇一律。应该八仙过海，各显神通，把会办好就行。

　　五是尽快落实分工负责。我初步考虑，整个会议由国际合作局与三局（学术办）共同负责。但第一天会议主要由国际合作局负责，第二天各分会由三局（学术办）负责，第二天的会议尽量办成国际高端论坛模式，最后要出论文集（中英文双语版），这是大致分工，但分工不分家。

　　总之，大家已经做了努力，也取得了阶段性的进展，这是难得的。希望各位同志回去后按照刚才周院长的指示和要求，按照这次会议的精神尽快落实任务，这是明年工程院最大的事情之一，一定要办好。时间要抓紧，事情要具体，抓而不紧等于没抓。我就谈这些。同志们在此工作中若有困难及时汇报，不要等到开会才办，那样迟了会影响到整个进度。因此，我们必须在解决问题中推进，在推进中解决问题，这样才能办好这次会议。

标本 = 标 + 本

2013 年 6 月 19 日

在全国生物样本库规范及应用大会开幕式上的致辞。此次大会在乌鲁木齐昆仑酒店召开，由中国生物医药学会主办，新疆医科大学第一附属医院承办。大会由中国生物样本库专业委员会时任主任委员郜恒骏任主席。出席大会的有中国医药生物技术协会时任理事长彭玉、副理事长肖梓仁，中国工程院刘志红院士，曹雪涛院士因故未能出席，但写了贺信。出席大会的还有来自全国各地的相关学者共约 500 人。

今天大会的标题一共 21 个字，其中最重要的是两个字：样本。是样本，或称"标本"？刚才上面几位致辞都在互用。其实英文也是两个字，一个是"Sample"，一个是"Specemen"。我看"Specemen"应该叫标本，含义直接些、局限些，而"Sample"则为"样本"，含义广泛些、深刻些。如果要我选，我还是觉得称"标本"更加贴切，而且"标"与"本"是事物的两个方面，一个是表象，一个是实质，透过表象看实质，也许就是我们学会存在和发展的根据或理由。在这里我要阐明两个观点。

一、"标本"的重要性在于"本"

医学在早期是直接以人体为观察对象的，为此，曾经付出过多少血的，甚至生命的代价。以后逐渐利用活检或尸检标本来诊断疾病或判断疗效，也用来探明疾病的原因，从而推进了医学长足的发展。到了现代，这种趋势越来越猛，研究集成的数据和成果越来越多。但这些数据或成果，真正可用于为临床服务者极少，这就涉及取样是否合适、所取标本是否可以代表疾病本质的问题。以肿瘤为例，过去 100 多年研究得到了那么多结果，可对病人实际上可用者很少。比如 80% 的论文是用细胞系做的，细胞系并不能代表肿瘤，有人在 *Cell* 上发表了不少文章，其实他们发现的分子也罢，基因也罢，只有 40%~50% 的细胞系中有，那剩下的 50%~60% 的细胞系是没有的，但它们也是癌细胞啊！再说肿瘤病人的组织能培养成细胞系的仅为 20%，而这 20% 的细胞系中不到一半是某种因子阳性，那实际上只有自然状态的 10% 以下为阳性。再说，这些细胞系已在体外培养了漫长的时间，生物学行为早就变了，早就代表不了实际的肿瘤了。所以，是用人体取下的组织直接做试验得出的结果真实还是用细胞系的真实呢？这是一个很大的问题。其答案是不容争辩的，这也是立标本库的重要性所在，即"标"要能代表"本"。

二、"标本"的可靠性在于"标"

建立标本库涉及一系列工作，是一个系统工程，涉及取样、处理、保存和应用等重要过程，其中任何一个过程或步骤出了问题都会影响标本的真实性，特别是可靠性。过去建立的很多标本库出了问题，就是因为这个问题没有解决好。应该建立严格的规范，只有在严格统一规范的指导下建成的标本库才有用，才有可比性，用之做成的结果才可靠。所以，标本的可靠性在于标。本次会议的主题也就是这个，希望通过大家的努力，实现这个目标。

总而言之，还是上面所提的两句话，标本库的重要性在于标之本，而标本库的可靠性在于本之标。祝贺会议圆满成功。

武昌 + 汉口 ≠ 武汉
2013 年 6 月 22 日

记得很多年前我带幼女去武汉旅游，孩子在长江大桥上天真地问我："爸爸，武昌在河那边，汉口在河这边，那武汉是在桥中间吗？"那时我笑女儿年幼无知，连武昌、汉口和武汉之间这个如此简单的关系都搞不清。昨晚我应邀乘南航班机 CZ3545 去为全国中西医结合消化病大会作报告，不想南昌上空雷鸣电闪，风雨交加，飞机环旋 1 小时不得降落机会只好迫降武汉，下机后被南航安排到市区内的蓝天宾馆暂息并被告之，次日 12 点才能再飞南昌。因在南昌全天都安排有课，上午的课肯定误了，但得想办法别误了下午的课。到了宾馆，反复问询前台服务员，如何坐火车高铁或动车去南昌？服务员说，武汉有三个火车站，即武昌站，汉口站和武汉站，我们宾馆这边是汉口站。三个站之间的相互关系他们说不清楚，更不知哪个可去南昌。那我问从汉口或武昌去南昌，哪个站在前，他们不敢肯定。还说从这里去武昌，那汉口在前，从武昌来这里，是武昌在前。我又问，那武汉站呢？答为从汉口可去武汉，从武昌也可去武汉，当然武汉既可去汉口，又可去武昌。

到达蓝天宾馆时，已是凌晨 1 点多，夜深人静，只有一两个服务员，找不到当地人询问。在场的人倒是很多，不过都是同机的人，没一个熟悉武汉的。进入房间，忐忑不安，难入梦境。今晨早早起来拿上行李，看到的士司机，心想他一定是明白人。首先听他确定了武昌站、汉口站和武汉站三地是互通的，都可以去南昌，而且武汉站是最大的。听旁边的同路人说武昌、汉口去南昌的火车票已售完，我一听那就去武汉站吧，那里站大，是始发站，或许有可能买到票。得到司机的肯定后出发，出租车开了 40 多分钟，终于到达了武汉站。司机收了我 65 元钱。但到了售票口，售票员告诉我，从武汉站早晨无车去南昌，只有中午 12 点的，早晨只有一趟从汉口经武昌去南昌的动车，是 8：25 发车的，还有票可出售，但你赶回去来不及了。我十分气愤，看来赶火车不成了，还是回去坐飞机吧！此时手机响了，是送我来这里的那个出租车的司机，他说："先生，买到车票了吗？你是否要我送你回去呢？"我说了上述情况，他说："那我送你去武昌站吧，保证不收你的钱，回去反正是空车。"我说去武昌站已来不及，无意义了。电话挂断了，此时来了一辆出租车，我一边坐车一边向司机说明上述遭遇，他笑着说，那个司机肯定不是武汉人，因为武汉人不会那么笨，再说武汉人诚实，不会做那种事。车子原途返回蓝天宾馆，司机一算，一共收了我 50 元钱。

三个前所未有

2013 年 6 月 23 日

在中国工程院医药卫生学部常委会讨论"国家重大科技项目"研究工作会上的发言。此次会议在北京国际会议中心召开,杨胜利院士主持会议。参加会议的院士有潘云鹤、樊代明、杨胜利、陈志南、程书钧、高润霖、侯惠民、李兰娟、沈倍奋、邱贵兴、张伯礼、张运、周宏灏、巴德年、刘德培、钟南山、程京、徐建国等,工程院机关参会的有谢冰玉、李仁涵、高战军、周晓记、李冬梅、张燕等。

今天潘副院长亲临我们医药卫生部学部常委会,专就"国家重大科技项目"介绍了中央的精神和工程院的打算。我想再就医药卫生学部,谈谈自己的看法,供大家参考。

首先我们的项目设计要同中央的要求结合起来,也要同目前医药发展的现状结合起来。医药发展的现状是什么呢?能否用三个前所未有来描述?

一是国际医药卫生的发展速度前所未有。近几十年特别是近十年来,国外特别是美国,医药卫生的发展突飞猛进,一日千里。这与国外对医药卫生的高度重视息息相关。因为社会发展都要以人为本,美国 2012 年医疗费用占 GDP 的 18%,而中国只有 5%,美国的 GDP 是我们的 2 倍以上,人口还不到我们的 1/4,所以,人家在医药卫生的投入近达我们的 50 倍。反过来,我们现在临床上吃的是"洋药",用的是"洋机器",这样下去,再多的 GDP 都会被吃光耗尽。

二是我国医药卫生的发展面临的挑战前所未有。随着自然界的变化,特别是社会经济高速发展,医疗卫生方面面临的挑战越来越大,前所未有。这些有的是"天灾",有的是"人祸"。例如 SRAS(重症急性呼吸综合征)、禽流感,当时不仅对经济发展的影响不能低估,对国人生命财产的影响也不能忘记。可是我们很难说将来就不会有或不会出现像 SARS 甚至比 SARS 更为严重的事件发生。人口老龄化带来的挑战也不可忽视。人类寿命延长是个大好事,可国人在 30~40 年中使平均寿命提高了 30~40 岁,各种疾病不断发生,我们的基础研究、临床诊疗方法都还没有跟上。正如前述我们吃的药品还主要是仿制国外的，我们应用的医疗器械，特别是高端者，还主要是购买国外的，如此下去，再多的 GDP 也会入不敷出。

三是医药界供需矛盾的突显前所未有。人民群众的就医需求，特别是高档的需求日益提高，病人数量突增。目前我国的财力、物力、人力及资源配置均不能满足上述要求。目前重点表现是医患关系极为紧张，医务人员被害的恶性事件时有发生。农村病人进城看病形成常年的"医运"，比短暂的春运严重得多。很多家属认为不将病人送往城市大医院即为不孝。

俗话说"识时务者为俊杰"，在医药领域而言，"时务"就是上述的三个前所未有。仅识"时务"，其实成不了"俊杰"，"俊杰"要做成大事。为了应对和解决这三个前所未有，今天把大家请来，主要是讨论这个大事。大家知道工程院的重要咨询任务都是自下而上，即自己去找任务，这次不是，这次是自上而下的要求，对我们来说是一次难得的良机。工程院每年咨询工作的比例是 1：2：7，即每个学部可以申报 1 个重大项目，2 个重点项目，7 个学部级项目。今天咱们讨论的是重大项目，是要向党和国家报告的，是需要战略层面的，不能局限在某一战术层面，能否得到上级的重视要看我们的质量。此项工作时间紧，任务重，要集全学部之力把这项工作做好。

转化得转

2013 年 6 月 25 日

在中国工程院"我国转化医学发展战略研究"项目中期汇报会上的点评。本次会议在上海市淞江开元酒店召开。会议由樊代明、杨胜利两位项目负责人主持。会期一天半,先由各专题负责人汇报进展,由樊代明逐一点评,最后进行讨论。参加会议的院士有郝希山、项坤三、付小兵、丁健、高润霖、徐建国、邱贵兴等。还有各课题组成员,工程院机关的李冬梅、张燕、李琴等,共约50人。

从昨天开始,工程院各学部开始评选院士,医药卫生学部采用的是通信评选,因此可以抽出这个空隙,把大家请来,一是各专题汇报一下进展情况,相互学习,相互交流,也可检查研究进度;二是商讨下一步的工作任务及研究策略。下面首先请郝希山院士报告第一课题的第一专题——有关肿瘤防控的转化医学研究(致辞略)。

郝院士的报告有以下四个重点:①强调肿瘤的发病率及死亡率(两率)都在增高;②国际上在开展转化医学且卓有成效;③国内的转化医学在进行,但不及国外的;④建议开展早诊早治早防以降低两率,其中在管理上和学术上各有五个方面的建议,并拟制出了路线图。下面请高润霖院士报告第二专题——关于心脑血管病防控的转化医学研究(致辞略)。

高院士一再强调,心脑血管病的发病率和死亡率状况是国内在升,国外在降,造成这种变化的主要原因是中国人带了一套"节俭基因",却遇到了"铺张饮食",即"穷基因"遇到了"富饮食",或者说基因是"杨白劳"的,而吃的是"黄世仁"饮食。那不像填鸭吗?填鸭当然会填出事来的。过去是营养不够,现在是营养过剩,解决这些问题要开展转化医学研究,其中包括:①基础向临床转化(已完成的基础研究成果不多);②治疗向预防转化(需花大量经费);③国际向国内转化(外国人的遗传背景不同,基因有差异,要考虑中国人的遗传背景及国情)。下面请项坤三院士报告第三专题——糖尿病及相关代谢病防控的转化医学研究(致辞略)。

项院士的报告明确指出了转化 I 、II 、III 期的概念，很好。我们知道疾病的发生都遵循"常态到病态"，再从"病态到常态"的规律。前者可进行预防，后者为康复。所谓 I 期，是针对病态到常态的康复，着力越大，康复越快；而 II 期则是针对常态到病态的过程，着力越大，发生病态的时间越长，数量越少；III 期可看成 I 期、II 期的综合。下面请邱贵兴院士汇报第四专题——关于慢性退行性疾病的转化医学研究（致辞略）。

邱院士的报告讲的是 Degenerative Distases，即退行性疾病，也就是别人讲的是增加了什么而患病，他讲的是缺失了什么而得病。因此，在他的报告中最好加上"Regenerative Medicine"，即再生医学，包括干细胞、组织工程等。下面请王晓民教授汇报神经与精神系统疾病防控的转化医学研究（致辞略）。

晓民教授刚才主要讲的是神经性疾病，但没有涉及精神性疾病，这方面还要加上。另外不要只从社会管理学方面讲很多，还要从学术角度出发，汇报自己的工作进展。神经精神性疾病，要不就少动，要不就多动，要不就乱动，无论怎么动都涉及一系列神经介质。美国及欧洲一些国家近期都提出要开展脑结构功能的研究，这些都是可以借鉴的，下面请徐建国院士汇报新发传染病防控的转化医学研究（致辞略）。

徐院士的报告很全面。对于新发传染病，关键是快速反应，一是快速侦检，二是快速控制。反应当然要适当，不够重视和过度重视都会造成很大问题。有的人在领导面前是专家，在专家面前是领导（这并不是所谓的复合型人才），他们出的主意有时是很害怕的。防控新发传染病要平时有准备，至少在人才队伍、研究平台、应急机制这三方面必须备齐。这就是"晴带雨伞""饱带路粮"，要防患于未然。下面请丁健院士汇报第二课题的第一专题——化学药物产业的转化医学研究（致辞略）。

丁院士的报告说明，化学药目前是方兴未艾，依然是朝阳事业。但研制风险高、成本大、历时长，且有专利到期的风险。因此，目前临床上可用的药品少，好的药品更少。怎么用转化医学方法研制出好药？我看一是要解决"What"的问题，二是要解决"How"的问题。What，是目前可用作药品的化合物太少；How，是怎样才能研制成药。把"What"和"How"解决好了，我看化学药的问题就解决了。下面有请李玲教授代表陈志南院士汇报第二专题——关于生物药产业的转化医学研究（致辞略）。

李教授讲了生物药的重要性。我建议要与化学药和中药比，特别强调其不可取代性，或是效果更好、成本更低、副作用更少或作用持久（比如疫苗）。按世界上销售额排序，排在前 10 种的药品中生物药占了 5 种，这是事实，但其原因是过于昂贵，其实应该以销量排序才对。目前销量第一的是雷尼替丁，治溃疡的抗酸药。另外，预测将来占药品主导地位的将是从动物或人体研究出来的物质或模拟动物或人体的物质，这也是生物药的重要性。另外，你们的报告有些像项目申请书，在后面咨询意见的那部分还要加强，下面请康立源教授代表张伯礼院士汇报中药产业的转化医学研究（致辞略）。

康教授讲得很全面了。在17世纪之前，可以说中、西药在人类的应用是旗鼓相当，就是在这最近的几百年里，西药应用比例上来了，其主要有国外化学工业的崛起、机械工业大量制药，高速运输对药品的推广，特别是文化入侵等多种原因。我赞成某个省卫生厅厅长的说法，能用中药治的一定要用中药治。但要中药彻底翻身绝非易事，如按上述四条来办是改变不了现状的，关键是要规范化，从中医理论、疾病治法，药品生产及疗效判定都要规范、统一，这样才能有章可循，才有说服力。

同一个病人去看不同的中医，说法不一样，治法不一样，用药不一样，甚至同一病人同一个医生在不同时间、不同地点说法、治法和用药都不一样，最后谁是正确，何为真理，怎么效仿，怎么转化，如何继承，这是中药产业化转化医学研究需要考虑的。下面请徐学敏教授汇报第四专题——医药器械产业的转化医学研究（致辞略）。

徐教授认真分析了国内外医药器械的发展现状，很令人担忧，国内的医用设备90%以上是买的国外的，研制这些设备核心技术的90%以上是国外的公司。我们主要的问题是什么？我看还是人才组织和技术集成的问题。在这方面，航天事业是成功的，每天有几万人围绕航天器工作，那么多人在围绕一个航天员工作，最后就成功了。我看医疗设备的研制没有做航天器研究那么复杂，而且现在很多先进的医疗设备都是从航天研究那里得到启发而成功的。我们现在在医疗器械方面转化的研究策略，我看只有"把人才组成了团队"，才能"把需求变成创新"，才能"把零件铸成设备"。因此，需求、团队、设备是这方面的三要素。

今天我们整整开了一天会，大家都没休息，都很累，但收获是很大的，连宾馆服务员中午都对我说，你们是真的在开会啊，别人都是来这里度假的。大家回去以后按照讨论意见，吸取别人的优点，改正自己的不足，力争把报告写好，为总报告的起草贡献智慧。

话说南开

2013 年 6 月 29 日

在南开大学医学院第十八届毕业典礼上的致辞。在毕业典礼上樊代明受聘为南开大学荣誉教授，同时受聘为荣誉教授的还有来自美国的两位教授。南开大学时任校长龚克为樊代明颁发聘书。南开大学医学院时任院长向荣出席典礼并讲话。参加大会的有南开大学各学院领导和医学院当年毕业的博士生、硕士生和本科生及其亲属，共约 500 人。

首先十分荣幸被聘为贵校的荣誉教授。多了一份荣誉，同时也多了一份责任。比起南开大学的历史和全校的同事，我只是一个新兵，也是一个小兵，但我力图当一个好兵。在与贵校保持友谊方面，我们"涛声依旧"；在科技合作上，我们力图创新，"绝不重复昨天的故事"；这里成了我另一个家，我会"常回家看看"，在贵校医学院奔向全国名院和国际名院的征途中，期望留下自己些许脚步，并贡献自己的绵薄之力。

今天的毕业典礼是母校给这批校友在校期间的最后一次营养，最后一腔情谊，不仅让你铭记永远，而且使你受益终生。回顾数年的学习生活，也许你认为学到了谋生的本事，发展的本领，但我更看重对办学、治学、求学方法的深刻理解。作为办学者，我们建设学校；作为治学者，我们教育学生；作为求学者，我们追寻学问。

我们曾经说过"办学在楼、在师、更在谋"。办学校没有大楼不行，没有大师不行，但更为重要的是办学思想。办学思想对，无楼有楼，无师有师；办学思想不对，楼会空，师会走。大学在"学"而不在"大"。购地建房是为大，扩招是为大，学院升大学也为大，这是易事，但真要把"学"办好却是难上加难。

"治学在勤、在智、更在法"。教学生不勤劳不行，没有智慧也不行，但更为重要的是总结教学规律，无论是学生还是老师，都是"铁打的营盘流水的兵"，只有教学规律才能长存永远，才能长传永远。

"求学在跟、在超、更在独"。学知识先是紧跟老师，后是超过老师，但更为重要的是独树一帜。只有独树一帜，事业才能"青出于蓝胜于蓝"，才能一代更比一代强。

怎么把学办好、把学治好、把学求好呢？我说过两句话，一句是"永远向前走"，另一句是"否定到最后"。

永远向前走。不因前方的阻力而退却，也不受左右的精彩而诱惑。我曾写过一首《川江行》，与你分享："波涛翻滚浪激天，横流穿泻只向前，轻舟踏波飞身去，回笑岸松空等闲。"

否定到最后。否定是人生的动力，肯定自己难免会盲目自信。否定是需要勇气、需要境界的，我曾写过一首《端午颂》，与你们分享："盘古开天地动荡，日月往复永如常，览尽乾坤知千史，敢笑屈翁白投江。"

同学们，今天的毕业典礼只是对我们一段人生的总结会，也是对未来发展的加油站，呈现在你们面前的是一条十分艰难但又前途无量的人生道路。同学们，你们准备好了吗？

谢谢！

那一年
我在工程院

卷 四

动力三境界

2013 年 7 月 1 日

在 2013 年慢性便秘学术会议上的总结发言。此次会议在西安召开。樊代明任主席。会议共四项议题：由张军教授解读 2013 年中国慢性便秘指南；由王新教授讲解普鲁卡必利的药理学作用；由董蕾教授讲解普鲁卡必利的临床效果；由史丽萍教授介绍临床用药体会。参会者有来自全国各地，特别是西部地区的相关学者，共约 300 人。

有人说，与其有个聪明的大脑，不如有副畅通的胃肠。在消化道疾病中，有些疾病是吃不进去，有些疾病是排不出来。老百姓一般认为吃不进去最难解决，而我们医生则认为排不出来解决起来更难。因为前者可以输液，后者虽然可以灌肠，但对顽固病例，几乎使尽浑身解数最终也无法解决。

给慢性便秘的表象画个模式图，整体印象恰似多处膨大、多处狭小的西葫芦。先是各种各样的病因（膨大），引起便秘（狭小）；而这便秘（狭小）引起的临床表现又是多种多样（膨大）的；但最终表现则是便秘（狭小）的；而这便秘（狭小）的治疗又是多种多样（膨大）的。这是一个怪现象，对临床医生而言，最好治的疾病是一种病因，一种症状，一种疗法搞定。比如眼内异物，病因是异物，症状是刺眼，治疗是取出，但这种状况不多。更多的是病因多样，其实就是病因不清；症状多样，就是表现复杂；再就是疗法多样，其实就是好办法不多。今天谈便秘，我们不谈病因，也不谈症状，只讲治疗。便秘的治疗又以 5-HT4R 及其激动剂普鲁卡必利为主。大家知道，人是离不开 5-HT 的，但 5-HT 的受体有 7 个亚类，20 多个亚型，分布在不同的器官和组织，发挥不同的生理作用。如果 5-HT 的激动剂特异性不高，除了治病外还会引起各种副作用。而 5-HT4R 主要分布在肠道，特别是结肠，它的特异性激动剂普鲁卡必利就只对排便作用大，而对全身其他器官的副作用就小，刚才专家们已讲得很透彻了，我在此不再赘述。

今天，我在这里想谈一谈关于胃肠动力研究的发展和感想。在 1978 年前，基本没有专门描述胃肠动力的概念、著述和事件，那时把胃肠动力障碍统称为"胃肠神经官能症"。此后由于三代药品和三代专家的出现，极大地推动了这个领域的发展。专业术语也从开始的胃肠动力，即 GI Motilily，到现在的神经胃肠病学，即 Neurogastroenterology。我自己虽然从医只有 30 多年，但几乎全部经历和见证了这个领域的发展历程。

第一次变化是胃多安，继之吗丁啉的发现和问世，开启了这个领域的发展，此处很快成了世人皆知的热门领域。在中国也出现了诸如柯美云、罗金燕、许国铭等一批 Neu-rogastroenterologists；他们可以说是"路漫漫其修远兮，吾将上下而求索"。

第二次变化是普瑞博思和替加色洛引发的，这两种药品是继吗丁啉之后的 5HT4R 激动剂，它们对胃肠动力的作用是很好的，但遗憾的是它们的副作用，特别是对心脏的毒性作用而不得不在全世界停产。这一时期活跃在这一领域的有侯晓华、陈昊湖、张军等青年新一代 Neurogastroenterologists，他们可以说是"路漫漫其修远兮，吾将左右而徘徊"。

第三次变化是普鲁卡必利的上市，为我们带来了新一轮革命性的进展。这种药对 5-HT4R 有高度特异性，不仅排便作用好，而且没有发现对全身有明显的副作用。对于目前在座和不在座活跃在该领域的更年轻一代的 Neurogastroenterologists 来说，这绝对是一次天赐良机，所以对你们来说"路漫漫其修远兮，吾将前往而拼搏"。

年轻的胃肠动力学医生，你们怎么发展？我看有三个境界。进入一般境界者，只是了解胃肠动力方面的知识，能开药治病，叫 General Neurogastroenterologist（GN），即只知道自己会做什么，但不知道别人会做什么。进入第二境界者，能组织引领胃肠动力方面的发展，叫 Master Neurogastroenterologist（MN），即知道自己不会做什么，但知道别人会做什么。进入最高境界者，是开拓一个新领域，发明一种新技术，创造一种新疗法，从而推动该领域里程碑式的发展，他们可叫作 Pioneer Neurogastroenterologist（PN），即知道自己不会做什么，也知道别人不会做什么，但知道将来要做什么的人。在座的青年医生们，尽管我们做不到 PN，也可能连 MN 都做不到，但我们起码要把 GN 做好。

办会无小事

2013 年 7 月 8 日

在中国工程院 2014 年国际工程科技大会筹备进度汇报会上的发言。此次会议在工程院 316 室召开。会议由樊代明主持，工程院时任院长周济出席并讲话。由于会前刘延东副总理来院调研工作，视察并讲话，本次会议由三个议程压缩成两个议程。参加会议的有各学部负责此次会议的主任、分会主席，工程院机关的相关同志，共约 40 人。

刚才周院长将我院举办 2014 年国际工程科技大会的来由、目的、办法及要求作了再次介绍和重申，我们要好好领会，狠抓落实，快抓落实。办好一次国际会议，涉及方方面面，我们目前的进度还不错，但确实还存在各种各样的问题。我们是在发现问题中推进工作，在推进工作中发现问题，最后把所有问题都解决了，我们的准备工作就做好了，会议就会如期成功召开。

关于办会单位，一直是想由三个单位，即中国工程院、Unesco（联合国教科文组织）和 Caets（国际工程院学会）共同主办，这样既可扩大工程院的影响力，又能引起党和政府的重视。但 Unesco 和 Caets 一直没有确定。这次周院长出访，通过多方努力沟通，最后达成共识，这个问题解决了，这对办好这次会议尤为重要。筹备组要尽快将这个消息向上反映，特别是目前贯彻落实中央八条过程中，一定要把具体情况反映上去，以得到上级的支持。

关于共同发布 2014Statements，即北京宣言，向全社会强调工程科技与人类未来的重要性，这是一件大事，由办公厅尽快组织撰写，并交给大家共同修稿成文。这件事由白玉良秘书长具体负责。

关于各个学部，即每个分会场要出一本论文集，这是硬性要求，一定要做的。因为国际高端论坛每个分会得了 50 万元资助，按规定也要出总结报告，这样才能把高水平的理论成果总结出来，沿用下去。

关于邀请外宾的事，外宾分为四种来源，一是 20 多个国家工程院的院长，这些外宾主要担任大会和各分会的主席；二是各学部邀请的演讲嘉宾，每个学

708

部不少于 5 位，这是高端论坛要求的，是必须的，而且要水平高的；三是各工程院成员国推荐的演讲者，每个成员国一般推荐 1 名，待他们推荐出来后按专业分到各学部分会去统筹安排；四是我院的外籍院士，主要在各分会主席或演讲者空缺时安排。

关于办会方式，大会场全部安排由院里完成。各分会由各学部根据不同情况自己决定，一般安排四个节段，每一个节段的演讲后要安排逐个讨论或集体讨论。一天会议中安排的演讲者不应少于 10 人，其中外宾的比例要高于国内讲者的。

关于会议地点，目前倾向于北京会议中心，可以减少国内院士的往来困难。下周机关再到国家会议中心调研一下，提出意见，若定在北京会议中心，有些设备要及时换新，以确保会议质量。

今天会议就开到这里。办会无小事，办好一个国际会更不是小事，我们要把各种小事当成大事来办，希望机关和各学部按今天的会议精神尽快落实。

那一年
我在工程院

卷 四

HIMP

2013 年 7 月 11 日

在四川省应用心理学研究所评估工作会上的发言。此次会议在成都医学院进行。由四川省评估专家组陈玉屏教授任组长。成都医学院相关院领导出席评估会。首先由罗跃嘉教授作工作报告，继之由中心学术委员会主任樊代明发言。

感谢四川省社科联和成都医学院信任、聘任我们作为该中心学术委员会成员，并由我任主任委员。

我认为四川省成立应用心理学中心是远见之明，是明智之举。我有三条理由。一是历史警示，心理学是伴随医学发展而发生的，原始社会医学在初始阶段，难以解决治病疗伤的问题，人类用智商、情商解决不了的问题，就空想一个或创造一个超人或超自然的精神来帮助自己，于是出现了巫师，巫医其实是原始心理学，后来巫医越来越发展，甚至到了登峰造极，出现了迷信和神学。以后医学发展更快，心理学受到抑制，或者医学与心理学分离开来，疏不知心身心身，心与身应为一体，不能随意割裂。二是现实需求，现在临床上心理问题越来越多，消化科门诊大致 30% 是心理问题，或是功能性疾病。美国麻省理工学院一个医院就有上百个心理医生，所以医生必须要懂心理学。我曾经说过，医生只会治病灶，不懂心理学，那就像兽医；反之，只懂心理学，不会治病，那是一个庸医。三是出路所在，未来医学发展的方向是什么？有多种途径，但重要方向之一是心身医学的统一。我们医生的工作是治病人而不是单纯治病。同然，成都医学院将来发展的出路又在哪里呢？我看也是心身的结合。成都医学院这几年在医学上有很大的进步，但比起兄弟院校来还是有差距，与其在一条道上竞拼，还不如两条路结合，结合就能产生特色，产生特点。所以把上述三条结合起来，我觉得建设这个中心是明智的，是有远见的。

当然要办好这个中心因素也是很多的，刚才罗主任讲了八条，我看每一条既是将来的发展方向，也是目前存在的问题，想方设法去解决这些问题就能推动应用心理学中心的发展。除此之外，我加上一条，那就是整合的问题。

医学是一个大范畴，心理学也是一个大范畴，两边都是大黑箱，都有解决不好、解决不了的问题。但同时又是极大的机遇，别人做不好或不想做，正好是我们的机会，难得的机会，绝好的机会。整合不仅要形式的整合，或组织的整合，还要平台的整合，人才的整合，学术的整合，设备的整合。整合是一篇大文章，好文章。前几天在北京开全国心理学大会，我作了第一个报告，就是整合医学，反响强烈。我已跟全国心理学会会长张侃商量好，要成立一个整合医学心理学会。医生要主动向你们靠拢。据我所知，工程院中至少有 10~20 个不同专业的院士对心理学十分重视或感兴趣。我也知道你们研究心理学的好多专家也对医学感兴趣，把这些人组织起来，整合到一起，一定会直接推动这个新领域的发展。我们的整合医学心理学可叫 "Holistie Integrative Medical Psychology"，简称 HIMP，那么我们这个中心能不能叫 "HIMP 中心" 或者 "HIMP 研究所呢"？

远见与短见
2013 年 7 月 13 日

在扬州大学苏北人民医院生物标本库中心成立仪式上的讲话。参加仪式的有江苏省卫生厅时任陈华副厅长、中国生物医药技术协会时任彭玉会长，杨胜利院士及相关学者，共约 300 人。

首先我和杨院士一起代表中国工程院医药卫生学部热烈祝贺扬州大学苏北人民医院生物标本库中心的正式成立。在此，我想谈两点体会。

一是远见卓识。一般说，办一件事是远见还是短见，是卓识还是浅识，要若干年后由历史来评判。但有一条规律，只有远见才能有卓识，也就是说有卓识必因有远见，有远见不一定有卓识，但无远见者绝没有卓识。刚才在路上看到文昌楼，是清朝时修的。听王院长说，当年途经文昌楼的那条大街本是一条清澈的河，可在几十年前被当时的市长填成了水泥公路，听说老市长现在很后悔，还向市民道了歉。他还不错，知道道歉，应该道歉。如果当年我们把长江给填了会成什么样子，显然这是短见。而十几年前朱镕基总理视察这里，看到"美丽瘦西湖，一条臭水沟"，立即决定投资近 1 亿元进行修整，现在瘦西湖这么漂亮，这和当年朱总理的远见有很大关系。当然全国的江河糟糕的多得很，需要更多的总理及其更多的远见。今天，苏北人民医院建立标本库中心，我认为是王静成院长的远见卓识。医学发展到了今天，今后究竟怎么走，我们在科研上投入了那么多人力物力，可总不能停留在空理论和在动物研究的水平上，但又不能直接进到人体，所以好多药品在体外或动物体内花了那么多钱，最后用到人体上无效或有效但副作用极大，从而停止销售。因此，建立标本库进行医学研究势在必行，是必由之路，所以是远见卓识。

二是发扬光大。建一个库是不容易的，建好一个库后有两点需要注意：一要应用，标本库不用就好比"冻肉库"，冻库的肉只有炒出好菜来才有意义，要不然仅仅是冰箱用电这一点就受不了。二要协作，不仅要与当地的协作，还要走出去或用出去，与全国各地、世界各地的协作。中国人办什么事都想叫中心，以自己为主，把自己圈起来，围起来。我刚才参观医院，看到一棵参天大树，是银杏，枝繁叶茂，不幸的是用石头把四边圈起来了，木被四边一圈就成了"困"字，我看应把四边的石头搬走。我们的协作也应该先不设边界，树根延伸得越远，树枝树叶就越会蓬勃生长。

所以，我认为这个中心的建设是远见卓识，但这个中心建成后要广泛协作，发扬光大。

事情定了就要办

2013 年 7 月 16 日

在 2014 年国际工程科技大会筹备方案联审会议上的讲话。本次会议在工程院 218 室召开。会议由樊代明主持，工程院时任院长周济出席并讲话。参加会议的有工程院机关的相关同志，共约 30 人。

刚才康金城和安耀辉同志就明年的国际工程科技大会筹备方案作了汇报，各位同志作了补充，并提出了建议，周济院长作了讲话和指示。我看总体方案基本确定了，应该在 7 月 23 日下午院常务会上作一个简要汇报，还要出一份本次会议的简报。其中有几个问题要十分明确，以便下一步好落实。

一是会议地点。根据下午大家的意见，权衡利弊，最终已决定在北京会议中心召开，除第一天上午在人民大会堂举行外，其余会议全部在北京会议中心举行。全部国内院士及工作人员住北京会议中心，外宾 100 余人住周边的皇冠假日酒店。外宾住涉外宾馆主要考虑是怕北京会议中心服务跟不上。希望机关相关部门尽快与北京会议中心联系，特别是会务质量保障要细谈。而且多去察看，催促整改进度，做到万无一失。

二是会议议程。第一天上午主旨报告加一个周院长的报告，题目是"中国工程科技的现状与未来"。请潘副院长和英国工程院院长作主旨报告的主席。下午的会议再选两位作主席，中方一位，外方一位。由于上午增加了周院长的报告，故将上午的报告移一个到下午来，同时将下午的报告减掉一个，最好减中方的。第二天各分会场尽量发挥各学部的作用，会议方式可以灵活一些，但应有基本要求，前提是要把会办好。第二天的会议请三局学术办按国际高端论坛的要求发文到各学部执行。

三是起草文件。由办公厅组织一个组，专门负责起草周院长的报告、国家领导人的讲话和北京宣言。这个组力量要强，可由办公厅在全院机关抽调，也可在院外借调。

四是经费问题。每个分会场按国际高端论坛惯例，拨给 50 万元，由各分会自行分配应用，其中包括外宾的旅费及食宿等。会场由院里统一解决。

五是会议语言。为中文和英文，设同声传译。

总之，会议的各种文件要尽快出台，该请的外宾尽快请，办会中遇到什么困难，特别是影响进度的要及时上报，机关解决不了要上会的也要及时汇报。我们只剩 10 个月了，其后有国庆节、中秋节、元旦、春节，下半年院士遴选工作又很忙，再加党的群众路线教育活动，所以每一天都要抓紧，每一件事都要抓紧，每一个人都要努力，事情定了就要办，这样才能把会办好。

整合是方向

2013 年 7 月 16 日

在香山会议二十周纪念学术报告会上的主题报告。本次会在中关村中国科学院学术会堂进行。会议由香山会议理事长和副理事长轮流主持。参加会议的有两院院士约 50 人，以及各行业相关学者，共约 400 人。

本次整合医学高峰论坛邀请我作中心发言，感谢大家给我这么好的一次交流机会。今天云集到这里的有对整合医学比较感兴趣，或者已在这方面做出重要贡献的专家们，涵盖基础和临床的多个学科多个专业。我曾写过一文，题目叫"整合医学初探"，发表于《医学争鸣》2012 年第 2 期 3~12 页，其英文版 *Holistic Integrative Medicine* 也正式发表。这篇文章随后在《健康报》《中国医学论坛报》《中华医学信息导报》等医学主流报刊上分别进行了转载。我今天的发言和已发表的那几篇文章有所不同，主要侧重于从医疗实践中的一些事例来说明整合医学的必要性，以及如何促进医学整合。

什么是整合医学？整合医学就是将医学各领域最先进的知识理论和临床各专科最有效的实践经验分别加以有机整合，并根据社会、环境、心理的现实，以人体全身状况为根本，进行修整、调整，使之成为更加符合、更加适合人体健康和疾病治疗的新的医学体系。整，即整理的整，是方法，是手段，是过程；合，即适合的合，符合的合，是要求，是标准，是结果。英文译为"Holistic Integrative Medicine"。

人类医学发展有文字记载大致 3000 年，回顾几千年医学史，我们可以用两个"N"字来概括其特点。第一个"N"字指其发展态势，医学发展从无到有，迅速上升，随后经历一个下滑期，然后又进入快速发展期；第二个"N"字指其发展模式，初期的医学属于整合医学，以后经过发展逐渐走向专科分化，现在又需要走向整合。事物发展多数都表现为"分久必合，合久必分"之现象，通常都按照"螺旋上升，波浪前行"之方式，从来都遵从"否定之否定，对立又统一"之规律，充满了既一分为二，又合二为一之哲学思想。3000 多年写成一个"N"字，再过 3000 多年，又来一个"N"字，若干个"N"字加在一起就成了波浪。我们每个人只是生活在历史洪流的小浪花中，顺着波浪走多易前进，逆潮流而动多会失败。

医学从何而来？原始社会生产力低下，那时是刀耕火种、广种薄收，日出而作、日落而息，整天忙忙碌碌，还衣不蔽体，食不果腹，住无定所。那时是抓住什么吃什么，结果发现吃什么补什么，吃肝补肝，吃肾补肾。因此，在生产活动过程中人们逐渐发现了医学，或发明了医学。随后，医学知识积累逐渐增多，到东汉时期中医集成了三本经典著作：相当于基础医学的《黄帝内经》、临床医学的《伤寒杂病论》和药学的《神农本草经》。在这个发展过程中也出现了很多名医，比如扁鹊、华佗、张仲景等。这些名医是把当时所有的医学知识集合在一起，于是成就了他们。其实有些知识并不都是他们这些人发现的。比如传说扁鹊活了300多岁，人不可能活那么长，实际上是把前后300多年所有的医学进展都归功于扁鹊。其实现在也有这种类似的情况，很多医学大家非常有名，实际上也是把很多学生或别人的成绩整合在了一人身上。这就是整合，整合成就名著，整合成就名医。

西医学的发展也是从无到有，逐渐整合发展起来的。自从17世纪，列文虎克发明了显微镜，使得医学从宏观向微观迅猛发展，医学分科越来越细。一直到如今，医学划分为基础医学、临床医学、预防医学、康复医学等一级学科。基础医学又继续按照系统、器官、组织、细胞、亚细胞、分子一级一级细分。人们想从微观世界中找到生命的真谛，发现疾病的本质。临床医学从二级学科逐渐细分到三级学科。在30多年前我当住院医生时，我值夜班是负责整个大内科的，尽管我是消化科医生，但内科哪个科的病都得看。那时还有大内科主任。现在很多大医院已经找不到内科医生了，你如果说自己是内科医生就有点吹牛了，你应该说你是呼吸内科医生或者消化内科医生。分到三级学科还不够，比如骨科又继续分为脊柱、关节和四肢等四级学科。有人甚至提出要分到精准外科，说他的手术是以细胞直径为准，能准确地区分癌细胞和正常细胞，这可能吗？

学会的发展轨迹也是遵循同样的方式。比如消化专业，早期全国只有一个中华消化学会，那时想当全国委员很难，每个省只有一个名额。我当年申报青年委员，连续申请3次都没有成功。后来从中华消化学会分出了中华消化内镜学会和中华肝病学会，那进学会就容易多了。又比如专业杂志，以前就一个《中华消化杂志》，还是双月刊，那时要在中华牌杂志上发表一篇文章可是了不得。当时杂志的编辑姓夏，我们称他夏编。每次开学术会时他后面老跟着一长串医生，我也跟着他走。

有时，连病人自己也感觉是带着器官来，而不是完整的人来就诊的。病人来院以后，医生问他："你怎么了？"病人告知："大夫，我胃不好。"医生又问："昨天休息得怎样？"病人还是强调："大夫我胃不好，你把我胃看看。"若医生再问：

"二便怎么样？"病人则不耐烦了："大夫，我胃不好！你是否吃错了药。"家属更是强调："大夫，我丈夫是胃不好。"你再详细询问，她就生气了。其实医生的问题是和胃有关的，要么是引起胃不好的原因，要么是胃不好的结果。

又比如癌症病人的定义是什么？正确的理解应该是得了癌症的人，可是绝大部分医生认为是人得了癌症，后者是不对的。同样一个癌，结局不一样，不是或不一定是癌不一样，而是因为人不一样，正所谓"人与人不同，花有几样红"。在国外，医生的工作是看病人（to see patient）；而在中国，内科医生是看病的，把"人"给丢了，外科医生是开刀的，不知道给谁开刀。在国外，病人到医院是去看医生（to see doctor）；而在中国，病人到医院是去看病，也不知道是医生给他看病，还是他给医生看病。

请问大家，一定要器官有病才算病吗？如果器官没有病呢？曾经有一个长期发热的病人，查遍全身器官也没发现问题，诊断不清，只能用退烧药来对症治疗。有一次我们查房，发现有的浅表淋巴结有些肿大，于是建议在用药前后查查淋巴结大小的变化，结果发现一用药淋巴结就缩小，停药后又增大，于是就取淋巴结活检做切片染色，发现 COX-2 高度阳性。我们又查他血清中的 COX-2，发现比正常值高出 2000 倍，我们就持续给他用 COX-2 抑制剂治疗，最后治好了。这个病是世界上发现的第一例，文章发表在 *Nature Clinical Practical Oncology* 上，被美国医学会选作继续教育教材，并请我们出 5 道题，美国医生答对以后才能得一个继续教育学分。从这个意义上来讲，我们不能单纯以器官来看病，否则就失去了发现"第一例"的机会。现在好多医院会诊，对一个疑难病例，各科医生都说主要问题不在自己科，医生最后说完了，也走完了，可病人还在那里病着。有水平的医生要看别人看不了的病，更主要是看别人诊断不清楚的病，这才是高水平的医生。医生如果缺乏整体观念，只注重自己管的那个器官和病变，可能是一边做好事，一边做坏事，自己管的器官治好了，可别的器官损害了，最后把病人治死了。

第二个问题，疾病成了症状。症状非常重要，它是反映疾病表现、严重程度及进展转归的重要标志。但某一个病不一定要有这个症状，有某个症状不一定就是某个病。比如一个病人来了有 8 个症状，水平高的大夫只要抓住最主要的一个症状，针对这个症状治疗，其他问题就能迎刃而解；而水平不高的医生把 8 个症状都治了，全心全意为人民服务，最后病人却死了。现在很多医生已经抢救不了病人了，因为不会看心电图，不会用呼吸机，只好叫 ICU 的医生来帮忙。当年我当住院医生时，主任让我到西京医院急诊科轮转一年。急诊科是一个非常锻炼人的地方，各种急症、重症病人都能碰到，当时教员们都忙得没工夫教我，我就跟急诊科护士长学，因为她见识多，抢救经验丰富。比如来了一个敌敌畏中毒患者，我按照传统的做法先查血压，观察生命体征。护士长说："人是活的，眼睛都睁着的，查什么血压，赶快插胃管洗胃，早一分钟救活的可能性就大一分。你如果先查血压，毒药已经吸收了怎么办？"紧接着要静推阿托品，那时一支阿托品的剂量很小，护士端来一簸箕，一个护士敲，一个护士抽，一个护士打，可打到多少合适？因为打得不够，病人要死，打过了也要死。赶忙把护士长叫来，她有本事，能通过看瞳孔找出最合适的剂量。现在的医生就不一定有这个水平了。我们不能当症状医生，比如病人肚子疼，开了止痛药把症状治没了，不痛了，但是却掩盖了症状，耽误了病情，最后病人死了。

我给大家讲一个病例，有一个病人一到星期六、星期天就定期出现消化道出血，在其他医院做血管照影，诊断为小肠毛细血管扩张症，病理证实也是这样，于是动手术把小肠切掉几十厘米。切了以后还出血，又做胃造影发现也有毛细血管扩张，然后做了栓塞，结果还是不行。她辗转来到我们医院就诊，我问过病史后，告诉下级医生，等她下一次出血，查查大便，看里面究竟有什么东西，结果发现大便中有一小段一小段圆圆的、像树枝状透明的东西，是慢性出血的凝血块。这个发现很重要，因为只有胆管出血才会产生这样的东西，消化道其他地方没有。她再一次要出血前，我们先给她麻醉，把胃镜插进去停在十二指肠乳头开口处观察，看胆管出不出血。一直等了几个小时，结果出血了，是胆道出血，诊断为胆管胰管血管瘘，这是中国第 1 例，世界第 14 例，我们给她手术，把她治好了，还做了报道。所以仅仅靠症状行吗？没有一点整体思维是不行的。

再说一个病例，有一天来了一位病人，突发性顽固性呕吐，血都呕吐出来了，怀疑可能是食管黏膜撕裂症，准备要做胃镜。我说先看看心电图怎么样，下级医生说正常，我又叫他把 X 线片拿来看看，结果一看，我说马上报病危。为什么？因为这个病人后背持续性的疼痛，X 线片显示纵隔宽了一点，B 超检查发现是胸主动脉夹层动脉瘤，已经撕裂到腹主动脉了，得马上转胸外科手术。那时胸外科也没多少办法，到了入院第三天，这个病人就死了，所以只看症状怎么行呢？

第三个问题，临床成了检验。年轻医生告诉我，现在最麻烦最难的就是背化验单、背正常值。化验种类成百上千，甚至连检验科的医生都背不过来。为了避免遗漏病情，很多临床医生说"宁可错查三千，不愿漏查一项"。病人来了以后不是先看病人，而是先开单子做检查，查完后把检查单拼凑起来，组合成一个数据病人或电子病人，病人没看居然把病治好了，这样看病是不行的。有的病人本人不来，家属带着一堆化验单和片子来叫医生看，医生也不注意看姓名，结果里面既有公公的、婆婆的，还有丈夫的，全都混在一起，这样看病肯定要出问题。这种事在全国的大医院每天都在发生。

光靠检验单是看不了病的，不然只需要检验科医生或者放射科医生就够了。化验结果阳性不一定就是某个病，有这个病化验值也不一定是阳性。讲一个

CEA（癌胚抗原）的故事。早年有四个学生报考我的研究生，学校规定我只能招一个。复试时我就问他们"CEA在什么情况下升高？"前三个人分别回答说"癌症病人高，孕妇高，抽烟的人高"，非常正确，因为教科书上就这三个答案。第四个人似乎没办法回答了，逼急了，他说："报告老师，查错了高。"多么富有哲理的回答！于是我把他收了，其他三个都没要。这个小伙子现在西京消化病医院工作，还不到40岁，在ESD治疗早期胃肠肿瘤方面做得非常出色。

SARS（重症急性呼吸综合征）流行时有这样一个例子，有人在SARS病人中查出一种蛋白，100%阳性，而正常人100%是阴性，大家欢呼雀跃，以为是重大发现。最后发现这种蛋白的出现是与发热有关，尽管正常人群均为阴性，但临床上发热的病种很多，均为阳性。这样对SARS的诊断就没有特异性了，如果这个蛋白只能诊断发热，还用那么复杂吗？只用体温计就行了，甚至用手、用眼睛也能诊断发热嘛。

还有一个病人在加拿大发热一年，诊断不清病因，常年低热、消瘦，回国后去过全国很多大医院还是没有结果，最后收到我们科病房。年轻医生看完他的病历后琢磨：第一，他白细胞低，淋巴细胞特别少；第二，长期发热，消瘦，又是从加拿大回来，那个地方比较开放，恐怕是艾滋病。但是病人矢口否认。学生对我说："老师你去问，你经验比较多。"我去问也问不出来，更主要我觉得不是那个病。因为这个病人除了这些症状，还有肝脾肿大，红细胞也低，贫血很厉害。外科医生把脾脏切掉后送病理科，还送北京和香港去会诊，还是诊断不清楚。肝脾肿大，伴有浸润性病变，我猜测只有两种情况：一是慢性炎症，不明原因的感染引起；二是新生物。于是我向病人家属推荐，将病理切片拿去给时任解放军总医院病理科主任的纪小龙教授看看，他是我大学时同班同学，水平很高。纪小龙教授看了以后结合我的临床观察，认为是一种嗜红细胞性的淋巴瘤，这种淋巴瘤除了自己生长，还把红细胞吞噬掉了。这是世界第14例，中国第1例。诊断清楚以后，我就敢拿主意，就可以用化疗药，最终将这个病人治好了。有一次他和他夫人在机场候机碰到我，只见他一边向我走来一边对他夫人说："这是我的救命恩人。"我说："不，是救恩人的命。"

第四个问题，医师成了药师。现在青年医生的另一大烦恼就是背药品名和说明书，药品实在太多了。不像我的老师，他说他一辈子也就用二三十种药，掌握好组合搭配就行。现在可不一样，我听说心血管科就有200多种药，怎么记得过来？消化科至少有100多种。我们医院曾经某一时期头孢菌素就有26种，医生怎么知道哪个好？有一次我查房，一个发热病人用了头孢体温就是退不下去，我说换一种头孢，进修生都笑我，说："主任，我们用的是第三代，你用的是第二代。"我说："先别管几代，我用惯了这个二代。"一用果然体温降下去了。用了二代头孢有效，这就是临床经验。

现在很多医院出现这样的现象，病人来看病就是来拿药的。医生很快把药方开了，病人得划价、缴费、取药，所以看病不排队，但取药排队，每个药房的窗口总是排着长长的队伍，药房的人也很累。药太多了，也存在很大问题，医生记不过来，容易弄错。告诉大家一个真实的例子，一个发热病人来了，医生开了红霉素，叫护士到药房取药，药房的药师说："红霉素用完了，柔红霉素要不要？"护士赶紧跑回来问医生："红霉素用完了，柔红霉素要不要？"医生说："当然要，柔红霉素是新一代的红霉素。"红霉素是抗生素，柔红霉素却是抗癌药。一字之差，谬之千里啊！

　　我们有一位校领导一直从事行政管理，不是学医出身。他突发心肌梗死，到我们医院心内科安了支架，心脏病是治好了，但转氨酶却急剧上升，并伴有黄疸。惊闻这种情况，作为消化科医生我主动去看他，发现他正用两只手一捧一捧地吃药，一共要吃 26 片药，还不算外用的伤湿止痛膏。这是因为各科主任去看他，都从各自的角度说应该吃什么药，前一个开了，后一个又不能否定前一个的，就这样一直开下去，总共开了 26 片药。单独从每一个科的角度看是对的，但是这么多药加在一起，领导的肝可受不了，就出现黄疸，转氨酶增高。我去了以后说："你不要吃这么多药，就留一个抗凝药，其他药都不要吃。"他不太懂医，带着怀疑的眼光看着我，可能心里想着"我到医院来治病，这么重，就是要吃药的，你叫我不吃药，万一我出事怎么办？"。北京的一位资深医生告诉我，26 片药不是最高纪录，她见过一个人吃 36 片的。

　　第五个问题，心理与躯体的分离。现在的医生都习惯看器质性的病，病人来了以后一定要找到一个器质性的病变，从组织学上找不到，就从细胞学找一个。殊不知现在很多疾病已经并非器质性病变所引起，一部分可能是心理因素导致的，是心理性或者功能性疾病。就消化内科而言，我所在的西京消化病医院门诊 30% 左右的病人根本没有器质性的病变，应该属于功能性疾病，病人就是不舒服，很难治好。在美国的一些大医院还经常配有心理医生，有的一个医院就配有上百名心理医生。所以我们一定要将心理和躯体因素结合起来考虑才能把这部分病人治好。

　　比如一个 20 多岁的姑娘，突然从 5 楼跳下来导致骨折，骨科医生很快给她将骨折治好了，可以出院了。可姑娘说没治好，你只是治了标，本没有治好。她是因为失恋才跳楼，医生把骨头接上了，她还可能去跳海、跳井。正确的治法是给她找个对象，才能彻底解决问题。在很多情况下，病人的身体疾病治好了，后面还要有心理治疗。比如说心脏移植，心脏移植手术做好了，但治疗并没有完，病人可能会问移植的心脏从哪里来？他会认为自己本来是一颗纯洁善良的心，现在却换上了一个杀人犯的心脏，自己怎么能天天带着一个罪犯的心脏活着？这就是心理问题还没有解决。随着人类文明程度的提高，病人的智商越来越高，心理治疗也就越来越重要。

第六个问题，医疗护理配合不佳。人们常说"三分治疗七分护理"，同一个病人做了手术，两个不同的护士去护理，最后结果可能不一样，甚至差别很大。护理工作非常重要，可现在把护理看得非常简单，认为护士只需要初中水平，会打针发药就够了。实际上护士的工作远不是那么简单。给智商高的病人护理，特别要注意心理护理，如果护士水平不够，就会越护理越糟糕。医生给人治病就同修理机器一样，机器修好了，护士的工作就像保养机器，会保养的使用者会越用越好，不会保养者则可能用几下就又坏了。随着社会的文明程度越来越高，病人的智商越来越高，病情的发展越来越复杂，对护士的素质要求也会越来越高，所以我认为护士理应得到重视，可现在，我国的医生听说已达 300 万～400 万，而护士少于 250 万人。将来很可能出现两种情况：一是考大学护士的分数线要比医生高；二是护士的工资和奖金要比医生高。

第七个问题，西医与中医相互抵触。中西医各有各的理论和治疗范畴，但现在中医和西医相互抵触得厉害。西医说："孩子，要相信科学，中医不科学。"中医说："孩子，中医有几千年的实践基础，我们是在人身上得出的经验，不像他们西医，在老鼠身上发现的阳光未必都能给人类带来温暖。"中医学帮助中华民族繁衍和发展到现在，肯定有极大的历史作用。很多疾病，中医开一服药就能解决问题，比如不孕症，西医怎么都没好办法，但有时服几副中药就怀孕了，对保胎、催乳、月经不调的治疗也是这样。再比如消化科一部分病人胃不舒服，胃镜做了，化验做了，查不出什么病，西医说没病，吃了好多西药都无用，结果喝上两支藿香正气水就好了。因此，中医、西医要相互尊重，取长补短，互相合作。

我再给大家举个例子，现有的止痛药有两类，非甾体类抗炎药和吗啡，都有成瘾性，特别是吗啡类。我的团队最近发现一种中成药，止痛效果非常好，老鼠有多重喂多大剂量都不中毒，更重要的是把这个中药分成若干个化学单体，每一个单体都不止痛，组合在一起就止痛，还不成瘾。我想可能是中药进入身体后刺激人自身产生什么物质达到抑制疼痛的作用，很难找到靶点。我在想，人为什么会疼痛？身体里有引起疼痛的物质，也肯定有抑制疼痛的物质。正如同身体里有让心跳减慢的物质，就有让心跳加快的物质；有升高血压的物质，就有降低血压的物质；有升高血糖的胰高糖素，就有降低血糖的胰岛素。我们出生后这些物质在身体里都存在着，只要让他们保持平衡就行。我们研究镇痛药，可以去研究抑制引起疼痛物质释放的药，也可以去研究促进抑制疼痛物质释放的药。革命烈士江竹筠是我的老乡，敌人把她十个手指都打上竹签子，她不怕疼，宁死不屈，一是靠共产党的钢铁意志，一是靠身体的耐受程度，我想那时她体内应该有抑制疼痛的物质在广泛释放。历史上关公受伤做手术时也没打麻药，还在下棋。如果能把关公在接受手术前的血抽一点，再把他手术时的血抽一点，两者进行比较分析，或许可以找到这种抑制疼痛的物质，这个物质就是英雄顽强意志的物质基础。

我的团队曾经做了一些关于中医中药的实验，很有意思。比如吗丁啉可以促进胃动力，每年杨森公司从中国获得 6 亿的利润，中药中难道就没有胃肠动力药吗？有的！番泻叶、巴豆不就是吗？谁吃了巴豆不拉稀？但是巴豆毒性太强了，于是我们把巴豆里面的物质提取出来，给一只老鼠喂，另一只老鼠不喂，喂到三个月，再把这两只老鼠的肠子拿出来比较。喂巴豆那个老鼠的肠细胞中多了很多蛋白质，然后把平滑肌细胞分离出来，固定后用描记器描记，加不同化合物刺激细胞，只要一收缩，这就是巴豆的作用蛋白，可能比吗丁啉效果还要好。因此，中西医之间不能相互抵触，要搞中西医结合。

第八个问题，重治疗轻预防。一直以来人们对预防医学不太重视，预防医学工作者也没有名。扁鹊的故事很说明问题，扁鹊是老三，治已病，很名；他的二哥是治欲病的，没名；他大哥是治未病的，不为人知。目前还有这种倾向，很多基层连防疫站都撤销了。其实一个预防医生做的事，是千百万个临床医生做不了的；千百万个临床医生做的事，不如一个预防医生做。比如天花流行时，临床医生哪里忙得过来，可预防医学发明了种痘术，很容易就控制住了。预防医学好比是守门员，临床医学是前锋，基础医学是教练，无论前锋和教练再厉害，守门员固若金汤你就踢不进去，就解决问题了。就像长江大坝决堤，淹了千家万户，我们派那么多抗洪英雄去各家各户救灾，不如先去把决堤的缺口堵上，缺口堵上就不会有那么大损失了。医学一定要把关口前移，一定要重视预防医学。

第九个问题，城乡医疗水平差距拉大。交通部的同志告诉我，现在大城市每天那么多流动人口，很大一部分都是从农村来看病的。城市不少医院可能 60% 的病人都是从农村来的，天天来了又回去。全国最大的旅行群体之一就是病人的城乡旅行，因为农村医生看不好病，而城市大医院的医生只能看几个病或几种病。比如西安有多家医院，但老百姓中流传，如果儿子把父亲送到其他医院，没有送到西京医院，回家后别人会说他不孝。这么多病人都上大医院来看病，造成城乡医疗水平差距越拉越大，医患关系越来越紧张，看病难、看病贵的问题还没有得到根本解决。

还有很多问题，这里不能一一列举，存在这么多问题，怎么办？

一、加强整合医学的理论研究

整合医学就是把现阶段已经发现的各行各业的新知识加以整合，根据病人的整体需要，去伪存真，去粗取精，找到最符合、最适合病人整体情况的诊治方案，提高疾病的治愈率，形成新的医学体系。整合医学就是要使病人从大量科学研究中得到益处，而不是成为受害者。

　　整合医学同全科医学是不一样的。全科医学是各专业的知识都会一点，但所会的对每一个专业都是小儿科，只当是万金油；而整合医学是把各专业最好的知识加以整合，选择最适合病人的诊疗措施，要当"十万金油""百万金油"。

　　比如糖尿病，现在血糖高的人很多，据说中国有一亿多糖尿病病人，但我觉得没有那么多。只是血糖增高一点，尿糖没有增高，怎么能是糖尿病呢？我觉得血糖高一点可能是身体的需要，因为现在生活水平提高了，我们过上甜蜜蜜的生活，当然要高一点。用过去饥饿状态下的参考值当衡量标准能行吗？另外，如今工作节奏加快，工作负荷加重，原来一上午看 6 个病人，现在一上午得看二三十个；过去周六周日休息，现在都要听学术活动，你说血糖不高一点怎么行呢？就像宝马车只加桑塔纳车那么一点油，肯定要开坏的。血糖高一点就高一点，只要尿中糖不高就行了。我们要辩证地看待，只是单纯把血糖降下来，可能对身体不但没益处，反而有害，到时候说不定死得更早，死得更快。"糖尿病，糖尿病，尿中有糖才叫病"。古中国把糖尿病叫作"消渴症"，后来古埃及古罗马称之为"Diabetes"，"Diabetes"是多尿症，直到古印度发现尿中有糖（Mellitus）才把糖尿病定义为"Diabetes Mellitus"。只有血糖超出了身体的阈值，尿中才有糖，如果尿中没有糖，恐怕不能随便叫糖尿病。可是现在医生发现血糖高就先治了再说，而且现在血糖查得太细致了，几乎精确到了极限。过去仪器设备差，条件不行，我到农村公社卫生院实习的时候，老师通过观察存放尿液的杯子中是否有苍蝇来判是否是断糖尿病。

　　又比如，高脂血症是由各种各样的原因所引起的，可能是肠道吸收增多，也可能是体内利用不完，还可能是排出不畅等。医生怎么知道哪一个人究竟是以什么因素为主，统一都叫他们少吃一点，可是有人喝水都会发胖，所以只有整合医学能解决这个问题。肥胖跟肠道细菌有关系，肠道细菌有两种，一种能调节身体的脂肪代谢，根据身体需要多少脂肪就加工多少，另一种细菌只要是脂肪就吸收进去了。将来肠道的细菌将成为人体保健和治疗疾病非常重要的东西。细菌调节肿瘤也是一样，身体内有一群引起肿瘤的细菌，必然有另外一群抑制肿瘤的细菌。只要让抑制肿瘤的细菌多生长一些，可能就把肿瘤抑制住了。细菌的工作是调节整个人体，包括人的精神面貌，甚至智商高低可能都和肠道细菌有关。现在自身免疫性疾病越来越多，哮喘病越来越多，其中一个原因是肠道寄生虫少了。我当住院医生时，很多病人肠道内都有蛔虫，我们经常使用宝塔糖或杀虫净治疗，现在人们肚子里太干净了，没有一根蛔虫，药房和药厂也没有宝塔糖和杀虫净了。其实蛔虫除了引起肠梗阻和胆道梗阻之外，并没有什么其他坏处。蛔虫与人类共生已经很长很长时间了，肯定是有好处的，不能一概说它不好，随便就杀。

再比如幽门螺杆菌感染，对我来说有一个记忆深刻的故事。1975 年我在第三军医大学上本科的时候，当时有人用庆大霉素治疗溃疡病，老师在课堂上说简直是天方夜谭。而当年北医三院的郑芝田教授用痢特灵治疗溃疡病，效果非常好，但他当时考虑是痢特灵跟大脑中抑制胃酸分泌的受体结合，从而抑制了胃酸。可是后来把诱发溃疡的老鼠大脑取出后，切片染色查找痢特灵的受体，最终也没有找到。到 1978 年我去第四军医大学读研究生时，我跟我的师兄，之后任北京军区总医院肿瘤科主任的刘端祺，把胃的标本拿去看电镜，发现很多"毛毛虫"。我们如获至宝，立即跟辅导老师汇报，老师认为我们少见多怪，胃里面吃了五谷杂粮怎么没有一点细菌污染。5 年以后，澳大利亚 Warren 和 Marshall 也看到"毛毛虫"，可他们认为这可能是胃溃疡的病因，就取出做培养，一直培养不出来，直到第 35 份标本，因为一个偶然的原因，"毛毛虫"长出来了。后来他们分析原因，一是培养时间长，因为当时休假去了，所以放置了较长时间；二是厌氧环境，因为长时间放置，造成一定程度的厌氧环境。后来因为这个发现他俩获得了诺贝尔奖，我们却失去了机会。在宣布他获诺贝尔奖那天，我写了一篇文章《中国人离诺贝尔奖还有多远？》，发表在当年的《中华医学杂志》上。没有用整合医学的统一思想去思考，老是按照常规的线性思维必然会失去很多宝贵的机会。

二、加强整合医学实践的推进

1. 举办整合医学学术会议。这种会议不像我们现在开的那样，比如溃疡病研讨会，过去就只是消化科医生在开，好治的部分都治好了，不好治的部分越来越难治，应该怎么办？除了消化科，要把搞基础的，如病理、生理、生化、微生物等，和临床的中医科、外科都整合到一起开会，相互切磋交流，集思广益讨论难治性溃疡病究竟怎么治，仅仅靠消化科医生是不行的。我们必须要学习其他学科的知识。有人说 5 年前上过大学，之后一直在做手术，再没继续学习，那你就相当于文盲，因为医学知识的半衰期只有 5 年，5 年再没学就落伍了。我前几天参加过一个整合医学论坛，有来自中国生理学会、病理生理学会、预防医学会、康复医学会、航空航天医学会、中医学会和中华医学会的心胸外科学、呼吸病学、心血管病学、血液病学、麻醉学、危重医学、运动医学、代谢与内分泌学、老年医学、健康管理学、物理治疗和康复医学等分会的多个专业的高端专家教授们近百名共聚一堂，共同探讨整合医学的发展，将来办学术会议就应该这么办，这是方向。

我给大家举个例子，刚才提到的幽门螺杆菌，它绝对不只是溃疡病的元凶，其他很多疾病也都是由幽门螺杆菌感染引起。比如血液科碰到有些不明原因的缺铁性贫血，其实是幽门螺杆菌感染引起；还有一部分血小板减少性紫癜，也是幽门螺杆菌感染引起。但血液科的教科书上从来没写过，他们就不知道。又比如心脏内科碰到的顽固性心律失常，有一部分也是幽门螺杆菌感染，可是心脏科的专业书籍没有写这些，这就需要向别的学科学习。

再比如牙龈萎缩。人老之后牙龈萎缩，影响美观，口腔科拿这种病没有办法。但心脏内科有一类钙通道阻滞剂的药，其中有一个副作用就是导致牙龈增生，那么口腔科医生把这个药拿去用，既能把老太太心脏病预防了，又把牙龈萎缩治好，这不是很好吗？所以要交流才行，要学习其他专业的知识，不能只看自己专业那么一点儿，凡是搞不清楚的，要跟别人请教，这就是整合医学。整合医学是集全科医学、互补医学、循证医学、转化医学等精髓和优势于一起的。

2. 成立整合医学学术组织。这样的组织不是由单纯一个学科组成的，如整合心脏病学会，要把心脏内科以外，与心脏内科某个疾病有关联的人集合在一起成立一个组织，这相当于集团军，而不是单兵种作战。成立的学会可称中华整合心脏病学会、中华整合消化病学会，等等，这样做才能越做越好。

3. 编撰整合医学专业杂志。比如中华整合心脏病杂志、中华整合消化病杂志，等等。

4. 编写出版整合医学丛书、教科书或专著。这类专著不太好编。比如胰腺癌，我们平常看的教科书就 3~4 页提及，而我的学生写了一本 100 万字关于胰腺癌的专著，这里面得有多少知识！同样都是胰腺癌，有的病人 CA-199 高，有的病人却不高，高与不高对预后有什么影响呢？用药是不是应该有所区别呢？其实大量的问题我们并无答案。我建议他把书名定为"整合胰腺肿瘤学"，他说不行，因为他只是把大量相关的资料收集起来，并没有进行整合，相当于一堆零件没有整合成飞机。其实飞机的零件不一定很先进，整合起来组装成飞机才能飞，飞起来才是整合医学。整合医学丛书第一本很快就要面世，是由人民卫生出版社出版，由我主编的《合理用药》。我们组织专家写了 50 种病的合理用药知识，大致 800 页，我们准备再写 400 种病，一共编成 8 本书。

5. 成立整合医学研究所。我这个报告在全国各地讲后，个别单位已经开始着手成立整合医学研究所。这类研究所就是研究整合医学的内容，比如阜外医院孙国兴教授从缺氧这一点来研究，然后将整个呼吸循环代谢等知识整合起来。再比如研究合理用药，现在医生用药的随意性太大，例如：某市一个病人分别到 10 家医院看病，最后拿回来的处方只有 1 家的是完全正确的，其他都有这样或者那样的问题。一个病人用 1 种药一般不会错，除了过敏。但是一个病人用 2 种药就难说了，5 种药更难说了，5 种药加在一起会形成无穷大的影响因素，不知道会产生什么结果，怎么解决这个问题？北京的医生谁敢保证一定完全正确，那农村医生的水平与其差距就更大了。所以我们把 700 多个专家组织起来，按照世界上最好的诊治指南，把每一个病编写出数个方案，然后根据病人的实际情况进行甄别，找到最适合这个病人的正确方案。我们把这套"临床安全合理用药系统"做成光盘，在全国37家医院进行了安装使用，医生对此爱不释手，当然我们还要继续研究下去。

6. 成立整合医学专门病房。第四军医大学的西京和唐都两家医院成立了若干个院中院，就是把相近专业整合到一起，相近科室的人员在同一栋大楼里一起工作。西京消化病医院就是集门诊、急诊、检验、病理、超声、内镜中心、介入中心、手术室、监护室、病房和实验室为一体的独立院中院，10个病区按照消化道器官进行了分工，每一个病区的医生对他主攻的器官研究得非常深入，同时又将其整合在一起为病人提供一站式服务，提供最适合的治疗方案。这就是院中院的发展模式。

7. 开设整合医学教学教程。我的老师张学庸教授是西京医院第三任大内科主任，92岁离开了我们。他看病看得特别好，因为每来一个病人，他在脑子里就像放电影一样，这是和他过去看过的哪一个病人类似，用了哪种药结局就会怎样。这就是临床经验，但问题是怎样能把他的经验拿过来，让40多岁的医生就能达到他90岁的水平。而且还不只是他一个人的经验，而是把上百个甚至更多这样的老专家们的经验都拿过来，让40多岁的医生都学会。另外，不仅我们向老专家们学习，老专家们也应该向年轻人学习。他们对免疫学、分子生物学知识不太了解，需要向我们学习。相互间的学习，把彼此的先进知识整合起来，就能达到最高境界。

大医院水平为什么高？大医院医生的水平为什么高？其实不完全是他们每一个医生水平都高，主要是靠会诊，碰到疑难病症，全院各科一起会诊，甚至找院外或全国的专家会诊，相互碰撞找出最佳治疗方案，最后就得到整合医学。问题是目前只有少数病人能享受整合医学这样的会诊，绝大多数病人还是一个医生看了算。

8. 开展整合医学继续教育工作。这要纳入政府的硬性规定，并实行学分制，从根本上提高医生普遍的整合医学水平。

整合医学究竟是什么，现在还很难下一个非常准确的定义。我们提倡整合医学，但不是说让大家不去做具体的病变研究，也不是反对微观研究，这个仍然要做，仍然需要深入微观水平，需要将手术越做越精，但前提是一定要回归到整体，要看这个病人整体情况究竟怎样，不能只把具体病变治好了，但对病人的其他损害却更大。一定要注意，医学知识的进展是让病人得到好处，而不是对病人有害，这就是整合医学的根本要求。

整合医学英文译为"Holistic Integrated Medicine"，简称"HIM"。HIM不是指某一个他，而是指整合医学——I love HIM.

忠爱留人间

2013 年 7 月 17 日

在中国工程院三局党支部全体党员大会上的发言。此次会议在工程院 318 室召开。党支部李仁涵主持会议，白玉良参加了会议。会议主题"为传达研究部署党的群众路线教育实践活动"。集中学习相关文件，每个党员逐一发言谈认识。

我入党今年 38 年了，参加过多次党的教育活动，每一次都有触动，每一次都有收获，每一次都有进步。这次活动是党在新的历史条件下发起的一次教育活动，旨在提高全体党员的素质，加深党同人民群众的联系，为完成党在新时期的历史使命提供组织保证和思想保证。我们要把这次活动看成是三次契机。

一是加深党性认识的机会。入党时间长并不意味对党性认识就深。毛主席说过，我们应当相信群众，我们应当相信党，这是两条基本原理，如果怀疑这两条原理，那就什么事情都做不成了。毛主席还说，群众是真正的英雄，而我们往往是幼稚可笑的，不了解这一点，就不能得到起码的知识。我们党依靠人民群众打下了江山，我们也依靠人民群众建设了国家，我们还要依靠人民群众创造未来。俗话说鱼儿离不开水，瓜儿离不开藤。我们只有时刻依靠群众，真心信赖群众，处处与群众打成一片，才能完成我们的使命。

二是总结工作经验的机会。三局全体党员自三局成立以来，在过去一年中发挥了先锋模范作用，工作积极，任劳任怨，在学术出版和院地合作两大项工作中做出了突出成绩，这些经验应该认真总结，来之不易。在总结基础上，进一步提出前进方向，比如我们总结了"十年百场"的经验，提出了学术活动"1-2-7"及"四聚"的做法，为提高规范学术活动的数量和质量起了重要作用。但我们还在许多方面有待提高，比如"聚焦"下一步还应该怎么做好，"聚集、聚合"方面还需进一步发挥，"聚变"还有什么文章可做。总之，从中不断去找问题，在找问题中提高，提高了再去找问题，循环往复，不断前进。

三是提高自我素质的机会。通过这次学习，对照党员的标准来提高自己的素质，不因别人没做到自己就可以不做到。大家刚才讲，中国工程院是一个特殊单位，我看是在市场经济大潮中一块计划经济的阵地，或者说是多元社会大潮中一条单元社会支流。大家刚才说我们无权无势，但要做到清心清白则是很难的。人生需要坚守，无论男女老少，无论官职大小，薪酬多少。昨晚我们学校有一位同事发给我一条短信："世路早已看惯，心境到处依然，好像说的是您。"我的回答是："红尘看破无怨，忠爱留之人间。"

那一年
我在工程院

卷 四

上医、中医与下医

2013 年 7 月 20 日

在全国整合肝病论坛开幕式上的发言。本次会议在重庆凯悦饭店召开。由中华消化学会和中华肝病学会联合主办。重庆第三军医大学陈东风教授任主席，会上正式发布 2013 年关于肝性脑病的共识，参会的有来自全国各地的相关学者，共约 500 人。

我是消化科医生，说不懂肝病不是事实，但说很懂肝病也不是事实。刚才大坪医院周林院长讲话很谦虚，说他在领导面前是专家，在专家面前是领导，其实他是真正的复合型人才，是能人；还有一种人才，是高人，就是在专家面前他是专家，最杰出的代表是钱学森；在领导面前是领导，现在最杰出的代表是习近平主席。怕的是在领导面前不是领导，在专家面前不是专家，那就是常人，或者是下人，说的就是我。虽说肝病我不是很懂，但在这个论坛上，总要抛出一些观点，最好是抛出一些论点。对此，我有三点看法供大家争论。

一、消化科医生，光搞肝病不行，但不搞肝病更不行。肝病在消化内科领域的重要性不言而喻，它不仅多，而且难。肝脏得了病，对于整个消化系统乃至全身的影响谁也不可小视，不搞肝病，作为消化科医生应该是"缺了胳膊"……

二、肝病医师，光搞肝病基础研究不行，但不搞肝病基础研究更不行。肝病的发生发展原因很多，机制不同，目前对很多本质性的问题清楚的不多。就病毒性肝炎来讲，肝炎病毒从何而来？肝炎病毒为何只侵肝脏？肝炎后为何发生肝硬化？有的人感染病毒为何不发病？诸如这样的重要机制，我们全然不知。这些问题不解决，肝病医生当不好，当不出水平。所以肝病医生既要做临床，也应该做基础，以基础带动临床发展。因此，肝病医生不搞基础是"短了腿"……

三、肝病医师，不立足肝病不行，但只局限在肝病也不行。患肝病，除了肝脏本身的原因之外，有很多情况下是肝外因素造成的。这些肝外因素不仅来源于消化道，而且有可能来自全身其他器官。肝脏就像一个污水池的排污泵，水池太脏，不解决污染源，早晚会把污水泵搞坏的。肝病医生如果只知治疗肝病，忘记了肝外的全身状况，那是"既缺胳膊又短腿"。因此，只会看肝病经常看不好肝病。还是我一贯的观点，只顾肝脏而治肝病者是下医（医生），兼治消化系统而治肝病者是中医（专家），兼治全身而治肝病者那是上医（大家）。

在接下来的大会上，中华消化学会和中华肝病学会两个学会还将联合发布"肝性脑病共识"，紧接着中华消化杂志和中华肝病杂志两个杂志将同期发表这个共识。这本身是一个历史性事件，对于肝性脑病发病的认识、诊断、治疗及预防都将具有重要意义。参加相关工作的专家们下了很大功夫，费了不少力气，特别是刘玉兰教授更是功不可没，全国同道也在拭目以待。在此，请允许我代表全国的同道对此表示热烈祝贺。

那一年
我在工程院

卷 四

再为安纳西
2013 年 7 月 22 日

在第三届中法传染性疾病研讨会——病毒相关癌症筹备会上的讲话。本次会议在工程院 318 室召开。樊代明主持会议。参加会议的有来自全国高校或研究单位并拟去法国参会作报告的相关学者 11 人，工程院参加会议的有徐进、田琦、朱昊、李冬梅、张燕等同志。曹雪涛院士本拟出席会议，但因在天津有要事未能与会，特派医学科学院机关的同志参加了会议。

今晚把大家请来，主要是召开中法传染性疾病的筹备会。原定是 8 月 6 号召开的，提前是想借多数同志来北京参加国家自然科学基金评审之机，是顺开的，这样可以节约大家的时间，也比较容易集中，不过大家就更加辛苦了，白天开了会，晚上还要接着开。

中法新发传染病的研讨会，这是第三届了。第一届是前年在法国的安纳西市召开的，是我带的团，一共去了 20 多个专家，那次会议开得很好，不仅学术上有广泛交流，当时法国的议长还出席了闭幕式，为中国工程院与法国医学科学院的密切协作打下了基础。那次曹雪涛院士也去了，去时是医学科学院副院长，回来就当院长了。这个项目工程院高度重视，是徐匡迪老院长、周济院长还有潘云鹤副院长访法时亲自商定的，我们的工作是落实。

第二届是去年在武汉东湖畔开的，那次我也是主席，开得也很成功。法国方面来了 60 多个专家，当时卫生部的陈竺部长也参加会议并讲话。就是在那次会议上，确定了今年 11 月继续在法国安纳西市召开第三次会议。关于本次会议主题，当时商定时双方有些分歧。法国方面主张依然是新发传染病，我个人意见是新发传染病刚开完，一年内不会有多大进展，我想是否改为慢病，比如肿瘤的研究。争来争去，最后干脆把二者结合起来，于是有了今天这个主题，即传染病相关肿瘤，主要放在病毒引起的肿瘤方面。明年将又轮到在中国开，上次法国雅克刚院士来华，提出来想在西安办，当时周济院长同意了。关于明年的主题，要这次到法国与其共商才能决定。

关于会议日程安排，大家已拿到草案。我看是 1、2、3，即 1 个主旨报告，中法双方各一个，每个是 1 小时，上次是我作的，这次请曹院长作；2 次圆桌会议，中国方面分别由我和雪涛轮流主持和总结，大家可以积极发言；3 场分会，每场各一主题，分别是：①炎症与肿瘤的流行病学及遗传学研究；②炎症与肿瘤发生或发展的机制研究；③干预炎症向肿瘤发展的策略及技术。在分题中，今天请来的各位都要介绍自己的工作。刚才大家都作了发言，我们已选择了着重点，把大家每一个亮点集中起来、整合起来就是一个完整的报告，一个能够代表中国该领域水平的报告。

我们还有四个多月的时间准备，但事实上很紧张，希望大家回去尽快准备。演讲内容中最好简要介绍一下国内相关的进展，我们争取在这次会议上更进一步展示中国的实力，表现中国人的水平。工程院机关的同志们要全力支持这次会议。

群众是英雄

2013 年 7 月 23 日

在中国工程院党组党的群众路线教育活动学习讨论会上的发言，此次会议在工程院 318 室召开。工程院时任院长周济主持会议。中央第 28 督导组派人参加了会议。参加会议的有工程院党组成员及院机关学习领导小组的部分同志。

刚才，前面几位同志都作了非常深入且有高度的发言，对我启发很大，我很受教育。按照党组的统一安排，下面我就自己近期以来，结合工作岗位实际，在深入学习《论群众路线——重要论述摘编》《党的群众路线教育实践活动学习文件选编》《厉行节约反对浪费——重要论述摘编》等 5 本书籍及《中国共产党党章》（以下简为《党章》）的过程中，集成的一些学习心得体会，向督导组同志和各位党组成员汇报如下。

毛主席说"共产党的路线，就是人民的路线"。党的十八大闭幕后，以习近平同志为总书记的新一届中央领导集体，制定并带头落实八项规定，为开展教育实践活动发出动员令、明确了突破口。4 月份以来，中央多次进行研究部署，先后下发了相关文件，召开了工作会议。中央政治局率先开展活动，带头学习、征求意见、开展批评和自我批评，为全党做出了表率。中央的高度重视、精心组织和率先垂范，给我们以巨大的鼓舞，为我们开展好教育实践活动提出了更高的要求和标准。作为国家机关事业单位一名领导干部，作为一名具有较高学术荣誉的科技工作者，如何以高度的思想认识置身教育实践活动，以饱满热情在工作岗位认真实践，对于我们每个人都有非常现实而重大的意义。

一、充分认识重要意义，以高度自觉积极投身教育实践活动。习近平同志在教育实践活动动员会议上深刻指出，人心向背关系党的生死存亡。党只有始终与人民心连心、同呼吸、共命运，始终依靠人民推动历史前进，才能做到坚如磐石。开展党的群众路线教育实践活动，就是要把为民务实清廉的价值追求深深植根于全党同志的思想和行动中，夯实党的执政基础，巩固党的执政地位，增强党的创造力，凝聚力战斗力，使保持党的先进性和纯洁性、巩固党的执政基础和执政地位具有广泛、深厚、可靠的群众基础。通过前期的理论学习以及对中国共产党90多年辉煌历史的温习，结合自己长期以来的工作经历，特别是几次重大的整党整风教育实践活动的经历，我更加清醒地认识到，我们党历来把坚持群众路线作为推动革命和建设取得伟大胜利的重要法宝。毛泽东、邓小平、江泽民、胡锦涛、习近平同志，始终不渝地把马克思主义同中国革命建设的实际相结合，在不同的历史时期对于群众路线、群众工作，都有一系列伟大而深刻的重要论述。随着学习的不断深入，使我更加深刻认识到，作为一名受党培养教育多年的老党员，我们不光要看到自己为党工作了多长时间，为党做出的有限的工作；更应该清醒地看到，在我们人生发展、成长进步的每一个过程中，都离不开党的培养。就我自己而言，今天之所以能成为一名院士、一名将军、一名国家副部级领导干部，获得那么多的成绩和荣誉，应该说都是党给予的。我经常说一句话，我今天之所以能走到这样一个让好多人羡慕的位置，都是因为沾了共产党的光，这些都是党给的。因此说，"听党话、跟党走"，已经成为我们这一代知识分子人生不变的根本遵循，这一点是毫无疑问的。那么，站在新的历史起点、面对新的形势和任务，党再次把一个"关系生死存亡"的重大问题严肃提出，要求我们严格按照《党章》要求，深刻检查对照自己的思想和工作作风，进一步改变作风，密切党同人民群众的血肉联系。作为党的人，作为受党恩的人，我们决不能把自己混同于一名普通党员，混同于一般的知识分子，混同于一般的党员领导干部，而应该清醒意识到自己作为党的高级干部、高级知识分子的身份，严格按照党中央的指示要求，以更加强烈的忧患意识、更加积极地自觉行动，先学一步、学深一点，先行一步、行深一点，高度自觉地积极投身于这场重要的整党整风的教育实践活动中。在教育实践活动的全过程中要自觉担当起党的群众路线的宣传者和执行者，担当起群众路线教育实践活动的教育者与受教者、组织者与实践者，真正以自己的理论学习的成果、模范执行的行动和自觉养成的优良作风，影响和带动更多的机关同志和院士专家，自觉投身教育实践活动的全过程。

二、认真搞好理论结合，以高度责任心积极做好对照检查工作。习近平同志指出，总体上看，当前各级党组织和党员、干部贯彻执行党的群众路线情况是好的，党群干群关系也是好的，广大党员、干部在改革发展稳定各项工作中冲锋陷阵、忘我奉献，发挥了先锋模范作用，赢得了广大人民群众的肯定和拥护。这是主流，必须充分肯定。同时，我们必须看到，面对世情、国情、党情的深刻变化，精神懈怠危险、能力不足危险、脱离群众危险、消极腐败危险更加尖锐地摆在全党面前，党内脱离群众的现象大量存在，集中表现在形式主义、

那一年
我在工程院

卷 四

官僚主义、享乐主义和奢靡之风这"四风"上。中国工程院作为国家的机关事业单位，作为国家工程科技界最高荣誉性、咨询性学术机构，在现阶段的主要任务，就是习总书记重要批示和刘延东副总理来院调研时指出的：加强国家工程科技思想库建设，为创新型国家建设、为全面建成小康社会提供智力支持。经过前期的深入学习，逐条逐项地对照研究，我认为，作为我们工程院的机关，也要对我们自身在贯彻执行党的群众路线方面，要有一个清醒的认识和总体判断；作为我们每一个领导干部，也要对自己在这个方面学习贯彻实践落实的情况有一个清醒的评估和自我评价，把前期理论学习的初步成果与工作岗位履职实际紧密结合起来，切实按照"照镜子、正衣冠、洗洗澡、治治病"的总要求，以实事求是的态度，进行深入的对照检查，正如周院长动员讲话中要求的那样，切实把"影响和阻碍院士队伍可持续健康发展的问题"，以及"影响和阻碍发挥院士作用的机制问题"找到找准找实。可以根据活动进程，在适当的时候，设计制作一个调查问卷，让广大院士对我们机关部门的工作做个评价，对我们领导干部的工作做个评价；也可以适时召开部分院士代表的座谈会，对照四个方面的总要求，与我们一起分析排查我们工作中的存在的作风方面的不足。只有把问题和不足找到了找准了找实了，我们才能在下一步的工作中有的放矢，自觉把教育实践活动转化为推动我们中心工作不断前进的强大动力。在理论学习过程中，在主动"照镜子、正衣冠"的过程中，我一直在思考一个问题，那就是作为主抓学术工作的领导，我将怎样以自己良好的作风，带动机关同志更好地为广大院士专家做好服务，让他们能以更加饱满的热情，为国家工程科技思想库建设、为创新型国家建设贡献力量，特别是对于那些院士数量相对较少、发展相对滞后的地区，怎么帮助他们解决实际问题和困难，怎么把我们的服务和保障送下去？这些都将是我们下一步要重点剖析和研究的问题。

三、深入落实实践标准，以高度热情积极当好教育实践表率。邓小平同志曾经说过：共产党——这是工人阶级和劳动人民中先进分子的集合体，它对于人民群众的伟大的领导作用，是不容怀疑的。但是，它之所以成为先进部队，它之所以能够领导人民群众，正因为，而且仅仅因为，它是人民群众的全心全意的服务者，它反映人民群众的利益和意志。读到这句话的时候，我想起两个重要的历史时刻，一次是 1956 年 1 月 14 日，中共中央召开"知识分子问题会议"，周总理首次提出"知识分子是工人阶级自己的一部分"；一次是在 1978 年，邓小平同志在全国科技大会上明确指出"知识分子是工人阶级自己的一部分"，两次会议之后都引发了全国科技事业的春天，实现了科技事业的大繁荣。那么。作为"先进分子的集合体"和"先进部队"中的先进分子，我们必须义不容辞地在整个教育实践的全过程中走在前头、当好表率，以自己的实际行动和良好作风，影响、团结和凝聚广大工程科技界的优秀专家，全力以赴为建设创新型国家贡献力量，从而推动有一个科技事业大发展大繁荣时代的到来。实践是检验真理的唯一标准。做到这些工作，实现这样的目标，不能写在纸上、说在会上、喊在口号上，而是要结合工作实际，制定出实实在在的标准，一项一项落在实处。什么是标准？坚持"群众满意不满意、高兴不高兴、答应不答应"这"唯一标准"，是求真务实、科学行政的具体表现，是党的实践观、群众观的生动实践。群众说好，广大院士说好，广大工程科技专家们说好，才是真的好，群众满意才是最高目标。目标对了，标准明了，才能指导和推进党和政府的各项工作，否则，一旦目标不对、标准不明，则会使我们的工作失去方向、偏离重心。坚持一切为了群众、一切依靠群众，坚持权为民所用、情为民所系、利为民所谋，坚持把实现好、维护好、发展好最广大人民群众的根本利益作为我们一切工作的根本出发点和落脚点，是我们做好各项工作的保证。这些要求，落实到我们工程院机关，我个人认为，就像周济院长所讲的那样，通过不断改变作风，努力打造服务型的机关，努力维护好广大院士专家和中青年学者的利益，从而依靠他们发挥作用，实现中国工程科技事业的科学发展和可持续发展。在接下来的学习实践活动中，我们要严格按照习总书记指出的那样，紧密结合工作实际，"着眼于自我净化、自我完善、自我革新、自我提高"，以党章为镜，在宗旨意识、工作作风、廉洁自律上摆问题、找差距、明方向；以具体实在的标准和措施，进一步把党性修养正一正、把党员义务理一理、把党纪国法紧一紧，保持共产党人和党的高级干部、高级知识分子的政治本色，努力做教育实践活动的先锋和表率。

以上是我个人的认识和体会，不妥之处请王组长、周院长和各位同志批评指正！

高见与远见

2013 年 7 月 25 日

在国家科学技术部"藏彝走廊世居群体遗传多样性调查"重大项目启动会上的讲话。本次会议在西安南洋酒店举行。时任科学技术部基础司曹国英副司长、科学技术部基础研究中心张军处长、教育部科技司王人可处长、西安交通大学阎建群副校长等参加了会议。首先由项目总负责人西安交通大学法医学院李生斌教授代表项目组全体成员报告项目实施方案，然后由专家组质疑，最后由专家组组长樊代明作总结发言。

该项目研究的内容十分重要，就目前的实施方案，如果完成对于系统整体地梳理和研究藏彝走廊世居群体的族源和亲缘关系，重建藏彝走廊世居多民族群体的历史和地位，同时指导该群体人口的健康和疾病防治都将具有重要意义。

专家组专家刚才提出了很多好的建议，可供你们今天下午的工作会议考虑。总结起来有两点最为重要。

一是样本库的可靠性。该研究拟通过万人的取样建立藏彝走廊世居民族健康群体生物样本库或永生的细胞库，这是本项目的基础，样本一定要可靠。怎么取样？谁去取样？怎样保存？谁去保存？……这一系列问题都需要事先考虑好、设计好。标本库是为将来的研究服务的，要将来的用处多、用途广，开始设计时就很重要。建立标本库，国内专门有这样的组织，请与同济大学的郜恒俊教授联系，他们已很有经验，必要时可请他来一趟，或者把你们的方案请他审一下。总之，把标本库的可靠性考虑好，这是高见。

二是本项目的研究意义。按目前设计的方案，项目完成后，你们想通过遗传多样性研究技术、观察突变作用和选择效应造成的遗传差异，有效地提取和存储不同民族的遗传多样性信息，进而研究藏彝走廊群体的遗传标记与变异规律。从这个意义上讲，项目对于研究人类发生学和人类遗传学具有重要作用，但是否应该把研究意义拓展一下，你们只想知道藏彝民族与汉族的差别或不同，这是不够的，况且他们在表型的差别已显而易见。我们更多的是想知道这些不同对人类发展、人类健康乃至疾病的诊断和治疗有什么意义。这一个群体在这个特殊环境中生存繁衍了很多很多年，留下来的都是适者生存，不适应的都被淘汰了，留下来的肯定身体内部有生物学的变化。这些变化是什么？而且这些变化还可以遗传或保留下来，这些变化对于人类保健和防病治病有什么用途，这是更深层次更有意义的研究。希望你们在设计方案时要通盘考虑，比如你们要同时研究走廊这个地区不同民族的比较，也要研究走廊与内地间的不同，还要研究进入和迁出该地区后同一民族的变化。这些意义的延伸更是远见。

从科学研究来讲，一个项目最好回答一个问题。但如果没有前瞻性，常顾此失彼，最好有一些远见的考虑，这样可以事半功倍。所以，简而言之，建样本库要充分考虑可靠性，做遗传研究要考虑意义的延伸，二者相辅相成，可靠性与意义都要认真考虑。办一个事情醉翁之意不在酒是高见，办一个事情能一箭双雕或一石双鸟是远见。

那一年
我在工程院

卷 四

西宁随想

2013 年 7 月 27 日

在中华消化内镜学会第六届全国消化道早癌学术大会开幕式上的致辞。本次会议在青海省西宁市召开。熊元治同志任主席。甘肃省卫计委（现甘肃省卫健委）时任主任、青海省人民医院时任院长吴时政等出席了会议。参加会议的有来自全国各地的相关专家，共约 400 人。

中华消化内镜学会将全国消化道早癌会议放在青海西宁召开，这是爱之所想，帮之所需。青海地区乃至西北这块地方需要全国同道的支持和帮助。西北这块土地历史上是十分富饶的，曾为中华民族的繁衍和发展做出过 2000 多年的贡献。曾经红极数世，但又被蹂躏了 2000 多年。现在无论是经济上还是文化上都相较东中部落后，确实需要内地支持。西宁是我很喜欢来的地方，有很多理由，今天在这里只谈两点。

第一点是 Political Geography，即地理学上的政治意义，西宁为何这样谓称无从考究。但有一点是事实，古时首都在西安，东南西北四个方向只有西宁、南宁，绝无东宁和北宁，很可能是当时皇帝对该地的褒奖或赞扬，这两个方向比较和谐、宁静，而北方有当时的蒙族，东方有当时的满族，那里不太平，所以就没有东宁、北宁了。历史发展到了现在，相反，东方、北方反倒相安无事，于是出现了"东宁"（辽宁）；而西方有东突，南方有与菲律宾、越南等一些纠纷，反倒不安宁。所以从政治上、军事上考虑，多加强南方和西部的全方位支持只有好处，因为历史告诉我们，只有西"宁"了、南"宁"了，才有西安、国安、民族安。

第二点是 Academic Geography，即地理上的学术考虑。西宁海拔 2200 米，在这里长期居住着多种民族，他们具有很好的生理和心理素质。他们是上得去（海拔再高的高原）也下得来（即到海拔低的平原），这些和他们在当地的地理环境中的适应和生存有密切关系。这里的吴院长去年在 *Science* 上发表过文章，发现这里人群中无论从机体、系统、组织、细胞乃至分子都有更好地适应特殊环境气压、氧压等的能力，这对医学保健和诊疗疾病有何用途？为了生存，人的体质改变不了就换环境，我们到这里来研究或在内地模建这样一个环境研究出的数据或结果能否用于治疗疾病，或从中发现治疗疾病的根据或机制呢？这里的藏医很大程度上是研究高原病的，要很好地从中汲取经验和营养。10年前我到这里访问看过青海医学院的藏医学系，当时叫我题词，我就写了5个字，叫"藏医藏宝藏"，就是这个意思。这里还有个塔尔寺，是佛教圣地，这里与西藏、新疆不一样，这里的各民族和谐共处，和塔尔寺的文化传教是有关的，这也要去总结，从中汲取与现代心理学相关的心理学知识，用此来加强心理学与医学的整合。

总之，这样的会要常在青海开，我们的很多专家也可以在这里找到灵感和新的切入点。在这里，我也对青海的同行说几句话，今天青海省卫生厅的行政长官也在这里，也给你们提个建议，就是要抓住或珍惜内地专家到这里来交流的机会。今天会场上还有那么多空位，十分可惜。你们只有七、八、九三个月的好季节，国内专家来青海不易，他们的报告最好有更多的人受益。可能是通知不够，好多人不知道，再一个是没组织好，你们最好把这几个月的学术会统计一下，把每一个学术会议相关科室的医务人员都组织起来听，这是一个好机会，别人请人，别人出钱，别人找会场，我们来免费听讲，何而不为？即使交一点钱也很划算，比你专门去内地听报告划算多了。这个靠卫生厅或各医院认真组织，有时可能还要有一点高压政策，因为人都是有懒惰情绪的，开始来点强制，以后就自觉了。

三力出活力

2013 年 7 月 30 日

在教育部"区域性高发肿瘤早期防治研究"重点实验室验收会议上的发言。本次会议在南宁广西医科大学召开。时任教育部基础司明媚副处长，广西教育厅杨伟嘉厅长、广西医科大学赵劲民校长参加了会议。专家组由 7 位专家组成，樊代明任组长，实验室全体成员参加了会议。

首先代表专家组感谢教育部基础司邀请我们参加本次会议。刚才区教育厅杨厅长介绍了广西教育事业的发展，我们都深受鼓舞。厅长说全区的博士点和博士生数量还不如内地一个 985 院校的多，她充满担忧。事物也可以反过来看，那就是这里的一个博士点或一个博士生就相当于内地那一个高校那么多博士点、那么多博士生。这不是说空话，也不是做不到的，柏拉图办一个学校，持续了 900 多年，学生少的时候只剩一个，少吗？是少！他是亚里士多德。学生少，但质量不减。如果柏拉图当时采取的是我们现在的扩招，那所学校的景况又是如何呢？所以兵不在多而在精。杨厅长还引用了前任领导的一句话，那就是广西的教育是"小马拉大车"。这也可以辩证地看，你们这里是小马拉大车，那内地那些省份就是大马拉大车，但大马的将来是老马，而小马的未来是大马，如果车的任务不加重，那未来谁快不是不言而喻、显而易见的吗？关键是看牧马人和赶马人的水平。

赵校长就校方对这个实验室的支持表了态，不简单，真是全力支持，建房投 1.2 个亿，买设备投 3000 万。我真羡慕赵校长，我当过第四军医大学（现空军军医大学）校长，当时有 19 个国家重点学科，好几个重点实验室，长江学者 19 个，国家杰出青年 18 个，但我们的经费十分有限，支持谁是一个难题，这好比赵校长和我手里都有一个包子，我得掰成几份分给不同的人吃，而你整个包子送给他吃就行了。

明处长专就教育部重点实验室的建设"培育"支持及验收讲了国家的考虑，这是我们工作和验收的原则。明处长身体那么单薄，但脑子里有的是东西，讲得那么透彻，其中，我发现有一句话特别重要，她说这个实验室的验收是不成问题的。那就是说已经符合标准了，有点像我们过去说的"组织上已经入党了"。但是还有一句话，那就是"思想上的入党是一辈子的事"。这也是我们为何要

742

来帮助这个实验室的理由。

我们这个专家组，由7位专家组成，其中有6位国家杰出青年（以下简称"杰青"），1位全国主委，还有三位是我们工程院今年遴选院士进入第二轮的候选人，水平很高。我也算是杰青，现在是老杰青了，因为18年已经过去，现在都60岁了，已经壮年了，不能称自己杰出壮年，顶多称为"壮汉"（笑声）。好，我不再说废话了，有请实验室主任李力教授汇报实验室工作（略），再请各位提出质疑，并请相关人员回答（略）。

刚才我们讨论了专家组意见，最重要的一句话是"一致同意验收"，从此也就成了正式的教育部实验室，但就今后的发展我还想谈三点意见。

一是李力需聚力。力量聚到哪里这是一个重要问题，这好比打靶，瞄准10环，怎么也能得个几环，不然就要脱靶。这个实验室就像一个初生胎儿，能拿到准生证出生了只是第一步，关键是看能否长成才。这个实验室的特点或特征是"区域性"三个字，理解这个"区域性"可以有两个角度，一是自治区的区域性，这是行政划分，不一定与肿瘤发生有什么关联；二是地理划分，说明环境与肿瘤发生的关系。现在这个地区肿瘤发生率很高，死亡率很高，20年内增加了3倍。如果说是地理自然形成这个区造成的那是天灾，如果是由行政或政治划分的这个区造成的那可是人祸。不管怎样，要抓住这个区域性，不管研究什么肿瘤，不管研究肿瘤的哪个方面，基础的、临床的、诊断的、治疗的、早检的、预防的，都要立足区域性去和全国乃至世界比，有的比全国其他地区高，有的低，有的可能为特有，拿出这样的数据才更珍贵，更重要。

二是李力要借力。这个力包括人才、物力、财力，各种力都可以借。但更重要的是借人才，借智慧，不仅要与校内协作，还要与国内协作，与国际协作。常言道，他山之石可以攻玉，那么，借得他山之玉呢？

三是李力要发力。你们的实验室已建到一定程度，各种条件已经具备，现在是看准了题目就要组织力量联合攻关，时间要抓紧，机不可失，失不再来，是该发力的时候了。聚力、借力、发力，三力做好了，这个实验室必将表现出活力。

总之，这个实验室具有光明前途，今天教育部来了明媚处长，我们两个合作也很好，我们是老少同堂、男女搭配。特别是我们的两个名字，她叫明媚，是前头"明"，我叫樊代明，是后头"明"，明媚的明肯定了该室前头的光明，我这个明对未来更加光明寄托了希望。今天我们几位专家表现如何，下面有请明处长讲话打分，干得好不好，最关键的是看明处明年还是否请我们继续开展这类工作。好了，我们的任务很快就要结束了，有些恋恋不舍，但天下没有不散的宴席，下面请明处长作总结。

知恩要报 恩以何报

2013 年 8 月 1 日

在"情系西北，惠民百姓"大型医学义诊活动启动仪式上的讲话。此次活动在甘肃省敦煌市举行，参加本次活动的有来自全国13个省市共29名医学博士，启动仪式后将分赴敦煌市、酒泉市、玉门市等地进行学术讲座和义诊，总计历时1周。这是一次自由发起，全部由曾经获得医学博士的高级专家自愿自费参加组织的。

参加这次"情系西北，惠民百姓"大型义诊活动十分高兴，也感谢敦煌市的同道为我安排了一次专题讲座。于晓辉博士在组织这次活动中做出了重要贡献，青海石油公司及其职工医院给予了细致安排。刚才观看了青海石油公司发展历史的录像，令人鼓舞、催人奋进。大家刚才谈了很多，关于这次活动，就我的认识，至少有三点体会，合起来是"知恩要报，恩以何报"。

一是全国发达地区应该反哺曾经做出过无私奉献的西北地区。有史为证，西北地区曾经为中华民族的生存及发展做出过极大的贡献，几千年来，他们先是贡献了地上的财富，而后是地下的油气。贡献得多，付出也就越多，近数十年来，在很多方面，特别是经济方面已明显落后于内地及东南沿海。但是，这块土地无论是在政治上、军事上、经济上、文化上都对国家安全和国家建设起着举足轻重的作用。我们必须全方位地对该地区进行支援及反哺，富了不忘挖井人，全国一盘棋才能共同发展，才有可持续发展。

二是曾经从这里走出去的学者应该回报该地区的养育之恩。参加这次活动的不少学者，曾经在这块土地上工作、学习过一段时间，对这里十分有感情。比如我自己就在西藏工作过三年，上大学时也是从这里走出去的。这里曾经对我们的身心成长、世界观的形成有过深刻影响。我们虽然现在不能长期在这里为之奉献了，但我们可以抽时间回来做些力所能及的事情。对于一直在内地工作的同志，也可抽时间到这里来体验一下生活，了解一些社情和民情，不仅增长自己的知识才干，同时也可陶冶自己的情操。与内地比较，这里不仅条件艰苦，做点事情也要艰难得多，走一趟西北，你会体会到身在福中要知福。

三是知识分子到艰苦边远地区，你会发现更多用武之地。一个人的价值在不同的地方是不一样的，而且在不同的地方是可变的。我多次说过，人的能量就像一捆柴火，其产生多少价值要看放到哪里燃烧。如果用去烧95℃的水，那顶多增加5℃，如果去烧20℃~30℃的水，你可能把水温增加50℃~60℃，或者更高。从这个意义上讲，西北地区最需要人才，更需要知识，这里是一块很好的施武之地，同志们在随后的几天，你肯定会有同样的感觉。

今天是八一建军节，对团队中这8位军人来说，我们过的是一个很有意义的节日。近期党中央号召我们开展群众路线教育，我看这是一次绝好的实践活动。我们不能把自己锁在办公室里苦读理论，也不能把自己锁定在大小会议场中，我们应该走到群众中去，脚踏实地为人民服务，这才是对习近平同志讲的"空谈误国，实干兴邦"的正确理解。

最后祝本次活动圆满成功。

足细胞重在"足"

2013 年 8 月 5 日

在国家科技部 973 项目"常见肾小球疾病发病机制及其早期诊断"中期总结会议上的点评。本次会议在南京市举行。会议由首席科学家刘志红院士主持。国家科学技术部、中国人民解放军总后勤部卫生部、原南京军区联勤部卫生部及原南京军区总院的领导参加了会议。参加会议的工程院院士有樊代明、曾溢滔、丁健、王红阳、郑树森等。课题专家组的专家和项目组的全体成员参加了会议。

本项目的重要意义显而易见，课题取得的进展也众目共睹。我们现在是"原告""被告"坐在一起各抒己见，难辨对错，采纳与否，由首席科学家刘志红院士决定。

第一专题想做的工作是足细胞，研究策略应该从放到收。你们的五个结果只有第 1 和第 4 是关于足细胞，提交的 18 篇论文中，也只有第 8、第 9 和第 18 篇论文是关于足细胞的，不是说其他研究不重要，但时间力量经费有限，应尽快集中到足细胞上来。足细胞的关键在足上，世界上的物体，包括人体的细胞形态都是以圆、椭圆、方或长方形为主，这里的细胞却以足的形态出现，而且肾脏患病时，带足的细胞数量减少或足细胞的足减少，而且这种减少与疾病程度相关。你们在体外培养的足细胞，不一定代表体内的足细胞，因为你们是二维，在体内可是三维，说不定是四维。所以你们的结果一定要回到体内证实，确实如此才有价值。

第二专题想观察的是几种药物对足细胞损伤的保护作用，研究策略应该从浅入深。你们主要想看这几种药物中哪种药物对足细胞数量或者足细胞足的数量有影响，可能会观察到如下几种情况：①对足细胞有影响，其后肾功能改变；②对足细胞有影响但肾功能无改变；③对足细胞无影响但有肾功能改变。特别要留意，有些药品进入体内并不对足细胞直接起作用，而是通过激发其他的因子来对足细胞起作用，这比直接作用还要重要。

第三专题是关于 miRNA 与足细胞损伤的关系。不过做得太杂。大家都知道，

mir-NA 那么多，你研究的病也那么多，包括多囊肾都观察了。两边因素太多，难以聚合到一起。我说过"分子复分子，分子何其多，哪个更管用，谁也很难说"。你们组的出路在于把自己的结果与其他组相结合，比如看一下第一专题足细胞损害中有哪些 miRNA 涉及了。再看一下第二专题药物处理后又出现了哪些 miRNA，对比一下或许可以找到共性的东西，真实的东西。

第四专题是关于肾小球损伤的遗传学机制，说到底是研究哪些人易感，哪些人更易患病。研究结果与国外的材料比，有些是共有的，但有些是中国人特有的，有些是外国人特有的。中国人与外国人都是人，发现这种差别，做这方面的研究，可靠且重要。在消化科 IBD（炎性肠病）研究就出现过这种情况，是真实的表现还是哪方面出了问题，你们为何不将所获结果放到第一、二、三、五、六专题验证一下。

第五专题，我听不懂，有一个印象好像课题组中没有从事肾病的成员，甚至连医学都不大懂。用二甲苯诱发细胞甲基化听起来有点像人工现象，NGAL（中性粒细胞明胶酶相关脂质运载蛋白）是肾病标志这人所皆知，有点小儿科，所以你们至今难发论文。你们的课题是环境对肾小球发病的影响，可一点儿环境方面的研究都没做。

第六专题考虑比较全面，可以听得出来是刘志红院士当时申请的全面设想，后来又发现了一些重要线索。你们项目组可以说向着一个前期目标走了一大步，首战告捷。但这时作为司令官，刘院士要重新调兵遣将，调整战略，调兵遣将是为调整战略服务的。要将现有成果与国内外进展及今天专家们提出的建议加以整合，形成一个新的战略考虑，交集体讨论，最终形成一个未来三年的战略计划，并力推实行之。这也是今天中期检查要达到的目的。

有一分热要发一分光

2013 年 8 月 6 日

在中国工程院重大咨询项目"煤炭清洁高效可持续发展战略研究"结题会上的发言。本次会议在工程院 318 室进行。工程院时任院长周济主持会议，参加会议的有潘云鹤、旭日干、干勇、樊代明、王玉普等同志及机关局以上干部。先由项目负责人谢克昌院士作结题报告，然后大家发言。

这个项目选题好，完成得也好，对国计和民生都很重要。我们每年产那么多煤，还进口那么多煤，听说一年用去 36 亿吨之多。可我国煤炭的科学产能才 30% 多，而美国达到了 70% 以上，相比之下可以粗略地说几乎一半以上的煤给浪费了，没有"一分热发一分光"。这不仅浪费了煤，还产出了很多有害物质污染环境。

刚才我听谢院长讲，要做到煤炭的科学产能，这是个系统工程。小时候，我家靠买煤回来烧饭。我奶奶用煤就比我妈要省。同样一担煤，奶奶用的时间就比我妈用的时间长。大家知道，一担煤中，总有大块的、中块的、剩下的就是碎煤。奶奶总是用点大块、中块的垫底，待燃烧起来后再加点碎煤。而妈妈总是先烧大块的，然后是中块的。大块、中块烧完后再烧碎煤。大家知道，光是碎煤是很难燃烧的，而且还冒黑烟。那时不知道奶奶的原理，其实她也不知道，完全是经验使然，现在知道大块煤、中块煤先垫底，相互间有空间，氧气容易进入，在此基础上洒上一些碎煤，依然有空间让氧气进入，这样燃烧更完全，能效高，能耗少，污染也就少了。根据这个原理，后来我们在碎煤中掺点黄泥做成煤球，或做成蜂窝煤，其实跟上面是一样的道理。再后来我们在炉灶旁装了一个风箱，这样可以增加燃烧时的氧供。总而言之都是为了多产能，少用煤，少出黑烟。

我奶奶不懂科学原理，只知管用就行。现在美国在这方面要比我们先进，我们才 30% 多，他们高达 70% 多，肯定有绝招，肯定有独到之处。我们这个项目已对煤炭的分布、采控、运输、利用整个过程进行了研究，找出了若干问题，那么下来就应该比对美国的经验提出相应的对策，说不定做得比美国还要好，他们才能做到 70% 以上，我们有可能超过 80% 呢！

　　我是外行，谢院长才是专家，我这些意见非常肤浅，非常小儿科，仅供项目组在写总结时参改。什么叫研究？什么叫创新？就是全世界还没有的东西去发现、去发明、去创造！什么叫学习，什么叫跟踪，就是全世界内别人已有的东西去效仿、去跟踪、去提高。这叫有一分热发一分光。如果在人家已有的基础上再去创新，创造出更好的东西，这就叫"青出于蓝胜于蓝"。

健康知多少
——为《健康与长寿》作序

2013 年 8 月 7 日

　　健康与长寿，人皆知之，人皆求之，但不一定人全懂之，也不都人善为之。健康者必然长寿，长寿者必然健康，这是一般规律。健康不长寿常称夭折或称"好死"；长寿不健康常称苦熬或称"赖活"。

　　什么是健康？我一直认为"健康"二字可以分开来解，"健"指保健，"康"指康复。人体患病先有一个从常态（正常状态）到病态（发病状态）的过程，这个过程每伴阴阳失衡，但多为阴盛阳衰，此时应补阳祛阴，或称保健；然后到了病态阶段，此时阴阳完全失衡，可能是阴盛阳衰，也可能是阳盛阴衰，此时应根据病情谨慎调理，我们叫治病或救死扶伤。最后到了从病态再恢复到常态的过程，这时我们叫康复。就拿病毒性感冒为例，保健时期我们需要锻炼身体，增强体质，以防感染。所谓"正气内存，邪不可干"；到了患病时期，病毒已经进入体内，此时就要以药物或其他方法杀死病毒，或通过调动机体的免疫力来杀死病毒；到了康复期，则应通过休养、补充营养来恢复健康。

　　什么是长寿？长寿是生命的长期延续。什么是生命？生命是机体阴阳保持平衡的结果，生病是阴阳失衡，治病是恢复平衡，平衡恢复不了生命就终结。

　　如何才算健康？健体、健壮、健美就算健康吗？如何才能保持健康？常言的"管住嘴，迈开腿"就能保持健康吗？如果你漫步大街小巷，借读书摊书屋，你会发现保健的书、长寿的书琳琅满目，不能视之都无用处，但管用的确实不多。大多相互抄来抄去，靠一把剪刀一瓶糨糊为之。读者花了书钱，耽误时间还算轻的，重者伤了身体，后悔莫及。

　　司长源是一位内科医生，是常年活跃在临床一线的主任医师。他主攻消化内科，对食疗颇有研究。由他亲自主编的这本《健康与长寿》可以说是他长年从事临床工作的经验之谈。既有保健知识，也有康复良方，我有幸先睹为快。该书可供中老年朋友们作为养身手册，不妨读读，不妨试试，你会从中受益，特予推荐。

照镜正冠 洗澡治病

2013 年 8 月 16 日

在中国工程院医药卫生学部第五次常委会上的讲话。本次常委会在天津召开。杨胜利院士主持会议。会议除了例行的五个议程外，樊代明遵照院党组群众路线工作会议精神到学部听取常委对工程院领导的意见。参加常委会的院士有程书钧、高润霖、李兰娟、王红阳、谢立信、杨宝峰、张运、张伯礼、周宏灏等 11 名院士。院机关白玉良、李仁涵、李冬梅、张燕列席了会议。

根据院党组安排，按照党的群众路线教育活动要求，特别来听听大家对院领导的意见，其中包括官僚主义、形式主义、享乐主义、奢靡之风等，也就是习近平同志提倡的"照镜子、正衣冠、洗洗澡、治治病"。大家要畅所欲言，特别是对我本人，因为我是联系医药卫生学部的，和大家接触更多一些。下面大家开始发言（略）。

大家已谈了一个多小时了，同志们十分认真，不讲情面，一针见血，达到了要求。可能有的同志还没谈好，下来我们还可以继续，你们也可以用书面形式反映。我们已作了详细记录，回去全面认真地向党组汇报。我总结一下：

一是在增加凝聚力上下更大功夫。工程院与科学院不一样，因为没有下属机构，院士分布在自己的工作岗位，与工程院没有直接的行政关系。越是在这种情况下，越是要想各种办法增加相互间的凝聚力。在工程院方面要起主体作用，主动作为，多倾听院士意见，多帮助他们解决困难，把工程院办成院士之家。

二是在按章办事上下更大力气。工程院建院时间不长，已经形成了一系列规章制度，但与工程院的快速发展相比还远远不够，要加强加快建章立制力度。法规是保证一个单位正常健康发展的重要条件，制度一旦建立，就要认真遵守，无论是一般院士还是院领导，都应一视同仁，严格按章办事，如规章制度不合适，应先改规章后办事。

三是在发挥作用上有更大出息。工程院要有更大作为，首先是看你做了什么事，在做什么事，做成了什么事。要引导院士，除了完成自己的本职工作外，还要积极参与与自己相关的中央或地方的重大工程。特别要主动支持中西部地区的发展。院士不仅在当院士前有作为，更应该在当上院士后有更大作为。

总之，会议开得很好，我要代表院党组，代表周济书记感谢你们。光感谢还不够，更主要的是从行动上去改正和纠正，请同志们看我们的行动吧！

Holistic Integrative Pharmacology
2013 年 8 月 17 日

在中国工程院第 165 场中国工程科技论坛开幕式上的讲话。本次论坛在天津市召开。张伯礼院士任主席。参加论坛的有桑国卫、杨胜利、陈凯先、陈志南、曹雪涛、饶子和、丁健、侯惠民、刘昌孝、王永炎、吴以岭、姚新生、詹启敏、张礼和等 17 名院士，以及来自全国各地的专家学者，共 500 余人。

工程院为何要开 165 场工程科技论坛？为什么要以"创新药物研发方法与策略"为论题？昨晚我翻看了全部主题报告的幻灯片。总结起来，几乎人人都是四个观点，那就是创新药物"市场需求很大"，"研究成绩很多"，"临床好药很少"，"我们正在努力"。对于前三个大家都成共识，但对后头一点，即怎么努力那可是各抒己见，公说公理，婆出婆道，干什么唱什么，所以成了本次论坛的主要命题。

我是一个临床医生，说不懂药，那是过谦，但就创制新药，那确实是门外汉，是外行。不过内行的在行是在外行的对比下凸显出来的。面对你们这些行家，还是要说说我长期以来的观点，或者说是两句话。

一句话是一石激起千层浪，或称牵一发而动全局。抛石者关注的是石头，而观众关注的是浪。我们现在所用的每一种新药，或一种药的每一有效成分，进入体内后，绝不是只引起一个分子或一个酶的变化，它引起的是一个瀑布反应或级联效应，英文称"Cascade Reaction"。我们知道，人体患病是一个从常态到病态的过程，抑制这一过程可称保健；到了病态那是内稳失衡，暂时地恢复平衡我们叫治病，然后从暂时平衡恢复到常态的平衡，我们叫康复。药物进入体内的级联效应如果与保健的变化一致，那就是保健药，与治病的平衡相一致称治疗药品，如果与康复的变化模式相一致那就叫康复药品。但如与上述任何一个过程不相适应那就是不良反应；如果反其道而行之，损伤身体那就叫毒性反应或称毒药。从这个意义上讲，你们创制药品时眼睛看到的不能只是一个分子，而是分子进入体内后引起的一系列级联效应，更应该注意，这个级联效应与整体生理或病理整个状态的相适性或相悖性，这就是我要说的整体性或称"Holistic"。

另一句话是医药不分家，或药医互为师。医生离不开药师，而病房不开药品，从来医药不分家。但现在有些分了，今天就分得十分厉害，你看今天的 15 个院士中，只有张伯礼院士是临床医生，而且他在这里有发言权还是因为他在搞中药研究。你们可能认为我们医生比较五大三粗，既不懂人体分子也不懂药物分子，其实医生了解的是人体状态，是一个整体状态，他能够观察一种药品进入体内后对整体状态的影响。比如说化脓性胆管炎，整体状态表现是腹痛、发热、黄疸，这就是一种状态。疾病痊愈就是热退、痛止、黄消，这又是一种状态。我们可以观察药品对这种状态的影响而评价其疗效，这是最可靠的。我的意思是以后开药学会议应多请一些医生来开会，你们习惯看事物的正面（其实是一面），而我们则看你们的反面或侧面，从而得到全面。这就是我讲的整合或称"Integrative"。

最近我一直在讲整合医学（Holistic Integrative Medicine），那么在你们药学（Pharmacology）能否也讲整合药学呢？即 Holistic Integrative Pharmacology。

荣誉与责任

2013 年 8 月 18 日

在国家医学规划教材（数字版）样书样章评审会上的讲话。本次会议在北京汉华酒店召开。会议由齐学进社长主持。参加会议的有郑树森院士、郎景和院士等 11 名样书主编和教材编写办公室的全体成员。首先由 11 名主编逐一汇报，编写样稿由樊代明总主编逐一点评，接着全体讨论，最后由樊代明作总结发言。

这次会议是继上次会议以来又一次重要会议。两个多月来，各位专家做了巨大努力，今天呈现的样稿每份都有巨大进步，各具特色。编写这部教材，对于今后相当长一段时期内我国医学的继承和发展、我国医生素质和水平的提高，对于我国医学在世界同行中的地位都是特别重要的。大家能进入这个行列说明你们的水平之高，到多少年后可以毫不夸张地说，我们曾是这套数字化教材的开创者。这就是我所说的荣誉所在。

那么什么叫责任呢？今天我们代表的是这 53 本教材的近 60 名主编，近 300 名副主编，过 1000 名的编委。还有近百名院士做各专业的主审。我们今天的目的是搞出一个样板来，让大家学，大家跟。都说榜样的力量是无穷的，写教材与写小说不一样，写小说可以自由发挥，不必千篇一律，但教材必须要有一定规范，要有一定限制，在这个前提下，还要有所创新。我常说一句话，照葫芦画瓢，有一定规矩，即使画不成"瓢"起码也会像葫芦。没有葫芦的样子，那画出来的东西肯定是奇形怪状。大家在未作报告前，心里都有一个自己认为理想的瓢，也就是有自己的特点、特色，但对于大家来说，它还不十全十美，还不是十分理想的瓢，充其量是一个似瓢而非瓢的葫芦。但是如果把大家各自的特点集中起来，那可就是大家理想的瓢了。最终我们画成的是不是一个理想的瓢，一要看它的形状，比如文章结构、格式、布局、字数等都要统一，在这一点上就是要追求千篇一律，不能一节与一节各异，一章与一章迥异，那样不成体统。二是特点或质量，我们的教材要有别于已有的低质教材，比如我们有图片、音频、视频、二维动画、三维动画……我们可以从图文分离到图文并茂，从微观到宏观，从静态到动态，从不可视到可视。总之在总架构固定情况下，八仙过海，各显神通，使学生在享受中学到知识，记牢知识。

下个月27号，我们要开全体主编、副主编会议。在那个会上，我们要确定全部教材的编委会，要从今天11本样书中选择3本作示范演讲。在那个会上全面启动本项工作。希望各位回去后按今天大家提的意见，认真修改补充完善，接受挑选，今天写得好的，未必是下次最好的。这次稍差些的说不定是下次最好的，大家都十分辛苦，但这项工作十分值得，这就是我说的荣誉和责任。

那一年
我在工程院

血的故事

2013 年 8 月 20 日

在中国工程院第 23 场"健康讲座"上的主持词。本次讲座的主题是"出血及血栓性疾病的预防"，由苏州大学医学院阮长耿院士主讲。参加讲座的有工程院王玉普副书记，两院院士、中科院等单位机关的同志，以及工程院机关工作人员，共计 120 余人。

大家都知道血，但对血的认识未必深刻。中国字"血"和英文字"BLOOD"都对血有特殊含义。中国字"血"上面那一撇，很像一把刀，用来宰猪的刀，下面放的是一个盆，一刀下去血流进盆，等一段时间，血液凝固可以切成多个方块，一块又一块多形象。而外国字"BLOOD"更有意思，大家都知道，血液分成两种成分，无形成分是血浆，有形成分是血细胞。后者又分成三种，即红细胞、白细胞、血小板。每种细胞都靠分裂，一分为二成两个新生细胞。你看"BLOOD"，中间那两个圆圆的"0"像不像红细胞，而那个"D"就是白细胞，红细胞比白细胞要多，这也符合人体事实。那个"L"代表血小板，而最左边那个"B"很像正在分裂的两个细胞。其实上面这一段，都是我杜撰的，你不能说没有道理，但要说很有道理则不然，这要请专家来说才对。今天为大家请来了阮长耿院士，他是全国血液学会主委，《中华血液病杂志》总编，他给我们讲解的是"出血及血栓性疾病的预防"（略）。

听了阮院士的报告，希望大家记住三个字，出（出血的出）、凝（凝血的凝）、平（平衡的平）。打个比方，最近全国各地有的是旱灾，有的是涝灾。人体出血的危害就像山洪暴发，会颗粒无收；而凝血（血栓）就像久旱无雨，也会颗粒无收。如果二者平衡，就会"风调血顺"。在简介上述现象之前，我想先给大家讲一个故事，在很早很早以前治疗发热是放血治疗，他们认为发热是热血沸腾，用什么刀放？用柳叶刀。在哪里放？在理发馆。你看一直到了现在，理发馆门前那个圆桶状的标志还是为纪念这个事件。那红颜色代表动脉血，蓝颜色代表静脉血，转动代表循环不止。第一个用放血治疗的受害者是美国第一任总统华盛顿，他带了几个人上山打猎，不知被什么叮咬了，回家发热，无奈去放血，放到850毫升时，烧未退下来，他命令下属继续放，放到2500毫升时不治而死。

听了阮院士的讲座，我们知道血是要出的，到了时间不出血，比如年轻女性不来月经那是麻烦事。血细胞总是在天天产生新的，老的自然会死去，红细胞死后的产物一部分从尿中排出，一部分从胆道排出，所以我们的粪便是黄色或黄褐色的。各色人种都一样，没有说白种人粪便是白的，黑种人粪便是黑的，得了病那是另一回事。这叫新陈代谢。当然出血出多了可不行，这要有个平衡。那么凝血呢？也是一样，血液不凝不行，但过凝更不行，那样就会形成血栓，无论是动脉血栓或静脉血栓，一旦脱落，栓塞重要器官，比如心脑肺，那可是要死人的。这就需要平衡。

与出血和血栓有关的重要因素是血小板，血小板的数量和功能，这个一般医院都可以查的。另一个重要因素是血液中的凝血因子，这些因子环环相扣、相互影响，形成一个网络。但要把这些因子搞清楚，一般小医院有困难，这要找阮院士他们这样的专家。

要维持血小板和那么多凝血因子的平衡，从而达到出血、凝血的平衡，这涉及各种因素。我要告诉大家的是，它都受胃肠道功能、胃肠道细菌的影响。只要我们掌握了吃什么，吃多少，我们的身体就有一个完全的平衡状态。关于这些，前面的讲座已有说法，希望大家回去看录像带，重新复习。这就是我们要讲的血的故事，今天的讲座就到这里。

别小看了这本杂志

—— 为 *Clinical Update Gastroenterology and Hepatology* 所撰创刊词

2013 年 8 月 21 日

CUGH 创刊了！

这是中华消化事业发展的大事，

这是中华医学事业发展的好事，

这是中华科技事业发展的大好事。

CUGH 创刊了！

这不仅是优势地域的整合，

这还是优质资源的整合，

这更是优秀力量的整合。

CUGH 创刊了！

我们不仅要为她的诞生叫好，

我们还要为她的成长出力，

我们更要为她的入世鸣锣开道。

千万别小看了这本杂志，

千万别看她是一本小杂志，

她奉献的是一腔热情，

她突显的是一种渴望，

她展现的是一片境界，

她绘就的是一段历史。

她将说出我们想说的话，

她将做成我们想做的事……

她，就是这本 *Clinical Update Gastroenterology and Hepatology*！

又有新字升腾

——为《整合消化病学初探》作序

2013 年 8 月 22 日

还记得，那是 2007 年初夏的武汉，

在中华消化学会青年优秀论文竞赛台上，

我们宣告：中华消化病学院成立！

从此，

伴随烈日酷暑、风雪严寒，

从长城内外，到天山南北，

从白山黑水之间，到大河长江之南，

我们这支队伍，

走遍了中华大地一个又一个角落，

把先进知识送进了一个又一个消化学人的心中。

二万五千里长征，人皆知之，

我们也把自己的行动比作长征。

我们的长征，

虽然远不如二万五千里长征伟大，

但确远比二万五千里要长。

二万五千里长征为中国人民的解放事业奠定了基础，

我们的长征带领中国的消化事业冲出了亚洲，走向了世界。

"2013 世界消化大会"在上海召开，

实现了中华消化学人跨世纪的梦想，从此开启的是明日的辉煌……

六年多了，

洒下的那么多汗水已经蒸发，

留下的那么多脚步已经销迹，

唯有这本书的字字句句还能唤起那美好的记忆。

过去的事就让它过去吧，

掩卷细思，

又有新卷开篇第一页、第一行、第一字在心中升腾……

魔高 or 道高

2013 年 8 月 23 日

在中国工程院第 166 场中国工程科技论坛开幕式上的讲话。本次会议在吉林长春市召开，主题是"人兽共患病的防治战略"，由夏威柱院士任主席。出席会议的有陈焕春等五位院士，国家相关部委、吉林省政府相关机关以及来自全国各地的学者约 300 人。

今天，我想重点谈谈中国工程院举办这场论坛的目的。当医生的都知道，目前新的诊断技术层出不穷，新的治疗方法层出不穷。为什么呢？那是因为新发传染病层出不穷，大致 1~2 年就会有一个新发传染病出现。大家知道人体的病原体约 60% 来自动物，在新发传染病中，大约 75% 为人兽共患病。

造成这种状况，我们不能去怪动物。事实上，动物的生存和繁衍是否一定需要人那不一定，但人可是离不开动物的，不然我们哪来肉吃、蛋吃和奶喝呢？随着媒体把我们的眼界越拉越远，交通把我们的腿越拉越长，人类对动物的索取量越来越大，我们接触的动物种类越来越多。过去只知道有牛，但现在知道还有牦牛、犀牛；过去只知道有羊，现在知道有藏羚羊；过去只知道有狗，现在知道有哈巴狗……不仅接触的动物种类越来越多，与动物的接触也越来越频繁。怎么在与动物的高频接触中只得到赏心悦目，只得到美味佳肴，而避免险象丛生呢？这就需要我们兽医学的发展及从事兽医工作同道的共同努力。

可是，现在这方面的工作还远远不够。我们现在很多地方乡镇的畜牧兽医所都被拆了。医生呢？你看人医那么多，而兽医却屈指可数。不仅这样，兽医的社会地位也不高，谁要是从兽医修炼成了人医，那绝对是身份提高；而若是人医成了兽医，那绝对是身份的降低。人医如把动物治死了，顶多拉出去埋了，说不定还可吃了；但兽医如把人治死了，那可是要坐牢的。你看社会上也是，有多少歌诗词赋在颂扬人生，"对酒当歌，人生几何？"；而有"对酒当歌，畜生几何吗？"。没有！动物常被煮成美味端上宴桌，对酒再歌，畜生无活！活一次就该死了啊！

面对新发传染病，或者说人兽共患病来势汹汹，我们人类究竟有多少办法呢？我们的理想是魔高一尺，道高一丈，实际上做不到；我们顶多能做到魔高一尺，道高一尺，相互成拉锯状态，打个平手。如果有一天成了道高一尺，魔高一丈，那可是人类极不想看到的惨状。到那时，濒临灭绝的物种是谁不是显而易见吗？这就是举办本次论坛的重要意义。

　　最后预祝论坛圆满成功。

那一年
我在工程院

配合、结合与整合

2013 年 8 月 30 日

在世界中医学会联合会消化病专业委员会第四届消化病国际学术大会开幕式上的致辞。此次大会在河南省郑州市召开。河南中医学院第一附属医院赵文霞教授主持开幕式。世界中医学联合会会长、副会长、秘书长及河南省卫生厅领导出席会议。参加会议的有来自各国及中国的中、西医消化病学者，共约400 人。

首先，我代表中华消化学会对本次中医消化病大会胜利召开表示热烈祝贺。这次大会有一个显著的特点，就是有一批西医搞消化的专家出席会议。我们这些专家来开会不是为了给中医学在道义上的声援，而是为学术上的取经。我们这些搞西医消化的，特别是我自己似乎医生越当越长，本事却越来越小，那就是好像一天治不好几个病人。记得当住院医生时，我的自豪感和成就感很高，来 100 个感冒的病人，我都能治好，其实我不治他们也会好。可现在不同了，每天遇到的病人都是主任或教授们送来的病人，他们诊断不了，治疗不了，我也一样，疑难杂症于我也是十分困难的。这个时候怎么办？就得请教其他科的专家，包括中医专家。有基础的，也有临床的，需要他们参与，需要他们加盟，需要他们的专门知识，这就是我最近在一直倡导的整合医学。整合是多方面的，今天是来参加中医的会议，所以想着重谈谈西医与中医的整合。

昨天晚上，我细看了本次会议的论文集，我觉得我们和中医的关系，可以分成配合、结合和整合三种层次。

首先要谈配合。配合是要分主次的。看了那么多论文，你们总体来讲，还是以西医为主角，自己当配角，因为无论是诊断、治疗或预防，你们都以西医为根据，包括病名，解剖名词，也包括发病机制等。当配角固然是美德，但有时自己也应自觉成为主角，敢于担当，要敢为天下先。事实上，有的疾病或在其某一阶段，中医是可以当主角的。有时应当仁不让，不要过于谦虚。

然后谈谈结合。结合是分彼此的，双方平等，相当于物理形式，即谁也代替不了谁，离了谁都不行。好比夫妻，各自发挥作用，最终为共同的目的——生出孩子而努力。

最后谈谈整合。整合的最终是融为一体，雌雄同体。不是不分主次，也不是不分彼此，关键是分不出主次，也分不清彼此，相当于化学反应形式，最终结果是青出于蓝而胜于蓝。

刚才唐会长的发言列举了中国古代很多大医学家。我经常在考虑这个问题，扁鹊、华佗、张仲景为何能成为大家，上千年以后人们还记得他们呢？相比现在的很多大家，不要说上千年，过10年以后大家未必还记得。为什么呢？因为他们好多是领导批示的，媒体宣传的，而古代那些大家可不是皇帝御批的。他们是有发现或发明的，有创新或创造的，而且留有后人能够学习、效仿和传承的知识或技能。他们并不像我们现在，很多人在学界相互排斥，他们那时分不清中医或西医，分不出这派或那派，只要对人类健康有益的、有用的，他们都能收集吸收采用。排斥别人，事实上是自己没有底气，是自己局限性的极端表现。学会整合是长进的基础，是医生成为大家的基本过程。所以，中医要从被动的配合，到主动的物理结合，直到主动的化学整合。

内蒙古，比奇马朵朵尔泰

2013 年 8 月 31 日

在第七届全国消化病微创及介入学术大会开幕式上的致辞。本次大会在呼和浩特市召开。内蒙古医科大学附属医院消化科苏秉忠教授任主席。自治区政协牛副主席，卫生厅乌兰副厅长出席会议。参加会议的有来自全国各地的相关学者，共约 400 人。

首先，我代表中华消化学会祝贺本次大会隆重召开。内蒙古，特别是呼和浩特市，是我很喜欢的地方。记得 2010 年我来这里开过一次会，当时学过一句蒙语"比奇马朵朵尔泰"，是汉语"我爱你"的意思。但是说这句话一定要注意场合，注意对象。记得那天晚上，我们工程院与内蒙古电视台联欢，节目主持人是一位漂亮的蒙古族女孩。她问我，你到呼和浩特市学会什么蒙语吗？我立即说学会一句"比奇马朵朵尔泰"。她立即脸红了，场下很多人起哄，一定要她翻译成汉语。她为难了，但很聪明，马上翻译成"他说他爱我！"啊!? 搞得我成了一个大红脸。回到工程院，院里有一位老领导，他的夫人也是内蒙古人，她问我到呼和浩特市有何收获，我说收获很多，还学了一句蒙语。她问是什么，我说是"比奇马朵朵尔泰"。她当时也十分难堪，说了一句："回去说给你太太听吧！"我又闹了一个大红脸。其实学这句蒙语原本是想说"内蒙古，比奇马朵朵尔泰"（即内蒙古，我爱你）的。

我确实很爱内蒙古，听说北京的牛羊肉每四两有三两来自内蒙古；北京的用电每四度有三度来自内蒙古；北京的灯泡每四个有三个是内蒙古的电力点亮的，可见内蒙古对北京的贡献有多大。当然，北京的黄沙，每四粒有三粒也来自内蒙古，因此，不把内蒙古的环境搞好，对北京的影响很大。从国外，比如从蒙古国到北京的直线距离，大约也是 3/4 在内蒙古，也就是说从内蒙古边境到北京相当于蒙古国到北京的 1/4，可见内蒙古的军事意义有多大，不把内蒙古建好建强，外国的军队半天就可以进北京城，可见对北京的影响有多大。

因此，全国人民要高度重视内蒙古的发展，应该都来支持和帮助内蒙古的发展，我们要爱内蒙古，这就是我要说的"内蒙古，比奇马朵朵尔泰"的原意。

这次我们全国的消化病专家齐聚呼和浩特市，就是要来这里与苏秉忠等同道们交流。一会儿，我还要作一个报告，本来准备的是"胃癌研究之路"，讲我们12个三年计划，一共36年在胃癌研究上花的功夫，取得的经验和教训。但是，昨晚苏教授接我时说，大家还是希望我讲整合医学，说对当地的帮助更大。所以，昨晚我已经改过来了，不过胃癌那个报告讲的也是整合医学，而且是以胃癌为对象，具体地讲如何开展整合医学研究。今天讲两个专题时间不够，等下一次再来讲那一个。

最后我还要说一句："内蒙古，比奇马朵朵尔泰！"

换个地方怎么活

2013 年 9 月 4 日

在第 467 次香山科学会议上的发言。本次会议在香山宾馆召开，主题是"空间环境与物质相互作用的关键科学问题"。会议执行主席由王礼恒、樊代明、张泽、杜善义、韩杰才担任。参加会议的有来自哈尔滨工业大学、浙江大学、清华大学、北京大学、第四军医大学（现空军军医大学）、中国航天科技集团、507 所、西安电子科技大学、军事医学科学院等单位的相关学者，共约 60 人。

来到这个会场，就有好几个人问我，包括科技部的沈处长，"你也来了？"。言下之意，你一个临床医生或者广一点你一个搞医学的怎么也来搞航天科学了。其实我应该来，因为你们的第二专场主题就是"空间环境对生物体的影响"。人是最重要的生物体。我经常讲一句话，就是一切科学探索的终极目标都是为了人能活得更长，活得更好。酿酒熬糖，各是一行。我是干什么就吆喝什么，我们医学的现实目标就是让人活得长一点，活得好一点。但是我们医学的发展已经遇到了严峻的挑战，不要说新病在增多，老病也在变得更复杂。作为医生我们现在觉得有点无能为力。怎么办呢？我看一要靠整合医学，一要靠航天医学。

整合医学是把现有的研究成果，知识技术全方位整合，取其精华，去其糟粕，使越集越多，浩如烟海的科学研究结果能为病人服务，为医学的发展服务。不然总是遨游在微观海洋，徘徊在枝端末节，"分子复分子，分子何其多，哪个更管用，谁也不好说"。走不出这个怪圈，我们将会无所作为。

航天医学，具体讲就是换一个有别于地球的环境看其对人体的影响。这种影响形式不外乎三种，正性影响、负性影响和中性（或无）影响，正性影响可用于保健或康复，负性影响我们可用于治疗疾病，比如杀伤肿瘤细胞。

我写过一篇文章叫《换个地方活》，登在《医学争鸣》上，今天发给大家每人一份。我们建立空间站，那是在模拟地球，我们建立地面站，那是在模拟空天，在空间站我们人在里面，对外界的隔离应该越严格越严密越好。而在地面站，我们人在外面，地面站内模仿空天那是越真实越好。

有了地面站，我们可以看到过去在地面上看不到的现象，看不到的反应，看不到的变化。刚才李教授讲，在空间上如果发生六个月的脱钙，那需要 3 年才能恢复。这个结果用到骨肉瘤或骨质增生的治疗中去该多好呢？当然我们应该全面考虑这个生物过程。脱钙可能不仅是局部的问题，如果还是全身问题，也可以对人体全部体液都进行研究，都进入这个平台去观察，医院的好多事情就好办了，医生的好多事情就好办了。

换个地方如何活？这个问题更重要。既然要换地方活，就得活出滋味，活出水平。手术台进入手术室疗效就不一样，很多种子拿到太空，回来就变性了，比如肿瘤细胞太空走一圈，回来就变化了，变成良性的了。细菌在上面走一圈，干扰素的产品质量都有很大改变。很多目前应用的大型优质医疗设备都是从航天应用飞行器的研制中得到启发研究成功的。所以，换个地方活，会活出另一个样，活出一大堆科学来的。

这就是我今天要讲的我对本次大会的认识，仅供参考。

妇儿之我见

2013 年 9 月 7 日

在中国工程院医药卫生学部学术论坛开幕式上的致辞。本次会议在武汉召开。题目是"第四届全国妇儿保健战略论坛"。曾溢滔院士担任主席。参加会议的有陈亚珠、廖万清、李连达、夏家辉、周宏灏、刘德培、王学浩、于金明等 10 名院士，工程院三局时任李仁涵局长出席会议。参加会议的还有来自全国各地的相关学者，共约 400 人。

工程院举办这次论坛，有很重要的意义，我谈三点认识：

一是要看重妇儿专业。医学本不分科，到了唐朝慢慢分成了内、外、妇、儿。内、外发展很快，以后又不断分科，取得了长足进步，唯有妇科、儿科还保留着自己的原生态。目前哪个医院妇科儿科的病人都很多，因为女性占了人类一半。观看媒体报道，凡是病人多的地方就是北京首都儿童医院。现在儿科医生奇缺，谁不是从小儿长大的，谁都会关注家中的小儿，自己的子女及孙辈，因为他们是祖国的花朵，"不孝有三，无后为大"呀！整体来讲，政府、社会、民众对妇儿科的重视还很不够。就拿我们工程院来说吧，原来妇科有宋鸿钊院士，他谢世后直到去年才增选了一位郎景和院士。儿科呢？儿外科的张金哲院士和儿内科的胡亚美院士都已过 80 高龄，成了资深院士了。80 岁以下的儿科院士一个都没有，其实他们人才很多。我有一句常说的话，绝不是这两个学科后继乏人，而是我们要前仆后继去发现人才。要不遗余力地培养人才，要不拘一格去选拔人才，要不按资排辈地使用人才。

二是要做好妇儿专业。我们经常谈大内科，大外科，我们还说小儿科，这样说是瞧不起小儿科，有些贬低小儿科。我当校长时常派医疗队下乡，那些分科太细的专科医生下乡后经常一筹莫展，而小儿科和妇产科下去后比较全面，能应付各种其他系统多种疾病的诊断，因为妇产科通常考虑的是一个人整体的状况，小儿科的服务对象是小儿，小儿本身就是一个全人。而孕妇不仅是一个人，而且是两个人甚至更多的人。所以他们有比较全的知识面。另一方面，小儿科又不等于"小大人"，绝不是成人的缩小，小儿的用药也不是成人的减量，而有其特征。妇科尽管都是成人，但也有其差别。所以，妇儿科医生不仅熟知成人整体诊疗的知识，同时又掌握自己专长的专门知识。这样的工作，是十分考验人的，也是十分难做的，要把它做好是要下大功夫的。

三是要做强妇儿专业，要做强妇儿专业，我看最重要的是要整合，最近我一直在讲整合医学。今天就不错，请来了各行各业的院士和专家，有基础与临床，西医与中医，内科与外科，医学与药学，医学与工科……大家在一起，各抒己见，共同提高。整合要比配合强，配合是分主次的；整合也比联合强，联合可以分出你我。而整合，特别是整合以后是分不清主次，分不出你我的。这个论坛已开第三次了，第四次也就是本次整合的氛围越来越浓，质量越来越高，应该说为整合医学做了一个典范，以后要坚持下去，必有好处。明年开第五次，我还想申请来，前三次没来，有些遗憾，明年一定不错过良机，一定来取精受益。

移植中有质疑

2013 年 9 月 11 日

在国家科技部 973 项目《器官移植的免疫学应用基础研究》结题验收会上的发言。本次会议在杭州市柳莺宾馆召开。项目首席科学家邹树森院士主持会议。参加会议的有国家科技部、浙江省科技厅的相关领导。杨胜利、顾健人、刘志红、李兰娟、樊代明等 6 位院士和验收组专家郑虎、杨安钢、田志刚等出席会议。参加会议的还有项目 9 个专题的负责人。会议先由 9 个专题负责人报告工作，然后由专家点评。

参加这个会议，我收获很多，收获也很大。结题验收的目的是我们这项工作走到现在应该有个"回头看"，还要有个"向前看"。回头看是我们做了什么，做成了什么？向前看是做了这些后离我们的科技目标还有多远，下一步，应该怎么做。

应该说本项工作的最终目标是通过研究来减少或减轻移植后的排异反应。当然，要全部消除排异反应那是不可能的。我们的项目通过这几年的研究是否是向着这个目标？是正对着还是偏离了？向着这个目标走了多远？是近了还是远了？这就是我们这次开会验收要回答的问题。正像我们从杭州出发，最终要到北京，我们现在所处的位置，是正对北京还是有偏移，走了一阵子是离北京越近还是越远了呢？我这个认识不一定对，重要的是要根据科技部的顶层设计来判断，今天科技部的王人可处长来了，我说的话王人可认可还是不认可不重要，但你们的工作必须要王人可认可，要科技部的检查审核认可才行。

刚才各专题组报告的工作进展令人鼓舞，其中的成绩不仅对更加成功地开展器官移植，最大可能地避免或减少严重的排异反应非常重要，而且对临床其他相关疾病的认识和防治也很重要。比如，自身免疫性疾病是不需机体排异，它却排异；而肿瘤需机体排异，它却不排，其实二者是一个问题的两个方面，是一回事。解决了一个问题，另一个问题就会迎刃而解。另外器官移植排异中是排斥移植进去的一个器官，而妊娠分娩时却是母体要排出的一个个体，其中的机制截然不同，但有相同之处，可以相互借鉴。

值得深思的是，机体这种对移植的排异反应一定是整体反应，既非整体对一个异体分子的排斥（绝非一个分子引起的排异反应），也非一个分子对一个移植器官的排斥。移植物中或机体中没有这么关键的分子（除 HLA 外）。如果我们只沉溺在大量分子的研究中，研来研去，就会出现"分子复分子，分子何其多，哪个更管用，谁也不好说"的情况。如果真有某个分子，对排异反应起如此大的作用，那么它必须符合三个条件：①排异反应中必有这个分子的存在；②引入这个分子（不一定整个器官）必然会引起机体的排异反应；③去掉这个分子后，排异反应随之消失。可以这么讲，尽管全世界有大量研究，但目前还没有发现这样的分子。

既然单一分子的作用受到质疑，那么能否回到临床的现象或整体研究中来呢？比如，我有一位小肠移植病人 2 次术后都被排掉了。我们查文献，发现国外有肾移植 5 次被排斥掉的，到第 6 次给他进行肝肾联合移植，结果不排了，这是什么问题？同理，小肠移植遭排斥，肝肠同时移植后就不受排斥，说明肝在调控肾脏和小肠的机体排斥中起重要作用，但真正的机制还不清楚。

那肝能管肾，也能管肠的排异反应，那么，肝移植后本身出现排异反应，又是哪个器官来控制呢，是肠吗？或是肠的微生态呢？还是全身的神经—体液—内分泌呢？机体的免疫系统在器官移植排异中是一个完全的直接作用，还是一个间接的作用，还是二者皆有呢？有的人移植后机体排异反应轻微，甚至可不用免疫抑制剂，说明免疫系统以外的因素也在起重要作用。

诸如上述问题，都是需要认真思考及研究的。所以，总体来说，你们的工作是向着既定目标的，而且确实向着既定目标越走越近了。但是，相关的研究还需继续进行，这不是一两个 973 项目就可以完成的。目前看起来研究很吃力，有些事倍功半，但也许从现在起就应该是事半功倍了。

Microbiome

2013 年 9 月 13 日

在中国工程院第 4 届国际微生态大会开幕式上的致辞。本次大会在杭州召开。李兰娟院士任主席。出席大会的有樊代明、郑树森、王陇德、程京等 5 名院士，还有来自全国各地及美国、英国、德国等多国的外宾，共约 1500 人。

I am very pleased to participate in the 4th International Human Microbiome Congress jointly organized by the International Human Microbiome Union, Infectious Diseases Doctor Association of Chinese Medical Association, Microbiome Branch of Chinese Preventive Medical Association and Chinese Academy of Engineering. First of all, on behalf the Chinese Society of Grastroenterology and the Chinese Academy of Engineering, 1 would like to express my warln congratulations to the convening of this meeting and wish the congress a complete sucess!

Microorganism is very closely related to our human life. We can not live without microbes, and micro-ecosystem composed by countless microorganisms.A variety of plagues which have significant impact on human society are caused by the genetic variation of the microorganisms, such as plague, smallpox, malaria, influenza, tuberculosis, AIDS and so on. Although micro-ecology research has made a long-term development in the past 30 years, and the ability of human defeat these diseases is getting stronger, the war between human and the disease is far from over: SARS, avian flu, AIDS and other infectious diseases are emerging; drug resistance and intestinal microflora disorder caused by antibiotics abuse put forth a challenge to the medicine.To eradicate these serious infectious diseases, there is still a long way to go. And the researches on pathogenic microorganisms, microorganisms in the symbionts, microorganisms are very imponanl

Human microcosm includes four microcosms such as mouth, skin, urinary and CI tract. Intestinal micro system is the most important and the most complex one. It involves in the body physiology, biochemistry, pathophysiology and pharmacology and other metabolic processes. Balance Of intestinal microflora is important for the prevention and treatment of many diseases, and is also important for improving the health of the host.

This conference is a good platform for our medical workers to learn the advances on human mlcrobiome, so as to better serve our patients. I wish the congress a complete success, and wish all guests and friends to have good day or days in Hangzhou.

姜老精神

2013 年 9 月 14 日

在姜泗长院士诞辰一百周年纪念大会上的讲话。本次大会在北京远望楼宾馆召开。301 医院和《中华耳鼻喉头颈外科杂志》共同主办，参加大会的院士有卢世璧、沈倍奋和樊代明。同时有近 500 名相关学者及姜院士的家属出席了大会。

值姜院士百年华诞，我带着对姜老的一腔深情，用给我限定的 2 分钟，想说 3 句话。

第一句话，姜老是我们工程院的首批院士。他为工程院的建立和发展做出了杰出贡献。作为副院长，我代表周济院长、代表工程院全体院士对姜老表达崇敬和感激之情。

第二句话，姜老是我们第四军医大学（现空军军医大学）的教师。他为第四军医大学（四医大）的建立和发展做出了突出贡献，姜老的名字中那个"泗"，右边那个"四"指的就是四医大、左边那个"氵"既是血汗，又是雨露滋润着我们，哺育四医大成长。作为原校长，我代表四医大全体教职员工，对姜老表达真挚和崇敬之情。

第三句话，姜老也是我们全国同道的老师。我们虽然跟姜老不同行，是门外汉，但姜老为一代宗师，守一身风范，影响了一代又一代的人。我作为耳鼻喉科以外的同行，也对姜老表达崇敬与感激之情。

在姜老百年华诞，只说崇敬和感激之情是不够的，全体工程院的院士、全体四医大的师生、全国的医务工作者，都应以姜老为榜样，要走姜老之路，干姜老之事，做姜老之人。只要我们这么做了，在中国医学领域出现了大大小小，老老少少一大批具有姜老精神的人，我们的事业一定会胜利。（接着邀请了多位专家和领导讲话略。）

今天 301 医院举行的这个活动，恰似捧献给我们的一杯浓茶，可以说是姜老用毕生精力泡制的一杯浓茶。我们一直在闻香品味和悟道。香闻不够、味品不尽、道悟不完，这个道就是为人之道、治学之道。姜老给我们留下的是一辈子都取之不尽、用之不竭的财富，既有精神财富，又有学术财富。

那一年 我在工程院 卷 四

自知与自律

2013 年 9 月 24 日

　　根据工程院党的群众路线教育实践活动安排，下面樊代明就自己的对照检查情况汇报如下。

　　围绕保持党的先进性和纯洁性，在全党深入开展以为民务实清廉为主要内容的党的群众路线教育实践活动，这是党的十八大做出的一项重大部署。作为一个受党培养教育多年的老党员、党的高级干部，从此次教育活动伊始，我就始终以高度的政治自觉和理论自觉，积极投身教育实践活动，在充分学习、领会和理解习近平总书记关于开展此次教育实践活动重要讲话的基础上，始终秉持以对党的事业高度负责、对党的决策坚决执行、对党的政治纪律高度维护的态度，带头坚决拥护、自觉贯彻践行、主动置身其中、认真查找整改，始终坚持以贯彻落实中央八项规定精神为切入点，坚持以《党章》为镜，对照党的纪律、群众期盼、先进典型和改进作风要求，紧密结合工程院工作实际，结合工程院广大院士和机关群众所指出的，分管工作及我本人需要改进具体问题，从宗旨意识、工作作风、廉洁自律等方面进行了深入的自我剖析。

　　通过深入地对照检查，总体感到我所在的工程院的党组，是一个能够始终认真贯彻中央决策部署的班子，是一个求真务实，奋发有为，讲政治、顾大局、守纪律的班子。近年来在扎实推进思想库建设和院士队伍建设等重点工作中取得了比较明显的成绩。在对照广大院士和机关群众前一阶段，对工程院班子成员提出的"四个方面"、"25 个具体问题"进行检查剖析的过程中，我深刻感到大家所提的问题是比较中肯的，也符合实际情况。我认为，在今后的工作中，这将是我们，特别是我本人在抓好分管工作时，需要突出抓好的方面。比如，大家所提的"院领导与院士沟通交流不够，为院士服务保障不到位，学术刊物出版方面存在形式主义，对青年干部关心不够，在科技工作交流中有些地方超规格接待"等问题，在我本人的工作实践活动中也有不同程度的存在。

　　党中央明确指出：这次教育实践活动借鉴延安整风经验，按照"照镜子、正衣冠、洗洗澡、治治病"的总要求，最终达到"自我净化、自我完善、自我革新、自我提高"的目的。我深刻感到，这几句话说起来简洁明了，但真正做到鼓足勇气"给自己开刀"就不那么容易了，需要以坚强的党性作保证，以共产党人的宽阔胸怀作基础，真正按照党中央的要求和标准，深入剖析、积极整改。习近平总书记特别强调指出，"解决'四风'问题，要对准焦距、找准穴位、抓住要害，不能'走神'，不能'散光'"。那么，只认识到大家所指出的这几个方面还是不够的，必须逐条逐项地把大家的意见、建议与自己本人紧密结合，通过深入地自我剖析和检查，举一反三、由点及面，才能真正找出自己在思想认识、工作作风和日常生活中存在的问题和不足。

对于个人在坚持群众路线方面，我总的感到，自己能够始终按照《党章》规定，严格要求自己，能够始终坚持党的宗旨，始终与党中央保持高度一致，坚持以党的创新理论武装头脑，在大是大非面前站稳立场，在履职尽责中求真务实，在日常生活上严格自律，能主动为广大院士服务，主动和机关同志联系，生活有节、消费有度，比较好的保持了严谨、务实、坦诚和清廉的本色。通过前一阶段的教育学习和最近一段的剖析检查，特别是结合群众具体指出的问题和不足，进行深入地对照检查之后，我认为自己在以下方面还存在明显不足。一是在"坚持为民宗旨，反对官僚主义"方面，还有和基层联系不紧、为群众服务不够的情况。比如对于自己所联系的学部，因为时间和精力原因，还存在听取汇报多但实际调研相对较少，出席会议多而深入指导相对较少的问题，因此在一些本专业学部院士反应比较强烈、比较敏感的，像"烟草院士"的问题上，既出于维护班子权威又怕得罪人，未能很好地交流沟通，充分反应这部分院士的意见和建议；再比如，虽然在工程院首创的，通过"院士医疗健康讲座"发挥学部优势，服务广大院士保健的工作受到普遍欢迎，但对于大家反应比较多的，日常就诊不便、保障不畅的问题，总觉得不是分管工作，还未能主动协调各方，为大家解决实际问题，等等，这些都是大局意识还不够强、官僚思想在作怪的表现。二是在"弘扬务实的作风，反对形式主义"方面，还有学术活动论资排辈、学术交流迎来送往的情况。这次大家所反映的"25个具体问题"中，就有自己分管的学术和出版工作中存在的问题，比如在主抓的工程院学术期刊改版升级工作方面，作为主编在改版创刊过程中，在配备编审队伍的过程中还有论资排辈的情况，而对于大家关注的提升刊物质量、打造中国品牌和扩大刊物影响力方面下的功夫还不是很够，我自己也由于时间关系也未能带头撰写文章，以身示范；再如在组织和参加地方组织的学术论坛时，虽然较以前的各种论坛在规范性、实效性和辐射影响方面有较大改观，但仍有设主席台、论资排辈、迎来送往、摆花设草等现象存在，还没有真正做到"面向基层、面向群众、面向青年"和"开门办论坛"。这些问题都是长期以来受形式主义思想的影响，还没有把"求真务实、平等争鸣"的学风真正营造起来。三是在"恪守清廉原则，反对享乐主义和奢靡之风"方面，还有坚持原则不够彻底、执行标准不够严格的情况。虽然在这方面我对自己一向要求是比较严格的，作为一个从山村里走出来的干部，我一直要求自己做到"不使肩上的将星蒙尘、不让院士的名誉受损"，始终做到坚守为官做人底线，恪守廉政自律准则，始终坚持积极向上的生活习惯，不奢靡、不堕落、不消沉。但是在日常生活中，有时受邀参加一些地方的院士活动和学术交流，也有坚持原则不坚决和执行标准不严格的情况，比如在中央八项规定出台之前，对于有的地方的超规格接待、超标准宴请，还没能做到坚决抑制；对于地方赠送的一些纪念品、土特产，有时碍于面子，还有默许接受的现象。正如习近平总书记指出的"积羽沉舟，群轻折轴"，在这些方面今后要进一步加以克服。此外，在工程院的领导工作与自身业务工作方面，还时有统筹兼顾不够的情况。平时对自己分管范围以外的工作操心不多，特别是当工程院的领导工作和自己的专业研究工作发生冲突的时候，则更倾向于自己的业务工作，这也是造成在上述方面，离广大院士和干部群众的要求有差距的主要原因。

认识问题是前提，解决问题是关键。对一个单位如此，对个人的思想行为的改造时将也是如此。按照集中学习教育活动的要求，通过理论学习和深入的自我剖析，提高了认识，振奋了精神，进一步增强了改造世界观，提高自身素质，做好各项工作的责任感和紧迫感。我要按照党员的要求，修正和克服存在的问题和不足，始终把群众的利益放在第一位，通过以下几个方面的认真整改，以期在以后的工作实践中，能实实在在替广大院士和干部群众办一些实事，办一些好事。一是加强理论学习，提高自身思想素质。政治上的坚定来于理论上的清醒，只有勤奋学习，才能有坚定的政治信念和判别是非的具体标准。作为一个党培养多年的高级领导干部，要在不同岗位把工作做好，就必须注重理论学习。因此，在今后的工作中我都要切实地把理论学习作为自己的第一需要，重点学习中国特色社会主义理论体系、科学发展观，以及以习近平同志为总书记的新一届领导集体一系列重要论述，通过对基本理论的掌握、理解和运用，不断强化党章意识、唯物史观和群众观点，不断提高运用马克思主义的立场、观点、方法分析和解决问题的能力。二是牢记党的宗旨，坚持群众利益至上。牢固树立全心全意为人民服务的思想，严格执行党的路线、方针和政策，及时把党的关怀和温暖带到基层一线。邓小平同志说领导就是服务，我们只有通过真诚及时有效有力的服务，把广大院士和干部群众的难处当作自己的难处，急群众所急，想群众所想，才能进一步团结大家，同心同德、群策群力，共同为加快国家工程科技思想库的建设做出自己的贡献。三是坚持高严标准，切实转变工作作风。要克服官僚主义和形式主义，牢固树立群众观点，忠实地执行党的群众路线，进一步加强与学部的联系，深入各地基层和广大院士的工作实际中去，关心他们的生活，倾听他们的心声。特别是在分管工作中，对于此次教育实践活动大家指出的问题，要进行耐心细致地解释和回答，对提出的每一个问题都要认真梳理分析和整改，做到事事有回音，件件能见效，真正使群众感受到党中央提倡"开门搞活动"的诚意和决心，以此树立好良好的自身形象。四是恪守廉政准则，加强廉洁自律修养。要牢记党的宗旨，牢固树立为党为人民无私奉献的精神，要把个人的追求融入党的事业之中，正确对待权力、金钱、名利，时刻遵守党的章程，认真履行党员义务，自觉维护党的形象，做到思想上、言行上与党组织保持高度一致。从思想上筑起抵御腐朽思想侵蚀的坚固防线，增强拒腐防变的责任感和紧迫感。做到不该拿的不拿，不该吃的不吃，明明白白做人，清清白白做官，真正做到自重、自省、自警、自励，力求做到防微杜渐，经得起考验，始终"不使肩上的将星蒙尘、不让院士的名誉受损"，保持一个共产党人应有的政治本色。

以上是本人的对照检查，不妥之处请大家批评指正。

生逢其时要身赴其事

2013 年 9 月 27 日

在全国高等教育医学数字化教材（NMETS）编写启动大会上的讲话。本次会议在北京科技会堂召开。人民军医出版社时任余化刚社长主持会议。韩启德、秦银河、任国荃等同志出席会议并讲话。出席会议的还有教育部、国家卫生部、中华医学会、中国医师协会、中华口腔学会的相关领导，以及来自全国 43 所医学高等院校中担任 53 本教科书主编或副主编的教授，共约300 人。

今天所需要的人都到齐了。站在人民军医出版社为我们打造的这个重要平台上，我们一起来做一件事，做一件前人从未做过的事，做一件后人永远做不完的事，这就是为我国医学院校的师生编写一部创新型的医学数字化教材。多少年后再来回顾今天这个事件，深信这个项目的胜利完成，将成为我国医学发展史上的一个里程碑，也将成为我国医学教育史上的一个里程碑。我们在座的全体主编和副主编，以及即将邀请的千名编委、百名主审，不仅将成为这座丰碑的见证人，而且将成为这座丰碑的创立者。

一个人一生要见很多人，要做很多事。随着时光飞逝，这些人多被淡记了，这些事也多被淡忘了，留下来能成为长久记忆，甚至永久铭记记得只是极少数。今天我们在做的这件事，我认为就是这极少数中的一件。

今天的会议，可以看成是全国高等教育医学数字化教材（NMETS）全面启动的标志。刚才听了全国政协副主席韩启德院士的指示，还有国家有关部委领导的讲话，看了这套新型全媒体医学教材的样章模式，听了项目负责人齐学进社长对该项目顶层设计的思考及样书编写规范的介绍，相信大家已对这项工作的意义和要求有了一个整体的了解。感谢人民军医出版社和全体专家对我的信任，推举我作这套教材编委会的主任委员和总主编，在感到荣幸的同时，也深感责任重大，压力不小，就编好这部教材，我谈两点意见：

第一点意见：编写国内第一部 NMETS，我们是生逢其时。

正如刚才韩副主席和各位领导所讲，这项工作是一种创新、颠覆和突破。与传统的纸质教材相比，我认为这部教材有四大特点：

1. 它是一个国家级的重大创新项目。到目前为止，也是医学数字教材编写领域唯一一个。因此国家政府和医学界、教育部都给予了高度关注，并投入高额资助。但是它又是一个前所未有的项目，因此，无样书可仿，无经验可循，很多需要白手起家，从头做起，不能照搬照抄，还要摒弃旧念，不是把文字版变成电子版就算了事。因此难度之大可想而知，需要我们自己闯出一条新路。

2. 它是一个国家级的重大教改项目。它要对教学内容、教学方法、教学手段进行一次整体、全面、深层次的改革，以适应世界医学教育前沿的发展。而不仅仅是在低质教材层面上的微小变化，而且需要动一发而顾全身。因此，难度之大可想而知，需要我们自己闯出一条新路。

3. 它是一个国家级的系统协作项目。需要各行业的广泛协作，涉及医学、教育、信息、出版等多个领域的协作配合，也涉及各种科学技术的应用和创新。是一个庞大的系统工程，单打独斗成不了大器，需要千名以上各行业专家共同合作。发扬"两弹一星"的精神来完成编写的全过程。因此，难度之大可想而知，需要我们自己闯出一条新路。

4. 它是一个适时贯彻整合医学理念和实践的国家级项目。千百年来的医学发展和近百年来的医学教育，总体来说是成功的，但是基础与临床的分科细化、专业细划，医学教材的高度专业化和重复性，使医学生乃至医生的知识面越来越窄，局限性越来越凸显。如不加以纠正，不久的将来，现今的医学教育将把医学引向歧途。因此，需要我们尽力、尽快、尽好地把整合医学的理念和实践引入编写全过程，在全面了解现代医学发展前沿基础上从有所不为中找到自己的有所为。因此，难度之大可想而知，需要我们自己闯出一条新路。

既然是这样一件大事，这样一件好事，值得我们热情参与，主动担当。对大家来说，的确是机遇与挑战同在，荣誉与付出共享。多少年后，我们一定能体会到因当时的决定和付出而感到十分欣慰；也一定会感到当时的主动加盟，其后没有被边缘化而感到无比幸运。但是，在座的各位包括接下来我们邀请的编委们，都是大名人，当然也是大忙人。既然接受了任务，那么从现在起，就要挤出宝贵时间和宝贵精力全心投入编写工作上来。我们既然生逢其时，就要身赴其事。

第二点意见：编写国内第一部 NMETS，我们要身赴其事。

正如前述，编好这部教材绝非易事，但目前阶段至少要抓好四项工作：

1. 选好队伍。教材内容的质量和权威，取决于主编和副主编队伍和编者队伍的水平和权威，主编、副主编的遴选，编委会坚持以从全国医学院校各学科杰出人物中"优中选优"的方式产生，兼顾考虑地区区域分布及各院校积极申报的情况。各学科编者主要依靠主编团队来遴选，希望各主编团队在遴选中，坚持学术第一，适当考虑分布的优选原创，优先从长江学者、国家杰出青年、教学名师、创新团队中产生。在这个问题上，不能搞照顾，须"任人为贤"。

2. 定好标准。能否写好这部教材，怎么写好这部教材，刚才齐社长作了很好、很细致的要求。我看最重要的是要按照 11 个样章来写，依规矩成方圆，这样既有范本（不能漏项）又可有自己的创新。希望大家严格按照样章进行撰写。

3. 搞好交流。写作中多开展交流，相互有所启发、补充，又可相互监督，11 个样章就是这样反复提炼出来的。我想各本教材起码要开三次交流会，第一次为全体编委，主要是样章的学习和讨论，当然主编自己最好写出一章来作为你们学科的样章；第二次交流会是全部成稿后在一起讨论，提出问题然后各自去修改；第三次交流会就是定稿会。

4. 抓好进度。进度必须抓紧，不能因为少数人慢了一些影响到整套教材的进度，建议出版社编一个"进度交流"，每周或每半月发一次，让每个编委都知道整体进度。53 本教材，出版可以按每周收集 10 本的进度报告，那就是出版社可以每周发一期简告，而每一本则是每 30~40 天报告一次，对启动及进度慢的要给予提醒及帮助。

还要说一句话，那就是一定要把我们这套教材写出风格来、写出特点来。与纸质的教材比，NMETS 形式形象生动，也就是要从纸质的"读剧本"到数字的"看电影"；NMETS 知识全面广泛，是从纸质的"单航线"到数字的"全球通"；NMETS 易于更新知识，是从纸质的"老面孔"到数字的"新人像"；NMETS 容易分层次，既适用于医学生和研究生，也适用于医生或专家，是从纸质的"平地走"到数字的"步步高"。

要实现这样的目标就需要大家努力，需要大家从生逢其时到身赴其事。大家也不要畏难，只要多数的篇章达到了样章的水平，我们的目的就实现了，我们的目标就达到了。

看中关村忆四小龙

2013 年 10 月 8 日

在中国工程院学习习近平同志《在中央政治局第九次集体学习时的讲话》党组会议上的发言。本次会议在工程院 316 室召开。工程院时任院长周济主持会议。参加会议的有工程院党组成员及机关党办的同志，首先学习了习总书记的讲话，然后谈学习体会。

习近平总书记是在一个特殊时期和特殊地点发表的讲话。说特殊时期，既就世界而言，也就中国而言。目前世界各种矛盾交织，各种力量较量，经济发展极不平衡，不确定因素骤然增多，可以说整个世界动荡不安。中国处于世界之中，虽说是风景这边独好，但机遇与挑战同时存在。九百多万平方公里的大国需要发展，十几亿人口需要穿衣吃饭，怎么办？习总书记带着中央政治局的同志到中关村视察、交流，去开现场会并作重要讲话。习总书记为何要选中关村呢？中关村是科技改革的急先锋和实验田，这说明中央要大抓、狠抓科技发展，为我们发出了一个重要信号，为我们树立了学习的榜样。说实在的，社会发展到了今天，仅靠拼资源拼人力肯定不行了。靠什么？邓小平同志说"科技是第一生产力"，习近平同志说科技创新是经济发展的主要推动力。

中国工程院是中国科技领域的重要主力军，担负着推动中国发展的重要的历史使命。我们要牢记习近平同志"空谈误国，实干兴邦"的告诫，把自己的工作做好。目前世界上的发达国家都是靠科技发展起来的。亚洲的四个小国或地区为何能成为四小龙呢？就是当时中国在搞"文化大革命"，抑制了生产力，人家趁机就发展了，成了四小龙。等到后来，中国觉醒了，我们也以经济工作为中心，我们也大抓科技，提倡科教兴国，于是也迅速发展起来，现在成了经济总量全球排第二的水平，他们四小龙就不算什么了。因此，历史的经验不能忘记，历史的教训更不能忘记，无论从哪个角度讲，大抓科技，都是正确的。

只缘我是副院长

2013 年 10 月 9 日

坐主席台上如是想：

今天下午，工程院召开"国家重大专项评估会"。周济院长主持大会。参加会议的有工程院、科技部、发改委、财政部的领导以及十个重大项目评估组的组长。浙江省农科院院长际剑平院士参会。他是第七项目评估组组长，坐到了我的对面。同为工程院院士，我坐到了主席台这边，他坐对面，分出了个你我，为什么？只因我是副院长。其实真正起作用的还是像剑平院士一样坐在对面的那些院士们。

坐车上如是想：

开完会后，剑平院士要去机场乘机返杭，航班是 CA1714，我问他怎么去机场，他说"打的"。我告诉他今晚我也去杭州，也是 CA1714 航班，并邀请他和我一同坐工程院的车去。同为工程院院士，我有工程院给我配的专车，而他却要去"打的"，为什么？只因我是副院长。剑平院士欣然同意和我同车前往，车上我们两人的心情都很好受。

坐贵宾室里如是想：

车达机场贵宾室，迎宾服务员走上前来，热情地欢迎我。但她说工程院只报了一个要客，所以她只能接受一人享受 VIP 待遇。我说剑平他也是院士，并让他出示了院士证。但是服务员说不行，除非另交 400 元钱。同为工程院院士，我能享受贵宾通道，而剑平不行，为什么？只因我是副院长。我们两人都很不好意思。我说，请把账记到工程院账上吧，服务员同意了。坐在贵宾室休息，闲聊等机，我们两人的心情都很好受。

坐机舱位里如是想：

登机时，贵宾的服务生把我俩送入机舱，我的座位是头等舱一排 A 座。我以为剑平会在我身旁。不料他一直往后走，这时我才发现他买的是经济舱。我心里很不是滋味，同为工程院院士，工程院为我买的是头等舱，而剑平自己买了经济舱，为什么？只因我是副院长。我的票是国家出钱，而他也许是花自己院里的经费，甚至是他自己的科研经费吧?!我主动找了乘务长，说明缘由，希望她能把剑平调到头等舱来。她很感动，但说头等舱已经满员，如果等会儿有人没来，只要有一个座位就一定把他调过来。不一会儿，机舱门关了，剑平被调到了头等舱，他很高兴，我也很高兴，我们两个都很高兴。

下机时，剑平笑着与我再见，也许他没想很多，可我却想得很多很多，难怪党中央要搞群众路线教育运动。

平衡就成

2013 年 10 月 10 日

在中国工程院第 169 场中国工程科技论坛开幕式上的致辞。本次会议在苏州市召开，主题是"血栓和止血"。阮长耿院士任主席。参加会议的有詹启敏，刘志红等 4 位院士和工程院三局李仁涵同志、学术办孙涛同志，还有来自全国各地的相关学者，共约 400 人。

本次论坛由四个会议在一起套开，都姓阮，都是阮长耿院士主持召开的。大会标题一共 75 个汉字，恐怕是我参加过的会标最长的一个会议，这也就是本次会议的特点，那就是整合。具体表现在内容的整合，组织的组合，专业的结合，思想的融合，加上全体办会人员的全力配合。能否把会标简练一点，就叫"血栓止血整合医学论坛"，英文叫"Holistic Integrative Thrombosisand Hemostasis（HITH）"。昨天晚上我给大家讲过整合医学（HIM），那是总论，今天是各论。整合医学是未来医学发展的方向和必由之路，这一点，阮院士他们走到了前面。

昨晚会务组送给我 3 本册子，洋洋洒洒近 20 万字，包括会议安排的 135 个专项报告，我用 2 个小时草读了一遍，总结起来，我说三句话，也代表本次论坛的三个论点。

一、血液是什么？可以说，在医学发展中，人类对自身的了解早不过血液，深也不过血液。你看汉字的"血"怎么写？那是人类对血液来源的记录啊！是从宰猪得到的启示，你看"血"字上的那一撇，像不像一把锋利的杀猪刀，下面那个皿，就是一个装血的盆，流入盆里的血，放置一段时间后可以凝固，用刀一划，可成一方又一方的血块。英文即是"BLOOD"，就更有趣了。中间两个"0"代表红血球，右边那个 D 是白血球，红血球是两个，比白血球要多。那个"L"代表的是血小板，最左边那个"B"是一个血球正在分裂，从一个分成两个。奇怪的是"BLOOD"这个字比显微镜发明要早。我们的祖先用肉眼是怎么知道血液的有形成分呢？当然，现在对血液成分，特别是血浆成分的了解要丰富多了，真是今非昔比啊！

二、生命是什么？生命就是阴阳平衡。眼的一开一闭，肺的一呼一吸，心的一跳一停，你光跳不停行吗？不行！那要命的，那就没有生命了。那得病是什么呢？是阴阳失衡。治病呢？恢复阴阳平衡。

三、血液在生命中的作用是什么？血液是表现生命和维持生命的重要载体。生命的失衡往往都能在血液中表现出来，血液表现的失衡往往影响乃至危及生命。血液失衡表现各种各样，比如，有形成分表现为多与少，血球多了，可能是白血病，血球少了，可能是贫血；无形成分表现为浓与淡；血液化学表现为酸与碱；动力表现为高与低、动与静；功能表现为出血与止血。维持和纠正血液的平衡可用于治病，可用之抢救生命。大家知道吗？外科的开始就是来自放血治疗，那时发热了，热血沸腾，没办法，就得去放血。在哪里放？去理发馆。用什么刀？用柳叶刀。你看现在理发馆门前那个经常转动的标志物，红条线代表动脉血，蓝条线代表静脉血，转动代表循环。谁是第一个放血治疗的受害者，是美国第一任总统华盛顿。他带人上山打猎，一不小心被虫叮了，回来高热不退，他就去放血，放到850毫升，依然高热不退，当放到2500毫升时，他就死了。后来通过各种方法进行血液透析治疗，取得了革命性突破。现在的血疗那可今非昔比，比如CRT（心脏再同步化治疗）或血浆置换，那进展更是今非昔比。

但是，尽管血液学有这么大的进展，但并没有完结。不知道的还相当多。就今天的三个论题，比如血液是什么？全搞清楚了吗？没有清楚。生命是什么？也没有搞清楚。血液在生命中起什么作用呢？那是三天三夜都讲不完的。但是，阮院士只给了我10分钟时间，我若用不完，人家说我知识贫乏，但我不能用太多，不然人家说我废话连篇，现在是10分钟到了，我该结束了，这样恰到好处，也是一种平衡。世界上万事万物，平衡就成，生命也是如此。

拼凑者戒

2013 年 10 月 17 日

在第四届国家科技奖励委员会第六次会议关于进一步深化科技奖励体制改革座谈会上的发言。本次会议由时为国家奖励委员会主任委员、国家科技部部长的万钢同志主持，副主任委员中国科学院院长白春礼、中国工程院时任副院长潘云鹤参加会议。本次会议应到会的 21 个委员中 15 个出席了会议，5 个提交了书面意见。会议上讨论了国家特等奖农业的项目并传达了党中央在中关村召开的科技创新的会议精神。

我从来都支持国家设立科技奖励制度。喜欢受奖励或激励，这是人的本性或天性。因为从医学或生物学角度讲，人的大脑就有一个奖励中枢。没有奖励机制，也许幼儿园的阿姨都没办法把小朋友们管好。其实动物也是一样，马戏团训练动物，绝招也是奖励机制。要想猴子做表演，手里没有香蕉是不成的。要想海豚跳跃，不给小鱼吃，那也是不可能的。问题是这种激励机制或奖励要有个度，香蕉太多，猴子不会去表演，因为唾手可得；小鱼太多，海豚也不会去跳跃，因为吃都吃不完。另一方面，如果香蕉太少，抢都抢不到，或是挂得太高，够都够不着，那猴子也不会去努力。这就是说奖励要起作用，一定要有一个度。

目前国家奖设立的数量，我认为基本恰到好处，过去有一段时间多了些，太多就评不出水平，有些根本还算不上成果，是猫是狗都进来了。伏尔泰曾经说过，人群中只有 20% 是先进的，奖励面扩大了是对先进者的伤害。现在我们限定了数量，可能又发生另外的问题。那就是竞争性大了，好多单位就开始组合或拼盘，甚至拼凑，把过去根本就不曾协作的单位和材料拼凑到一起，看起来十分壮观，成果也十分诱人，其实根本就不是一回事，大奖一拿就散伙。群众反应大，也影响了一些科学家的积极性，制造了一些不公平。比如张三和李四、王五、赵六都工作在同一个领域，张三的工作水平是最高的，他单个报了奖，但李四、王五、赵六的工作都不如他，但组织起来报奖，由李四牵头成了国家一等奖获得者，而张三呢？连二等奖都没评上。这就好比拔河，一个一个比，张三肯定是胜者，但李四是三个人凑在一起的团队，谁输谁赢可想而知。又比如击拳，一个一个比张三肯定是赢者，可那边是先上李四，后上王五，再上赵六，谁是胜者呢？显然这样做很不公平。所以，科学研究提倡合作、提倡协作，但一定是真正的协作，而不是报奖时的临阵拼凑，不应该闲时不敬香，急时抱佛脚。临时拼凑不应该提倡，而且要禁止，团结协作是发扬精神，而临时抱佛脚是追求虚荣。

所以，我的中心意思是奖励制度要保持，但设奖数量要适度。特别重要的是防止有人投机取巧，搞拼凑，"曲线救国"影响奖励的初衷，要大声疾呼，拼凑者戒！

病在骨内愈在骨外

2013 年 10 月 18 日

在中国工程院第 170 场中国工程科技论坛开幕式上的讲话。此次会议在杭州市召开，主题是骨病的基础及临床。邱贵兴院士任主席。参加本次论坛的有郑树森、樊代明、李兰娟、周守为、邱贵兴等 5 位院士，工程院机关李仁涵、李冬梅和孙涛等同志参加了会议。参加会议的还有来自全国各地的相关学者，共 400 余人。

本次会议在杭州召开，正好是在浙江刚刚遭受百年不遇台风袭击之后。这次台风很厉害，光余姚市就被灌入相当于 64 个西湖那么多的水，浙江省粗略统计经济损失大约 124 亿元。要是发生在国内其他省市，这么大的损失，那一般是承受不了的。为了参加这次大会，浙江的同道先脱鞋后蹚水，蹚完水后再穿鞋，如此争取来参加这次会议真不容易。所以，我要特别感谢浙江的同道为办好这次会议，为参加这次会议所做出的极大努力。

本次会议的成功举办，我更要感谢邱贵兴院士。中国工程科技论坛过去叫工程科技论坛。工程院在 2010 年前，10 年办了 100 场，我们开过总结会，当时的刘延东国务委员出席会议并作了重要讲话，对工程科技论坛作了充分肯定。从第 101 场开始，我们提出了 1-2-7 的格局和 8 字方针，即聚焦、聚集、聚合和聚变。第 101 场是邱院士作主席举办的，他一共办了 3 场，到现在已是 170 场了。什么是邱院士对工程院的贡献？工程院医药卫生学部共有 110 名院士，他是以 1/110 的个体，完成了工程院 3/170（1/23）的工作，这就是他的贡献。我们很多人当上院士就不太干活了，从这一点讲我们应该向邱院士学习。

邱院士承办的 3 次论坛我都参加了。第一场在内蒙古，我讲了一个"骨"字，你看"101"，很像骨的结构，两边那个"1"很像骨壁，中间那个"0"很像骨腔。那次我讲了"骨"在人体中的支撑作用，也讲了 101 场学术论坛，或者说学术论坛对工程院的支撑作用。第二场是在成都召开的，那次讨论的是"饼发症"，但会标把"饼"字写成"并"字了，于是我讲了"饼与并"的关系，讲到了重视"饼发症"对解决临床问题的重要性。第三场就是本场，我想说一个"整"字，整即整体的整、整合的整，重点想说一说整合医学在骨病研究中的重要性。等会儿我还要讲 HIM，即整合医学。我的观点是，骨病或是骨伤，发生问题在骨内，但解决问题在骨外，或者说病在骨内，愈在骨外。

8 个月前，我爱人出了一次车祸，右侧股骨完全性骨折并错位，骨科医生很快进行了内固定手术。手术难度对骨科不是太难，难的是术后处理。比如痛、热、栓（血栓）等。当时我陪护她，见了很多，也想了很多。先是鲜花系列，友人送来不少鲜花，我想这是调节她的心理，爽心悦目有助恢复，其实有否增加感染，增加过敏还不知；然后是骨头系列，友人送来各种骨头汤，有牛骨的、猪骨的，还有羊骨的，有肋条骨、棒子骨，还有脊椎骨，究竟哪个有用，是骨有用，还是汤有用，我也不知。后来听骨科专家讲，通通没用。再后来是补品系列，友人送来各种补品，有动物的、有植物的，且以植物为多。植物中又有根制的、茎制的、叶制的，还有果制的，哪个更有用，我究竟应该给她吃什么，先吃什么后吃什么，其实十分茫然，完全不知。

想来想去，我觉得首先应该想想爱人骨折的原因。首先是她为什么容易断，同车我们一共 6 个人，4 个是年轻人，60 岁只我和她两个，为何老的骨头断了？我们 6 个人坐前坐后的都有，她坐中间，作用力一样，为何 2 个女性中 1 个断了？（另一个是我女儿仅 30 岁。）说明损伤在骨头，但原因在骨外，而这种骨外的原因肯定对她骨折的恢复是有影响的，她肯定会比我们正常人长得慢。因为容易断与长得慢是一回事。那么，我们给她的一些帮助，包括补品甚至药品都要有助于或作用于她身体的这种状态。我经常想，植物在一年中的变化就相当于人体一生的变化，代表了生老病死全过程。比如说，春天来了，大多数植物就开始了新生，发叶开花，这个没有谁为它们发通知作指示，也不下发"中央文件"，它们都十分"自觉"。我想这种欣欣向荣，这种蒸蒸日上是生发的过程，而到了秋天，那就是结果，然后落叶，那是收敛的过程。我想，我爱人骨折，应该是需要生发那个过程的制品，而绝不是结果、落叶、收敛过程的产品，后者是不利于生骨的，有可能利于肿瘤或自身免疫疾病的防治吧！

所以，我想骨科的研究不要只局限在骨头，要宽一点、广一点，进行全身的研究。等会儿我还要作整合医学的报告——骨科医生的发展和成熟在整合医学，也就是要从 Orthopadics 到 Holistie Integrative Orthopedics（HIO）.

异质性与个体化

2013 年 10 月 18 日

在中国工程院医药卫生学部肿瘤个体化治疗论坛开幕式上的致辞。此次论坛在山东济南银座酒店召开。于金明院士任主席，杨胜利、王红阳、吴以岭、程京、程书钧等 7 位院士参加了会议。工程院机关白玉良、李冬梅等同志，以及来自全国各地的相关学者共约 300 人参加了会议。

本次论坛有其鲜明的特点：会标之长，我数了一下一共 50 个字；论题之多，一共安排了 50 个学术报告；专业之广。为什么呢？因为肿瘤之复杂。大家知道，人体肿瘤最复杂之处是异质性，即 Heterogeneity，不同肿瘤的分子变化可能千变万化；临床表现可能千奇百怪；治疗效果可能千差万别。怎么解决这个问题？这就是本次论坛要集中讨论的个体化治疗问题。治疗肿瘤的手段很多，无论是手术、化疗、放疗还是生物治疗，应该说都是有效的，但不是对所有肿瘤都有效。它们常在一定程度，或者是一定人群中有效，我们如果把各种疗法针对的人群找出来，进行有的放矢、针对性的治疗，获得的效果应该可以说是极为满意的。问题是我们无法，起码是现在还不知道究竟哪些人有效。这就是本次会议想要解决的难题。肿瘤既然如此困难，解决就不能单兵作战。不像对阑尾炎，不怎么费事就解决了，不需要多学科协作。肿瘤是一个专业解决不了的，一个人解决不了的，所以工程院于金明院士把大家请来、集智聚力、八仙过海各显神通。今天参会的有基础的，也有临床的，临床有内科的，也有外科的，还有中医科、放疗科、检验科、影像科的，有医药结合也有医工结合，如此解决问题才有效，才有可能。乍一看个体化与整合医学是矛盾的，其实是事物的两个方面，是一回事，是个体与整体，局部与全局的问题。一方面仗要一个一个打，馒头要一个一个吃，解决好局部是为了赢得全局的胜利，但全局是对局部，整体是对个体的指导和统揽，是集中优势兵力各个突破，最后歼灭之，所以这是对立的统一。

开幕式后我还有一个专题报告，称"肿瘤的本质与思考"，要重点从流行病学、基础研究、临床诊疗方面提出我自己的新思考，新概念，以供接下来大家的讨论或争论。最后，祝论坛圆满成功。

妇孺最要帮

2013 年 10 月 21 日

在广东省妇幼保健高峰论坛开幕式上的讲话。本次论坛在珠海市召开。时任全国妇幼保健协会张文康会长、广东省妇幼保健协会黄庆道会长、广东省卫计委（现为广东省卫生健康委员会）刘银燕副主任、珠海市龙广艳副市长参会并讲话。会议主席由珠海市妇幼保健院吕简承院长担任。参加会议的还有广东全省相关学者共约 150 人。

参加今天的论坛，听了以上各位领导的发言，非常感动。妇幼保健战线上的同道们做出的贡献真大呀！你们的贡献是什么呢？简言之，一是管得宽，二是干得好。

为什么说管得宽呢？你们的工作对象，十八岁前的人你们全得管，十八岁以后的成人和老人，女性占了 50%，所以你们管了一半，综合起来，是不是几达人口的 2/3 甚至 3/4 呢？反观政府和社会对你们的关注和投入，那是很不够的，远远不够的。给的钱少，对人才的培养重视程度也不够，就拿我们工程院来说，妇儿这么两个大科，妇科仅有郎景和 1 名院士，还是去年他快到 70 岁时才选上的，儿科中内科有 1 位胡亚美院士，外科有一位张金哲院士，两位都超 80 岁高龄，80 岁以下的 1 位都没有，是"后继乏人"呢？还是我们要"前仆后继去发现人才"呢？

为什么说干得好呢？大家都知道，WHO 评价一个国家卫生工作做得怎样，多采用三个指标，一是儿童死亡率，二是孕产妇死亡率，再就是人均期望寿命。通俗一点儿说，那就是妈妈死得少，宝宝死得少，大众活得长。这三个指标有两个都是你们的工作目标，其实第三个人均寿命也和前两个密切相关，孕产妇死亡率和儿童死亡率，全国的平均水平是 24/10 万和 10‰左右，广东比全国低，分别是 12/10 万和 3‰，珠海比广东省还要低，分别是 7/10 万和 2‰珠海为何取得这么大的成绩呢？刚才吕简承院长已经作了介绍。有很多经验值得总结，我看与你们珠海市对妇幼保健工作的高度重视极为有关。你看主席台背景描绘珠海市的那个 Logo，原意是一位妙龄少女托起的一颗圆圆硕大的珍珠，而我看，那是一位年青妈妈把初生的胎儿举过头顶，意即生命高于一切。是珍珠贵重还是生命更重，不言而喻啊！因此全国都有必要来这里学习取经。

　　妇幼工作取得了重大成绩，但是任何事情没有最好，只有更好。尽管两个死亡率都有明显下降，但还是有一些妈妈在死亡，还是有一些孩子在夭折。如果我们只停留在现有的管理及业务层面，可能再来一个大提高就很难了。怎么办呢？我们要另辟新径，就是接下来我要讲的整合医学。就是要从整体出发，把现有先进知识进行全面的整理整合，取其有用的、有效的，形成一个更加适合、更加符合妇幼保健工作的新的医学知识体系。这是未来医学发展的必然方向和必由之路。

儿歌的变迁

2013 年 10 月 22 日

在国家数字教材《妇产科学》编写启动会上的讲话。此次会议在北京协和医院召开。教材主编郎景和院士主持会议，人民军医出版社时任齐学进社长出席会议。参加会议的有《妇产科学》5 位副主编和 30 位编委。

上小学一年级，刚入学时老师教我们一首儿歌。大意是"背起书包上学堂，扛起锄头下田庄，我在学校学习好，我在田里劳动强。妈妈好喜欢，爸爸直夸奖，爷爷笑得张开嘴，说是个好榜样"。这首歌，在座的应该是人人都会唱，因为人人都唱过；再就是人人都做到了，只有做到了，后来才有了出息，今天才成了大学教材的编委。

但这首歌，仅对那时而言是对的，仅对少数人而言是对的。对现在，对大多数受教育者来说就不一定对了。这首儿歌必须改编，不然就适应不了教育的实际。

第一是关于书包、学堂和学习好，上学堂要背书包那是天经地义的，可背上书包去了学堂就能学习好吗？当时的知识少，现在知识多了，教材也多了，你背不完，也背不动。除了书包里头的教材，通常是课桌上、寝室里还码了很高一摞书，通常是读不完，记不住，考不好，那还能学习好吗？

第二是关于锄头、田庄和劳动强。过去的学习基本上是基于课本知识，脱离生产实践。没有锄头、没有田庄，到哪里去劳动强呢？不是学生没有劳动机会，连老师也不会劳动，甚至把小麦当成韭菜。医学大学生学基础时靠死记硬背，看不到活生生的病人，当然我们不是说一开始就要到病人身上去实践，但我们是否能够用图像、动画、录像来描述病人或病情呢？

第三是妈妈爸爸爷爷的喜欢、夸奖和赞扬，说是一个好榜样。他们的夸奖是基于什么呢？有考试就得有分数说话！而分数又是谁说了算呢？当然是老师，可整首歌词中犯了一个大毛病，那就是没有老师的份，没有老师的教与评，能有个考核的办法和标准吗？

那一年我在工程院

卷 四

怎么解决上面三个问题，怎么解决除此以外大量的教与学的问题，这就是我们编写这套数字教材的使命。我曾经在上一次全体主编、副主编会上讲了，我们编成的数字教材与纸质教材相比，就是要"从读剧本到看电影；从单航线到全球通；从老面孔到新人像；从平地走到步步高"。参加编写的各位要以郎景和院士的样章为标准，刚才齐社长讲了要达到3个平台架构，4个内容层级，10项应用功能。这不是让大家写作时一条一条去对照，只要按照样章写，基本就达到了总体目标。写这本教材难度相当大，只有进入写作程序才会深有体会，不过大家要有信心，只要每章都达到样章水平，其实就成了。

进化与退化
2013 年 10 月 23 日

在中国工程院"工业 4.0"学术讲座上的讨论。本次会议在工程院学术厅召开。王玉普院士主持会议。讲者为德国西门子公司总裁鲁思沃先生。参加会议的有徐匡迪、周济、樊代明、屠海令、王基铭等 10 余名院士，工程院机关和北京的相关学者共 400 余人。

感谢鲁思沃先生非常精彩的报告。我不懂工业，但我经常使用西门子公司生产的设备，因为我是一名临床医生。先进的医疗设备，包括诊断的、治疗的，越来越具备自动化功能，这的确给医院和医生带来了进步。比如近年出现的手术机器人，解决了医生日复一日繁重的工作，也使手术做得越来越精细和精致。在诊断方面，送一份标本进入机器，什么都不用管，计算机打出来的就是各种结果。但另一种现象也在不断发生，那就是医院先进自动化设备进得越多，医生的能力越发减弱。其实，日常生活中也是这样，汽车越来越自动化，操作只剩油门、刹车和方向盘了，但驾驶员的能力却在减弱。自动化厨具越来越多，厨师的技能也在减弱。这样下去是否会出现自动化程度越高，人类的求生和维生能力愈弱？工业的进化会不会带来人类的退化呢？

刚才鲁先生把工业发展分为工业 1.0、工业 2.0、工业 3.0，分别代表三次工业革命。现在把以 CPS（Cyber Physical Sgstem）为基础的工业称之为工业 4.0，如何判断它的正确与错误？是完全正确或部分正确？最好的办法是往前看，先生不能说是算命先生，但可以说是预言家（futureteller）。在医学界，医生水平高低不仅要看他关注的疾病现状，更主要是看他预测未来（疾病发展）的能力，所以我想请问先生，在我们判断工业 4.0 之前，你能否帮我们展望工业 5.0 呢？到那时是否会回到以人为基础，或以人为根本呢？到那时是否会从医学器械定乾坤回到以医生决定医疗呢？如果是那样的话，还不如现在就把医生及其智慧加入你们工业的研发之中，从而实现 Cyber Physical—Human Systems 为基础的工业 5.0 呢？

烟台随想

2013 年 10 月 24 日

应滨州医学院邀请为全校师生作学术报告,之前利用 1 小时参观了烟台山。我是第一次来烟台,过去对烟台的由来不是很了解。站在烟台山的山头,听了讲解员的介绍,方知一二。原来"台"指的是这座海边的小山。多少年来,台永远是这座台,可在台前面那个"烟"却是从"燕"到"烟"的变迁。站在山台,我忽凝思细想,也许将来又会从"烟"向"砚"变化呢!

先叫烟台为"燕台",听说明清之前,这座小山十分漂亮,或春花绽放或秋高气爽,绿荫成林,鸟语花香,好一派天工巧匠的鬼斧神工雕琢了大自然的美景。那时天下太平,成群结队的燕子喜落此地栖息戏喜,古称"燕台"。

后叫燕台为"烟台",到了明清,外敌侵犯频繁,这块高地成了站岗放哨之地,于是修成了风火台。一遇外敌入侵,这里便放烟报信。那时烧的是狼粪,听说烟白而直,倘若当时狼烟四起,那可是危运来了;烟台之烟的另一种说法,是外国入侵,先后有十四五个国家从这里侵入中国,在这里建领事馆,他们还带来了鸦片烟。从此,这里成了抽大烟的地方,于是称之烟台。现在我们还能看到日本、英国、芬兰、美国在这里所建领事馆的旧址。不管烟台之烟是狼烟之烟,还是烟土之烟,对中国人民都是耻辱。

将来或许称烟台为"砚台"。从燕台到烟台,是这块土地滴血的历史。解放之,后这块土地从烟台重新回到祖国的怀抱这几十年来看,确实看不出有多大的发展。就个人意见,我觉得这块地方已很难恢复当年的燕台,我觉得也没必要保持过去和现在的烟台,最好的办法是把它变成将来的"砚台"。砚台是用来写字画画的,可以用来建成科研基地,也可用来建成培训基地。用这些外国领事馆旧址告诉来者,中国要自强不息,只有自己强大了才不会受欺侮,才不会让历史重演。强大要科学技术,强大要创新人才,让这些杰出人才手握巨笔,蘸万顷海水,以此为砚,书写巨龙华章。这就是我对燕台→烟台→砚台的遐想。

为了解决两个"1/5"

2013 年 10 月 26 日

在中国工程院医药卫生学部药物基因组学论坛开幕式上的致辞。本次会议在湖南省长沙市举行，由周宏灏院士任主席，主要讨论个体化医学的问题。参加大会的有杨宝峰、程京、樊代明等 5 位院士和工程院机关时任秘书长白玉良，以及来自全国各地的相关学者，共约 500 人。

本次论坛聚焦医学的个体化或称个样化。工程院为什么要支持这个论坛？我认为个体化是生物学的重要课题，个体化是人类得以生存和繁衍的重要条件。现在人类的发展面临严峻挑战，我常提两个 1/5，一个是约 1/5 的育龄妇女不能生育，我称之该生生不出来；另一个是在人类死因中有约 1/5 的病人是患肿瘤，我称之为不该死的死了。大家想一想，如果剩余的 4/5 该生生不出来，剩余的 4/5 不该死的却死了，人类将出现什么情况呢？

是什么原因造成上述情况呢？我想，一是自然界的变化在增速加剧，一是人类的适应性变化也在随之增速加剧。两大力量交融、交叉、交织到了一起，形成错综复杂的现象。你看自然界的变化，汶川地震引发的"山呼"，一个接着一个；台风引发的海啸，一个接着一个；不曾见过的雾霾一次紧跟一次。这些是否该是几千年、几百年，至少是几十年才能见到一次两次的自然灾害，我们在几年的时间内统统遇到了，而且还不是一次两次。人体生存生活在自然界中，各种各样不同的打击时刻侵袭着我们的肌肤，各种各样不同的食品饮料进入肠道，吸进的空气质量变了，肠内的群菌变了，体内整个新陈代谢过程都变了。人体在适应整个过程中究竟发生了什么变化，整体水平的、细胞水平的、分子水平的，急性的、慢性的，长期的、短暂的，全局的、局部的，都要我们去研究，其中发现的与前不同，与众不同，这就是个体化、个性化。自古以来，就是因为这些突变以后的个体化、个性化才保证了人类的生存和繁衍，保持不变、一成不变的最终都消亡了。

对自然界的变化，我们要去阻止它、改变它是很难的，几乎是不可能的。

但是，我们可以研究这些成功的个体化或个性化表现及其产生机制，就可以用来拯救和保护那些难以适应、难以变化的个体，这就是目前科学发展的得道之处。这在过去几乎是不可能，那时只能任凭大自然筛选，听天由命。

周院士和在座的就是研究这些个体化产生的规律的专家，他们更多局限在个体化药物治疗方面。目前有一些好药，可总有 20% 左右的人群无效；也有一些"坏药"，但总有 20% 的人有效，这两个 20% 就是我们研究的对象，我们把这两个 20% 研究好了，有了解决办法，我们就可以使"好药"和"坏药"都能达到 100% 的效果。当然这个目标是难以达到的，但我们的思路应该这样，这就是今天举办这个论坛的目的。

居、住、宿的进步

2013 年 10 月 27 日

在人居科学国际论坛开幕式上的讲话。本次会议在北京文津酒店召开，由中国工程院、中国科学院及清华大学联合举办。开幕式由清华大学建筑学院庄惟敏教授主持，出席会议的有吴良镛、薛其坤、唐孝炎等院士，以及 UIA（国际建筑协会）前任主席 Vissilis Sgoutas。参加会议的还有工程院机关徐进同志及来自全国各地的相关学者，共约 50 人。

我不懂城市规划，也不懂建筑，我不懂你们专业，但我是一名医生，我知道人居状况对人体健康影响之大，对医疗卫生影响之大。目前我们医学上有两个 1/5 的严峻挑战，一是 1/5 的育龄夫妇该生生不出来；二是中国人的死因 1/5 是癌症，远远高于过去的比例，即不该死的死了。这是为什么？这是因为自然界的变化正在加速和加剧，有些突出的自然灾害，比如地震、台风、雾霾等，本来应该几千年或几百年才出现一回，现在在几十年或几年中就见过了几次。显然，光靠人的力量去改变这种自然现象是不容易的，或者说根本不可能，但我们可以做一些事情来帮助人类渡过这个难关，其中，改善或增进人居环境就是一个很好的办法。

说到人居，我认为人类经历了三个时代：

第一个时代是自然时代。可以用一个"居"字来表示。这个时代最为漫长，可以从人类起源开始，历经了几百万年。那时只能靠寻找岩洞来遮风避雨，由于生产力低下，只能靠人的一些本能来解决人居问题。这个居字，"尸"代表岩洞，下面那个"十"代表生产工具，"口"代表捡来的自然的生活器皿。

第二个时代是经验时代。可以用一个"住"字来表示。这个时代横跨了上下数千年。经过岩洞时期，人们逐渐找到了适于人类生存和健康的经验，于是根据这些经验，加之生产力提高，逐渐地开始建造自己的住宅。这个时代是以人为本，以人的意愿和智慧，以人的主见来实现人居，所以是"亻"和"主"的结合，为"住"。比如，南方的民宅多为坐东朝西，但北方多为坐北朝南；

南方的屋顶是双面盖，北方的屋顶为半边盖……经过漫长历史的体验，有的住宅成了长寿村，因此一代一代住下去，也就成了"江家湾""毛家巷""张家港"或"石家庄"。但有的地方成了癌症村，没住几代人或几个家族就住不下去了，早就成了遗址。

第三个时代叫科学时代。可以用一个"宿"字来表示。随着人类社会的发展及工业化经济，人类从单家独户、小村小落，逐渐地集聚到镇，乃至大中城市，"宿"字上面的那个"山"意指一个范围，也许是一个宾馆，一个新区，乃至一个城市，在这个范围下头住的不是一个人，也不是一家人，而是成百上千的人，即"佰"。这么多人住在一起，各种因素就增多。房子越建越高，人本来应该接地气，打个光脚板最舒服，后来穿草鞋、布鞋还可以，再后来穿皮鞋、皮靴。过去住平地，现在住到40~50层高楼上去了，那上面是鸟住的地方。同一个地方，几个人或少数人住是适居，但很多人住到一起就成问题了。因此，我们的人居国际论坛，不仅要考虑环境、气候、人文、文化，还要把影响健康的各种因素都考虑进去，这样才能是科学的居住。

王存玉其人其事

2013 年 10 月 28 日

在中国工程院外籍院士评选大会上介绍候选人王存玉的情况。本次会议在北京召开，参加会议的有主席团全体成员，600 余名院士（包括资深院士）及工程院机关的同志。

我代表巴德年、刘德培、杨胜利、曹雪涛院士介绍王存玉的情况，鉴于以下三个理由，我们推荐他为今年我院外籍院士候选人。

一、良好的教育背景

王存玉早年毕业于南京医科大学，后在北京大学获博士学位，之后去美国学习。在美国的 23 年中，他先后在北卡大学和密西根大学受训，继之在密西根大学任副教授、教授，然后在加州大学洛杉矶分校任教授、牙科学系和医学系主任，现在是该校牙学院副院长，美国医学科学院院士。

二、突出的学术成绩

王存玉主攻的是口腔生物学和肿瘤分子生物学，在世界高水平杂志发表了大量论著。他所提供的 15 篇论文全部发表在 *Nature*，*Science*，*Cell*，以及 *Cell* 的子刊 *Cancer Cell* 和 *Cell Stem Cell*，*Nature* 的子刊 *Nature Medicine*，*Nature Cell Biology* 和 *Nature Biotechnology*。他发表的论文已被引用 12 000 多次，成为全球论文被引用较多的牙医学者。他申请科研基金，被 *Nature* 评为 2006 年获得 NIH（美国国立卫生研究院）资助项目最多的学者。他发表的论文被 *Science* 评为 1996 年全球生命科学领域十大重要发现之一。

他的研究聚焦在两个领域，一是牙齿生长和脱落的分子机制研究。大家知道，牙齿对于人体健康十分重要，都说人老四先老，老花眼、老寒腿、老糊涂，再就是老掉牙。我们有牙的从来不知道少牙特别是没牙的痛苦。按 WHO 的标准，应该是 8020，即 80 岁要存有 20 颗牙。可是牙齿健康情况在我国不容乐观，有资料报道，一个山村的三个老党员只有四颗牙。牙的生长和脱落是一个过程的两个方面，涉及一系列分子的变化。王存玉的贡献是发现两个分子在其中起重要作用，一个是KDM4，一个是KDM6。这个发现不仅对阐明牙生长和脱落的机制有益，而且对治疗有重要意义。也许我们难以实现牙齿的再生长，但我们可以防止牙的早脱。

他研究的第二个方面是关于肿瘤的转移。转移是肿瘤威胁人类生命的关键杀手，阻断转移就可以治愈肿瘤。但是，转移是一个系统过程，它从一个地方转移到另一个地方，至少涉及5个步骤。首先是从母体脱落，我们称之"众叛亲离"；第二是释放金属蛋白酶，消融开纤维结缔组织，我们称"披荆斩棘"；第三是进入血管，我们称"远走他乡"；第四是在某个地方停留下来，我们称"安家落户"；第五是在那里不断生长，我们称"生儿育女"。在这些过程中涉及大量分子的变化，王存玉的贡献是发现了两个分子在其中起重要作用，一个是NFK-β，另一个是Notch，这个发现不仅对阐明肿瘤转移机制有益，而且在治疗肿瘤上有重要意义。将来，也许我们不能完全解决转移这个难题，但我们可以延缓肿瘤的转移。

三、密切的科技合作

王存玉与国内合作十分主动，十分积极，十分紧密，且很有成效。1. 他是国内多所大学的客座教授；2. 他为国内培养了十余名年轻学者，这些学者回国后成为本单位的骨干，并在高水平学术杂志发表了论文；3. 他联系并作为主席在国内召开了多次中美和国际口腔学术会议；4. 他帮助国内办了一本英文杂志，并任共同主编，叫 *International Journal of Oral Sciences*。这本杂志两年内进入SCI，成为国内口腔学界第一本SCI杂志。

王存玉是从事口腔医学研究的，目前我国两院中还没有专门从事口腔医学基础研究的院士。他的研究方法和成果不仅对口腔学界有用，而且对全身的其他疾病或保健亦有借鉴。试想，如果将来能使脱落的牙齿像肿瘤一样长起来，如果能使长出来的肿瘤像牙齿一样脱落，那么人体健康的很多问题不就迎刃而解了吗？

因此，我们五位院士郑重向你推荐，望你考虑。我们千万不要忘了口腔，忘了牙齿，因为幸福从"齿"开始，从牙齿开始。

天天好心情

2013 年 10 月 29 日

在中国工程院第 24 场"健康讲座"上的主持词。本次大会利用院士大会期间在北京会议中心举办，主题是"心理学与心理健康"，由张侃教授主讲。参加讲座的有工程院院士及家属，还有工程院机关的工作人员，共约 200 人。

欢迎大家参加健康讲座，今晚的题目是关于心理学的。大家都知道心是用来泵血的，可今晚讲这个心理学的"心"是有特殊含义的，这个心是用来想事的。也许你认为我这种说法是错误的，我当然知道。不过我查过词典，在描述以心打头的 128 个成语中，高达 120 个是说心用来想事的。你看心旷神怡、心猿意马、心心相印……难怪我们不悦或难受时常说伤心或痛心。这一点不仅有据可查，而且古今中外如此，不仅现在是这样，过去也这样，不仅中国这样，国外也这样。

大家平日只知躯体生病有碍健康与生命，其实心理疾病也是相当重要的。有人说西医治人得的病，而中医治得病的人，有时治好了病但这个人还是一个病人，有时没有治病但这个病人却恢复成了好人。心理的作用究竟有多大，历来有很多故事，比如杯弓蛇影。传说有一位外国元首，梦见自己满肺长了包块，于是重病不起，到许多发达国家去看都说他没病，但他不信，整天心事重重、郁郁寡欢、惶惶不可终日。有人介绍他到中国看病，中国医生真有绝招，一下飞机即拉他去拍胸片，当时给他看结果，确实满肺全是阴影，而且告诉他只要在病房用特效中药治疗 10 天即可痊愈。在病房里医护人员给他输了 10 天生理盐水，然后再去拍片，结果肺部阴影全部消失，他高兴极了，愉快回国。这是为什么？心理作用，也就是刚来时给他看的根本就不是他的胸片，而是别人的。你看心理暗示作用有多大。上面讲这些哪些是对的，哪些是错的，哪些是半对半错的，我说不清楚。谁能说明白，有请中国科学院心理所原所长，中国心理学会理事长，国际心理学会副理事长张侃教授作报告（略）。

张教授的报告很好，从他的报告中你们有什么收获呢？我自己有三点体会与大家分享：

1. 博大精深。心理学是博大精深的，研究人的结构和功能是相当复杂的，而更复杂的是大脑的功能及其产生的认知或精神。国际上有人提出要做"脑的十年"，还有人提出要做"脑的世纪"，其实都不够，这里面的知识可以说是无穷大。院士也不要认为自己聪明，本事大，其实是在某一点上知道得很多很多，而在整个面上知道得很少很少。我们常常容易以有限的知识和能力来分析评价无限的世界，那样经常会犯主观主义的错误。

2. 变幻无穷。心理学涉及的领域是动态的，变化的，不像科学规定的1加1只能等于2，那是一种规定的结果，静止时的结果，固化的结果。其实真理都不是永恒的，真理之所以永恒是我们活不了那么长，否则还是要变的。

3. 以变应变。针对自然或社会的变化，我们的心理也应该变化，要以变应变，否则你老按固定模式去观察分析和应对世界，我行我素，最后跟不上变化的是你自己，当然失败的也是你自己。

比如昨天的外籍院士评选，本来院里希望多选一些，这对工程院在世界上的影响和本身的发展的确是有益的，提供给大家的六个候选人也是很有水平的，本来六个名额是等额选举，但有人就是只投了一票或二票。这些先生的心理就比较复杂，无论多么复杂，其实一条就是孤立自己，或者孤陋寡闻，或者是孤芳自赏，最后会成孤家寡人，于是孤注一掷，只投了一票。这不是在骂有些同志，如果按照这样的心理去应对社会或自然，结果是不好的。又比如，同样是一件坏事，如果发生在亲人身上一定不要悲怜过度，发生在常人身上，一定不要淡漠置之，发生在仇人身上，一定不要幸灾乐祸。带着这样的心理会有益于你的身心健康，有益于延年益寿。那样，你会朋友成群，甚至可化敌为友，处处都会有好处境，天天都会有好心情。

开幕式上的男女比拼

2013 年 11 月 1 日

在第 22 届亚太肿瘤大会开幕式上的致辞。本次大会在天津市天津宾馆召开。郝希山院士任大会主席，参加大会的有国际抗癌联盟、WHO 癌症基金会、国家卫计委（现卫健委）、中国科学技术协会和天津市政府的相关领导。吴孟超、孙燕、于金明等 5 位院士，以及来自世界各国、全国各地的相关学者，共约 1200 人。

我十分荣幸应邀主持第 22 届亚太肿瘤会议的开幕式。首先，代表中国抗癌协会和本次大会组委会，热烈欢迎来自亚洲各地乃至世界各地约 1200 位专家和学者，欢迎你们来参加在中国天津召开的这次重要的学术大会。

首先，请允许我介绍重要的领导和嘉宾（略）。

现在，请中国抗癌协会主席，本次大会主席郝希山院士致欢迎词（略）。

非常感谢郝院士热情洋溢的致辞，特别要感谢他和他的同事们对本次会议做出的所有贡献。没有他们为我们所做的一切，今天的会议不会如此美满和成功。下面请国际抗癌联盟主席，来自加拿大的 Mary Gospdarowicz 教授讲话（略）。

感谢 Mary，她的致辞很好。请谅解下面我将缩短我的介绍和主持词，因为今天讲话的人很多，开幕式的时间会很长，再说他们讲得都比我好。下面有请世界卫生组织的技术官员 Angela Pratt 博士讲话（略）。

谢谢 Angela，研究技术对攻克肿瘤是最重要的，所以 Angela 的演讲稿微长了一点，因为攻克癌症是一个长期的战争。女士们、先生们，请大家算一算台上的主持人和演讲者，男女比例目前是 2∶2，大家猜一猜，下面该请谁呢？有请美国国家癌症基金会的理事长 Franklin Salisbury 先生讲话（略）。

谢谢 Franklin，研究肿瘤，攻克肿瘤，没有钱不行，Franklin 的演讲简直是在朗诵诗歌，那是一首用英文写就的人类抗击肿瘤的美妙诗歌。下面有请中国卫计委疾病防控司副司长王冰女士讲话（略）。

感谢王冰司长，她的讲话对懂中文的听众是一种享受，因为我们未设同声翻译，这对不住外宾，不过她的讲话是你们一次学习中文的好机会。好了，现在的男女对决比例是3:3。那么后面的讲者是谁呢？有请中国科学技术协会国际司司长张继生先生讲话（略）。

感谢继生，他是我的老朋友，一个典型的纯爷们。所以现在的比例是4:3。女性的比例少了，谁胜谁负，靠谁做最后决定呢？都说是谁讲到最后谁讲得最好，下面有请本次开幕式的最后一名讲者，天津市党工委书记朱利萍女士讲话（略）。

感谢朱书记的讲话，现在的比例是4:4，打了个平手。但是书记上马，一个顶俩，所以实际结果男女比例是4:5，看来女性胜了，看来抗击癌症没有女性不行。朱书记的讲话结束了，我们的开幕式就该闭幕了。我们的开幕式计划是半小时，现在看来延迟了一些，那是因为开始就延迟了10分钟，开幕式长了一点，演讲的人多了一点，这是因为抗癌本身是漫长的战争，就是需要很多人参与，也许是人越多越好。好了，我不能再啰唆了，我必须在大家能够容忍的极限之前完成我的全部工作。下面我宣布，本次大会开幕式结束，谢谢大家。

大学在大或在学

2013 年 11 月 1 日

在辽宁医学院科技大会开幕式上的致辞。这次大会在辽宁医学院礼堂召开。辽宁医学院院长吕刚教授作学校建设报告，会上为该校先进科技工作者颁奖。钟世镇、付小兵、杨宝峰、沈岩、杨凤田、张兴栋等院士参加这次活动。参加大会的还有辽宁省政协、科学技术厅、中国科学技术协会及各大专院校的院校长及辽宁医学院的干部、专家等，共约 1500 人。

今天早上我在天津主持了第 22 届亚太肿瘤会议的开幕式，那是一个多达 1200 名中外代表的会议，我是中国抗癌协会副理事长，不能不参加。然后驱车四个半小时，终于赶上了你们的开幕式，等会我要作一个报告，然后坐动车再经三个半小时回北京，因为明天工程院有事。为什么要这样赶？

记得两个月前，也就是 9 月 1 日，我来过这里，学院聘我作客座教授，我作了一个报告叫"三千年医学的进与退"。那次我对这所学校印象深刻，学校可以说正处于"深谋远虑、万马奔腾、蓄势待发"的状态。今天看到全校群情激奋，硕果累累，刚才上台三批共 21 名获奖者有中 13 名女性，明显的特点是阴盛阳不衰，或阳盛阴更盛。

学校举办首届科技大会，而且还要持续开展各种活动为期 30 天，堪称科技创新月。这本来是好事，肯定是好事，但我想多少会有些异议或不同的说法，我当过校长，这是肯定的。大家知道学校工作大大小小、林林总总、千头万绪，从医教研工作中专门突显科研，我想这是明智之举，也是先见之明，大学的属性和本质不是"大"而在于"学"。有些管理者把大学的属性和本质理解为大，大了就是大学，于是求大贪大，这种人很多，其实是错误的。而真正会求学者、善求学者很少，凤毛麟角。一个学校要提升水平，要加快发展速度，靠什么？要靠抓科技，要靠学术。

回答这个问题可以从历史上看，在中世纪之前，世界上是没有大学的，知识的传播与传承是在师徒之间进行，既慢也不广，而且容易失传。当时的法国首先办了法国大学，以后英国办了牛津大学，那时是把民间的能工巧匠或者知识人才都聘到学校，实行集体教学，于是有了学校。但随着时间延长，民间的人才是有限的，技术也是有限的，于是有了德国的柏林大学，这个大学不仅从事教育，而且从事科学研究，相当于我们现在的教育研究型大学。以后牛津跟着学，一批学者从那里出来创造了剑桥，剑桥的学者到美国又创造了哈佛，哈佛的学者又创造了耶鲁，这四个大学以及后来的很多大学逐渐成了研究型大学。

研究型大学与教育型大学之间的差别是什么？学术界从来都有分歧，在中国这种分歧更大。依我看，教育型大学是用别人的教材教育自己的学生，而研究型是用自己的教材教育学生；研究型大学是创新并传播知识，教育型只传播知识；教育型是从别人学来的本领为病人看病，而研究型要求要用自己建立的技术给人看病；教育型是为社会培养学生，研究型是为别的大学培养老师；教育型的大学校园每到寒假暑假冷冷清清，而研究型大学校园寒、暑更是热火朝天……

回答这个问题也可以从现实来看。中国近几十年来的发展主要靠什么呢？一是靠人口红利，也就是低廉劳动力，看来这个优势已基本到头了；二是靠资源消耗，看来这个优势也快到头了。在医学方面，我们是靠进口外国的东西来赚中国人的钱。比如医疗药品和医疗器械，这个事情不可能再这样继续下去，否则中国人再多的 GDP 都会被吃光耗尽，怎样发展用中国的东西去赚外国人的钱呢？这要靠什么，要靠科技。

当然搞科学研究，需要一定的学术基础，需要一定的人力和财力，这也是在座很多人在担心的。但是，这么大个学校支持或保证一两个学术单位，或一两个项目组去发展成为国际先进，跨入国际前沿，那还是做得到的。如果全中国 200~300 所医学院校，每所院校重点培植一个这样的专业，那中国的医药事业不就跻身国际前沿了吗？但是重点选择什么单位？强力支持什么专业？刻意培养哪些人才？需要我们在发展中去尝试。首先是播种，然后是选苗，最后是培林，只有这样做学校才会发展，我想今天大会的主题或目的也在于此。

最后再祝本次大会圆满成功，祝辽宁医学院的发展一路顺风。

失信即欺诈

2013 年 11 月 17 日

　　因为工程院有活动，我于 11 月 17 日从成都飞往昆明，班机是 MU5850，起飞是 18：55。17 点我到了成都机场贵宾室，刚办好登机卡，东航通知乘客去宾馆休息，说飞机因故滞在昆明，飞不过来，看来"毛病不小"，今晚是起飞不了了。我十分着急，因为 18 日上午在昆明有重要活动要参加，我们办公厅的董庆九主任和刘畅处长等已先达昆明。怎么办？急忙通知成都的同志为我速订后两趟其他公司的航班，都是 21 点以后才能起飞，虽然晚一点，但只要能起飞，哪一趟能走就乘哪一趟，这样可以万无一失。同时，我还将 MU5850 改成 22 点以后起飞的另一趟东航的班机 MU5847，这样就可以三保险。改好后正值 17：50 分，东航又通知，他们 5850 飞机将于 18 点起飞，19 点到达，我心里很高兴，于是又将 22 点以后的 5847 改回 5850。到了 19 点，不见飞机落地，请值机查航班也无信息，我好生奇怪且焦急万分，又想把飞机改回去。着急之下，我打电话问刘畅，她说昆明天气很好，万里无云。地服劝我先不改，再等等，毕竟 5847 那班要 22 点以后才起飞，到时改也来得及。但我怕别人把位占了，我就惨了。在焦急中我又等了半个多小时，又被告知 5850 在 20 点后可能到达成都，我喜出望外，相信终于可以飞了，也不用改了。飞机 20：30 到达，21 点贵宾室通知我登机。当我到达飞机入口时，有十多个乘客不下来，在闹事，要求赔偿。不准我上机，地服又把我带去头等舱休息，说要等公安局去处理，何时登机难说。这可怎么办？我为难了。我主动申请赶快送我去预订的另一个其他公司（川航）的航班，即 3U8856，那个航班是 21：50 起飞，但被告知川航候机在另一个楼，现在找车困难，而且去那个航站楼办登机牌已来不及了，意思是我已经失去了我预定那两个航班的机会。好生焦急，确切点说是好生痛苦，像这样耽误，今晚怕是到不了昆明了，真是天有不测风云啊。正在这时，5850 通知登机，看来机上的问题处理好了，我可以去昆明了，真是人有旦夕幸福！飞机直到 22 点 10 分终于飞上了天，于 23 点 20 分终于到达昆明。

　　天下没有不透风的墙，原来情况是这样的。先是这班飞机在从南京飞往昆明途中听说"遭遇雷击"出了故障（十一月中旬了，这条路上还在打雷有点让人害怕），飞机飞到昆明后需要修理，东航决定换趟飞机从 18 点起飞 19 点到达成都，并把这个决定告诉了昆明—成都的乘客，也就成了成都地服通知大家去宾馆休息后又不去的原因，也就成了我把机票改来改去的原因。但最后东航说话没算数，还是让乘客等，一直等到这架飞机修好后再飞。这样不仅成都乘客等，昆明的乘客也在等，而且形成了航空公司失信，乘客被欺诈的感觉。还有本来另派一架飞机对乘客更安全，而这架遭雷击的飞机让乘客坐，又是提心吊胆，所以有十几个乘客不下飞机，要求赔偿就是这个原因，致使两边乘客都等了三个多小时。对于这些乘客的怒气，那么乘务员特别是乘务长在飞行过程中怎么一点儿也没有察觉到？他们十几个互不相识的人，能联合起来发难，难道不可以在先前化解吗？也许是几句宽慰的话或者多送一杯水、多送一条手巾就可以解决的，即使到了下机时才发现就没有化解的方法吗？上机后我与乘务员，特别是乘务长交谈并提出了自己的意见，严肃指出如果解决不了类似问题，最好不要当乘务长，只当乘务员好了。因为这涉及 200 多位乘客被延误的切身利益，他们可是无辜的啊！

　　反过来一想，这事虽然与乘务员有关，但更有关的是不是东航各级只坐在办公室的领导人员呢？如果他们也身体力行来看一看航行情况，或者领导者就从乘务人员中提升选拔，这类问题会不会就少发生呢？在去宾馆的小车中，我一直在想，可就是想不出好答案。

人才纲领与领导

2013 年 11 月 18 日

在中国工程院《院士通讯》全国通讯员研讨会上的致辞。此次会议在昆明市召开。会议由云南民族大学承办，工程院办公厅董庆九主任主持。参加会议的有工程院机关办公厅刘畅处长等和全国通讯员，共 20 余人。

首先我要感谢云南省科技厅和云南民族大学为成功举办这次会议所作的贡献，刚才龙江厅长和彭金辉校长分别介绍了云南省和云南民族大学的发展形势和合作意愿，工程院的同志们要将其带回工程院作为今后与云南省合作的重要事项。同时我要感谢全国的通讯员，刚才给大家发了奖，正是你们无私的努力使我院的《院士通讯》办得有声有色，深受广大院士的钟爱和相关读者的好评。

刚才我应邀为民族大学中层以上的干部 400 余人作了一个报告，题目叫"现代管理之我见"。里面已经阐述了我的很多观点。生活在这个世界上的每一个人其实都是双重身份，一方面是管理者，同时又是被管理者，角色并不固定，通常互相转换。如何当好自己的角色，绝非易事。作为管理者，我们经常对被管理者不满意，作为被管理者，我们又时常抱怨管理者的不恰当。其实都需要换位思考。

作为一名通讯员，要把自己的事情做好，写出好文章，一定要"站高、望远、笃行"。常言道高度决定水平，远度决定境界，二者合一决定事物的立体存在。同样一个事情、同样一个人物，在不同人的眼里是不一样的。如果你站得高，你就会迈步众山低，放眼天际圆。你写出的文章水平就高，境界就宽，读后使人热血沸腾、豁然开朗、斗志昂扬。当然仅仅站高看远还远远不够，还要写作。看好的事情就要去办，看准一个人就要去采访。作为一个记者，时效性太重要了，有时比文章写作质量本身还重要。作为一个记者，什么素质最重要你们比我懂得更多，我不能在这里班门弄斧。

我主要就继续办好《院士通讯》讲一点看法，而且是走出办刊的圈子来讲。要办好一个事情，我通常讲三要素，那就是领导、人才及纲领。

我国有四本名著，我初中时就读过，而且不止读一遍，《三国演义》中，蜀国为何能从小到大，从弱到强？主要有一个好领导，那就是刘备。刘备最大的本事就是会哭，一哭就哭来了诸葛亮，哭来了人才，哭成了凝聚力，哭出了战斗力。当然最后衰落，也是败在了领导，刘备死了阿斗继位，阿斗是什么样的领导？那能行吗？《水浒传》中的梁山领导们很强，先是晁盖有本事，后来宋江也会哭，队伍中也有人才，一百单八将，但无好纲领，本来应该杀到汴京夺了皇位，取得政权，结果硬是要去招安，最后全军覆没。那《红楼梦》呢？既没有好领导，也没好人才，更无好纲领，整天吃吃喝喝，男欢女爱，明争暗斗，糊里糊涂，话没少说，事没少干，但终究一事无成。只有《西游记》，有好领导唐僧，有好人才，有以孙悟空为首的互补团队，更主要纲领明确，一心要去西天取经，而且矢志不渝，人没几个却办成了大事。

　　我们的《院士通讯》，也要学《西游记》，当领导的当好领导，是人才的尽力发挥作用，围绕我们的纲领，办好这个刊物，记录好一段历史，激励一批才俊，同心同德，群策群力，终修成果，这就是本次会议的目的。

古田浅悟
2013 年 11 月 25 日

利用在厦门开海峡两岸消化会议之机，抽时去参观古田会议旧址，以学习并提高自己。

早上，我们的车直抵旧址门口，被二男一女挡住，说按规定外车不能驶进区内。一个较为年长者说话和蔼可亲：一、你们没有取票，要到 800 米外的旅客服务中心去取，不过取票不交费，因为这是革命圣地；二、外车不能驶入园区，不能当作旅游车用。我们只好退回旅服中心，取了票，并问那里的人外车不能入园区，我们怎么进去。一个较为年轻的导游告诉我们，需要乘旅游车，旅游车需要交费但无票。我们只好交费坐车旅游。坐在车上我百思不得其解，旧址门口，验票不交费，堂而皇之，把取票调到后退 800 米的旅游服务中心，你就必用坐车，这样就可以收费，如果把旅服中心建在旧址门口呢？当然也就不用坐旅游车了。

古田会议旧址是一座古庄院。两扇大木门中央将木头雕出四个大字，十分醒目，即"礼义耕种"，这显然是主人对后人的家训。当年共产党人毛泽东主席在这里开会，直至今日修缮多次都没有把这四个字去掉，说明我们需要它。再是想到刚才入门时买票不交钱，是不是就是礼义，而在旅客服务中心那里坐车要交费，是不是就是耕种呢？再联想到后来毛主席提出"抓革命，提生产"，邓小平提出"精神文明和物质文明一起抓"，一直到"以经济建设为中心"，这是不是从中受启发而得来的思想进步呢？

参观中，讲解员讲得十分精彩，说在 1928 年，当时红四军在这里，朱德、毛泽东、陈毅就为"党指挥枪"还是"枪指挥党"进行过激烈争论，仅开党代会一年内就开了 6 次。一会儿是毛泽东任书记，一会儿是朱德任书记，有一次陈毅处于中立状态，结果还当了一回书记。一直到后来提出了"思想建党，政治建军，枪杆子永远听党指挥"，从此人民的军队走上正确建军道路，为夺取全国胜利奠定了思想理论基础。来之真是不易啊！

参观完毕，返程回望，旧址砖墙左侧"保护学校"四个大字映入眼帘，落款为"红军05号"。啊！在那种极端恶劣的环境中，在枪林弹雨中，共产党重视的是学校，要保护学校。时间过去那么长了，目前的条件不知比那时好多少倍，然而，我们是否有那时的觉悟，有那样高的境界呢？

评估 = 评 + 估

2013 年 11 月 25 日

在中国工程院国家重大专项 09 专题评估专家组工作会议上的讲话。此次会议在工程院 316 室召开。专家组长赵达生主持会议。巴德年、桑国卫等院士和时任谢冰玉局长出席会议，参加会议的还有评估专家组成员和 09 专项（重大新药创制）有关人员，共约 40 人。

通过一个多月的协商和筹备，09 专项评估专家组今天正式成立并启动工作。国务院指示工程院作为第三方开展国家重大专项的中期评估工作，我们觉得任务重、压力大，评估质量会影响中国今后一段时期国家重大科技事业的顶层设计及计划落实。工程院要十分感谢今天在座的 09 专项评估组的全体专家，你们是本项研究工作的内行，你们在百忙之中抽出宝贵时间来完成这项工作，不仅是对工程院工作的支持，也是对国家科技事业的巨大支持。

要在短时间内保质保量完成这项工作，我想谈几点意见，供你们参考。

1. 评估要全，这里的全就是全面。要对整个项目有一个综合评估，看它的整体设计、全面布局和总体效果。不能一美遮百丑，也不能一颗鼠屎坏一锅汤。评估只有全面才真实，严防以点带面。

2. 评估要实，这里的实就是真实。不仅是数据要实，结论也要实，查出弄虚作假，以次充好者要一票否决。

3. 评估要严，这里的严就是严格。不依规矩不成方圆，规矩就是自己定下的指标。指标要一项一项来，钱要一分一分数，虽说科学允许失败，但也要把失败总结清楚。

4. 评估要有果，这里的果就是成果。09 号专项的最后结果应该是药品，是临床可用的药品，而且是好药品。好药品是疗效好副作用少，而不是一大堆，目前时尚的指标，比如 SCI 论文，仅用论文是拿来治不了病的。

5. 评估要出招。评估最终目标是什么？的确也有监督考核研究者的意思，但更多是总结前一时期的经验或教训，这叫"回头看"。在此基础上为将来的顶层设计，谋篇布局提供建设性的意见和建议，这叫"向前看"。我们这次评估重在向前看，拿不出高见意味着评估不成功。

我就说这么多，不一定对，供大家参考。现在看来，"评估"二字其实是两回事，我谈的前四点是评，包括评的方式与标准，而第五点则是估，包括估的要求和结论。评估已启动，肯定会不断遇到困难，不断发生问题，相信评估组在赵院长领导下会在前进中解决困难，在解决困难中前进。

改与不改

2013 年 11 月 25 日

在中国工程院常务会《关于改革完善院士制度工作设想》讨论时的发言。本次会议由工程院时任周济院长主持，潘云鹤、王玉普、旭日干、干勇、樊代明、白玉良等工程院时任相关领导及机关的相关同志出席了会议。

关于院士制度改革和完善是在十八届三中全会上提出来的，这足见党和国家对院士队伍和院士的关怀和关心。报告公布后在社会上引发热议，昨晚的电视节目还有专题讨论。这个议题明天还要交给主席团讨论，对此我发表一点儿不成熟的意见，仅供参考。

一、改与不改。院士制度比如选举制度或者说工程院章程，是根据不同时期、不同情况并逐渐完善建立起来的，不能一成不变，不能一蹴而就，也不会一劳永逸，改是必然的，变是肯定的。但改哪些，改多少，得深思熟虑。我们既不要走僵化不变的老路，也不能走改旗易帜的邪路。要改就必须找出有碍院士队伍成长、不利院士发挥作用的地方。根本的东西是要保留的。党中央不是要我们全盘否定，改革和完善本身不是全盘否定、推倒重来。

二、增与不增。适当地增加中青年院士的比例，尽力地增加落后地区和边缘学科院士的增选，一般来讲是对的。但最重要的是注意质量，院士是工程科技界最高荣誉，不是选共青团员，也不是选劳动模范，一定要把对中国工程科技事业做出特殊贡献的人才选进工程院，这样才能保证工程院的权威性和院士质量。就最近几年新进院士的年龄看，平均是 56 岁左右，应该是正常状况了，边远地区和边缘学科人选的院士也在不断增加，这要逐步来，不能操之过急，急过了会适得其反。

三、退与不退。中央决定实行院士退休制度。工程院章程并未规定院士不退休，而且已有院士退休先例，再说，每年都有已退休后才选上院士的。尽管这样，各单位都未实行院士退休，已在社会上形成了院士不退休的印象。我觉得院士亦是公民，就按公民退休制度实行就行了。对于不同单位要挽留那就因人而异，

那一年
我在工程院

卷 四

因单位而异，因工作而异，不用一刀切，好多单位都有不少教授到现在还没退休，本来工程院从来未规定院士不退休，你现在又去搞院士退休制度，有些不合常理。

四、出与不出。决定实行院士退出制度，我们工程院章程中已有这个办法，按照实行就行了，是否还要增加几条，我们机关可以提个提纲，针对目前社会热议的问题然后交给全体院士去讨论。

总之，执行中央决定，我们必须有坚定的态度，但怎么改？改哪些？一定要慎重行事，要多听院士群体的意见，媒体炒作不代表多数群众的呼声，不要太急于求成，没有考虑好就改，改错了，又改回来，那样就比较被动了。

大雁精神

2013 年 11 月 26 日

在中国工程院三局党的群众路线教育活动民主生活会上的讲话。本次会议在工程院 219 室召开，由三局党支部时任书记李仁涵同志主持。先由李仁涵、安耀辉、高战军 3 位局级干部进行对照检查，然后由支部党员逐一进行批评教育，最后由樊代明点评讲话。参加会议的有三局支部相关干部党员，院党办罗莎莎同志出席了会议。

很高兴来参加这次会议。王玉普副书记本来要来的，因为要主持国家重大专项评估综合组会议，他让我代致问候。我们俩都认为，三局自建立以来在党支部和三位局领导的领导下，全体同志百倍努力，承担的各项工作都完成得十分出色，受到院党组、院领导、院机关和广大院士的好评。特别是学术出版工作，紧紧按照"1-2-7"的总体布局和"四聚"的办法，从过去 10 年 100 场到现在每年都将近 100 场学术活动，办得既有声有色，又扎扎实实。当然中间也发现了一些问题，这是发展中的问题，怎样解决这些问题，继续推进全局工作发展，此次党的群众路线教育活动是一次重要契机，给了我们一次机会。回顾一下我们过去走过的这条路，反省一下哪些我们做好了，哪些还没有做好。刚才三位同志的发言，我觉得很深刻，有高度，问题找得很准，原因分析很透，改进定得很实。所以这是一次质量很高的民主生活会。

一、方向要明与求同存异。工程院的工作大大小小、林林总总，我们每天都在忙忙碌碌，千头万绪，院里又要求我们"听话出活"。但是我们一定要始终关注自己工作的主方向，一年的总体目标是什么，一月的重要工作是什么，一天的工作重点是什么？院里有院里的工作，局里有局里的工作，个人还有不同的工作内容及工作方法，这些都应该聚焦在全局上来，这就需要求同存异，这个求同不是同流合污，也不是同仇敌忾，而是同心同德，这就是个人服从组织，少数服从多数，下级服从上级，全党服从中央。我过去讲过，"做人要学会服从"就是这个意思。

二、团结要紧与宽人严己。团结出力量，怎么能把周围的人团结起来，这是一篇大文章，要人人为我，首先要我为人人，要先有舍才会有得。舍局部得全局，舍小利得大利，怎么办呢？最好的办法就是要严以律己，宽以待人，自己做好了，别人就会效仿。严于律己宽以待人，就是把自己的"范围"尽力缩小，给别人以空间，同享一片阳光。

三、办法要多与取长补短。领导要充分发挥每一个人的优点、优势或长处，尽力地发掘和发挥到最大限度，然后聚集成一股力量，优点多了缺点就少了，优势成了主体，劣势就表现不出来了。看一个人最好看他的长处，不要过于计较他的弱点，在你个人眼里所认为的弱点，说不定正是这个人的优势，或者说正好是这个组织所需要的特点或特长。

四、做事要成与事必得果。要做成一件事，要做好一件事是不容易的。工作标准的要求是无止境的，大家说学术工作做得不错，事实上只有更好，没有最好，"1-2-7"的布局，"四聚"的要求都是没有止境的。科技合作能否做好，院士工作站能否建好，我看地方的力量或做法要占70%，而工程院机关的努力可能只占20%，院士可能只占10%，因为这项工作不是院士说了算的，所以这是倒的"1-2-7"即"7-2-1"。学术工作的"7-2-1"依次是播种→选苗→培树；院士工作站目前的7-2-1是铺面→精选→示范。比如现在有1000个院士工作站现在选出个"1-2-7"，即100个由工程院来做，200个由各地方去做，700个由院士自己做。工程院的100个又分个"7-2-1"，即70个由各学部去做，20个由科技协作办公室来管，10个由院里来管，这样有重点就可能取得好成绩，这就叫做事要成。

我觉得，三局要搞好工作，同志们要发扬一种精神，这就是大雁精神。寒冷的冬天来了，大雁要飞往南方过冬，否则全都会被冻死，可遥遥千里，迢迢万里不仅大雁飞不去，老鹰也飞不去。怎么办？聪明的大雁有两个办法，一是发挥集体的力量，先派几只在前面使劲飞，后面的借着气流跟着滑翔，前面的飞累了，后面的冲上去，最后大家就都飞到了，可在我们人类，特别是在知识分子中，人人都强调自己的作用，一个重病人来时五个科参与抢救，最后活了，每一个科都说没有他们科这个病人就死了，可光有他科，这个病人也会死了呀！二是要有领头雁，领头雁的眼睛要好，要辨别方向，一定要带着大家往南方飞，有的领头雁眼睛不好，带着大家飞啊飞啊，最后发现是在原地打圈，结果全都被冻死了。我写过一首歌词，最近请中国音乐家协会赵季平谱曲，谭晶演唱的，放给大家分享。歌词是：

大雁颂

头雁：我力有限，靠你众力搏程；

群雁：我力有限，靠你定向领程；

头雁：遥遥苦辛路，

群雁：浓浓同路情。

头雁：为了那一天，

群雁：启程！

个人与团体
2013 年 11 月 27 日

在中国工程院赴法国医学代表团临行前预备会上的讲话。参加会议的有代表团成员及院机关徐进、李冬梅、朱昱、崔彬强等同志。

刚才徐进局长介绍了此次出访计划，并提出了要求，我完全同意。明天我们就要出发了，多数团员是从北京飞日内瓦，再从日内瓦返京，开会在安纳西。会后我还要带机关同志访问瑞典和芬兰。虽然各位同志都是多次甚至数十次出国，去过不少国家，也很有经验，但此次不一样，最重要的一点是处理好个人与团体的关系。

第一是做好个人。这次赴法的 20 多个成员，每一个都是精选的，都要完成好个人的任务，因为你们不仅是代表你们个人或你们的单位，而是代表我们工程院或者说我们中国。中法医学合作会议联开已是第三次了，第一次是前年开的，也是在安纳西，是关于新发传染病的，我们去了十几个人，我也是中方团长和主席，还作了 1 小时的报告，会开得很好，那次闭幕式法国议会的议长都来了。第二次是在中国武汉召开，也是我任中方主席，时任卫生部长的陈竺都来了，法方来了 60 多个人，会议开得很成功。这是第三次，是关于炎症和肿瘤的，我们拟定了题目，同志们都做好了准备，相信大家能讲好，能显示出中国水平。我还希望大家在会场讨论时，特别是在两次圆座会议上要积极发言，不要冷场，更不要哑场。明年 9 月份，该在中国举办了，我们已经选址西安，主题也是感染或炎症和肿瘤，我们这次参加会议效果要好，要为明年打基础。

第二是关心团体。我们这次是组团外访，跟我们平时不一样，平时我们多是跑单帮，"天马行空，独来独往"。这次是集体行动，任何一位团员出个小问题，都会影响到整个行程、大家的心情甚至会议效果，比如护照丢失，钱物被盗，身体小恙……出门出现意外时不比在国内，在家千日好，出门时时难啊！

只要大家做好了个人，关照了团体，我们就可以圆满完成这次任务，拜托大家了。

研究生态不能缺了医生

2013 年 11 月 28 日

在中国工程院城市生态环境建设国际高端论坛开幕式上的致辞。本次论坛在北京国奥宾馆召开。环境学部主办，郝吉明院士任主席，王如松院士任执行主席。国际城市环境生态理事会主席英国 Douglas 出席并任共同主席。出席会议的院士还有候立安、金鉴明、孟伟、曲久辉、汤鸿霄、魏复盛等，工程院参加会议的有王元晶、姬学、张健等机关的同志，还有来自世界各国及全国各地的相关学者，共约 200 人。

我是医生，我不懂城市生态，但我知道城市生态对人类健康，对医生的工作非常非常重要。

人类大约是在 400 万年前出现在地球上的。衣食住行，最开始是从食与住开始的，那是人类生存的必需条件，不吃行吗？不住也不行。关于住，我个人认为经历有三个时期。

最开始是自然时期，大致经历了 300 多万年。人类在初期没有造房能力。只能倚岩而息，有诗为证"天空是我屋，星星当蜡烛，盖的肉肚皮，睡的背脊骨"。这个时期可用一个"居"字来描绘，"居"字上面那个"尸"部就是岩洞，"十"指的简单生产工具，"口"指的是捡拾的自然器皿。

在漫长时间中，人类逐渐发现和总结出适合人类居住的条件，并因生产力不断提高，可以按人们的意愿来选址造屋，以人为本可以用"住"字来形容，这个阶段就是经验时期，比如南方盖房多为坐东朝西，而北方多为坐北朝南。南方的房盖为双边盖，北方则为半边盖。随着居住时间延长，人们逐渐地能分出哪是好地，哪是差地。有的地方祖辈相传，人丁兴旺，房子越修越多，称为豪宅，如李家湾、杨家村、张家巷、石家庄，而有的地方则越住人越少，断了香火，绝了子孙，成了遗址。经验时期大致经历了数千年。

近数百年来，随着科技发展出现了大城市，可以用"宿"字来代表，宿字上面的那个"宀"代表一定范围，也可以是一个村落，一个小镇，一个社区，甚至一个大城市。在这个范围内住的就不是少数人，而是成百上千或成千上万的人，这个时期可称科学时期。修筑这样一个成"宿"的城市，那适居的因素就多了，不仅有房屋，还有交通、管道……各种社会功能的设立，各种服务体系的配备，弄得不好，就会出现大事，最近青岛油管爆炸就是一个例子。

所以，目前城市出现的问题，怎么去解决？要以人为本去考虑，要从影响人类健康的方方面面去思考问题，这就是城市的生态观，这也是近年最热门的课题，也是今天论坛的主题。今天把大家请来，把全世界最具影响力的专家请来，为我们中国的城市建设切诊号脉、出招献策，就是工程院的根本出发点。谈到生态，我想应该把各行各业的相关专家都找来，不然通常考虑不周，顾此失彼。比如也要请医生来发言。今天参会从事医学的请举手，啊？！就我自己！这少了点，下次一定要补上，人多才全面。希望机关和举办方注意。最后预祝论坛成功。

那一年
我在工程院

828

再访安纳西

2013 年 11 月 29 日

在中法病毒相关性肿瘤论坛开幕式上的讲话。本次论坛在法国安纳西市召开。中国工程院组团由樊代明任团长，曹雪涛院士等共 18 人参会，大会由法国医学科学院院长 Francos Bamard Michel 和中国工程院副院长任共同主席。工程院机关徐进、李冬梅、朱昱和崔彬强等同志，以及中法双方共约 50 名相关学者参加了会议，会议语言为英文，此为中译件。

我很高兴率领中国工程院代表团来安纳西，参加在这里举办的"第三届中法感染性疾病与肿瘤研讨会"。法方特意将本次会议再次安排在安纳西，我想给中国来的同事特别介绍一下，因为他们中很多人是首次来这个地方。安纳西是个美丽的城市，这里位于法国和瑞士边境，是法国萨瓦省的首府，有着"阿尔卑斯山的威尼斯"之美誉，碧玉般的休河从城中流过，河中天鹅自由嬉戏，河上石桥错落有致，潺潺河水流淌，流过闸坝再泻向河中形成瀑布，强竖琴在艺术家的手指滑动下不间断地流出优美的乐章。小城依山傍水，背靠着阿尔卑斯山，南邻安纳西湖，青黛色的远山，以及近处的绿树繁花，构成了一幅世外桃源般的美景。18 世纪法国伟大启蒙思想家卢梭也曾经在这里生活了 12 年，那是他生命中最幸福浪漫的时光。当然，这么好的地方，由于本次会议安排太紧，无暇观光，大家可按自己的头脑和我的话印象一下，为下一次赏光做好准备，其实上次因时间紧，我也没有领略一二，那么下次我们一起再来吧。

不过，我要衷心地感谢梅里埃基金会为会议提供资助，感谢会议主办方法国医学科学院为这次会议的召开所作出的辛苦努力。我也很高兴能在这样一个充分体现法国人民浪漫情怀和友谊的"萨瓦省威尼斯"与在座的各位共同探讨关于生命科学的话题。

中法两国两院近年来保持着良好的合作关系。2009 年，两院院长在巴黎签署了两国开展医学领域科技交流合作的协议。2013 年 7 月，两院新院长在巴黎又续签了合作协议，使两国医学领域的交流得到了进一步的巩固和加强。近 4

年来我们在两国轮流举办了 4 次双边学术研讨会，为两国医学研究人员，特别是青年学者、医生创造了良好的交流平台。根据合作协议，2012 年 9 月，两院在上海世博会法国馆共同主办"中法医学科学和公共卫生研讨会"，来自中法两国多家高校、研究所和医院的 120 多位院士专家对当今世界医学科学领域前沿的关键问题进行了交流。2011 年 10 月，两院在法国安纳西举办"第一届中法新发传染病比较研究研讨会"，我作为中方主席参加了那次会议，会议取得了圆满成功。2012 年 10 月，两院在中国武汉共同主办了"第二届中法新发传染病比较研究研讨会"，作为中方主席我又再次参加了会议。在那次会议上，重点讨论新发传染病和免疫学发展的前沿问题，及时交流和了解了中法两国在该领域最新学术研究动态，加强了中法在新发传染病和免疫学方面的合作。

今天我们又在安纳西共同主办了"第三届中法感染性疾病与肿瘤研讨会"，重点讨论"感染相关性癌症的流行病学和遗传学""慢性炎症和癌症的发病机制""免疫反应和创新的治疗干预"等重大医学问题，这也是中法两国共同面对的问题。本次会议我们邀请了中法两国医学研究和临床方面的高级专家学者和医生，就共同关心的问题展开研讨，开阔视野，提高水平，相信大家会利用这一宝贵机会交流学习，结识朋友。

根据双方商定，2014 年 9 月将在中国西安召开第四届中法会议，关于会议主题及会务安排，今晚我要专门同法方负责人具体商谈，有待后告。

中国工程院将进一步加强国际学术交流，促进国际科技合作，凝聚各国专家和学者的智慧，充分分享感染性疾病的防控经验和研究成果，力争在感染性疾病的预防和治疗技术上取得重大突破，为人类的健康事业做出贡献。

免疫细胞与肠道细菌
2013 年 11 月 29 日

在中法病毒相关肿瘤论坛第一专场的主持词。本次会议在法国安纳西召开，参加人员为中法相关学者共 50 余人。第一专题为主旨报告，分别由中方曹雪涛院士和法国巴斯德研究所的 Chamaillard 教授作报告，每个报告为 2 小时。

本次论坛第一专场现在开始，任共同主席的另一位是法国医学科学院现任院长 Francos Bernard Michel。第一位讲者是曹雪涛教授，组委会告诉我介绍讲者不要用太多时间，好在他的头衔在会议手册上已经有了，不用讲；他在学术上的贡献接下来他自己会讲，也不用我多说。但我还是要介绍几句。曹教授是中国工程院院士和德国科学院院士，现任中国医学科学院院长，只有那里给他发工资（笑声）。您还想知道他更大的头衔吗？他是中国免疫学会主席。您还想知道他比这还大的头衔吗？他还是亚太免疫联合学会的主席。您还想知道他最大的头衔吗？我不知道，将来他自己会告诉您（笑声）。今天，曹教授的报告是"炎症、免疫抑制和肿瘤"（略）。

曹教授的报告精彩、多产、重要、有用。他的报告让我想起了两年前，也在这里，我用 1 小时讲了中国人 2000 多年来怎么抗击新发传染病。今天，曹教授讲的是当代科学家，特别是他自己实验室的故事，讲了免疫系统是怎样杀灭肿瘤的故事，下面请大家提问（略）。

下面请我的共同主席主持讲座，他将请法国巴斯德研究所的 Chamaillard 教授，题目是"肠道微生态、癌变与炎症"（略）

Chamaillard 教授的报告跟我和吴开春教授的很近，因为我们两个是胃肠科医生，天天工作在胃肠道，经常和肠道细菌打交道。大家不要只关注感染、炎症和肿瘤，作为病因或诱发因素，肠道菌群位于感染、炎症之前，当然更在肿瘤之前。我为何提醒大家不要忽视肠菌呢？有两个重要事实告诉大家。就肿瘤发生率而言，消化道的肿瘤占了实体瘤的 60%，远远高于其他器官的，但在消化道，上消化道的胃癌很多，下消化道的大肠癌也很多，唯独位于中间的小肠发生肿瘤少，当然这个部位的细菌也比上面的胃和下面的大肠的要少，而且要少得多，为什么呢？这里有人源性的抗生素，即潘氏细胞分泌的防御素。第二个不容忽视的事实，治愈癌症，而今在全世界有一个非常成功的例子，那就是用抗生素根除幽门螺杆菌后，可以把恶性肿瘤即胃淋巴瘤治好。那么肠道中引起恶性肿瘤的细菌是哪些，把哪些细菌根除后又可以把结肠癌治好呢？我们现在的确不知道。

在中国，我们有一个惊人的发现，就是用中草药黄连素可以把轻型糖尿病治愈，黄连素并不针对降糖的靶点，而是对肠道中与糖代谢和吸收的细菌有抑制作用。曹教授报告人体免疫系统对肿瘤有重要影响，那么是直接杀死肿瘤细胞还是影响肠道细菌还是对二者有作用，这些都是需要重点研究的问题。从以上的事实可以推测，将来可能通过分析肠道细菌对全身的作用，能够阐明目前很多疾病的病因，也能通过分离细菌，将来用其改变肠道菌群或粪菌移植办法来治疗疾病。在中国，我有一个博士生，他用肠粪生态移植法治疗克隆氏病取得了很大成功。那么，将来我们能否将低危或正常人群的粪做生态移植给肿瘤高危人群或肿瘤病人，从而达到降低肿瘤甚至治疗肿瘤的目的呢？大家可以去思考。

朋友请到西安来

2013 年 11 月 30 日

在中国工程院中法病毒与肿瘤论坛闭幕式上的讲话。本次会议在法国安纳西市召开，会期 2 天。参加会议的有中法两国代表共约 40 人。会议语言为英文，此为中译件。

我们的会议很快就要闭幕了，各位印象如何？我的体会是，这是一次多趣、广识、意重并泛用的会议，是一次十分成功的会议。会议开了两天，一共有 26 个报告，其中中方、法方各 13 个报告，内容涉及肠微生态与肿瘤、炎症与肿瘤、感染与肿瘤、遗传与肿瘤、免疫与肿瘤等。讨论十分活跃，每个报告后都讨论不完，昨天下午和今天上午都超过了 1 小时。紧接着的两个圆桌会议也办得相当成功。大家各抒己见，不仅回顾了中法合作 4 年来取得的丰硕成果，而且明确提出了未来 4 年或更长时间双方的合作意向。一方面是做生态的研究，另一方面是肿瘤的研究，两个方面在两国都是热门课题，都得到了双方政府的关注。当然，把微生态与肿瘤，特别是与消化道肿瘤联系起来，过去做得不够多也不够深入，二者中间包含很多未知数，有很多问题需要主动去解决，有些缺口需要去填充，其中包括感染、炎症、免疫、遗传等，从这些因素方面把二者联系起来，我们很可能有重大发现。而且将来也可以将微生态与其他疾病如代谢疾病（糖尿病）或心脑血管病等相联系，前途很广。可以说，圆桌会议很圆满，很成功。

第四次中法会议明年 9 月份将在中国西安召开，我们还剩 9 个多月的准备。昨晚我们已商定，下次会议的主题还是与这次一样，为什么呢？本次会议讨论的应该是世界前沿的课题。特别是这次会议上，几乎所有的讲者最后都提出了一两个急需回答的问题，怎么办呢？就让大家明年在西安回答吧！谈到西安，中国西安可是个好地方，在中国历史上曾有 13 个朝代在那里建都，作为中国古代政治、文化、经济、军事的中心持续了 1000 多年，著名的丝绸之路就从那里开始，世界第八大奇迹兵马俑也在那里。我和此次来的同事，吴开春、药立波、杨安钢、崔彬强一道热烈欢迎大家去那里参会。西安当然不如安纳西漂亮干净，市民也不如这里富裕，所以我们回去后从明天做起，一是打扫城市卫生，干净迎嘉宾（笑声），再是节约钱，为你准备欢迎宴（又是笑声），你们呢？从明天开始，准备发言报告。

好了！我不再啰唆了，否则，法国的朋友们赶不上回巴黎的火车了。下面我宣布，第三届中法学术会议胜利闭幕。

初访芬兰技术科学院
2013 年 12 月 2 日

在访问芬兰技术科学院（Techology Academy Finland）时的发言。应芬兰技术科学院院长的邀请，樊代明率团访问了该院，并与其进行了交流，随团访问的有徐进、李冬梅、朱昱、崔彬强。该院副院长 Olavi Nevanlinna，交流和市场部主任 Niina Suhonen，计划部主任 Johanna Fraki 参加会见。会见时首先由 Nevanlinna 介绍芬兰技术科学院概况，然后由樊代明介绍中国工程院情况，最后双方进行讨论。

首先感谢贵院对我团的热情接待，也带来周济院长对贵院的问候。我们两院有一些共同点，比如都是 1994 年建院，都是 CAETS（国际工程与技术科学院理事会）的成员，也都是在积极地为各自国家的科技经济努力服务，并为建立国际合作和推动国际工程科技的发展出力。芬兰这个国家，人口并不多，面积也不大，为什么全球综合竞争力排在前几名？在这点上芬兰技术科学院做出了自己杰出的贡献。

你们的做法是否可以用三个英文词来总结：1.Promotion，你们通过基础科学与应用科学结合催生了科技和经济的发展力；2.Strenghten，你们通过政府、大学及工业三结合增强了科技和经济的发展力；3.Amplification，你们通过国内与国际合作扩大了科技和经济的发展力。特别是你们的千年奖励计划。Millienium 每两年一次，一次奖金达 100 万欧元，比诺贝尔的奖金额度还要大，重奖之下必有勇夫，你们付出的只是 100 万欧元，催生、激励、增强、放大的生产力或成果可能是 100 倍，1000 倍，或是根本就不可限量。目前，6 个获奖者中，生物医药方面的占了 2 个，日本学者占了 2 个，中国的学者暂时还没有。刚才你们让我从中国科学家推荐候选人，国际合作局回去摸一下底，看农业方面的袁隆平怎么样。医学方面我们主要搞的西医，目前在世界上还不占优势，要是评中医就好了（笑声）。当然，你们设这个奖晚了些，不然中国的火药，印刷术，指南针的发明者肯定是获奖者（笑声）。当然这是指过去，现在中国各方面发展都快，将来肯定有，只要你们继续把这个奖评下去。你们办的高中生夏令营，我看也是明智之举，2013 年有 100 多个国家的 1000 多名高中生报名，最后从 31 个国家中选出了 60 名，其中中国占了 4 位，这就不错了，青年人是世界的未来，将来的诺贝尔奖获得者会从其中产生。

我们中国工程院现有院士 700 多名，其中非资深院士 500 多名，承担 4 项主要任务：1. 咨询，为国家政府提供科技决策的理由和根据；2. 每两年增选新院士，总数不超过 60 名，其中外籍院士为 6~10 名；3. 开展学术及出版活动；4. 开展与地方，企业间的科技合作。

芬兰与我国建交在 1950 年，也就是新中国成立不久就给了我们极大支持的国家。几十年来相互间在科技合作中形势很好，明年 6 月，在中国召开 CAETS 理事会，贵院肯定已得到我院周济院长的邀请，届时出席会议，进一步商讨两国的协作，把我们间的科技合作推向一个高潮。

初访芬兰科学院
2013 年 12 月 2 日

在访问芬兰科学院（Academy of Finland）时的发言。应芬兰科学院的邀请，樊代明率团访问了该院并与其进行了交流。随团访问的有徐进、李冬梅、朱昱、崔彬强，中国驻芬大使馆科技处时任张新民处长参加了会见。该院计划局局长 Arja Kallio 和计划经理 Mikko Ylikangas 参加会见。

昨晚我们从日内瓦飞来赫尔辛基已是凌晨，今晨访问了贵国 TAF（芬兰技术科学院），下午访问贵院，受到你们热情欢迎，特别是刚才你们的介绍，给我留下了极好的印象。总的体会 6 个字，投入大，计划精。

一、投入大。芬兰这个国家只有 500 多万人口，中国人口是你们的 200 多倍，可我国 R&D（科学研究与试验发展）的投入相对数总是在贵国之下。的确，我国最近几十年改革开放，综合国力大幅提升，GDP 总量已居世界前列，科技论文的数量也位居第二，但我们的全球竞争力为什么与你们差那么多呢？科技管理总体来讲有点像弓箭与靶的关系。你们投入那么大好比强弓，但箭能否射中靶这是一个大课题，大文章。箭好比研究单位，这要选好，而靶相当于研究项目，三者做好了，做精了，才能有好结果，所以我们要学习你们的计划本事。

二、计划精。你们的科学院与我们的科学院不同，我们的科学院下设有研究机构，有几万人在做具体工作，他们一方面向上、向社会要钱，一方面还需具体做事，要钱做事这是他们的重要功能。你们下面未设研究机构，主要工作是向中央政府提供科技咨询报告，帮助他们决策。你们掌控有大量研究资金，这一点又像中国的自然基金委员会，并且按国家要求，把它分布到优秀的研究单位和优秀的科技工作者手中，从这个意义上讲，你们担负了中国工程院和中国自然科学基金委两项功能，并将其有机结合，完成得相当不错，这是十分值得我们学习的，而且你们有点像第三方，在开展活动中充分体现出公开公平公正。除了这些工作，你们还根据国内研究动态，适时引入国际力量作为人力、财力或研究思想和技术的补充。

你们的工作与你们的技术创新局一起直接受总理的领导和指挥，这也是很重要的，便于协商、协调、协作。综上所述，这就是贵国为什么科技研究十分突出、十分出色的原因。是很值得我们学习的。中国也在按这种大科学的管理，大科学的协作，或叫集中财力、人力办大事。近年高铁成功就是一个例子，我们中国叫举国体制。当然这只是在某些领域，还只是些个案，还需集成、集中，因此，学习你们的经验是非常重要的。

初访芬兰国家技术创新局

2013 年 12 月 3 日

在访问芬兰国家技术创新局（TEKES，芬兰语）时的发言。陪同访问的有徐进、李冬梅、朱昱、崔彬强，中国驻芬兰使馆科技专员张新民参加会见。TEKES 战略计划部主任 MERJA HILTUNEN 和联络部经理 EEVA LANDKWSKI 接待了代表团，双方互作情况介绍后进行了讨论。

昨天访问贵国科学院和技术科学院，他们都反复提到 TEKES（芬兰国家技术创新局），今天终得相见二位。听了二位的介绍，TEKES 与我国科技部很相似，特别是我们科技部领导的负责 863、973 或重大创新项目的相关局处相似。

创新是促进科技发展的根本手段，我们国家叫创新驱动发展。在人类发展的历史长河中，开始是没有科学研究的，那时是生存驱动生产，生产是为生活生存需要的。以后有些剩余价值，人们就用来从事科学研究，并意欲依次推动生产发展，所以是发展驱动生产的。产业的发展叫生产，生产靠创新，而创新则靠三条路：一是单项技术的重大发明，比如你们的诺基亚；二是靠集成创新，把各行业现存技术集成起来就会引起革命；三是靠原始创新，靠基础科学的研究，应该说后者最具有生产力。然而通常事与愿违，通常是一个在河这边，一个在河那边，各吹各的号，各唱各的调，相互间老死不相往来，基础研究的成果难以应用到实际生产上产生生产力。

你们 TEKES 做法就相当不错，用不同的办法，促进了三种创新，特别是第三种创新，这是很值得我们学习的。非常感谢你们的接待和介绍，我这是第一次来芬兰，我深信这绝不是最后一次，我希望第二次、第三次很快到来。当然也欢迎芬兰的科技工作者或管理者去中国交流，交流不仅增加友谊，交流能互通有无，取长补短，交流还可以碰出新火花，激发新思想，结出新成果。

初访瑞典皇家工程院
2013 年 12 月 5 日

在访问瑞典皇家工程院（IVA，瑞典语）时的发言。樊代明率团于 2013 年 12 月 5 日访问了 IVA，随团访问的有徐进、李冬梅、朱昱和崔彬强。IVA 院长 Biorn.O.Nillson 等一行 5 人会见了中国工程院代表团。

非常感谢 Nillson 院长及 IVA（瑞典皇家工程院）各位领导的盛情接待，首先带来徐匡迪院长和周济院长的问候。中瑞两国友谊源远流长、宋健院长、徐匡迪院长和现任周济院长都是贵院外籍院长，中瑞双方都进行过多次互访，而且已经启动了再生能源、工程机械、生物医药等多方面的合作。

我是从事临床医学的，作为消化科医生，每天用的药都有从贵国阿斯利康、辉瑞、拜尔等公司生产的，也包括很多医疗器械亦是贵国的。在医学基础研究、药品创新与生产、医疗仪器及耗材的研制与生产方面有很大的合作空间和前景，而且中国有很大的市场。中国的中药研究一直不能突破瓶颈，这一点一定要向贵国学习，用先进的科学技术研究中药的前途广阔。双方的科学家和临床学家需要频繁交流，争取在这些方面有所突破。最近，中国发现中药黄连素可以治疗糖尿病就是一个重大发现。事实上在中医书上很早就有人描述黄连素的这种作用。有人说中药的作用是中国人在人身上发现的，这不同于在试验桌上动物身上获得的结果，这种原始的是很可靠的。就像我们西方发明的阿司匹林，其实在 2000 多年前就发现柳树叶或柳树皮的解热镇痛作用，后来发现是水杨酸，再后来才研制成功阿司匹林。阿司匹林这个药很好，它能够解热镇痛治感冒，还具有预防心脑血管病、抗癌的作用，而且疗效肯定。可以这样说，现在发现的中西药能跟阿司匹林媲美的不多。中国的青蒿素也是 2000 多年前就有记载能抗疟疾。现在已经合成了青蒿素，世界上植物能入药的确实不少，中草药是极大的财富，要努力地发掘，发掘需要用现代科学技术。这就是我们合作的空间。

另一方面就是医改的顶层设计，可以说中国政府最近几年大大提高了对医疗卫生的投入，但问题远没有解决。这个问题要解决好，包括美国，也非易事，他们拿出那么多钱来解决这个问题也不令人十分满意。你们的很多做法很好，值得我们学习和采用。关于这个问题，我们可以召开一些论坛，请你们到中国去也可以，我们派人来也行，相互取长补短，把适合中国国情的一些策略、办法学回去，这有助于我国医改的顶层设计。当然，我们的有些做法，比如刚才讲的举国体制办大事情，也可供你们参考。

整合肝病学

2013 年 12 月 6 日

肝脏是人体的重要器官，也是一个复杂器官。说它重要是人体没有肝脏难以存活；讲其复杂，是肝脏"身兼数职"，承担多种重要生理功能，且与其他重要脏器，如心、脑、肺、肾、胃、胰、肠及内分泌器官等相互关联，互相影响。因而肝脏发病，很难以一个症状或一个指标去解析之，肝病治疗，也难以一个症状或一个指标而纠正之。

作为一个肝病医生，必须以整合医学的知识武装自己，不仅要熟知肝病本身的知识，还要懂得肝脏以外各种器官疾病的知识，不仅要懂得肝病现有的知识，而且要研究目前尚未阐明的肝病的本质，只有这样才会成为一名优秀的肝病医生。肝病之复杂，绝非一两本肝病学书籍就可概而全之。现有的知识只是冰山一角，目前对肝脏本身的理解，我们还相当肤浅。因此，对肝病的本质我们所知甚少，因而对很多晚期肝病还束手无策。我个人以为，从整合医学的角度我们应该：

一、从"山穷水尽"找"柳暗花明"

诊疗疾病首先应阐明发病机制，目前对各种肝病发病机制的解析，还基本局限在病象描述、病机推测上，对其本质的认识还是基于晚期疾病时的病理表现。殊不知这时的病理表现通常是多种多样，包罗万象，错综复杂，很难说谁是因，谁是果，谁在先，谁在后，就像一场战斗后，断墙残壁、血流成河，我们很难分清刀光剑影、殊死搏斗的主体或者发生战斗的真正原因。此外，我们对肝病的思维也落于固定方式，以知其然去解析所以然，难免主观判断的错误，如果我们换一个角度换一条思路，说不定可以找到事物的本质，如下以病毒性肝病为例。

1. 肝炎病毒从何而来？这是一个悬而未决的问题。肝炎病毒无论 B 型或 C 型对人的危害性甚大，目前采取干扰素或核酸类抗病毒药，尽管有一定疗效，但病毒每年发生突变者达 25%，终有一天会出现少药可治乃至无药可治。我们至今并不知道肝炎病毒从何而来，到目前为止，我们并未找到动物宿主。从这个意义上讲，那就是高度怀疑是人自己产生的，或者是别的病毒进入人体后与人体某些分子整合而成，还有可能就是人的基因自己编码的蛋白。这种蛋白不仅影响自己，还可以传染给别人。人体自身的基因编码蛋白成为病毒者已不稀奇，朊蛋白就是一个例子。在太平洋的一个小岛上，有一个习惯，人死了别人对其尊重，就是吃他（她）的脑子。有一段时间吃了后人群出现奇异症状，有两个外国人去调查，发现与吃人脑有关，命名为"克－雅病"，他们俩得了诺贝尔奖。后来又有人发现，其病毒其实是正常基因编码的蛋白，由于折叠不一样功能不同，折叠正常就是朊蛋白，其功能与神经正常功能有关，折叠异常就是引起克－雅病，即"疯牛病"的病毒，又得了诺贝尔奖。当然人的肝炎病毒是否属同样情况还需研究，未必就没有这种可能。

2. 肝炎病毒为何只累及肝细胞？肝炎病毒是一种嗜肝病毒，对身体其他器官无害，在其他器官一般也不整合人细胞，比如在肾脏组织内仅存在并不引起病变。把话说极端一点，如果人体没有肝脏存在，即便注射 500 克肝炎病毒也无妨，只是体重增加了 1 斤，肝炎病毒以什么机制亲肝或嗜肝，其实到现在也不清楚，如果我们在肝炎病毒侵肝之前阻断了这个机制，一定对预防和治疗病毒性肝病有重要作用。

3. 肝组织为何易发生纤维化？肝炎病毒侵入肝脏在引起肝细胞死亡同时，最重要的病理特征是引起肝纤维化。在人体内部，引起纤维化的脏器，最多是肝脏，其次是肺和肾脏，在体表是皮肤的疤痕。肝脏为何易发生纤维化，这是一个谜，而且难以逆转。相反，动物很少发生纤维化，包括皮肤受伤后一般都是一期愈合，不留疤痕。在肝脏，即使是用四氯化碳诱发成肝硬化，只要一停药，肝脏就可以很快甚至完全恢复正常，这在人身上是难以做到的。肝纤维化是肝炎病毒致病后慢性化导致病人最终死亡的重要过程，如果研究其机制，像动物一样阻断其过程，这对肝病的治疗具有极为重要的意义。

4. 有些人感染肝炎病毒后为何不发生肝损害？在人群中，比如乙型肝炎病毒感染后，10%~15% 的感染者并不发生肝损害，甚至终身不发生肝损害，并传递给后代。这在有的病毒感染，比如艾滋病感染的夫妇间也已发现同样现象。这些人的遗传背景是什么？据知，在我们现代人体内，约有 5% 的基因不是祖先传给我们的，而是病毒感染的结果，在没有科学的时代，无法阻断病毒感染及传染，只有那些感染而不发病的人生存了下来，并传宗接代，形成了我们现存的人类。现在科学发展了，我们可以寻其原因，并以此来预防或治疗疾病，使患病的群体也可生存下来并传承下去。

二、以"其人之道"治"其人之身"

在肝病病人，尤其是晚期肝病病人，经常出现一些矛盾，甚至极为矛盾的现象，解决起来十分棘手，有时只抓住了标，而忽视了本。比如肝硬化晚期出现血细胞三系下降，水电解质酸碱平衡失调，糖脂肪蛋白质代谢紊乱，通常难说谁是主碍，难以判断。就拿肝功损害与门脉高压，一般只认为前者是因，后者是果。其实有时可相互转化，比如门脉内的变化，通常有"四高"，即与正常人比较，高压、高量、高毒、高凝。比如高毒，门脉内的血液未经肝脏解毒，如果直接注射给另一动物可致其死亡。又比如高凝，一般情况下，肝硬化病人体循环中凝血功能是减弱的，而在门脉内凝血功能是增强的，以致门脉内经常形成血栓，加至门脉高压又影响肝功能，进一步使其恶化，从代偿期迅速向失代偿期发展。因而，近期有人提出要对肝硬化病人的门脉进行抗凝治疗。诊疗肝病，我们必需要有清醒认识，标是假象，本才是实质。

三、先"我为人人"后"人人为我"

肝脏不是一个孤立的器官，我们经常谈到肝胆病学，因为两个器官相邻更近，其实肝与肠、肝与胰、肝与肾、肝与脑、肝与心、肝与肺、肝与全身各器官都有十分密切的联系。肝脏疾病不仅影响肝脏本身，其实作为病因，同时会影响其他的器官，有时以其他器官的表现为主。比如晚期肝病的肝肾综合征，大量腹水，全身浮肿，同时少尿或无尿，表现为肾功能衰竭，此时即便给予静注200mg速尿也无济于事。其实此时的肾脏是正常的，若将其移植给肝正常的个体，还能正常排尿，这就是肝对肾脏的影响。又比如国外发现肾移植后先后5次都出现肾的排异，移植失败，第6次采取肝肾联合移植则排异消失，而且是大量病例观察的结果，这在小肠移植病例也观察到同样现象。当然，肝脏对各脏器的影响形成的后果反过来又会加重肝脏的病情，形成一个恶性循环。如何处理肝对其他脏器的影响，阻断恶性循环？更进一步说，如何处理好肝病时其他受累脏器间的相互影响，比如肝病引起的尿毒症，后者又引起消化道大出血，大出血引起的失血性休克，再继之引起的心肺功能衰竭。这些都需要用整合医学的知识全面分析和统筹解决，不然就会顾此失彼，发展到难以收拾的地步。

四、借"他山之玉"补"自墙之缺"

肝病的治疗目前已到达一个艰难而难以突破的阶段。我们只有借用新手段建立新疗法才能有所突破。比如中药的甘草酸制剂，大家知道，1000多年前，孙思邈的《千金要方》中70%左右的方剂都含甘草，说明其在中药治疗中的地位或作用。但一直到 1948 年，日本和荷兰的学者制成甘草合剂治疗肝病，遗憾的是疗效不高，副作用较多。30 年后，到 1978 年，有人从中提取生物活性体成功，其中 70% 仍为 β 体，α 体只有 30% 左右，α 体对肝病效果好，因为其主要分布到肝组织。到了 1984 年后，人们改进工艺，将 α 体和 β 体倒过来，使 α 体占了 70%，治疗效果大增。再后来，也就是最近几年，人们用化学合成法使 α 体达到 90% 以上，成了保肝的最好药品之一。这就是借中药这个"他山之玉"来提高肝病治疗的典型事例。又比如，肝硬化，特别是晚期，发生肝功能衰竭，白蛋白下降显著，出现顽固性腹水。我院韩英教授等用骨髓间充质干细胞，诱导分化后经肝动脉注入肝脏，显著改善了肝功能，取得了显著疗效，这也是从生物技术中借"他山之玉"来提高晚期肝病治疗的危例。将凡是有利于肝病诊断治疗，乃至预防的好方法、好手段都用到肝病中，无论是物理的、化学的、生物的，无论是中药还是西药，只要能提高肝病的诊疗水平和预防效果都可以去有意识地借鉴，最终实现肝病的整合医学治疗，这就是整合肝病学（Holistic Integrative Hepatology）。

不孝有三，无后为大
2013 年 12 月 9 日

在西安—香港消化内镜会议开幕式上的讲话。此次会议主会场设在西安西京消化病医院国际学术厅，通过有线联接与香港内镜会议会场联开。郭学刚教授主持会议，参加会议的有来自全国各地的相关学者，共约 400 人。

今天农历癸巳年冬月初七，为什么把日子记得这么清楚，说得这么明白，因为今天是我的生日。六十一甲子，早上夫人提醒我，今天说话可要特别一点。

今天上台，面对在场的同道，心情是一样的，可身份不一样，过去是全国消化学会主委，现在不是了。两周前我们在厦门开了换届会，选出了新一届的全国消化学会负责人，杨云生是现任主委，陈曼湖是侯任主委，吴开春和其他三位是副主委。我完全退出消化学会，可以说是"裸退"。好多人惋惜，说我作为上届主委，应该是本届当然的委员、常委和前任主委。还说我作为常委，可以连任五届，为何才三届就全退了呢？我想，主要是为了更好地发挥现任主委、侯任主委、常委和全体委员的工作积极性。通过这几年的锻炼，他们已能胜任学会工作，一定能够把中国的消化事业推向前进。如果我继续留在其中，不要说资历，就是年龄也比绝大多数的大，可能还大得多，留在学会里，我这个人又爱说话，爱表态，他们总会感觉放不开，束手束脚。我们应该相信他们，相信他们一代胜过一代。这次我下来，我院吴开春教授就上去做了副主委。还有一位时永全也进去做了全国委员，他今年才 40 岁，是全国最年轻的，你看多好。如果说自己还要发挥余热，那就是站在台下，站在台后支持他们，有一分热发一分光。要深信后人或后来人比我们强，即便不高明也比我们聪明。

我这辈子经历了五个"学"字，现在已交掉了三个，而且是顺利交接。那就是我 53 岁时交出了"学科主任"这根接力棒；59 岁交出了"学校校长"这根接力棒；60 岁交出了"学术组织"这根接力棒。目前手里还剩两个"学"字，一个是"学生培养"，当老师这根接力棒可能还有一段时间才能交；另一个是"学习任务"，这根棒子恐怕永远交不出去了，因为一个人要活到老，学到老，这样的人生才有意义。

酸是双刃剑

2013 年 12 月 14 日

在全国酸相关性疾病高峰论坛开幕式上的致辞。会议在上海嘉里酒店召开，由樊代明、林三仁教授任主席。此次会议的主要目的是回顾 2013 年 9 月在上海召开的世界胃肠病大会的报告，结合国内外最新文献，以酸相关性疾病为焦点，请专家发表意见后进行深入讨论。参加会议的有来自全国各地的专家，共约 300 人。

今天我们将用一整天来研讨酸相关性疾病。为什么？因为在消化内科领域，有一个不容忽视的事实。那就是酸相关性疾病，比如胃食管反流病（GERD），过去是一治就好，甚至不治也好；可现在有很多病例是治也不好，甚至越治越不好。怎么办？我们是否应该想得宽一点，想得深一点。

人体的胃肠道，最开始是靠父母给我们的一个生殖细胞长出来的。最终形成了前肠（食管）、中肠（胃及十二指肠）及后肠（小肠及大肠）。前者长的是一种鳞状细胞，只分泌黏液；中者长的是多种矮柱状细胞，可以分泌酸性液体；后者长的是更多种高柱状细胞，可以分泌碱性液体。从食管到胃再到大小肠，细胞的种类越来越多，功能也越来越复杂。有点像长江，发源于巴颜喀拉山至重庆那段比较简单，到武汉以后就复杂了，到了上海更加复杂。先说说睡觉的姿势。大家想过我们睡觉的姿势吗？先看动物，蝙蝠是倒挂着睡觉的，所以它的食管下括约肌的厚度是一般动物的 8 倍，这样食物才不会倒出来。马是站着睡觉的，只有一种马躺着睡觉，那是病马。因此，马的食管括约肌是很松的，有时它还可扩张把所食草料返到口内进行再加工。而人本来开始是站着或坐着睡觉的（像猴子和猿一样），后来就躺着睡了，还制作一张张舒适的床，躺在上面舒服，听说人一辈子有 1/3 的时间躺在床上。因此，人的食管下端括约肌就慢慢退化了，有些人退化更快，所以更易发生 GERD。

再说一说吃饭的时间。很早以前，人类吃饭是没有规律，动物更没有规律，一直到现在也没规律。那时人类是抓住什么吃什么，抓不住什么就没吃的，老了、身体弱了，没有能力最后就饿死了，或被其他动物抓住吃了。以后有了能力，开展生产，就有了一日三餐，有了规律。但这三餐的时间跟现在不一样，早上起来先上工，直到太阳升起来才吃早餐；然后再去工作，直到晌午，也就是 14：00—15：00 再回家吃午饭，叫晌午饭；然后再上工，晚饭要到掌灯时分也就是 19：00—20：00，甚至 21：00 点才吃。吃完晚饭是睡觉，现在可不一样了，早上一起来就是吃饭，晚上吃了饭也不是睡觉，而是看电视，过夜生活到甚至到 24：00，哪像我小时候一吃完晚饭后父母就叫我们去睡觉。所以现在的人从早上一起一直到晚上临睡，血糖都处于高水平状态，这对胃肠道是一种什么影响呢？

最后说一说饮食的种类。现在饮食的种类越来越多了。人类在开始的数百万年，吃食是没有选择的，开始多为野果杂草，后来自己耕种就慢慢地吃粮食。物质富裕了，可以有选择了，但还是有限，比如，天天吃肉那是皇帝，月月吃肉那是黄世仁，年年（一年）吃肉那是杨白劳。现在可不一样了，物质极大丰富，虽然对有些人来说还要解决温饱问题，可对大多数而言是要帮他们解决"过饱"问题或"过饱"带来的问题。

上述这些变化，有的经历了数百年或数千年，而有的是就在近几年发生的突然变化，这些突然变化对人体来说还没有来得及准备，适应不了，于是就出现了各种问题。在我们消化道也出现了各种问题，今天就是把大家叫来专门研讨酸相关性疾病的。请大家在一天的论坛中广开言路，畅所欲言，把想说的说出来，通过交流相互提高。胃酸固然对人体十分重要，但多了对人体的危害也很大，轻者影响生活质量，降低工作效率，重者危及生命，因此酸是双刃剑。

下面我宣布本次论坛开幕。

信、达、雅

2013 年 12 月 15 日

在美国消化内镜 *Gastrointestinal Endoscopy*（*GIE*）中文版编委会启动仪式上的致辞。本次会议在上海嘉里酒店举行，由中华消化内镜学会主任委员，*GIE* 中文版主编李兆申教授主持。来自全国各地的编委，杂志主办商爱思维亚公司和赞助商阿斯利康公司的相关人员参会，共约 40 人。

Gastrointestinal Endoscopy（*GIE*）中文版在中国举办，这是一件好事。对于进一步推动中国消化内镜事业的发展，对于进一步提高中国消化内镜医生的水平有重要作用。我有幸被聘为名誉主编，多了一份荣誉也多了一份责任，我感觉任务光荣而艰巨。关于荣誉和光荣，我不用多说了，肯定你知我也知；但对于责任和艰巨，也许就不能说我知你也知了。因为我做过类似事情，曾担任过 *Lancet* 中文版的主编，知道个中酸甜苦辣，搞了 5 年，结果还不错，最终卸任了，松了一口气。后来杨云生教授把美国的 *Gastroenterology* 和英国的 *Gut* 两本杂志引进来办中文版，我应邀出任名誉主编，此次又出任本刊名誉主编。虽然名誉主编的责任不像主编那样直接和重大，但办得不好也脱不了干系。

今天的编委来了 20 多位，多数没来，我们只是开个头，有点像见证一个婴儿的出生，但真要把他养大成人，那人还要很多，下的功夫还要很大。中国消化学界能人很多，我们不一定只局限在消化内镜学会，其实好多专家都是一专多能，消化内镜学会主委李兆申你不能说他不搞消化，他本人就是消化科主任，而消化学会的主委杨云生，其实他天天在做内镜，而且做得很好。有些肝病医生也在做内镜，搞消化的不可能不搞肝病，我的意思是要尽力扩大队伍，集思广益，众人拾柴火焰高，群策群力把这本杂志办好。

要办好这本杂志，我有三个字相送，那就是"信、达、雅"。这三个字是翻译工作的标准，也是翻译工作的最高境界。我借来要求大家，供你们参改。

1. 信。指翻译要忠于原文原意，要原汁原味地把国外的进展介绍给中国读者，这一点我不用多说。词不达意是贬低，词过于意是浮夸，无中生有是虚构，都要严防。

2. 达。达是传播知识要及时，过时的东西不仅落后，而且读者有被小看或被欺骗的感觉。最好是与国外 *GIE* 英文版同时出版，所以每期定稿送印之前就应该送给我们，因为翻译还需时间。*Lancet* 英文版就是这么做的，开始他们不愿意，后来我们翻译中发现了他们不少错误，有的还是大错误，最后他们同意了，这样还可以帮助他们不出错。

3. 雅。雅指漂亮，封面要美，印刷要美，文字要美，装订要美，要图文并茂。这里主要讲一下文字，外国人的表达方式与我们不同，要在力求保证原意不变情况下，用美丽的文字，精炼的文字，读起来让人耳目一新、心旷神怡。这一点难以做到，我经常给研究生改英文，有时改起来费劲，不如自己写；我也给他们改英文翻译成中文的文稿，说实话，有时还不如自己翻译来得快，来得好。

比如昨天是阿斯利康的抗酸药"耐信"上市 10 周年，取得了很好的成绩。他们的庆祝词是"信与你共，十至名归"，不是太通顺，但有很多意思，怎么翻译成英文，我当时翻译成 "To creat well-known reputation nationwide by honest collaboration with you for 10 years, It is me, Esomeprazole"，这样翻译，是否符合信、达、雅呢？

关键中抓关键

2013 年 12 月 16 日

在国家重大专项中期评估重大新药创制关键技术座谈会上的发言。本次会议在工程院 316 室进行，原军事医科院赵达生院长主持会议。参加会议的有中国科学院、中国医学科学院、军事医学科学院、北京大学、清华大学相关课题组的负责人，以及评估组的相关专家及管理人员，共约 30 人。

创制新药中关键技术很关键，中国目前还没创造出令世界注目的新药，其中有一个很大的瓶颈就是缺乏关键技术。大家发言中展示的成绩或者说建立的关键技术都是很重要的，也是难得的，但总体来看还不如人意，还没有达到我们的理想。关键技术要抓关键，大家提出的许多意见和建议都是很有建设性的。听了大家的发言，我想谈三点个人认识。

一要允许失败。创建一个新的关键技术是不容易的，通常有数次，数十次，甚至数百次的失败。比如六六六杀虫剂就是进行了 666 次实验才成功的。科研过程中遇到的常有两种可能，一种是成功，这很少。更多的是失败，但失败是成功的开始，找到问题就是解决了问题的一半。遇到失败时要资助他们去寻找失败的原因和解决失败的办法。假如当年造原子弹，包括现在登月球成功，中间肯定有无数次失败，如果失败就放弃，就不资助了，那肯定就没有现在这样的大成果。

二要从人体中去寻找治病的药品或利用人体自身的物质来创制新药。人体的物质是最本质的，比如说制备药物载体，其目的不外乎是让研制的药品有效，或长效或者说副作用降低。我们可以用很多人体外的材料，包括纳米材料来达到这个目的。但事实上体外物质进入人体常常被肝脏（或其他器官）的免疫系统吞噬，留下来的才在身体相应部位发挥药物作用。其实人体本身就存有大量载体，白蛋白就是一种很好的载体，青霉素进入体内就是与白蛋白结合运输的，那样才能发挥作用。人体以外的物质进入体内还会引致副作用，特别是长期或慢性的副作用更要注意。比如现在很多自身免疫疾病，大动脉炎或栓塞等。

三要为中药的研究创建关键技术。现在中药年销售量超 10 亿的产品已达 50 余种，这是好事，但还要继续努力。今天有两个报告就是这方面的，值得大家学习。既然我们从事的是新药研制关键技术，终极目标是研制出药品，纯基础研究应该向这边靠拢，不靠拢就没有出路，为研究而研究是科学家的兴趣，为需求而研究才是科学的目的。以上三点供大家参考，总之，关键技术是新药创制过程中的关键，我们要在关键中去抓关键。

合纵与联横

2013 年 12 月 17 日

在中国工程院院刊子刊《化学科学与工程前沿》编委会上的讲话。此次会议在工程院 219 室召开。刊物主编王静康院士主持会议。该刊部分编委、工程院机关和高等教育出版社相关同志参加会议，共约 30 人。

首先，我代表工程院，代表周院长，热烈欢迎大家出席这次编委会。这也是工程院的"1+9"院刊中第一个放在院机关举行的编委会，应该是一个良好的契机。表明"*Frontiers of……*"系列期刊作为中国工程院院刊的分刊，与工程院的关系愈发紧密，与工程院的感情愈发深厚，与工程院的发展愈发相联。

还记得，今年 4 月份中国工程院在第五届主席团第 14 次会议上对院刊工作进行了调整充实和部署。决定要建设 1 个综合类刊和 9 个专业类刊组成的中国工程院院刊。半年多来，院刊工作全面推进，取得了较大进展，比如学部主任加入各分刊任主编，编委会不仅在国内进行充实，而且进行了大幅度的国际化调整，增加了大量国际知名学者作为编委。特别是今年 11 月，"1+9"院刊中经中国科协等 6 部委联合组织的专家委员会的严格评审，其中有 4 个刊物被列入"中国科技期刊国际影响力提升计划"，我们这本杂志就在其中，而且评分很高，成为 B 类。这是主编王静康院士、在座的各位院士及各位编委共同努力的结果。现在这本杂志从明年第一期就要成为工程院的子刊了，要求会更高，我想就此提两点意见：

一、巩固 6 年来的办刊经验，这本杂志过去之所以赢得了好的声誉，是因为它有一套好的做法，这些做法一定要好好继承，不能随意改变。办杂志是有规律的，目前国际上订数已达 5000 多，这是难得的，说明国际同行认可、喜欢。你们要坚持报道国内外最新动态和主要成果，始终保持这个化工领域学术交流的重要信息平台。你们挑选国内外顶尖学者作为编委，努力发挥编委作用，采用多元化组稿机制，建立严格的稿件质量保障机制等做法都是十分重要的，这一定要坚持下去。

二、坚持走国际化发展道路。你们办的是一本英文期刊，英文是世界通用语言，但英文期刊不一定就是国际化期刊，这要看有无人读，有多少人读，读后有多少人喜欢，这些人中有多少是外国人。特别要看有多少科技发达国家的外国人读。要达到这个目的，涉及方方面面。今天把大家请来，重点是讨论这个问题。大家把想讲的都讲出来，会后机关整理一下，也可供其他子刊参考。其他子刊的经验我也会介绍给你们参考。总之，主刊与子刊合纵，子刊与子刊联横，共同把工程院院刊办好，这就是我们今天开会的目的。

"1+9" 现象

2013 年 12 月 17 日

在中国工程院院刊 *Frontiers of Agricultural Science and Engineering* 和 *Frontiers of Engineering Management* 两本子刊启动会上的讲话。本次会议在工程院 316 室举行。樊代明主持，工程院时任周济院长出席并讲话。参加会议的有王基铭和尹维伦两位院士（主编），两本杂志挂靠单位清华大学时任程建平副校长，中国农业大学时任柯炳生校长，高等教育出版社吴向副主编及相关人员共约 40 人参加会议。

工程院本届主席团第 14 次会议决定要以 "1+9" 模式办好院刊，这是一个重大决策。关于办好这件事的理由及办法，我刚才在另一本子刊 *Frontiers of Chemical Science&Engineering* 的编委会上已经讲了，在座的有的同志参加了那个大会，而且等会儿吴向副主编和周济院长可能还要讲，我就不重复了。化工那本杂志已经办了 6 年，已经 6 岁了，办得很出色，有很多经验可以借鉴，他们在总结，我会传给你们，供你们参改。我们这 2 本子刊与其他 7 本不一样，我们今天才启动，相当于一个婴儿的出生，大家可能不知道拿刊号有多难，相当于准生证，可不容易。现在要拿新刊号是难上加难，国家出版部门也在搞 "计划生育"，他们是出一个进一个。拿这 2 个刊号，工程院机关，特别是周院长可费老劲儿了，所以我们必须把刊办好。

刚才中国农业大学的柯校长发了言，主要意思我体会是两句话，一句是 "义不容辞"，《农业前沿》这个子刊在他们那里办，他们是义不容辞，意思是感情所在，责任所系。第二句是 "力所能及"，说的是无论从硬件或软件、从资金或队伍，他们都有办好这本杂志的能力，所以我们对这本杂志很放心。清华大学程副校长的讲话让我体会到尽管清华的刊多事也多，他们愿意拿出人力、财力、精力来办好 "管理" 这本刊物，我们也很放心了。吴向副主编详细回顾了工程院 "1+9" 设想以来他们高等教育出版社为此做出的一贯努力，的确是周折不少，但终归是成功了。工程院的院刊由工程院、高等教育出版社和各挂靠

855

大学或研究所三家单位共办，有其特点，有其优势，这是各种力量有机整合的结果。当然做一件事最好一个单位负责到底，可能少些麻烦和扯皮，就像养儿子，最好自家一家养，但若一家养不起或养不好，多找点干爹干妈一起养没什么不好。也许不合理、不合情，但合适就行了。关键看养出的儿子怎么样，养好了亲爹、干爹都有光，养不好或养死了亲爹、干爹都无能。

周院长的总结讲话，我体会四个字。一是理想，一是质量。

什么是理想？我们现在正在办一套院刊，我们想在若干年努力后，会办成形式上、质量上都相似于 *Nature* 或 *Science* 及其子刊那样的杂志。但这个杂志是中国人办的，或者说中国工程院办的，这就是中国工程院的梦，现在时兴梦，比如中国梦。有梦就得想，那就是梦想！梦想实现了就是理想，没有实现就成了幻想。我想办好院刊是能实现的，应该是理想。十几年前，中国的经济要赶上美国听说要 30~40 年，当时我长叹，赶上美国我可能是看不到了。现在看来，我是能看到的，只要不折腾，那么 *Engineering* 与 *Nature* 或 *Science* 的竞争结果我们能否看到呢？我想是可能看到的。

什么是质量？这个不用多讲，大家都知道，国际有国际的标准，我们自己心里也有一杆秤。质量是杂志的生命。要保证质量，有很多办法，要建立规章制度，发挥一切可以发挥的因素，比如请高水平的国际编委，第一期就应该邀请国际大家来写综述或述评。最近美国办了一本 *American Journal of Digestive Diseases*，就请我写了一篇展望，因为我是 *World Congress of Gastoenterology* 的 *President*，题目是 "Holistic Integrative Medicine"。关于如何提高质量，周院长已讲了很多，大家也出了不少主意，我就不赘述了。因为现在已经 12 点，是吃午饭的时候了。

最后，我还要强调一点，明年 6 月是我院召开国际工程科技大会，并纪念我院成立二十周年。我们一定拿出一个"1+9 现象"为其献礼，这个"1+9 现象"就是拿出 10 本英文杂志，一本也不能少，这个要靠我们大家共同努力来完成，刊物的样式应相似，尽量统一，这一项工作拜托高等教育出版社吴向副主编来落实。

稳中求进辩

2013 年 12 月 17 日

在中国工程院传达《中央经济工作会议》文件后的发言。会议在工程院 219 室召开，时任周济院长主持并传达文件，参加会议的有工程院机关的相关同志。

中央经济工作会议的报道已见诸报端，主要精神已基本了解。周院长是中央委员，因此，今天我们听的是"原汁原味"。当然要全面吃透文件精神，那是长期的事。付诸实践更是一项艰巨的任务，由于时间关系我只谈一点认识。

这次中央经济工作会议是在一种特殊形势下召开的，开得非常及时，因为国际经济形势在千变万化，甚至瞬间万变。中央新的领导班子成立以来全力以赴抓群众路线教育，狠刹腐败之风，大快人心，大得人心。同时，我国的经济形势不可能不受国际影响，加之过去累积下来的不少问题，所以上半年经济有下滑的趋势，国家各级预算除军费外，全部都下减了 5%，十几亿人口的衣食住行要靠经济发展，所以中央高度关注。

过去 CDP 的增长，多数省份的很大一部分是靠卖地，再由房地产商建房出售取得的。这样，各地不仅欠了银行大量债务，而且也欠了民众大量债务，房价实际上是虚价。由于房地产的拉动，使钢铁、水泥、煤炭及建筑成本不断升价。如果这个链条一断，必将造成难以解决的经济问题。从历史及国际上看，这条路早晚会走到尽头。公家的地卖完了，就收农民的地，农民没地就往城市跑，农民的地用完以后怎么办呢？这无疑是一个恶性循环。

中央十分明智，要实行改革，要走经济可持续发展道路，提出了稳中求进的思路，十分英明。

关于"稳中求进"还是"进中求稳"的问题，政府、民间一直有争论，一方面发展是硬道理，一方面科学发展才是硬道理。稳中求进和进中求稳是一个事物的两个方面，是对立的统一，应该都是对的，要看放在什么时候，要看所处的时间和地点里什么是主要矛盾。

那一年
我在工程院

卷 四

大家都会骑自行车，骑自行车前进中容易稳，这是大多数人的体会，是容易办到的。而稳中求进则难度加大，要高超技术，那是演杂技的人才能做到的。但进中求稳如果太快，或者遇到烂路或上坡，那也不一定稳，或者说是暂时之稳，摔到山谷中不仅不稳，还可能摔死。经济建设也是这样，我们不能卖血吃肉，也不能卖掉裤子而光屁股买粉涂脸。因为现在稳不稳已成了主要矛盾，如果一味强调进，那就是冒进，是会出问题的。欲速则不达，不仅不达而且会倒退。稳中求进不是不要进，而是边改边进，倘若把自行车改成了三轮车，不仅能进，而且不倒，岂不是更好吗？

买菜有哲学

在中国工程院国家重大专项中期评估阶段成果交流会上的发言。本次会议在北京会议中心召开。工程院时任潘云鹤、王玉普两位副院长分别主持上午和下午的会议，周济院长出席并讲话。首先由 10 个专项组组长汇报 01—10 号专项评估进展情况，然后分 3 个板块进行讨论。参加会议的有 10 个专项总体组组长、评估组组长、相关部委和工程院机关的同志，共计 300 人，其中两院院士约 50 人。

刚才各评估组组长的发言都很好，首先是"回头看"看得很清楚，肯定了各领域在过去 5 年攻关取得的成绩，可以说是成绩卓著。特别是"向前看"看得很清楚，报告了各领域在 5 年攻关中碰到的各种问题。这些问题有的的确是本次评估中发现的，而多数是大家在攻关过程中发生或发现的。这些问题如果不认真解决，就会影响科技的进步。我们在评估过程中发现问题，要实现两个触动，上要触动领导层，或决策层，上要拿出办法；下要触动科学家或管理者，下也要拿出办法。上下联动，立体共为，才能推动重大专项向前发展，才能取得根本成效，取得真正成效。

一是要大事大办。各专项存在的问题不是一个或几个，但要找到真正影响这个专项发展最大的问题，要上下联动，尽快解决。比如科技成果到不了市场的问题，这既是一个大问题，又是一个老问题。问题大说明难度在，复杂因素多；问题老是解决不了。说来说去说到底，它不是一个单纯属于科学家的问题，更多的是高层的领导问题，或者说顶层领导的问题。目前有些媒体把科技和产业两张皮一股脑算到科学家身上，这不太公平。你要让科学家一竿子插到底，他没有那么大本事，因为这是一个社会管理、导向的问题。中国有句土话：群众追求的就是领导提倡的，领导提倡的就是群众追求的，这话说得有一定道理。举个例子，我们四医大（第四军医大学，现空军军医大学）过去创制出两个一类国家新药，结果都没有在省内投入生产，一个到了深圳，一个到了上海，一个转化得了 4000 万元，一个转化得了 5000 万元。为什么？陕西省内的政策和导向不适合新成果开发。所以这个问题一方面要向科学家讲明白，要求他们的成果要有开发或到市场上的成熟度 TRL（Technology Readiness Level）。

二是共事共办。10 个专项中每个专项或大多数专项都存在的问题，这是共性问题，这是我们管理中存在的突出问题。比如科研经费延迟拨款的问题，有个专项到了中期评估了经费才到位 30% 左右，这怎么行？怎么解决共性问题？影响的是全部，涉及专项不能及时投资，这就失去了战机。能否让单位先低息贷款，钱到后再还，或者允许单位预支。总之，要想各种办法去解决，但单位预支的经费，发票在账到后要能报销，不然又没法办理。

三是特事特办。各专项的领域不同，遇到的问题也不同，不能一概而论。有的对一个专项是问题，而对另一个专项可能是优势，所以要特事特办。经费的管理一定要严格，但管理是为了保证科研正常快速发展，而不是限制它发展，要充分发挥科学家在这方面的积极性。比如，经费不能按时到位，就允许单位货款，或者先用预筹款，或者借用其他经费先用，但经费到账后要认账。这跟炊事员买菜差不多，为了保证按时开饭，煮好一顿饭，他必须先要买到菜，买到好菜，而且要买到便宜的菜，要达到这三个标准或至少两个标准，他到市内的菜市场与去市外菜地去买是不一样的，你要作了死规定他就没办法。你一定要他在城市市场用一定的钱买一定的菜，他就买不到菜，或买不到好菜，甚至做不成饭，那我们就吃不成饭了。你看买菜都有哲学，那科学没有哲学吗？国外的科研经费，科学家在应用时是比较灵活的。资金是管多了？管少了？管紧了？管松了？管宽了还是管严了？所有这些问题都是问题，解决不好不仅影响科学家的积极性，而且影响科研工作的进程。

FEM 诞生记

2013 年 12 月 24 日

在中国工程院 *Frontiers of Engineering Management* 第一次编委会上的讲话。此次会议在工程院 218 室召开。会议由王基铭院士主持。参加会议的有王玉普、傅志寰、王安、何继善、殷瑞钰、陆佑楣、孙永福、袁晴棠、汪应洛、胡文瑞、杨善林等 13 位院士和陈劲等另 11 位编委。

今天工程院把大家请来开本刊第一次编委会。刚才何继善主编介绍了办刊的各项考虑，编辑部薛澜教授谈了具体做法，各位编委提了很多建设性意见，总体我都同意。

工程院要办院刊，并要办好院刊，且以"1+9"形式来推动，并计划在明年 6 月国际工程大会上，要将"1+9 设想"变成"1+9 现实"或"1+9 现象"，我觉得这是形势所迫，时代所需，使命所系。

为什么这么说呢？有三件事需告诉大家。

一是中国目前的 GDP 已居世界第二，中国在国际杂志发表论文也居世界第二，中国科技人员的总数已相当于数个发达国家的总和，可我们的科技产出，比如论文还主要是投到国外发表，然后用不少钱把它买回来读。

二是为了提高中国科技英文期刊的质量，以中国科学技术协会为首，联合 6 部委向国家每年要了 1 亿，用于打造 100 个英文期刊。我想，打造 1 个或打造 10 个，没有我们工程院的，也许还说得过去，但打造 100 个，我们的期刊还进不去，那就没法交账了。

三是明年 6 月工程院建院已二十周年。我们拿什么献礼，拿什么向党和国家领导、向全国科技界，更向世界科技界展示？我们应该有自己的平台。

基于上述三条，工程院从今年年初启动了创立"1+9"院刊系列的工作，其中的困难是可想而知的。首先我们工程院机关人手很少，顾不过来，再者国家增设新刊数量在一再紧缩。怎么办？首先，主刊 *Engineering Sciences* 是我院自己办的，相当于自己生的儿子，这个好说。另外，高等教育出版社（下文简称

那一年 我在工程院 卷 四

"高教社")有 6 个带 "Frontiers" 字头的刊物，那是他们和我们院里共办的，我们采取与高教社和挂靠单位合办的办法，相当于抱养或共养儿子。但还有三个学部，过去没有类似刊物，怎么办？必须新办，也就是新生儿子。可办新刊申请新刊号甚难，我们前后基本花了一年时间，个中酸甜苦辣只有当事人明白。现在我们拿到"准生证"了，希望大家要珍惜，一定要生出个大胖小子。而且一定要在明年 6 月份之前生出来啊！为了达到这个目的，除了刚才大家的意见和建议外，我还增加两条：

一是要 Colorful，就是百花齐放，百花争艳，当然首先是要百家争鸣。你们是搞工程管理的，首期的文章中最好不要单纯是哪个领域的，那样你办不过我们其他相应专业的子刊。你们是搞管理的，大家都知道，科技是第一生产力，但不一定能形成生产（或产品）。我认为管理是综合集成生产力来实现生产（或产品）的生产力，是生产力的生产力。所以你们在保证首期中有自己特色的同时，在栏目设置、专业布局，甚至地理布局上都要尽量照顾到，不然读者面就窄了，兴趣就少了。你们可以对其他子刊甚至主刊发表自己的述评，也可以对国外的重大工程事件发表述评。比如现在的雾霾那么严重，都说是人祸，是哪些人惹的祸，又祸害了哪些人，怎么解决这些人祸，又由哪些人来解决，你们就可以发出述评。可现在人人都在埋怨，人人都在出主意，其实谁是真理，谁是好主意，谁也不知道。

二是要 International，就是要天下大同。我们办这本杂志不是专门为中国人的，一方面不是只供中国人读，那样还用英文办啥，用中文就行了嘛！另一方面也不是只为宣传中国人的，专登中国的发现，那样就应该把这本杂志叫"中国 XX 前沿"。人人都知道，杂志上加了中国就不是高水平杂志，不像人家美国，专门要写个"美国 XX 杂志"。我们的杂志就像一个舞台，舞台上既要有中国人，也要有外国人。观众呢？也是一样，既要有中国人，也要有外国人。外方来的稿件，比我们好的要先登他们的，一样好的也应该先登他们的，这就叫不高人一等，但高人一筹。他们比我们差的，但有一定意义的也应该登一点，特别是对我们的有些稀缺专业，更应该考虑到这点。要搞五湖四海，不做孤家寡人。搞国际化，眼界会不断放宽，质量会不断增高，影响会不断扩大，杂志才会越办越好。

总之，今天开会的最终目标，是通过大家的努力，到明年 6 月，我们一定要将"1+9 设想"变成"1+9 现实"或"1+9 现象"。

会泽初感
2013 年 12 月 25 日

在中国工程院云南省会泽扶贫工作推进会暨云南会泽院士专家咨询服务站揭牌仪式上的讲话。会议在会泽县会堂二楼一会议室举行，由会泽县时任县长梁志强主持。云南省科技厅、卫生厅、扶贫办；市科技局、卫生局、扶贫办及会泽县委、县府机关的同志参加了大会。工程院由樊代明带队，谷钰、贾庆广、韩军乾及西安建筑科技大学的相关专家等出席会议。

首先代表工程院、代表周济院长向中国工程院会泽院士咨询服务站的建成并开展工作表示祝贺。我们工程院一行 6 人，4 人昨晚从北京出发，2 人从西安出发，一直到今日凌晨才到达昆明，今晨 8：00 又驱车三个半小时到达会泽。此行主要有两个目的：一是为咨询服务站揭牌，共同见证这个历史时刻。可以这样讲，由工程院机关直接与相应单位共建院士咨询服务站，这是第一次。我们可以直接与这里合作，也可以通过省科技厅间接与这里合作，属于双重领导。二是考察古城改造相关工作，我下午还要给全县 400 余位工作人员讲一堂课，明日上午还要去县医院和县中医医院考查，最后和省、市、县相关同志们交换意见。

党中央国务院对边缘经济落后地区十分关怀。过去有两句话，一句是"毛主席使中国人民站起来了"，一句是"小平同志使中国人民富起来了"。但经济状况参差不齐，既然说是"中国人民"，那就应该是全体人民。由于多种原因，有的地方还不富，甚至说还很贫穷。党和国家对这些地区十分关注，国务院指定我们工程院把会泽作为扶贫点，这是对我们极大的信任。过去我对会泽不了解，这是第一次来，经过调研我发现这里有三大资源。一是文化资源，这里有明清古城，是唐继尧的家乡。后来何长工同志领导的红军在这里从事革命活动，这里群众觉悟高，听说当时三天的宣传就扩大红军队伍 1500 人。二是自然资源，这里的磷、铅、锌矿含量丰富，农产品土豆、玉米，中药材马卡等很丰富。三是生态资源，这里海拔平均 2200 米，在这里生活的动物、植物，特别是人群有抗缺氧、抗低压的能力，这里的人对高（海拔）能上得去，对低（海拔）能下得去。这里的植物、动物，特别是人群的生理及病理状态是天然且理想的观察现场或实验对象，对于开展生态、医药的研究十分重要。但是这里缺乏技术资源或人才资源。

工程院拥有我国各行各业的工程科技高级人才，希望县委县政府提出我们共同的努力领域，我们一定要注意有的放矢，我们要急之所急，想之所想，帮之所需。根据合同的商定，我们要尽快开展第六条至十二条提及的调研工作，做到心中有数。我来前给周院长报告过，我们准备专设一个项目，经费为80万~100万元，专门为这个站相关的院士开展工作。

今天早上我们来这里乘的是省科技厅的车，我们车内一共4个人，我觉得我们4个人的姓连起来就是我们此次来会泽的目的。我姓樊，就是攀登的攀没有手，叫"攀登缺手"，好比我们院士扶贫要有抓手，会泽就是我们的抓手；贾庆广的"贾"中有"西"和"贝"，那是向西部送宝贝，叫"西部送宝"，这个宝就是院士的智慧和技术；秦厅长的秦是"三人植树（禾）"，这三方是指工程院、省科技厅还有会泽同志们的三方合作；最后是司机张师傅，那是"强弓长的"，"长的"指远大目标。所以会泽的合作将这四句话连起来就是"攀登缺手，西部送宝，三人植树，强弓长的"。

最后祝愿工程院在会泽扶贫工作取得成功。

再看会泽

2013 年 12 月 26 日

在中国工程院会泽扶贫调研座谈会上的讲话。本次会议在云南省会泽县政府办公室召开。会泽县时任副县长主持会议。先由会泽县规划局、旅游局、卫生局等相关领导发言，后由中国工程院调研专家、西安建筑科技大学的两位专家发言。然后樊代明发言。工程院机关参加会议的有谷钰、贾庆广和韩军乾等同志。

今天是 12 月 26 日，是毛泽东主席 120 诞辰纪念日。因此，我们这个扶贫会议，具有非常实际的意义。让全中国人民都过上幸福生活，这是毛主席他老人家在世时的最大心愿，也是他一辈子都在奋斗的目标。所以，我们做这项工作，是对他老人家最好的怀念、最好的纪念。

刚才各位同志从自己的工作领域谈了意见，都十分重要，我们带回去好好向院常务会和周院长汇报，并尽快给力抓紧落实。

关于古城改造，这是你们提出的近期目标。国家既然已将这个城市列为古城遗址加以保护建设，这就是一个很好的契机，要抓住。究竟怎么改？该保护的还要保护，保护起来也是古为今用。新建的要与之协调，从现在起，所有建筑都必须要有整体规划，并要有配套建设，新建筑的格调"样式"配色，包括功能既要与古建筑融为一体，建一栋就像一栋，而且要有特点或特色。旅游是来玩，玩的地方要多，越多越好，玩的质量要高，越高越好。古城嘛！玩了一趟让人流恋忘返，希望再来一次，或再来多次才是目的。光玩还不够，要吃喝住健配套，吃什么？你们能否把当地小吃打成美食一条街；喝什么？你们是否有自己的饮料，包括酒类；住哪里？能否打造古客栈一条街，使之成为老客栈；能否打造一条旅游购物街，那里应有会泽特色，服务员的穿戴或口音、举止都要有自己的特色；还可不可以打造一条保健品销售一条街。这些街的功能要各有侧重，各有不同，但是建筑一定要体现古城风格。关于古城的恢复和建设问题，今天西安的专家已作调研，并发表了意见。但这只是粗线条，回去还要细划更细划，使之能够落实，工程院拟立一个咨询项目专门研究此事。总之，你们提需求提功能，而专家更多考虑建筑的事情。

关于医疗扶贫的事情，我今天看了两个医院，给我的印象还不错，就整体规模、医疗设备、开展项目来说，在全国县级医院可列为中等偏上，但人才确实比较缺乏。培养什么人？怎么培养人？这要认真考虑。目前选送人到国内一流的医院去学习，你们的水平现在还达不到，去了可能也学不会，一般一项高技术需要一个团队，需要整体医院的水平才能保证。你们最好选择省内，特别是安排去昆明市一些医院去学习，使自己的水平更加接近他们的水平，也使医院的水平与昆明市内的水平接近，千万不要高不成低不就。在这方面，我与云南省昆明市的医院都比较熟，可以帮你们联系，或代为介绍。来前跟省医院和解放军昆明总院联系，他们愿意与工程院配合，我们可以在他们那里建立院士工作站。我们在那里培养他们的人，他们可以下来或者在他们那里为你们培养人才，这就像扶贫接力赛，这样既可行又有效。

最后，我还想和大家共商一个问题，就是技术对经济的推动作用，今天县委书记和县长因省里有会未参加，请代为转告。我想先从大角度讲一下，我们国家进行了30多年改革开放，已经取得了很大成就。但在新的历史时期，遇到了新的困难，可以说是对我党的严峻挑战。一是缺乏技术，我们的低端产品，靠人口红利来制造已经行不通了，已经饱和了，现在越南、缅甸、老挝的劳动力价格都比我们低，与发达国家比我们的高技术又上不去，这真是高不成低不就啊！二是资源挑战，现在很多资源已消耗到极致，特别是有些稀有资源已经全部靠进口，资源对工业生产是一条链，这条链上任何一个元素被打断，都将影响全局；三是民众的民主意识增强，不允许我们的决策有太多失误，包括对法治建设，反腐倡廉等。怎么迎接挑战，解决困难，推进可持续发展呢？其中三条都得抓，但最为重要的是抓科学技术！提高生产力才能解决根本问题。所以党中央提出创新驱动发展，这是十分正确的。要创新就得抓科学技术，我们会泽的发展也同全国一样，需要技术，需要人才，各行各业都是这样。这才是根本出路，希望县委县政府在引进人才保留人才促进发展中制定和实施特殊政策。昨天下午我去看过"江西会馆"旧址，那是过去逍遥游玩的地方，因为门上的对联是"天地无私贵贱皆为角色，古今如梦往来只换衣冠"，我看有些悲观处世，缺少正能量，于是我仿照对了一联叫"天地无私贵贱皆为角色，日月轮回成败都叫人生"。实际上我是不同意前一种人生态度的，人活一世，总是要做点事情的。有一句话叫男儿当自强，激发主观能动性，才能改变根本面貌。扶贫能起一定作用，但主要是帮，能脱贫还必须靠自己的努力，努力在哪里？就在高新技术的引进或建立，就在创新人才的引进和培养，其中，政策又是保证上述关键问题能得到解决的关键。

苦战一百天办好国际会

2014 年 1 月 7 日

在中国工程院国际工程科技大会筹备会上的主持词。本次会议在工程院318 室召开。会议由樊代明主持，工程院时任周济院长出席会议并讲话。参加会议的有工程院办公厅、国际合作局、学部三局及各学部的相关同志。

这是 2014 年我们开的第一个机关工作会议，主要讨论今年 6 月将要召开的国际工程科技大会的筹备工作。这项工作自本届班子成立以来就开始筹划，我当时讲倒计时，前几年我们是一年一年算，从去年起就是一月一月算了。现在离 6 月 2 日更近了，我们的倒计时应该是一日一日算了。今天是 1 月 7 日，离6 月 2 日不到 5 个月，5 个月乘以 30 天，得 150 天。已经过去 5 天，虽然 1 月、3 月、5 月大为 31 天，多了三天。但二月份只有 28 天，减了两天，所以只剩下146 天。其中有 20 个周末，去掉 40 天，还有一个春节 7 天，东减 1 天，西减 1天，现在满打满算只剩整整 100 天了。我们还有那么多工作要做，有的难度是相当大的，下面请国际合作局和三局学术办分别报告一下各自的准备工作（略）。

通过大家的汇报，我们对办好这次大会充满了信心。目前国务院文件已批、经费已拨、议程已定、会场和宾馆均已定，刚才周院长讲话提出要求就是四个字、两层意思。一是质量，二是影响。质量要高，影响要大。要把这个会不仅办成中国工程科技界的盛会，同时也要办成世界工程科技界的盛会，办好了是向工程院成立二十周年献礼。要达到周院长的要求，我依然报有信心。去年和前年，我们的国际高端论坛是分开办的，由各学部在全国各地办，每个会场仅几个外宾，大家都能办得座无虚席、有声有色。今年是十场高端论坛放在一起办，请来的外宾达 150 人以上，而且听众基本全是院长，还有党和国家领导人出席，还有 CAETS（国际工程与技术科学院理事会）和 UNESCO（联合国教育、科学及文化组织）参加，天时、地利及人和都占，应该是办得好的，办不好应该是我们的责任。但大家不能掉以轻心，从现在开始，我们要各就各位、各尽其能、各负其责。从现在起，除重大任务外，所有日常工作都应该让位于办会，都应该服务于办会。我们各部门工作都很多，但大家心里要有个先来后到，特别要注意轻重缓急。

这次会议不是最后一次会议，我们还将开数次，至少是数次，越到后头可能越频繁。还是那句老话，在前进中发现问题，在解决问题中前进。我们的口号是"苦战一百天，办好国际会"！

总结有道

2014 年 1 月 8 日

在中国工程院三局年终总结会上的讲话。会议在工程院 220 会议室进行。工程院李仁涵同志主持会议，三局全体干部参加会议，每人作五分钟总结。工程院时任白玉良秘书长出席会议并讲话。

2013 年真快啊！一下子就过去了。参加三局总结会，同志们的发言都很精彩。但时间有限，未能让大家全部发挥，好在下面有机会再交流。总结，无论是个人的，还是单位的，说，是一个难事，写，更是一个难事。话越短越难说，遵义会议决议只有 89 个字，四条决议扭转了中国革命的航向；二野打下大西南后，邓小平同志向毛泽东主席汇报，只用了 500 个字，而且讲得很清楚。总结首先需要一个高度，就是所站的高度，站得高才能看得远。女儿小时候和我散步，她经常看到地上有各种东西，这里一分钱币，那里一只蚂蚁，而我地上有什么都看不见，因为她看得低，看到的就是那些鸡毛蒜皮的东西。但我看得远，人高嘛，比她高就看得远，看得到她看不到的东西。比如我们站在华山脚下，我们可以看到很多石头，很多小树，但你站到山头上去，你所看到的就是几座山峰。如果叫我今天作自我总结，我就是两句话：一是"坚持 1-2-7 格局，以'四聚'标准推动学术活动上了一个新台阶"；二是"尽心尽力把院刊从'1+9 设想'变成了'1+9 现象'"。然后前面加一个帽子，就是群众路线教育对思想的提高，后面加上一个明年的奋斗目标，齐了！明年我的奋斗目标是什么呢？也是两条：一是"苦战五月，办好国际工程科技大会"；二是"全面总结，为未来推动学术出版工作更上台阶提供经验"。听了同志们的总结，包括白玉良秘书长对你们的评价。对你们局的工作，我为你们准备了三句话，一是以路线教育为契机，战斗精神大提高；二是以开拓创新为动力，全面工作大发展；三是以互敬互帮铸友情，团结协作大进步。那明年呢？你们把这三项再比较一下，今年不是做得很好吗，明年更好不就成了吗？首先是发扬战斗精神，其次是增强团结协作，这好比一台大车两个轮子，一只大雁两只翅膀，轮子也行翅膀也好，都是为了主目标的实现，主目标就是全面工作，这叫一体两翼。

在新的一年里，每一位同志都要审视和分析自己面临的新挑战。我们共产党执政正面临三种危险或叫挑战，一是技术拥有度问题，人口红利，靠廉价劳动力提高搞生产效能已经不行了，目前越南、老挝的劳动力都比我们低，我们搞低端技术的不行，高端的又搞不了，这叫高不成低不就；二是资源问题，特别是近几十年的发展，很多稀缺资源已经耗尽，需要进口了，不然就会影响工业链，甚至整个工业生产；三是群众的民主意识，公开、公平、公正，不允许我们随便犯错了。那么我呢？也是这样，一是学术上还要发展，技术在哪里？二是过去的各种资源包括学术交流资源，随着年龄职务的变迁已不复存在，随着身份和对自己人生的要求增高，对资源的质量和数量的要求也在增加。三是院士现在晒在大庭广众之中，你不做事不行，不做好不行，不做大也不行。这些挑战需要我们去面对，需要我们去解决，需要我们去总结，自己总结不了，就靠别人帮你解决，这也就是为什么我们要进行集体总结。

好了，我就说这么多，你们会后还有事，还要民主投票选优，春节快来了，祝愿同志们新春愉快，在马年马到成功。

倒行逆施好

——为《内镜逆行胰胆管造影 ERCP》再版作序

2014 年 1 月 13 日

我这个人本性喜欢前冲,从不看好倒行逆施。但本书讲的就是"倒行逆施"。这次又来再版,更加倒行逆施。再次请我作序,这是倒行中的倒行,逆施中的逆施。要是往常,我是不愿接受的。然而此次不同,欣然命笔。

2009 年,Todd 的这本书首次由学刚等译给读者,为内镜工作者带来了福音,现出版社已经售罄。时隔四年,这本书又行再版,可见其在国内医界的重要地位,亦可见国内医者对此书的推崇。这本权威著作的引进在国内广受欢迎,有赖于翻译的精准。学刚带领的翻译团队,大多出自西京消化病医院,译得精,译得准,实在功不可没。四年前,学刚邀我作序,我欣然接受并向大家推荐。今天,还由我向大家推荐此书的再版,证明我当时的推荐是有点儿先见之明的。

学刚是中华消化内镜学会副主任委员,从事消化内镜工作二十余年,对内镜逆行胰胆管造影(ERCP)深有研究,技术精湛,经常在全国或国际内镜会议上与国内外著名专家同台操作演示和交流。对消化学科的发展有自己独特的见解,对学科发展趋势有准确的把握。四年前,学刚翻译此书以飨读者,为的是借用舶来品传播技术,倡导实用理念,同时也推动国内 ERCP 的培训与普及。如今看来,学刚的愿望也已实现。

ERCP,我将其戏称消化科医生的倒行逆施术,如今已成为内镜的重要诊疗手段,而且还在不断的创新发展中。微创诊疗的优点是病人的痛苦小、花费少、恢复快,这也是医学始终追求的目标。目前,消化内镜已成为胃肠道包括胆管、胰腺疾病的重要诊疗手段。内镜下取石和支架放置、超声内镜下对消化道邻近器官的诊断和治疗等日渐普及。

本书最大的特点是实用和全面。作者都是工作在一线经验丰富的内镜医师,从临床实用的角度全面地阐述了 ERCP 的方方面面,尤其是对临床问题解决办法进行了详细论述。本书再版中，对体例安排做了一些调整，增加了术前准备和质量评估等内容，丰富了操作流程，使全书体系更为全面系统，对使用者更有指导作用。希望此书的再版能给大家有更大的帮助。

是为序。

医药互为师

2014 年 1 月 14 日

感谢中华医学会的盛情邀请，这是我连续第三年为中华医学会全国学术年会作报告了。前年初，我报告的题目是"精品战略"，讲的是学校管理，重点介绍了四医大（第四军医大学，现空军军医大学）实施精品战略的办学思想，五年中获得五个国家科学技术进步奖一等奖，以后写成并出版了《治学之道——精》，全书共 1500 页，210 万字，重达 6 斤多；去年初，我报告的题目是"整合医学"，讲的是未来医学发展的必然方向和必由之路，在国内外同行中引起强烈共鸣和不断实践。继后也写成并出版了《医学发展——考》，全书近 1400 页，200 余万字，也重达 6 斤。今年讲什么呢？讲后又能写成并出版什么书呢？

首先请大家认识几个人，是几个古人，他们可是名家，不认识可要影响你自己的知名度。这个人叫华佗，华佗是什么人？毫无疑问，大家都知道，他是一位医生，但他更是一位药师，而且是杰出的药师。他对世界医学最大的贡献是麻沸散，这比外国人发明麻药早了 400 多年，遗憾的是现在失传了。在华佗之前是没有麻药的，病人来做手术，医生的处方是一斤白酒，病人喝半瓶，自己喝半瓶。实在麻不住，就请几个人按住开刀。你看麻醉的"醉"字，一边是酒瓶，一边是卒；一边是"酒麻"，一边是"按麻"嘛！第二个人是孙思邈，他是著名的医生，可他也是药师，是秦巴山区广厚的药材资源养育了这位药圣。他最有名的是《千金要方》，他说："人命至重，有贵千金，一方济之，德逾于此。"接下来这位是希波克拉底，你说他是医生还是药师。还有这位盖仑呢？显然也分不清啊！因为那时是医药不分家！随着历史发展，慢慢地就分家了。去年底，我有幸应邀参加保罗杨森—吴阶平医药奖颁奖大会，认识了两个人。这是谁呀？是吴老，吴阶平老先生，他是一位有名的医生，但他一定不是药师！这又是谁呢？是保罗杨森先生，他是一位有名的药师，但绝对不是一位医生。大家都知道，他们俩是好朋友，感情上亲密无间，但专业间分工明确。到我们现在，医生和药师的分工就更明确了，医生又分成了外科、内科、专科，外科继之又分成神外、泌外、心外、普外等三级学科。药师再分成化学药、中药、生物药，继之又分成了药剂、药效、药代等三级学科。这种分啊分好是好，一个医生对一种病的一个病灶的诊断和治疗会越发精细和精到，但这种分法如果继续下去必然使医学走向歧途。本来医生是治病的人，现在却成了治人的病。所以，我们推出了整合医学的理念及实践。既然我们不能再向微观一股脑分下去，我们又不能也回不到医药不分家的原始状态或原生态。医生和药师已经分家，那只有让它分下去，我们已无回天之力。但医生和药师可以相互学习，取人之长补己之短。一方面相互做学生，另一方面相互做老师。所以，今天的题目就是"医药互为师"。要想相互学习，首先要了解对方的艰巨任务或重大挑战。

一、医生面临的是病人之多

改革开放 30 年来，特别是在大医院，病人的数量骤增。据粗略统计，病人的数量增加了 3~5 倍，病床增加了 3~5 倍，住院费增加了 3~5 倍，医生的数量也增加了 3~5 倍。遗憾的是医生不仅看不完病人，还得不到病人的满意，这在大医院尤为如此，病人为什么会如此增多呢？

1. 寿命延长。新中国成立之初，中国人的平均寿命也就 40 岁左右，现在平均已达 70 多岁了。这多活出来的 30~40 年，人的身体状况也会出现相应变化。我们的基础医学研究和临床实践都还没有也不可能完全跟上。因此，当我们为多活 30~40 岁而感到幸运和幸福的同时，也要为此付出患病的代价。

2. 环境剧变。自然环境这几十年的变化可谓是"急风骤雨"。地震刚过，海啸来了；海啸刚过，SARS（重症急性呼吸综合征）来了；SARS 刚过，雾霾来了……很多天灾本来是数千年或数百年才来一回，可现在是几十年或几年全都碰到了，有的甚至是一年碰到几回。自然的这种剧变，人体根本来不及适应，从生到死酿出各种各样的疾病。现在有的地区育龄妇女的不孕症几达 20%；全国死因统计肿瘤的构成比也已超过 20%。换言之，也就是说 1/5 的人该生生不出来，1/5 的人不该死却死了。

3. 经济改善。过去很多病人，特别是贫穷地区的农村病人，因为家庭经济困难，看不起病，无力就医，很多甚至死后都不知道病因。现在不一样了，经济发展使民众，特别是农民的收入增加，加上新农合制度的建立，农民进城看病越来越多，有的子女如果不把父母送到城市医院，特别是城市大医院看病，都被他人甚至自己视为不孝。

4. 过度诊疗。由于各种先进医疗设备和先进检查项目的出现，很多医院或医生把一些指标的轻度增高视为疾病。如糖稍有增高就是"糖尿病"；血脂稍有增高就是"冠心病"；组织中见到几个不典型细胞就当成癌症来处理……酿成了很多过度诊断和过度诊疗。有人打趣地说，中国有十三亿人口，但有三十亿病人。

引起病人急剧增多的原因还有很多，真是"旧病未止，新病突发"。医生过去还感到力所能及，现在可是力不从心了。

二、药师面临的是药品之多

改革开放 30 年来，药师面临的最大困境是药品骤增。不仅总量大增，药品的种类也在骤增。有人粗略统计，药品总量及种类大致增加了 3~5 倍，药费增加了 3~5 倍，副作用发生率增加了 3~5 倍，药师也增加了 3~5 倍。药品增加的原因是什么呢？

1. 刚性需求。人得了病，付钱买药治病这成了中国人天经地义的事情。治病救命谁都舍得花钱。中国目前已成为全球第二大药品销售市场，仅次于美国。中国有十几亿人口，可能不到很长时间，药品销售量将会超过美国。

2. 朝阳事业。在过去 10 年中，全球药品年销售额从近 5000 亿美元骤升到 1 万亿美元，而且正在以 11% 的速度增长，远远超过世界各国 GDP 总量增长的平均速度。

3. 药物抗性。随着临床用药增多，临床药物抗性越来越严重。我们几乎十年才能生产一个新的抗生素，但临床的耐药菌大致每两年就产生一个；肝炎病毒每年发生变异者高达 25% 以上；肿瘤细胞对抗癌药的抗性十分突出。有人打趣地说，一万个癌细胞首次给予一个单位的化疗药，可将其 9999 个癌细胞杀灭，但剩下的一个产生了抗性并增殖起来，我们则束手无策。你再给它用用过的药 10 倍，在体外给予 100 倍甚至 1000 倍都杀不死。你直接把癌细胞放到药瓶里头，它也死不了。有的癌细胞不给抗癌药了，它反倒就不长了，对抗癌药已成瘾了。为此，近 30 年来，以美国为首的科学家，研究了近 10 万种抗癌药物，试图解决这个问题，但未成功。因为癌细胞一旦对一种抗癌药产生抗性，它对未用过的甚至是结构和功能均不相同的抗癌药同样产生抗性，这就是我们常说的多药耐药性。药物产生抗性了，没有办法，就得不断研制新一代的药物来解决问题。所以在制药领域，我们的策略一直是魔高一尺道高一丈，这样药品就越来越多了。

4. 利益驱使。按照现在的市场管理，药品从出厂到病人手里，中间有很大的利润空间。这些利润潜藏在国家、厂家、经销商、医院及医务人员之中，由于各种利益驱使也致使用药增多，客观地激发了药品上市的增加。

还有很多促进药品骤增的因素。如果照此下去，我们将来有可能出现"从过去的有药可治到将来无药可治"的状况。

三、病人面临的是就医之难

不可否认，由于医生、药师及整个医学界的努力，我们救治成功了数不清的病人，中国人平均寿命的延长与中国医务人员的贡献是分不开的。但是确实也出现了如下的状况，而且这种状况越来越多，越来越严重，那就是不少家庭"人（重病）病了、罪受了、钱花了、命没了、全完了"。病人自己认为，医生都应该把病人治好，他们花钱，是来买命的。钱花了人死了，肯定是医生有问题。或者说没有问题，既然人死了，你就应该还我钱，于是就来找医生还命。因此，杀医生砍医生，去医院设灵堂，让医生背着死孩儿游街的都有，逐渐地出现了"医闹"这个现象，甚至这个职业。医院为了息事宁人，病人一闹就赔，闹得越大赔得越多。政府为了解决这个问题，进行了几年的医改，应该说取得了一定效果。但从全局看、整体看，或者说深层次看，离解决问题根本还有好长好长的路要走。在医疗链上，目前依然存在严重的问题，有人打趣地说："病人看病难、看病贵；医生行医难，行医畏；院长管医难、管医累，谁最帮我们——中华医学会（或中国医生会）"。医改的问题，是一个涉及社会管理中方方面面的事情，也是一个庞杂、系统、牵一发而动全局的事情。作为医生和药师，我们自己应该做什么？我们自己又能做什么？我们向社会和政府的建议又是什么呢？从制药和用药的角度，我们从现在起就必须解决战略、策略和战术等问题：

（一）战略

1. 投入要多。制药是一个高风险、长周期、高成本的行业。所谓风险高，基础研究发现1万个化合物，实际能通过动物实验的不到250个，能进入临床试验的不到50个，最后真正能成为临床药品者大致1个。即便到了临床试验，通过工期的100个药品能通过Ⅱ期者已从过去的28%降至现在的18%，而后者再通过Ⅲ期的仅为50%。所谓周期长，过去研究一个药品需10年，现在已达16年。所谓成本高，过去研究成功一个药品需花10亿美元，现在已达15亿美元。但在中国，去年研制一个药品国家仅投入4000万人民币,国外比国内要高200余倍。国外药厂一般将年销售额的15%~18%用于新药品的研发，而中国的药厂只投入2%~3%。2012年，中国各方面投入药品的研究仅140亿人民币，而国外在其中国药厂投入的研究经费就已达80亿人民币。中国对药品研究的投入不够或投入不力，不仅极大地影响到好药品的研发，而且又大大地延长了药品研发周期，使自己处于极为被动的境地。

2. 建厂要大。改革开放以来，针对国民对药品的需求，中国的药厂逐渐增多，已达上万家，能数上厂名的已达几千家。但就这几千家企业而言，他们总的销售额还不敌国外辉瑞一家的多。而且国外至今仍在相互兼并，近5年每年按150~180家的兼并速度推进。比如近期，辉瑞收购了惠民，罗氏收购了基因泰克，默沙东收购了仙灵葆雅等。过去是大鱼吃小鱼，现在是大鱼吃大鱼。

3. 仿制要少。中国是全球第二大药品销售市场，我们有数千个药厂天天在制药，有数百万医生天天在开药，我们十几亿人口谁都会用药，可我们用的药90%以上都是仿制外国的，仿制的主要是国外过期的化学药，而且仿制出现两种倾向：一是低水平仿制，好的东西仿不了，仿出来的不是好东西；二是高密度仿制，即能仿的都去仿，你仿我也仿，造成中国仿制药品市场上的恶性竞争。

4. 审评要快。美国1993年对新药的审评平均为19个月，到2011年只需9.9个月；而中国审评一个仿制药需2年以上，对1.1类新药则需6~8年，甚至更长。如此长的审评时间将严重影响新药上市速度。

5. 加快中药研究。中药是中华民族的瑰宝，数千年来对于中华民族的生存和繁衍发挥了重要的历史作用。新中国成立以来，特别是近30年来党和政府一直高度关注中药的研究及开发。中药不仅对很多疾病疗效可靠，而且资源丰富且价格低廉，比如每公斤甘草仅6元，但等量甘草酸可值上万元，增值上千倍；又比如红豆杉每公斤仅16元，但制成紫杉醇，则等量价值3万元，增值高达180倍。因此，现在中国已种植600余万亩中药，形成了17个较大规模的中药市场，目前已有1000余个制药企业，中成药的剂型已达45种，市场上已有5000余个产品，年收入已达数百亿人民币。但遗憾的是这只是在国内的状况，在国际中药市场则不容乐观。在世界中药市场，总值约160亿美元，但日本的中药占了80%，韩国占了9%，印度和新加坡加起来占了6%，剩下仅5%才是中国的中药，而且多为原药材（草根树皮）出口，真正成为中成药的不到1%。由于大量原药材出口，中国的很多中药材锐减，比如甘草在20世纪四五十年代全国总量可达200万吨，现在只有35万吨，麝香已下降70%。为了解决这个问题，很多地区号召农民种药，而且在海拔低的地方种植要在一定海拔生长的药材，还施化肥，结果药材不道地，严重影响中药材质量。目前国外很多国家也开始自己种植中药材，比如日本，目前已有3万药农与药材公司签约种植中药材，已引进5000多个中药材品种，已种植成功达50多种。日本不仅种植，而且建立生产车间已达3万平方米，自己生产中药，比如救心丹已销给我国。特别值得注意的是，国外在中国申请的中药专利已达国内总数的10%。非常遗憾的是，针对这种竞争状况，国内少数人还在讲中医不科学，那日本、韩国的就科学了吗？再之，国家对中药研究和生产有很大限制，比如中国2012年批准上市的药品达

518件，其中中药只有37件，仅占7.1%。而且企业乐于重复生产，比如清开灵注射液就有8个药厂在生产，而六味地黄丸、川贝枇杷止咳露、复方丹参片、板蓝根制剂生产厂家达到数十家，相互间形成恶性竞争。

6. 加强生物药研究。生物药应该是对人体最有效，毒副作用最低的药物，比如胰岛素对糖尿病，甲状腺素对甲状腺疾病，又比如疫苗对疾病的预防作用等。因此，国外近年来极大地加强了对生物药的研究和开发。比如2011年全球药品销售额为9560亿美元，生物药达1500亿美元，占15%，而中国市场2010年时生物药仅占7%。2011年美国共批准35个新药，其中29个是生物药，占到83%，而中国2012年国家食品药品监督管理总局批准上市的新药共518件中，生物药只29件，仅占5.6%。

（二）策略

1. 从没有药效中找疗效。药效只是疗效的一部分，大量临床试验证明，有药效不一定就有疗效，反之，疗效不一定就是药效而为之。在新药的研究过程中，大家都习惯去找靶点。目前全世界找到的药物靶点大致有500余种，但没有一个是中国大陆工作者找到的。此后再找已发现相当困难。事实上，人体是一个生物体，是一个整体，阻断一个靶点或一条通路，另一个或另一些靶点或通路就会代偿性地发挥作用。就像恐怖分子要袭击北京，西安是重要一站，好比靶点，但绝非必经之路，他们完全可以通过成都、重庆、昆明……绕道而行，因为人体好像一张铁路网或民航图。比如有一个药叫人参皂甙，对脑卒中治疗效果好而且减少后遗症，但在脑卒中病灶部位，根本找不到它的作用靶点，它是通过进入人体后激活其他部位产生的人体的固有物质对脑卒中病变发挥作用。又比如，我们发现一种止痛药，是中成药，它也不像吗啡、NSAIDs（非甾体类抗炎药）一类有止痛靶点，也是进入人体后激发人体固有的物质发挥止痛作用。还比如，有很多种药物在体外对从病人获取的细菌培养是耐药的，但进入体内却对这种细菌仍然有效。

2. 从没有药理中找道理。药理是道理的一部分，临床试验反复证明，有药理不一定有道理，而有道理未必来自药理。病人体内变化频繁复杂，我们的治疗针对的是病人的一种现象或一种状态，而不只是一个症状或一个病灶，通常没有那么简单。比如美国2003—2006年，对基因治疗投入了15亿美元，试图在这方面有重大突破，结果只发表了25 000篇论文，最后的结论只得到一句话"基因治疗离临床应用还有很长的路要走"。这以事实告诉我们，基因治疗解决的是病人的一种现象或一种状态，绝非一个分子或一个核苷酸。国内的情况更是这样，通过基础研究发现了大量制药的相关分子，但真正离成药还有好长的路要走，真是"分子复分子，分子何其多，哪个更管用，谁也不好说"。我在临床有这样一个经历，小肠移植是排异最严重的状况，我们有一例病人两次移植后都排掉了，大家总在讨论应用 Cyclosporine 或 FKS06 等抗排异药，可国际文献中有肾移植后 5 次都排掉了，到第 6 次干脆做肝肾联合移植就成功了的记录，而且这种病例不少。那么肝在器官移植排异中的作用是什么？是什么分子在起作用？如果能将其分离出来进行普遍应用，这可能没有 Cyclosporine 或 FK506 的药理，但却有抑制排斥的道理。

3. 从常用老药中找新药。老药是通过大量病例长时间在人身上应用得出的最正确的结论和最理想的产品。比如阿司匹林，最早发现其有解热镇痛作用用于人体治病已达 2000 多年，后来发现其有预防心脏病作用，再后来又发现有预防和治疗结肠癌的作用。有人这样说，目前尚未发现能跟阿司匹林媲美的药品。大家对中药黄连应该是人尽皆知，苦如黄连嘛！后来从中提取出黄连素，可用于治疗腹泻或肠道感染。再后来提纯了小檗碱，近期发现用小檗碱可以治疗糖尿病，这在国内外引起轰动。因为找不出小檗碱治疗糖尿病的药理或靶点。其实人吃了含糖物质后，首先要经过肠道细菌作用、代谢，然后才进入人体转为血糖而被利用。人体肠道中负责糖代谢的细菌在不同个体菌群有所不同，其功能也有差异，这就是为什么有的人"吃水都长胖"，而有的人则不然，小檗碱治疗糖尿病可能是通过改变肠道菌群或其比例而达目的的。

用胎粪治疗某些顽固性腹泻这在 1000 多年前的中医典籍中已有记载。用益生菌和益生素治疗不少肠病都有效果。近期，我的学生南京医科大学附属二院消化科的张发明副教授在国内首开"肠菌微生态移植"治疗难治性克隆氏病取得疗效，在国内外引起极大反响，这也是一种老药新用或老法新用的范例。

目前评价一种药品，多数是按照循证医学的原理，如果一个药在人群中有80% 或以上有效，就是一个好药，其实对那 20% 无效的病人用了却是坏药或毒药；反之，一个药如果只有 20% 有效，但对 80% 无效，则这个药不是好药，认真一想，它对那 20% 的病人是确有效果的。这就涉及我们选择适应证的问题。适应证选好了，可能得到 100% 的效果。常言道，是药三分毒，人们只记住了前一句，其实还有两句，叫作"有病病受之，无病人受之"。国内用三氧化二砷治疗白血病就是这个道理。

对于老药新用，国外不乏成功范例，比如"伟哥"就是从对心脏病无效的药品中利用其副作用开发的。又如近期对吗丁啉的副作用，正在开发其催乳的药效。日本早在 20 世纪 70 年代就转向研究我国中药的经典方，而且大见成效。初期，仅在 1993 年一年就发表了复方研究的 103 篇论文，涉方 45 个，其中经典方达 41 个，包括小柴胡汤、黄连解毒汤、柴胡桂枝汤、当归芍药等。后来他们的研究成果因要保护知识产权，再很少发表，可研制成的中成药源源不断销往我国。

（三）战术

1. 学术组织。现在的各种学术组织，分科太细、基本是本专业的小同行在一起。一般临床医学的学术组织很少有药师参加，从事基础的药学工作者就更少了。反之，药学包括临床药学的学术组织也很少有临床医生参加，即使像国家重大新药创制这样重要的学术审评组织也极少有医生参加，相互隔离，甚至相互对立。"各弹各的琴，各吹各的号，人人都使劲，往往全跑调"。

2. 学术会议。现在的各种学术会议涉及的面很窄，也基本上是本专业的小同行在一起交流，别人不知道的自己也不知道。一般临床医学的学术会议，很少有药师参加。反之，药学包括临床药学的学术会议也很少有临床医生参加。将来临床学术会议的代表起码应有 1/5，至少 1/10 是从事药学研究或临床药学的。另一方面，对药学特别是临床药学的学术会议又应该照此进行，只有这样才能相互交流，相互提高。

3. 杂志书籍。在将来的杂志书籍中，不仅编者医药两方面的专家都要聘请，更主要的是临床医学书籍要加入较大量的药学知识。不能只提一个药名或剂量就行了，而且要把药品知识编进疾病病因，发病机制、病理及诊治的章节中去，成为一个整体。对药学书籍杂志的要求也应该是这样，让读者始终有医药不分的体验。

4. 查房讨论。临床查房或病例讨论，必须要有资深和专业药师参加。很多人认为药师只知道发药送药就行，这是完全错误的。我现在主持的临床查房，一般都有临床药师参加，而且要对我的用药进行认真评估，他们必须提前来看我们的病例。我目前的查房，一上午一般看四个病人，两个是病房提供的疑难病例，还有两个是我自选的，不然你让他提供，他不给你疑难的，对于他们自己做错了的他们可能不给你提供。我查房一般解决三个问题：①疑难病例的诊疗；②临床诊疗的思路；③所诊疾病一直到昨天的进展。这三个内容临床药师都必须跟我同步进行，共同讨论。除了药师外，还有营养师、护师也需跟我查房，拿出他们的意见。另外，我还根据病情的疑难程度邀请病理、检验、影像甚至基础的医学科技工作者参加查房，总而言之，是一种创新性的整合医学查房。

5. 用药规范。用药规范十分重要，"不依规矩不成方圆"。美国有药品技术指导原则 480 多个，而我国仅 66 个。国外几乎对每一种疾病都有诊疗指南，而中国在很多疾病方面没有，有的多数是抄国外的，由于东方人与西方人在遗传学上的差别，很多国外的指南对中国是不适用的。比如克隆氏病，西方人每有 *NOD2* 基因多态性，而亚裔人就没有。目前在中国，医生开药随意性太大，北京的一个病人看了 10 家医院，只有 1 家正确，其余都有点儿问题。全国医生那么多，你怎么能让全中国医生，包括乡下医生都能正确地开药呢？一个医生给一个病人开 1 种药，一般不会出错，错了也易调整或纠正，但开 2~3 种药，那危险因素就增高，如果开 5 种以上药品，加上病人的情况不同，那就成了无穷大的影响因素。作为首席科学家，我牵头组织了数百位专家，从每一个病开始，按照国际最新的随机对照试验结果编成了数种治疗方案，并制成软件，医生可以将病人的全部情况输进去，计算机根据病人情况为你选药和配药，直至方案成功。目前已经在 37 家医院应用，医生反映效果很好。当然这个工作不是一劳永逸的，因为药品年年在变，治疗方案也年年在变。所以我们的软件也需不断升级。

结　语

　　总之，医生目前面临病人之多，药师面临药品之多，病人面临就医之难，解决这些问题虽然是一个综合或系统的社会管理问题，但对医生和药师的要求就是要相互学习、取长补短，"医药互为师"。无论在战略上、策略上、战术上都要有一个根本的转变。随着知识更新，经验积累，实践能力提高，我们不仅在制药上将有一个质量上的飞跃，我们还会在临床开药用药质量上出现一次飞跃，到那时，我们的目标是：对一个病人，"不用药治好了病那是上医，用单药治好了病那是中医，用很多药治死了人那是下医"。

隧道技术赞

2014 年 1 月 18 日

在中华医学会消化内镜学分会开幕式上的讲话。本次会议在河南郑州召开，由杨玉秀、令狐恩强两位教授主持，来自全国各地的相关学者 500 余人参加了大会。

本次大会在郑州隆重召开，开幕式是轮不到我讲话的，但由于昨天和今天严重雾霾，上海又开政协会，中华消化内镜学会李兆申主委来不了；中华消化学会杨云生主委还未到，两申（生）未到。"老虎不在家，猴子称大王"，请允许我斗胆代表中华消化内镜学会和中华消化学会，热烈祝贺本次大会胜利召开。

这次来参加大会，恰逢春节前夕，本来时间很紧，难于安排，但和大家一样，最后还是挤时间来了。不过我来参会，还有三个原因。一是令狐教授是主席，他发明内镜下的隧道技术已在国际上得到认同并在国内广泛推广。令狐是山西人，我妻子也是山西人，加上岳父和岳母，我们家的"领导班子"基本上是一个山西班子。这次山西人有出席了，我不来山西班子会不满意，所以应该来。二是杨玉秀教授是主席，他主持的这次会议十分成功。玉秀是河南人，我的老师张学庸教授和师母都是河南人，所以我受的教育基本上是"豫教"。俗话说"滴水之恩当涌泉相报"，那对我是涌泉之恩，无以报答。这次河南人作为主席办会，为我们提供学习机会，我不能不来。三是我是消化内科医生，这次讲的是先进技术，如果不来学习，将来落后了、落伍了，还有饭吃吗？所以应该来。

这次会议的主要议题集中在门脉高压上。门脉这段血管要出了问题，看起来是局部，其实影响全身，同时也被全身所影响。就像郑州、太原这段铁路，过去经常发生问题，不仅会影响自己，也影响全国各地甚至整个铁路网。国家现在新修了高铁或动车来解决这个问题，就像我们令狐教授发明了隧道技术来解决门脉高压问题一样，他的隧道技术就像是高铁技术或动车技术。当然光解决门脉这段那还是不够的，那还只是局部的暂时的，还要想到它对全身的、慢

882

性的影响。我常讲，肝硬化时门脉的变化有高压、高量、高毒和高凝这四高变化，怎么解决这四高还是非常困难的。所以这样的会议不会只开这三次，还会不断地开下去，一个问题解决了，另一个问题又会出现，这就是矛盾论。

一会儿我还要作一个报告，题目是"医药互为师"。这个报告是我为中华医学会全国学术年会特别准备的，10天前第一次在北京讲，反响强烈。今天是第二次讲，我将重点针对上述问题，发表我的看法，这里就不赘述了。

最后再祝本次论坛圆满成功。

评估与结论

2014 年 1 月 20 日

在国家重大专项板块评估组会议上的讲话。本次会议在工程院 318 室召开。会议由樊代明主持,板块评估组组长巴德年院士出席会议。第 08 专项评估组组长戴景瑞,第 09 专项组组长赵达生,第 10 专项组组长陈香美(代表王陇德)出席会议并报告进展情况,各评估组及板块评估组执笔人参加会议。

国家重大专项评估工作从最初接收任务、设计方案开始到现在已快半年了。我们这三个组的评估已取得了阶段性进展,大家非常辛苦,费了一番功夫,掌握了大量的材料,应该说已经有了全面了解,下面的工作是写出评估报告,特别是综合评估报告。综合评估报告来源于 10 个专项评估组的评估结果及意见。中间是否需要召开板块会议组拿出意见,还是各组直接向综合评估组报告,大家有些不同意见,这要等明天综合组会议时再决定。我个人的意见是评估的组织工作,划分一下领域,设一个板块组是必要的,但报告不必要一个板块组,因为各专业发展情况不一样,很难合到一块儿去,与其浪费时间,不如直接上达综合组,以免做无用功。

对于各专项组如何写好报告,我还要讲几点建议。首先一定要提高认识,国家为什么要对重大专项进行评估?就是要在新的历史时期摸清自己的科技底数,这才便于在更高层次上谋篇布局,搞好顶层设计。那么国家为什么要工程院来作这项工作呢?因为我们是第三方,可能更加客观,这样少受各种因素的影响。所以,我们的工作质量很重要,关乎国家的科技发展,关乎工程院的声誉,当然我涉及我们评估组及其专家们的工作能力。

国家要我们来评估,他们需要知道什么呢?文件上是四条,我看主要回答三个问题,那就是成绩、问题和下一步怎么办。要回答好这三个问题,以及回答问题时要避免什么?我个人的意见是:

一、成绩说够,但不能超。说够成绩,这是比较容易的,不需要我们去说,研究者自己会说得最好,那不会漏。我们要注意的是不能超,不能捧。要客观评价成绩，需要我们做减法。讲成绩一定要和过去比，不能把过去完成的扯到现在项目中来；讲成绩一定要和他人比，就是要和国内或国际上的发展相比较，不能把人家有了的自己也算成成绩。特别不要把同一行业因为其他因素比如社会的、行业的发展也算成自己的成绩，其实和自己无关，人家听了也不服气。比如，昨天我参加一个心脏病研究成果的评审，在专利栏他们列举出了 20 多项，细致一看，有 10 多项确实是这个实验室作的，但内容无关，好几项是痤疮的都列进了。论文发表也是这样，这种有点像包装，细想起来，这是成绩不够想法凑，有造假的行为。

二、问题讲透，但不能绕。说透问题这是很难的，需要我们去找，需要我们做加法，项目组不一定会主动告诉你。他告诉你的都是一般问题，共性问题，比如经费到晚了，或者是管理方面的问题。真正实质性的问题，学术上的问题，攻坚方面的问题，他不一定会告诉你。即使告诉你也不直接涉及，绕着圈圈，避重就轻、大事化小、小事化了。这就需要我们有敏锐的眼光，要单刀直入，特别是对于影响，甚至是严重影响重大专项继续发展的问题，包括人和事都要直接提出来，要避轻就重，这才是负责任的态度。

三、态度要鲜明，要有根据。评估最后要的是结果，我想最后有三种结果，一是上，一是下，再就是改了以后上。上比较容易，即使列举出大问题，或者难以接受的问题都容易接受；对于下要有充分根据，容易引起争论，甚至争吵，真正不行的，论也罢，吵也罢，必须坚持原则，当然我想需要下的是很少的，甚至是没有的，但问题必须找出来，这不仅是对党和人民负责，也是对项目组负责。

总之，评估这个工作本身就涉及多种因素，要把评估工作做好是一件不容易的事，评估的最终结果是结论。我们希望这个结论报告写好，这样评估工作也就做好了。

搭桥须知

2014 年 1 月 21 日

在我国转化医学发展战略研究咨询项目成果汇报会上的讲话。本次会议在工程院 316 室召开。会议由樊代明主持，参加会议的院士有杨胜利、邱贵兴、高润霖、付小兵等，以及各专项组的成员共 41 人。工程院机关李仁涵、李冬梅、赵西路、陈宣男等参加会议。

"转化医学战略研究"做了几年，现在到了收官阶段。我们花了很多时间，付出了辛勤的努力，现在到总结的时候了。总结这个成果，我想说两句话。

一是要说"自己"的话。关于转化医学，国内外文献很多，观点并不太一致。前几天我为中华医学会全国年会作过一个报告，叫"医药互为师"。为准备这个报告，我查阅了大量文献或文章，其中也包括前几次大家提供给我的这个项目阶段性报告。我发现，这些报告相互间有很多重叠之处，包括引用的图表，很多都一样，最后我发现都是从一个网站下载的。有些下载的网站不同，其实网站中也是相互转载的。我个人意见，数据资料可以收集引用，但得出的看法、结论一定要是自己的。不仅语言是自己的，文字是自己的，主要思想也要是我们自己的。不能人云亦云。当然别人说得对的我们也应采纳，但不能总是采纳别人的。

二是要说有用的话。转化医学的意义已经说得很明确，国际、国内的做法也不一定去赘述，总是说一样的话或老是一样说话没有意义，关键是要根据国情，根据现状，提出自己的办法。所谓有用就是可以实施的，而不是天方夜谭，避免空谈。大家经常把转化医学比作桥，我们一定要知道桥那边需要什么，桥这边库存了什么，要不然把桥搭好了，却没有实际用处，这也是不成功的。

上述两点很重要，我在这个项目的历次讨论中都有提及，这次到写结题报告了，重申这两点，不然这个报告就不是自己的，或者说没有用或用处不大，要是这样那就是没有完成好任务。

整合肝肠病学

——为《整合肝肠病学——肝肠对话》作序

2014 年 1 月 22 日

在学医前，从动物身上知道了肝的位置。学医后，从动物和人体知道了肝的微细结构、生理功能及其肝受损所致不同的疾病。但我对肝与其他脏器间关联的高度关注，还是直到花甲之年才有的。

关于肝与其他脏器的关系，小时看小说就知有"肝脑涂地""肝肠寸断""肝胆相照"或"肝胆照人"……后来又从中医典籍中发现"醒肝明目"或"肝胃不合"……然毗邻最近，故最被人重视的两个器官是肝与胆，目前写成的唯一专著也只有《肝胆病学》。而对肝—脑、肝—肺、肝—心、肝—肾、肝—胰、肝—肠……之间的关系了解甚少，亦罕有相关书籍出版。

2014 年，第一本《整合肝肠病学——肝肠对话》出版了。此时，我不知道刘玉兰教授及其同事花了多少工夫，付出了多少心血，因为整合医学这样的专著无样书可鉴，全靠大家一点一滴从文献中去收集和整理并分析成章、然后整合而成，在写作方式上亦无前人可仿。

2014 年，第一本《整合肝肠病学——肝肠对话》出版了。此时，我不知道她涉及的相关内容是否完全，分析和注解是否深刻，比如在肝肠有独特的血液循环，有独特的免疫网络，有独特的营养供给，有独特的胆汁酸循环，等等。一时半会，一篇两篇是说不完道不尽的。但最根本的是她瞄准医学未来发展的必然方向和必由之路，开启了整合医学的征程。道路当然是曲折的，而前途肯定是光明的。

2014 年，第一本《整合肝肠病学——肝肠对话》出版了。此时，我不知道她潜在的意义和将来的影响有多大，但我深信，她本身就是一个先行者，作为一种范本，激发起同行对整合医学更多的热情。预计，在不久的将来，一本又一本"整合肝脑病学""整合肝肺病学""整合肝心病学""整合肝肾病学""整合肝胰病学""整合肝—胃病学"……将会不断面世。继之，一本又一本"整合肠肾病学""整合肠肺病学""整合肠脑病学""整合肠心病学"……将会陆续出世。再接着，一本又一本"整合胰脑病学""整合胰心病学""整合胰肺病学""整合胰肾病学"……将会争相问世。到了那时，一个整合医学的医界，一个整合医学的时代必将到来。是为序。

那一年
我在工程院

向前看而非向钱看

2014 年 2 月 11 日

在中国工程院国家重大专项农医药板块评估组会议上的讲话。本次会议在工程院 316 室召开。樊代明主持会议，参加会议的有第 08、09、10 三个专项组和评估组的专家，以及相关部门的领导，其中参加会议的院士有巴德年、戴景瑞、王陇德、陈剑平、强伯勤、桑国卫、侯云德、王辰、徐建国等，还有评估组办公室工作人员，共约 40 人。

正月十五未到，我们还在过年氛围内，今天把大家请来开一个国家重大专项板块评估组会议。因为 2 月 18 日和 24 日院里要分别召开两次综合组会议，在那两个会议上我们要报告咱们三个专项的评估结果，时间已经很紧了。我们今天的会议不是为了"回头看"，也就是说不是讲过去 5 年攻关已经取得的成绩和经验。因为三个评估组通过几个月的认真工作，已经对三个专项取得的成绩有了足够认识，可以说得到了比较全面、比较真实、比较可靠，也令人十分振奋的成就。我们今天的会议主要是为"向前看"，也就是在总结过去成就的基础上，结合各领域国际前沿，结合各领域在国内的发展现状，包括你们自己的研究进展，提出未来 5 年的打算，为上报国务院做好准备。

各专项要在 2 月 15 日前上交你们的报告，今天农业专项组已撰写成文了，而医、药两个专项组还只是 PPT，还需要形成文字稿，大家要把今天各位院士专家的建议吸纳进去。当然有取也要有舍，最终以你们专项组的主流意见为主。写作的时候不要太宏观，也不要出现太多文学性描述，不能笼统地说"转基因还要做，新药品还要创，传染病还要防"，这是我们所要的最终结果，是以领导人的身份才能这样说的。我们要实打实，但又不能长篇大论，太具体不行，我们要的是战略考虑，不要战术层面的细究。大家可以准备两个版本，长的一个交板块写作组参考；短的一个要有点像摘要，供将来综合组参考。我个人认为，无论是长的或短的版本，都要包括三方面内容。

第一是 What，回答要做什么的问题。这要求一针见血，直来直去，涉及的内容一定要是影响国计民生或科学发展的重大问题。比如农业方面的转基因，转基因只是一项技术，在国外已经很成熟了，我们通过前5年的研究在动植物都很成熟了，在接下来的5年不可能还是为技术而技术，如果这样就很难得到认同或批准。应该是利用转基因技术来解决问题，比如粮食短缺或农业病虫害问题。解决问题就是目标，要目标导向，用其他方法也能解决的问题不一定要用转基因办法去解决，那叫高射炮打蚊子，一定要是常规方法或简单方法解决不了或解决不好的问题。转基因研究在农业方面还没有进入产业化阶段，可能是两个方面的原因，一是技术成熟度不够，还没到进入产业化的阶段，这是科学问题；还有一个是政府和民众的接受程度，这是一个社会学问题。习近平总书记早就说了对于转基因技术，一要安全可靠，二要自主创新。我们不能总是停留在依靠领导支持、依靠领导说话、依靠领导态度这个层面，要用科学的数据和办法去回答好上述科学问题和社会学问题，这样才能推动转基因技术在农业方面更上一个台阶。

第二是 Why，回答为什么做的问题。这一定要结合国内、国际背景，提出充分和充足的理由，要用事实说话，要用数据说话。切记不要把专项以前的很多成绩算在专项头上，也不要把现阶段与专项无关的其他方面的成绩算到专项头上。这不是张冠李戴，就有贪功之嫌，容易引起异议，甚至非议。拿出来的东西一定要合情合理，让别人心服口服。

第三是 How，回答如何做的问题。我们提出的方案在规模、程度、时效上都要合适，一定要今后办得到的，不能做语言的巨人行动的矮子。比如传染病专项，乙肝观察人群要达到3000万人，如果每人接受观察前做一次肝功检查需200元，那就要60亿；在接受观察后再做一次肝功检查，再200元，那又是60亿，仅肝功检查就120亿，其他还什么都没做呢！又比如，重大新药创制专项，你们研制药品是否也应有一个组是针对重大传染病专项涉及的重大疾病。因为同为国家重大专项，一个说重大传染病重要，那你们研究药品的专项当然应该跟上，不能一边自己在研制新药，一边还要吃国外的药，这个就有些矛盾了。

总之，大家的意见比较统一，就是三个专项在下一个5年要继续做下去，那执笔组就要把大家的意见写出来。调查是一种功夫，评估是一种功夫，现在到了发挥写作功夫的时候了。我相信大家能把这项工作做好。我们的"向前看"是为了三个科学领域的继续发展及其为国家民族带来利益，而绝不是为了保留某个项目，将来继续向国家申请经费支持，也就是说不是简单地向国家要钱，不只是"向钱看"，而是"向前看"。

依法治国好

2014 年 2 月 11 日

在中国工程院学习讨论中央有关依法治国党组会上的发言。本次会议在 316 室举行，工程院时任周济院长主持会议，潘云鹤、王玉普、旭日干、干勇、谢克昌、樊代明等参加会议。

党历来注重依法治国，我坚决拥护、完全支持。我国宪法规定的政体就是党的领导、人民当家作主和依法治国。有不少人问，是党大还是法大，是领导大还是法大。回答应该是，法是党根据人民意志，领导人民制定的，同时党又是执法守法的模范。"文化大革命"不依法办事，给国家民族带来灾难，这是不可忘记的。改革开放三十年，经济发展了，但法治没有完全跟上，出现了许多新问题。为了保证我们国家的正常发展、有序发展、安全发展和可持续发展，我们必须大力倡导和积极实践依法治国，要真正做到依法治国，我们必须科学立法，严格执法和自觉守法。

一、科学立法。近几十年来，国家在立法方面已经做出了前所未有的成绩，但就立法的广度甚至深度来讲，与发达国家相比，与我国社会经济发展及人民的需求相比，还有相当大的差距。因此，在很多地方，甚至是很多领域还缺少法律保障，甚至无法可依。加强依法治国，首先要求我们全面及时地在各行各业立法。尽快形成中国特色的法律系统，这样才能依法行政。一事当前，不能以领导的态度或批示为准，要克服以权代法，以权压法。之所以出现这种现象，说到底，最根本的原因还是法律不健全。

二、严格执法。有了法律，不能视其为儿戏，要严格执法，不能拿来主义，西方有些国家的法律在中国是不适合的，因为国情不同，社会制度不同，民族信仰甚至社会价值观不同，因此有时是行不通的，在法律面前要人人平等，要公平、公开、公正。比如北京的招生就不平等，上同一所高等院校甘肃考生的考分要比北京户籍的高 100 多分，很不公平。听说在北京的一个建筑工地上，

那一年我在工程院

卷四

有两个同龄人，一个是甘肃人，是包工队长；一个是北京人，是大学毕业后来这个工地组织施工的工程师，结果通常是工程师在施工时听包工队长的，因为后者更聪明，且有实践经验。后来一打听，两个人当年报的是同一所大学，甘肃那个学生还比北京的高了近100分，但未被录取，后来无大学可上，当了民工，成了包工队队长。这是不公平的典型例子。

三、自觉守法。对于广大民众，要开展广泛的群众教育活动，倡导自觉守法。现在"法盲"很多，一事当前，要么找熟人拉关系，要么就是盲目行动，不用法律保护，经常酿成大祸，甚至灭门血案。美国公民在交税前首先是请教律师，找律师是要付费的，但交税找律师可以尽量少交，可以用法律来保护自己的利益，而在中国不少人是想法逃税、漏税，有的还美言曰"合理避税"。要使全体公民都知道，不守法是要付出代价或昂贵代价，甚至是生命代价的。

有人说，美国政府怕人民，中国人民怕政府，这是从个别极端例子来说的，这说明我们对依法治国还不了解，认识不清，但真要做到依法治国，必须科学立法，严格执法和自觉守法。

那一年
我在工程院

代言比发言难

2014 年 2 月 12 日

在中国工程院讨论国际工程科技大会中央领导讲话提纲会上的发言。本次会议在 221 室召开。董庆九同志主持，谢克昌、樊代明出席，参加会议的还有办公厅和国际合作局的同志。

该项工作自 1 月 18 日周院长主持筹备会议以来，同志们下了很大力气，现在大体框架和设想已理出来了。听了上述同志的介绍，先谈几点建议，不一定对，最后由谢副院长定夺，他有经验，而且他是专门负责这项工作的。

今年 6 月上旬，一共两个大会，中央领导都要出席，但侧重点不一样。两院院士大会是关于两院的工作，而国际工程科技大会是工程院一家办的，主要涉及工程与技术，而且在前面开，所以一定要突出工程院与工程的特色。

习总书记和周院长的讲话都是在开幕式上发表，一前一后，有些观点或词句不可能没有重复。但重复不能太多，特别是主题意思要有明确的侧重才对。我个人认为他们都会涉及世界工程技术和中国工程技术；都会涉及工程技术的历史，现状和未来；都会涉及工程技术的作用和地位；都会涉及他们对推进世界和中国工程技术发展，从而推动世界和中国经济和社会发展的看法和态度。但不同的是习总书记要讲的是一个政治家对工程技术的看法，是关于一个大国领导对中国乃至世界工程技术及其从业人员的关注度和支持度；比如邓小平同志提出科技是第一生产力，这就是当时中国最高领导人对于科技，包括工程技术的态度。而周院长讲的是一个科学家对工程技术的看法，是关乎一个工程院领导或代表一大批工程师对国家民族发展的关注度和使命感。我觉得更多要讲根据目前经济社会发展的总要求和面临的挑战来诠释工程技术的作用，来阐明中国工程院的使命，来提出加强中国工程技术发展的战略、策略和举措。比如加速最新技术的发明和整合，比如加快和加强国际间合作来加快和加强工程技术的互享、互用和提高等。

关于"北京宣言"，要站到世界或国际工程界角度，向全世界各行各业、不同阶层特别是工程技术的从业人员表明态度。那要从工程技术的定义说起，其中包括现状、挑战、战略、管理等。写好这个宣言，要注意两点，一是要将过去的宣言加以复习、消化，这次宣言的写作不外乎去掉旧的（或不适用的），加上新的，这样做既有根有据，又省力省时；二是写成的初稿要交给各国的代表讨论，提出修改意见，最后达成共识。

上述意见仅供参考。写成的稿子还要别人审定，最终要领导审定，你们只是代言。一般来说，代言比发言还难，你们要有思想准备，但相信你们一定会成功。

事半功倍

2014 年 2 月 12 日

在中国工程院"知识中心——学术活动专业知识服务交流建设工作"部署会上的讲话。此次会议在 211 室召开。由易建同志主持，一局、二局、三局及学术出版办公室相关同志出席会议。会上先由易建同志布置工作及要求。然后提问题，最后由樊代明讲话。

这项工作筹备已有一段时间了，目前已达成热阶段。今天把大家请来，就是启动并布置这项工作。可能大家觉得刚过岁末年初，各项工作都很忙，你们又来添乱，觉得很烦。其实，事怕开头难，真正做起来了，可以起到事半功倍的效果。做好了这项工作，起码有三个好处。

第一，记载成绩。我们的学术活动，每年按近 100 场开展。本届班子 3 年多来，已进行了 300 多场，在工程院和全国学术界引起了重大影响，不仅数量有大幅增加，而且质量更有提高。但这是综合影响，真正要真凭实据、有板有眼地总结，我们还有困难。在座的很多同志都在自己各自的学部做出了贡献，但让你们具体概括，恐怕能说完整、精确的不多。因为这些材料都是零散的、纸质的、不集中，也不便于集中。就像拍电影，到处采风，但还没有剪辑，剪辑是要有取舍的，要去粗取精。有的工作做了一大堆，堆了一屋子，但形不成总结。

第二，提高水平。每一次开完会后，通过录入系统，将各种材料不仅收集并类而且可以进行全面总结。总结本身就有一个提高，从中可以发现，我们在开展学术活动时哪些做好了，哪些还有欠缺，今后应该做些什么，必要时还可以请当事人弥补，这样做不仅自己的工作能力肯定会提高，而且掌握应用计算机贮存资料、分析数据、评判结果的能力也会提高。

第三，扩大影响。建设这样的数据库，或叫平台，不仅是为自己，而且为工程院积累了资料，更重要的是平台开放后可让更多的人进行学习和利用，让知识成为法宝，成为生产力，同时也扩大了工程院在社会上和科技界的影响力。

综上所述，咱们做的这项工作是有多重意义的。不仅为己，更多利人；事出现在，功在未来。现在的付出，将来会得到加倍的报偿，这种事半功倍的事何而不为呢？

在中国工程院科技重大专项中期评估板块评估交流会上的报告。本次会议在 316 室召开。潘云鹤同志主持，参加会议的有中期评估领导小组及专家组的成员，其中有徐匡迪、王玉普、樊代明、王礼恒、巴德年、赵文智、陈左宁、吴德馨、李幼平、李培根、林忠钦、郭东明、杜祥琬、钱易、戴景瑞、陈剑平、王陇德、陈香美等院士；还有综合报告起草组、科技部有关领导和评估工作办公室及各板块工作组、各专项秘书组的成员，共约 80 人。

遵照国务院领导指示和国务院研究加快推进科技重大专项有关工作会议的精神，按照《国家科技重大专项中期评估工作方案》要求，我们生物医药板块评估组在"转基因生物新品种培育""重大新药创制""艾滋病、病毒性肝炎等重大传染病防治"三个重大专项（称转基因专项、新药创制专项、传染病防治专项）中期评估报告基础上，经过综合调研、座谈总结，初步提出了本板块报告，其中包括取得的五项成绩与经验、存在的四个主要问题、国内和国际发展变化的三种趋势和下一步的四条建议，称之为"五四三四"。

一、取得的成绩与经验

（一）对打造中国经济升级版的贡献

转基因专项促进了我国生物种业发展，转基因抗虫棉产业化稳步推进。至 2013 年，培育抗虫棉转基因棉花新品种 102 个，累计推广 3.5 亿亩，国产抗虫棉份额达 95%；第二代转基因棉花纤维品质改良并取得突破性进展。转基因生物新品种培育研究进展显著，抗虫水稻、转植酸酶玉米获安全证书，已具备产业化条件。

新药创制专项带动了新药产业发展，推动了我国制药行业迅猛发展。2012 年我国制药行业产值（1.5 万亿），为 2006 年的 3.3 倍，实现了直接经济效益 800 亿，产业间接效益 3000 亿。企业创新能力明显提升，创新意识显著增强。

2012 年，产值过 100 亿的企业已达 9 家（2008 年，2 家），突破 300 亿的企业达 3 家。

传染病防治专项带动了疫苗等相关产业的发展，甲型 H1N1 流感疫苗已生产上亿人份，20 多种传染病诊断产品获得注册证书并上市。

（二）对保障国家安全的贡献

转基因专项建成高精度、高通量和高效率的转基因生物安全检测监测技术体系，提高了我国生物安全保障能力。相关检测监测方法已应用于国家行政执法。2013 年 12 月，有效阻止美国 54.5 万吨含转基因玉米的产品非法入境，保障了我国口岸生物安全。

传染病防治、新药创制专项在重大突发传染病疫情防控中发挥关键作用。建立的新发、突发传染病防控技术体系，以及研发出的关键药物，在应对甲型 H1N1 和 H7N9、流感、超级耐药菌感染等重大疫情中发挥关键作用，为有效保障人民健康、维护社会稳定和降低经济损失做出了重要贡献。

（三）对促进民生福祉和改善生态环境的贡献

新药创制专项实施期间，累计有 52 个品种获得 74 件新药证书（全国同期的 914%）。针对重大疾病，研制或改造出一批质优价廉药物。仅盐酸埃克替尼、丁苯酞注射液等 17 个创新或改造品种，治疗患者已超过 3500 万人，在一定程度上有效缓解了我国百姓"用药难、用药贵"的问题。

传染病防治专项在我国传染病防控中发挥着关键作用。母婴传播阻断成功率达 90% 以上，5 岁以下儿童表面抗原携带率降至 1% 以下。开发 60 μg 新型乙肝疫苗，较好解决了部分人群免疫无应答问题，该成果已被国家"十二五"乙肝防治规范采用。

示范区在发现、控制传染源等方面发挥重要作用，降低"三病两率"较"十一五"成效明显。云南云雀示范区部分吸毒人群艾滋病新发感染率降至 2.0%（5.6%），病死率降至 1.3%（3.1%）；浙江示范区乙肝表面抗原携带率降至 6.9%（7.3%），有望提前进入低流行区；上海示范区结核病新登记率降至 33.6/10 万（36.3/10 万），病死率降至 1.7%（2.2%），接近发达国家水平。

转基因抗虫棉种植后，提高了我国 2 亿棉农收入；农药使用减少 35 万吨，为改善环境质量做出了重要贡献。

（四）对提升生物医药领域技术创新能力的贡献

转基因专项为我国转基因产业发展提供了充分的技术储备。抗虫玉米、人血清蛋白转基因水稻等已基本具备产业化条件；人乳铁蛋白转基因奶牛、抗病毒小麦已完成生产性实验，显示良好的应用潜力。自主研发了一批具有优质、抗病虫、抗逆、高产潜力的新基因。15个重要基因已申请或授权专利，具有较高育种价值。基因克隆和转基因作技术的自主创新能力显著增强。该专项使我国具备了持续培育转基因生物新品种的技术能力。新药研发平台建设，提升了制药行业整体创新能力。综合性大平台通过开展药物筛选、药效和安全评价等工作，形成了药物研发全过程的平台链，逐步成为我国新药研发的创新源头。13个GLP（药物安全性评价中心）平台获得了14项国际认证。

传染病防治专项提升了我国新发传染病防治能力。初步建成了规模化的跨区域、跨系统的传染病监测网络；初步建立了具有国际先进水平的病原体组合筛查技术体系，实现了在80小时内可初步鉴别出包括新发病毒在内的3000种病原体；建立了流感病毒监测检测、应急诊治技术体系。在综合防治示范区，初步建立发大规模的"三病"研究队列，摸清了部分示范区"三病两率"本底、流行情况及影响因素，建立了200万人份血清样品库。

（五）对促进高水平人才队伍集聚和培养的贡献

10 074、64 943、21 194人次分别参与转基因、新药创制、传染病防治专项研发中，其中"千人计划"引进人才分别为19、164、22人。传染病防治专项在示范区组建了近4万人的综合防治队伍。

二、存在的主要问题

（一）成果产业化面临政策瓶颈

转基因品种产业化政策不配套、不健全。影响了转基因专项关键成果的落地和产业化，也制约了专项新品种产业化进程，影响了企业参与转基因新品种研发的积极性，如不及时解决，有可能逐步削弱我国已形成的转基因技术研发储备优势。

营造新药研发、传染病防治创新环境的政策不配套、不健全。由于创新药物进入基本药物目录、医保、新农合、招标采购的配套政策不健全，市场准入配套机制不完善，导致新药创制专项研发的创新品种进入市场缓慢，且在长时间内不能盈利。现行药品定价政策中，未将创新药品和仿制药加以区分，通过税费减免机制激励企业进行新药研发的政策机制尚未理顺和落实，影响制药企业创新的积极性。

"三病"防控公共政策不配套、不健全。现有艾滋病防控政策不够完善，难以有效实现对高危人群的及时发现和监管；取消部分健康体检乙肝项目的政策，增加了乙肝筛查难度；现有结核病人免费范围和额度偏低，致使不规范治疗和中断治疗情况严重，传染源难以有效控制。

（二）部分课题攻关目标不够合理、不够集中

转基因专项的技术研发与国外最新技术研发趋势接轨有差距，未集中在具有重要育种价值和产业化应用前景的、自主基因的新品种研发上；规模化、安全化转基因技术和转基因安全评价技术仅在有限领域有所突破，整体水平还有待提升；专项基因克隆研究的材料来源具有局限性。专项还需明确"形成年推广能力"这一总体考核指标的考核方法。

新药创制专项在研课题数量偏多；以适应证划分分布不均；部分课题目标偏离、进展缓慢、执行不力，且未能及时终止和调整。

传染病防治专项在总体考核指标中，缺乏对降低"三病两率"范围的界定，缺乏对"应对新发传染病能力提高"目标的具体考核指标。尚未摸清科学、完备的"三病"基线数据。缺乏对传染病防控管理研究的部署。此外，三个专项在项目或课题间缺乏有效的沟通和衔接。新药创制专项和传染病防治专项还存在一定程度课题布局分散的问题。

（三）存在制约协同创新的问题

我国新药创制目前面临审评申报技术指导文件不到位、创新药物审批时间过长等问题，影响了制药企业新药研发的积极性。

传染病防治专项与相关部委和疾控部门的沟通和合作不够。缺乏有效协调诊、防、治各方力量，有机串联防控、临床各环节，整合资源的管理机制，影响了传染病防治专项的有效实施和成果落地。

当前负面舆情是阻碍我国转基因产业化的重要因素。目前缺乏有效的协同宣传机制以加强正面科普导向。

（四）组织管理问题

各专项的课题申报、立项审批、预算、变更的管理流程环节繁多，管理效率有待改善。

新药创制进入"十二五"，采取"打包"方式管理，导致牵头组织部门、课题责任单位和子课题承担单位"责、权、利"不清晰。传染病防治专项需要进一步明确责任专家的管理责权。

资金及时投入和合理管理问题（略）。

三、国际、国内发展的变化趋势

当今世界，全球科学技术的创新和融合在不断加快，不同领域的技术突破为促进新兴产业成长和产业结构升级带来了极大影响。很多国家为恢复经济增长和竞争优势，应对长远的社会、环境和可持续发展等挑战，都把科技和创新放在国家发展的重要位置，加紧抢占科技制高点，并加大对包括生物医药领域和产业在内的具有经济、社会效益的新光产业、技术研发和推广的支持。

（一）转基因生物育种

1. 国际上转基因技术和产业发展态势。转基因生物产业已成为全球重要的经济增长点。转基因作物种业方面，2012年全球作物中，转基因大豆和转基因棉花均超过各自种植面积的3/4；转基因玉米占1/3。全球转基因作物种子价值约为150亿美元，终端产品市场价值超过1500亿美元。转基因动物方面，美国转基因山羊生产的重组人抗凝血酶Ⅲ、荷兰转基因兔生产的重组人C1蛋白抑制剂等产品年销售额超过10亿美元，国际上转基因动物产业研发的上市公司市值已经突破100亿美元。

转基因品种培育不断向纵深发展，品种研发和目标性状趋向多样化。全球转基因植物研究已涉及至少35科200多个种，近50个国家对60多种转基因植物进行了田间试验。美国、俄罗斯等20多个国家正在开展猪、牛等转基因动物的研发，涉及80多种产品。转基因技术目标性状从单纯抗虫和抗除草剂，向抗逆、抗病、医药保健、能源化工等多领域扩展。

各国对基因资源争夺达到白热化，转基因技术水平稳步提升。各国不断加强对传统Bt抗虫基因、抗除草剂基因的新专利保护和产品研发，持续加大有重要育种价值的抗病虫抗逆等新基因资源的挖掘力度。基因操作和安全评价技术趋于安全化、精准化。

2. 我国转基因生物育种面临新的形势与挑战。国内粮食安全问题的严重性和复杂性使我国转基因生物育种发展面临新形势与挑战，我国粮食生产实现十连增，2013年粮食产量达到6亿吨，但仍需进口大豆、玉米、小麦等粮食将近8000多万吨，粮食安全问题依然十分严峻。

（二）创新药物研发

1. 国际上医药市场稳定扩容，新兴市场占比持续增长。据2012年IMS

health（艾美仕市场研究公司）预计，到 2016 年全球药品支出将达到 1.2 万亿美元。发达国家将由占全球药品消费市场的 73%（2006 年）降至 57%（2016 年）。预计 2012 至 2016 年，新兴国家医药市场规模年均增长率将达到 12%~15%，市场将扩容 1500 亿~1650 亿美元。这反映了发达国家的主销药品失去专利保护所带来的影响，以及全球新兴国家医药市场强劲增长的态势。当前，新药研发投入与产出严重不均衡，促使发达国家寻求更合理的新药研发资助体系。例如，美国开始通过成立国家促进转化科学中心（NCATS）、发布"推动生物医疗创新，改善中都产品行动"计划等方式（FDA），探索由政府直接资助药物研发创新。此外，国际药物研发模式倾向由原有的链条模式向公开、合作和协同创新的模式转变。

大型跨国药企越来越重视生物药研发，推动化学药与生物药的整合和互相促进。新化学实体 NCE 类创新药物研发进展缓慢，促使药企加强复方药物开展及药物再定位研究；基因组、蛋白质组、先进合成等技术研究的新成果为新药研发提供了新机遇。

2. 我国新药创制与产业发展面临新的发展机遇。我国持续出台政策规划，鼓励生物医药创新。从 2007 年国家颁布《生物产业发展"十一五"规划》到 2012 年出台《生物产业发展规划》，国家出台多项政策规划支持医药产业发展。计划到 2020 年，生物医药产业发展将成为我国国民经济的支柱产业。受益于政策扶持，我国制药行业发展迅猛。2012 年我国制药行业产值突破 1.5 万亿元，是 2006 年的 3.3 倍，年均增长率达 22.3%，位居各行业之首。据 IMS health 统计，中国已由 2009 年全球第六大医药市场，跃升为 2013 年全球第三大医药市场，预计到 2020 年，将成为仅次于美国的全球第二大医药市场。

（三）重大传染病防治

1. 重大传染病流行态势依旧严峻。目前全球 20 多亿人感染丙型肝炎病毒（HCV），慢性肝炎患者约为 2.4 亿人（2013 年），每年死于乙型肝炎病毒（HBV）感染相关疾病约 100 万人。我国 5 亿~6 亿人曾感染 HBV，约占全国总人口的 40%，慢性 HBsAg 携带者达 9300 万人，慢性乙肝患者 2000 万~3000 万人，与乙肝直接相关的医疗负担每年超过 500 亿元，我国依然是"乙肝大国"。

2012 年全球共约 3530 万人感染艾滋病毒（HIV），新感染 230 万人，死亡 160 万人。中国国家疾控中心估计，2011 年年底 HIV 感染和艾滋病患者为 78 万人，当年新发 HIV 感染者 4.78 万人，艾滋病相关死亡 2.8 万人。云南、新疆等 6 省区疫情严重（占全国 87.2%）。目前性传播成为我国 HIV 传播的主要途径（63.9%），其中男男性行为传播情况严重。

全球目前约 1/3 人口感染结核分枝杆菌，每年新发活动性结核患者（TB）约 940 万人、病死约 160 万人，多耐药结核患者为 50 万人，新发病率为 3.6%。我国每年新发 TB 患者人数约 130 万人，现有 TB 患者约 500 万人，传染病性患者达 72 万人。2011 年，多耐药结核病例数达 6.1 万例。

新发突发传染病流行态势仍十分严峻。近年来，国际国内新发突发传染病呈多地、频发趋势。连续不断的新发传染病预示着全球面临新一轮新发传染病威胁。我国近十年间，平均每 1~2 年出现一起新发疫情，特别是严重的呼吸道传染病，如甲型 H1N1 流感、H5N1 和 H7N9 禽流感等，给民主、社会稳定和经济发展带来严重威胁。

2. 重大传染病防控仍面临巨大挑战，如乙型肝炎、艾滋病、结核病等。

乙型肝炎：WHO 号召各国要进行 HBV 疫苗免疫计划，到 2011 年全球已有 179 个国家使用疫苗。目前全球乙肝接种覆盖率估计为 75%（全球目标 90%）。目前慢性乙肝采用一般抗病毒治疗难以治愈，国际上正在进行自然免疫刺激剂、HDAC 抑制剂等前沿治疗研究。目前我国计划免疫策略已经改进，10、20、60μg 等新剂型疫苗已经研制成功，但在贫困及少数民族地区，乙肝母婴传播率仍较高；15~50 岁人群中约 40% 是敏感人群，但我国尚未开展成人计划免疫；重症肝炎、肝硬化和肝癌的死亡率仍然很高。

艾滋病：国际、国内在艾滋病防治方面仍面临重大难题。美国每年耗资 110 亿美元用于 AIDS 的防治和研究。尽管 HIV 感染者尚不能治愈，但 3 种抗病毒药物的联合治疗（ART）等抗反转录病家庭和男男性行为者预防有效率分别为 67% 和 61%；儿童发病率降低为 1.17%；成人治疗上获得低副作用、国产化药物为主的治疗方案。在艾滋病防治方面，不同的国家和地区，在不同程度上都面临公共卫生政策和技术两方面的瓶颈。我国同时还面临对部分艾滋病高危人群监管困难的问题。

结核病：国际、国内均面临缺少预防成人肺结核的疫苗，且疫苗研究进展缓慢，缺乏高效的诊断方法和新型治疗药物，耐药结核治愈率（50%）低的难题。

新发突发传染病：世界各国都极为重视传染病的控制。全球协同日益增强，多学科、多领域技术信息整合日益紧密，成为应对新发突发传染病的国际趋势。

四、下一步建议

当前，党中央、国务院对科技工作高度重视，党的十八大明确提出实施创新驱动发展战略，把科技创新摆在国家发展全局的核心位置。习近平总书记在对创新驱动发展战略的系统阐述中提出，要着力推动科技创新和经济、社会发展紧密结合，增强自主创新能力。总理也多次强调深化科技体制改革要促进科技与经济、社会发展尝试融合。应该说，生物医药板块内各专项的设立与实施，顺应了上述发展战略方针导向，起到了科技体制改革试验田的作用，是成功的尝试。因此建议，加大对生物医药板块有一个专项的支持力度，稳步推进三个专项的组织实施工作。

与此同时，创新驱动战略，国际、国内生物医药产业和领域发展的趋势，以及将生物产业建设为国民经济支柱产业，保障国家安全，满足民生需求等国家目标，又给各专项提出了新的挑战。面对新的形势、需求和挑战，建议板块各专项在下一步实施中开展以下工作：

首先，建议各专项进一步聚集目标任务，适时开展技术路线调整，强化专项对经济社会发展的支撑引领作用。

专项是创新驱动发展战略中推动科技与经济、社会需求发展相结合的排头兵。建议各专项在下一步实施中进一步围绕产业和民生需求，聚集目标，突出重点任务，有所为、有所不为。要统筹科技目标、产业发展、民生目标，坚持科技面向经济、社会发展的导向，进一步推动专项成果的应用和扩散。

转基因专项应面向保障粮食安全这一国家战略需求，针对目前产业化推进目标不明确、目标任务分散等问题，在产业化的近期目标上，要遵循"非食用—间接食用—直接食用"的原则，在"非食用"方面，大力加强对转基因棉花产业化的推进力度。在"间接食用"上，选择技术成熟度高、产业化发展条件好，社会接受程度较好的转基因玉米，严格按照国家制定的技术规程规范，慎重制定切实可行的、推进产业发展的路线图和时间表。

持续推进转基因大豆、水稻、小麦研发和产业化准备工作和技术储备，继续加强各类功能基因的发掘研究，继续加强安全转基因技术研究，强化生物安全技术研究与评价管理。对于转基因动物新品种培育项目，建议进一步论证以明确下一步研究重点、任务和产业推进计划。

新药创制专项要围绕满足国民用药需求，保障人民健康和新药产业发展两大目标，继续坚持在顶层设计中提出的"十二五"（梳）、"十三五"（突）的战略，"三重"的课题和立项原则，以及已形成的临床需求导向的立项方针。采取后补助方式实施大品种改造项目。逐步将关键技术项目融入创新链和产业链中发挥作用。通过探索和引导，使所支持的产业园区和企业孵化基地以转化为目的、以市场为导向，充分发挥服务功能作用。

要按照化学药、中药、生物药进一步凝练重大目标和方向。具体包括：化学药方面，从创新药物、大品种改造、关键技术和平等方向进行重点支持；中药方面，围绕针对中医药优势病种的创新中药新药研发、中药新药研发国际趋势前沿技术等进行重点支持；生物药方面，围绕疫苗新型佐剂。治疗性疫苗、抗体—小分子偶联药物（ADC）、双功能抗体、干细胞治疗、基因治疗药物、生物药摄药与释药技术及重组凝血因子类生物药等进行重点支持。对已有课题中目标关联性弱、进展和预期效果较差的课题，经评估及时终止支持。

传染病防治专项要围绕我国防控重大传染病，以及新发、突发传染病，降低"三病两率"的迫切需求，分别对专项六大类项目进行调整聚集。在总体目标和考核指标方面，专项需明确到 2020 年降低"三病两率"的范围，明确具体的考核指标。各项目的聚焦调整建议具体如下：

艾滋病项目，要凝练疫苗研究目标，压缩疫苗研究课题规模与数量，发挥中国艾滋病疫苗联盟、各研究团队的协同作用，积极开展国际合作，集中攻关；加大对控制异性传播研究的支持力度。病毒性肺炎项目，建议专项与行业部门配合，在"十二五"和"十三五"期间，开展两次全国范围抽样调查，掌握我国代表地区乙肝表面抗原携带率数据。结核病项目，从诊、防、治方面分别入手，优先研制、验证和推广快速准确、简便易行、符合成本效益的结核病实验室诊断试剂；抓紧就结核潜伏感染问题提出科学定义和标准，以及适合我国国情的干预措施；加强对适用于耐药、多耐药结核的治疗方案的研究和新方案验证。能力建设项目，要继续加大对新发传染病应对能力建设的资助，持续支持生物安全平台和关键技术平台建设，支持建立跨部门的新发传染病研究。对五大类课题进行聚焦调整。示范区项目研究需提高质量，注重可推广性。下一步应在示范区内开展规模化的、能满足流行病学统计要求的"三病"队列研究，获取有效数据；要尽快总结示范区内已形成的有价值成果，并在全国范围推广实施。要加强对中医药项目的支持力度，着力筛选较为成熟的治疗方案，构建全面反映中医疗效特点的多维疗效评价指标体系。此外，专项缺乏对传染病防控管理研究任务的安排，应考虑予以支持。

第二，要着力营造创新政策环境，完善影响专项实施与成果落地的创新政策和制度。

在实施创新驱动战略中，我们应当认识到，研究开发仅仅是创新链条中的一个环节，创新环境是各种制度、政策综合作用的结果。生物医药板块各专项落实创新战略，不仅仅要从科技投入、活动和科技政策入手，还必须加强对产业政策、财税政策、金融政策、社会保障政策等专项实施急需的"非技术政策"的协调与推动，使各方政策产生合力，为相关领域、产业发展营造环境。

转基因新品种培育方面，要稳妥有序地开启产业化政策大门，着力加强转基因生物安全评价与监管。在慎重推进产业化政策的同时，全力健全转基因生物安全评价、监管机制，有效管理转基因产品的种植、推广、上市；要确保公众对转基因产品的知情权和选择权。

加强转基因工作科普宣传。发挥多部门协同作用，围绕转基因重大产品研发及产业化，设立专门工作机制，积极稳步强化风险交流和科普宣传工作，建立转基因宣传、教育、科学引导的主阵地和长效机制，引导广大公众科学认知转基因生物产品，创造生物技术与产业发展的良好氛围。

新药创制专项组织实施部门应当将制度创新作为工作的重中之重，研究并推动建立多部门协同促进重大成果产出和应用的举国体制，协调完善专项成果优先审批的机制、新药研发成果推广使用的市场准入政策。在推动重大专项支持的创新企业研发投入减免税政策方面，应加大对"企业研发加计扣除政策"及其操作方法的宣传和培训，引导专项企业享受加计扣除政策优惠。同时协调地主政府相关部门，优先对承担专项任务的申报企业予以认定、备案。

传染病防治方面，建议国家在保护个人隐私和尊重病人前提下，出台相关政策。首先在示范区内将乙肝检测纳入健康体检，成人免费预防接种，积极探索免费治疗模式，逐步试点开展艾滋病筛查，力争实现降低"三病两率"的目标，确保为国民健康营造良好的外部环境。

第三，完善企业为技术创新主体，产业协同创新的具有中国特色药物研发创新模式。

国际医药研发模式正在从原有的链条模式向公开、合作和协同的研发模式转变。我国当前科技体制改革也要求，建立企业主导新药产业技术研发创新的体制机制，促进各类创新主体互动合作，有效发挥创新体系的整体效率。

新药专项管理中，应按照不同研发主体及其特点，采取不同的支持模式和管理体制。要选择一些从事基础研究创新为主的科研院所、高校，由国家持续稳定支持，稳步提高国家在医药研发领域的自主创新能力；对一部分具有自主创新能力的大型医药企业，应由国家制定相关优惠政策，如采取税收返还等方式，鼓励企业长期、稳定投入研发经费，提高企业创新能力，打造大型跨国医药企业；对于以创新为主的中、小、微企业，采取以国家投资引导、引入风险投资等多元化投融资方式重点支持。

第四，政府引导建立多渠道新药创新融资体制，着手建立转基因安全评价与品种审定的协同机制，加强传染病防控领域相关部门合作，保障各专项成果的转移和转化。

融资渠道狭窄已成为制约我国新药创制的主要瓶颈。政府应通过科研资助，引导和持续加大对早期研发创新的投入力度；在药物研发的前、中期，政府和企业要加快探索并建立创新成果转化的市场化推动机制，引导实现课题承担单位早期研发获益和早期投资退出机制；要鼓励资本市场进入我国药物研发投资链，实现对重大新药创制中、后期研发活动的可持续资金支持，打造完整的生物医药产业投资价值链。

建议转基因专项按照慎重推进产业发展的方针，出台《转基因生物品种审定办法》，并着手建立安全评价与品种审定的协同机制。

建议传染病防治专项在实施中与疾控部门开展更为有效的合作，促进专项研究与国家传染病防控工作现实需求的有机结合，加强专项资源与疾控资源的集成，推动专项成果的转化与推广应用。

那一年
我在工程院

卷 四

Clinical Biobank
——为《临床生物样本库》作序
2014 年 2 月 20 日

有人告诉我，美国近 10 年来心血管病的死亡人数已有明显减少，而同期肿瘤的死亡人数不仅未少，甚有增多。

有人统计过，全世界近 10 年来发表心脑血管疾病的论文约 260 万篇，而同期肿瘤相关的论文多达 2500 万篇。

有人分析过，在上述 2500 万篇肿瘤论文中，其研究对象为肿瘤细胞者占 80% 以上；用动物肿瘤的达 20% 以上；还有 20% 以上的研究用的是裸鼠或免疫缺陷鼠的人瘤细胞移植物。三数相加远超 100%，因为有的既用离体也用在体研究。分析此事的不是别人，是我自己。

有人这样看，肿瘤细胞难以代表肿瘤。因为人体的实体瘤只有少数能在体外培养成活建系，又因细胞系在体外长期传代已远离本质的生物学特性，自然动物在生命期内难发肿瘤。多数肿瘤是用大剂量致癌剂在短期内诱发而成的，是人为现象；即使是用裸鼠或免疫缺陷鼠的人体肿瘤移植模型，也难以代表人体肿瘤的真实特性，由此获得的结果用之临床常大相径庭，或似是而非，甚至南辕北辙。真是"在动物身上见到的阳光未必都能给人类带来温暖"。说这话的不是别人，也是我自己。

有人注意到，为了解决上述问题，在 20 世纪中叶，国外就开始收集临床样本，建成可适时应用的临床生物样本库（Clinical Biobank）。特别是近 20 年的发展更加迅速，显著推进了国外医学研究的进度和质量。中国是一个多民族的人口大国，有丰富的临床样本资源，理应跟随或超过国际步伐，但直到 5 年前才意识到开展这项工作。其后各地掀起了建立临床生物样本库的热潮，犹如八仙过海，各显神通。遗憾的是由于缺乏经验，疏于管理，无章可循，建成的很多库虽容量不小但资料不全、质量不高，用其观察到的数据，获得的结果在学界很难服众，论文难以发表。一个又一个的废库成了费电、累人、花钱，但用处不大甚则毫无用处的"人肉冻库"。我曾在多次相关会议上强烈呼吁要有一本实用的工具书来指导工作，可一直"久盼无雨"。我自己又力所不及，因为写成此书很不容易。有幸的是，大家期盼已久的《临床生物样本库》这本带有中国特色的工具书今天终于面世了。写这书的不是我自己，是我的大学同学郭渝成教授，她曾任解放军总医院副院长，既懂专业，又懂管理。她写成了这本书，写好了这本书，写成了这本好书。

大家会发现，她组织国内相关专家写成的这本书，既有国际上建库的理念、实践和标准，又有总医院建库的做法、体会和经验。全书紧扣临床生物样本的规范和要求，围绕样本库的设计与维护，标准化工作流程，自动化建设与信息化管理，质控体系与资源认证，相关法律与伦理学问题等进行了充分的论述，是一本兼顾理论和实践的工具书，可为同行提供有益的借鉴和参考。

我相信，随着此类书一本又一本面世，她带来的绝不是一本又一本廉价的书费价值，而是一个又一个"集中保存各种人类生物材料，并供疾病临床治疗和科学研究，堪称无价的生物应用系统"。

是为序。

邳一军
我在工程院
卷四

从 "1015" 到 "5110"

2014 年 2 月 22 日

在第十届国际络病大会开幕式上的讲话。此次会议在北京国家会议中心召开。吴以岭院士任主席，参加会议的有国家卫生和计划生育委员会（现国家卫生健康委员会）时任副主任王国强，钟南山、陈可冀、樊代明、杨胜利、张伯礼、陈灏珠、陈凯先、葛均波、于金明、高润霖、韩雅玲、陈香美、刘德培、詹启敏、程书钧、吴以岭、石学敏、王辰等20位院士，以及工程院机关白玉良、李冬梅等同志。来自美国、英国、加拿大、日本、韩国、越南等国及中国各地3000余名相关学者参加了会议。

第十届大会胜利召开，我院吴以岭院士在络病研究领域，从理论到实践，从看病到制药，从中医到西医，从国内到国际走出了一条成功的祖国医学发展之路，工程院的出息来自院士的出息，院士的成就就是工程院的成绩，真是可喜可贺。

我们西医界对中医的看法，主流支持的多，少部分有等待观望，当然也有极少数人反对。社会上也有人持否定态度，说我们中医不科学，这是不对的。比如说我们中医切脉诊病不科学，切脉是摸桡动脉，而西医采血诊断是采肘静脉，肘静脉的血来自桡静脉，后者又来自桡动脉。中医在桡动脉切脉不准，那西医在肘静脉采的血就准吗？这里的血与门静脉，肺静脉、肾静脉……中的血肯定不同，它能代表全身吗？它准吗？又比如，心律失常表现是快跳、慢跳、乱跳、不跳，采用单一离子通道的药品，对有些难治性心律失常无效。还有一种心律失常，是在同一个心脏的同一时间，快跳、慢跳、乱跳和不跳同时出现。对这样的心律失常西医的抗律是难以奏效的，吴以岭提出要从"抗律"到"调律"，这很有道理，而且证实在有些难治性的病例上很有效。其实细想，我们各种器官的功能及疾病也不过是这样吗？比如胃肠运动，也是快动、慢动、乱动与不动吗？依此办理就可能解决大问题。抗与调一字之差，道理很深，我个人想，对侵入人体的外来者，应该采取抗；对体内自己发生的平衡失调，应该采用调。

疾病都有"疒"旁,说明身体是一种不正常状态,而疾就是外来侵犯(矢)造成的,应该用抗,而病则是内稳失调(内),应采用调才对,

本次大会的主题有"融合"二字,我看应用"整合"二字更好。融合是中医同道在西医发展强大压力下的一种自谦态度,融合是一种被动态,是不加选择的,是任其自由发展的,等待时日的;而整合是主动态,是要择优选择的,是积极加速的。就像人群中有一对男女相互不认识。两人要谈恋爱,采用融合方式是随意的,是随缘的,那不知多长时间才能成功,说不定成功不了;而整合呢,是双方积极主动作为,而且有双方父母,甚至朋友帮忙。所以我建议大会主题用"整合"二字。

吴以岭院士走过的这条整合之路,大致经历三个阶段,第一阶段是中医需要西医帮助。无独有偶,上次论坛,给我的房间号是 10 楼 15 号,即 1015,那个"10"是"以岭"的意思,"15"是"要我"的意思,"以岭要我"是中医需要西医来开会、来支持。这次给我的房号是 15 楼 18 号,称"1518"。"15"是"要我","18"是"要发"。"要我要发",这是对我们西医的要求,要尽我们的努力来促进他们的发展。山,会越爬越高,楼会越建越高,希望通过我们不断的努力,今后的络病大会越开越大,住的宾馆也越来越高,下一次希望给我的房号是 51 楼 10 号,即"5110","51"是"我要","10"是"以岭"。"5110"是"我要以岭",就是我们西医需要中医,到那时我们西医要依靠中医,这就是我们倡导的整合医学,整合医学是中国医学发展的必然方向和必由之路。从 1015 到 5110,即从"以岭要我"到"我要以岭",或从过去的"中医需要西医"到现在的"西医需要中医",今天的第十届国际络病大会就是其中之旅。

我在工程院

卷 四

20 年后的回想

2014 年 3 月 10 日

在国家杰出青年科学基金设立 20 周年（西安片区）宣传调研座谈会上的发言。本次会议在西安第四军医大学（现空军军医大学）举行。国家杰出青年科学基金委员会新闻中心时任张香平主任、沈林福处长、7 位杰出青年基金获得者、人民日报等 7 家媒体、第四军医大学时任王茜副校长及科研部的同志共 20 余人参加了会议。

我是带着感恩和报恩的心情来参加会议的。毫不夸张地说，没有国家杰出青年基金（"杰青"基金）的支持，就不会有我事业的今天，也不会有我个人的今天。现在我的学生也是这项基金的获得者了，回想起来，我是国家杰出青年基金的第二批获得者，本来应该是第一批的，当时答辩也不错，得分也比较靠前，问题是什么呢？在"杰青"前基金委设立过一个"优秀中青年专项基金"，我也是首批获得者，当时医学只有两个名额，每人资助 30 万元，相当于当时自由项目的 10 倍。第一批"杰青"答辩时，我还剩一年才结题，评委说好处不能落到一个人手里，于是第一次申请我失败了。其实想来我还是占了便宜的，因为第二年我就拿到了"杰青"，又是 40 万元，加起来共 70 万元，相当于 2 个"杰青"的啊！

评价国家杰出青年，不能离开当时的历史背景，当时的背景是什么呢？

一、国家的科技发展遇到了困难或瓶颈。20 世纪 70 年代"文化大革命"结束，迎来了科学的春天。经过近 15 年的整顿和恢复，我国科技工作的管理几近恢复正常状态，知识分子的积极性高涨，但当时与国际相比，科技水平确有很大差距，这是瓶颈。建立和启动"杰青"基金，有利于激发创新热情，有利于实现科技攻关。

二、加快优秀人才的培养。十年"文化大革命"，中断了人才培养，在科技队伍中出现明显断层。"杰青"基金的建立和实施，有助于加速中青年人才的培养，可尽快解决科技队伍青黄不接的现象。

三、打破论资排辈的现象。当时在科技教育界论资格、论年龄，论资排辈十分突显，严重影响了青年人才的积极性。"杰青"基金的建立在一定程度上打破了这种现象，不拘一格选用人才，逐渐形成了能者上，庸者下的良好状态。

四、吸引国外人才回国工作。经过十余年对外开放，我国首批送出国外学习深造的人才已基本学成，但外国也在想方设法挽留这批人才。"杰青"基金的实施吸引了一大批人才回国工作，我就是那批回国者之一。

在"杰青"基金资助下，我和我的团队努力工作，取得了一系列卓有成效的成绩。在胃癌研究中组建并获批国家自然基金第一个创新研究群体，获得了国家科学技术进步奖一等奖，我自己也当选为中国工程院院士，继后又当选为美国医学科学院院士。从一名普通科室主任成长为大学校长，从一名普通的士兵成长为一名将军。这些都是不能忘记的。下一步要继续努力工作，最重要的是培养新人。我的研究生也有获得"杰青"基金的了，我还要继续培养他们，争取获得更大的成绩，为推动我国的科技事业向前发展做出更大的贡献。

那一年
我在工程院

卷 四

一言难尽，那就记住四个日子

2014 年 3 月 14 日

在中国抗癌协会第七届第五次常务理事扩大会上的主持词。本次会议在重庆北碚海宇酒店召开。樊代明主持会议，参加会议的有中国抗癌协会理事长、副理事长、秘书长、常务理事、各专业委员会主任委员和秘书长，各省抗癌分会的理事长和秘书长及相关人员，共约 150 人。

首先，欢迎大家从全国各地齐聚重庆。来过重庆的人这样回味重庆，那是"远处比近处好看，晚上比白天好看，女士比男士好看"；没来过重庆的人这样感叹重庆，那是"去过北京才知官小，去过上海才知钱少，来到重庆才悔结婚太早"。其实说的都是一回事，那就是重庆的美山美水养育了重庆美人。在座的有人这样总结重庆，说三年发生三件大事：前年出了薄熙来和王立军；去年出了雷政富和赵红霞；山城总不能老出坏事嘛，今年呢？对我们来说，第三件大事就是本届中国抗癌协会常务理事会今天在这里隆重召开（笑声）。下面有请我们的理事长郝希山院士作工作报告（略）。

郝院士的报告图文并茂、言简意赅。他讲了 6 项成绩，布置了 6 项工作，提出了 6 点要求。总之一句话，去年做了大事，做了好事，今年要继续做大好事，但不能简单重复昨天的故事。成绩是否讲够，问题是否找透，希望大家提出书面意见，以供秘书处完善修订，然后再发给大家。因为时间关系，我提议大家鼓掌先原则通过。大家知道，协会的组织工作尤为重要，抗癌协会三十年一路走来，个中酸甜苦辣谁人得知。有人用四个字描述过，那就是举步维艰，有请唐步坚副理事长报告组织工作相关事项（略）。

唐副理事长在 15 分钟时间内共获 4 次掌声通过 4 项提案，有重量也有质量，如此与我竞争，可能明年的主持人会姓唐不姓樊了（笑声）。大家都知道我是重庆人，40 多年前离家时，那时麻辣小面是 8 分钱一碗，现在已到 4 元一碗，涨了 50 倍；那时涮火锅一个人 1 元随便吃，现在吃火锅，如是一位在 50 元以内我付钱，50 元以上你买单（笑声），这说明什么？钱不是万能的，但没有钱万万不能。协会也是这样，去年收支如何，有请张岂凡副理事长作 2013 年财务报告（略）。

张副理事长真会管钱，去年收入 760 万元，支出后还剩 240 万元，几乎是每收入 3 元就余 1 元。前不久我碰见国家财政部的张副部长，他说国家不仅没有节余，还有欠款。你看都姓张，差别咋就这么大呢？如果把他们两个的工作换一下，咱们协会可能会有些损失，但全国人民可要沾光的。办一个学会，至少有两项任务，一项是普及，一项是提高。提高，首先是提高能力，下面有请我们的副理事长詹启敏院士报告去年学会能力提高的科研工作（略）。

詹院士的报告有高度，有远见，真是高度上的远见，远见前的高度啊！中央一台有个节目——《出彩中国人》，我们的能力提升计划肯定会让中国抗癌协会出彩。正如我刚才讲的，一个学会只做阳春白雪那是不够的，还要进行普及，还要照顾基层医生和农村病人，下面有请刘端琪副秘书长报告去年的继续教育和科技服务工作（略）。

刘秘书长真不简单，他们把知识传输到了基层，还有 170 多万元的收入。有人说把自己脑袋的知识装到别人脑袋去，那是老师；把别人口袋的钱收到自己口袋里来那是老婆；把自己的知识装到别人脑袋去同时又把别人的钱收到自己口袋来，那就是老刘（笑声）。不过对于这个工作，我有两点建议，一是他们辛苦，应该有所奖励，应该拿出 10% 奖励他们，你看郝理事长带头鼓掌了，看来这个提议可行。第二是可否把这个工作称为"整合肿瘤学"，英文叫"Holistic Integrative Oncology"，即 HIO；你看他们的工作就是知识的整合、队伍的整合，平台的整合，整合出成绩，整合出效益嘛！按照安排，下面是茶歇，英文叫"Coffee Break"，为落实中央政策，今天我们既没茶又没咖啡，只有我们自己。真是 Tea?No!Coffee?No!Me?Yes. 大家相互谈话吧（笑声）。

下面我们继续开会，希望大家掌握时间，说短话，是重要；说长话，是重复，希望后者不要发生在重庆。下面有请王瑛秘书长报告我会与 UICC（国际抗癌联盟）的共同培训项目（略）。

王秘书长很守时，希望大家申请并利用好她所介绍的这个机会，培养我们国家在肿瘤学方面的高层次人才。今年 12 月 3 日在澳大利亚要开亚太肿瘤学术会议，今年 9 月 11 日要在山东济南召开全国肿瘤学术大会，下面有请盛修贵副院长报告他们的设想（略）。

这两个大会，无论是国际的，还是全国的，都很重要，希望大家回去后做 4 件事：发动群众、书写论文、准备经费、留出时间。我个人对会议主题中"共赢健康中国梦"的"赢"字提点儿建议，最好改成"筑"，赢梦没有这种说法，

"做梦"显得太土，"筑梦"更合适。最后请刘晓红副书记报告 4 月 15 日在湖南启动的全国抗癌宣传周活动的安排（略）。

刘书记他们提出的宣传周安排有规模、有内容、有措施、有气势。他们的出力必然会出色。有一点儿小建议，活动中编的那首歌词题目叫"一起走"，容易引起异想，目前网上有的病人得了癌，花了钱，没治好，对医生有意见，就威胁要走一起走（笑声），不如改成"同行你我他"或"同享你我他"，这个"你我他"既可指病人、医生和媒体，也可指家庭中的病人、孩子和老人等。

今天会议内容很多，真是一言难尽，只希望大家记住四个日子，即 313（3 月 13 日，即今天布置的工作）；415（4 月 15 日的全国抗癌宣传周）；911（9 月 11 日的全国癌症大会）和 123（12 月 3 日澳大利亚的国际会）。好了，正好 11 点，今天上午的会议按时结束。

那一年
我在工程院

有效与有理

2014 年 3 月 18 日

在中国工程院第 26 场"健康讲座"上的主持词。本次讲座的主题是针灸与保健。由武警总院中西医结合科许建阳同志主讲，参加讲座的有两院院士、孔子学院的部分职工和工程院机关人员，共约 100 人。

试想，你的手指被火烧了一下，你最迅速、最有效、最本能的反应是什么？要不你用手挠一挠，或者用口吹一吹，其实这一挠或这一吹就是针灸疗法的起源，挠是针疗，吹则是灸疗。在远古时代，人们开始用尖锐的石块治疗疼痛，当时称砭石，相当于最原始的针灸，以后发现了火逐渐发明了灸疗，针灸很长一段时间只是在中国、日本和韩国等地应用。直到 1971 年，美国总统尼克松访华，纽约时报驻华盛顿记者站主任 James Reston 来华打前站，不幸得了阑尾炎住院手术。术后胃肠功能恢复不佳，医生给他用了针灸，效果奇好。回到美国后他写了一篇报道，引起美国民众极其关注。当地的华人诊所门庭若市，报纸一抢而空。针灸的疗效有多神奇？针灸的道理在哪里？有请许建阳主任给我们作报告（略）。

许主任报告很精彩。我还想补充两点。

关于针灸的历史和知识产权，目前针灸的典籍很多，依我看，有两套书不能小看，一套是西晋时期皇甫谧编著的《针灸甲乙经》，总结了公元前 2000 年及其之前针灸的发展经历。一套是现在由程莘农院士、石学敏院士和王宏才等共同主编的《中国针灸交流通鉴》，这套书 9 册，共 500 余万字，主要总结了公元元年至今 2000 多年针灸发展的概况。我有幸草草翻阅了这套书，并写了自己的读后感，而且是用文言文写的。他们将此选作该套巨著的序。我之所以用文言文写，不是说我在文言文方面有修炼，主要因为我对很多古书的字不认识，词意更不了解，于是抄了过来，成了文言文现代版。他们之所以选此作序，是看重我对针灸有些新认识。什么新认识呢？针灸有效，这是人人皆知的，而针灸有理，这就难说了。还有人说它不科学，因为找不到针灸作用的经络。其实

邢一年
我在工程院

卷 四

这种看法是片面的，是受固有思维的局限性所影响。诚然，我们确实在人体上即便用显微镜也难以找到像血管、淋巴管、神经、肌腱，那样纵横交错来介绍针灸的组织结构，其实这可能是受观察水平限制的结果。人体都是由分子、原子、电子、离子组成的，这些东西完全可以在瞬间发生变化从而形成我们看不见、摸不着的分子流、原子流、电子流或离子流，以确保身体的平衡和生命的存在。为此，它完全可以在新的作用下比如针灸形成不按正常走向的分子流、离子流……比如在正常交通时，我们习惯"东奔西跑，南来北往"，在脑子里只有"东西南北"的概念。其实我们还有东南、东北、西南、西北四个方向，由此还可细分下去，最后成了360度，"条条道路通罗马"。一旦前方发生交通事件，当我们再不能进行东奔西跑、南来北往时，我们还可以"上蹿下跳、左冲右突"吗？所以，平时看不到针灸的经络，那是我们力所不及故而难见的微观水平或平时不习惯的走向方位造成的。

当然针灸还要发展，2010年世界非物质文化遗产中国只有两项入围，一项是北京京剧，一项是中国针灸。当时韩国坚决反对我们申遗，他们把中国的端午节申请成自己的了，现在又说针灸也是他们的。对针灸穴位的知识产权，辩来辩去、无法定论。最后只好采取中、日、韩同时投票，结果355票是中国的；剩下6票，通过再争论，4票投成中国；只剩2票属于日、韩。至此确保了针灸在中国的知识产权。但是我们不能骄傲，就拿穴位来讲，绝对不只360多个，人家还在发现，而且用先进的方法。特别是针灸治疗机理方面还要加强研究，不仅要发现它的有效性，更要发现它的有理性，只有发现有效了且同时也发现有理了，最终才能算有为。

架构是魂

2014 年 3 月 24 日

在中国工程院国家科技重大专项中期评估综合报告讨论会上的发言。本次会议在工程院 316 室召开。王玉普同志主持会议。先由综合报告起草组组长王昆声报告初稿，后由大家讨论。参加会议的有周济、王礼恒、张全兴、巴德年、许居衍、方家熊、钱佩信、朱高峰、陆建勋、李培根、杜祥琬、曲久辉、戴景瑞、王陇德等 17 位院士，以及科技部、发改委、财政部、科技评估中心等相关领导、各评估组组长、综合报告起草组的成员，共 78 人。

国家科技重大专项中期评估工作正处收官阶段，能否大功告成，要看我们的压轴戏。压轴戏不好演，写好综合报告就是压轴戏。

刚才王昆声院长代表起草组报告了初稿，也许因为是初稿，还不太成熟，我听了以后总的感觉还不过瘾。10 个专项组织了 32 万人，用了 5 年多时间，花了 2200 多亿元，究竟做了什么，做成了什么，好像表述不够，不能让人振奋，令人鼓舞。我想 10 个专项组的同志们可能都有类似感觉，都认为 10 个报告提供的材料都没有被充分采纳，或者说都没有把成绩有效表达出来。应该说 10 个专项取得的成绩是巨大的，但按照现在的表述方法可能有局限性，应该改一下表达方式。按照现在的架构，你们是把各专项组评估的综合意见分成若干句子分配到各段落中，本来描述一个成果需要整个段落，把它分成几句话分别填充到前、中、后各个段落中，一方面把成果分散了，看不出来成果；这样的断章取义，对成果的表达也不真实，乍一看来，要不就看过了，要不就看低了，要不就看不见了。实施进展和实施绩效分成两个分项写不合适，实际上是一回事，二者有很多重复。其实进展要看绩效，绩效就是进展。问题也不能笼统谈，一共 5 个问题，好像每一个专项都有 5 个问题似的；成绩也不能笼统谈，一共 6 项成绩，好像每一个专项都有那么多成绩似的；建议也不能如此笼统，一共 4 点建议，好像每一专项都需要 4 点建议似的。一定要有的放矢，要有针对性。刚才很多同志提出了不少修改意见，有的要求补充，有的要求修改，有的要求删去，这些都是因为事前拟定的写作架构出了问题。

我再明确一些说，比如一场晚会有多个完整的节目，但剧本创作时，你不能从每一个节目中抽一句组成一个节目，抽出另一句再组成另一个节目，那就分散了，不好看了。就像我们军队打了一个大胜仗，要总结，要开庆功会。10个师参战，有打冲锋的、有打合围的、有打阻击的、有打支援的……这10个师的各项都参与了，但着重点不一样，当然贡献也就不一样，总结时应该一个师一个师去总结成绩或问题。如果你以冲锋、合围、阻击、支援四个方面，每个方面每个师都有一点，贡献多的是一句，贡献少的也有一句，谁的贡献大谁都说不清楚，到头来所有参战部队，所有指战员都有意见。

所以，我的意见是这个综合报告应该按照一概况、二进展、三经验、四问题、五建议，按这个架构来总结。

写一篇文章，主题思想最重要，写一个报告架构最重要，架构是魂。架构合理，写的人根据这个写，读的人就能体会出其中的主题思想，体会出其中的灵魂。所以我建议，写的时候要一个专项一个专项地写，这才叫有的放矢，画出来的像才像，写出来的事才实。有人常告诫我们，写文章要有血有肉，其实血肉不如架构重要，一堆血肉放到一起你根本不知道是什么动物，而如有骨架在此，一看就知道是人或其他动物，是大的或小的，是高的或矮的，因为架构代表本质，也就体现了灵魂。

三天如三关

2014 年 3 月 25 日

在中国工程院 2013 年新当选院士研修班的讲话。此次研修班在工程院 316 室召开。工程院宋健、徐匡迪、周济三位院长，时任王玉普书记、干勇副院长、樊代明副院长出席。2013 年新当选的 48 名院士，工程院机关人员共约 100 人参加会议。上午先由徐匡迪院长讲话，后看纪录片《钱学森》和《朱光亚》，最后周济院长讲话。下午先由干勇主持讨论有关国家工程思想库的建设，后由樊代明主持讨论有关院士队伍建设和如何发挥院士的作用。

今天下午的会议开得很好，大家围绕工程院的三个命题结合自己的实际工作进行了深入讨论，有不少真知灼见，十分宝贵，请机关认真总结。本来我们要请周院长作总结的，他说在大家的发言中已插话发表了意见，就不再讲了，让我作个小结。自从上周院里安排我来主持这个会议，我就琢磨着面对这么多新当选的院士，该讲点什么。我私下做了一点儿功课，就是征求了一些机关同志的意见，这些同志有的今天在座。特别是征求了几位老院士的意见，一直到会前一小时我还打电话征求了两位院士的意见。他们今天虽不在场，但十分看重这次会，他们给的意见可谓语重心长。我谈三点与大家共勉，这于我自己也是一次学习。

一是要总结今天。今天这个日子不平常，可以说，对我们大家而言是人生中的一个里程碑。过去可能不少同志来过工程院，可今天来到这里不一样，身份不一样，因为你们已成为其中的一员。我们不是要简单记住这个时间，而是要记住今天发生的事情。今天我们看了《钱学森》和《朱光亚》两位院士的纪录片，也许我们这辈子不一定都得做出他俩那样大的贡献，但我们应该自觉学习他们的精神，继续推进事业发展，把自己的工作同工程院的使命联系起来。我是 2001 年当选院士的，那时没办学习班，记得当时我诚惶诚恐，多了一份荣誉，就多了一份责任。我不知道怎么当院士，更不知道怎么当好院士。今天这个学习班，使我们一当上院士就看到了榜样，就知道了要求。所以是幸运的，这一天是值得并必须记住的。

二是要忘记昨天。因为昨天或因为昨天的辉煌，我们当选了院士，这是科技界对我们过去工作的认可，应该骄傲，值得骄傲。但过去的事已经过去了，当上院士后应翻开新的一页，当上院士后做出的成绩应该比未当上院士时要更辉煌才对。有一定比例的院士当选后就刀枪归库、马放南山了，这样不好，别人会看不起的。就拿我们在座的几位从事临床的院士来说吧，你们创造的新术式、新疗法，开始别人做不了，一推广大家都会做了，到时你如果不创造新的，你就混同于普通人，也许你就不像一个院士了。别人会说，他做的我全会，甚至比你做得好，因为他们年轻心灵手巧，所以会说你没水平还院士呢！

三是要创造明天。当选院士固然是对我们过去工作的肯定，当然我们就获取了今天的地位。但业绩也罢，地位也罢，都是为了明天更好地工作，而不是为了明天的享乐。我们要有明天、后天，要有后天必须首先要有明天。怎么做好明天，我看有三要素：一是领导自己团队的（学术带头人），就是你们；二是团队；三是纲领，就是要做什么。大家回去后都要认真考虑这三个要素。作为自己团队的学术领导，将来你怎么当？培养团队，将来你怎么做？瞄准目标，将来你做什么？这就是三件事关明天的重大问题。

记住今天、忘记昨天、创造明天，希望大家高度重视这三天。三天如三关，天天不易，关关难过。

Co- 和 Core-Facilities

2013 年 3 月 25 日

在消化系肿瘤协同创新中心认定申报研讨会上的主持词。参加会议的有来自全国 25 个大学、研究所、企业共 28 位协同中心理事单位的代表。陕西省教育厅科技处时任甘世平处长、第四军医大学（现空军军医大学）时任王茜副校长、科研部时任尹维宏部长、西京医院时任金霞副院长，共约 50 人。

消化系肿瘤几乎占国人实体瘤的 60%，多少年来我们国家钱没少花，事没少做，但成效不显。国家教育部要支持协同中心创新，我们中心自前年建立以来，通过大家努力，已经取得了长远的发展。去年陕西省已批准了这个中心，为向国家申报打下了基础。今天把大家请来，是研讨如何向国家申请认定的事情。4月 8 日就要交材料，还有 10 天时间，相当紧张。总的本子已经写好了，刚才吴开春教授已将中心工作作了总结汇报，希望各单位根据本子中的项目，填入你们最近的进展，这可通过书面来进行。下面邀请我们四个平台建设的单位介绍一下他们的情况，首先请武汉大学模式动物平台周严教授作汇报（略）。

这个平台主要是用大鼠来做基因研究，过去多用小鼠在做相关研究。他们讲了，比起小鼠来，大鼠有明显特点和优势。过去我常听人说，"在小鼠身上见到的阳光未必都给人带来温暖"。现在用大鼠做实验，说不定在大鼠身上见到的阳光会给人带来多一些温暖。在动物中能称大的只有两种，一种是大鼠，一种是大象，大象太大也太贵，用不成又用不起，但用大鼠是可以的，也用得起。我们用 Konck in 的办法可以在大鼠身上研究癌基因，当然也可以用 Knock out 技术在大鼠身上研究抑癌基因，但这方面的相关研究很少。用大鼠做实验，可能观察到的结果比小鼠更可贵、更真实、更有价值。当然，是不是在小鼠身上得到的就是小结果，到大鼠身上得到的就是大结果？现在还不能这样简单地说，还要看事实说话。下面有请中科院北京基因组研究所蛋白质组学平台的娄晓敏研究员汇报（略）。

蛋白质组学的研究，无论是分析还是合成对肿瘤研究都十分重要。依我看，肿瘤的发生，可能原因在基因，但发病在蛋白。按遗传学中心法则是种瓜得瓜、种豆得豆，这是正常的现象。但种瓜不得瓜、种豆不得豆，那是遗传病；而种瓜得了豆，种豆得了瓜，那就是肿瘤。下面有请北京博学诚医学检验所分子诊断平台的韩晓亮博士汇报（略）。

我们在座的很多同事过去做过的很多研究成果都是在说理，都是在说有理，但他们的诊断平台是在追求有用，基础研究能通过这一关才是硬功夫。有用无理也有理，无用有理也无理。因此，这个中心所干的工作是我们基础研究的出口，是我们协同中心的出路，也是我们大家将来的出息。下面有请上海吉凯细胞分子生物学平台的曹跃琼博士汇报（略）。

就肿瘤研究的终极目标，不管是什么结果，研究出来了不是本事，诊断出来了也不是本事，只有治疗好了才叫本事。目前治疗肿瘤的药品多达近千种，药品越多说明越没有好药。过去的研究，基因也罢，蛋白也罢，多为单打一，这种做法教训太多，也太大。1993 年美国曾投入 15 亿美金，花了 3 年做了基因治疗的大量工作，结果发表了 25 000 篇论文，但最后总结起来只有一句话，那就是"基因治疗离临床应用还有相当长的路要走"。问题出在哪里？就是单打一，每一个人都活跃在自己擅长的一个基因或者一个分子上，终生奋斗，其乐无穷。但肿瘤是一个多分子多阶段，而且是一个不断变化的病理过程，其中的机制相当复杂。怎么办？咱们建立的这个 RNAI 文库可以包罗万象，拿来可用，一个不行再来一个，一组不行再来一组，我看特点是从 Bank 得到 Benefit。

除了上述平台可以互享外，我们还必须建立一个综合平台。这个平台奥威生物医药有限公司已经投资建设一个 4000 平方米的综合实验室。这个实验室必须具备两个条件，一个是 Co-Facilities，表明具有系统设备，可以完成系统肿瘤学或系统肿瘤生物学的研究。一个是 Core-facilities，意即拥有最先进的设备，能解决目前世界上最前沿最困难的问题。二者加起来，就像制造飞机或汽车时的装配车间或组装车间，我们研究最具有水平的成果将在这里下线。

最后我谈一下本中心研究的策略。回顾近 200 年国外工业平台的历史，从德国总结的工业 1.0—4.0，都是以串联发展方式。作为物理、化学，包括数学这是可以的，一个一个来，1 加 1 必须等于 2。但是肿瘤来源于生物体，生物体的发展是复杂多样的，1 加 1 不一定等于 2，而且通常是不等于 2。因此，与其说去找因果关系，不如去找相关关系，所以应该以并联的方式去研究。我们的研究策略不能像过去一样去一个一个找基因、找分子，基因和分子发现已经够多了，但说明不了根本问题。而是要把这些分子基因加以统一分析，找出他们相互间的关联，这个更重要。这样的研究，仅靠分子生物学家不够，甚至生物学家或医学家也不够，还需数学家和哲学家的参与，才能取得突破。那么我们继之的战略是什么呢？就是把上述生物学家、数学家、哲学家分析出来的结果，在我们不同的平台上加以验证，找出正确的东西用到临床，只有这样才能从根本上认识肿瘤和解决肿瘤问题。有关这些想法我以前写过两篇文章，一篇叫"肿瘤本质初探"，一篇叫"肿瘤本质再探"，已发表到《医学争鸣》上，会后发给大家以作参考。

今天的会议就开到里。最后祝我们的申报圆满成功。

聚土成山 汇水成河
2014 年 3 月 28 日

在"例精求治"活动开幕式上的讲话。此次会议在重庆召开。陈东风教授任主席。会上由全国专家学者提供疑难病或新发病的典型病例,供大家讨论,然后在《中华消化杂志》上发表,参会的有来自全国各地的相关学者,共约100人。

这个活动或这次会议的目的或宗旨与过去我们经常开的会议不同。一般会议领导讲话,都习以为常,开头多讲意义,什么重要的、重大的。我今天也学一下,讲三个特殊意义:

首先是现实意义。今天全国各地提供的病例,要么是疑难的,要么是新见的。有的是要解决诊断问题,有的是要解决治疗问题,有的是要说清发病机制,而有的要讨论如何预防。所以,我们今天是在"看过去没看过的病,治过去治不愈的病,说过去说不清的病,防过去防不了的病"。所谓现实意义就是要解决现实问题。

其次是潜在意义。开展这次活动还不单是解决问题,我们今天遇到的所有病例,对我们都是崭新的考验,对大家都是大姑娘坐花轿——头一回。这对老一辈的专家来说是一次考试、一次考验,这是老革命遇到新问题。对青年学者是一次极好的学习机会,所以潜在意义是培养后生,启迪整合医学的思维。

最后是深远意义。医学知识是一个宝库,她是逐渐积累起来的,聚土成山,汇水成河。而且不断地排除旧的,也不断地增加新的,就是不断需要新的知识来补充,我们今天就是在补充新知识,就是在丰富医学宝库。各位不要小看了自己的工作。更不要小看了今天的会议,我们正在为医学大厦添砖加瓦,这就是今天会议的深远意义。

十字花科的传承

2013 年 3 月 31 日

在中国工程院第 177 场中国工程科技论坛开幕式上的致辞。本次会议在武汉市举行。工程院农业学部和华中农业大学共同举办。主题是十字花科遗传学研究，由付廷栋院士和关春云院士任共同主席。参加会议的有来自美国、英国、加拿大、俄罗斯、日本、韩国、法国、瑞典、澳大利亚、德国、意大利、西班牙等国的外宾 80 余人，来自中国的相关学者 300 余人。工程院机关高中琪、姬学、郑召霞等出席了会议。

First of all, on behalf of the Chinese Academy of Engineering(CAE), I would like very mach to welcome our distinguished scientists and researchers from all over the world to attend this 19th Crucifer Genetic Workshop in Wuhan, the beautiful city, at this amazing season of the year.

I am a medical doctor, exactly to say, I don't know crucifer any more than I eat it every day. It is my friends here to tell me that Brassicaceae family includes a variety of wild species and domestic crops and vegetables which could be used for edible oil, vegetables, forages and sutstainable biofuels, showing the significant contributions to the development of our society. Wuhan where Huazhong Agricultural University, Oil Crops Research Institute of Chinese Academy of Agricultural Sciences and Vegetable Research Institute of Wuhan Academy of Agricultural Science and Technology are localized, is a exchanging center of Brassica researches maily including the rapeseeds, Chinese cabbages, cabbages on their genetics, functional genomics, molecular breeding and genetic engineering in China and as well as in the world. Definitely, I belive the conference that is being held here taday will provide solid platform for our participants to present their exciting progresses, to exchange research and ideas, and to explore the opportunities for establishing cooperation and friendships. Absolutely, I belive that a bunch of successful outcomes will be achieved by throngh these exchanges and communications during the conference.

Additionaly, I would like to introducc a bit about the Chinese Academy of Engineering(CAE), which is the national academy of the People's Republic of China for engineering.It was established in 1994 and is an insdtion of the State Council of China.Professor Tingdong Fu from Huazhong Agricultural University, Prof. Zhiyuan Fang from Chinese Academy of Agdcultural and Prof.Chunyun Guan from Hunan Agricultural University are the distinguished members of CAE, and are elected as the honorary chairman of the workshop.Clearly, they are the leading scientists in their fields.

Finally, I sincerely wish that the conference will be successful and productive, and our disdnguished guests, all of you will spend a nice time in Wuhan.

那一年
我在工程院

明智还需远见

2014 年 4 月 5 日

在《武汉市加快生物与健康产业集聚发展规划纲要（2014—2020）》院士专家咨询会上的发言。本次会议于 2014 年 1 月 23 日在工程院召开。武汉市政府相关人员 20 余人，工程院时任周济院长、王玉普书记带领相关院士 10 余人共同出席会议。会议由樊代明主持，此为发言录音后整理修改而成。

我认真读了这个规划，觉得你们要做的是一件大好事。不仅对湖北省武汉市，亦是做成了对中华民族都有益的大好事，这是明智之举。你们站得高、看得远，我不是对所有的规划都这么评价，你们这么看重医学和药学的发展，我不止一次说过，虽然不是一切科学，但起码绝大部分科学的终极目标都是让人活得长一点，活得好一点。生物与健康事业说到底，就是直接为这个目标服务的。你们立足现在，但想到的是将来要做的事情，这是远见之明。

这个规划，首先我很赞同。但我想弄清楚的是，这个规划是如何形成的？是不是各个企业、各个行业报上来后，你们有所取舍地做成了这本规划？乍一看，好像没有取舍，因为我觉得有点泛，武汉市在制药工业上预计在几年内达到一个怎样的程度？所规划的事情是否有先后次序？前后的联系如何？前面做成的事情能否促进后面的发展，之间能否形成链条？这个规划涉及很多内容，几乎囊括了生物和健康方面所有的先进技术。这不行，必须有所取舍，舍得舍得，有舍才有得。前两天我给北京某导演看过病，他急得全身上火，因为现在正值春晚筹备阶段，他烦恼的是春晚好节目太多，不知如何抉择，但又必须要精简，不然晚会太长。同样，我觉得现在也是考验唐市长的时候，有些项目是很好，但目前难以实现，你也不知如何取舍，所以你提出聚焦，聚焦的目的就是要使有些人的有所为成为你的有所不为。刚才发言的专家很多，建议也很多，专家都是不同专业的专家，都说自己的话，不同的专家有不同的看法，各抒己见，这种状况非常考验人。你又不能采取民主投票，民主投票难以进行且未必科学，因为有时真理掌握在少数人手里。一般大公司都设有独立董事，独立董事很少听取他人意见，而是自行做出决断后将想法告知董事长，再由董事长做决断。唐市长如不能从中做出正确决断，有可能在你的任职期间，只能把某个工作奠一个基，或是发现一个苗头，做不成大事情。我觉得这个规划还有些散乱，有的在里边即便是有优势也是局部优势，要使整个链条都有优势，这就需要聚集，你要聚集就得考虑问题的现状以及影响现状发展的各种因素，这是我下面要说的。

你们要研发新药，制药的终端在成药。这确实是一个朝阳事业。老百姓对药品的需求量很大，但国内目前有95%以上开出的是仿制国外的药，比如你们武汉市同济、协和两家医院每年医疗总收入合计达100亿以上，30%~40%的收入是药费，就是说40亿开的是国外研制的药，你武汉市的GDP再多也会被吃光耗尽。这个面貌必须改变，所以你们研发药品是对的，但这个工作怎么抓？后者更为重要，光有明智不够，还要有远见，明智还需远见。我简单说几条：

第一，要充分认识其风险性。在体外研发成功的一万个化合物，真正能进入动物实验的只有250个，进入人体试验就只剩50个，能够成药的就1个，所以风险相当大；其次是周期长，过去要花10年，现在要花15年，国外也是如此；再就是投入大，也就是成本很高。过去研发成功一个药只要10亿美元，现在研发成功一个药需要16亿美元，相当于100亿人民币，而我们国家去年一个新药仅耗资4000万人民币，国外的研发投入是我们的200倍，我们这点钱搞出来的药很难经受时间考验。人家研究出来一个药，像落赛克一年是500亿美金，相比我们国家在药品研发方面的投入，国外是我们的200多倍，国外公司一般将收入的15%~18%拿来进行再研究，而我们国家只有2%~3%，最多到3%。

第二，建厂要大。武汉有上百家药厂，中国有上万家药厂，数得出名字的就有几千家，可是所有药厂的收入加在一起还不如国外辉瑞一家收入高。而且国外还在合并，最近每年按160~180个厂家合并，辉瑞把惠民收购了，罗氏把基因泰克收购了。你看人家体壮如泰山，我们骨瘦如柴，跟人家斗能斗过吗？也许连近战的勇气都没有。

第三，仿制要少。我们有几百家药厂的很多药品都是仿制，仿制后卖不出去，只能赚中国人的钱。而且仿制的主要是化学药，仿制多是低水平的仿制和高密度的仿制，好的仿制不成，都去仿好仿的，能仿的都去仿，即使是仿制水平再高，没有自己的核心技术恐怕也难以长久，迟早要失败。

第四，审评要快。美国1999年审评一个新药需要19个月，现在只要9.9个月了。我们国家仿制药的审评还需2~3年，1.1类新药要6~8年，你还没批下来，别人早就做出来了。为什么会出现这个情况？我们没按规范做，报上去批不了还要重来，翻来覆去。不按照规范做，是因为没有足够的规范，美国的药品技术规范有 480 个，而中国只有 66 个。

第五，要加速中药的研究。既然化学药比不过别人，我们应该加速中药研究。很多人说中药不科学，其实说话的人有很大片面性。中药是有效的，而且价格低。中国种植中药材的面积大致有 600 万亩，有 17 个正规的销售市场，有 1000 多个厂家，已生产出 45 个剂型和 5000 多种药品，年销售额达数百亿元。但是这只是在国内的成绩，在全世界的中药市场 80% 是日本中药，9% 来自韩国，6% 是印度和新加坡的，加起来已达到 95%，中国大致只有 5%，还主要是卖"草根树皮"，也就是原药，真正成药销售的不到 1%。老卖草根树皮就卖光了，比如甘草，中药没有甘草不能入药，甘草在新中国成立时大致有 200 万吨，现在只剩 35 万吨了。中药稀缺，不知道神农架那边怎样，反正我们陕西秦巴山区是挖完了。怎么办？就在平地上种，还撒化肥，党参本来只有小手指那么小，可种出来就像萝卜那么大，当然功用就跟萝卜差不多。刚刚邓院士讲可用发酵，用微生物的办法来生产中药，可植物自己的性状稍有改变都会出问题，所以也许少数可以模仿、可以发酵，但大多数是绝对不行的。现在日本也在开始种中药了，而且种了还返销中国。中国的中药，好产的大家都在生产，比如六味地黄丸几十个厂家在生产，形成恶意竞争。中国评审中药很慢，去年国家通过 518 种新药，中药只有 37 件，不到 7%，把自己卡得很紧。化学药搞不过别人，中药是我们自己的特色，完全可以在这个方面下功夫，可以结合农业生产，农民种药材比农产品增加 5~6 倍产值，一公斤甘草 6 元钱，制成甘草酸超过 1 万元，一公斤红豆杉 16 元，做成紫杉醇就 3 万元。

第六，研发生物药。生物药说到底是爸爸妈妈为我们身体配好的"药品"。用胰岛素治糖尿病，什么药也比不过，甲状腺素治疗甲状腺病，其他再好的也比不过。去年美国批准的 35 种新药中，29 个是生物药，占了 83%，中国去年共批准的 518 种新药中只有 29 个生物药，占不到 6%。所以，要根据国际动态和国内现状，你们武汉就有望走出具有中国甚至武汉特色的制药之路。

以上意见仅供参考。需要细谈的还可以继续交流，适当之时我也可以去武汉做专题报告。总的一句话，希望你们在中国制药工业中走出一条成功之路。

"Tasta" 译作 "择优"

2014 年 4 月 9 日

在中国工程院接待汤姆森路透集团副总裁 James Testa 一行时的发言。本次会议在工程院贵宾室举行。工程院时任周济院长接见代表团，并介绍了工程院及院刊筹办情况。国际合作局的康金城，*Engineering* 执行主编刘科等会见时在座。

我来自西安，刚才 Testa 说去过那里。我告诉你，西安作为古代首都时很是繁荣，古时印刷术的发明就发生在那里。那时，是你们向我们学习印刷术，我们没有把它用好。你们用它传经布道，搞 SCI 成功了，而且非常成功，现在轮到我们向你们学习了。

工程院安排我分管学术和出版工作。关于院刊 "1+9" 这 10 本杂志，我的工作压力很大，一是周院长那里要求高，二是 Testa 你那里不好办。

我是一位临床医生，经常体会到两种挑战。一是 No paper，No food，意即没有论文就没饭吃！中国在国外发表的论文数已排世界第二，医生多数都有论文。如果你没有论文，你就不被提升，别人也看不起你，你就不会有饭吃。这是前几年的事情，这几年已经变了，变成了 No good paper，No good food，就是现在不是有没有论文的问题，而是要有好论文，才有饭吃，或才有好饭吃。什么是好论文？SCI 确实是一条客观标准，当然这不是最好的标准。但是，在没有更好的标准之前，总得有个标准，有人说 SCI 有各种问题，但总得有个标准。

Testa 先生，你的名字与你工作十分相关。你的 "Test" 就是 "考察" "检验" "筛查" 或 "选择" 的意思，最后面那个 "a" 就是第一个字母，No.1 啊！所以你的名字 Testa 译成中文就叫 "择优"，择选优秀的杂志进入 SCI 嘛！你是来考察我们院刊的水平的，看能不能符合标准，收到你们的 SCI 中去。正如刚才我说的，中国现在的 SCI 论文产出数已占全球第二，但同时又十分尴尬，就拿医学来说吧，90% 以上的药用别人的仿制药，90% 以上的医疗设备是买别人的，取得了成果把它写成论文拿出去发表，然后掏钱再把它们买回来读。因为我们像样的杂志不多，这种现象必须去解决。中国有那么多工程师，2000 多万，办几本应用科

竖排文字：那一年 我在工程院

932

学类杂志作为我们的院刊是应该没有困难的。中国人应该有这样的志气。所以，工程院决定按"1+9"模式或办10本英文期刊，主刊叫"Engineering"，9本字刊统称"Frontiers系列"，分成九个不同的领域，不仅向世界全面报道中国的工程技术进展，同时也向中国全面报道世界工程技术的进展。这个平台主要不是中国作者对中国读者，主要是中国作者对外国读者，外国作者对中国读者，也有外国作者对外国读者。我们的9本子刊，今天给你们推荐目前办得不错的3本，在接下来的会议上由它们的主编或代表具体给你汇报。

刚才你问周院长主刊与子刊的关系。我想主刊像雨伞的柄，而子刊像雨伞的伞。柄是伞的支撑，伞是柄的作为。二者相辅相成，相得益彰。不知你看过京剧没有，京剧在台中总有一个人站在那里当主帅，还有女仆侍候。他其实并没演多少戏（我都会干），但其周围有很多人，有的是耍大刀的，有的抢枪执棒的，有的张弓搭箭，还有的举盾避击，表现得真美，那是真功夫（我干不了）。但如果没有中间那个主帅，下面就会乱打乱闹，乱成一团。如果没有周围那些演员，中央那个就是孤家寡人，毫无意思，观众会跑。所以，我们工程院的"1+9"就像演一场京剧。当然我们也考虑到将来工程技术发展的方向，工程期刊不像 *Nature* 或 *Science*，他们只是报道一种现象就可以，不必把这些现象整合起来，而工程必须把各种部件整合起来形成产品。所以9本子刊好比部件，而主刊则是部件整装起来的产品，这是工程技术本质要求和发展方向使然。

我就说这些，仅供你参考。

HQ from HE
2014 年 4 月 9 日

在中国工程院接待汤姆森路透公司副总裁James Testa 先生一行时的主持词。本次会议在工程院 318 室召开。樊代明主持。工程院 3 本子刊的主编王静康、沈祖炎、陈赛娟 3 位院士和编辑部相关成员，工程院三局安耀辉、康金城等参加会议。

今天是个好机会，Testa 先生一行专门来工程院听汇报。刚才，周院长接见了 Testa 先生一行，并介绍了院刊主刊的情况。现在开一个分会，轮到我们 3 本子刊的主编和相关人员汇报和交流。你们 3 本子刊是工程院 9 本子刊中最好的，所以向 Testa 先生推荐考虑进入 SCI。当然世界上本来没有最好，只有更好，怎么把你们从现在的最好变成将来的更好，怎么把 Testa 现在的最爱变成将来的更爱，我们想听听 Testa 先生的高见，下面首先请 *Frontiers of Chemicae Scienceand Engineering* 的执行副主编 Dr Victor C Yang 作介绍，然后讨论（略）。

非常好的介绍，如果我是 Jesta，我就把她收进 SCI 了（笑声），不然，你会失去机会。下面请 *Frontiers of Medicine* 的编辑部主任窦晓东介绍，然后讨论（略）。

非常杰出的介绍，这是因为做了杰出工作。如果我是 Testa，我也把她收录进 SCI（笑声）。下面有请 *Frontiers of Structureand Civil Engineering* 的执行主编朱合华介绍，然后讨论（略）。

今天上午的会议开得很愉快，收获也大，Testa 先生很辛苦，但他的诸多建议都是建设性的，对我们都是有很大指导作用的。我个人的意见是，会后机关根据录音把它整理出来，形成 3 篇文稿，其中前一段为共性的，3 篇都要，成为总论。但对不同杂志的建议作为各论，形成文稿交 Testa 先生审阅后，分别登到自己的杂志上，既针对编者，也针对著者，还针对读者。这 3 篇文稿也交给我一份，我要复印送给主刊和其他 6 本子刊的主编以作为他们参改，这是财富。

讨论了一上午，意见几十条，但合起来都围绕一个字，那就是"Quality"，即"质量"。质量不好，Testa 帮你也进不去，质量高了，Testa 他想拦都拦不住，当然他不会拦，因为他是我们的朋友。

　　说实在的，这3本杂志相当于我的3个女儿。中国有句俗话，叫"老婆是人家的好，孩子是自己的好"。因为孩子是自己的作品，老婆是别人（岳母）的作品（笑声）。所以，我代表工程院再次隆重推荐这3本杂志进入SCI，刚才Testa表态说第3本是Possible，即可能，对其他两本还没有表态。其实第一、二本同样是很好的，在有些方面我觉得更好，你不表态我就视为默认，在中国我们说沉默是金，在你们外国叫"No news means good news"。最后还是那句话，Quality，而且是High Quality。Quality又来源于什么呢？是Efforts，而且是Huge Efforts，合起来High Quality from Huge efforts，简言之——HQ from HE.

那一年
我在工程院

卷 四

苍山出好药

——为《大理苍山植物药物志》作序

2014 年 4 月 11 日

乍来大理，喜出望外的是这真正的天、真实的地、真青的山、真绿的水和真切的人。在沉醉的陶醉中还没醒来，又遇金袚院长邀我作序。

不知在多少多少年前，这里突发了一次山崩地裂，催生了苍山与洱海。从此，这里的海拔比内地高、气压比内地低、氧气比内地少……这里的动植物学着适应这骤然变化，适应不了的全然消失，只有适应者才保留了下来，成了平地上"看不见，找不着"只有这里才能生存的稀有之物。后来人类发现了这里，并慢慢地移居到这里，为了适应这里别具洞天但又艰辛难熬的环境，他们最好的办法就是利用这些已经适应了的动植物来帮助自己，不仅衣食住行，而且治病疗伤，还有保健康复……经过一次次生命探险，一次次历久弥新，发现的种类越来越多，获得的经验越来越广，但是，这些宝贝究竟有多少？我们对其功用究竟知多少？谁也说不清，谁也说不全。法国人为此来过，英国人为此来过，中国人为此来得更多。古时名人来过，也写过名著，如记有 177 种中药的《大理府志》或 123 种药物的《大理县志》；现代名人也来过，写成的名著就更多了，如载有 1010 种植物药的《大理苍山药物志》或 184 种中药的《大理中草药资源志》等。但是由于科学技术的局限，这些典籍涉及的内容不够丰富，包含的种类不够齐全，而且误记错释在所难免。随着生态环境的不断变化，有的品种濒临灭绝；随着科学研究的不断深入，新的品种在不断发现，很有必要编撰一本更加丰富，更加准确的《大理苍山植物药物志》。

这个愿望今天终于实现了。钱金袚教授在大理长期从医执教事研，很有发言权。他组织相关同事系统地调查、收集和整理了苍山的植物药物资源，编写成了这本权威的《大理苍山植物药物志》。他们历经艰辛，工程浩大，难能可贵，是大理学院为地方经济服务的又一成果。该书图文并茂，具有很强的史料价值、实用价值和很高的鉴赏价值。近者，为保护开发和利用苍山植物资源提供了重要基础；远者，为后人研究庄山药物留下了重要史料；更远者，为中华植物药物的研究增添了新的内容和视野，为中华医药宝库增添了新的篇章。

是为序。

唉！5718 乌七糟八！

2014 年 4 月 14 日

　　利用周末去云南腾冲参加国际消化病杂志 *Gut* 的编委会，会后购头等舱票乘东航 MU5718 航班回京，不想在昆明机场遇到很多不快，谨录于此，以作回味。

　　MU5718 于 18∶20 从腾冲飞昆明，19∶00 准时到达。机上广播要我们下机等候转机，并说下班飞机起飞正点是 21∶00，也就是要让我们等待两个小时，让人费解的是要全部旅客带着所有随身行李下机。我问何故，告知要换飞机，因为这个飞机太小，是东航云南分公司的飞机，飞不到北京。我们下机后，他们要将小飞机上乘客的所有托运行李取出，再转送到北京来的另一架东航飞机，也叫 MU5718 上，而北京来的飞机要 19∶30 才能到达，然后下客上客和上行李餐食，所以需要两个小时的空间。这样的安排对于东航和东航云南分公司来说是十分合算的，这样两个航空公司联运会获得更多的旅客，获得更大效益，但对于旅客来说就会有很多不便，特别是要耽误很多时间。听说腾冲—上海，还有别的很多城市，除了去成都、重庆是直航之外，都是采取这种中途换飞机的做法，以前已经发生过多次争吵。

　　我是东航的 VIP，因为北京有急事，不能在昆明等那么长时间，希望改乘昆明—北京的其他航班。所以在腾冲候机时，我查到在 19∶00—21∶00 期间，昆明—北京除了我们的 5718 外，还有 19∶20 的 MU2574、19∶45 的 MU2036、20∶05 的 CA1404、20∶05 的 MU7112、20∶35 的 8L9939 和 20∶40 的 CZ6160 共 6 个航班。特别是那班 MU2036 是 19∶45 起飞，而且是和 MU5718 同一个航空公司。于是，我在昆明下机后，便和前来接我转机的贵宾室的同志请求，将我转到他们公司的 MU2036 航班上去，当时这个航班还有头等舱座位，而且离起飞还有 45 分钟，乘客还未上机，时间完全来得及。他立刻与东航值班经理联系，但被告之，我不能转，因为我乘的是过班飞机，不能转到他们自己的另一个航班上，因为前一段已经乘过了，涉及与云南分公司的运费分配问题。我又问是否可以转到 CA、CZ 或其他公司的航班，也被告之，不能转，你的前一段飞乘已经开始，合同已经生效，只能乘东航的飞机了，唯一的办法是废掉昆明—北京这段机票，就算你已经乘机了，然后再去买 CA、CZ 或其他公司昆明—北京的机票。我当时想，这真是霸王合同，我买的机票是一年内都有效的，即使今天不乘，一年内都可以乘的，为何要给我废掉呢？其实就是一个总公司与分公司不好分费用的事情，使得顾客如此为难。想我在北京机场，因为我是东航的 VIP，无论是从东航改到其他航空公司，还是其他公司改到东航，只要有座位，都十分方便，肯定能办成，而且每次都是东航主动帮我办。可在云南，不用说改到别的航空公司，就是在其内部的航班改机都做不到，症结在哪里？就是总公司与子公司间的利益分配。

我当时非常生气，通过熟人向东航和东航云航分公司的高层反映了这个问题。20：10 分得到回应，可以帮助我解决问题，但 MU 和 CA 的飞机已经飞走，来不及了，同意将我的航班改到 20：40 起飞的 CZ6160 去。20：30 我被 CZ 的 VIP 服务员送上飞机，我请该机乘务长告之塔台，我是东航云航分公司的要客，现已转到南航 CZ6160 航班上来了，因我北京有急事，希望 20：40 能按时起飞。但是塔台告诉我们，因为机场内部的问题，南航的飞机要延误 40 分钟。无奈一直等到 21：20 分，我们的飞机终于起飞，前后耽误了 40 分钟。

更为奇怪的是，到达北京时，我去东航柜台查了 MU5718 航班，结果他们在昆明是 21 点准时起飞，而我转乘的 CZ6160 按点应在它前面 20 分钟起飞，结果反倒晚了 40 分钟，也就是比 MU5718 晚了 20 分钟起飞。何故？原因一目了然，昆明机场不是报复我（看你还转不），就是在保护自己的航班。本来昆明—北京 MU 的航班都是 2 字打头的，和云航联航那种航班就变成 5 字打头的了，而且成了"5718"，真是有点"乌七糟八"呀！唉！！！

耳朵管的是听和位

2014 年 4 月 15 日

　　在中国工程院第 27 场"健康讲座"上的主持词。本次讲座在工程院 316 室进行，主题是"耳的保健"，由北京同仁医院耳鼻咽喉科刘博教授主讲。参加讲座的有两院院士及其家属，工程院机关工作人员，共约 100 人。

　　耳的英文为 Ear，第一个字母无论大写"E"或小写"e"都像外耳的形状，是右耳，翻过来也是耳，像左耳。中文的"耳"字也像人的耳朵，是左耳，翻过来也是耳，是右耳。两种文字不同，因为书写顺序，英文是从右向左，而中文（过去）是从左向右，无论哪边向哪边，终究"E"或"耳"书写的都像耳朵。先认识了耳朵的大体结构，现在来认识耳朵功能。耳朵的功能可不能小看，我们经常说小鼻子小眼，但从来都是说大耳朵。与眼睛比较，我们经常把耳朵排在眼睛前面，比如讲一个人健康状态时说"耳聪目明"；描述一个人或动物警觉状态时的见闻时说"耳闻目睹"；描述学习成长或人才培养时用"耳濡目染"，表示发生在潜移默化之中。难怪要"两耳不闻窗外事"，才能"一心只读圣贤书"……当然也有把耳朵排在眼睛后面的，比如"眼观六路，耳听八方"，虽然把耳排在后头，其实还是在赞扬耳朵嘛！耳听八方，不像眼睛只能看到前面和左右的东西，后面的东西总是看不到。即便是有人说"眼见为实，耳听为虚"，其实虚是信息源本身的问题，耳朵本身是没有错的。刚才我叫咨询中心的一群年轻人来听报告，叫了几声无人反应，那叫"充耳不闻"，或"装聋作哑"。大家在耳朵好时并不感觉到它的重要，如果不注意耳朵的保健，到时将悔之晚矣，下面请刘教授给我们作报告（略）。

　　刘教授的报告讲得很好。据我统计，她在学术上有十个头衔，三个世界的，四个中国的，三个北京的，世界的和中国的说明她水平高，今天讲座具有权威性；北京的三个头衔对我们有用，将来我们好找她挂号看病。学习刘教授的讲座，使我们知道了我们人的耳朵有两个功能：管听，管位。这与动物不一样，动物的耳朵比人的长，比人的大，那是拿来赶蚊子的。小时候我很调皮、也懒，不想做家务活，叫我数次我都会装聋作哑，最后我妈甩给我的话是"叫你几声都听不见，你的耳朵用去赶蚊子了？"

关于听觉，刘教授讲得很透彻，听力重要得很啊！有时我们不知不觉中听力就丧失了，歌唱家嗓子要好，但最重要的是要有一双好耳朵，能分辨出各种音频音调，这是一般人所没有的，难怪十聋九哑，聋哑人是耳朵出了问题，嗓子其实是好的。检查听力一定要到医院去，因为涉及很多很多的因素，都可以影响听力，老百姓自检的办法看是否有重听。当一个人说话比过去越来越大越来越慢时，这时就得注意了。我岳父60岁时，我30岁。我发觉他开电视声音太大，于是阻止他，他说不开大一点，只见八路军开枪，日本鬼子被击倒，但没听见枪声，是哑弹。还说当你将来成了岳父，你就跟我一样了。我今年也是60岁，由于经常坐飞机，现在也有重听，电视声开得比过去大。我女婿也不耐烦地说我，我就告诉他，再过30年轮到你当岳父时，你就知道什么是重听，可见听力不好多影响一个人的生活了。

关于位觉，耳朵是重要的，有时就是耳朵出了问题，比如美尼尔综合征。那是睁开眼睛天地在转，闭着眼睛自己在转。刚才有人问晕车的问题，这是一个综合调节的事。过去我母亲、我妻子、我女儿都晕车，后来发现妻子和女儿开车就不晕了，可我母亲年龄太大，没法开车，我就让她坐前排，在副驾驶那里，用手脚学着开假车，真顶用，她不晕了。关于眩晕，当然不光是耳朵，还有很多其他原因引起，下次我再请专家专门讲这个专题。

最后是听觉或位觉出了问题，不要光考虑在耳朵上。有时是全身不健康的因素，或疾病状态，或周围的环境影响了耳朵造成的，这就是"病变在耳朵，病因在全身"。比如糖尿病、冠心病还有很多其他慢性病对听力都有极大影响，治病要治根才对。另外，周围环境噪音太大，比如东北那边有一个城市跳街舞，上千人一个大喇叭指挥，分贝有多高，影响了周围居民的生活。他们干预无果，后来集体买了一个更大分贝的噪音器来对着干，其实对所有人的耳朵都有损害，这样的锻炼可能筋骨强健了，但耳朵却坏了。

今天的讲座就到这里，刚才任院士提了很重要的问题，更为惊人的是他都九十岁了，还耳聪目明。他对耳朵的保健可称一绝啊，我们要向他学习。等我们达九十岁时，也有两只好耳朵，享受世界悦耳的音乐，享尽人间美好的生活。

人民要健康，我们怎么办？

2014 年 4 月 22 日

在中国工程院第四届咨询工作委员会第八次会议上的报告。本次会议在工程院 316 室进行，时任潘云鹤副院长主持会议，参加会议的有工程院时任周济院长、王玉普副书记、邬贺铨副院长、白玉良秘书长，以及沈文庆、朱道本、李培根、冯培德、刘韵洁、王天然、邱定蕃、高从楷、陈念念、周守为、王景全、崔俊芝、陈克复、郝吉明、尹维伦、盖钧镒、程书钧、徐建国、傅志寰、袁晴棠、王礼恒等院士。工程院机关谢冰玉、王振海、阮宝君、安耀辉、康金城、杨丽、张如义等 16 人参加了会议。

我们医药卫生学部申报的题目是"全民健康与医药卫生事业国家发展战略研究"。由王陇德院士、杨胜利院士和我本人牵头，组织 60 多名两院院士及其学术队伍共同申请，请予审查。

大家都知道，目前"看病难，看病贵"，但这只是病人的感受；我们还有"看不明，治不好"的问题，这是医生的感受。其实，我们还有"管不全，管不好"的问题，这是政府或相关管理部门的感受。这三方面的问题如果得不到解决，相互渗透、相互影响，越演越烈，势必造成更大的问题。

为什么会造成上述问题呢？主要是因为社会转型带来民众生活方式和行为的改变，经济高速发展导致环境的日益恶化，食品添加剂的广泛使用和乱用，城镇化进程中产生的巨大流动人口群体等，这不但导致我国疾病谱发生了巨大变化，而且产生了新的健康问题，为社会发展带来新的挑战，包括经济高速发展与全民健康状态日益恶化呈现负相关；基础研究与临床应用脱节；人才培养与社会需求脱节；企业创新与产业发展脱节；医疗技术与其他新技术脱节；法律法规与健康和医疗事业发展脱节；资源稀缺与资源不合理配置和浪费并存等问题，有必要开展全民健康与医药卫生事业国家发展战略研究。

本项目共分 8 个课题：

1. 医疗机构与卫生资源配置，建议牵头人为郑静晨院士等；

2. 全民健康和医药卫生事业教育和法规体系的研究，建议牵头人为王陇德院士等；

3. 新型国家预防医学体系的建立，建议徐建国院士牵头；

4. 新型国家药品服务体系研究，建议杨胜利院士牵头；

5. 医药器械与新型穿戴式医疗设备的发展战略，建议由程京院士牵头；

6. 我国基础与临床医学研究创新体系的研究，建议高润霖、邱贵兴院士牵头；

7. 新型护理体系的建立，建议由解放军总医院护理部牵头，姜小鹰为顾问；

8. 全民健康事业中新中医体系建设，建议张伯礼院士牵头。

总体设一个综合组，由樊代明、王陇德、杨胜利三位院士作为课题负责人，周济、潘云鹤和邬贺铨院士为顾问。具体由解放军总医院王小宁教授负责。

项目总经费 900 万元，项目实施分三段进行：

（1）2014 年 6 月—2015 年 6 月项目启动，国内外调研、文献调研、问卷调查、实地考察与咨询；

（2）2015 年 7 月—2015 年 12 月，撰写总报告，分报告初稿；补充调研；

（3）2016 年 1 月—2016 年 6 月，征求相关部委意见，修改完善，定稿，项目结题。

最后形成一个《我国全民健康与医药卫生事业发展战略研究报告》，并形成若干建议上报国务院和相关部委。

"黎介寿星"

2014 年 4 月 25 日

在"黎介寿精神学习交流暨'黎介寿星'命名大会"上的讲话。本次会议在原南京军区总院礼堂召开。原南京军区蔡英挺司令员、郑卫平政委、江苏省时任李学勇省长，南京市时任缪瑞林市长、中科院时任詹文龙副院长、中国医师学会张雁灵会长、南京大学洪银天书记等出席会议。参加会议的有南京军区总医院（现东部战区总医院）医务人员共约 500 人。

今天，在浩淼的太空增添了一颗"中国星"——黎介寿星。以"黎介寿"名字命名小行星，表达了人类对卓越科学家黎介寿院士的尊重和爱戴，这是对黎介寿院士为我国乃至世界医学科学事业发展创造的璀璨业绩的充分肯定和崇高褒奖。在此，请允许我代表中国工程院周济院长和中国工程院全体院士，向中国人民解放军南京军区，向南京军区总医院（现东部战区总医院），特别是黎介寿院士本人表示热烈祝贺！向长期以来关心和支持中国工程院及其院士事业发展的中国人民解放军南京军区、中国科学院、江苏省政府和人民表示衷心感谢！

宇宙浩瀚，星光灿烂。90 高龄的黎介寿院士是我院的杰出院士。他矢志不渝地追寻强国强军梦，把共产党人的先进性、纯洁性大写在报国为民的实践中，是一座高高耸立的精神丰碑，是飘扬在中国科技界的一面先进旗帜，是高悬在我们头顶上方的一颗耀眼的明星。黎老大忠至诚，他坚守信念一辈子，始终坚信"跟共产党走，就是跟真理走、就是跟光明走"，展示出共产党人的信仰之坚、信仰之美、信仰之力、信仰之路。黎老大志弥坚，他勇攀高峰一辈子，始终追求"一生做好一件事""一根肠子走到底"，创造了一个又一个"亚洲第一""世界领先"。黎老大爱至善，他服务军民一辈子，始终牢记人民军医的神圣职责，把生命看得最重，把病人摆得最高，用妙手仁心福泽万千患者。黎老大德无私，他倾心育才一辈子，始终保持诲人不倦的人梯精神，为国家和军队培育了一大批科技英才。黎老用一生的坚守、奋斗和担当，创造了更高层次更为持久、更

943

加唯美的幸福快乐；生动诠释了共产党员的人生追求、人生意义、人生境界；折射出无比深厚、至真至美的博大情怀。他不愧是挽救生命、创造奇迹的苍生大医；不愧是生命不息、冲锋不止的无畏战士；不愧是为民务实、清正廉洁的时代先锋！·

既仰望星空，更脚踏实地。黎老是新时期中国知识分子的杰出代表，他攀登世界医学高峰的历程，集中体现了我党我军优秀知识分子的崇高境界，是当代知识分子报效祖国的生动写照，是科技界薪火相传的精神财富。我们科技人员要像黎老那样，始终坚定理想信念，聚力强军目标，顽强奋斗、艰苦奋斗、不懈奋斗，在自己的本职工作中向党、向人民、向军队交出一张又一张合格的答卷。

一个有梦想的人，一个心中装着人民的人，永远不会停下攀登的脚步。我们坚信，黎老会以此作为新的起点，为祖国医学事业，为人民安康幸福，为强国梦、强军梦的早日实现，做出新的更大的贡献！

衷心祝愿黎老生命之树常青、事业之树常青、精神之树常青，继续书写不老的传奇！衷心祝愿"黎介寿星"永远闪耀在宇宙星空之中！

那一年
我在工程院

"中检院"

2014 年 4 月 28 日

应中国食品药品检定研究院（中检院）副院长王军志教授邀请去中检院作报告，报告题目是"整合医学初探"。出席报告会的有该院党委书记李波教授及相关学者，共约 200 人。

感谢贵院的邀请，我是第一次来咱们院。过去只知中国药品生物制品检定所，现在你们已经发展成"院"了，但你们"中检院"这个简称容易引起误会。今天早上我跟老岳父通电话，我告诉他今天要去中检院。一听这话，他停了一会儿，似乎一惊，连声音都有些变了，问我怎么去？我说就我和司机。他又问，是人家叫我去还是自己要去的，我说是人家请我去的。他以告诫的口吻对我说，说话时要注意点。显然他把中检院误认为是"中央检察院"了，而且认为我去中检院要不是被别人举报了，就是去举报别人。这样的事情无独有偶，大概三年前，那时我是第四军医大学（现空军军医大学）校长。一天，岳父在家接到一个电话，说对方叫我当晚去"北京丰台海军厨师培训基地"报到。身为老革命的离休干部，这个电话吓了他一跳。他想，我女婿是军级干部，去做厨师培训，要当厨师，是不是犯大错误了？其实是北京总部在这个厨师培训基地办学习班，通知我去参加"科学发展观"的学习。

来到你们中检院，受到军志院长的热烈欢迎。我和军志很熟，他最大的特点是忠诚，对人忠诚于是有了很多朋友，对科学忠诚于是有了很多成果，朋友、成果俱全，一生还缺什么？你们李书记也是搞学术的，他还搞党务，真是文武双全，跟他在一起，告诉大家——感觉真的好！通过短暂的参观，对你们院以及你们工作的重要性有了更新的认识。在中国从事"检"这个工作的单位有很多很多，但我认为有三个单位尤为重要：一是国家安检，比如出国回国的边检，那是为了"国家安危"；二是"中央检察院"，那是为了"社会安定"；还有就是你们，你们是为了"生物安全"。没有你们这三个单位，即便盛世也不太平，即便国泰也不民安啊！

当然，到这里来学习应交个答卷，就是提点建议。"检"是本职工作，但你们对"检"之前和之后都要发挥作用，可能这样的贡献比"检"本身还大，还重要。另外你们的工作还要与医和药密切协作，这样可以相互提高，而且还要对外进行普众宣传，比如办一个中国细菌博物馆。

上述建议仅供参考。下面我开始作报告，我报告的题目是"整合医学初探"（略）。

那一年
我在工程院

卷　五

序

　　今年是我在工程院工作的第 5 年，也是作为新一届班子成员的第一年。上一届和我一起进入班子的潘云鹤、旭日干、谢克昌和干勇 4 位副院长或因年龄或因届数卸任了。新一届班子增加了王玉普、陈左宁、徐德龙和刘旭 4 位副院长，院长由周济院士续任。我在《那一年，我在工程院》（卷四）中已对前 4 年做了总结，准备鸣金收兵，却不料组织上要我再任一届副院长。看来得再写 4 本，到本届完成使命时，这本书就该成"那八年，我在工程院"了。

　　我已料到后 4 年将比前 4 年难写。一是工程院党组，特别是周院长对工作质量的要求提高了；二是我工作量也增加了，以前只分管学术和出版工作，从本届起增加分管国际合作局工作。对前者，我还未游刃有余，对后者，真是"大姑娘上轿——头一回"，怎么办？

　　我已和学术及出版委员会的院士们一起，提出了学术上继续沿用"1-2-7"格局，即每年办 10 场国际高端论坛，20 场中国工程科技论坛，70 场学部学术活动。为提高学术质量，继续执行"四聚"策略，即聚焦方向、聚集力量、聚合方式、聚变成果；为扩大学术影响，提倡"五合"机制，即学术活动要求各学部间相整合；与咨询工作相配合；与院地协作相联合；与人才培养相结合；与科普活动相融合。对于出版，主要抓"1+9"院刊的工作，即办好 1 本主刊 *Engineering* 和 9 本分刊，策略是"看别人的 GPS 走自己的路；守公认的交通规则，靠弯道超车；盯远方的终极目标，要步步为营"。

　　就国际合作局工作，我们提出了"深谋远虑、抓大放小、出声显影"的工作方针，力图未来 4 年在国际合作方面有所创新、有所作为。

　　第 5 年还是有值得记录和回忆的东西的。文中也有让人担心之处，例如敢与大文豪郭沫若的诗句叫板，竟把乾隆皇帝写的对联给改了。不过"叫"就"叫"了，"改"就"改"了。对与不对留给后人评说，但是这些过程是不能忘记的，否则这本书就不真实了，漏了就是雕琢之物，记录的生活就失真了，那样就不值钱了。

芝城新传

2014 年 5 月 8 日

夜已经很深，环顾邻座，均已睡熟，我正在回国的 UA851 航班上。此次从北京去芝加哥参加美国消化病大会，历时 5 天，体验诸多。近 30 年来出国已近 80 次，美国就已 20 次有余。记得 1990 年，我与老师一同来过芝城，回想起来，昔非今比，于是记下了这篇文字。

一、乘头等舱真好。1990 年，博士毕业不久，我随老师去芝加哥做访问。老师是有地位但没钱，我是二者皆无，于是都只能坐经济舱。当时北京与芝加哥不通航，还需转机，来回 30 多个小时，坐不好坐，睡不能睡，双脚肿痛，连鞋都穿不上。当时只觉得最舒服的姿势是脚朝天、头着地。可这次坐的是头等舱，而且北京到芝加哥是直航，机票由资助大会的公司全额提供。在机上想吃、想喝、想睡，尽可随意。想看电影，中文、英文、日文随你选。乘坐头等舱可真是与众不同。

二、住头等房真美。1990 年那次住的是"汽车旅馆"，英文叫"Motel"。老师年龄大给他安排了单间，我年龄小就跟同行的另一位合住。他问我是否打呼，我说小打，他说自己不打。于是我一直等他睡着了才睡。不想他一睡我就睡不着了，因为他不仅打呼，而且是磨牙说梦话三开，几夜下来我坐也不是、睡也不是，他还埋怨我打呼。此次则不然，住的是芝加哥最古老最有名的希尔顿酒店，条件完备舒适，紧靠密西根湖，吃饭可房内自点，五星级酒店堪称头等房了，住头等房的感觉可真是与众不同。

三、做头等事真棒。1990 年那次是来跟着听会的，文章没被选上，英语又不行，别人不认识我，我也不认识别人。满天的新知识弄得我头昏脑涨，满地的外语说谈使人瞠目结舌。这次可不一样，我是世界消化学会常务理事（全球 10 人），是来参加世界消化学会常务理事会和全体会员国代表大会的；作为世界消化学会科计委员会主席，主持 2015 年和 2017 年两次世界消化大会的日程安排和讲者遴选；作为世界知名国际消化杂志 *Gut* 和 *APT* 的国际编委参加编委会；作为本次大会一个分会场的主席主持会议……当然到处受到尊重和尊敬，用英文、用中文称呼"樊教授"的不绝于耳，单照合影者络绎不绝。做头等事的味道可真是与众不同。

1990年，那时我37岁，今年61岁，距今24年，变化怎么这么大啊！究其原因，当然有个人的努力，但更多是国家的强大。乘头等舱、住头等房、做头等事，一切皆因为什么？一切又是为了什么？还是应了邓小平同志的一句话——发展是硬道理，国家如此，个人亦如此。

大健康
2014 年 5 月 10 日

在天津"大健康讲坛"作报告前的致辞。本次大会由中国医师协会、中国药学会、中华医学会、中国中医药学会，天津天士力制药集团共同主办。中国医师协会张雁灵会长主持会议。参加论坛的有桑国卫、樊代明、王陇德、陈凯先、姚新生、张伯礼等院士和相关领导及学者共 2000 人。

非常感谢论坛的邀请，什么是"大健康"？我看会议资料上的英文有不同的说法，一个是"Great Health"，一个是"Pan-Health"。我不知道哪个更加准确，更加符合原意。我的理解，"大健康"指的是全境健康（包括各种环境）、全民健康（包括不同民族和不同阶层）、全身健康（包括全身各系统、各器官）和全能健康（包括身体的全部生理功能）。昨天晚上的演出《大健康颂》，真是气势恢宏，寓意深刻，发人深思，令人神往，把我们带进了人间天堂。

但是，如果我们换一副画面，例如今天这个会场："烟霾缭绕罩满大会堂；边说话边咳嗽的主席坐在台中央；有一个 SARS 病人在席中；吃狗不理包子后腹泻的人群排队厕所旁"（注：这是我和着郭沫若先生的"滇池颂"说的）。请问你的健康还能全境、全民、全身和全能吗？显然不能！而且这样的画面离我们还远吗？显然不是！

当然，这样的问题不是我今天的专题。我要问的是，即使环境达到了我们理想的境地，但人的生老病死还是避免不了的。当你为了治病疗伤去医院看医生，遇到下面我要讲的尴尬局面，你又作何感想呢？你还能达到你所要求的大健康吗？今天我要讲的整合医学就是专门回答这样的问题。下面，我的报告开始，题目是"整合医学初探"（演讲略）。

HI-IBD
——为《炎症性肠病学》（第 3 版）作序

2014 年 5 月 12 日

　　在消化科，目前难题甚多，然难上加难者当数炎性肠病。36 年前，我参加"文化大革命"后第一批研究生考试，参考者之多，29 取 1。我猜考题中定有炎性肠病，果不其然，因为当时国内该病罕见。考前我做了认真准备，并将溃疡性结肠炎与克罗恩病做成对照表，清晰明了，自然得了高分，成了"状元"。然后窃喜，不禁"胆大妄为"，暗下决心，将用 36 年"余生"（60 岁退休前）攻克此病，不想后来老师安排我做胃癌研究，与其失之交臂。哪想此病后来"发病越来越频繁，病因越来越复杂，诊断越来越棘手，治疗越来越困难"。去年我已达 60 周岁，看来解决这道难题 36 年时间肯定不够，也许还需 64 年的等待，加起来就达百年之久了。

　　这次在芝加哥开美国胃肠病大会，参众有 16 000 人之多。有数十个会场，几百个专题，其中数炎性肠病的最多，几贯 5 天全程。我几乎把所有时间都放到炎性肠病的会场中，着实深入学习了一次。细听后总结成四个特点。一是全民性发病，无论全球各地，不分男女老少，都有发病，而且从穷区到富区，从穷人变富人发病更多。二是全身性表现，炎性肠病绝非仅肠有病，只是肠部首发或病变更重而已，其实与全身各系统都息息相关。三是全病理特征，一般一种疾病多以某种改变为主，而炎性肠病的组织中几乎囊括了所有病理变化，急性的、慢性的；良化的、恶性的；增生的、坏死的……无不涉足，如果你去研究体内的分子或因子，只要你愿意研究，几乎都与其相关，但又不是非他莫属。四是全疗法显效。在疗程中几乎所有疗法都有一点效果，病急乱投医，改变或增加任何一种办法，包括晒太阳都会有一点效果，但最终却不持久，都不根治。通常表现为一个"此消彼长"的过程，而且以"彼长超过此消"为多，即旧的未去，新的已来，日积月累，恶性循环。

　　总而言之，无论是发病、病因，诊断和治疗，我们都似抓住了局部，忽视了整体；抓住了直接，忽视了间接；抓住了瞬时，忽视了长期。我们常乐于在局部、直接和瞬时取得一个又一个的突破，但又很快在整体、间接和长期上吃了败仗。我们在不断的研究过程中发现的分子多、因子多，总结的理论多，可越多越发现办法不多。我们一直立足低处，似乎对事物看得很清；但我们不在高处，因而看得不远，犹如盲人摸象，坐井观天。这就需要我们站到更高层面，更加宏观地对各种微观发现进行总结、进行分析，而最主要的或最重要的是需要对其进行整合。就是要从整体出发，从整体角度对炎性肠病现有的浩如烟海的发现不断加以整理、整合，去其糟粕，取其精华，形成符合和适合病人整体诊疗的"整合炎性肠病学"，英文可称"Holistic Integrative Imflammatory Bowle Disease"，简称"HI-IBD"，使之成为整合胃肠医学，"Holistic Integrative Gastroenterrology"，甚至成为整合医学"Holistic Integrative Medicine"的重要组成部分。

夏冰教授几十年来，无论是在国内还是国外，都一直在从事炎性肠病的基础研究和临床工作，积累了丰富的经验。作为主编，他已先后写成和出版了两本这方面的专著。1998年的第1版只有28章，48万字；2006年的第2版达到43章，93万字，编委也从18人增加到了28人，这对于推动我国该领域的发展起了重要作用。今年夏教授带领国内外同道完成的第3版，收集的材料，奉献的内容更加全面、更加前沿。全书已达87章，160余万字，编委也增加到了90人。

本书最大的特点是除了内容越来越丰富外，就是越来越在向整合医学的方向迈进。因此，针对前两版书名，我建议略做修改，除了将"炎症性"改成"炎性"外，在其前面加上"整合"，后面加上"学"，即"整合炎性肠病学"，妥否？请夏教授参考定夺。可以这样说，这是我国第一部有关IBD的整合医学全书。

特别要提及的是，夏教授最近几年身体状况欠佳。有时是在病魔缠身，甚至是身心忍受巨大痛苦的情况下完成写作的。所以，他献给我们的不只是一部巨著，而是对事业和后学的满腔忠诚。其精神十分可嘉、百分可赞、千分可学、万分可传。是强烈的事业心和责任感铸就了他的斗志，是强烈的斗志催生了他事业的成功。我为书作序已逾百本，但从来没写这么长。我总觉得，本书内含的学术内容和精神特质总是说不完，写不尽的……

是为序。

拉曼光谱内镜
——为《整合拉曼光谱内镜图谱》作序

2014 年 5 月 13 日

近半个世纪以来，消化内科医生在"人前"越来越有脸面，在"人后"越来越有声誉。因为我们诊治疾病的水平越来越高，而提升这种水平的重要原因是消化内镜的设备越来越好。

从电子内镜的"清真"；到放大内镜，染色内镜的"点彩"；到超声内镜、共聚焦内镜的"透视"；到胶囊内镜，小肠内镜的"扫盲"。每一次都是全新的亮相、每一次都是革命性的张扬、每一次都是划时代的影响。真可谓一次超过一次，一浪高过一浪。那么，下一次可谓革命性或划时代的弄潮儿当属谁呢？我以为轮到拉曼光谱内镜了，舍其莫属。欲细知者既不能舍其事，更不能舍其人。我知者，不过只言片语，不过万花一隅，或走马观花或道听途说，真要了解全貌"识得庐山"，还需狠花一番功夫。

任建林教授等主编的这本《整合拉曼光谱内镜图谱》，至少实现了三个整合。一是学术整合。拉曼光谱内镜是将传统的拉曼光谱分析技术与现代电子内镜的优势加以整合。现代电子内镜的优点是在宏观或肉眼水平能更清晰、更精确、更便捷地获取病变信息，而拉曼光谱是在此背景上进一步从细胞甚至分子的微观水平反映疾病引起组织、体液、细胞组成的变化。二者结合具有快捷、客观、准确、无痛无损，简洁便用等特点，有"光学活检"内镜技术之称。二是拉曼整合。本书系统介绍了拉曼光谱分析技术的应用基础、拉曼内镜的构造原理，特别是常见消化病在拉曼光镜下的诊断图谱。三是经验整合。本书的编者为来自不同地区、不同专业的专家，特别是厦门大学附属中山医院的任建林教授、新加坡国立大学医学中心的何克裕教授，还有新加坡国立大学生物医学工程系的黄志伟教授，他们都是这方面的权威，有丰富的实践经验，并积累了大量真实宝贵的临床图片。他们编成的这本图谱，既美观又实用，相信可为不少同道带来借鉴和参考。

是为序。

学术与经验的整合

——为《整合胃肠肿瘤学基础》作序

2014 年 5 月 14 日

关于胃肠肿瘤，摆在我们面前的有两个难题不容忽视。

第一个不容忽视的问题是，胃肠肿瘤患者数仍在增加。据世界卫生组织 2014 年发布的《癌症报告》，全球癌症患者增加的速度令人不安，而且新增癌症有近一半在亚洲，其中大部分在中国，胃癌尤居世界首位。

第二个不容忽视的问题是，中国对胃肠早期癌症的诊断能力仍显不足。日本从 1975 年至 2005 年的这 30 年间，早期胃癌诊断率从 20.9% 提升到 70%。可中国直到现在依然徘徊在 10% 左右。结肠癌的现状与此相似。这除了经济状况和民众对筛查认识不足从而导致筛查力度不够外，与广大医学工作者对早期胃肠癌的认识水平，特别是内镜下对早期胃肠癌及癌前病变的检诊能力有限有关。

众所周知，早期胃肠癌的 5 年生存率可达 95%~97%，而晚期肿瘤多在 30% 以下。因此，提高普查率，特别是提高相关学者对早期胃肠癌的检诊水平是改善患者预后的关键。"磨刀不误砍柴工"，要实现早诊早治，对早期胃肠癌基础知识和临床检查技术的掌握至关重要，确需一本全面反映这方面最新知识和技术的专著。

《整合胃肠肿瘤学基础》应运而生。这本书总体实现了两个方面的整合。一是学术整合，该书系统介绍了胃肠道黏膜不同病变的基础和临床研究，胃肠道肿瘤发病的可能机制，早期肿瘤筛查、诊治及预防的最新策略，其中还包括胃肠道微生态，胃肠道免疫，肿瘤的分子影像学和内镜表现等方面的内容；二是经验整合，本书邀请了两岸三地的专家参加编写，特别是厦门大学中山医院的任建林教授、台湾大学医学院附属医院的王香柏教授和香港中文大学威尔斯亲王医院的刘润皇教授，他们都是胃肠肿瘤基础和临床方面的专家，有丰富的实践经验。他们编写的这本书可供同道阅读参考使用，相信能为提高我国胃肠肿瘤的早诊早治水平做出贡献。

是为序。

整合医学纵论

什么是整合医学？我在全国各地已作过 200 余场报告。掐指算来，已涉及 40 多个临床专业，应该说引起过一次又一次的共鸣。发表的比较系统的文章中，一篇叫《整合医学初探》，发表在《医学争鸣》杂志上；一篇叫《整合医学再探》，发表在《医学与哲学》杂志上；还有一篇是英文的，叫 *Holistic Integrative Medicine*，已被接收，很快将发表在 *American Journal of Digestive Diseases* 上。本篇文章取个什么标题？思来想去，就叫"整合医学纵论"吧！

"整合医学"概念的提出，目的是针对现实的医学问题，即专科过度细划、专业过度细划，导致医学知识碎片化，给临床医生诊疗疾病带来的局限性问题。缘由却是因为我对医学史的兴趣使然。其实当一名消化科医生，即便是当一名消化科的好医生，并不一定要对浩如烟海的医学知识全面了解。但要当一名大学校长，特别是要当好一名大学校长，那就必须要有全面的医学知识，你才能正确指挥战斗，否则别人会蒙你。但人的精力和时间是有限的，怎么在短期内获取丰富的知识？获取有用的知识？学习医学发展史是有效的，是可以事半功倍的。

我有一个报告叫作"三千年医学的进与退"，在全国各地已讲过 200 多场了。这个报告断断续续大概花了我 10 年工夫，我的两任院士秘书帮了我的大忙，全部讲完大概要花 10 个学时。3000 年医学的发展可以用两个"N"来代表，第一个"N"代表走势，医学从三千年前开始发展迅速，达到顶峰，但到中世纪下去了，后来又上来了。第二个"N"代表态势，开始是靠整合集大成，然后再细分，现在到了必须整合的时候了。医学发展的这种走势和态势，总是遵循一种规律，就是一分为二或合二为一，分久必合，合久必分，螺旋上升，波浪前行。三千年写成了一个"N"字，过三千年再写成一个"N"字，"N"+"N"串起来是波浪。踏着波浪而行，无往而不胜；逆历史潮流而动，你将一事无成。围绕这两个"N"字，我和同事们写成了一本书，叫《医学发展考》，这本书近 1400 页，200 余万字，重达 6.3 斤。这本书可以说之前国外没有，中国也是没有的。怎么写成的呢？比如眼科学，第一大章写眼科学 3000 年来里程碑的事件和产生这些事件的历史根源或学术根源，第二大章写现阶段全世界眼科学面临的挑战和问题，第三大章写未来 20 年眼科学将向何处去。照这样一个一个学科写，写成后把整个医学界的 90 个学科加在一起，相互照应形成了这本书的全部内容，并将其分成"论""考"和"探"三部。《整合医学初探》就是其中的一篇文章。

这本书的写法有些奇特，为什么这么写？我们很多年轻本科生、研究生、医生（我看还不只他们），对医学的发展史有多少了解？很多是不很了解，甚至是很不了解。比如说，整形外科是怎么发展起来的？大概三千多年前，在印度有一个教，这个教的教规非常严格。违反了教规，轻者割鼻，重者挖眼，再重掏心，就死了。但是也有错判的，有冤假错案，把鼻子割了，结果错了。他们就请医生在病人身上挖一块肉，给他缝一个鼻子，第一个做这事的人我看应该叫他"鼻祖"。这种技术一直到东汉末年才传到了中国，整形外科就这样开始并慢慢发展起来。整形外科后来又是怎么发展的呢？遇到两次机会，也可称里程碑事件。第一次机会是两次世界大战。那时面部爆炸伤很多，外科医生虽然救了命，但脸太难看，生不如死，整形外科就这样火起来了。第二次发展机会就是现在。人们有吃有穿，生活过好了，饱暖思美容，对父母给我们造的这张脸不满意了，要去美容，于是整形外科又火起来了。

外科是怎么发展起来的呢？外科最初开始于放血治疗，人得了病热血沸腾，发烧活不了就去放血。在哪里放？在理发馆！用什么刀？用柳叶刀！你看现在理发馆门外总有一个标志，就是纪念这个事件的。这个转动的标志成条状，有一道红颜色的，有一道蓝颜色的，红颜色代表动脉血，蓝颜色代表静脉血，转是"Circulation"，即循环。大城市的理发馆都是红蓝两种颜色。可在个别小地方他把颜色弄错了，是黑颜色和白颜色在转，晚上 10 点钟你去理发馆害不害怕，那不是给鬼剃头的地方吗！其实这叫不识典故，没有文化。接受放血治疗最有名的受害者是美国第一任总统华盛顿，他带着一群人上山打猎，一不小心被什么东西叮了，回家发烧，高热不退，便去放血，放掉 850 毫升时还在发烧，放到 2500 毫升他就死了。按现在来说，就是失血性休克而死亡。放血治疗没有很多科学道理，但为外科建立做了贡献。在外科发展过程中，第一个里程碑事件是麻药的发现，这就是华佗发明的麻沸散。在华佗之前没有麻药，病人来做手术，医生的处方是一斤白酒，病人喝半斤自己喝半斤，病人喝了晕晕乎乎，自己喝了胆大包天，然后就做手术，实在没麻住，怎么办？找几个壮汉按住，喊爹叫娘做完手术。麻醉的"醉"是怎么写的？左边那个"酉"像不像酒瓶？中间有一刻度，上半部分是病人喝的；右边是"卒"，卒是强壮的兵，一旦麻不住，就请他来按住。你别小看了这个麻醉，麻沸散比外国人早了数百年。非常遗憾的是，华佗发明的麻沸散失传了，现在不知道是由哪些药组成的。外科的第二个里程碑事件是发明了青霉素。在没有抗生素之前做了手术很容易感染，不是伤口感染，就是全身感染。是弗莱明和费洛里发现了青霉素，解决了这个问题。弗莱明的父亲是个穷人，有一天他的父亲救了一个富人家的孩子。富人要报答他，就资助弗莱明去读书，结果弗莱明发现了青霉素，富人的儿子去作战，不幸感染了，用弗莱明发现的青霉素控制了感染，保住了生命。外科的第三个里程碑事件是巴斯德发现生物的腐败现象是由细菌引起的，于是李斯发明了蒸汽消毒，用于手术器械等的消毒，再一次解决了切口感染的问题。外科还在继续发展，第四个里程碑的事件是现在的微创治疗，微创治疗不要大手术，病人的痛苦小、花费少、恢复快。比如我的专业，胆管结石，现在很多医院还做大手术，一个上午最多做 1 例病人。可我们用内镜经口去做，一上午做 18 例病人，最快一个手术 6 分钟可以完成。外科医生做一个要花 4 万元，我们做一个只要 1 万，外科医生做一个手术病人要 10 天才能出院，我们今天做完明天可以上华山旅游，这就是微创治疗。外科发展的下一个里程碑事件是什么？我想可能在 50~100 年时间，传统的外科将会消失，你们不信，我信。当年我当实习医生，腹部外科解决的主要是三种病，或者说做手术最常见的是溃疡病的三大并发症，就是胃出血、胃穿孔和幽门梗阻。由于质子泵抑制剂的引入，这些并发症大大减少，即便出现也不需要外科手术，用内镜就解决了，就把手术完成了。过去消化、内外科的病床可以说是 1∶1，现在呢？在我们西京消化病医院是外科只占了 3 个病区，8 个是内科，现在 8∶3，以后 9∶2，将来很可能是 10∶1。比如，有一天肿瘤能用抗生素或其他药品像治炎症一样治好，你说还需大手术吗？而且用抗生素治好恶性肿瘤现在已有先例，绝非天方夜谭啊，用抗生素把幽门螺杆菌根除后，能治愈 50%~60% 胃的恶性淋巴瘤。不过我说的这个消失，可能至少要在 50 年之后，而且是传统外科，现在的外科医生不要着急，不过要有这样的意识了。在我们那个地方，外科医生必须要学会做内镜治疗，不做腹腔镜手术就没饭吃了。

我们为什么要讲整合医学？这要从医学的发源和发展说起。医学发源于原始社会，那时生产力低下，刀耕火种、广种薄收，日出而作、日落而息，虽然忙忙碌碌一天，还衣不蔽体，食不果腹，居无定所。人类跟其他动物差不多，只能抓住什么吃什么，结果发现吃了什么补什么，吃肝补肝，吃肾补肾。医学在探索中前行，在整合中发展，到东汉末年，逐渐地整合整理，写成了三本书，基础医学首推《黄帝内经》、临床医学方面是《伤寒杂病论》、药学方面是《神农本草经》。这三本书是我们中医的经典，后头的书都是在此基础上修修补补，抄抄写写，逐渐发展的。说它经典，因为最自然的、最历史的通常是最本质的东西。

在医学整合的过程中，不断成就了一些大医学家，如扁鹊、华佗、张仲景等。他们的确是真正的大医学家。一两千年后，我们还记得住，谁要记不住将影响你自己的知名度。不像现在医学上有些大家，是所谓的大家，故后要不了10年，走了5年、1年，甚至刚走人们就记不住了。为什么？那是领导"册封"的，是媒体宣传的。既然是领导册封的，那领导一走他也就没名了；而上述那些大家，可不是皇帝御批的，是靠给后人留了东西，才被后人记住的。这些人为什么能成为大家？我看最重要的是两点：第一，聪明，智商很高。你看扁鹊，他的头，那是绝顶聪明。华佗的大奔儿头，你有吗？没有！这样的人，好多年才出一个。我不是宣传"天才论"，光智商高不够，那还要什么呢？这就是我要说的第二点，整合。怎么整合？他们把前后左右的东西整合到自己身上，向别人学习。比如扁鹊，有人说他活了300岁。人怎么能活300岁呢？人们把前后300年的医学成就都算到他一个人身上了，那可不成了大家。其实现在很多大医学家也是这样的，比如说樊代明有点小名气，其实也是把自己学生的东西算在自己身上。

西医也是这样发展的，以整合方式发展，后来分成了基础医学、临床医学、预防医学、药学、护理学……到16世纪出现了两个伟大的科学家，一个是伽利略，向宏观发展，这里不需细说。一个是列文虎克，发明了显微镜，把物体放大260多倍，于是医学开始向微观发展。基础医学又按系统、器官、组织、细胞、亚细胞、分子……依次分下去。为什么要这么分呢？人们想知道生命的真谛，人们也想知道疾病的本质。临床医学也在分，先是二级学科（内科、外科、专科），然后三级学科（消化、血液、心脏、骨科、普外、泌外）。如果在30多年前，我当住院医生时，你说你是内科医生，还可以。现在你要说自己是内科医生，可能有点吹牛。你应该是消化内科医生，或者是血液科医生，因为其他科你不会。我是我们医院末代内科主任，从我以后就叫内科教研室主任了。区别在哪里？我当内科主任时，内科有个值班室，各科轮流来值班，负责整个内科，甚至全院的抢救。抢救不了找我，我抢救不了，就大会诊。现在不是了，医生们都回到各科去了，消化科只能值消化科的班，血液科只能看血液科的病人，消化科医生看不懂心电图，一个专科治不了另一个专科的病。现在大家公认的最能干的医生是谁？ICU医生啊！那里的医生最全面，什么紧急情况都会处理，院长应该给他们多发点奖金，人家水平高嘛！

骨科本身是三级学科，现在还在分，分成了脊柱、关节、四肢……有人还说要分到精准外科，就是他们手术刀的工作直径是一个细胞的直径，叫细胞刀啊。我的专业是消化学会，我1985年回国时，当时只有一个中华医学会消化病学分会，一个省只有一个委员，老师进了我就进不了。我连续申请了三次青年委员没被批准，差点把我耽误了。以后中华医学会消化病学分会分出了中华医学会肝脏病学分会和中华医学会消化内镜分会，学会多了，我就进去了，还当了中华医学会消化病学分会主任委员，最后还连任了一回。杂志也是这样，开始只有一本《中华消化杂志》，一个季度才出一本。我1985年回国，现在算老海归，那时《中华消化杂志》负责的编辑姓夏，人称"夏编"，在夏编的屁股后头跟了好多好多人，也包括我。谁不跟啊，不跟能发表文章吗？现在中华牌的杂志多了，光消化领域就有《中华消化内镜杂志》《中华肝病杂志》《中华胰腺病杂志》等。现在不是我们跟夏编了，而是夏编跟我们要文章了。这种分，好不好？好！大大促进了医学科学的发展，使中国人的平均寿命从40多岁增加到70多岁，也使我们一个医生治疗一个疾病的一个病灶越来越精细，越来越精到。但是，这种分也分出了问题。

一、把器官当成患者

本来一个活生生的病人来到医院，他在导诊员的引导下，"提着"自己不同的器官就到各科看病去了。坐在我面前的病人经常对我说："大夫我胃不好。"我说："你昨天休息好吗？""大夫我胃不好。"我说："你大小便如何？"他怀疑地看着我，说："大夫我是胃不好，你是不是吃错药了？"本来上述这些问题都是与胃病有关的，而且他还不一定是胃病患者，我这样问是对的，他居然说我吃错药了。

我们医生中很多人也是这样，注重人的病，忽略了他是一个病的人。比如一个癌症病人，癌症病人的正确定义是什么？是得了癌症的人，强调的是人，但我们好多医生认为是人得了癌，强调的是癌。因为同样是一个癌结局是不一样的。不一样不是因为癌不一样，而是因为人不一样。癌症病人，外国人说是"the patient with cancer"，是带有癌的那个人。我们中国人说的是"cancer patients"，或"advanced gastric cancer patient"，一开始外国人听不大懂，或听起来不顺耳，现在全能听懂了，听起来也十分舒服了。一个癌症病人来到医院，外科医生是切（除），内科医生是化（疗），放疗科医生是放（疗），都是以消灭癌细胞，杀死癌细胞为目的的，杀到最后把病人"杀"死了，放到停尸房都死透了，8个小时后把腹水的癌细胞抽出来一培养还是活的。所以，外国医生上班是to see patient，看病人，中国医生上班是看病，把"人"给丢了，看来看去，把病（灶）看好了，把手术做成了，做得简直像艺术，但结果一看人死了。这样的医生缺乏整体观念，只注重"自管"器官和病变，一边做好事，一边做"坏事"。比如肾脏得了病，肾内科医生把肾透析做好了，便万事大吉，至于透进去了肝炎病毒，那不归我管，那是肝病医生管的问题。

举一个例子，一个病人发烧，全身器官检查完了都没发现问题，全国各地很多地方都去看过，后来到我们科来了。医生用NSAIDs（非甾体类抗炎药）给他退热，退热后回家，过不了多久，继续发烧，又来了。什么病？我们科里查房时，发现他浅表淋巴结有些肿大，用 NSAIDs 淋巴结下去了，这是一个重要发现。NSAIDs 是 COX-1/22（环氧合酶 2）的抑制剂，这是不是一种淋巴结 COX-1/22 增高的新疾病呢？我们的医生取了淋巴结活检，然后做免疫组化染色，真的发现淋巴细胞有 COX-2 的强阳性反应。我们把这惊人的结果写成论文，投到 *Nature*，结果被退了回来，因为机理还没有完全搞清楚。我们通过一系列进一步的研究，特别是发现病人血中 COX-2 比常人高了 2000 多倍，这可是世界上从来没有发现过的。既然 COX-2 增高，我们就用 NSAIDs 给他治疗，而不是退热。结果把这个病人治好了，我们再把论文投到 *Nature Clinical Practice Oncology*（*Nature Review Cancer* 的前身），很快就发表了。这是我们在国内做工作发表的第一篇 *Nature* 子刊的文章，他们说是我们的处女作，我说这是"处男作"。该文发表后，美国医学会把它作为继续教育教材，他们要我们给他出五道题，医生回答了这五道题且正确才能得一个学分，你知道在美国，医生必须完成继续教育规定课程才能继续当医生的。而这些继教课程通常是医学上的最新发现或发明。我们中国医学界也经常搞继续教育，但所教的东西基本是国外的，已经习以为常。我们不能老让外国人教我们，我们也应教教他们。有人说我们这只是个案报道，其实个案报道很重要，任何一个病最初的发现都是从个案报道开始的，你最先认识，你一报道，病例马上就多起来了。不管你一辈子做了多少个手术，拔了多少颗牙，那都是跟着别人学的。要当一个好的医生，光这个还不够，如果你发现了别人没有发现的新疾病，为医学知识宝库增添了些内容，那才是最高水平。

二、将症状视为疾病

症状对于诊治疾病很重要，但有的医生成了症状医生，跟着症状走，头痛治头，脚痛医脚。殊不知一个病人可能有八个症状，高水平的医生抓住症状四，一治就好，因为这是主要症状，其他不用管，这个病人就好了。水平低的医生，从症状一开药，一直开到症状八，八个症状都给治，所有症状都治消失了，一看病人死了。我是 1978 年招收的"文化大革命"后第一批研究生，1981 年毕业后到内科轮转。我在心脏内科学习时，要求会出心电图报告。怎么学？跟谁学？晚上我把心脏科老师的库房门打开，真实里存有很多很多心电图报告的存根。我先把结果蒙上，一份一份地分析，然后再跟老师的报告结果对照，开始几千份基本上判错了或错的很多，到后面的几千份就基本上对了，有时还把老师诊断错了的给发现了。到血液科轮转，要求自己会看血液科的片子。我要求到急诊科整整工作了一年，在西京医院的急诊科工作一年，真是什么样的病人都看到了。我被为难过好多次，也被吓倒过好多次。那时我是独立工作，没有老师在身边，白天还可以向别人请教，晚上夜深人静，越是这时，病人越多病情越重，那时跟谁学，跟护士学。急诊室的护士可厉害，我们都称其为"护士奶奶"，尽管比我小，也是奶奶。随时挨骂，我是骂不还口，人家说得对嘛！病人那么急，那么重，人家急，急就骂人嘛！当时我想，脾气这么大的急诊科护士将来能不能找到对象？跟着"奶奶"难受，但可以学东西。例如来了一个农药中毒的病人，我赶快去查血压，这是老师教的，看生命体征嘛！可护士说："你查什么血压，你没看到病人眼睛还在转，是活的，赶快洗胃！"确实她对，早洗一分钟胃，成功率可能会增加 80%，一边洗胃一边打解毒药，我们用阿托品，那时阿托品每支剂量很小，重病人需要端来一框，然后一个护士敲，一个护士抽，一个护士打，打多少合适呢？打少了要死人，打多了也要死人，赶快叫"护士奶奶"看瞳孔。她教我一看，就学会了。急诊室护士各方面技术都很厉害，气管插管非常内行，有时不需要喉镜一下就插进去了。插胃管也是这样，既准确又麻利，不佩服不行。所以说，跟她们学了很多很多东西。在急诊室那一年长进很大，我的很多本领、很多经验，都是从那里学来的，有时以病人的生命为代价教给我的。在急诊室学到的究竟是什么呢？也就是整合医学的知识，在那个地方不整合不行呀，因而是终身受益的。

现在会诊不一样了，过去会诊回答的是患的是哪个科的病或是什么病，现在不是了，现在都是说不是或主要不是自己科的病，至于是什么病谁也不说清楚，其实是说不清楚。这种情况全国都一样，也包括北京的医院。我现在在北京参加会诊的次数很多，病人往病床上一躺，这个科的医生来说主要不是他们的病，那个科的医生来说不是他们的病，最后所有的医生看完都走了，病人还躺在那里。我说你该起来了，他说为啥？我说所有医生都说你没有病。他说不是的，我的病重得很。现在综合医院的急诊科，重症中大约 10% 是这样误死的，因为找不到合适的医生。病人也没办法，谁叫你得那么复杂的病，复杂得让医生都看不出来，因为我们现在的医生是"简单"型的。这样很容易出现医疗纠纷，卫计委（现卫健委）想了一个绝招儿，就是首诊负责制，意思是只要找到一个医生，无论他会不会治都要负责到底，一直到病人临终。曾有一个病人是呕吐，第二天早上血都吐出来了，医生要用胃镜给他止血，既诊断又止血。我说不行，这个病人是呕吐，但这个人的吐有两个特点：第一，突发性呕吐，本来好好的；第二，一吐就没完，我们叫顽固性呕吐，不太像消化道的疾病。我叫他把心电图给我看，好好的没问题；我说把胸片给我看一下，他们说胸片也是好好的，白晃晃的一个阴影都没有。一个阴影都没有？赶快报病危，是没有阴影，但就是白晃晃那个地方出了问题，因为纵隔宽了嘛，不是太明显，但确实宽了嘛，赶快把 B 超推到床前，是什么？主动脉夹层动脉瘤，已经从胸部撕到了腹部，转到胸外科 3 天就死了。

我还遇到过一个病例，每个周末因为黑便定期来住院。在很多医院都诊断不清楚，先疑"小肠毛细血管扩张症"，把小肠切了一段，病人还出血，后来把胃又切了一部分，还是出血。你把肚子里的器官全掏空，肯定不出血，但活不了。最后到我们医院来了，而且要求我们治好。我必须给她治好，不然我出国护照按时拿不了，因为她丈夫是外事办主任，但这是什么病呢？别无他法，我就叫我的徒弟把大便淘一淘，看里面有什么东西。一淘淘出了蛛丝马迹，那就是有小树枝状透明的凝血块，透明的凝血块表明是慢性出血。凝血块呈小树枝状那是胆道出血。我让她下次还没出血时就来，叫我的两个徒弟把她麻醉了，再把胃镜下到胆道口那地方去，他们两个轮流观察。观察到什么时候？什么时候出血什么时候停。结果从晚上9点看到第二天凌晨3点，终于出血了，出血来自胆道。这是什么疾病呢？中国第1例，世界上第14例，胆管胰管血管漏，诊断明确，外科手术效果极好。目前病人痊愈退休，当然继后的护照签证也按时取获。

三、把检验当成临床

现在很多医生看病离不开化验单，跟着检查报告走。我女儿是一位整形外科医生，她说现在当医生好难，化验单背不完，成百上千，连检验科主任自己都背不完。有那么多化验项目，你就得开，有点儿"天网恢恢，疏而不漏；宁可错杀三千，不要漏查一项"。来了一个病人不是看病，而是先开化验单，化验查完后，也不是看病人，而是把化验结果合到一起就诊断疾病，就开始治疗了。特别是有些农村妇女，给丈夫看病，病人没来，带了一堆化验单，还有照片，结果把公公的、婆婆的、老公的包括她自己的都拿来了。那上头还有英文字，医生也不注意看姓名、年龄、性别，把这些检查单合成一个病人，就开始开药。所以，老有男人带子宫，女人有前列腺的笑话，这在哪个医院都有这种事，都是因为这样出的笑话。出个笑话不打紧，误诊误治可是人命关天。

光看化验单行吗？告诉大家一个真实故事。十几年前，来了4个研究生复试，让我只收1个。我想录取率这么低，怎么办？提高难度。题目是"CEA（癌胚抗原）在什么情况下增高？"第一个说得癌高，第二个说孕妇高，第三个说抽烟高，再没有了，教科书上就这几条。第四个看没答案了，就说同意他们的看法。我说不行，一定要想一个。他说那就查错了高。查错了高，多么深的哲理，我就把这个收了，其他几个光会背书的不要。就这个小伙子，现在还没有到40岁，叫刘志国，是我们的副教授，他现做ESD（内镜膜下剥离术），什么叫ESD呢？消化道得了肿瘤不需要做手术，内窥镜进去做掉就行了，做穿孔了也不要紧，一夹就行了。外科医生一上午做1例病人，他一上午要做3例病人，做得相当好。这次在世界胃肠病大会上现场表演，一万多人观看，技术熟练，效果很好，赢得全场掌声。

还有一个关于SARS（重症急性呼吸综合征）的故事，SARS那时很难诊断，不可能每个病人都去找钟南山院士。有个单位从病人血中找到一个蛋白质，可用于快速诊断，叫我参加鉴定，他们说这是中国的重大突破。为什么？在SARS病人100%高，在正常人都不高。好不好？好！不过我说，医学上的结果凡是100%和0，都是错的。精确到如此程度，那检验科主任一个就搞定了，我们医生还有事吗？不可能特异到如此程度。我要求他们再查一查别的病，20多天后又把我叫回去，当时临床医生就我一个，其他是基础研究工作者，结果他们失望了，为什么？凡是发热的病人都高。SARS有发热当然高，正常人谁发热，当然不高了，但凡是发热都是SARS吗？我说你这东西没有用，花那么多钱。他们说有用，可以诊断发热嘛。

2008年，我带了800人在汶川抗震救灾，我是四医大（第四军医大学，现空军军医大学）总指挥，总部驻北川。成都某医院邀请我去会诊。是当时成都军区的一位首长，半年前在他院因胃癌做了一个手术，6个月后影像学发现吻合口有一个包块。由于道路难走，我去时他们已经会诊完毕，会诊意见为胃癌复发，需做第二次手术，越快越好。我看了病人，看了片子，局部确实有一个包块，但不是癌，是缝得不周整。首长听了很高兴，留我在成都住一晚上。第二天早上派了一架军用直升机把我送回绵阳。4天后，一架军用直升机在映秀掉下去了，几万人找了好几天没找到。我给首长打电话，问那架飞机是不是我坐过的，他说不是。他问我到底是不是癌，我说是不是癌不重要，关键你不是癌。这个首长到现在还活得很好，已经退休了。我是怎么下诊断结论的？现在我告诉大家。这个病人术后2个月曾做过一次造影，所见也有一个包块，而且这个包块的大小和形状跟现在一样。4个月已经过去了，如果是个癌，那癌的生长有这么听话吗？所以，诊断疾病未必只一个症状，一个体征或检查的一个表现，而是把各种因素加在一起诊断才能得到正确的结果。

有一个病人从加拿大回来，他有半年低热，极度消瘦，重度贫血，全国各地都跑遍了，诊断不出来。我的学生想，血细胞三系降低，又从加拿大回来，那个地方开放，可能得的不是一个好病。他想到艾滋病去了，但问不出来病史，叫我去问，说老师您经验多，您去问问。我去问也问不出来，人家干净得很，没这方面的事。当时全院会诊，我说谁是最可爱的人，谁把他脾脏拿下来是最可爱的人，因为当时贫血，血红蛋白只有3克（30g/L）多了。外科医生说我们来，咔嚓一刀，拿下了脾脏，他们成了最可爱的人，可我成了最可恨的人。为什么？脾脏拿下来，病理切片诊断不清楚，西安、上海、北京的大医院都拿去看了，诊断不清楚，拿到香港中文大学，他们校长就是搞病理的，也诊断不清楚。病人说你还我的脾脏，我说还不了，已经切下来了。但我发现，脾脏和肝脏都有浸润性的病变。有这种表现一般见于两种情况，一是慢性感染，这个病人可以排除；第二是新生物，也就是病理医生还不认识的新生物。但是我找不到病理医生帮我诊断，那怎么办？想来想去找到了我的大学同学，他叫纪小龙，301病理科的主任。纪小龙看病理是很有水平的，但纪小龙说话不好听，得罪过好多人。结果被逼到北京武警总医院当病理科主任去了。病人就把片子拿去找他了，他问樊代明有诊断吗？说没有诊断。废话，没有诊断就是一种诊断。这话是太难听了，没有诊断是什么诊断。他又问樊代明从临床角度有考虑吗？他有考虑，是你们病理科医生还不认识的恶性肿瘤。这对纪小龙也是一种刺激。这一刺激好结果就来了。他最后认识了，是什么？中国没有见过的，中国第 1 例，世界第 16 例噬红细胞性淋巴瘤。这种淋巴瘤细胞很怪，吃自己的红细胞。人吃人啊，没见过。大家知道淋巴瘤的病理诊断是很困难的，分上百种，有不同分型，有的能治甚至能治愈，有的治不好。诊断十分困难，很多病理医生水平很高，"一生清白"，最后"不保晚节"栽到淋巴瘤上。纪小龙敢诊断，我就敢治，一个化疗上去这个病人好了。现在是西安交通大学一个学院的院长，在 *Nature* 上发表过文章，还当了长江学者。有一次我和工程院周济院长到西安交通大学访问，该校校长是我们工程院的郑南宁院士。我说郑校长，这个同志应该宣传，应该广泛宣传，因为他是冒着恶性肿瘤风险做出的成绩。但病人家属不同意，说不能宣传，据她的经验，肿瘤病人一宣传就死。我说不是，那是死了以后才宣传。你这个病人不会出问题，十年已经过去，已经痊愈了。有一次他们夫妇两个从北京回来，我们刚好在机场遇上，他们两个人牵着手，高兴地向我走来。丈夫说，这是我的救命恩人。我说，不！是救恩人的命，不然我怎么当上院士呢。我的意思是，正是应用整合医学的理念诊断清楚，治愈了别人没有诊疗成功的疑难病例，使自己取得了成绩，当上了院士，而病人是用他的身体和生命作为贡献者，难道不是我们的恩人吗？

四、视药师为医生

很多医生临床水平不高，就知道开个药方，背个处方。现在药品多得很。我女儿告诉我，年轻医生第二个困难就是背不完的药品。你看心血管科有 200 多种，消化科有 100 多种，肿瘤科加起来大大小小有近 1000 种药，你背得过来吗？我的老师是名医，92 岁才离开我们，他说他一辈子就用 20 多种药，来来回回不同配用就行了。我们现在有这么多药，怎么受得了？我女儿说根本背不过来。就像我们西京医院光是头孢类就有 26 种，其他很多医院比这还多。一个病人发热住院，医生用过一种头孢不顶用。我查房说用另外一种头孢吧。进修生纳闷，哪有这样的医生？一种头孢换另外一种头孢，而且他说，校长你用的是第二代，我们是第三代，意思是我不与时俱进嘛！我说不管第二代、第三代，你给我用，结果一用病人就好。你怎么知道三代就比二代强呢，你怎么知道五代包的淀粉不比二代要多呢？你一个医院就有 26 种头孢，搞得医生一头雾水，不是头孢成了"包头"。我狠批医院领导，因为他是我的学生，一批就减下来，但还有十几种。可是待我不当校长，又上去了。他也没办法，因为各科主任有各科的头孢拿去"包各科的头"。如果你去每个医院的门诊，你都会发现这样的现象，医生忙，但不是最忙，好多病人来开点药就走了，关键是拿药那里忙，排长队，划价的、拿药的、包药的，院长没有办法，实在解决不了，怎么办？最后只好给药房买一台自动包药机或发药机。

药品太多会出事的，告诉大家一个真实的故事，一个病人发热来看病，医生给他开了红霉素，护士去取药，被药师告知，红霉素没了，柔红霉素要不要？柔红霉素可是抗癌药！护士赶快回来转告医生，红霉素没了，柔红霉素要不要？要啊！柔红霉素可是新一代的红霉素。这是不是"蒙古医生"，一共三个"二百五"，不出事才怪。但反过来想，你说他们有没有道理？有呀，红霉素加个"柔"不是它儿子嘛！无独有偶，我告诉大家一个类似的事情，山东一个医生告诉我，他们医院来了一个脑卒中病人，医生给他开脑血管扩张药，叫长春西汀，结果开了长春新碱，长春新碱是抗癌药，这个病人最后死了，要医院赔，医院赔 100 万，家属说不行，必须赔 200 万。官司还在继续打，大家说原因在哪里呢？

我校有一位校领导得了心肌梗死，连安 7 个支架才抢救过来，当时病情很重，我自告奋勇申请给他当医疗组长。支架安好了，心病解决了，但肝出了问题，转氨酶上去了，有黄疸了。我去一看，他正在吃药，我数了一下，一共 26 片药，怎么这么多药？但这还不是吉尼斯纪录，当时的北京军区总医院韩英副院长告诉我，她见过一个病人被安排一顿吃了 36 片药，那才是吉尼斯纪录。为什么吃 26 片呢？校领导得病住院，每个科的主任都去看他，一个说从我们的角度你应该吃这个药，另一个主任说从他们的角度应该吃另一个药，后一个还不敢把前一个的减掉，加在一起就是 26 片。每一个科主任的角度都是对的，查不出问题，但是校领导的肝可受不了。我最后决定减去所有的药，只吃一个药就行了，就是抗凝药。最后他痊愈出院，还推荐我当校长。我卸任后有一次碰见他，他夸我，我说："是啊！老首长，如果当年您吃 26 片药，现在我们两个总有一个不在了。"

五、心理与躯体分离

现在好多医生只知治躯体的疾病，一定要找到一个病灶，殊不知很多病是没有病灶的。像消化科，30% 的病人找不出来病灶，是功能性的或者心理性的。美国的麻省总医院有上百个心理医生，有些疾病用心理疗法是可以治愈的。眼科也是一样，比如夜盲症，孙思邈就知道是吃差了造成的，那时还不知道是缺维生素 A，他让病人吃猪肝就治好了，还称为醒肝明目，现在好多眼病都需做手术，其实不需要手术也可治好，只是我们现在不知道啊！任何一种疾病的群体中，总有一些病人是心理问题，通过心理干预是可以治愈的。就像我们学校，有三个年轻的教授，说校长我受不了了，为什么？他说好像世界上坏事都到他们家了，是什么？是抑郁症，现在抑郁症大概占5%，如果有200人，就应该有10个抑郁症病人，不知道分布在哪里。当然不一定严重，但也要干预呀，不干预就继续发展。我叫他们回去吃药吧，他们说好，那就回去吃药。我说不行，你们一定要在医生、护士的监控下吃药，因为现在几乎所有的抗抑郁症的药都可以引起欣快感，引起幻觉，引起自杀。打开窗户，一个声音在召唤，外面的世界真精彩，跳下去还精彩吗！这种人不少，悄悄吃药。特别有些干部，害怕上级知道他是"精神病"，悄悄吃药，吃了以后跳楼，前途就真的没了。

　　将来我们的医学发展一定要心身结合，这是医学的发展方向，确实很重要。心理作用究竟有多大呢？传说有一个外国人，某一天做梦梦见自己肺部长了很多包块，惶惶不可终日，到美国，到英国，到发达国家拍片肺部没问题，他不相信，还是惶惶不可终日。最后到中国来，一下飞机，中国医生带他去拍片。拍出来拿给他看，果不其然，肺部那么多大小包块。然后告诉他，给他输液，我们用新疗法一治，十天保证能好。结果一天比一天好，到第十天再去拍片完全没有包块了。他非常高兴地回去了。为什么出现这个情况？其实他开始来拍那张片子，根本就不是他的，是别人的片子。如果这只是个传说，那大家熟知的"杯弓蛇影"就不是传说了。心理学实验证明，越聪明的人越容易出现这样的毛病。心理学有一个典型的实验，将一个人绑在一个很暗的黑屋子里，给他血管扎上针，然后告诉他，马上给他放血，放到一只桶里，放到30分钟，他就会死。关上灯后只留他一个人在黑屋子里，他听到滴答滴答不停的响声，到30分钟时只听他大叫一声，一开灯他果真死了，其实是水龙头在滴水，他的血一点没动。你相信吗？心理暗示就有如此大的作用。

　　最近开了两个大会，都是在国家会议中心开的，一个是全国心理学大会，一个是全国精神病学大会，每个会都达两千多人。两个会的第一个报告都是请我去做的，而且都讲了一个小时。为什么呢？他们对我两句话特别感兴趣，"当医生，只会做手术，不懂心理，他就是一个兽医；当医生，不会做手术，只会用心理来忽悠人，那就是巫医"。一个20多岁的女孩，从5楼跳下来，骨折了，骨科医生把她骨头接好了，说你出院吧，治好了。她说没治好，你只治了标，回家我还要跳，因为我还有本，本是什么？失恋了。正确的治法是接好骨头，找到对象。

六、医疗和护理分离

现在医疗行业对护理专业和护士都不重视，古代医护是不分家的。民间认为初中毕业后，再上三年的护校，就可以当护士，其实只会打针发药不是合格的护士。同样一个手术做完，病人交给两个水平不一样的护士来护理，最后的结果是不一样的。就像你修车，修好后看交给谁开，交给“二把刀”开一下就完蛋了。举一个例子，有个病人发生股骨骨折，她不是别人，就是我夫人。去年春节前我们回重庆老家过年，下了一点雪，路特别滑。我们在前头开，后面有一辆车比我们开得快，追尾了，责任都是他们家负，但骨头全是我们家断。送到骨科，骨头接好了，就算治好了。治好了吗？同样一天，在一个医院，一共4个骨折的病人，骨头都接好了，可是死掉两个，50%的死亡率。为什么？春节期间缺护士，病人怕痛，不动，血栓形成，导致肺栓塞，一半的病人死了。我们家为什么没出事呢？你看谁是护士，那是院士护士嘛。我女儿是博士，我说不能让她护理她妈，水平不够。我在妻子床前，一共守了她14天，白天晚上都守，一步都不离开，而且根据骨科护士的要求，给她按摩，左边100下，右边100下，一下都不多，一下也不少，到最后治好了。出院时，骨科护士非常感动，动情地给她写了一条短信，要号召天下的老公向樊校长学习。我说这个不好学，只有老婆的骨头断了才来进修。现在不仅护士质量有问题，数量也少，我国现有300万~400万的医生，但真正的护士不到350万，物以稀为贵，人才也是这样。我推测，在不久的将来，会出现这样的情况：考大学护士的考分要比医生高，拿工资护士的钱比医生要多，此处应该有掌声。鼓掌的都是护士，或者护士的家属。不过不要太着急了，我说的是不久的将来，现在才开十八大，可能要二十八大才能实现。

七、西医中医互不认账

中医西医都有各自的特点，都可以治病，而且还可以互补，但现在是相互抵触。西医说：孩子，要相信科学，他们中医不科学。中医说：孩子，中医有几千年的实践基础，我们是从人身上得到的经验，科学！不像他们西医，在老鼠身上见的阳光未必都能给人带来温暖。其实不能这么说，我们现在讲的整合医学有人说就是中医学，其实不是！中医讲整体，是宏观的整体概念，没有微观的物质基础或机制来加以证实；而西医只在微观中游刃有余，通常与宏观的整体脱节。所以，中医相当于是一个画家，画一栋非常漂亮的房子，但不能住人。西医注重一块一块精美的砖头，但忽视要建成漂亮的房子才有用。两个加在一起就叫中西医的整合。在这里我特别要告诫咱们当西医的，一定不要瞧不起中医，有些西医办不到的事，中医就可以办到。举个例子，比如现在不孕症的发病率在有的地方达到了 20%，即 5 个育龄妇女有 1 个生不出来孩子。什么原因呢？西医查她激素是正常的，输卵管也是通的，爱人也基本在家，但就是生不出来。中医开几服药一吃，生出来了。例如保胎，西医要人家平着躺，不要动，屁股抬高，最后还是流产了。可中医开几服药一吃，把胎保住了。又如催奶，现在西医催奶基本没有药，好多孕妇生了孩子没有奶，不够母亲的标准啊，西医没有办法。怎么办呢？中医开一服药，加两个猪蹄一炖就出来了。西医没有药呀，西医加羊蹄也没用啊。现在有一个药可以催奶，是什么？吗丁啉，吗丁啉的副作用就是催奶，现在正在开发，用于提升胃肠动力不行了就用去催奶。又如水土不合，我经常到全国各地讲课，每到一个新地方胃就不舒服，甚至腹泻，做什么检查都没问题，吃吗丁啉没用，吃什么西药都不管用。我妻子说喝藿香正气水，藿香正气水一喝就解决问题。所以，在我的旅行包里老是有几支藿香正气水，肚子不舒服一吃就解决问题，还便宜。又如止痛，西医经常用两种止痛药，一个是吗啡，一个是非甾体类抗炎药（NSAIDs），这两种药不是所有的痛都可以止，而且还易致成瘾。我发现一种中药止痛而不成瘾，我把它做成胶囊，叫"凡痛定"，凡是痛都能搞定。非常奇怪的是，你把它分成单体，每一个单体不止痛，加在一起就止痛。找不到药物靶点，这是什么机制呢？搞不太清楚。它进入人体以后，刺激人体自己产生的物质来止痛。人为什么不痛呢？平衡就不痛，在人体有引起痛的和抑制痛的两种物质存在，二者一平衡就不痛了。但有的大老爷们不平衡，一看要打针就倒了，晕针。还有一种人，像我们的革命战士去炸碉堡，快冲上去了，旁边一个人说，老兄你肠子都掉出来了，他一看真掉出来了，一下就倒了。其实你不告诉他他冲上去了，是妈妈给他的止痛物质在起作用。

八、重治疗轻预防

现在对预防工作不是不很重视而是很不重视，县以下的预防工作很少有人管，多数的防疫站已经被撤销了，这种状态早晚要出大问题。因为一个预防工作者做的事是我们千百万个临床医生做不了的。比如说，几百年前出现的天花流行，是我们的老祖宗发现的种痘术解决了问题，不然人类将遭到毁灭性打击。因为预防工作相当于守门员，球门守得严严的，你再使劲也踢不进去。预防也像长江决堤后堵堤的那些人，长江决堤了不是去抢救千家万户，而是把堤一堵就行了。因为对人类健康缺乏完善的预防体系，出现了许多奇怪的事情。我们既不能把传染病当成一般疾病来处理，也不能把一般的疾病当成传染病来预防。大家知道禽流感，全中国死了几十个人，有些还不一定就是这个病致死的，其实哪个病一天没死几十个人，有的病一天死上千人上万人都有。现在有的地方把鸡都杀完了。全国丢掉 1000 多个亿，大家着急呀，专家这边说这样，那边说那样，国务院更着急呀，不杀鸡，全国传染起来怎么办？杀吧，国民经济下去了又怎么办？有一次开会，要我表态。我怎么表的？"鸡不传染鸡，人不传染人，个别的鸡祸害个别的人，就叫个别的人不吃个别的鸡"。不然，这里报一例那里报一例，报了就得杀鸡，那里养鸡的农民也要遭受重大损失，他们受不了啊！其实禽流感病毒的基因主要是猪的，鸡的占少数，鸡被杀了，猪在那里乘凉，合理吗？有一次工程院开会，一边坐的是基础方面的院士，一边坐的是临床的院士，基础的院士告诉我，这几天有人来打禽流感疫苗，问我打不打，我说临床这边的院士都不打，他说，听说这一批疫苗比上一批好呢，我说下一批比这一批更好。不就感冒嘛，哪有那么怕，而且病毒是变异的，用去年的病毒做成的疫苗今年通常没用，因为病毒变了。

九、城乡医疗水平差距拉大

大家知道春运的问题，国家很难解决，我发明了一个名词叫"医运"，春运难解决，医运更难解决，每天都有农村病人到城市来看病，再多的高铁都不够用。为什么会这样呢？农村医生看不好病，城市医生看不了病。我说得极端了一点，城市医生不要认为自己行，其实你只会看一类病，甚至只会看一个病。你治骨折的院士带了一帮治骨折的学生，到农村组成一个医疗队，实际上基本没用。哪有那么多骨折的，除了治骨折，你对心脏、血液或其他科根本就不会，这样的医疗队在农村基本没用。于是，农村的病人就不断到城市来，一次只能看一个医生，看了回去不好再来看另一个医生，次数越来越多，花钱越来越多，医疗纠纷也就越来越多，杀医生，砍医生，背着死孩子游街的都有。医生正给病人治疗，一个砖头下去脑浆崩裂，最后死了。你告到哪里？告到公安局他不理，说不是他们的专业，人都死了还不是公安局的专业。告到卫生部（现卫健委），他们也解决不了问题，大门前天天排队上诉，纠纷越来越多，医患关系越来越紧张。医改对缓解这种紧张状况起了一定作用，但总体来讲，成果还只是局部的而非全局的，暂时而非长久的。现在是什么状况？我有三句话："病人，看病难，看病贵；医生，行医难，行医畏；院长，管医难，管医累；谁最帮我们？中华医学会！"

怎么解决这些问题？社会管理要担当重任，本文不可能涉及太多，我们只讨论用整合医学的方法来帮助改变现状。

第一，加强整合医学的理论研究。

整合医学是要把各种专业，也包括环境的、心理的，只要对病人有用的，把先进知识收集起来，根据疾病发展转归的需要有所取舍，形成新的医学体系。

整合医学不是全科医学，全科医学是"A+B+C=和"，什么都会一点，什么都不很会，叫万金油。而整合医学是十万金油，百万金油，它是把各行各业最先进的知识拿来，有所取舍，形成新的医学体系。当然要有所取舍，你不取舍，拿来一个错的就有问题了。全科医学是解决看得了的问题，而整合医学是解决看得好的问题。有人提倡要全面搞全科医学，如果那么搞，那是医学的倒退，最后都成了赤脚医生，那怎么行。整合医学究竟要研究什么？

拿糖尿病来说，据说中国有1亿人口患糖尿病，其中有没有过度诊断呀，我看多是过度诊断所致。你看心血管病有2个亿，高血压有2个亿，全中国各种病加起来有30亿病人，但我们只有13亿人口。这不叫过度诊断叫啥？什么叫糖尿病？要让我说，"糖尿病糖尿病，尿中没糖不叫病"，尿中糖都没有，血糖稍高一点就叫病吗？现在生活条件改善了，情况跟过去不一样了，十八大都开了，生活甜蜜蜜，你总要有点体现嘛。现在医疗工作这么紧张，过去星期六、星期天都休息，现在星期六、星期天院长书记还叫我们听学术活动，你说血糖不高一点你顶得住嘛！高一点就高一点嘛，你光把血糖降下去要出事的。就像宝马车只加桑塔纳那点油，你让它转，最后不出事才怪事。你让上坡时只用平路的那么点油，不踩油门能上去吗？还有空腹血糖，过去晚上六七点钟，爸妈就让我们赶快上床睡觉，那时候没有电灯也没有电视，到哪里看电视。现在不是，12点以后还在看电视，爱情燃烧的岁月，而第二天都是早上6点抽血，你说两个血是一样的吗？那血糖呢，也肯定不一样。糖尿病糖尿病，尿中没糖不叫病，糖尿病最先是在哪里发现的？在中国。古代叫"消渴症"，那时候不知道有糖，到了古埃及叫"多尿症"，还不知道有糖。一直到古罗马、古印度才知道尿中有糖。尿中一定要有糖，超过了身体需要从尿中流出去了，那才叫糖尿病，否则血糖高一点那是身体需要，你把它降下来要出问题。再说，同一个人在听报告前的血糖和正在听时的血糖肯定不一样。同一个人在身体不同部位其血糖的分布是不一样的，比如大家正在听课，那75%的能量是在脑子里消耗掉的，你说我只有50%的能量在那里消耗，那你就注意力不集中；你说我只有25%，那就在打瞌睡。现在查血糖越查越精确，过去查血糖不那么精确，但可靠，就是尿中一定要有糖，要甜才叫糖尿病。我们的祖宗诊断糖尿病，最准确的办法是尝尿。一直到了20世纪70年代，还是那样。那时，我们到四川农村开门办学，公社卫生院的老师教我们查糖，怎么查？太阳底下5杯尿，他在前头尝，我在后头尝，他尝得泰然自若，我尝得翻江倒海。他是用中指蘸的尿，但用食指在尝。我用食指蘸的尿，尝的就是食指。但最后结果都一样，为什么呢？他是看见哪一杯尿中有蚂蚁或有苍蝇，就断定那是糖尿病人的尿。最后老师说，那都是糖水，是教导我怎么查糖。究竟怎么研究糖尿病？应该把各行各业，病理的、生理的、微生物的、基因的、内科的、外科的……都请来共同讨论共同研究，拿出整合医学的方案，才能选中病人，才能治好病人，否则血糖高了一点就治，那怎么得了，全中国的 GDP 用完都不够。

因此，整合医学是把全科医学、转化医学、循证医学、互补医学，还有其他医学的精髓加以整理整合，使之适合、符合病人的全身整体治疗。

第二，加强整合医学实践的推进。

1. 举办整合医学的学术会议。今后的学术会议，要邀请不同专业的学者一起来开会，共同解决疑难问题。比如治疗消化性溃疡，对我们消化内科来说易如反掌，光我们纯爷们纯姐们就基本解决不了。但这是对一般的溃疡，对于难治性溃疡甚至发生癌变，那种就难治了，甚至治不了。这就要大家聚集到一起，联合攻关。有时对自己是很难的事情但对别人却非常简单。如幽门螺杆菌，它是溃疡病的病因，有人因此得了诺贝尔奖。但是它不限于此，过去我们不知道它和血液科也有关，有些缺铁性贫血或血小板减少性紫癜，就是幽门螺杆菌感染所致，但血液科不知道。中国工程院就有一个处长，长期贫血全国都看过了，血液科没看出来病因，久治不愈。我说查幽门螺杆菌，一查阳性，根除，现在好了。又比如说心脏内科有些顽固性的心律失常，特别是青年人的心动过速，其实是幽门螺杆菌感染所致。我女儿就是这样，她在二军大上博士，经常出现不明原因的心动过速，心血管医生给她解决，屡治屡发，不断根儿，我说查幽门螺杆菌，阳性，根除已经 6 年了，再没出现问题。特别是我妻子，她是皮肤科教授，在家里听我说顽固性湿疹和幽门螺杆菌感染有关系。她凡是治不好的湿疹，都到我们那儿查幽门螺杆菌，查出阳性，一根除，再涂点药就好了。所以，她成了西京医院连续 5 年看病最多的人。她为什么会成为名医呢？因为她知道幽门螺杆菌。你说全国治不好的湿疹有多少，只要抓住一点深入下去就会成了名医。当时宁夏卫生厅医政处有个赵处长，在北京听我这么讲，他们那个地方有个领导是顽固性湿疹，治不好。他说樊校长讲的，可能是幽门螺杆菌感染，去查一查试试看，一查阳性，根除，湿疹好了。很多病因，是一层窗户纸没捅破，捅破了其实很简单。每一个病都是有病因的，原因不明是暂时没有找到，其实很简单。我推测，消化道的细菌很可能是很多疾病的原因，也可以成为很多疾病治疗的办法。比如现用黄连素治疗糖尿病，这是中国人近年在中医方面重大的突破之一。过去想都没想过，血糖受肠道细菌调节，有的人喝水都胖，他们家细菌好，有的人吃一大堆，结果还瘦，那细菌不一样。用黄连素把那个不利于糖代谢的细菌抑制住了，很多轻型的糖尿病就这么治好了。肠道的细菌很有用，有些人总是神采奕奕，为什么？他们家细菌好，有的人长得很漂亮，细菌好呀。不是一家人不进一家门，夫妇两个进到一家门，越长越像，基因肯定没有变化，是细菌趋同了嘛。有人家里连续三个人考上博士、硕士，说他风水好，其实不是，是细菌好呀。将来，我准备回家养细菌，用它来治疗病人或用作保健康复。大家知道吗？现在自身免疫性疾病越来越多，哮喘、克罗恩病、银屑病……为什么呢？肠道的蛔虫少了呀！30多年前我当住院医生时，50%的城市病人和90%的农村病人有蛔虫。蛔虫跟我们人类已经相互寄生或称共生多少年了，是人类相互选择到最后的自然结果。你现在把它杀光了，过去我们用宝塔糖，现在没有宝塔糖了，因为蛔虫没有了。你要发现一条蛔虫，那是重大科学发现。自身免疫性疾病增多的一个重要原因就是没有蛔虫了。蛔虫是全抗原，没有它淋巴细胞就会对抗自身组织，自身免疫性疾病就发生了。其实最好的办法是养成蛔虫后做成蛔虫粉，给正常人服用就解决问题了。科学需要逆向思维，一切都按部就班，都合情合理了是不会有创新的。举个例子，用抗生素把人的恶性肿瘤治好，过去是不敢想的，现在已经不是天方夜谭了呀！胃的恶性淋巴瘤，用抗生素把幽门螺杆菌一根除，很多病人就自然好了。那么在肠道又是哪些细菌引起结肠癌？肺癌又是什么微生物引起来的呢？或者是病毒，或者是细菌，不仅要这样去思考，还要这样去研究，对于幽门螺杆菌，我有一个刻骨铭心的痛。1975年上大学时，老师在讲台上骂人，说竟然用抗生素治疗溃疡病，简直天方夜谭。因为那时是"无酸不溃疡"啊，我听了老师的，其后到四军大（第四军医大学，现空军军医大学）做研究生，我和师兄用电镜看到胃标本上有"毛毛虫"，但不知道是幽门螺杆菌，老师说是污染，我们听了老师的，把片子扔去了电镜室，现在还在那里。不久，我的师妹到北医三院郑芝田教授那里读博士，因为郑先生发现呋喃唑酮（痢特灵）也可以治疗溃疡病，但他们认为是脑组织中有痢特灵的受体，就把大鼠的头盖骨打开，掀起它的盖头来，然后再查受体，查了很长时间没有受体，她就去美国改行了。5年后澳大利亚的Warren也发现了毛毛虫，他请Mashall给他取活检培养，36个病人不成功，到第37个他们扔进孵箱就不管了，休假去了，7天后回来毛毛虫长出来了。为什么？幽门螺杆菌需要长一些时间的培养，而且它厌氧，你把那个孵箱一关每人管它不就厌氧吗，这样居然长出来了，成功了！所以，我经常跟我的研究生说，你们不要太勤快，太勤快诺贝尔奖就没有了。后来马歇尔的母亲发现马歇尔口臭无比，之后因为他把培养的幽门螺杆菌喝下去，再经过使用抗生素治疗，口臭好了，多年以后，马歇尔得了诺贝尔奖。他得诺贝尔奖那天，我写了一篇文章，发表在《中华医学杂志》上，题目叫"诺贝尔奖离我们有多远"。其实我们早得多，那些片子到现在还在，就是想法太顺理成章了。2013年，我推荐马歇尔做工程院的外籍院士，最后高票当选。

2. 成立整合医学的学术组织。这种组织应该广纳天下奇才，广结天下朋友，比如眼科学不仅要把本院的而且要把他院的眼科整合到一起，这还不够，而且要把和眼科有关的，胃肠道的、呼吸的、血液的……都要整合到一起。人体相当于一个湖，眼是湖的一部分，全身的任何东西，包括心脏、血液、呼吸、内分泌都对其有极大的影响。一定要各行各业都来支持，最后眼科的很多疾病可能不需要做手术就迎刃而解。

3. 创办整合医学的专业杂志。这个杂志要怎么办？就是要说反话，不能光反映正面的东西。一个事物有正面，就有反面，还有侧面，光报道正面就是片面，把反面和侧面都报道了那才叫全面，那才是事物的本质。有些杂志只说正面话，只报道阳性结果，如四医大学报，过去只有 400 个订阅者，为什么呢？登的文章没人看，一篇文章就两个人看，一个是写的人，一个是编的人，为什么？老说正话。其实反面或侧面也重要，有时更重要。我们到天安门广场去，一共有三条路，有一条能去，另外两条不能去，选择不能去的那两个人也很重要，他回来告诉我们哪两条是不行的，自然就剩这一条正确的了嘛。因此，我们把四医大学报改成了《医学争鸣》，英文就叫 *Negative*，就是说反话，结果3 年内订户从 400 到了 14 万个，相当于 30~40 本中华牌医学杂志的总和，订户一下成了中国科技期刊第一名。过去我们是每一年给它 70 万元预算，现在一分钱不给，3 年内每年总收入达 1400 万元，其中 600 万元的成本，800 万元的利润。如果我们要办一个眼科的整合医学杂志，你就要把各行各业都请来，眼睛是我们身体的窗户，醒肝明目，眼睛看不见，要把肝脏醒一醒，孙思邈发现夜盲症就是吃猪肝治好的。那样，好多不解的问题都可以从你们眼睛里得到答案，如果你们办的杂志消化科订、呼吸科订，什么科都订，那你这个杂志就办出水平了。你们眼科要办这个杂志就叫 *Holistic Integrative Ophthalmology*（HIO）；成立这样的研究所，前头再加一个"I"，叫 Institute of Holistic Integrative Ophthalmology（IHIO）。你这样做将来绝对是全世界第一，没有别人能赶过你。在未来二三百年的历史长河中，肯定是你们为中国眼科的医学历史开了先河。如果全中国、全世界的人都在走的一条路，你跟着走，顺性思维，不一定会有大的成绩。但是反过来，你肯定是胜利者。

4. 编写出版整合医学丛书、教科书或专著。编写整合医学的专著是很困难的，写这种书没地方抄。我们的第一本《医学发展考》，就是整合医学的基础。我有个学生是当时沈阳军区总医院的消化科主任，我们平常读胰腺癌的书内容很少，他写了一本胰腺癌的书，近 100 万字，可见有多少材料我们没有用上。我说那就叫"整合医学"吧，他说现在还不能叫"整合胰腺"学。为什么呢？他只是把那些东西收集起来，还没有加以整合，就像一堆零件，只是零件，没有形成飞机，飞机才叫整合医学。我们现在在写医学教科书，教科书将来就是整合医学的书，我们现在的大学教材很厚，自己说自己的，相互之间的联系不知道，甚至你找哪段跟哪段有联系，翻都翻不到。再这样不行了，于是国家给我们拨了几千万科研经费，让我们写一套整合医学教科书，将来就是一个 IPad 解决问题。将来读书就像看电影，也包括看手术的电影，而且每年都可变化一次，整个医学写成 53 本书，总主编是我。我下决心要办好这件事，当然这是一件永无止境的工作，因为知识在不断增加。

5. 成立整合医学的研究所。这种研究所的目的是研究共性问题，我们研究所针对的就是临床合理用药问题。现在的医生开药随意性太大，想怎么开就怎么开，不规范，不按规矩办事就会出错。北京的一个病人去了十家医院，拿回来的处方只有一家正确，剩下的都有这样或那样的问题，你怎么能保证全中国的医生包括乡村医生开药都能正确呢？那很难。一个医生给一个病人开一种药，一般不会出问题，出了问题也好纠正。但开两到三种药因素就增多，五种就会成为无穷大的因素，你把五种药放到一个杯子，加点开水会成什么东西？何况人有人不同，基因不一样，环境不一样，什么都不一样，怎么办呢？我们组织了几百位专家一个病一个病写方案，按照全世界最好的 RCT（随机对照试验）经验，一个病做成若干种方案，然后把病人的情况打进去，比如这个病人是月经期不能用哪个药，这个病人肝功不好不能用哪个药。计算机帮你回答 yes 或 no，到最后 yes 就可用了。这个软件研制成功，目前有 390 多家医院在用了。一旦用了医生就离不开了，离开了就不知道哪个药对哪个病人，是对还是错了。比如说氨苄西林引起过敏，50% 是和葡萄糖配伍造成的，现在有多少人知道呢？所以，合理用药非常重要。要做到用药合理，就得将现今相关的所有现先进知识整合起来用于临床。

6. 成立整合医学的专门病房。西京消化病医院是全世界最大的消化病医院。我们四医大已经建有 8 个院中院，就是把相应的学科组合到一起。院中院有多种功能，对病人来说解决什么问题？解决以病人为中心的问题。现在一个病人来了以后找不到合适的医生看病。比如胃癌，外科可以看，内科可以看，放疗科可以看，中医也可以看，但他究竟该谁看？不知道！由于利益驱使，各科还在抢病人。病人有时相当于抓彩球，抓住哪个医生就是他了，其实抓彩球抓对的机会特别少，成立院中院就可以解决以病人为中心的问题。

7. 开设整合医学的教程。什么是整合医学？谁最善于整合医学？我的老师是有名的内科医生，他是西京医院第三任内科主任，92 岁时离开了我们。来了一个病人，在他脑子里转，相当于过去哪个病人，到最后的结局就是他。这叫医学知识与实践的自然整合，我为什么不如我老师呢？一是他智商比我高，二是他年龄比我大。他 92 岁，我刚过 60，我现在正在追，到我 92 岁时一定能赶上他，青出于蓝胜于蓝，因为他不动了，在等我呢。但到 92 岁时，我也要走了，怎样能把 92 岁的经验让 29 岁的学到呢？而且不是一个 92 岁，是千百万个 92 岁医生的经验让 29 岁的学呢？此外，不光是我们向老师学，老师也得向我们学，比如分子生物学、免疫学、遗传学……老师们基本不太懂。好了，如此浩如烟海的知识，就是我们现在所说的大数据，怎么把它整合起来，整合以后让年轻人学的就是新东西，而不是让年轻人学支离破碎的老知识，这就是整合医学的使命。当然这么浩如烟海的知识，要用人脑来整合已经力不从心了，要靠计算机，近年应运而生的数字医学，无疑会给整合医学提供重要的帮助。

整合医学很像我们的会诊，一个医院水平很高，不是单个高，单个高不重要。是什么呢？来了一个病人，非常疑难，或者没见过，相关学科都来说出自己的诊疗方案，但最后有一个高人，把这些方案加以分析和整合，有所取舍，哪些该先用，哪些该后用，哪些该不用，哪些用得多，哪些用得少等，最后组成一个合理的方案，这个病人就好了。还是这些人，各治各的这个病人就死了。这里面关键是有一个高人，高人其实就是具有整合医学知识的人，现在这种高人越来越少了。高人需要有广泛的知识积淀，高人需要涉猎当今最先进的知识和技术为己所用，而不是整天沉溺一个单分子几十年不能自拔。我不是反对分子，也不反对基础科研。我也做过很多分子的研究，SCI 论文有 560 多篇，高影响因子的也不少。法国的医学科学院给我发了个"塞维亚奖"，美国医学科学院聘我做外籍院士。媒体采访他们说我取得了很大成绩，我回答没有。他们说有啊，我反问那你跟我说，他说不出来，我也说不出来，那就是没有成绩。作为一个临床医生，老是在分子之间游刃有余，真正的问题解决不了。整天"分子复分子，分子何其多；哪个更管用，谁也不好说"。说这话，不是自我否定，也不是缺乏信心，而是要把做出来的这么多的科研数据，分析一下，综合起来，看哪些有用，哪些没用，去粗取精，去伪存真，把真正有用的东西用到临床中去。整合医学不是反对我们学科的细划、专业的细分、技术的精细，但在细的过程中要提倡回归整体，我们治病不是在治细胞，也不是在治分子，而是在治人。前不久，我到瑞典访问，我对诺贝尔奖的评委会说，你们最近几十年一直是把诺贝尔奖发给搞分子的人，把奖发给分子，不发给人，早晚要出问题的。他们还说我说得有道理。

搞整合医学，年轻医生最反对，他们说搞什么整合医学，我一个医生治一种病，该下班就下班，哪有那么多精力去管别人的事。但病人绝不会一个人专门得一种病，即便是一种病也是千变万化的。读书读得越多，发觉自己知道的知识越少。看病看得越长，发现自己本事不大。我当住院医生时，100个感冒病人来了我全都能治好，成就感非常高，其实我不治他也好。到现在不行了，都是他们教授、副教授看不了的给我送来，其实我也看不了，我比他们不多几个脑袋，这个时候怎么办？就靠整合医学。要向基础求教，要向别人求教，有些事合到一起就解决了。当然，搞整合医学绝对不是年轻医生的事，他们连基础积累都不够，搞整合医学是具备一定经验，有能力接受最先进知识，有能力对多因素进行识别判断，然后整合的专家们的事。强求年轻人是不公平的，也是达不到目的。

我有一句话，叫"I Love HIM"。这个"HIM"不是某个人，而是整合医学Holistic Integrative Medicine 的缩写，是新的医学体系，是将来医学发展的必然方向和必由之路。我们当今这种分块碎片化的医学教育，如果再这么下去，不进行改革，很可能将把医学引向歧途。现在的年轻医生为什么这么"专"，知识和技术为什么这么局限呢？不是因为你们，是教育系统出了问题，是教你们的师傅出了问题，甚至是教你们师傅的师傅都已成问题了，师爷开始专，师傅就专，你们能不专吗？三千年写成一个"N"字，过三千年再写一个"N"字，后一个"N"字的上部是什么？我认为就是整合医学，就是HIM。还是那句老话，"N"+"N"形成波浪，踏着波浪而行，你将会成为专家，说不定是大家，否则你将一事无成。什么是医匠，什么是专家，什么是大家，差别在哪里？医匠只知道自己会做什么，不知道别人会做什么，还其乐无穷，时不时可能批评人家几句，甚至瞧不起别人。专家呢？专家是知道自己不会做什么，但知道别人会做什么。我自己会那点儿不值一提，把别人会的学过来就成了专家。大家是什么？大家知道自己不会做什么，也知道别人不会做什么，还知道全世界都不会做什么，但知道将来应该做什么。他把将来要做的现在开始做，将来不就成了大家了吗。大家想成为专家吗？想成为大家吗？有志者跟我一起说"I Love HIM，HIM is Holistic Integrative Medicine"。

QIS

2014 年 5 月 27 日

在工程院与高等教育出版社战略合作协议签字暨座谈会上的发言。本次会议在工程院 316 室召开，先举行签字仪式，继之召开座谈会。出席会议的有时任中国工程院周济院长、谢克昌和樊代明副院长、白玉良秘书长，时任高等教育出版社社长苏雨恒、吴向副总编、闫志坚副总编、李冰祥、刘建元、闻岩副主任。王静康院士等 10 本院刊的主编、副主编参加了会议。另有工程院机关的吴国凯、李仁涵、董庆九、安耀辉、王元晶、徐进、姬学等，共约 30 人。

首先，衷心祝贺工程院与高教社（高等教育出版社，简称"高教社"）战略合作协议的签订。高教社已建社 60 年了，工程院才 20 年，两个单位签订合作协议，是一对"老少配"。高教社成熟，年富力强，而且有财富。工程院是如花似玉、妙龄少女，漂亮而有魅力。我们虽然今天才签协议，其实我们是先生孩子后结婚。我们已经联合办成功 1 本主刊和 9 本分刊，一共 10 个孩子，人家叫"未婚先孕"，我们不仅叫"未婚先孕"，而且是"未婚先生"。目前看来，10 个孩子生得都不错，接下来就是商量怎么养孩子，怎么把这些孩子养好的问题。今天把 10 本院刊的主编或副主编请来，就是进一步讨论把 10 本杂志办好的问题，下面请大家发言，然后请周院长讲话（略）。

今天是 5 月 27 日，这是今年我院庆祝建院二十周年的第一场活动，希望大家记住这个日子。大家的发言都很好，都是为把各自的及整个系列的院刊办好，相互间还有借鉴。周院长的讲话，我把它总结成三个英文字，即"Q""I""S"，其中"Q"是"quality"（质量），质量是办刊的立身之本；"I"是"Innovation"（创新），创新是办刊的立足之基；"S"是"Success"成功。有了 Q 和 I，有了质量和创新，我们不愁不成功，希望大家记住周院长的指示并落实下去。

会议以后，希望三局学术办写一个稿子，把今天的情况宣传一下。这个稿子可以一稿两用，一是发到院士通讯上，让全体院士都知道；二是发到所有学术及出版委员会的委员手里。因为本届班子已没时间再开学术和出版委员会了，要感谢他们对这届学术及出版工作的贡献，具体而言就是在学术上的"1–2–7"格局，和在出版上的"1+9"（1本主刊，加9本分刊），完成这两项工作我们的经验就是四聚：聚焦方向，聚集力量，聚合机制，聚变成果。过去我们做出了一些成绩，靠这四聚，将来要继续做好学术出版工作，仍然要靠这四聚。我们"1+9"这10本院刊，目前只是实现了语言国际化，但还需要进一步实现编委国际化、编辑国际化、稿源国际化、出版国际化、发行国际化……最后才能达到影响国际化。为了加强主刊与子刊，子刊与子刊间的经验交流，建议高教社办一个简易通讯，不定期出版，宣传各刊的经验，以供相互学习，共同提高。

那一年
我在工程院

卷 五

上海再谈转化医学

2014 年 5 月 29 日

在中国工程院上海国际转化医学大会开幕式上的讲话。此次大会在上海第二军医大学召开。由樊代明、曹雪涛，美国国立卫生研究院的 Gallin 教授任共同主席。工程院院士闻玉梅、杨胜利、程京、王红阳、吴以龄、戴克戎等参加了会议，参加会议的还有来自各国的外宾近 100 人，以及来自中国各地的相关学者，总计约 800 人。

那一年
我在工程院

2014 International Symposium on Clinical and Translational Medicine is jointly organized by Chinese Academy of Engineering, Chinese Academy of Medical Sciences and Clinical Center of National Institutes of Health, USA. On behalf of Chinese Academy of Engineering, I would like to express my warm congratulations to the grand opening of the symposium and convey warm welcome to you.

We also would like to thank Chinese Ministry of Science and Technology, Chinese National Health and Family Planning Comnmission, Chinese Academy of Science, National Natural Foundation of China, Shanghai municipal peopie's government, and numerous private corporations, their contributions make the event possible and successful.

The symposium was formerly Sino-American Symposium on Clinical and Translational Medicine which was held in Beijing in 2010 and in Shanghai in 2011, 2012. It established a bridge between scientists home and abroad and helped them exchange ideas; meanwhile it also built up a highest level and most influential collaboration platform for basic research, clinical research and translation of research achievements.

In 2012, the symposium committees changed the name to "International Symposium on Clinical and Translational Medicine" and conduct every two years in

Shanghai from 2014, for attracting researchers and professors from all over the world who devote to the international forefront progress in translational medical research in interdisciplinary sciences.

Translational medicine is a patient-oriented medical practice that involves such activities as finding and raising questions in clinical practices, conducting basic and clinical researches, transferring the achievements rapidly to the practical clinical applications and then repeating the whole cycle many times. Therefore, in nature, it is a people-oriented medical practice that integrates closely the theory and practice and the basic and clinical research. Translational medicine research helps enhance people's knowledge of diseases, make the diagnoses more accurate, reduce morbidity and improve the cure rate.

As the most honorable consultative academic institution in engineering science and technology in China, Chinese Academy of Engineering has been committed to promoting the innovation and development of medical science and technology. Based on the theme of translational medicine, we've conducted "Research on the Development Strategy of Translational Medicine in China" consultation, organized and conducted many professional academic exchange activities and co-operation in field of translational medicine, made contributions to the promotion of translational medical development in China. The Academy provided some important suggestion to government and draw up the roadmap for the development of the entire medical field. It will be the main mode of modern and prospective medical research.

All experts and guests, the development of medical technology is of concern to the health of human beings. As the frontier medicine development, translational medicine will play a significant role in delivering guidance and support functions. The convening of the symposium has attracted experts and scholars from the United States, Sweden, Canada, France, United Kingdom, Australia and many other countries. I hope all attendees can have a deeper and comprehensive understanding of translational medicine on the symposium and exert the potential of translational medicine to the maximum extent in your work. I expect the symposium to make positive contributions to the development of translational medicine.

Finally, I wish the symposium a complete success. I wish all of you a healthy and pleasant stay in Shanghai.

那一年
我在工程
院

卷 五

感染免疫与肿瘤

2014 年 5 月 31 日

在中国工程院科技论坛"感染免疫与肿瘤"开幕式上的讲话。本次论坛在浙江省人民大会堂召开，由陈洪铎院士任主席。参加论坛的有郎景和、廖万清、林东昕、郝希山、李兰娟、樊代明等 7 位院士，时任工程院白玉良秘书长，意大利罗马 Guglielmo Marcoli 大学的 Torello Lotti 教授，美国新泽西大学 Ruger 医学院的 Robert Schwarts 教授，以及来自全国各地的相关学者，共约 200 人。

First of all. On behalf of the Chinese Academy of Engineering, I would like to express our warm welcome and sincere appreciation to all my colleagues to attend this symposium.

This symposium is one of a continuing series of symposium sponsored by Chinese Academy of Engineering. Could you remember the last symposium on same topic in Shenyang cast year？Macro level, strategic, perspective discussions of the hottest issues will be discussed at these symposiums, which will provide Chinese scientists s unique platform for update information, to promote the international and national scientific cooperation, and to shape the future research into these issues.

The theme of this symposium is focusing not only on the extraordinary progresses that have been made in the past several years, which elucidated the relationships between infection, immunity and tumor, but also on the further investigations to convert what we have achieved in the laboratories into the welfare of human beings worldwide.

More than 10 world renowned professors in bioscience joined to today's symposium. Thank you for all of your support to this symposium, especially for Prof. Hong-Duo Chen, Prof. Xing-Hua Gao and others for your great contribution to the symposium.

Young doctors and researchers, I hope you could take this rarely opportunity, absorb the essence and make great achievements in your future. I wish all of you have a good time in Hangzhou, our friendship could last forever, and this symposium with a great success.

政治家与工程技术

2014 年 6 月 6 日

在中国工程院学习习近平同志"在 2014 年国际工程科技大会的主旨演讲"讨论会上的发言。此次会议在 316 室召开，时任工程院院长周济院士主持会议。潘云鹤、王玉普、旭日干、谢克昌、樊代明及白玉良等各级干部共 25 人出席会议。

本次会议开得很成功，影响很大。习主席发表重要讲话后，不仅国内反应强烈，在国际上也引起强烈的反响，很多参会国家的外宾都主动要求索取习主席的讲话。他们说像中国主席这样重视工程科技，这在国外是没有的，他们要带回国让他们的领导人参考。当得知当时只有中文版，还没翻译成英文时，他们连中文版也要，可见习主席讲话的重要性。

习主席的讲话说出了我们工程科技人员的心里话，来源于工程科技的实践，但高于工程科技的境界，这是中国的政治家对现代工程科技的看法。邓小平同志说科技是第一生产力。习近平同志说工程造福人类，科技创造未来，工程科技是改变世界的重要力量，一项工程科技创新，可以催生一个产业，可以影响乃至改变世界。作为中国工程院的每一位院士，都深感光荣幸福，但同时又感到任重道远。我们一定要认真学习习总书记的讲话，特别是在将来的实践中认真落实，为推动中国工程科技走向世界，赶上世界做出自己应有的贡献。

HIGI

2014 年 6 月 7 日

在北京第六届免疫与疾病高端论坛上的报告，本次大会在北京公安宾馆举行，北京大学第一医院时任刘玉兰副院长任主席。参加大会的有来自全国各地的相关学者，共约 600 人。

人体肠道中有 2~3 斤粪便，其中主要是细菌。如果把其中 0.1mL 病菌注入人体的任何部位，都会长成脓肿。但如此大量的细菌，为什么在人体肠道内就不形成脓肿呢？这就是胃肠道免疫。也许你会说这是活体对细菌的反应，那木乃伊呢？木乃伊经过几千年还不腐烂，应该说木乃伊在他（她）死后如果没有对尸体做过处理，当时木乃伊的肠道是有大量细菌的，这些细菌在短期可以将整个尸体消化吞噬掉，可木乃伊经历了几千年还完整无缺，这可是死尸，难道死尸也有免疫吗？

在科学上有这样一个真实的例子，沙峰抓住活物，要保存过冬，于是对每个活物都蜇一下，活物就保持不腐。有一个科学家认为是沙峰对活物注射了抗生素；而另一个科学家发现，这些活物经历很长时间还在动，说明是活的，沙峰注射的不是抗生素，是麻醉剂。注射麻醉剂之后活物被麻醉而没死，所以自身有抗腐败能力。

人体小肠最富有营养，但为何不长细菌或细菌长不起来呢？那是因为肠腺的基底部有一种细胞叫"潘氏细胞"（paneth cell），呈红色，很漂亮。30 年前我当研究生时不知它有什么功用，以为是用之装点细胞群体（Decoration）的呢！后来才知道它可以分泌一种很强的抗菌物质，叫"Defensin"，即防御素。这种人体产生的天然抗菌物质，不仅抗菌有效，而且不产生抗药性，对于抑制小肠细菌的生长十分重要。这也许是小肠难长细菌或不长细菌的原因。肠道细菌为何不会侵及机体引起全身性损害，比如菌血症和败血症呢？那是因为有三道防线，第一道防线是肠黏膜表面粘附的细菌，它们借助其受体牢牢地粘附在肠黏膜上，组成了一层铜墙铁壁，阻滞细菌进入肠壁，就像长江两岸镶嵌的一

那一年
我在工程院

986

层鹅卵石，严防河中的船只和漂浮物对两岸的侵蚀或撞损。第二道防线是肠壁的淋巴结和分散的淋巴细胞，一旦有细菌侵入，及时将其杀灭。如果再有漏网进入门脉的细菌，当它们到达肝脏之后，肝脏内有枯否氏细胞，对细菌有吞噬作用，枯否氏细胞相当于人体的巨噬细胞，约占人体所有巨噬细胞的80%，在肝脏内总重量达100克。这是人体对肠道细菌的第三道也是最后一道防线。

　　人体肠道的细菌组成，我推测只有两种形式。一是"君主制"，即少数一种（类）或多种（类）占优势，这些细菌起主要作用，支配其他细菌的存在。这种人的细菌是经免疫系统严格筛选后形成的，当然这种人的抵抗力容易受到影响。热了不行，冷了不行，饱了不行，饿了不行，瞬息万变，若不惊风。一有风吹草动，反应过于激烈，大打出手，这种人最容易出现内稳失调，引起自身免疫性疾病。而另一种类型是"民主制"，即各种细菌自然存在。有饭大家吃，有话大家说，共同应对自体环境和自然环境的变化，它们随遇而安，处变不惊。机体对细菌及其产物的反应，我认为也有两种方式，一是串联式"In series"，即反应呈递进式，总有前因后果，阻断其中某个环节，因果关系就结束；另一种方式是并联式"In parallel"，即反应呈瀑布式，相互关联、相互影响，通常一发不可收拾，是一种相关关系，且呈级联放大。串联式反应的是抽样结果，其因果关系是瞬时的、直接的、局部的；但并联式反应的是全样结果，其相关关系是长久的，间接的和整体的，从这个意义上讲就不难理解我过去提出的IBD（炎症性肠病）发病及诊疗的"四全性"：一是全民性发病，即发病不分东西南北，不论男女老少；二是全身性表现，即IBD不仅是肠组织受累，其实是具有全身性表现的一种全身性自身免疫性疾病；三是全病理特征，即一个病变处可见到各种各样的病理特征；四是全疗法显效，即任何疗法包括改变食谱或晒太阳都有一定效果，但不彻底不长久，只是暂时的疗效。

　　关于胃肠道免疫，这是一个复杂且涉及很多领域的大问题，只有用整合医学的思想去理解，用整合医学的方法去研究，用整合医学的规则去总结，才能看清其本质。这就是我今天讲的整合胃肠免疫学，英文叫"Holistic Integrative Gut Immunology"，简称"HIGI"。

创新从第 97 次做起

2014 年 6 月 9 日

　　在中国工程院学习"习近平在两院院士大会上讲话"座谈会上的发言。此次会议在北京国际会议中心举行，时任周济院长主持会议，每个学部派 2 名院士参加，还有 10 家媒体的记者，总计 20 人。

　　我是 2001 年当选院士的，已经历 4 次两院院士大会。2002 年那次是江泽民主席讲话；2006 和 2010 年是胡锦涛主席讲话，他们讲得都很好。2014 年这次习近平主席的讲话受到国内外广泛关注。美国、英国、日本、韩国等多国工程院的院长，还有很多不同国家的工程技术专家都纷纷索要习总书记的稿子，英文版没出来时中文版也要，他们要带回去给自己的国家领导人作参考。

　　习总书记的讲话为何引起如此高度的关注，我看主要因为两个"意识"，一个是有强烈的忧患意识，一个是有强烈的责任意识。他的讲话富于时代性，也富于时代感。为什么说有浓烈的忧患意识呢？中华人民共和国成立几十年，特别是改革开放 30 多年，中国在工程科技方面确实有了突飞猛进的发展，也让世界刮目相看。但作为一个大国领袖，他清醒地知道中国还是处于发展中状态。例如，尽管我们的神舟飞船飞达太空，"嫦娥"已落至月球，但对国外而言，那毕竟是几十年前的事。而且人家把细菌带上太空，转一圈回来，可使细菌产生干扰素的产量增加 5 倍，纯度增加 200 倍，而我们只是走了一圈，还没产生什么生产力。上去走一圈，代表自己有能力，上太空去是本事，上去以后能为天下做点事那才更是本事。我们的航空母舰连壳都是别人的，中国是农业国，我们的粮食还需大量进口，比如大豆需要 6 斤，而我们自己只能产 1 斤，另外 5 斤要靠进口，因此，我们不能掉以轻心，要高度注视。世界各国工程科技靠信息技术、材料技术、生物技术，计算机技术正引领各国社会经济快速发展。而在我国正面临三大挑战：一是人口红利骤减，连柬埔寨、缅甸、越南的劳动力都比我们低廉，而且我国多数农民工掌握的技术很差，高不成低不就；二是资源环境恶化，有些重要资源已经短缺，全靠进口，资源对于工业生产通常是一条链，链中的某一个成分短缺，都将导致整个生产链条的停滞或中断，而且各地环境恶化，需用过去赚回来的那点钱去补偿；三是民主意识高涨，生活标准只能增不能减。习主席作为国家领导人对这些挑战十分了解，这就是忧患意识。那么面临这些严峻挑战，怎么办呢？这就是责任意识。解决的办法只能是靠科技创新，这就是我们工程科技人员的使命，也是我们的责任。2010 年胡主席在两院院士大会的讲话中共提了 56 次创新，我也写过一篇文章——创新从第 57 次开始。事隔 4 年，习主席在这次报告中共提了 93 次创新，而且后来又加了创新创新再创新，加起来就是 96 次，所以这篇文章的命题为"创新从第 97 次开始"……

全、真、实
2014 年 6 月 11 日

在中国工程院"我国全民健康与医学事业发展国家战略"咨询项目启动会上的讲话。本次会议在北京国际会议中心举行。会议由樊代明主持。周济、桑国卫、潘云鹤、王辰、张伯礼、杨胜利、王陇德、徐建国、程京、高润霖等 11 位院士及各专题组执笔人，工程院机关的李仁涵、李冬梅、赵西路、于泽华等近 40 位同志出席了会议。

今晚在此召开会议，比原计划早了一天。主要是两院院士大会提前一天结束，很多院士想早点离会。今晚启动的这个重大咨询项目十分有意义，我们平时都在说"看病难、看病贵；行医难、行医畏；管医难、管医累"，这都是现象，其后面隐藏的真实问题是什么？这需要深挖细究，找到病根。下面请各专题组发言，每组不超过 8 分钟（各组发言略），然后大家展开讨论（讨论略）。

同志们。要完成好这个任务。我看可以分三步走。

一是摸清底数，要求全。各项目组都要竭尽全力，做深入的调查研究，摸清底数要全，要能全面反映所涉及领域的状况。要用数据说话，不能盲目下结论。数据要经得起历史与现实的检验。底数不全面就是片面。

二是找到问题，要求真。要找出影响这个行业发展的具体问题，找问题要针锋相对，不能随意夸大，也不能遮掩缩小，要针锋相对，不能偏颇。

三是提出建议，要求实。提出的建议要能解决你所提出的几个关键问题，提出的建议要有可操作性。

要完成上述三方面工作，我希望大家从以下三个方面下功夫。

1. 洋为中用。目前国外好的经验要学过来，拿来就用。

2. 古为今用。这个"古"不一定指远古，也指近代，还指近期。比如 16 世纪全球天花流行，是 3 世纪中国发明的种痘术救了人类嘛！我们对小儿麻痹后遗症、对血吸虫病的预防就是成功的例子嘛！

3. 他为我用。其他项目完成并发表的有关这方面的数据或报告，这些对我们也是有用的，这方面不必重新调查，拿来用就是了。

希望大家回去后，按这次会议做准备，我们准备几周内再开展各专题的启动，那时就更具体了。总之，我们的目的是早出成果，出好成果。

四不分

2014 年 6 月 12 日

在中国工程院机关会议上的讲话。这是新一届新班子第一次会议，主要是见面和安排本届的工作。时任工程院周济院长主持会议，王玉普、樊代明、陈左宁、徐德龙、刘旭副院长出席会议。工程院机关全体同志出席会议。

感谢大家的举荐，我继续留任副院长。在过去的工作中，我靠学中干取得了一些成绩，得到了同志们的首肯，十分高兴；同时我又靠"干中学"，思想素质和业务能力有所提高，十分欣慰。还要和同志们共事四年，怎么干？一是过去做得好的要继续发扬，比如学术工作的"1-2-7"格局，"四聚"经验，出版工作的"1+9"，等等，这些都是同志们集体创造的，行之有效的，应该继续传下去。二是过去做得不好的，要从此纠正。除此之外，将来的工作总得有些创新，比如工作方式的创新，工作方法的创新，学习态度的创新。创新不是故意为之，就是说不是为创新而创新，而是要无意为之，即自觉为之。可否总结这样讲：创新从自己做起，创新从明天做起。

这几年，和大家在一起工作，感触最深、最想说的就是同志们的奉献精神。比如，近十天内举办的两次大会办得如此成功，其实是上届班子成立时就决定并启动的工作，4 年了，1400 多个日日夜夜，同志们付出了多少，你们可能记不清了，我在《那一年，我在工程院》书稿中记录了一些，是很清楚的。领导们在大会主席台上十分风光，可在这背后，付出的是超乎寻常的艰辛。我为什么知道？因为我在北京没有房子，住在宾馆，所以经常到工程院楼里来，无论是周末还是深夜，都有好多同志在加班。我为什么知道？因为我是医生，同志们病了找我看，有些患的恶性肿瘤却还在工作，可以说是生与死的选择；有的父母住院病情垂危之时，他们还在工程院工作，这是忠与孝的选择；有的孩子要出国，他们不能去机场相送，这是亲与离的选择啊。我这不是小题大做，有人说我会煽情。同志们，这是煽情吗？如果是，这个情不是我煽出来的，是同志们用自己对工程院的一腔热情的捧献和跪奉啊！

例如这次开会前一天，所有的人都尽心尽力、任劳任怨，甚至有人为工作的事宜都着急哭了。当时我对全体机关人员的动员口号是"供职不分先后，工作不分主次，职务不分高低，贡献不分大小，一切为了两会成功"。这个"四不分"是对大家的动员口号吗？这个"四不分"是对同志们的要求吗？其实最后会议成功了，那是对全体机关同志们奉献精神的赞颂啊！

外事三则

2014 年 6 月 20 日

在与中国工程院国际合作局同事座谈时的讲话。此次会议在工程院 318 室召开，时任合作局康金城局长主持会议，徐进副局长参加。参加会议的有合作局在院的全体同志，共 11 人。

中国工程院国际合作局是中国工程院的"外交部"。近几年，工程院在国际上有名声、有地位，特别是最近与国际学术组织共办的几次会议，比如这次与联合国教科文组织和国际工程与技术科学理事会联合主办的国际工程科技大会，非常成功，电视上有"影"，电台上有"音"，工程院名声在外，国际合作局功不可没。最近党组和周院长决定，从本届新班子开始，由我联系国际合作局，感到压力大。今天来和同志们座谈，有两个主题：一是你们各自在做什么事？二是你们是怎么做好了自己的事的？现在请大家发言（发言略）。

大家谈得都很好，我学习了不少。在这届班子，我除了要完成我上届承担的全部工作以外，还要加上一个国际合作局，的确畏难情绪不少，压力特别大，害怕做不好。说实在的，开始还有些底气，因为我毕竟出过那么多次国，也在国外待过一些时间，知道国外的一些情况；担任第四军医大学（现空军军医大学）副校长三年半，校长五年半，一共九年，外事工作一直是我自己管。大学的外事工作是很多的，也是很复杂的，所以还是有些经验的。但今天听了大家的发言，感觉到工程院有好多外事工作和大学的不相同，甚至特别不相同。怎么能做好？希望大家帮助我。就目前的状况，我先谈点看法，不一定对，供同志们参考。

一是外事工作要深谋远虑，强调一个"谋"字。外事无小事，每一项工作都要小心谨慎，都要认真思考，把方方面面可能发生的情况都要考虑到，可以亡羊补牢，但不能老是亡羊补牢。要守规矩，不要随便答应事，也不要随便拍胸脯。要照章办事，遵守外事纪律，既要看远，又要看清，没有远虑，必有"大"忧。这个深谋远虑，当然也不是束手束脚，不敢作为，不去作为。要举一反三，争取瀑布效应，抓那些具有放大效应、具有可持续发展的事情。

二是外事工作要抓大放小，强调一个"大"字。刚才说了外事之事无小事，但并不是说我们总抓小事。只抓小事成不了大器。鸡毛蒜皮、无关紧要的事尽量少想少干，否则费了精力、时间、金钱，到头来竹篮打水一场空。一张大网张了一天，只网住几条小鱼，甚至只是几只小虾，不划算。要敢于抓大放小，善于举重若轻，这是战略观，这是方法论。

　　三是外事工作要出山显影，强调一个"成"字。外事工作是为工程院出彩的地方，把自己的东西推出去叫出彩，把外面的东西引进来也叫出彩。不出声、不显影，山不显水不露，工作平平是不成功的表现。就像钢琴总是要出声的，不出声那不是低调，而是哑琴，是废物。这是基本要求。

　　上述三条，即深谋远虑，抓大放小，出声显影，省略讲叫"谋大成"，可否称为"外事三则"？每则大家再考虑考虑，再分成若干细则，把自己多年的经验再纳进去，形成一个较为固定的规则，以后既遵守传承，又不断创新。当然这三条不能分割开，"外事三则"是一种既相互独立又相互联系的立体的做法。

那一年
我在工程院

卷　五

世行与四库
2014 年 6 月 21 日

在中国第六届生物样本库大会上的开场白。本次大会在北京湖南大厦进行。郝恒俊教授任主席，曹雪涛院士任共同主席。中国医药生物技术协会时任彭玉理事长、曾毅院士、国际生物样本库时任主席 Frank 教授等出席会议。参加会议的有来自全国各地的相关学者共约 800 人。

感谢大会的邀请。去年的这个大会在新疆召开，那次会议我在开幕式上做了讲话，因为曹雪涛院长没去，当时我讲了"标"与"本"的关系，主要内容体现在郭渝成教授《临床样本库》一书的序中。今天曹雪涛院士来了，他讲了话，很重要，我就不多讲了。

大家都知道生物样本库重要，究竟有多重要？生物样本库——Biobank，又称"生物银行"。刚才碰到世界生物银行的主席 Frank，我与他开了个玩笑，我说希望他同时担任世行的总裁，他说"I hope so"，意即但愿如此。其实大家都知道，世界生物银行的内藏价值要远比世行的大，难道不是吗？

大家都是为生物库来的，对生物库我有四点希望，这与曹院士和彭玉理事长的讲话相一致。

一是我们建的生物库一定不要是废库。不严格筛选，没有一定的规范，就像银行存了很多假币一样，那就是废库，那就是存而无用。

二是我们建的生物库一定不要是死库。那就是存的东西一定要拿出来用，不能只耗成本没有价值，存而不取等于存而不用。

三是我们建的生物库一定要是活库。意即我们要"零存整取""活期储蓄""边存边取""边存边用"。

四是我们建的生物库一定要成金库。那就是存而增值，存的时间越长，附加值越大。

总之，希望大家记住这四库，不要把生物样本库做成了废库、死库，而要做成活库，最好是金库。

而今迈步从头越

2014 年 6 月 24 日

　　在中国工程院 2014 年第十二次常委会上的发言，本次会议在工程院 318 室进行。由时任周济院长主持，时任樊代明、陈左宁、徐德龙、刘旭副院长出席会议，参加会议的有工程院局以上相关干部等 20 人。

　　6 月 2 日和 6 月 9 日的两次大会是工程院今年工作的重中之重，两次大会的成功是今年工作的重要标志，紧紧围绕两会，全院开展的各项工作已取得了明显的进展。可以这样说，今年工程院的工作已经完成了 2/3 以上，时间过半，工作完成超半，而且十分出色，可喜可贺，这是大家共同努力的结果。

　　关于下半年，我个人认为，最重要的是谋划好未来四年的工作，这是这一届新班子的重要任务。各个相关机关、相关委员会要认真布置及完成这项工作，做好顶层设计。根据当前国内外工程技术的形势，按照中央和国家的要求，我结合自己四年来的工作体会，谈一点个人看法和建议，妥否请党组和周院长再定夺。

　　一是要继承。今年是工程院成立 20 年大庆。20 年来，通过一届又一届班子和全体院士、全体机关的努力，形成了一整套的政策、办法和措施。作为经验，应该以"法"的形式继承下来，好的不能朝令夕改，特别是上一届班子的很多作法，刚刚建立，可以不断完善，但要认真继承。

　　二是要创新。创新是时代主旋律，也是今年两次大会的主要精神。按部就班难有活力。应该抓住上级提倡的或交办的，抓住群众反映强烈且我们在四年中能做到的，尽快安排议事日程及工作计划，可以不做太多创新，因为时间能力有限，但不能没有创新，创新要量力而为，但也要尽力而为。

　　三是要协作。工程院的专业覆盖面很广，机关工作涉及方方面面。将来四年可以把能够一起做的工作联系起来、联合起来，使之"1+1=2"或"1+1>2"，起到事半功倍的作用。比如，我们可以把咨询、学术、地方合作结合起来到一个地区或一个省市活动，这样就可以全面或互补地服务于工程、服务于基层。

总之，新班子应有新气象，新气象来源于顶层设计，作为领导是要做正确的事，作为群众是要正确地做事。未来四年的顶层设计建议把继承、创新和协作联系进去。工程院任务重，党和国家要求高，群众的期望值很大，可以说是"雄关漫道真如铁"，需要"而今迈步从头越"。

换肠人的故事

2014 年 6 月 26 日

今天是个好日子，49 年前，毛主席在 6 月 26 日发布了"把医疗卫生工作的重点放到农村去"的重要指示，也称"6.26 指示"。今天也是换肠人杨峰术后安全生活至今 15 年的日子，他是迄今全世界接受小肠移植术后存活时间最长的换肠人。除杨峰以外，西京消化病医院还推出了一系列高难度换肠手术成功的好消息，可喜可贺。为什么今天把中央和地方的数十家媒体请来，也把相应学科和几例典型的换肠人和其供者请来，共同见证杨峰小肠移植术后健康存活 15 周年纪念日，我想至少有 3 个原因。

一、人不能没有小肠。小肠的作用是十分重要的，我们不能不吃饭，我们不能不吃药。我们吃喝的所有东西要成为人体需要的物质，必须经过小肠的消化吸收。普通人描述一个病情垂危的人不行了，就是"滴水未进、粒米未沾"。医生说与其有个聪明的大脑，不如有一副好胃肠。由于各种原因导致大部乃至全部小肠缺失，就会引起短肠综合征，轻者活不好，重者活不了。没了小肠，我们难以找到替代物。我们可以有人工心、人工肺、人工肾、人工关节、人工耳窝，但我们至今没有人工小肠，因为小肠的功能是最难模仿的，目前是难以做到的，所以最好的方法只能是小肠移植。

二、小肠是人体最难移植的内脏器官。在现有的外科临床中，做得最多的内脏器官是肾移植、肝移植、心脏移植和肺脏移植。但小肠移植做得很少，或做得很好的不多，这是因为小肠组织中有大量的免疫组织和细胞，容易引起严重的排斥反应。今天报道的系列小肠移植成功的病例中，有的是中国第一例，有的是亚洲第一例，也有的是世界第一例。这其中充满了困难，甚至是艰险，成功不是偶然的，是消化病医院医护人员的胆略和智慧换来的。但是，这只是万里长征走成的一小步，虽然值得庆贺，但后面的路依然很远、很难，还需我们永不懈怠的努力。

三、小肠移植中充满大爱和真情。今天介绍给大家的移植病例，都有一段故事，其情节可真是令人荡气回肠。为了把病人从死亡线上救过来，有爸爸把小肠献给了儿子，也有爸爸把小肠献给了女儿，有姐姐把小肠献给了妹妹，还有丈夫把小肠献给了妻子。捐者，他们舍出的是死；受者，他们喜获的是生，这是情。为了把病人从死亡线上救过来，无数的医生、护士日日夜夜战斗在工作岗位上，时时刻刻守护在病患旁，例如吴国生教授，回国前已在美国做了15年医生，待遇优厚。回国之后，他克服了难以想象的生活和学术上的困难，从而做出了骄人的成绩，他献给病人的是比亲人还亲的心血，这也是情。这个世界上用情打成的情结是打不开的，这就叫大爱。

所以，我们把捐献小肠的人，把接受小肠的人，把为肠移植做手术和护理的人都可以叫"换肠人"，今天我在这里给大家讲的都是有关他们的故事，因此，就称为"换肠人的故事"吧。

我、俄不分

2014 年 7 月 1 日

在中俄医科大学联盟和首届中俄医科大学校长论坛开幕式上的致辞。参加本次论坛的有时任黑龙江省副省长孙东生、国家卫计委（现卫健委）副主任马晓伟、俄罗斯国家卫生部副部长伊尔克先生，以及俄罗斯46所医科大学和中国46所医科大学或医学院的校长及其随同人员，还有黑龙江省教育厅及卫计委（现黑龙江省卫健委）的有关同志，共约200人参加了大会。

刚才，中国卫生部副部长马晓伟先有生和俄国卫生部副部长伊尔克先生分别作了重要致辞，既有高度、广度，又有深度。好话都说过了，再叫我讲话，一个字"难"，两个字"很难"，我只谈一点学习体会吧。

我不熟历史，对遥远的中、俄历史记不清；我不善地理，对漫长的中、俄边境没去过。我只记得，当中国抗日战争处于决战之时，是当时的苏联红军挺军我国东北，直捣日本关东军，为中国人民抗日战争的胜利助了一臂之力；当中华人们共和国刚刚建立，经济落后，百废待兴之际，是当时的苏联专家奔赴我国各地，给予我们全面支持，留下了友谊医院、武汉长江大桥等宝贵财富，为中国人民的经济振兴助了一臂之力。

然而时光流逝，世态沧桑，风云变幻，我们曾有一段时间淡化了、陌生了。但是两国之间，巍峨的山依然山拥着山，畅流的水依旧水连着水，友好的人依然念着另一边的人。这世界的规律从来都是"合久必分，分久必合"。近期两国元首习近平和普京频频握手，开启了两国友好的新局面。这次中俄各46所大学的合作，无论是规模和内容都是里程碑式的。在此，我代表工程院对你们表示深深的祝贺。这项活动的发起人，哈尔滨医科大学的杨宝峰校长是我院院士，院士的出息就是工程院的出息。为此，我作为工程院的一员感到非常自豪和骄傲。

在座的有90多所中、俄医科大学的校长或校领导，我也当过一段时间的医科大学校长，一直有两个问题没有得到很好的答案，在此向大家请教。

一是办大学是办"大"还是办"学"？目前在中国，大家都喜欢在办"大"上下功夫，校园越办越大，大楼越建越大，招生规模越招越大，本来是个学院，想方设法要让它叫大学。其实能把大学办"大"的人比比皆是，但真正要在办"学"上下了功夫，取得效果者却凤毛麟角。学就是学术，就是学问，而非简单认为的学校、学历、学位。一个大学不做学术，就玩权术或施骗术，如此下去终将无术。现在有的人提倡大学校长不做学术，转向行政化，其实是从表面行政化向实质行政化，轻度行政化向重度行政化转向。理由是西方国家是这样做的。真是这样吗？即便这样请问照抄照搬水土能合吗？

二是做学术是细分还是整合？医学发展初期是以"合"为特征，因为那时知识少，积累的知识逐渐增多后，就开始不断地细分。专业细划，学科细分，固然给医学带来了进展，但也带来了很多弊病，比如很多医生只能看一个病或一个病的病灶了。如何将现有浩如烟海的知识加以整合，取其精华，去其糟粕，形成以整体、以人为本的医学新体系，我称之为"整合医学"，这是未来医学发展的必然方向和必由之路。大学，特别是医科大学的教育理念、教学内容、教学方法都应该随之发生革命性变化。

中俄医科大学联盟成立了，"合"将成为特征或将成为动力，甚至成为标志。世界上的"合"可能有两种，即物理的或数学的，其结果是"1+1=2"。还有一种是化学的合，那就是"1+1＞2"，结果可能是3、4、5……两个加在一起形成一个或多个比原来各自的1更好的东西，而且在此过程中还产生无穷无尽的能量使之反应不断进行下去。我推测并希望，今天的中俄医科大学联盟的"合"就将是这种形式，即化学之合。

要合作就不能分你我，不分我国和俄国，不是"我 or 俄"，应做成"我 and 俄"。大家都要共同合作，齐心协力，贡献你我不分，收获你我不分，失败你我不分，一切你我不分，一切我俄不分。我在俄中，俄在我中。

看"天气"、接地气、鼓士气

2014 年 7 月 2 日

在中国工程院赴北方车辆研究所开展党日活动开幕式上的讲话。此次党日活动的主题是"创新驱动发展"。参加本次活动的工程院机关的党员同志共约70人。

首先代表工程院，代表周济院长感谢邱所长、徐书记、王院士和车辆研究所全体同志为我们这次党日活动所做的精心安排和热情接待。我们这次的党日活动安排在车辆所，有三个目的。

一是看"天气"。党中央号召我们创新驱动发展，胡锦涛主席在上次院士大会上的讲话，提了 56 次"创新"二字。习近平主席在这次院士大会上提了96 次"创新"二字。"创新"已成为我党当前的主要精神，可谓"天气"。我们工程院全体党员同志必须牢记党的指示，并认真落实。

二是接地气。工程院的天命是推进中国的现代化，要完成好天命，我个人认为，应该是着眼工程，着力基层，谦虚一点叫服务于工程、服务于基层。车辆所做的就是工程，我们到基层来，一方面是向你们学习，一方面也是了解基层的需求。王院士是本单位的功臣，他是中国三代坦克的总设计师，这是他的光荣，也是工程院的光荣。这样的单位我们要多走、要多来，进行常态化学习。

三是鼓士气。等会将向我们展示的是我军的撒手锏。近期海防线上不是很太平，有人欺侮我们。在常人看来，我们软弱了一些，好像没有力量，还有人给军队和外交部寄"钙片"。其实我们是有力量的，什么时候还击、怎么还击，那是党和政府总体决策的问题。我深信参观以后，同志们将会受到鼓舞，我们将士气大增。

上述这些就是我们本次党日活动要达到的目的，看"天气"、接地气、鼓士气。

开头就有好兆头

2014 年 7 月 3 日

在中国工程院"全民健康和医学事业国家发展战略咨询"专项第三专题"新型国家疾病预防体系建立研究"启动会上的发言。本次会议在工程院 316 室进行，课题组长徐建国院士主持会议。工程院机关白玉良、杨丽、李冬梅、赵西路参加会议。课题组相关专家共 20 人。项目其他 7 个专题组的执笔人或联系人列席了会议，会议共约 40 人。

本次会议离上次项目启动会仅 20 天，第三专题组和徐建国院士开了个头，开了个好头，开头就有好兆头。希望其他 7 个专题组的执笔人和联系人回去后向各组的负责人传达一下本次会议盛况。会后请医药学部办公室尽快总结成一个纪要，就按第一次纪要那个形式。上次那个纪要写得很好，代表了上次会议的主要内容及精神。本次这个纪要写好后有两个用处，一是存档，这个项目下来将形成若干个阶段成果，纪要可纪录全过程；二是发给各专题组参考。另外，将来我们形成一个规定，无论是哪个专题组开会，其他专题组的执笔人或联系人都要参加，一方面了解别人的进度，学习别人的经验，为我所用；另一方面参加组间对话，为将来 8 个组在一起形成综合报告做好准备，提前进入角色。

今天，大家围绕这个专题的最终目标发表了很多好意见，这次主要谈的"应该做什么？"是从第三人称的立场说话。下一次就应该改换角色了，要以第一人称说话，也就是说我要做什么？我将怎么做？大家不要有任何顾虑，大胆提出假设。这个任务是党和国家给的，卫计委（现卫健委）李斌主任、人大桑国卫副委员长、我们周济院长是顾问，他们要的是真知灼见，我们就实话实说。但有一条我们必须要注意，那就是要站在战略高度，例子可以举，但那是为战略服务的，不需要面面俱到。比如我院智慧城市那个项目，涉及 12 个专题，历时 2 年多，近 1000 人次参加，但到最后就三个结论，中国的智慧城市要做，一是不能像美国那么做；二是要分层分阶段做；三是要先做试点，获得经验后再铺开。这就是战略要求，当然这三点是基于大量数据资料得出的结果，究竟怎么做那就是中央和国家采纳了这个战略后再考虑的问题，当然我们在建议中要充分提及。我们这个项目的战略考虑涉及全民健康和中国医学事业的发展。这个专题就要看在疾病预防及医学事业发展上，我们预防医学及公共卫生上存在什么问题，这些问题对上述领域有何影响，怎么解决这个问题。

做好这项工作，我还是要重申上次会议上说的三句话和十二个字，那就是注意三个过程，第一是摸清底数，要求是"全"；第二是找到问题，要求是"真"；第三是提出建议，要求是"实"。在具体的研究中，我也得重申上次会议的三句话十二个字，那就是在研究策略方面：第一是古为今用，要求是不腐，中华民族几千年抗病是有经验的，这个报告不能拒绝历史性；第二是洋为中用，要求是不崇，同住一个地球，国外做得好的拿来可以用；第三是他为我用，要求是不怠，过去人家完成过的所有报告、建议、规划对我们都有考虑价值。然后自上而下，自下而上，工作做了一段时间后，完成一些初稿，交由相关人员讨论提意见，使之更加全面、成熟。特别是卫计委及国务院相关的部门，他们管这项工作，了解得多，知道得多，有发言权，比如今天他们说的很多话就非常有哲理，比如"管住个体，才能管住群体"，"要管好天下，先管好脚下"，"当好医生，搞好卫生"。

总之，这个会开得很好，不仅是启动会，事实上已进入研究的实质阶段。照此下去，前景看好。

参会不要 505

2014 年 7 月 4 日

在中国工程院医药卫生学部国际肿瘤前沿论坛开幕式上的讲话。本次会议在大连医科大学礼堂举行，由詹启敏院士任主席。林东昕、樊代明、杨焕明等院士参加，工程院机关李仁涵、徐进、田琦、李冬梅、朱昱，时任大连医科大学党委书记周万春和校长闻德亮等，以及来自全国各地的相关学者，共约 400人出席会议。

首先代表工程院对本次论坛表示热烈祝贺，也对大连医科大学和中国医学科学院肿瘤学重点实验室对会议做出的贡献，表示衷心感谢。

此次会议组织得很好，如果要我说一句实在的话，那就是"办会应该这么办"。本次会议有两个特点，就是两个"D"。第一个"D"代表的是中文的"大"，你看背板上的会标，一共 46 个字，我数了一下，其中有 10 个"大"字，我不是说会议之大，而是大视野，广角度，肿瘤的研究就得这样。第二个"D"代表的是英文的"Diversity"，即多样性。肿瘤的研究也得这样，这是符合现代对肿瘤的新认识的。什么是对肿瘤的新认识呢？

第一，肿瘤越来越被认为是一种全身性疾病，如果一个人能活到 120 岁的话，他总会长个肿瘤，因为肿瘤是生命中一个必然阶段，他是一个抗衰老的事件。比如活到 100 岁的男性，一般都会有前列腺癌，关于这个认识我在后面的报告中还要讲。

第二，肿瘤越来越被认为是一种可治之症。在美国，恶性肿瘤能活过 5 年者，已达到 60% 以上，中国也在进步，很多肿瘤的预后正在不断改善。有些病例之所以束手无策，那是因为我们没有弄清肿瘤的实质。例如淋巴瘤，现在可以分为 100 多种，针对不同的淋巴瘤，治疗效果是不一样的，有的是可以治愈的。但我们对很多肿瘤还不能这样分类，比如我们认识胃癌的本质还不够，还是把它当成一种肿瘤或一个肿瘤来治，当然效果不好。为什么不能分别对待，因为我们现在还没有办法将其分别开来，只能"眉毛胡子一把抓"。

第三，肿瘤的诊疗越来越需要协同攻关。由于肿瘤性质复杂，异质性大，不同的方法只能解决其中的部分病例或同一病例的部分肿瘤细胞。因此，现实需要我们各行各业来协同攻关。这就是我常说的整合肿瘤学——Holistic Integrative Oncology（HIO）。任何单打独斗、孤芳自赏，最后都很难得到理想的效果。

今天的大会就是一个 HIO 大会，基础研究人员来了，临床医生也来了；西医来了，中医也来了；国内的来了，国外的也来了；有做生化的，有做免疫的；有外科的，有内科的；有搞诊断的，有搞治疗的……所以这是一个综合大会，相互学习，共同提高。办会的人就像加号，他要把不同的数加到一起。当好加号，把加数选好，把加号当好，和就大了。如果把加数变成乘数，而自己是乘号，那乘积就更大了。这就是我在前面说的"办会要这样办"。今天参会的年轻同道们，你们要注意结交朋友。我年轻时出来开会，一般不会和自己科里的人同住，甚至不和自己熟悉的人同住，专找陌生人住，住一次结交一位甚至多位朋友，这样有机会向别人学习，多一个朋友多一条路啊。昨晚我到达这里，会务上给我安排的住房是 505，我看这个房号不利于协作，不利于向别人学习。因为，"5"即"我"，"505"即"前后都是我（自己）"，中间是个圈，转来转去都是我（自己），所以我认为出来开会不要"505"，即开会不要转来转去都是自己，要和别人交流。

蒋介石其人其事

2014 年 7 月 7 日

今天是 7 月 7 日，是抗日战争纪念日，我们不能忘了共产党，我们也不能忘了国民党。于是，利用在宁波开会，抽时参观了奉化溪口的蒋介石故居。讲解员给我们讲了不少蒋介石及其家人的事情，无论是正史还是野史，听起来饶有兴趣，而且令人回味，故录于此。

其母。蒋介石很早亡父，分家后随母亲住，靠舅舅送其赴日，学成回国，后来成了大器。所以，他一直对母、舅感情笃深。其母为小脚，上楼不便，他便命人修一水泥窄梯，两边装有扶手，以便母亲上楼晒太阳。据传说，其母死后，因不是正房不能与其父同葬，他便给母亲修一独墓，并在墓中留一小穴，以供亡母寂寞时亡父来此面会，可见蒋用心之良苦，孝心之重切。

其兄。当父亲亡故后，蒋介石的长兄继承了全部家产，即盐铺。但他不善经营，盐铺很快倒闭，蒋介石就将其封为当地官员，但他又不善为官，蒋介石便将其送回家中，给其经费。其兄大病不起，蒋还帮着请名医治疗。其兄得知蒋介石西安事变被捉时，心病突发，离开人世，可见兄弟二人相互依赖，感情之深。

其妻。毛福梅系蒋介石结发之妻，为蒋介石生有一子，取名经国。蒋介石虽与其离婚，其实一辈子挂念不尽，感谢不尽。后来毛氏不幸被日寇分飞机炸死。第二任妻子姚冶诚，蒋介石在一次战斗中被敌追击误入姚冶诚闺房而获救。第三任妻子陈洁如，是蒋介石真正心仪的，据说认识时陈洁如才 13 岁，而蒋介石已达 30 岁，待陈洁如 15 岁时终成百年好合。后因与宋美龄政治婚姻，于是送陈洁如出国学习，不得不割其所爱。历史上好多是不爱江山爱美人，而蒋介石却反其道而行之。可以说是爱了美人才有江山。宋美龄是与蒋介石时间最长，感情最深的一任妻子，也是影响最大的总统夫人。关于二人的传说比比皆是，例如西安事变时蒋夫人冒死相救，这里不再赘述。

其伴。周顺房是与蒋介石同年同月同日生的发小。蒋介石发迹后要扩建旧居，据说要拆掉周围 25 户民宅，才能扩建成四方形的院落，其他 24 家都同意卖宅搬迁，唯有这个发小周顺房不太愿意。还说除非是蒋介石要拆我便没法，蒋介石最后同意保留这个钉子户。最后当蒋介石逃到台湾时，周顺房还开玩笑说，幸好蒋介石当年在这里留了个东南角，如果都拆了，将无栖身之地。

其友。戴季陶是蒋介石在日本学习时的室友，据坊间传闻，当时有一个日本护士和他俩很好，戴季陶回国后几年，那个日本护士带着一个男孩来认戴季陶为爹。戴季陶要蒋介石帮助解决这个问题，蒋介石就认这个小孩作为义子，后来这个小孩长大了，还很有出息，他就是蒋纬国。

其乡。蒋介石一生中为家乡做了许多善事，例如，他为家乡建了一所小学，还在家门口那条河上建了一座桥，但刚把桥墩修好，就逃到台湾去了，后来还是共产党的地方政府续建铺好了石桥面。

蒋介石是一个众所周知的人物，可大家知道得更多的是他作为政党领袖的一面，而对他的家常小事可能所知甚少，但常人或者后人更多更想知道的，往往是后者。这天下人，无论官多大，无论活多长，都应多做善事，多做好事，多做人民记得住的事，或许这可称之为人之本性吧！

制度比人更重要

2014 年 7 月 21 日

在中国工程院重大咨询项目分题"新型护理体系建立的研究"启动会上的讲话。本次会议在工程院 316 室召开，参加会议的有项目组全体成员。工程院机关李仁涵、李冬梅、赵西路等同志参加会议。该项目其他 7 个课题组的执笔人或联系人也列席了会议。

该项目在皮教授的领导下，做了认真准备。今天正式启动，表现在方案拿出来了、队伍聚起来了、实施计划也定出来了，这为其他专题做出了榜样。本专题的总设计和四个分题的设计都已明确，大家汇报得都很好，特别是几位特邀专家的发言，很有建设性的参考价值，会议结束后你们要把这些建议和意见纳入计划。我下面谈几点意见供大家参考。

第一，高度与胆略。关于全民健康和医学事业发展的国家战略，这是国家给我们的命题。大家一定要站到国家高度，要把护理事业的发展放到国家社会经济发展、民族振兴、全民健康这个高度去考虑。过去的政策、方针曾经在相应的时期做出过很大贡献，但随着社会经济的发展和人民对健康需求的提高，有很多已不适应，甚至起阻碍作用了。所以，要有胆略改变这些东西，这不是否定前人，而是在前人的基础上再上一层楼的问题。不破不立，要"立"必须"破"。既然是国家战略，就不是小范围小局部的修修补补，这一点要明确。

第二，护理与护士。即护理事业与护理个体。你们现在的分题一是涉及护士的质量（培养），二是护士的数量（资源分布），三是护士的待遇（绩效管理），这些都是从护士或护士个体出发的。当然我们是要以人为本，但我觉得更应该站到护理这个专业或这个事业上来考虑。试想将来只是护士的质量高了，数量足了，待遇好了，护理事业就能做好吗？我想，还有一个护理管理问题或制度管理问题。那就是从护士培养、护士使用、护理考核、护理再教育……各个方面都要考虑。我们那个消化病医院有 14 个护理单元，每个单元的人员配置是基本一样的，但单元护理的水平却大不一样，好的单元主要是有一个好护士长，而好护士长靠的是她的好的管理办法。就管理要素来说，通常是制度比人更重要。我想，这种情况放大到一个医院、一个省，甚至一个国家的护理事业也是一样的。

第三，国际与国内。护理这个专业在国外已形成一套完整的管理制度，别人成熟的东西我们一定要学习。当然，国家之间有差异，我们要把对我们更有用的学过来。我想这要狠下功夫，这叫洋为中用。我也提过"古"为今用，过去我们国内也有成熟经验，甚至好多人还认为护理今不如昔，好的东西要保留下来。另外，别人的东西也要放进来，这叫"他为我用"。比如浙江通过对护理现状调查，省委书记亲自抓，省级 6 个部门联合出文来改善不理想状况，这对我们都是很有帮助的，必要时要派专人专门去调查取经。这不涉及知识产权，他们是把省里的事情办好，我们是为全国的发展出力，相互间并不矛盾。

你们要在各地做好调查，各分题不要分别进行，要集中进行，这样数据好对比，好分析，而且省时省力省费用。在调查中要找出问题，在分析中扩大调查面。完成初步报告后交各地讨论，看是否抓住了问题的本质，代表面有多大，而且要和其他几个专题交流。

总之，很高兴看到你们已有进步，也对你们的将来充满信心，刚才大家都谈到了难度，我完全理解你们，但更多的是对你们充满信心。学部办公室接下来尽快总结本次会议精神，出一个简报发给整个项目组。

未来四年怎么办？

2014 年 7 月 21 日

在中国工程院"学术出版委员会 2014—2018 工作纲要"讨论会上的发言。本次会议在 316 室召开，时任周济院长出席会议专门听取汇报。出席会议的有李仁涵、王振海、王元晶、安耀辉、徐进、姬学、董庆九、吴国凯等同志。

今天请大家来，只一个目的，就是把近几个月来准备的"学术出版委员会 2014—2018 工作纲要"给周济院长作一次专题汇报，也想听听一、二、三局，办公厅和国际合作局的意见。然后，再次修改成文，交本届学术出版委员会全体委员讨论通过后，提交院常务会和主席团审批。未来四年学术出版工作能不能做好，能不能更上一层楼，未来四年怎么办？顶层设计最重要，希望大家畅所欲言。先请李仁涵局长汇报（略），大家讨论（略），最后请周院长做指示（略）。

同志们的意见都很好，周院长的指示更重要。会后学术出版办应尽快修改，并征求委员们的意见。就将来具体的落实方案，我还有三点意见。

一、关于中国工程科技论坛。过去我们是"十年百场"，现在是 4 年办了 80 多场，准备在第二个 100 场完成后再开一个现场会，总结一下经验。上 100 场我们提出了"1-2-7"布局及"四聚"方针，这个 100 场将更具总结性。

二、关于国际高端论坛。这是一个新事物，过去不曾做过，现在也有 40 多场了，到 50 场时，我们也开一个现场会，讨论总结一下，以获得经验。例如，将来我们能否把中国工程科技论坛与国际高端论坛联系起来开，一个务虚、一个务实、虚实结合。

三、关于院刊。我们计划每半年选择一个杂志，开一次现场会，邀请全部杂志的主编和编辑部主任参加，相互交流经验，各自取长补短，实现共同进步。

附：

《中国工程院学术与出版委员会 2014—2018 年工作纲要》

一、总体思路与工作方针

1. 总体思路。今后四年，中国工程院学术与出版委员会将紧密围绕战略咨询这一核心任务，以服务国家工程科技思想库建设为主线，以更好发挥学术引领作用为目标，勇于开拓，务实创新，推动学术与出版体系更加完善、制度更加健全、水平与质量大幅提升、影响不断扩大，为中国工程院发挥院士群体作用，实现中国的现代化和中华民族伟大复兴做出更大贡献。

2. 工作方针。中国工程院学术与出版委员会将在"四聚"策略指导下，完成两方面的发展任务：一是按照"1-2-7"整体部署，办好国际工程科技发展战略高端论坛、中国工程科技论坛，严控学部学术出版质量，出版一批高质量的学术书籍，努力将中国工程院院刊办成国际一流水平的学术刊物。

聚集主题——围绕工程科技发展的热点。在学术活动方面进一步紧跟前沿热点，在书刊出版方面明确各系列书刊的定位、特色与发展目标。

聚集力量——调动人力资源，发挥团体合力。在学术活动方面进一步发挥工程院与承办单位的合力，在书刊出版方面解放思想，努力打造学术出版共同体。

聚合机制——创新机制体制，提高学术水平与质量。在学术活动方面进一步创新思路，营造民主、活跃的环境与平台，在书刊出版方面重点探索办好"1+9"院刊的方法与渠道。

聚变成果——务求学术实效，引领和推动科技创新驱动发展。在学术活动方面进一步加强对论坛成果的总结提炼，在书刊出版方面加强对学术书籍的推广宣传。

二、办好"1-2-7"学术活动并提高水平与质量

紧紧围绕科技创新驱动发展，抓住加快转变经济发展方式这条主线，站在战略性、全局性、前沿性的高度，发挥不同类型学术活动的特色，推动学术活动再上新台阶，不断拓展思路，创新形式，使学术活动日益成为工程科技战略研究和服务国家科学决策的重要学术支撑。

1. 国际工程科技发展战略高端论坛。国际工程科技发展战略高端论坛面向未来 10~20 年国际重大工程科技问题，以国际工程科技发展战略为主题，组织国内外顶级专家开展学术活动。重点将国际工程科技发展的战略需求作为参与，将其建设为在国际工作科学前沿领域抢占制高点的阵地，使其成为中国工程院重大咨询项目产生来源之一。同时，还将继续做好《国际工程科技发展战略高端论坛报告集》的出版和推广工作。

2. 中国工程科技论坛。中国工程科技论坛围绕国家经济社会的热点、难点等重要工程科技问题，组织院士、专家开展学术活动。重点将紧扣社会热点和科技前沿问题，充分发挥最高学术机构的学术引领作用，在院士的带领下，将其打造成中国青年工程科技工作者发挥积极性和创造性的舞台，从而促进工程科技的整体发展。进一步总结办好中国工程科技论坛的经验，提升质量，扩大宣传，提高影响。同时，还将继续做好《中国工程科技论坛报告集》的出版和推广工作。

3. 学部学术活动。学部学术活动围绕本学部工程科技领域相关问题，发挥学部作用，开展具有学科特色的学术活动，重点将充分发挥各学部各专业特点，将创新驱动发展战略落实到工程科技领域的各个方面。

三、进一步提高学术出版水平与质量

1. 提高中国工程院院刊的学术水平和质量。在学术期刊"1+9"现象初步呈现的基础上，提升主刊（1本）和各学部分刊（9本）的学术水平，提高期刊的整体质量和影响力，力争有半数刊物由 SCI/EI 收录，或达到同等学术水平，逐步推动各分刊中文版的出版和发行。在"1+9"期刊正常发行的基础上，与高等教育出版社会合作建设数字期刊发布平台，逐渐建设成为开放获取的国际一流期刊发布平台，使其成为工程科技与经济社会发展相结合的桥梁与纽带。

2. 继续做好学术出版工作。在学术书籍 5 大系列基本形成的基础上，继续做好《论坛报告集》《院士文集》《中国工程院院士画册》等书籍的出版，进一步加强推广并发挥其社会效益。提高《国际工程科技发展战略高端论坛报告集》和《中国工程科技论坛报告集》等学术书籍的馆藏率，发挥其学术价值和社会效益；做好《院士文集》系列丛书的出版与宣传，积极推动工程科技界践行社会主义核心价值观，在全社会营造尊重工程科技事业及其发展的氛围。

四、加强学术与出版委员会办公室队伍建设

学术与出版委员会办公室将加强培训，不断学习，提高从业人员工作能力和业务素质，为学术与出版委员会提供更好的专业服务。加强与其他部门的配合，按照分工协助相关部门承担各类活动中学术出版部分的工作。

老，也算病

2014 年 7 月 22 日

在中国工程院第 28 场"健康讲座"上的主持词。本次讲座在工程院 316 室进行，由北京大学于欣教授主讲，主题为"认知健康"。参加会议的有两院院士及家属，还有工程院机关工作人员，共约 100 人。

人们对患病的认识常有误解，总认为身体的某一部分患了病变，或多了什么，或少了什么，或坏了什么，就是一定要有一个病灶才是病。所以，来医院看病总要拍个片子、做个内镜、照个 B 超、查个血液……是否找不出病灶，查不出异常，就不是病？其实不然，没有病灶不一定没病，反之，即便有一个病灶，你把病灶治好了，病可能还存在。给大家举一个例子，我早上上班，在路旁一棵大树下，一个 90 岁左右的老教授拿着一个大蒲扇，一边撩开宽松的短裤，对着大树尿，过往来人他都熟视无睹，嘴上还不断哼着"夜上海，夜上海"。突然见我，问，你是谁？我是樊代明。哪个科的？消化科啊！啊，消化科的樊代明，我知道！你是谁？……这个教授过去可是有名的才思敏捷、记忆超群的人啊！现在他得了什么病呢？我们有请于欣教授给大家作讲座（略）。

于教授给我们作的报告很精彩、很实用，我再加一点，他讲的是十分可靠的。大家能看出他的年龄吗？乍一看来，不 30 多岁的小伙子吗？其实他已过 50 岁了。大家不要惊奇，那是他懂防老的知识，所以大家按他说的办，错不了。

告诉大家一个好消息，就是今天参会的全部同志都没有老年性痴呆，能自己到这里来，而且能听懂于教授讲座的人，能说有老年性痴呆吗？没有的！但我也要告诉大家一个坏消息，那就是 5~10 年后，在座的总有人会得老年性痴呆。大家不要认为一定是坐前四排的"老人们"，说不定也会发生在四排以后的听众身上呢？关键看你们怎么预防了。

要预防老年性痴呆，我推荐给大家几个诊断方法。

一、记忆力减退，而且是近期记忆减退，对早期的事件一般记得牢，刚才

那一年 我在工程院

卷 五

我举例的那位老教授就是这样，把近期认识的我忘了，可依然还能记住"夜上海、夜上海"。

二、举止反常，当众小便就是反常，甚至怪异。

三、不解人意，难与家人或旁人相处，甚至与小孙子抢东西吃。

四、翻来覆去，反复问同一个问题，一天问几遍，这就说明已出现老年性痴呆了。

要预防老年性痴呆，我推荐给大家五条预防办法，简之五个字。

一是吃，吃要吃对，就食量来说，是吃少比吃多好；就种类来说，是吃多比吃少好。

二是伴，就是老伴，老了无伴，痴呆发生早，可能辞世也早。这一点男性更为明显，女性好像问题不大。这就希望独居男性一定要找一个伴，子女们一定要关心支持，当然这不是说不关心女性，只要男性行动起来了，就不会有"剩女"的。

三是炼，就是锻炼，包括身和心的锻炼。我看最好是上老年大学，而且各种课程都学一点，培养"复合型人才"。现在社会上时兴的"大妈街舞"就不错，只要不扰乱别人的生活，政府要给她们找好活动场所。

四是闻，就是闻香，有很多种植物做成的香，都具有清心明目的作用，不妨试试。

五是睡，就是睡眠，要有充足和高质量的睡眠。

合起来就是：吃对了饭、带着老伴去锻炼，回家闻香看电视、按时就寝。全都齐了，老年痴呆不会来找你。

国际动物遗传学大会上的致辞

2014 年 7 月 28 日

第 34 届国际动物遗传学大会（ISAG）开幕式上的致辞。本次大会由中国工程院主办，在西安国际会议中心举行，参加大会的院士有张亚平、黄路生、吴长信等，中国工程院机关有徐进、安耀辉、姬学、张文韬等，参加大会的有来自世界各地的相关学者 1200 多人，其中外宾 300 多人。

It is my honor to represent Chinese Academy of Engineering to congratulate the 34th ISAG conference held in China. Let's give our warm welcome to all the delegates. International Society for animal genetics is the most authoritative academic organization with long history. ISAG conference sponsored by the International Society for animal genetics is the largest one with the most extensive influence in Animal Genetics field.

The conference covers various research areas in animal genetics, including functional genomics, evolutionary genomics, molecular genetics, epigenetics, and immunogenetics. ISAG conference has been held for 33 sessions before. There are more than one thansand delegates attend the meeting for recent session. It's becoming to be the important communication platform for international animal genetic scientists and facilitate the development of animal genetics and breeding industry.

With the efforts of Chinese animal genetic scientists, ISAG conference is held in China for the first time. It is co-hosted by Chinese Academy of Engineering (CAE) and Shaanxi Provincial Government. Taking advantage of this opportunity, I want to induce Chinese Academy of Engineering consulting academic institution established in 1994 nationwide. Chinese Academy of Engineering has two major responsibilities, one is representing Chinese government to endow the title of academician to the scientists who have made outstanding contribution in the area of Engineering Science and Technology. The other task is to conduct strategic research about crucial issues in national engineering science and technology area and provide decision-making consultation. In other words, Chinese Academy of Engineering is a think tank for national engineering science and technology. Therefore, academic leading is the most important aspect for us. This conference is an effective combination of 34th ISAG conference and International Top-level Forum on Engineering Science and Technology.

The ISAG Conference is jointly organized by Chins Agricultural University and Northwest Agriculture & Forestry University. The staff form two university have done a lot of work to ensure this conference held successfully. On behalf of Chinese Academy of Engineering, please allow me to thank them for their hard work .

Until now, registered delegates are more than 1200. This conference is the largest one among all ISAG conferences so far. The topic of this conference is "From genetics to genomics and epigenomics." There are a total of 21 symposiums involving the most active and frontier research progress in animal genetic area. Here, we have the most famous scientists and they will bring us the excellent reports and exchange their novel thoughts, theory, and methods with us to disscuss the research progress and developing trends in associated research field. I believe this conference will definitely promote the development of animal genetics in the world.

I sincerely again wish 34th ISAG conference succeed I also wish every one be happy during the conference.

那一年
我在工程院

三把火

2014 年 7 月 30 日

在国家重大专项"乙型肝炎防治项目"座谈会上的发言。本次会议在甘肃省武威市进行，时任武威市党委书记火荣贵主持会议。参加会议的有该项目组的相关专家及武威市科委、卫计委（现卫健委）及医院的同志，共约 20 人。

刚才项目组的同志汇报了课题进展，看来该项目组经过多年的攻关，制定了规划、组建了队伍、落实了措施、取得了成效，应该说完成任务是很出色的，而且为未来的研究打下了良好的基础。这一切的得来，当然有项目组科技工作者的努力，但我认为这与当地各级党委、政府的大力支持密切相关。该项目组领导小组的组长由武威市党委书记直接担任，这在全国类似的情况我是没有见过的，可见武威市党委对此的重视。来到这里就得知火书记抓工作雷厉风行，与他的性格和姓名一样，而且不设秘书，自己写稿，事前胸有成竹，这是值得我们学习的。其实我的性格也是很急的，与火书记相比，他是"大火"，我是"二火"。就是这个项目，我当校长时也发生过几个故事，可称"三把火"。

第一把火。那是 2008 年，国家发布重大专项攻关指南，要开展乙肝的研究。学校召开了布置会。在会上，我明确指出，在流行病学研究中要有所作为。但是流行病学的专家没有信心，理由是陕西没有高发区，而国家规定一定要属地管理，陕西没有高发区，我们不就没法做了。这是什么规定？我发了一顿火，要求他们给我在全国范围内找高发区，不换思路就换人，布置完工作后我便出差去京开另一个会。

第二把火。出完差连忙返陕，回到学校时已是晚 11 点半，得知新疆有个乙肝高发区，但已被中国科学院某个单位占了先机。最后他们无奈只选了陕西的宝鸡作为研究场地，那里根本不是高发地。但他们告诉我，根据文献查找紧靠宝鸡地区的甘肃省的武威是全国乙肝发病率最高的地方。我说为什么不选那里，他们回答还是因为属地管理，武威是属于甘肃省的。我又发了一顿火，那中国科学院能在新疆去做工作又是怎么回事，他们说中国科学院管全国。因为第二天是申报截止时间，我当时下令整个教研室的全体人员当晚不能休息，接武威的情况做成一个本子上报，第二天早晨，我要看申报书。

第三把火。申报书报上去后，国家组织专家组评审，前面的答辩很顺利，又是在属地管理这个问题上卡壳了，有的专家说当地管理更便于管理及支持项目完成。当时我发了一顿火，并作为管理人员冲了进去。我的回答是，中国科学院可以去新疆，那我们解放军就不可以去甘肃，我说陕西、甘肃、宁夏相距很近，毛主席领导革命时就把这里叫作"陕甘宁边区"；我们解放军是为全国服务的，我们第四军医大学（现空军军医大学）整个西北地区都管，不能地震发生在甘肃，我们陕西的解放军就可以不去，再说甘肃省医疗卫生力量很薄弱，完成这项工作确有困难，需要我们帮助，武威是全国乙肝发病最高的地方，你们的申请者中没有选择这里，其实这里最有代表性。另外，那里经济十分落后，农民十分贫穷，青年人都外出打工，北京、上海他们到处都去。如果我们不管，他们可是要把那里的病毒带到全国各地的。

最后评委投票同意了我们的申请，前后两次共资助 5400 多万元，之后才有了所取得的成绩和今天的大会。

下面我具体评论一下这个项目已经取得的成绩，并针对下一步的研究工作提一些看法（略）。

博士记三事

2014 年 8 月 1 日

在"情系西北，惠及民生"全国医学博士团金昌行开幕式上的讲话。

今天是八一建军节，我们全国各地 28 个专业的 43 位博士，响应兰州军区总医院于晓辉博士的倡议，自费齐聚甘肃省金昌市，为西北地区人民服务 3 天。作为该团团员之一，心里充满激动，充满感动。我们都有年轻的时候，曾记得，在考上博士的那一刻，我们心潮澎湃；曾记得，在博士毕业的那一刻，我们踌躇满志，要为国家人民做出贡献。今天的我们多数已功成名就，有了一定地位，不需为糊口养家而担忧，不需为光宗耀祖而费心。但是，我们当年的诺言是否已经兑现？作为国家和人民培养的新一代的博士，我们担当的历史责任是什么？我们承载的历史使命又是什么呢？作为这个团中年龄最大的一员，我有三点与君共勉。

一、弘扬医德。万事德为先。医学博士的德，我以为就是你是否把病人当成亲人来服务，这一点做到了，不是亲人，就像亲人，这就是大德。我们在城市曾为有钱者、为官者服务，而且服务好；但我们去农村为多少百姓看过病，而且看好了病呢？其实，老百姓更需要我们，经济不发达地区的贫苦百姓更需要我们。大家利用自己的假期自费来到这里为病人服务，这就是弘扬医德的表现。

二、提升医术。博士不是一般的群体，我们的责任当然是提升医术，没有精湛医术，要为病人服好务是不可能的。我们在座的每一位博士都有一技之长，但我们需要把这些之长整合起来，形成整合医学，把病人看成一个人。我们的目的不是为了治愈人的病，而是治好病的人。

三、传承医学。我们的导师多数已作古，他们的未竟事业需要我们去传承。现在我们多数都在带博士生了。身为人师，我们需要把医德和学术传承下去。非常欣喜地看到，本次博士团成员中妻子带来了丈夫，丈夫带来了妻子，有的还把刚入大学的儿子、女儿也带来了，这就是一种传承的现象。

各位同道，作为博士，资历不分先后、性别不分男女、地位不分高低，我们都要牢记弘扬医德、提升医术、传承医学。这就是博士不能忘记的三事，博士要牢记这三事，不然就不是博士，或者说是不合格的博士。

那一年
我在工程院

卷 五

分奏 or 合奏
2014 年 8 月 3 日

在军队创新人才工程院士专家座谈会上的发言。本次会议在大连召开，会议由时任解放军总政治干部部科技文职干部局郑仲全局长主持，部分军队创新人才及其导师出席会议。参加会议的院士有潘云鹤、樊代明、刘尚合、张兴栋、顾金才、李未、高金吉、郑南宁、方岱宁、詹启敏、付小兵等，共 20 余人。

我想说的第一点是，军队高层次科技创新人才工程对科技强军十分重要，作为导师我十分拥护，为什么？

毛泽东主席说过，没有一个人民的军队，便没有人民的一切。这就是说，人民没有一切，或一切都没有的人民，那还会有人民吗？肯定没有！

毛主席还说过，没有文化的军队，是愚蠢的军队，愚蠢的军队是不能战胜敌人的。这就是说，军队不能战胜敌人，或不能战胜敌人的军队，那还叫军队吗？肯定不是！不是的原因是因为没有文化。两句话合起来应该说，过去，没有军队就没有人民的一切；现在不同了，军队没有文化就没有人民的一切。

什么叫"文化"？过去只要认识几个字，就叫有文化了。现在对于文化的概念延伸了、扩大了。现在的文化在很大程度上讲的是科技、讲的是科技强军，是高层次的文化范畴。现代战争怎么打？甚至于什么是现代战争？谁能回答得清楚呢！但有一点是大家都认同的，那就是现代战争肯定打的是科技仗，谁胜谁败在很大程度上取决于掌控科技的人才，特别是高科技人才。这个认识不是停留在理论认同上，而是表现在国际现状上。大家都知道，日本是国富军不强，俄罗斯是军强国不富，美国是国富军也强，中国呢？国不富军也不强，这就是现状。

我想说的第二点是，其他领域我不知道，但就军队医疗卫生人才来说，在引进、培养、使用方面有明显脱节。军队的医疗卫生队伍是一支重要的后勤力量。他们平时是先进医学技术的研究者、培训者，同时又为军民的医疗服务，战时他们是一支战斗队。由于军医培养单位近年来大量缩减，部队的大量基层单位军医明显不足，例如有 10 个航空师已有 10 年没派新空医了。过去战斗一打响，马上就有伤员，连长就喊：卫生员！答：到！现在如果连长喊一声"卫生员"，估计没人答"到"。在德国军队，医学相关人员基本达到军队人员的 1/10，而我军可能是 1/20，甚至 1/30，将来现代化战争真打起来了，我们此处可能是短板。我们工程院给中央军委提过咨询意见，就是将军医大学和各军区的总医院作为战略储备力量，平时为军队医疗服务，战时就是战斗队。平时一旦发生天灾人祸，例如地震了、洪灾了，有任何事故了，只要一声令下，马上行动，这是地方医务人员难以胜任的，这也是地方医护人员不能代替的。我当大学校长时，一旦发生事情，比如抗非典，从地方聘请的医务人员基本都走了，剩下的仍是军队的医务人员。现在军队医务人员转业太多，一个病区只剩一个了，护士都走了。看病做手术需要一个团队，如此下去后果是什么，需要忧虑。

所以，我的意见是要建立一支强大的人民军队，在科技人才引进、培养、使用等方面都要有一整套的政策措施。目前是该认真考虑这个严峻问题的时候了。"招、育、用"是一支曲、一首歌，合奏才动听，分奏是乱弹琴。是分奏好，还是合奏强，其实一目了然，但谈"易"做"难"啊！

胆大心细
2014 年 8 月 7 日

在中国工程院咨询项目"医疗机构与卫生资源配置的研究"启动会上的讲话。本次会议在工程院 316 室召开，由郑静晨院士主持。参加会议的有课题组成员，邀请的相关专家，以及 8 个专题组的联系人或代表，工程院机关李仁涵、李冬梅、赵西路参加了会议，共约 40 人。

工程院咨询项目"全民健康和医学事业国家发展战略研究"第一专题今天启动，这是预防和护理两个专题启动后又一个专题启动。听说会前郑院士带领课题组进行了认真准备，还开过会前"会"。这很好，是一种非常负责的态度，这个项目需要我们从更高角度去认识其重要意义。

目前党中央国务院把"抓经济、反腐败、惠民生"作为最重要的三项工作在抓。我们的咨询项目涉及惠民生，医药又是重要的民生，这个问题解决不好，13 亿中国人吃国外的仿制药，用从国外买来的医疗设备诊治疾病，如此下去抓经济抓出来再多的 GDP 都会被吃光耗尽。目前医疗卫生的现状没有改善，群众照样看病难、看病贵，也会影响到党和政府的执政地位。

可以这样讲，现在的民生问题，很大一部分是医疗卫生方面存在的问题，医患矛盾屡屡发生，那只是表面现象，我们更应该关注其中深层次的问题。30 年前我们要把个人收入的 67% 以上用去吃饭，那时不用买房，国家建好了给分配；也不用为孩子上大学筹钱，那时也是公家包了，看病也不用花钱，因为有公疗报销。现在经济发展了，我们的总收入增加了，而且只将收入的 30% 用于吃饭就够了，但问题是现在看病花钱多了，有时是一家一个人患重病，全家一夜致贫。

目前医药卫生方面存在的大量问题，政府必须要去解决。怎么解决？这就需要我们集思广益，为党和政府决策提供合理、可行、有效的建议。

刚才专家们提出了很多建设性意见，也有很多提醒，是十分珍贵的。随后项目组进行梳理，在修订计划时，应将这些意见相应地考虑进去。你们提出的有关医疗机构设置及人才、物力、财力等资源配置是你们所擅长的重点。至于药品、设备等，因有其他专题专门研究这些问题，你们有考虑就行了，倒是流通、定位及联享等，你们可以合起来作为一个专题研究。还需要加一个专题，就是"医院管理"，这是个大事。现在管理随意性太大，选院长是上级决定，院长对医院的管理又是自己决定。应该有一系列的管理制度，包括管理体系的形成、管理人才的培养等，这些都要纳入研究。

关于如何做好这个专题研究，我有两点意见，就是胆大、心细。

所谓胆大，就是要有大无畏的精神，改革总是有风险的，如果我们在调研、提建议时就怕担风险，那肯定是改革不成。我们是第三方，不涉及到任何利益，需要的是我们把事情弄清楚，有人说我们涉及的是"老"问题，那就说明是一直以来没有解决，到现在还依然存在的问题。有人说我们涉及的是"大"问题，那就说明不是一般问题，是必须立即要去解决的问题，否则大问题就会变成更大的问题；有人说我们涉及的是"难"问题，那就是说明别人曾去涉及过或还在力图解决的问题，正因为难，才需我们去参与，否则别人早解决了。三种说法相加就是"老大难"问题，既然如此，说明我们的立项立对了。

我是当兵的，一直以来胆子就比较大，一件事情定了就不怕别人说什么了。顾虑太多，丢失战机，即使做成一件事质量也不会高。白岩松先生在这里，那是2008年，我作为第四军医大学（现空军军医大学）在汶川抗震救灾的总指挥，带了800多人去四川。青川有个木鱼镇中学，一栋9层楼的学生宿舍全部倒塌，900多个中学生几乎全部遇难，而当地向上级报告的遇难人数与实际不符。更为可怕的是，那里没有平地，他们用挖掘机在45度斜坡上挖一小坑，下面是石头挖不下去，把小孩尸体放进小坑后再把土填回去，结果有的连脚、手都露在外面。当时正值夏天酷暑，大雨一来尸水流向山涧河流，此事无受理。当时我校政治部主任写了一个内参，直接报到胡锦涛主席那里。胡锦涛主席把电话分别打到地方卫生部门及军队指挥部门。电话再一层一层打下来，到了我们这里时已变了样，得到的结果是一顿狠批，说我们多管闲事。当时我十分气愤，驱车400千米到成都电视台直接与白岩松先生对话，以院士、人大代表身份公开反映了当时抗震救灾存在的问题，我们的压力才随之消失，更主要的是相应问题才迎刃而解。

我们现在是调研问题，并不是在说谁对谁不对，这是党和国家交代的任务，我们只是提出建议，到时还要征求相关部委及社会的意见。

我们在这次咨询中提出的问题能不能解决，现在下结论为时尚早。我们是提出建议，管战略。而解决问题的不是我们，打仗要一枪一刀去拼，那是战术，就不一定是我们的事情了。

所谓心细。就是不论在咨询的哪个阶段，无论是摸清底数，找到问题，还是提出建议，三个阶段都要认真对待，都要以数据说话。每一段文字，每一条结论都要有出处，要让人问不倒。数据要最新的，过时的仅供参考。这是涉及国计民生的问题，要严肃对待，献策对不对、效果好不好，全看我们研究的质量高不高。会后尽快出一份简报，以供大家参考。上一期护理专项开会后到现在简报还没出来，难产了，战时简报不能在庆功大会后再出，那就为时太晚，起不了鼓舞士气的作用。

本月 18 号我们将再启动两个专题，上午、下午各一个。但事前我们会准备 3 个，哪两个更成熟就优先选。我们最好在 3 个月内把 8 个专题都启动完毕。

这“官”我当

2014 年 8 月 14 日

在陕西省公安厅第六届特邀监督员聘请会上的发言。本次会议在省公安厅会议室进行，时任陕西省公安厅副厅长雷鸣放主持会议、厅长杜航伟出席并讲话。出席会议的还有公安厅机关的干部，部分特聘监督员代表和部分媒体代表，共约 50 人。

感谢公安厅党组和领导对我们 100 位监督员的信任。今早临离家时，妻子说："你都六十多了，体力和精力也已不如既往，军政上还有很多重任在身，你还去当什么监督员呢？"但妻子是不知原委，我想这个工作是非常重要的，这"官"，我当！

陕西省公安战线上有 5 万余名干警，为了陕西省的社会经济发展、为了陕西人民的生命安全，可以说是风餐露宿、饮冰卧雪、舍生忘死地保护人民、爱护人民。但反过来不禁要想，全体公安干警的利益、声誉乃至生命谁来爱护？谁来保护？当然是我们人民！我觉得我们 100 位监督员就是人民的代表，我们应该从自己做起，从身边做起，积极宣传他们"人民为天、执法如山；问政人民、服务人民"的高风亮节。一事当前我们要挺身而出，以公开、公道、公正的态度维护公安干警的合法权益，共同为陕西的繁荣、平安贡献力量。

我本人能充分理解你们工作的难度，因为你们是"大盖帽"，我们是"白大褂"，你们是执法，我们是从医。老百姓对我们的工作都要求是 100% 的正确，可哪一个行业的工作不会犯错误？即便烧砖，一窑出来，多少还会有废砖呢！可我们两个专业的工作即便是万分之一、十万分之一，甚至是百万分之一的错误都会被媒体炒得不可开交。因此，作为监督员，我们十分理解你们。

当然，对于你们队伍中极个别知法犯法的人和事，我们也应铁面无私地起监督作用，绝不手软。3 个月前，我就遇到这样一件事。有一辆地方车撞了我们军医大学一位军人的车，那辆地方车是公车，驾驶者是一位官职不小的地方干部，而且是酒后开车。为什么我们知道如此清楚？撞车后他到西京医院急诊室缝针，自己承认喝过酒，我们检查的结果也是他处于醉酒状态，最后他还在西京医院住了两天院。可奇怪的是，他当时抽的血送你们相关单位测出的酒精含量居然低于正常。为什么？血样是第六天送的。化验的血肯定是醒酒后抽的，跟酒驾时抽的血掉了包。这是个别现象，但就是这极个别的害群之马，将千万个干警冒着生命危险取得的人民的信任和声誉给玷污了。对这种人，我们应该帮你们揭露出来，绳之以法，因为他已不配公安战士的称号。

最后我要说一点，我们不能用监督员的称号以权谋私，要更加遵守法令法规，为人民群众做好榜样。前几年我当全国人大代表，一次去餐馆吃饭，见碟中有死苍蝇，于是我将人大代表证交给服务员，请他交给老板。可迟迟不见老板出来，也没见回音。我大为恼火，最后出来一位服务员笑着对我说，她们老板也有你那个证，这是典型的以权谋私，我真是哑口无言。这次我们的聘期是到 2016 年 12 月 31 日，尽管只剩两年多了，但我们要努力做好工作，我希望到聘期结束时，我们来个总结和比赛，看谁做得更好，评几个优秀的监督员。同志们，咱们努力吧！

父母与恩人

2014 年 8 月 16 日

在中国院长论坛上的发言（摘要）。本次大会在北京国家会议中心举行，来自全国各大医院的 6000 余名院长参加大会。会议主题为医学、医院、医生。中央电视台 10 频道全程直播 3.5 个小时，主持人为 10 频道路博和北京大学第一医院时任刘玉村院长。受邀接受采访的有黎介寿、秦伯益、樊代明 3 位院士，还有《心术》导演杨阳及其他两个媒体的著名人士。

医学在人类的繁衍、生存及发展中起了不可替代的作用。作为医学的实践者、执行者，医生在医院从事医疗服务，在病人的救死扶伤工作中起到了不可替代的作用。刚才的短片中和主持人都谈到，现在的医院里有两个"战场"：一个是救死扶伤与死神较量的"战场"；一个是病人与医生发生矛盾，医患纠纷的"战场"。主持人问我怎么看这种状况。

我个人觉得要客观看待这个问题。首先，我认为目前医院还是救死扶伤的战场，这是必然的现象，是天天都在进行的。医患纠纷的如果也叫"战场"，那只是偶然现象，是不常发生的。大家知道，每天全中国有数百万病人在看病，而出现这种现象，即便每天一起，那也是几百万分之一。所以，做除法，这不是一个大数，说明医务人员为治病救人做出了贡献，广大人民群众，包括病人对我们是认可的。中国人 50 年前的平均寿命才 40 多岁，现在都 70 多岁了，当然这个成绩不能完全归于医疗卫生，但我认为主要应该归功于医疗卫生。有人说环境变化、衣食住行的改变也起了很大作用，这是对的，可中国历史上有200 多个皇帝，听说皇帝的平均年龄才 40 岁左右，你不能说皇帝吃得不好、住得不好吧！现在不仅领导干部的平均年龄超过了 70 岁，普通民众也已达到 70 多岁了。所以总体来讲，绝大多数人民群众是很满意的，我们目前大多数时间与病人的关系是和睦的，是相互信任、相互支持的。

但是医患纠纷的事件如果做乘法，发生次数可不是个小数。再经过媒体传播，势必会影响和伤害全中国的数百万医务工作者，会使他们感到十分伤心，十分寒心。这样的事件可以传到上千万，甚至上亿的人民群众中，也可以大大影响甚至伤害群众对医生的看法和信任。医生是一个高风险职业，我可以做到1例不出差错、10例不出差错，但做不到100例不出差错，更做不到1000例，甚至10 000例不出差错。其实绝大多数医生不是像媒体曝光的那样，杨阳导演的36集电视连续剧《心术》播出后，在全国引起极大反响。观众的眼泪有的是对死神无奈的泪，但更多的则是对白医战士感激的泪水。其实我看它并不是电视剧，而是实况转播，这是我们医院医生年年、月月、天天、时时都在进行的事情。你可以播360集，甚至3600集。该怎么描述医患关系？我认为正确的说法是：病人是医生的衣食父母，没有病人要我们医生干什么？而医生是病人的救命恩人，没有医生，或许连生命都没有了。目前医患关系的紧张只是一个表象，但我们要深究发生这些表象的实质。

从病人来讲，特别是农村病人，他们每天从农村坐车来，他们的心态是什么？一是看好病，一是少花钱。大家都知道春运难解决，其实"医运"最难解决。每天高铁上有多少病人？他们为什么一次又一次到城市来？因为农村医生水平低看不好病。那么到城市就能看好病吗？不一定，到了大城市的医院，他们不一定能找到合适的医生，他们在导诊员的指导下，所见到的医生并不一定和他患的病对症。比如一个发烧可能是因为几十种病，就看你被导向哪里了。有时导错了，不仅看不好，甚至病更严重了。他们这么来回跑，真是"医生复医生，医生何其多，哪个更管用，谁也不好说"。花了不少冤枉钱，最后病还没有看好，完全背离了他们的初衷。

从医生来讲，我们有三个问题。一是我们太忙，目前在城市医院的医生数量只占整个医生数的30%左右，但我们要给70%的病人看病，所以每个城市医生的工作量大致是农村医生的4倍。尽管上、下午出诊连洗手间都不去，但每个患者的就诊时间才5~10分钟。时间太短，就会影响医疗态度和医疗质量。二是我们太专，目前医院分科太细，医生的知识面越来越局限，只知道自己专业方面的知识，只能治一类或一个病，例如一个治骨折的教授带了一群弟子下乡基本没用，一是骨折病人不多，二是其他病治不了，而且离不开化验单等各种检验。我们为农村就诊的病人看病，一般只将病人全身症状及体征在本科专业内的那一部分治了，或治好了，对于全身怎么样，是好是坏，对于疾病的发展是短期作用或是长期作用，谁也不去管他，谁也说不清楚。真是"病人复病人，病人何其多，治好有多少，谁也不好说"。三是我们要学习。医生这个职业是终身学习的职业，医学知识的半衰期只有五年，不学就会落后，就会落伍。但是我们现在的学习没人买单，医院不给买单，医生自己买不起单。在国外，通行的做法是药品器材公司通过支持学术会议来支持医生的继续教育，目前国内有些政策和做法限制了这方面工作的进行。医生没有进行再教育，最后不仅使中国医学落后，而且最终受害的是病人。

上述这些问题，依然是表象，还有更深层次的问题。例如医疗资源的配置、管理体制的规范、医生待遇的提高、民众的健康教育……下面的各位受访者还会介绍，我不赘述。

总之一句话：病人是医生的衣食父母，医生是病人的救命恩人。因此，我们医患之间应该是"是父母般的恩人，恩人般的父母"。

重申"What"，"Why"和"How"
2014 年 8 月 18 日

在中国工程院重大咨询项目第六专题"我国基础与临床医学研究创新体系"启动会上的讲话。本次会议在工程院 316 室召开，由高润霖院士主持。邱贵兴、沈倍奋、王辰等院士及项目组成员参加了会议。工程院机关李仁涵、杨丽、赵西路等参加会议，其他专题组的代表或联系人列席了会议，共 27 人。

第六专题在高院士领导下，做了充分准备，今天正式启动。

最近一周，在医疗卫生界发生了两件大事。一件是湖南的产妇出现羊水栓塞死亡，被媒体大肆炒作；一件是中国医院论坛在北京国家会议中心举行，6000 余名医院院长参会，中央电视台 10 频道进行了长达 3.5 小时的直播。这两个事件都涉及医学、医院、医生，更主要是涉及医患纠纷问题。其实我看这都是表面现象，涉及的问题可以说根深蒂固、盘根错节，如果我们不去寻根究底，如果"根"出了问题，就很难枝繁叶茂、苗壮成长。今天我们所研究的这个全民健康和医药卫生事业国家发展战略，就是要以研究、分析和解决这些问题为目标，为国家决策提供根据。要解决这些问题，我看一个是社会管理问题，需要专门研究。你们涉及的是另一个问题，就是医学本身存在的问题。医学的最终目的不外乎是让病人治好病，恢复健康。而要达到这个目的，必须要开展研究，无论是基础研究还是临床研究。

听了大家的发言，我很受启发。大家从不同的角度提出了很好的建议和意见，有些是提醒。我个人觉得有两条必须明确。

一是不要因为国外已有研究就不去研究。国外过去的做法或研究成果对我们有借鉴、有帮助，但毕竟国情不一样，他们的数据和结论可能有别，甚至"水土不服"。

二是不要因为过去已有研究就不去研究。过去的资料和研究成果是有价值的，但价值是有限性，毕竟社会在发展，现在的情况不同了，甚至已经发生了深刻的变化，我们要掌握新情况，发现新问题，只有与时俱进去解决问题才能有的放矢。

你们将课题分成三个方面，即综合、临床和基础，这种分类方法不对。我个人意见是应分成科研体制的研究，包括管理机构、研究机构的设置等；科研机制的研究，包括科研基金的设立分配、使用及管理等；成果评价体系的研究；基础研究涉及转化医学的研究，这是走纵向，纵向到底是串连式的研究；临床医学涉及整合医学的研究，这是走横向，横向到边，是并连式的研究。要把方方面面的因素都考虑到。在研究战略策略或方法上都要有大胆的创新。有人说基础研究是创新驱动，临床是需求导向，其实反过来也是通用的。要克服散弹打鸟，重复研究，即多个人做一件事，浪费资源；也要克服一个人做多件事，力不从心、劳而无功或劳而无果。要考虑到医学的特殊性和复杂性，它不同于一般的科学。一种现象的出现，要充分考虑局部与整体、瞬间与长期、偶然与必然、直接与间接、结构与功能、个体与群体等相互间的关系。

总之，要把这个专题做好，既要想到其他专题涉及的问题，因为与你们有关联；又要集中到自己的专题，因为有你们的独立性。但不管怎样，都要集中到回答"What""Why"和"How"三个英文单词上去。"What"是回答医学科研存在什么问题，这个问题应该是大问题，要抓大放小；"Why"是回答为什么会出现这么大的问题，其危害性有多大；"How"是回答怎样解决这些问题，要有措施，而且这些措施具有可操作性，解决一个问题可以解决一大片问题。这就是我们这个项目要做的，再重申一下，请大家聚集到"What""Why"和"How"上。

NMETS
——为《国家医学电子书包》作序
2014 年 8 月 18 日

经过上千名专家几百个日日夜夜的努力，"国家医学数字化教材"，又称"国家医学电子培训系统（National Medical Electronic Training System，NMETS）"，也称"国家电子书包（一期）"，终于和大家见面了。作为国内第一部 NMETS，它会成为我国医学发展史上的里程碑，也会成为我国医学教育史上的里程碑。作为编委会的主任委员和总主编，我有幸成为这座丰碑的见证人之一和创立者之一，内心无比喜悦与自豪。

记得我在编委会成立时说过，为我国医学院校的师生编写一部创新型的医学数字化教材，是一件前人从未做过的事，一件后人永远做不完的事。一个人一生要做很多事，能留下长久回忆甚至永久铭记下来的只是极少数，而这件事就是这极少数中的一件。我现在感受到的那种满足与欣慰，绝非是做了一台成功的高难度手术或一个重大科研项目所能比拟的。相信多年后再回顾这件事，仍然是我们一生中引以为傲的一件大事。

编好这部教材绝非易事，需要我们闯出一条新路。因为相比传统纸质教材，它是一种革命性的创新、颠覆和突破。

第一，它是一个国家级的重大创新项目。到目前为止，是唯一得到国家政府和医学界、教育部高度关注与资金支持的数字医学教材建设项目。同时，它又是一个前所未有的新项目，无样书可仿，无经验可循，需要白手起家从头做起，难度是非常大的。

第二，它是一个国家级的重大教改项目。它不仅仅是教材形式的改变，而是牵一发而动全身，要对教学内容、教学方法、教学手段进行一次整体、全面、深层次的改革，以适应世界医学教育发展趋势和医学教材数字化潮流。

第三，它是一个国家级的系统协作项目。作为一个庞大的系统工程，涉及医学、教育、信息、出版等多个领域的协作配合，仅参编院校就达到近 150 家，参编的大家名师超过 2000 人，涉及各种科学技术的应用和创新，需要发扬"两弹一星"的大协作精神，才能把这件事做好。

第四，它是一个国家级的整合医学实践项目。现代医学基础与临床的分科越来越细，导致医生的知识面越来越窄。而 NMETS 的编写，从整体结构到内容的深度关联，本身就融入了整合医学的理念和实践，使医学生能够具备现代医学的整体视野，从而以更开阔、更宽厚、更扎实的知识和眼界，在未来的职业生涯中登得更高，走得更远。

作为这一套数字化教材的总主编，我深感责任重大。在开始编写时，我强调了四个原则，一是选好队伍，二是定好标准，三是做好交流，四是抓好进度。在总体特色上，我强调一定要体现出 NMETS 的风格和特点来，即从纸质的"读剧本"到数字的"看电影"，从纸质的"单航线"到数字的"全球通"，从纸质的"老面孔"到数字的"新人像"，从纸质的"平地走"到数字的"步步高"。上述这些要求，从一期工程试用的教材来看，我觉得很好地实现了我的初衷。下一步，要通过实践来验证和完善，并不断推陈出新，为二期、三期工程筑基夯底。

推动医学教育的改革与发展，打牢医疗改革的教育基础，我们既身逢其时，就要身赴其事。让我们所有的参编者、使用者紧密携手，为打造中国医学数字教材精品，比肩国际数字教材先进水平而共同努力奋斗。

我们的目的一定要实现，我们的目的一定能够实现！

医患关系之我见
——为《光明日报》特邀撰稿
2014 年 8 月 22 日

　　我今年 61 岁，是一名内科医生，如果自学医算起，今年正好是从医 40 周年。同辈多已退休，因为是院士，我还要为病人服务一段时间。在过去的 1 万多个日日夜夜里，救治了数十万病人，所幸没有出过大的医疗和责任事故，但大大小小差错经历了不少，甚至也耽误过病情。今后还能从医多少日子，还会发生什么情况，很难料定。本来想在退休时才说这三句话的，现在看来还是先说好些。

一、做除法，不是个大数

　　近几年，特别是近期，辱医、伤医事件不断发生。有人讲，目前医院成了两个战场，一是救死扶伤的战场，一是辱医伤医的战场。就我看来，有些言过其实。在我所在的医院和我所看到的医院，主要还是在救死扶伤，而伤医事件那是很少很少的。在中国这块土地上，每天都有数百万计的患者来院看病，即便是每天一起医闹事件，那也只是数百万分之一。这就是我要说的，做除法，它不是个大数，因为被除数太小，说明绝大多数医务人员是在全心全意为病人服务的，同样，绝大多数病人对医生服务是满意的。杨阳导演的《心术》，依我看不是电视连续剧，而是医院工作的现场直播。她播了 36 集，其实 360 集、3600 集也播不完。杀人事件时有发生，不仅杀医，其实哪个行业都有。你不能说某个学生杀了老师就是全中国的老师都很糟糕，你也不能说某个子女杀了父母，就是全天下的父母都不好。中国医生的贡献是显而易见的。如 50 年前中国人的平均寿命仅 40 岁，现在到 70 多岁了。有人说这是生活改善了，因为吃好了，住好了，这样说没有错，但只是一方面。大家知道，中国历史上有 200 多个皇帝，他们的平均年龄也才 40 岁，你不能说皇帝吃得不好、住得不好。现在不仅高级干部平均年龄超过了 80 岁，我们普通老百姓也近 80 岁了。在这其中，医疗卫生的益处，或者说医生的直接贡献功不可没。

二、做乘法，不是个小数

尽管辱医伤医事件是数百万分之一或数千万分之一，但一经媒体报道，那可是对数百万医务人员身心的沉重打击，也会引发数以千万计甚至数亿民众对医生的不解、怀疑和不信任，最终导致医患矛盾越演越激烈。这就是我说的，做乘法，不是个小数，因为乘数太大。我们要充分认识这少数或偶然的现象引发的广泛的必然的危害性。现在医生的子女学医的已经很少了，这可不是一个好现象。大家知道，医生是一个高风险的职业。哪个行业都有的差错率，就是烧一窑砖还会有一些废砖呢。可我们医生的工作被要求要达到百分之百没问题，事实上要做到 1 例不出问题，或 10 例不出问题，那是可以的，要做到百分之百可能还行，但要做到 1000 例不出问题，甚 10 000 例不出问题就难了，这就要求病人的理解。当然，医生要竭尽全力不出差错，出了差错要及时补救，并给病人解释直至理解。要知道，尽管我们医生的差错可能是 1/10 000，但对病人来说那可是 100% 的痛苦，甚至灾难。怎么办？政府的保险特别是医疗保险和医生保险制度要跟上，不能只让病人及医生承担，甚至只让病人单方面承担。

三、医学非万能，医生不是神

生老病死乃自然规律，通常无法抗拒。医生是在一定条件下，力所能及地帮助病人治愈疾病，有时只能延长生命，有时只能减轻痛苦。我们可以追求最好结果，但不是每人都可获得最好结果，一定不要把最好结果作为每一个病人救治的最终结果，也不能以此来衡量医生的水平。医学是一门复杂的科学，她既相似但又有别于一般的科学，人体的很多秘密我们并不了解，绝大多数疾病的真正病因我们并不知道，还有大量的晚期疾病仍是不治之症。因此，医学目前不是万能的，因此医生也不是万能的，医生是人不是神。每个病人到医院来都期望治好病，少花钱，这是最高目标；花大钱治好了病这是次之；就怕花了大钱病没治好，这可是人财两空。造成这种状况除了医学技术本身的局限性外，还有救死扶伤人道主义精神的使然，要求医生即使有 1% 的希望，也要用 100% 的努力去抢救，结果是 99% 的人花了大钱但人没救活，这个责任就得大家共同来承担。

你们看到的医生，每天最多要接诊数十位病人，每人只有几分钟，否则看不完，医生连如厕的时间都没有。疲惫的医生回家还要学习，因为医学知识的半衰期只有五年，他们不能用旧知识给病人看病。医生是一个需要永远学习的职业，可目前医生参加学术会议或进修提高，没人买单，医院不给买，个人买不起，过去靠医药公司资助，这在国外是通行惯例，但在中国现时又出了问题，解决不好不仅影响医学的发展，最终受损害的依然是病人。

再说一句，目前，农村医生水平较低，城市医生又太专，这是专科细划、专业细化造成的结果，青年医生只会看一种病或几种病，知识面太窄容易造成各管各的器官，只治自己管的那段病情，结果就是病人到城市医院后难以找到正好适合自己疾病治疗的医生。

关于上述这些问题，国家正在设法逐步解决，例如医疗资源的分配、病人就医的规范、医生的继续教育等，相信会在不久的将来得到解决。

最后说一句，病人是医生的衣食父母，医生是病人的救命恩人。医患关系应该是什么？最好是"恩人般的父母"与"父母般的恩人"这般关系。

名副其实

2014 年 8 月 29 日

在全国介入医学大会开幕式上的致辞。本次会议在沈阳国际会议中心召开，由中国医师协会介入医师分会徐克教授主持。来自全国各地的相关学者约 800 人参加会议。

首先，我代表三位名誉主席，刘玉清院士、汪忠镐院士和我本人对大会召开表示热烈祝贺，等会我还要做第一个主旨报告，题目是"整合医学"。今天我推掉了其他两个会议专程来这里。乍一看来，我的专业与此不同。三个名誉主席中，排在我前头的刘玉清院士是做放射学（Radiology）的，排在我后面的汪忠镐院士是做血管（Vasculology）的。一般人认为，"放射 + 血管"就是介入医学（Interventional Medicine）。我夹在中间是否没我什么事，显得有些多余。其实不是的，我是搞内镜的，英文叫"Endoscopy"。消化内镜无孔不入，确切地说也是做介入的。我们三个加起来叫"REV"。其实超声科"Altrasonography"也是介入，将来还有很多其他方法也将进入这个领域，合起来才叫"介入医学"。

我一直这么认为，你们做放射学的，出息在哪里？在于向临床发展。那我们做临床医学的，出路在哪里？在于向介入发展。放射学与临床共同的出路在哪里？在于二者的整合。你们做放射介入的害怕操作后临床上病人出问题，我们临床医生害怕自己操作不准确、不熟练。怎样解决双方的问题？那就是整合。整合是出路，整合可以提高水平，整合可以推进发展。

你们学会举办的杂志《当代介入医学》即将出版，这是一件大好事。但我对这个杂志的名字有点看法，如果能改过来更好。这个杂志的核心词是"介入"，这个不能变。过去叫"介入放射学"，看来有些局限，因为还有内镜、B 超和其他技术，所以叫"介入医学"更好。但冠以"当代"有些不妥，其实杂志就是报道最先进的事情，没有古代或近代杂志。中国喜好"当代""现代"这样的词，在国外很少有"Mordern"杂志的说法。另外，你们把这个杂志翻译成

"Chinese Interventional Medicine"，加一个"Chinese"与原文不符，而且加了"Chinese"，将会限制这个杂志的发展。美国人习惯说"American Journal of……"，那是人家的水平高，他要有别于英国、法国、德国、日本等。我们中国不发达，加了"Chinese"，只能说明这个杂志水平低，而且对别国投稿有排斥性。另外，介入是全方位的，学科从头到脚、从内到外，都可做介入诊疗；医生不分男女、不分老少，都可以从事介入诊疗，而且相互还要协作。你们的办刊宗旨也提到，要把各领域的介入诊疗整合进来，所以我建议在介入医学之前加上"整合"二字，编成《整合介入医学》，英文称"Holistic Integrative Interventional Medicine（HIIM）"更好，这个建议妥否，请徐克主编定夺。

总之，杂志跟人一样，名字说起来不是最重要的，但也是重要的。我之所以人生中难达理想境地，或许跟父母为我取这个名字也许有一定关系。名字不可小看，既要名副其实，更要名如其人。

精神不倒与傲骨不腐

2014 年 8 月 30 日

在中国工程院第 185 场中国工程科技论坛开幕式上的讲话，本次论坛在山东省青岛市召开，主题为"骨质疏松的转化医学研究"，邱贵兴院士主持会议。詹启敏、李仁涵、李冬梅、赵西路等同志参加会议。参加会议的还有来自全国的相关学者，共约 600 人。

首先祝贺本次论坛胜利启幕。邱院士主办中国工程科技论坛，这是第 4 场了。整个工程院才办 185 场，工程院有 800 名院士，如果每人办 4 场，那就应该是 3200 场，3200 除以 185 等于 12，那邱院士就是每个院士平均贡献的 12 倍。我们的院士，多数当选后还在做贡献，但也有的马放栏栅、刀枪归库，从此销声匿迹，还有的说是低调做人，事实上是不作为的表现。邱院士为我们做了榜样。一个人不是要出名吗？要有知名度吗？重要的是继续做贡献。

我昨晚乘机来青岛，因沈阳有雷雨，飞机晚点，确切地说是今天凌晨 1 点半才到宾馆的，接着看了你们的材料，得出两点看法。

一是关于山东骨科同道写成的书《山东骨科志》，过去我只知道骨科前辈中有北京的吴英凯和天津的方先知，是这本书让我知道了他们的同辈，同学，即山东的赵常林老先生。这本书的意义何在？在座的我们都曾经是接班人，或者将来都要成为接班人。接班人接班后一般有三种做法：一种人是继承前辈，奋发创新，这是上者，因为他保证了历史继承，同时又保证了新贡献；第二种人是不顾前人，对前人的人和事不闻不问，只顾自己走路，这是中者；下者是第三种人，他们上台后，不是带领团队向前走，而是回去对前人说三道四，百般降低前人的贡献和声誉，想自己取而代之。结果呢？花了不少力气，几乎花了当时的全部时间，到头来对前人毫发无损，自己却什么都没做出来。判别前面这第三种人，要不就是政治不成熟，要不就是底气不够，要不就是品质不好。我想这就是我看完《山东骨科志》的体会，体会就是做人做学问都要薪火相传。

二是对骨质疏松的理解。我不是内行，我认为骨质疏松是人体衰老在骨头的表现。不过表现在骨头，可奥秘在全身。去年我与夫人回老家过年，遇到车祸，她发生了股骨干粉碎性骨折。可我们同车有5个40岁以下的青年人，毫无损伤，究其原因是她是老人，60岁了；但60多岁的不只她一人，我也是60多岁，却没受伤，究其原因她是女性，骨质疏松比我严重，所以这里不仅有骨头缺钙的问题，还有雌激素或者雄激素的问题。需要去研究，所以你们要做整合医学，不仅外科的、内科的、影像的，特别是内分泌的，还有做基础研究的，做中药的，都要一起来才能解决问题，说不定你们还要找从事植物学的请教。有一种树叫"伏杨树"，那是千年不死，死了千年不倒，倒了千年不腐的一种树，它是骨头钙多或者是像钙一样的东西多呢？还是怎么回事？即便是钙多，那它在生前体内发生了什么变化，于是与其他树木不同，这需要去认真研究。

所以，无论是刚才所说的社会科学的东西，例如山东志的精神不倒，还是刚才所说的自然科学的东西，例如伏杨树的傲骨不腐，还是人体骨头的老而不疏，都是本次会议的主题，值得大家去研究。

最后祝论坛圆满成功。

好设备从何来

2014 年 9 月 1 日

在中国工程院重大咨询项目"医疗器械与新型穿戴式医疗设备"专题启动会上的讲话。本次会议在工程院 316 室召开，程京院士主持会议。金国藩院士等课题组成员及其他 7 个专题组的代表共 30 余人参加会议，工程院机关参加会议的有安耀辉、杨丽、李冬梅、赵西路等。

今天上午这个会开得很好、很充实，不仅内容多，而且质量高。我们启动会的质量越开水平越高，这是因为程京院士带领课题组准备充分。大家发言的质量也很高，对我们这个专题乃至整个咨询项目的成功都会起重要作用。好的我就不细说了，下面针对这个项目说几点建议。

首先，我们这个项目搞的是战略研究，要求是为政府决策提供论据和支撑。"战略"这个词来源于军队，是打仗用的，是决定打哪个山头。至于要多少部队，什么时候开打等，是战术层次的。今天大家的发言都是在讲自己为国家为人民做了些什么，但我们要说的应该是需要国家为人民做什么，这个人民也就包括了我们自己。具体到医疗设备这个领域我们需要国家做什么？最后的高度是通过在医疗设备方面研究出来的国家发展战略，不仅解决了医学发展方面的大问题，而且由此为整个国民经济、国计民生事业的发展做出贡献。所以，不是要回答在哪些方面研究设备，研究哪些方面的设备，研究多少台设备的问题。要做好这个专题的咨询，将来能不能研制出好的设备，要把重点放在总结两个"联系"上。

一是要与全民健康和医疗的需求相联系。医疗设备研制出来干什么？不外乎是用于疾病的诊疗、保健与康复。疾病的发生和转归通常遵循如下规律，即常态—病态—常态。病态时需要诊疗，而从常态到病态为保健，从病态到常态称康复，所以我们需要的医疗设备既可以是诊疗的，也可以是保健的，还可以是康复的。要调查和了解这三方面的需求，需求的品种、需求的数量，由此设计自己的发展战略。

二是依靠医学的发展趋势及成果。既然医疗设备是为医学服务的，那就必须要了解调查医学的发展趋势，这叫"得道多助"或"识时务者为俊杰"，而且要依靠或应用医学的发展成果，由此扩展提升自己的发展思路，由此设计具有远见的发展战略。这才叫战略设计，战略设计要站到一定高度，不能局限于自己的范围，局限在自己的范围是看得清，但那是站得低，只有站得高才能看得远。一定要看到全中国、全世界的发展现状，而且要看到长远，至少5~10年后的发展走向，只有这样才算战略研究。至于你们的分组，有个建议，至少分成4个方面4个小组来进行。

第一方面是调研国内、外医疗设备的发展现状，这个不能脱离国情，哪些设备我们靠买，暂时还研究不了；哪些设备我们现在可以自主研制了，从中提出医疗设备未来5~10年的发展规划。这个组的工作好比一个家庭的公婆，公婆是高瞻远瞩，告诉儿子、媳妇要生孙子，该生多少，这是顶层设计，而且要说出为何生孙子，何时生合适。要求对家内、家外的情况都很了解才行。

第二方面是调研研制医疗设备的创制平台，其中最重要的是核心技术。中国人一般的事情都好办，都办得到，到核心技术就不行了。比如制造显微镜，各种镜头的镜片都没有问题，就是调整上下焦距的齿轮不够精密，镜下老是不清，所以显微镜就得靠进口。这个组的工作好比子、媳，能不能生出孙子主要还得靠他们，能不能生出好孙子更是靠他们。要求找到自己的薄弱点并克服掉，这就是发展，这就是战略。

第三方面是管理和审评制度。医疗设备好不好用，受不受欢迎，质量最为重要，而质量如何又常与管理，特别是审评有关，这在国外尤为突出。中国有一个仪器审评机构，但工作效率低、工作质量差，审评一个设备都是临时邀请几个人，也不太注重用户的意见。这将严重影响产品的前途。这项工作好比孙子或者评价孙子的人，没有好产品，一切都是白搭。

第四方面是政策扶持，这是关系到政府及行业的工作。要把中国医疗设备这个行业搞好，没有政府好的扶持是不行的。不仅是扶持，而且是主动去组织。而最有效的方法是一系列的政策支持。这个有点像保姆，是提供奶粉的。这个组要大胆提出对政府的希望。

如果我们当公婆的、当子媳的、当保姆的都用功了，都使劲了，该做的都做了，各尽所能，共同奋斗，我想我们不会没有好孙子。

中医出路之我见

2014 年 9 月 1 日

在中国工程院重大咨询项目"全民健康事业中医服务体系建设"专题启动会上的讲话。本次会议在工程院 316 室召开，张伯礼院士主持会议。刘德培、王陇德、王辰等院士参会。该专题组成员及其他 7 个专题的代表共 34 人参加会议，工程院机关杨丽、李冬梅、赵西路等参加会议。

今天下午的会议开得很好，可以说很深刻。张伯礼院士及专题组下了功夫，大家的发言也很重要。下来以后希望专题组按照项目总体目标分轻重缓急吸纳会议精神，但一定要有所取舍，不能一股脑、统统都吸纳进去，那会失去重心，杂乱无章。

中医对人类，特别是对中华民族的贡献功不可没。但我们研究西医的，包括你们中医内部对其重要性的认识是不够的。在社会上更是如此，而且还有一部分是竭力的反对派。反对中医历史上出现过三次大的浪潮，第一次是 1860 年左右，当时的新中医反对传统的中医，这是对的，不能一股脑对错不分的继承，但否定也要有道理；第二次是北洋政府时期，西医进入中国后的反中医浪潮，一直持续了下来；第三次就是现在社会上有一些人，也包括一些科学家，但不是医学家，在说中医不科学。

怎么看待这个问题？我们也有一个故事。本次项目开始时并未把中医分出来，是和西医合在一个组的，后来觉得这样你们在其中的发言权不够，难以发挥，难以突出你们的特点，表现不出你们的心声，最后就单分了一个组，这样就成了 8 个组。开始是你们和护理各分 50 万元，其他组是 100 万元，最后将他们 100 万的减一点，给你们加一点，最终都成了 80 万元。这只是表面上的一种重视。李克强总理说，中国的医疗改革要用中国的办法来解决。有人理解为就是用中医的办法来解决。这种理解不对，中国的办法很多，与众不同，例如共产党的领导，社会主义制度等，但在医疗改革上，中医的贡献是不可或缺的，或者说单靠西医的办法是解决不了的。中国历史几千年，在西医未进入之前不就是中医在做贡献吗？而且西医引入还不是有好多问题解决不了，而是靠中医把它解决了吗？这绝不是认识中的方法问题，而是认识中的正确性问题。

通过这个咨询项目的研究，我们想达到一个什么目的呢？我们不仅要再次引起高层领导的高度重视，希望能引起中医发展的再一次繁荣，就现在来说最好是又一个春天，对将来而言，最好是一次里程碑式的发展。提"里程碑"是否高了一点？我看不高。只要前人没这么做，对后人有影响，就可以叫"里程碑"。但我们要看到这个里程碑，走好脚下的每一步。什么意思？就是将来能不能达到这个目标，不是我们的这种预测错了，而是我们没有把她做到理想中的好。我们要有这个志气，我们现在有50万名中医，可以这么讲，很多很多都比当时华佗、张仲景、孙思邈的水平高。但他们为什么1000年后我们还记得住，而我们现在这些比他们水平高的医生都不被人记住呢？不要说上千年了，可能走后几年就被人忘记了，差别在哪里？就是我们这些人只是向前人学到了什么，而他们是为后人留下了什么。我们今天就是在做为后人留下什么的工作，所以要大胆去想，大胆去做，当然这并不是为了留什么名，而是要对中医的发展乃至中医医学的发展做贡献。

刚才大家读了好多关于怎样处理中医与西医关系的问题。这个事情一直争论很大。我把三个"合"字视为三个层次。

第一层次是融合，英文叫"Merging"。融合是分主次的，靠被动的力量，是根据别人的意志苟合的，有点像小三，有贡献但没有名分。

第二层次是结合，英文叫"Combination"。结合不分主次，但分你我，保留相互的意志，有点像夫妻，都有贡献、都有名分。

第三层次是整合，英文叫"Integration"。整合既不分主次，也不分你我，发挥作用是主动的。取长补短，相互间独有的已经消失，形成的是一个新的子代，后者比前二者都强。所以最高层次是整合。整合的趋势是潮流，历史潮流浩浩荡荡，顺者昌逆者亡。西医未进入前我们中医单独存在，一个疾病哪怕能治愈20%那都是好疗法，而现在大不相同，人家西医能治愈60%、70%，社会抢了你的名声，抢了你的饭碗。唯一的方法，去治西医治不了的！

要做好这项工作，希望你们从三个方面去下狠功夫。

第一是找准位置。找准位置就需要对国内、外医学现状有所了解。我们对国内、外现状的分析，不能唯我所从、唯我所尊、唯我所用。不能带有纯政治性的说法，例如主席说过什么话；不能带有纯哲学性的说法，如果言词虚幻缥缈，数据空洞无味，说服力就差；不能老用个案说话，瞎猫碰到死耗子的事人人都有的。张院士把中医位置定到治未病与慢病，我看是对的，很多慢病西医没有办法，正因为没办法才从急病成了慢病嘛！而对于未病，相当于保健，西医涉及很少，办法也不多，这是你们的强项。我还给你们加一条就是康复，康复与保健不一样，这方面将成为将来医学的一个大事业，同时还会带动一个大产业。

第二是增强自我，男儿当自强，女儿也应自强，别人看不看得起你，重点看你强不强。如果把位置放到保健、慢病和康复上，那不仅要想到你们其中的强项，一定要找到你们解决这些问题的弱项。然后想法去解决，解决了就比人家西医强了。怎么解决？例如，你们要去建立新的教育体系，新的研究体系，新的评估体系……这些都是大文章，我不用赘述，这也是你们这个专项的重点。

第三是扶持政策，这个组一定要下功夫。多少年来都在讲扶持中医，总是没做到位。你们总是和西医比，比大楼、比设备、比病人人数、比医护人数、比总收入，这都是错的。如果国家给政策，照这样扶持你，甚至加倍扶持你，还是没有你的地位。不从体制机制的根本上来一次改变，来一次改革，小打小闹、小富即安，怎能旧貌换新颜？你们需要的是"敢叫日月换新天"。

找准位置，增强自我和扶持政策与我在总项目启动会要求的"摸清底数，找到问题，提出建议"是完全一致的，只是另一种说法而已。要做好这件事，还是那三句话，要"洋为中用，古为今用，他为我用"。

邓一年
我在工程院

卷　五

睡眠须知
2014 年 9 月 2 日

在中国工程院第 29 场"健康讲座"上的主持词。本次讲座在工程院 316 室召开。由首都医科大学宣武医院的王玉平教授主讲,主题是"睡眠健康"。参加讲座的有两院院士和家属,工程院机关工作人员,共计 100 余人。

从母亲肚子到面世的第一声啼哭,这是一个从睡到醒的过程,我们称之为"生"。每个人从历经艰辛,饱经风霜后离开这个世界,这是一个从醒到睡的过程,我们称之为"死"。在生、死之间,我们叫"漫漫人生路"。在这条路上,每个人都有各种酸甜苦辣,为人之苦,做事之难,可称白味人生,各不相同。相同的是我们都能享受两件事,那就是吃饭和睡觉。

在这个世界上,3~5 个月只吃不睡的动物可能没有,但只睡不吃的动物却有之,譬如冬眠中的蛇。可见,睡眠比吃还重要。就睡来讲,醒而不睡者那叫折磨人;睡而不醒者,那叫植物人。再不会唱歌的母亲都会哼催眠曲(摇篮曲),上辈教的、自己编的,有效也有用;再不会开药的医生都会用催眠药,长效的、短效的,但有时回天乏术。我经常听到有人抱怨:前三十年睡不醒,后三十年睡不着;退休前没有时间睡不醒,退休后有时间睡不着。怎么能想睡就睡,一睡就着;该着就着,该醒就醒呢?今天我们请来了王玉平教授,下面听他怎么说(略)。

听了王教授的讲座,大家收获不少。我自己不存在长期的睡眠问题,但有短时失眠的经历。根据我的经验,再告诉大家三招。也就三个字。

第一个字就是"床"。睡觉质量如何,床很重要。外国人把睡觉叫"sleep"。你看这个"sleep"像不像一张床,而且是弹簧床。"sl"是床头或床背头,那两个"ee"就是弹簧嘛!中国人把睡觉叫"睡眠",那床在哪里呢?就是那个"眠"字,你看眠右边那个"民"上面那个"口"是人头,一横交叉处是双手体前相抱,两个竖钩是躺下的两只脚嘛!"民"就像一个仰卧的人体。那床在哪里呢?

就是"民"左边那个长方形的"目"，这是张硬板床。所以睡觉要讲究床，一般年轻人活动方便选择弹簧床，睡起来舒适；而老年人特别是有椎体病者应选硬板床。床的大小很重要。老年人夫妻间怕相互影响，很多是分睡。老人睡觉最好是大床，这不用担心摔下床来；床的摆置方向也是重要的，这是一个习惯，也不完全是习惯。我家床的方向是东西向，一到外地，改变了方向就影响睡眠。有时早上起来，才发现自己横床而卧，其实夜间不知不觉地折腾了半天，才从南北向换成了东西向。以后聪明了，一进宾馆发现是南北向，我就干脆横着睡。

第二个字是"静"，也就是卧室的环境。卧室的装修一定要简洁，装得富丽堂皇，像个娱乐场所，令人想入非非，不利入眠。另外，房间还要通风。我个人的看法卧室最好不要摆电视，有电视就会选择那些自己喜欢的频道，一般会使你兴奋，结果是睡不着，闭上眼睛还在想，甚至还与自己的某些事相联系，动情处甚至痛哭流涕，这能睡好吗？

第三个字是"医"。睡不着，特别是长期睡不着，一定不要硬撑，去看医生最大的好处是弄清"是睡不着引起了哪种病，还是哪种病引起了睡不着"，有时还是恶性循环，也就是睡不着引起了某种病，这种病加重了睡不着，医生会帮助你打破这种恶性循环，治疗方法是很不一样的。

那一年
我在工程院

卷　五

赶早不赶晚

2014 年 9 月 12 日

在中国工程院重大咨询项目第 8 次专题"全民健康医药发展教育和法规体系研究"启动会上的讲话。本次会议在工程院 316 室召开，王陇德院士主持会议。参加会议的有本专题组全体成员，其他 7 个专题组的代表，工程院杨丽、李冬梅、赵西路等同志共 35 人参加了会议。

本项目 8 个专题，已完成了 7 个的启动会。今天是最后一个了，在王院士的领导下，本专题组已经做了认真准备，刚才的总报告和 3 个专题都很好，大家的发言都是建设性的、都是从不同角度给予的补充。总体来讲，整体框架已形成，研究的方法也比较成熟，照此研究下去应该能获得很好的结果。

第一专题涉及普众的健康教育，这个方面要加大力度，我们一直都在预防为主，但说得多、干得少。过去都是以问题为导向，而问题那么多，以哪些问题为主？很多问题是具体的、微观的。要有宏观考虑、要想大事情、要让领导和民众都知道，健康教育搞好了，疾病减少了或减轻了，医疗就少了，这会事半功倍。我们将来似乎可以建议"健康教育国家行动计划"，例如国家要建立中国健康教育学院，三个任务，一是为国家提供健康决策的根据；二是设计健康的教育和实施内容；三是为全国各省的健康教育学院培训师资。各省至少办一个健康教育学院，负责为该省初中、高中培养从事健康教育的中学老师，要在初、高中实行强制化健康教育，有这样的教材、有这样的课程。设立健康教育的国家预算或基金。你们可以大胆去想。每想一个都要有根据。

第二专题涉及医生的培养问题，现今的医学教育出了问题，最大的问题是专科太细划、专业太细化，以及知识的碎片化。这样下去我们将来可能只有"王医病""张医病"，而没有"王医生"或"张医生"。医学教育开始是以科学为导向，因为那时医学知识不多，但医学不等于科学，或不同于科学，它要比科学复杂得多，困难得多。以后又是问题导向，说大一点是以疾病为导向。现在已经发现出了明显问题。将来应该是整体导向，这要把"整合医学"的理念引进去，不这么做，医学会走向歧途，医学按纯科学的方向和方式走，就会走向歧途，医学教育究竟怎么搞？各有各的说法。但最根本的一点是要走整合医学的道路，这是将来医学发展的必然方向和必由之路。

第三专题涉及法律法规，本专题指的"法规"并不限于教育方面的法规，应该是 8 个专题都要涉及的法规，如医生法、药品法……你们首先是对现有法规进行调研分析，哪些要改、哪些要加、哪些要减，提出自己的意见，当然这个"改"与"加""减"都要有根据。接着你们要深入到各专题组，与他们联系合作，将他们调研的结果吸纳过来，并结合 8 个专题组各自的角色和需要，最终形成一个全民健康和医疗卫生的法律体系。然后移交相关组织和专家，最后提交报告。

今天 8 个启动会都开完了，下一步尽快进入实质性的研究工作。希望专题组都要加强加快工作进度，赶前不赶后，初步打算在 12 月中旬开汇报会。各组都要汇报发现的重大问题，以及提出的重大建议。

这个专题，虽然是最后一个启动的，但不一定是最后一个完成的，未来 3 个月最重要。我就一句话：赶早不赶晚！

从 Annecy 到 Xi'an

2014 年 9 月 14 日

在中国工程院"中法医学研讨会"开幕式上的讲话。这是第四次中法医学研讨会，在西安唐华酒店召开，由中国工程院、法国医学科学院、中国医学科学院共同主办，由樊代明和 Prof. Degos 任共同主席。大会共设 4 个主旨报告和 18 个分题报告，由中、法双方各 11 个专家报告。最后开圆桌座会议讨论。参加会议的有中、法相关学者共约 100 人，工程院康金城、李冬梅、丁养兵、朱昱等同志参加会议。

The Fourth Sino-French Symposium on Infectious Diseases is held today in Xi'an. On behalf of the Chinese Academy of Engineering, I would like to express my great thanks and warm welcome to all of the Chinese and French experts and friends here !

This year marks the 50th anniversary of Sino-French diplomatic relations. Throughout this half-century, we have witnessed a brilliant new chapter of cooperation. Especially in the past 10 years, the two countries have strengthened the medical cooperation. Both sides learn from each other through mutually beneficial and win-win cooperation, and have greatly contributed to the development of science and technology. Taking this chance, we also want to give our heartfelt thanks to the Merieux Foundation and Servier Laboratories Ltd for their financial aid to the Sino-French medical cooperation and exchange.

This symposium is co-sponsored by the Chinese Academy of Engineering, the French Academy of Medical Sciences and the Chinese Academy of medical Sciences, and is organized by the Fourth Military Medical University. They have made hard work for the thoughtful and meticulous preparation for this symposium. On behalf of the sponsors, I would like to express my heartfelt thanks to them !

Both CAE and NAM have maintained good cooperative bicameral relations in recent years. We took turns holding four symposiums involving infectious diseases in the two countries.The Sino-French Symposium on Infectious Diseases has become s successful brand in the field of infectious diseases cooperation between the Academies, which has increasingly become an important platform of exchange and cooperation for Chinese and French famous professors, academicians, and doctors. During this period, Chinese and French scholars complement each others on distinctive researches and their interaction also further promote medical cooperation and development between the two countries with fruitful results.

The theme of our symposium today is "infectious diseases, inflammation and caner". It is divided into four topics including microbes, inflammation and cancer, pathogenesis of chronic inflammation and cancer, control and innovative interventions treatment of inflammation related cancer, and translational research of inflammation and cancer. These topics will cover the most recently active and cutting-edge progress in the field of tumor inflammation.

Distinguished French guests, may I say that, you are honored to visit Xi'an, one of the four ancient capitals of civilization in the world, which is a city with 3100 years of glorious history and culture, and the starting point of the ancient Silk Road. My foreign friends told me that one has not been to China until he has been to Xi'an. In Chinese history, there have been 13 dynasties consecutively headquartering in this city. Today, Xi'an has become an international metropolis, welcoming guests from around the world with its greater vitality and inclusive philosophy. I wish French guests healthy and happy during your staying in Xi'an !

Finally, I wish The Fourth Sino-French Symposium on Infectious Diseases a great success !

那一年
我在工程院

卷 五

药

2014 年 9 月 16 日

在中国工程院重大咨询项目"新型国家药品体系研究"专题启动式上的讲话。本次会议在工程院 316 室召开，杨胜利院士主持会议，侯慧民、王辰、刘耀等 5 名院士参加会议，参加会议的还有专题联系人，本专题组的相关专家，工程院机关的李仁涵、李冬梅、赵西路等同志，共约 30 人。

药品不仅是特殊商品，也是战略物品，关乎国家安全、人民健康和生命安全。在药品研制、生产、流通、应用到监督，各个环节都存在很多问题，有的问题还相当严重，解决不好，不仅影响生命安全，也会影响到社会稳定。目前这个课题组在杨胜利、侯慧民院士的领导下，已经基本列出了研究框架，为下一步的研究打好了基础，做好了准备，开局良好，但接下来工作还十分繁重。我个人的意见是要找出药品的研发到病人应用整个道路中的重大问题，要敢于硬碰硬，只有这样才能把问题搞清楚，把建议提到位，才能解决根本问题。

一、药品研制方面

一定要形成中国特色的研发体系，这个"中国特色"不是政治术语，就是要针对中国国情，符合中国国情，要为人民研制出来好药。什么是好药？对症就是好药，能治病就是好药。不要研发药的是一个方向，而疾病的发病和研究是另一个方向，各吹各的号、各唱各的调。研发体系从基金支持、平台建立、人才队伍、评审体制都要有一个创新。不然研究来研究去，出了一大批论文，建了一大批平台，取得了一大批经验，但最后没有药用。

二、药品出产方面

一定要集中力量出好药，出老百姓喜欢的药，现在中国药厂上万家，哪里需要那么多，工业产值加起来还不如人家辉瑞一个厂家多，大家都在那里拼价格，看谁的便宜，其实是在牺牲质量，最后的结果就是假药泛滥。能不能只让几十个集团集中生产？敢不敢提这个战略建议？

三、药品流通方面

这个问题更大，全国有多少医药代表，最大的公司听说达到上万人。他们在哪里做了什么好事？好事还是做了一些，但是负面的工作及影响不少。能不能把这个行业取消？取消了代表什么？药品总要流通，这部分工作用什么方式来做？是一个大问题，可以写大文章。

四、药品应用方面

这里主要强调合理用药问题，试想前面几方面都做好了，医生这里用药不合理同样带来问题，甚至是很大的问题，太元通公司搞了一个软件，叫"临床合理用药决策系统"，是个好办法，规范医生用药，带来了很多效果，当然还要提高，要加大、加强这方面的工作，使之成气候，运动员搞竞赛还要有个比赛规则，否则就要乱套的。

五、药品的审评方面

既要强调质量，也要强调数量。办法是要通、不能卡，主要是要建立规范，要有研发规范、生产规范，审评起来就好办，要注重研发的过程，就不会卡在最后。这就是"通则不痛，痛则不通"。

六、药师队伍的建设

目前中国的药师队伍不仅数量不够，而且是质量不高，这支队伍的培养刻不容缓，要实行严格的药师制度，不能只是会进药、发药，要能指导临床合理用药。

总之，要把问题提出来，提出来后怎么解决，大家来商量，提问题时一定是全局性的、大众性的，而且是比较严重的，对枝节的、局部的，不一定下大功夫，大的问题解决了，小的问题自然就可以解决。另外，本专题要和其他专题相互沟通，相互联系。这样可以举一反三，大家都来围绕一个字，就是"药"字。药不是一篇文章，但可以做成一篇大文章。

松 绑

2014 年 9 月 23 日

在厦门医学院士指导中心启动仪式上的发言。本次会议在厦门市召开，参加会议的有厦门市委、市政府、卫技委，厦门大学及市属各医院的领导同志。受聘的两院院士有陈可冀、赵继宗、于金明、樊代明等。相关媒体参加了会议。会议总人数约 200 人。

厦门市委、市政府开展这项活动是明智之举、是远见之明。改革开放 30 多年来，厦门的社会经济状况可以说是发生了翻天覆地的变化，医疗卫生事业也有了长足发展。但总体来讲，后者还没有跟上这种发展，与全国发达地区比，还有差距，还有欠债。发展究竟为了什么？发展究竟为了谁？发展为的是民生，发展为的是人民。医疗卫生是重要的民生，这就是本次活动的意义所在。

今天的活动只是一声春雷，会不会有一场春雨，还有大量的事要去做。刚刚开完了仪式，领导们都走了，会不会将其落实到实践中，我心中还有一些疑虑。为什么呢？因为我有一个故事。那是十几年前，我刚当上院士不久。那时我是工程院最年轻的院士，因此踌躇满志，总想做点大事情。因为我的学校，四医大（第四军医大学，现空军军医大学）位于西北高坡，政策不活，人们遇事不敢越雷池一步。恰好此时厦门市市政府及卫生局向我伸出了橄榄枝，邀请我担任厦门大学医学院院长。我事前来作过报告，还进行了初步考察。当时的厦门市副市长、市委宣传部部长、厦门大学副校长、卫生局局长找我谈话，谈到厦门的自然环境，而且还要为我配车子、房子。我说车子房子都不重要，我所希望的是厦门大学生命科学院、医学院与厦门市几所大医院合并，由厦门大学医学院来管。生命科学院虽然很强，但其出路在医学院，否则是捧着金饭碗讨饭吃；而医学院的出路在于生命科学院的基础，否则如无源之水。那时四医大有 19 个国家级重点学科，可以与你们合作，可以把先进的医学技术带到这里，但最终其他条件都谈妥了，就是合并的事做不成，因为隶属双方的领导达不成共识，厦门大学是教育部管，医院属市卫生局管，这事就这样搁浅了。

这里做不成，我就收心回到了四医大。以后当了副校长，后来当了 5 年多校长，连续拿了 5 个国家科学技术进步奖一等奖，医疗收入从 17 个亿增加到 71 亿……本来成果应该在厦门这块实验田，结果却发生在了西北那块贫瘠的土地上。回想起来感受良多！今天你们又把我叫来了，当然这与昔日不同，是来帮助中心医院或厦门地区的消化科，我想无论是一个科，还是一个院，其实都是相同的。好比一塘水，如果一条鱼不来或来了要走，那是鱼的问题；如果多数鱼不来或来了要走，那可就是水的问题了。

你们年年搞 "6.18"，即海峡两岸论坛。我来过两次，今年的论坛出现了一件轰动的事，就是几十位企业家给党中央主席写信要 "松绑"。记得 30 多年前，你们这里也有几十位企业家写过这样的信，那时的国家领导人和今天的国家领导人对此都十分重视。不过，我在想，30 年前在写 "松绑"，今年还在写，是不是那个 "绑" 还没松或者是松得不够；也许是过去的 "绑" 松了，现在的 "绑" 又来了呢？或者是过去的 "手绑" 松了，而今天的 "脚绑" 又来了呢？这就是我要谈的发展需要环境，医学要发展也需要环境啊！

那一年
我在工程院

卷 五

HIO
——为《整合眼科学》作序

2014 年 9 月 25 日

　　有人推测，除眼外伤外，表现在眼部的疾患，真正由眼部组织结构或功能异常直接引起者仅为 15% 左右，其余的 85% 皆由全身其他脏器的异常所致。如果一个眼科医生只局限在眼部病变的诊断和治疗，那他就是在用 15% 的能力治疗 100% 的疾病，其后果可想而知。

　　这一推测或结论，不仅难让眼科医生接受，就是其他科的医生也难以认同。这是为什么？这是因为我们目前对引起眼科疾病之全身的病理生理变化尚不清楚。有人说眼睛是心灵之窗，其实它又是反映全身健康状态的最好器官，例如，睑结膜苍白是血液系统出现了贫血；巩膜发黄或许是肝功能衰竭；瞳孔变化可能是食物中毒……调理全身不仅可以预防眼病，同时也可治疗眼病。研究导致眼病的全身因素，并将其用于眼病的诊断和治疗，这就是"整合眼科学"，英文叫"Holistic Integrative Ophthalmology"。

　　整合眼科学是整合医学的重要组成部分。整合医学的理论尽管是近年才提出来的，但其实践其实早就开始了。唐初有个名医叫孙思邈，他发现吃得太精易得病，就是现在的脚气病，加吃麸皮可以治好；但吃得太差也易得病，就是现在的夜盲症，吃生猪肝可以治愈（我不知道"醒肝明目"这个成语是不是这样得来的？），那时并不知道是缺乏维生素 A，要是当时搞清楚了肯定会得诺贝尔奖，不过那时诺贝尔先生还没出生呢！现在我们有很多眼病治不了，或治不好，或治不彻底，甚至越治越重，其实是病因没搞清楚。病在眼睛，因在全身，要搞清楚眼病的病因，我们需要向孙思邈老先生学习！王宁利教授是当今中国有名的眼科医生，他不仅在眼科学领域有很多独到的见解和精湛的技术，更为可贵的是他善于把眼部很多疾病与全身的异常联系起来思考。他邀请眼科以外诸多学科的同道一起写成了这本《整合眼科学》，实属难得。他开了这方面的先河，可称为整合眼科学的奠基人。当然这本还只是开头，并不尽善尽美，因为整合医学的书籍没有先样可仿。认识世界的万事万物很难，要把世界上的万事万物联系起来就更难。但这不要紧，只要我们坚持一年一年写下去，一本一本写出来，最终肯定能收获理想的《整合眼科学》。

　　是为序。

HIOPS

2014 年 10 月 10 日

在第二届全国肿瘤整形外科大会开幕式上的发言。此次大会在湖南长沙召开，由湖南省肿瘤医院周晓教授任主席，付小兵院士等来自全国各地的 1100 余名相关学者参加了会议。

我首先代表与会学者祝贺百年湘雅之湘雅百年。我来过湖南很多次，湖南这个地方地灵人杰，出过不少伟人、名人和能人，其中，我最崇拜曾国藩和毛泽东。为什么崇拜他们呢？是因为他们两人都有一个共同的特点，那就是敢于并善于砸碎一个旧世界，由此推动历史和社会前进。但他们两人都有共同的不足，那就是都不善于建设一个新世界。毛主席曾有一句话，叫"不破不立，破，立就在其中"。"破"怎么"立"在其中了呢？"破"时"立"要在其中才对呀！我为什么要说这段话呢？因为与今天会议的主题相关，与今天会议的主席周晓主席有关。

大家知道，我们治疗肿瘤，其实是一个砸的过程，是一个破的过程。外科是切得越干净越好，内科是化疗越猛烈越好，放疗是照射得越彻底越好。可是这种狂轰滥炸之后，满目疮痍，断墙残壁，谁来收拾？病人的感受又是如何？特别是外科治疗以后，好多病人的身体不仅失去了很多重要生理功能，生活质量不高，甚至失去了做人的尊严，更甚者生不如死。这怎么办？周晓教授主攻的肿瘤整形外科学，包括今天举办的会议达到千人之众，他们是在还病人以尊严，还病人之美好。我认为"只破不立"者为下医，"先破后立"者为中医，"边破边立"者为上医。更主要的是，今天参会者来自各行各业，围绕肿瘤整形集体攻关，集智攻关，这就是我最近一直在讲的"整合医学"。落实到你们专业，就叫"整合肿瘤整形外科学"，英文可叫"Holistic Integrative Oncoplastic Surgery"，简称"HIOPS"。当然，对于肿瘤来说这还是在解决末端问题，最好是从源头抓起。肿瘤的实质是什么？这是我今天要谈的问题，题目叫"肿瘤本质另议"。既然是另议，那肯定是异议，甚至非议，但绝不是乱议，这是我从事几十年肿瘤研究得出的几点想法，与大家分享（略）。

医德与医生
2014 年 10 月 11 日

在全国消化内镜大会开幕式上的致辞。本次大会在山东省济南市召开。李兆申、李延青两位教授任主席，沈祖尧院士参会并作报告，来自全国各地及海外的部分专家共 3000 余人参加大会。

全国消化内镜大会规模越办越大，人数越来越多，技术越来越新，水平越来越高。我们都感到由衷高兴，这与全国消化内镜学会的领导班子，包括这次李兆申和李延青两位"二李"主席的贡献和付出是分不开的，我们大家要感谢他们。

我时常在思考一个问题，未来消化内镜的会议怎么开？未来会议的专题如何选？说到底，未来消化内镜的发展方向将向何处去？这是一个需要我们深入思考的问题。就这个问题，我发表一点不成熟的看法。诚然，我们的消化内镜技术依然要向更先进、更清楚、更精确、更有效发展，但这只是一个方面，另一方面，我们似乎应该注意如下问题，简称几个转变。①在诊断方面：我们应该从了解病变向探索病因转变，从认识病理向阐明病生转变，从关注病灶向治疗病人转变。②在治疗方面：我们应该从巨创治疗向微创治疗转变，从微创治疗向无创治疗转变。③从医生角度：我们应该从医病向医生转变。总归一句话，就是要向整合医学发展。

本月 24 日，在北京，一本崭新整合眼科学的巨著就要面世了，这本书不仅由眼科医生写，且多由其他科医生写成。它不仅关注眼部表现，而且关注全身对眼病的作用和影响。据知，眼部病变真正由眼部结构或功能异常引致者仅为 15%，而 85% 则由全身异常所致。所以一个眼科医生只关注眼睛，那就是用 15% 的能力在为 100% 的病人治病。

我们消化科也是一样的。比如溃疡病，有人说，一个人一生中大约 15% 的时间胃部都可能有溃疡；在成人群体中，总有 15% 的人患有胃溃疡。平时我们自己稍一熬夜，口腔也长溃疡嘛！其实这些情况都不需做内镜，也不需要治疗，自己可以自愈的。因此，我们需要用整合医学的理念来指导我们的临床实践，不能过度诊断，也不要过度治疗。所以，我期盼着整合消化病学，即 Holistic Integrative Gastroenterology 时代的到来。

独走快，同行远
2014 年 10 月 25 日

在中国工程院"外科安全的现状与策略论坛"开幕式上的讲话。本次论坛在北京解放军 301 医院学术厅召开，会议由黄志强院士任主席，高长清教授任执行主席。王学浩、赵继宗、卢世璧，樊代明、周良辅、夏照帆、陈肇隆、张心湜、邱贵兴、郑树森、黄志强等院士出席会议，参加会议的有来自全国的相关学者，共约 600 人。

今天的论坛在 301 医院召开，301 医院规模之大、水平之高、影响之深、对人之好，给我们留下了深刻印象。今天讨论的题目"外科安全"是黄志强院士承担的咨询项目，由高长清教授具体负责，这种老院士携领后生，青年学者支持长者的院风，确保了该项目的成功完成，也给我们留下了深刻印象。

外科的安全，包括整个医疗领域的安全都是十分重要的。我们的医疗工作，无论是内科或外科，追求的都不过是两个目标：一是有效，二是安全。但内科医生通常先把有效放在前面，其次是安全；而外科医生则首先是考虑安全，然后才做手术，因为后者对病人是又一次创伤。内科医生用大家公认的方法没有把某些病人治好，认为其是例外；外科医生用大家公认的手术没把病人治好，甚至出了问题，这叫意外。但不管是例外或意外，都习惯地把原因归到病人身上，其实这是不对的。内科的例外，凡是在自己所知这个范围（或圈）以外都叫例外，而意外则是不该死的死了。为什么年轻医生发生例外或意外多，而有经验的老医生发生的少呢？其实还是一个经验和知识问题。外科的安全还分一个手术操作的安全和整体安全问题，二者相互影响。因为手术操作的地方并非一个好的整体包涵了一个坏的局部，这个局部要么是患病的整体在局部的表现，而局部的表现又可影响整体的状态。所以，只有既处理好局部又兼顾好整体，我们才能取得既安全又有效的结果。我们近期提出的"整合医学"，其中也包括了这个内容，就是要克服只关注局部而忽视整体的问题。

例如肝出了问题,我们除了切肝或修肝外,还要想到肝与肠、肝与肾、肝与脑、肝与心、肝与肺……肝与全身所有器官的关系。忽视了与整体的联系,眼睛只盯住肝,最后可能是肝的手术做得很漂亮,结果其他器官或全身出了问题,最后病人死了。今天的报告日程上给我排的题目是"医药互为师",由于上述原因,也为了与今天的主题相吻合,我改为"整合肝肺病学浅议"。我是把肝与肺联系起来谈点看法,供大家参考。

外国人有一句话叫:"If you want to go fast,go alone;If you want to go far,go together!"即"你想走快,自己走吧;但你要走远,那可得一起走"。说简练点,即独走快,同行远。

有痛怎么办？

2014 年 10 月 27 日

中国工程院第 30 场"健康讲座"上的主持词。本次论坛 27 日上午在工程院 316 室召开，主题是"慢性疼痛的防治"，由中日友好医院疼痛科樊碧发教授主讲。参加讲座的有两院院士及其家属和工程院机关的同志，共约 100 人。

疼痛的经历人人都有过，但什么是疼痛不一定人人都知晓。它有时是来无踪去无影，有的是赶之不走，祛之不去，迁延不愈。不要说普通人，连我们医生也不一定能说清楚。按词典上说，痛就是难受的感觉。对有的人岂止不舒服，那就是难受、难熬、甚至难忍啊！痛极时真为痛不欲生，生不如死。那么不痛该多好呢？不痛也不行！有一个故事说，发生了一场火灾，那是一个秀才晚上在煤油灯下读书，不知不觉睡着了，结果脚踹翻了煤油灯，引起了一场大火，火烧掉了他的脚，他却全然不知，因为他是麻风病人，患肢不知疼痛。疼痛有时是身体防卫的表现，当然也是疾病的表现。我们可用之鉴别诊断，也可用之判别疗效，可见痛不好，不痛也不好。究竟怎么好？今天我们请来了中日友好医院的疼痛专家樊碧发主任给我们作报告。无独有偶，今天我们在台上的两位都姓樊。我们樊氏是"少数"民族，我意是人数很少的姓氏，在百家姓中排到了 140 位以后。我们樊家出的名人少，我知道古代有个樊梨花、当代有个樊碧发。樊梨花会打仗，是给人制造痛的；樊碧发是医生，是给别人减痛的。说这些为的是让大家记住樊主任，也请他留下电话号码，将来好求医啊，下面请樊主任作报告（略）。

樊主任的报告很精彩，他是山西人，他为什么不说普通话呢？我岳父、岳母都是山西的，告诉大家，今天樊主任说的话已经相当普通了。樊主任的报告也许你认为不太通俗，大家知道疼痛千奇百怪，千变万化，疼痛是很难讲的课，告诉大家，今天樊主任讲的课已经相当通俗了。不过我也要告诉大家，如果说北京人要在北京的大医院做大医生很困难，上海人在上海的大医院做大医生很困难，那么他一个说山西话的外地人能在北京大医院做大医生，那就是难上加难，他是要具有一定绝技绝活的，说这些也就是希望大家相信他和他的本事，也是为了他把电话号码留下来，将来好找他。

听了樊主任的报告，我悟出来三句话与大家共享。

一、痛是症状，要想到病因。尽管WHO已把慢性痛定义为一种疾病，但总体来讲，疼痛还是一种疾病的症状，它可以由多种疾病引起，我们不要看重了疼痛、忽视了引起疼痛的疾病。

二、痛在局部，要想到全身。例如痛风，表现在末端指尖疼痛，其实是痛风，血中嘌呤和尿酸升高所致。

三、痛需治疗，要想到利弊。我们不仅在疼痛时需不需要止痛上要权衡利弊，因为早期止痛容易掩盖病情本质和病情发展，从而耽误病情转归；同时对临床各种不同的治疗方法，也要权衡利弊，既要强调疼痛的综合治疗，又要注意严防过度治疗。

希望大家记住这三个关系，自己理解不了或解决不了就应该去找医生，寻求帮助。

依法治院

2014 年 10 月 27 日

在中国工程院学习十八届四中全会精神党组会上的发言提纲，本次会议 27 日下午在工程院 318 室召开，时任工程院周济院长主持会议，党组成员王玉普、樊代明、钟志华参加了会议。

党的十八届四中全会胜利闭幕，本次会议主题是"依法治国"，党以一次全会专门讨论这个主题，并形成决定，这在历史上还是第一次，我坚决拥护，并认真贯彻执行。

我国《宪法》规定，中国共产党领导，人民当家作主，依法治国是我国的政体。在中国历史上有依理治国、依德治国和依法治国。在整个人类历史上，长期以来是以君主制为主，后来有些国家又采用民主制。我们的政体将二者有机结合，既关注民主又强调集中，相互协调、克服偏颇，全面阐述了其间的关系。在中国历史上也先后出现过仁治为主，或法治为主，这次大会明确提出依法治国，全面深刻求实地阐明了党与法的关系。一方面依法治国，同时也关注以德治国，相互促进、相得益彰。

当然要真正全面实现所提出的目标，我们还有很长的路要走，依法治国正在路上。结合到工程院的使命任务，建立或健全我们的各项规章制度十分重要。我们不一定能提到法律那样的高度，但规章制度对工程院的建设同样重要，这样我们才能依法行政，才能使我们工程院在法律保证下快速前进，优质前进，安全前进。总之，国家是依法治国，军队是依法治军，那我们工程院就应该是依法治院、从严治院。

移植之走向

2014 年 10 月 30 日

在全国器官移植大会开幕式上的致辞。本次大会在浙江省杭州市召开，郑树森院士任主席。出席大会的有杨胜利、郭应禄等 8 位院士，工程院机关谢冰玉、李冬梅等同志。参加会议的有来自全国各地约 1400 名相关学者。

我常说这样一句话，工程院的成绩来自院士的出息。郑树森院士带领中国的器官移植大军，为中国乃至人类的器官移植做出了巨大贡献，我代表工程院向大会的成功召开表示祝贺。

器官移植的大会规模越来越大，人数越来越多，成绩越来越多，影响越来越大。但我也时常在想，移植医学将来如何走下去？今后的会议怎么继续开？诚然，我们可以从一些器官做更多的器官，从一些医院做到更多医院。但这只是"面"的问题。与初学者相比，资深学者为什么完成器官移植后成功率高？存活期长？我想可能与手术有关，但重要的可能不是手术本身。年轻人需向老师们学习经验，但即便学到了郑院士这样的水平，依然有大量的问题需要解决，将来提高的切入点在哪里？怎么使成功率更高、存活时间更长？更重要的是生存质量更好？解决这些问题拦路虎在哪里？刚才大家讲了好多有关器官捐献的立法等问题。另外，更主要的，我看还是移植后宿主的免疫排斥问题。不过眼睛只盯着免疫排斥，就免疫来解决免疫排斥是不能完全解决问题的。试想，人体的癌细胞注入动物血中，是要被 100% 排掉的，但是把这个在体的血液拿到体外是不能将 100% 的人癌细胞杀死的，这就涉及一个整体问题。同样，如果将能把 100% 癌细胞排斥掉的动物个体进行免疫抑制，或制成免疫缺陷动物，没有免疫系统，照说肿瘤细胞在这样的个体应该长起来。但有些是长不起来的，这说明，排斥现象还有非免疫因素参与，如果把上述结论合二为一，那么，非免疫因素的整体调节现象是什么？这应该是未来器官移植者研究的方向。

比如，肝移植后能否将病肝对各器官已造成的病理影响逆转回来；反之，这些病后的各器官又对植入新肝有何影响？都是要认真考虑的整体问题。移植后除了急排期和超急排期外，当时形成的体内内环境稳定，也许我们可称为"Firstly Established Hemostatis"，是我们人体对其适应的最初标准，机体会记忆下来，对以后慢性排斥起着重要作用。新器官植入打破了平衡，调整这时平衡至关重要。就像新媳妇初次见公婆一样，相互间的影响，相互间的认同对将来和睦相处十分重要，开始处理好了，对的是对的，错的也是对的，可以相互妥协、相互理解、相互原谅。否则相互对抗，而且将一直持续下去，永远没有了结。

按安排，我接下来会给大家讲"医药互为师"，但这与今天的主题有些不一致，所以我改了，改成"整合肝肺病学"，和大家靠近一点，但没有幻灯，因为我准备还不充分，还有很多需要跟大家商榷，不一定完全对，以免白纸黑字，留下把柄，恐成笑料。

最后祝大会圆满成功。

整合肝肺病学
2014 年 11 月 1 日

在中华消化学会全国学术大会上的报告，本次大会在重庆召开，由杨云生教授任主席，参加大会的有来自全国各地的相关学者，共 5000 余人。

在我们消化内科领域，自从刘玉兰教授主编的《整合肝肠病学》，夏冰教授主编的《整合炎性肠病学》，王东旭教授主编的《整合消化内镜学基础》面世以来，在医学的其他领域，有关整合医学的理论与实践，已有诸多论著的发表，诸多学会的成立，诸多会议的召开，诸多中心的建立。在中国医学领域的 80 多个专科分会中，已有 70 个邀我作了大会主题报告，整合医学的理念可谓深入人心，已经引起广泛共鸣，形成了一股人心思干的历史潮流。

关于整合肝肺病学，我的确看了不少论文，有不少思考，本文想以"123456"作为提纲与大家交流。

一个新问题。我们都熟知肝炎→肝硬化→肝癌三部曲，我们也知道肝硬化的两步曲，即从代偿期到失代偿期。我的问题是这个两步曲的转变时间究竟要多长？多数医生，包括消化科医生，一旦发现肝硬化到了失代偿期，只能"望人兴叹"，认为病人已经到了绝路，医生已经陷入绝境，因为没了绝招，医患双方都已束手无策。但是挑战和机遇几乎同时存在，其实天无绝人之路。我们如果能够找到延长代偿期向失代偿期的转变时间，不就能发挥作用，治疗肝硬化了吗？ 40 年前我上大学时，有一个讲生理学的老师，在课堂说，他 20 年前因其他疾病剖腹探查发现了肝硬化，至今依然很好。以后我毕业了，他又活了 20 年，最后的死因是心脏病而不是肝硬化，那时我的概念是肝硬化从代偿期向失代偿期转变至少需要 20~40 年。而现在不是了，多数的肝硬化是 5~10 年就到了失代偿期，也就是说他们的平均生存时间缩短了大约 3/4，那死亡率就会上升 3~4 倍。才 30~40 年就发生这么大的变化，是我们遇到的环境恶化了，还是吃药治错了呢？也许无法去考究。如果我们对肝硬化在体内转变的机制进行重新考究，除了去重温那些已经听了又听，讲了又讲的旧机制外，能否发现一些新的机制呢？

二种新机制。我们不曾细致想过，全身所有的器官几乎都是从心脏泵出血液后，经大动脉→小动脉→毛细血管→小静脉→大静脉，然后回到心脏，唯有消化系统的器官来了个间接方式，必须先回到门静脉，再经肝脏回到大血管再回到心脏。我们也不曾细想过，全身的所有器官，都是一条血管进去，一条血管出来，只有肝脏是两根血管进去，一根血管出来。我们更不曾细想过，在全身血流通畅，意即没有局部阻塞（血栓）时，全身血管的压力应该是恒定的，唯有两处可以出现与生理状态不同的压力，一个是肺动脉高压，一个是门静脉高压。我们也不曾细想过，全身血液中哪个地方的血液最干净？不是动脉，而是出肝回流到下腔静脉的肝静脉处，因为那里是经过肝脏这个化工厂进行过廓清的血液。同理，全身血液中，哪个地方的血液含氧量最高？也不是动脉，而是出肺回流到左心房的肺静脉处，因为那是经过肺部这个充气站加过氧的血液。因此，肝是供养分的地方，肺是供氧气的地方。那么肝得了病，上述这些循环会不会发生问题呢？肝脏患病后不仅对肝脏本身有损害，对全身其他所有器官都有损害。那么肝脏患病后对肺脏的病理损害是什么呢？

根据近年来的动物实验和临床研究，发现在肝硬化的病人，肺部发生两种病理变化，一是肺内血管扩张，二是肺内血管增生。流经扩张肺血管的血液，由于与肺泡内的氧气交换不全，使得全身动脉血长期处于低氧状态，从而使全身各脏器也一直处于缺氧状态。另外，由于肝硬化门静脉的血液不能顺利进入肝内加工消毒，直接进入到体循环，使全身各脏器始终处于中毒状态。肺部血管扩张和血管增生两种病理改变可以导致肝硬化的三大肺部并发症。

三种病症。第一是肝肺综合征。最早在 1884 年由 Fluckigen 发现发绀、杵状指与肝硬化有关，1997 年由 Kennedy 和 Knudson 将其命名为"肝肺综合征（HPS）"，在晚期肝硬化发生率约为 30%。第二是门脉性肺动脉高压（PoPH）。在肝硬化病人发生率 10% 左右。第三是胸腔积液（HT），在肝硬化病人约占10%。本文重点介绍 HPS，HPS 引起肺血管扩张和血管增生的机制是什么？目前发现有四大原因。一是一氧化氮（NO），HPS 患者常有一氧化氮增多，并从呼气中可以测到。NO 由一氧化氮合成酶 NOS 合成，NOS 合成酶有三种类型，即 iNos、eNOS 和 NOS，肝硬化病人常有 eNOS 增多，用 eNOS 抑制剂 Methylene Blue 可使 HPS 减轻。二是一氧化碳（CO），HPS 患者常有一氧化碳增多。正常情况下，碳化血红蛋白 COHb 中的血色素，可经血色素氧化酶降解形成 CO，这种酶分成 HO-1 和 HO-2，CO 增加可使肺血管扩张，用 HO-1 抑制剂 Zinc Protoporphyrin IX 可使 CO 减少，HPS 改善。三是内毒素（Endotoxin），肝硬化病人常有内毒素血症，其中的内毒素可致肺内巨噬细胞聚集，从而导致 HPS，用诺氟沙星可改善症状。四是肿瘤坏死因子（TNF-α），HPS 常有血中 TNF-α 升高，用其抑制剂可改善其症状。

四种表现。①呼吸困难，肝硬化患者多有呼吸困难，常为轻中度，多系腹水压迫所致，一般 PaO_2 不会低于 60mmHg，坐立时减轻。但 HPS 的患者多为相反，即坐立位加重，平卧位减轻，坐时与平卧位相比，PaO_2 会低 5% 或 4mmHg。②发绀。③蜘蛛痣。④杵状指。

五种检查方法。①血氧测定。肝硬化患者排除心肺疾病，如 $PaO_2<70$mmHg 者应考虑诊断。可分成三种程度：重度 <50mmHg，中度 50~60mmHg，轻度 60~70mmHg。② CE，Contrast Echocardiography，即将生理盐水振动使其产生直径 $>10\mu m$ 的小泡，经外周静脉注入。正常时几乎全部被肺血管（$<8~15\mu m$）俘获。但 HPS 因血管扩张，小泡可以进入左心腔，当小泡进入右心腔后如在 1~2 个心动周期进入左腔，那是心内分流，如 4~8 个周期则为肺内分流。CE 可经胸壁完成，也可经食道完成，后者可探测肺静脉中的小泡。经食管做 CE 比经胸壁敏感，但价贵，需麻醉，危险性大，特别是有食管静脉曲张者慎用。做 CE 定位比平卧敏感，3DCE 比 2DCE 敏感。③ MAA，直径 $20\mu m$ 的聚合白蛋白用 99_Te 标记后，经静脉注入，正常时全部被肺血管摄取，但 HPS 因有肺血管扩张可以进入体循环，出现脑、脾等脏器显像。缺点是不能区分心内分流和肺内分流。④ PA，肺血管造影，为侵入性诊断，一般用碘制剂显影。PA 可将 HPS 分成两型：Ⅰ型表现为血管数量增加，尤以肺底部为重，甚至出现海绵状表现，血管扩张程度可以不一致，轻者吸纯氧 PaO_2 可达正常或接近正常；重度时吸纯氧 PaO_2 也为异常，并伴呼吸困难；Ⅱ型，比较少见，对吸纯氧无疗效，动静脉可见解剖学上的交通，甚至有蜘蛛状血管瘤。HPS 患者皮肤多有蜘蛛痣，二者发病机制相同，都为血管收缩和扩张物质平衡失调。⑤ CT，对上述方法不能确定，可进行高分辨率的 CT 检查，以协助诊断。

六种治疗。①肝移植。目前肝移植是治疗 HPS 唯一最有效的方法。多数病人移植后血氧可明显改善。但对 $PaO_2<50$mmHg 者或合并有 MAA 分流 ≥ 20% 的患者，移植后死亡率也很高，但有学者认为对严重的 HPS 患者也做肝移植，特别是部分活体肝移植更有效，因供肝获取及时，移植可择期进行，冷热缺血时间短，供肝质量高。②药物治疗包括生长抑素或阿司匹林，疗效有争论。③ MB（Methylene Blue），为氧化剂，可阻断 NO 对可溶性鸟苷酸环化酶的刺激，从而阻断血管扩张作用，3mg/kg 在 15 分钟内静脉注入，可改善低氧血症和高动

力循环。④ PTX（Pentoxifylline），为 TNF-α 抑制剂，临床应用后对 HPS 有一定疗效。⑤大蒜素（garlic），对一部分病人有效，但机制不清。⑥ TIPS，有很多病人做 TIPS 后可以改善低氧血症，可能与增加心排出量有关，但也有人持不同意见。另外血管造影对有肺动静脉瘘的患者用栓塞剂阻断交通可以改变血氧状态。

在本文开头，我提出的问题，为什么肝硬化从代偿期至失代偿期加快，使生存期平均缩短了 3/4，死亡率增加了 3~4 倍呢？ 2005 年 Swanson 的研究提示，肝硬化伴有 HPS 者平均生存时间仅为 24 个月，5 年生存率仅为 23%，但肝硬化不伴 HPS 者无论平均生存时间和 5 年生存率都为前者的 3~4 倍。尽管这种情况涉及很多因素或机制，但与发生肺部并发症是极为相关的。因此，我们应该关注慢性肝病对肺部的影响，治肝病不仅要保肝，而且要保肺，这就是我们要讲的肝肺病学。

出力讨好

2014 年 11 月 2 日

在中国工程院第五届教育委员会第一次会议上的主持词。本次会议在工程院 316 室召开，时任周济院长主持会议，第五届教育工作委员会全体成员及机关有关同志出席会议，共约 40 人。

本届教育委员会按照工程院章程换届，组成成员主要为各学部推荐的 2~3 名院士，还有相关部委、有关学校的领导。根据会议安排，为了节约时间，我只念各位委员的姓名，各自的职务在表上都有，我就不念了，大家都知道，姓名比职位更重要（笑声）。

教育工作的重要性，人人都懂，怎么强调都不过分。社会、经济，当然科学上遇到的问题，可以说人类当代遇到的几乎所有困难和问题，都或多或少地与教育有关。当然，要从根本上解决这些问题，也得靠教育。

教育在国家政府有专职的部委，主要是教育部，他们在国家教育的顶层设计和教育实施上起主导作用或主要作用。工程院的教育委员会不应去重复他们的工作，我们要找到自己的空间，我们可以在建立中心、设立基地、举办会议、培养人才等诸方面做一些工作，但那不是我们的主要工作，做人家在做的同样的工作，人家会说我们"狗抓耗子多管闲事"。为同一个目标做不同的事，人家会夸我们"众人拾柴火焰高"，也就是出力要讨好。我们应该针对目前教育方面出现的问题，为国家提供调研、咨询，提出建议。从这个角度出发，我们有优势，也是强项，因为我们所有的院士都曾经是受教育者，从小学、中学、大学、研究生、出国留学生，我们有全套经历，有切身的体验，于是有发言权。同时我们又是教育者，我们很多院士都有教育行政管理职务，还有不少是大学校长，很多终身都在从事教育，对情况比较了解，用现在时兴的话叫"接地气"。

我们可以把当今科技的前沿、科技的规律适时地引入教育中，使教育不落伍于国外，也不落伍于时代。教育，包括大学或研究生教育都是基础教育或基本教育，一个人靠在学校里学的那点知识不能包打天下，不能管长久。因此，毕业后的继续教育，工程院的院士们可以大有作为，全民族的科技素质提高了，人才就会如雨后春笋，不断涌现。刚才大家讲了很多，讲得很好，我一时半会记录不下来，也总结不出来。好在机关有记录，下来后尽快整理，由此作为本届教育委员会的工作纲要，重点抓住几件事，抓成几件事。教育这个事，一抓就灵，因此，一届一届做下去，这样才能见之成效，才会大见成效。

过顶传球

2014 年 11 月 11 日

在西京医院"信息科学与智慧医学"讲座上的点评，本次讲座由中国工程院原副院长邬贺铨院士主讲，参加会议的有西京医院相关学者，共约 300 人。

邬院长的报告像一场头脑风暴，深深地震撼着我们每一个人。他告诉我们，知识爆炸会给我们的工作带来的好处和挑战。他的报告很精彩，大家可能跟我有一样的体会或疑问：他咋不说普通话呢？告诉你，比起他的广东方言来，他说的话已够普通的了；他咋不讲通俗一点呢？告诉你，作为一个研究工程科技的专家，跟医生讲医话，他说的话已够通俗了；他咋不说慢一点呢？告诉你，与他平时的说话速度相比，他说话的速度已够慢的了。那为什么我们记不下，跟不上，老觉得没听够呢？那是因为我们跟他的知识水平有差距，说明我们对信息科学了解不够深刻啊！

邬院长告诉我们，信息科学的时代已经到来。迎接这个时代，使自己在这个时代的洪流中永远具有主动权，这已经是不以人的意志为转移了，不管你自觉不自觉，也不管你愿意不愿意，已经不是你选择时代，而是时代选择你的时候了。

就医学来讲，我们发现了那么多大数据，我们创造了那么多大数据，如果我们不能正确合理地去应用它，我们就可能会被它导入歧途或者被它淹没而无后生。

例如，大量的病理图像送到病理医生那里，病理医生目前只能描述它像什么，而并不知道它是什么。但数字病理学问世后，完全可以用图像识别来作出诊断，而且是远程会诊就可以解决问题。昨天我在广东参加一个这样的会，当场我问了讲者一个问题，我问他能否想象，由于数字病理学出现，将来会不会不要病理医生了（Could you predict if we don't need pathologist in the future because of digital pathology）。他的回答是，他确实希望那种事最好发生在他退休之后（I do hope the situation you predicted）。

又比如，坐在我们肿瘤医生面前的有各种各样的肿瘤病人，在肿瘤医生背后的药柜中有近千种抗癌药，这些药品都是治肿瘤的，但不是对所有的人都有效。那么你能为每个不同的病人都开对药吗？用最适合的方法，有的病人可能是 101 药品与 200 号药品的组合，而有的可能是 5 与 500 号药品的组合。要解决这个问题，只能靠信息科学技术。以西京医院为主体，以我为首席科学家研制出来的"临床合理用药决策系统（DRUGS）"，就是解决类似问题。目前的产品在 63 家医院应用后反映良好。

再如，目前的医学知识浩如烟海，是人脑记不住的，更难以将其整合成合理的知识系统。遇到一个病人，你要去查书，过去是一本，现在是一层，特别是医学生 5 年中要学 53 本教材，学完后根本整合不到一起。从去年开始，我们组织了全国 1000 余位专家，把这本教材整合到一个平板电脑中，现在基本完成了，我是这本教材的总主编。完成这次工作，我们请了近 200 位计算机专家，这个工作不用信息科学技术不行啊！

当然，我们从医的，本身的工作就很忙了，也没有能力去学信息科学。但我们可以走捷路，直接与邬院长这样的信息科学家结合。今天他讲了"OTT"，即"over the top"，叫"过顶传球"。西京医院现在有了直升机接送抢救病人了，很快捷，也可以叫"过顶救人"。关于过顶传球，我有体会，年轻时早上起来锻炼，与院里的一些人打篮球，他们那些人个子都很高，我个子矮，别人问我女儿谁是她爸。她答，就是球场上来回跑，抓不到球的那个。他们在我头顶上方传球，我有啥办法！我们现在也跟信息科学者合作，来个"过顶传球"，来个"OTT"，我想这是明智的，今天熊院长把邬院长请来讲课，也就是这个意思。

城镇化，还搞吗？

2014 年 11 月 17 日

在"中法可持续城镇化发展学术研讨会"上的主持词。本次大会在北京中国城市规划设计研究院举行。徐匡迪、周济、钱易、邹德慈、谢克昌、傅志寰、崔恺等院士和中、法相关学者共约 200 人参加会议。

今年是中、法两国建交 50 周年，为纪念这一历史时刻，中国工程院、法国国家技术科学院、法国科学院，今天在这里共同主办"中法可持续城镇化发展学术研讨会"。来自中、法两国的数百名专家齐聚一堂，围绕城镇化的可持续发展议题展开讨论，可谓是群英荟萃，群贤毕至。在此，对大家的到来表示热烈的欢迎。

下面让我们用热烈的掌声欢迎中国工程院周济院长致辞（略）。

周院长在致辞中指出了城镇化是深刻影响社会经济发展的一项重大社会工程，是一个国家和地区现代化的重要组成部分，鉴于各国城镇化之间有较大的差异性，互相借鉴学习就显得尤其重要。周院长还介绍了作为国家工程科技思想库，中国工程院在城镇化战略咨询方面所做的努力和取得的成果。

下面我们有请法国科学、技术与创新大使，法国科学院常任秘书 Catherine Bréchignec 女士致辞（略）。

Bréchignec 女士对共同举办此次研讨会表现出了极大的热情，并提供了大力的支持，使得中、法两国城镇化领域最优秀的专家学者，得以借助此次平台进行交流学习。在此，让我们用热烈的掌声对她表示感谢！

此次会议，我们很高兴邀请到了法国驻华大使馆科技参赞 Norber Paluch 先生。Paluch 参赞的出席让此次研讨会愈发具有纪念意义。下面我们欢迎 Paluch 参赞致辞（略）。

Paluch 参赞的出席体现了法方对中法友谊的重视和对双方工程科技交流的重视。也真诚希望未来能对中、法双方的工程科技交流给予不断的关注和支持。

中国工程院作为"国家工程科技思想库"，始终围绕国家经济社会发展中的战略问题及工程科技发展中的重大问题，组织开展战略咨询，为国家提供决策支持。2011年以来，在中国工程院主席团名誉主席、原院长徐匡迪院士的带领下，数十名院士、专家联合开展了"中国特色城镇化发展战略研究"重大咨询项目，该项目获得了中央政府和社会的广泛重视。下面，让我们用热烈的掌声欢迎徐匡迪名誉主席为我们作"关于中国特色城镇化的若干问题"的主旨报告（略）。

感谢徐主席的精彩报告。徐主席结合"中国特色城镇化发展战略研究"重大咨询的项目，通过他带领团队大量深入的调研、取得了大量可靠的数据和结果，从战略高度为我们提出了中国特色城镇化的若干问题，是一份很有价值的报告，该项目的成果必将为中国政府制定城镇化的相关政策发挥重要作用。

听了徐主席的报告，一边听，一边想，发达国家走的路走不通了，在想办法解决，我们中国的城镇化还开展吗？听了徐主席的报告，我的体会是，如果要开展，要有一个另外的开展法。什么是另外的开展法？希望接下来的报告继续讨论下去。

劳力与劳心
2014 年 11 月 26 日

在全国药品流通大会开幕式上的发言。本次大会在广州市香格里拉酒店举行。来自全国的相关学者约 350 人参加了大会。

感谢大会的邀请。参加这次会议我带了一张嘴巴和两只耳朵。嘴巴用来表达一个医生对你们从事药品流通的一些想法；而耳朵是用来听听你们对我们医生的看法。因为，工程院设立了一个重大咨询项目，有关全民健康和医药事业国家发展战略的顶层设计。我们分了 8 个小组，其中药品生产、流通和应用是一个组。来听听大家的意见对这个组咨询意见的提出很有帮助。

医药流通行业在计划经济时的功能是十分局限的，说到底是为了分发药品。一直到市场经济的展开，这个行业才越来越大，越来越兴旺，可以说形成了常态，带来了机遇。不过随着社会进步及市场经济的变化，特别是药品网购时代的到来，已给这个行业带来了极大挑战。我们不能像过去那样泰然处之了，说不好就会丢掉饭碗，能否在挑战中找到新机遇以形成新常态，这就是本次会议的主要目的。

大家知道，药厂是产药的，医生是用药的，你们是送药的，其中你们遇到的困难将会最多，挑战将会最大。如果你们不能在知识层面努力提高自己，既不懂药，又不懂医，只知道赚钱，失去工作是早晚的事。就像厨师是做包子的，食客是吃包子的，服务员是端包子的，端包子的风险最大。只有你在工作中提高自己的素质，到时做包子你知一二，吃包子你也知一二，那样你才有发展空间。大家知道有个火锅叫"海底捞"，西安这个店现在的经理姓杨，原来是四川出来的打工妹，她在送菜，擦桌子中学出了心得，学出了经验，掌握了很多办法，这个人后来成了总经理，还当了全国人大代表。

说这么多，就是给你们提供正能量，从现在开始要多学习。如果你们在送药过程中，能把医生的需求和厂家的创新结合起来，到那时就是谁也离不开谁。做一个谁都离不开自己的人是最幸福的，做一个谁都能替代自己的人是最痛苦的。药品流通这个行业是分层次的，层次是由能力决定的。我们古人早就说了，"劳心者治人，劳力者治于人"，就是这个道理。

抗酸不如调酸

2014 年 11 月 29 日

在全国酸相关性疾病论坛上的发言，本次论坛在上海市嘉里酒店进行，由樊代明任主席，来自全国的 300 余名相关学者参加了会议。

酸相关性疾病，我 30 多年前当住院医生时，有这种疾病但没这个病名；有这个病种，但没这么多病人。现在为什么增多了呢？我们现在的生活方式改变了。比如，祖父没喝过，父亲不愿喝的我喝了，而且喝多了，那就是咖啡；祖母没吃过，母亲吃不起的我吃了，而且吃多了，那就是阿司匹林；现在的生活节奏、工作内容也变了，外公没读过，舅舅不用读的我读了，而且永远读不完，于是熬更守夜、寝食不安，那就是外文；外婆没写过，姨妈不用写的我写了，而且永远写不够，于是夜不能眠，食不甘味，那就是 SCI。

生活方式变了，生活节奏快了，工作负担重了，我们身体需要应激，胃酸多了，酸相关性疾病也就多起来，抑制胃酸的药也就多起来了。开始我们只能用小苏打中和胃酸，有效但不持久，还有反跳；后来有了 H_2 受体抑制剂，疗效增加，但不完全满足人意；再后来有了质子泵抑制剂（PPI），再后来有了更多更多名目繁多但实质相近的 PPI，听说现在全国有 100 多个厂家在生产自己的 PPI。一个不容忽视的事实已经摆在我们的面前，那就是一个消化科医生，每天假若有 100 多个酸相关性疾病的病人坐到你的诊桌前，而在你身后药柜里放着 100 多种 PPI，你又怎么把哪种 PPI 开给最合适的病人，或者说给病人开哪种最合适的 PPI 呢？另一个不容忽视的问题是，病人吃了我们开的 PPI，开始有效，之后再用就不灵了，耐药了呢？

关于上述问题我想过很久很久，有三种看法必须与在座的同行交流。

一、人体绝非均质的中性体。如果说人体总体来说是一个酸碱度为中性的个体的话，那么他的不同器官，或同一器官在不同的时间，其酸碱度是很不相同的。比如，胃腔内呈酸性，pH 可酸到 1~2，这样才能消化食物；而听说子宫

pH 可以碱到 6~7，这样才能生孩子。正因为器官这种不同的酸碱度，才能执行各自不同的功能，形成一个总体就是整体的生命功能。

二、局部的酸碱度是由整体来调节的。器官的酸碱度肯定首先是由局部来调节的，例如胃的酸度是由质子泵来调节的。但它更多地受到全身的调节，在全身各种因素，未必都是酸和碱综合调节下达到应有的 pH，特别是胃、肝、肺在其中起着重要作用，共同维持人体的 Homestasis。

三、治疗酸相关疾病要标本兼治，既要考虑到局部又要考虑到整体。直接用碱性药物中和胃酸那是下策，调节胃酸用 PPI 这是中策，上策是什么呢？就是调节机体全身的内稳状态，使之恢复正常，这也是下医、中医和上医之区别。

那一年
我在工程院
卷 五

"20" 另解

2014 年 12 月 22 日

在中国工程科技论坛第二个 100 场总结会上的讲话。此次会议在工程院 316 室召开，时任周济院长，时任樊代明、陈左宁和徐德龙副院长出席会议。参加会议的有第三届学术和出版委员会全体成员，机关相关同志，共约 80 人。

今天，我们在这里召开中国工程科技论坛第二个 100 场总结大会。方才，周院长的讲话高度肯定了中国工程科技论坛创办以来取得的成绩。与会院士也纷纷畅所欲言，大家分享了各个学部办好中国工程科技论坛的做法和经验，12 位院士代表专门就如何落实 "1-2-7" 架构，"四聚" 策略，把中国工程科技论坛办出水平、办出特色、办成品牌介绍了经验。今后 4 年，我们将进一步提升学术活动的水平和质量，推动中国工程科技论坛再上新台阶。今天的会议就是为这一目标谋篇布局，画好蓝图的第一笔。

古人讲 "运筹帷幄之中，决胜千里之外"。顶层设计做好了，才能打胜仗。要打好中国工程院的学术仗，必须先有方向明确的战略。2010 年至今，学术与出版委员会提出了两点 "战略"，一是 "1-2-7" 即每年全院举办 10 场国际工程科技发展战略高端论坛，20 场中国工程科技论坛，70 场学部学术活动。"1-2-7" 从数量上对学术会议进行了整体布局。二是 "四聚"，要求每场学术会议都力图做到聚焦主题、聚集力量、聚合方式和聚变成果。"四聚" 从质量上对学术会议提出了要求。在这两项 "战略" 和各个学部正确落实的 "战术" 共同作用下，在过去的 4 年中，工程院的学术活动整体取得了很好成绩，为发挥思想库的学术活动引领作用做出了积极贡献，

2014 年是中国工程院新的 4 年工作纲要的开局之年，到 2018 年，国家工程科技思想库要基本建成。面对新时期、新要求、新目标，学术出版工作也应随之升级思路，优化方略。《易经》里说，"易" 为三个阶段，分别是简易、变易和不易。现在中国工程科技论坛正面临一个 "变易" 的转折点，需要我们

在"1-2-7"架构和"四聚"策略的基础上，勇于开拓，锐意创新，通过论坛主题、形式、目标、内容和宣传等多方面的"变易"，推动学术会议水平与质量大幅度提升，不断扩大论坛的辐射面和影响力，从而将中国工程科技论坛这个品牌推上一个新台阶，实现中国工程科技论坛的跨越式发展。今天，我想就"变易"讲5点，即"五合"。目的是阐明工程院的工作要着眼工程，着力基层。

一是各学部学术活动相整合。随着人类文明发展和科技进步，多学科的交叉汇合已经成为不可避免的趋势。以我从事的医学研究为例，人类的医学发展历史有文字全面记载的有3000年，这3000年的发展态势形成了两个"N"字形。先是经历了"分"的过程，医学门类分成了基础医学、临床医学、预防医学等。但近年来，已逐渐走上"整合"的道路。工程技术亦如此。今后，我们应当发挥工程院9个学部的整体优势，鼓励不同学部、不同学科间加强整合，并逐渐作为一项制度固定下来，把工程科技论坛办成交叉学科融会贯通的"知识库"。

二是学术活动与咨询工作相配合。思想库的核心是战略咨询，而学术引领是战略咨询的一部分。之前一些中国工程科技论坛的试点已经证明，紧密配合咨询工作开展学术研讨，其学术成果对于形成相关领域中长期发展战略及相关战略任务、发展路线都具有十分重要的意义。下一阶段，我们将继续深化探索，使学术活动与咨询工作更深入、更有机地耦合，使学术活动日益成为工程科技战略研究和服务国家科学决策的重要学术支撑，把中国工程科技论坛建设成战略咨询的"智囊团"。

三是学术活动与科技服务相联合。学术活动与科技服务联合举办，这向来是我院的优良传统。据统计，从第二个"100场"以来，中国工程科技论坛组织上千名院士专家，走遍大江南北，以学术报告、讲座、研讨等方式为50多个地区提供了丰富多彩的科技服务。2010年起，我就先后到过青岛、上海、武汉等多个地方，通常只要时间允许，我都会在论坛之余，应邀在当地高校或医院做一场医学报告，受到了当地听众的热烈欢迎。今后，我们还要在这方面再下功夫。例如，在举办每场论坛之余，请与会院士为当地做几场报告、办几场讲座、考察几个企业、解决几项技术难题，通过一场中国工程科技论坛，为当地提供更多、更丰富、更全面的科技服务，将工程科技论坛办成助推行业或地方科技创新发展的"大舞台"。

四是学术活动与人才培养相结合。青年强则中国强。培育青年才俊、扶植青年人才是创办中国工程科技论坛的初衷之一。过去，我们通过工程科技论坛发现了一批青年专家，今后更应主动鼓励一批有实力、有能力的后备人才，帮助他们、扶持他们，为他们提供和院士近距离交流学习的机会，在交流中铸就他们的思辨能力和战略眼光，从而把中国工程科技论坛打造成一个院士群体传帮带的"人才库"。

五是学术活动与科普工作相融合，中国工程科技论坛是工程院开展学术引领的重要阵地。学术引领，既要以"引"控制方向，又要以"领"扩大影响。一方面，要拓展深度，面向工程科技的重点难点，开展深入的前沿性的学术研讨；另一方面，也要拓展广度，以"出声显影"的方式做好科学普及推广工作。2012年起，我们开始组织出版《中国工程科技领土报告集》。同时，越来越多的院士也在学术活动周同时开展面向高校、企业、社会的科普讲堂，这是学术活动与科普工作相融合很好的方式。今后，我们还应进一步加强学术研讨"深度"和科学普及"广度"的融合，把中国工程科技论坛建设成既静心研讨又出声显影的"精品会"。

以上的"五合"，归根结底是"变易"，是创新，是对"1-2-7"和"四聚"的发展，是新形势下办好中国工程科技论坛的要求与方略。

中国工程科技论坛至今已经走过了200场的历程。2000年到2010年上半年，10年时间举办了100场工程科技论坛；2010年下半年至2014年，中国工程科技论坛的第二个"100场"仅仅用了4年时间。今后4年，中国工程科技论坛还会发生怎样的变化？实现怎样的跨越？推进多大的发展？我们的学术出版工作在过去的4年中实现了长足发展，有很多幸运数字，学术会议"1-2-7"格局加起来是10；出版工作"1+9"也是10；2个10加起来得20，正好去年是工程院成立20周年。我们提出了"四聚"，这是用于提高质量的，我们今天又提出了"五合"，这是为扩大合作的广度。提高高度和扩大广度，就不只用加法了，应该用乘法，4承以5也得20！好了，今天开这个会，是在工程院成立庆祝20周年之际，希望大家都能记住，我们"1-2-7"和"1+9"相加所得的20，也记住我们四聚和五合相乘所得的20，记住这些幸运数字，特别是其中含义，我们的工作一定会一帆风顺，一定会更上一层楼。

精品战略与学校建设

——为《医学争鸣》第 6 卷第 1 期撰文

2014 年 12 月 26 日

2014 年，是第四军医大学（现空军军医大学）合校 60 周年，也是学校党委实施"精品战略"办校思想 10 周年。我在这所学校工作和生活了 36 年，期间担任副校长 3 年半，校长 5 年半，经历过的那些日子让人思绪万千、流连忘返，特写本文献给母校，以示纪念。

第四军医大学（以下简称"四医大"）由两所学校合并而成，一所是贺龙元帅创办的共产党的晋西北军区卫生学校，一所是国民党创办的南京国立中央大学医学院，1954 年在西安合并组建成四医大。追溯最早建校的时间应是 1935 年，那是国立中央大学医学院，第一任校长是蒋中正先生，我是四医大第十八任校长。我和蒋先生政见不一样，他是国民党党员，我是共产党党员，但我们两个都有一个共同心愿，那就是当校长就要竭尽全力把这所大学办好。

四医大的办学历史

要当好校长，首先是要去总结分析这所学校的历史，要把底数摸清。四医大合校已六十年了，怎么看这段历史，各有各的看法，我用"四开"来概括。

一、开启到开明

第一个"开"是开启到开明。从 1954 年合校到 1959 年，只用了 5 年就实现了第一次跨越，即跻身全国院校 20 强。中央政府对全国院校进行正式评估在历史上一共有两次，第一次是在 1959 年，选出了全国最强的大学 20 所，包括清华大学和北京大学。医学类的院校进去了两所，一所是北京医学院，一所是四医大。四医大为什么能在短短五年时间内成为全国二十强呢？靠的是开明。大家知道，贺龙元帅领导的学校建设者政治合格，作风过硬，但技术水平有限，文化程度不高，都是些抗日老兵或老八路军，这些人来办大学有可能办大，但办学能力有限。好多老同志告诉我，那时热情虽然很高，但心有余而力不足。当时的党委很英明，也很开明，靠开明把国立中央大学医学院从南京整体引过来，把日本人在东北办的满洲医科大学的一部分老师引进来，还从协和、湘雅引进了一部分教师，形成了一支强大的教师队伍，从而引领了第一次跨越。如果要总结这个时期的经验，那就是三个字——抓学术。

二、开整到开心

第二个"开"是开整到开心。正当我们努力建设学校的时候，一场史无前例的"文化大革命"开始了。"文化大革命"使全国受损很大，四医大几乎被破坏到了崩溃的边缘。谁救了我们？是邓小平同志。邓小平同志出来工作，救了中国，也救了四医大。他自谦为科技人员当后勤部长，为整个中华大地带来了科技的春天。邓小平同志一辈子说话不多，但都很管用。邓小平同志说科技是第一生产力，知识分子是工人阶级的一部分。这救了我们。四医大的专家教授回来了，开心了，实现了第二次跨越——获批了多个国家首批博士、硕士授权学科。我是1978年"文化大革命"后第一批研究生，也是提前一年大学毕业考上的研究生，当时第一批全国各行业研究生的招生总数不到1000人。这个成绩来之不易，有很多人大学毕业三十年后还在为此奋斗。学校自己可以培养硕士、博士，自己可以"生血"，不光靠"补血"，由此促进了学校的快速优质发展。总结这次里程碑的变化，也是三个字——抓学术。

三、开发到开放

第三个"开"是开发到开放。什么是"开发"？我们人回来了，心情也愉快了，但囊中羞涩，没有钱怎么办大学，上级没钱给，下面挣不到，怎么办？当时的校领导想了很多办法。我们倒过煤，把山西的煤倒到西安，挣几个钱；我们弄过石油，在陕北的油田打了很多口井，但没一口井出油，旁边石油公司打的井全出油；我们卖过门面房；我们还办过养鸡场，但我们养的鸡下的蛋比市场上要贵很多。看来知识分子搞这个不行。知识分子搞什么行？我们搞开放。大家知道，西安是十三朝古都，有大量的文物古迹，来访的外宾比北京、上海还多，我们就和他们合作，把年轻的知识分子送出国学习。我是1984年出国的，所以我也是海归，而且是老海归了。那时出国，国外中国人很少，而且国外的收入是中国的几十倍，很多中国人出去以后想方设法不回来，有的学成后即便到餐馆打工也不回来。可我们学校有个规定，就是我出去，不让我妻子和小孩出去，留在家里做"人质"。因为妻子没出去，我就回来了。你别看不让妻子出去这个政策不以人为本，但很有效，一人出国，另一半留在家里，他（她）就回来了，效果十分明显。早在 20 世纪 90 年代初，我们学校绝大部分科室主任都是从国外回来的，由此引领了第三次跨越——获批国家"211 工程"大学。当时中国要办 100 所高水平大学，其中首批 22 所是经过严格评选挑出来的大学，这就是我说的中央政府对全国高校的第二次评估，前 22 所是国家选出来的，后面的都是地方"粮票"。在这前 22 所大学中，医学类的学校有 3 所，就是北京医科大学、四医大，后面进去了上海医科大学，就是现在的复旦大学医学院。进了这个行列，国家给了很多钱，当时给了七八千万元，相当于现在的七八个亿。解放军又给配套了不少钱。有了这第一桶金，我们就发展了。总结这一阶段的历史，还是三个字——抓学术。在上述历史时期，四医大创造了辉煌的历史。可以总结成 70 多个第一、唯一或首创。这些第一、唯一和首创，有的是以国内为背景，有的是以国际为背景，就是国际上的第一和世界第一。比如说，中国第 1 例体外循环，心脏停搏做手术，是 20 世纪 50 年代从我们这里开始，然后再推向全国的。中国第 1 例 PTCA（经皮冠状动脉腔内成形术），冠状动脉狭窄堵塞了，通过导丝安支架，现在成了很多医院心血管病科的主要技术。又比如世界第 1 例 10 指断指再植，10 个手指断了，有 20 个断端，要 20 个医生"同台演出"。能把 10 个断指接活，这是不容易的。它不像心脏和肝脏手术，心脏和肝脏移植只要把血管接上就可以了。但要把 10 个手指都接活，20 个断端，哪一个医生出了问题都不行，而且断指的骨头、肌肉、神经都要接上，血管只有两个毫米。那是 20 世纪 80 年代，手术显微镜都不好，难度可想而知，但是我们成功了，这是世界第 1 例。我们还把动物的骨头用到人身上，有 4 万例成功了。1997 年，全国第 1 例活体肝脏移植术在我们这里成功实施。1999 年，全国第 1 例活体小肠移植术也在我们这里获得了成功。这个病人近 1.8 米的个子，可骨瘦如柴，只有 60 斤重，为什么？没有小肠。我们把小肠给他接活了，已经15 岁了，不是他 15 岁，是接活的小肠已经 15 岁了。四医大西京医院是全国做移植手术种类最多的医院之一，多种器官在那里都可以移植。有很多病人移植了别人的器官后，我们得把他们留下来一段时间，不能让他们回去，因为他们回去后不好好吃药，容易出问题。因此，我们常常为他们安排一个简单的工作，比如我们为小肠移植患者安排了一个运送输液瓶的工作。现在我们这里有很多很多这样的病人，每年到春节开联欢晚会时，我们就把他们请上台，搞大合唱，他们带着别人的不同器官，都同唱一首歌——西京医院好。

四、开减到开创

　　四医大的成绩是显著的，其历史是辉煌的。但进入 21 世纪，挑战来了，而且十分严峻，这个挑战就摆在本届校长的面前。所以，我当校长当得很苦。第一，地方大学大量扩招。一个不起眼的大学扩招 5~10 倍的学生，远远超过它的教学资源，只把钱收了，教学质量差，学生出去找不到工作。可在四医大，我们一年只能招 400 多个学生，不让多招。所以四医大生源质量高。但即使这样，只让我们招 400 多个学生，在全国扩招的汪洋大海中，我们四医大不就没了吗？第二，军队院校大幅裁减。军医大学不仅不能扩招，还大幅裁减。先把第一军医大学裁了，剩下三所军医大学，师资从 3600 人裁到 900 人。900 人怎么办大学呀？一方面部队各层的军医奇缺，有些航空兵师已 10 年未补充新军医；另一方面军医大学缩编，大量教学资源旷置不用。这显然是上面的顶层设计出了问题。怎么办？叫天天不应，叫地地不灵，无奈我们 8 个院士联名给江泽民主席写信。江主席高度重视军医大学的任务和发展，他批示军委重新考虑此事。最后我们的编制又从 900 人增加到现在的 2200 多人。从 3500 到 2200，走掉了 1300 人，好在伤筋没有动骨。和地方大学比，我们军医大学好办，就是我们有淘汰制。每年要转业 100 多人，再进来 100 多人，留下来的是优秀的，进来的也是优秀的。第三，非战争军事行动频繁。一旦出了事，无论是天灾还是人祸，地方人员可以不去，但我们必须去。非典时，小汤山我们去了 80 多人；汶川地震我们去了 800 多人；玉树地震我们去了 300 多人；国庆阅兵，女兵方队我们去了 300 多人；上海世博会安检我们去了 800 多人，干了 8 个多月，一共几千万游客，其中 1500 万，约 1/5 的游客是四医大的学生一个一个安检进去的。现在已经进入 21 世纪，已经进入科技时代，我们要建设创新型国家，不是拼资源，也不是拼人头的时候了。就这么大的挑战，摆在本届校长的面前。怎么办？"山雨欲来风满楼，黑云压城城欲摧"。大学是传承文明和创造文明的地方，办大学不等于办公司，办一个公司容易，大旗一扯——同志们跟我走，成了。大学不是，大学既传承文明，又创造文明，这是它的职能所要求和决定的。500 年前全世界尚存的社会团体，到现在只剩 60 多个，其中 61 个是大学。各色各样的能人、名人、伟人，各种各样的社会机构和团体都消亡了，但大学还存在，为什么？因为它的功能是培养政治家引领世界，培养科学家推动世界，培养艺术家繁荣世界，培养军事家呵护世界……是培养"家"的。没有它，文明的传承都没有，更不要说创造了，人类还存在吗？从这个意义上讲，不是谁都可以派到大学里来工作的，也不是随随便便就可以当好一所大学校长的。有时，一纸任命失当就可能误了一所大学，甚至毁了一所大学。办好一所大学要靠什么？有人说，大学不在大楼，在大师。对不对？对！但现在不对了。办大学没有大楼哪行啊！一个毛草棚能办大学吗？边做实验边漏雨，没有大楼不行，没有大师不行，但我认为更主要的是办学思想。所以我说："办学在楼、在师，更在谋。"这个"谋"就是办学思想。有好的办学思想，没有大楼会有大楼，没有大师会有大师；没有好的办学思想，大楼会空，大师会走。可在我们中国的现时，我认为大学办学思想贫乏。我统计过 120 多所大学，其中 70% 提倡团结。我们四医大也是"团结求实、创新献身"。团结不是不重要，团结重要！但你把孩子送到四医大，我教他会团结，不会开刀，将来有用吗？大学不是求同，而是求异。如果求同，全校培养一个学生就够了，就像柏拉图培养亚里士多德那样，对不对？不是这样的，大学要求异。我到某大学去演讲，他们的校训也是"团结求实，勤奋创新"。我说你们是从我们学校抄的？他们回答说不是，问我们学校办多少年了？我说 58 年，他们说他们学校办了 100 多年，谁抄谁的？为什么全中国都那么类同呢？你没有办法不抄呀，大家崇尚的或时尚的不就那么几句话吗？比如"德"——明德、尚德、崇德、厚德，如有雷同纯属巧合。如果大学相互间保持一致、千校一面，那是办学的灾难！好多大学，学生毕业后分不出去，学费交了，家穷了，好几年过去了，别人不要，找不到工作，就是因为求同。四医大在新的时期为了迎接严峻挑战，举什么旗帜、瞄什么靶子、走什么路子、如何迈步子——校长必须回答。当校长就得要回答这几个问题，而且要回答好这几个问题，不然当什么校长！上级让怎么做你就怎么做，上级一句话你能把大学办好吗？那只是个总纲，学校具体怎么办，你必须自己回答。四医大在新的历史时期处于风口浪尖，如何冲出重围，引领发展，这是这一代四医大人一直在深深思考的问题。前三次的发展靠的是抓学术，第四次的发展依然要靠抓学术。一个大学不抓学术，就没有学问，将来就不能称其为学校。

精品战略的提出

四医大怎么从开减到开创，引领第四次腾飞呢？我们提出了"精品战略"的办学思想。精品战略这个办学思想提出后，在学校的办学实践中处于什么样的地位呢？我们又提出了"$\frac{1}{N}\frac{1}{1}$"。第一个"1"是什么？在我们军队院校里，一点都不能含糊，必须排在第一位的，就是党的领导。这是军魂，枪杆子永远听党指挥。第二个"1"是正确的办学思想。没有正确的办学思想，摸着石头过河，干到哪算哪，当一天和尚撞一天钟，那大学肯定办不好。所以第二个是办学思想，对我校来说就是精品战略。精品战略思想和特色办校不一样，我个人不太主张大学一味搞特色办校，一个大学齐头并进，全面发展，在塬上出几个山峰那是可以的，可你一开始就只培养一个科，它冒得再高，"一枝独秀"，但弱不禁风，摇摇摆摆，没有周围支持，早晚要夭折的。什么叫特色？特色就是特产，就像我们回家，家里太穷，什么都没有，有红枣，给你带点回来。红枣是你没有的，那是特产，但并不是最好的东西。我也不太同意只提质量办校，任何物品，一旦有了，就有质量，但质量不一定是最高的，你说哪个学校没有质量？但精品是什么？"是事物品质最好，价值最高，为数不多，且难以企及的部分"，"它不随空间拓展而缩水，可随时间推移而增值"。办一个事也罢，教一个人也好，随空间拓展缩水了，随时间推移贬值了，肯定不是好东西。《唐诗三百首》为什么到现在还脍炙人口？因为它是精品。历史只记住精品，历史只承认精品。中国历史上曾写过多少诗，多数没传下来，都被忘了，就是这个道理。我们从事的各行各业都在追求精品。农民是精耕细作，工人精打细磨，艺人精雕细刻，国家精兵简政，部队精兵强将……一派求精的过程。平时我们找对象，找了一个又一个，老是不成功，那也是在追求精品。最甜的是糖精，最酸的是醋精，最香的是味精，最令人陶醉的是酒精。精品战略提出来后，我给它加了一句，那是追求第一和唯一的战略，要么第一，要么唯一，不能层层填补空白。北京有了，省里没有，填！省里有了，市里没有，填！市里有了，校里没有，填！层层填补空白，甘当"二奶"，最后没有出息，至少不会有大出息。精品战略不以常品充数，不以次品充好，不以赝品充真。我们申报人才或成果，为什么要去找人，因为你是常品，不是精品。常品要评成精品必须找人。真正的精品是不需找人的。如果把常品评成了精品，或把精品评成了常品，那评的人本身就不是精品。精品战略提出来后，我把它翻成了"TQI"，就是"Top Quality Improvement"，已即最高质量的再提高。"TQI"来于"CQI"。什么是"CQI"呢？大约 26 年前，美国出现了一次经济危机，日本的丰田汽车打入美国市场，价廉物美，美国的汽车卖不出去了。当时出现了一个人叫 W·Edward·Demin，他写了一本书叫 Out of the Crisis，翻译过来叫《走出危机》或《走出困境》。在这本书里，他提出了一个概念，叫"Continuous Quality Improvement（CQI）"，就是质量的不断提高，救了美国。我们的 TQI 和他的 CQI 有什么区别呢？CQI 强调昨天到今天，从高度到最高。任何事物，你要说它最高最好，只限于今天，因为明天会更美好。TQI 强调的是今天到明天，从最高到更高。根据这个战略，根据这个办学思想，我们要研究一件事办不办，就看它是不是世界第一。不是世界第一，放下，不要做了，不然我们层层填补空白，最后劳而无功，劳而无果，因为科学只承认第一，不承认第二。那英文怎么讲？叫"To make the best better"。人家说我樊代明英文语法不好。我们学英文，先是 better，然后才是 best，先是比较级，再是最高级嘛！你把 better 和 best 颠倒过来说怎么行呢？我看行，在这两个词中间加一个 today 不就好了，即"To make the best today better tomorrow"，就是"把今天的最好，做成明天的更好"嘛。这就是精品战略。精品战略提出来后，我们分成三大战役来完成。第一战役，打基础，已经结束了；第二战役，上水平，正在干；到 2020 年进入第三战役，我们将直接和高手、强手过招。当然只有一个好的战略，如果没有一些好的战术去执行，那也只是一纸空文。所以，我们又提出了"N"。"N"是 N 个精品工程，我们一共提出了 22 个工程，涉及全校的各项工作。这些工程短的 1 年完成，长的 4 年完成。完成 1 个就写成 1 本书或 1 套书，现在完成了 18 个工程，写成了 28 本书，垒起来是 1.66 米厚，正好和我的身高一样。请问世界上有这么厚的书吗？没有！这说明精品战略绝不是虚提口号，而是一系列实实在在的工作。最初我们提出的只有 10 大精品工程，当时我们有一个口号叫"十大精品上水平，五百工程下基层"，就这 500 个工程使我校后来在 5 年内拿了 5 个国家科学技术进步奖一等奖。接着又来 12 个精品工程，一共 22 个。这些精品工程除涉及医教研外，还涉及文化、政工，还有后勤。比如说精品菜系，什么叫精品菜系？全校园内大大小小 2 万人吃饭，还不加病灶食堂，一共 600 多个洗菜做饭的工作人员。学校实行全员免费午餐，二十多个菜随你吃，但众口难调，怎样让人吃得香呢？我们评精品菜系，谁做得好，谁就是精品菜系。谁做得最好，谁做得最好吃，鱿鱼海参都归他做，但不是这样！所有厨师都做一个菜，大家来品，谁做得最好谁就被评为精品菜系，谁做成了精品菜系，厨师的奖金和工资翻 3 倍。每年就评 10 个精品菜系，10 个人拿 3 倍工资奖金，但只管一年，下一年再重评，就这样把整个工作带动起来了。到了年终我们把这 22 个精品工程作为学科建设的 22 个要素，一个一个打分，分数总和除以这个单位的人数，将所得结果进行排名，前 10 位是学校的精品学科。如果这些精品学科在全国是最好的，学校自然就成了中国最好的学校。目前我所在的消化内科现在在世界上不排第一就排第二。如果我校有 10 个世界上最好的学科，那自然就成了世界上最好的大学。哈佛大学也不过 10 个学科是世界上最好的嘛！当然我校现在整体上还不能跟哈佛大学比，因为还差十万八千里，但不管我们差多远，只要这么做下去，总有一天能追上的。"N"下面左边这个"1"是什么呢？这个"1"是一个保证，就是经常性的政治思想工作，主要包括精神动力、组织保证、理论支撑。这里内涵丰富，我只讲一下理论支撑。什么叫理论支撑？四医大要发展肯定要碰红线，什么是红线？就是红头文件，不碰红头文件发展不快、发展不好，但完全按照红头文件做就能发展吗？什么是红头文件，就是别的单位做成的经验，让领导一"画圈"，就成了红头文件，然后叫我们学习，叫我们跟着走。好多人不敢越雷池一步，有的红头文件都过时了，甚至过期了，还在跟着走。20世纪80年代，全中国都向中央贷款，陕西省的领导说，我们不贷，我们不给后人留债，多么高风亮节！可3年以后中央说这批贷款不用还了，人家贷款了，人家发展了，即便还也不要紧，早就赚回来了嘛！从这个意义上讲，党叫干啥就干啥只是一般党员，优秀共产党员是党还没叫干啥就去干个啥，干出来的"啥"是将来党要叫干的那个"啥"。告诉大家，我本人就是"全国优秀共产党员"。我是1997年被授予"全国优秀共产党员"称号的，全国共评了10个，是胡锦涛同志主持会议，江泽民主席给我发的证书。我的体会是，共产党员就是要创新，要为单位带来效益，就要碰红头文件，就要为党创造新的红头文件。这样做，单位肯定就会发展。安徽小岗村的农民不是冒着杀头坐牢的危险按手印分田地，才有邓小平同志后来的联产承包责任制吗？真正的共产党员、优秀的共产党员应该是用自己的创新实践来为党形成创新理论提供根据的。什么是领导？我们都有领导，都有自己的上司，我们都可以评价一下我们的领导。依我看，领导就是一个推动单位发展的人，或者是一个阻碍单位发展的人，或者是一个时而推动、时而阻碍单位发展的人，这就是领导。所以，作为一校之长，要带着大家发展，一定要找到理论支撑，要使自己做的每一件事都合理合法。理论支撑到哪里找？到邓小平理论、三个代表、科学发展观中去找，你总能找到。找到就干，暂时找不到的先放一放，把找到了的先干了再说。右边那一个"1"是什么？是一个保障。什么保障？后勤保障，包括开源节流、优质保障、美化校园、确保安全，就这4条，多提出来的不预算。不然，医生护士挣的钱都被后勤的乱用了。讲一个例子，我到全国各地讲座，都提这个例子。后勤说："报告校长，有条沟不直。"他要修沟，可他翻过去是这条沟，过一段时间翻过来还是这条沟，翻来翻去，最后还是这条沟，可把钱用光了。又比如，我们那里有前人种的梧桐树，已成参天大树，他说："报告校长，树太高了，影响周围建筑物的稳定性。"就是树一摇，周围的建筑物在动，你相信吗？他把树枝砍了，枝繁叶茂的树枝拉了好几车拉走了，结果树桩死了。之后，又找人来砍，又用了钱，然后树根不平，又把树根挖了，形成一个大坑，然后在里面种了一棵小树苗。我问："干吗？"他说："几十年以后，一棵参天大树将从这里长起来。"本来就有一棵参天大树，你看他们在想什么、在干什么？我住的二区门口就有一棵很漂亮的大树，等我知道时它已经被砍了头，到处是树枝、树叶。为什么？本来是一个小枝把草坪

邓一年 我在工程院

挡住了，把它砍了就行了。结果临时工说，树枝有空的，后勤一个小干部就说既然空了就把它砍了吧。几十年的参天大树就这样被砍了。我伤心极了，在两个小时内写了一首诗——《哭树》。

大家看，像不像埃菲尔铁塔？塔越高，这个大学办得越好。上边那个"1"是党的领导不能动。紧靠下面那个"1"是办学思想，是精品战略，也不能随意动。可变的是那些"N"，"N"做得越多，做得越好，那铁塔才会越高。左下侧那个"1"，即保证要撑住，不然往左边倒；右下侧那个"1"，即保障也要撑住，不然往右边倒。这个比喻一个班子或一个单位的工作很形象，也很贴切。

精品战略的实践

既然"N"那么重要，我就一个一个来讲。

一、 精品讲座

精品讲座的目的是营造学术氛围，是 22 个精品工程的第一个工程，由科研部组织完成。2004 年初，我还没到学校工作，一天，时任科研部部长王茜同志给我打电话："樊主任，来救我。"我问："救你什么？"她说："我请两个外宾来讲座，我是主持人，时间到了，目前台上的人比台下的人多。"台上三个人，比台下还要多？！那怎么讲座呢？我问："怎么救你？"她说："带人来呀，带什么人来都行，只要能坐就行。"填位子呀！一个大学，学术氛围相当于一个庙的香火，一个庙没有香火，要庙干什么？要和尚干什么？首先要把方丈请走，因为方丈有问题。现在我所在的西京医院，一个星期不会低于 30 场学术活动，最多 36 场，每周每天都有大量的学术活动，你随便听。我到过好多医院去讲课，一进学术厅那个大门，有好几张桌子，上面有各自的名字，到了就在上面画勾，让院长知道自己来了。如果一个单位靠这种方式来搞学术活动，这个单位早晚要完！学习是人生的第一需要呀！现在医学知识的半衰期只有 5 年，如果 6 年前上过大学，后来没学了，那就是文盲，彻底的文盲，你用旧的知识在给病人治病，早晚会没有病人来。既然学习是第一需要，你学习都要院长用枪指着才来，那怎么行啊！当然请别人讲座，一定要事先踩点，还一定要请能讲得很好的人，讲不好的人千万不要请，否则要受到斥责。举个例子，政治部请某某党校的副校长到我们学校讲课，那可是个大干部。我校 2300 多人坐礼堂听他讲科学发展观。讲到 20 分钟时，很多人交头接耳，议论纷纷，有的开始打瞌睡了。我坐不住了，站起来说："报告！你不能这么讲。"他问你是谁？

我说我是校长。我们政委见到如此尴尬的场面，打圆场说那就休息一下，抽一袋烟，让两个校长先切磋切磋。那位讲者问我怎么讲，我说，我问你一个问题，邓小平理论学得好好的，为什么要学"三个代表"？"三个代表"学得好好的，为什么要学科学发展观？他说，它们一脉相承。我说一脉相承，学一个就够了，重复学干啥呢？他说还与时俱进。对了！关键在与时俱进。与时俱进是一个比一个先进，一个比一个完善。如果我们党的理论不是一个比一个完善，一个比一个先进，那我们的党还发展吗？当然这不是说后面的完善了、后面的先进了，前面的就过时了、无用了。看一个理论要辩证地看、历史地看，不能否定前人的历史作用，但后人必须创新，一定要赛过前人，一定要比前人先进。这个话错不了啊，咱们共产党靠的是一个比一个先进，才走到了今天，也得靠一个比一个先进才能走向明天。看问题不能脱离当时的历史环境。比如，邓小平同志出来工作，那时生产力十分低下，饭都吃不饱，三个人换着穿一条新裤子。邓小平说"发展是硬道理"，"不管白猫黑猫，抓住老鼠就是好猫"，"允许一部分人先富起来，带动不富的人，实现共同富裕"。过了一段时间大家都富了，但富的太富了，社会不太稳定了，江泽民主席上任后说发展还要发展，但要代表最广大人民的利益，于是穷的一部分也富起来了。但是，大家都要富，资源就那么多，树砍光了，煤炭也挖完了。胡锦涛主席上任说，这样不行，要科学发展。习近平主席上任后，发现理论太多，不好记，把前面的理论总结在一起，叫中国特色社会主义理论体系，为我们指出一个梦，带领我们去实现，叫中华民族伟大复兴的中国梦！当时，我只是一个内科主任，没法干预别人，我就把内科的9个分科组织起来，开展内科精品讲座。什么叫"精品讲座"？就是一个讲座上去8个人，一个人只能讲8分钟。要把一个病的来龙去脉和最重要的知识讲清楚。一个人8分钟，越短越不好讲，而且我们是"三不讲"。第一是不精练不讲，就是不能说废话，比如有人讲"各位领导，今天我要讲的题目是……"错！把"今天"去了。就是为了去废话，一场讲座要准备3~4个月，在下面练30~40场，最多的是外语教研室练了100场，才能到台上给大家讲。第二是不通俗不讲，通俗就是要把复杂的问题讲得简单，让水工都能听懂。我到全国各地讲座，到处都有我的粉丝，叫"Fan's fun"，即樊粉，在樊粉中有一个司机分部，凡是接过我的司机，他们都很喜欢听我的讲座。他们把我送到会场，我会被请到前排就座，然后是主持人在台上介绍我，当我上台讲课时，司机自然就坐到我的前排座位上了。回家后家人问司机，你也能听懂樊校长讲专业课，他说可以呀。听不懂樊校长讲课，那是智商有问题。以后他们把小孩老婆都带来，还跟我照相，让我签名留念呢！第三是不幽默不讲。那就是8分钟必须引起两次掌声或笑声。第一场精品讲座是我们消化科,我给每个科都发通知邀请他们来捧场,结果有600多人参加,两个教室坐满了。到第二场、第三场以后,600人、800人、1000人、1400人,8个教室转播,最后直接到大礼堂去讲,能容2300人的大礼堂座无虚席,有人提前2小时来占座位。这就是学术的魅力。晚上吃饭无论是请吃或吃请,晚上7:30前必须结束。我说没尽兴得罪了客人怎么办,回答是没办法,没听讲座,将来会落后的。再说,失去一场有如单口相声的学术讲演多可惜啊!我们一共讲了100场,全部在晚上进行,800人上场,6万多人次听讲,点击率1小时超过2万人次。到第10场时,我们全封闭了,因为这是知识产权。100场完成后我们编成了4本书、1套音像资料。如果你看完这套"单口相声",需要20天,天天要看8个小时。看完了这套资料,你从学术上会完全变成另外一个人。做这项工作,他们辛苦;作为校长我更辛苦,因为每一场讲座备课,我都要去1~3次,只有我同意后才能上大礼堂,更主要的是这800人上场,主持人都是我。每一个人都是我叫他们上去,我叫他们下来。这个主持人不好当呀,你不能光说你上来,他下去,这个没水平。你要把他的讲座进行高度浓缩,把报告的主要内容总结出来,很难的。对这800人的主持词,我把它编成了一本书——《精彩主持》。比如说讲乳腺这一场,我知道,两千多人在听讲,肯定有精力不集中的,我也知道在屏幕上将出现一个又一个白晃晃的乳房,很难不引起听讲者的奇思怪想。怎样让听众注意力集中呢?我说:"同志们,请问昨天是什么日子?昨天是母亲节!我们都有一个伟大的母亲,如果用一个字来形容母亲的伟大,这个字是什么?娘?不,不是"娘",是'乳'字!大家看'乳'这个字怎么写,先是一撇,那是修长的头发,下面两点是两个乳房,再一撇是左手。那说的是我们伟大的母亲,当她年轻的时候,留着修长的头发,用她的左手羞涩地托起两个乳房,干什么?喂孩子!下面那个'子',就是子女,就是为了你们。大家知道吗?母亲在完成这个伟大的动作时,处于一个什么姿势吗?是跪姿!竖弯勾就是跪姿。伟大的母亲就是因为有两个乳房,给她带来很多困难,有时甚至是灾难。有请张教授讲乳腺癌!"

二、精品课程

精品课程由训练部组织完成。什么是精品课程?人家说你们把学术氛围搞上去了,可教书的人不高兴了。他们说,樊校长,你们不重视我们教书的人,我们是蜡烛命,燃烧了自己,照亮了别人,教了一辈子书,到头来什么也没有。我不重视教学吗?首先得看你教得怎么样?我做过抽样调查,春节以后有一个班45个人,只来了27个人上课。还有,一上午课有40%的人打过瞌睡。我说:"同学们，你们不要打瞌睡啊，爸爸妈妈花了那么多钱把你们送来上学，你却打瞌睡，你起码要尊重老师的面子嘛。"同学说："是呀，我们来课堂上打瞌睡就是尊重老师的面子，不然我就不来。"有的人一上课就直念幻灯片，一直念到下课，还不如自己在房间里念，只用一半时间就念完了，省下的时间不如用去做点别的事情。所以，听说少数大学达50%的逃课率，为什么？老师讲得不好啊！学生打瞌睡，其实是老师的问题。怎么办？怎么把教学搞上去？我们实行3个"90分"，即讲一堂课，专家打90分；学员满意率达90%；现场考试，讲完后就考，教考分离，平均分要90。你若拿到3个90分便推荐到学校评精品教员。从100个里面评20个，这20个就是精品教员。是精品教员就得到尊重，就是戴着金色的证章上课，还有奖金，有特殊政策：当上精品教员，不得转业；申报更高一级的职称，不要评了；课时费是正教授的3倍，哪怕是助教，只要当上精品教员，课时费也是正教授的3倍。然后，好多教授来找我了，说，樊校长，你搞得我好惨呀，我教了一辈子书，没有功劳也有苦劳吧。我说，苦劳得到承认，但功劳必须评，你教了一辈子，连个学生的水平都不如，教了一辈子等于误了人家一辈子。你这是典型的蜡烛命，燃烧了别人，照亮了自己。燃烧别人是耽误别人时间，照亮自己是拿了一辈子工资。我们现在已经选出了260名精品教员，再继续选，选到400就不选了。因为400个教员就可以把整个课程全覆盖了。可四医大有1400多位教师，这就意味着四医大有1000位老师将失去教学职称，因为教育部规定，两年不上课，就没有教学职称了。不是所有人都可以当教授的，在国外当个教授很难，我们这里容易多了。在评选精品教员的过程中，就把教学水平提上去了，同时拿到国家精品课程一共7门，我们还拿到1个国家教学成果一等奖。国家组织全国近2000名学者编写全国高等医学数字化教材，一共53本，有近60个主编，我任总主编。从今年开始，这套数字化教材就会在全国高校使用。

三、精湛医术

精湛医术由训练部组织完成。什么是精湛医术？教学搞上去了，医生又说了，樊校长，你不重视我们医生。我说医生要当好呀！他说我当得好呀！你看天天有多少人到我这儿来看病呀！我说那不是看你，是看西京医院，你不信，让你挂一个牌子，扔到解放路，有人看吗？那是来看西京医院，是西京医院的名声把病人吸引来的。当一个医生，一定要有自己的绝招、绝技、绝活，没有绝招、绝技、绝活，就是在走绝路，最后必将陷入绝境，是不是这样？你看的那个病，县级医院都有人会看，将来还有病人来看你吗？没有人看！一个人靠什么活？

活的就是特点，你有的特点是别人也有的，你就只能过平常人的生活；你有的特点是别人没有的，你肯定过得好，你根本不用看领导的脸色行事。所以，人人都要有特点，实在没有特点，走路走得好一点，字写得好一点，那也是特点。什么特点都没有，还活什么，而且还要在大学里面活？有人说，我有特点，我这个手术是西北第一。我说不要和我说西北第一，西北第一等于在全国是落后的。怎么办？我们推出 100 项精湛医术。比如心肝肾联合移植，在一个人身上先移心，再移肝，再移肾，做成了，世界第四例，中国第一例。又比如换脸术，世界第二例，中国第一例。因为有了这 100 项精湛医术，使我们的门诊量大幅提高。我当校长之前，西京医院一天只有 6000 病人，那也是很多的了。现在，5 年过去了，每天超过 10 000 人，最多是 14 500 人，是人，而不是人次。原来西京医院的门诊广场不怎么样，现在我们把它改大了，改美了，地上地下都是广场，三条车道进来，三条车道出去，每天熙熙攘攘，车水马龙，进西京医院门口的车一天最多达 12 000 辆。车里面装的是什么？是病人。而带出去的是什么？是西京医院的声誉呀！警车中也经常播报，"目前西安两个地方堵车，一个是火车站，一个是西京医院"。那医院的医疗收入呢？老校长交给我时仅有 17 个亿，我们年年增加，每年至少 6 亿，从 23 亿开始、到 30 亿、36 亿、42 亿、57 亿、71 亿，从 17 亿增到 71 亿，净增 54 亿，天还是这个天，地还是这个地，人还是这些人，党委还是这个党委，为什么发生如此大的变化？什么原因？就是办学思路变了。

四、精良设备

精良设备也由训练部组织完成。对四医大我有两句话，叫"好兵配好枪""好枪打十环"。好兵配好枪，四医大这么好的专家、教授，一定要买全世界最好的设备，所以老校长交给我时是价值 12 亿的设备，我早就超过 20 亿了。关键是好枪打十环，有的人买一个设备，一炮打出去，"轰"的一声，连只鸟都没打着。有的人把电镜买回来，还没开箱，就过时了。有的人胡子长——是名家，不让别人用……你为什么不让别人用？那是纳税人的钱买的，不是你们家的。毛泽东主席说，贪污和浪费是极大的犯罪。人们只记住了贪污是犯罪，忘记了浪费也是犯罪，而且是极大的犯罪。我希望设备是用坏而不是放坏的，用坏可以产生效益。我们开展"精良设备谈"，一个人讲 8 分钟，讲一台设备的来龙去脉、用途和价钱，讲完后号召大家去用。当时我是想这么做的，如果这台设备值 100 万，我就发 100 万代金券，如果收回来 100 万，买一台新的；收回来 200 万，买一台新的，再发给 100 万科研经费。如果收不回来 100 万，就永远用这台设备。我们不仅搞精良设备谈，而且搞"精良设备研"。比如航空航天医学系，那是中国的"独苗"。杨利伟上天需要我们的专家签字才能上去，但是我们也遇到很多难题。美国空军的飞机掉下来，80%是飞行员的问题。中国空军的飞机掉下来，80%是机械的问题。为什么是机械问题？是下级向上面报告的是机械问题，其实还是飞行员问题。怎么办？我们研制成功一台设备，飞行员在上面，他的心理指数和生理指数我们都可以掌控。飞行员昨天晚上没有休息好，今天早上注意力不集中，通不过这个检测，不能让他上去。这样空军的事故发生率会大幅度下降的，一架飞机值多少钱？一个飞行员值多少钱？我说开始卖！卖多少钱？他们说卖600万。成本呢？200万。我说不行，要卖1000万，"皇帝的女儿不愁嫁"。这个效益好，如果我们卖出去15台，那就1.5亿的人民币，才3000万的成本，1.2亿拿回来了。又比如，我们有一个生物医学工程系，这个系专门研究医疗设备，有个小姑娘上台时讲音频和音调。她一讲音频和音调，我来劲了，为什么赵本山和黄宏一说话，我们就听出来谁是谁了？音频、音调不一样。一个人说中文，一个人说英文，一下子就听出来了，为什么？音频、音调不一样。能不能做一个语音转换器，像一个耳机，戴在耳朵上，一个人说中文，一个人说英文，相互听不懂，一拨频道，就听懂了，自动翻译嘛！同样一个人说法文，一个人说德文，拨准频道自动翻译就行了。这个能不能实现，肯定能实现！现在这方面的技术发展很快，如果一旦实现了，我们还要外语教研室吗？还要学外语吗？不要了！到我们那买耳机就行了。不仅你们来买，美国人也会来买。

五、精优论文

精优论文由研究生院组织完成。什么是精优论文？就是四医大的成果必须拿到国外发表。"是骡子是马拉出去遛遛"，决不能总制造内部参考，一定要发表SCI论文。我们要求博士生不发表SCI论文就不能拿到学位。有些人对我说，樊校长，你这样做会逼死一批人，逼疯一批人，逼走一批人。我看几年过去了，没有那么严重，只是逼走了几个人。不就是按照正常的科学研究来做嘛，不就是翻译成英文嘛，不行找几个人帮助翻译一下不就行了吗？结果5年期间，SCI论文从一年50多篇上升到800多篇，全校所有的科室都在国外发表文章，相当于几个同类大学的总和。有人说我们搞"SCI大跃进"，是这样吗？过去每年不是也发表2000多篇中文文章吗？不就是把1/3的中文文章翻译成英文发表嘛！到800多篇以后，我说赶快压下来，提高影响因子。现在四医大的平均影响因子为3.17，博士生毕业时他们发表论文的期刊平均影响因子已经到了4.3。德国有一个机构，他们每年从中国选25个博士生到他们国家和诺贝尔奖获得者面对面交流 15 天。由于是人家出钱，人由他们来选，不考虑地区差别，也不考虑人情因素，全中国 2000 多所大学只选 25 个博士生，我们四医大每年都有被选中的，前年在 25 个博士生中，我们占了 4 个，第一名、第二名都是四医大的。去年听说又选上了 2 个。这些孩子就这样被逼出来的，带教的老师也被逼出来的。因为学生水平上来了，你做老师的不行能说得过去吗？到大学里来读书怎么能随便混呢？到大学里来教书也不能混啊！哪个家长把孩子送来不是希望他有出息啊？校长不管就完了！很明显的是我们连续拿了 5 个"优博"论文，2013 年一年拿了 3 个"优博"论文。这都是精品战略打下的基础。

六、精尖成果

精尖成果由科研部组织完成。什么是精尖成果？一个是基金，拿国家科研基金，我从来不懈怠，它代表一个学校的竞争力和学术水平。前年我们拿了 4.8 亿，国家自然科学基金最多时，一年拿 285 项。今年又拿了 270 项。国家 973 项目从 1 个到 5 个。2013 年又拿了 1 个。拿基金从来不含糊，我是头一年 9 月开始动员，到次年 3 月上交，要经过几十遍的修改，然后才申报。一个单科大学 285 项国家自然科学基金，远远超过多数综合性大学。有人统计过，我当 5 年校长，学校从国家拿的钱相当于过去办校 50 年的总和还要乘以 2。我告诉大家，2008 年汶川地震，我带了 800 人在前线救死扶伤，听说国家拿出 60 个亿搞重大新药创制，我立马安排老教授写标书参加全国的竞争。就那一年，我们一个学校拿了 4.5 亿，比十几个同类医科大学的总和还多。为什么？好多大学校长还没回过神来，等回过神黄花菜都凉了。5 年间，我们拿了 5 个国家科学技术进步奖一等奖。这个不好拿，每年全国的医药学界一般只有一个，有的领域还是多年空缺，我们军事医学拿 1 个，基础医学拿 1 个，剩下的是临床医学，内科 1 个、外科 1 个、专科 1 个。我们还 4 年实现大满贯。什么叫大满贯？国家一等奖、军队一等奖，只要设了一等奖我们全都拿到，就像邓亚萍一样，既拿世界杯也拿锦标赛似的。四医大怎么没拿到国家二等奖呢？我告诉大家，我们就是没有国家二等奖，那是我们不要国家二等奖。我们不准报国家二等奖！因为你报国家二等奖肯定拿不到一等奖，你报二等奖还不一定能拿到二等奖，小南瓜摘了哪有大南瓜呢？我们报的一等奖结果评了个二等奖怎么办？不要，退回去！我们连续退了两个二等奖，因为国家二等奖是国家最低奖，我们要保持四医大国家一等奖的纯洁性。不少大学办了几十年，一个二等奖都没拿过，怎么办？他们问我绝招是什么？我说你不让他报二等奖，最后就是一等奖。我们国家一类新药有两个，一个转产 4000 万，一个转产 5000 万，一类新药具有我国自主知识产权。中国人吃药 96% 是仿制国外的，研制成功一类新药实属不易。我们研制成功组织工程皮肤，或称人造皮肤，就像贴创可贴一样，往伤口一贴就行，是世界第二块，中国第一块。你只让他报一等奖，不能报二等奖，他们就说了，让樊校长去试试！试试就试试！2008 年，我领衔的胃癌研究拿了四医大办校 50 年第一个国家科学技术进步奖一等奖。胡主席给我发奖，发奖后照相。我有一张照片，第一排是党和国家领导人，第二排是拿一等奖的，最后几排都是拿二等奖的。第二排拿一等奖的都愿意挨着胡主席照，我也想。最后怎么办？谁得票最高，谁就挨着胡主席照。我评审时三轮都是全票通过，所以站在胡主席后面。当年元宵节时，胡主席请我们到人民大会堂金色厅过元宵节，我和胡主席坐第一桌。元宵端上来，每人 5 个，还有汤，我想主席请我吃元宵多不容易呀，我一定要吃完，结果吃得太快，我把元宵吃完、汤喝完，主席才吃两个。主席说，樊校长，你胃口好。我想，人民解放军最高统帅夸他的兵，起码也应是英勇善战，怎么是胃口好，是不是有些"饭桶"？我连忙回答："报告主席，我战斗力强。"坐在主席身边总是有些紧张，有些不自在，大家都很严肃。胡锦涛主席和江泽民主席不一样，江主席谈笑风生，京剧来了还哼两句。胡主席很少说话，为了缓和这个场面，当才旦卓玛上来唱歌时，我说："报告主席，我当年在西藏当兵，她到我们连队唱的就是这个歌。"主席说："你也去过西藏？"我说去过，他问我干什么，我说在连队养猪。这样我就把我当年在连队养猪，因为养猪表现得好，后面上了大学，当了院士，全部报告给了主席，这样我们那桌的场面就活跃起来了。所以人家问我，怎么当上院士的？我说首先养猪，猪都不会养，还能当院士吗？我有个报告叫"从战士到院士"就是这样来的。当宴会快完时，我想主席请我吃元宵，没有证据呀，我得拿个证据，我说主席给我题个词吧，旁边的人说不能随便题词——好像我没文化。我说我从西安来，不像你们北京人天天见主席。我说主席给我写个字吧。主席说，好，给你写个名字。名字一写，拿回家可不得了，我们政委说，放到校史馆，不能成为己有！为什么？因为太难得了！国家主席请军医大学校长吃饭过去不知有没有，但请四医大历届校长吃饭，据查，绝无仅有。同桌的其他同志也要签名，主席说来不及了。为什么来不及了，因为我抓的机会很好。最后一个节目，演员们已经在台上排好了队，等着胡主席上台一起唱《歌唱祖国》这首歌，我们在下面唱。主席要到台上去，来不及了。一个人的发展取决于两个因素，第一个是胆略，胆子要大；第二个是睿智，就是及时的聪明。有人及时但不聪明，想不起来干啥；有人聪明但不及时，回家才想起来，来不及了。

七、精细管理

精细管理由校务部组织完成。一个单位不做学术就搞权术，不做权术就施骗术，只施骗术最后无术。所以要做学术，不做学术乱七八糟的事就都来了，不搞学术问题必定会来。特别是后勤，当校长不抓紧，大量的钱就"跑"了。我当校长五年半，给四医大建了 55 万平方米的新房子，没有向国家贷一分钱。我有四句话：质量要高，速度要快，花钱要少，人要不倒。怎么做？比如，各单位招标之后，最好的三家拿上来，学校再掺进去几家，重招一次，就这一项，使四医大每年节约 2 亿。设备招标，学校一年买 2 亿的设备，我在全国最低价的基础上，再压 25% 到 30%，怎么压？比如说一星期之前，西安某个单位买了一台设备，1050 万，我 550 万拿到了，节约了 500 万。怎么招标？招标那天，所有的公司进入会场，我坐在中间，前两排都是专家教授们记名投票决定要谁的，我只砍价不投票。好多公司老板没有见过这个阵势，血压急剧升高，送到西京医院治疗，不止一个两个。比如说，招标那天，你必须把美国、法国、德国……卖设备的国外老板的电话接通。我拿着电话和美国老板讲，现在金融危机这么厉害，你们的设备都卖不出去了，怎么还不降价呢？他说我们早都降了，就是你们中国自己不降。北京的老板，省级老板，市级老板，层层老板加价，使得一台设备的价钱增加 200%，甚至 300%，本土人比外国人还可恨！我开着美国的语音通话再跟德国压价，跟日本压价，结果把全世界价位最低的那台我压到了，然后再给中国的老板 2 万美金，就这样，从 1050 万压到了 550 万。这么压，一年可以给学校省多少钱！但这样一压，后勤的同志不高兴了，说，樊校长，你搞得我们茶叶水都没得喝的了。茶叶水要喝的，我跟后勤的同志说，你们跟我一起压，我用省下来的 5% 发奖金。比如，2 亿的 5%，就是 1000 万来发奖金，人家问为什么拿 1 000 万发奖金，我说你知不知道我省了 1.9 亿。不然有人为了得 1 万，公家可能损失 10 万。这样压价，大家都高兴，而且反腐倡廉。公司也很高兴，过去公司卖设备，只有一家中标，剩下的公司到处打点，现在不需要打点了，最多是不中，不中这些公司也没白花钱呀。

八、精英人才

精英人才是政治部组织实施的。人才是建设学校最重要的因素。对四医大，我有两句话，一句叫"不缺人，缺人才"。还有一句叫"不缺想，缺思想"。什么是人才？人人都认为自己是人才。1 千克钢打 1 个钢球，值 1 美金；打 25 副马扎，值 25 美金；打 1 万颗秒针，值 1 万美金。用 1 千克钢打 1 万颗秒针的人才叫人才，其他不能算。对人才的看法涉及对人才的使用和分配。我以为，人才的奖金应该是一般人的 3~4 倍。这个世界从来都是"伟人创造世界，能人改变世界，常人适应世界，庸人抱怨世界"。你的政策让庸人满意，凭什么我在这里待呀？搞"和谐"也叫和稀泥，那是牺牲先进者的利益的！当然，今天的人才不努力可能变成明天的人，今天的人通过努力可能变成明天的人才。在四医大，人才通过"打擂"来民主选举。比如说留校打擂，上级给我们 10 个留校名额，那我就先打擂，先把 10 个选出来。有人说，我们儿子也得留。我说，他是第 30 名呀！他说那也得留。我说那就多加一个名额吧，不然就不留。其后就多加了一个名额，就留了。我用人就用两种人，一种是能人，必须用，不然这个大学没法办；第二种是有关系的人，有关系的人也得用，比如到北京办批件办不下来，他一回去就拿下来了，爸爸也是"生产力"啊。四医大每年拿出 1000 万来奖励人才，如果拿到 1 个国家科学技术进步奖一等奖，给 100 万元的奖金，拿到 1 个国家科学技术进步奖二等奖，没有钱。有人问我为何给××100 万，我问他为什么拿不到这 100 万，他说不知道，我说这就是正确答案。你若也能拿到一等奖，也会给 100 万，但成果的实际产值可能是 10 倍或数十倍，而且还有社会效益。

九、精品党课

精品党课由政治部组织实施。党课讲好了，可以发挥巨大的威力。但有的人讲党课是"云里雾里谈半天，东抄西抄一大篇，劳民伤财费时间"，越讲越不行。我们要紧跟时代，紧贴实际，要给单位树正气，提供正能量，要把清浊分开，不能让好人遭殃。这就是思想政治工作。搞改革，舆论一定要跟上。我有七支笔，各单位都有"一支笔"，一旦有什么事，"七支笔"全上，要把事情说给大家听，正能量要出来。在我的《治学之道》一书中，我有"二十八论"，比如"鸡论"。什么是"鸡论"呢？你要他出成果、写文章，他说樊校长逼公鸡下蛋，他是"公鸡"不下蛋。在四医大，你就应该是"母鸡"，当官无论大小，吃饭无论饥饱，拿钱无论多少，都应该"下蛋"。你本来就是只"母鸡"，还貌似"公鸡"不下蛋。公鸡是什么？光打鸣不下蛋，嘴巴说得好听，没有生产力，这样的"公鸡"一个学校养一只两只就够了，全是"公鸡"，那谁下蛋呀？本来是只母鸡，还不下蛋，农村的老太太都知道，抱去宰了炖成汤，端去让下蛋的母鸡喝，下更多的蛋。第二天，有人在十字路口议论，樊校长在上面骂人，骂得人好难受，回家想起来更难受。旁边的人说，你就是他说的那只"鸡"？又比如"车论"。什么是"车论"？四医大这台车已经拉几十年了，总是有些松动，怎么拉都会有杂音，不要管它，拉着走，把杂音留给后面，何况现在我们是爬坡期，不能停，一停就会退；我们现在是深水区，不能停，一停就会被淹死。所以，政策一定要照顾拉车人和推车人，对于坐车人不要管他。有人说我过去拉过车，现在该你拉；有人说，我生下来就是坐车的，从来没想拉。对不起，下来，减轻重量，你不拉车也行，跟着走，翻过这个难关再说。我们在四医大，不要三种人：不要闲人，不养懒人，不用庸人。

十、精品学科

精品学科由研究生院组织实施。建设一个学科，怎么建设？最重要的是思想。我们四医大"不缺想，缺思想"，想的人多，有思想的人不多。一个科室主任，你问他这辈子要干什么？他不知道，学术方向都没搞清楚。建设好一个学科我觉得最重要的一个是方向，一个是文化。文化是凝聚力、是战斗力。在四医大，每一个学科都有自己的文化，肝胆外科是肝胆相照，消化科是大雁精神。什么是大雁精神呢？冬天来了，大雁要从寒冷的北方飞到南方过冬，否则要被冻死。可遥遥千里，迢迢万里，老鹰都飞不去，大雁怎么飞去的呢？它们有两个办法，第一，发挥集体的作用，先派几只在前面飞产生气流，后面跟着滑翔就对了。前面的累了，后面的到前头，以此类推，最后就到了。可我们中国人，特别是知识分子，人人强调自己的作用。来了一个病人，5个科去抢救，病人抢救活了。每个科都强调，没有自己的科，这个病人就死了。这不能说没有道理。但反过来说，只有你们科，病人也有可能治不活。第二，大雁一定要有领头雁，而且眼睛一定要好，要往南方飞，眼睛不好会带着同伴原地打圈，或者飞到西伯利亚全冻死了。在我们中国，领头雁太重要了，不是所有人都能当领头雁的，群众奖金的高低，职称能不能晋升，甚至和老婆关系好不好，都涉及你遇到一个什么样的领导！所以，我写了一首《大雁颂》，先是头雁说"我力有限，靠你众力搏程"；群雁说"我力有限，靠你定向领程"；头雁说"遥遥苦辛路"；群雁说"浓浓同路情"；头雁说"为了那一天"；一起说"启程"。我们会议结束，不是说"散会"，而是说《大雁颂》。谁当头雁，主任在主任当，主任不在副主任当，副主任不在护士长当，护士长不在，谁最"老"谁站出来——"我力有限，靠你众力搏程"，这样相互提携，相互提醒，最后就飞到了南方，实现了愿望。有的科室里两个人在那里斗，斗得很厉害，其实他们在那个小单位都不是第一，外头根本不知道，还斗个什么？我们要向全世界冲锋。我们消化科在全世界是排名前列的学科。我当个临时工都有名分，你有本事为中国拿出一个全世界第一、第二的学科嘛。我们学校把学科排成前三分之一，中三分之一，后三分之一。后三分之一的科室主任只能当一年。我们的国家级重点学科从13个到了19个，还有国家级重点实验室、教育部重点实验室，对好的学科我们要独立家门，独立发展，独树一帜，成立院中院。比如消化病医院拥有 22 层高的一栋楼，去年挣了 5.3 亿。我们只有 50 多个人，人均 GDP 1000 万。当然，我们还聘了 300 多人，只付他们工资和奖金。他们很愿意，到我们这里来 5 年，什么都学了，出去随便干什么都行。在这栋楼里，有 5 个"长江学者"、5 个"杰出青年"，世界上消化领域排名前 20 的大学，我们都有从那里回来的，一共有 33 个人，学成回来了组成一个团队。14 年前我们是国家自然科学基金第一个创新研究群体，去年我们又从这个群体中获批产生了一个国家自然科学基金的创新群体。今年消化病医院在全国排名第一，又被科技部和卫生部批准为国家消化病临床研究中心。整栋楼一个多亿的医疗设备，全是外国公司送的，没花一分钱，3 年拿了 1.2 亿的科研经费，仅消化科，去年获批 22 项国家自然科学基金。我们这里有两个最显著的特点，一个是微创治疗，过去要做手术，现在不要做手术了，比如说胆管结石，外科医生一上午只能做 1 例，我们一上午一个人做 18 例，最快的 6 分钟就解决问题，就是用内窥镜进去做，6 分钟就解决问题了。外科医生做 1 例要三四万，我们只要 1 万，外科医生做 1 例 10 天才能出院，我们今天做完明天上华山。所以，我们 380 张床位，天天全部住满，外面还等着 400 个病人。明天早上看病，今天下午开始排队挂号。第二，我们每一个月为全国培养一批消化科主任。我们准备用七年到八年为中国培养一万名消化科主任，现在已经 50 期了。去年四月份我们向全世界 25 个国家开放，每个国家来一个医生，我给你培训，然后回去成为教师，再在自己所在的国家办培训班。而且，一万名消化科主任的培训，我们不要对方花一分钱，来去的机票全部报销，包括出租车票，还要给他们发教材。近期得知，世界消化病学会将把国际培训中心建在我们消化病医院。除西京消化病医院外，西京心血管病医院医疗收入去年 11 亿；西京脑科医院去年 10 多亿；西京骨科医院去年 4 个多亿；就这几个学科就 20 多个亿。我刚当校长时，西京医院只有 10.8 亿，5 年增到 50 亿，净增近 40 亿。唐都医院当时是 4.3 亿，前年 28 亿，去年可能超过 30 亿。我们成立院中院，有大大小小的院长，我常跟院长们说，你们不要管得太死，限制生产力发展，不要以为你当院长就比别人聪明，那是领导任命的，不见得。你要发挥所有科室主任的作用，让他们什么都可以独立，只有一项不能独立，就是经济不能独立，要牢牢掌握在手中，因为经济独立常常导致政治独立。

十一、精读名品

精读名品是科研部组织实施的。该项工程是号召四医大的人要读最好的书，最好的杂志。有一本杂志叫 *Cancer Journal for Clinicians*，影响因子是 150 分，第二名是 50 分，然后才是 *Nature* 和 *Science*。这个杂志好得很，对临床医生特别有用，是专门登指南的。在过去 4 个月中，全世界的同行给这本杂志提出了 39 个问题，其中 26 个问题是四医大提出来的。他们说，中国杀出了一匹黑马，专门和我作对，说的就是四医大。它是世界上最好的杂志，我们就要针对它的文章提出我们的见解，一方面做研究去证实，另一方面登在这本杂志上。除了用英文刊登以外，我们还用中文刊登在《医学争鸣》上。《医学争鸣》原来是四医大的学报，以前每一年也就 1000 多个订户。全中国的大学学报都不景气。有什么意思啊！学校每年还要给学报办刊经费。我说，不行，把它变了！变成什么样？变成《医学争鸣》，英文叫"Negative"，专门说反话，针对全世界最高级的文章专门说反话。一个事物有它的正面，就有它的反面，还有侧面。仅登正面，就是片面，全部都登才是全面。科学的走向，只知正面就是片面，光走正向就是歧途。这样一改，第一年，4 万个订户；第二年，12 万；现在是 14 万订户，已经跃为中国科技期刊订户的前列。过去每年给钱，现在一分钱不给。我是主编，一年挣 1 400 万，600 万的成本，800 万的纯利润拿回来了，我现在一页广告是 4 万元，如果到了一页广告 50 万元，我全部都给大家送，不收大家的钱了。

十二、精新药物

精新药物这个工程是由训练部组织完成的。我们开展精新药物谈，为的是解决药物太多，大家搞不清楚这个问题。一谈谈出了效益！牙龈萎缩，人老了以后，或得病以后牙齿越来越稀，能治吗？没有药品，这是口腔科的难题。可心血管那边讲，他们有一种药，副作用是引起牙龈增生，如果把这种药用到口腔科，不仅把心脏病预防了，还让牙龈长起来了。这样交流起来多好。用药品副作用治疗疾病不是我们开的先河，以前有一种药物与一氧化氮有关，本来是用来治疗心脏病的，结果对治疗心脏病没有用，但对男性有严重副作用，就成了现在的"伟哥"，"伟哥"就是这样来的。不交流哪有这个好事呀。目前在四医大，研究药品蔚然成风。比如，我就研制出了一种药，止痛的。现在止痛就两类药，一类是 NSAIDs（非甾体类抗炎药），一类是吗啡，但不是所有的痛都能治的，有时还会成瘾，成瘾就麻烦了。我那个药是不成瘾的，还止痛，把它做成胶囊，叫"凡痛定"，不是我那个"樊"，是"凡是痛都能搞定"。如果开发，一个医院一年挣个千八百万是小意思，目前我院是供不应求。它的药理作用很有意思，到身体里找不到它的靶点，你把它分成单体不止痛，加在一起就止痛。它是进入身体内，激发身体的止痛物质来止痛。人为什么会痛呢？身体内有引起疼痛的和抑制疼痛的物质，只要平衡就不会痛。有的人不平衡，怕痛，打针还没打，就倒了，晕针。还有一种人不怕痛，革命战士去炸碉堡，冲啊！端着枪就上，旁边一个人说，老兄，你肠子都掉出来了，他一看肠子真掉出来了，"砰"一下就倒了。一些英雄志士遭受敌人严刑拷打，甚至手指钉上竹签子他们也不叛变。比如关公，关公做手术，不打麻药，照样下棋。人人都有抑制疼痛的物质，是妈妈给的。我们用凡痛定也能把它激发出来。又比如，如何安全利用、系统指导医生合理用药？现在医生用药随意性太大。如北京的一个病人，看了 10 家医院，拿回来的药品只有一家给的完全正确，其余多少都有些问题。怎么做到乡村医生用药也正确呢？一个医生给一个病人开一种药不会错，错了也容易纠正，但是开 2 种或 3 种药，因素增多，5 种药就有无穷多的因素，你把 5 种药放在一个杯子里，加点水，是什么东西，能治病吗？所以，我作为首席科学家，组织了 400 位专家，针对一些病，把全世界最好的方案拿出来，把病人的情况输进去，它 YES—NO，YES—NO，到最后，YES 了才能用药。我们做成了软件，现有 63 家医院在用，用后大大提高了疾病治疗的水平，而且医生离不开了，经济效益还非常大。因为病人越来越多，药品越来越多，方法也越来越多。年年在变动，年年都要更新。

精品战略的战果

一个战略提出来后，有没有水平，实用不实用，要用实践来检验，我想用"1~10"来介绍。

"1"，我们拿了一个国家教学成果一等奖。我们拿了一个肿瘤生物学国家重点实验室，每年国家给 800 万支撑。我们成功开展了中国第一例、世界第二例换脸术。换脸最难，有个人的脸被熊抓了，很难看，生不如死，我们给他换成功了，是世界第二例，但我认为还是第一例，因为法国人比我们只早了 3 个月，但程度很轻，不严重，根本不叫换脸，而且那是一张女人的脸，我们换的是世界上第一张男人的脸。中国第一块组织工程皮肤是我们做成的，是世界第二块。美国是第一块，但我觉得我们还是世界第一块，因为我们是黄皮肤，你把美国人的那块再造皮肤种到中国人身上会成白癜风。

"2"，我们连续两个教授当选院士。就在精品战略 5 年期间，陈志南院士是他那届第一名，张生勇院士是他那届第一名。工程院院士两年才选 7 个，一年三个半，这两位都是第一名，含金量不一样。四医大现在有四个院士。

"3"，成功开展三脏器联合移植，中国第一例，世界第四例。在同一个人身上先移植心，再移植肝，后移植肾，这是不容易的。3次非战争军事行动，汶川地震的敬礼娃娃，还有芭蕾女孩，即奥运会单腿跳芭蕾舞的那个女孩，都是我校抢救成功的。在汶川地震现场，我写了一句话，"博士硕士首先战士，这奖那奖战场要响"。结果军委首长给我们题了字，并加附语"为四医大书其所提口号，以为勉励"。三军女兵方队，主要是四医大出的，走得相当好，路过天安门广场时，得到党和国家领导人肯定。当年毛泽东主席为女民兵题词："飒爽英姿五尺枪，曙光初照演兵场，中华儿女多奇志，不爱红装爱武装。"我们的女兵走过来，我也填了一首："飒爽英姿没带枪，昂首阔步天门旁，我校女儿多志气，主席看了都鼓掌。"

"4"，我们有4个国家级的教学团队；博士研究生发表的SCI论文，平均影响因子超过4.3；我们连续4年在全国医科院校发表SCI论文最多。

"5"，连续拿了5个国家科学技术进步奖一等奖。这个最难得，因为在全中国连续拿两个一等奖的大学没有。有人说，你们拿5个，"前无古人，已成定局；后无来者，有待观望"。作为首席科学家我们拿了5个国家973项目，去年又拿了一个。5年中，我们拿到5个全国优博论文，2013年拿了3个，这8个都是在实施精品战略期间完成的研究工作。另外，在科研方面，我们有5个国家级的创新团队，去年消化病医院又拿到我校国家基金委第二个科研创新群体。

"6"，医疗收入每年按至少6个亿向上增长，从17亿到71亿。

"7"，获得7门国家级精品课程，7名长江学者特聘教授。我们四医大现有19个长江学者，相当于军队63所大学的一半。

"8"，8人次当选国际学术重要职务，其中3个是国际的，3个是世界的主席。世界与国际是什么区别呢？只要两个国家就叫国际，我们和尼泊尔就叫国际了。但世界的主席不一样，要五大洲国家的主席来投票。

"9"，我们通过5年的精打细算，节支2亿买了1900亩地，为新校区的发展奠定了基础。

"10"，我们与党和人民的要求比较起来，还不十全十美，我们还需要努力。所以，2011年我们开启了精品战略的第二战役，在这个大会上，我们提出要和高手过招、强手过招。为什么？因为我们现在比拼的所有指标，包括国家科学技术进步奖一等奖，那都是低指标，国外没有国家科学技术进步奖一等奖。我们用3个月的时间制定出了"1510规划"，各单位都有，即未来10年，包括两个5年和10个1年的规划，当主任能不能完成，完成不了不要去当，当上了也自己引咎辞职，这样主任就认真去搞工作去了。"1510规划"要的是大视野、大思路、大手笔，实现大跨越。比如说，西京医院要成为中华名院，什么叫中华名院？能代表国家水平的医院。现在西京医院在全国大概排第四、第五。这是复旦的一个学科研究所排的，有一定权威性。如果我去排还可以再排前一点，但即便是前面一点，也不能代表国家水平。我们有一系列指标，比如说2004年，全校只有我一个科主任在当全国的主任委员或副主任委员。精品战略5年过去，现在23个学科主任或副主任在相应的学会当全国的主委或副主委，我对西京医院的熊院长讲，到了30位时，就代表国家水平。他说，难得很哪！我说，难什么，还差7个嘛！唐都医院的目标是要成为精品医院。四医大口腔医院在中国是"四大名院"之一，目标是要成为国际名院。要实现这么伟大的目标，必须有个抓手。什么抓手？教育国际化。就是用国际的理念、国际的内容、国际的标准、国际的方法，教育和提高自己的学生和老师，也包括行政干部。我们要的是高起点、高质量、高速度，实现高效益。为什么要搞教育国际化？我连续写了十二论教育国际化，广泛深刻地阐述了教育国际化的意义。不搞国际化不行啊，剑桥大学一个大学拿过81个诺贝尔奖，加州理工大学办校150年，培养2万多学生，拿了29个诺贝尔奖，人家1000个毕业生就有1个诺贝尔奖。中国人比他们差吗？不比他们差啊！我们有四大发明时他们有什么？他们什么都没有！现在所有的发明能比过我们的火药吗？关键是我们的战略要正确，我们的抓手要正确。正确的战略是精品战略，正确的抓手是教育国际化。

要搞教育国际化，怎么搞？我们推出了第21个精品工程，即精解名校，由训练部组织实施。什么叫精解名校？从校长到学院院长，大家分别针对世界上前40所大学，一人一个，不去看它的成果，而是研究他们在怎么干，我们自己又该怎么干。我针对的是哈佛大学。这样做，目的是为学校办校提供借鉴，提供根据。接着我们又推出了第22个精品工程，即精研名科，由研究生院负责实施，目的是要求各科主任瞄准世界上最好的学科。尽管我们比他们差十万八千里，但走一步就少一步，跟一步就近一步，有什么跟不上呢？都像消化病医院这样，跟上了世界。学校如果有10个学科跟上了世界，成了世界第一，自然就成了"哈佛大学"。这是大学办学的要求，这是学校党委、全校共产党员的历史使命。共产党要说自己有先进性，如办个大学都赶不上人家，那先进在哪里？按这样的要求，全校的共产党员、党支部书记、党委书记都应该明白，党把我们派到大学，党把我们放在大学里是干什么的？当然仅仅这么说还不行，要干！比如说口腔医院，本来在国内就比较先进，再怎么搞？把世界的主席、美国的主席，一旦他退休，就赶快把他请过来，发全额的工资，每月30万人民币，两个月就60万，我们付得起，还让他住别墅，把他的太太也请来。星期一到星期五带着我们干，包括医教研，就这两个月可以使一个学科水平提前10年。星期六、星期天叫一个女学生带着他们夫妇全中国到处去玩。他们高兴得很哪！退休了，还全额工资，住别墅，免费旅游，多好呀。他得了好处，我们更加获得了效益。这是一个很有效的办法，这就叫"借鸡下蛋"，是借鸡下大蛋啦！世界主席回去后到处宣传，四医大厉害得很，把我们世界主席拿去当帮工，其实他高兴得很，四医大投的论文他也很熟悉，支持我们发表。第二年呢？第二年就不一定请他了，你可以请另一个刚卸任的世界主席嘛！在国外能当世界主席的肯定有点绝招儿，不像咱们中国，有些学会的主席是靠关系当上的，有无本事难说，在国外没有绝招儿怎么能当主席呢！推动教育国际化，要有各种各样的方法，比如消化病医院医生、护士交班要求说英文，电梯员也要说英文。不要认为电梯员说英文学不会，她们早上跑步，上班开电梯，晚上学英语，学会了第二天用。三个月以后，有的不干了。为什么不干了？她说，樊校长，我在这儿开什么电梯呀，我英文都学得会，凭什么给你开电梯。有些走了，又来了几个。老教授来了，说："我要去 fourteenth floor。"电梯员刚来，听不懂，问："你要去几楼？"老教授说："你们校长不是说都会说英文吗？ fourteenth floor，就是14楼。""啊！怪不得，我们才学到 tenth。"

我校的精品战略已经走了整整10年，看来是成功的。第四军医大学党委已正式将精品战略确立为学校的办学思想，全校同志10年来为此付出了艰辛的努力。为了记录这段日子，我写了一本书，取名"精"，约210万字，1500页，重达6.3斤，原生态记录了精品战略的提出、实施及取得的成绩。一所大学的任务是什么？大学就两个任务，一个是培育人才，四医大是育精英；一个是科学研究，四医大是创精品。精英带着精品，服务社会，就是四医大的文化。如果要我总结四医大这10年来干了什么，干成了什么，和将来还要干什么，我想用一副对联来表述，上联是实施精品战略厚德至爱育精英为军为党；下联是建设国际名校博学至精创精品效国效民。要实现这样的目标，成为世界名校，一定要有一个抓手。抓手是什么呢？就是横批：教育国际化。

三个字要牢记心上

2015 年 1 月 5 日

在中国工程院国际合作局 2014 年度年终总结会上的讲话。本次会议在工程院 219 室召开，时任康金城局长主持会议。时任谷钰书记代表机关党委出席会议。先由各处同志们分别做个人总结，最后由康局长做全面总结。该局全体同志参加会议。

今天上午，我和谷钰书记受周济院长委托，参加国际合作局 2014 年度年终总结会议。刚才同志们做了个人总结，康局对全局去年的工作做了简要总结，谷钰书记做了讲话。我觉得大家的发言都很好，时间不长但内容丰富。

我是本届班子换届后才来国际合作局工作的，半年时间里已向你们学习了很多。去年你们局的工作很出色，特别是成功召开国际工程科技大会，影响之大，你们国际合作局当属头功，为全院出了彩，大家都十分感谢你们，院里应该为你们点赞。取得这么大的成绩，靠的是什么呢？刚才同志们总结得很好，如果要我看，你们靠的是三点：第一是忘我的精神（spirit）；第二是高超的智慧（wisdom）；第三是紧密的合作（collaboration）。

关于忘我的精神，国际合作局人少，要完成如此繁重的工作，靠的是忘我的精神。可以说天下所有的人在遇到事情，无论事情是大是小，是重是轻，是好是坏，第一个反应通常与一个字有关，那就是"我"。毛泽东主席夸白求恩，说他毫不利己专门利人。那是一种很高的境界，那种境界一般人是难以达到的。即便在一段时间或一个事情上，为了完成工作或高质量完成工作，要做到忘我也是很难的，但是你们做到了。大家克服了很多困难，家里的，身体的……全身心投入工作，没有这种精神，难以取得如此大的成绩。

关于高超的智慧。要完成去年那样高水平的工作，光靠精神不够，还要有智慧，而且是高超的智慧。智慧来源于平时的学习，来源于平时的积累，来源于平时的经验。

关于紧密的合作。团结就是力量，这句话在任何时候，任何地点都是真理，"三个臭皮匠顶一个诸葛亮"，你们是 10 个人，"十个诸葛亮，合成一个无限量"。

上述这三点，对国际合作局十分重要，对明年的工作也十分重要。明年的工作重点是什么呢？我要请你们记住三个字。

第一个字是"what"，即做什么。外事无小事，但老做小事就会忘了大事，做不成大事，或耽误了大事。我曾对你们说过三句话：深谋远虑，抓大放小，出声显影。我们一定要盯住大事抓，以此带动一切工作，明年的"大"是什么？我们这几个月一直在讲，是办好 Global Ground Challenge Submitt（GGCS）。

第二个字是"why"，为什么要把 GGCS 当成大事。这是由中、美、英三国联办的，中国是人口最多的国家，美国是科学技术水平最高的国家，而英国是科技方面最老牌的国家，所以既可以办成 Global（全球），又可以办成 Ground（最大），希望大家统一认识，全力以赴。

第三个字是"How"，怎么办好这次会议，这可是一个大难题。不过我们有去年办大会的经验，这可以垫个底，但要想到今年的会与之不同，例如中方讲者及其专题和内容，会直接影响到会议质量及国际上同行对我们的看法，千万不能掉以轻心。

好了，我就讲这些。去年靠 Spirit，Wisdom 和 Collaboration 三个字出色地完成了工作。要完成好今年的工作，也需要这三个字，要用去年的三个字写好今年的三个字，即用 Spirit、Wisdom 和 Collaboration 来完成好今年的 What，Why 和 How。同志们，三个字要牢记心上。

打合牌抓样板

2015 年 1 月 5 日

在中国工程院三局 2014 年年终总结会上的讲话，本次会议在工程院 219 室召开，时任李仁涵局长主持会议。先由全局各位同志分别做自我总结，然后由李局长总结。时任谷钰书记出席会议，三局全体同志参加会议。

同志们做了很好的总结，李仁涵局长对全局的总结也很全面。三局一共 15 个人，1/3 为女同志，大家齐心协力，完成了大量工作。工作有声有色，讲起来就绘声绘色。记得去年，我在三局总结会上作过讲话，用什么词记不得了，但大意还记得，那就是"强弓、疾箭、奋力、中靶"。看来你们今年都做到了，做得还很好。"强弓"讲的是团结；"疾箭"是目标；"奋力"是力量；"中靶"是成绩。我不给你们满分，起码也是在 90 分以上。

今年的工作怎么做？在哪里找切入点？从哪个地方发力？你们交给国家工程院的工作纲要已通过，现在就等干了。但干一定要有个策略，我看一是要着眼工程，二是要着力基层。

着眼工程，工程院是要为直接生产力服务的，不能是理论来理论去，空对空，要解决实际问题，不能老是点子，要出银子。

着力基层，基层是工程院的战场，是我们的用武之地，那里最需要我们。前不久开了学术活动第二个"100 场"总结会，各项指标都很好，但有一个指标不令人满意，那就是 100 场学术活动中，58 场是在北京、上海、江苏和浙江开的，还有西藏、青海、新疆、云南和海南一场都没去，那怎么行？离开了这 5 个省，那么大的地方，我们工程院还叫中国工程院吗？着眼点选好了，着力点选准了，就能搞好吗？不一定！还有一个策略问题，就三局来说，我看有两点，一是"打合（连）牌"，二是推样板。

"打合牌"是什么意思呢？过去我们学术活动"1-2-7"格局是讲数量的，那"四聚"是讲提高质量的。今年又提出"五合"，即学术活动与各学部间整合，与咨询工作配合，与科技合作联合，与人才培养结合，与科普活动融合。不仅要从形式上合，而且要从思想上合、行动上合、力量上合、智慧上合、产出上合。

推样板是树榜样、立标杆，都说榜样的力量是无穷的，我看样板做好了，大家照着做，照葫芦画瓢，不像瓢起码也像葫芦。

今年 4 月底，我们将在天津开学术活动第三个"100 场"的示范会，由医药卫生学部来办，学术办公室和三局的领导要高度重视，要把"五合"的元素全都考虑进去。先做出个预案，学术办公室医药卫生学部要专程去与张伯礼院士对接，要充分发挥他们的积极性。到时，我把院机关管学术的同志们都叫去。还把管咨询、增选合作的同志也叫去，把学术出版委员会的院士们也请去，最好我把周院长请去做指导。为什么这么重视？这涉及我们第三个"100 场"的成败。所以请同志们记住，着眼工程，着力基层；打合牌，推样板。

踩踏事件中的生与死

2015 年 1 月 10 日

在中华消化内镜学会消化内镜新产品发布及研讨会开幕式上的致辞。本次会议在上海外滩茂悦酒店举行。来自全国各地的相关学者 200 余人参加会议。

感谢会议邀请，我刚从北京飞来，上午参加全国科技大会，国家科技政策将有很多大变动，引发了一些感想。来会场途中经外滩陈毅广场，那里前几天发生过踩踏事件，死了很多人，震惊全世界，又引发了一些感想。今天的会议就在这附近召开，从这个事件中，我们中国人，或者说我们从事消化病的工作者应该吸取什么经验或教训呢？

首先，今天是 2015 年全国消化学术界召开的第一个学术活动。可以这么讲，这几年，通过全国同道的努力，中国的消化事业已经冲出亚洲，走向世界，中国消化界已在世界同行中有了自己的地位。但是世界科技发展日新月异，消化事业也是突飞猛进。中国消化事业下一步发展的切入点或着力点在哪里？能不能再创一个辉煌？最近，我们专门派我科吴开春教授到美国各地进行了调研，我给他出了个题目叫"消化事业，从美国的现状看中国的发展"，不久他将给大家作报告。依我看，一是从转化医学到整合医学，例如基础与临床的整合、内科与外科的整合、医学与技术的整合、保健与治病的整合、治病与康复的整合等；二是从循证医学到实践（经验）医学；三是从科学到医学本源回归等趋势……大家可以去总结，有道是"识时务者为俊杰"，这就是我要说的学术上的挑战。

其次，现在社会管理的改革，突飞猛进，旧的被打破了，新的暂时未跟上，我们怎么办？例如学术会议怎么开？医学需要终身学习，终身受教育，但教育经费从哪来？去开学术会，院长不给买单，自己买不起，又不让公司赞助，怎么办？又比如，后继人才怎么选？怎么培养？现在由于各单位的干部政策，很多人年纪轻轻，学有所成，正值风华正茂，老道成熟之时就不让当科主任了。

新一代上任从年龄上讲还可以，但从学术上讲，却有的是青黄不接，怎么办？消化学会的班子要认真考虑这个问题，否则我们的学术将走下坡路，我们在世界消化领域中的地位将走下坡路。这就是我说的社会管理方面所面临的挑战。

现在回到踩踏事件中我悟出三条道理。如果把踩踏事件比成科技上的竞争，怎么能保证在激烈的竞争中生存，有的说不去踩踏那个广场肯定不会死，这是当然。但是我们已经上了医学这条船，上了这个道，没有红绿灯，不竞争不行，怎么保证自己生存呢？怎么保证不死呢？我看一是要跑得快，讲速度，踩踏人群还没来我就先跑了；二是不要走下坡路，要爬上坡，踩踏从来都是发生在下坡时；三是自己要强壮，你看杂技演员一个人可顶七八个人，健壮嘛，可能杂技演员从来没有被踩踏死的。三点加在一起，那就是要自强。

我们消化科医生也一样，要不断学习，增强自我能力，无论是迎接学术上的严峻挑战，还是迎接变革上的剧烈挑战，我们都可以任凭风吹浪打，胜似闲庭信步。这就是我从踩踏事件中悟出的三点体会，也是我给全国同行 2015 年的新年寄语，以之共勉。

莫道君行早

2015 年 1 月 21 日

在中国工程院重大咨询项目"全民健康与医药卫生事业国家发展战略研究"阶段交流会上的讲话。本次会议在工程院 316 室召开，时任工程院周济院长和国家卫计委（现卫健委）马晓伟副主任出席会议并讲话，出席会议的院士有郑静晨、王陇德、杨胜利、程京、高润霖等，9 个专题（含综合组）的执笔人、联系人，工程院机关李仁涵、李冬梅、于泽华、刘运芳、杨志平、李贞等共约 60 人参加了会议。

元旦刚过，在春节到来之前把大家请来开这个阶段交流会，这是半年前就决定好的。我们这个咨询项目自 2014 年 6 月 11 日启动以来，大家在一起已开过 9 个会了，这是第 10 个会，开一次就有一次收获，开一次就有一次进步。今天会议的主要目的是通过交流，了解大家的学术进展、工作进度和总体进步。刚才 8 个专题负责人或代表汇报了项目完成情况，都很好。下次的汇报综合组也应加入其中，是该开始的时候了。不是说将来 8 个组的材料加在一起就叫综合材料或综合报告，综合组不是光做加法，而是要做乘法，加法谁都会做，但要把乘法做好是最难的，乘出来的结果是青出于蓝胜于蓝。周济院长和马晓伟副主任的讲话十分重要。他们站得高看得远，特别是马副主任的"五个注意"和周院长的"三个转变"，要认真考虑，要加到我们的调研中去。

对于各个专题，我个人的建议已在各专题汇报完后表达过了，这里不再赘述，供你们参考。

再过半年，计划在 6 月或 7 月，我们要召开下一次会，大家回去以后，建议着手三件事。

一是凝练建议。咨询项目的最终目的是为了提出建议，重在结果，这样咨询才能落地，才接地气，才有操作性，最后才能出效益。提出的建议好这才不是空谈，前一阶段大家做的调研结果不错，从现在起，就是提出建议来。我们在调研中发现了很多问题，关键是要解决问题，怎么解决问题？在这个方面希望大家大胆一点，可以不按常规出牌，所提的建议应该让周院长、马副主任他们眼睛一亮，频频点头；而不是眼睛一闭，不断摇头。做到了这一点，这个建议才有水平，才可能往上送，送了才会有好结果。每个专题要提上几条大建议，其中包含若干小建议。专题之间不要怕重复，重复了综合组可以协调的。

二是征求意见。征求意见是一个完善建议的过程，要多到地方相关部门和相关单位征求意见，特别要尊重不同意见，甚至是反对意见，有时真理在少数人手里。当然要坚持自己的观点，对旧理念，甚至对旧政策我们要破，破会损害一部分利益；我们要立，立也会影响到一部分人的利益，但我们关注的是大利益，即中华民族的大健康。不能一听到意见就退，一听到意见就改，最后四不像，到最后什么也改不了。改革要有勇气，改革要有智慧，改革的目的终久越改越好，损失或局部的损失是暂时的。舍得舍得是有舍才有得，我们都希望小舍大得，有时是大舍才有大得，快舍才有长得。

三是准备报告。报告要边做边写，写就是在思考问题，不断激发灵感，不断发现真经。我的研究生，学制三年，有的是前二年半做实验，后半年写论文；而有的一入学就着手写论文，一边做一边写，到了三年水到渠成，论文的水平还很高。我们推崇后一种作法，特别是综合组，应该说前一段调研你们费劲不多，现在是开始发力的时候了。准备中的报告，有些可以按院士建议先送国家考虑。"十三五"已开始谋划了，我们的咨询晚了些，但可以把阶段成果送上去，弥补一些，也是有好处的。

最后我把刚才的统计结果给大家报告一下。根据大家的报告进展，8个专题组各1张票。另外，我们不是专题组的6个人各1票，一共14张。每张票从8个专题组中先选出4个完成得最好的，结果是医药器械与新型穿戴式医疗设备13票，排第一；我国基础与临床医学研究创新体系12票，排第二；新型国家药品服务体系8票，医疗机构与卫生资源配置8票，并列第三；全民健康和医药卫生事业教育和法规体系7票，排名第五；其他三个专题得票较少，仅2~3票。希望得票高的要继续努力，得票低的要奋起直追，到下次会议再见分晓。

今年春节晚，今年春来早。春天没有播种，秋天难有收获。我们已经取得了很多成绩，但后面的路还很远，还很难走，所以大家要"莫道君行早"。

Engineering

2015 年 2 月 9 日

在中国工程院 *Engineering* 期刊中方编委会筹备会上的主持词。本次会议在工程院 316 室召开，会议由樊代明主持，时任工程院周济院长出席会议并讲话。出席会议的有中方编委（学术出版委员会成员，9 本分刊的主编）、高等教育出版社的相关人员、工程院机关同志，共约 60 人。

春节快到了，大家都很忙，还把各位请来开会，可见此次会议的重要性。工程院的英文院刊，经机关运作、学术出版委员会同意、院常务会议通过、院主席团批准，将原来的 *Engineering Sciences* 改为 *Engineering*，2015 年第一季度要出版，目前还有大量的事情要完成，其中编委会的补充完善及编委的职责等最为重要。今天下午的议程有 5 项，首先请周济院长讲话（略）。

办好一本杂志，领导的作用是重要的。周院长的讲话有两个重点，一是为什么要办 *Eengineering*，二是怎么办好 *Engineering*，这不仅是本次会议讨论的主题，也是未来工作的方针。

办好一本杂志，主编的作用是重要的。钟志华院士是机械学部的院士，大家不一定都了解他，他曾在国外有长期留学经历，后任湖南大学校长，再后任重庆市科委主任，去年底调入工程院任秘书长，下面请主编钟志华院士汇报办刊进展情况（略）。

办好一本杂志，第一、二期的作用是最重要的。下面分别请卢秉恒院士介绍"3D 打印"方面的准备情况；徐扬生院士介绍"机器人"方面的准备情况；屠海令院士介绍"新材料"方面的准备情况。卢院士由他本人介绍，徐院士和屠院士因事不能参加会议，由他们的代表钱辉环和李腾飞先生介绍（略）。三位院士的准备十分充分，事怕开头难，第一个吃螃蟹的人最可贵，我们要感谢他们为我们走出了第一步，打响了第一炮。特别是两位年轻人，看起来如此年轻，却如此成熟，我们一开始就后继有人了。而且两位的名字也深有意义，一个叫"腾飞"、一个叫"辉环"，腾飞且辉煌（环），好兆头啊！下面是茶休时间，

那一年
我在工程院

10 分钟后回来。

办好一本杂志，编委的意见更重要，我们要充分发挥全体编委的作用，抱团取暖，集思广益。下面请大家发言（略）。

大家的发言十分充分，希望机关，特别是编辑部（主编室）按记录整理，关键是在工作中落实。办这本杂志，或者说办好这本杂志，我们现处的状况是什么呢？还是毛泽东主席的两句话，"前途光明"，"道路曲折"。我们现在已经上路了，后面没有退路，前面是光明的，但我们行进在曲折的道路上，弯弯拐拐，崎岖不平。我们不在曲折的道路上狂奔，就在曲折的道路上受阻。何去何从？根据大家的发言，我总结成三点。

一、看现存的 GPS，但走自己的路。现存的 GPS 对我们十分有用，可以帮我们定向，但一定要走自己的路，什么是自己的路？就是捷径啊。有一次到一个城市去，我和一些同志分乘两台车，他们按 GPS 走，我的司机按他的路线，我们提前到了半个小时，他们按 GPS 转了几个圈才到，为什么？最近市镇改造，打通了几条捷径，GPS 上还没有标上呢！

二、守公认的交通规则，但靠弯道超车。办杂志有各种各样的清规戒律，这些对我们有重要参考价值，但若按部就班不越雷池一步，要赶上别人那是不可能的。*Nature*、*Science* 已经远远把我们抛到后头了，尽管这样他们还跑到中国来办分刊了。为什么？争取稿源，争取读者，争取客户，扩大影响力嘛！所以，我们必须靠弯道超车。有人说按交通规则，弯道超车是不允许的，那弯道上没有车时，你也不想办法开快点吗？

三、盯遥远的终极目标，但要步步为营。我们的眼光要高一点，看远才行。有人说我们要追 *Nature*、*Science* 是好高骛远。那不对！做一个事情，没有目标，左三圈，右三圈，永远原地踏步，那不行！要有远大的理想。但仕要一个一个打，包子要一个一个吃，走一步就要像一步，一步一个脚印，才能达到理想境地。

再说一遍，春节快到了，代表周院长和工程院机关给大家拜个早年。今年的春节晚会有了重要改革，跟我们办刊一样，有新起步，听说很好看，希望大家看央视的春节晚会，想我们的 *Engineering*。

Manufacturing

2015 年 3 月 2 日

在中、英先进制造学术会上的讲话。本次会议在工程院316室举行，会期2天。出席会议的有英国工程院和中国工程院院士共 10 余名，还有来自中、英两国的相关学者，共约 80 名。

On this happy and auspicious day when our Chinese people celebreate the Spring Festival, we grandly convened the China-UK Academic Conference on Advanced Manufacturing. The conference is jointly held by the Chinese Academy of Engineering(CAE)and British Royal Academy of Engineering. It is a memorable event in witness of the friendly communication,deep cooperation and joint efforts towards the future by the engineering circles in both countries.First,on behalf of the Chinese Academy of Engineering ,I would like to experss my congratulations to the opening of this conference and also extend the greetings from New Year's Day and our sincere welcome to all attending guests coming from long way.

Present today are those who have participated in promoted the strategic cooperation in emerging industries between China and UK. We are delighted to see that the communications between two academies has been eternally renewed. In recent years,we have had many in-depth strategic dialogues,especially in the field of strategic emerging industries where we have established the mechanism for stable cooperation and succssfully held two academic conferences with fruitful results. "Advanced manufacturing" is an important part of strategic emerging industries.This conference has picked "advanced mannfacuring" as subject to promote deeper cooperation in this field beween both countries and jointly face the coming of a new round of industrial reform for mutual development.We both make much account of this opprtunity,as the Chinese National Development and

Reform Commission,Ministry of Industry and Information and the British Embassy to China have provided great support and help.The development of strategic emerging industries requires visual field towards the world and strengthened international communication.I hope the conference will establish a new example for the friendly communication and in-depth cooperation between China and UK and provide an opportunity for people of this circle to cooperate in larger scale and higher level.

Manufacturing industry is the main part of entity economy and the support of national econmy,and the material basis for people's happiness and good health; it originates from human existence needs and serves human life.Along With all previous industrial reforms,manufacturing industry also kept reforming and significantly enhanced social productive forces and the standard of human life, continuously pushing human development to a higher new stage.

The world today is experiencing profound and violent changes and so do global industrial form and manufacturing made.In the meanwhile,such issues as environmental pollution and energy consumption become increasingly severe and the deep impact by international financial crisis is not yet completely removed. The rise of a new round of revolution in science and technology just provides a historical opportunity for solutions to these issues. A profound reform is coming for the industrial development worldwide, which surrounds the key line of in-depth cooperation between information technology and manufacturing based on the technologies for Internet of Things and Internet of Services and in combination of breakthroughs in the fields of new energy , new material and biotechnology. Fostering and developing advanced manufacturing industry is a strategic move to facilitate the transformation of development mode and promote readjustment of industrial structure. Only by adhering to the direction of advanced manufacturing and continued innovation in production mode and concepts such as intelligent manufacturing and green manufacturing can we remain invincible in the future global industrial layout.

Given the new global tendency of the manufacturing industry, both China and United Kingdom have developed and implemented the corresponding development plans and countermeasures. The historic leading role played by United Kingdom in manufacturing has brought 300-year economic prosperity to United Kingdom, including the steam engine invented by the great British engineer James Watt in the 18th Century which has led to the leap-forward transformation of human society from manual crisis, the strategic significance of real economy is getting increasingly prominent. During recent years, by proactively promoting the "High Value Manufacturing" development strategy in a bid to reinvigorate the manufacturing industry and by launching strategic studies on the projection of future manufacturing industry to 2050, UK exepects to enhance its international competitiveness and consolidate the leading position of its manufacturing industry in both technology and sector.

Ever since its reform and opening-up, China has witnessed the boom of its manufacturing industry. With overall scale stepping up significantly and comprehensive strength enhancing continuously, the manufacturing industry has turned into a critical force underpinning world economy. However, there have been a host of in-depth structural problems with its manufacturing industry: weak capacity in proprietary innovation, poor product quality, low efficiency of resource utilization and unreasonable industrial structure. The historic convergence of the new round of technology and industry revolution and the accelerated transformation of economic development model is opening up unprecedented opportunities for the corner overtaking and lead-forward development of China's manufacturing industry. Smoothly implementing the strategic planning to "stabilize growth, adjust structure and promote reforms", seizing the new heights for developing emerging industries, breaking the bottlenecks with resources and environment, boosting the industry from large to strong, building China into a leading manufacturing industry, transforming the growth model from element-driven and investment-driven to innovation-driven, all these have become the major themes of China's new industrialization.

Scientific development requires scientific decision-making, while scientific decision-making rests with scientific consultation. CAE is actively playing its critical role as China's leading engineering&technology think tank and providing strategic, comprehensive and forward-looking advices and reports for the engineering&technology innovation and industrial development of China in line with the principle of serving decision-making and looking ahead moderately. During the past years, focusing on the advanced manufacturing industry, CAE has gathered lots of academicians and experts to launch such major consultation projects as Study on the Nurturing and Development Strategy for Strategic Emerging Industries, Study on the Strategy for Becoming a Leading Manufacturing Country, etc. Currently, with interim research findings obtained, CAE has identified the objectives and indicators for the industrial development of China and worked with relevant government agencies to propose the planning of Made in China 2025, which sets forth the guideline of "innovation driven, quality first, green development, structure optimization and human orientation" for driving the transformation&upgrade and leading the further development of China's manufacturing industry.

Today the engineering and technology community of both countries is faced with many common opportunities and challenges, and the connection and dependence between the two countries will become increasingly closer. We must help supply each other's needs, carry out mutual-beneficial cooperation, strengthen mutual talent nurturing&exchange and facilitate mutual progress with an inclusive attitude and an open heart. I am confident that the earnest and sincere cooperation between CAE and RAE will yield fruitful results boosting the development of strategic emerging industries and significantly contributing to development of advanced manufacturing industry of both countries.

To conclude, I wish this conference a complete success, and wish you all a successful career and a pleasant life in the coming year.

那一年
我在工程院

卷 五

单看 多看 等等看

2015 年 3 月 3 日

在中国工程院第 23 场"健康讲座"上的主持词。本次讲座在工程院 316 室召开，主题是"心血管病的影像学"，由北京阜外医院的赵世华教授主讲。时任工程院王玉普副院长，两院院士及机关工作人员共约 100 人参加讲座。

医学在初期，医生与病人之间都是采取人跟人、面对面、手拉手、话换话的方式进行交流，中医叫望、闻、问、切，西医叫视、触、叩、听。这是医学之基础，一直到现在也是医生的基本功。近代与当代医学最大的进步，就是把物理学、化学、数学等多种科学技术引入医学，促进了医学革命化的发展。比如，检验学通过提供数据，影像学通过提供图像，使医生诊疗疾病更加快捷、更加直接、更加客观、更加准确，既帮了医生的大忙，也为病人带来福祉。但是大家知道，这些大量的数据和大量的图像，不是万能的，有时还会给医生带来迷茫，甚至误诊。因为同病异影，同影异病经常出现。怎么正确解读这些数据？怎么正确识别这些图像？这是一道临床实践中天天碰到的大难题。最近在网上看到，说某人要做网上医疗，就是病人有什么症状，有什么检查结果，只要一输到网上就可作出诊断，然后就取药，不要医生了，要让我们医生失业。我想在网上买东西可以，但看病不成，光要实现正确诊断就不容易。为什么？今天我们请来北京阜外医院的赵世华教授，请他给我们讲一讲"心血管病影像学：守卫健康的 GPS"（略）。

听了赵教授的讲座，我的体会是，看病不能不靠影像学，也不能全靠影像学。我们当医生的是这样，你们有病就医更应该是这样。我们经常看见病人拿着一堆片子，钱没少花，但最后得不到一个肯定的诊断，这是为什么呢？就是有的片子太复杂了，那么怎么办呢，我个人觉得三个办法，即三看。

一是单看。单看就是简单地看，单一的看。在医院有各种不同的检查方法，按老百姓的看法，越后问世的越先进，例如 X 射线、CT 和磁共振，是否磁共振最先进，把 X 线片和 CT 都涵盖了？其实这是不对的。就像我们要看东西，看不清，我们可请眼镜帮忙，也可以用显微镜或电子显微镜，这些镜各有各的用途，你不能说放大倍数越大越好，用放大镜看蚊子反倒看不清，用高射炮打蚊子，一个打不着。一般的办法是先简易后复杂，先无创后有创。拍片子越多，对病人损害越大，正如刚才赵教授说的，做一个心脏 CT，病人承受的射线相当于拍 700 张 X 线片。

二是多看。多看是多找医生看。"三个臭皮匠顶一个诸葛亮"，那"三个诸葛亮合成一个无限量"。一是找不同医院的医生看，切记不要认为大医院或只要是大医院的医生水平都很高，其实一个医院只是某些专业更强，而有些专业是很弱的，要打听好。再一个就是要找不同专业的医生看，他们也不一定是看片子，首先是看病，有些东西是片子上反映不出来的。也就是说片子上可以没病，或者没到病的那个程度，可临床上早就反映出来了。

三是等等看。等等看就是动态看，就是想尽了办法，找遍了医生，但还得不到满意答案的。这就要等等看，观察一下，有时疾病发展存在一个过程，片子中的病灶也会发现变化。有时可以一边治疗一边观察，比如有的病通过抗感染治疗阴影就消了，说明是炎症，当然，这种办法要十分谨慎，因为有可能延误诊断铸成大错，要避免付出沉重代价。实在不行可以做病变穿刺病理诊断。

从提法到做法
2015 年 3 月 7 日

在参加全国政协九三学社组讨论时的发言。本次会议在昆泰饭店 3 楼第八会议室进行。九三学社组共 45 位全国政协委员出席会议。会议先请各委员发言，然后由党政相关部门列席的成员发言。

刚才听了各位委员的发言，学习很多，启发很大。有 3 位委员提出了有关我们工程院的问题，主要集中在怎么把创新驱动发展和科技创造未来落到实处，把提法变成做法的问题。

政府工作报告事前曾发给我们工程院党组学习过，也提过意见和建议，主要涉及创新的重要性和怎样做好科技创新的问题。关于创新的重要性，这个不用多说，大报、小报没有少登，大会、小会没有少讲，记得以前胡锦涛主席在两院院士大会的讲话中，先后提了 56 次创新。习近平主席在两院院士大会讲话中提得更多，一共提了 96 次。可见科技创新对国家发展的重要性。

为什么要反复提科技创新？这是目前的形势所迫。我们中国现在面临三大挑战，一是技术特别是核心技术落后，过去 30 多年的发展很大程度上是靠人口红利，现在逐渐没有了。我们汽车、飞机的发动机基本靠进口，电子控制也不行，就像神经网络有病。所以一方面是心脏病，一方面是神经病，因此技术上我们是高不成低不就。二是资源缺乏或资源匮乏，很多资源快没了，靠进口，工业生产资源必须是一条链，其中的一种资源缺乏，整个链条就连不起来。三是民主意识提高，人们对生活的要求越来越高，既有精神生活又有物质生活。解决这三个难题。只有靠科学技术，只有靠科技创新。刚才 3 位委员重点提了资源的合理配置问题和科技成果的及时转化问题。针对这两个问题，我们工程院在工作计划上提出了两条，一是着眼工程；二是着力基层。

关于科技资源的配置，目前确实很不合理，科研院所、科技人才、科研任务、科研经费都集中在少数大城市，比如我们工程院的学术活动，50% 都是在北京、上海、浙江、江苏，而青海、海南、西藏和云南还是空白，刚才发言的是山西、江西的委员，还有陕西、广西，凡是偏"西"的省市分布都比较少，这些党和政府已有关注，很多政策已有倾斜，但现在力度还不够，还需加大努力，所以我们工程院提出了着力基层。

关于科技成果的转化，这个必须加速和加强。特别是我们工程院，主要从事工程技术，要产生直接生产力，不能老在理论上绕来绕去。不过现在科技成果转化有两大障碍，一是技术成熟度不够，做一项研究不彻底，到不了转化的水平；二是转化政策的问题，怎么调动科技人员的积极性？怎么放宽科技成果转化的环境？只有这个机制或体制问题解决了，科技成果转化的成熟度才会提高，才会有更多的成果转化成生产力。对这一点，我们工程院提出了着眼工程。

原汤化原食
——为《华盛顿内科治疗手册》（影印版）作序
2015 年 3 月 13 日

有人说，近 20 年医学知识的进展量相当于之前 2000 年的总和。美国哈佛大学的校长曾在该校开学典礼上对新生说，同学们，现在我们教给你们的知识10 年以后可能一半是错的。当被问及为何教授错误知识时，回答是因为现在不知道哪些是对的，哪些是错的。医学知识目前的半衰期只有 5 年，如果一个医生 6 年前毕业，再没学过医学，那他就等于医盲。一方面，知识呈几何指数增长，甚则爆炸式增长；另一方面，临床工作十分繁忙，多数医生下班时已精疲力竭。如何从浩如烟海的知识中找寻适于自己正确实施临床诊疗的法宝，这是一个医界急需解决的大难题。有幸的是，华盛顿大学和 Barnes-Jewish 医院的专家团队顺应了这一需要，编写出版了这本经典的工具书——《华盛顿内科治疗手册》。

该书是世界内科学领域标准的参考书，也是全球销售最好的医学专著。自1943 年初版以来，已再版达 34 次，几乎 2~3 年更新一版，对内科疾病的诊断及治疗进行了及时修订和全面更新。它通过大量图表和临床病理讨论的方式，采用提纲式方法介绍常见疾病的病因和流行病学、病理和生理、症状和特征、诊断和鉴别诊断、物理和化验诊断、治疗和预后，并用循证医学方法对其进行评述。本版还新增了"毒理学"一章，用以增强临床医生对各种中毒及药物滥用的认识和处理。

天津科技翻译出版有限公司及时引进了这部经典医学专著的影印版，使读者能直接领略原著的原生态风貌。"原汤化原食"，不仅能提高医学生、实习生、住院医生、低年资专科医生的医学英文水平，更能提高他们的医学知识和专业技能知识，是一本不可多得的好书。我有幸先睹为快，借此推荐给年轻同仁。

柳公敩

2015 年 3 月 14 日

参加南宁全国和东盟超声内镜会议,途经柳州,用小憩之际冒雨参观柳侯祠,留下了如下文字。

一进前厅,看见一版石刻书法。讲解员介绍,这是三绝,即韩愈说,苏东坡写,说写的是柳宗元。可见三绝全看是谁说、谁写和说写谁了,都是名人,于是成了"三绝"。

参观得知,柳公因当年在首都长安(现西安)搞改革被贬到柳州府。他不气馁,领导当地人民做了四件事:掘井打水、广种柑橘、推行稻谷生产、解放农奴。于是功勋卓著,深受人民爱戴。他为官清廉,死时年仅 46 岁,家徒四壁,无钱入土为安,无奈送回北方老家安葬,后人只在柳州埋了他的衣冠。忆其一生,两点让人钦佩:一是甘愿百姓服务,二是知道怎样为百姓服务,实为为官楷模。

当年中科院院长郭沫若造访时作诗一首。不全记得,但其中一句确实很妙,即"人以地传地以人",反过来读也是"人以地传地以人"。但这只涉及了其人与其地间的关系,却未记其人的经历与功过是非,因此只成了下联,少了上联。本人妄胆补上,以怀念敬重柳公。那就是"功致祸起祸致功",反过来读也是"功致祸起祸致功"。合起来,上联"功致祸起祸致功",下联"人以地传地以人",横批"柳公敩"。

UNESCO

2015 年 3 月 16 日

在中国工程院接待联合国教科文组织代表团座谈会上的主持词。本次会议在工程院 316 室召开。清华大学和工程院机关相关同志参加会议。

Today, we are pleased to have UNESCO expert team to be with us. Their visit this time is aimed to examine and assess our application for UNESCO International Centre for Engineering Education Centre. On behalf of CAE, I would like to express warmest welcome to our guests from UNESCO and all the experts presented. First, please allow me to introduce our distinguished participants to each other.

1. Dr. Osman Benchikh, Director of UNESCO Natural Sciences.2. Ms Rovani Sigamoney, expert of UNESCO Natural Sciences.3. Hans Thulstrup, Officer for Science and Technology from UNESCO Beijing Office.4. Li Ang, from UNESCO Beijing Office.

1. Prof. Zhou Ji, President of CAE.2. Prof. Fan Daiming, Vice President of CAE.3. Prof. Zhu Gaofeng, CAE Member and former Vice President.4. Prof. Xie Ke-chang, CAE Member and former Vice President.5. Prof. Wu Qidi, Executive Deputy Director-General, CAE-Tsinghua Centre for Engineering Education, and former Vice Minister of Education.6. Prof. Yuan Si, Vice President of Tsinghua University. 7.Mr. Qin Changwei, Deputy Secretary-General, Chinses National Commission for UNESCO.

Besides the above mentioned, there are also experts and staffs from Tsinghua University, Beihang University, CAE Education Committee Office as well as International Cooperation Department.

There are five items on today's agenda. The first is welcome remarks by Prof. Wu Qidi, the second is video presentation about CAE and Tsinghua University, the third is the PPT presentation of application report of the Centre, the fourth is the discussion, and the final one is conclusion made by President Zhou Ji.

Now let's start with the first one. Welcome remarks by Prof. Wu Qidi, Executive Deputy Director-General of CAE-Tsinghua Centre for Engineering Education and former Chinese Vice Minsiter for Education.

CAE and Tsinghua University have jointly submitted our application for the Interantional Centre for Engineering Education. CAE is China's best institution in engineering sciences and technology, and Tsinghua University is China's most renowned university in engineering education. We hope that UNESCO experts can have a general understanding of these two entities. So our next agenda will be video presentation about the two, I would like to invite our staff to start playing the two video presentations.

Now let's start with the third item on the agenda: PPT application report of the Centre, it will be given by Prof. Shi Jinghuan, Executive Deputy Director-General of CAE-Tsinghua Centre for Engineering Education . Thank you, Prof. Shi.

Now let's start the next item on the agenda: discussion and Q&A. We are ready to take UNESCO experts' any questions on issues you care about, and we also welcome Chinese experts add your expertise and experience to the application, so as to facilitate and promote our application work.

Now let's welcome President Zhou Ji to give the summary statement.

Ladies and Gentlemen,

Today we have had a very successful workshop. In the following days, UNESCO expert group will play visits to Tsinghua University, Beihang University, and other related enterprises. I am sure you will get a wonderful experience through these visits. I hope you can have more understanding about China's engineering education. I also hope that China and UNESCO can be able to carry out more cooperation in this regard to make more contributions to economic development in developing countries and the development on engineering sciences and technology in the world as a whole.

Now I would like to conclude the meeting and thank you all for your time and contribution.

那一年
我在工程院

卷 五

读书还是原著好
——为《贝塞斯达临床肿瘤学手册》（影印版）作序
2015 年 4 月 4 日

有人说，恶性肿瘤患者的 5 年生存率，美国早已超过 60%，而中国才过 30%，这是为什么呢？

有人说，那是因为恶性肿瘤中的构成比不一样，美国人乳腺癌和前列腺癌多，这类癌好治；中国人胃癌和肝癌多，难治。怎么解决这个问题呢？

有人说，要提高中国恶性肿瘤 5 年生存率，就把美国患者引进来，这只是玩笑话，那是不可能的，人家也不会来。

有人说，要提高中国肿瘤医生的学术水平，就把他们派去美国学，这是大实话，也是可能的，他们也喜欢去。但是派出的医生数量有限，学回来要在全国推广也需一定时间，通常在此期间美国又发展了。

怎么能跟上国际前沿，及时与国际同行交流，使中国恶性肿瘤的诊疗达到国际水平？最好的办法是适时引入国际经验。天津科技翻译出版有限公司及时引进了这本《贝塞斯达临床肿瘤医学手册》的影印版，读书最好读原著，它不仅可让读者直接领略原著的风貌，而且可使读者及时了解美国肿瘤学当今的水平。

该书由美国国家癌症研究所、美国国家卫生研究院、约翰霍普金斯医院、梅奥医学中心、克利夫兰医学中心，以及部分来自欧洲的肿瘤学专家共同编写而成。该书已再版 4 次，第 4 版增加了大量崭新内容，写作言简意赅，附有大量表格、图片及流程图，各章节后附有问答题，可以帮助读者理解和记忆。因此，本书的显著特点是新颖、易解和适用。我有幸先睹为快，十分乐意推荐给各位同仁。

秦皇岛

2015 年 4 月 8 日

应地方卫生部门邀请，去秦皇岛市为卫生工作人员作学术报告。利用课余小憩参观了几个景点，有很多感想，其中有一部则是关于老师的，不想忘记，故录于此。

登上一块大石，看到毛泽东主席的一首诗词"大雨落幽燕……"，突然想起一件往事。那是 1981 年，我硕士毕业，进入教研室，初为人师，不得要领，课总讲不好，怎么都不如人意。恰好那年回老家省亲，小弟正好 9 岁或 10 岁，正在背毛主席这首诗词，他的老师在一旁指导他。小弟背"大雨落幽燕，白浪滔天，秦皇岛外打鱼船，一片汪洋都不见"。到此就停住了，后面的是什么他背不了了，于是在那里"一片汪洋都不见"反复地重复。我急得不行，正想告诉他后一句"知向谁边"，可他老师一连摆手，示意我不要告诉他。并让小弟连续背了 10 次"一片汪洋都不见"，然后老师突问一句，"到哪里去了？"。弟弟答："我哪知道！"我噗一下笑出了声，老师没笑，而且严肃地说道："请用毛主席的话把'我哪知道'说出来。"老师再让弟弟把"一片汪洋都不见，知向谁边"连起来背 10 遍，就这样弟弟记住了。老师当时告诉我，当一个老师，不能急于说出答案，后来我才明白这是启发式教学，并把这种方式用到后来的教学中，一直到今收到极好的效果。正如外国人说的那样，Tell me，I know；Involve me，I learn.

登上澄海楼，看到乾隆皇帝写的一副对联，我的问题来了。这一座两层楼阁，乾隆皇帝的对联放到一层，但楼上还有一副，这可得了，皇帝可是当朝天子，谁敢在皇上头上动土，莫非是他爸，太上皇写的对联？讲解员告诉我，不是的，楼上那副对联是沈承宗的，沈承宗是皇帝的老师。这是皇帝尊师重教啊！小时候经常看到农家客厅墙正中排位是"天地君亲师位"，那是把皇帝排在父母大人和老师之上，不过这是老百姓的排法，而皇帝是把老师排在自己之上的。

最后特别留意在乾隆写的那幅对联上，上联是"日耀月华从太始"，下联是"天溶海色本澄清"，横匾是"澄海楼"。这是皇帝当时的心情，看来看去，思来想去，总觉得不能表达后人的心情。首先这个上联是很妙的，都知道上联好出，下联难对，一副上联可对出若干副下联来。我觉得，"天溶海色"与"日耀月华"不太对仗，"本澄清"与"从太始"不仅不对仗意境也不一致。能否用"天蓝海绿"对"日耀月华"，用"惹人来"对"从太始"呢？那样上联就是"日耀月华从太始"，下联是"天蓝海绿惹人来"，横匾为"秦皇岛"。当然乾隆那时只能叫澄海楼，因为自己是皇帝不能称之，秦皇岛是后人叫出来的。

现状与策略

2015 年 4 月 10 日

在中国工程院 *Engineering* 第三期专题启动会上的讲话。本次会议在 318 会议室召开，时任院长周济院士出席会议并讲话。中国工程院钟志华、杨宝峰、陈志南院士，以及清华大学、上海交通大学等单位的专家和工程院机关的相关同志共约 20 人参加了会议。

周济院长把大家请来，召开 *Engineering* 第三期启动会。第三期的主题是医学工程，今天参会的院士和专家主要来自制药工程和医疗设备制造工程。刚才周院长把 *Engineering* 这本院刊的由来及办刊的打算作了介绍，表明了院里对其的重视程度，钟秘书长介绍了其中需特别注意的事项，下面请同志们发言。因为我接下来还有一个会议，不能直接听取同志们的意见或建议，希望机关同志们记录下来，我然后再听。在这里，我从策略上强调两点。也许这两点将贯穿在我们将来的工作中，一个是现状，一个是策略。

关于现状，就是我们杂志目前处于的状态包括面临的形势、读者的需求、我们的困难。要把这个现状分析地足足的，一个问题解决了，另一个问题又要来。因为办杂志是一个不断提高的过程，永远没有最好，永远在路上。正因为如此，我们才不断进步，才有生命力，才能把杂志办好。例如稿源，我们的现状是什么呢？可能是三个阶段。

开始是"讨饭吃"。虽然我们并不是一穷二白，也不是身无分文，但我们的饭不够吃，也就是稿源不够。如果按百分比，我们可能是"七三开"，即 70% 靠邀稿，请别人写，需求爷爷告奶奶。别人说不耻下问，我们是不耻下求，不耻下讨，讨的不一定都是好东西，但有时可以讨得好东西。

接着我们是"煮饭吃"。那就是自己的能力在增强，我们有米有菜了，靠自己煮饭也够吃了。但可能吃不好，我们还需买点油盐酱醋，甚至肉蛋之类，那时我们是对半开，即只有 50% 靠邀稿，我们自己能解决一半稿源。到那时，我们腰板就直一点，底气就足一些，起码靠自己煮出饭来了，我们不全靠讨，不讨也饿不死了。从讨饭吃到煮饭吃不能不说是一个大进步，但要多少时间全看同志们努力了。

最后是"卖饭吃"。就是我们煮的饭不仅自己吃不完，而且有剩余，还可以卖给别人吃。我们不仅有米有菜，还有灶台、厨师、服务员。煮的也不是一般的饭了，还有山珍海味，有源源不断的食客，那时是"七三开"就是我们稿子用不完。为什么还有30%邀稿呢？那就是需要锦上添花了。那时是别人找上门来，不是我们求别人，是他人求我们，这就是良性循环。要从"讨饭吃"到"煮饭吃"再到"卖饭吃"，逐渐或尽快走向良性循环，不能只是一种愿望，而是要成为现实。要成为现实，最重要一点是什么？这就是我下面要讲的策略。

关于策略，上次会议我讲过三点，叫"看别人的GPS，走自己的路"，"遵守公认的交通规则，靠弯道超车"，"盯远方的终极目标，要步步为营"。总归一句话，就是要与时俱进。我们要"和尚打伞——无法（发）无天"，因循守旧清规戒律都会使我们裹足不前，折于途中。所以，通常讲动静结合，我们也要静动结合，或者是动静、静动结合。别人是一边跑一边看，我们要边跑边看，但更要边看边跑。只要是符合这本杂志发展利益的都要去做，然后形成规矩，而这些规矩只能是后一期的参考，参考不能不尊崇，但不是完全尊崇。每一期都要根据自己的情况创新。因为我们是一本综合杂志，专业不同情况不同，编委不同意见不同，读者不同要求不同，所以我们的策略一定要不同。

我就说到这里，供同志们参考。总之，我们办杂志要时刻想到两句话四个字，那就是"现状"和"策略"。

区别就是这里

2015 年 4 月 14 日

在深圳医学论坛报告前的致辞。本次论坛在香港大学深圳医院学术厅召开，该所医院是深圳市政府斥 40 亿元巨资与香港大学联办。会议由香港大学玛丽医院外科主任卢宠茂教授主持。参加会议的有樊代明、郑树森、李兰娟、陈香美、付小兵、邱贵兴、韩德明、周良辅等院士，以及相关学者，共约 400 人。

感谢会议的邀请。此次会议一举多得，刚才参观了香港大学深圳医院，印象十分深刻，看来我们是来践行中国特色社会主义的。未来医院究竟怎么发展？怎么提高？从参观中我们得到了答案。什么是中国特色社会主义？我妈妈教导我，就是别人做好的我们做不到，我们做差的自己又不甘心，这叫高不成低不就，于是就从中间状态起步。从中间状态努力，最后达到最好状态。这不光是在管理，在学术上也是这样。中国医生要像哈佛、牛津去做科研，我们做不到，但我们有大量病人，有大量实践，我们可以搞结合，结合可以出人头地，青出于蓝而胜于蓝。搞纯科学，少数人认为水平高，但多数人认为没用；搞临床，多数人体会有用，但少数人认为水平不高。如果我们把二者结合起来，整合起来，就会出现革命性突破、划时代突破。香港大学深圳医院就是这样做的，我们学习了很多。我们的体会是什么？当然今天这个论坛有些缺点需要克服，例如这个开幕式时间就长了些，一共一上午论坛，开幕式花了半小时多，有点划不来。开幕式讲话，领导心重语长，嘉宾无功获奖（还没发言就得了香港大学纪念品）；观众东张西望，主人喜气洋洋，这个今后应该改一下。

来此参加本次的论坛，我太太提醒我要不拘一格，过去别人用嘴巴讲，我用幻灯片；别人用幻灯片，我用 PPT；别人用 PPT，今天我就直接用嘴巴讲。我报告的题目是整合肝肺病学（略）。

为《整合大肠肿瘤学》作序

2015 年 4 月 20 日

　　如果你在 Pubmed 键入 Colorectal cancer，即结直肠癌几个字，你可搜索到 108 686 篇相关论著。如果每篇纸质论著 9~10 页，那就多达 100 万页，重约 2000 千克。如果每篇论著说明一个道理，每个道理只限 20 个字，合起来就是 1000 余页的鸿篇巨制。非常遗憾的是，这些花了纳税人大量钱财，费了研究者大量功夫的知识并未得到充分利用。在我们现行的教科书中，描述结直肠癌的章节通常只有 4~5 页，就是在现用的大型专著中结直肠癌的篇幅顶多也不过十来页。造成这种状况的可能性只有两种，那就是 Pubmed 收录的这些有关结直肠癌的海量数据、证据乃至结论，要么不好用，要么没用好。

　　诚然，这么海量的数据不一定都好用，有的只是从一个侧面、一批细胞、一堆组织、一个人群甚至只是从一群动物的实验中获得的。有些数据只源于局部、瞬时、静态，可能难以代表医学事实，难以反映医生经验。但是，其中也一定蕴藏着大量有用的东西，宝贵的东西，是可以视为宝藏的。如何将这些零散、分散的数据或证据，从人体整体角度出发，加以整理和整合，去粗取精、去假存真、由表及里、由浅入深，从而形成完整的新的知识体系，使之更有利于探索肠道肿瘤的病机，更有助于改善肠道肿瘤的诊断，更有益于提高肠道肿瘤的疗效，这就是整合医学。具体到本领域就是整合肠道肿瘤学（Holistic Integrative Colorectal Oncology，HICO）的使命和任务。

　　房敬远教授组织相关专家率先写成了这本整合肠道肿瘤学，其显著的特点是尽可能把至今的新知识与已有的"旧经验"充分整合起来，"采风"因标新立异避"陈词滥调"；论理因青出于蓝故根深叶藏；写作因别出心裁而别具一格，读之因博采众长而明目过瘾，确是一本好书。

　　当然，由于整合医学这类书籍无样本可抄，无规矩可循，无"葫芦"可仿，写作本身就是一种创新。读起来虽总不令人满足或满意，但其遗憾之处正是未来发展之源。只要如此写下去，不断改下去，我深信，一本完整的、更加令人满意的《整合大肠肿瘤学》总会呈现在大家面前。

　　是为序。

联合出效益

2015 年 4 月 25 日

在肿瘤生物学国家重点实验室联合会议上的讲话。本次会议在香港中文大学深圳研究院召开，由吴开春、于君两位教授联合主持。参加会议的有沈祖尧院士带队的香港中文大学团队和樊代明院士带队的第四军医大学（现空军军医大学）团队，共约 50 人。

首先，代表国家重点实验室热烈欢迎来自西安和香港的同道。

在中国有一首歌，可谓家喻户晓、人尽皆知。如果你不知道这首歌，那你就不是中国人；如果你不会唱这首歌，当然你还是中国人，但是你是一个不会唱这首歌的中国人。歌词有一句为："1992 年，那是一个春天，有一个老人在中国的南海边画了一个圈。"时间，1992 年；地点，中国的南海边就是深圳；有一个老人说的是邓小平；画了一个圈，指深圳、珠海出口特区。

20 年后香港中文大学在这里成立了研究院，具有中国特色。那次开业典礼我应沈校长邀请代表四军大来表示祝贺。当时香港中文大学消化科实验室入驻了这个研究院，两年前我们的联合实验室成立，吴开春主任出席签字和启动仪式。从此，我们两家不仅是形式上联合起来，工作上也协作起来了，去年在西安开了第一次联合会议。

我和沈校长是好朋友，有很多共同点，例如都当过消化科主任，都当过大学校长，都是中国工程院院士，而且他的名字"沈祖堯"写繁体，我的名字"樊代明"写简体都是 28 画。但有时也会出现不同，比如昨晚欢迎宴，他打了领带、我没打，打领带是先进的标志；今天开幕式，我打了领带，他没打，打领带是落后的标志。友谊出动力，协作出效益，预祝会议圆满成功。其后为 26 个报告（略）。

今天会议不大，就 50 多人，但大会看热闹，小会看门道。这次会议开得很好，联合出友谊，联动出效益，成绩我就不讲了，我想就将来的研究工作讲三点，

卷 五

1141

也就是需要注意的问题。

一是要讲连续性，说的是研究方向不能朝令夕改，随波逐流。要一直向前走，不成功也成仁。原地徘徊，左三圈右三圈，走不出一条路来。比如我们开始研究胃癌，然后是肠癌，现在又是肝癌，今后是乳腺癌，这样不行，有点像猴子掰玉米，掰一个扔一个。搞分子也一样，要搞就搞清楚一个，搞通路也一样，要搞就搞明白一个。

二是要讲正确性，说的是数据或证据分析，要避免假的或人为现象发生。这不是指人为造假，数据与证据都是瞬时抽样结果，例不能代表事实很难说。一个人体由成千上万细胞组成，一个细胞由成千上万分子组成，一个分子在一天内有成千上万秒时间的变化，所以我们研究的东西无论是结构、数量和功能是否正确，对整体是否为事实，还难说。最好是有一个综合平台进行分析，得出结论后再进行验证，这样才行。

三是要讲实用性，说的是研究要有用。就肿瘤来说，不是对机制的理解，就是对诊断或治疗，包括预防要有一定用途。起码要把我们在微观的研究结果与肿瘤细胞生物学表现或生物学行为，如增生、分化、转移、耐药等联系起来，不能就分子而分子，就细胞而细胞。在肿瘤细胞上发现的研究结果只供参考，要进入体内，不然你就把活生生的肿瘤病人变成了单细胞生物。

我就讲到这里，沈校长还有重要话要说，后头有好戏。

"五合"从这里开始

2015 年 4 月 27 日

在中国工程院第 201 场中国工程院科技论坛开幕式上的主持词，本次论坛在天津津利华酒店召开，主题是先进制药技术。参加大会的有时任工程院周济院长、天津市教工委书记朱丽萍、天津市科委副主任李宝纯，中国工程院和中国科学院院士 37 人，工程院机关 31 人，还有来自全国各地的相关学者，共约600 人。

欢迎大家参加中国工程院第 201 场"中国工程科技论坛"。今天的会议非常隆重，为什么要开这次会议？为什么在天津开这次会议？大家知道，中国工程科技论坛是中国工程院的品牌，工程院是搞学术的，是为国家的经济社会发展提供直接生产力的。"中国工程科技论坛"的发展分三个阶段。

第一阶段从 2000 年开始到 2010 年，一共举办了 100 场，在总结 10 年 100场工程科技论坛时，刘延东国务委员出席并讲话，对这项工作做了充分肯定。第二阶段是从 2010 年 6 月至 2014 年年底。又举办了 100 场。前不久举行了第二个"100 场"总结会。突出的经验是"1-2-7"和"四聚"，"1-2-7"是从数量上限制规模，没有数量没有质量，但数量大多也影响质量；"四聚"是聚焦方向，聚集力量，聚合方式，聚变成果。今天是第 201 场，也就是第三个"100场"开始。从本场开始，经院学术和出版委员会讨论，我们提出了"五合"机制，即学术会议要有不同学部间的整合，要与咨询工作相配合，与科技合作相联合，与人才培养相结合，与科普活动相融合。这次论坛就同时安排了上述 5 项活动，总场次达 14 场。

办好这次论坛意义重大，当然工作也十分艰巨，但工程院有不怕艰巨的人，下面有请天津市中医药大学校长，本届论坛主席张伯礼院士讲话（略）。

张院士的讲话介绍了本次论坛的主题，强调了制药工程的重大意义，介绍了天津中医药大学的概况。他的团队为这次大会的筹备，前后花了半年，为此做出了巨大努力，参会者好评如潮，会还没开已给他们打了 90 分。

　　这次论坛也受到天津市委市政府的关注和支持，昨天市委代理书记王兴国市长接见了部分会议代表，让我们受到鼓舞。这次会议在天津，在中国这块土地上，能称"天"的我知道不多，有天山，有天水。在中国大学的名字中有天大、地大、海大、河大。而叫天津的就此一个，为什么？为什么天津市领导对我们如此重视，有请市委常委，市教育工委书记朱丽萍同志讲话（略）。

　　感谢朱书记。天津的发展成就和鼓舞支持有助于工程院去完成自己的"天命"，我们的"天命"是什么？就是推动中国的工业化和现代化。这次会议怎么开？第三个"100 场"怎么办？有请本次会议的总设计师，中国工程院周济院长讲话（略）。

　　周院长的讲话立意高远，思想深邃，总结起来就是坚守"1-2-7"，坚持"四聚"，实施"五合"，把第三个"100 场"办得更好。紧接着是正式论坛，开幕式按时结束。

向最好的学
2015 年 4 月 27 日

在中国工程院院刊现场会上的主持词。本次会议在天津大学召开，时任工程院周济院长，天津市曹小红副市长，天津大学校长和书记出席会议。出席会议的还有学术出版委员会委员，10 本院刊（"1+9"）的主编或编辑部的相关同志，共约 40 人。

今天下午，借中国工程科技论坛在天津召开之际，我们在天津大学召开院刊现场会。大家知道，在工程院领导及全体相关同志努力下，工程院"1+9"，10 本全英文院刊今年全部正式诞生，这是个大好事，她们不仅是窗口，也是舞台，就像 10 个孩子，生出来不容易，养大不容易，养好更不容易。我们不仅要养大而且要养好。怎么养大、养好呢？有很多措施，其中一个是相互学习，加一句英文，叫"The bent way to learn is to learn from the best"，意即学习的最好方法是向最好的学。所以，工程院决定每年召开两场现场会，分别在相应杂志的编辑现场学习。今天我们是来向 *Frontiers of Chemical Science and Engineering* 学习的。周济院长对院刊高度关注，并身体力行，首先请周济院长讲话（略）。

周院长的讲话很有高度，也有广度，更有深度。他认为办好院刊是引领发展的旗帜，发挥作用的阵地，实施创新的制高点。告诫我们眼光要心存高远，做事要脚踏实地。办好"1+9"也要实施的"四聚"策略。天津市市政府对本次会议高度关注，曹小红副市长亲自参加我们的会议，下面请她讲话（略）。

曹市长讲话言简意赅，思想深刻，她说工程院办刊要举全院之力，天津大学办这本分刊要举全校之力。天津大学是这样说的也是这样做的，下面有请天津大学李家俊校长讲话（略）。

李校长出了力，出了大力还谦虚。分刊的主办方，各个校长们要向他学习。他的讲话我记住几句，就是要钱出钱，要人出人。我见过很多校长，怎么就没见过这样的好校长呢？

当然办好一本杂志各方面的支持重要，最重要的还是编辑部和编委会，其中主编是第一重要的，下面请这本杂志的主编王静康院士介绍经验（略）。

　　王院士的经验很多，我前年来这里调研工作时印象就很深。发展多么快啊！国外稿件达64%，论文下载已上升到了十多万份，她的经验怎么样？下面大家讨论（略）。

　　一个多小时的讨论就要结束了，同志们的发言很热烈，既有对王院士他们的肯定，也有自己的作法，实际上是经验。整个下午都没有休息，会议达到了预期的目的。周院长的讲话是方向，王主编的报告是榜样，大家的发言是力量，这样的会议还要继续开下去，今年下半年12月份再开一次，有两个候选杂志，一是清华大学那本环境的，另一本是浙江大学那本信息的，回去都准备，谁先准备好谁开。留下来的那本到明年6月份开，那明年年底呢？我建议到上海交通大学去开，特别希望为 *Frontiers of Medicine* 杂志进入 SCI 而庆祝。

无癌的世界

——为《无癌的世界》作序

2015 年 4 月 28 日

这是一本美国医生写的书。

书中的有些话好像是对她自己说的，医术仁术，纵然通过没完没了的努力，我们给肿瘤病人究竟带来的是什么？

书中的很多话又好像是对她的同事说的，医者仁心，只要有 1% 的希望就要用 100% 的努力去治疗，可这样做对肿瘤病人来说意味着什么？

书中所有的话更像是对她的病人说的，病人是医生的衣食父母。肿瘤病人抱着希望来带着失望去，他们花钱忍受痛苦，医生耗时费尽功夫，到头来病人是倾家荡产，人财两空。将心比心，这样与癌魔斗争，医生和病人究竟得到了什么？

严峻的事实告诉我们，除非处于早期，肿瘤患者的疗效是很差很差的，这是医学上尚未克服的难题。不是医生不努力或不够努力，而是他们确实无能为力啊！确有很少一部分病人获得好疗效，几乎全部病人都想得到这样的效果，可事实必然事与愿违。因为目前我们还无法治愈晚期肿瘤，因为肿瘤的基础研究和临床实践都还没有重大突破，因此，病人和医生的期望和努力都必须适可而止。得了肿瘤不是不要治，但不要过度治，否则就是劳民伤财，结局悲凉。

当然，作者也并未持悲观态度。既然恶性肿瘤目前难以治愈，但可以采取一些措施加以预防，例如戒除烟酒等不良习惯，就可使某些肿瘤的发生率大幅度下降。这确为上策，关键是很多人明智故犯，我行我素，到得了癌症才悔之晚矣，这类人应该细读此书。

在日常的临床工作中，由于病人多，时间紧，我们每次接诊多为 5~10 分钟，病人多么渴望与我们交流啊，但常难以如愿。玛格丽特这本书有利于解决这个问题，特别是邓绍平医生将其全文翻译成中文，用词准确，语言流畅，特向病友推荐。她会与你交谈，并告诉你想知道的东西。文中的观点不能说 100% 正确，对你也未必 100% 适用，如有问题，可直接请教你的经治医生。

是为序。

人民不会忘记

2015 年 4 月 29 日

在西京消化病院和长庆油田"消化道早期肿瘤筛查项目"签约仪式上的讲话。此次签约仪式在西京消化病医院进行，会议由吴开春教授主持。时任长庆油田公司总经理杨华和西京医院刘侃佳政委分率相关人员出席会议，共 30 余人。

两个多月前，吴开春副院长告诉我这件事，我非常高兴。由长庆油田出资，西京消化病院出力对该公司 45 岁以上的 20 000 余名职工，用内镜技术进行消化道早期肿瘤的普查，这是利国利民的大事。石油工人不容易，他们风餐露宿、顶风冒雪，为国家创造了大量财富，可以说这些财富是他们用健康甚至生命换来的，我们不能忘记了他们。美国目前是拿全国 GDP 的 17% 来用于医疗卫生，去年长庆油田的总产值是 1700 亿，按美国的标准那应该是拿出 270 亿用于职工的医疗保健。我们拿出了多少呢？当然不能完全按比例，比如拿出 10% 呢？也是 27 亿呀！你们的医疗费可能 2.7 亿都没有，我们可以说资本主义制度不好，但社会主义制度你也应该优越一些才对呀！

我们一直在卫生工作中讨论看病难看病贵的问题，我们也一直在高喊重点前移（预防），重心下移（基层）。我们讲了多少又落实了多少呢？开展这样的普查工作，事实上是在脚踏实地解决上述问题。这样做，病人花钱少，痛苦小，效果还好。现在诊断出一个晚期胃癌，治疗起码要花几十万，病人最后还是走了。而普查出一个早期癌症，治疗不会高于 1 万元，病人还活得长，谁划算显而易见。所以，你们不要小看了这个项目，你们是在为国家人民做事，是在做国家想做目前还做不到的事。当然，实施过程中将有大量困难，特别医务人员是用周末来做，很不容易，政策上要考虑他们的奉献。长庆油田的党委和领导有先见之明，发展为了什么？不就是为人民生活好吗？健康都没有，身体还会好吗？生活还会好吗？你们一定会走出一条正确之路，成功之路，一条老百姓叫好的道路。你们的这项工作做好了，老百姓会唱"共产党好"，老百姓会呼"共产党万岁"。

那一年
我在工程院

序

　　这是《那一年，我在工程院》的第 6 卷，也就是说，过去的一年是我在工程院工作的第 6 年了。在这一年里，做过不少事，而需在本序中特别提及的是写了《医学与科学》和《再论医学与科学》，其主要观点是医学并不等同于科学。医学中除了科学，还有哲学、社会学、人类学、心理学、艺术等，可以说凡是与人类，特别是与人体相关的知识都可以纳入医学。因此，医学中除科学外，还有很多不属于科学范畴，甚至比科学还要重要的成分。这里我并没有反对科学本身的正确性和其对于医学的重要性，因为医学永远都离不开科学。

　　既然如此，为何还要费那么多精力、那么多时间去探讨医学与科学的关系呢？《易传》中说"形而上者为道"，我以为"道"是哲学；"形而下者为器"，我以为"器"是科学；"形而中者为医"，我以为医学上要通"道"，下要达"器"。因此，医学的范畴甚广，它所涉及的因素是无限的，而这些因素的变化又是无穷的。对这个无限无穷的世界，例如对一个病人，我们不能只采用逻辑思维，那样的思维是正确的，但结果只是局部和瞬间的；我们也不能单用抽象思维，因为各人所处的角度不同，特别是认知能力不一致，所以不同的人抽象出来的结论也是不同的；因此医学更多需要的是形象思维，看见一个形象，顺从一个形象，尊重一个形象，从而还原一个形象。这是因为在处理医学问题中定性比定量更为重要。有的量变了，可并无质变；有的质变了，可并无量变。

　　探索医学与科学的关系，还可为医学的划时代转变提供理论根据。人类医学最开始为经验医学，在经验医学时代，全世界共出现过 100 多个医学体系，且无论哪一种体系都有自己独特的方法，而且都是有理、有效、有用的。可为何多数医学体系都销声匿迹了呢？那是因为政治压迫、经济剥削、武力掠夺、血腥镇压、神学崛起、宗教盛行，当然还有自身的原因。中医如果没有新中国和毛泽东主席等一代又一代领导人的支持，恐怕也发展不到今天。西医本来并不强大，由于引进了科学方法，从而得到了长足发展，为人类健康做出了不胜枚举的贡献，从而使人类进入了科学医学或生物医学时代。目前西医已经达到了前所未有的发展高度，但是"近亲繁殖""孤芳自赏"，目前也遇到了自己难以解决的问题。例如人类约有 4000 种常见病，90% 以上无好药可治；人类有 7000 种罕见病，90% 以上无药可治；已占人类死因 1/4 的肿瘤，大量病例显示其实治与不治结果差别不大。尽管一个又一个医学模式竞相登台，先是循证医学，后来是转化医学，再后来是精准医学。这些医学方式都有积极作用，但说到底难以解决根本问题。这其实说明，认识人体、呵护健康，仅用科学的方法已经不够了，所以人类医学必然从科学医学或生物医学时代走向生物、社会、心理、环境……一言以蔽之，即整合医学时代。什么是"整合医学"？我已经在《那一年，我在工程院》的第 3~5 卷中分别写过《整合医学初探》《整合医学再探》《整合医学纵论》，并在 *American Journal of Digestive Disease* 2014 年第 1 卷第 1 期 3~33 页，用 30 个页面作了阐述，此处不再赘述，不然本序将又要成为数百页的长篇大论了，那样就对自己不诚不廉，对读者不恭不敬了。

共和国的脊梁

2015 年 5 月 5 日

在西安交通大学"共和国脊梁"现场演出会前的致词。"共和国脊梁——科学大师名校宣传工程"是由中国科学技术协会发起，教育部、团中央、中国科学院和中国工程院支持联合主办的，旨在宣传杰出科学家的活动。由高校师生演校友，学弟演学长的方式宣传和歌颂科学家的突出业绩和奉献精神。当晚由中国科技大学师生以歌舞剧的形式演出"爱在天际"的剧目，纪念两弹一星元勋——郭永怀。

在座的青年朋友们，可以说人人都有自己的抱负，都想成为对人民有用的人。无论是常人、能人或者伟人，我个人认为都必须具备三个条件或是三个素质。

首先要有一个理想。一个人没有理想就没有灵魂。这个理想要与国家、人民和民族相联系，是一种大爱，大爱无边；而且不因时间与空间的变化而变化。

第二要有一副傲骨。这个时代需要骄傲，骄傲不是孤傲，我们不高人一等，但一定要高人一筹。该做的事一定要做，不该做的事一定不要做，既不因千难万险而退却，也不可为五斗米折腰。

第三要有一身力量，要有一身不竭的动力，无论到哪里都会发挥正能量，发现新起点，带来新变化，取得新成绩。

我认为郭永怀先生就是一个有理想、有傲骨、有力量的人。大家信不信？不信吗？请看剧中人。谢谢！

不能一错再错

2015 年 5 月 9 日

在全国 Hp（幽门螺杆菌）大会开幕式上的讲话。本次会议在南京钟山宾馆召开，会议由南京医科大学第一附属医院消化科张国新教授主持。来自全国各地的相关学者约 600 人参加了大会。

今天在南京市，同一所大学举办了同一个领域的两个全国会。一个是南京医科大学第一附属医院办的全国 Hp（幽门螺杆菌）大会，一个是南京医科大学第二附属医院办的全国肠微生态会。一附院的教授叫张国新，二附院的教授叫张发明。一附院办的胃微生态，二附院办的肠微生态。张国新和张发明都是消化界的后起之秀，两个会我们都得参加。胃和肠合起来才叫胃肠，才叫消化道，都是微生态为什么不合起来开呢？免得讲者和代表们在相距半小时路程的两个会场来回跑。其实问题出在我身上，因为开始张国新教授说他的会是 5 月 8 日至 10 日开，我以为是 8 日开幕，就让张发明教授把会议定到 9 日，其实 5 月 8 日是张国新教授的会议报到时间。到发现时全国的通知都已经发了，无法更改了。这难道说不是领导造成的问题吗？所以，以后要注意，不然就会一错再错。

Hp 对我们消化科医生来说并不陌生，但怎么还要继续开这样的会议呢？因为还有很多问题我们处理不了，旧的问题还没解决完，新的问题又出现。

当年读研究生时，因为经验不足，我发现了 Hp 但没有重视。后来国外发现 Hp 是溃疡病和胃炎的病因，得了诺贝尔奖，我们错失了机会。再后来全世界把 Hp 当敌人看，一直杀到现在，结果单药的抗药率达到 80% 以上，单药不行就双联、三联甚至四联，现在四联也抗药了，怎么办？我想 Hp 与人类与生俱来，已有那么多年历史，能不能不全当敌人看？能否成为朋友？比如野生型的当敌人，当然杀之。但耐药型的可能就是朋友，不仅杀不得，也杀不绝，而且还有用，杀光了反而可能有害；用抗生素杀菌，在体内不像在体外那么简单，药品是与机体共同作用。也可能是机体视 Hp 为朋友，它不去杀 Hp，反而想方设法保护它们呢！

另外，可否将 Hp 看成是胃肠道整体的一部分，Hp 的出现是否为肠道微生态变化的一个表现或标志？用抗生素杀 Hp 是否能改善整个微生态，达到治疗疾病的目的，这些问题需要探究，不然我们可能又会错失良机。当年我们因为没有重视而错过了它，现在把它当成敌人，又可能错怪了它。任何事物都有两面性或多面性，没有绝对的好和绝对的不好，有时会随时间空间而变，我们要以正确的态度对待，不能一错再错，这就是本次大会的一个重要目的。

HIHN

2015 年 5 月 9 日

　　我曾讲过整合肝肺病学，用"一二三四五六"分别讲过肝肺综合征的发生、机制、分类、症状、病因、诊断和治疗。今天我也同样用"一二三四五六"分别介绍肝肾综合征（HRS）的发生、分型、病因、机制、诊断和治疗。什么是肝肾综合征，也许将来我们应该称其为肝性肾病。当慢性肝病到达终末期时，经常出现少尿或无尿。临床上应用大量利尿剂，呋塞米用量达到每次 200mg，甚至每次 400mg 也无济于事。这是肾脏出问题了吗？不是！如果患者把此时的双肾移植给晚期肾衰或尿毒症患者，移植肾还可以完全正常排尿。同样，已经发生严重尿毒症的肝肾综合征患者，如果成功进行肝移植，双肾也可正常排尿，这就说明是肝脏的病损影响了双肾的功能，其中肾的表现是一种功能性损害。

　　一个发生率。据报道，在肝硬化腹水患者，1 年内发生 HRS 的概率为 18%，5 年为 39%。当然这是就总体而言，进驻大医院的发生率可能要比这个要高，因为这些病人都是在基层医院经过一定或长期救治后送上来的。

　　两种类型。HRS 可分两型，Ⅰ型称急进型，即在 2 周内血清肌苷可达或超过 226μmol/L 或 2.5mg/dL，这类病人的存活时间（中位数）多数为数周。Ⅱ型为缓进型，该型患者血清肌苷在 133~226μmol/L 或 1.5~2.5mg/dL，其生存时间（中位数）为半年左右。

　　三种病因。引发 HRS 最常见的原因是细菌感染，特别是原发性细菌性腹膜炎，约占 HRS 的 57%。原发性细菌性腹膜炎中约 30% 发生 HRS；其次是消化道出血，约占 30%，消化道出血患者发生 HRS 的达 16%；再次是大量放腹水，特别是未经血浆扩容者达 70%，大量腹水（未经扩容者）约 15% 发生 HRS。

　　四种机制。①血容量骤减，由于腹腔血管扩张，门脉回流障碍，体循环中血液大量进入腹腔血管，不能返回体循环，体循环血液减少一半。一般血压为 55~65mmHg，而肾小球滤过压，必须达到 65~75mmHg，低于 65mmHg 则影响肾血流。②肾血管收缩致肾血流受阻，压力增加。③心肌病变，心输出量不足。④全身的神经体液因子（如细胞因子）增加，对全身重要器官，特别是对肾脏有毒性作用。

五种诊断指标。①肝硬化腹水患者。②肾脏没有器质性病变（无蛋白尿，无镜下血尿，无 B 超异常）。③无肾毒性药物用药史。④血清肌酶大于133Umal/L 或 1.5mg/dL。⑤停用利尿剂或用医用白蛋白扩容后（1g/kg 或 100g/d）2 天，血清肌苷仍不能减至 <133mmol/L 或 1.5mg/dL。

六种治疗。①全身治疗：血管收缩剂＋白蛋白，经颈静脉肝内门体分流术（TIPS）。②保肝治疗：Mars 人工肝，肝移植。③保肾治疗：血液透析（HD），肾替代治疗（RRT）或连续肾脏替代疗法（CRRT）。

HRS 是因为肝脏疾病到了晚期引发的肾脏改变，应该称为肝性肾病，Hepato-Nephrology。要理解这种疾病，诊断治疗及预防这种疾病，需要从全身出发、从全局出发，综合考虑，权衡利弊，才能使病人转危为安。要提高到整合医学的高度去认识，由此形成的医学应该称之为整合肝肾病学，英文称为Holistic Integrative Hepato-Nephrology，HIHN。

那一年
我在工程院

卷 六

人富志长

2015 年 5 月 19 日

应美国消化学会邀请，参加美国消化疾病周（DDW）共 5 天，会间参加世界消化学会常务理事会和两本国际杂志 *Gut* 和 *Alimentary pharmatheutical Therapy* 的编委会，引发一段深刻的感想，作出了一个重要决定。

这是我第五次来华盛顿了。第一次是 1990 年，那时我 37 岁，是得了美国赛克勒基金会中国医师年度奖来此做学术交流。离家时我带了两只大皮箱，里面装的不是我自己的东西，而是学校医院有的教职员工有家属在美学习或工作，他们托我捎去的物品。除衣物外，还有中国调料、榨菜、药品等，着实很重，幸可托运。来到美国一路分给他们，本以为箱子就会变空。其实不然，他们还要托我给家人带东西，我实际上成了一个廉价（其实是免费）的国际搬运工。没有办法，那时我们国家穷嘛。因为带的东西多，容易搞错，我校有一位教授的女儿在这里上学，托我给她妈妈带了一个随身听，那时叫 walkman。北京一位同事也托我给家人带了一个同样牌子的 walkman，但我们学校那位选的 walkman 功能要多一点。不巧的是，我把功能多一点的那个发给了北京的，把北京的那个发给我校教授的夫人。教授夫人经过越洋电话得知女儿给她带的是功能多的那个，就误认为是我掉了包，侵占了她们的东西，并且到处说我坏话，一直到我专程为他去北京把东西换回来。北京的同事书面写了经过，为我证明了清白。当时真是哭笑不得，出力不讨好，没办法，我们国家穷啊！去年，我因为当选美国医学科学院的外籍院士来华盛顿开会，包括此次与会，都受到格外的尊重，来去也不需要带两个大箱子了，一个手提箱足够了，这是为什么？我们国家富了吗？

在这次大会上，世界消化学会进行换届改选，世界消化学会有 110 多个成员国，常务理事会由 11 位成员组成。我因 2013 年在上海作为世界消化大会主席办会成功，有贡献，当时就被选为理事会成员并兼任科学计划委员会主席。此前中国从未有人在这个世界组织中当过常务理事，中国人在世界消化学领域占有一席之地是不易的。作为常务理事，每人可有两个任期，即四年。我想再过两年，到我任期满时，将由100多个国家推荐新的理事，那时可能很难选到中国学者候选人。所以我提出就在本届我提前退下来，同时推荐我国的青年消化病学者、中华消化学会副主任委员吴开春教授接任我的常务理事职务。但有的理事提出我可以提前下来，不过接任者不一定是中国学者，因为像英国、法国、日本这些发达国家也没有在理事会任职。经过我反复申述观点，特别是现任主席和副主席的坚决支持，最后吴开春终于当选常务理事和临床研究委员会主席。他的任期为4年，这就保证了中国消化病学会有6年在这个世界组织中占有席位，为将来的可持续发展奠定了基础。

此次来华市，我特别愉快、特别轻松，如释重负。同事问我别人想做常务理事都做不到，你为何还要退下来？我说就是因为第一次来华盛顿的经历吧，就是那次让我无比尴尬，让我刻苦骨铭心，就是人穷啊，人穷志短嘛！现在中国人富了，富了就应该志长，富了志长会越来越富；富了志短，志越短会重回贫穷的。

从蜜蜂之死看网络安全

2015 年 5 月 21 日

在中国工程院"网络空间安全战略研究"重大咨询项目启动会上的讲话。本次会议在北京国际会议中心召开，方滨兴院士主持会议。参加会议的有 18 位两院院士和国防科技大学等十余所大学研究所的相关学者共约 60 人。

我是一位医生，今天为什么来参加网络会议，还要讲话？因为最近工程院班子调整，王玉普副院长调去中石化工作。陈左宁副院长是各位的同行，且为该项目的负责人，但今天因要事去参加另一个会。我也是昨天才从美国回来，院里安排我来代表陈院长致辞。

我经常用网络，但很少考虑也未意识到网络空间安全问题。习近平同志讲过，没有信息化就没有现代化，但没有信息安全就没有国家安全。大家知道吗？全世界的蜜蜂都在减少，听说现在已减少了 1/5 或 1/4。没有蜜蜂，人类会消失，因为没有蜜蜂就没有植物授粉。蜜蜂是怎么消失的呢？一是使用农药太多毒死了；最重要的是由于电波干扰，使它回不了巢。蜜蜂都出现这样的事，可见网络空间安全对人类安全的重要性。

党中央国务院对此非常重视，工程院专门组成了以陈左宁副院长和方滨兴院士为首的项目研究组，经过长期认真的准备，今天终于启动了，我代表工程院周院长、陈左宁副院长对此表示热烈祝贺。

要搞好这项咨询工作，我有四点建议。

一、立意要高。要站高看远，不仅要想到现在的安全，还要看到将来的安全。没想到的地方，往往就是安全的隐患所在。所以，要有前瞻性、综合性，要站到国家的角度，想到至少未来 20 年的事情，这样才能把这件事办好。

二、队伍要精。要从工作做得最好的同事中挑选最优秀的队伍，兵不在多，在精，相互间要有互补性。搞好这项工作，一靠热情、二靠水平，二者缺一不可，只有热情没水平，能出活但出不了好活；有水平没热情也出不了活，精湛的队伍需要二者兼而有之。

三、思路要广。要集思广益、广开思路、知无不言、言无不尽、言者无罪、闻者不怨。要广泛开展调查研究，特别要关注反面意见，肯定意见太多难免飘飘然，否定意见是最宝贵的。

　　四、工作要实。咨询要脚踏实地，咨询要求真务实，切忌空谈，做好研究过程的每一步。大家都完成过类似的重大项目，我对此充满信心。

　　再一次祝贺项目启动，再一次预祝项目实施成功。

无压不出油

2015 年 5 月 21 日

在中国工程院第 201 场中国工程科技论坛总结会上的讲话。本次会议在 316 会议室召开，樊代明主持会议。首先观看会议录相，并由医药卫生学部李冬梅、学术与出版办公室姬学、天津中医药大学张博士、院地合作办公室王晶晶，院长办公室王成俊发言，然后由各学部和各委员会代表发言。参加会议的有工程院机关相关人员共约 40 人。

中国工程科技论坛第 201 场，也就是第 3 个 100 场的首场，在大家的努力下办得很成功，完全达到预期目的。我代表周院长对所有同志表示感谢。在整个战斗中大家都出了力，流了汗，其中李冬梅和姬学两位同志可为尖兵，冲锋在前，撤退在后，功劳更大。临去天津前我说过，会后要有总结。今天同志们的总结都很好，会议办得成功值得总结，特别是同志们提出的需要进一步改善提高的地方，难能可贵。速记员同志已记下来了，会后学术办按前言、会议概况、办会体会三大块认真整理成文，一是报周院长和其他院领导；二是送全体学术和出版委员会委员；三是发各学部和各委员会办公室参考存档。

一场会办下来，无论成功与否，起码要做两件事。

一、重在总结。做任何工作，都是在总结中提高，提高以后又总结，循环往复，螺旋上升，这是办好任何事情的法宝。作为领导，参加总结会就为两件事，一是总结经验，二是发现人才。同志们来参会，一是总结自己，二是学习别人。总结自己不用多说，大家都会，但不是每一个人每一次都能做得很好。总结自己就要表现自己，不要怕人家说长道短。工作是自己干的，能说出个一二三是因为干成了四五六。学习别人很难做好，有一句话叫 "The best way to learn is to learn from the best"，意即学习的最好方法是向最好的学。参加这个会后，要问自己三个问题：①我也要办这样好的论坛，怎么做？②好论坛的标准是什么？③我开始了吗？为什么有人经常成功，而有人却一事无成呢？其实就是愿不愿意和善不善于学习的问题。什么是常人，只知道自己会什么，不知道别人会什么，还其乐无穷。什么是能人，就是知道自己不会什么，但知道别人会什么，后一种人老向别人学习，就成了能人。

二、贵在推广。开会的目的是推广会议，其中包括设计、组织、经验和教训。有人说一次好行动比过一打纲领。有的同志已经开始动起来了，有的正在准备，你们还可以在推广中创新，各自发挥自己的优势，八仙过海，各显神通，这就叫青出于蓝胜于蓝。比如刚才大家总结到的科技合作要从学术中来，到学术中去；咨询工作要到学术中去，从学术中来。总之，提高质量永远在路上。

最后，我还要再说一下我们的那几句口号，即"1-2-7"（每年办10场国际工程科技发展战略高端论坛、20场中国工程科技论坛、70场学部学术活动）、"四聚"（聚焦方向、聚集力量、聚合方式、聚变成果）和"五合"（学术活动要求各学部间相整合，与咨询工作相配合，与院地协作相联合，与人才培养相结合，与科普活动相融合），这些东西其实是从群众中来的，大家早就开始干了，而且出了成绩，我们只是将其总结，然后再运用到工作中去。我们今天的学术就像石油队钻油，其根本目标是要出油。要出油首先要在一个地方划出一个油田范围，不能漫无目的地钻，"1-2-7"就好比划定的油田。那四聚呢？四聚就是深钻，不下功夫，不深钻出不了油。那五合呢？五合相当于多钻几口井，把宝压在一口井风险是很大的。当然只按这三个方面办未必能出油，还有一个加压的问题。加压有两种，大家去油田看过游梁式抽油机吗？它一方面靠抽，把油吸出来；另一方面靠注水，把油挤上来，最后都是为了把油抽出来。无论是抽油还是挤油，都得靠压力。同志们，没有压力不出油啊！今天开这个会就是给大家施加压力，把工程院的学术论坛办好。

那一年
我在工程院

卷 六

七上八不下

2015 年 5 月 23 日

在第七届海峡两岸超声医学大会开幕式上的致词。本次大会在西安市召开，段云友教授任主席并主持大会。来自台湾和大陆的 600 余名相关学者出席会议。

感谢大会的邀请。来到会场，听到的音乐是《外婆的澎湖湾》。海峡两岸血脉相承，血浓于水，我们各自的妈妈不一样，但外婆都是一个。我们不仅要享受外婆的"阳光沙滩"，我们也要领略外婆的"秦韵长安"。

今天全国的学术会议很多，我一共收到 6 个邀请，为什么专门选择这场会议？只为两句话：

一句是老子说的，（英译为）"The wise man is the one who knows what he does not know"，即智者知道自己不会什么。我是一个消化内科医生，不懂超声医学，但我们医生看病，离不开两只"眼"，一只是"检验医学"，提供数据；一只是"影像医学"，提供形状。超声医学就是重要的影像医学，所以我来了。

另一句是外国人说的，"The Best way to learn is to learn from the best"，即学习的最好方法就是向最好的学。你们是超声医学领域里的大专家，我是来向你们学习的。超声医学近几十年发展真快，我在 30 多年的从医生涯中几乎经历了四代超声的发展。

第一代超声叫 A 超，图像是一条线，也称一维图像。我们医院最早开始从事超声的是钱蕴秋教授。我刚进科时超声科很小，与消化科是一个支部。做超声检查可是一项好技术，我只要有空就去跟钱老师学习。刚开始时，一个病人来了，她装上探头，问我看见了吗？我说没看见。她说这么大个肝癌你看不见？我特别羞愧。又来了一个病人，她装上探头，又问我看见了吗？我赶紧说看见了，是好大一个肝癌。她说，哪有啊，肝癌在哪里啊？我无地自容，又羞愧难当。

以后有了 B 超，也就是把 A 超的一条条线合起来形成一个面，一个平面，也可叫二维，看起来就比较清楚了。再后来就有了三维图像，就是把各个面合起来成了立体。再后来又将立体图像与时间结合形成了四维。再加上对比显影，动态显影，目前超声不仅可以用作诊断，还可以用来治疗疾病。将来你们用超声技术一旦看见病灶，直接就给治疗了，没我们临床医生的事情了。你看你们这么好的技术我们不学成吗？起码要了解。

这是第七届大会，听说第八届明年将在宁波开。你们是越开越大、越开越好了。人家是七上八下，你们是七上八不下。我希望你们明年还给我学习的机会，你们是七上八不下，我是七来八也来。下面我开始作报告，题目是"医学与科学"。

信仰、信念与信心

2015 年 5 月 26 日

在中国工程院三局党支部大会上的发言。此次会议在工程院 216 室召开，由李仁涵同志主持会议。会议主题为落实党中央"三严三实"教育活动的党日活动。首先由李仁涵同志给大家讲党课，然后分别发言讲体会。参加会议的有三局支部的全体党员。王中子同志作为培养对象列席了会议。

今天大家来参加这次党日活动，学习和讨论党中央提出的"三严三实"，即"严以修身、严以律己、严以用权"和"谋事要实、创业要实、做人要实"。会议开得很好，同志们谈得很好，悟得很深。如果开始时还觉得是在完成一个形式或应付一种时代的要求，但当我们走出这个会议室时，可能很多同志就感觉到补修了一课人生的内容。仁函书记的讲课提倡要坚定信仰、坚持信念，我加一条，要坚定信心。

坚定信仰，就是共产主义必胜。共产主义是人类共同的最高向往，也是共产党人为此终生奋斗的目标。共产主义的理论来自马克思主义，马克思是思想家，思想家追求事物的对与错。他认为，人类要改变社会可以有两种办法，一种是外科疗法即革命，靠武装夺取政权；一种是内科疗法即变革，靠法律法治，将资源拥有和物质分配合理化。列宁是革命家，革命家追求的是革命活动的胜与负或输与赢。

"十月革命"一声炮响，给中国送来了马列主义。什么是毛泽东思想？就是马列主义与中国革命的具体实践相结合，也就是马克思主义的中国化。毛泽东思想主要采纳了马克思主义的外科疗法，提倡革命，提倡武装夺取政权或称枪杆子里出政权，最后取得了革命的胜利，建立了新中国。

坚持信念，就是坚持社会主义必兴。邓小平同志提出的中国特色社会主义理论实际上是毛泽东思想的现代化，他大胆地批判了阶级斗争为纲的错误，大胆地提出了以经济建设为中心，搞市场经济。短短 30 年，中国的经济提上去了，人民富起来了。但是有相当一部分人，包括很多领导干部，丢掉了信念，年轻一代出现拜金主义，一切认钱，一切姓钱，不少走上了犯罪道路，走到了人民的对立面。

以习近平同志为核心的党中央，在开展群众路线教育活动后，为了巩固成果又提出来"三严三实"的教育活动，其根本目的就是要用具体的行动坚定共产主义的信仰，坚持中国特色社会主义的信念，为党的最终目标的实现而奋斗终生。

坚定信心，就是坚信科技使命必荣。坚定信仰、坚持信念不是一句空话，而是要有具体行动。对我们工程院来说，就是要为实现工程科技的发展而贡献力量，这就是我们的使命。我们的使命重大，使命光荣。具体到中国工程院三局，我们在学术活动方面要做到"1-2-7"，做好我们的"四聚五合"。在出版方面，就是要做好我们的"1+9"，践行我们的三句话，即看别人的 GPS，走自己的路；守公认的交通规则，靠弯道超车；盯远方的终极目标，要步步为营。这就是我对信仰、信念和信心的认识。

那一年
我在工程院

四个转变

2015 年 5 月 27 日

在"南宁市现代中（民族）药产业发展研究"专家咨询会上的发言。本次会议在广西药用植物园会议室召开。樊代明主持会议。参会的工程院院士有杨胜利、王广基、刘昌孝、徐建国等。工程院机关李仁涵、李冬梅、赵西路等同志参加会议。参加会议的还有自治区及南宁市机关、植物园及课题组的同志，共 20 余人。

今天课题组提供的报告主题有据、任务清晰、可操作性强。各位院士的意见和建议都很宝贵、希望能吸纳进去，希望能成为完善计划的根据。我觉得要实现南宁市中（民族）药的现代化，首先要解决如下四种关系：

一、从道地到地道。我们都想吃到、用到地道中药。地道中药须是来自自然界的道地药材，广西有 2600 多种中药材，其中有些是这里独有的，有些中药其他地方也有但这里的质量最好，有效成分含量高，这是你们的优势，要充分利用。另外，也可以在这里大力提倡种植优质药材，供应全国应用。

二、从医生到"生医"。就是要学会制药，我们广西每年临床要用很多药，而有多少是广西自己产的呢？在全国的药品市场，广西生产的药品所占份额有多少，我们这里的医生不能光靠开别处产的药品而生存。我们要自己研制药品。"生医"讲的是生物医药，要学会这方面的本领才会制药。对于广西医科大学和广西中医药大学，无论从教学、科研、人才培养上都要有这样的意识。

三、从集聚到聚集。集聚与聚集二字看起来一样，其实含义是不一样的。集聚是从少到多，聚集是从多到精；集聚是从小到大，聚集是从大到强。这里主要说的是管理，你们现在应该说已经完成了集聚的工程，现在应该是向聚集奋斗了。你们从发展战略、顶层设计、队伍组织、平台建设、生产规模、营销策略都要来一个大转变。特别要站高看远、发挥优势、扬长避短、特色发展。

四、从百色到特色。我们经常说一枝独秀不是春，百花齐放春满园。但在南宁制药方面，我们不能遍地开花，要有大红花，高质花，要一花胜过万花。

制药不能是满地手榴弹，但缺乏原子弹。一望满天星，缺乏北斗星。那是不行的。例如你们桂林有一个三金片，专治泌尿系感染，效果非常好，西药治不好的，它能治好，这就是特色。

　　总之，南宁的制药要实现四个转变，从道地到地道，从医生到"生医"，从集聚到聚集，从百色到特色。要实现这四个转变，涉及很多因素，但最重要的还是决策和政策，即领导决策和政策导向。

2311

2015 年 5 月 30 日

在第十一届国际络病学大会开幕式上的讲话。本次大会在石家庄市举行，由吴以岭院士任主席，开幕式上同时举行石家庄医药卫生院士工作站启动仪式。钟南山、杨胜利、陈香美、李春岩、王红阳、陈志南、张运、刘耀等十余位院士，以及来自全国各地的相关学者参加了会议。

今天的络病学大会高朋满座、群贤毕至、学者如云。首先，我代表工程院和周济院长祝贺第十一届国际络病学大会胜利召开，祝贺石家庄医药卫生院士工作站正式启动。

今天的大会总体来说是一个中医药大会，但与会的院士中约 3/4 是非中医专业的。我是从事消化病工作的，是一个彻头彻尾的西医医生。这是我连续第三次参加络病学大会了，三次开幕式的会议都给我讲话机会。

世界的事物总是有好多巧合，无巧不成书嘛！三次会议我的房间号都十分巧合。前年大会我的房间是 5 楼 110 号，即 5110。读起来是"我要以岭"。当时我以此作题讲过话，说的是西医要中医帮忙，要与中医整合。去年大会我的房间 10 层 15 号，即 1015。读起来是"以岭要我"，我又以此作题讲了话，说的是中医要西医帮忙，要与西医整合。

此次给我的房间是 23 层 11 号，是 2311。这次不是"我要以岭"或"以岭要我"了。因为相互间的关系已经确定，相互间的感情已经建立，准备"结婚要孩子了"。"2311"中的"2"是这次我们来办两件事，一个是参会，参加第十一届络病学会；一个是站，进入和启动院士工作站。"2311"中的那个"3"是什么呢？"会 + 站"都是围绕一个"药"字，加起来就是 3 个字了。那后面的两个"1"是什么呢？无论以药为中心来研究疾病，还是以病为中心来研究新药，都需要两个"要"（即 1），第一个"要"是在理论上要从科学向医学转变，医学要比科学难，目前用科学的理论已难以"解释"医学现象；第二个"要"

是方法学上要从科学向医学转变，目前用科学的方法已难以解决很多医学问题，这就是我认为的"2311"。

　　总之，我们不仅要摆正中西医间的关系，也要摆正医学与科学间的关系，还要摆正非专业领导与专业工作人员的关系。西医要防止"太科学不医学"，中医要防止"太医学不科学"。

送炭 or 添花

2015 年 6 月 7 日

在中国工程院七届二次教育委员会会议上的发言。此次会议在北京会议中心举行，中国工程院时任院长周济主持会议。参加会议的有七届教育委员会全体委员及机关成员，共计 40 余人。

教育工作是一个永恒的议题，人类要迎接社会和自然的历史性挑战，首先靠教育改革。在我们国家，有专门从事教育工作的各级管理机构，有稳定的师资队伍，也有系列的教育改革研究队伍。那我们工程院的教育委员会应该做什么？能做什么？能做成什么？我还是坚持我一直以来的意见，那就是锦上添花，而非雪中送炭。

锦上添花就是在教育这个领域帮一些忙，根据社会对教育的需求，根据教育界对政府的需求，提出自己的咨询意见。要提出自己的意见或建议，要做到这一点，就要发现中国教育现存的不足，发现教育不适应社会经济发展的问题，并根据国外的经验和教训，适时地提出自己的对策，供决策部门参考，使之能尽快地改变这种状态。例如，我是一位医生，在医学教育方面，我们存在什么问题呢？问题很多，如医生质量问题，可以说现在年轻医生的基本素质在大幅度下降。

在国外，是先上完大学本科，优秀者才能考医学院学医。对应过来就是应该先上完北大清华再上医学院。可现在是大量的三本生在学医。特别是合校后，水平高的医学院校合校后所招的医学生数量急剧下降，导致三本学校、中专大专的学校大量招生，大量低素质的生源进入医生队伍，势必很快影响医生队伍的整体质量。

又比如，现在对医生的考核及职称晋升制度严重不合理，不强调医生的医疗水平，而强调 SCI，导致青年医生脱离临床实践，会写文章不会看病。最近我们提出对医生应该是 MCI，即 Medical Citation Index。例如，你对先进的医学知识和技术掌控多少（百分比），你发现的治疗策略或方法被临床实践引用多少，你自己治疗病人的水平是否比别人好，比过去好。

对于医学教育的思考，我有一个长篇报告，叫"医学与科学"，那里面内容很多，今天来不及讲，只讲上面两点，用以阐明我的观点。工程院教育工作至今要做的事情是锦上添花，而非雪中送炭，我们不是自忙，而是帮忙，一是时间上自己太忙，二是能力上帮不了许多忙，否则就会越帮越忙。

三个字

2015 年 6 月 7 日

在中国工程院管理学部常委会上的讲话。此次会议在北京会议中心举行，学部王永福院士主持会议。参加会议的有管理学部全体常委，中国工程院三局高战军、于泽华、何朝辉等同志列席了会议。

由于王玉普副院长工作调动，院里再次派我管理学部的工作。从 2010 年到 2013 年，我曾经和上届常委会工作过一段时间，向大家学习了不少东西，心情也十分愉快。今天中午，我同王永福主任和泽华同志作了一些交流。今年还剩半年了，学部的工作有很多要做，但有三项更要重视，必须做好，三项工作可以概括为三个字。

一是"人"，就是要把人选好，或选好自己的人。说的是增选院士，我们一定要把优秀的工程管理专家选进工程院里来。大家知道，随着院士退休制度的实行，到时工程院 70 岁以下的院士只剩 200 多个了，要完成国家民族赋予我们的光荣而艰巨的使命，除了我们自己的责任重大外，还需要培养一代又一代的接班人。这是一个方面，另一方面，我们选的人一定要符合标准，要是优秀的，不仅要我们自己认可，而且社会也要认可，有时一两个个例出现问题或一两件事没做好，都会影响到整个工程院和整个院士群体的声誉。特别是咱们这个工程管理学部，过去社会上、舆论中都说这是官的俱乐部，或商人的俱乐部，通过这几年大家的努力，现在印象有所改观，你们的作用是重要的。我们要坚持名声，这是新选院士的一个重要标准，所以我们要把人选好。

二是"会"，就是要把会办好，或办好自己的会。说的是两种形式的三场论坛，院里规定"1-2-7"格局，即每个学部每年 1 场国际高端论坛和 2 场中国工程科技论坛，还有 7 场学部学术活动。院里主要抓前两种共三场论坛，我觉得你们常委会的立足点或着力点也应该是这样。办会就要办精，办出水平，办出影响，办成品牌。院里提出的四聚五合是经验，也是要求，你们这次在广州办的会就是在实践四聚五合，我收到的反映很好，今后就要按照这样的标准办下去。总之一句话，就是我们要把会办好。

　　三是"刊"，就是要把刊办好，或办好自己的刊。这个刊就是你们学部主办的《工程管理前沿》。它是院刊"1+9"的重要组成部分，你们和农业学部那本一样，白手起家，去年出了 4 期，不容易，何继善院士、王基铭院士两位主编功不可没，现在王主编换成孙主编，何主编继续担任主编，你们要带领全体编委实现既定目标。清华大学作为挂靠单位，要给予支持，工程院也会想办法支持你们。你们要向其他 9 本院刊学习，上一次在天津开现场会后他们那本不久就进 SCI 了。办好这本刊物，主要是保证稿源质量，至少要重视三个渠道，一是和国外编委的合作；二是我们学部自己院士的贡献；再一个就是院士候选人的投稿。常委会能否形成一个规定？凡申请你们学部的候选人都要写一篇最能代表自己成果的论文，作为敲门砖或必备条件，你们如果同意就作为一项决定，合理不合理以后再去讨论，先实行起来。刚才提到与美国工程管理学会合作的问题，听说有些同志有异议，害怕什么？我看过那个备忘录，不要犹豫，赶快签，能做多少做多少，把能做的先做起来，例如相互交换编委，相互交换稿件，这是求之不得的事啊！关于工程师相互认证的事更是求之不得，要看成是天上掉的馅饼。今天关于办刊只作为常委会的一个议题，我看时间不够，说得不深，建议再开一次专门的编委会，集中讨论这个问题，这样才能把这件事情办好。在中国办好一本刊物，还是我那三句话"看人家的 GPS，走自己的路；守公认的交通规则，靠弯道超车；盯远方的终极目标，要步步为营"。总之一句话，就是要把刊办好。

生了就得养好

2015 年 6 月 8 日

在中国工程院院刊 *Engineering* 中方编委会上的讲话。此次会议在北京会议中心召开，由樊代明主持，工程院时任院长周济出席并讲话。出席会议的有 *Engineering* 的参会编委，还有工程院机关李仁涵、丁宁、李冬梅、于泽华、王中子等同志，高等教育出版社时任副社长吴向也出席了会议。

今晚利用院士增选会的机会，加开这个会议，一是通报情况，二是征求意见。在开会之前，通报一个好消息，我们的"1+9"院刊，先前已有两个进入 SCI，近期又得到通知，我们的化工分刊，即 *Frontiers of Chemical Science and Engineering* 通过各方努力，特别是王静康院士作为主编的编委会的努力，被 SCI 收录，成为 10 本院刊中第 3 本进入 SCI 的杂志，请大家鼓掌表示热烈祝贺。来之不易啊！周院长要求很高，他希望在我们这届班子任期内还能进几本 SCI。周院长不仅要求高，而且很重视。有多重视呢？本来我这个副院长是协助他管，也就是分管期刊工作的，每次会他不一定都能来，但我必须参加。但实际上我参加的会议他都参加了，我没参加的会他也参加了。

今晚的会议不长，但开得很好，各位编委都了解了 *Engineering* 的状况，也知道了自己的职责（参会、献策、组稿、审稿、发行、反馈），完成了职责就是称职的、优秀的编委。各位编委提出的建议也很好，编辑部要认真总结。我还是那三句话，办好院刊一要"看别人的 GPS，走自己的路"，例如撰写封面故事；二要"守公认的交通规则，靠弯道超车"，例如申报院士的候选人必须将自己的成果总结成英文投递至院刊；三要"盯远处的终极目标，要步步为营"，例如每次每期的编辑出版都要想之又想，慎之又慎，要找高人帮忙。

各位编委，这两三年走过来真难，十月怀胎不易啊，因为怀了就得生。在过去的日子里，我们一直在体会"前途是光明的，前路是曲折的"，现在呢？"1+9"院刊，10 个孩子都出生了，生了就得养，后面的问题是如何精心喂养，长大成人。我们要有信心，我们的口号似乎应该颠倒一下，那就是"虽然道路曲折，但是前途很光明"。

医学与科学

——为《医学争鸣》第 6 卷第 1 期撰文

医学是什么？从 40 年前学医时我就开始思考这个问题，但一直未得满意答案。不过还是有些进步，但有时豁然明了，可旋即又转入糊涂。至今，我不能明确地说出医学是什么，但我可以说它不是什么了。依我看，医学不是纯粹的科学，也不是单纯的哲学，医学充满了科学和哲学，但还涵盖社会学、人学、艺术、心理学等。因而，我们不可以笼统地用科学的范式来解释医学，也不可以简单地用科学的标准来要求医生。正如古人所言："夫医者，非仁爱之士，不可托也；非聪明达里，不可任也；非廉洁善良，不可信也。"

众所周知，医学要比科学起源早。科学一词的出现也才一千多年，而医学已有数千年甚至更长的历史。因此，应该是医学的积累、进步以及需求催生了科学。在中国古代，与科学相当的词汇是格致，"格物致知"做的是格物，其研究对象是物。而医学研究的对象是人，尽管有人物的说法，但不等同于物。人物人物，除了"物"以外，核心是"人"。医学研究的是"知人扶生"，知人当然需要格物，科学上只要格物就可致知，但医学上只有格物难以知人，更难以扶生。因此，将医学视为科学的一个分支或隶属于科学、服从于科学，甚至把医学视为医学科学的简称，看来是不恰当的，甚至有失偏颇。科学研究的是世界各种现象的本质及变化规律，其结果具有高度的普遍性。医学研究的不仅是疾病本身（或其本质），而且要研究疾病这种现象的载体、即有着不同生活经历和生理体验的活生生的人，要研究人体各种机能的本质和进化规律。因此，医学不仅重视事物高度的普遍性，而且重视人体结构、功能及疾病的异质性（或称独特性）。医学是通过长期大量不间断的理论探索和实践检验，最终形成最大程度适合人体保健、康复和各种疾病诊疗的知识体系。

因此，医学要远比科学复杂。表现在人群的差异性，人体的异质性和疾病的异现性。俗话说，"人有人不同，花有几样红"。就以疾病为例，据经典医学书籍记载，现有病种已达 40 000 种之多，加之不同疾病有不同的分期和分型，且发生在不同人群或不同个体身上，这就进一步增加了医学的复杂性，使得医学远比科学复杂。针对这种既有普遍性又有独特性的复杂特点，我们认识医学就不能千篇一律，对待病人更应因人而异，因时而异，因地而异，正像特鲁多医生所说的那样：有时去治愈、经常去帮助、总是去安慰。

医学关乎生命。什么是生命？从哲学上讲，生命本身不是物质，而是物质的特殊表现形式。如果说生命是物质，按科学的说法，即"物质不灭定律"，那生命就不会死亡。因为活的生命体是物质，死的生命体也是物质，那么物质都还存在，死的又是什么呢？如果说生命体死的那个生命是"物质"，那么通常要有质量。显然我们目前无法找到这种"生命物质"，也就不能回答生命究竟是什么的问题。生命相对于它所承载的物质而言更加难以捉摸，生命现象是目前人类最难解释的奥秘。医学研究的对象恰恰是这一特有的高级生命形式——人类及其组成形式，而科学研究的对象则并非如此高级的生命形式、甚至是无生命的普通物质。科学研究再复杂，最终的定律是"物质不灭"，而医学除了物质不灭外，更要回答为何"生死有期"。

科学可以按照已奠定的精确的理论基础去分析甚至推测某一物质的结构和功能变化，但医学目前由于对生命本质的无知，故多数的理论和实践还是盲人摸象，雾里看花。正如哈佛大学校长在医学院开学典礼上所讲，"同学们，十年以后你们可以发现，我们现在教给你们的东西，一半是错的"。当问及为何教错的知识给学生时，回答是因为我们现在还不知道什么是对的，什么是错的。如果只用生命的载体——物质去推测生命的本质，必然存在更多的猜测和假设。

显然，在生命起源奥秘没被揭示之前，所有关于生命现象本质的解读和认识都是狭义、片面和主观的，充满了随意性。对生命的思考和解读，中医和西医充满分歧，甚至势如水火，其实这并不奇怪，实际上是观察角度不同所致。西医的整个体系是建立在科学基础之上的，所以常有医学科学的提法。中医的整个体系是建立在实践经验的归纳分析和总结之上的，所以不常有中医科学的提法。二者各自都有优势和局限性，西医和中医争辩的焦点就在这里。双方对科学和经验的重要性都无异议，可对经验之科学或科学之经验，则认识迥异，这恰恰说明了医学和科学的区别。中医从整体辨证角度去看，用经验解决了医学的一些问题，但解决不了医学的全部问题。西医从分析还原去看，用科学解决了医学的一些问题，但解决不了医学的全部问题。实际上是观察角度不同，就像观察一个带襻的杯子，站在不同的角度去看，结果是不一样的，其实有襻无襻并不重要，关键是要看这个杯子能否装水，能装多少水，这是本质。如果这个杯子底是漏的，作为杯子，功能没有了，那还有用吗？

医学，特别是临床医学，说到底是做两件事，一为治病，一为救命。二者相互关联，但也有些差别。治病是"治"物质，是以物质换物质，或以物质改变物质；而救命不是"救"物质，救命是在调节物质表现的特殊形式，以确保这种形式的正常存在。这就是我们中医所说的整体中的平衡，或西医所说的内环境的稳定（Homeostasis）。这一点总体概念相似，但中医说得宏观一些，而西医则微观得多。西医的 Homeostasis 包括物质组成成分的恰当及其所形成功能的适当，前者多了不行，少了也不行；后者强了不行，弱了也不行。物质组成的恰当可以保证整体功能的适当，这样生命就存在。当然也不尽然，因为还受体内、体外整体调节的影响。因此，如果说科学是无所不能的，我们可上九天揽月，可下五洋捉鳖，我们可以创造"千里眼、顺风耳"，但医学是有其局限性的，好多事情是用科学的理论或方法做不到。人总是期待越来越好的结果，但生命却是一个越来越差的过程，医学不是万能的，医生是人不是神。所以，人类对医学和科学的要求应该是不一样的。正如伊壁鸠鲁所说，"活得幸福和死得安详都是一种艺术"。

关于医学与科学的异同，我想从 17 个方面谈谈如下观点。

一、个体与群体

医学在发源初期，是从一个又一个个体诊疗的实践中获得个别成功案例，然后将其逐渐应用到更多个体（即群体），由此逐渐积累汇成经验。为获取这样的经验，无论是西医还是中医，那时都充满了艰辛和危险，曾经付出了无数血的代价，甚至生命。那时的贡献者多为病人，当然也有医生。进入现代医学阶段，无论对疾病的流行病学调查，还是做临床药品或疗法的试验，只要经过伦理委员会批准，就可以放到人群中去直接研究。这与长期以来那种个案研究方式相比，的确前进了一大步，这在科学上是可行的，是正确的。但是由于受到疾病谱、伦理学及经费的影响，受试对象的数量和观察的指标依然是十分有限的，依然是小群体，依然是抽样，还不是大样本或全样。因而，所获数据的代表性是十分有限的。谁都知道抽样有点像买彩票，能中奖的人只有极少数。如果把从小样本中得到的结果，放大到大人群中去应用，难免会发生不良后果，甚至是灾难。

比如一个新药放到临床上去做试验。在某种疾病的治疗组获得了 70% 的疗效，应该是一个不错的药。但问题是在没有用药的对照组也有 30% 的受试者"有效"（自愈），同时，治疗组中还有 30% 的受试者用药也没效。正确的判断是 70% 减去 30%，只剩 40% 左右有效。临床试验中，大多数药品都呈现出这种现象，1/3 用药有效，1/3 不用有效，1/3 用也无效。可临床现状是常将仅为 1/3 有效的药用之100%的病人中去治疗。那为什么不能只将药品用到那只有用药才有效的1/3病人中呢？因为我们并不知道哪些是那1/3的病人，哪些是另外那2/3的病人。从数学角度讲，或从科学角度讲，循证医学方法是很科学的，可将其用到临床中就会出现偏差，甚至错误。未来的临床试验方法应该是找到适应证，即给用药有效的那部分病人用药，给不用药有效的那部分病人和用药无效的那部分病人不要用药。循证医学作为一种科学方法是正确的，但引入医学领域来用，实际上是将带有显著异质性的大量个体看成是同质性人群，从中收集到的结果再用简单的百分比去计算，因而发生错误。其原因在于没有考虑到如下情况。

1. 异质性导致同病不同症。同样是感冒，甲的症状为发热，乙为头痛，丙为咳嗽。既然是一种病是否开一种药就好了？其实不然，我们得根据不同的人开不同的药，这叫同病异治。

2. 异质性导致同病不同害。同是幽门螺杆菌（Hp）感染，按道理应全部根除。但Hp可分CagA阳性株和阴性株，前者与胃癌相关，胃癌发生率比阴性者高2倍，应进行根除；而后者在正常人多见，而且根除后近端胃癌发生增多，所以Hp感染无症状者不应根除。

3. 异质性导致同病不同果。同是乙肝病毒感染，按理皆应抗病毒治疗。但有的可以自动清除，达到自愈；有的终身带毒，但不发病；有的很快发病，且向肝硬化进展，甚至发生肝癌。因此，对乙肝病毒感染者，是否抗病毒治疗应区别对待。

4. 异质性导致同药不同效。同是高血压或心动过速，用美托洛尔治疗，有人用25mg就见效，但有人用250mg却没效果。因此对高血压，尽管是同一种疾病，但应该选用不同的药品治疗。

二、体外与体内

医学是直接为人体服务的。从逻辑上讲，或按科学的要求，任何试验和疗法都应在人体内进行才最真实。但我们不能这么做，因为涉及伦理和人道问题。因此，任何疗法在进入人体前，都应该在人体外得到证实。人体外的试验包括实验室研究和动物体内实验。

实验室研究是将生物体内的器官、组织、细胞或细胞中的某些成分，置于人工的环境，观察人为的干预因素对其功能活动的影响。这种试验容易控制条件，也容易深入到分子水平，有助于揭示生命现象中最为本质的规律，或最原始的规律。实验室研究的优点是：①环境因素可控；②可排除其他相关系统如内分泌、神经、免疫系统等的相互作用；③每一剂量水平可用大量的标本，如组织细胞等；

④试验不同批次间的误差较小；⑤可同时或多次上样或取样；⑥可直接用人体细胞做试验；⑦减少费用；⑧减少人体试验的成本及风险。这用科学的规范和要求是令人十分满意的。但是，由于研究对象脱离了整体，所处的环境也发生了很大变化，试验结果与体内的真实情况相比可能差异很大。其主要缺点是：①分子在细胞内的反应与在整体系统内有差异，从实验室的研究结果难以外推到体内的结果；②缺乏人体其他系统的调节或调控作用。比如癌细胞或细菌在体外检测发现有耐药现象，但同样的药品进入人体内表现为有效，并无耐药发生；③实验室研究一般为静态结果，难达长期维持生理状态的要求，因而对长期的临床价值评估意义可能不大。综上所述，体外的科学试验结果不能等同于其在人体的医学价值，只能供参考。例如，在医药行业，在实验室证实 1 万种化合物对某种疾病有效，但进入人体后真正有效者只有 1 个，是万里挑一。在肿瘤研究方面，我统计了去年在国际期刊正式发表的论文，其中约 80% 是以癌细胞为研究对象的，其实癌细胞并不等于癌，且在体外已经传代培养数百甚至数千代。特别是癌细胞建系时是在人为筛选条件下获得的，即临床病人的癌细胞能在体外培养成活并长期传代成系者仅为 20% 左右，不是所有病人的癌细胞都可以建系，这就出现了一个人为筛选问题，因为在体外不能传代的癌症病人患的也是癌，所以这 20% 的癌细胞系代表性不强，不能代表 100% 的病人。再例如，有的研究组在一本国际顶级期刊发表了 1 篇论文，工作之杰出，受到世人瞩目。但遗憾的是他们发现的基因只在 40% 左右的癌细胞系中存在，即 20% 中的 40%，即只在 8% 的肿瘤中有表达。而且这 8% 的癌细胞系已在体外传代了很多年，可见其代表性之差。后来有人把他们的试验结果放到人体肿瘤中去研究，果不其然，没得到理想结果，在实验室里获得的惊人的科学结果放到医学上其实成了人为结果。

动物实验可视为体内试验，但只是在动物体内的试验。因为动物有别于人类，与人体内试验相比，动物实验依然是体外试验，即在人体以外的试验。在动物中获得的东西放到人体未必可得到同样的结果。一个药品在动物体内有效，未必在人体内有效。主要缺点有 4 点。①医学是针对人体个体的实践活动，人体个体的复杂性、特殊性和代表性（或统称异体性或异质性）是动物种群难以模拟的，比如，我们可以用一群异质性不大的动物，甚至是同一父母所生的兄弟姐妹，但这在人体试验（或临床试验）中是难以实现的。②目前建成的几乎所有疾病的动物模型都是人工的或人为的，不能完全代表疾病的真实状态，有些人体疾病是由生物因素引起的，而我们的动物模型常用化学方法来制造，比如肝硬化是由肝炎病毒引起的，而我们常用四氯化碳诱发动物的肝硬化，殊不知病毒性肝硬化是很难逆转的，而四氯化碳诱发的肝硬化一旦停用四氯化碳，动物的肝脏很快就能恢复正常。我们都知道人体的疾病通常是病体中的病灶，而模型则是健体中的病灶。③人体发病是多因素造成的，涉及多个基因，包括多个阶段，这在动物是难以复制的。④人体疾病除了生理因素外，还有社会心理因素，后者在动物实验中是无法模拟的。比如人们经常在动物身上观察肿瘤的生物学特性，这在去年全球肿瘤研究文献中大约占了5%，而动物本身生命周期短，自己很少自然发展为肿瘤，于是人们用化学致癌剂在动物体内诱发肿瘤。试想用那么强的致癌剂处理动物，在短期内长出的肿瘤与人体经年累月长成的肿瘤是一样的吗？在这样的动物模型观察到的癌变机制或治癌效果在人体中能重复利用吗？当然我们可以给免疫缺陷的动物（比如裸小鼠）接种人体肿瘤，但难以实现原位接种，于是人们就采用异位接种，例如将人的胃癌接种到裸鼠的臀部。但是，人胃癌的引流血液是要经过肝脏再回到心脏，再向全身分布，而老鼠臀部的血液是直接回到心脏的，这些未经肝脏处理的血液或其中所含的癌细胞与人体肿瘤自然发生状态是不一样的，不仅血液流向不一样，经过的淋巴系统也不一样，因而是难以模拟人体内状态的。因此，所有体外试验，包括动物体内的试验所得的结果，它们是科学的，但用到人体，用到医学都只能作为参考，如果我们把科学的结论直接引入临床实践是会出问题的。所以在药品试验中，体外有效的10 000种化合物，引入动物体内有效者只有250种左右，这250种引入人体有效者仅为50个，从动物到人只有20%或10%的结果可以重复，所以要正确看待体外试验包括动物实验的正确性。

即使是人体内的试验，因为人与人不同，存在明显的异体性或异质性。正如前所述，多数药品进入人体对某种疾病都是1/3有效，1/3不用这种药品也能自愈，1/3用药也无效。我们必须全面分析体外的试验结果。

又如，如何看待药品的副作用。任何药品进入人体不可能只有一种作用，对不同器官或在不同时期对人体的作用都不同，所谓作用（或称正作用）或副作用的差别，其实是我们的主观选择而已，有时副作用也可以成为正作用。例如万艾可（西地那非）就是如此。副作用是我们不要的"附带"的那个作用。另外，对药品的毒副作用的认识也应客观和恰当，因为所有药品都会有一定毒副作用，"是药三分毒"嘛！可还有一句话叫"有病病受之，无病人受之"，用三氧化二砷治疗白血病就是这个道理。

三、外环境与内环境

人类在地球上生活了400多万年，已逐渐适应了地球的变化，这种适应是单向的，只是人类去适应地球。人体处于自然界这种外环境中，需要与地球共生，需要与地球不断交换物质。受到地球的不利影响时，人体在适应中不断找到平衡，一旦这种平衡被打破，就会出现健康问题。

地球环境从来都在不断变化，但是近年变化太快。汶川地震刚过，又发生了海啸；SARS（重症急性呼吸综合征）刚过，禽流感又至。过去要几千年，几百年，至少是几十年才出现的这些天灾，最近几年内我们全都遇上了。这种变化给人体已经带来极大的挑战，有些局部地区已有 1/5 的育龄妇女无法生育孩子，也有 1/5 的病人死于肿瘤。有人估计，未来 5~10 年中国的肿瘤发生率可能会呈井喷状态。如果这两个 1/5 的比例继续扩大，将会对人类的生存繁衍造成极大的威胁。

自然环境对人体而言是外环境，它变化的复杂性将严重影响人体内环境的适应性和协调能力。人体内环境的调节及其对环境的适应与单细胞生物不同，单细胞生物就是一个细胞的分子变化，比较简单，调节不了就死亡。人体是由大量细胞共同组成的，每一种或每一类细胞通过发育分化，形成了独特的功能、各种独特的功能共同组合完成整体的生命功能。与单细胞生物比较，人体的每一个细胞功能发生了特化。特化就是增强了某些方面，但同时也减少了某些方面。对减少者来说，那是退化，但对整个细胞来说，这是进化，对整个人体及其生命功能来说，也是进化。人体就像一部复杂的机器，各部件的功能可以通过神经、体液、免疫、内分泌等来进行整体调节，以万变应万变，确保自己的生存与繁衍，确保自己整体结构和功能的不变。其中，年轻人之所以适应能力强，那是因为他们内环境的适应性变化跟得上；老年人为何适应能力也强，那是因为他们在长期的生存中，内环境已获得了适应的经验。而且年轻人的这种适应能力和老年人的这种适应经验，可以通过遗传的方式一代一代传下去。但是，如果自然环境在短时间内变化太快太剧烈，或者人体内环境的调节和适应能力跟不上，就会生病甚至死亡。科学认为，内因是变化的根据，外因是变化的条件。但对医学来说，外环境是适应的根据，内环境是适应的条件，当然也可互换。

人体内环境与自然外环境间的平衡需要中介者来协调。可称为中介者的有很多，目前最受关注的是人体微生态。微生态可以说是大自然的使者，更是人类的朋友，它们与人类共生，共同进化（co-evolution）、互相适应（co-adaption）、互相依存（co-dependent）。影响人体内环境与外环境平衡的因素也有很多。例如，PM2.5 带有大量对健康有害的细颗粒物质，不易被呼吸道纤毛阻挡，沉积在肺泡影响气体交换，甚至可以进入血液循环损害血红蛋白的携氧能力，加重心血管系统负担，甚至诱发肺癌。

四、结构与功能

除生命科学外，其他自然科学研究的多为非生命物质。医学研究的是生命的特殊物质或与生命相关的物质，它不局限于研究物质的结构，更重要的是研究物质的功能。

1. 结构构型的多样性决定了生命功能的复杂性。在地球生态系统中，没有一种物质的结构构型有生物那么巧夺天工。生命活动结构和功能的最小单元是细胞。细胞不停地进行合成和分解代谢，并通过细胞膜与外界进行物质交换。无论是细胞膜、细胞核或细胞器都有着十分复杂而独特的构型，就是这样的构型及相互间的密切配合，形成了各种各样的生理功能。就像一把钥匙开一把锁，只要构型对了锁就能打开，而不管钥匙是铁制的、铝制的、还是塑料制成的。同样，酶和底物、受体和配体、抗原和抗体、密码子和反密码子就像钥匙和锁一样，它们靠构型的巧妙契合，从而实现了所参与反应的高度特异性和高效性。通过科学方法人工合成的催化剂远远比不过生物体内催化酶的催化效率，就是因为人工合成者其构型难达到体内原装的构型。另外，体外用科学方法合成的东西总是存在左旋右旋，总有互为镜像的手性分子。而生物体内所有的核苷酸、绝大部分的氨基酸以及多数脂肪酸，它们都只有手性分子镜像的一面，其另一面的缺失构成了独特生命现象的对称性残缺，这就使得生命系统的结构和功能远比科学来得复杂。就分子而言，在体外进行科学试验时，通常观察到的是单体分子在执行功能，观察到的肯定是 $1+1=2$；但进入体内后，这些单体功能大分子能够聚集到一起，可以形成各种信号通路，后者通过广泛作用又形成复杂的信息网络，最后的结果可能是 $1+1>2$ 或 $1+1<2$。另外，为了实现更多的功能，一种分子构型也可再分成若干有极微小变化的亚型或亚类，最后在生物体内的表现为"同分异构""同构异功"或"同功异构"。"同构异功"指一种结构同时具有多种功能，这取决于所处的环境条件和体内需要。例如糖皮质激素具有抗炎、抗休克、免疫抑制、调节糖脂代谢和水盐平衡等多种作用。"同功异构"是指一种功能可由不同结构来实现，如升高血糖，相对应的激素有胰高糖素、肾上腺素、糖皮质激素和生长激素等。具体由谁执行，或由哪几个来执行也取决于当时的环境条件和体内需要。

2. 有机体结构的构型是动态变化的。不论是宏观或微观，有机体结构的构型是在变化的，比如肺的一呼一吸，心的一跳一停，胃的一缩一张……整体或器官水平的运动又是由微观细胞或分子的构型变化来实现的。关于人体器官（如心或胃）是在舒张时做功或是在收缩时做功，争论很大。医学工作者多认为是收缩在做功，但一些科学工作者反对，他们认为舒张时做功正像橡皮筋，是拉长时在做功，人死了胃是收缩的，不做功是收缩状态。依我看，收缩与舒张都在做功，其发生可能是因为细胞与分子的构型变化不同而已。细胞和细胞间质每时每刻都在进行新陈代谢，不仅它们的组成成分处于动态的变化之中，各种蛋白质分子的构型在细胞内和细胞间也在不断变化，这种及时的变构使其激活和灭活在瞬间完成。这与体外科学研究看到的形态不一样，结构构型的改变都不是孤立发生的；在人体内部，构型改变往往涉及多个层次，或是在细胞，或是在组织，或是在器官。在机体与环境之间，构型的改变往往与环境变化相一致，表现出协调性和适应性，比如天冷了皮肤和肌肉收缩，反之则舒张。

总之，人体各层次、各部分的结构，特别是其构型是发挥各自独特功能的基础，这些结构构型的变化形成了功能的多样性，而这些变化的动态性又形成了机体内部与外部环境间的适应性及适应的协调性。结构、构型及变化的动态性又受上一层次的调控，它们相互联系，相互转化，共同构成整体功能。

3. 生物体具有对自身结构的自组织能力。是否有自组织能力是生命与非生命的根本区别。生命组织系统对其结构具有自组织能力，其中包括自我组织、自我修复和自我更新，这种自我组织功能是生命体生理活动和适应内外环境的基础。生命的任何系统空间结构，无论多么有序、稳定，当受到内外界环境的影响时都会发生部分改变，这种部分的改变，虽然对整体组织结构的稳定性有影响或威胁，但它可以增加生命的适应性。外界因素对机体结构自组织能力的影响呈现两个极端，一是当外部影响力很大，超过了自组织能力，就对整体结构构成威胁，并导致功能紊乱；二是外部影响未达到影响生命正常程序的程度，对生命体则是一种刺激，通过自组织能力可以形成新的组织结构。当然，如果自组织能力反应过强就可形成过多的疤痕，甚至肿瘤。

为了实现这种自组织能力，生物体始终处于一种开放状态。医学研究的生命或生物体具有开放系统的一切要素，所有的生命体都能进行物质能量和信息的交换。这不像科学所研究的非生命体，大都属于闭合系统，闭合系统只有少量的能量交换而没有物质交换。孤立的闭合系统在能量交换时会产生熵增加的现象。熵是描述热力学平衡状态的函数，根据这个函数单向变化的性质可以判断系统实际过程进行的方向。熵也是一个系统混乱程度的指标，熵增加的过程就是系统混乱程度增大的过程。在科学也就是孤立系统中或控制条件的情况下，一切不可逆过程必然朝着熵不断增加的方向进行，这就是熵增加的原理。但医学是开放系统，随着熵增加带来的混乱必然与生物结构功能的有序性相矛盾。怎么办？生物体必须从外界环境不断吸收以食物形式存在的低熵状态的物质和能量，将其转化成低熵状态并把废物排出体外从而保持自身熵比环境更低的水平。这样才能保持自身的有序状态。生命的最大特征有两个，一是终究要死亡；二是动员一切力量拼命反抗死亡来延长生命周期，这就是我们所说的抗衰老。生命有机体从发育一开始就出现不断增加熵的趋势，并趋于接近最大值的危险状态——死亡。而生命体要摆脱这种死亡的威胁，要活下去，唯一的办法就是通过机体的新陈代谢不断从周围环境中吸取负熵，以减少增加的熵值，来维持一定时间和空间中的有序结构。

生命结构与功能具有特殊性，我们不能借用自然科学的一般理论简单地套用在医学上来解释生命现象。自然科学的那些理论可能在自然科学领域都管用，"放之四海而皆准"，但放到医学中可就不灵了。长期以来，还原论的机械生命观深刻地影响着我们对生命本质的认识。这种观点认为，一切生命现象都可以还原成物理、化学反应，生命现象并不复杂，只是认识的层次问题。按照这一理论来解释生命现象，遇到了许多长期不能解释的困惑。全世界迄今所知的最小最简单的生命是冰岛北部海下发现的一种古细菌，叫"Nanoarchaeum equitans"，它也是由许多执行不同功能的组分组成的复合体。举个非常简单的例子，我们把一个玻璃罐摔碎，是很容易的，但你要把它重新还原是很难的，基本上是不可能的。当我们把一个生命系统剖分成各个部分时，我们研究的不过是一个死物，或者是一个已经失去了生命的物体。生命，作为系统的整体的性质，已随着剖分的过程而消失殆尽。目前存在的专科细划、专业细化导致人的整体向部分细化，最终的结果是使生命消失或加速生命的消失。我们可以用各种物质甚至非常好的物质制成原子弹（整体），但当原子弹爆炸后形成无比威力，你能把这种威力和组成物质还原成原子弹吗？显然是不行的。生命是一个典型的复杂系统，它的特征不是各部分、各层次的简单相加，整体特性也不能简单还原，生命是以整体结构的存在而存在，更是以整体功能的密切配合而存在的，这就是医学与科学的差别所在。

更需注意的是，不仅用科学理论去解释生命现象和本质出现了问题，就是用现在的医学理论去解释生命现象也出现了偏颇，这就是人们正在用生命的一般规律或某些规律去解释所有的生命规律，或者是用已知的生命规律去解释未知的生命规律；还以西医学的还原思想为例，在通过还原法对物质本质进行研究时经常忽略了一个重要环节，那就是生命的本质不仅存在层次转化、结构和功能，还存在差别协同和整体优化等规律，还存在其他很多活动机制。前者得到的规律建立在物质元素的内在联系上，而后者得到的规律是物质组成的系统功能与外界的联系上。现今的西医理论对生命的自组织规律揭示得比较完整，并得到超循环理论、协同学理论、结构耗散理论、系统学理论等自然科学理论的支持，但最大的不足是没有揭示出生命的本质规律，更为重要的是没有将其充分整合。依据这些分散的理论建立起来的现今的医学理论常常不能自圆其说，顾此失彼，这是生命本质的完整性和不可分割性决定的。只根据生命本质的某些规律得出的结论，虽然从科学上讲符合生命本质，但从医学上讲这只是触摸到生命本质的组成部分，而不是生命本质的全部内涵。

总之，医学必须遵循生命的本质规律，才能满足生命的需要，生命活动的本质并不像科学那样只由一种规律所支配或决定，它是由多种规律有机地支配的，因此需要多种认知工具，如西医、中医、自然科学、人文科学，从各个角度去全面认识生命现象，只有这样医学难题才能得到真正解决，生命健康才能得到真正保障。

五、局部与整体

古希腊哲学家希波克拉底说过，"对于一个医生来说，了解一个患者，比了解一个患者患什么病重要"。

人体是由同一个受精卵发育分化而成的整体，不像机器那样是由不同的零部件组合而成。既然是一个卵子形成的，那这个局部出了问题，别的局部也可能出现同样的问题。同样一种致病机制，作用于某一器官出了问题，那它不会只局限在这个器官，还会导致全身的器官也出现病理变化。因此，几乎所有的疾病都存在局部和全身两种形式，只是孰重孰轻，谁先谁后而已。如皮肤病多达数千种，其实只有少数几种为单纯皮肤病变，如单纯性毛囊炎或接触性皮炎等，其他可能都与整体有关，因为这些疾病都需全身治疗，光治疗局部是难以治愈的，如果治愈了很可能是自愈的。

整体往往大于各部分之和，各部分在动态上表现为相互联系、相互影响、相互依存。现代的实验方法，多按科学的要求，分别把各部分的某些要素从整体中抽出来，在分离状态下研究其真相，其实难以反映密不可分的整体状态下的表现形式，好比研究大树，只关注枝叶、根干，而忽视了它们与树的关系，最后得的结果虽然与此树有关，但不是此树的真实情况，其实在其他树也是这样。

在临床医学中也是这样，一个人病了，有时是局部影响到全身，死亡是因全身因素所致。但有时是全身疾病在局部的表现。医生通常急于找到局部的病变，由此施治有时是错误的，甚至经常是错误的。局部影响全身的例子很多，如急性化脓性阑尾炎，病人有发烧、绞痛，我们不能立即退烧止痛，那样会耽误病情，但有时局部尽管有病变，可引起病人死亡的却是全身的损害。比如，重症胰腺炎，死亡率几达80%，尽管局部有病变，也很重，但不至于引起死亡，其实是全身发生的全身炎症反应综合征（SIRS），是全身多脏器衰竭导致了死亡。此时主要是循环中各种炎性因子骤增引起内环境稳态失调。此时抓住全身情况治疗，例如血液透析，病人可以转危为安。眼科医生告诉我，眼病真正由眼部的组织结构或功能异常引起者只占15%，85%是由全身因素引起的，如果我们只关注眼部疾病，那就是在用15%的能力给100%的病人治病。这在心律失常也是这样，心律失常真正由心脏引起也只有15%，85%是由全身异常所致。心脏像一个净水器，整个池塘水是脏的，净水器再转动也无济于事。一个病人到一个科看病，同时看了该科五个教授，其结果有很大差别，甚至大相径庭。其实每个医生从局部都是对的，他只注意自己关注的局部的症状体征或检查结果，但忽视了整体治病。试想，我们把来院病人看病后的结果都复审一遍，那么从整体出发完全正确的又有多少呢？因此，我们在局部看到的现象，尽管是科学的，但只有整合到整体中得出的结果才真实，才叫医学。

六、微观与宏观

自从列文虎克发明显微镜后，西医学的研究就逐渐从宏观向微观发展，开始从系统、器官、组织、细胞、亚细胞、分子直至夸克，因为人们要找到生命的真谛，也想找到疾病的本质。诚然，人体是由分子、原子、电子、离子、甚至更为细微的物质组成，通过这些物质的有机组合，并发生相适的物理化学反应，不断地与外界进行物质能量交换，从而形成了生命。

但是，任何事物都是在某个层次或水平上发挥功能或作用的，微观也许是物质的本质，但生命只能在一定层面上表现出来。因此，太细未必能说明生命的本质问题。同样，太细未必能揭示疾病的真正病因。比如我们常用大礼堂开会，在宿舍睡觉，二者功能截然不同，但如果你对建筑材料进行细分，分到砖头，沙子还可能有差别，但分到元素可能就没差别了。即使有什么差别，也不用去关注，因为毫无意义。又比如我们看山，华山和黄山外观肯定不一样，但你如果去研究组成华山的沙子或元素，可能与黄山的就没有差别了，即使有差别也没意思。因为关注层面太低，横看成岭侧成峰，远近高低各不同，不识华山真面目，只缘身在沙子中。

病人是完整的整体，其生理表现或病理表现大多只发生在宏观层面上，所以我们一定要关注层次和层面，只有这样才能抓住主要矛盾，治愈疾病。

宏观与微观，二者相互联系，又相互影响，宏观表现的是趋势，在大方向上影响微观的走向，同时又受微观状态的影响。

七、静态与动态

对物体来说，一般用变化来描述或分析；但对生物体特别是人体则用进化来描述和分析。变化可以发生在瞬间，而进化是长期变化的结果。进化当然包含变化，但绝不仅仅是变化，其内涵要复杂得多；再者，进化不只包含一种变化，那是多种变化共存并相互影响的结果。我们都习惯了静态地观察事物，或观察静态的事物，这是科学通常的活动方式，因为这样简单，可重复，不需要过多的臆想和推测。然而人体的成长，生命的延续是一个动态的过程，疾病的发生发展更是一个动态的过程。大家都知道，人类的疾病谱，通常都是随着时间和环境的变化而变化的。20 世纪五六十年代，我国的主要疾病是感染性疾病；到了八九十年代，心脑血管疾病急骤增加，目前是以恶性肿瘤发病居多。同样，一个疾病的发生发展也是动态的过程，从潜伏期、发病期到恢复期，循序渐进，有的人可能在潜伏期就自愈了；有的可能进入发病期，尽管经过治疗，最后还是死了；但有的可以贯穿疾病全程。在从静止到动态的过程中，总是存在相生相克。相生为主，相互向好的方向转化，疾病就好了；相克为主，比如癌基因与抑癌基因，相互间的矛盾，克占了上风，病人可能就死了。如果相生相克，各不相让，始终进行，病人体内处于一种拉锯状态，就会形成迁延不愈的慢性病。

八、瞬间与长期

将时间不断分割，到不能再分割时，就是我们说的瞬间。长期则为很多瞬间的延续。从科学角度讲，瞬间与长期都是时间的计量单位，科学追求的结果是希望瞬间越来越短的结果，那样的结果越来越正确，离真理越来越近，因在瞬间所见到的是尽可能排除了影响因素，尽可能固定为最有限的条件下的结果。如果时间一长，各种因素就会侵入其中，原来瞬间"纯洁"的状态就会变得杂乱，原来瞬间的结果就会被冲淡而不复存在。但医学研究的对象正好是这种长期变化，随着时间的推移，原始状态必然会发生变化。在医学中，长期的结果并不是瞬间结果相加之和，因为各瞬间结果并不一致，也不一定是各瞬间结果循序演变而来，昨天不一样，今天不一样，天天不一样，这就增加了从医学基础和临床实践推测最终结果的难度。我们经常可以听到医生说，"如果不发生变化或治疗显效的话，你的情况会怎么怎么样"。这在病人乍一听来好像不可思议，还怀疑医生的能力或其是否在给自己留后路，其实病人是在按"科学"的规律思考问题，而医生是在按医学的规律思考、回答病人的"科学问题"。病情从诊察时看到的瞬间表现，向长期发展会变幻莫测，见多了，就有了经验，这就是老医生为何临床经验丰富，因为他经历得多。他经历了大量瞬间的现象及其向长期的发展，于是获得了长期经验，这也是医学要求初学者必须要跟师学习，床旁学习，学者要人跟人，教者要手把手的原因。非常遗憾的是医学上有成千上万的瞬间结果，都没记录下来，只有那些被记录下来的瞬间结果串联起来，乃至并联起来，最后形成了成果，形成了我们现用的宝贵经验。

我们平时看到的 X 线片上的异常病灶，病理切片上的异型细胞，或是心电图上的异常 T 波，都是我们见到的瞬间现象，它可能代表某种疾病的本质，但有时什么也代表不了。如果我们只关注瞬间的现象，用定形疗法给人治疗，有可能铸成大错。例如，我的老师在心脏 Holter 刚引入临床时，他戴上试用发现夜间心跳只有 40 多次。院领导十分紧张，通过会诊给他安上了起搏器。不幸的是他对起搏器过敏，胸壁皮下导线总是使局部渗出而发生感染，做过十几次手术依然解决不了问题，最后干脆取掉了起搏器。结果什么事都没发生，最后还活了十多年。因为他的心跳尽管休息时只有 40 多次，但活动时可以增加到 70~80 次嘛。所以，我们在医学研究和实践中一定要注意疾病的发生是瞬间现象还是长期表现；一定要注意治疗的效果是药物的瞬间作用还是长期的疗效。

任何疾病都有其自然发生规律，有些疾病比如肩周炎，无论怎么治疗，都要到 1 年才痊愈。又比如带状疱疹，治愈它可以终身免疫，说到底都是一个瞬间与长期的规律。从大一点说，人体的健康也是这样，疾病的发生一般是从常态到病态，然后从病态恢复到常态，这是一个长期的表现，其中包括若干瞬间现象。在疾病期这个瞬间状态下，可能用西医治疗好；但若在常态至病态期，为了防止正常人向病态发展（这是一个保健过程），可能用中医药好；疾病治愈后需要一个从病态恢复到常态的过程，这叫康复，也可能用中医药或物理治疗更好。

九、直接与间接

人体对周围环境的反应，或人体内部相互间的调节，通常都是以直接或间接两种方式进行，在医学多以间接形式为主。例如，分子间的反应或调节是两个点之间形成一条线，但若干条线可形成一块板，若干层板就形成一个整体。点与点之间的反应或调节属于直接方式，而线与线之间，或板与板之间的反应或调节属于间接方式。科学比较习惯线性关系，医学却不是这样的，我在肿瘤多药耐药（MDR）研究中就发现了这个规律。

20 多年前，我从国外回来，开始从事 MDR 的研究工作。大家知道，10 000 个肿瘤细胞，只要用一种抗癌药，在体外就可以把 9999 个杀死，可剩下那 1 个没死的细胞就出现了抗性，如果继续用这种药，将剂量加大至 10 倍，100 倍，

那一年
我在工程院

1000 倍，甚至都杀不死癌细胞，而有的癌细胞不用点抗癌药反倒不长了，因为它成瘾了。从敏感细胞变成耐药细胞，其中究竟发生了什么变化？我们想到了基因的变化，我们申请到了一个国家自然科学基金重点项目，花了 4 年时间，发了几篇好文章，找到了几十个相关基因。我们希望从中找到肇事基因，但最终失败了，因为找到的基因只是相关基因，不是一种 Yes 或 No 的直接关系。与不耐药的细胞比，只是基因的上调或下调，即调节高低的关系。

接下来我们又想到了蛋白质，因为细胞的任何功能都要由蛋白质来执行。我们又申请到了一项国家自然科学基金重点项目，花了 4 年时间，发了几篇好文章，找到了几十个蛋白，并希望从中找到肇事蛋白。结果我们又失败了，因为找到的蛋白质只是相关蛋白，不是一种 Yes 或 No 的直接关系。与不耐药细胞比，只是蛋白的高表达或低表达，即表达多少的关系。

由于基因和蛋白的研究都未得到有或无的关系，而且所见基因与蛋白并不是相互编码的关系，于是我们想到了二者间的调节物质，如 miRNA。我们又获得了一个国家自然科学基金重点项目，花了 4 年功夫，发了几篇好文章，找出了几十个 miRNA，并希望从中找到管用的分子。结果发现也不是一种 yes 或 no 的直接关系。

我们在观察其他表型的分子变化过程中发现，人体的细胞，无论发生什么变化，其实都是基因调节高低，蛋白表达多少，调节方式呈直接或间接的问题，根本没有一个崭新的分子出现。但是在正常蛋白分子合成过程中发现了修饰的变化，特别是糖基化修饰，即耐药分子糖基化与正常时的相应分子有细微差别，要不糖加多了，要不糖加少了，要不糖加错了。而负责糖基化的一般是两类酶，一类是糖基转移酶，一类是糖苷酶，二者共同协调蛋白分子的糖基化。耐药细胞说到底出现了这两类酶的紊乱从而引发蛋白分子糖基化的异常改变。我们在研究中发现了十余种耐药蛋白特殊的糖基化及 3 种糖基化酶，也发表了几篇好文章，但是他们之间的调节关系如何，至今不知。我们今年又获得了一个国家自然科学基金重点项目，我们将继续研究下去。

回顾这十多年 MDR 的研究活动，我们一直想找到基因、蛋白或 miRNA 与耐药这种表型的直接关系，结果没找到，很可能根本就不存在。它们之间是一个十分复杂的间接关系。只有认识了这种间接关系，我们才能在正确的研究道路上前进。因此，用科学的方法或直接的方法去研究医学中存在的大量处于间接关系的问题是不可取的、是难以成功的，甚至得出的结果和结论是错误的。因为直接反应的多为医学的表象，而间接反应的通常才是医学的本质。

十、必然性与偶然性

自然科学追求常理，即必然性。但医学实践除了关注必然性外，还充满了偶然性，这是因为医学的研究对象和研究目的都具有其独特性。诺贝尔奖得主，法国分子生物学家雅克·莫诺说："生物学界的偶然性正是每一次革新和所有创造的唯一源泉。"

1. 医学教科书或专著记录的数以万计的疾病中，多数病因不详，近年发生的许多新发传染病，医生见所未见、闻所未闻，这些疾病的偶然出现，有时让医生甚至政府管理部门防不胜防。

2. 疾病的表现特征可随人群、环境和社会的变化而变化。比如，乙肝病毒基因每年按 25% 的速度突变，这种突变就是偶然性，原来用抗病毒药物可以治好，变异了的病毒用药则无效。

3. 一个新疾病发生，尽管我们认识不了，但要救命，就得治疗，这种治疗恰似摸着石头过河，结果是有的治好了，有的没治好，其实治好没治好都可视为偶然性。

4. 临床上经常发现病态千奇百怪、病毒千变万化、病人千差万别，用临床上认同的常见的治疗方法，应该治好的却有治不好的（例外），用大家认可的常规麻醉方法或手术疗法应该能救活却有死亡的（意外），这些例外或意外就是医疗过程中的偶然性。一个从医几十年的医生总会遇到例外之人、遇到意外之时，这是难以避免的。这种偶然性一方面可给医生行医带来经验，但同时也会给病人带来损失，轻者是经济损失，重者是血的代价甚至失去生命。

医学中这种必然性和偶然性的相互交织、相互依存构成了医学的混沌性，有人说医学就是混沌之学。自然科学痴迷于对事物的量化，尽可能精确地描述和研究事物，其结果可达 100% 或 0。但在临床医学领域，100% 的结果和 0 的结果都是错误的，也就是不存在绝对的 yes 和 no。总存在精准以外的现象和结果，这就是混沌观，也就是一些人认为医学不精确、不科学或是玄学的缘故。混沌一词在中国古代哲学概念中指的是天地未分时宇宙所处的状态，而混沌的科学概念是由美国科学家提出的，后来人们就用混沌理论来解释不能用线性科学方法来解释的非线性现象或系统。

我们可以把颜色分成白色和黑色，但自然界里灰色要多得多，或者没有一种主色单独存在的形式。科学和科学家一定要追求到一个白与黑，要黑白分明，其实纯粹的白与黑本来就很少。白的越白，黑的越黑，各到极致就会自然消失，只剩下了灰。人们意识不到白和黑的消失，还以为是回到了灰，所以常叫物极必反。能认识灰，分清灰，把灰的事情处理好，这是最难的，医学就是这样，这就是医学比科学难的又一原因所在。

人体是一个十分复杂的生物系统，用逻辑方法、线性理论这些常用的科学方法无法完全解释其中的种种变化，这已得到公认。比如在人体内发现了细菌感染，放到体外培养发现其对某种抗生素敏感，可将这个抗生素用到人体内却不显效。反之，在体外发现细菌抗药，但用到体内有效，这两个极端的例子都反映了偶然性，都是科学得到的结果与医学相悖的实证，所以用线性量化的科学思维方法来指导医学实践难以得到常在的必然性结果，反倒经常是偶然性结果。偶然本不该经常出现，但到了复杂的人体系统，各因素相互依存、相互影响；时而相生、时而相克；在一定条件下又发生相互转换。怎么办？古代人的哲学思想是要顺其自然，认为混沌才是自然的，而泾渭分明反而是非自然或反自然的。中医的整体观或阴阳五行学说就是一种混沌观或认识和解决混沌中出现问题的思想。因此，有些人狭义地认为中医不科学，其实西医也不科学，它本来就不应该是科学，至少不应该是纯粹的科学，只要是真理就行，因为太科学就不真理。

十一、生理与心理

生理指生物体整体的生命活动和各器官的功能。心理是人脑对客观物质世界的主观反应。在人体，生理与心理相互影响，超过了一方的承受力就会导致生理上的疾病或心理上的疾病。

1.生理疾病对心理的影响。病人的身体可因疾病发生变化，其心理（或情感）也会因疾病发生变化。由于病人的心理受到了疾病的影响，其态度和行为也会相继发生变化。例如，病人知道自己得了癌症，而且知道癌症目前没有好的治疗方法，得了癌症就等于判了死刑，于是整日感到沮丧，茶饭不思，惶惶不可终日，言行举止与之前判若两人，对家人朋友表现得极不友好，本来能生存数月甚至数年的，不几天就病亡了，有些还选择自杀。所以，病人的心理状态会影响疾病的预后和转归。

2.心理障碍诱发躯体疾病。人类的心理活动是多种多样的，有的有助于健康，有的有损于健康。不良心理不仅可以影响生活，重者还可导致疾病。比如面对压力、危险、矛盾会产生焦虑、恐惧和愤怒等情绪，通过交感—肾上腺等活动引起心血管反应，血压和血糖升高，进一步可发展为冠心病、脑卒中或糖尿病等。再例如，人在悲观、情绪低落或无望时，胃肠道分泌减少，免疫力会降低，进一步还会发展成癌症等。长期恐惧也可使胃酸分泌增加而发生溃疡病。

同样的疾病作用于不同的人，后者的心理活动是不一样的，同样的心理障碍对不同人的身体打击也是不一样的。心理疾病本身就是医学的一道难题。心理疾病是指一个人由于精神紧张，或受到不良刺激或干扰，在思想上、情感上或行为上与社会生活规范发生了偏离。这种偏离的程度越大，心理疾病就越重。心理疾病的发病机制相当复杂，诊断就更为困难。不同病人在不同的医生，甚至同一医生对同一病人在不同时间的诊断乃至处理都可能不同，完全凭经验办事，有时根本没有如科学那样的标准，而世界卫生组织要求的健康的标准不仅局限在躯体，还包括心理健康，这就是医学的难处。

3. 医生的心理对病人的影响。医生自己也是有思想有独立心理活动的人。医生的心理活动，包括对疾病的认知，对病人和疾病的态度，对预后的预测及与病人的交流能力等都会影响病人的预后。在临床上很多病人喜欢找教授专家看病，因为他们更相信教授专家的诊治水平。年轻医生与科主任说同样的话，病人更愿意相信科主任的。听说有一位银屑病患者，10 位医生给他开的都是同一种止痒药，可只有一个开的有效，就是病人信任的那一个。这就是俗话说的"信则灵"，其实完全是心理作用。这就提示我们医生除了能用好药，开好刀，治好病外，还要有良好的沟通能力。希波克拉底说"医生的法宝有三样：语言、药物和手术刀。"他把语言放在了第一位。目前的医疗环境下，医患关系紧张，其实有很多都是由于医生的沟通缺乏技巧和少数病人的心理障碍造成的，解决这个难题的根本办法是医生要将生理与心理整合成双刃剑，才能在复杂的生理与心理疾病的处理中游刃有余。

十二、客观与主观

自然科学追寻事物本质的客观反映，这种客观反映在相同条件下是永恒不变的。但医学除了追求生命物质的客观反映外，还涉及对事物的看法，即主观反映。这个主观反映既来自病人，也来自医生。而且这种主客观反映可以相互转换，构成了其复杂性。例如，由于病人的认知能力不够或医生的知识水平不足，不能认识某些症状或体征的客观存在，而用主观的思维去考虑或处置，此时就很容易犯主观主义的错误。再例如，在不同的环境或不同的时段，受到某些刺激或打击时，病人或医生都可能把客观存在的体征或症状放大加强，最后成了脱离客观的主观主义错误。要解决这个问题，该怎么办？

1. 用医生的客观性克服病人的"主观"性。疾病可以引起病人各种不舒服的感觉，如痛、麻、痒、胀等，这也是病人求医的动机。但是由于各种生理和心理因素，同一刺激引起的不同病人的感受和各自的忍受程度是不一样的，这是病人的主观感觉。几乎每一个人在不同生理状态下对各种不舒服的感觉都是不同的，例如战士在战场上受了重伤，却毫无知觉，继续冲锋陷阵。又如同是急性阑尾炎，绝大多数表现为转移性右下腹痛，但婴幼儿的表现可能是啼哭、拒奶甚至嗜睡，老年人对疼痛感觉迟钝，甚至化脓穿孔、生命垂危时仍感觉不到疼痛，因此主观感受是因人而异的。

人是情感动物，在受到突然打击时常会产生主观不舒服的感觉。例如有些功能性消化不良的病人有明显的主观症状，甚至生不如死，但各项检查指标都正常。对这样的病人，常规治疗往往没有效果，开一些抗抑郁药就好了。这就要求医生面对病人错误的"主观表现"时一定要保持客观冷静，用医生的客观性克服病人的主观性。

2. 用医生的主观性克服病人的"客观"性。这里所指的医生的主观性是主动观察。行医如断案，考验的是医生的知识和经验，受医生阅历的影响。尽管我们都学过内科、外科、检验科等学科，但"书里"和"书外"的世界是完全不同的，书里的知识是死的，而我们每天见到的病人是活的，其表现千奇百怪、千变万化，很多症状和体征只有亲自见过才能真正理解，才能明白书中描述的内涵。例如皮肤科的皮疹，在刚毕业的初学者看起来都差不多，但资深医生一看就知道其中的不同。又如包虫病人，这在牧区很常见，所以那里的医生很警惕，一看就能想到这个诊断；如果放到大城市的医院，反倒诊断不出来，很可能被当作肝囊肿进行抽液治疗，结果越抽越坏，最后满肚子都是包虫。

科学追求严谨，甚或可用严谨的公式表示，1+1=2 是永恒不变的真理。但医学是模糊的，病人来到医生面前表现的是一种疾病状态，有很多症状和体征。这种状态是否可称作 2？如果可以，即 x+y+z…=2，那么组成 2 的加数 x+y+z 究竟等于几，这就是客观与主观间不断交换、互补、求实的结果。如何用主观来把握客观？又如何用客观来校正主观？这有点像拳击中的你进我退，购物中的讨价还价，十八般武艺你来我往、大战十八个回合方知孰胜孰负，这就是医学实践，与科学不一样的医学实践。

十三、数据与事实

人体、疾病、环境的复杂性，加上时间的变化，它们之间相互耦合、相互作用，可以产生海量数据。医学上得到这些数据易，但正确分析解读这些数据难。因为用科学的方法研究这些数据并与人体的生理和病理相联系具有天生的高难度和高复杂度。

从宏观层面，随着医学检验技术，成像技术的引入和医院信息化水平的提高，各种检验数据（血、尿、便、唾液、分泌物等）、X 射线、超声波、CT 和磁共振图像、组织标本、电子健康档案、医疗服务记录等从方方面面记录了每个患者各种健康相关信息。从微观层面，基因组学和蛋白质组学产生了海量数据，基础研究从基因、蛋白和代谢物等不同水平描述了人体细胞内不同分子水平的活动信息。宏观与微观相加，医学已经进入大数据时代。

这些浩如烟海、极为复杂的数据，从不同角度为疾病的研究和诊疗提供了信息支撑，但同时也给医学工作者，特别是临床医生带来了无尽的困扰和挑战。过去是没有数据不行，现在是有了数据更不行。我们都知道，科学是注重数据、注重证据的，要用证据说话，数据就是证据；而医学则不然，因为数据不一定是证据，临床医生每天碰到的是"数据复数据，数据何其多，哪个更真实，谁也不好说"。因为数据不是人体，数据不是疾病，数据不一定是诊断证据，数据也不一定是治疗效果。多数数据不一定是事实，因为它不是反映生物体的主流，也未反映出事物的本质，任何数据揭示的生物结果都有例外。医学工作者在用医学数据诊疗疾病或从事研究时一定要综合判断，慎思而为，因为数据可能反映事实，也可能偏离事实，从而误导医生的判断，主要表现在以下几个方面。

1. 错判因与果。人们在做临床流行病学数据分析时，通常把一些发生在某个疾病之前的因素看成诱因甚至病因，例如吸烟是因，肺癌是果，这是对的。有时同一疾病将轻者看成因，将重者看成果，如慢性支气管炎与肺心病，这在一般情况下也是对的。但从整个医学角度讲，并不尽然。在实际情况下，有些数据就难以清晰地显示哪些因素是诱发疾病的，哪些因素是疾病导致的，经常会出现常识导致的误判。如《新英格兰医学杂志》发表过一篇文章，说糖尿病与胰腺癌存在相关性。常识会使我们武断下结论，是糖尿病引起了胰腺癌。但事实上，数据中的很多糖尿病患者都是近期发病的，就是说发生在胰腺癌后面，是胰腺癌引起了糖尿病，是胰腺癌继发性地破坏了胰腺中产生胰岛素的胰岛 β 细胞导致了糖尿病，所以胰腺癌是因，糖尿病是果。

2. 误信伪数据。纷繁复杂的医学数据中有真实数据，但也包含了放大的数据，甚至脏数据。这些数据混在一起容易导致过吻合、伪相关和微阳性等结果。2014 年有一篇 JAMA 的文章，他们将已发表的随机临床数据与 meta 分析进行对比，发现 35% 的 meta 分析得出的结论与原始研究文章的结论不同，而这些研究结果直接影响到临床试验的评价。在目前发表的医学论文中，进行重复验证的研究少之又少，许多已发表的临床试验数据很可能是经不住验证的假阳性结果。其实在早期医学实践中，比如孙思邈发现吃得太精易得脚气病，吃麦麸糠壳可以治愈，那时并不知道维生素 B 族；吃得太差易得夜盲症，吃生猪肝可以治愈，那时也不知道维生素 A。为什么他们那时通过现象观察到的老东西，成了现在的新东西（现在还有意义），而我们现在通过科学数据发现的新东西将来成不了老东西。过去那些老医学家为什么上千年后还有名，而现在的好多名医将来留不住名，这是因为我们只是向前人学到了什么，而他们是为我们后人留下了什么。

3. 偏差时时有。数据分析的结果和事实之间可能存在偏差，这些偏差有可能是人为造成的，也可能是系统偏差，例如有人发现喝咖啡与胰腺癌发病之间高度相关，可能是胰腺癌的病因。但深入分析发现，对照组中有很大一部分病人患有胃溃疡，因怕病情加重，几乎不喝咖啡，所以二者其实并无关系。有人还报道，个子矮的人活得长。理由是像日本这些平均身高较低的国家的居民寿命长，但把日本国内身高低的与高的进行比较，甚至同为双胞胎的比较，结果并不是如此。我们不能把世界上凡是相关的两个因素都看成因果关系。如果把世界上的事物都联系一下，就是两种关系，相关和不相关。如果我们把两种相关的就叫作因果关系，这在科学上可能是合理的，但在医学上那会犯很多错误或很大错误。例如屋内有个人，屋外有棵树，人长树也长，你说有因果关系吗？人长不长树都会长，甚至人死了树还在长。所以，在医学上要确定 A 和 B 有因果关系，必须是三条：A 和 B 必须同时存在；引入 A 必须出现 B；去掉 A 后 B 会自动消失。

4. 假象处处在。基础医学研究产生数据越来越快，数据越来越大。基因芯片刚问世时，一次试验可测几万个基因的表达水平或突变位点，大家都用其检测肺癌发生和转移的基因，结果全世界都大失所望。事实证明这只是基因组学研究繁荣下的一种假象，大家花了不少钱，费了不少劲，所得结果千奇百怪、各不相同。有两个小组在不同时间对同一批标本进行研究，得到 170 多个乳腺癌的相关基因，经过对比只有 3 个相同，且经过进一步验证与乳腺癌相关性不大。大家公认，靠单一组学数据是无法全面提示疾病机制的，用中国古话说，"一叶障目，不识泰山"，或者"横看成岭侧成峰"，"不识肿瘤真面目，只缘身在分子中"。因此，必须结合多种数据构建多因素分析模型，才能从更多系统的层面上挖出疾病数据，从而给出可靠的判断。

一个人的细胞数远超过上万亿，每个细胞又由成千上万的基因、蛋白或代谢物组成。人体就像一个黑匣子，任何一个小问题、小刺激都会导致人体作出一系列复杂的反应，这种反应超过平衡的极限就会生病。诊断疾病需要医学数据分析，但必须是扎实可信的数据，而且需要稳定可靠的分析模型才能获得可重复的可靠结果。这对于科学来讲可能已足够了，但对医学来说还不够，因为即使这样的结果还需要有经验的临床医生来分析和判断。我们只能用科学的方法来利用数据，尽可能地逼近医学的事实，但绝不能直接与医学的事实画等号。

如果用一个公式来表达的话，数据是什么？数据对于人体意味着什么？数据的用途又是什么？那就是成千上万个分子 × 成千上万个细胞 × 成千上万秒时间 / 个体数 = 无穷大的结果。这个无穷大的结果只有通过电脑计算，然后再经过人脑判断，最后才能成为医学事实，这就是医学上数据与事实间的关系。

十四、证据与经验

科学是对世界上各种现象的描述，并对其变化规律进行总结。科学研究是将物质严格控制在一定空间和一定时间条件下进行的，因此，科学知识具有普遍性，科学方法具有客观性，科学理论具有严谨性。科学研究最重视的是证据，没有证据就没有也不能进行科学理论的总结。

医学除了上述要求外，强调得更多的是在与不同患者交往过程中的经验总结。这种经验可能缺乏普适性，甚至缺乏科学要求的严谨性，因为它因人而异、因地而异、因时而异，有时甚至无法上升到规律，不能放之四海而皆准，但是经验很有用。"纸上得来终觉浅，绝知此事要躬行"。经验即经历过的灵验的方略。科学强调客观存在的证据，而医学除此之外，还强调主观获得的经验。因此，按科学的办法学医从医都会遇到困难。"Experience is the child of thought, and thought is the child of action, we can not learn men from books"。要想成为好医生，必须同老师脚跟脚地看，手把手地学，因为医学所需的经验，从书本上是看不到学不来的，这是医学家与科学家，如与数学家之间显著的区别。经验是各种正确证据在不同个体中的随机组合和随时组合，因此，目前所形成的所有经验都因人、因地、因时而异。知证据者不一定有经验，有经验者必知证据。

1. 获得医学经验难于收集证据。收集证据是科学家验证科学假说最为重要的一步，他可以通过多种多样的科学试验来收集证据，从而推论出科学的结论。收集证据可用简单的试验模型替代，如想探索两个不同重量的铁球哪个下落速度快，伽利略采用了在比萨斜塔上同时扔下两个铁球，看哪个先落地即可。这样的试验所需材料少（两个铁球），步骤简单（爬上铁塔），观察结果单一（哪个先落地），结论也显而易见。综上所述，科学家收集证据的过程可谓简单或单一。

但要获得医学经验就没那么容易了。医生要通过长期观察或与病人反复交流才能对病因作出初步判断；然后通过对患者的望、闻、问、切，或视、触、叩、听追寻疾病的蛛丝马迹；然后通过特定医疗设备的检查来印证自己的判断；

再通过对疾病的尝试性用药并观察病人的反应来评估治疗效果。这些复杂的过程统统归入经验的范畴。在获得经验的过程中，需要的材料繁多——从病人的血尿便到黏膜活检；操作过程精细——单是各项消化内镜的熟练操作就至少需要 3 年以上的训练，更不用说要求更高的手术演示操作；观察结果庞杂——从病变的形态、性质等特征到病人的饮食、睡眠等全身状况。上述种种都说明医学比科学家单纯收集证据要难得多。加之从不同病人身上获得实用的医学经验既是医学家的可贵之处，也是医学家的难题。很多情况下是通过血的教训获得的。因此，经验既是医生的财富，又是病人的无私贡献。

2. 整理医学经验难在分析证据。我国培养一名医学博士至少需要 11 年，明显长于其他专业的学生，而培养一名优秀的医生则需要毕业后持续地学习和积累经验。医学经验源于医生同病人的交流和自己的总结，将自己的工作或经验记录下来已经很难，整理自己的经验归纳成为规律让别人也可借鉴更是难上加难。因此，我国医学教科书和专著基本上都是借鉴国外的，书中属于国人的寥寥无几。相比之下，科学家回顾证据则要简单得多，只需单纯地记录下试验结果并用相应公式分析就行了。

举个例子，李时珍 35 岁就开始编写《本草纲目》，以《证类本草》为蓝本，参考了 800 多部书籍，从嘉靖 44 年（1565 年）起还多次离家外出考察，足迹遍及湖广、江西，翻越许多名山大川。经过 27 年的长期努力才完成《本草纲目》初稿，时年已 61 岁，以后又经过 10 年做了 3 次修改，前后共计 40 年，终于完成巨著。现代的药学研究同样充满了艰辛，在体外成功发现 10 000 种化合物，只有 250 种左右能进动物体内，能进入人体的只有 50 种左右，而真正能作为药物起效者仅 1 种，是万里挑一，且耗资 16 亿美元，耗时 16 年。其中耗费了多少人力、物力、时间可想而知，这在其他科学中都很少见。因此，要从浩如烟海的证据和数据中整理出正确的治疗方法，使之成为经验是一件非常困难的事情。

3. 应用医学经验难于应用证据。在科学研究中，将收集到的科学证据归纳总结，得到的科学规律可以应用到任何同类事物上，如牛顿被苹果砸中头，总结出万有引力定律，同样适用于梨或西瓜。但是在医学研究中，总结出的医学经验能否或如何应用到其他病人身上，这是令医生头疼的难题。大多数病人适用于某种药物，能否把这种药物用到所有患同样疾病的人身上呢？答案是否定的。青霉素过敏的比例只占人群的 1%~10%，发生过敏性休克并死亡者只占 0.004% 以下，但每年仍有数万人死于青霉素过敏，因此如果没有皮试或过敏后未及时采取抢救措施，代价是惊人的。又如近年研制出来的肿瘤靶向药物，西妥昔单抗可与 EGF 受体结合，从而抑制酪氨酸激酶（TK），阻断细胞内信号传导途径，与化疗药同用可达到提高结肠癌的治疗效果。遗憾的是，西妥单抗只对 22.9% 的病人有效，对近 80% 的病人无效，如果盲目用药反而会增加经济负担。因此，怎样将 22.9% 的病人筛选出来针对性地用药，做到有的放矢这就需要经验。不同的病人在不同的医生那里治疗，可能有的能治好，有的在治疗期间死亡，能治好的医生往往经验更丰富。同样，一个病人就诊时，可能有 8 个症状，有经验的医生抓住一个主要症状进行治疗，病人很快就好了，没有经验的医生可能 8 个症状都治了，结果病人却死亡了。能抓住主要症状者靠的就是经验。

4. 循证医学可以出经验，但不一定管用。循证医学作为一种科学方法是无可厚非的，但将其引入医学后出现了不少问题。循证医学的核心是证据，可这个证据是不同医生从不同病人在不同地方和不同时间获取的，尽管有随机方法做校正，事实上很难确保所取证据的均一或均衡性。用这些不一致的证据得出的结果很难成为医生的经验。现在的循证之证是基于目前某个方面或某个角度的发现，大家都把它看成正确的或正面的发现。但一个事物有正面就有反面，还有侧面，正面是正对自己的那一面，科学常强调这一面。而医学有多方面表现，只强调正的一面就是片面。用片面证据得出的东西不但不能成为经验，反倒放大了片面，使结果更加片面，会将医生引入歧途。另外，循证医学只是对已有的治疗方法作出评价，用所获或所观察到的证据告诉医生或患者，哪种疗法有效或几种都有效的方法中哪一种更好，但它不能发现新的治疗方法。循证医学有点像法官，法官在审案中只负责根据公诉人提供的证据，对已经找到的犯罪嫌疑人作出有罪或无罪的判断，而去茫茫人海中查找真凶不是法官的职责。这样的职能分工也是经常发生冤假错案的原因，要么证据不正确，要么证据正确而嫌疑人不正确，要么证据适合所有人。这是循证法官的局限性，也是循证医学的局限性。

Cochrane 协作网是世界上公认的最可靠的提供循证医学证据的网站。截至 2005 年 8 月，在该网站所有 2435 个循证医学的系统评价中，只有 30% 的证据能给相关的临床问题提供肯定或否定的答案，其余 70% 则不能确定，表现得模棱两可。例如，全世界因为腰背痛请病假者占所有病假条的 1/3 以上，但用循证医学对 128 种从最便宜到最昂贵的治疗方法进行评估后，结果显示没有一种有效。这说明两点，一是确实没有好疗法，二是循证医学本身有问题，因为有很多腰背痛患者确实从某些疗法中获益了。

综上所述，经验对医学是十分重要的，遵循经验是目前医学解决问题的主要方法。人类如果要完全依靠证据去战胜疾病，那么目前能够治愈的疾病少得可怜。人类在制成火药前并不知道元素周期表；曹冲在称象时并不知道阿基米德的浮力定律；孙思邈用麦麸和糠壳治好了脚气病，但不知道 B 族维生素。有时是经验在前，证据在后，有经验而无学问胜于有学问而无经验，在医学上好多经验性的东西到现在还说不清楚，但有效，这就是医学与科学间的差别。

十五、因果与相关

科学通常强调事物的因果关系，医学高度关注因果关系，同时又强调相关关系。在医学实践中，因果与相关两种关系难辨彼此，容易混淆。一般来说相关关系包括了因果关系，但相关关系绝不是因果关系。

因果关系不难理解，一般是满足两个条件：①两个变量要符合因果逻辑；②改变"因"变量的特征，必将导致"果"变量特征发生相应改变。就医学上的因果关系，通俗一点讲，要确定 A 与 B 有因果关系，必须同时具备三个条件：① A 和 B 要同时存在；②有 A 必然导致 B；③取消 A，B 自然消失。

相关关系，特别是医学研究或医学实践中的相关关系，与因果关系相比，要难理解得多。按科学的解释是连续结构数学分析中的定义；即如果存在两个或两个以上的变量，它们之间呈现出定义所容许的趋同或相异的变化趋势，这就是相关，否则就不相关。常见的描述方法有：①概率法：出现事件 A 后，有多大概率出现事件 B；②数理统计法：两个随机变量的相关系数有意义，回归方程的残差平方和小于阈值；③函数拟合法，最小二乘法函数拟合，龙格－库塔函数拟合等。

在医学实践中，确有不少因果关系，但存在最多的还是相关关系。比如在教科书中，几乎每一种疾病都列出了数种甚至 10 种以上的病因。本来一种疾病如果病因明确，应该只有 1~2 种病因，这就是因果关系。为什么举出 10 多种呢？其实很多是相关关系。但随着研究的进展，有的相关关系可能会被确定为因果关系，有的会被排除，有的相关关系又会不断被纳入其中。在以经验为主导或以问题为驱动的医学研究中，从相关关系中去发掘因果关系是十分常见的，而且是非常好用的方法。听说有两位科学家，一个不断做实验，获得了大量数据，但至死也没找到一种病的因果关系。另一个不做实验，而是把那个同事留下的大量数据进行相关分析，最后取得了重大突破。在临床实践中，我们看到的病是"果"，医生或研究者的任务是去探寻"因"，即收集因果关系可能存在的证据，并据其做出合理推论，再通过实验验证这个推论，从而证实其间存在的因果关系。

但是，由于医学的复杂性和个人有限的认知能力，很容易把相关关系看成因果关系。医学的因果关系可能有，但不一定都有传递性。比如 A 是因，B 是果；B 是因，C 是果，在科学，A 与 C 之间通常有传递性，而在医学上则不然，A 与 C 之间可能毫无因果关系。不能看到 A 与 C 相关就误认为其有因果关系，这也是医学上要强调元因果的缘故。在医学上，由于一个事物影响因素太多，我们还可能发现因果关系中还有因果存在，这就是元因果。例如从统计数据上看，肝硬化与吸烟有关，因为吸烟的人比不吸烟的人肝硬化发生率高，其实是肝硬化的人爱喝酒，爱喝酒的人很多也爱吸烟，肝硬化与吸烟其实并无因果关系。在医学上这样的情况大量存在，表面的相关其实无法抽离出因果关系，但受认识水平限制，抽出了很多因果关系。例如绝经期妇女用雌激素替代疗法后，心血管病发病率降低，故认为二者有因果关系，后来发现其实是因为用得起激素的人社会经济条件好，而且有时间经常锻炼身体，其实是后两个因素的作用。即使这样，也只是暂时正确，也许将来还会发现更重要的因素。

在医学研究中，为何判断因果关系如此难呢？①海量数据致相关关系混淆不清，难分孰因孰果；②混杂变量，多重间接因果，难说孰因孰果；③自身认识水平有限，难辨孰因孰果。医学的确与其他科学（如数学、力学）极为不同，各因素之间并非黑白分明，且可相互转换，多数都是处于中间状态的相关关系，可称"灰色关系"。

因果关系和相关关系都是事物中各因素间的联系。就医学来讲，因果是局部的，相关是整体的；因果是直接的，相关是间接的；因果是暂时的，相关是长期的；因果是狭义的，相关是广义的。在医学研究和医学实践中处理因果关系比较容易，因为是真刀真枪，有的放矢。但处理相关关系是困难的，因为目标不明，如雾里看花。治疗疾病是处理因果关系，把病人看好。而处理好相关关系具有保健作用，使健康人不得病，少得病，或病变轻；处理好相关关系还可以加速康复，使病人治愈后尽快恢复健康，或完全恢复健康。

十六、科学与伦理

科学除了考虑自身对其他领域的影响甚至危害之外，一般不受其他因素的影响和限制。但医学的研究对象是人，人除了自然属性外，还有社会属性和思维属性。换言之，科学研究的对象是静止的（固定的非生命体）和均一的，而医学研究的对象是动态的（活的生命体）和复杂的，而且不允许对其有任何明显的伤害，无论是生理的或心理的。因此，必须要以道德规范作为导向，并受到约束。任何一项人体内的试验都必须经伦理委员会批准才能进行。也就是说不是想怎么做就可怎么做，在多数科学研究并不是这样。

科学经常遇到双刃剑，同时又被视为双刃剑。科学的进步，一方面对人类文明具有巨大的推动作用，如粮食增产，蛋肉增多，人均寿命延长；另一方面又为人类文明带来巨大挑战，甚至是危害，如营养过剩导致冠心病、糖尿病发病率激增。又如经济生产突飞猛进，人类的住房多了，住房好了，更利于人体健康，但 PM2.5 增多，可能导致肿瘤骤增。有人估计，未来 5~10 年中国肿瘤的发生将呈井喷状态。爱因斯坦早就说过："科学是一种强有力的工具，怎样用它，究竟是给人带来幸福，还是带来灾难，全取决于人自己，而不取决于工具。刀子在人类生活中是有用的，但它也能用来杀人。"

医学本身的进展中也充满了科学与伦理间的矛盾。表现在某时某事从科学上的要求是严格的，正确的，且满足了科学的要求，但从伦理上却行不通，甚至在人道主义上是残酷的；某时某事在科学上是合格的，但在伦理上是不合理的，于是在医学上是不合法的。比如，器官移植中存在的第一个大问题是器官短缺。科学上要解决这个问题，是将人基因移植到猪的身上，因为猪的基因与人更相似，而且长得快，10 个月就可利用，成为"转基因器官"的第一候选动物，这在科学上是合适的。但若将猪的器官移植到人身上，岂不成"人面猪脑"或"人面兽心"了吗？这在伦理上是通不过的。器官移植存在的第二个大问题是免疫排斥反应。为了克服这个问题，近年国内外都在开展具有亲缘关系的部分活体移植术，比如进行父子之间的小肠移植，将父亲的部分小肠移植给子女，那么接受移植后的受者与其兄弟姐妹是什么关系呢？他是否成了父亲或叔叔，他的子女是父亲的儿女或是孙辈。例如，国外有一个男性先后接受过 4 个人的不同器官的移植，那么对他的妻子来说，这个人还是不是他原来完整的丈夫？如果移植的是别人的生殖器官呢？这在科学上是做得到的，但在伦理上是不可用或不好用的。同理，人工授精出现的"生物父亲"或"代理母亲"，也有类似的伦理问题。接受异体手移植的受者，当他用移植手偷盗或杀害别人时，究竟是谁在犯罪呢？是供者还是受者呢？

大家都希望长寿，但人体正常细胞由于端粒酶数量有限，到一定状态时细胞就会停止分裂。肿瘤因有充足的端粒酶可使端粒不断加长而使细胞不断分裂。能否将正常细胞的端粒控制机制引入癌细胞来治疗肿瘤或将癌细胞的端粒加长机制引入正常细胞使人长生不老呢？这在科学上是完全做得到的，但医学伦理上是不行的，因为有可能使正常人长出肿瘤来。

还可举出很多类似的例子，有很多事作为科学，甚至生命科学的研究是可行的，但就医学的要求是不行的。因此，做医生难、做杰出医生更难。他们的创新要受到伦理的影响，要受到伦理委员会的严格限制，这种限制几乎到了苛刻的程度，同时他们还要受到国家药审或法律的影响，甚至受到宗教神学的影响，医学和医生必须实行人道主义。他们不能像科学家一样想干什么就可以干什么（在一定范围内），而且能干成什么，如制造原子弹。

十七、理论与实践

理论与实践的相互结合是医学发展不可或缺的环节，也是医学实践必须经历的过程。医学实践的进行必须有正确的理论来指导，而理论的正确必须由实践来检验。医学特别强调实践，可以说比任何一门科学都强调实践的重要性。医学理论是从临床实践中抽象出来的，它代表人体的基本规律，可以用来指导实践，且具有普遍意义。但是，医学理论对医学实践绝不是都有效的。医学的难度通常表现在对偏离这些基本规律的个体或疾病的诊断处理，这也时常会暴露出临床医生的水平差异。观察和掌握一般规律，我们可以用之形成共识或指南，但后者只是基本要求或常识，只是对一般基层医生或一线的青年医生有用。但到大医院来就诊的一般是小医院或青年医生已用通用指南治过而未奏效的，也就是经过指南治疗筛选出来的病例，如果我们还用一般的指南去重复治疗，效果肯定不好。这些病例是指南以外的，我们可称其为例外的病例，也是最容易发生意外的病例，这就需要我们用更加高级的技术手段和独到的经验去解决病人的问题，继之再形成新的指南，更适合疑难病人的指南，然后加以推广。为何资深医生遇到的例外少，发生的意外少呢？因为他们经历多、实践多，对病人的诊治也就多在意料之中。

另外，基础医学成果一定要向临床应用方向走，临床遇到的问题要放到基础研究中去，这就叫转化医学，但是转化医学已研究了 17 年，美国人总结为"进展缓慢，收效甚微"。所以这不是一件小事，也不是一件易事，理论究竟怎么向临床方向走，哪些理论已经成熟可以走了，哪些还不成熟，还需孵化，研究这些问题确实是一篇大文章。

理论是共同认识，实践能取得经验，怎么把认识变成经验？研究理论是因为我们对事物的本质不了解，是因为我们无知，发现本质形成理论称为已知，但已知是局限的，也不一定有用，只有将理论与实践相结合，才能真正去探寻未知，才能在病人面前说明道理，找到治病的良方。

理论与实践相当于两个圈，把两个圈相交，二者重叠越多，提示理论越正确，实践越有效。就某个药品对某类疾病的治疗效果来讲，用什么方式最为可靠，目前我们还是用"有效＋自愈＋无效"/"异质＋异体"来评价，将来应该是"有效"/"异质＋异体"，意即找到病人中的适应证，这是未来临床研究的最高境界。该公式分母中的异体性为同一群体中不同个体的情况不同，异质性指同一个体对疾病治疗的反应与别的个体不同。要解决上述复杂的问题，需要的是理论与实践的紧密结合，并不断推进，螺旋上升。正确的理论只是现在的认识水平，需经过不断地实践，最后理论才能与真理更接近。

以上谈了医学与科学的不同，其实还不止这 17 个方面，例如，还有表象与实质、治愈与自愈等。我不打算照此总结下去，因为这是一个总结不尽、分析不完的问题。如果你支持我的观点，你还可以依此做些努力，向广度进军，争取横向到边。如果你反对我的观点，你也可以就此做些努力，向深度发力，争取纵深到底。因为问题越辨越清，道理越说越明，到头来你会发觉原来我们战斗在同一条战线上。

列举前面 17 个方面，我的本意不是想一言以概之曰：医学不是科学。一因国人通常把"科学"二字当真理来解，说医学不是科学，就似医学不是真理，而是谬论，甚至邪说，这不仅难以说服自己，而且必将成为众矢之的。二因医学中包含了大量科学或科学的元素，如物理的、化学的、数学的，生物的。所以，说医学不是科学，我不愿、不敢，亦不能。

但要说医学就是科学，这我是坚决反对的。科学的巨大进步，把科学推上了至高无上的地位，导致了科学主义的出现，于是乎什么学科都把自己往科学上靠，似乎一戴上科学的帽子，就会更接近真理，就会名正而言顺。但医学自从戴上科学的帽子后，其实好多问题不仅没有解决，反而导致医学与人的疏离。"医学就是科学"，尽管它已成为当下大众的共识，也是近百年来一次又一次，一步又一步，逐渐形成并锁定的习惯性概念。正是这种共识与概念，导致时下医学实践出现了难堪的现状：我们不仅在用科学的理论解释医学，用科学的方法研究医学，用科学的标准要求医学，也是在用科学的规律传承医学。最终的结果，医学的本质将被科学修改；医学的特性将被科学转变，复杂的医学将被单纯的科学取代，医务工作者将成为科研工作者；医学院将成为科学院；病人不再是医生关怀呵护的人群而将成为科学家试验研究的对象。这将是一种难以接受甚至难以承受的事实。这既不是医学发源的初衷，更不是医学发展的目的。大家都知道，医学的本质是人学，若抽去了人的本性，医学就失去了灵魂；若抽去了人的特性，只剩下其中的科学，那就成了科学主义。它所带来的严重后果将不堪设想。正像有人说过的"高科技离医学越来越近，医学离病人就越来越远，医患之间的问题就会越来越严重"，这是我们医学领域，包括科学领域都不愿意看到的事实。曾经，科学脱胎于自然哲学，其后获得了巨大发展；现在，医学发生科学化，导致了不少难解的问题；将来，医学如果能从科学回归医学本源，必将引起医学发展史上的一场革命。科学对医学的发展究竟该起什么作用？诺贝尔奖获得者费曼说过，"科学这把钥匙既可以开启天堂之门，也可以开启地狱之门，究竟打开哪扇门？有待人文的引领"。狭义上讲，人文就是医学中除去科学以外的所有重要的成分。它与科学犹如车之双轮，鸟之两翼，共同推动医学的健康发展。正因为如此，我认为将来的医学实践，包括医学教育，应高度关注如下几个问题。

一、我们可用科学的理论帮扶医学，但不能用之束缚医学

科学的理论是世界各种事物的普遍规律，有其普遍性。人体存在于世界之中，是世界的一分子，当然也受这种普遍规律的规范和影响。但这并不尽然，如果把科学发现的理论死搬硬套地纳入医学体系，必将影响医学研究和医学实践，不是误导之，便是束缚之。比如转化医学，其本意是基础研究成果向临床应用转化，这是一种正确的科学的思维方法，本身是积极的和先进的。但如果把现今在科学研究中或医学基础研究中发现的各种科学的数据、分子全部用到临床上去诊治病人或预防疾病，必将大错特错，甚至引发灾难。因为科学的理论，也包括它的数据，它观察到的现象，正如前面所述，多数是瞬间的、局部的、静态的、微观的，而医学实践遇到的实况却是长期的、整体的、动态的、宏观的，二者相差甚远。正如美国学者所说的那样，"转化医学在美国已实行了17年，目前只有两个结果：一是进展缓慢，二是收效甚微"。其实转化医学这种想法是对的，有人说这是在炒概念，这种想法是不对的。那么为什么进展缓慢，收效甚微呢？实质就是科学与医学间的区别。因为科学具有普遍性，而医学常有例外和意外发生。

二、我们可用科学的方法研究医学，但不能用它来误解医学

应用科学的研究方法，或科学的计算方法，我们曾揭示了很多医学上的奥秘，也极大地促进了医学的进步。但是，在历史上，由于应用科学研究方法不当或是对其结果解读不当，更多的是由于科学研究方法或计算方法的局限性，闹出过不少医间笑话，甚至造成了严重的后果。因为用科学的方法观察到的结果多数是个体的、体外的、结构的、微观的，而医学实践遇到的实际情况却是群体的、体内的、功能的、宏观的，二者相差甚远。我们不能把科学当作"文档的格式刷"，一切学问通过科学格式刷一刷，就都具有了科学的属性。照此办理，最终医学成了科学，本属医学的重要东西统统被刷掉了，这必将铸成大错。例如，循证

医学是很正确的科学分析方法，但是由于其局限性，引入临床试验就造成了不少问题。例如，经循证医学证实理想的药品，尽管上市后年收益达数百亿美元，但也可因偶然发现的致命的毒副作用而在一夜之间被撤离市场。

三、我们可用科学的数据（或技术）助诊疾病，但不能用之取代医生

最近几十年临床医学发展最瞩目的两个方面是将科学或基础医学的成果用到了临床领域，一个是检验医学，一个是影像医学。一个从细胞深入到了分子、基因，一个从一维发展到了四维影像，从而使医学诊断水平大为提高。但同时引发了大量年轻医生严重的依赖性，严重影响高水平医学人才的培养。因为用科学的技术得到的数据多数是瞬间的、直接的、生理的、客观的，而医学实践遇到的实况却是长期的、间接的、心理的、主观性的，二者相差甚远。实际上，科学的结果及其引发的影像技术和检验医学的进步，再先进、再快速、再精准也是不能代替医生的，它们只能提供一个参考，它们提供的正常值都有一个范围，例如血糖的正常值是 4~7mmol/L，但对正常值是 7mmol/L 的人来说，4mmol/L 就是低血糖了，反之就是高血糖了。

四、我们可以用科学的共识形成指南，但不能用之以偏概全

应该说所有疗法，或所有药品都是经过科学的方法研究出来的，其疗效都是经过科学的方法评估过的，但绝不是所有疗法或所有药品对所有的人都是有效的。因为我们用科学的疗法治疗病人，判别疗效多依据数据、证据、因果、必然性，而医学实践遇到的实际情况却是依据事实、经验、相关、偶然性，二者相差甚远。我们医生每天坐诊，在诊桌前的是千百个不同的病人，在诊桌后药柜上摆放的是千百种药品，这千百种药品都经科学研究证实是有确切疗效的药品。但我们既不能让一个病人吃千百种药品，也不能用一种药品治千百个病人，怎么能将正确的药品发给正确的病人呢？这是相当困难的，但这就是医生的作用所在，也是有经验的医生与年轻医生的区别所在。难怪外国人说"There is no safe drug, but safe doctor"，尤其要提到的是，很多药品引发的疗效，其实不是药品本身的作用，而是病人自愈所致。同样一群病人，给予同样的药品治疗，有不治也愈的，叫"自愈"；有治也不愈的，叫"治不愈"。法轮功和张悟本之流的骗术蛊惑了很多民众，正是利用了医学中科学成分的局限性。因为对自愈的群体，你是用药才愈，而他是不用药也愈，谁强？不用药者"强"；对于治不愈的群体，你是治也不愈，但用了药。他呢？虽然治也不愈，但没用药，谁强？还是不用药者"强"。所以，通过科学的基础试验或科学的临床试验形

成的结果在大多数医生中形成的共识甚至是指南，只是对一定比例的病人有效，只适用于基层医生或年轻医生。任何指南都不能包罗万象、包治百病或包治好百分之百的病人，总有一部分病人无效。特别是来到大医院的病人，多数是在基层医院用指南未治好者，因而指南以外那类病人的占比会增高。因此，我们不要过度迷信用科学方法制定的那些指南，更不能以偏概全。

结　语

医学与科学属于两个不同的"范示"（Paradigm），有不可通约性。科学确定的是一种世界观和自然观，而医学确定的是一种生命观和健康观。科学需要"仰望宇宙之大，俯察品类之理"；医学需要"纵观人类之盛、细寻治病之策"。医学的有些做法不一定科学，但只要生命尚存、健康尚在就是合适的。二者相当于两股道上奔驰的列车，一列不能涵盖另一列，一列更不能取代另一列。尽管有时有交集，但通过交点或交接地带后就需要在各自的方向上继续奔驰，最终达到一个共同的目标——为人类利益服务。但是，由于两条轨道在宽度、材质上有差别，列车各自使用的动力模式不一样，速度也不相同，因而需要各走各的道、不能交换，更不能重走在一条道上，否则就到不了共同的终极目标。

既然，医学具有特殊性和复杂性，它既不像纯粹的科学，但又离不开科学。那它们究竟是什么关系呢？我个人认为就像降落伞与跳伞员的关系。科学像降落伞的伞罩，医学像跳伞员，怎么才能实现安全着陆呢？①首先要把伞罩打开，充分发挥伞罩的面积带来的浮力，如果伞打不开会摔死人；②伞罩打开了，所有部位都想抓，那抓不过来，也不必要，但抓少了也会被摔死；③成功着陆最重要的是那17根绳子，就像我在前面讲的17种关系。这17根绳子把伞罩与跳伞员联系起来，联结起来，最后就安全着陆了。

最近，我们一直在提倡整合医学，英文叫"Holistic Integrative Medicine（HIM）"。整合医学就像这17根绳子，把个体与群体、局部与整体、瞬间与长期、生理与心理等17种关系与至今科学发现的浩如烟海的数据和知识，从整体出发，有选择地、有机地整合成新的医学知识体系，并用于医学实践。我曾经在《整合医学初探》《整合医学再探》《整合医学纵论》和 *Holistic Integrative Medicine* 等四篇文章中反复说过，整合医学不仅要求我们把现在已知的各生物因素加以整合，而且要将心理因素、社会因素和环境因素等也加以整合；不仅要求我们将现存的生命相关领域最先进的科学发现加以整合，而且要求我们将现存的医疗相关各专科最有效的临床经验加以整合；不仅要以呈线性表现的自然科学的单元思维考虑问题，而且要以呈非线性表现的哲学的多元思维来分析问题。通过这种单元思维向多元思维的提升，通过这四个整合的再整合，从而构建更全面、更系统、更合理、更符合生命规律、更适合人体健康维护和疾病诊断、治疗及预防的新的医学知识体系。最终使人类的健康能真正得到保证和保障，进而真正地"认识我们自己"，这就是本文和本人的所思、所想和所愿。

本文成文后，曾请我校消化病院的杨志平和政教室的金新亮、刘宏顺、乔力东、方文波五位同志修改，他们提出了有益的意见和建议，在此对他们表示感谢。

为《重庆医科大学学报》糖尿病专刊所作的序

2015 年 6 月 15 日

《重庆医科大学学报》邀我为糖尿病专刊作序，糖尿病虽不是我的强项，但我非常关注。关于人体的糖代谢，消化系统至少有三个器官参与，一个是肠，一个是胰，一个是肝。肠是收糖，肝是存糖，胰是用糖。哪一环节不好都不行，三个环节都不好更不行。本刊邀请众多专家从不同角度阐述了自己对糖尿病的真知灼见，很值得一读。作为一个消化科医生，作为一个常处于"高糖"状态的人，我想说下面一段话。

糖是一个好东西，人体离不了，因为有益；糖也不是一个好东西，不能多，多了人体受不了，因为有害。

自然界本来没有糖或糖分子独立存在，酒也是这样，"烤酒熬糖"。人们找到了制糖的方法，还建起了作坊，直至大规模工业化生产。过去我们吃五谷，谷类所含淀粉要在肠道进行 5~6 小时复杂的消化才能变成血糖。现在直接吃糖，很快就转化成了血糖，长此以往，我们体内糖代谢的机制几乎全被打乱，从该做功不做功，最后成了作不成功，致使糖尿病发生率陡增，据调查中国已有近 1 亿糖尿病病人了。

血糖增高就叫糖尿病吗？并非如此，在我看来，既然叫"糖尿病"，尿中没糖就不叫病。我的空腹血糖很早就是 7mmol/L 了，当时正常值是 4~6mmol/L，从那时起他们就叮嘱我开始吃降糖药。我就是不吃，因为我其他指标是正常的，血糖高一点是身体需要。同一个人在不同状态，在不同时段，一个人与另一个人的血糖状态是不一样的，单把我的血糖降下来可能会出问题的，就像上坡不给车加油一样，那能行吗？现在血糖达 7mmol/L 的人多了，我已被视之正常，我终于变成了正常人。

糖尿病最早在古中国被发现，那时叫消渴症，人们不知道它与糖有关；到古埃及叫多尿症，人们也不知道与糖有关；一直到古罗马、古印度才叫糖尿病，即尿中有糖，是血糖升高，超过极限，从尿中排出才叫糖尿病。古时诊断糖尿病，医生靠直接尝尿，后来文明一些，是把病人的尿放置于太阳底下，看蚂蚁的选择。

如果病人只是血糖高，但尿中无糖，蚂蚁都觉得不甜，如何称糖尿病呢？

关于糖尿病的治疗，一直以来都是用双胍类药物，甚至直接注射胰岛素。现在糖尿病的治疗有一重大突破，就是用黄连素治疗糖尿病有效，其机制可能为，黄连素通过抑制肠道菌群改变糖代谢或糖吸收。将来治疗尿酸症、高脂血症也可能采用这种方法，很多中药治疗疾病都是通过改变肠道菌群达到目的的。如果用中药改变不了菌群，就可以采用粪菌移植，这是我们中医在几千年前发现的验方。近年国外用之治疗难辨梭状杆菌肠炎取得了显著效果，国内用之治疗克罗恩病也有突破。动物实验证实，将瘦老鼠的粪菌移植给胖老鼠可使后者变瘦，反之亦然。这为将来治疗糖尿病提供了一个重要线索。

工事与利器

2015 年 6 月 16 日

在国家科技部"国家重大技术筛选会议"上的发言。本次会议在北京裕龙饭店举行，科技部社会发展科技司田保国同志主持会议。参加会议的院士有刘德培、詹启敏、陈志南、张伯礼、陈香美、丁健、魏于全、金力、张兴栋、陈可冀等，还有各大院校、研究所的专家、国家各部委的代表共约 60 人。

在詹启敏院士组长的领导下，专家委员会和全国数千名专家一起，历时两年，光开会就达 22 次，从数百种先进技术中选出了 29 种，通过讨论、投票从中选出 20 种作为今后一段时期国家重点支持的国家技术进行研究，以此带领或推动全国未来 10 年医学领域的全面发展，这个设想很好，已完成的工作成绩也不错，为后续国家层面的顶层设计打下了基础。我从根本上是认同的，但有两点建议供专家组参考。

一、技术是为目的服务的。工欲善其事，必先利其器。抓技术带领创业发展是正确的，但不能忘了目的不是为技术而技术，也不是光与别人拼技术。就像我们的军队，库里头有十八般武器，外面操场有能操十八般武艺的将士，但是我们的目的是攻下某个山头，取得战斗的胜利。就医学来讲，20 世纪五六十年代，中国主要面临的是感染性疾病，后来把感染性疾病发病率降下去了，结果心脑血管病又占了上风；后来心脑血管病控制住了，现在是肿瘤占了上风。美国每死 4 个人，有 1 个死因是肿瘤，中国现在是每死 4.2 个人，有 1 个死因是肿瘤。因此，我们选技术一定要选针对常见病、多发病的技术，不然矛与盾对不上，用掉纳税人的钱财，没有做应该为纳税人做的事，那是不好的。

二、技术一定要与临床相结合。我看了一下，你们选的技术真正与临床密切结合的不多，或者说很少，这样不行。我们的技术完成了、建立了，在临床上派不上用场，好看不中用，那是不行的。原因在于临床医生参与度太低，专家组中只有一个从事临床工作的，或者说参加推荐或筛选技术的临床专家不太负责任，如临床上的微创治疗是现在最有用的，病人花钱少、痛苦小、恢复快，可在入选的技术中都未反映出来，机器人并不能代表所有微创治疗，它只是其中的一种，如内镜技术的应用已非常广泛，可列表里却没有。

上述两条尤为重要，如果技术不为目的服务，技术与临床脱节，那技术本身还有什么用呢？那只是一部分人用大家的钱做个人的事而已，工事需利器，但利器必为工事，否则工事不成、利器无用。

那一年
我在工程院

卷六

水土互补

2015 年 6 月 18 日

在 2015 粤港澳医药发展战略研讨会开幕式上的讲话。本次大会在广东药科大学举行，该校校长郭姣教授主持大会。时任国家卫计委（现卫健卫）副主任、国家中医药管理局局长王国强、广州市副市长陈如桂，以及张伯礼、陈志南、姚新生等院士和粤、港、澳、台等专家、学者，共约 500 人参会。

出席今天的会议，我是双重身份。一是客人，与大家一样，是来学习的，我要感谢大会对我们的邀请，祝贺大会成功，祝贺粤港澳三地医药协同创新联盟的成立。二是主人，我是广东药学院的名誉校长，所以代表学校欢迎大家的捧场和支持。

这次活动，我们要办好两件事。一是开好一个会议，专门讨论医药的发展战略，希望大家贡献你们的聪明才智和真知灼见。二是建好一个联盟，即粤港澳医药协同创新联盟。成立这个组织可以说是明智之举，也是远见之明，他对于当地乃至中国医学的发展都具有重要意义。随着科技及医学突飞猛进的发展，协作创新已成为时代发展的特征，也成为解决划时代难题的重要法宝。从小妈妈就告诉我们一根筷子易折，一把筷子折不断，众人拾柴火焰高。最近习近平同志讲，要抱团取暖，其实就是这个意思。粤港澳合作是地域互补，"港澳"两地面临大海都有水，而广州的州缺水；但广州的广是地域广泛，而港澳面积较小，可以互补双赢。

要做好上述工作，我觉得今天的主题词应该是一个字，那就是协，协这个字在港澳地区写繁体字，即"協"，左边的"忄"是要有心，有心人，事才成，右边是三个"力"，要给力，而且是给大力才行；协在大陆是简体；左边是一横一竖，右边是一个"办"，就是搞协作事情很多，都要去做，是横竖都要办。

最后再祝贺大会和联盟成功。

为《中华消化学会纪念册》所作的序

2015 年 6 月 20 日

2006 年 7 月至 2013 年 12 月，这七年半是我生命中很值得记忆的日子。作为中华医学会消化病分会第八届、第九届主任委员，我和全国老中青同仁同堂，和全球消化界同事同道，和全体消化学会同辈同心，将中国的消化事业推向了一个新的发展阶段。那些志同道合的人，那些回味无穷的事，至今记忆犹新。然而历史总是时过境迁、人走茶凉，笃信来者总比前人聪明，未来总比过去美好，唯有四言以共勉。

继承。事业从非突兀而起，万水有源，正因后浪推前浪才成了长江，所以将前人的传统继承下来传承下去，这是后人的职责与使命。凡接班者都忌翻老账，前人有前人的困难，走过来了就是成功。你现在怎样对待前人，将来别人就会怎样对待自己。

创新。创新总是历史的要求，大众的期盼，有创新才有源头活水。按部就班，稳当是稳当，但失去的总是前方，得到的只是踏步的原点。那时我们开展青年委员的自荐遴选，成立中华消化学会研究基金，改过去三年一届的全国大会为每年一届，参众最多的一次达到 6000 余人。

普及。学会要顾及大众，一枝独秀不是春，百花开放春满园，丢了群众等于宝塔失基。我们成立中华消化病学院，7 年来走过数十个省会及二级城市，开展了数百个学术报告，引起了强烈反响。

提升。学会的生命在于学术提升，眼光必须面向世界，只在家里倒腾成不了大器。每一年我们不仅有大批的专家去参加 APDW、UEGW、WGO，在会上发言甚至当选大会主席；而且在上海成功召开了世界消化病大会，其规模、人数、质量及影响均达到该组织成立几十年来的空前盛况，受到世界同行的点赞。

继承与创新涉及事业的长度，普及与提升涉及事业的高度，合起来就是学会的立体发展。只有这样，只要这样，中华消化事业必将无往而无不胜，一步步飞向更高，奔向更远。

修身自见

2015 年 6 月 23 日

在工程院党组学习"三严三实"讨论会上的发言。本次会议在 318 室召开，工程院时任院长周济主持会议。工程院党组全体成员参加会议。

人为什么要修身养性？最近我读了宋健院长写的书《兽性与人性》，很有意思。兽性是动物的本性，人也是动物，不过是高级动物。人之初，性本善，尽管现今的科学研究表明，人的性格与遗传因素有关，如国外发现，"左倾"的人脑成像与常人不同。但人的性格主要是在成长过程中受到周围环境的感染、教化逐渐形成的。所以有人说，人生三阶段：第一阶段是看山是山，看水是水，这是来源于养育者的知识，处于这一阶段的人认识都一样；第二阶段是看山不是山，看水不是水，这是受到教化后的认知改变，即对同一事物认识不一致，处世方式也不一样，多数人都卒于此阶段；还有少部分人看山仍是山，看水仍是水，有的是因为保住了本源，有的是经过一段时间磨炼或历练回到了本源。这种认识是对还是不对，仁者见仁，智者见智而已。

刚才谈到兽性与人性的认识和关系，今天我们还要提高到党性。党性的高度和境界是高于常人的，共产党员必须做到这样。有些人从常人的人性通过努力提高到党性，成为人民的功臣；当然有些党性偏低，把自己混同于一个普通老百姓；更有甚者，堕落成罪人，极端自私，兽性大发。凡此种种都是修身养性出了问题。要保持党性，光靠纪律和别人约束是不够的，这常常导致很多人坚守不全，不是在这里出事，就在那里出事；也常常导致很多人坚守不住，即今天不出事，明天就会出事。只有从根本上改变了自己，修炼了自己才能使自己常在河边走，就是不湿鞋。

第一要有信仰。没有信仰就没有灵魂，没有灵魂好比行尸走肉，空腔躯壳。这种信仰应该是坚定不移的。

第二要有信念。没有信念就没有方向，一天不知该做什么，人云亦云，左偏右倒，上蹿下跳，心中没有主心骨。这种信念应该是坚持不变的。

第三要有信心。没有信心就没有动力，整天不思进取，不是怀疑人就是怀疑事，说话办事都没有自信心，没有主心骨，总觉得困难比办法多。这种信心应该是坚韧不拔的。

综上所述，我们要坚持修身养性，必须从根本做起，从灵魂深处做起。工程院从党组各位领导一直到普通同志，我都能从他们身上学到优点，汲取正能量，特别是基层的年轻同志，他们职位比我低，薪水比我少，工作比我重，但贡献比我大。修身要以他们为镜子，为标准，不断学习他们，不断提升自己，坚持数年必有好处。

读书易，写书难
2015 年 6 月 23 日

在中国医药科技出版社"十三五临床医学五年制教材"编委会成立大会上的讲话。本次会议在北京远望楼宾馆举行。参加会议的有来自数十所高校的相关专家，共计 200 余人。

现用的医学教材，五年制的、八年制的，国际的、国内的，已有很多。今年 9 月，由我作为总主编，人民军医出版社出版的医学数字化教材也将面世。为何我们还要编写教材呢？其实我们是抱着不满足、不满意这种态度在行事的，因为这个世界上没有最好，只有更好。可以说现代医学教育确实为中国医学事业的发展，建立了丰功伟绩，立下了汗马功劳。但是，我们现在的医学教育是否已经纳入了全世界取得的研究成果；是否适应了广大民众的医学要求，是否顺应了医学改革的潮流，我们培养的学生是否能顺利开展医疗工作呢？这需要打一个大问号。民众的需求永远是大于供给的，从这个意义上讲，我们现存的教材还存在如下五个方面的不足。

1. 学制改变。未来临床医学教育将逐渐从"4+1"改成"5+3"，理论学习从 4 年改变成 5 年，无论是教材布局、内容含量都将发生相关变化。电影要变，首先是剧本要变，不然就会互不适应。

2. 知识陈旧。现在所用的教材，总体来讲知识比较陈旧，没有把当今的研究成果写进去。中国的学生到国外去考医生，很难很难，除了要过语言关外，很多困难都是由于教材知识陈旧的原因导致的。

3. 分科太细。由于学科细划，专业细化，导致医学知识碎片化，学生学习后难以把知识整合成整体。目前在医院不仅是病人找不到合适的医生，连医生自己病了都不知道该找谁为自己看病。

4. 重理论轻实践。医学注重经验，而经验来源于实践。目前的教科书在理论阐述上比重太大，只有利于培养研究型人才，轻实践不利于临床医生培养，而医学生毕业后多数是做医生。

5. 重医轻文。人的特性和人的本性是医学的根本，脱离人的本性就成了医学的科学主义或科学化的医学。将来的医学教育必须加强人文素质的培养。

综上所述，本套教材通过大家的努力，不仅要把整合医学的理念放进去，而且要使整合医学成为老师和学生的自觉实践。这套教材写成后要达到新颖、精简和实用的目标。写教材其实难度很大，比做一篇科研论文要难得多；写教材确实作用很大，其对于医学的发展比做一篇科研论文的影响要大很多。

我的体会是读书易，教书难；教书易，写书难。

为《临床肿瘤学》所作的序

2015 年 6 月 28 日

　　掐指算来，我已为好几本肿瘤学专著作过序。每次作序，我都试图从这些专著中找出肿瘤这个病的共同特点，我更想从这些著者的思想中去总结出肿瘤的相同规律，但最后我都失败了。

　　是肿瘤的本质如此，就是杂乱无章，找不到共同特点，总结不出共同规律呢？还是因为我们下的功夫不够，或现今技术还不足以发现肿瘤的本质？这依然是一个很值得探讨的难题。

　　解决上述问题若无更好的办法，肿瘤学专著只能这样一本又一本，一个作者模仿一个作者不停地写下去，把不断发生的事记下来，把不断发现的规律写出来，聚水成河，聚沙成塔，终究是会实现这个目的的。

　　张贺龙、刘文超两位教授组织全国相关专家写成的这本临床肿瘤学，从基础到临床，从总论到各论，从诊断到治疗，从西医到中医，比较全面地反映了当今临床肿瘤的现状及发展趋势，是一本很有参考价值的工具书，我有幸先睹为快，特推荐给同道。

　　同时，随着肿瘤知识、经验、技术和成果越积越多，将其有机地整合起来，写成一本整合肿瘤学专著，这是我一直的期望，希望二位主编从此开始，以此为基础，向这个方向奋斗。我深信，在不久的将来。一本整合肿瘤学即 *Holistic Integrative Oncology* 将会展现在世人面前，我等着合手击掌的时刻早日到来。

　　是为序。

四字经

2015 年 7 月 5 日

在第四届北京胃肠功能及动力疾病中西医整合医学论坛开幕式上的讲话，本次论坛在北京欧美同学会报告厅召开，魏玮教授作为主席主持会议。参加会议的人员为来自全国各地的学者共约 300 人。

感谢会议的邀请。本论坛每年一届，这已是第四届了，越办规模越大，水平越高，前三次我都来了。在座的有西医，也有中医，各讲各的话都没有问题，我也如此。但要我讲整合的话，确实很害怕。昨天听到关于老子讲的两句话，还是在学术会上听老外讲的，一句是 Those who know do not speak, those who speak do not know，即懂的不讲，讲的不懂，我就属后者。但今天是论坛，总得有人讲，不然就哑场。好在论坛本身就不分对错，一吐快之。还有一句是 Journey of a thousand miles begins with one step，即千里之行始于足下。整合医学就像千里之行，第一步怎么走？向哪走？前方有多远？有多难？我们难以估计。但前方是光明的，这是不容置疑的，因为整合医学是未来医学发展的必然方向和必由之路。有人问我为什么叫整合？整合与结合、融合有什么区别？的确，我们提中西医结合已经很多年了，很多年来为什么总是结合不好呢？大家知道吗？配合是分主次的，融合是被动的，结合是有条件的，只有整合不分主次，是无条件的主动行为。前三个合合到一起后仍有自己的痕迹或身份的明显存在，而整合后可能原有的身份已经没有了，但整合出来的第三者是青出于蓝而远胜于蓝的。

中西医的整合怎么办？今天的会议怎么开？我有四条建议，称之为"似同比聚"四字经。

1. 表现要类似。解决似是而非，就是我们选择作为讨论主题的症候群或综合征，中医西医提出的临床表现要相类似，尽管大家的思想方法不一样，但大家针对的要是一个病或一群人，不是你谈你的，我谈我的，方向不一致难达共识。

2. 认识要类同。要达到求同存异。例如我们共同针对的 Functional

dyspepsia，大家有共识，它既是一种功能性疾病，也是一种全身性疾病，同时是一种有关消化的疾病。

3. 讨论要类比。即比比就识，比比就知。对同一个症候群或综合征，中医西医的认识不一致的，可有各自的诊断方法或治疗标准。西医提供 100 例确诊的病人，看中医可分多少类；相反，中医提供 100 例确诊的病人，看西医可分多少类。最后相互比较，才能达成共识。

4. 治疗要类聚。类聚指各自发挥长处，扬长避短。西医治不好的中医来，中医治不好的西医来，两个治不好的共同来。俗话说"物以类聚，人以群分"，我们也可以来个诊断以群分，治疗以类聚，最后必然会找到最好的疗法。

七七之约

2015 年 7 月 7 日

在中国工程院分刊 *Frontiers of Enviromental Science and Engineering* 第四届编委会第一次会议上的讲话。本次会议在清华大学环境学院举行,郝吉明院士作为主编主持会议。参加会议的有钱易、魏复盛、侯立安等院士,清华大学环境学院和高等教育出版社的领导及部分编委,编辑部的相关人员共约 30 人。工程院机关王元晶副局长参加了大会。

很高兴来参加编委会。*Frontiers of Enviromental Science and Engineering* 在历届编委会,特别是钱易院士为主编的第三届编委会领导下,去年更上了一层楼。影响因子从 0.88 升到了 1.375,刊物在国际本领域从第 80 位升到了第 60 位,从 Q4 区进入了 Q3 区,这是一个值得庆贺的成绩。大家都知道,滚雪团第一圈最难滚,最熬人,你们成功了,你们为工程院主刊及各分刊带了个好头,作出了榜样。

去年是工程院成立 20 周年,工程院做成了两件大事,一是召开了国际工程科技大会,习主席出席大会并作主旨报告,会议开得很成功,反响不小。二是决定筹办“1+9”院刊,即 1 本主刊称 *Engineering*,9 本分刊称 *Frontiers* 系列,每个学部一本。说实在的,工程院要办 10 本全英文刊物,难度是可想而知的,当时我们常以“道路是曲折的,前途是光明的”这句话来鼓励自己。通过与高教出版社和各办刊大学或研究所紧密合作,最后成功了,10 本刊物都已正式出版,就像 10 个孩子都生出来,但后面要养大成人可能困难更大。我们不知道前方的路有多远,走起来有多难,现在恐怕要用“前途是光明的,道路是曲折的”来提醒自己,鞭策自己。

今天是 7 月 7 日,是纪念抗日战争的日子。抗战 8 年,我们这本杂志正好也是办了 8 年,8 年不容易啊!今后的 8 年我们会怎样呢?刚才各位编委提了很多问题,也出了很多好主意。不管怎么说,还是办法要比困难多,郝主编提出向两个“2 奋”斗,那就是大干一年,争取影响因子超过 2;争取从 Q3 区进入 Q2 区。要想达到这个目标,甚至超过这个目标,我觉得还是我们那三句话:“看别人的 GPS,走自己的路;守公认的交通规则,靠弯道超车;盯远方的终极目标,要步步为营”,这就是我们今天,7 月 7 日的约定,简称“七七之约”。

"三不"是关键

2015 年 7 月 8 日

在工程院医药卫生学部院士成都行暨成都大学人才培养研讨会上的讲话。本次大会在成都大学四川省抗菌素工业研究所举行，参加会议的院士有杨胜利、杨宝峰、唐希灿、胡之璧、周宏灏、刘昌孝、陈香美等。参加大会的有成都市院士协作中心、市科协、市科委、市工信委、成都大学的相关学者共约 100 人，工程院三局高战军、李冬梅、张黎黎等同志参加了会议。

我是第一次来成都大学，也是第一次来咱们四川省抗菌素工业研究所，你们简称"川抗"。提起"川抗"这个名字，很容易让我们联想到近期联播的抗日连续剧。剧主角是川军，川军英勇顽强，不怕死、不怕苦，而且智商高，所以屡屡获胜。同是四川人，他们是川军，是抗日的，你们是川抗，是抗菌的，是研制抗生素的，是制药的川军。你们的成绩也十分显著：一是多，你们研制了那么多抗生素，81 种，其中头孢类 33 种、大环内酯类 11 种、利福霉素类 13 种、氨基糖类 6 种，还有其他类 18 种，了不起。我所在的医院一共有 26 种头孢，不知有多少类是你们生产的。二是好，你们这些抗生素在临床上都是很有效的，如丁胺卡那，是其他抗结核药难以比拟的。你们有 100 多个专利证书，100 多个新药证书，100 多个研究项目，获得了 10 个国家奖励。在国内目前抗生素不景气的年代，你们依然保持蓬勃活力，息息生机，令人印象深刻。

当然，来了就得谈点体会，供你们参考。你们一直在谈创新，这是对的，但创新的策略在那里？我看还是要回答我们临床医生的三个问题。

一是不全，就是抗菌谱总不全。为什么要研究那么多抗生素，就是因为致病菌种类太多，要去尽力解决抗菌谱不全的问题，这是你们的着眼点。

二是不久，就是耐药性问题。一个抗生素用到临床，不久就产生耐药性。现在耐药菌越来越多，这么多，总有一天会道高一尺魔高一丈，所以你们要想方设法解决耐药性问题，这是你们的着力点。

三是不贵，现在临床使用的抗生素价格越来越贵，老百姓用不起，怎么办？

想什么办法减低成本，提高药效，这是你们的着重点。

上述"三不"是关键，除了"三不"外，你们还要试图在提高人体抵抗力方面下功夫。在抗生素没有问世前，人体也是在抗菌的。同样一种细菌，有的发病、有的不发病，说明人体是具有天生抗菌能力的，这方面不可忽视。过去你们一直在用科学的方法研究药品，现在遇到了相当大的困难，是否能改用医学的方法来研究药品呢？用医学的方法，最根本的是要考虑人体本身的抗菌能力或抗病能力，这应该是最合理的，也是最有效的，所以，解决"三不"是关键。

HIPO

——为《整合胰腺肿瘤学》作序

2015 年 7 月 10 日

我不知患者间是否有沟通，但我知医生中早已有共识，那就是临床疾病中，数癌症难治；在癌症中，又数胰腺癌难治。胰腺癌确诊后的平均生存时间最多 1 年，且病人常坐卧不宁，寝食不安，痛不欲生，生不如死……

这世界上的事，最恶者常早原形毕露；最难者常早迎刃而解，这叫倒逼。人是被逼出来的，从妈妈的肚子里；办法也是被副出来的，从屡次的失败中，难怪人说"失败是成功之母"，我想胰腺癌也会这样。

胰腺癌的研究在当下如火如荼，特别是最近五年，可谓风起云涌，万马奔腾。基础的、临床的，宏观的、微观的，病因的、病理的，诊断的、治疗的，内科的、外科的，西医的、中医的，生理的、心理的……一方面我们还要循此研究下去，为识庐山真面目。另一方面，我们应该对这些研究资料进行收集整理，归纳分析，去粗取精，去伪存真，由此及彼，由表及里，从而将数据和证据还原成事实，将认识和知识提升为经验，然后循事实而诊，循经验而治，从循数据医学，循证据医学向循事实医学，循经验医学进军，这就是我们提倡的整合医学，Holistic Integrative Medicine。落实到胰腺癌就是整合胰腺肿瘤学，Holistic Integrative Pancreatic Oncology，缩写为 HIPO。

李兆申、陈汝福、胡先贵三位教授紧随历史潮流，适时组织全国同道，在短期内写成了这本 HIPO，实属不易。大家知道，过去我们在教科书中看到的胰腺肿瘤多不过三四页，我们在消化病专著中看到的胰腺肿瘤顶多也就十几页，而今我们看到的这本 HIPO 则多达 730 页，为既往的数百倍。我有幸先睹为快：手捧书稿，我的第一感觉是过去是数花独香，而今是百花满园；草读书稿，我的第一感悟是原料备至，快成大餐。所谓快成，而非已成。我的意思是收集的数据、证据已十分丰富，应有尽有，反映了当代的研究水平，但对其间的相互关系还须做整合分析，也就是串联到位，并联还需要更下功夫。正如面前有很多零件，这些零件最后要被组装成飞机才能飞起来，这就是整合。但我相信快成大餐，最后必成大餐，只是时间而已。

李教授他们在胰腺肿瘤领域为整合医学的理念和实践开了先河，走出了整合胰腺肿瘤学的第一步，为我们提供了宝贵原料。要做成大餐，怎样做成大餐，什么才叫大餐，仁者见仁，智者见智。也许除了李教授他们，还有人可用此做成大餐，做成不同的大餐。不过到了那时，可不要忘记了这些先行者、先驱者曾经的艰辛与贡献。The Journey of a thousand miles begins with one step，即千里之行始于足下，他们走的可是第一步。

是为序。

How to do 好
2015 年 7 月 15 日

在工程院第 209 场中国工程科技论坛开幕式上的讲话。本次论坛在清华大学管理学院召开，主题是智慧医疗及医疗资源的合理配置。主席由郑静晨院士担任。参加论坛的有邬贺铨、曾益新等 6 位院士，清华大学时任常务副校长程建平出席论坛并讲话。工程院机关董庆九、高战军、于泽华、何朝辉等同志，以及来自国内外的相关学者共约 300 人参加了大会。

首先代表工程院欢迎大家来参加本次论坛。大会办得很好，工程院管理学部、清华大学管理学院、中国研究型医院学会为此出了大力。出力不为讨好，但出力总应得好，好就是一声感谢，来自大家热烈的掌声。

健康是人类发展的必备条件和终极目标。在人的一生中，随年龄增长，健康状况总是越来越差，可人们总期望越活越好；生命总是越来越短，可人们总期望越活越长，甚至长命百岁，还有人梦想长生不老。所以健康从来是需大于供，供小于求。解决这个难题，从社会管理学角度，一是增加数量，二是提高水平。增加数量，包括医院、医生、经费等，中国在这方面才投入 GDP 的 5%，美国已投入到 GDP 的 17%，但人民依然不满意，中国民众的意见更大，看病难看病贵依然存在，伤医事件不断发生。试想，即便中国也将医疗投入提高到 GDP 的 17%，问题就能解决吗？ NO！这还涉及一个提高服务水平的问题。要提高服务水平，至少可在两点上下功夫，一是改善医疗资源配置，这个资源包括医院、医生、设备，药品等，现在有的地方用不完，可有的地方不够用，还有的地方严重缺失。二是用智能化改进医疗服务，这就是我们提到的智慧医疗。简单点说，就是用一份钱办一件事甚至用一份钱办几件事。

今天这个议题不是一个新题，我也在多个地方听过，仁者见仁，智者见智，剪不断，理还乱。我建议今天不要局限在讨论 why 上，谁都知道这个议题重要，甚至不要局限在回答 what 上，谁都知道需要做些什么，我们应该要全力投入到回答 How 中去，主要讨论"How to do 好"。

最后祝论坛圆满成功。

忘我与禁欲

2015 年 7 月 21 日

在中国工程院三局党支部大会上的发言。本次会议在 219 室召开，会议由李仁涵同志主持。先由高战军同志讲党课。题目是"严于律己"，后由全体党员发言。参加会议的有三局党支部全体党员同志。

战军同志的党课讲得很好，内容丰富，思想深刻，"严于律己"，把一个古老的话题讲出了时代感。其中的"精语良言"有的听说过，有的没听说过，没听过是因为孤陋寡闻；重温听说过的，又有新意。这些话有些是前人说的，前人是为了告诫后人；有些是名人说的，因为说了并做了，于是成了名人；有些是伟人说的，有的甚至是圣人说的。一个人要严于律己就要用显微镜看自己的缺点；一个人要宽以待人，对要用放大镜看别人的优点。一个人不能严于律己，最后会犯这样或者那样的错误，我想引用两个字与大家共勉，多少人多少事都是在这两个字出了问题。

一个字是"我"，"我"恐怕是一个人一生最多考虑的字。人几乎在所有的突发事件，首先想到的是"我"，就是自己。下雨"我"带伞了吗？停电"我"带手电了吗？其实一个人一生中脑子里都有两个"我"在打架，一个是高尚的我，一个是落后的我，高尚的我打赢了就是好人、英雄、烈士，落后的"我"打赢了，就成了坏人、叛徒、死囚。"我"这个字本身是由两个"禾"合成的，是一个正写的"禾"和反写的"禾"合并而成，这个"禾"远看就像一个披着长发，穿着摆裙的人。两个"禾"扭着打，结果都打掉了各自长裙的一部分，最后转圈合成了一个"我"。

第二个字就是"欲"，"食色，性也"。吃饭和求偶是动物的本能，也是人的本能，与生俱来，不用人教。不吃饭活不了，没有生命；不求偶不能繁衍，生命也完结。所以这个欲字，前半部"谷"就是吃饭；那个"欠"呢？本来是穴，就是在一定空间求偶。尽管吃与性是动物和人之本性，但作为人类就要受社会属性或人性的约束。成了共产党员，要受党性的约束。无节制地追求，掠夺为己有，特别是用手中的权力疯狂掠夺，那就是兽性大发，连动物都不如，这样的人人民不爱。欲望这东西没有不行，但多了也不行。有大才能但无欲望者称圣人，大才能小欲望者称伟人，大才能大欲望者称能人，小才能小欲望者称常人，小才能大欲望者称小人。

对于"我"和"欲"要视为两个条件：作为常人，要有人性，要有做人的标准，应该清心寡欲；作为党员，要有党性，应该忘我禁欲。

我还会来

2015 年 7 月 31 日

在"情系西北，惠及民生"全国博士团西部行张掖站开幕式上的讲话。开幕式由张掖市中心医院院长主持，张掖市相关领导和河西学院相关领导，以及来自全国各地 29 个专业的 69 位博士和张掖地区的医学同道共约 500 人参加大会。

刚才赵副市长、张副院长和于晓慧博士作了热情洋溢的讲话。大会安排我还要讲话，由于时间关系，我只想说三句话，来回答全国各地的博士利用假期自费来这里义诊是为了什么。

一是为了那腔火辣辣的初衷，我们经历了小学、中学、大学，我们努力地考上了硕士、博士，我们的初衷是当一名好学生。于是实验一个个地做，论文一篇篇地写，我们终于毕业，获得了博士学位，成了精英中的精英。

二是为了那份沉甸甸的承诺，博士毕业后我们走向了为病患服务的漫长生活，我们的承诺是要当一名好医生。于是病人一个个地看，手术一个个地做。现在的我们，学有所长，功成名就，我们不缺声誉，不缺地位，不缺薪酬，不缺永远的温暖，似乎人生已经十分美丽。但人生完整吗？圆满吗？不！我们并不完美，是美而不完，因为我们还欠债，欠自己的，欠社会的。

三是为了这块苍茫茫的土地。大家来到了张掖，看到的是高楼大厦、绿树成荫、水天一色。其实，主席台背景呈现给我们的才是甘肃、甚至西北的真实写照。没有草，没有树，看不见人间烟火，看不完的茫茫戈壁，这里的经济依然不发达，这里的医疗卫生依然还十分落后。

我们要感谢张掖政府和人民，特别是于晓慧博士给了我们向西北人民贡献绵薄之力的机会。这样才使人生完美，这样的活动要一次又一次、一年又一年、一代又一代地传承下去。没有西北人民的小康，全国不能叫小康，没有全民的健康不能称之为社会的小康。

我这是第三年，也就是第三次参加这项活动了，明年请提前通知我，我还会来。

大与小的传奇

2015 年 8 月 2 日

参加辽宁省医院管理高峰论坛，利用小憩参观了张帅府。张帅府是民国将领张作霖、张学良父子执政时办公和居住的地方，这里发生了很多历史大事。

都说一座张帅府，半部民国史。跟随讲解员的讲解，回忆从小学学得的那段历史，这座帅府充满了大与小的故事，可以说是大与小的传奇。

一、小府与大府

这座帅府整个占地 5.3 万平方米，听说张作霖被日本军炸死时只有 54 岁，建筑面积共有 3.5 万平方米，这 5.3 万与 3.5 万是巧合还是有意为之？府内设大帅府和少帅府，一大一小分别是张作霖和张学良父子办公和居住的地方。

二、小姐与大姐

张学良一生有两个妻子，第一个妻子于凤至，比张学良大 3 岁，张每称其于大姐，属父母包办婚姻，因为于的父亲早年救过张作霖的命。张学良的第二任妻子赵一荻，比张学良小 11 岁，张每称其为赵小姐或赵四小姐，在 15 岁时就与张学良定了终身并陪伴张度过一生，可以说大姐是封建包办婚姻，而小姐则是其自由恋爱。张作霖的第五个妻子比他小 23 岁，与其儿媳于凤至一般大，而赵四小姐比张学良小 11 岁，这种情况均发生在张氏父子身上。正言曰："爱美之心人皆有之"，民间讽其"老牛好吃嫩草"。

三、小举与大成

张学良一生做过两件大事。一是拥蒋，当中原军阀阎锡山与蒋介石叫板，张学良以军事辅蒋，完全站在蒋一边，并杀了其父的袁常二将，搞东北易帜，换上青天白日旗，天平明显倾向南京，避免了国内的一次分裂战争，可以说是以小举实现大成。张学良的第二件大事是西安事变，那次可谓反蒋，掀开了全国抗日，国共合作，联合抗日的序幕，可以说又是一次小举实现了大成。

四、小学与大学

张学良不仅办了几所中学，而且办了东北大学，并兼任大学校长。那几所中学或大学，目前都成了辽宁省乃至整个东北的重要学府或学校，为辽宁或东北的教育事业奠定了基础，贡献了力量。

五、小智与大谋

张作霖第五任妻子最有文化，最受张作霖之宠，而且聪慧过人。当张作霖在皇姑屯车站被炸死，尸体被担架抬回帅府时，日本人其实不知死伤，于是派当时的大使夫人到帅府打探，张氏第五妻子竟身穿红袍迎接，日本人误认为张大帅未死，不敢贸然发动战争。

六、不分大小和难分大小

张作霖家有6个妻子，他倡导6个妻子的地位一律平等，不分大小。其中第3任妻子和第4任妻子是同一天娶进门，但是根据什么办法或原因分的第三或第四，不得而知，无从考究。

参观了帅府，不知其中的每一间房，每一条路，每一棵树，每一个人，每一件事是否都和大与小相关，于是我就将本文命题为"大与小的传奇"。

从"333"到"345"

2015 年到 8 月 3 日

在"全民健康与医药卫生事业国家发展战略研究"咨询项目中期总结会上的讲话。本次会议在工程院 316 室召开，会议由樊代明主持，王陇德、高润霖、徐建国、郑静晨等 5 位院士参加。参加会议的还有 8 个分组及综合组的代表，工程院机关李仁涵、李冬梅、赵西路等同志共约 40 人。

我们这个研究项目自上半年开会以来，已有半年没开会了。通过半年的努力，各组都取得了一定成绩，实现了一定进展。今天把大家召集起来，各组用 15 分钟报告情况，然后大家一起讨论。从目前的情况看，我们的工作按原来的三个步骤衡量，那就是摸清底数最好，打个 3 分；找准问题最多 2 分；提出建议最多只能打 1 分，那就是 3：2：1。当然各组进展不一样，如果把完成任务比喻成满汉全席，那有的组已做成菜可以上桌了，但有的还在切菜上灶，有的甚至还需要到菜市场去买原材料。所以，我们现在是 3：2：1，我们最后要实现 3：3：3，最好是 3：4：5，那就是在找问题上要做得更好，而在提建议上要做得最好。

怎么做好下一段工作呢？我有两句话：

第一是态度要大胆。过去有人说人有多大胆，地有多高产，这是"大跃进"时批评人的，那是盲干，脱离实际。但其中还是有积极意义的。找问题怕得罪人，提建议怕做不到，那永远突不出重围，解决不了问题。我们这是战略研究，战略是为国家想，建议是给总理提，落实交给将来干。对不对，能不能办成先不用考虑，在你们的阶段走一点极端不要紧，写综合报告时再来考虑，不要把好的问题及建议扼杀在摇篮之中了。

第二是策略要转向，就是要把重点转到问题特别是建议上来。调研已完成，但又永远没有完。重点放到找问题，看问题找到了没有，找全了没有，找准了没有。找到了问题，就可以有的放矢，一对一或一对二，一对一叫针锋相对，一对二叫一石二鸟。当然提出创新的建议那更好，那不叫节外生枝，那叫有心插柳柳成荫。要把建议提好，我看需要整合和提升。整合是时代发展的特征，也是解决划时代难题的法宝。整合与融合、配合和结合不一样，融合是被动的，配合是分主次的，结合是有条件的，只有整合是主动的，不分主次的，整合的结果是出新事物。经过整合我们能迎来提升，提升是水平的提高。其中，我们要弃过去失败的，跟现在成功的，想将来更好的。

总之，大家回去后要快马加鞭，紧锣密鼓，为最终马到成功而努力。

那一年
我在工程院

卷六

成陵居何处

2015 年 8 月 5 日

　　应鄂尔多斯中心医院邀请去作医学讲座，该院已反复多次邀请我，且中央在要求落实群众路线，正好那里还没有院士去讲过课，因此利用 8 月 5 日（这期间中央国家机关休假，8 月 1 日至 15 日），去为该地区医务人员约 600 人作了一场报告，途中小憩去看了一下成吉思汗陵，于是有了如下一点感想。

　　小学时我就读过毛泽东主席的诗句"惜秦皇汉武，略输文采；唐宗宋祖，稍逊风骚。一代天骄，成吉思汗，只识弯弓射大雕……"。当时想，毛主席这么大的伟人无可厚非，他对秦皇汉武是全盘肯定的，文采还是大大的有，只是略输而已；他对唐宗宋祖也是总体肯定的，风骚还是大大的有，只是稍逊而已。但对成吉思汗，却丝毫没提他的功绩，而是说他只会弯弓射大雕。至于大雕有多大，射准了没有，射下来没有，也无从交代。主席为什么这么说呢？当时的成吉思汗，可是天下大英雄，他带领的军队占领的疆域版图，可是比秦皇汉武、唐宗宋祖，比中国任何时候的都大呀。

　　进了成陵门，拾级而上。向上望，能见层层石阶，可谓步步登高，回下看，不见走过的石阶，只见一马坦途，似乎未曾走过一样，什么也没留下。成吉思汗啊！这不就像你的一生吗？一边登阶一边数，最后绝步于第 99 层石梯。为何不修 100 步呢？来个百分之百，来个完满人生嘛，看来成吉思汗有未竟的事业，心有不足啊。到了顶峰，才知成吉思汗并未葬于此陵中。其实，成吉思汗葬于何处，至今难知，那为何又要修此皇陵呢？传说成吉思汗出征时，他的金马鞭不知何故落于马下，就在此地，这是他一生中仅有的一次落鞭。第二个原因是他战归灵柩路过时曾深陷此地。

　　成吉思汗死后听说是选了一块地，深葬后用成千上万的马匹践踏，便成平原，后来长了草也就成了草原，后人也就找不着了。这也许是成吉思汗心胸宽广，有过人之处，也许是他另有考虑。他打下了那么广的疆土，为何没有葬身之地呢？成吉思汗只是征服了广域，但他不是一边打仗，一边加强政治建设、社会建设、经济建设和文化建设，似乎征服了一切，很快又丢失了一切，到头来连埋葬自己的土地都没有，如果果真自己建一个陵，可能早就被后人盗了，挖了。出于这个担心，于是干脆不建陵。"只识弯弓射大雕"，这可能是毛主席对他的评价。也是毛主席用诗词告诫后人，不仅要敢打江山，而且要会建江山了。

这样想，这样猜，对不对并不重要，仁者见仁，智者见智，可能亡者并没想那么多，留下一块土，建成一座坟，让后人去随便思考而已。

中国石油第一人

2015 年 8 月 8 日

　　借参加新疆医学会成立 60 周年学术活动，应克拉玛依市邀请为当地同道讲学。这是我第一次来克拉玛依，谁都知道这里是中国最先发现石油之地，中国石油工人打成功的第一口井就在这里。"克拉"是维语"Kara"，即黑色的意思。"玛依"呢？也是维语"May"，即油的意思，在维语中，黑油就是石油，黑油就是克拉玛依。这个地方过去没有树，没有草，没有水，连鸟也没有，是一片望不见边的茫茫戈壁。因为这里有石油，人们聚到了这里，从此逐渐形成了石油城市，形成了一座现代化的工业城市。那么是谁发现了这里的石油？是谁首先，又是用什么方法把石油运出去的呢？当我还是孩提时，我知道了李四光，还知道铁人王进喜，这些科学家或工人对中国石油作出过巨大贡献，是值得我们祖祖辈辈尊敬的，但他们并不是这里找油或运油的第一人。

　　来到克拉玛依，才知道这里有座山，叫黑油山，说是山，其实就是从平地凸起的 17 米高的一个土堆。但这座小山的土是柔软的，是黑色的黏土，踩下去可以还原。这是因为从山上冒出来的黑油渗进土质造成的。这座山上冒油的有大大小小数十处，人们用土将其围起来，就筑成了一个又一个黑油池。池中不断冒油泡，池边有黑油外溢。站在池边，人的身影就会倒映在池中。山顶上有当年石油工人打下的第一口井，它现在依然在冒着油。

　　来到这座山，才知道一个维族老人的传奇。他叫赛里木，年轻的时候，骑着小毛驴来到这里，发现了这里有油，于是他将一个又一个葫芦的壳串起来，用来装油，然后运到外地去卖，去换物品，这样来来回回，经他的介绍，人们发现了石油，用上了石油，所以他是中国发现石油的第一人，也是运输石油的第一人。他直到 20 世纪 50 年代才离开我们。后来人们寻着他的路径，来到了这里，于是就有了中国的克拉玛依，就有了中国的石油。

　　今天，我们的汽车跑起来了，飞机飞上了天，我们肯定忘不了克拉玛依，但我们也绝对不能忘记了赛里木这位老人。

都是三件事

2015 年 8 月 24 日

应邀为承德市中心医院一重病人会诊，会诊完毕已近黄昏，加之次日下午还要为全院作报告，即于 23 日晚观看了张艺谋导演的现场情景剧——康熙大典，次日中午又去看了避暑山庄。

第一次来承德，这里山好、水好、树青、空气新，真是宜人的好地方。承德之所以能成为胜地，其实是当年康熙为躲避天花，移军这里以狩猎为军演，为治鳌拜，平三藩练兵的地方。来此一游，有颇多感想，其中两点尤深，一点是为过去的，一点是为现在的。

"过去"是为康熙而言。康熙大帝的一生可谓了得，能与其相比的皇帝能有几个？然而，当他所在的朝代进入鼎盛时期，自己登峰造极时，他仰望夜空，屡问大臣，秦皇汉武各是哪颗星？唐宗宋祖是数哪颗星？成吉思汗又是哪颗星？众臣无一作答，使他突然醒悟，与其像众先帝一样漂泊夜空，游荡不定，不如在地上为百姓做一些实事，成为好帝王。于是，他组织发明了满汉全席，供吃；他组织编撰了康熙字典，供读；他御封了班禅和达赖喇嘛，使佛教中国化，形成了佛经，供念。这供吃、供读、供念，一直持续到了现在，还不知要持续多久。幸好如此，方成就了康乾盛世。反过来想一想，如果康熙不是这样，而是一个劲为自己吃喝玩乐，尽力为自己树碑立传，那我们还能记住他什么，我们还能传唱他什么呢？

"现在"是为今人而言。昨晚，我去住宾馆，出示的是军官证。宾馆服务员说，这个不能证明你的身份。我纳闷，本人是现役军人，已经当了 43 年兵，一直是用军官证作证明办一切事，而且上面明明写了少将，现在失效了。我反复解释无效，只好用同来的人的身份证订了房间，军官证失效了，但愿军人不要失效。这承德真有些特殊！今晨我们徒步去避暑山庄，奇怪的是所有人行横道的通行灯都在交换显示红绿色，但不起作用，左右的车辆照常驶，来往的行人随便行，这好危险啊！怎么都不按规矩呢？怎么都不守规矩呢？警察到哪里去了呢？这承德真有些特殊！到了山庄门口，买了票，见几个乘客在和检票员吵架，因为他们进去时验票员未把票交还给他们，而前方有的参观点又要验票，我的一位同事前行时票也被他们拿去了。待我检票时，发现他们既不撕票，也不打孔，只用电子器检了一下。非常有意思，电子器对我们的票没反应，没反应也让我们过去了。我突然明白了，因为我这个票是别人用过的票，然后售票处再卖给我们，反复使用，难怪前几个旅客回来问他们要票，难怪我的同事没收到回票，难怪我的票对电子器没反应，因为别人已经用过了。

康熙是大帝，大皇帝，他当政要做个好帝王，于是做了吃、读、念三件好事。这次我到承德也遇到三件事，军官证、红绿灯和门票。这三件事与康熙的三件事比，当然不值一提，倘若现在承德的当政者也来办好三件事，甚至办好一件事而解决我遇到的三个问题，那今天的承德当政者也就可以称之为一个好的地方官了。

其实，大家办的都是三件事。

天津咋了？

2015 年 8 月 27 日

    我去过很多次天津，多数是以工程院的名义，因而是贵宾，地方接待很好，我还写过几则夸天津的短文。此次是去全国康复会议作报告，未通知当地政府，因而是普通人，遭遇有口难言，仅就机场中发生的两件事，记录于此。

    我乘西安—天津的 CA1266，本来应该 22：30 到达的，听说是流控，起飞晚点直到 12：00 才达天津。我的座位是 1A，即头等舱第一排，应该先下的。飞机刚一停稳，因为头等舱空乘人员不管，后面的乘客一拥而上，跑到了我前面。我站着没动，理解大家的心情，这么晚了，都急着回家或转机嘛。问题是，机上着急没用，机门迟迟不能打开，因为地服没准备好；20 分钟以后才见客梯缓缓到达，并对接机门，遗憾的是还是不能开门，因为地服人员未到；5 分钟后，载有地服的小车终于到了，下来两个女青年服务员，我们终于听到了机门外那两声难得的敲击声，门终于开了，我们出门，驱车到达宾馆，一看表，是凌晨一点半。

    开完会，我又乘天津—烟台的 GS6579，这次我申请了贵宾室，走贵宾通道。飞机又晚点了，本该 12：45 起飞，可飞机 12：20 才到达，预计 13 点才能登记，不想飞机准备快，12：40 就通知登机了。我急着通过贵宾室安检，可行李过去了，人过不去，他们扣着我的登机牌和证件，我问他们为什么？他们四个人就只说等一会儿，不说原因。过了 5 分钟，来了一个貌似领导的安检员，还是不让我过去，并对她的同事说，快去再叫一个人来。同事问叫谁来？答曰谁来都可以。机场广播已在一次又一次催我赶快登机，又过了 5 分钟，终于来了一个安检员，一边走头上一边冒汗，还用手抹去嘴边的饭粒。我终于通过安检登机了，一问陪我上机的地服人员，她说最近规定，安检时安检员必须达到 6 人才可以放行，刚才他们以为飞机晚点了，于是就去办自己的事去了。

    这让我联想起前不久天津港的爆炸事件，死了那么多人，国家财产受到那么大损失，可直到第四天天津市委市政府还没有一个领导出来见群众。听说是市长书记由一人兼任，忙不过来，后来又听说天津港是独立王国，天津市领导管不了。不对呀！那发生在机场的这些事可是天津市的啊！能说机场也是独立王国吗？机场的工作人员作为主人怎能无视、不管或不理我们这些远道而来的客人呢？很小的时候就吃天津狗不理包子，那时不知道为什么这么取名，多难听啊！是说主人是狗，客人是包子？还是客人是狗，主人是包子呢？是狗不理还是不理狗呢？

照此下去肯定不行。

毕节之结

2015 年 8 月 29 日

应贵州毕节市人民医院邀请为他们做讲座。毕节是全国有名的贫困地区，听说大山深处有的人家 4 个人只有 3 个碗，而且近两年又出了几则震动全国的新闻。我一直想去了解一下该地区为什么致贫，为什么不能脱贫。

我是从六盘水市坐车去毕节市的，共用了 3 个多小时，行程中要翻越一座山，叫梅花山，海拔高，沿途偶尔有几户人家傍路而居，也能看到梯坡上少量快要枯死的玉米。司机告诉了我这几年发生的几则新闻。

第一则新闻是带套非强奸。说的是一个成人性侵幼女的案子，当记者问警察怎么处理时，警察竟然说这不算强奸，因嫌疑人作案带了安全套，真是无稽之谈，无知之谈，这是警察的无知，强者的无知。

第二则新闻叫人畜不准入内。说的是几个贫穷的孩子，严冬跑到垃圾车，打开车盖去车中烧火取暖，结果发生一氧化碳中毒，5 个孩子全部死亡。事后，毕节市的官员竟然在垃圾箱上写上"人畜不准入内"，有人调侃说，牲畜可不会认字啊，他讽刺的是官员的无知。

第三则新闻是四兄妹自杀。说的是由于父母离异，父亲家暴，致使四个兄妹中 13 岁的长兄心理畸形，最后逼其三个弟弟妹妹喝农药，然后自己喝农药，最后四兄妹都死了。其实有三个是他杀，表现的是长兄的野蛮霸道，他是从他父亲那里学的，其实也是一种无知。

我认为毕节的贫穷是缺少教育、愚昧无知造成的。听说有一位新疆大叔，叫阿里木江，当 20 年前还是青年时，就来到这里卖羊肉串，资助贫穷孩子上学至今，一共资助了 200 多个贫困生上学。遗憾的是，这些贫困生读完书后多数不回老家，最近的也是在贵阳打拼。而不能读书的青年则是到外地打工，挣钱回到大山修房子、娶媳妇、生孩子，所以造成了恶性循环。

其实这大山上还是有宝的，例如中药材，那可是道地的药材，没人种，也没人去卖；这里蕴藏的煤炭也是很多的，不过他们用煤炭来发电，1 度电要耗去 0.70 元的成本，卖出去的电却才 0.20 元钱。

如果出去读书的学生学了知识回来开发药材煤炭，这叫引智；如果出去打工的青年挣了钱拿回来投资搞开发，这叫引资。二者加起来，慢慢行动，我想终久会改变这种现状的。当然外援也很重要，但更重要的是当地人要雄起，要有志气。这里人祖祖辈辈都是日出而作，日落而息，只要一年收成好点，能杀个过年猪，就满足了。他们也有幸福感，这种幸福感是城里人体会不到的。正是这种幸福感、满足感，小富即安，导致了这里的贫困。我终于明白了一点，是旧习，多少年多少代人逐渐形成的习俗直接导致了贫穷。难怪当记者问当地老人为什么贫穷时，他说不怪天，不怪地，不怪党，不怪政府，怪我们自己啊！

　　这里的传统是根深蒂固、盘根错节的，常常是九头牛都拉不回来，这就是毕节之症结，毕节之纠结。

"三实"之实

2015 年 9 月 1 日

　　继党的群众路线教育实践活动之后，"三严三实"教育作为今年全党上下一项专题教育活动，已经扎扎实实地开展了半年。根据党中央的统一部署，按照院党组的具体安排，通过半年的认真学习、深入思考、扎实整改和努力实践，我们欣喜地看到和感受到，大家干事创业的标准更高了，劲头更大了，作风更实了，"三严三实"的标准要求正在逐步内化为每一名同志的自觉行动，落实于我们工作的方方面面和角角落落，在这方面大家以自身的实际行动为我作出了榜样，值得学习。今天，按照院党组的计划，我就自己在学习实践中如何解读习总书记"三严三实"中的"实"字，和大家谈一点体会和认识，供大家参考。

一、"三严三实"的根本标准是什么？

　　大家知道，自 2014 年 3 月 9 日，习总书记在第十二届全国人大二次会议安徽代表团参加审议时，第一次谈到"三严三实"，至今已一年有余。当时总书记严肃指出，党的作风建设永远在路上，语重心长告诫全党各级领导干部，要严以修身、严以用权、严以律己，谋事要实、创业要实、做人要实。在第二批教育实践活动中，习总书记联系兰考县，实地指导当地教育实践活动时，又一次提到了"三严三实"，再次强调指出，作风问题本质上是党性问题。抓作风建设，就要返璞归真、固本培元，重点突出坚定理想信念、践行根本宗旨、加强道德修养。一是正确认识和处理人际关系，做到既有人情味又按原则办，特别是当个人感情同党性原则、私人关系同人民利益相抵触时，必须毫不犹豫站稳党性立场，坚定不移维护人民利益。二是下决心减少应酬，保持健康的工作方式和生活方式，多学习充电、消化政策，多下基层调查研究、掌握第一手情况，多系统思考和解决存在的突出问题，自觉远离那些庸俗的东西。三是实实在在做人做事，做到严以修身、严以用权、严以律己，谋事要实、创业要实、做人要实，堂堂正正、光明磊落，敢于担当责任，勇于直面矛盾，善于解决问题，不搞"假大空"。四是对一切腐蚀诱惑保持高度警惕，慎独慎初慎微，做到防微杜渐。

一年多来，从中央领导到基层党员，从理论专家到社会各界，对"三严三实"的标准和要求都进行了非常丰富而广泛的解读，对我们联系实际工作，深入理解和扎实实践，都起到了非常重要的指导和帮助作用。但是我认为，越是在学习实践不断走向深入的时候，越要重视和坚持原原本本地学、逐字逐句地解、老老实实地用，对于我们一以贯之地忠实本意学习实践更为重要。那么，我们还是回顾本初，复习一下习总书记讲的"三严三实"的基本内涵究竟是什么？总书记在一开始就为我们明确了"三严三实"的根本所在，严以修身，就是要加强党性修养，坚定理想信念，提升道德境界，追求高尚情操，自觉远离低级趣味，自觉抵制歪风邪气。严以用权，就是要坚持用权为民，按规则、按制度行使权力，把权力关进制度的笼子里，任何时候都不搞特权、不以权谋私。严以律己，就是要心存敬畏、手握戒尺、慎独慎微、勤于自省，遵守党纪国法，做到为政清廉。谋事要实，就是要从实际出发谋划事业和工作，使点子、政策、方案符合实际情况、符合客观规律、符合科学精神，不好高骛远，不脱离实际。创业要实，就是要脚踏实地、真抓实干，敢于担当责任，勇于直面矛盾，善于解决问题，努力创造经得起实践、人民、历史检验的实绩。做人要实，就是要对党、对组织、对人民、对同志忠诚老实，做老实人、说老实话、干老实事，襟怀坦白，公道正派。要发扬钉钉子精神，保持力度、保持韧劲、善始善终、善作善成，不断取得作风建设新成效。

习近平同志提出的"三严三实"要求，短短 24 个字，字字千钧，句句郑重，既饱含了党的领袖对各级领导干部的殷切期望，更是全党同志干事创业、为官做人的基本原则和行动指南。抓住了做人从政的根本，切中了干事创业的要害，划定了为官律己的红线，是对各级党员干部行为的新规范。如果说"三严"之"严"是为广大领导干部为官从政、律己修身的开出的"千金方"，那么"三实"之"实"则适用于每一名共产党人，要求我们每一名党员干部为人处世、干事创业都要唯实求是，以实立身。"三严三实"专题教育，是党中央关于加强作风建设的重要内容，是对"反四风"的深化和拓展，也是贯彻落实"四个全面"重大战略部署的创新举措。因此，在联系实际学习整改的过程中，充分理解"严"与"实"的辩证关系，始终坚持严实相成、严以责实，是我们在现实工作中认真贯彻落实的前提和基础。

习总书记讲到"谋事要实、创业要实、做人要实"，虽然涉及谋事、创业和做人的不同方面，但标准却只有一个，那就是"实"。那么怎么理解这个"实"，怎么才算"实"呢？换句话说，习总书记所要求的"实"的理论和实践的源头在哪里呢？其实，只要仔细研究，不难发现，总书记关于"三严三实"的论述，其最根本的理论支撑和实践意义，就在于对党的思想路线的继承、弘扬、丰富和发展。我们都知道《党章》明确规定："党的思想路线是一切从实际出发，理论联系实际，实事求是，在实践中检验真理和发展真理。"以毛泽东同志为核心的党中央在领导中国革命漫长的战争年代形成并概括了党的思想路线，核心就是实事求是。对此毛泽东同志做了最具权威性的解释："'实事'就是客观存在着的一切事物，'是'就是客观事物的内部联系，即规律性，'求'就是我们去研究。"因此，我们正在进行的这场以"三严三实"为专题的教育整改活动，就是要求全党面对新常态、新局面和新形势，在贯彻党的思想路线过程中，始终做到把严与实结合起来，统一起来，以坚强的党性、从严的思想作风，把"实事求是"这一根本的标准贯彻到谋事、创业和自身建设之中，努力做到坚持中有创新，继承中有发展，运用中有创造。

因此，我们说贯彻和落实"三严三实"的要求，学习和理解"三严三实"的内涵，坚持和践行"三严三实"的标准，最核心的就是要始终着眼于"实事求是"这个最根本的思想精髓，干事创业始终坚持一切从实际出发，立身处世始终当老实人、说老实话、办老实事。

二、"三个不实"的主要表现有哪些？

今年年初，中共中央办公厅专门下发了"三严三实"专题教育活动的《方案》，进一步把坚持问题导向作为重点，要求各级党员领导干部要把自己摆进去，把专项教育作为纠治"不严不实"的重要抓手，让长期养成的"歪风邪气""骄娇二气"和"一团和气"等积弊得到彻底根除，真正达到"刮骨疗毒""治病救人"的目的，达到净化政治生态、促进作风转化的目的。按照这样的要求，全党上下进行了深入彻底的自查自纠，各级结合自身实际，从不同角度和视角，给"不严不实"的各种形象和行为进行了生动画像、深刻批判。这让我想起了延安整风时期的毛泽东主席，著名的《反对党八股》一文，主席给这些"除了洋气之外，还有一点土气"的"党八股"开列了一个单子，深刻指出了其"空话连篇，言之无物；装腔作势，借以吓人；无的放矢，不看对象；语言无味，像个瘪三；甲乙丙丁，开中药铺；不负责任，到处害人；流毒全党，妨害革命；传播出去，祸国殃民"八大罪状。其中，每一条"罪状"下面都有一幅幅生动而深刻的画像，让人一目了然、触目惊心，从而充分认识"党八股"之于革命事业的种种贻害。其中有好多语言，可谓"入木三分""鞭辟入里"，相信大家到现在依然记忆深刻。为什么记忆这么深刻，经久依然提神呢？正是因为主席对这些问题和风

邸一年
我在工程院

卷六

气的"病根"找得准，"原形"画得像。

"大人不华，君子务实。"从古到今，"不谋实事"是对为官者最强烈的批评之一。在中国古圣先贤看来，"谋事"是否"实"，是区分君子与小人的重要标尺。花拳绣腿、华而不实，历来为民众舆论所厌，为正人君子不屑。谋事创业做人，其一不实，必然导致虚无缥缈、雾里看花、浅尝辄止、弄虚作假，结果只能是虚掷公帑、劳民伤财、激化矛盾、败坏风气。在我们党内，"不实之风"并非现才有之，中国共产党从成立之日起，就一直在同各种不良风气做着坚决斗争。从建党初期，摒弃李立三、王明等的"左"倾路线、陈独秀的"右"倾路线和李德、博古等的教条主义，走"农村包围城市、武装夺取政权"的正确道路；到延安时期针对"官僚主义、形式主义等"开展著名的"整风运动"；再到社会主义建设时期和改革开放中的历次整风整党，都是针对一个时期党内出现的不良风气和错误言行开展的，都是以实事求是思想路线的最终胜利而告一段落的。由此，我们可以清晰地看到，不同时期、不同阶段，形式主义等不良风气的表现也各不相同，展开与这些不良风气的斗争，首先要找到"病灶"、找准"病根"，就是要查问题、剖根源、开药方，把党员干部不严不实的"病根"彻底祛除、"病灶"完全拔掉，让党的肌体更加干净，让党员的灵魂更加纯洁。

那么，反观我们自身，应该说我们工程院的干部队伍建设是好的，绝大多数同志都是踏踏实实、兢兢业业、任劳任怨，都能甘于清贫、默默奉献、不计得失，都能够以自身的实际行动证明，对党忠诚、干净做人、担当有为的人生底色。也许有的同志会说，"三严三实"主要是针对领导干部为官用权提出的，作为一般干部，或像我们这样的"小干部"，这些不良风气和错误行为在我们身上当然不会太突出。我想，今天我们这里主要研究的是"不实"的问题和表现，那么我们先把像画出来，大家可以以此为鉴、自我对照，看自己身上是不是或多或少存在这样或那样的问题？有没有那些我们已经习以为常或者见怪不怪、还没有引起我们重视的问题呢？当然，我们还是坚持毛主席"有则改之，无则加勉"的原则。在这里，我想向大家介绍一篇前段时间《学习时报》刊登的一名领导同志的文章，我觉得他对形式主义"三不实"的揭示是深刻的、实在的，是对目前较为普遍的不正之风所画的一组生动群像，无论对我本人还是其他同事都有很好的警示意义。

他在文中指出："一是作风不实。当前，一些人身上作风不实的问题还没有根本消除，而是穿着'隐身衣'藏起来了。有的消极吸取教训，廉而不勤、为官不为，把从严约束管理当成不干事、慢干事的借口。有的不学习、不钻研，只习惯于形式主义、教条主义和经验主义的一套，不愿在新常态下探索实践，不会在新环境下干事创业。有的把向中央基准看齐当成政治表态,嘴上看齐、行动不为。有的工作只部署不检查,有开头无结果,只为给上级摆姿态、作交代。有的虚假浮夸,静不下心来、沉不下身子,仍然喜欢花拳绣腿,遇到问题文过饰非,调研走马观花、讲话海阔天空,群众称之为'飘着的干部'。二是为人不实。长期以来,由于从政环境和政治生态的原因,一些干部放松了德行修养和理想追求,不坦荡、不真诚,喜欢带着假面具做人。有的当面一套、背后一套,表态时头头是道,平日里搞另一套,对上阿谀奉承,对下吆五喝六,表里不一。有的为结缘而丧失原则,为人脉而疲于钻营,遇事只讲亲疏、不讲原则。有的心胸狭隘,听不得不同意见,容不得别人进步,凡事先论个人得失。三是政绩不实。为官一方、服务百姓,必然要谋求政绩,这本没有错,但为了追求政绩而掺假、注水,那就南辕北辙了。有的领导干部好大喜功,急功近利的事抓得很紧,利长远打基础的工作不闻不问,喜欢搞劳民伤财的政绩工程。有的生怕上级看不到自己的所谓业绩,追求形象宣传,善于推介自己,工作留在电视里,成绩显在报纸上。有的缺乏'功成不必在我'的境界,为了自己的显绩,不惜留下永久性的生态欠债,留给后任财政赤字。有的缺乏'一张蓝图干到底'的劲头,喜欢标新立异、大轰大嗡,不惜伤害国家和人民的利益。"

习近平总书记曾明确要求各级领导干部干事创业要既严且实,要"不受虚言,不听浮术,不采华名,不兴伪事"。那么,所谓"不严不实"的各种乱象、怪相可谓林林总总、不胜枚举。但是,概括起来,主要表现就是总书记所指的"虚言、浮术、华名和伪事",这些不严不实的现象,其本质只有一条,那就是全党正在反对和纠治的四风之首——"形式主义"。身处中国工程院这样一个代表国家工程技术界最高荣誉的学术机构,联系和服务广大院士,对国家重要工程科学与技术问题展开战略研究、提供决策咨询是我们的主要职责,责任重大、使命光荣。对照检查和严格落实"三严三实"的标准,对我们每一位同志来说,应该走在前列、标准更高。我们可以经常问一问自己,身处这样的一个学术单位,在作风求实的同时,我是否也做到了"思想务实"? 在行事踏实的同时,我是否也做到了"学风扎实"? 在做人真实的同时,我是否也做到了"为人朴实"? 在日常工作中,我们更应该时刻检讨和自省,看看我们在项目审批中是否真正做到"不受虚言",把有限的人财物投向实处? 在院士评选中是否真正做到"不听浮术",把真正的学术精英选准选好? 在重大咨询中是否真正做到"不采华名",让真正的"专家"和"实干家"说实话、务实事? 在决策咨询中是否能真正做到"不兴伪事",始终严格以务实求真的态度,坚持实事求是的标准,在支持国家经济社会创新发展中贡献正能量？

三、"三个不实"的问题根子在哪里？

现实生活中，"不严不实"的各种怪相可谓千变万化、千奇百怪，而且极易"变种"和"回潮"，在不同时期、不同岗位、不同层级表现也不一样。衍生和形成这些问题的原因很多，其中既有思想认识的因素，也有个人素质的因素，还有党性观念的因素。但我始终认为，行动是思想的反映，有什么样的思想认识，就会有什么样的行为表现。人的社会活动是不断发展、丰富和变化的，但是万变不离其宗。在一些党员领导干部身上发生的贪污腐败、徇私枉法等犯罪行为，其根子就在于世界观、人生观和价值观发生了扭曲，我们经常说"毁三观"，那么这些人就是"自毁三观"，其中最最关键、最最核心的，就是放弃了共产党人所应该坚持的正确世界观。

"谋事不实"，还在"学"与"用"结合得不够"实"。主要原因是学用"两张皮"。或是对于马克思主义的基本原理、共产党人的理想信念、中国特色社会主义创新理论等最基本、最基础的东西，仅仅还停留在知道、了解的层面，真正在经受考验的关键时刻，不知、不能、不会运用最基本的原理、遵照最基本的要求、利用最先进的经验解决和处理矛盾与问题；或是一味地"掉书袋"，对理论和书本的东西可以做到"滚瓜烂熟"，也善于从理论的高度经常思考和分析，但是往往是从理论到理论，真正在务实谋事、实在干事、扎实成事上，经常束手无策，或者与愿望背道而驰。这两种问题最终只能导致我们对自己所学、所坚持的正确的东西的怀疑。因此，不能经常主动地把所学的东西与现实实践紧密结合，让理想价值真正在现实考验中经受锻炼，让理论武器真正在现实矛盾中发挥威力，那么我们的"固本培元"就是空中楼阁，我们的"强筋健骨"就是自欺欺人，我们要"实在谋事"就是镜花水月。"不严不实"的矛盾根源，首在不实学、不真用。

"创业不实"，还在"眼"与"手"统一得不够"实"。主要的原因是一心只为出政绩、出形象，好高骛远、急功近利，往往做出既不符合客观实际又不符合客观规律的决策，给工作带来不必要的影响和损失。这些干部就是我们经常所说的"决策时拍脑袋、推进时拍胸脯、失败时拍屁股"的"三拍干部"。客观地说，这类干部不能说没有谋事、没有想事，或者没有干事，但往往是犯了"眼高手低"这样一个最基本的错误。因此，深刻领会习近平总书记关于把"三严三实"贯穿改革全过程的要求，就要在实际工作中，既当改革的促进派，又当改革的实干家，既要做到思想"顶天立地"，更要追求行动"脚踏实地"，真正做到"符合实际情况、符合客观规律、符合科学精神"。我们常说，"谋事在人，成事在天。"我认为，人"谋"是过程，天"成"是结果，谋事要成功，前提是必须"谋"对路子，"谋"实步子。各级领导干部只有把遵循事物的客观规律作为基本前提，把实现最广大人民的根本利益作为最终目标，秉承科学精神，全面协调，统筹兼顾，才能把脚步迈稳，把脚印踩实，才能在踏实干事之后实在成事。

"做人不实"，还在"修"与"为"坚持得不够"实"。主要原因就是手握"多重尺"。在思想修养与立身处世、精神追求与现实操守、严格自律与苛求别人等方面，始终是不能一把尺子量到底，往往是在精神层面能够神往前贤、直追前贤、甚至自比前贤，但到了现实工作中却是眼盯别人、相互攀比，甚至就怕吃亏。在利益面前、诱惑面前和考验面前，各种修身做人、立身处世的警言格律、基本准则，都成了小孩手中的"橡皮筋"，根据自己的需要随意伸缩，自由领取。凡此种种，坐而论道、修而不为、慎而不独的行为表现，最后只能导致谋事之前先谋己、谋公之前先谋私，既要谋名又要谋利，最终导致"马列主义的手电筒只照别人"，甚至精神人格扭曲分裂。因此，要真正做到"对党、对组织、对人民、对同志忠诚老实"，真正做到"做老实人、说老实话、干老实事"，真正做到襟怀坦白、公道正派，"清清白白做人、干干净净做事、堂堂正正做官"，就必须深刻领会习近平总书记关于"学习老一辈革命家的崇高品德，检身正己、见贤思齐"的要求，坚持修为并进，知行合一，把历代前贤和革命先辈的修身做人的经验、标准和要求，在现实实践中深学、细照、笃行。

四、"既严且实"的办法是什么？

正确方法是前进的"加速器"。从严上要求、向实处着力，把"三严三实"内化于心、外化于行，必须从严纪律、强约束、敢担当、务实干上着力，找准自我检视、自我提高、自我升华的路子，从我做起、从小做起、从细做起，才能真正使清风正气聚合生力，形成风清气正、团结拼搏、廉洁实干的良好政治生态。

1. 铸魂补"钙"，始终在筑牢思想之堤上下功夫。习总书记反复强调领导干部要把学习作为一种追求、一种爱好、一种健康的生活方式。他曾回忆道，"我最大的爱好是读书，1969 年我到农村插队后，给自己定了一个座右铭，先从修身开始。一物不知，深以为耻，便求知若渴。白天田间劳动间隙、晚上睡觉前都手不释卷，一点一点积累。"这里讲一个我在陕西延安梁家河听到的故事，插队期间当地的知青普遍面临一个问题，就是吃不饱。怎么办？没办法！一帮年轻人，就是躺着不动，到点也饿。总书记就坚持用学习和读书来转移注意力。有一天晚上，虽然依旧"照此办理"，但还是饥饿难耐。昏黄的油灯下，他一抬头，看到村里来玩的好朋友却睡得口水直流，他就一脚把朋友从炕上蹬下去了，让他想办法弄点吃的。后来，那个小伙子在他家偷了一碗玉米粒回来。可是不会弄，就烧了一锅水去煮，可是怎么煮也煮不烂，实在饿得受不了，就那样半生不熟的连汤带水地吃了。然后一个继续睡觉，一个继续读书。总书记后来回忆起来说，那半碗水煮玉米，让他第二天肚子整整疼了一天！但就是那样的条件，他也不忘学习、主动"补钙"。他经常说梁家河大队的经历是他人生政治生涯的起点。我认为，总书记说的"起点"，不光是当大队党支部书记的行政经历，也有他在田间地头、油灯底下孜孜以求，用先进理论改造思想、提升能力的铸魂励志的过程。客观地讲，如果没有这样的持续补钙，一个从北京来的年轻人，在陕北山沟一待七年，最后成为引领老乡打井造田、利用沼气、繁荣生产的"模范知青"，是不可能的。他在浙江主政时也强调：要修炼道德操守，提升从政道德境界，最好的途径就是加强学习。在接受俄罗斯电视台采访时他说，即使政务再繁忙，现在经常能做到的就是读书。总书记言传身教，为我们各级领导干部学以修身做了榜样。那么，我们又该学什么呢？一是学习习总书记系列重要讲话精神，做政治上的"明白人"，始终保持与党中央的同频共振。二是学习党的一系列基本规章制度，始终弄清自己该干什么、不该干什么，始终严守党的政治纪律和政治规矩，真正做到对党忠诚、爱党护党。三是学习法律法规，善于运用法治思维和法治方式推动发展、深化改革、化解矛盾。四是学习传统文化的精华，"学史""学诗""学伦理"，努力在中国传统文化中寻找我们做人的思想、文化和哲学支撑。五是向革命先辈学，不断激发我们自己内心"向善向好"的正能量。

2. 敬贤修德，始终在夯实立身之本上下功夫。做官先做人，从政德为先。《论语》曰："为政以德，譬如北辰，居其所而众星拱之"，讲的就是德乃为官之要。习总书记多次引经据典强调，治国先治吏，官清民自安；礼义廉耻，国之四维，四维不张，国将不国。用先进典型映照自己，加强自我约束，锤炼党性修养，用心涵养为民务实清廉的公仆情怀，慎独、慎初、慎微，明大德、守公德、严私德，做到以德自立、以德施政、以德服众。这里需要强调的是，家风是个人道德养成的源头，家风纯也有利于作风正、党风清。大家都知道，曾国藩被许多人评价为中国士大夫的修身励志、成就功名的楷模，作为晚清政府的干臣能吏，他一生勤奋好学、持敬修身，以"勤""恒"两字激励自己，教育子侄。其修身治学、理政治家的经验心得，多为后世所推崇备至。我想这样一个曾被毛主席推许过的"一代硕儒",特别是在以持之以恒的刻苦修为塑造自身"道德楷模"方面,还是有许多值得我们学习借鉴的地方。最为突出的,就是他在道光二十二年(1842年)冬,给自己定下的十二条规矩,人称"修身十二条"。一、主敬:整齐严肃,清明在躬,如日之升;二、静坐:每日不拘何时,静坐四刻,正位凝命,如鼎之镇;三、早起:黎明即起,醒后不沾恋;四、读书不二:一书未完,不看他书;五、读史:念二十三史,每日圈点十页,虽有事不间断;六、谨言:刻刻留心,第一工夫;七、养气:气藏丹田,无不可对人言之事;八、保身:节劳,节欲,节饮食;九、日知其所无:每日读书,记录心得语;十、月无忘其所能:每月作诗文数首,以验积理之多寡,养气之盛否;十一、作字:早饭后写字半时;十二、夜不出门。我想,一个封建时代的知识分子,都能把敬贤修德的功课做到如此地步,视其为建功立业的不二法门,那么作为共产党的干部,要真正实现代表最广大人民的利益、代表先进文化前进的方向,就必须把持敬修身、夯实立身根本作为一辈子的功课,踏踏实实地做下去,不教一日荒废。

3. 务实精进,始终在追求实干担当上下功夫。检验"三严三实"专题教育成效的标准是整改成果,落实整改主要靠实干。实干是对领导干部履职尽责的基本要求。如何实干?我觉得要把握好以下三点:一是要坚持实事求是。习总书记深刻指出,坚持实事求是,就能兴党兴国;违背实事求是,就会误党误国;坚持实事求是,最基础的工作在于搞清楚"实事",关键在于"求是"。我想总书记的这段话是基于对党的历史的准确把握和客观分析,是基于我们夺取政权到治国理政的经验梳理和教训总结。治党治国必须如此,干事创业更需如此。这就需要我们在做决策、抓工作时,要在吃透贯彻中央精神的基础上,紧密结合工作实际,坚持从实际出发,坚持问题导向,对症施策。实践证明,只有立足实际做出的改革举措,才能经得起时间和历史的检验。二是要勇于担当。习总书记说,做人一世,为官一任,要有肝胆,要有担当精神,应该对"为官不为"感到羞耻。我们作为领导干部,关键时刻要敢于拍板负责,最重要的是出于公心。只要一心为公、自身过硬,就有勇于担当拍板的魄力和血性。讲到这里,我还想讲一个发生在延安地区的故事。大家知道,在"文化大革命"之后"乍暖还寒"的日子,国家已经面临人才断层的问题,那时有一个政策就是推荐工农兵上大学。那时延安延川县的县委书记叫申易,县委副书记叫雷增寿,这两个名字大家可能还不是很熟悉,但我说两个与其有着重要关联的人名,大家就会对他们刮目相看,一个是习近平,一个是路遥。推荐上学,习近平因为当时的家庭背景,连入团都申请了9次,推荐他上大学,从村里到公社,大家都觉得论表现、论能力都应该是他，可是谁也不敢拍这个板，到了申易和雷增寿那里，原话已经记不清了，大意是习老的问题是内部矛盾，孩子上学不应该受影响，所以总书记才得以上清华大学。而路遥呢，因"文化大革命"在担任延川革委会副主任时，曾经发生过武斗致人死亡的事情，虽然最后澄清和他本人无关，但几家大学一看到这样的情况都不敢要，最后还是这位申书记拍板，并几次到延大做工作，最终才成就了路遥的大学梦，帮他跳出农门，为他以后专心文学事业创造了良好的条件。一位县委书记，一位县委副书记，成就了两个重要人物，靠的是什么，我想就两个字——担当。而这样的担当，给我们党做出的贡献，不是三言两语所能概括的。所以说，担当永远与实干紧密结合，有担当就会有实干，就会有实绩。三是要真抓实干。方针政策确定以后，关键是抓落实。习总书记教给我们三招：第一招，能"钉钉子"。习总书记讲过，抓落实就好比在墙上钉钉子，得钉到点上，连敲七八下才能牢固。对那些事关海南长远发展的大项目、难事、要事，就得拿出拼劲和韧劲，一抓到底、抓出成效。第二招，"马上就办"。对于那些急需解决而又能解决的事，要以一天也不耽误的精神抓紧组织实施，用高效率和高质量赢得发展速度、也赢得民心。第三招，咬定青山。一张蓝图绘到底。领导干部干事创业不能朝令夕改，不能换一届领导班子就"兜底翻"，既要与时俱进，也要保持工作的连续性，多干一些打基础、利长远、解民忧、惠民生的实事，一年接着一年干，一任接着一任干，咬定青山，善作善成。

以上是我个人的一点学习体会，不妥之处敬请大家批评指正！

生命之三线

2015 年 9 月 5 日

在中国工程院医药卫生学部"第六届全国妇儿保健高峰论坛"开幕式上的讲话，本次论坛在武汉市举行，主席由曾溢滔院士担任，执行主席由马丁教授担任。参加会议者有杨胜利、樊代明等院士，工程院机关李仁涵、李冬梅等同志，以及来自全国的相关学者，共约 300 人。

我是第三次来参加这个论坛。在座的都是妇产科专家或儿科专家，我是外行，你们是把小儿当成大人看（重视），把大人当成小儿看（呵护）。会议规模越来越小，这是中央精神的要求，但会议质量越来越高，这是你们努力的结果，是无意栽花花也开，有心插柳柳成荫啊。

我是第三次来参会，昨晚休息想出来三条线，就叫生命三条线吧。

第一条是基线，一个人按生理状况推理从生到死，应该有 120~150 年，也就是一个人本应该活到 120~150 岁的，但我们达不到这个理想寿命。在 50 年前，中国人的平均寿命才 40 岁左右，为什么？因为传染病的缘故。现在生活好了，已快到 80 岁了，但和 150 岁比较，还差 70 年，就是和 120 岁比，也差 40 年。其中环境污染、慢性病（如肿瘤），具有重大影响。

第二条线是上弧线，或向上的抛物线，可叫生理线，也就是人从出生，逐渐从基线往上爬，爬上坡，一直爬到 50 岁左右，到达最高点，这是生命旺盛的最高峰，其标志性事件是女性的月经停止（绝经）。从此进入更年期。其实男性也有更年期（可能比女性晚到一点），该期以后开始走下坡路。有的人下急坡，很快生命就完结了，但有的下慢坡，慢坡越长，生命越长。

第三条线是下弧线，或倒弧线，也可称病理线。就是病或伤的出现，从基线下行，直到最低点，是从常态到病态。然后经过干预或治疗，又从最低点回到基线，回到常态。前面那个下坡是保健线，而后面上升那个是康复线，人生中这条下弧线是不规范的，随时可能发生，而且一生中发生的次数是无法确定的，这就是天有不测风云，人有旦夕祸福。

我们在生理线的上升线获得的知识和技术可以用于病理线和康复线，反之亦然；而在生理线的下降期获得的知识和技术可以用到病理线的保健期，反之亦然。

　　很多因素，体外的、体内外，剧烈的、温和的，有益的、有害的……都会影响上述三线的变化，对生命线的影响表现在出现早衰，对病理线的影响表现在出现早死。

　　这就是我参加这三次大会，通过学习和总结悟出来的生命之三线。

那一年
我在工程院

再论医学与科学

——为《医学争鸣》第 6 卷第 6 期撰文

2015 年 9 月 7 日

中国人民的伟大领袖毛泽东不仅是伟大的政治家、思想家、军事家，而且是杰出的诗人。他曾用激情的诗句这样点赞科学，"可上九天揽月，可下五洋捉鳖"，在当时看来是异想天开，可在他辞世后不久的现在，这些想象都实现了，科学似乎无所不能。他也曾用悲情的诗句这样担忧医学，"华佗无奈小虫何……万户萧疏鬼唱歌"。难道不是吗？SARS（重症急性呼吸综合征）惊魂未定，埃博拉又来肆虐，他老人家担忧的事情一个刚过去另一个又来了，医学似乎无能为力。

能否用无所不能的科学来帮扶无能为力的医学？能否用科学家的标准来培养和要求医生呢？我们曾经这么做过，我们现在还依然在这么做。但这种做法对于医学的发展和医生的成长是对的还是错的？是利多还是弊多？如果是前者，那又对在哪里错在何处？如果是后者，那又利从何讲，弊从何说呢？

前不久，我在《医学争鸣》2015 年第 2 期上发表了一篇长篇文章，标题为"医学与科学"，全文共 33 000 字，从 17 个方面阐述了医学与科学的异同。其后，《光明日报》《健康报》《科技日报》《医学科学报》等 10 余种报刊，光明网、人民网、赛先生等 10 余个网站作了全文转载或摘登。2015 年 1 月 18 日我应邀在泰州中华医学会全国学术年会上作了专题报告，其后 8 个月在北京大学、清华大学、复旦大学、浙江大学、上海交大等 30 余所大学，以及 20 余次国内外学术会议上作了专题报告，引起强烈反响。绝大多数是支持的，也有少数持否定意见，还有个别学者认为讨论这个命题没什么意思，把病看好，当个好医生就行了。恰恰是这个问题不搞清楚，不仅当不了好医生，看不好病，而且会影响医学的发展。这个争辩暂且留到后面章节再讲。其中最集中的意见认为我写的那篇文章过于文言化，建议最好用常人均可看懂的白话来说、来写，于是就有了这篇文章。题目叫"再论"，不是更深一层次，只是文风的改变，当然加了一些新例子，但内容的实质不变。

医学是什么？过去回答这个问题，有很多说法，但通常是在阐述医学是为了什么。这样讲，答案是很明确的，不用争论，医学是为了维护人类健康。我们可否这样认为，世界上几乎所有的科学或科学的终极目标都是为了人能活得长一点，活得好一点，医学就是为这个目的而存在，医生就是为此而服务的。例如，农业是为了使羊活得长一点，活得好一点，但最终羊还是被人吃了，使人活得更长更好。所以，也许我们不能武断地说科学就只是为医学服务的，但我们可以肯定地说，医学不是为科学服务的。

医学的本质是什么？这个问题回答起来非常困难。我们现在不能清楚地定义医学是什么，但我可以清楚地说医学不是什么。医学充满了科学，但又不是单纯的科学；它充满了哲学，但又不是纯粹的哲学。它同时兼有人类学、社会学、心理学、法学、经济学、艺术等的特征。如果说科学是观察世界，具体地观察世界；哲学是认识世界，全面地认识世界，医学除了具体地观察人体和全面地认识人类以外，还在以其他各种形式想方设法地呵护、维护和保护人体，特别是整体的精气神，即生命。因此，医学是为维护生命而存在和发展的。

生命是什么？这个问题比医学本身更难回答。地球人回答不了，地球以外也没有人回答得了，因为地球以外根本就没有生命或者说迄今还没有发现生命。对于生命，科学家强调物质和关注物质，最后的结论是物质不灭。但物质并不能代表生命，我们也不能把物质看成生命。固然，没有物质肯定没有生命，但更重要的是，有物质不一定有生命，比如人活的时候有物质也有生命，而死后物质仍全部存在，但生命没了，那死的又是什么呢？医学研究的是物质的特殊功能，从而回答为何人类生死有期。生命是生存与死亡间的博弈，博弈时间越长，人就活得越长。医学就是为了探索这种博弈的过程和机制，并想方设法来帮助人类，包括健康人与病人的这种博弈。西医最大的特点是用最大的精力去研究这种博弈的物质组成及变化，当然也涉及少部分功能，这更像科学的方法，所以人家说西医科学。但中医最大的特点是用最大的精力去研究这种博弈的功能表现及变化，当然也涉及部分物质，因为涉及后者太少，所以不太像科学，于是人家说中医不科学，其实中医更趋于医学。西医和中医都是在研究生命和健康，只是角度不同，中医西医都是医学，医学并不等同于科学，所以不只是中医不等同于科学，西医也不等同于科学，那它们等于什么呢？应该是西医和中医都等于医学。看一个事物，从不同的角度去看，方法都是科学的，或者说是正确的，但结果却不一样，甚至是相反的。如果我们只注重正面，也就是自己正对的那一面，那只是部分结果，甚至是无关紧要的结果，因为正面的对面是反面，还有侧面，光看正面就是片面，正面看得越多，离事实及其本质就越远，最后必将走向极端。就像桌上摆着一个杯子，坐在左边的人说有襻，坐在右边的人说没襻，于是发生激烈争论甚至争吵，其实两个人都是错的。而且只重视了事物的一些表面现象，花了精力和时间，反而忽略忽视了事物的本质。因为杯子是用来装水的，应该争论它能否装水，能装多少水，如果杯子是漏的，不能装水，那争论有襻无襻还有什么意义呢？

既然医学是为了生命，而且只能是为生命服务的，而科学则不一定，至少是不一定直接为生命服务，两者之间一定有差别。从发展历史看，医学比科学发现早，科学这个名词只是 1000 多年前一部分地球人提出来的一个事物或一个学科，或者说是一种方法学。而医学发展更早，而且早得多。是医学的发展、积淀或需求催生了科学。就像父亲一生竭尽全力并把自己的全部积蓄给了儿子，儿子长大后不能说我就是父亲，甚至是父亲的父亲。科学既然是天底下千万个事物中的一个事物，是千万种方法学中的一种方法学，尽管是了不起的事物，尽管是不得了的方法学，但我们绝不能用一种事物或一种方法学来完全代替千百种事物或千百种方法学，也不能用一种事物或一种方法学的标准来衡量、要求甚至判决千百种事物或千百种方法学。科学研究的对象是物，目标是格物致知。它追寻事物的共同性，其结果是 100% 或 0，是 Yes 或 No，黑白分明，要不就错了；它获得的结论具有普遍性，最高境界是放之四海而皆准。医学研究的对象是人，虽然有人物的说法，但人物除了物以外，更多的是人的特性和人的本性，目标是知人扶生。它追寻人体的不同性或可能性，或者说最大可能性。任何时候都不可能是 100% 和 0，它是在 0 与 100% 之间找可能性，>50% 是有意思，<50% 是没意思，正好落在 50% 上，那是什么意思？所以在医学的研究中或临床的观察中，常常是 Yes 中有 No，No 中间有 Yes，黑中有白，白中有黑，黑白相间，是灰色地带。医学所获得的是不同人体不同疾病不同时期的独特性，通常是因人而异，因地而异，因时而异。因此，医学与科学虽有很多相同之处，但的确也有很大不同，具体表现在如下 17 个方面。

一、个体难以代表群体

个体是组成群体的基础，群体由若干个体所组成。科学研究的个体或称元素是完全相同的或者说相等的，无论是一个分子或其结晶，其结果肯定是 1+1=2，个体与群体间只是数量不一，但本质上是可以画等号的。而医学则不然，如果一个 120 斤重的人加上另一个 120 斤重的人是 240 斤，1+1=2，即一个群体或科学的群体；那一个 120 斤重的人加上另一个 130 斤重的人就等于 250 斤，这个 1+1=2 的群体跟前一个科学的群体是不一样的。同样，你用 240 斤和 250 斤分别除以 2，得到的个体也不一样。这还只在体重这个单因素的不同，还有高低呢？男女呢？老少呢？有些人搞医学研究为了讲究科学的标准，硬把循证数学引入医学形成了循证医学（EBM）的概念，并引进医学的临床试验中，结果出了大问题。EBM 对于科学或数学是没有问题的，但引入医学为什么会出大问题呢？首先在选择试验个体上，本来都是一种病，例如溃疡病，都应该纳入试验，但这些病人不可能都一样，例如有其他病，吃了其他药。EBM 为了让试验个体一样，就要将他们排除，例如 100 个病人，先经过纳入标准去掉了一批人，然后再用排除标准又去掉了一批人，最后只剩下少数符合标准，它认为是一样的个体、"纯洁"的个体，但做完试验后却是给 100% 的溃疡病人去用。还是这个 EBM 方法，例如某个药品用于治疗某种疾病的试验，在试验组 100 例病人中发现 70% 有效，就认为该药是好药；但对照组，即不用这个药的病例也有 30% 有效，即自愈。70% 减去 30% 只剩 40% 有效了，更何况还有 30% 的病人用了药也无效。临床试验中很多试验药都是 1/3 用了有效，1/3 不用有效，1/3 用了无效。所以有人戏说对 1/3 不用有效者是糊里糊涂活，对那 1/3 用了无效者是明明白白死。医生为何不针对性用药，免得"劳命伤财"呢？因为我们不知道哪些才是这个药物的真正适应者，所以 EBM 做出来的 1/3 的结果诱导了我们 100% 的用药。科学方法用于医学研究时出现局限性，常被骗子利用。他们宣称不用药可以治病，对那些不用药可以自愈的病人，即 30% 的对照组，骗子让患者别用药，效果与试验组相同；对那些用了药没效的病人，骗子让患者别用药，效果也与试验组相同。大家细算过没有，他们客观上抓住了 60% 的百分比啊！一次我看门诊，来了一个晚期肝癌，我做体检时发现他带了一个 ×× 元气带。我很奇怪，现在元气带怎么越做越窄了，病人很不好意思，原来他把宽的一面转到后背去了。不久，在一次会上，我质问 ×× 元气带的发明者，斥责他骗人。他说没有，我说你们元气带能把晚期肝癌治好吗？他反问我能治好吗？我说治不好，他说我跟你一样。

所以，从事医学研究一定要处理好个体与群体的关系。从事医学实践，医生一定要考虑到病人群体的异体性、个体的异质性、疾病的异现性，要充分考虑同病不同症，同病不同害，同病不同果，同药不同效。例如用同一种药治疗同一种疾病，通过科学试验得出的药品说明书，其剂量是每次 1~2 片，每天 2~3 次，疗程 3~6 个月，最低剂量是 180 片 / 人，但最高剂量却是 1080 片 / 人，差别如此之大，而且都是通过科学方法证实过的。但是如果将 1080 片 / 人的剂量用到 180 片 / 人的病人身上，或者反过来，其结果将是如何，可想而知。必然是吃多的死了，吃少的也死了。

二、体外难以反映体内

医学的服务对象是人，按理说，用于医学研究的一切试验材料应该取自于人体，一切研究结果应该来自人体，这样才是最可靠的。但因伦理和人道，我们是不能这么做的。中医学历经数千年，中医的经验很多是从人体上获得的，因而是十分可贵也是十分宝贵的。科学的出现为医学研究提供了重要的方法学，但是科学试验不可能直接在人体内进行，所以通常采用体外试验，或者在动物体内进行试验，得到初步结果后再想办法逐步应用到人体。但是，在人体外包括在动物体内获得的科学结果，只能作为医学的参考，不能直接解释为人体内的现象，更不能武断地下结论，这样做闹出的笑话、铸成的大错，甚至付出生命代价的事例不胜枚举。

我统计过去年全世界发表的肿瘤研究论文，其中 78% 是用肿瘤细胞系完成的。肿瘤细胞不一定能，通常不能代表在体肿瘤的特性。例如从张三的肿瘤中取出的细胞在体外培养成系，可以长期传代培养，但是张三的肿瘤细胞系并不能代表张三的肿瘤，更不能代表张三这个肿瘤病人。何况这些肿瘤细胞系远离人体已经很长时间，甚至将近 100 年时间，其生物学特性已经远不同于其在人体中的特性。如果你把张三的肿瘤细胞系看成了张三，那你就是把张三这个人看成了单细胞生物。国外有一个学者在同一期顶尖杂志上发表了两篇论文，可谓了不得。我们医院的追星族请他来做报告，报告完后我说老兄你这个结果没有用。他很生气，心想我在顶尖杂志上发的论文你怎么能说没用呢？大家想，他的阳性结果虽然是在全世界第一个发现，可只是在 40% 左右的癌细胞系上有表现，而人体肿瘤只有 20% 左右能在体外培养成为活的细胞系，20% 中的 40% 左右那不就是 8% 吗？这 8% 对肿瘤病人究竟有多少用呢？最后放到人体研究果不其然。

在体外不行，那就在体内去研究，肿瘤研究不可能直接在人体，那就在动物体内进行，这样的论文约占 9%。但动物一般生命周期短，如老鼠一般只能活 3 年，还没到长出肿瘤就死了或老了。动物自己不长，科学工作者就给打致癌剂，但是用大量的致癌剂使老鼠十天半月长出来的肿瘤与人自然生长出来的是一样的吗？那怎么办？科学工作者就把人的肿瘤接种到老鼠身上，在有毛的老鼠身上不长，科学工作者就把人的肿瘤细胞接种到不长毛的裸鼠身上，裸鼠是人类用科学方法改造自然鼠得来的，失去了部分免疫力，可以长出肿瘤，这样的论文大致占 5%。但是很难实现原位接种，例如人的胃癌细胞应该接种到老鼠的胃上，但很难成功，于是科学工作者就把胃癌细胞接种到老鼠的臀部，人的胃癌成了老鼠的什么癌了？局部组织学完全不一样，这是把内胚层的胃癌接种到中胚层了嘛！况且，接种到胃的肿瘤先要通过肝脏才能到达心脏，接种到臀部则可以越过肝脏到达全身，逻辑上都有问题。所以上述这些肿瘤的实验都是假的，这里说的假不是故意造假，而是说脱离事实远离人体真实状况的就是假象。其实在科学研究所采用的模式动物或动物模型中，除了伤可以模仿外，没有一种疾病的模型在人体是真实的，我们不能说这样做的结果完全没用，但最多只有参考价值，不能过高评价其价值，这方面的教训很多，有的是很深刻的。

当然，也有 8% 的论文采用的是人体肿瘤标本，但人有人不同，花有几样红，个体差异太大了。南方人喜欢吃米饭，北方人喜欢吃面条。你把他们看成一个群体，从中得到的数据计算百分比，取个平均数，实在不行再取个中位数，不行再加个标准差，划个范围，这样能说明肿瘤的实况吗？你得到的结果究竟适合吃米饭的南方人还是喜欢吃面条的北方人呢？包括现在大家在广泛提倡的生物样本库，那是取自人体的，而且做了很好的保管，但其中也存在一些问题。例如在组织库积存的肿瘤标本中发现一种分子，阳性率达到 80%，于是就在文章中写道肿瘤的阳性率达 80%，其实不对，那只是切除标本中的 80% 呀！因为100 例晚期肿瘤，如胃癌，最多能切掉 50 或 60 例，无法切除的那些病人才是重病人，才是难治的呀！所以，正确的表述应该是某分子在切除肿瘤标本的阳性率才对。

研究肿瘤最好是在一个比较固定的群体中进行，如自然环境、饮食习惯、遗传背景等相同或相近，这样就排除了很多不相关因素。我们研究团队在陕西发现一个癌症村，这个村庄在最近 20 年从 160 余人减少到了现在的 70 多人，多死于肿瘤，而且死者多为男性。某科学单位采集了一份土样本，拿回去化验发现汞含量很高，媒体做了报道，但医学界不认同，我更不认同。我们可以想想看，这块土地自从盘古开天地起就有了，这个村的村民也祖祖辈辈住到了现在，过去不得癌，现在得了，不是现在才有汞，过去也有汞；同住一个村，同吃一锅饭，男人得癌，可是不仅男人接触汞，女人也接触汞。有那么多因素存在，能单说哪个因素是罪魁祸首吗？这个村前后已去了 100 多个研究团队，想从不同角度研究出病因，但至今未成功。当地政府要把村民迁到山下住，但他们不愿意，他们要在那里守祖坟。他们说在山上吃得差得癌，在山下吃得好得冠心病，最后都要走到一条路上，这叫殊途同归。怎么办？我们研究团队连续 3 年把他们全部接下来，为他们做体检，一旦发现肿瘤就进行手术或其他治疗，并将受检者的标本全部保留下来，待科学技术发展到一定水平再进行研究，不然不知道过多长时间这个群体就完全消失了。当然，我们也进行了初步的病理组织学观察，很奇怪的是，有些现象跟我们在动物身上按科学方法进行试验见到的结果很不一样，甚至完全相反。例如胃癌，全世界都认为其发展过程为慢性浅表性胃炎—慢性萎缩性胃炎—肠上皮化生—不典型增生—胃癌，我的老师这样教我，我又这样教我的学生。可在这个群体的胃组织的病理组织学观察，根本不是这样，可以说是颠覆性的结果。因此，在老鼠身上见到的阳光未必都能给人带来温暖。

体外的试验结果与体内的实际情况差别有多大，我们可以看看用科学的方法进行新药创制的结果。大家知道，在体外发现的 10 000 个有效化合物，真正能有效进入动物体内的仅 250 个左右，能进入人体内试验的仅 50 个，最后能成为药品的只剩一个，这是万里挑一啊！这个过程要耗费 16 亿美元，要花 16 年时间。所以，理论上讲，一个从事药学研究的人，30 岁博士毕业后开始研究生涯，到 60 岁一生只能完成 2 个化合物的研究，而研究出有效药物的概率为万分之一啊，成功的概率有多大呢？在新药创制历程中，始终围绕着靶 - 效二字在进行，就是观察一种化合物对靶标组织产生的效果。用这种方法研究新药的策略有很大问题，特别是对中国工作者有更大问题。大家知道，目前全世界所用的药靶只有 500 多个，更为重要的是，这 500 多个靶其实好靶不多，而且现在再去找更好的靶找不到了，不是中国人找不到，外国人也很难找到理想的靶了。什么是靶？就是细胞中与某种疾病发病特别相关的分子，一个细胞里有那么多分子，不是一个分子定乾坤，也不是一个分子包打天下，它们在相互调控，它们是一个网络，相互制约，也相互帮忙。

另外，在这个以靶观效的过程中，还有两个重要的取舍标准。第一个是副作用，就是某个药品虽然有效但如有副作用就得放弃。其实副作用是药品附带的一个作用，一个药品进入人体不光是一种作用，它会有很多作用，在不同时期，对不同个体，乃至对不同器官具有不同的作用。是正作用还是副作用？只是科学研究者的判断或取舍不同而已。有时副作用还可以用成正作用，西地那非就是如此。第二个是毒副作用，就是某个药品虽然有效但如有毒副作用，那就要坚决放弃。其实毒副作用也是药品的一种作用，是药三分毒嘛！没有毒的药物是没有的。不过中医里还有一句话叫"有病病受之，无病人受之"。利用毒副作用治病，以毒攻毒嘛！举个例子，三氧化二砷是砒霜，谁都知道是毒药，给白血病的孩子喝砒霜那不是雪上加霜吗，但哈尔滨医科大学的张教授以毒攻毒，用砒霜治疗白血病病人，取得了很好的效果。

讲到这里，为何现在全世界的新药创制可以说都不很景气，研究难以得到好结果，多少研发人员辛苦一辈子也研发不出一种好药，个别人幸运，终于拿到一个新药，而且在世界市场年销售额达 500 亿美元，可因突发副作用而一夜之间全部停药退市。有的新药出来，例如肿瘤的靶向治疗，花费了大量金钱只能换来多两个多月生存时间，但不采取任何治疗措施，只是将肿瘤病人照顾好一点，还能多活4个月。分析其根本原因，就是现在我们是在单纯用科学的方法研究药品，怎么改变这种现状，能不能换一种思路，用医学的方法来研究药品呢？

1. 从没有药效中找疗效。这句话乍一看有些令人费解。一方面，有药效不一定有疗效，这在前面用科学方法研究的药品中屡屡见到；另一方面，有疗效不一定是药物所致，这在医学研究中屡见不鲜。我们习惯了找靶点，这不一定对，很多情况下，得病根本没有靶点，或者有好多靶点，靶点多了等于没有靶点，只能指明一个大方向或一种状态。治病是改变一个症状，发烧了就采取退烧措施。例如感冒，中医叫伤寒，或者伤风，被寒伤了，被风伤了；西医叫catch cold，见冷了或被冷抓住了，中西医认识一样。治感冒靠改变一种状态，不是找靶点。我小时候感冒时，我母亲有两种办法，一是多喝水，她不知道水针对哪个靶点；二是发汗，让我多盖几床被子发汗，她也不知道被子针对哪个靶点。两个方法都很有效。再举一个例子，脑卒中的内科治疗没有多少好办法，神经内科权威专家告诉我全世界治疗脑卒中都是在用安慰剂，治好了是偶然。最近发现一种中药提取物——人参皂苷效果很好，但在局部找不到靶点。它是利用用药后动员身体的积极因素止血。人体不论哪个地方出血了，都是全身动员，这些因素涉及成百上千的分子、因子，哪一个都重要。就像长江决堤后，从国家领导人到全国普通平民都在总动员，有钱出钱，有力出力，有车出车。你若光是出车，针对"靶点"能堵决口吗？人体内的总动员，涉及那么多因素，怎么找出哪个更重要呢？可以用医学思维考虑。

2. 从没有药理中找道理。这句话更是费解，有药理不一定有道理，有道理不一定是药理。举一个例子，基因治疗是一项先进的科学技术，也许可用来改造世界，甚至创造世界。但是用它来治疗人类疾病已经遇到难以解决的困难。什么是基因？老百姓叫作根啊，爸爸像爷爷，孩子像爸爸，那就是根，这是千百万年形成的，一代一代传下来，还将一代一代传下去，因为根是很牢固的。基因这个根一是不能改，二是改不了。不仅人类改不了，连植物都改不了，大家都吃过红富士苹果，很好吃，那是苹果树经过嫁接的结果。但是红富士只结3年果，到第4年就回去了，结不出红富士了，因为那不是它们的根。又比如袁隆平院士的杂交水稻，解决了多少中国人的吃饭问题，也得了世界大奖，但这种水稻的种植并非一劳永逸，所以袁院士已过80高龄，还要年年去海南育种或选种，不然水稻就要变回去，最后仍是低产。因为那不是水稻的根。遗传下来的根不能变，也变不了，再说，即便是真能把根变了，那把人变成了羊，即使把病治好了，还有什么意义呢？有好多人问我，为什么袁院士没有进科学院，那时我好小，不知道原因。也许科学与农学的要求不一样吧。科学院考虑的是水稻的科学问题，工程院考虑的是水稻的农学问题（或工程问题），那我们制药呢？不仅要考虑药品的科学问题，可能更要考虑药品的医学问题。

3. 从老药中找新药（老药新用）。目前，全世界都在动员各种力量大力研发新药，这个想法是很好的，但常常事与愿违。近几十年似乎花的功夫之大，花的经费之多，成果却与付出不成正比，成绩还不如过去的大。一方面我们正在竭尽全力寻找新药，另一方面我们已有大量的老药，无论是中药和西药都有数千种，我不知道最终能否找到从根本上超过它们的药，但若干若干经验告诉我们一个不可忽视、不容置疑的事实，那就是这些老药值不值得、可不可以用以治疗新的疾病，或者发现新的适应证。这些老药是千百年前祖辈发现的，而且经过大量人群长期验证，非常可信，如阿司匹林，最早是 2000 年前人类发现有一种柳树的皮和根有解热镇痛作用，到 100 年前发现其能治疗冠心病，并且发现者因此获得了诺贝尔奖，近一二十年又发现其能防治结肠癌，也许它对肝脏、肺脏、胰腺、肾脏及其他器官也有作用。用它还能治疗什么疾病呢？我们还不知道。我们应该去发掘，说不定会有重大收获。中药的突出例子也有很多，如小檗碱，这是过去用来治疗腹泻的一个中药，现在发现可以用它来治疗糖尿病，从西医的道理上是说不通的，它和胰岛素没有什么联系，但确实有效。这不仅让中国人吃惊，让外国人也不能理解。什么是糖尿病，就是体内血糖升高，而且引起多器官损害。其实，自然界并不存在天然的糖，是人类从食物中提炼出来的。在此之前，都是吃含糖物质，比如吃淀粉后经过肠道慢慢转化，早餐吃了稀粥后要 6 个小时才能在肠道转化成血糖。有的人为什么喝水都胖，有的人吃再多也不胖，这是肠道菌群的差异所致，糖尿病与菌群的关系也比较密切，小檗碱可以部分抑制细菌功能，从而降低血糖。这是近期中国人的一项重大发现，其实以后治疗尿酸症或高脂血症也可以采用这种方法。当然所选的抑菌中药种类或配方可能不同。我认为很多中药能够治疗人类疾病可能是因为改变了肠道菌群。如果用中药或其他治疗改变不了肠道菌群，我们可以采用肠微生态（肠菌）移植法。前几年国外报道了重大新闻，说用肠菌移植可以治疗难治性疾病，如难辨梭状芽孢杆菌肠炎，全世界的死亡率几乎都达 100%，应用这种办法治愈率可达 93%，成了前几年美国的重大新闻，而且美国人认为这是他们的创造发明。我有一个学生，现在在南京医科大学附属二院消化科任副主任，从我们院毕业后去美国做了很长时间基础研究，回来后改做肠菌移植。他有两个贡献，一个

是在 *American Journal of Gastroenterology* 上发表了一篇论文，指出肠菌移植的原始设想并非来源于外国人，而是 1000 多年前中国的老中医葛洪，他在专著《肘后方》上就有记录，吃胎粪上清可治难治性腹泻，结果再往上溯，还有更早提出这个观点的中医，现在全世界都承认了这个事实。还是那个张发明，他从美国回来后与天津大学精密仪器与光电子工程学院合作，研制出来一台设备，把正常人的粪便放进上样口，通过一系列自动化操作，就制成了可用于疾病治疗的制剂（胶囊）。他用后者治疗难治性克罗恩病，有效率达到 70%，这是一个了不起的临床结果，那为什么达不到 70%~80% 呢，因为他们还没有找到理想的供体，而且还未摸清治疗规律，这毕竟是一种新疗法。

这个办法还可以用于美容，有些人总是很漂亮，是脸长得周正吗？可能是，但不全是，还有精气神的原因。夫妇两个本来不是一家人，但走进一家门，成了一家人以后，越长越像，就是所谓夫妻相。其实，基因没变，是肠道细菌变了，吃一样的饭，菌群越来越接近。这还可用于提高学习成绩。如果给智商低一些的孩子移植高智商者的菌群能否成功呢？我看这更是可以的，说不定可以从一个不爱学习的孩子变成勤奋学习的孩子，可以从一个反应很慢的孩子逐渐变成一个反应快一些的孩子。这个方面的研究大有可为。

综上所述，用医学的方法来研究药品可能比单纯用科学的方法更加有效，因为它考虑到以人为本，考虑人体的整体条件和复杂因素，在这里我只讲了三个方面，其实我可以举出十个办法，也许将来还会更多。

三、内外环境迥异

如果把整个人体看成是内环境，那它就有个适应外环境的问题。外环境包括人体所处的周围环境，大到整个地球。人体必须适应外环境的变化，天冷了加衣服，天热了脱衣服，反其道而行之，就会有害健康，就会生病，甚至威胁到生命，适应不了就会被淘汰，例如恐龙。科学对外环境研究得比较透彻，但医学需要研究人体内环境与外环境的适应条件，以及怎样提高这种适应能力。问题是现在外环境变化太快，太剧烈，有时让人类适应不了或来不及适应，例如汶川地震刚过去，海啸又来了，SARS（重症急性呼吸综合征）刚过去，禽流感又来了。过去几千年、几百年，至少几十年才见的一次天灾，现在几年内都见到了，甚至一年见到几回。现在有 1/5 的女性生育不了孩子，这些女性中很多自身没有问题，丈夫也正常，但就是无法怀孕。目前全球的肿瘤死亡率已达 23%，其中美国肿瘤死亡率高达 25%，中国也近 24%，北京市最近 8 年肿瘤已成首位死因，特别是青壮年肿瘤的发生率在急骤增高，许多青壮年过早因肿瘤而死亡。有人估计 5~10 年内，人类肿瘤的发生率有可能呈井喷状态。

因此，我们不仅要用科学的方法研究自然界的变化，我们还必须从医学的角度研究人类的进化。就目前的水平，科学多是通过单细胞生物来研究其对外环境的适应，但所得结果对医学仅有参考作用。因为单细胞生物结构简单，只有细胞膜（壁）、细胞浆、细胞核三种重要成分，能适应就活，适应不了就死。而人体是多细胞生物，尽管开始都是一个细胞（受精卵），但在母亲的子宫里发育成一个由数十亿细胞组成的个体了。鸡开始也是一个卵细胞（蛋），但在鸡窝里孵出来后也成了一个由难以计数的细胞组成的个体。这些个体的每一个细胞都已经不同于原始细胞，他们已经分化成具有不同功能的细胞。有的细胞某些功能增强，这叫进化；有些功能减弱，这叫退化。正是这种进化和退化，共同决定了个体对外环境的适应，而且这个适应过程受到全身神经体液、免疫等的整体调节。此时机体是作为一个整体而非单个细胞在适应环境的变化。年轻个体更具适应能力，年长个体更具适应经验。这种适应能力和适应经验，是单个细胞生物完全没有的，是可以一代一代传下去的。因此，即便是从受精卵这样的单个细胞或从整体获得的单个细胞（如肿瘤细胞）观察到的对外环境的适应都难以反映或根本不能代表整体的实际状况。单细胞生物不能适应必然是整体消亡，而整体中的单个细胞甚至无数的单个细胞如果不能适应，甚至死亡了，但是只要整体还存在，它就可以动员其他细胞来适应、代偿，最后生命仍可以存在。

我在这里必须强调能帮助人体适应外环境的中间体，它是我们的朋友，它可以被看成自然界的一部分，也可以被视为人体的一部分，它们和人体共同进化（co-evolution）、共同适应（co-adaption）、相互间谁也离不开谁（co-dependent）。它们就是存在于人体胃肠道、泌尿生殖道、口腔、呼吸道乃至皮肤表面的微生物。没有它们人类活不了。有时人生病了，是因为它们出了问题；有时人体康复了，是它们恢复正常了。尽管我们不能说它们正常人体就一定健康，但它们异常了人必然生病。

四、结构并非功能

科学研究多从物质结构开始，强调一把钥匙开一把锁。锁打不开，只有两种可能，要不是钥匙错了，要不是锁错了。而医学研究多从物质的功能开始，特别是中医。无论是在科学领域还是医学领域，物质有结构但不一定有功能，不管这种结构是肉眼结构、显微镜结构或分子结构。科学喜欢刨根究底，一定要把结构搞清楚；但在医学，如果发现了功能，实在搞不清楚结构也不打紧，把病治好就行。天下结构那么多，宏观的、微观的，圆的、方的。结构越微观，相似性、相同性就越多，你研究得完吗？有的研究者有别人没有的显微镜，有的研究者有别人没有的研究方法，有的研究者有别人缺乏的科研经费，于是看到了别人没有看到的结构，但这些结构究竟对整体、对生命有何影响或有何用途没人知道，这种研究活动是不能全面或大范围提倡的。听说有一个人叫费希尔，他是一个私生子，绝顶聪明，但不知父亲，名字中没有父姓，所以名字很短。他从事生物化学结构研究，研究出来一个结构就加到自己名字后面，最后名字一共有 61 个音节，一页纸写不下他的名字，可见其研究成果之丰硕。有一次大雪封山，他回不了家，找一小店敲门投宿。主人问他，答曰借宿，主人问他姓名，才说到一半，房主说你走吧，我们没那么多房间。当然这只是一个笑话，结构研究多了，不一定有用处。他曾得出结论，生命是人体所有生物化学反应的总和。这句话不仅那时不对，现在看来更不对，例如，一个人残疾了，少了一条腿，生物化学反应之和减少了多少，可生命依然存在，反之亦然。

在人体内，也有大量的结构，有的是固定的，有的是游离的，正像体外一把钥匙开一把锁，体内许多结构镶嵌互为影像，如酶与底物、受体与配体、抗原和抗体、密码子和反密码子，但体内的结构与体外既有相同之处又很大差异。科学家设法在体外合成体内的结构，但最终难以达到体内的结果，因为人体内的结构非常精密，难以模仿；第二，在体外合成常出现手性物质，或左旋右旋，互为副产品，常兼具副作用，这在体内是绝对不存在的，否则生命活动就杂乱无章，最终导致生命停止。结构是否发挥作用在很大程度上取决于构型及其变化。在人体，一是常有同分异构，一种结构好比主构，可以发生非常细微的变化形成若干亚型或称亚构，如 α、β、γ 等，亚构中有些增强主构的作用，有些抑制主构的作用，相辅相成，共同维持稳态，维持生命的存在。形象一点，主构好比父亲，通常还有很多长得像父亲的叔叔或姑姑，若父亲太弱势，叔叔会帮忙；父亲太强势，姑姑会去劝架，这样全家就能和谐相处。二是常有同构异功，如糖皮质激素，既有抗炎、抗休克，还有调节免疫等 20 余种作用，很像一把钥匙开几把锁或几十把锁。三是常有同功异构，如升高血糖，胰高血糖素、肾上腺素、糖皮质激素、生长激素都有此作用，很像一把锁用几把钥匙都能打开。在生物体中，结构的构型还会出现动态变化，大到器官小到分子，但科学家和医学家对其变化的认识则是不同的。如心脏的收缩或舒张、胃的收缩或扩张，做功时是在收缩还是在舒张时呢？医生认为是收缩在做功，例如心脏收缩射血；而科学家认为是舒张在做功，因为橡皮筋拉长需要做功，回缩则不需做功。其实在人体内，收缩舒张都在做功，这与细胞和分子的刚性运动和柔性运动是相一致的。

除此之外，人体还具有自组织能力，哪里缺了一块，机体会想方设法将其补填起来，在体外则不是如此。科学研究的物质常常是处于闭合状态的非生命体，而医学研究的是处于开放状态的生命体。生命存在的本质是生存与死亡的博弈，博弈时间越长，生命就越长，反之亦然，医生的全部努力都是在想方设法延长病人的博弈时间和博弈质量。谁离死亡最近？是刚出生的婴儿，为何他又活得更长？因为他吐故纳新、新陈代谢的能力更强。生命是一个越来越差的过程，可人们总是抱有越来越好的期望。

五、局部之和不是整体

科学研究通常认为局部之和等于整体。医学注重局部的研究，但更强调整体的特殊功能，意即生命，因为各局部功能的相加并不等于整个生命。科学认识的局部，不管怎么剖分，最后相加都等于整体，但这个整体未必都有生命。相反，随着整体的无限剖分，尽管每一分部或局部都还存在，但生命必将完结和消失。临床上也是这样，过多关注局部忽视整体，必将影响生命，必将得不偿失，必将事与愿违。最近，全国眼科学会主委、同仁医院眼科专家王宁利教授写了一本书，叫《整合眼科学》（*Holistic Integrative Ophthalmology*），这本书的内容主要不是眼科的，很多章节也不是眼科医生写的，是眼科以外，如内分泌、呼吸、消化等学科专家写的，为什么？因为眼科疾病其实只有15%左右由眼科局部的异常引起，其余85%是由眼以外的全身异常所致，眼部异常只是全身疾病在局部的表现。因此，眼科医生如果只注重眼部异常治疗，那就是只用自己15%的能力在治100%的疾病，其中85%是错的，或者是只治了标，而未治本，越治越坏，耽误了病人治愈的机会。其实这种情况在人体疾病中非常常见，比如心律失常也只有15%由心脏异常引起，其余85%由全身疾病引起，心脏科医生只知治疗心脏，最后的结果是不好的，就像在一个全是污水的池塘，你在中间安一个净水器，恐怕净水器转坏了，塘里的水还是干净不了。

在人体，系统与系统、器官与器官、细胞与细胞是相互联系的，共同构成整体的存在和生命的延续，这不仅表现在解剖学结构上，而且表现在生理学功能上。例如消化系统，过去我们只有肝胆病学，因为两个器官在解剖上靠得近。但我们没有肝肠病学、肝肾病学、肝心病学、肝肺病学、肝胃病学、肝胰病学，我们早就知道肝脑涂地、醒肝明目、肝胃不和、肝胆相照、肝肠寸断，但没人研究过。最近发现，肝硬化晚期主要死于肝肺综合征，国际上相关论文已达20 000多篇，光综述就有4000多篇，没有多少人去关注。现在整合肝肠病学出来了，整合肝肺病学、整合肝肾病学也很快会出来，必将引起整合肝病学的一次划时代的发展。所以，我们在关注局部变化时，一定要想到与整体的联系，关注局部要为整体，而关注整体才是为了生命。希波克拉底早就说过，"对于一个医生，了解一个患者要比了解一个患者患什么病重要"。

六、微观难以代表宏观

科学关注微观，凡事刨根究底，认为细微之处见真理。医学也强调微观，从人体、系统、器官、组织、细胞、分子直至夸克，因为医学想知道生命的真谛和疾病的本质。自从列文虎克发明显微镜以来，医学逐渐向微观发展，发现了很多平常看不见、摸不着的重要结构及现象。但是，凡事都应该有个度，任何事物都是在一定层次中存在或发挥功能或作用的，过粗过细都非事物的独立存在形式。我们用近100年来肿瘤研究的过程和结果可以说明这个问题。

总体来讲，全世界近100年来对肿瘤的研究是一个从宏观到微观的过程，是一个整体—器官—组织—细胞—分子的过程，特别是近20~30年，全世界都集中在分子层面的研究中，但最终成果只是用难以计数的钱发表了难以计数的论文，发现了难以计数的分子（包括癌基因和抑癌基因）。可肿瘤的发生率和死亡率却几乎没有下降，有些肿瘤的发病率还在升高，如肺癌、结肠癌。有人统计后说美国的肿瘤5年存活率已超过60%，而中国只有30%左右，还说美国升高是由于基础研究做得好。其实细致计算，那是由于美国的肿瘤多为前列腺癌、乳腺癌等，好治；而中国多为肝癌、食管癌、胃癌等，难治。全世界肿瘤的5年生存率确实比过去升高了一些，主要与先进仪器设备，如内镜等的引入和开展早诊早治有关，但对肿瘤本质的认识和对发生率的干预还十分有限。就拿这几年十分热门的靶向治疗来说，其实平均也就能延长病人2个多月的存活时间，但要花费那么多的钱，一般病人很难承受。何况，如果在生活和医疗上精心照护，即使不进行靶向治疗，很多病人也可能多活2个月，说不定是4个月呢！究其原因还是没有找到肿瘤的本质，研究中存在方向上的误区。肿瘤本应是一个细胞病，非常简单的判别是有某种肿瘤细胞就会有某种肿瘤，有某种肿瘤就一定有某种肿瘤细胞。但对分子就不是了，我们绝对不能说有哪种分子就一定有肿瘤，更不能说有肿瘤就一定有哪种分子。就拿胃癌的研究来说，文献报道与其有关的分子达数百种，各个研究组或每个研究者都有自己信奉的几个分子，而且都认为自己的最好，我们也是。但这些分子中究竟哪个更好，难以说清，因为有些胃癌是有这些分子，但有这些分子不一定都有胃癌，特别重要的是，有些胃癌中根本就没有这些分子。所以，我有几句悲观的诗：分子复分子，分子何其多，哪个更管用，谁也不好说。当然，我们也不能一概否定分子研究的成果，不过总得去分析一下失败的原因。正如前述，一个分子在体内的作用是受全身调控的，同样是一个细胞在体内增殖，有的（如生殖细胞）历经 10 个月形成一个个体，产生了一个生命；有的（如癌细胞）历经 10 个月形成了一个瘤体，破坏了一个生命。其显著的特征是前者的增殖可控，一到 10个月就排出体外，而后者的增生不可控，到了 10 个月还排不了。人体对这种增生的调控是整体的行为而绝非一个分子的作用。两个分子之间的调控是一条线，用科学方法在试验中发现了这条线或者通路是件了不起的事，有可能是一个世界性的事件，可以在顶级杂志发表论文，还可以认为是解决了一个世界性难题。但是，整体调控还在进行，那就是若干根线与线的调控形成一块板；这还没有停止，若干块板间的调控形成一个立体。再看先前两个分子间调控的那一项重大科学发现，如果放到医学所要求的立体调控中去衡量那就已经失去了意义，甚至不值一提。这就是我们每年评出的许多重大科技新闻后来在医学上没有多大价值的缘故。形象点说，我们在肿瘤上发现的那些成千上万的分子就像一棵树成千上万条的根，每个研究者都工作在自己所属的那个小根上，都认为没有自己这个小根大树活不成，其实你把这个小根砍掉，树依然能够存活。当然了，你把肿瘤全部的根砍掉，肿瘤肯定活不成，但人也会死。这有点像我们通过照片认识华山和黄山，大家一下就可以看出来是哪座山，除非你没有去过。但有人要想通过研究组成华山的沙子来认识华山，并比较与黄山的不同，结果发现华山的沙子与黄山没有多大差别，甚至一样，即便有不一样，研究它又有何意义？针对肿瘤的研究现状，我又写了几句诗，前两句是古人写的，"横看成岭侧成峰，远近高低各不同"，这是古人认识山的方法学。现在呢？"不识华山真面目，只缘身在沙子中"，这是现代人认识山的方法学及其造成的结果。那么，现代人认识肿瘤又是怎么的呢？医生是"横看成团侧成峰，大小分布都不同"，一下就认出来了；而搞科学的是另一种态度，游弋在微观水平，最后的结果是"不识肿瘤真面目，只缘身在分子中"。

七、静态与动态有别

科学通常是观察静态的事物或习惯于静态地观察事物，所得结果不仅一成不变，且放之四海而皆准。观察静态事物，要么有要么没有，只有 100% 和 0的结果才是正确的。医学则是动态地观察人体或观察处于动态（活着）的人体。所得结果常因人而异、因地而异、因时而异，100% 的结果或 0 的结果通常是错的，它追求的是 100% 与 0 间的可能性或者可信性，什么事情都可能出现，不能放过任何蛛丝马迹。例如中医的金木水火土五大因素，相生相克，相克为主，病人死亡；相生为主，病人康复。例如疾病谱的转化，20世纪五六十年代，临床上死亡主要以传染病为主，到了七八十年代，则以心脑血管病为主，到20世纪末21世纪初肿瘤则占了上风。又如一个疾病的发生也遵循动态变化规律，包括潜伏期、发病期、恢复期，有的度过三个期就恢复了，但有的停止在某个时期，病人可能就死亡了。对于医学上这种动态变化，不同的人对其的认识不同，如在临床上病人家属经常问医生，病人的病是否能治好，能治就治，哪怕倾家荡产；如果不能治，那就不治了，免得人财两空。医生的回答通常是如果不发生什么情况病人可以治，如果发生什么情况病人可能救不活。多数病人家属不理解，认为医生是在忽悠他们，甚至是不负责任、逃避责任，有的还引起医疗纠纷。细究起来，两者都没有错，病人家属是在用科学的思维询问科学问题，期望回答 yes 或 no；而医生是在用医学的思维回答医学问题，他们回答的是一种可能性。20世纪60年代毛主席在武汉说过一句话叫"社会实践是检验真理的唯一标准"，这对社会学是正确的，对科学也正确；过了几十年，小平同志说"实践是检验真理的唯一标准"，这句话对科学是正确的，对社会学也正确。对医学呢，两位伟人的话都有重要指导意义，但由于医学的特殊性和复杂性，恐怕要加一句。试想，实践是检验真理的唯一标准，那检验实践的标准又是什么呢？如果实践错了，真理还对吗？检验实践要靠时间，时间是检验实践的标准之一。比如应用某种抗生素治疗急性腹泻，一治就好，实践是检验真理的唯一标准。但3个月后由于应用这种抗生素引起再生障碍性贫血，病人死了，这时就应该说时间是检验实践的标准之一。因此，对于医学和医生，我们在何时何地对任何人都不能用唯一、最好、独一无二这样的词语。医学不像科学研究静态事物，静态不会变化，可以说是"盖棺定论"，医学研究的是动态事物，动态事物既可能生而复死，也可能起死回生。

八、瞬间结果与长期结局的差异

瞬间与长期都是时间的计量单位，一般是时间分割到不能再分割时称瞬间。科学追求这种瞬间的结果，时间越短的结果离真理越近。因为科学的这类瞬间结果控制因素严格，只要遵循这种原则，不同瞬间的结果完全一样，可以重复。而医学所见的瞬间表现形式不一，而且随时发生变化，任何瞬间的结果随着时间延长，各种变化因素会形成"污染"，真理就不那么纯粹、可信、可重复了，经常难辨是非，经常出现 Yes 中有 No，No 中有 Yes。

在临床上，X线片上出现的异样病灶，病理切片上所见的异型细胞，心电图上表现的异常 T 波，都是在瞬间捕获到的异常现象，但要肯定其就是什么病有时很难，因为经常会出现异病同影或同病异影。这时医生的办法除了再做一个加强显影或分子显像外，最好的办法是等等看。当然这个等等看有时病人将会付出代价，比如疾病加重了，肿瘤转移了，甚至病人死亡了，这也是医学远比科学难的地方。有时医生为了保险起见，为了不耽误病情，常常开展试验性治疗，当然这样做，病人可能多花经费，甚至成为误治的纠纷，但面对医学中这种瞬间发现与长期结果不一致的局面，医生也是不得已而为之。

九、直接与间接间的关系不同

科学通常研究事物间的直接联系，习惯回答种瓜得瓜、种豆得豆。而医学常常碰到的是种瓜不得瓜，种豆不得豆，或种瓜得了豆，也就是除了回答直接问题外，更重要的是回答间接的医学问题。

最近在我会诊的某医院就发现两个疑难病例，一个病人因进行性吞咽困难1月余入院，最后连水都咽不下去了，4次胃镜发现食管下段梗阻越来越重，但每次都未发现癌细胞。这个病人同时伴有双肺结核，Tspot 高数十倍（高度提示结核），胸片提示左侧胸腔积液伴左下肺肺不张，血中 CEA 达 256U/dL，胸腔积液 CEA 达 2450 U/dL，为了确诊食管病变是结核还是肿瘤进行了会诊，我也参加了会诊。最后我认为是左下肺癌伴左胸腔及食管周围组织转移，所谓的肺不张其实是肺癌组织。又一例病人因全身水肿入院，既有凹陷性，又有黏液性，医生考虑过甲减诊断，但病人的甲状腺素不但不低反而还有增高，最后病人出现多脏器衰竭，特别是心衰，已由心内科开转诊单转入该科 ICU 治疗。我看过病人，我认为可以确诊甲减，主要依据两点间接证据，一是病人每天下午的体温只有 35.2℃，二是这个病人虽然甲状腺素正常，但这是在 TSH 即促甲状腺激素增高了 3 倍的前提下，说明她的绝对值是低的。最后这个病人确诊甲减，用甲状腺素治疗两周后便痊愈出院。这例病人也是经治医生单用科学的直接认识法出现的误诊，而我是用医学的间接认识法解决了这个问题，可见间接认识方法在医学上，特别是在临床医学实践中有多么重要。

十、科学的必然性与医学的偶然性

科学研究的结果通常是揭示事物的必然性。科学追求的是白或黑，要么是白，要么是黑，其实这个世界上单纯的黑和白是很少的，更多的是灰，是黑白相间。医学研究的是灰，是混沌世界，难有单纯的黑和白，是白中有黑，黑中有白，这样就会出现大量的科学规律以外的东西，这就是偶然性。这种偶然性对医学十分重要。诺贝尔奖获得者雅克·莫诺说过，"生物学界正是其偶然性成了每一次革新和所有创造的唯一源泉"。人体为何出现那么多偶然性呢？因为一种疾病的病因可以千奇百怪，病态千形万状，病征千变万化，医生治病又千方百计，所以铸成了临床状况中大量的例外及意外。例外是超过我们的知识面出现的突然事件，意外是不该出现的事件出现了。就一个医学研究者来说，能发现和阐明例外和意外者为高人，就临床医学工作者来说，能发现和处理例外和意外者为能人。我经常看见大外科主任一路小跑，我问他为什么跑，他常悄声说手术室出意外了，要他上台。因此，医学上的偶然性即例外和意外是经常发生的，这当然给我们医生提供了发现和发明的绝好机会，但同时又增加了医生的工作难度。所以需要社会对医学和医生的宽容，最近我看见一则广告，叫"生命唯一，不容万一"，改为"生命唯一，防止万一"是否更合适？

十一、生理与心理间的联系

科学通常对生理现象十分重视，而医学在高度关注生理现象的同时，更多强调心理对生理的影响，例如体外培养的癌细胞，它基本上像一个离开人体的单细胞生物，不受任何心理的影响。其在体内时或将其放回体内时，它的各种生物学行为包括生长、分化、转移、耐药等都是会受到心理影响的。又如，一只死老鼠，放置到高处，它只有一种可能，从高往低掉，而对于一只有心理活动能力的活老鼠来说，它往哪里跑完全取决于它视角之内哪里有好吃的东西，或后面有没有跟猫。听说有一位银屑病患者到 10 位医生那里就诊过，只有一位给他开的药有效，后来发现 10 位医生开的完全是一样的药，为什么只有其中一位有效呢？这就叫信则灵，其实是心理作用。在我们消化界有一位老前辈，5天前还在一起开会谈笑风生，回家后不到 5 天病故了。为什么？会后做 B 超发现胰腺癌，因为是自己的专业，他知道胰腺癌一般存活期不到 1 年，因此惶惶不可终日，不吃不喝，坐卧不安，只活了 5 天，其实是吓死的。如果这个病人不是我们消化专业的呢？或不让他知道自己患的是什么病呢？可能再活几个月是没问题的。

讲这么多，就是要说明科学在体外没有心理活动的试验，对象包括单细胞生物或取自人体细胞所获得的结果对有心理活动的人体来说只可供参考，即便是在低等动物观察到的现象与人体亦有千差万别。国外有一位教授是研究性心理的，这是一个非常难以研究的问题，就像两个黑箱，一边是性活动涉及大量的生物学分子，一边是性活动也涉及大量的社会学因素，两个黑箱在一起，哪个生物分子与哪个社会因素相关，哪群生物分子与哪些社会因素相关，是十分难以研究透彻或准确的。因为对人研究困难，他们选择了果蝇，比较简单些，至少只是本能活动，不太涉及复杂的心理。研究成果不错，研究者在顶级杂志上发表了大量文章。但是我们可以想，果蝇与人是不一样的，例如两对果蝇，它们在任何情况下都会发生交配活动，因为它们没有羞耻感；假如是两对夫妇，如果墙壁隔音不好，都会影响他们的言行。因为他们是人，他们有严格的道德规范，有复杂的心理活动，他们不仅受生物分子的影响，也影响生物分子发挥作用，其实对人的生老病死的研究及其结果也与此相似。

十二、客观与主观的并用

科学讲究客观事实，研究客观事实，得到客观的结论。谁说话不客观，那就是脱离事实，或抬高或贬低或无中生有，臆造撒谎。而医学研究的对象是活生生的人，而且通常有交流，各自对同一事物有不同的看法，难说谁对谁错，这就叫主观，主观就是主动观察事物而发生的认识或作出的决定。没有认识的客观不能就说它就是主观，因为人类已经认识的客观是很有限的。医学不仅要观察客观，更重要的是认识客观。因此，没有主观认识不成其为医学，也不能成就医生。我举两个例子，都发生在工程院院士身上。一个是不能正确地认识客观事物，院士甲患了胃癌，我为他在某医院找了高级医生，住了高级病房，结果当天晚上他擅自跑了，而且是和夫人一起，我给他夫人打电话问原因，回答是他们问医生胃癌有没有自愈的，医生说有，但很少。他们就认为自己是那一小部分人，本来可以切除的，一年半以后就发展到晚期，最后不治，离开了我们，享年仅为 67 岁。

谈到这里，好多人谈癌色变，其实确实有自己好的，有的人如果不告诉他真实情况，他可能会活十几年，也有几十年的，即便是到了晚期，也有存活很长时间的。上海某大学有一位老师，发现肝癌时胸水里就有大量转移癌细胞，通过整合医学方法最后还活了 12 年。还有重庆某大学我的一位外科同行，患胃癌，检查发现腹腔转移，且有大量印戒细胞，这是恶性程度最高的一种，当时请我会诊，我就提了两点意见，一是回家吃好的，因为医疗上已无办法；二是为科里找好接班人，接班人找好了，可 15 年过去了，他现在还在。

我们要用科学的态度正视癌的客观存在及不同转归，同时又要用医学的态度正视个人的不同情况及珍惜难得的治疗机会。这是一位工程院院士的故事，还有一位也是工程院院士，他在我院做了肠镜下大肠息肉切除，发现其中有腺瘤样病变，这种病变癌变率达 30%，但已经切除了，问题不大。我告诉他 1 年后复查肠镜，可他回家才 3 天就给我打来电话，说再过 362 天就要来复查，问我这段时间要注意些什么？过了 10 天，他又打电话来说再过 355 天就来复查，问我要特别注意些什么？我劝他不要这样紧张，思想要放松，不然反而可能促发癌变。不信大家想一想，假如你的右脚大拇指底部长了一个黑色素瘤，你不去检查，就整天自己吓自己，最后将会发生什么？神经体液高度集中调控某一局部，形成恶性刺激，难免导致局部增生，反而可能促发癌变。因此，前面讲的那位院士是太医学而不科学，而后一位院士则是太科学而不医学，太科学可能也会带来医学上的健康问题，这样的例子比比皆是。

十三、数据与事实之别

科学讲求数据，凡事要以数据说话。医学也讲求数据，但更讲求事实，因为很多医学数据并不完全等于病人的实际情况，而一个真实的医学事实是若干数据共同反映的结果，而绝非一个数据的有无或高低。比如有的数据是在局部或瞬间采集的，它只能代表有限的事实。特别是现代科学的发现已经积累了海量数据，人称大数据。这样大的数据，人脑算不过来，单个电脑也算不过来，需要云计算。但是大数据并不一定代表事实，医学需要用事实说话，数据并不等于人体，有时由于数据的局限性，还可诱发误诊甚至引发灾难。目前很多科研论文或杂志喜欢报道正面结果或数据。其实正面只是研究者正对的一面，一个事物有正面就有反面，还有侧面，光报道正面就是片面，片面报道得多了，就走向了极端，脱离了事实。最近有一个例子，中国的疾控中心与香港大学李嘉诚研究所和 NIH（美国国立卫生研究院）合作，针对手足口病在 *Lancet* 发表了一篇论文，用的是 700 多万例资料，其结论居然被广州妇幼保健院几名医生用 70 多例的病例给否定了。试想，你一个人得了病，我用 700 万例病人的数据算出的结果给你治病，可行吗？可以吗？可靠吗？我的空腹血糖多年来都是7mmol/L，那时正常值是 4~6mmol/L，好多人劝我吃降糖药，科学降糖，我就是不听，为何？我其他各项指标正常，光把糖降下来说不定还会有害。再说，我之所以 60 多岁了仍然反应敏捷，口若悬河，靠的就是这个 7 啊，如果降到 5，成了低血糖，反而会让我的情况变坏。况且，最近学术界已把血糖正常上限调到 7，这下我真的回到正常了，其实我本身就是正常的啊！还有我的血小板，一直是 60×10^9/L，按有些人说法必须去打生长因子或吃生花生皮补啊，我从来不补，因为我从不出血，如果给我升上去，超过正常下限，我就可能发生血栓，引起心肌梗死。还有血压，一般都认为 120/80mmHg 最正常，我认为不能一概而论，70~80 岁的人我就主张高一点，收缩压最好到 150~160mmHg，不然脑动脉供血不足对全身危害更大。有时我给老龄病人查房，血压 120/80mmHg，躺下时十分清醒，还给我讲鸡毛信、地雷战，等到开饭时扶他坐起来，就连打哈欠，一下就睡着了。为什么？因为血压偏低，脑动脉供血不足。

如果要追求数据，一个人有成千上万个细胞，一个细胞有成千上万个分子，一个分子一天在成千上万秒时间内发生变化，三者相乘除以一个个体得到的是无穷大的数据，真是"数据复数据，数据何其多，哪个更真实，谁也不好说"。作为医学工作者，你究竟是相信这些无穷大的科学数据呢？还是相信符合实际的医学事实呢？我想答案是不言而喻的。

十四、证据与经验的关联

科学讲求证据，凡事要靠证据说话，而医学在讲求证据的同时更讲究经验，因为经验能治好病人。一个经验是若干证据相互组合，并经实践反复证实的结果。如果只按证据治疗，发烧就退烧，疼痛就止痛，虽然有了证据，而且是对症下药，看起来还有的放矢，但这是要不得的。因为很多证据来源于局部、瞬间、间接，代表不了事物的本质。发烧和疼痛都是表面证据，其后潜藏着危险的病因或病变，退烧止痛只图一时效果，最后可能延误病情，造成不可弥补的损失。政法部门是典型的用证据说话的单位，但如果证据取之不当，取之不实，会导致冤假错案。有些老公安进入 200 人之众的大会场，他可以一下发现其中的两个小偷，我说你既没有证据，人家也还没偷。但他不需要证据，只用经验，他告诉我，小偷看人不敢抬头，只会抬眼，也不敢转头，而是侧眼，我说这样看人就是小偷吗？你这经验不可靠。他说还有一种情况，就是有的人看意中人也是这样看，你可能是他的暗恋对象。

到急诊室去看病，你一定要找那些"冷若冰霜"的医生，他是胸有成竹，因为叫痛的病人不一定重，而沉默不语者很可能已经病入膏肓了。最好不要找那些来回跑的，你在急她也急，她是在找证据，其实她是看不出病，拿不出招啊，因为她是搞科学研究的研究生。但是医生要获得经验是不容易的。有的需要几十年磨炼，这就是为什么医生越老越吃香，要做好的医生一定要跟着老师学，而且不只是跟一个老师学，跟着老师熬更守夜，摸爬滚打才能练出来。光会背书，光会记数据，光会找证据，其实未必能看好病。积累医学经验十分困难，不像科学研究收集证据那么简单，比如伽利略在比萨斜塔做实验，多简单，实验材料是两个铁球，实验过程是爬上楼，实验结果是摔下球，两个球同时着地就开始写 SCI 论文，医学实践取得经验哪有这样简单。

十五、因果与相关并联

科学注重研究因果关系，凡事皆有因果，医学也强调因果，但在大量的医学实践中，通常出现的是相关关系。因此，医学研究必须在科学研究基础的高度上更上一个层次，难度要更深一个层次。科学只有因和果，而医学有元因果，就是因中有果，果中有因，相互转变，变幻无穷。有时我们难分因果，因为人体内存在海量数据，相互关系混淆不清；有时我们难说因果，因为海量数据相互转换，存在多重间接因果关系；有时我们难辨因果，因为人脑的认识水平毕竟有限。

关于医生的认识水平，我想在此多说几句，本来医学教育是精英教育，在国外是上完了大学本科才去考医学院。我老师是民国时期的人，他告诉我那时考南京中央大学医学院是十分难毕业的，考进去时一个班 62 个人，最后到毕业时只剩十几个人了。现在我们不是这样，数以万计的三本生也来学医，特别是很多省份合校，好的医学高校合并后只能招少数学生，原来是大专甚至中专的医学专科学校，现在改成医科大学收了大批三本生入学，导致我国现阶段医生素质大幅度下降。我不是贬低三本生，他们说通过努力勤能补拙，不是有人说过吗："成功就是 1% 的灵感加 99% 的汗水"。那为什么好多研究生勤勤恳恳，任劳任怨，不分白昼，花了大量科研经费却一事无成呢？原来是翻译不完全，"成功是 1% 的灵感加 99% 的汗水"，后一句是"那 1% 有时比 99% 还重要"。

十六、科学与伦理之悖

科学可以涉及任何领域，而医学讲究伦理，一切行动受到伦理的严格限制，不能随心所欲。从事医学要实行人道主义，要以人为本，只要是人，哪怕是敌人坏人，都要救死扶伤。科学家是实行革命的人道主义，就是最大限度保护自己，最大可能杀伤敌人。所以说科学有国界，科学家有国籍，而医学没有国界，医学家服务的对象也应该没有国籍。例如现在中国的器官移植遇到很大困难，我们不能再用死囚的器官，除非得到他们的同意。怎么办？科学家提出可用云南的某种猪的器官，与人体更相近，这在科学上办得到，但在医学伦理上碰到了问题。科学上的成功使之成了"人面猪脑、人面兽心"，怎么办？这会引起社会学上的极大挑战，伦理学肯定不让医学这么做。又如异体手移植，这在科学上做得到，但医学移植后受体总觉得不是他自己的手，甚至睡觉时都只把自己的手放到被窝里，夫妇拥抱时老婆都拒绝接受那只移植的手。再说，如果他用这只移植的手去杀人了，法官应该怎么判呢？法官判决是他杀的，他说是别人的手杀的，法官说是大脑掌管身体，那他辩解说只有杀人动机但无杀人行动，法官该怎么办呢？只好判成切断或枪毙那只移植手才合理。听说有一个美国男人先后四次移植了四个人的器官，最后妻子不愿意，还说，"我是嫁给你的，但你的肝、肾、肺、心等器官是别的男人的，你已经不是原来的你了，我无法面对现在的你，我们还是离婚吧"。

十七、理论与实践的差距

科学特别强调理论的发现，而医学特别强调实践的发明。人们从来都希望理论与实践相结合，但在医学上，理论与实践真正能结合者只占其中很少一部分，大部分的科学发现或理论难以用到医学实践中去，而大量的医学实践难以找到符合的理论，因为一个实践可能包含或引发几种甚至几十种理论，而后者相互间可能还是矛盾的，其实只要把病治好就行。孙思邈当年用小葱对男性进行导尿成功，比外国人早了 1000 多年。他发现吃得太好容易得脚气病，用麦麸糠皮可以治愈，直到 1000 多年后才知道是缺乏维生素 B_1。他还发现吃得太差容易得夜盲症，吃生猪肝可以治好，吃煮熟的猪肝没这效果，直到 1000 多年后才知道是维生素 A 缺乏。事实上大量成功的临床实践，目前依然没有理论支持。一个病人来就诊，有 8 个症状，好的医生针对症状 3 一治病人就好了，不好的医生把 8 个症状都治了，病人却死了。前者讲究的是医学的事实和经验，靠的是实践，而后者讲求的是科学上的数据和证据，靠的是理论。

科学尊重发现的专一性，反对抄袭，而医学尊重发明的普适性，提倡模仿。比如开处方、做手术都是在模仿别人，模仿越精到，治疗效果越好。科学强调发表 SCI 论文，只承认第一，不承认第二。而医学谁是老大，谁是名医，就看他是否能看别人看不了、看不好的病。因此，用科学的标准来要求医学，用科学家的标准来要求医生，那是不合适的，也是不公平的，这样做无益于医学的发展。依我看，医学应强调 MCI，即 Medical Citation Index，其实医生开一张处方就是一次引用，一次人命关天的引用。一个合理治疗方案提出，一个合理的手术方式建立，应该看得到多少医生的采用，又惠及了多少病人，又比如你对相关专业的先进知识和诊治技术掌握了多少，占了多少百分比，治疗一种疾病，你的死亡率比别人高或低，你发明或提出的新疗法被多少人采用等，这就是 MCI。关于 MCI，我建议专门从事医学管理者来制定规则，制定标准。SCI 和 MCI 各尽所能，各尽其用，单让医生去适应 SCI，或单让科技工作者去适应 MCI，都是不公平的，对各自从事的科学或医学，都是无助、无益，甚至有害的。

综上这十七个论题，我的目的是想阐明医学并不等同于科学，但我不是说医学不是科学，毕竟医学里充满了科学。但要说医学就是科学，我是不能同意的。五四运动引入科学的概念，国人将其推到了至高无上的境界，它像一顶金色帽子，任何行业一经戴上这顶帽子似乎就顺理成章，它的存在也就名正言顺。其实不然，比如社会学与科学应该是两个范畴，科学注重单元分析及线性关系，而社会学注重多元分析及非线性关系。一个擅长科学的人去搞社会学，多为一根筋、愣头青，但一个擅长社会学的人去搞科学，那一定是捣糨糊。因为科学规定"1+1"必须等于2，而社会学尊崇"1+1"只要等于理想结果就行。什么是理想结果？不在于2、3，甚至1或0也可以。但在中国，搞社会学的也许是怕别人说他名不正或言不顺，或怕别人说他不是干正事，于是给自己戴上科学这顶帽子，还称为社会科学院，事实上戴上这顶帽子，它的职能就是只研究社会学中科学的那一小部分。还有，中国有个医学科学院，在美国没有这个组织，只有美国国家科学院（National Academy of Science）、美国国家工程院（National Academy of Engineering），还有美国国家医学院（National Academy of Medicine），法国也是这三院，没有医学科学院。而在中国却有 Chinese Academy of Medical Science，是正宗的中国医学科学院，那就是只研究医学中属于科学范畴的东西，或只用科学这个方法学来研究医学。特别是中医，开始只有一个中医研究院，后来怕人家说中医不科学，就改成了中医科学院。后来人家真的说中医不科学，因为中医中除了科学成分外，还有不属于科学范畴的其他重要成分，说你不科学怕什么，是医学就行了嘛！是真理就行了嘛！在中国，科学引入后对医学的帮助是功不可没的，但它对其放大的影响是人们把科学这种方法学当成了格式刷，从此用科学的理论解释医学，用科学的方法研究医学，用科学的标准要求医学，用科学的规律传承医学，医学经科学的格式刷一刷，刷掉的是什么呢？是人的特性和人的本性，最后医学只剩下了医学中的科学主义或科学化的医学。这样做，虽然也帮助了医学的发展，但同时也阻碍了医学的进步，正如诺贝尔奖获得者费因曼说过，"科学这把钥匙既可以开启天堂之门，也可以开启地狱之门，究竟打开哪扇门，有待人文的引领"。为此，笔者认为应该理清医学与科学的关系，找到其相互依存、相互帮扶、相互检验的部分，从而推动医学的大踏步健康发展，最终共同为人类利益服务。我们应在如下四个方面摆正关系，做出努力。

其一，用科学的理论帮扶医学，但不能用之束缚医学。医学的发展需要各学科的支持和帮扶。科学是世界上最强大、最有用处的方法学，我们理所当然要用科学获得的理论来帮助促进医学的发展。但是由于医学本身的特殊性，只能优取科学研究成果中对自己有用的部分来发展壮大自己。例如近十几年，国外提出的转化医学理念，从科学的提法和思维没有错，但真正用到医学中去，美国花了17年，耗资多少，难以计数，但到最近总结的结果却是"进展缓慢，收效甚微"。因为科学研究取得的数据、证据浩如烟海，真正能用到临床实践者只是极少数，也不敢随意用到病人的诊疗中去。开始提出的是从基础到临床转化（B→C），结果不灵；后来又提出临床到基础转化（C→B），结果也不灵；到最后提出的是基础与临床相互转化（B↔C），依然不灵。倡导者最后已经忽略了转化医学，提出了精确治疗，叫 Precision Medicine，其实并不新鲜，这是过去提出的几个 P 中的一个 P 而已，医学界，特别是临床医学界颇有说法。怎么做？怎么办？怎么收场？拭目以待。

其二，用科学的方法研究医学，但不能用之误解医学。用科学的方法研究医学，这是医学研究中的主战场、主力军，所获得的成果已经推动了医学的发展，但同时科学研究过程中所写的大量文章对医学的本质确实常有误导与误解。许多重要的诊断方法，许多畅销的药品在一夜之间宣布停用，就是这个原因。又如循证医学，作为一种科学的方法学是没有问题的，但用之临床把病人完全当成数据来算，正如前面所讲到的，已经误导了医生，乃至误解了医学，因而英国的临床医学界已有相当多的人反对用这种办法指导临床。另外，一些科学以外的方法学也应该引入医学的研究中，一方面补充完善或纠正用纯科学方法或局限的科学方法引起的错误，另一方面与科学方法一起，形成新的医学研究方法体系，从而更进一步推动医学的发展。

其三，用科学的数据助诊疾病，但不能用之取代医生。我们要对大量的科学数据进行分析，去粗取精，去伪存真，有所取舍，使之成为有用的医学数据，可以用之并成为辅助医生诊疗疾病的重要帮手，但绝不是用来取代医生。最近网上传闻，要用网上医疗取代医生看病，让医生失业回家，我负责任地讲，这是做不到的。将来能否做到，要用多长时间才能做到，难以预料，至少现时还做不到。网上为大众提供健康知识，回答一些简单的问题是可以的。但看病还得找医生，通过网上一问一答治病，那会出大错。就算是对高级专家来说，病人坐在面前还有好多地方不能明确，更不要说网上，这个世界上在网上买任何东西都可以办到，但要用之买命则难成，则不成。举一个非常简单的例子，青霉素注射后会发生万分之四的过敏性休克死亡，就为了预防这 4 个人死亡，需要对 10 000 人全部做皮试，即便是这样，还有因注射时过敏死亡的。每天如有 1000 万人注射青霉素，如果在网上买药自用，那就可能有 4000 人死亡，这还只是千百种治疗中的一种情况，如果再考虑药品引起的各种各样的慢性毒副作用引起的死亡呢？所以，我们可以用科学的数据来助诊疾病，但确诊还得靠医生，数据绝对取代不了医生的。

其四，用科学共识形成指南，但不能用之以偏概全。凡是当医生的，特别是年轻医生，希望每一种疾病都有一个指南，照章办事，开展医疗实践，医疗岂不简单多了？但这只是一种美好的愿望。什么是共识或指南？是一部分老医生把自己的经验作成规范让年轻人或基层医院的医生用，但这只是医疗实践的最低要求，所有指南只能覆盖 80% 左右的病人，对那些指南覆盖不了的病人哪怕只有一个，都令年轻基层医生头痛。特别是到大医院治病的那些病人，绝大部分都是在基层医院用指南没治好的，所以如果仍然对其沿用指南治疗，那是治不好的。所以我说，"指南复指南，指南总不全，那些圈外人，他们跟谁玩"。比如来大医院看病的肿瘤病人，他们已在小医院用指南治过治不好，是指南覆盖圈以外的病人，这些病人来到大医院，是对大医院医生包括主任们的严峻挑战，因为在他们诊桌前有千百个不同的肿瘤病人，在背后的药柜中有千百种抗癌药，这些药品都是经科学方法证实对肿瘤有效的，但你不可能让一个病人吃千百种药，也不能用一种药治疗千百个病人，怎么办？另外，已经形成的科学共识或指南，经过一段时间应用后，经常发生问题，所以要不断修订。试想，一本指南到修订到10版时，离首版的差距有多大，那第1版的错误由谁负责，由谁承受？所以我说，"指南复指南，指南总在变，回笑头一个，多少乱琴弹"。这就是科学指南在医学实践中的局限性。其中也包括业界近年广为提倡的临床准入标准，这是国外保险公司的一套东西，我们只能作为医疗实践中的参考，不能作为行医准则。对那些指南、共识或准入标准以外的病人，按指南肯定治不好；如果你改用方案，治好了没人会肯定你，但如果发生问题，患者家属会告你不用指南、共识或准入标准治病，打官司、上法庭，打官司时医生完全处于劣势。所以科学指南在医学实践中常显得不科学，我们要用医学的方法不断修正、完善，甚至纠正科学指南，使其更好地为医学实践服务。

医学和科学的关系，好像两列不同的列车，到达的终点都是为人类的利益服务。但是由于两列列车的动力模型和车速不一样，行驶的铁轨的宽窄不同，铁轨的材质各异，因此要各走各的道。纵然有时可能在火车站相交，甚至可以换载货物，互换乘客，但很快就应分开。如果放到同一车道上行驶，不是发生撞车，就是脱轨，不仅无助于各自前行，反而事与愿违。

医学与科学的关系，又好比跳伞员与降落伞的关系。降落伞好比科学，跳伞员要平安着陆，首先要撑开降落伞，撑开面积越大，浮力越大，但这并不安全。为了保证安全，跳伞员的身上必须系上17根绳子，17根绳子必须与降落伞上的17个点相连，连多了不行，连少了也不行，连得合适就能平安着陆。这17根绳子就是我前面讲的17种关系，只关注一根绳子，那叫科学，关注17根绳子，那叫医学。跳伞员、绳子与降落伞联结的17个点合起来就是我们一直在倡导的整合医学（holistic integrative medicine，HIM）。整合医学是将医学研究中获得的大量数据和证据还原成事实，是将临床实践中获得的大量知识和共识提升为经验，然后在事实与经验中来回实践，反复实践，实践出真知，其结果就是产生新的医学知识体系。整合医学是医学未来发展的必然方向和必由之路，也是未来医生的出路所在。

科学从自然哲学中脱胎出来，有了长足的发展，医学由于引入了科学的理论和范律也获得了可喜进步，这是不可否认的。遗憾的是医学向科学方向发展的这种极端方式，引发了医学的科学主义，形成了科学化的医学。医学只有回归本源，按自己的本质和规律发展，才会带来又一次革命，而实现这一目标，首先要弄清医学与科学的关系，我并没有从任何方式、角度及言辞上反对科学，也没有否定科学的本意，我着重强调的是摆正医学与科学的关系，既不要太科学不医学，也不要太医学而不科学，这才是撰写本文的初衷。当然，仁者见仁，智者见智，这绝不是一朝一夕，一论再论，一篇再篇所能讲明和说透的。

那一年
我在工程院

卷 六

GGCS

2015 年 9 月 15 日

在全球重大挑战高峰论坛（Global Grand Challenge Submitt，GGCS）开幕晚宴上的主持词。本次会议由中国、美国、英国三国工程院联合主办，由中国工程院在北京承办。会议共约 800 人，其中外宾近 300 人（原文用的英语，此为中文译稿）。

今天是特忙的一天，极累的一天，但又是收获颇丰的一天，多彩的一天。来自中、英、美三国的专家共聚一堂，研究全球重大挑战的应对及解决途径，知名学者的真知灼见给了我们很大启发，年轻学者们的活跃思维给论坛注入了新鲜营养。我们不知道怎样感谢你们，今天的晚宴仅能聊表心意。

在中国有一句话，叫"钱不是万能的，但没有钱可万万不能"。我们尤其要感谢本次论坛的赞助单位，中国的中石化公司和美国的洛克希德·马丁公司，下面先请中石化的王玉普董事长讲话（略）。

感谢王董事长的讲话，长而有意义，我看是一字值千金，再长一点我们也没意见。下面请美国洛克希德·马丁公司首席执行官 Keoki Jackson 先生致辞（略）。

感谢 Jackson 先生，您的致辞稍短一些，也是一字值千金，不过你们赞助的是美元。

下面请南加州大学 Viterbi 工程院院长 Yannis Yortsos 主持并给年轻学者颁奖（略）。

咱们宴会的前奏已进行了一段时间了，看着饭香菜美却吃不成，好馋。我母亲常说，上帝给我们每个人一张嘴，有三个功能，一是讲话，二是吃饭，三是接受胃镜检查（因我是胃肠科医生）。如果光讲话不吃饭，或话讲长了，吃饭晚了，那会生胃病，到时就得去做胃镜检查。当然这是玩笑话了，现在我宣布宴会开始，为了咱们的友谊，咱们的合作，咱们的会议圆满成功，干杯！

The Best Way is···

2015 年 9 月 16 日

在全球重大挑战高峰论坛闭幕式上的主持词，本次会议由中国、美国、英国三国工程院联合主办，由中国工程院承办，参加大会的代表约 800 人，其中外宾近 300 人（原文用的英语，此为中文译稿）。

在本次论坛结束前，我们还有三个议程。

一、为本次论坛获得冠军的青年团队颁奖，有请主裁判 Yannis Yortsos 和获奖人上台（颁奖仪式略）。感谢 Yannis，并祝贺浙江大学代表队，年轻真是财富啊，羡慕你们。这个节目使我想起一句话，那就是 "Best way to be young is to stay with the young"，即要年轻就与青年人为伍。

二、大家都知道，在本论坛最初准备时，三国工程院的领导都为此做出了重要贡献，我们不能忘记他们，现在有请中国工程院主席团名誉主席，本次论坛顾问宋健老院长讲话（略）。宋院长的讲话充满哲理，核心意思是一币双面，凡事皆是，凡人皆是。他的演讲，使我想到一句话，那就是 "Best way to learn is to learn from the best"，即要学就跟好的学，宋先生就是有名的资深工程师。

三、据我所知，下一次论坛 2017 年将在美国举行，有请美国工程院院长 Dan Mote 致辞（略）。Dan Mote 院长告诉我们第三次论坛将在 2017 年某时在美国某地举行，即肯定要开，但具体地点和时间待定，他的讲话，使我又想起一句话，是我刚才编的，即 "Best way to go USA is to follow Mr. Dan Mote"。

这次论坛真是一次伟大的事件，不仅对于我们三国，而且对于世界；不仅对于现在，而且对于将来。这样成功的会议，没有大家的努力是不可想象的。作为承办者，我们不知道怎样表达我们的敬意，也不知道怎样评价你们的贡献，这些贡献来自三国的院长先生，周济、Dan Mote、Rechard William，来自全体主持人、演讲者和参会者。请大家起立，用热烈的掌声对他们的贡献表示诚挚的谢意。

现在我宣布，本次论坛闭幕。

那一年
我在工程院

卷 六

知行合一

2015 年 9 月 20 日

在中国工程院第 214 场中国工程科技论坛开幕式上的讲话。本次论坛在北京首都医科大学召开，由韩德民院士任主席，主题是健康服务业发展战略。参加大会的有樊代明、王陇德、程京、王存玉、韩德民等院士，工程院机关安耀辉，李冬梅等同志，以及来自全国各地的学者共约 1500 人参加了大会。

近期有关健康的会议较多，前天在广州参加中国科协的健康论坛，会议规模不大，有 20 多名院士参加，主要是科学院的，还有几位年轻医生，我做了一个短篇报告，会议开得有特色，学术报告中插有小提琴演奏。但总体来讲，我认为特色是普，即科普。昨天我参加了在郑州召开的由中华医学会主办的健康服务业大会，我作了一个长篇报告，叫"医学与科学"，大约有 4000 人参会，此会的特点用一个字可以概括——大。今天我们召开的这个论坛，也是关于健康服务业的，参会者 1500 人左右，不如郑州人多，但规模已经不小了，有那么多院士作为讲者，下午还有专题讨论，其特点可谓专，即专业水平高。

对于这次论坛，我想提三个问题：关于健康，一是我们现在在哪里？二是我们还想走到哪里？三是怎么走到那里？希望大家围绕这三个问题讨论，并提出建议，为中央和国家政府决策提供参考。

在人类漫长的发展进程中，我们经历了缺吃少穿的阶段，这个阶段历经时间太长，但最终解决了，那时是为"能活"而奋斗的；其后是缺房少车，这个问题很快就解决了，这个可以称作为"易活"而奋斗。然后是缺医少药，总希望活着不生病，少生病，生了病能治好，活得长一点，这可称之为"长活"（或活长）；现在我们要提前准备，活得好一点，这可称之为"好活"（或活好）。能活、易活、长活、好活。这就是我们经历的生活历程。将来怎样让我们自己活得长一点，活得好一点呢？我看是知行合一。

所谓知，我们在为"能活"努力的那段时间，对健康是一无所知，能活就不错了，所以那时是"不知不觉"。到了"易活"这个阶段，我们吃了一些亏，走了一些弯路，总结了一些经验，所以是"有知有觉"。到了长活阶段，我们开始"后知后觉"，虽然是事后诸葛亮，但还是总结了经验，亡羊补牢，为时未晚。现在我们开始设计未来，是主动地活，而且要活好，这就是"先知先觉"。

　　要把健康做好，光知道不够，还要有行动。我们的行动中，要有恰如其分的顶层设计，哪些先行？哪些后行？哪些快行？哪些慢行？哪些单行？哪些齐行？都要考虑到，全面协调，才能可持续发展。上述这些就是本次论坛的论题，讨论好这些问题才能出成果，我深信本次论坛能结出丰硕的成果。

另看 HIFU
2015 年 9 月 22 日

在国家科技部"高强度超声聚焦治疗肿瘤关键科学问题研究"973 项目结题会上的发言。本次会议在重庆医科大学举行，与会者有国家科技部、重庆市科委，重庆医科大学的领导，项目专家组和咨询组成员，项目组全体研究骨干，共约 60 人。

首先，我代表项目专家组讲两句话。

第一句话是回头看。本项目已进行了 4 年，全部研究成员在首席科学家王智彪教授的带领下，设计从不同思路聚焦，团队从不同专业聚集，研究从不同角度聚合，成果从不同高度聚变，交出了一份合格的答卷。是合格还是优秀要验收专家组的集体意见说了算，这是我个人的看法，只供参考。

第二句话是向前看。本项目验收结题，不是只看他们发表了多少论文，获得了多少专利，治好了多少病人。当然这些都很重要，我看更主要的是开拓了一个新的领域。大家知道，医学发展到现在，取得了长足的进步，不可否认，也不可否定。但是，目前是否已走到了一个饱和的程度，不是我们解决了好多问题，而是好多问题我们解决不了，例如在全球常见的 4000 多种疾病中，90% 以上还没有有效药物治疗；在全球 6000~8000 种罕见病中，99% 没有特效药。所以，如果我们还是像过去那样关注大根大根的骨头，大块大块的肌肉，可能不够了。应该关注人体微观层面各种分子相互作用产生的生命力，这种生命力看不见摸不着但真实存在。通过物理化学方法改变生命力来诊断或治疗疾病，保健和康复肯定是未来发展的方向。HIFU（高强度聚焦超声）就是通过高强度超声来改变人体的生理及病理状况达到治疗目的，其效用随剂量依赖发挥效果，低则可用于人体保健，高则可杀伤或杀死肿瘤。在今天的报告中，他们发现了很多数据和证据，这些数据和证据需要还原成事实，他们发现很多共识和认识，这些共识和认识需要转化成经验，然后在事实与经验中反复实践，最后就形成防治疾病的整合医学。所以今天的结题不是意味着 HIFU 的完结，而是更大发展前途的开始。

传统需传 + 统

2015 年 9 月 23 日

在国际传统医学大会开幕式上的讲话。此次会议在中国中医科学院召开，由中国工程院与国际医学科学院组织主办。大会由刘德培院士主持，参加会议的有张伯礼、吴以岭、王辰、樊代明等院士，工程院机关徐进、丁养兵等同志，以及来自国内外相关学者共约 500 人。

今天的会议是国际会，我的讲稿是用英文写的，我不是不会说英文，但我还是用中文讲。一是有同声传译，英译中、中译英对同声传译人员来说都一样，费一样大的劲，但对我可不一样，我英文再好也不如外国人好，但说中文，再差也不会比外国人差，谈中医再不明白也比外国人明白。

现代医学，特别是西医学，已相当发达，相当先进，曾经并正在为世界医学的发展和人类生命的健康发挥重要作用。那我们为什么还来办传统医学大会呢？就是我们的现代医学发展到现在遇到了极大的挑战。为什么转化医学、循证医学、精准医学一个接一个地出现，就是为了迎接挑战不得不开出的药方。医学是为治病救人，治病救人需要广博的知识，准确的诊断，有效的治疗。好比一个射击运动员，他（她）要拿世界冠军，必须要有子弹，要有准心，要有靶子。西医发展到现在为何还要转化医学？就是缺子弹了；为何要循证医学？就是准心模糊了；为何要精准医学？就是找不到靶子了。要拿冠军其实还有很多影响因素，如风向、光度、温度等，缺一不可。其实最重要的是射击运动员本身，他（她）需要把所有相关因素进行整合，才能取胜。医生也是这样，把与人相关的因素都考虑到，才能治好病，这个医学就是我们提倡的整合医学。

生物靠多样性而存活，世界靠多样性才存在，独尊处优将是忧，唯我独尊最后是消亡。

世界历史中曾经有过近百个医学门类，由于各种原因，自己的、他人的、政治的、历史的、军事的、经济的，多数都已落伍、消亡。其实每一种传统医学都是有其道理的，他们是从不同的角度来解释生命、呵护生命，发掘和发展这些传统医学并将其优势加以整合，形成整合医学，整合医学是未来医学发展的必然方向和必由之路。今天的大会就是为这个目的服务的。中国的中医药学是中华民族的伟大财富，对中国人民，乃至世界人民的生存和发展，中医药学都起过重要作用，而且今天的中医药学已今非昔比。如何继续发展是一道大难题，我们必须要走出自己的路来。用固定的思维，用成形的研究模式去套用最后出路不大。很多中医药成果，如三氧化二砷治疗白血病，近期的黄连素治疗糖尿病，粪菌移植治疗很多难治性疾病，这些本来是中医药的东西，但都不是传统中医发起的，而是西医研究发现的，只有一个青蒿素是中医研究院研究出来的。所以，你们要有自己独特的思路和方法，对中医理论需要坚守。传统医学，我看主要是两个字，一个是传，传承的传，二是统，统就是整合，把别人的拿过来，洋为中用，古为今用，他为我用。传了统了肯定会成功，所以我说传统需要传＋统。

国家消化病中心

2015 年 9 月 25 日

在国家消化病临床研究中心启动会上的讲话，本次会议在西安西京消化病医院召开。国家科技部、国家卫计委（现卫健委）、总后卫生部（全称为"中国人民解放军总后勤部卫生部"）、陕西省科技厅、陕西省卫计委（现省卫健委）、第四军医大学（现空军军医大学）、西京医院的相关领导出席大会并讲话。参加会议的两院院士有张学敏、陈香美、陈志南、张生勇、樊代明，以及来自全国各地 100 所高校或三甲医院的代表，共约 500 人。

今天是个大喜的日子，西京消化病医院经过层层角逐，以全国第一名的好成绩，被国家科技部、国家卫计委、总后卫生部联合批准并授予国家消化疾病临床研究中心，这是西部地区所有专业唯一的国家中心，我们真是激动不已。

今天是个大贺的日子，世界消化学会主席 James Toouli，亚太消化病学会主席 Ken Sugano，中国消化学会主委杨云生得知这个消息，先后发来贺电。我们的中心一开始就有世界、亚太、中国消化病学会强有力的支持，一定会办得很好，我们感激不尽。

今天是个大幸的日子，国家消化病中心启动于国家军队改革洪流之中，也值四医大领导班子更替之际。今天上午总后首长来宣布中央军委命令，新任政委将要到位。我们深信新一届的学校党委、新任校长、新任政委一定会给四医大带来新起点、新局面和新征程。国家消化病中心的启动正值这个关键时刻，我们中心真是何其幸运，作为中心的一员，我们感谢不尽。

今天是个大干的日子，在座的是来自全国共 20 多所高校和近 100 所三甲医院消化病的精英，不仅消化内科主任来了，多数医院的院长也来了，这是咱们中国一支难得的消化精英，是一支能打仗、能打胜仗的队伍，大家的支持，让我们非常感动。

本来我是要讲一下将来中心发展的打算，但因时间关系，留到后面的讨论中再讲。但有几句话不得不讲，那就是中华民族的消化事业把我们这代人推到了风口浪尖，国家和军队搭建了这么好的平台作为我们的用武之地，我们一定要争气。办好这个中心，要扛两面旗帜，一面是精品战略，一面是整合医学，这是消化人几十年来办院治学的经验结晶，也是经事实证明了的成功之道。在未来的路上，我们要同心同德，开拓创新，用自己辛勤的汗水为中华民族消化事业的发展交出一份又一份优秀的答卷。

官兵一致
2015 年 9 月 29 日

在中国工程院三局支部大会上的发言。本次会议在 316 室召开。高战军同志主持会议，会上先由安耀辉同志讲党课，主题是延安精神。随后由全体发言讨论，三局全体党员同志参加会议。

今天大家在一起谈延安精神，刚才耀辉同志的党课讲得很好，大家的发言对我启发很大。延安是革命的圣地，刚才少数同志说去参观过，那是 fortunate。多数同志没去过，那是 unfortunate。我呢？应该是 very fortunate，因为我去过好多次。延安是第四军医大学（现空军军医大学）教育基地，新生入学都要去那里上 7 天课，我带过好多次队去到那里，是什么感觉呢？一去到那里心境都变了，真是庄严肃穆，给人带来的只有沉思。

延安精神是什么？有很多种说法，各人的经历不同，各人的志向不同，也许各自的定义也不一样。我时常在想，那时到延安的确实有不少穷人，但更多的绝不是缺吃少穿者，有的本身已有高官厚禄，有那么多青年学生个人前途无量，为何他们还要到那里挨冻受饿？而天天面临的可能是死亡。是什么理念、什么精神把他们留在了那里，而且在那里如此的乐观向上，我想最重要的一条是官兵一致。我们曾经读过"朱德的扁担"，朱德作为当时最高的军事指挥官，还要和士兵一样，下山挑粮。当一位战士受伤快要牺牲时，唯一的愿望就是要看一眼毛主席。毛主席是中共中央主席，当他得知这个消息时，连夜策马看望了这位伤员。官兵一致就是群众路线，官从群众中来，当然要回到群众中去。官兵一致就会官达民志、兵成了官，即兵的认识水平和境界达到了官的水平。官兵一致就会官近民心，官就不会腐。官兵之间的关系不断改善，不断升华，它就形成了无限的凝聚力和战斗力。具备这种思想境界的人才，不断地输送到全国各地、全军各部，不断地教育民众、战士，形成了浩浩荡荡的力量，不仅赶走了日本侵略者，而且打败了国民党几百万大军，创建了新中国。这就是延安精神，官兵一致的精神。有的群众说，只有你把我看成跟你一样，我才可能跟你走，跟你干。作为一位干部，最高水平是把自己的意志变成群众的意志，把群众的意志变成自己的意志。其实在座的所有人，我们既是官，又是兵，身份在随时转换，当把自己视作官时，就要做榜样，换来的是你境界的升华。当把自己视作兵时，要按官的要求、官的标准、官的境界来要求自己，自然你在群众中就有威信，就有号召力。不要小看了自己，被人看不起，是因为你自己没做好。工程院给了我们每人一个很好的舞台，我们要用好这个舞台，演什么戏都得演，好看不好看得观众评价。有好多人一辈子没少做事，但老是得不到领导和群众的好评。我们出力不是为了讨好，但出力一定要得好。如果你一直跟着你所在群体中最好的做，最后你必定是更好的。然后你再到另一个群体，继续这么做，最后的结果是可想而知的。

那一年
我在工程院

桃花源

2015 年 9 月 30 日

受重庆市酉阳县邀请为县相关医疗卫生人员作学术报告。酉阳县为全国贫困县之一，特别缺医少药。多数为以病致贫，或以病返贫，全县 70% 左右为土家族人，中间小憩时去桃花源参观后有一些感想，特录于此。

一直特别向往陶渊明笔下的桃花源，只是不得一见。只见四山环绕，其实是石灰岩急落下的一个天坑，天坑很大，四面葱绿，仰面只见一片圆天。西面有一个石洞，成了进出的唯一通道，一股清泉从中流出来，门前有流沙河书写的一副对联"无影无踪渔郎路志，有根有据陶令文章"。

走近源内，几间土舍，几块农田，几只家禽，还有几个身着土家族服饰的男女在耕种。水车、风车、犁耙、石磨、木制榨油机、农耕机械应有尽有，俨然一个农耕社会博物馆；柑橘、桃树、李树、葡萄、樱花、竹草、玉米、红薯，活像一个南方植物园；黄豆、糍粑、猪蹄、炖鸡各种小吃，橘子、枣、梨、李子各种水果应有尽有，还有祖孙三代一个小乐队用树叶吹出的悠扬的歌声，这美地、美景、美人，不像渔郎说的那样无影无踪，其实像陶翁文章写的那样有根有据。

听说还有一个三千米长的溶洞，因时间不够没进去看，留下了一些遗憾，也就写不出《桃花源记》那样的美文。临别时，我问土家族导游姑娘，我们都说你们这里美，叫世外桃源，你们这里也认为源外世界美吗？你想过出去看看吗？答曰，"不，妈妈不让我出去受苦，我自己也害怕，害怕外面世界的激烈竞争，听说外面世界的竞争很残酷"。我告诉她，桃源是在世内的，世外桃源是人们想象的，当年很多文人墨客为了躲避秦始皇的焚书坑儒，躲到了这里，最后躲过了吗？躲不过的！只有参与竞争才能生存，这是生物学上的物竞天择，适者生存啊！最后我说服了她，她答应我她有孩子后一定要把他（她）送出桃花源去，那样孩子会更有出息。我好得意，但回过来想，我对吗？竞争过了，竞争赢了，不就是为了有一片桃花源吗？人家现在正在享受桃花源呢。

情真意切

2015 年 10 月 5 日

《健康报》登载樊代明的《再论医学与科学》一文后，秦伯益院士来信，提出了文中的某些疑问，此为回信。

秦老师：

读到您的信，我的心底泛起一阵阵感动。字里行间满是您对晚辈的爱护、对我的提醒、对我的支持。情之真，意之切。

《医学与科学》（全篇 3.3 万字）、《再论医学与科学》（全篇 5.1 万字，报刊登载的多为几千字的摘选并有删改），这两篇文章是我近 15 年通过深刻思考提出来的一些想法，源自三点。①拜读历史，写《三千年医学的进与退》，断断续续花了我 10 年时间，光笔记就写了 100 多万字，从医学的发展史中悟出了一些道理。②医学研究，我从 1978 年读研究生开始，就一直在从事医学研究，光 SCI 论文就已发表了 550 多篇，但对此我一点都高兴不起来，因为随着对科学的理解越深，我离病人似乎越远。③临床实践，我当医生已当到 62 岁了，目前国内大医院的会诊参加得不少，似乎现在能诊清、治好的疾病越来越少。这是我们科学做得还不够，还是我们走的路不太对？我一直在思考这个问题。

我从来没有在任何地方说过"医学不是科学"。我深深知道医学里充满了科学，但她确实不是纯粹的科学。我知道科学对医学发展的重要性，我讲的是"医学不全是科学"，因为医学中有很多不属于科学的范畴，甚至还有比科学更重要的东西。把一切正确的东西都归属于科学或科学研究的结果，那是不对的，科学并不等于真理，何况真理都不是永恒的。《黄帝内经》所载仅 40% 左右为医学知识，希波克拉底的专著也充满了人文哲学内容。如果我们完全按科学的方法去研究人体，可能很多病得不到正确答案，很多疾病既诊断不了也治疗不了。所以我提出在尊重科学方法的同时，要更加全面地考虑医学。加拿大著名的外科医生奥斯勒说过，"医学是不确定的科学，是可能性的艺术"。诺贝尔奖获得者费因曼说过，"科学这把钥匙既可以开启天堂之门，也可以开启地狱之门，究竟打开哪扇门？有待人文的引领"。

　　提出一种想法，能引起不同意见，我十分高兴，通过争论达到暂时的共识，然后再争论……永远没有尽头，这也是一切事物发展的轨迹，一时的对错是相对的，医学亦然。我很乐意看到这种状态。文章发表报告作完后，有一些异议，甚至挖苦、讽刺，这不要紧，反倒成了我深思的根据，要"逆来顺受"，这些品质有些还是向您学的呢。说实在的，秦老师，在写这几篇文章时，我经常是心中了了，纸上难鸣，在作报告时也是这样，经常想不出合适的词句，甚至举不出恰当的例子，说小了不尽意，说大了太张扬，理没尽，词却穷。秦老师逐句逐段地提醒和纠正对我是十分难得的、可贵的，我将在以后的作文及报告中倍加注意。秦老师，真的十分感谢您。我十分期盼能有机会向您请教，当面聆听您的教诲。

三访安纳西
2015 年 10 月 7 日

在第五届中法医学研讨会开幕式上的讲话。本次论坛在法国安纳西市召开。由法国医学科学院和中国工程院联合主办，樊代明和法国医学科学院院长 Pierre Begue 任共同主席，会期 3 天。中方参加人员有胡盛寿院士等心血管病相关专家 14 人，法方有 Dianiel Couturier 等院士共 14 人。工程院徐进、李冬梅、刘运芳等同志出席论坛（当时演讲用的是英文，此为中文译稿）。

我很高兴率领中国工程院代表团来到美丽的安纳西，参加在这里举办的"第五届中法医学研讨会"。这是我第 3 次来安纳西，参加过在此召开的 3 次中法研讨会。近年来，中国工程院与法国医学科学院在医学领域开展了卓有成效的合作并结出丰硕成果，为加强中法两国医学领域科技交流与合作、促进两国在医学卫生领域的创新发展做出了积极贡献。今天，两国专家齐聚一堂，共商医学大计，必将为中法两国的医学发展增添新的内容与活力。

法国国家医学科学院有近 200 年的历史，是法国医学界最高荣誉机构，也是法国医学政策研究和医学知识普及的权威机构，多位诺贝尔医学奖获得者出自该院，因此其在欧洲乃至世界享有盛誉。近年来，中国工程院与法国医学科学院保持着良好的合作关系。2009 年，两院院长在巴黎签署了两国开展医学领域科技交流合作的协议。2013 年 7 月，两院新院长在巴黎又续签了合作协议，使两国医学领域的交流得到进一步巩固和加强。根据合作协议，近 5 年来我们在两国轮流举办了 5 次双边学术研讨会，即 2011 年在法国安纳西举办的第一届"中法新发传染病比较研究研讨会"，2012 年在中国武汉举办的"第二届中法新发传染病比较研究研讨会"，2013 年在安纳西召开的"第三届中法传染性疾病研讨会"和 2014 年在中国西安召开的"第四届中法肿瘤学研讨会"。

通过这些研讨会，两国科学家就传染性疾病、免疫学、慢性炎症与肿瘤等方面的前沿问题进行了广泛的交流研讨，及时沟通和了解了中法两国在相关领域最新的学术研究动态，为推动相关疾病的基础与临床研究开拓了新的局面，也为两国今后的医学合作以及在人才培养、科研专项对口交流等方面开辟了广阔的空间。经济全球化和人员国际交往日益频繁，也给各国带来了共同或相似的医学和卫生问题，中法双方对当今世界医学科学领域前沿的关键问题进行交流，不仅有利于推动双方医学科技创新，而且有利于共同研究和应对全球化背景下在医学科学和公共卫生领域出现的新问题和新挑战，造福两国人民。

今天，我们又在安纳西共同主办"第五届中法医学研讨会"，本届论坛主题为"心血管疾病、感染和炎症"。我们邀请了中法两国医学研究和临床方面的高级专家学者和医生，参会专家将就心血管疾病的全球负担、中国心血管疾病的预防和治疗、心血管疾病的遗传和环境危险因素、炎症感染与心血管疾病、心血管再生医学等领域的前沿问题及国际研究最新进展进行深入交流研讨。论坛将为各位学者提供一个交流学术见解、研究成果和工作经验的平台，借以增进大家的相互了解和友谊，促进交流与合作。

安纳西是美丽的，她依山傍水，阿尔卑斯山融雪形成的湖泊、穿城而过的运河、青黛色的远山以及近处的绿树繁花，构成了世外桃源般的美景；安纳西也是令人回味的，法国启蒙思想家卢梭曾在这里度过了他一生中"最美好的12年"。安纳西有着"阿尔卑斯山的阳台"和"法国的威尼斯"的美誉，法国大文豪雨果说："无论怎么写，我的诗也不如安纳西美。"我模仿一句："无论怎么说，我的话都无法表达对法国朋友们的感谢。"

衷心感谢梅里埃基金会为论坛提供的资助，感谢会议主办方法国医学科学院为这次会议的召开做出的辛苦努力。预祝大会圆满成功！再祝大家身体健康、工作顺利！祝我们的友谊长存！

High Impact Factor, No Impact

2015 年 10 月 8 日

　　在第五届中法医学研讨会第一次分会上的主持词。本次会议在法国安纳西市举行，由法国医学科学院和中国工程院联合主办。第一次分会由法国国家医学科学院院长 Pierre Begue 和樊代明共同主持，主题为"心血管疾病、感染和炎症"。参加会议有中、法双边科学家共约 30 人（当时发言时为英文，此为中文译稿）。

　　刚才法国国家医学科学院的 Michel Komajada 院士作的报告，精彩、重要、实用，他讲了心血管疾病的全球现状，其材料不仅来自法国、欧洲，也来自世界各地。但还是有些遗憾，因为来自占世界五分之一人口的中国的材料很少，这是一个缺陷。这不是他的错，因为我们中国心血管疾病的流行病学工作没做好。怎么弥补这个缺陷？下面我要邀请一位中国工程院院士作报告，他叫胡盛寿，中国医学科学院阜外心血管病医院院长，我国心血管外科学界的学术带头人，也是法国国家医学科学院外籍院士。胡院士请（报告从略）。

　　胡院士的报告与 Komajada 院士的一样，精彩、重要、实用。他比较详细地介绍了中国心血管疾病的现状。不过今天时间太短，我有个建议，你回去后可以写一个详细的综述，或在国际杂志发表，或与外国同行交流，也可以寄送给 Komajada 院士参考。我恳请 Komajada 院士在将来作心血管病的全球现状报告时加进这些内容，这样就更加全面和精彩。

　　两位院士为我们节约了近 30 分钟时间，不过这个时间不能用来喝咖啡，只能用来讨论问题，下面展开讨论（略）。

　　我来过法国好多次了，除了这类会，别的活动来过多次。法语我不会讲，但法国饭我学会了吃，因为好吃。大家知道吗，法国人吃那么好，但心血管疾病发病率却比其他发达国家低，法国人真有口福啊！目前中国心血管病发病率在增加，我的问题是问 Komajada 院士的，你认为法餐能降低心血管病吗？至少不使其增高。如果是的，我将邀请我妻子到这里来学法餐了，Komajada 回答，心血管病发病涉及因素很多，很难说，但饮食的方式和成分很重要，法餐和中餐都好吃，但哪个能减少心血管病很难说。

　　法国专家问道："在中国为何农村心血管病发病比城市多？"5 年前农村人口心血管病发病率为 28/10 万，现在到了 63/10 万；而城市人口发病率仅从 38/10 万上升到 57/10 万，这是什么原因？除了刚才中国专家回答的原因外，我加一点，那就是在 5 年前，城市人比农村人多，农村人没钱吃好的，现在农村人有钱了，吃的好多了，所以心血管疾病的发生率也就增高了，增长速度加快了。

　　刚才中法好几个专家都报告了心血管疾病的多个遗传基因的变化，这是新事情，但我们对基因的变化是没有什么办法的，不过基因变化常常是通过环境因素起作用的，我们通过改变环境因素能降低发病率。遗憾的是，你们发现的这么多新的遗传因子，受其影响的环境因素还是老的，通常讲的，例如情绪失控、高盐饮食、吸烟饮酒，我们早就知道。我 40 年前读大学时老师和教科书就是这么教我的。现在好多人花了很多钱，做 GWAS（全基因组关联分析），发现了基因变化，发表了高影响因子的文章，但对病人的治疗及疾病的预防没有影响，我把这称为"High Impact Factor，But No Impact"。你们不用生气，现实就是如此，我是说要研究基因突变的功能，而且将其与疾病的发生、诊断和治疗相联系，不然你就难以回答我的"High Impact Factor，But No Impact"。

　　本场会议就到这里，问题供大家回去思考，也许这个问题会成为下次在中国召开的"第六届中法医学研讨会"的主题。

那一年
我在工程院

卷　六

葡国臆像

2015 年 10 月 9 日

在法国开了两天"中法医学研讨会"后，我们顺便去了葡萄牙。按行程安排，从日内瓦到里斯本只需一个半小时，结果飞了两个半小时，为什么？是因为时差缘故，里斯本比日内瓦晚一小时。我是第一次访葡，以前对葡萄牙的印象是三个字，即"小、富、开"，完全源自教科书和传说。

何谓小？国家小。同行的刘运芳是我的学生，她告诉我小时学世界地理，只知二牙，即西班牙、葡萄牙。但老记不住谁大谁小，结果老师告诉她，葡萄牙是葡萄的葡，西班牙是西瓜的西，是西瓜大还是葡萄大，这不很清楚了？于是她记住了。我看这老师真聪明，不过葡萄牙究竟多大，还是没弄明白，只知葡萄比西瓜小，西瓜比葡萄大。

何谓富？葡萄牙这个小国家是很富的，不用说别的，过去上百年在我国澳门赚的钱就不少。

何谓开？即开放的开，这个国家不闭关自守，一直采取开放政策。这里的足球那么有名，出了很多球星，就是一种开放的体现。他们不仅守住自己的球门让别人踢不进去，而且主动把球踢进别人的球门来赢别人。

所以他确实是小，但富，而且小富不安，小富不关，回想中国，唐代时我国也是这样，打开国门，迎接四方来客，而且主动走向世界，那时国家大，也富，世界财富一半以上在中国，那时是"大、富、开"，以后呢？因为不开放，闭关锁国，于是慢慢穷了，成了"大、穷、关"。

现在中央调整大国发展思路，提出建设"一带一路"，我们这次不就是为此而想，为此而来吗？

"小、富、开"，这是我对葡萄牙的印象，是否正确有待未来几天的检验。

访里斯本大学

2015 年 10 月 10 日

今天，代表团一行四人访问了里斯本大学。里斯本大学位于里斯本市中心，分 19 个学院，各学院分布在里斯本市各地，而且校园是开放办学，没有围墙，可以说是里斯本大学在里斯本市中，里斯本市在里斯本大学中。在校学生共有 7500 人左右，有教授 400 人。

我们访问了里斯本大学技术学院，该院院长 Santana 接见了我们，发表了热情洋溢的讲话，并合影留念。该院生物医学工程系主任 Santos 副教授重点介绍了该系的研究领域，即脑成像用于疾病的诊断和治疗。应用 Raman 技术研究肿瘤组织的成像差别，以及组织工程技术等，我们代表团用录像带介绍了中国工程院的情况。然后双方进行了交流（略）。

医学与其他学科包括与工程的合作是十分重要的，在中国这方面的合作不尽人意，比如懂工程的不懂医学，懂医学的不懂工程，二者整合不到一起，合到一起也各怀心思。里斯本大学生物医学工程系针对一个个不同的班级，组成了一个整合的团队，其中团队成员既有工程技术人员又有临床医生，这是很好的经验，值得我们学习。

他们把大学生培养的 5 年分成两个部分，一部分是学 2 年工程，再进入 3 年医学，另一部分是学 2 年医学再学 3 年工程，最后进入整合研究阶段，这个办法很好。但在中国，就怕先学医 2 年后好多人不再去学工了，即使是已经学了 2 年工程，后 3 年去学医，学完医后就去当医生去了，因为当医生更有吸引力。

他们的学生中男生占 45%，女生占 55%，女多于男，当问到哪个性别更适合医工时，他们也回答不上来，但他们介绍了 4 名杰出校友，其中 3 位是男的，女的只有 1 个，所以从毕业生及其发展成就来说，还是男性多于女性啊。

关于生物工程，中国也有很多人在做研究，有的已经用到临床上了，他们的项目中很有值得我们学习的，或者说可以与他们合作的。明年他们的国际生物工程大会我们也可以派人参加，当然我们的会议也会邀请他们来。总之，中葡之间在生物医学方面要加强合作，加快合作，因为这个领域大有可为。

那一年
我在工程院

卷六

Sooner, Better

2015 年 10 月 11 日

今天，我们访问了 Champalimaud 基金会，该基金会由商人 Champalimaud 2005 年出资创立，以促进医学与科学的整合和发展。目前已启动 3 个领域的研究。2006 年启动致盲的研究，已在巴西、印度和本土建立了 3 个中心，并设立了致盲研究的大奖，每年每项奖奖金为 100 万欧元，已发过 7 次，2007 年启动神经科学研究，2009 年启动肿瘤学研究。

该基金会的理事长 Leonor Beleza 接见了我们，并带领我们参观了基金会中心，这个中心为新建的集临床研究为一体的现代化建筑，设备先进，下面两层为临床肿瘤中心，其中放疗设备，包括内镜治疗设备十分先进。上面几层为各种研究室，旁边为行政办公楼，用一条玻璃连廊连为一体。

在参观消化道肿瘤单元时，因为他们是我的同行，知道我们西京消化病院的研究及临床状况，如 ERCP（经内镜逆行性胰胆管造影术）技术，我们院是每年有 2000~3000 例患者接受 ERCP 手术，而他们才刚开始。由于我们多次在国际和世界大会上进行技术现场表演都很成功，因此他们邀请我现场做一次。我说不敢，害怕操作有所闪失回不了国，因为我听说"外国的月亮比中国的圆"，但我不知道"外国人的肠道是否比中国人的长"，这当然是玩笑话。其实，要做这样的手术，需要一个团队，我的团队不在，单枪匹马，如果换了其他人，配合不到位的话会出大问题。

在谈到双方合作时，理事长遗憾地说，他们机构和全世界 20 多个国家合作，遗憾的是还没有与中国合作过。我说这就是这次我为什么来访问的原因。关于眼病，他们已在全球建了中心并开展了卓有成效的研究。关于神经科学，他们也已和发达国家开始了共同研究项目，但对于肿瘤研究，我建议他们在中国建立中心，开展与中国的合作。例如消化道肿瘤，几乎人体一半以上的实体瘤发生在消化道，而且食管癌和胃癌发病率占了世界上肿瘤总发病率的一半，肝癌的发病率也不低，结肠癌发病率也在上升。我们有大量的病例，如我们的消化病医院就有许多食管癌、胃癌、肠癌、结肠癌的标本，每年各达 200 例以上，

那一年
我在工程院

已冻存在生物标本库中，并有相应临床资料，我们可以用最先进的科学方法来联合研究。另外一个协作，就是用传统中医和中药研究或治疗恶性肿瘤，最近屠呦呦女士得了诺贝尔奖，说明中医中药对疾病的治疗是有用的、有效的，它是对西医的补充。除了屠女士外，1000多年前，中医孙思邈用生猪肝治疗夜盲症，现在中国用维甲酸治白血病，而且很成功就是实证，这方面大有可为。就传统中医药而言，我们更有经验，就西药研究他们更有经验，我建议我们联合起来在西安建一个"Champalimaud Center of Cancer（CCC）"。希望基金会可以考虑。

我盼望着理事长访问中国，访问西安，光访问香港和澳门还不够，中国地图像一只"鸡"，只看见她生的两个蛋，还没去了解"鸡"。西安是"鸡"的心脏，等基金会访问西安后，我将再来里斯本，我们的合作就将全面开始，希望贵方尽快安排日程，越快越好，越早越好，英文叫"Sooner，Better"。

访里斯本中医学院

2015 年 10 月 11 日

本来此次访葡行程安排很紧,听说里斯本有一所葡萄牙人自办的中医学院,我很感兴趣,千方百计挤出一下午时间前去参观。该院院长 Jose Manuel Faro 博士一行三人接待了我们,并介绍了校况,带我们参观了校园。

该院于 1992 年建校,校舍位于城中的一幢 5 层楼房。大厅前壁悬挂的是 3 幅画像,华佗、张仲景和李时珍。楼房后面连着一个后花园,有一棵树龄至少上百年的古树,围着各种乔木,中间一个水池养有 20 条金鱼和 3 只乌龟。曲径洞天用作学生锻炼之用,但这的确是世界上最小的校园。

目前在校学生 150 余人,多为 17~18 岁的年轻人,但最年长的学生达 40~50 岁。学生基本是葡萄牙人,也有几个是中国人,因为父母在这里工作,子女也就来这里学中医。该校学制 5 年,共有 21 位教师,除一位是中国人(与葡萄牙人结婚,自己本身是中医师),其余全是葡籍教师。他们有不少去过中国,主要在南京中医药大学学习,有的还有硕士学位。其余的老师就是这个学校的学生。这个学院与南京中医药大学合办,毕业生南京中医药大学承认并发给毕业证和学位证书。其他教材多为南京中医药大学编的中英双语教材,有的已被翻译成葡萄牙语。

学院一层为诊所,每天有二三十个病人就诊,一般星期五最多,可达五六十人。所用药品最多从美国、英国、荷兰进口,因为葡萄牙官方还没有完全承认中医,在这里中医不被西医喜欢,所以学院从 20 世纪 80 年代就开始为中医争取地位,即把中医作为辅助医学已申报到中央政府,听说 12 月后可能有消息。

不过法律虽然没有承认中医,但也没有反对中医的法律,所以目前中医在葡萄牙处于灰色地带。他们的毕业生出去常自己开诊所,目前是商务部门承认,但卫生部门还没有承认,中药要进口是十分困难的。我认为中药要得到承认,首先是中医要得到承认,中医要得到承认,首先是中文(中国文化)要得到承认。

交流中,谈到屠呦呦教授获得诺贝尔奖,他们十分兴奋,说这是世界对中医最大的承认，也是对中医工作者的巨大鼓舞。他们很想邀请屠教授当他们的名誉校长，并当场写了邀请信，托我转交（我同意）。

这是一群热爱中医的人，也是一群难得的人。他们已在狭缝中坚持了23年，好多头发都白了，待遇低得让人难以接受。但他们有坚定的信念，他们说在整个欧盟中还没有一个国家政府承认中医，只要他们成功了，就走出了第一步。他们真了不起，我在想，作为中华民族的儿女，是中医呵护我们走到了今天，我们是否应该像他们一样来传承中医，发展中医呢？与他们相比，我们做的是多了还是少了呢？

那一年
我在工程院

卷 六

访 FCT
2015 年 10 月 12 日

今天下午，工程院一行四人访问葡萄牙科技基金会（FCT），中国驻葡萄牙大使馆科技处高川陪同访问，该基金会国际关系处 Ana Quartin 处长一行三人接待了我们，并合影留念。

FCT（葡萄牙科技基金会）由葡萄牙国家教育和科技部管辖，2014 年的预算为 4.23 亿欧元，主要负责资助四个领域的发展：①科学和工程技术；②健康和生命科学；③社会科学；④环境及其他。其中前两个领域各占 30% 左右，后两个领域各占 20% 左右。工作人员中有一位官员专门负责协调与中国的合作，此前已和浙江大学的生命学院有协作项目。

葡萄牙在全世界属中等发达国家，他们用于科技的投入是 4.23 亿欧元，算很高了。因为他们只有 900 万人口，科技投入折合人民币约为 30 亿元，这只是科研经费，不算硬件，人均为 330 元。按此比例计算，中国的投入应该是 4600 亿元，我们实际的投入是多少呢？当然我们的人均 GDP 要比人家少。同样，我们算一下他们在健康和生命科学方面的投入，900 万人口投资 30 亿 × 30%=9 亿人民币，人均 100 元，这只是科研投入，不算硬件投入，按中国 14 亿人口计算，应该投入 1400 亿元，我们实际投入了多少呢？当然需要考虑我们的人均 GDP。

目前在全世界的科技投入有一种趋向，即发达（developed）国家通常在健康和生命科学方面投入最多，科技次之，社会及环境最少。而在发展中（developing）国家，通常投入到环境及其他方面的最多，科技次之，健康和生命科学最少。中等发达国家通常投入科技最多，健康与生命科学次之，社会、环境及其他最少。

我国的科技资金投向的比例目前仍沿用发展中国家的投资方式，希望能向中等发达国家的方式努力。

访西班牙

2015 年 10 月 13 日

今天我们用全天时间访问了西班牙国立卫生研究院、西班牙国家肿瘤中心，并在中国大使馆会见了该国微创手术中心的荣誉主席，收获颇丰，已有专文上报中国工程院，有一些数据令人难忘，故录于此。

西班牙总人口约 4000 万，但他们的国家肿瘤中心在全世界排名第四，甚至在美国 M.D. Anderson 肿瘤中心之前。原因在哪里？一是政府重视、广纳人才、强力支持，他们研究工作的水平不仅在西班牙领先，而且在全世界也处于领先地位；无论是基础研究还是药品开发能力都很强；不论在科学研究方面，还是在人才培训等方面都是很杰出的。这个中心一共三层实验室，其中有一层是用于抗肿瘤药物研究的。无论是国家卫生研究院，还是国家癌症研究中心，他们的主任都告诉我们，作为一个中等发达国家，在保健卫生已基本解决情况下，他们的出路不在于单纯的基础研究，而是向应用研究发展，发达国家看重基础研究，发展中国家看重疾病治疗及卫生管理，我觉得他们的定向是对的。中国可能也应该这么做，政策导向，资金投向，评审奖励都应该这样，只有这样才能走出一条自己的发展道路。

国外早已步入老龄化，老龄化与慢性病是双生子，通常相伴而至，我国应高度重视。西方世界过去由于经济条件改变，吃得太好，心脑血管发病率急剧上升。现在通过生活方式改变，即强制政策，如控制吸烟，现在发病率明显下降。中国现在慢性病发病率在上升，我们不能等升上了才去控制，不能再走西方国家的老路，要做好预防工作。在控烟方面，提高烟价，并将国家烟草收入纳入医疗保健；医药和器械的广告费也应有一定比例纳入医疗卫生；小学、初中、高中要把保健知识纳入必修课程，这些都是很好的办法。医药促销是不允许的，是违法的，药商与医院和医生的协作关系要透明化，尤其是涉及经济的。在西班牙，医患间也有矛盾或纠纷，但没有出现过伤医或杀医事件，因为这种行为会触犯法律。

西班牙的医学从业人员约有 50 万名，4000 万人口中每 80 个人就有 1 位是医务人员。西班牙医生的工资比较高，但护士的工资水平不很高，约等于国民平均水平，不过护士可以工作 1 周，休息 1 周，也很有吸引力。

访 IRB

2015 年 10 月 14 日

我们四人乘马德里到巴塞罗那的早班飞机，为的是访问巴塞罗拉生物医学研究所（Institute of Research of Biomedicine，IRB）。

该所由位于巴塞罗那的 4 个分中心组成。中心共有建筑面积 6 万平方米，有近 2000 名工作人员。中心分设 5 个研究领域，即细胞和发育生物学、分子医学、肿瘤学、结构和计算机生物学、化学和药物学。具体情况有全文报告（略），但有三点值得特别注意。

一、研究人员国际化。研究所设两个顾问委员会，一个是基础研究顾问委员会，由 17 人组成；另一个是药物研究委员会，由 10 人组成。这 27 人主要来自美国、英国，还有少数（4 人）来自奥地利和西班牙本土。核心研究人员 414 人，来自 24 个国家，其中行政管理人员仅 10%。144 位博士研究生来自 25 个国家，其中 38% 来自西班牙以外的国家。88 名博士后来自 27 个国家，其中有 50% 来自西班牙以外的国家。

二、科研经费投入大。近 10 年科研经费共计 10 亿欧元，每年科研经费达 1 亿欧元，折合人民币计 7 亿多元，即 2000 位研究人员每年科研经费 40 万元人民币，强力的资金支持使他们发展很快，并在高档次的杂志发表大量重要科研论文。

三、科研与产业相结合。该研究所不仅与该地区近 10 家医院合作，而且与近 50 家国内和跨国公司合作，相互支持、相互促进，推动了科研成果产业化。

访 Hospital Clinic

2015 年 10 月 15 日

　　我们这次访欧的最后一国的最后一站是巴塞罗那的 Hospital Clinic，无论是驻马德里的大使馆还是驻巴塞罗那的领事馆人员都提醒我说话要小心，以免出现政治问题，因为巴塞罗那和马德里矛盾很大，最近闹得更加厉害。对于 Hospital Clinic，叫医院诊所，真让人百思不得其解，带着这个问题，我们走进了巴塞罗那这所最大的医院。

　　医院院长 Dr Dauid Fonti Ferver 接待了我们，他是一个急性子人，但热情奔放，处事大方。他也是一个快言快语、直来直去，不乏幽默感的人。他一上来就列举出了一大堆数据来说明这是一所好医院，不仅与马德里比是最好的，在西班牙也是最好的，但这所医院有其特殊性、独立性，与众不同，人民喜欢。我有点紧张，是不是马上要涉及政治问题了？同行的团员也面面相觑，有些紧张，结果他话锋一转，叫我们不要紧张，说这个医院之所以办得有水平，主要是他们独特的管理制度。接着他一口气讲了十条经验，我印象最深的是三条。

　　一是对内进行学术整合，即对专业相近的科室进行整合，如消化内外科、泌尿内外科、神经内外科、心血管内外科等，两两整合成了九个共同体，也就是我们的院中院。这样做，专业互补、资源共享，力量加强，握紧手指形成了拳头。

　　二是对外进行管理整合，即把大医院、小医院和小诊所整合起来，形成了上下联动，恰似我们的医院联盟，从疾病的初级保健，一直到专科治疗，各负其责，形成一条龙服务。有点像我们近年提出的分级诊治。

　　三是将医教科相整合，组成能文能武的团队，促进学术的全面协调发展，不仅使 SCI 论文数量大增，而且使临床水平大幅提高，教学相长。

　　院长不仅自己讲，还请肿瘤研究所这个典型院中院的主任来现身说法。听完他们的介绍，我提出一个问题和一个请求，请求是要拷贝他们的全部幻灯片，回去后消化学习，他同意了。问题是，在中国或者说在西京医院，我们也在做这种事情，遇到的最难的问题是整合中需要有一个让大家信服的学术带头人，不然管不住，推动不了。院长完全同意我的看法，他们的办法是什么呢？就是要靠学术委员会选人，标准就是一个，The Best，最好的。什么方面好？一个是Good Person，做人好，当主任要心胸宽广，眼界高远，做事踏实，不计名利；另一个是 Good Profession，做事好，就是学术水平要高，要让众人服气，不仅要有临床工作能力，还要有基础研究能力。

想到这里，这不就是我们整合医学的重点吗，这是实现整合医学最好的一种实践，所以叫 Hospital Clinic。

EUS

2015 年 10 月 17 日

在第十八届全国超声内镜开幕式上的讲话，本次会议在上海皇冠假日酒店召开。由第二军医大学长海医院消化科金震东教授任主席，来自全国相关的专家约 600 人参加会议。

我是昨天访欧后来到上海的，在访问法国、葡萄牙、西班牙三国的 10 天中，经常遇到外国同行打听屠呦呦教授获诺贝尔奖的事。媒体有这样的传言，说当今年诺贝尔生理学或医学奖揭晓时，老外说 The Winner is you. You too，即"获奖者是你。你也是"。好像谁都可以获奖似的。每当听到这种调侃时，我会问"Why the winner is not you? Not you either?"，即获奖者为何不是你，也不是你呢？为什么能获诺贝尔奖，应该是屠教授自己才能回答，不过按照网上介绍的研究经过和屠教授自己的获奖感言，至少有两点是很重要的。

屠教授在研究青蒿素时有几条策略非常值得我们参考和学习。第一，学术整合即：①古为今用，青蒿能治疟疾至少在 1000 多年前我们的祖先就已经发现了，这是在人身上长期观察的结果，屠教授在研究遇到困难，按常规方法难以成功时，想到了古书上的记载，得到了启发。②洋为中用，过去用青蒿治疗疾病，多用水煎，疗效不是太好，屠教授采用化学方法，特别是低沸点乙醚来提取，取得了成功。③他为我用，即在大量同事从合成化合物寻找有效成分失败时，她从中吸取了教训，在研究中，吸取别人的教训，借鉴别人的经验，对自己的研究十分有用。

屠呦呦教授成功的第二个经验是团队整合。正如屠教授在获奖感言中说："这是团队的光荣，也是中国科学家的光荣。"因为这项工作是 60 余个单位及数百位科学家集体努力的结果，每一个团队和每一个人都为此作出过自己的贡献。

由此，我想到我们的超声内镜，现在已开到第十八届会议了，在各方面都取得了明显的进步，超声从一维到二维，再到三维，现在到了四维。超声内镜的发展前景我很看好。有人说李兆申是做内镜的，金振东是做超声镜的，这不对！

首先他们是消化科医生。为什么我们不能把古代的华佗、张仲景叫消化科医生呢？专科细划、专业细化、医学知识碎片化把我们带向了极端，我们现在比华佗强多了，但是如果我们会的华佗不会，他还是好医生；如果华佗会的我们不懂，那我们就不是很好的医生了。

名医之我见

2015 年 10 月 22 日

在 *GIE*（*Gastrointestinal Endoscopy*）主编中国行西安站开幕式上的致辞。这次会议在西安西京消化病医院学术厅举行，由西京消化病医院副院长吴开春教授主持。由 *GIE* 的主编、美国梅奥医学中心的 Micheal Walace 教授主讲，随后由来自重庆、成都、西安的专家作报告，参加会议的有消化内科及西安各医院的医生共约 200 人。

本次会议的主旨，或者说今天活动的意义是什么？大家知道，世界医学发展突飞猛进，但中国的医疗改革举步维艰，循证医学、转化医学、精准医学先后兴起，但我们总是难达理想境地。似乎医生离医学越来越疏远，我们离病人越来越遥远。与先辈的境界相比，与医学的本质相比，我们似乎总在终端使劲，似乎总在局部发力。

医学传承经过师传徒，一个传一个，一代传一代的过程，现在发展到媒体、广播和办学广泛传播的时代，其中医学杂志是一种重要的传播方式，但是 what to write？ what to publish? what to read? what to do? 这些都是十分重要的问题。今天，*GIE* 的主编 Wallace 教授专程来西安，可谓传经布道，我认为这是一次中西方对话的绝好机会，一会儿他作完报告后，大家可以畅所欲言，共讨消化内镜发展的未来，共研临床科研的经验，共商医学论文的写作，想必会十分有利、十分有益、十分有用。利用这个机会，对于消化内镜的发展，特别是消化内镜医生的成长，我想多讲几句。众所周知，消化内镜的问世极大地推动了消化病学的发展，也因此提高了消化内科医生诊病治病的能力。但是作为一个消化科医生，单会内镜操作是不够的，即便是有很高超的技巧也不够，因为我们是一个医生，医的是人，是整个病人，而不是某个病灶。现在有很多医生专到了极致，张嘴就可以说出他是什么，是干什么操作的。我们不能说张仲景是干什么操作的，也不知道华佗是开什么刀的，因为张仲景是医生，华佗也是医生。张仲景和华佗不会我们现在掌握的内镜技术，但他们自己不失为一个好医生；反之，如果张仲景和华佗会的我们不会，那我们就不能叫医生了。最好是我们有自己的优势，同时也会华佗和张仲景会的，那就叫名医。这就是我对名医的定义，或称名医之我见。

预祝本次会议圆满成功。

京、津、冀

2015 年 10 月 23 日

在京津冀中西医结合论坛开幕式上的发言。本次会议在北京会议中心举行，杨明会教授任大会主席。开幕式长达一个半小时，有9位领导讲话，还有3个领奖、签约仪式。参会者有来自京、津、冀三地的相关学者约 1300 人。

本次会议的规模为何只限于京、津、冀三个地区？党和国家为什么要实施京津冀协同发展？其实就是过去三地发展不协同，北京的"Jing"到了天津成了"Jin"，丢了一个"g"，到了河北成冀又丢了"n"，只剩下"Ji"了。如果津冀乃至全国都发展到北京的水平，那不就达到小康甚至小康的小康了吗？

前几天我去河北讲课，一看这个"冀"字，我想上面是北京的"北"和河北的"北"，中间是一块"田"，下面一个"共"，那是河北与北京共耕一块田，但河北老管耕种，而北京总管收获，这怎能是协同发展呢？现在中央和国家提倡协同发展，还是这个"冀"字，含义却不一样了，上面那个"北"既是北京之"北"，也是河北之"北"，下面是"田"，再下面是"共"，那是北京和河北在同一块田里共耕共收共赢嘛。

当然，刚才我说的是经济，如果说到今天的中医药，或中西医结合，那可是各有特点，各有优势，各有千秋。我们需要的是整合，整合促共赢。我们时常在讲，融合是被动的，配合是分主次的，结合是有条件的，只有整合是主动，不分主次，没有条件，是最高境界，会出最大成果，整合形成的成果一定会青出于蓝更胜于蓝。我们中医一定要有自己的主心骨，不能跟风，西医上讲"精准医学"，你就说是你们两千年前提出的辨证论治，其实人家说的要精准到分子，我们的证可是整体，是带有各种证候的整体，是一种状态，是根据不同状态施治，与精准医学的概念不完全一样或完全不一样。另外，屠呦呦老师得了诺贝尔奖，外国人就认为从一种植物提取有效成分叫中医，他们在柳树皮柳树根早就发现了解热镇痛的物质，后来合成了阿司匹林，再后来用阿司匹林治疗心脏病得了诺贝尔奖，因此他们认为中医与西医一样。我说中医不一样，中药中有与西药相似的东西，但这只是一部分，还有你们的整体思维。因此，中药要走出国门还要中医，中医要走出国门还需中文，中文不是专指中国文字，主要指中国文化。我们中医或中医结合要发展，我认为一定要记住四句话：①从微观到整体；②以疗效为标准；③变不治为可治；④从配角到主角。

那一年
我在工程院

增选须知

2015 年 10 月 26 日

在中国工程院 2015 年院士增选第二轮评审和选举会议第一次全体院士会议上的主持词。本次会议在北京会议中心召开。中国工程院近 600 位院士及工程院机关全体同志共约 700 人参加。

今天，我们召开 2015 年院士增选第二轮评审第一次全体院士会议。周济院长等 7 位院士是中共中央委员或候补委员，今天要参加第十八届五中全会开幕式，所以他们无法参加今天的全体院士会议。周院长的大会讲话已经过主席团会议审议同意，现发给大家。受周院长委托，今天的会议由我主持。本次会议共有两项议程，一是请刘旭副院长讲话；二是选举外籍院士。

首先进行第一项议程，请刘旭副院长讲话（略）。

谢谢刘副院长。刘副院长的讲话报告了今年院士增选第一轮评审后的有关工作情况，通报了第二轮评审的有关安排，并对本次评审提出了具体要求。刘副院长的讲话已经昨天下午的主席团会议审议通过，希望各学部和全体院士遵照执行。今年的增选是院士制度改革后的首次增选，中央和社会各界高度重视和关注，具有重要意义。结合当前院士增选所面临的社会形势，我们一定要保证增选质量，把好院士入口关，共同做好本次增选工作。

现在进行第二项议程，选举外籍院士。现在宣布外籍院士候选人投票选举的总监票人和监票人。根据各学部推荐，主席团会议提议，总监票人是化工、冶金与材料工程学部的刘炯天院士，能源与矿业工程学部的袁亮院士，土木、水利与建筑工程学部的李建成院士；监票人是机械与运载工程学部的张军院士，信息与电子工程学部的张广军院士，环境与轻纺工程学部的俞建勇院士，农业学部的印遇龙院士，医药卫生学部的丛斌院士，工程管理学部的周建平院士。大家是否有不同意见，如无异议，我们鼓掌表示通过。下面请总监票人主持投票。投票结束后，院士们可以离开会场，参加各学部全体院士会议。

邓一年
我在工程院

卷 六

为了 2016

2015 年 10 月 26 日

在中国工程院学术与出版委员会 2016 年学术活动评审会上的主持词。本次会议在北京会议中心举行，樊代明主持会议。工程院学术及出版委员会全体委员出席会议，工程院机关李仁涵、安耀辉、姬学等同志参加了会议。

非常感谢大家在繁忙的增选会议期间，抽时间参加我们学术与出版委员会会议，本次会议是评审 2016 年学术活动计划。大家都知道，学术活动是我院工程科技思想库建设的重要组成部分，通过举办各类学术会议，研讨国家经济社会发展的工程科技问题，充分发挥院士在工程科技领域的学术引领作用，服务创新驱动发展，为深化科技体制改革贡献力量。

经过多年发展，我院学术工作构建了"1-2-7"百场学术会议体系，从数量上对我院学术活动进行了规范。同时，在上一届和本届的学术与出版委员会的集思广益下，形成了"四聚五合"机制，从质量上对我院学术活动提出了更高的要求。今天我们在这里就是以"四聚五合"的标准来对工程院 2016 年的学术活动进行评审的，具体情况请大家参考附件材料。

首先请学术与出版办公室的安耀辉副局长介绍 2016 年学术活动申报的基本情况（略）。

按照学术活动管理办法，原则上，每个学部每年举办 1 场国际工程科技发展战略高端论坛，2 场中国工程科技论坛和不超过 8 场学部学术活动。这次，医药学部多申请了 1 场国际高端论坛，"健康促进－国际工程科技发展战略研究"；能源学部和管理学部各多申请了 1 场工程科技论坛，分别是"重离子加速器技术的应用和推广"和"一带一路建设工程管理暨中国工程管理论坛"。但申请的总数没有超过我们"1-2-7"的 10 场高端论坛和 20 场中国工程科技论坛的总数限制。我们主要针对这 3 场学术活动讨论一下。另外，医药学部经学部常委会讨论决定，今年申请 9 场学部学术活动。由于今年学部学术活动只申请了 58 场，还剩 12 场，以应对可能出现的临时任务，建议这次准予通过，不单独作评议了。

现在请各位委员发言（略）。

在投票前，我们先确定一个总监票人，经学术办公室工作人员推荐，郑静晨院士为总监票人，付小兵和刘志红院士为监票人。大家如无意见请鼓掌通过。

请各位委员按照评审意见表的要求，对 10 场国际高端论坛，20 场工程科技论坛进行评审。同意票数超过 1/2 的项目正式立项。

结果已经出来了，请总监票人郑静晨院士宣读投票结果。咱们学术和出版委员会开会近几年都以简练、快捷、有效著称，今晚也是如此，十分感谢大家。

本次会议圆满结束，再次感谢各位院士参会，预祝接下来的增选会议进展顺利，祝大家身体健康。

残、错、早

2015 年 10 月 27 日

在中国工程院第 35 场"健康讲座"上的主持词。本次会议在北京会议中心进行。主题为"风湿免疫性疾病"，由北京大学人民医院风湿科栗占国同志主讲。参加讲座的有 2015 年增选会议的与会院士及其家属，工程院机关的同志，共约 200 人。

欢迎大家参加第 35 场"健康讲座"，本次讲座要讲的这种病，可以说是男女老少发病，春夏秋冬发病，从头到脚发病。40 多年前我上大学时该病称为风湿病或类风湿病；以后发现病人的胶原增多，于是叫胶原病；然后发现病变多发生在结缔组织，又叫结缔组织病；再后来发现免疫系统全面参与本病，本病是一个自耗自毁性疾病，所以叫自身免疫性疾病。人体有一个免疫系统，相当于一个国家和国防军，这支军队太弱会得病，太强也会得病；部分太弱导致另一部分相对太强也会得病；部分太强导致另一部分相对太弱也会得病。今天介绍的这个病很难办，大家都怕肿瘤，其实这个病比肿瘤还难治。因为这个病病因说不清楚，诊断说不清楚，主要是治疗老不彻底。怎么办？有请北京大学人民医院风湿免疫科的栗占国主任为我们作报告（略）。

栗主任的报告我总结成三个字，以便大家理解和记忆。

第一个字是"残"，这个病的致残率很高，你看平时因病致残需要推轮椅的主要是两个病，一个是脑血管病的后遗症，一个是风湿免疫病的晚期。但前者只是不能动，是瘫而不痛，叫软瘫；而后者是不仅不能动，而且还有痛，痛而难忍，甚至痛不欲生，比软瘫痛，叫硬瘫。说这些话就是为了引起大家的重视，不能有病不治，小病不治，到病难治时再去求医，那将悔之晚矣。

第二个字是"错"，就是看错了医生。栗主任告诉我们，大约一半的病人，特别是农村病人多数都是看错了医生，挂错了科，开错了刀，吃错了药，不仅是病人看错了医生，医生也看错了病。这样，治错了病，治坏了人。

第三个字是"早"，大家都知道这个病晚期是没有好办法的。但早期是有办法的，早期诊断早期治疗起码可以阻断或延缓病情的发展。但是这类疾病共15大类100多种病，特别在早期诊断是很困难的，所以一定要找准医生。

听了这个报告，我有一个极大的收获，但是一个迟到的收获，甚至是懊悔的收获。近几年，每逢过年，我想方设法回老家看老母亲。她八十多岁了，回家最好的感觉就是吃饭，老母亲常坐在我旁边，她自己不吃，看着我吃，还不断为我夹菜，吃的那些菜都是小时候她给我煮的菜，特别可口，好吃。只有在此时，无论你官多大，学问多深，此时的身份只是孩子，在妈的面前当孩子感觉真好。好感觉之外，我也有另一种不好的感觉，就是母亲为我夹菜的手关节肿大，十指畸形，因为她患有类风湿关节炎，我一直在为她开药治疗。今天才知道，有两个不对，一是现在有好药，叫"DMARDs（抗风湿药物）"，我没有给她开，因为我不知道；二是过去我为她开的止痛药多为阿司匹林类，这只是止了痛，但对病情的稳定及延缓没有作用，应该开NSAIDs（非甾体类抗炎药），如塞来昔布。听了这个报告，会后我就给弟弟打电话，赶快为老母亲买药和换药，买新出现的药，换用错了的药。

PoPH

2015 年 10 月 31 日

一、概 述

PoPH 称门脉高压性肺动脉高压症，是继肝肺综合征（HPS）后慢性肝病的另一重要肺部并发症，其特点为肺血管阻力显著和持续增加，引起肺动脉高压，继之右心室衰竭，终致死亡。该病平均生存时间为 15 个月，中位生存时间 6 个月。如果不进行 PAH 特异治疗，也不进行肝移植，5 年生存率仅为 14%，右心衰和感染占死因的 66%。

1951 年，Mantz 和 Craige 首报此症，当时称原发性肺动脉高压，即在无继发性肺动脉高压情况下，静息时肺动脉压 ≥ 25mmHg，肺毛细血管楔压 15mmHg。

1979 年，Lebrec 发现 PoPH 是门脉高压罕见的并发症，随着肝移植的增多，这种并发症在增加。

文献报道，肝移植后 PoPH 发生率为 5%~10%。该症常有肝硬化存在，但无肝病时如门静脉血栓形成也可发生此症。如由肝硬化引起，肝病的病因和严重程度、门静脉高压程度与肺动脉高压并不呈正相关。

二、病理生理变化

肺血管的主要病理生理改变是血管平滑肌细胞和成纤维细胞增生，原位血栓形成导致血管内皮纤维化，血管厚度增加，肺小动脉阻塞，使肺血管阻力增加，并使肺从低压高流状态逐渐发展成高压低流状态。目前尚无该病的动物模型。

三、发病机制

1. 高动力循环状态。腹腔小动脉扩张，大量血液进入腹腔血管，又因门脉高压难回到体循环，致体循环的阻力下降，呈现高动力循环，肺血流增速，肺血管床截面应激增加，血管收缩，肺动脉内皮细胞增生肥大。

2. 血管活性物质失衡。血管收缩物质上调，如内皮素、血栓素（thromboxane，

TXA）、IL-1 和 IL-6。血管舒张物质下调，如 NO 和前列腺素等。

上述物质失衡致血管收缩，肺血管阻力增加，继之以肺血管重构，肺动脉内皮细胞增生，PoPH 形成。在这个过程中，内皮素 ET-1 起主要作用。因为在肝硬化并 PoPH 者，ET-1 水平比有肝硬化无 PoPH 者高；用 ET-1 受体拮抗剂不仅可降低门脉压，还可降低肺动脉压。

在肺部，ET-1 有两个受体，即 ET-1A 和 ET-1B，当 ET-1 与 ET-1A 结合后引发肺血管收缩、平滑肌细胞增生、肺纤维化。当 ET-1 与 ET-1B 结合后，则内皮素减少，并诱导内皮细胞产生 NO 和前列腺素，导致血管扩张。

PoPH 表现为 ET-1A 上调，而在 HPS 则为 ET-1B 上调。

3. 原位血栓形成。过去认为，PoPH 是来自腹腔循环的栓子引起的肺栓塞。后来发现，没有来自腹腔循环的血栓也可引起 PoPH。PoPH 在肺血管内常有血栓形成，其中 TXA 是血小板激活剂，这种物质增加易致小血管血栓微聚物质形成，从而引起血栓性阻塞。因此，可以认为是原位血栓形成而不是全身的栓塞现象引起了 PoPH。

4. 遗传因素。文献发现，PoPH 与雌激素信号转导和细胞生长相关蛋白编码基因的突变有关。BMPR2 与特发性 PAH 有关，但与 PoPH 无关。

四、临床表现

（一）临床症状

劳力性呼吸困难为本病的最常见症状，约占 80%。但系非特异性症状，也可能发生在顽固性腹水、肝性胸腔积液、潜在心脏病或肺部疾病时。

PoPH 的呼吸困难与肺动脉内膜增生、平滑肌肥大、进行性脉管狭窄有关。呼吸困难开始时轻，每在运动后发生。逐渐出现疲乏、端坐呼吸、胸痛、咯血和晕厥，最后可出现静息性呼吸困难。据报道，病人常有夜间低氧血症，其与睡眠呼吸暂停和 PoPH 的肺功能无关。但也需注意，有些病人并无上述症状。

（二）临床体征

肺动脉瓣第二心音增强伴收缩期杂音是肺动脉高压最常见的体征，肢体水肿、腹水、颈动脉搏动增强既是失代偿期肝硬化也是心衰的体征，表明疾病已达晚期。

（三）临床检查

PoPH 为潜在致命性疾病，对实施肝移植的病人要特别注意评估。除了门脉高压证据外，还要通过右心导管检查（right heart catherization, RHC）得到血流动力学证据。正常值为平均肺动脉压（MPAH）≥ 25mmHg，肺血管阻力要在240dyn·s^{-1}·cm^{-5}，平均毛细血管楔压 15 ≤ mmHg，才能考虑肝移植。

尽管 RHC 是诊断 POPH 的金标准，但不常用。因为 PoPH 在临床上少见，可先用二维胸前心动图（two-dimensional transthoracic echocardiography, TTE）粗筛，因其为非侵入性诊断方法。

1. TTE。用 TTE 可测定右心室收缩压（RVSP），通过加上下腔静脉呼吸变动测得的右心房压，可以算出肺动脉收缩压（PASP）。目前诊断 PoPH 常采用的 PASP cut off 值为 30mmHg，阳性预测值为 59%，阴性预测值为 100%，即没有一个 PoPH 误诊，但有 40% 的患者其实有 PoPH。如果用 50mmHg 作为 cut off 值，则阳性和阴性预测值分别为 37.5% 和 91.9%，而 Kim 的病例则为 74% 和 97%。梅奥医学中心的 101 例肝硬化病人，RVSP>50mmHg 者进一步做 RHC，65% 的血流动力学指标符合 PoPH，表明用这个指标特异度升高，但阳性率下降。因此认为，PASP<30mmHg 可以排除 PoPH，>50mmHg 是 PoPH 指征，应做 RHC。

Raevens 发现，将 PASP cut off 值定为 38mmHg，可使 PoPH 诊断的特异性提高到 82%，且能保证灵敏度和阴性预测值达 100%。如果结合有无右心室扩张，可使特异度提高到 93%，而灵敏度不变。如果结合 CT 等检查，正确性更好。

尽管 TTE 高度敏感，但常由于没见三尖瓣反流而使 PoPH 漏诊。同样，TTE 正常也不能完全排除罕见的 PoPH。

2. RHC。凡 TTE 提示 PoPH 阳性的患者都应做 RHC，RHC 可直接测定肺动脉压，而且可以计算出肺血管阻力（PVR）。RHC 可直接通过 MPAP 评估 PoPH 的程度，其中 <35mmHg 为轻度，35~44mmHg 为中度，>45mmHg 为重度。

五、治 疗

1. 普通治疗。因为 PoPH 在组织病理学和临床表现上与 PAH 相似，所以可用相同的治疗手段。一般状况改善，包括给氧、用利尿剂减轻心脏前负荷等，但也要注意如下状况：口服抗凝药常在许多 PAH 病人中应用，但在 PoPH 病人中禁用，容易增加消化道出血风险。钙通道阻滞剂在少数 PAH 病人有疗效，但可致急性血管扩张，PoPH 病人慎用，因其可致腹腔血管扩张，加重门脉高压。非选择性 β-受体阻滞剂常用于门脉高压所致的内脏出血，但在中-重度 PoPH 慎用，因会导致运动能力及肺血流动力学变化。TIPS 也不推荐，因其增加门脉循环回流，增加右心前负荷，从而使肺动脉压力增加。

2. 特异治疗。用肺血管扩张剂进行 PoPH 特异治疗，无论其后是否进行肝移植，都可使预后改善。文献报道，74 例 PoPH，19 例未做特异治疗，亦未进行肝移植，中位生存期仅为 15 个月，5 年生存率仅为 14%。43 例 PoPH 接受特异治疗，但未进行肝移植，中位生存期 46 个月，5 年生存率 45%。16 例准备接受肝移植的 PoPH 患者，经过平均 7.4 个月的特异治疗，12 例 MAPH 降到 35mmHg 以下，11 例成功完成肝移植，后者 1 年、3 年、5 年的生存率分别达 90.0%，80.8% 和 67.3%。其中 MPAH 特异治疗无效者，中位生存期仅 8 个月。

目前用于 PoPH 特异治疗的药物有如下三类：

·前列腺素类：为芳香酸代谢产物，是肺及全身血管抑制剂，同时也是血小板聚焦的抑制剂。有几种制品，Epoprostenol 为合成的前列腺素 I2（PGI_2）或 Prostacyclin。PGI_2 临床效果好，可使 PVR、MPAH 及心排量（CO）明显改善，缺点是要持续用药，经济负担重，有进行性脾肿大、脾亢的副作用。ILoprost 比 Epoprostenol 的半衰期长，还有合成的口服制剂 Beraprost 也可用。

·内皮素受体拮抗剂：a. Bosentan 为口服的 ET-1 受体拮抗剂，用药后效果明显，可降低 PVR 及 MPAH，与 Prostanoid 合用效果好，但有肝损害，需要监测肝功能。b. Ambrisentan 为选择性内皮素受体拮抗剂，对肝脏无毒性作用。

·磷脂酶 -5 抑制剂：Sildenafil 可以防止环化鸟苷酸间磷酸的分解，引起肺血管对 NO 诱导的扩张。Sildenafil 有 Vardenafil 和 Tadanafil 两种，不仅可改善症状，还可降低 MPAH 和 PVR。

3. 肝移植。移植前 MPAH>35mmHg 或 PVR>250dyn·s^{-1}·cm^{-5} 的 PoPH 患者，移植后死亡率达 36%，而且多发生在术后 18 天内。术前术中 MPAH>50mmHg 者死亡率达 100%，35~50mmHg 而 PVR 在 250dyn·s^{-1}·cm^{-5} 者死亡率达 50%，MPAH 在 30mmHg 以下者 100% 存活，因此将此作为肝移植的适应证。当然，术前如用血管扩张剂将 MPAH 降到 35mmHg 以下，术后 7~8 年随访，存活率仍达 85.7%。

对难治性 PoPH，可行肝肺联合移植，甚至肝心肺联合移植。肝肺联合移植后 1 年、3 年、5 年的存活率分别可达 69%、62% 和 49%。

再论整合

2015 年 10 月 31 日

在中国（杭州）整合医学高峰论坛开幕式上的致辞。本次会议在杭州市召开，浙江中医药大学时任校长范永升任主席。张伯礼、李兰娟、樊代明 3 位院士出席会议，参加会议的有来自全国各地的相关学者共约 800 人。

感谢范校长的邀请和介绍，我们两个的姓（樊与范）中文写法很不一样，但英文和拼音都一样，都是 Fan。两个 Fan 校长，一个西医一个中医。

医学发展突飞猛进，但医疗改革却举步维艰，一个个医学模式先后兴起，循证医学过去，转化医学来了；转化医学过去，智慧医学、数字医学、精准医学来了。我们论文没有少发，我们不可否认，这样做，固然有些进步，但目前 4000 种常见病，90% 以上没好药可治，在 7000 种罕见病中 99% 是无药可治。约占 1/4 死因的恶性肿瘤，治疗并未比不治疗获得更大的临床收益，我们似乎一直在终端用功，在局部发力，而对医学本质的认识出现了偏差。

中医几千年来一直在不断地治疗疾病，保证中华民族繁衍生息，但西医经常质疑中医的科学性，其实中医充满了科学，虽然有很多不属于科学范畴，甚至有的比科学本身还重要。有些人盲目跟风，西医提个精准医学，他说我们早就有辨证施治了。其实二者是很不一样的，假如有朝一日别人错了，你能说我早就错了吗？中医一定要坚持自己的理论体系，坚持自己的实践方式才对啊！一定不要跟风。

整合是时代发展的特征，是解决划时代难题的法宝。屠呦呦研究员获得了诺贝尔奖，在我看来，是两个整合，一个是学术上的整合，古为今用，洋为中用，他为我用；一个是组织上的整合，国家组织 60 个单位 500 多位专家联合攻关，难怪屠研究员说，她获奖是团队的荣誉，是中国科学家的荣誉。有人说屠研究员不是中医，但她自己说自己是中医。

整合与融合、配合、结合不一样，融合是被动的，配合是分主次的，结合是有条件的，只有整合是主动的，不分主次，不提条件，整合的双方或多方可能最后都不存在了，可产生的新事物是优于所有原事物的。这个整合论坛很好，我建议一直办下去，一年办一次，会标前头这个"中国整合医学论坛"几个字不改，改"暨"以后的内容，今年是风湿病，明年可以是代谢病，后年又可以换成呼吸病，各行各业相关的专家都聚到一起共商解决办法，坚持数年，必有好处。下面我还要作"整合医学"的学术报告，不再耽误大家时间了。

再祝论坛圆满成功。

靠自己

2015 年 11 月 4 日

在全国民族医药发展高峰论坛开幕式上的讲话，本次会议在延边大学附属医院进行。主席由该院院长金哲虎担任，来自全国各地的相关学者约 700 人参加了大会。

来到延边大学一附院，首先感受到的是蓝天白云，心旷神怡，特别是新鲜空气，吸上一口让人舒服极了，空气是买不来带不走的，延边人的生活环境真让人羡慕。看着北京的雾霾，我们的确是在忍受。第二个感受是你们医院的升旗仪式，15 年风雨无阻，雷打不动，同样是医生，你们地处北国边陲，却胸怀全国，放眼世界，可见其境界，可见其精神，这是记得住传得远的。一个是买不来带不走，一个是记得住传得远，这是我对延边大学的感觉。

今天开会的主题是民族医学。诚然，西医为人类健康做出了巨大贡献，现在在世界医学中占主导地位，即使在中国也如此。但西医的发展已经到了一个很高的高度，也到了瓶颈期，怎么办？近年提出循证医学，过后又提出转化医学，近期又提出精准医学，一个还没提好，又提出另一个，说明前一个有局限性，解决不了根本问题，而且还可能带来了新问题。怎么办？我想在想方设法继续发展西医的同时，应该想到民族医学的长处。从政治上讲，民族的才是全面的，社会靠多元化才存在，生物靠多样化才发展，唯我独尊的最终结果很可能是消亡。在人类发展历史中，先后出现过 100 多种民族医学，每种民族医学都有其优势、特点、合理性和正确性。它们是从不同角度来诠释健康、呵护健康的，那为什么都没发展起来呢？有的是被政治压迫，有的是被经济剥削，有的是被军事掠夺，有的甚至是被残酷扼杀，当然最重要的还是自身的问题。要发展，特别是要发展成功，一定要有自己的理论体系及实践基础，千万不要跟风，最近我听说有些中医听西医讲精准医学，他就说那是他们两千年前提出的辨证论治，其实，精准医学是要精准到一个一个分子，而中医辨证是针对一个一个的人，是很不同的，把某个细胞杀死了，人肯定还存在；把人治死了，所有分子就都不存在了。

人家提精准医学，你说你们两千年前就提出来了，假如将来它错了，你也说自己两千年前就错了吗？

怎么发展民族医学？我认为你们当自强，你们要自强。在这一点上你们要学鸟，鸟是没有牙的，东西吃进去嚼不烂消化不了，怎么办？它不是去向别人借牙，不是去吃人家嚼碎的东西，而是吃一些小石子进去，帮助研磨食物，以促进消化。同时，鸟的嘴除了吃食，一有时间都在理毛，清理梳顺自己的羽毛，是臭美吗？有一点，但更多是为了梳顺羽毛，飞起来可以减轻阻力，才能飞得远，飞得高啊。总之一句话，靠自己才能有出路、靠自己才会有出息。我想民族医学的发展也是这样。

那一年
我在工程院

卷 六

分清主次

2015 年 11 月 10 日

在第十七次工程院常务会听取咨询课题立项申请报告会上的发言。本次会议由工程院时任院长周济主持。先由周济院长，陈左宁副院长和时任刘旭副院长分别汇报"工业强基战略研究""互联网＋行动计划发展战略研究"和"国际化绿色化背景下国家区域食物安全可持续发展战略研究"三个项目，然后展开讨论。参加会议的有工程院领导、各局副局长以上同志及咨询办的同志，共约 30 人。

听了三个项目的报告，都涉及我国经济和社会发展，涉及国计民生，也是党中央国务院领导交办的项目，应该立项，我完全同意三个项目的顶层设计、队伍组织、实施方案及预期成果，但也想对三个课题分别提一些建议，仅供参考。

第一个项目事关我国工业发展，什么是强基？如何强基？这是关键。我觉得除了周院长提出的要"专、精、特"外，还要加一个"整"，即整合的整。我们医学用的显微镜，主要从日本进口，其实显微镜的零件，特别是镜片都是我们国家生产的，好多是我们西安西光光学元件有限责任公司生产的。主要问题是负责调节上下、前后、左右的螺旋部分不精确，难道我们做不到吗？可是神舟飞船在太空中对接都已经精确到毫米了。我们没有精细的零件不行，但有了零件整合（或称组装）不成机器不行，而且在整合中又可以调整或加工零件的精准度。这也是工业的基础，这一点德国和日本的做法值得我们学习。总之一句话：整合为主，零件为次，主次分明。

第二个项目是关于互联网＋行动计划的。这个方面很热门，连小孩子都知道，互联网＋玩具，互联网＋糖果。大家对阿里巴巴，对马云并不陌生，但一细想，他的做法就是一种直销，把生产厂家与用户直接联结起来，用户方便了、货品便宜了，但同时负责中间环节的商业没了，失业人口增加了，特别是国家税收少了，而且产品质量没法保证。我们搞医的，如果把医院直接与药厂相联系，那病人用药肯定便宜，但中间环节必然失业，而国家的税收也少了，药物质量也得不到保证。现在国外为什么不提倡这么做，就是这个原因，我说的意思是互联网+，在加号后面要加得适当，不能什么都加，一个长度与一个重量怎么加？如互联网 + 医疗（Medicine），这是不对的，如果加 Medical Services 是对的，在互联网上挂号，线上会诊看化验单或 X 线片可以，但完全不到医院让医生看病做不到，一个病人就算坐在面前，专家还不一定知道得的是什么病呢，更何况只是在线上了解一些信息。我这样说不是反对互联网 + 行动计划，二者要加得适当，该加才加，如果加数越多和却越小，还不如不加。总之一句话，加号为主，加数为次，主次要分明。

第三个项目是有关食物安全的，乍一听好像是解决食物不敢吃的问题，听完后才知是解决不够吃的问题。大家知道现在东北是粮仓，而西北是"苍凉"（不产粮食）。现在东北也在变，如果也成"苍凉"怎么办？内地和沿海好多省份大量的农田荒芜，过去是鱼米之乡，现在是田地成荒，问题在哪里？一个是不种粮，一个是不出粮。不种粮是因为农村青年人都到城里打工去了，会种粮的人已经不多了；不出粮是土地出了问题，土地不施化肥已不长庄稼了，施化肥呢？可能收成连化肥钱都不够。食物安全不是一个简单的科技问题，而是一个严肃的社会管理问题，用解决科技问题的方法解决社会问题，有效果但不治本。应该统计一下，现在全国 25~50 岁会种地的人所占的百分比，种植了农作物的土地占耕地面积的百分比，这两个数据太重要，其次再考虑农业的科技问题。如果一件事情既涉及科学又涉及社会学，应以社会学为主，科技为次，我们要分清主次。

为《医学论文写作概要》所作的序

2015 年 11 月 18 日

谈写作，不能不先谈文字。文字的发展经历了漫长的历史过程，从以物传意、结绳记事到象形字，越来越符号化，逐渐脱离图画，形成便于保存和交流的文字，可以说文字的产生使人类的智慧和能力得到了空前提高。有了文字，就有了写作和创造书籍的基础。古代的写作十分注重"意"和"法"，《庄子·天道》中有言"语之所贵者，意也"；王充在《论衡·书解》中写道"定意于笔、笔集成文"；刘勰在《文心雕龙·通变》中写道"望今制奇，参古定法"。不难看出，正确的立意是文章的写作前提，温故图新是文章的内容核心，写作法度是文章的成文规范。

现代写作，尤其是科技论文写作，与我国古代相比已发生了许多质的变化，如科技术语、缩写、计量单位、数字和符号、统计学描述及分析等必须严格遵从国际标准，规范使用。科技论文的写作目的是要传达科学工作的理念和事实。科学家们通过论文了解和评论彼此的工作。医学论文也像其他科技论文一样，要以清晰、流畅和正确的方法去写，其质量的高低是反映医学科学水平和动向的重要标志。所以撰写医学论文是一项严肃、意义重大的工作，是交流经验、传播科技成果、不断提高临床诊治水平的重要组成部分。

袁天峰等同志编写的《医学论文写作概要》比较系统、简明地论述了医学论文的写作技巧与要求，有较强指导性，是医学相关人员，特别是医学生应备的学习指导和写作工具书。它的主旨是帮助读者多了解一些有关医学论文写作的基本要求、选题方法及一般体裁，从而达到主题和形式的和谐统一。以期矫正一些可能存在的错误观念，清除写作的障碍，使论文的主要内容更容易地传达给读者，当然也更容易被杂志接收发表。当然，该书仅是论文写作领域中的读本之一，难免不足甚至错误，只作为读者的参考。希望读者继续认真学习与总结，虚心听取意见，不断深入研究探索，进一步提高自身素质和能力，为医学写作和编辑事业做出新的更大的贡献。

"五大"与"3R"

2015 年 11 月 19 日

在中国工程院"国际工程教育论坛"开幕式上的主持词。本次会议在清华大学召开。中国工程院时任院长周济出席会议并讲话。出席会议的有教育部林蕙青副部长，清华大学邱勇校长，南开大学时任校长龚克，重庆大学时任校长周绪红，时任工程院谢克昌副院长、朱高峰副院长等，参加会议的有来自世界各地和全国各地的相关学者近 300 人。

首先我代表周济院长热烈欢迎大家光临大会，"国际工程教育论坛"现在开幕。本次论坛有五个特点，可谓五大。

中国人说瑞雪兆丰年，当然也兆今天的论坛。听说雪还要下三天，所以，第一个大是"好大的一场大雪"。

本次大会在清华大学召开，他们为此做出了巨大努力。会议地点设在大学外，我以为在大学内，司机进去转了几圈找不到，我的感觉是，"好大的一所大学"，也就是第二个大。

据大会统计，参会代表已达 300 人，说明会议内容有吸引力，后面还不断有人来，这就是第三个大，"好大的一个大会"。

中外演讲嘉宾非常多，我做介绍时光念名字就念了很长时间，第四个大是"好大的一批大家"。

本次会议的主题是工程教育怎样为世界培养大量工程科技人才，怎样推动全世界范围内社会经济的可持续发展，这是十分重要的，也就是第五个大，"好大一件事"。

首先有请周济院长讲话（略）。

我尽管是工程院副院长，但对工程一窍不通，因为我是个临床医生，所以对周院长和各位要讲的工程没法总结，但我对每位都得说一句"谢谢"，首先谢谢周院长，下面请清华大学邱校长讲话（略）。

谢谢邱校长，从他讲话的口音判断，他家离我家直径距离超不过 100 公里，

那一年
我在工程院

卷 六

我是重庆人（最后得知邱校长是四川自贡人）。下面有请世界工程联合会副主席、南开大学龚克校长讲话（略）。

谢谢龚校长，下面请联合国教科文组织（UNESCO）科技部门的 Rovani Sigamoney 女士讲话（略）。

谢谢 Sigamoney 女士，她为 UNESCO 的知识中心落户中国工程院做出了巨大贡献，我们为她鼓掌。下面请中国教育部林蕙青副部长作报告，题目是"中国工程教育现状"（略）。

谢谢林部长。今天上午一共有 3 个主旨发言，按理应该对他们各自的从业经历及学术贡献都要做详细介绍，遗憾的是我拿到材料的时间比较晚，也不够全面，请他们几位，也请大家谅解。下面有请美国卡内基麦隆大学 Raj Reddy 教授作报告，名称为"Rebuilding Engineering Education"。

谢谢 Reddy 教授。关于他讲的题目，会务组给我的翻译件是 Rebuilding engineering education。看到 Rebuilding，我有点怀疑是不是翻译错了，因为我们当医生的最关注几个词，Rebuilding 是其中一个。如心肌梗死后，我们可以修复或重建（Remodeling），修不好就换一个，我们叫 Replacemeut（代替或移植），也可称 Rebuilding（重建），最后换不了就生成一个，我们叫 Regeneration（再生）。今天 Raddy 自己的幻灯片上写的是 Reinventing，怎么翻译？直译也许是重生或重启。关于工程教育中是用 remodeling、rebuilding 还是 Reinventing，大家在接下来的会中讨论。下面有请俄罗斯科学科技学院院长作报告（略）。

三个主旨报告讲完了，作为主持人我真想再说几句，但没有时间了，不过大家一定要记住，今天是"好大一场大雪，好大一所大学，好大一批大家，好大一个大会，讨论的是好大一件大事"，具体到工程教育是 Remodeling，Rebuilding 还是 Reinventing 三个"R"，即重构、重建还是重生，大家在下来的会中讨论。所以，今天的大会合起来是"五大 3R"。现在我宣布，开幕式按时圆满结束。

在全国整形外科大会上的报告，本次大会在福州市世纪金源酒店召开，由中华整形外科学会主委祁佐良教授任主席。来自全国各地的相关学者共约 1000 人参加了大会。

我是消化科医生，但最近几次全国性的整形外科大会我都参加了。参加的目的是为了学习，而学习又完全是为了提高自己的家庭地位（笑）。你们都知道，我当过第四军医大学（现空军军医大学）的校长。当校长时，有两个人我不敢怠慢，一个是皮肤科主任高天文教授，他是我太太的科主任，太太在家里的地位堪称第二位；还有一个是整形科主任郭树忠教授，他是我女儿的科主任，女儿在家里的地位是绝对第一。我们三人经常在家里争论一些整形外科的专业问题，各不相让，面红耳赤，吵得不可开交，她们母女俩通常是攻守同盟。问题是我们家还养了一条小狗，通常趴在她们一边，当我们大声争吵时，小狗也向我吠几声，站在她们一边。不过辩论总是对我有促进作用的，我现在已从排行第四晋升到第三，那是因为前几天小狗被我父母弄回老家了。唉，在咱家，总是你们讲给我听，今天转换了一下角色，是我讲话给你们听。讲什么呢？我有些为难，有一句话是这样说的，"Those who know do not speak，those who speak do not know"，即懂的不讲，不懂的在讲，说的就是我。

我最近编了一本书，叫《医学发展考》，210 万字，1500 页，重达 3150 克。夸一个海口，这本书国内国外目前都还没有，它是怎么写成的呢？如整形外科，先写 3000 年来整形外科发展过程中里程碑式的事件及其产生根源，接着写整形外科目前存在的挑战和问题，然后写未来 20 年整形外科将向何处去，一个一个学科写，然后把医学近 90 个学科的情况汇成一体，就成了这本大书。

整形外科是怎么发展起来的呢？大约在 3000 年前，印度有一个教，教规十分严格，谁要是犯了规，轻者割鼻，重者挖眼，再重者就掏心。当然也有冤假错案，把鼻子割下来后才知割错了，怎么办？赶快找医生从他身上挖一块肉，缝个鼻子，我不知道鼻祖这个称呼是不是从这里来，但这个医生一定是这项技术的鼻祖。这项技术一直到东汉末年才传到中国，那时有一个才子，好像姓魏，十分有本事，后来还当了大官。可这个人有生理缺陷，是兔唇，外貌很难看，影响形象，当时的医生给他做了修复手术，很成功。从此，整形外科出现了，当然发展很慢，因为那时老百姓吃穿都成问题，医生的职责主要是治病。一直到第一次和第二次世界大战，从冷兵器时代跨入热兵器时代，面部爆炸伤很多，很多伤员虽然活下来了，但生活质量很低，于是推动了整形外科的发展。但是战争不是总打的，很长时间以来整形科多和烧伤科合作，总是从他们那里找点发展空间，所以一直有烧伤整形科之说。一直到现在，人们生活水平提高了，吃饱穿暖了，饱暖思美容，总觉得自己的脸不好看，于是去整容，现在整形外科很吃香，医生地位高，收入高，到西京医院整形外科做疤痕手术，要等 3 年才能住进病房。不过在高兴之余，在欢呼雀跃之时，我们想过没有，将来的挑战是什么？我想是否将从巨创到微创，再到不创呢？是不是要从开大刀，改小刀，再到不用刀呢？而要完成这样的转变，方法是什么呢？我想是整合。上周海口有一个全国美容大会，会上请我作报告，我当时在想，有人美发，有人美眼，有人美鼻，有人美胸，有人美甲，一个个都盯着局部，在局部使劲，但全身状况不好局部能美吗？听说有些美容从业者根本不懂医，培养三天就上岗，如果属实，那真是太可怕了。美容操作是一项技术，需要将其做成艺术，然后形成医术才对呀。

美容不一定都要动刀，有些人长得漂亮，你以为都是父母的作用吗？不是，父母的贡献最多可能只占一半，另一半是精气神，是另一对父母给的，这个父母就是我们的肠内微生物。不是一家人，不进一家门，进了一家门，越长越像一个人，夫妻相嘛！这是为什么？二人长期食用相同的饮食，久而久之，肠道的细菌便越来越接近。大家知道吗？肠菌移植术可以用来改变肠道菌群治病，也可以用来预防疾病或保健，甚至可以通过肠菌移植的方法来美容。

关于疤痕的治疗，昨晚我翻了一下你们的论文集，一共 74 篇论文，只有 7 篇论文是在研究疤痕，剩下的大约 90% 只是在写手术，不解决根本问题。大家知道吗？20 世纪 50 年代，没有空调，烧伤病人全身疤痕，没有汗腺，不能散热，十分难忍。当时只能在白天温度升高时给病人挖个水坑，装上水，把病人降到其中，到晚上温度下降后再把他升起来，病人十分痛苦。当时的周恩来总理得知这种状况后，号召全国的科技人员协同攻关，可进展很不让人满意。人体为什么容易长疤呢？为什么有的人更容易长疤呢？为何动物不长疤呢？有人说是物种关系，那人在子宫内发育时为何不长疤痕呢？动物不长疤可能是因为动物吃的生食，食物中有抑制疤痕的物质，而人吃的是熟食，正好把其中的治疤物质煮死了啊！所以我深信自然界有天然抗疤物质存在。大家可以想一想，植物中有一些独特现象，如竹类植物，通常是一节一节把外壳脱掉，这是自然的，那么植物在脱皮时，体内是否有治疤物质呢？动物其实也一样，蛇就脱皮，把皮肤脱掉，每年一次，蛇在蜕皮时体内发生了多少抗氧化反应呢？如果把这件事情搞清楚了，可能可以解决疤痕问题。

最后我要对整形科的年轻一代说几句话，那就是要不断学习，不断否定自己，不要满足于自己会做几个手术，你们知道鹰吗？它们是自我整形的典范。一般的老鹰只能活十几岁，到了十几岁时，它的喙就老了，爪子老了抓不住食物，羽毛老了飞不起来，怎么办？它花 3 个月用喙猛啄岩石，直到把旧喙全部拔除，长出新喙。再用新喙拔掉双脚的趾甲（爪），等 3 个月新爪长出后，再用新喙拔掉自己全身的羽毛，又过 3 个月全身长出新羽毛后，它就又是一只新生的鹰了。我们年轻的整形科医生也应该学雄鹰，摒弃已有的陈旧知识，不断接受新知识，这样才能当一个好医生。

整形的英文叫 Plastic，其用作名词是塑料塑胶，用作动词则为塑形，塑形比整形二字要好，将来不要用整形外科学，因为你们现在是从巨创到微创再到无创嘛，所以你们能否叫塑形学呢？英文能否叫"Plasticology"呢？研究塑形的理论、技术、药品，一直到把病人治好。另外，加上前面我讲的要从整体出发（Holistic），再把现在各种先进的技术经验整合起来，使之更加有利塑形的发展，叫 Integrative，加起来就叫 Holistic Integrative Plasticology，缩写为 HIP。

吴杨奖

2015 年 12 月 3 日

在吴阶平 – 杨森医药奖颁奖典礼上的致辞。此次颁奖典礼在第四军医大学（现空军军医大学）学术厅举行。参加会议有吴阶平基金会、张礼和院士、陕西省卫计委（现省卫健委）及第四军医大学领导、全部获奖者及相关学者共约400 人。

我非常荣幸作为颁奖嘉宾应邀出席典礼。参加这个典礼我还有两个身份，一是评奖委员，另一个身份是吴阶平 – 杨森医药奖获得者。当时我才刚 40 出头，而现在我已 62 岁了。获奖后的这 20 年中，我经常在思考一个重要问题，也许在座的同样在思考这个问题，那就是还没有拿到奖的将来怎么拿到这个奖？已经拿到奖的，怎么能修炼成像吴老和杨老这样的大家？这就是我思考的问题，我们向两位医药学家学习什么？

当然，两位大家的思想境界、敬业精神是总结不完的，成绩也是细数不完的，都值得我们学习。可对我来说，从学术发展的角度，我觉得他们整合的精神和实践是非常重要的。目前西医的发展突飞猛进，为人类健康提供了不可比拟、不可替代的贡献。但现在西医的发展也遇到了极大的挑战。为什么一个又一个医学形式不断出现，但总是解决不了问题？循证医学过去了来转化医学，转化医学过去了来精准医学。其实人类历史发展中曾经出现过 100 多种医学，比如中国的藏医学、维医学、壮医学、回医学等，每一种医学都是从不同的角度来研究人体健康，呵护人体健康，为什么多数都衰退了甚至消失了呢？有各种原因，如政治压迫、经济剥削、军事掠夺，当然也有自身的原因，如我们的中医药，传承了几千年，如果没有共产党，没有毛泽东主席，可能也快消失了。留下的西医唯我独尊，近亲繁殖，社会存在靠多样化，生物繁衍靠多样性，唯我独尊解决不了自身发展的致命问题，近亲繁殖最后的结局可能是消亡。

吴老、杨老的共同特点是善于整合，善于吸取别人或古人的东西，古为今用，洋为中用，他为我用，不断地丰富自己，不断地改变自己。他们一个是医学家，一个是药学家，两个人是好朋友，两个人的整合就是医药专家。整合出真知，我们现在研究到了分子水平、基因水平，杨老可能不懂，但不影响他成为著名的药学家；我们现在做的精准手术、精尖手术，吴老可能不懂，可能不会，但不影响他成为著名的医学家。但反过来，如果吴老杨老会的我们不会，那就不是真正的医师或药师了。

所以我想，在座没拿奖的想拿奖，或拿了奖想成医学家或药学家的同道，一定要学习吴老和杨老的学术特点，那就是整合，因为贵在整合，难在整合，但赢在整合。

不满足

2015 年 12 月 7 日

在中国工程院 2015 新当选院士座谈会上的发言。本次会议在工程院 316 室召开。时任工程院刘旭副院长主持会议、周济院长参加并讲话。参加会议的有赵宪庚、徐德龙、樊代明等院士，新当选的院士代表 27 名及院机关相关人员，20 家媒体，共约 60 人（此为发言稿，因时间关系当时未作口头发言）。

感谢周院长给我们机会，向新院士学习。新院士是工程院的新鲜血液，我们医学上每输一次血就会使自己年轻一回，更加意气风发。在大家的发言中，我注意到几位反复提到这样的话，一句是心情比较沉重，一句是发言没有准备，来开会不可能没有准备，你们肯定是有备而来，就像上考场一样，到了考场发现考题跟自己准备的不一样，也就叫没有准备了。那为什么心情沉重呢？是因为周院长给大家的两道考题很出人意料，而且发人深省。一个是"天路"，天路中讲的是工程院的大家，如钱学森、朱光亚等老一辈院士的贡献，周院长给大家定的标准很高，大家可能一下被吓到了；二是宣布工程院要求院士的"八不准"，这也不准，那也不准，好像捆住了手脚，所以出现上述心情是可以理解的。

我是 2001 年当选为院士的，过去很少开这样的座谈会。平常周围多是尊重的多，夸奖的多，别人对自己的批评很少，责备很少，以其昏昏使人昭昭。但我们要特别留意，或者说是特别注意，由于社会地位的提高，或社会身份的变化，你接触的人很多可能不是一般人，与你邻座的一个人，也许他（她）不说话，不发言，可他（她）可能有一个荡气回肠的故事，或者具有一身无与伦比的绝技，或已干成一番轰轰烈烈的事业。也许你绞尽脑汁办不成的事，与他合作则轻而易举。我想与大家共勉的就是随时准备一种心情或心境，那就是不满足，不要满足于自己的成就，不要满足于自己的绝活，不要满足于自己的学习。只要不满足，任何环境任何人事，任何难题都可以应对，因为你一直为自己留有空间，留有余地，留有准备。不能为自己画一个圈，在圈内满足。目前，在中国做事，就不能满足于国内领先，眼光要放长远，要做就要向世界看齐，因为中国的难题已成为世界难题，我们必须争取领先世界，做不到我们也应该有这样的心境及气魄。工程院院士是最高学术荣誉，如果院士做不到与世界同行比拼，那谁去比拼？

我是48岁当上院士的，当时院士的平均年龄是74岁。那时我想，我还不用急，我离"平均责任"的时间还有26年。后来发现，在我后面连续当选的院士平均年龄都在56岁左右，我现在已是62岁了，早已超过平均年龄6岁了，我对国家和人民的贡献在哪里？特别是当上院士以后的成绩在哪里？这个问题一直困扰着我，今天大家的发言给了我诸多启发，所以我要谢谢大家，但是这个问题永远不会终结。

笑到最后才算好

2015 年 12 月 11 日

在中国工程院重大咨询项目"全民健康与医药事业国家发展战略研究"中期总结汇报会上的主持词及点评。本次会议在西安第四军医大学（现空军军医大学）西京消化病医院会议室召开，会议由樊代明主持。9 名课题组执笔人，王陇德、高润霖、郑静晨 3 位院士，工程院机关李仁涵、李冬梅、刘运芳、杨志平等同志，共 32 人参加了会议。

我们的重大咨询项目自去年 6 月 11 日启动以来，已历时一年半。我们组织了 70 多位院士，近千名专家领导或相关学者，光开研讨会就达 100 多场次，先后经历了"摸清底数、找到问题"，现在到"提出建议"的阶段了，大家为什么这么重视？周济院长一直在关注这个项目的进展情况，光从项目题目中的三个词就可以看出其重要性，一是全民健康，二是医药事业，三是国家发展战略。

今天的会议怎么开？分别由九个分组的负责人或执笔人汇报，然后每两个专题为一阶段进行讨论。要求畅所欲言，要敢说大话，即大胆说话，就怕话说小，特别怕不说话。如果我们对现状分析很透，问题提得很够，但建议不痛不痒，不触及本质，都是些人云亦云的东西，那我们的工作就是白干了。按习总书记的说法就是空谈误国，就算谈不上误国，至少也是误事。下面每个课题逐一汇报，请严格掌控在 30 分钟以内（略）。

1. 关于医疗资源配置问题，现在是基层医院门可罗雀，城市医院门庭若市、人满为患，病人来回奔跑在高铁列车上。造成这个现象的原因很多，其中最主要的是资源配置不合理。农村有 70% 的人口，但只有不到 30% 的医疗资源，而城市只有 30% 的人口，却拥有 70% 以上的资源，这样行吗？现在是人老了（老龄人口增加），病多了（慢性病发生率上升），技术高了（新技术涌现，人们追求最高端的治疗），但资源配置偏了。这个事情政府一定要管，而且是各级政府都要管，靠市场调节医疗资源是不可取的。首先是要明确卫生健康事业是公益事业，资本主义国家能办到，我们为什么办不到？不要一提资源配置就说互联网，"互联网＋医疗服务"挂个号、咨询一些基本卫生知识是可以的，但提"互联网＋医疗"是错的，医疗主要指医疗行为，病人一定要和医生面对面，医生与病人之间的距离拉大肯定要出大问题，我们提倡的是临床医生，而不是离床医生。

2. 关于医疗卫生的法规。可以说这是本项目最后的落脚点，任何事情不通过立法最后都是难以实现的，教改比医改成功，主要原因是有立法，如GDP的4%用作教育，教师的待遇改为公务员待遇等。我们医药卫生没有母法，有一点点也是零散地表现在总的法律中，多数还是文件、建议等形式，可以说还是无法可依，或有法难依，或有法不依状态。比如医院本来应该是全力以赴去治病救人，但现在是想方设法创收，不创收怎么办？医院建设钱从哪来？医生的收入从哪来？又如健康教育，只有靠立法才能规范，现在靠爱国卫生运动委员会办公室，没有约束力，抽烟的人越来越多，嗜酒的人越来越多。又如现在辱医伤医事件不断，抢救生命的人自己的生命都受到威胁，这些也得通过立法来解决。

3. 关于疾病预防。这个问题人人都知道重要，层层都知道重要，就是落不到实处。很多地方政府只抓GDP，不管健康；只管生活，不管死活。我们要有指标意识，就是要用指标来衡量和监督各级政府的工作。计划生育为什么落实得很好？因为它是强制性的；青少年抽烟酗酒老是控制不下来，肝硬化发生率居高不下；专家认为控制吸烟可使肺癌发病率下降4/5，这是多好的事，但控烟效果一直很不理想。

4. 关于药品的研制流程及应用。药品研制存在大问题。我们现在是原料药出口，是好东西送出去，污染物留下来。吃药主要靠仿制，利润被人家赚去了，自己是赔了夫人又折兵。生产厂家数千家，加在一起还不如国外一家。一种药品有100多个厂家生产，其实80%~90%是多余的。仿制药品从提交申请到上市平均需要六七年，效率太低。另外，流通环节有那么多药品促销员，组成了一个药品寄生阶层，能不能取消这个行业，严禁药品推介销售。

5. 关于医学研究。这个报告写得好，高院士他们昨天已干了一整天，拿出来的东西像样，大家要向他们学习。他们大胆提出了要建国家医学健康研究院，医学研究经费占国家总研究经费的10%~20%，改善评估体系，这些都是很重要的。如果能办得到，那的确是一个大进步。

6. 关于医疗器械。报告内容与药品很相似。现在全国厂家1.5万余家，其实都是大事做不来，小事又不做。我们一定要走出一条从 Me No 到 Me Too 到 Me only 的路子，不要说我们技术落后，那飞行器在空间对接不是毫厘不差吗？大飞机现在不也制造出来了吗？关键看重视不重视。

7. 关于护理事业。你们的报告太战术化了，要战略化才行。护理人员数量少、质量高、待遇低，这是显而易见的，何况你们还有数据，但得拿出解决问题的办法。我上个月在欧洲访问，当问到他们国家怎么稳定护士队伍，是否加了薪酬时，他们说把护士提高到社会平均工资以上不现实，但在他们那里，护士上班是上一个星期休息一个星期，我们国家也可参考这个方案。

8. 关于中医药的发展。你们在讨论和写作时有一个误会，认为中医药的发展是一个独特的方面。在这个报告中，中医西医都是医，8 个专题，西医有 7 个，中医有 1 个，中医应该是 1/8，而绝不是 1=7，在西医的 7 个方面都可以把中医纳进去。但是中医有其特殊性，需要特别写出来，如药材道地化或标准化的问题，不然中医要输在中药上，主要是两方面问题：一是品种消失，一是质量不高，又如中医药评价标准问题，不能全按西医的，你们应走"以疗效为标准，变不治为可治"的路。

9. 关于总体组的工作。目前到了收官阶段，能否拿出一个好报告，要看你们的了，你们对各组分报告的撰写要有要求，最好制作一个格式，逐项提出要求，不能缺项。分报告拿上来后，不是逐个相加或逐个相抄，撰写综合报告应该是一个创造性的工作，要综合起来写。主要的项目要浓墨重彩，一般的要淡化或删减。以后一定要写出一个让国务院领导眼睛一亮、心头一振，可以马上行动的报告。

我们的工作从量上来讲已完成 90%。但完成最后这 10% 是艰苦的，磨人的。这 10% 完成不好可以说前面的 90% 也会前功尽弃。我们一定要高标准严要求，打好最后这一仗，打赢最后这一仗，笑到最后笑得最好。

同志们加油吧！

整合之赞

——为《整合消化病治疗学》作序

2015 年 12 月 15 日

　　整合是时代发展的特征，是解决划时代难题的法宝。西医学的诞生和发展为人类的健康事业做出了巨大的贡献，这是不可否定的，也是不曾替代的。

　　中医药学源于中华民族悠久灿烂的历史文化，是历经数千年探索实践和经验总结的瑰宝，有其独特的理论体系和防治疾病的功效，为中华民族的繁衍昌盛做出了重要贡献，也是世界医学乃至世界文明的重要组成部分。众所周知，用任何一种医学模式来诊治任何一种临床疾病都难达到百分之百有效，有时不能奏效的百分比还十分高。如何借其优势扬长避短、取长补短、各尽所能，而且在这个过程中将发现的数据和证据还原成事实，将获得的认识和共识提升为经验，将发明的技术和艺术凝练成医术，然后在事实、经验和医术这个层面反复实践，从而整合成新的医学知识体系，这就是整合医学，Holistic Integrative Medicine，简称 HIM。

　　姚希贤教授是我的老师，他在国内消化界享有盛名，是既懂中医又专西医的消化病专家。他在几十年的从医生涯中，一直在将中西医理论相整合，把中西医实践相整合。不断提高，在提高中整合；不断整合，在整合中提高。直至九十高龄，终于写成了这本《整合消化病治疗学》，真可谓是古为今用、洋为中用，他为我用的结晶。西医师遇到难题时，可以从这本书找到启发；中医师遇到难题时，可以从这本书中找到答案，这是一本真正的经验之书，是中西医整合的一次大胆尝试，是一本难得的整合医学专著，我有幸先睹为快，特推荐给同道。是为序。

魔袋、法宝与魔术

2015 年 12 月 18 日

在中国工程院第二届院刊发展现场会上的讲话。本次会议在浙江大学召开，会议由樊代明主持。参加会议的有钟志华、何继善、崔俊芝、卢锡城等院士，浙江大学校长吴朝晖，工程院机关李仁涵、王振海、王元晶、安耀辉、姬学、丁宁、陈冰玉、黄永等同志，10 本院刊的代表，高等教育出版社吴向总编辑等相关人员，共约 50 人。

2015 年很快就要结束了，可能这是今年本人主持的最后一次院刊会议，重点讨论"1+9"院刊的发展工作。应该说总体评价 10 本院刊的发展都比较好，但有的顺利些，有的还有困难。怎么办好院刊？有句话叫作"The way to learn is to learn from the best"，就是求学最好的方法是向最好的学。虽然我们不能说 10 本中哪一本最好，因为各有千秋，每一本都有自己的特点，都有自己最好的方面，但我们需要的就是相互学习，把别人最好的东西学过来，这就是今天开现场会议的目的。

刚才 10 本院刊的负责人相继作了报告，其中有很多非常宝贵的东西，特别是很多编辑部的同志就像对自己的孩子一样对待院刊。也许我们在座的很多同志只是把院刊当副业来做，而他们是当主业来做；也许我们在座的很多同志只是把院刊当事情来做，但他们是当事业来做。很多人认为办杂志是为他人作嫁衣，这有些悲观，其实没有嫁衣怎么结婚？没有结婚怎么生孩子？没有孩子怎么有人类，细想一下，哪一个专业不是在为他人作嫁衣呢？这个世界上从来都是人人为我，我为人人。

刚才很多期刊都给工程院提了建议，建议的实质是要我们解决很多难题，有些难题还是十分难解决的，解决不好，可能个别院刊会停刊。工程院不能当甩手掌柜，不能无功受禄，要为大家解决问题。也请大家回去认真回顾一下，还有什么没有提到的，以书面形式报到工程院，我们再梳理、分头解决问题。目前我们可以说是三个方面在办杂志，如果说各编辑依托单位是妈，那高教出版社就是爹，工程院是什么？是岳父岳母？起码要当好干爹这个角色。工程院这个干爹在过去还是起过一些作用的，但还不够，不要满足于此，要有求必应，且有应必果。

要做好期刊，我曾经总结过 3 句话，叫"看人家的 GPS 走自己的路"，"守共同的交通规则靠弯道超车"，"盯远处的终极目标，要步步为营"。有人说这 3 句话有点像 3 个魔袋，光有魔袋不够，里面还要装法宝才能变出魔术。那么法宝是什么呢？今天大家交流的经验就是法宝，我总结了一下，有 5 个法宝。

一、国内向国际，坚持走向。如果我们把世界装在心中，那你自然就在世界之中，我们办刊一定是向国际，无论顶层设计、编委选择、收文标准，方方面面都要向国际看齐，这一点时刻都要牢记。

二、主刊与分刊，实现互赢。这叫抱团取暖，相互促进。我们很小的时候都听父母说 1 根筷子容易折，10 支筷子折不断，稍大些就唱"团结就是力量"这首歌。现在叫抱团取暖，但做起来且做好不易。例如分刊发表的好文章主刊登个按语；主刊登个好文章，分刊加个述评。大家要分你我，也不要太分你我。有些分刊比主刊办得还早，已有很多经验，弟弟已进 SCI 了，哥哥还没入门。因此，主刊不可以老大自居啊！

三、编辑部与学部，两部联动。学部应主动作为，邀稿、组稿，而且可以要求申报院士的人员必须向分刊投稿。

四、办刊与开会，资源共享。每年各学部有 10 场学术活动，应该形成一个规矩，每场学术活动必须邀请该学部所属分刊参会组稿。

五、出刊与订单，重在影响。杂志办得怎么样，没有订单不行。目前我们的主刊订单很少，如果是自负盈亏，那可是要挨饿的呀。一本杂志如果没人订，那发表的文章就两个人看，一个是写的人，一个是编的人，肯定办不下去。所以要全力争取订单，起码要争取送单，先有送才有订。过去是酒香不怕巷子深，现在是酒香也怕巷子深。

希望大家把这 5 个法宝装进我们的 3 个魔袋，带回去。这还不够，最主要的是要玩出魔术来。

畲 药

——为《整合畲药学》作序

2015 年 12 月 20 日

　　在世界医学发展史中，据传产生过 100 多种医学体系，如在中国除了中医药学外，还有藏医、维医、壮医、回医、朝医、畲医等。这些医药体系分别从不同角度，采用不同的研究方法，适应不同的文化背景和生活习惯，依据不同的地理环境来研究人体的机能，寻找保证健康和治疗疾病的对策和良方，它们都曾经为本民族，同地域的其他民族，乃至全人类作出过重要贡献。遗憾的是，由于历史原因、政治压迫、经济剥削或武力掠夺，当然也有自身努力不够，都逐渐衰退，甚至销声匿迹了。只留下西医药独家发展、近亲繁殖。

　　社会或历史发展的客观规律告诫我们，任何事物的发展如果成了唯我独尊就将遇到自身难以解决的矛盾和问题，西医药学也会如此。所以，尽管一个又一个医学模式不断出现，这些医学模式总体来说都各有千秋，都有积极意义，但似乎都是在末端使劲，在局部发力，到头来解决不了本质问题。

　　整合医学除了使用科学的方法来研究人体外，还试图将人体相关的一切学问加以整合，形成新的医学知识体系。其整合的内容包括传统的民族医学，如畲医药学。畲医药是我国医学宝库中的一朵奇葩，是畲族人民在特定的历史条件和地理环境下与疾病斗争的实践结晶。它不仅为畲族人民，也为中华各民族的繁衍和发展作出过一定贡献。但是，由于畲族只有语言而无文字，畲医药只能在畲民族中口口相传，未曾经过系统整理，难免传中有误、传中有漏，有濒临灭绝的危险。21 世纪初，一批业内有识之士率先开展了畲医药的收集、抢救，对畲医药的处方、验方进行了系统收集和整理，并出版了《中国畲医药学》一书。其后十余年间，在政府业界各方面大力支持下，研究队伍不断壮大，学术研究不断深入，产业开发不断推进，在诸多领域取得了重大进展，有的方面还取得了突破。

　　在此基础上，程科军和李永福两位同志组织相关学者写成了这本《整合畲药学》，它以整合医学的研究方法对常用畲药的筛选、化学、药理及其在常见疾病中的应用进行了全面细致的研究，同时紧密结合产业发展需要对畲药的种植、采收、储存、分析和开发等也进行了全面细致的探讨，基本实现了产业工程的全覆盖，是一本难得的好书，我有幸先睹为快，愿意推荐相关学者参考或应用。是为序。

那一年
我在工程院

卷 六

学查思行

2015 年 12 月 22 日

在中国工程院党组民主生活会上的发言。本次会议在工程院 318 室进行，工程院时任院长周济主持会议，中组部、中纪委、国家机关工委派人参加。出席会议的有工程院党组全体成员，工程院机关部分同志列席会议。先由每一个党组成员个人检查，然后大家展开批评。

根据工程院党组的统一部署，围绕"践行三严三实"这一主题，我主要从对"三严三实"教育活动的基本认识（学）、自身存在"不严不实"的突出问题（查）、深入剖析"不严不实"的问题根源（思）和践行"三严三实"的努力方向（行）四个方面，进行对照检查。

一、践行"三严三实"重在严实相济、学用结合

"三严三实"教育作为今年全党上下一项专题教育活动，已扎扎实实地开展了半年多的时间。工程院党组紧跟党中央的统一步调，扎实部署安排，深入学习。我明显地感受到，大家干事创业的标准更高了，劲头更大了，作风更实了，"三严三实"的标准要求，正在逐步内化为每一名同志的自觉行动，落实于工作的方方面面。大家以自身的实际行动为我做出了榜样，值得我学习。在开会之前，我专门抽出时间，特别对总书记关于"三严三实"标准的重要论述再一次进行了原原本本地学习消化，也进行了一些较为深入的思考。"严以修身、严以用权、严以律己，谋事要实、创业要实、做人要实"，短短 24 个字，字字千钧，句句郑重，既饱含了党的总书记对各组领导干部的殷切期望，更是全党同志干事创业、为官做人的基本原则和行动指南。抓住了做人从政的根本，切中了干事创业的要害，划定了为官律己的红线，是对各级党员干部行为的新规范。

我始终认为，越是在学习实践不断走向深入的时候，越要重视和坚持原原本本地学、逐字逐句地解、老老实实地用，始终抓住以既严且实的态度决心搞好学用结合这个关键，真正像总书记要求的那样，把"实事求是"的思想路线

那一年我在工程院

身体力行地贯穿于教育整改活动全程，努力做到理论学习坚持紧盯工作实际，查摆问题坚持严实相济，干事律己坚持一切从实际出发，一切向规矩看齐。

二、"不严不实"问题在自身工作比较突出的表现

会前，我系统学习了习近平总书记系列重要讲话，学习了《党章》、党的纪委规定和十八大以来的系列文件，特别是认真研读了《习近平关于党风廉政建设和反腐败斗争论述摘编》，逐条学习了新近修订颁布的《中国共产党廉洁自律准则》和《中国共产党纪委处分条例》。通过与书记、班子其他成员及分管部门负责同志的谈心交心活动，同时利用外出调研及会议的空档时间，我与部分院士也进行了深入的个别谈话，重点就工程院班子，特别是我本人在"不严不实"方面存在的突出问题，广泛征求了意见，结合各方面的意见建议，我认识到自己在以下方面还存在明显的差距和不足。

1. 在以严实要求为政用权方面。我始终认为工程院是一个决策咨询的学术机构，主要的职责是团结广大院士为国家的工程科技事业发展服务，工程院的领导和机关主要也是为广大院士做好服务，但作为一名党员领导干部，工程院党组成员，在党组集体领导和具体行政事务中，多多少少还是有一定的权力的。多年以来，自己虽然在坚决维护中央权威、自觉坚持集体领导、严格按照程序办事、主动发扬党内民主方面做得还是比较好的，但有时在严格按照党章要求扎实履行党员权利方面，还有不能够格较真，甚至不严不实的问题。例如，贯彻"民主集中制"方面，有时还未能充分发挥自己"一票"的作用，还有依赖"班长"定夺、跟随大家意见的问题；有时还没有真正拿起批评与自我批评的武器，通过见人见事的批评与自我批评严重维护班子的形象和团结，还有追求"一团和气""做老好人"的问题；有时还存在对不属自己分管的工作，议事决策的积极性和主动性还不够高，当"举手委员"的情况；在行政领导工作中，有过问少，取得效果少的情况。这些表现，既有理论学习还不够经常深入的问题，也有对"严"的标准和要求跟得不紧、落得不实、做得不够的问题。

2. 在以严实标准修身律己方面。我也是一名老党员，在受党教育的40年中，始终做到坚决与党站在一起，虽然经常能够通过主动的自我改造，不断提升党性修养和遵纪守规的自觉性，坚持从修身律己做起，以实际行动在党言党、忧党护党，但有时也存在面对一些不正之风"独善其身""熟视无睹"或当"好好先生"的情况。总书记反复强调党内要坚决反对"搞匿名诬告、制造谣言、收买人心、拉动选票、尾大不掉、妄议中央"的问题，但在院士评选等实际工作中，仍有个别候选对象遭到匿名诬告的现象（后经组织调查纯属子虚乌有），

听到个别候选对象有"刻意结识院士""上门投送简历"的情况，网上可见个别人对院士群体进行"歪曲抹黑""网上中伤"等现象，违背党的原则、纪律和规矩的不正之风，总觉得组织会严重处理，自己还有与之斗争不够、批判不够、放任自流的现象；再如，日常生活中，也会遇到个别自诩"消息灵通"的人士对党中央的决策部署或重大安排"会前议论""过度解读"的问题，我总觉得，只要自己不说不该说的、不做不该做的就行，也有听之任之现象。这些问题，从根本上来说，还是在修身律己方面自己严的态度不够坚决、严的标准还不够明晰、严的措施还不够具体，还没有真正做到像总书记要求的那样，做到"抓细抓常抓长"。

3. 在以严实精神恪守新规方面。自党的十八大以来，自己能够恪守中央八项规定，始终在政治上、思想上、组织上和行动上能够与党中央保持高度一致，严守政治纪律和政治规矩。一年多来，我一直坚持紧盯群众路线教育实践活动中查摆出来的，与自己有关的3个层面22个具体问题，特别是对于自身在"四风"方面存在的，诸如"抓学术还存在论资排辈，注重名头、不重实效的问题"，"组织和参加学术论坛，对于论坛的成果转化和实践效能关注不够，仍有设主席台、论资排辈等形式主义的现象"，"开展批评与自我批评还不够主动深入，对一些事关工程院和院士群体形象的敏感问题，有当老好人的思想"，"为广大院士服务的实际行动还不够积极有效"，"在工程院的领导工作与自身业务工作方面，统筹兼顾不够，重一头轻一头"，"有时受邀参加一些地方的院士活动和学术交流，也有坚持原则不坚决和执行标准不严格的情况"以及"对于地方赠送的一些纪念品、土特产默许接受的现象"等10个方面的突出问题，虽然做到了持之以恒逐一对照整改，严格兑现承诺，做到了"不化妆、不压舱、不夹藏"，但是对照党中央"立说立行、见底归零"的要求，在有些问题的整改上，也有时紧时松的问题。比如，分管领域在机制建设上还有待进一步加快进度、提高效率；在用房用车的问题上，虽然能够严格遵守用车规定的标准，但在住房问题上，进京已5年半，前期一直租住在院外酒店也造成了不必要的浪费，前年我按要求退掉租住房间，临时住在院内单间宿舍，但一直还没有找到切实可行的解决办法。

4. 在以严实精神履职尽责方面。虽然在自己分管的领域抓出了一些亮点工作，在推动工程院"学术与出版"以及"战略咨询"等方面创新发展的工作中，也想了不少办法、下了很大功夫，但是对照"谋事要实、创业要实、做人要实"的根本标准，对照广大院士的期望和要求，对照院党组的目标规划，还有很大差距。例如，在创新推出的"1+9"英文版的《中国工程院院刊》过程中，如何以实实在在的工作提升刊物的国际影响力，如何通过不断夯实学术研究这个基础，以坚实的学术实力打造中国工程科技界的"金字招牌"这一重点工作，因受国内外学术发展速度与水平的"不同步"，网络时代信息发展与传统出版的"不对等"，以及国际国内科学家稿源数量和质量的"不均衡"等客观因素的影响，还存在科学有效的应对机制和策略还不够多，还有开动脑筋不够、研究探讨不深的问题。再如，在自己承担的重大咨询项目上，虽然架构体系的初步框架已经成形，但在与现实需求实现有效对接，推动咨询项目的高效转化方面，存在不深入、不具体的问题。又如，在为院士排忧解难、提升服务质量方面，由于受体制机制的横向制约较多，特别是在创新院士医疗保健的方式方法上，还存在改进幅度不大、效果不是特别明显的问题。

三、"不严不实"的主要根源和原因分析

对于自己而言，跟党中央保持高度一致，就是按照中央的指示和要求，始终抓住解决／整改突出问题这个重点，紧握查清"病原""病根"这个关键，按照党中央和总书记的要求，以实际行动认真践行"三严三实"。对照"党章，全党必须遵守的刚性约束，国家法律，党长期实践中形成的优良传统和工作惯例"四个方面，我深刻认识到自己之所以在工作中出现这些问题，根子还在党性修养与理论素养的水平不够，还在头脑中党员意识、宗旨意识和奉献意识有所懈怠。

一是理论素养有待提高，"学"与"用"结合得还不够"严实"。主要是还有学用"两张皮"的问题。有时对于基本原理、创新理论等最基础的东西还停留在知道、了解的层面，真正在经受考验的关键时刻，还不能自如运用其来解决和处理矛盾；作为曾经认真学过《毛泽东选集》和《邓小平文选》的一代，有时甚至可以做到"滚瓜烂熟"，但是往往也是从理论到理论，真正在务实谋事、实在干事、扎实成事上，还不能经常主动地把所学的东西用于解决实际问题。因此，我觉得正是由于经常满足于学过了、了解了、知道了，虽然也专门以"三实之实"为题与机关的同志通过党课进行了交流，但没有深入地和工作实践紧密结合，因此才会出现大局意识有待增强，侧重自己的专业研究，对自己不分管的工作投入不够等问题。对自己而言，"不严不实"的矛盾根源，在于学得还不实、用得还不准，结合运用还没能完全跟上。

二是党性修为有待加强，"修"与"为"坚持得还不够"严实"。大家所反映的在一些诸如"烟草院士"等重大问题上坚持原则不够的问题，就体现了自己在党性修为上还有待进一步历练提高，还没有真正拿起批评与自我批评的武器，真正从爱护事业的角度，大胆开展批评，全面反映医药卫生学部广大院

士的意见。主要原因就是还没有真正用好总书记教给的"根本尺子",还不能真正做到一把尺子量到底,完全解决好"公"与"私"的问题,还没有把党性的历练修为真正贯穿于工作各个方面,才会在思想修养与立身处世、精神追求与现实操守、严格自律与要求别人等现实考验中出现"随大流"的现象。这些问题都需要自己把总书记关于"学习老一辈革命家崇高品德,检身正己、见贤思齐"的要求落到工作实践的每个环节,努力按照共产党员大公无私、公私分明、先公后私、公而忘私的标准,修为并进,严实笃行。

三是实践精神有待升华,"眼"与"手"统一得还不够"严实"。我们常说,"谋事在人,成事在天。"我认为,人"谋"是过程,天"成"是结果,谋事要成功,前提是必须"谋"对路子,"谋"实步子。只有把遵循事物的客观规律作为基本前提,把实现最广大人民的根本利益作为最终目标,始终以严的尺度,严的标准,秉持科学精神,踏实干事、实在成事。于我而言,出现对学术成果转化关注不够,以及"关门搞学术","为学术而学术"的问题,客观地说,自己不能说没有谋事、没有想事,或者没有干事,而在于"眼"与"手"的不统一,还没有真正做到既严且实。特别是对于工程院这样的单位,在做好推动中国工程科技跨越发展的顶层设计时,如何真正做到"顶天立地",要求自己在今后的工作中,必须以既严且实的精神,既要高起点扎实谋事,更要接地气务实成事,始终做到知行合一,心手相一,眼手统一。

四、践行"三严三实"的目标方向与具体措施

正确方法是前进的"加速器"。从严上要求、向实处着力,把"三严三实"内化于心、外化于行,必须从严纪律、强约束、敢担当、务实干上着力,找准自我检视、自我提高、自我升华的路子,从我做起、从小做起、从细做起,才能真正使清风正气聚合生力,形成风清气正、团结拼搏、廉洁实干的良好政治生态。

1.铸魂补"钙",始终在筑牢思想之堤上下功夫。习总书记反复强调领导干部要把学习作为一种追求、一种爱好、一种健康的生活方式。他曾回忆说最大的爱好是读书,1969年到农村插队后,他给自己定了一个座右铭,先从修身开始。一物不知,深以为耻,便求知若渴。白天田间劳动间隙、晚上睡觉前都手不释卷,一点一点积累。我是从西安过来的,曾在延安梁家河听到过习总书记当知青的故事。在他们插队期间,当地知青普遍面临吃不饱的问题。一帮年轻人,就是躺着不动,到点了也会饿。年轻时习近平同志就是坚持用学习和读书来转移注意力。有一天深夜,虽然依旧"照此办理",但还是饥饿难耐。昏

黄的油灯下，他一抬头，看到村里来玩的好朋友睡得正酣，他就"毫不客气"一脚把那个呼呼大睡的朋友从炕上蹬下去了。"想办法弄点吃的去！"后来，那个小伙子趁半夜溜回家，在家里偷了半碗玉米粒回来。可是不会做，就烧了一锅水去煮。可是这半碗干玉米粒，怎么煮也煮不烂。实在饿得受不了，两个人就那样半生不熟的连汤带水地吃了。然后一个继续睡觉，一个继续读书。总书记去年回到梁家河还讲起，说那半碗水煮玉米，让他第二天肚子整整疼了一天！但就是那样的条件，他也不忘学习，主动"补钙"。他经常说梁家河大队的经历是他人生政治生涯的起点。我认为，总书记说的"起点"，不光是当大队党支部书记的行政经历，也有他在田间地头、油灯底下孜孜以求、用先进理论改造思想、提升能力的铸魂励志的过程。客观地讲，如果没有这样的持续补钙，一个从北京来的年轻人，在陕北山沟一待七年，而且最后成为引领老乡打坝造田、利用沼气、繁荣生产的"模范知青"，是不可能的。这个故事到现在对我的触动依然很大，总书记的经历也为我树起了学以修身的榜样。在今后的工作中，我争取能多参加一些层次较高的读书班，腾出时间和精力，认真在经典理论、领袖讲话和专业书籍中，找到解决实践问题的钥匙和办法，争取每年系统地读一本书，结合工作每年写成一本学习心得。通过对基本理论的掌握、理解和运用，不断强化党章意识、唯物史观和群众观点，筑牢思想之堤，提高运用马克思主义的立场、观点、方法分析和解决问题的能力。

2. 敬贤修德，始终在夯实立身之本上下功夫。习总书记多次引经据典地强调，治国先治吏，官清民自安；礼义廉耻，国之四维，四维不张，国将不国。用先进典型映照自己，加强自我约束，锤炼党性修养，用以涵养为民务实清廉的公仆情愫，慎独、慎初、慎微，明大德、严私德，做到以德自立、以德施政、以德服众。这里需要强调的是，家风是个人道德养成的源头，家风纯，也有利于作风正、党风清。大家都知道，曾国藩被许多人评价为中国士大夫修身励志、成就功名的楷模，作为晚清政府的干臣能吏，他一生勤奋好学、持敬修身，以"勤""恒"两字激励自己，教育子侄。其修身治学、理政齐家的经验心得，颇为后世所推崇，我想这样一个毛主席曾推许过的"一代硕儒"，特别是在以持之以恒的刻苦修为塑造自身"道德楷模"方面，还是有许多值得我们学习借鉴的地方的。最为突出的，就是他在道光二十二年（1842年）冬，给自己订下的十二条规矩，人称"修身十二条"。一、主敬：整齐严肃，清明在躬，如日之升；二、静坐：每日不拘何时，静坐四刻，正位凝命，如鼎之镇；三、早起：黎明即起，醒后勿粘恋；四、读书不二：一书未完，不看他书；五、读史：念《二十三史》，每日圈点十页，虽有事不间断；六、谨言：刻刻留心，第一功夫；七、养气：

气藏丹田，无不可对人言之事；八、保身：节劳，节欲，节饮食；九、日知所亡：每日读书，记录心得语；十、月无忘其所能：每月作诗文数首，以验积理之多寡，养气之盛否；十一、作字：饭后写半时；十二、夜不出门。我想，一个封建时代的读书人，都能把敬贤修德的功课做到如此地步，视其为建功立业的不二法门，那么作为共产党的干部，作为在党领导下的工程院这样一个学术咨询机构的一员，作为一辈子都教书治学、为人师表的知识分子，更应该把持敬修身、夯实立身之本作为一辈子的功课，踏踏实实地做下去，不教一日荒废。

3. 务实精进，始终在追求实干担当上下功夫。习总书记说，做人一世，为官一任，要有肝胆，要有担当精神，应该对"为官不为"感到羞耻。我们作为领导干部，关键时刻要敢于拍板负责，最重要的是出于公心。只要一心为公、自身过硬，就有勇于担当拍板的魄力和血性。讲到这里，我还想讲一个发生在延安地区，关于实干担当的故事。在"文化大革命"之后，国家面临人才断层的问题，有一个政策就是推荐工农兵上大学。那时延安延川县的县委书记叫申易，说这个名字大家可能还不是很熟悉，但我说两个与其有着重要关联的人名，大家就会对他刮目相看，一个是习近平，一个是路遥。习近平因为当时的家庭背景，连入团都申请了 9 次，推荐上学时，从村里到公社，大家都觉得论表现、论能力都应该是他，可是谁也不敢拍这个板，到了县委书记申易那里，他说的原话已经记不清了，大意是习老的问题是内部矛盾，孩子上学不应该受影响。所以总书记才得以上清华大学。而路遥呢，因"文化大革命"期间在担任延川革委会副主任时，曾经发生过武斗致人死亡的事情，虽然最后澄清和他本人无关，但几家大学一看到这样的情况都不敢要，最后还是这位申书记拍板，并几次到延安大学做工作，最终才成就了路遥的大学梦，帮他跳出"农门"，为他以后专心从事文学事业创造了良好的条件。一个县委书记，成就了两个重要人物，靠的是什么，我想就两个字——担当。这个故事对我的触动也是很大的，践行三严三实，我想最重要的还是要落到实干与担当上。下一步，我将会同机关的同志，与大家一起"对对表""回头看"，对于没有彻底整改的问题，努力做到不彻底解决不撒手，紧紧盯住工作层面和自身存在的问题短板，一件一件地"过筛子"，一条一条地"照镜子"，真正以严实精神，把问题分析透、查摆清、整改掉，不留尾巴、不拖后腿，真心实意接受群众监督、院士批评和组织检查。

以上是我的对照检查，不妥之处，请大家批评！

一句话两个字

2016 年 1 月 5 日

在中国工程院三局 2015 年年终总结会的发言。本次会议在 219 会议室召开。李仁涵同志主持会议。先分别由各处发言，然后由 3 位局级干部总结。参加会议的有三局的全体同志。

2015 年，三局在党支部和三位局领导的领导下，通过全体同志努力，取得了巨大成绩，可以说目标更高了，人心更齐了，办法更多了，成绩更大了。各位的总结很好，使我受到了深刻的教育和巨大的启发，你们讲得好是因为做得好。

总结是为了辞旧迎新，总结是为了步步登高。总结是常态，年年总结，每次总结都是为了迎接新常态。总结不是为了掰着手指数一数做了什么，总结是为了闭着眼睛想一想做成了什么。

今天，我要和大家分享一句话，两个字。

一句话是"成功的经验很难复制，但失效的教训常常重复"。这是为什么？成功了，别人只是在成功当时为你喝彩，从此就习以为常了。但每一次失败，尽管是一样的，除了自己的叹息外，总有别人品头论足，追根究源。所以有人说把平凡的事情做好了就是不平凡，那就是不断地复制成功的经验，不允许自己重复失败的教训。这样做，人们会说你平平庸庸，碌碌无为，因为你没有什么创新，也没有什么创造，没有什么有别于昨天，也没有什么有别于他人。例如，在我们的学术活动中，我们先提出了"1-2-7"，当时很新颖，现在已经习以为常，因为它已成为一种制度。所以，我们接着提出了四聚，今年又提出了五合。又如，我们在出版工作方面先提出了"1+9"，这在当时是很新颖，但现在也习以为常了，因为它又成了一种制度。于是我们提出了三句话，作为工作策略，即：看人家的 GPS，走自己的路；守公认的交通规则，靠弯道超车；盯远处的终极目标，要步步为营。这三句话，有点像三个魔袋，但这三个魔袋是空的，因为我们变不出魔术，因为我们缺乏法宝，在前几月前的天津现场会，我们又提出了五条具体的措施，叫"从国内向国外，坚定方向；主刊与分刊，实现联动；编辑部与学部，合作共赢；出版向学术，主动借力；办刊与订单，双管齐下"。学术上叫四聚五合，出版这三个魔袋，五件法宝，怎么个叫法？请学术办公室总结。

怎么做好明年的工作？我想我们的口号已提得差不多了，目标已经很高了。2016年应该怎样去完成，去实现我们的目标。我想送给大家两个字。

一个是"众"字，是众志成城的众。"众"代表的是一个团队，竖起来像一座山，巍然屹立；平放下像一个雁群，搏击长空。这个"众"里有很多人，有的是下面的人，有的曾经是下面的人，没有下面的人撑托，上面的不稳；没有上面的人作标志，下面的人谁也不知，所以相互间要支持，特别是上面那个人，就像我们的局长、处长，你们从下面升到了上面，不是一种放任，更不是解脱，而是一种新的考验，你们要有担当，因为全队的希望都系在你的身上。

另一个字是"品"字，品字上面那个"口"不仅是数量的增加，而且有质量的提升，是青出于蓝而胜于蓝。所以我们有"品质、口味"的说法，对人来说那就是人品，有人品的是优秀的人。大家在明年的工作中一定要想想，我们每天做的工作，是否在不断提升品质，不断提升口味。在做事的过程中，即在不断提升品位的过程中是否同时提升了自己的人品。

十二字

2016 年 1 月 5 日

在中国工程院国际合作局 2015 年年终总结会上的发言。本次会议在 316 室召开。康金城同志主持会议，先分别由各处发言，然后由两位局级领导总结。

2015 年已经过去了，过去的一年怎么样？可不可以这样说，国际世界很无赖（变化多端），国内形势常变态（以变应变），院内的工作很精彩？合作局去年的工作是看得见、想得起、数得上的，是应该点赞的，是应该点彩的。你们前年和去年办的两个大会都是涉及全院上下，惊动中央领导，影响全世界工程科技界的大事。外事无小事，什么都要想到，什么都要办到，而且什么事都要办好。

我有两句话，就是"胸怀出斗志"，"眼界定前程"。无论你想事、办事，无论是设计工作，还是工作总结，如果你想到世界动向、国家现状、人民需求、工程院的发展，包括合作局的进步，你把世界装在了心中，你就在世界之中；你把大家装在了心中，你自然就置身在大家之中。

我通常把工程院的合作局喻为工程院的"外交部"。我们的工作是什么？我想就是两句话，为了工程院的天命，一是把国内的精品推出去，二是把国外的精品引进来。今天的推是为了明天的引，今天的引又是为了明天的推。无论是推还是引，都需要两个元素，那就是我们讲的三句话十二个字，"深谋远虑"，"抓大放小"，"出声显影"。我曾对其含义讲过很多，比如抓大放小，无舍无得，先舍后得，小舍大得。

希望大家谋划 2016 年的工作，一定要以这三句话作为统领，作为标准，作为抓手，明年总结时又照此办理，不仅能说出自己做了什么，更要总结出自己的经验。国际合作局要有两只手，一只是推手，一只是拉手，两手都要有力，两手都要用力。如此下去，一年进一步，三年进大步，成为我们工程院名副其实的外交部。一个人作一点外交并不难，要做外交家可不容易。但是，外交家也是从一个一个从事外交工作的人群中培养出来的，你们现在就是这个特殊人群中的一分子。

那一年
我在工程院

卷 六

学习与做事
2016 年 1 月 8 日

在中国工程院医药卫生学部云南院士行、云南大健康产业发展战略座谈会上的发言。本次会议在昆明市召开，时任云南省常务副省长李江主持会议，参加会议的工程院院士有樊代明、杨宝峰、赵铠、沈倍奋、刘昌孝、程京、林东昕、王广基、黄璐琦、李松等，工程院机关李仁涵、高战军、李冬梅、赵文成和赵西路等同志。参加会议的还有云南省政府各厅局，各高校和企业的相关同志，共约 60 人。

感谢云南省政府，科技厅及相关单位的邀请和接待。来到云南，感觉真好，天高云淡、山清水秀、地大物博、人杰地灵。这在别的地方只能是些形容词，而在这里是真实写照；这在别的地方可能只是过去时，而这里确实是现在时，必将成为将来时。

这次工程院医药卫生学部院士行，我们一共来了 10 位院士，除 1 位是做基础医学研究，1 位做临床医学研究外，其余 8 位都是从事药学研究的，或全部精力在研究药上，或大部分精力在研究药上。我们这次来，共有两个目的。

一是来学习的。有人说，院士就是在自己那点上知道得很多，而在别人那些上了解得很少，这是个别院士的自嘲，但确是有道理的，而且是很有道理的。云南是博大精深，藏龙卧虎之地。在管理之中，有很多行家里手，如龙江厅长，他本人过去就是从事药学研究的，讲起来确实是头头是道，听起来是津津有味，写出来是篇篇文章。在专家之中，有很多能工巧匠，如朱兆云研究员，她本人以第一作者得过国家科学技术进步奖一等奖。在制药企业中，有像云药、沃森、云南白药公司这样的大型企业，小孩都知道云南白药是止血的，其功效在国外很多人都了解。因此，这里是我们学习的好课堂。

二是来干事的。工程院的天命是推动我国的工业化、现代化，医药卫生学部就是推动我国医药卫生工作向前发展，对工程院院士来说，就是在各自的领域发挥聪明才智。所以，来到云南就是来干事的。工程院对院士的要求就是要着眼工程，着力基层，到云南来就是着眼着力基层的工程。因此，希望云南的各位同志，不要把我们当外宾，要当自己人，我们院士自己呢？不把云南的事情当成副业，要当成事业来做，要当成主业来做；不要只当成事情做，要当成事业来做。不要留一手，要出几招。这里是我们干事的好平台。

最后要感谢云南的同志，你们为我们此行做了充分准备，给了我们良好的工作环境及详细的工作安排。相信我们的此次合作一定能成功。

那一年
我在工程院

卷 六

专 利
——为《临床专利申请案例评析》作序

2016 年 1 月 10 日

医学是一种特殊的行业。临床医生每天面临的工作，病因千奇百怪，病态千形万状，病征千变万化，治病要千方百计。面对纷繁多样的患者，复杂多变的病情，总是会不断碰到例外和意外。例外是超出了现存的知识面，意外是不该发生的发生了。所以，什么是好医生？什么是有经验的好医生？就是能处理例外和意外的医生。为什么他们能处理例外和意外呢？因为他们经历了很多例外和意外。这就是经验，也可以说是他们的专利。

临床专利制度的建立一方面是为了保护专利发明者的权益，同时又可借此将其广而告之，广而推之，广而用之，使专利发挥更大的作用，使专利获得更大的效益，也使广大患众从中获益。从例外和意外发展成常态，再从常态中去发现例外和意外，这就是临床医学发展的实践轨迹，而专利是这个轨道上各种列车的助推器，非常重要。但是，很多临床医务人员申请专利的意识不强，对临床成果的发掘不够，撰写专利申请书的经验不多，导致被授予专利的成功率不高。其实发明是一门学问，但把专利申请书写好，确保申请成功本身也是一门学问。

洪流医生在他的临床工作中，善于总结提炼，申请并获得过不少临床专利。他在专利申请方面积累了一定经验，在此基础上写成了这本书，不仅阐述了专利申请的基本概念和申请流程，还立足于临床专利的实例剖析了专利申请的创新思维和写作要点。因而具有模仿实例多，信息量大的特点，很适合准备申请临床专利的新手阅读使用，也可供其他医学生或住院医师学习参考。我有幸先睹为快，特予推荐。

是为序。

医之道

——为《医之道》作序

2016 年 1 月 12 日

　　我是一名西医医生，但我很喜欢中医。因为在我的工作中，确有不少西医药治不好的病用中医药治愈了。我认为，中西医间的整合是未来中国医学发展的出路所在，出息所在。

　　要谈中医，首先要学习中医。学中医不能一概与西医比较，有人甚至说中医不科学。其实医学，包括西医，可以说都要比其他自然科学复杂得多，我们不能用单纯的自然科学理论或标准来束缚医学的发展。同样，也不能完全用西医的理论体系或实践标准来束缚中医学的发展。因为中西医对人体的认识和解决问题的思路和方法是不同的，不同并不等于就是错误，因为中医经过中华民族几千年反复的实践验证，证明对人体的健康是有益的，对疾病的治疗是有效的。

　　要学中医，首先要学习中文。这里的中文不单指中国文字，而是泛指中国文化。中国文化博大精深，源远流长，中医的理论和实践是建立在中国传统文化基础之上，如果读不懂几千年传承下来的国学经典，不理解阴阳五行的真实含义，那就很难理解中医和中药，更谈不上对中医和中药的继承和创新了。

　　本书的显著特点是作者在反复通读《周易》《道德经》《黄帝内经》等典籍基础上，将中国文化、中医药理论与实践，以及西药理论与实践三者相互联系，去解读、分析乃至诠释临床上经常碰到的问题，即为何有时有理无效，而有时又有效无理；为何有时治了不愈，而有时又不治自愈。

　　这是一本富有整合医学理论和实践创意的书。医学中含有大量科学知识，但同时又含有大量不属于科学范畴的知识，甚至比科学还重要的知识。可以说凡是与人体有关的一切学问都与医学有关，都可视之为医学知识，以人为整体，将其整合，有所取舍，形成新的医学知识体系，这就是整合医学（Holistic Integrative Medicine，HIM）。本书是将文化与医学整合的一次尝试，当然，毕竟是开始，难达十全十美。但如此走下去，一定是有益的。我们不要去指责它是否完美，那样不公平。但我们可以为之提出建议，那是通向完美的助推器。

　　是为序。

医之趣
——为《医之趣》作序
2016 年 1 月 13 日

赵雅楠同学邀请我为她的书作序，着实让我为难了，思来想去，难以下笔。读医学课本，考医学试，多靠死记硬背，我亦如此。然赵同学却发挥联想思维，把身边相近的人和物，把相关领域的奇闻趣事联系起来，去记、去背、去理解、去融合，把一些枯燥的医学知识变成了一部鲜活、幽默风趣的读物，人见人爱。其实细想，而今的医书器官就是器官，肌肉就是肌肉，细胞跟着细胞，分子连着分子，而在原始的医书《黄帝内经》中，医学知识仅有 30% 左右，其余则为天文的、地理的、气象的，包罗万象；文学的、历史的、哲学的，谈古论今。这才是真正的医书和医学。

而今的医学，学科细划，专业细化，医学知识碎片化已走到了极端。医学生必须读完 53 本以上的教材才能毕业。通常是完成了学业，也难以把所学知识整合成系统，难以完成整体治疗病人的工作，只知分子，不知疾病；只知疾病，不知整体；只知治病，不知治人。所以，我们提出了整合医学的理论及实践，整合医学就是从人的整体出发（Holistic），将与人体相关的一切知识加以整合（Integrative），把数据、证据还原成事实；把认识、共识转化成经验；把技术、艺术凝练成医术，在事实、经验和医术这个层面，不断地实践，实践出真知，形成新的医学知识体系（Medicine），这就是整合医学（Holistic Integrative Medicine，HIM）。赵同学的这本书有利于在读学生训练 HIM 的思维，形成HIM 的习惯，将来在工作中取得 HIM 的经验和成果。故此，我愿意向在读医学生推荐本书。另外，本书也不失为一本好的医学科普读物，可供医学以外的读者阅读参考。

是为序。

延老须知
——为《抗衰老行业技术规范指南》作序
2016 年 1 月 14 日

三十年前，我在日本学习。一天，导师问我，你们中国在很多名词前冠"老"字，是何意思？我答是尊称，如"老张、老李、老师傅、老领导……又如，我称您为老师"。导师又问，那老鼠呢？我一时语塞，因为民间还有把人逝世称"老"的。其实，社会学对"老"字的理解并不一致，医学对老的认识也还不清楚。

"生老病死"，自然规律。人们对"生、病、死"的关注度从来很高，但对"老"的重视度从来不够。其实，"老"与"生、病、死"从来密切相关。有的早老，叫生来就老；有的快老，叫未老先衰；有的不老，叫该老不老。有的因老而病，人称老病，有的因老而死，人称老死。研究"老"的医学本质，不仅可用之延老、延寿，还可用之促进和提高人类的健康水平。

然而，时下由于对"老"的本质认识不透，民间确有一些抗衰老的验方或技术，加之经济利益驱使，社会上形成了抗衰老市场，五花八门、鱼龙混杂。即使是在专业的诊所或医院也很不规范，公用公的道，婆说婆有理。不仅不能延老，反倒致人更老，甚至病死。

中国整形美容协会抗衰老分会组织全国相关专家，以国际上现行指南为基础，经过大量收集、整理、分析和总结现行技术、方剂或方法，并经行业学会对各方面的认识共识进行讨论、汇总，形成了这本《抗衰老行业技术规范化指南》，简称行规。对于指导行业规范化延老、抗衰，防止民间违规操作，从而杜绝各种事故及不良事件的发生，对于不断提高抗衰老保健康的水平具有重要的理论价值和实践意义。

当然，"抗衰老、保健康"是一个永恒的课题，其发展永远在路上。我们可以说这是一个好指南，但不能说它就是最好的指南，因为世界上任何事物都需要发展，没有最好，只有更好。随着医学上对"老"本质的研究不断深入，随着抗衰老经验及技术的不断提高，这本指南将会越写越好，抗衰老的水平也会越来越高。

HIE

2016 年 1 月 23 日

在天津市大肠疾病及消化内镜论坛上的发言。本次大会在天津总医院召开。王邦茂同志任大会主席。出席大会的有来自全国各地的相关学者共约 400 人。

感谢会议的邀请，本来安排的报告是整合肝病学，但 25 分钟讲不完，而且本次大会是大肠病专场，又是以内镜为主，我的发言要与之相符。

今天这个会议是全国消化界 2016 年第一个会议，我原本想讲另一个题目，因为我每年都有一个新题目。大家知道，未来 5 年，我们党领导全国人民要办的最大的一件事是什么？那就是实现小康，这是对全世界的宣誓，也是对全国人民的承诺。我想小康是可以实现的。要实现小康首先是脱贫，那就是贫困人群最低个人年收入达 4000 元，这个标准国家发钱就做得到。而另一个目标却很难，那就是习近平同志说的"没有全民健康就没有全面小康"。要实现全民健康可不容易，好多地方都是因病致贫，因病返贫。目前国家在医改，总是达不到较为理想的境地，而且多数是政府在想，领导在讲，媒体在传，社会在望，我们医务人员的意见如何呢？所以我今年的题目叫"加减乘除话医改"，但今天的时间不够，是作一个广告，广而告之，待下次会议再讲。

关于消化内镜事业的发展，今后的走向如何？我们提出了"整合内镜学"的概念，英文叫 Holistic Integrative Endoscopolgy，HIE。大家熟知 Endoscope，指的是设备，我们也知 Endoscopy，指的是技术，但我们不知 Endoscopology，它说的是一门学问，这个词学术上没有，因为是我发明的，但确有一定道理。

要使内镜技术成为一门学问，有很多事要做。一是创新，创新可能用老设备诊治新疾病，也可能是用新设备诊治老疾病，更有可能是用新设备诊治新疾病。这都可以叫作创新。二是效果，内镜技术，不是玩新鲜，也不是玩花样，要看效果。光做了或做完了，那不算，要看得失，这个得失是病人的得失。失是必然的，只是大小不同而已，我们的结果不能是得不偿失，至少要做到得大于失。三是整合，要将内镜技术与全身治疗相整合，没有最好，只是互补。比如对门脉高压，我们用内镜技术套扎食管曲张静脉或注射硬化剂，这叫严防死守；如果不行，我们再用 TIPS，开闸泄洪；再不行我们就做肝肠移植，那叫"改朝换代"。这三招治疗就对病人灵吗？不一定；对有的人灵，对有的不灵，其中要看病人门脉高压是否合并了肺动脉高压（即 POPH），如果合并了，那就不灵，内镜在治疗门脉高压方面进步很大。

除了上述的三方面，还有很多策略，内镜的发展史可以说分三个阶段，30年前是引进设备，那时我们还没技术，叫 Me No，主要是 Endoscope；以后开展起诊疗技术，但那是学过来的，那叫 Me Too，或称 Endoscopy；现在我们开始创新了，有我们自己的了，那叫 Me Only，但数量不多。怎么进一步发展？那就是创新、求效和整合，三个词加在一起就叫作"整合内镜学"（Holistic Integrative Endoscopology，HIE）。

生存与生命
——为《生存与生命》作序

2016 年 1 月 25 日

医生与病人究竟该是什么关系？我说过，"病人是医生的衣食父母，医生是病人的救命恩人"。没有病人，医生何以维持生存？没有医生，病人何以维系生命？因此，医生与病人应该是同一战壕的战友，共与死神相战；病人与医生是亲密无间的朋友，同以生存和生命相依。

然而，曾几何时，这种关系被曲解、扭离、甚至撕裂。骂医生，杀护士，强为死者跪地"谢罪"，逼为死去的小孩背尸游街……

我和张贵平先生素不相识。他寄来书稿，我一口气读完。一页页、一段段、一句句、一字字，不正是在阐述医患关系的解决办法么？他带着妻子求医，五年的所见所闻、所思所想、所言所行、所误所成，善意地告诉我们，只有病人对医生的信任和尊重，只有医生对病人的关爱和热情，才能共获医疗上理想的结果。

肿瘤是难治的，是无情的，他的爱妻终能转危为安，重获新生，是一所又一所医院、一名又一名医生，经历一个又一个白天黑夜、采取的一个又一个诊疗行动，从死神手中夺回来的，这是一场挽救生命的接力赛。有人珍爱生命，情真意切，听起来感动不已；有人挽救生命，你追我赶，读起来荡气回肠。

我年逾 60，从医也有 40 余年。我见到的病人或家属，其实多数都和张贵平先生相似，善解医意。这个医，一是医学，一是医生。他们知道医学的难解，医生的难当。其实，误解医生的病人总是少数，对病人不好的医生也是少数。但这两个少数解决不好，就会逐渐演变成主流。所以，我要向这两个少数人群推荐这本书。从中你可知道，大病当前，作为医生，病人需要什么？生死之间，作为病人，医生需要什么？这本书原来的书名叫"生命如此美丽"，我建议作者改为"生存与生命"，这样更符合文义，张贵平先生欣然接受了。

这本书可能还有另外一种作用。大家都知道，天有不测风云，人有旦夕祸福。当你或亲属突然被诊为严重疾病，包括肿瘤时，你可能觉得犹如晴天霹雳，束手无策，甚至天摇地动，一时乱了方寸。此时建议你读这本书，或许可以从中找到办法，从而正确就医。因为这本书是经历之谈，经验之谈，成功之谈。

是为序。

那一年
我在工程院

卷 六

高、准、效

2016 年 1 月 25 日

在国家留学基金管理委员会第 16 次会议上的发言。本次会议在国家留学基金管理委员会大楼里召开。先由秘书长总结 2015 年工作，然后全体理事发言，最后由郝平同志讲话。参加会议的有理事会全体成员共约 20 人。

刘秘书长总结了国家留学基金委管委会 2016 年的工作，令人振奋，其中有很多看点，也有很多亮点。根据会议要求，我发表如下意见。

一是站位要高。我是 1985 年回国的，至今已 31 年了。那时国家穷，自己没有钱，靠别人的钱出去学习，腰杆不硬，派出名额也很少，我是当时的幸运者。现在不一样，国家富了，我们不仅自己有钱派出，而且还有钱引进留学生，但这不仅是简单的派出或引进，或统计一些数字上报的问题。其实我们的工作，说远点应该与国家的长远利益、民族的繁荣昌盛、社会的可持续发展相联系；说近点要为国家的发展战略，如"一带一路""十三五计划"，为与国家的外交战略服务。我们引进的留学生中听说有的当了国家总统，有的当了总理，有的当了别国的杰出科学家，这个效益是很大的，很明显的。

二是聚焦要准。目前我们的工作已经全面铺开，涉及那么多国家，涉及那么多领域，这是对的，完成这个布局也是不容易的。从现在起我们要适当聚焦，要有针对性地派出。新中国成立前派出的留学生没那么多，但优秀的人很多，没有詹天佑哪有中国的铁路，没有李四光哪有中国的石油，没有钱学森哪有中国的核武器。我们的派出一定要考虑中国需要什么？中国最缺什么？有的放矢，别人会我们也能做的不要大派，别人强我们弱的尽量多派。

三是讲求实效。派出的目的是要讲求效果，不能只给钱，也不能放羊，管理出效益，要有一套评估制度。在国外学到了什么？干成了什么？回国后可干什么？怎么干？都要有评估。派出是目的，但不是最终目的，最终目的是学有所成，科学允许失败，但总是失败或多数时候失败那就不符合常理了，起码是我们没选好苗子，或者是没有扶苗助长的方法。

上述三点，希望秘书处在 2016 年的工作中作为参考。

误国与兴邦

2016 年 1 月 26 日

在中国工程院学习"习总书记在中纪委全会上的讲话"党组会上的发言。本次会议在工程院 318 室召开。工程院时任院长周济主持会议。参加会议的有工程院党组全体成员，各局的党支部书记，院机关党委的同志，共约 15 人。

习总书记的讲话十分重要，而且切中时弊。目前我们面临的最严峻的新形势是经济下行压力加大，而我们面前出现的最明显的新腐败是当官不作为，二者相互联系，相互影响。

为什么把经济下行压力加大看成是目前最严峻的形势呢？我们党在"十三五"这 5 年中最大的任务是实现全面小康，这是我们党对国际社会的宣誓，也是对全国人民的承诺。我们只剩下 5 年时间了，今年的 GDP 首次跌破 7%，只有 6.9%。大家知道 GDP 增长与财政收入的上升，其间的比例不是简单的 1 ∶ 1 的关系，而是要大于 1 ∶ 1。同样，二者的下降比例也不会是 1 ∶ 1 的关系，通常是小于 1 ∶ 1。按这样的增长速度，肯定会影响全面小康的实现，而且经济这个东西，上升难，下滑易，而且下滑后再上升难度更大。

为什么把当官不作为看成是目前最明显的新腐败呢？国家要发展，要靠党带着大家干。党不是空的，要靠全国的各级组织的干部带领群众去干。目前出现较为普遍的不作为，必将引起经济下滑，有句俗语，"当官不为民做主，不如回家卖红薯"。

所以习主席痛批那些光拿薪不作为的人，是有害于党有害于人民的。解决这个要靠我们党的纪律来约束，来监督。工程院担负中国工程科技发展的重要使命，我所负责的两个大项工作，即学术出版和国际合作，对工程院工作的完成十分重要，所以应该从自己做起，从今天做起。对时间要干一天干好一天，对事情要干一件干好一件，无论何时何处，对何事何人都要交一份合格的答卷。我们不仅要牢记习主席常说的那句话，"空谈误国，实干兴邦"，更要审视谁在空谈，谁在实干，谁在误国，谁在兴邦。空谈便能兴邦者过去没有，现在没有，永远都不会有。

退得境界
——为《整合恶性肿瘤姑息治疗》作序
2016 年 2 月 16 日

对于癌症，我们通常视其为敌人，外科医生用手术刀切；内科医生用化疗药杀；放疗科医生用放射线照，都是以杀灭癌细胞为目标，越彻底越好，越干净越好，生怕不能置其于死地。但切来切去，杀来杀去，照来照去，总有一些病例，肿瘤不仅未被消灭，病人还被治死了，死亡 8 小时以后，活检抽出来的癌细胞还是活的，有的还能长期培养、多次传代。

小时候，我看别人扭秧歌，他们一个个进退自若。先是低头前跨两步，然后是后退一大步，退时伴以仰身、露面、双手扬绸，欢喜极了，漂亮极了，既自喜又众喜。如果他们一直躬身前行，不仅不好看，还会发生危险。如果前面有障碍，那会碰壁的。如果前面是悬崖，那会跌身的。所以，他们安全，他们漂亮，关键是后退的那一大步，退出了境界，退得了境界。他们存，是存在退那一大步；他们胜，是胜在退那一大步；他们美，是美在退那一大步。

世上万物的哲理是相通的，也许最终都是相同的。我常在想，对那些杀不全、杀不到、杀不死的癌细胞，我们能否换一种方式，不要去动它。因为动它不仅毫无作用，反倒伤了自身，到头来鸡飞蛋打，赔了夫人又折兵，还不如"人不犯我，我不犯人"，想各种方法与肿瘤长期共存呢。

这本《整合恶性肿瘤姑息治疗》，用的就是上述理念，用各种现存的医疗技术，改善病人的病理状态，提高病人的生活质量，达到长期带瘤生存的目的，是一种"以静制动"的治癌方法，事实证明可以获得良好效果。

王颖副教授组织国内专家翻译的这本书，对于相关学者是十分有用的。原书名没有"整合"二字，是翻译中加进去的。因为这本书与我们提倡的整合医学（Holistic Integrative Medicine, HIM），更具体地说，与整合肿瘤学（Holistic Integrative Oncology，HIO）十分吻合，那就是从整体角度，将现有对病人有益的临床方法加以整合，使之成为不一定直接杀伤癌细胞，因而对正常组织无副作用，但能提高病人生活质量、延长病人生命的姑息疗法。

我有幸先睹为快，特推荐给相关学者。

是为序。

整合药学

2016 年 2 月 27 日

在天然活性物质与功能国家重点实验室第一届学术委员会第五次会议上的发言。本次会议在北京举行。会议由姚新生院士主持，于德泉院士、樊代明院士等 10 余位学术委员会委员出席。实验室相关研究人员共约 20 人参会。

很有幸参加本次会议。我是一名医生，学术委员会中就我一人从事临床医学，自古医药不分家，华佗是医生吧？但他发明了世界上第一种麻醉药——麻沸散，比外国人早了 1600 多年，可惜现在失传了。孙思邈是药圣吧？可他也是医生，他发现吃得太好得脚气病，用麦麸糠皮可以治好，1000 多年以后医学界才发现脚气病的根本原因是缺乏维生素 B_1，而吃得太差容易得夜盲症，吃生猪肝可以治愈，1000 多年以后人们才知夜盲症的病因是缺乏维生素 A。希波克拉底、盖伦都既是医生又是药师。过去中医坐堂，前面是诊桌，后面就是药柜。先看病后抓药，说的就是医药不分家。因此，这个实验室需要整合，即药学与临床医学的整合，药学的出口在临床，药品的质量标准要靠临床说了算。

我的第二点体会是学术观点的整合。为什么近几十年全世界发现新药的步伐减慢？国家新药创制重大专项花了那么长时间也费了不少钱，为何研制出来的十几个新药全都是针对老靶点的呢？也许这些新药的疗效好一点，副作用轻一点，比别的药便宜一点，但还是一个老药，因为针对的靶点还是曾经的，照葫芦画瓢总是离不开葫芦影。其实，治疗疾病并不是针对某一分子，或某一靶点，而是针对一种状态，改善或复原一种状态。针对分子是解决局部微观问题，但抑制了一个分子，另一分子会起作用；阻断了一条通路，另一条通路会开放。这就是为什么目前世界上有 4000 种常见病，90% 以上无好药可治，最常见、最简单、最多发的感冒是我们治好的吗，其实是病人自好的，因为疾病是自限性的。如果病人自己免疫力很差，医生再治也不好。医生只是帮助他们减轻一些症状，防治并发症产生。又如世界上将近 7000 种罕见病，其实 99% 以上没药可治，罕见病多数靶点是已知的，可为什么还是解决不了？人是一个整体，一个活体，要整体看，动态看。治疗也要分门别类，希波克拉底说，医生有三样法宝，语言、药品、手术刀。有的病人用语言治疗获得的结果可能比药品和手术刀还好。我经常在想，把晚期肿瘤病人分成三组，一组用药品，一组用手术，一组不要告知病情，只用语言安慰治疗，哪组平均存活时间更长，答案很清楚。

我的第三点体会是，你们的学术方向很好，根据病人的状态或治疗的需要去模拟药品。例如你们的人工麝香得了国家一等奖，你们现在模拟的生物胆汁也不错。一剂药品并不是单体组成的，而是一个团队，单体是不能治病的，或治不好病。你们即便研究的是单体，我们临床上也是与其他药物配伍使用的。如果你们将能治疗疾病并得到确切疗效的药品或生物制剂进行分析，很难找到新物质，通常是不同物质相互组合发挥作用，只是各物质占比不同而已。因此药品不一定是新物质，但是好物质，能治病就是好物质。把组分搞清楚了，根据治疗效果逐一找到其中最多的成分，并将其配合就可以得到最佳配方，这个配方就可以成为一种疗效最佳的药品。待这种药品被证实治疗人体疾病有效后，再去研究用药后人体中哪些成分发生了变化，并将其中与疾病疗效相关的人体成分找出来，这又是将来极好的药品，即人体自体存在的生物药。

总而言之，医学从经验医学时代到科学医学（生物医学）时代，现在到了整合医学时代，当然，我们的药学也应从经验药学时代到科学药学时代，进入到整合药学时代，整合药学，也可称 Holistic Integrative Pharmacology，HIP。如果我们只停留在科学（或生物）药学时代，我们就难以解决目前遇到的难题。

关键之关键

2016 年 3 月 1 日

在第 554 场香山科学会议开幕式上的发言，本次会议在北京香山宾馆二楼会议厅举行，主题是医学分子探针关键技术的研究。由戴志飞教授任主席，参加会议的有田禾等院士及相关学者，共约 1000 人。

我应该来参加会议，因为我是香山会议副理事长；但我又不应该来参加会议，因为我是外行。医学分子影像技术的发展使医学的发展和进步发生了革命性的变化，可以说是给了医生一双慧眼，把"世界"看得真真切切，明明白白。医学分子影像的发展又依赖于医学分子探针的发现，没有探针，我们是双眼摸黑，寸步难行。但是目前发现的新分子探针及其相关技术并不十分理想，这方面全世界劲没少使，钱没少花，虽然发表了大量论文，但实际上能用到临床并取得理想效果者却是少之又少，其主要原因是什么？

1. 真正特异的分子是没有的，传染病或感染性疾病是从外界侵入人体的生物体致病原，是有特异分子的，但从一个正常人变成了病人，无论是什么疾病，其实并无新分子的出现，只是原存在的分子比例失调，有的从少变多，有的从多变少而已。但这种数量或浓度变化，本身是可以用作疾病的分子靶点，由此研制出相应探针并用其诊断或治疗疾病的。

2. 仅在培养细胞的过程中发现的分子探针是不行的，因为培养细胞是单一同质的细胞，得到的结果尽管理想，倘若加一些其他"杂质"细胞进去还能得到同样好的效果吗？显然不能！

3. 光在动物体内实验得到的结果也是不够的。在动物体内实验即使得到理想结果也是不够的，如肿瘤，我们将肿瘤接种到裸鼠体内，然后进行分子探针显像，即使得到理想结果，也并不能代替人体，因为这个模型除了肿瘤组织是人源的，其余都是老鼠的组织。

4. 光在人体切除病变标本中的研究，也不能代表人体内的结果，因为切下的标本已经离开人体，成了"死肉"。再说，如果只有 50% 的肿瘤能切除，还有 50% 的病人无法切除，其实这些病人才是重要的。

因此，我们需要认真研究如何将分子探针在细胞、动物体内到人体标本研究中得到的理想结果应用到病人身上，这一步是最难的，但又是最重要、最值得的。只有走完了这一步，分子探针的研究才算成功，这是关键中的关键，而且，用到人体的研究不仅资金投入多，而且有安全性问题，当然担的风险也就更大。

那一年
我在工程院

卷 六

干 拜

2016 年 3 月 1 日

在中国工程院院士保健北京定点医院座谈会上的讲话。此次会议在工程院218 室召开。由高中琪同志主持会议。参加会议的有中国人民解放军总医院（301医院）、北京大学医学部、首都医科大、中国医科大学附属医院等 10 所医院的院领导和保健办主任，工程院王元晶、吴晓东等同志共约 30 人参加了会议。

我们从年前到年后一直有一个心愿，就是想请大家到院里来，坐一坐，聊一聊，从心底里表达对你们 10 所医院的领导和医务人员的感激之情。去年一年你们接诊了那么多院士，刚才吴处长说达 200 多人次，实际远远不止，有很多人是自己去的，也有很多是我和其他领导介绍去的，肯定接近 1000 人次了。你们担负着那么繁重的医疗任务为我们做出了贡献，我们说的这一声感谢，不仅来自工程院，也来自每一位院士本人。

你们做的贡献，看起来是为院士或工程院的，其实也是为国家的发展和民族的兴旺做出的贡献。院士这个群体不是一个一般的群体，是民族的精英，在中国，能跟这个群体比贡献的不多，国家建设的很多大事没有他们不行。目前国家的经济形势下行压力那么大，靠什么扭转这个态势。习总书记说靠科技创新。而创新要靠高水平的科技人员，院士群体就是其中的精英群体，而院士们要为国家做贡献，身体健康是第一位，你们为院士健康作保障，其潜在的价值是不可比拟，也是不可替代的。

院士们看病，通常有三种心态：一是病了才就诊，要命才去医院，他们尽管是各行业的专家，但在医学上懂得不多，而且小病不在乎，来的都是大病、重病和难治的病；二是来了就要看，不能等，不想等；三是看病就要找大专家，所以会给医院造成很多麻烦。刚才大家提出的建议都很好，希望机关下来后将其整理，形成院士就诊流程，让他们懂得，看病跟搞工程一样，要一步紧跟一步，形成绿色通道，而且平时要建立健康档案，看病时带去，供接诊医生参考。

最后，还要再说声感谢，正月未完，再说一声拜年。刚才有的院长也说给我们拜年。今天我很不好意思，春节时我从小客人中学了一句话，叫"干拜"，就是小家伙给我们拜年，我没给压岁钱。今天也是这样，对大家我只是清茶一杯，这也叫干拜。当然你们不同于小客人，而是我们的大恩人。我们去你们那里看病，也是光麻烦你们，这也叫干拜，我们唯一的回报，就是从你们那里恢复健康，全心全意、全力以赴地为人民工作。

不忘三敬
2016 年 3 月 4 日

在中国工程院 2015 年新当选院士研修班座谈会上的发言。本次会议在工程院 319 室召开。会议由樊代明主持，陈左宁副院长参加，医药卫生学部、管理学部和信息学部新当选的院士 20 名参会，3 个学部的邱贵兴、孙永福、陈良惠等同志，以及三局的所有同志共 40 余人参加了会议。

首先，我和陈副院长，三局的全体同志热烈欢迎全体新当选院士回家视察及指导工作，同时对大家的当选表示热烈祝贺。工程院增加了新鲜血液，对于工程院的发展和提高将带来新的生机和活力。

今天上午老院长徐匡迪院士和现任院长周济院士作了报告，并且组织大家观看了钱学森、朱光亚两位院士的录像，可以说主题是要求大家怎么当好一名院士。今天下午是恳请大家自己说，打算怎么做好一名院士，当然也请各位为我们院机关提要求，怎么为院士服务，怎么服好务。会议议程已发给大家，下面请大家发言（略）。

大家的发言很好，讨论很热烈，我自己深受教育。大家的意见和建议，希望机关按记录尽快整理，上报院里，成为院里决策的重要根据。根据大家的发言，结合我在工程院近 6 年的工作，说三句话与大家共勉。

一、不忘敬畏之心，也可以说是常怀敬畏之心。走进这个大院，从此我们的身份发生了巨大的变化，不管你自己有没有体会到，接受不接受，因为你已成了一名院士，成了国家工程科技界的一名精英，旁人就会用更高的标准要求你，说话、办事，无论何时何地，都是如此。当然，你可能很容易得到很多利益，这是过去没有过的。从此，你就应该敬畏这个称谓，要和民众打成一片，深知"满身是铁也打不成几颗钉"。地位高了，名声大了，人就难做了，路也会难走了。不论何时何地都要一身正气，因为你们已是国家工程院的一名代表。

二、不忘敬业之情，或常怀敬业之情。当上院士，虽然有很多因素，但最重要的因素还是大家的敬业精神，敬业热情。凭这种精神，这股热情，我们取得了先前的成功，但后面的奋斗同样需要这种敬业的精神和热情。当上院士不是终点，而是又一个起点。不能刀枪归库、马放南山、万事大吉，还要脚踏实地，不仅要搞好本职工作，而且要完成工程院的任务。

三、不忘敬贤之德，或常持敬贤之德。不忘培养后生，我们院士对科学的忠诚、尊重，对老一辈的忠诚尊重，那是不用说的。关键是当了院士要培养接班人，事业要一代一代不断接力下去，只有培养出更多优秀的，甚至比自己强的人才来接班，事业才能延续。我们不应以自己是院士而骄傲，要以自己的学生，乃至别人的学生当上院士而自豪。过去说"不孝有三，无后为大"，这对革命事业来说也是有道理的。

不要傲气要傲骨

2016 年 3 月 15 日

在中国工程院第 36 场"健康讲座"上的主持词。本场讲座在工程院 319 室召开，主题为"脊柱退行性变的预防和诊疗"，由北京大学第三医院的刘忠军教授主讲。参加讲座的有工程院时任副院长赵宪庚、两院院士及工程院机关的干部共约 100 人。

人体的所有部件都受之父母，都十分重要。昨天有一个人对我说，头发不重要，每月要剃去一次，指甲也不重要，每周要剪去一次。是的，没有它们，可能有伤大雅，但不致大碍，但有的部件如骨头，不管是竖着长的腿骨，还是横着长的肋骨，都是生活离不开的。没有肋骨，人会大气难出（进）；没有腿骨，人会寸步难行；而脊柱，没有它，不仅活不好，而且肯定是活不成。脊柱病变，直得起来弯不下去，叫强直性脊柱炎；弯得下去直不起来，叫脊柱畸形，老百姓叫驼背。要是平时不注意，到了那时好办法就不多了。为此，今天我们请刘忠军教授给我们讲这一课，大家欢迎（略）。

听了刘教授的报告，我们知道了"退行性变"这个词，英文叫"Degeneration"，看来中国人翻译不正确，Generation 来于 General，意思是通常、普通、一般、常规。前面加前缀"De"医学上就成了去、离的意思，即不像通常、不是普遍、离开一般、脱离常规，就是与过去、与他人不一样了，其实说的是衰老的一种局部表现，对脊柱来说，就是一种"老化"的表现。脊柱除骨性组织外，还有旁边的肌肉、韧带、神经、血管共同形成和维护脊柱的功能。如果这些部件相互间的功能失调，就可称之退行性变，就会影响人体正常功能、正常生活乃至健康和生命。从刘教授的报告中，我们可以得到三点启示。

一、脊柱"老化"是一种病。脊柱老化尽管是脊柱正常组织结构的改变或功能失调，不像肿瘤一样多长出很多异常组织；也不像溃疡病一样，很多组织发生溃烂，但它确实是一种病，应该高度重视。要注意按刘教授讲的方法经常进行锻炼。低级的爬行动物是没有脊柱或骨的，人的脊柱是在进化中锻炼出来的，这是为了克服重力或地心吸引力。人类进入到太空，一定时间不锻炼骨组织就会减少，甚至消失。既然人的脊柱是锻炼出来的，不锻炼就会消失，就会紊乱或致病，所以就要进行经常锻炼。坐站行都要有正确姿势。我们不能有傲气但要有一副傲骨。锻炼方法有很多，刘教授告诉我们说游泳是最好的方法。当然锻炼也不能过了头，要适度，适可而止。

二、脊柱"老化"可能是其他疾病之因。脊柱特别是脊椎管内的神经是胸腹及四肢的运动和感觉中枢。因此，脊椎出了问题，可能局部并无表现或表现不出来，有的人腿痛，其实是脊柱出了问题；有些老年人顽固性便秘，屡治不愈，其实是脊柱出了问题，这种状况临床上屡见不鲜。

三、脊柱"老化"可能是其他疾病之果。脊椎是全身的组织之一，其结构和功能状态受全身脏器，如心肺、消化、血液、内分泌等的影响。有时脊柱的病变可能是其他肿瘤转移引起的，脊柱老化也可能是由甲状腺疾病引起，或是全身缺钙或缺维生素的结果。

因此，当有脊柱"老化"状况存在时，一定要去看医生，证实是否已成为病变，病变的程度是否需要医疗干预，也要证实病变是否是其他疾病之因或其他疾病之果，这样才能识其病因，有的放矢，正确干预。特别是对疑难的病例，要找更高级的专家诊疗，刘忠军教授就是这方面的专家，大家要记住他。

整合野战内科学
——为《整合野战内科学》作序

2016 年 3 月 20 日

在高科技战争中，战场的环境变化，如高原低氧、高寒、深海等自然条件，以及各种寄生虫和传染病等，对野战内科学的医疗救护体系和救护技术带来很多问题和严峻挑战。美军卫勤人员在科索沃、阿富汗与伊拉克战争中展现出强大的战时保障综合能力，是我军未来卫勤保障的发展方向。因此，为了提高我军卫勤人员的战场急救能力，提高野战内科学的医疗救护水平，我们急需瞄准国际、国内医学专业发展的前沿，整合近年国际高技术局部战争卫勤保障中发现的新知识、新技术，编写一套既具实用又具先进性的《整合野战内科学》培训教材。

整合是时代发展的特征，是解决划时代难题的法宝。《整合野战内科学》按照整合医学的原则系统研究了现代战争中内科伤病的病因学、发病机制、临床过程中的因果关系与规律，全面总结了在野战条件下内科伤病预防、诊断和治疗。《整合野战内科学》根据军队"2110"重点建设项目的要求，适应我校野战内科学学科与课程建设的需要，有机整合了野战环境下常见内科疾病的发病和临床特点及其预防、诊断和治疗方法；系统阐述了高原、严寒、酷暑等特殊野战环境下常见疾病的病因学、病理机制与临床特点以及预防、诊断和治疗的手段；全面介绍了野战条件下易发传染病和寄生虫病的病因学、发病机制与临床特点及其预防、诊断和治疗方法，是目前很新颖，很全面的野战内科学教材。

《整合野战内科学》一书的编者来自西京医院具有丰富教学经验的专家和教授。其中 50% 以上的参编人员参加过全军大型军事演练的卫勤保障任务，熟悉野战条件下我军配备的卫生装备和教学器材，熟悉大型卫生后勤保障工作的基本流程与各个环节。因此，本书更加贴近我军卫勤保障的实际情况，既具备系统完整的理论知识，也具有实际可操作性。

《整合野战内科学》的是我校野战内科学课程建设的重要内容，是未来我校承担军事卫勤保障人员专科、本科教育、继续教育和任职教育的系列教材之一。

军事卫勤保障人员培训的主要目标是在全军培养大批合格的为一线作战部队服务的医生骨干。本书主要针对军队医疗卫生单位现状和未来发展趋势，围绕军队卫生事业改革，培养军事卫勤"后备干部"。《整合野战内科学》注重实用性与新颖性，是一本非常适用于我军卫勤保障人员的培训教材。

高、准、实

2016 年 3 月 26 日

在"全民健康和医药卫生事业国家发展战略"咨询项目中期总结会上的讲话。此次会议在工程院 316 室召开，会议由樊代明主持。参加会议的有杨宝峰、王陇德、高润霖、刘耀、沈倍奋、张伯礼、李松、陈君石、顾晓松、詹启敏、徐建国、郑静晨、侯惠民等 15 位院士，9 个课题组的联系人或执笔人，相关部门的干部，以及工程院机关李仁涵、李冬梅、赵西路、杨志平、刘运芳、兰天、王一硕等同志，共约 60 人。

"全民健康和医药卫生事业国家发展战略研究"这个咨询项目启动已快两年，现在已进入尾声，很快就要结题了。近 80 位院士，近 100 名部委干部，近 1000 名专家经过两年的辛苦劳动，洒下了汗水，现在到了收割的时候。可以说是满田满垄金黄色的麦穗展现在我们面前，我们能不能全都收割回仓？如果我们不会收割，不下力收割或不及时收割，大量的麦穗将烂在田间，那是十分可惜的。今天总体组拿出来的写作提纲或写作要点，大家是不很满意或很不满意的，总体看来不是有备而来啊！所以，从今天开始，你们一定要进入工作状态，希望你们用 40 天时间，即到 5 月 10 日前要拿出像样的总结报告，成熟的总结报告。

怎么写好这个报告，我看有三条。

一是站位要高。高到哪里，就是要抓住本项目题目中的几个关键词。一是全民、二是健康、三是事业，四是战略。报告中写不出这四个高度就不算成功。我们不是做具体医疗活动总结，也不是在说医改，要站到国家的角度去谈全民健康这个事业的发展战略。我们要站得高，才能看得远。通常我们说看得清，那是站得低。看到 500 米以外，方向盘怎么打都不会翻车或撞车；如果只看到 10 米，一踩油门就可能撞车或翻到沟里了。

二是问题要准。我们经过两年的研究，找出了问题，找到了症结。但问题是很多的，症结也是很多的，要关注重大问题、重大症结，因为大的问题解决了，小的问题自然迎刃而解，所以一定要判别问题中哪些是大的，哪些是小的，哪些在先，哪些在后，哪些为主，哪些为次，哪些是因，哪些是果。找到了问题就等于解决了问题的一半。

三是建议要实。我在项目开始时说过，开始可以虚一点，到了这个阶段就要求实了，不能说空话、大话、假话。提出的建议要有针对性、可行性，要有可操作性，最后拿来就可以去做，一做就会奏效，一做就会有果，否则就是失败的。

所以我们对这个报告的要求就是三个字：高、准、实。

分久得合

2016 年 3 月 28 日

在国家自然科学基金委员会第七届四次全委会上的发言，本次会议在基金委中德中心会议室举行。国家自然基金委员会时任副主任沈岩主持会议，时任主任杨伟出席并作报告，全委会成员，监督委员会成员及基金委局级以上干部出席，共约 50 人。

首先，我完全同意三个报告。我发言的主题是基金委在竭力资助基础研究的同时，需要加速加强以目标为导向的整合研究，具体到医学那就是整合医学研究。

我的成长进步是受过基金委恩泽的，因此，说上述话是带有感情和长期思考的。我是 1985 年回国后拿到第一个国家自然科学基金面上项目的。1994 年国家开始设立国家杰出青年基金，我是第一批拿到的。2000 年实行创新群体基金，我又是第一批拿到的。十多年后，即去年，我所在的实验室，我的学生又拿到了又一个创新群体基金。1992 年我 39 岁，成为国家自然科学基金的二审评委，8 年以后当了学科评审组组长，又过了几年，我成了生命科学部，继之医学科学部的咨询委员，现在又成了全委会的委员。一路走来，我见证了基金委在我国基础医学研究、高端人才培养、国家的社会经济发展中做出的突出贡献。但是，我们也必须看到我们的基础研究与实际应用脱节的问题。就拿医学来说，现代医学为人类带来了明显福祉，但同时也遇到了极大挑战。例如，人类约 4000 种常见病，90% 以上无好药可治；人类近 7000 种罕见病，99% 以上无药可治；肿瘤占人类 1/4 死因，很多治疗效果不佳。我们现在有近 1000 种抗癌药都是经过科学方法验证有效的，但应用到临床上绝大多数没有效果或没有好效果，肿瘤的发生率还在迅速增高。去年中科院医药方面入选了 9 名院士，刚选上就有 1 位得了结肠癌。工程院医药方面入选 7 名院士，刚选上就有 1 位得了脑胶质瘤。他们都问我有什么好的治法，其实我无言以对。近几年中国实行重大新药创制，我们花了几百亿元，折腾了好几年，研制出来 13 种新药，其实都是针对老靶点的。

医学研究出了什么问题？*Lancet* 上有文章统计过 10 年前在 *Nature*、*Science*、*Cell* 上发表的 101 篇有关医学的论文，10 年后仅 1 篇有点用。最近爱尔兰学者统计了 *NEJM*、*Lancet*、*JAMA* 等近 100 年来发表的最有影响力的 49 篇论文，发现 1/3 是错的。所以，我们的研究是否脱离了人体的实际，基础研究离科学越近，是否离病人越远。剑桥大学有一位著名的学者说，在西方世界，从来没有像现在一样活得这么长，活得这么健康，医学也从没取得过这么大的进步，但人们也从没对医学产生这么大的怀疑或不满。因为医学的研究是一条链，是很多环节组成的。就像一只只拦路虎，也像一道道关卡，只杀死某只老虎，光冲过某道关卡都不能说是成功。我们研制成功很多零件，但我们难以组装成飞机，缺其中一个零件都是飞不起来的。所以，我们要鼓励和支持整合研究，对医学来说就是整合医学研究。我今天看到咱们指南的第八章在提倡交叉融合，我也看到医学科学部指南的总论中已有整合医学的表述，接下来的问题就是怎么具体落实。过去基金委只有一个生命科学部，基础与临床结合得比较好。现在分成了生命学部和医学科学部，二者要加强合作，生命学部的生理、免疫、生化不与临床医学整合是没有出路的。反之，医学部的临床不与生命学部整合发展是没有后劲的。当然医学还要与物理学、化学、机械、数学等整合才有更大的后劲。

那一年
我在工程院

卷　六

打有准备之仗
2016 年 4 月 12 日

在中国工程院"我国医药卫生人才培养战略研究"咨询项目启动筹备会上的讲话。本次会议在工程院 316 会议室进行。会议由樊代明主持。参加会议的有张伯礼、徐建国、郑树森院士，还有各课题负责人、机关有关领导、项目办公室成员，共约 20 人。

工程院支持医药卫生学部在近几年开展了有关医药卫生发展的几个重大研究项目，最重要的有两方面。①关于转化医学方面的研究，研究结果受到国务院领导的高度重视，其中刘延东副总理和马凯副总理作了重要批示。②关于全民健康和医药卫生事业国家发展战略的研究，这个研究已近尾声，正在写总结报告，大约 6 月份可以收官。近期我将其中的某些数据摘出来，加上我个人的观点，写成了一篇文章，称加减乘除话医改，共约 3.5 万字，在全国讲座已有近 20 场，并在十余家媒体全文发表，引起强烈反响。其中有一个重要的问题或者说建议是，在医学教育方面讲少了，或讲得不透彻，有的同志提的意见还十分尖锐，说将来即便医改改好了，我们每个人都享受高干待遇，如果医学教育没跟上，医生看不了病，或者看不好病，也就是说没有培养出来合格的医生，那医改再成功也是白搭。在此情况下，工程院又高额资助我们这一个项目，总经费 800 多万，专门研究医学教育这个问题。具体由杨宝峰、詹启敏和我三个人负总责。邀请教育部、卫计委领导参加，由我们在座的各位课题负责人具体领衔，准备用两年时间完成这项任务。

通过总体组的讨论，将本项目分成 4 个组，我基本同意。但现有分组还不全面，药学、护理、管理等都不能漏，所以我建议把药学加到黎校长那个组，将护理加到郑院士那个组，将管理加到徐院士那个组去。另外，郑院士负责的临床组也要涉及院校本科教育，没有这个专讲临床有点脱节。

建议各组都要按照院校本科教育，毕业后教育和继续教育 3 个分题来安排，不要遗漏。这 3 个层次的教育中，都要涉及招生规模和质量、教师规模和质量、教材内容及施教安排、考核内容及标准，对人才的考核和使用的建议等。

　　总之，今天是启动会的预备会，上述内容要做好安排，要全组一盘棋，既有分工又有合作。我们在"全民健康"那个项目总结出了一些经验，如每一个组都要按"摸清底数""找到问题""提出建议"3个步骤，分步完成各项任务。通过大家的努力，为顺利启动这个项目奠定基础，我们要打有准备之仗。

极光计划
2016 年 4 月 16 日

国家卫计委(现卫健委)启动全国县级医院医疗服务能力提升项目,简称"极光计划"。消化领域由樊代明任专家组长。准备在全国 7 个省市做示范,第一站于 2016 年 4 月 16 日在河北藁城县举行。现场参会的有该县基层医生约 300 人,会场讲座通过数个网站向全国基层医生直播。

我是第一次来藁城县,当地为我安排了该县最好的宾馆,是三星级,给我安排了宾馆最好的房间,618 室。因为白天坐了 4 个多小时的汽车,非常疲倦,晚 9 时到藁城,我想洗个热水澡,早点入睡,因为第二天有两场讲座,需要养足精气神。

卧室里一共有 3 盏灯,即两个床头灯和 1 个办公桌的台灯,不巧的是,左侧床头灯和台灯都不亮,坏了。打开电视,能收几十个频道,但只有两个频道不受限制,其他频道全都受限制,屏幕上显示未购买。我急忙找电话,有 4555 和 4666 两个联系电话,但两个都不通。我直接到前台反映情况,过了好长时间,来了两位女士,她们都没有穿工作服,穿的是便服,脚上穿着拖鞋。她们为我换了两个新灯泡,灯亮了,她们又为我换了电视卡,电视可以看了,她们就走了。然后我去洗澡,结果先后放了五次水,两个小时后水还是冰冷的,我想没指望了,再放太浪费水了,人家也许为了节约煤钱,干脆睡吧。

第二天醒得早,一开灯,三个灯泡中那个没换的灯泡也坏了,我想看早间新闻,打开电视,又只有两个频道能开,其他频道又被锁住了,说明昨天换的那张卡也是一张快用完的。算了吧,那就不看了,打开水龙头洗漱,水依然是冷的。

下到一楼吃早餐,人很多,是自助餐,冷热一共 8 个菜,但 8 个盘子都空了,只剩少许残汤。很多顾客在抱怨,有的在骂,有修养点的在摇头。同事为我抢到一杯咖啡,我喝完就去上课了。对此我悟出一条道理,桌上的菜盘出现空盘,有两种可能,一是太好吃了,吃光了;另一种可能就是菜太少了,也能吃光,今天就是后一种。

　　在为医生们上课前，我突然明白一个道理，"极光计划太重要、太及时了"，基层的病人渴望名医良药，他们每天看病的情况及体会是否与我的遭遇是一样的呢？如果是，我们太应该来了，我们早应该来了。我们在藁城县受到的教育太深了。三个灯泡两个亮，是否叫极光？两个电话号码都打不通是否叫极光？数十个电视节目只能收两个台，是否叫极光？想洗澡放了两个小时仍是冷水是否叫极光？但早餐8个菜盘全都吃完肯定叫"极光"了！

山石自传
——为《整合医学——理论与实践》作序
2016 年 4 月 26 日

　　整合是时代发展的特征，是解决划时代难题的法宝。整体整合医学（Holistic Integrative Medicine，HIM）简称整合医学，是未来医学发展的必然方向和必由之路。

　　整合医学是人类医学发展的第三个时代。第一个时代是农业革命催生的经验医学时代或称传统医学时代。在这一漫长时期，世界上先后出现过 100 种以上医学体系。这些原始的医学体系用不同的方法学对人体进行研究和保健，都是有理的、有效的、有用的。非常遗憾的是，绝大多数都已落伍，甚至销声匿迹了。其原因有政治压迫、经济剥削、武力掠夺、血腥镇压、神学崛起、宗教盛行，当然也有自己的不争气，这是非常可惜的。第二个时代是工业革命催生的科学医学或称生物医学时代。西医学开始并不强盛，自从将科学作为发展的方法学并逐渐引入后形成了现代医学，引发了西医学长足的进步，并取得了辉煌成就。但也逐渐走向了至高无上、唯我独尊、近亲繁殖、孤芳自赏的道路。任何事物的发展都呈螺旋式上升、波浪式前行的态势，目前现代医学已经遇到了自身难以解决的发展问题。比如，人类现存的 4000 多种常见病，90% 以上无好药可治；人类约 7000 种罕见病，99% 以上无药可治；已占人类 1/4 死因的恶性肿瘤，很大一部分治了并不比不治效果好。现代医学的发展似乎已走到了一个难以逾越的瓶颈期。尽管一个又一个医学模式不断出现，循证医学不够了来个转化医学，转化医学不够了再来个精准医学，每一个模式都从一个角度、一个局部试图去解决医学目前遇到的难题，但都不如愿，似乎都在末端使劲，局部发力。因为医学并不等同于科学，医学需要科学，但除此之外，还需要很多不属于科学范畴、但比科学还要重要的知识，可以说一切与人体有关的学问都可以纳入医学。因此，我们不能局限于用科学的方法或生物学的方法来认识医学，除了科学或生物学外，我们还必须用人类学、社会学、心理学、环境等全面、系统地认识人体，所以我们必须走向医学发展的第三个时代，即整合医学时代。

整合医学的理论基础，是从整体观（Holistic）、整合观（Integrative）和医学观（Medicine）出发，将人视为一个整体，将医学研究发现的数据和证据还原成事实，将临床实践中获得的知识和认识转化成经验，将临床探索中发现的技术和艺术聚合成医术，在事实、经验和医术这个层面来回地实践，实践出真知，这个真知就是整合医学。整合医学不是一种实体的医学体系。严格地讲，是一种认识论，也是一种方法学，其实施的结果是创造一种新的医学知识体系。

整合医学的形成如同建筑万里长城。建成万里长城至少需要三个要素，即图纸、砂浆和砖头。同样，构建整合医学也需要这三个要素，图纸就是整体（Holistic），砂浆就是整合（Integrative），砖头就是医学（Medicine）。构建整合医学至少需要三个过程，即串联式整合、并联式整合和交联式整合。通过这三个整合过程，不仅要将现在已知各生物因素加以整合，而且要将心理因素、社会因素和环境因素也加以整合；不仅要将现存与生命相关各领域最先进的医学发现加以整合，而且要将与医学相关的各专科最有效的临床经验加以整合；不仅要从呈线性的自然科学的单元思维考虑问题，而且要从呈非线性的哲学的多元思维分析问题，通过这种从单元思维向多元思维的提升，通过这三个整合方式和三个整合过程的再整合，从而构建更全面、更系统、更合理、更符合自然规律，更适合人体健康维护、疾病诊断、治疗以及预防的新的医学知识体系。不能简单视整合医学为一种回归和复原，而应视之为医学在新历史时期的一种发展和进步，它将在解决医学专科过度细划、医学专业过度细化、医学知识碎片化所致的问题中起决定性作用。

整合与混合、融合、配合、结合和组合都不同。混合是无序的，融合是被动的，配合是分主次的，结合是有条件的，组合是按规矩出牌，最终难超预期目标，但整合是有序的、主动的、不分主次和没有条件，整合的结果是青出于蓝而胜于蓝，且远胜于蓝。

整合医学的概念在提出的同时或之前，国内外相继出现过不同侧面或与之相近的概念，比如 Holistic Medicine、Integrative Medicine、Complementary Medicine、Alternative Medicine、Evidence-based Medicine、Translational Medicine、Precision Medicine、Multiple Discipline Therapy，以及国内的中医学和全科医学等，但与这些概念相比，整合医学有其截然不同的特点和特征。

《易传》称"形而上者为道"，我以为道是哲学。"形而下者为器"，我以为器是科学。医学呢？我以为形而中者为医。医学上须通道，下须达器，处于混沌状态。因此，我们眼中的医学，包括我们每天服务的对象——病人，包含的因素为无限多，表现的形式瞬息万变，因而是无穷大，"无限多＋无穷大"，这就是博大精深。如果我们只用逻辑思维，就会找出数不尽的因果关系，但常是局部的、瞬间的，很可能与全局无关、与整体无关，可能与长期无关。如果我们用抽象思维，可能比逻辑思维得到的结果更接近全面，更接近本质，但由于所处角度及个人的能力有限，各自抽出来的象可能都有不同，甚至难以代表整体，经常出错。如果我们用形象思维，把病人这个像看成一个不可分割、局部随时变化，但全局则恒定存在的整体，注重形象，服从形象，保持形象，这样去认识问题可能更加全面，更加接近本质，处置也就更加正确。因此，对医学来说定性要比定量重要，而且是重要得多，这就是我们为何推崇、研究、提倡整合医学的原因及理由所在。

生命本身是越来越短的，但人类对寿命的期望却是越来越长，这就决定了医学和医学发展的重要性。医学研究的知识和医疗实践的经验越积越多，但对保健、治病、康复的需求总是不能满足，求大于供，所以决定了人类对医学的探索永远没有止境。同理，自然在变，社会在变，人体在变，人类对自身认识越多，就越需要对知识加以整合，使之服务于人类。因此，整合医学将是未来医学发展的一个永恒的主题。整合医学并没有从根本上否定经验医学（或传统医学）和科学医学（或生物医学）的本质及贡献，更没有将自己与之相对立和隔离，反而视其为基础，视其为后盾，而要在新的历史需求下将其更加发扬光大。这不是喜新厌旧，而是推陈出新；不是折返回归，而是迈步前行，因为是向前看，向前走，所以面临的必然是一片新天地，一派新气象，一个新时代。

本书共分三部分。第一部分写理论，有点像总论，读后恐觉残缺不全；第二部分称实践，以学科建设为例诠释本书的"理论"，读后恐觉言未由衷；第三部分叫序集，是我为不同时期不同作者所写整合医学专著作的序，读后恐觉杂乱无章。好在残缺不全可补，言未由衷可加，杂乱无章可理。可以说这本书不成系统，不符书例，只是各时期杂文的汇编，不过它可以综合反映一种思想，而且肯定是一本新书。

因为新，本书只是触及皮毛；因为新，所以并无范本可抄；因为新，需要读者不吝指教。权当它是一块山石，重重地砸入沧海，激起无限的涟漪，也许还是巨浪。当巨浪腾空之时，山石早已沉入海底，它还是一块山石。

三要五量

2016 年 4 月 27 日

在中国工程院第三次院刊发展现场会上的主持词。本次会议在北京金马大厦主办，由农业分刊承办。工程院时任院长周济、中国农业大学（下文简称"农大"）时任校长柯炳生出席会议并讲话。工程院时任副院长刘旭，王静康院士、钟志华院士、康绍忠院士，主刊和各分刊主编或编辑部主任，工程院各局各学部分管同志，以及主刊编辑部、高等教育出版社相关同志出席会议，共有 60 人。

本次会议是工程院院刊工作的第三次现场会，前两次会后两本刊进了 SCI，所以这次会议对农大和农刊的同志们压力很大，其实我们压力更大。不过没有压力不出油，今天的开会有些特点。首先是"一加一"，就是会议由工程院和高教社共同主办。另一个是"一帮一"，我们有意安排学部处主任和相应分刊的同志坐在一起，便于交流和商量。最后是一对一，就是请未进 SCI 的 6 本分刊提问题，再请已进 SCI 的 4 本分刊有针对性地回答问题，有的放矢，更具针对性。

本次会议由中国农大具体承办，柯校长亲临会议，作了重要讲话，表态也很好，有一句话我记得特别清楚，那就是"钱不是大问题"。钱的问题解决了，其他问题总是好办一些。工程院决定，每年给各个分刊增加 25 万元经费，一共是每年 50 万元，希望各挂靠单位进行配套支持，共同办好院刊系列。

下面请主刊和分刊代表人发言（略），下面请周院长讲话（略）。

今天的会议只有半天，但讨论充分，效果好，特别是周院长的讲话，强调了三点：一是办刊重要，要提高认识；二是利用优势，发动全院办刊；三是高举高打，办出水平。会后机关要认真总结，印一期摘要，发学术出版委员会成员、工程院各学部、各编辑部及有关单位。便于落实执行。

下面我来谈一下对周院长的讲话的理解，并作本次会议的总结，请大家看本次会议手册的背面，这个图案的设计可以说是独具匠心，内涵丰富。首先这像一枚铜钱，里面包含了"1+9"10 本院刊，说明院刊是财富，不仅是工程院的财富，也是中国的财富，还是世界的财富，而我们办这些杂志就是印钞机、铸币厂。1+9，是9的要想1，是1的要想9，大家一起办1+9。这个图案形状为外圆内方，方就是要按规矩办事，圆就是要灵活机动，这正好与我们提出的"三要"相一致。首要是"看人家的GPS"，这叫方，"要走自己的路"，这叫圆；其次是"守共同的交通规则"，这叫方，"要弯道超车"，这叫圆；再次是"盯远处的终极目标"，这叫方，"要步步为营"，这叫圆。要达到上述目的，我们有五条要求，即五个量，分别叫"聚集力量、扩大稿量、增加刊量、办出质量、提高销量"。这下好了，我们对学术出版工作的要求都全了，对学术是"四聚五合1-2-7"，对出版是"三要五量1+9"。

下次会议已决定下半年9月23日下午在上海交通大学举办，由医学分刊负责，希望大家到时参加。

那一年
我在工程院

序

　　这是我在工程院工作的第 7 年，今年工作特别多，显得特别忙。加之钟志华秘书长调任上海同济大学校长，两位副院长生病住院，周院长把他们的工作分了一些给我，又逢我分管的国际合作局局长康金城同志退休，特别是中央第八巡视组进驻工程院，开展巡视及其后的整改历时半年之久，应该是有好多可写的，例如我和刘旭副院长负责整改的三组，光定规立制的文件就达 27 个，近 300 页。不过，中央对工程院党组的巡视很多不能放到这本集子中反映，所以今年《那一年，我在工程院》这第 7 卷比之前的 6 卷都要薄……

　　这一年，我先后接受过数十家媒体采访，因为他们对整合医学很感兴趣。我收集了其中 10 家媒体公开发表的采访文章并放到了本书的最后一部分。整合医学从理念到实践在这一年着实到了一个高潮。如 2017 年 4 月 29 日在西安召开的"2017 中国整合医学大会"，规模、水平、影响都达空前水平，有 52 名院士、157 名医科高校校长、2000 余名医院院长，总计 14 000 余名学者参会……

　　俗话说"七上八下"，我在工程院工作还剩 1 年了。怎么站好最后一班岗？首先是要尽职尽责，克服临时工思想，把自己分管的各项工作都做好。最重要的是要跟同事们在一起，把这 8 年的工作进行认真总结，形成相应的规章制度，以供今后同志们工作时参考。

　　最后一年，需要的是不忘初心、保持恒心、坚定信心，写好《那一年，我在工程院》的第 8 卷。

那一年
我在工程院

卷七

肺之殇

2016 年 5 月 10 日

在工程院第 37 场"健康讲座"上的主持词。本次讲座在工程院 318 室进行。主题为"肺癌的预防"，由首都医科大学肺癌诊疗中心支修益教授主讲。参加讲座的有两院院士及其家属，工程院机关工作人员共约 100 人。

肿瘤是严重危害人类健康和生命的杀手，北京市过去 8 年的第一死因是肿瘤。去年中国科学院新当选医药卫生学部的院士有 9 名，现有 1 人查出结肠癌。去年中国工程院新当选医药卫生学部的院士有 7 名，现有 1 人查出脑胶质瘤，幸好他们查出的较早，预后好。

在讲座开始前，我想先问大家两个问题，并希望大家带着这两个问题去听讲座。第一个问题是人体的多数器官只有一个，比如一个心脏，一条食管，一个胃，一根肠，但肺是左右两叶，也就是有一个"备用"的，为什么肺要有"备用"？第二个问题是目前中国癌症中肺癌发生率排第一，是头号杀手，依次是肝癌、胃癌、肠癌、食管癌，即后 4 位是消化系肿瘤，他们之间有何联系？下面请支教授作报告（略）。

支教授的报告不仅有学术水平，而且他注入了很多和很深的感情，可说是苦口婆心，可说是语重心长，也可说是良苦用心，句句金玉良言，他是在为我们的健康负责啊。

回答我刚才提的第一个问题，先做一个试验，请大家深吸一口气，然后憋住，努力憋住，憋不住的请举手。啊，多数都在 1 分钟内举手了，大家很难受吧。肺癌的晚期就这样，而且老是这样。大家能憋 1 分钟，现在我们是两叶肺，如果只有一叶肺会怎样？所以要有一个备用的。得癌症时，好多病人连半叶肺的功能也没有啊，你们说那时得有多难受。

大家再想我的第二个问题，在中国肿瘤中第一个杀手是肺癌，第二、三、四、五个杀手都是消化道癌。肺癌来源于呼吸道，呼吸道是管吸（烟）的，消化道是管吃（饭）的，前一种癌是吸出来的，后几种则是吃出来的，所以我们说病从口入嘛。

病从口入，不仅有吸进去的烟，还有吸进去的污染的大气，对肺都有毒害，不仅毒害肺，而且也可以毒害消化道，乃至全身。那我们吃进去或喝进去不好的东西呢？不仅毒害消化道，而且毒害呼吸道，毒害我们的肺乃至全身。所以这五种癌都是病从口入啊。

我们中国还有一句话，叫祸从口出，说的是说话不注意，惹来横祸，甚至是杀身之祸。我这里把这个成语改一下，意思也会变，那就是祸从口除。既然我们很多癌症是病从口入，是口惹出来的祸，那么怎么避免这个祸呢？那就是要管住自己的嘴，不该抽的不抽，不该吃的不吃，至少是不能多吃；不该喝的就不喝，至少是不能多喝，比如白酒。

当然一旦发现自己有不适就要去体检，特别是高危人群，如45岁以上，有吸烟史，有家族史，那就得去做常规体检，也就是没有不适也要做一次背景体检，然后根据所查结果和医生的建议进行定期体检，查出来的早癌，早治就早好，癌细胞只有一个班，一个排时，很好解决，派一个连就行了。但当癌细胞已成千军万马时，那时就不好办了，你也派千军万马，使出浑身解数，花再多的钱也解决不了问题。

2016 年 5 月 16 日

在工程院国际工程科技发展战略论坛开幕式上的致辞。本次会议在重庆召开，主题是工程结构创新与发展暨结构模态测试与应用。由重庆大学承办，时任校长周绪红院士出席，来自美国、奥地利、澳大利亚、新加坡及中国工程院的院士共有 20 名，重庆市政府时任副市长吴刚出席会议并讲话。来自全国各地的相关学者约 400 人参加大会。

首先欢迎大家不远万里来参会，同时感谢重庆大学和所有承办及协办单位的巨大贡献。

本次会议本来是徐德龙副院长参会并致辞，他因有要事，所以我代为出席。我是一名医生，你们的专业我不懂，不该来，来了也不该讲话，但我在工程院是分管学术的，所以又是该来的，来了就得讲几句。

昨晚看了你们的会议手册，里面有一句话叫"连结构架，以成屋舍"，还说"结构之于建筑，恰如骨骼之于人体"。既然这样，我就可以说几句了。

一楼拔地而起，一桥飞架南北，靠的是结构。没有结构，特别是没有好的结构，楼拔不起来，桥飞不过去。结构不好，楼会倒，桥会塌。同样，我们人类能够坐如钟，站如松，行如风，靠的是骨骼，没有骨骼，我们坐不住、站不直、走不成。所以，人不能有傲气，但必须有傲骨。据我所知，重庆市政府原本派的是另一个副市长来参会并讲话的，他叫陈和平，但今天来的是吴刚副市长，吴市长水平很高，而且他是学建筑的。参会市长从陈和平换成吴刚，这是明智的，因为和平就是太平，就是平安，建筑平安不出事，无（吴）刚成吗？请大家以热烈的掌声对重庆市政府，特别是吴刚市长本人对本次论坛的支持表示感谢！

我们从医的，如果骨骼有先天不足，或后天受损，我们可以修理，如骨质疏松可以补，可以喝骨头汤或吃钙片；骨断了可以接；骨坏了可以换。但你们搞建筑，开始就要做好，先天不足难以修理，修了也不好用，所以对你们的要求要更加严格或苛刻，要建好一个建筑，绝非一日之功，也非一人所成，所以今天从世界各地请来了这么多专家共同探讨专业问题。大家看，重庆的"重"字是千和里的上下组合，"庆"字呢？是"广"和"大"的上下组合，千里请客、海纳百川、有容乃大，"千里广大"，这正是本次论坛的特征，也是本次论坛为何放在重庆市举办的理由。在这里，也请大家对重庆大学对会议的贡献表示感谢。

当然，光是骨骼好还不行，还要有皮肤保护，有肌肉调节，有血管供给营养，有神经传递信息，你们搞建筑的也跟人体一样，甚至风水也是重要的。因此，我们不仅需要骨骼过硬，还要骨骼能软，那是"张弛有度，软硬皆施"啊。所以我们医学要提倡"Holistic Integrative Medicine（HIM）"，叫整体整合医学，那你们是否应该也提倡"Holistie Integrative Architecture（HIA）"，即"全因素整合建筑学"呢？

对不起，我不是内行，说了那么多外行话，不仅耽误了时间，也给同声翻译增加了难度。

第二个对不起是，开幕式结束后，我就要离开会场飞往广西，因为那里还有一个会，是关于医药的，是个很大的国际会议。我必须去那里，因为去不去那里肯定结果不一样；对这个会，我在不在这里，结果肯定是一样的。所以，这个会我是点到为止，而那个会我非到不可。

再祝论坛成功！

写好"玉"字

2016 年 5 月 17 日

在广西玉林市中医药一、二、三产业发展战略咨询会上的总结发言，此次会议在玉林市召开。会议由樊代明主持，玉林市相关领导出席会议。出席会议的中国工程院院士有丁健、刘昌孝、黄璐琦、李仁涵、李冬梅等。会议共约 60 人参加。

刚才吕副市长作了精彩报告，全面介绍了本市中医药发展战略规划，令人鼓舞。各位院士和相关专家提出了自己的建议，苏市长还作了重要讲话。

综合大家的意见，我觉得要做好玉林市的中医药一、二、三产业发展，形象地说要写好"玉"字。咱们玉字这三笔横，一横代表第一产业，二横代表第二产业，三横代表第三产业，三个产业都有了，社会上形象地说是第六产业，你看 1+2+3 得 6，1×2×3 也得 6，6 是全面发展三个产业。三有了，可我们的"玉"字缺一竖少一点，缺这一竖是科技，缺这一点是企业，正规说法是研究和开发，或叫 R&D。

要搞中医药产业，对玉林来说，方向是对的，你们有独特的地理条件，别人比不了。但医药是高科技，是个技术活，你们缺这个，所以要想法设法引进人才，引进智力，构筑平台。不然你光是种原药卖原药，那是发不了财的，做不成大事的，因为附加值太低。要搞中医药产业，没有企业参与是很难实现的。企业参与不仅可以注入活力，还可以引来智力、经验，特别是资金。你们要做的就是怎么给企业优惠政策，吸引他们加入你们的事业。

"玉"字怎么写？少了下面一横就成了"干"，"干"可指主要药材，但究竟该种哪些药材？不是说贵的就去种，大家都去种就不贵了，云南的石斛、玛卡，开始贵，大家都去种就不贵了。这要看将来疾病、保健和康复的需要，要进行调研，要种将来需求量大的药材。普通药材也要种，如甘草，孙思邈的《千金要方》中的药方 70% 以上都要配甘草，没有甘草不入药，可解放时全国年产量 200 吨的甘草，现在只有 30 吨了。因此，种什么要论证，要有远见。

少了上面一横，就成了"土"。土指景观，比喻旅游。这个想法也好，但景观要有顶层设计，要请内行出主意，不仅从事旅游业的，特别是研究植物的，种植是学问，不仅要好看，还要有用。例如植物是共生的，相互有影响的，应该使植物相会聚会，而不是杂会。

少了中间一横，就成了"工"。工指企业，制药是有学问的，你们现在一个小市都开办了几百家制药企业，小了是小打小闹，成不了气候，经常是自生自灭。要组合，打组合拳，五个手指要并拢，形成拳头。

三横一竖都不少，就成了"王"字。王就是最大。你们要建成世界最大的药用植物园。光大不行，建大容易，建好则难，你们要建世界上最好的药用植物园才对。

写好"玉"字，一定不要忘记了那重要的一点。那一点就是画龙点睛。就是科学与企业，就是 R&D。

只要上述五方面注意了，你们就写好了"玉"字，你们就不是在写"王林"，而是在写"玉林"。

榕树赞

2016 年 5 月 18 日

在中国工程院医药卫生学部与广西玉林共同主办的第 18 届世界传统医学大会期间，我受茂名市邀请为该市卫生人员作一次学术讲座。晚上住在茂名政府招待所，早起在院内散步，碰到一件事情，得下面一段文字。

从大厅走向大门，听几个服务员在闲聊。一个问我："先生，我能帮你吗？"我说："谢谢！你们几位刚才说的话真好听，但我听不懂，有点像越南话。""不！不是！先生，我们是茂名人，从来都说茂名话，决不会说别人的话。""这里离越南那么近，来的越南人一定很多……""那我们也是说我们中国话的。""你们的心里真爱国啊！不仅心好，人也长得很漂亮的。""不！不是！先生，我们主楼的服务生比我们还漂亮呢！"这个回答让我吃惊，在国内也包括在国外，你要夸谁漂亮，通常说谢谢，这都是在肯定自己，而这里不是肯定自己，反而是引出别人，这里的人真善良。

出门右侧是一个小湖，湖周有步行道，是石板路。我看到远处有两位老人，背都有些驼，步不太稳，相互挽着缓慢前行。走近一看，一男一女，一问才知是母子俩。母亲已过 90，子也已过 70。儿子说他已有孙子，过去都照顾儿子、孙子去了，现在才有时间照顾自己的母亲。我问他媳妇呢？他说也是回去照顾她的母亲去了。我们一边聊，一边走，一直走到一棵大榕树下。这棵榕树已经很老了，不过还枝繁叶茂，为什么？榕树与别的树不一样，在不断的成长中，它的树枝会发出不少的根扎入土地，一方面将光合作用获得的养分输入根中；一方面又从土壤里吸收养分弥补主干的不足。这样的"母子"相依为命，保证了生命的源远流长。回看这对年迈的母子，不也是这样吗？

写到这里，我想起了别人的一句话，"父母在，人生尚有来路；父母去，人生只剩归途"。再回看这棵榕树，树犹如此，人呢？

中西有别
2016 年 5 月 22 日

5 月 20~25 日我应邀参加美国胃肠病周 Digestive Disease Week DDW。本次会议在圣地亚哥召开。会中展开了两个会议，主要讨论新近发布的功能性胃肠病诊治标准 Rome IV，会议由樊代明主持。参加会议的中外学者共约 40 人。

最新版的 Rome IV 已于今日在大会上发布。昨天召开了一个会议，请 Brenner、Yan Tac 及侯晓华 3 位教授分别介绍了美国、欧洲和中国的意见，今天又请到了 Rome 基金会的董事长 Drossman 先生及其同事来和我们交流。

Rome IV 出来以后为何引致那么多医生的反对意见，特别是中国医生的意见？我觉得和目前美国提倡精准医疗的概念有关。我们暂且不去说精准的概念对器质性疾病是适用还是不适用，但起码对功能性疾病是难以奏效甚至是错的，对于功能性疾病来说太精准就不精准了。因为功能性疾病是一种状态，而且体会和感觉随时变化，如对肠易激综合征（IBS），用 Rome III 诊断的同一组病人，用 Rome IV 会被排除 20%~30%，因为 Rome IV 标准中没有了腹部不适，而且把疼痛也排除了。这种做法是不对的。难道，我们过去用 Rome III 标准诊治的病人有 20%~30% 是错的吗？所以 Rome I 可能比没有 Rome 标准强，Rome II 又比 Rome I 强，Rome III 更比 Rome II 强，但 Rome IV 可能就不如 Rome I 、II 、III 了。如果这样继续下去，到 Rome VI、Rome VII 就可能完全是错的了，在中国这就叫物极必反。

中国医生为何有那么多不同意见？第二个原因是 Rome III 中很少有中国的数据，而且没有中国学者参加讨论。中国是一个人口大国，文化背景不一样，饮食习惯不同，遗传背景不同，所以应该有中国的材料和意见。这里我要提醒外国的杂志，中国的论文经常被拒，当然你们就难以拿到中国的证据，其实我看你们发表的很多论文并不比中国的好，将来这是你们应该注意的。有时你们拒绝的理由是相同的研究国际上已有了，但我认为只要是出自中国的，哪怕是相同或类似的结果，也是有参考价值的，因为来自不同的国家。

我想说的第三点，就是功能性胃肠病，不仅西药对它有用，其实很大部分病人用中药也有效而且是更有效。所以 Rome Ⅳ 进入中国不单是宣读推广，我看首先要在中国人群中验证是对还是错，特别要结合我们的中医，你们把腹部不适排除在 IBS 之外，这肯定是错的。在中国，我们医生叫腹部不适，老百姓叫肚子不舒服或叫"闹肚子"，是一个非常常见的症状，怎么能排除呢？在中国，有腹部症状，但无器质性病变我们就叫功能性胃肠病，这就是共识。这可能就是东西方文化的差距。

给大家讲一个故事，上次我来圣地亚哥，中午会间休息，朋友带我游港湾。他为我买了 2 小时的票，结果 1 小时船就回来了。我一直怀疑朋友只给我买了 1 小时的票或者我上错了船。原来是这样的，圣地亚哥港湾几乎是一个圆形，分北部和南部两部分，1 小时游是从起点经北部转一半后从中线直回终点（即起点）。如果是 2 小时游则又从起点经南部转另一半后从中线直回终点（即起点），即要走两回回头路。这件事情如果在中国，一定是从起点环绕北南两部全部港湾回到终点（即起点）。这就是东西方的差别。差在哪里？其中的理由很多，用意也很多，每一个用意都貌似合理，但又觉得哪里不对，却不知错在哪里。

唉！原来只认为人比较复杂，科学是合理全面的，共通的，其实看来也未必。还是我那句老话，太科学就不医学，太医学就不科学了。是人的水平有限还是科学本身的作用有限，我看都有限。

那一年
我在工程院

卷 七

传道授业解惑

2016 年 5 月 26 日

在"大专家.com"平台启动会上的致辞。本次会议在上海滨江酒店召开。"大专家.com"是由樊代明、钟南山等 11 名院士和 4 名知名教授发起，由"大专家.com"公司搭建的旨在"服务于医、服务于民"的互联网＋医学服务平台。参加会议的有 1000 余名专家和各界代表。

今天的启动会是医学服务方面的一个里程碑式的事件，称为里程碑，一点都不奇怪，只要过去没有，对将来还有影响，而且是长远深刻的影响就可以称为里程碑。习近平主席说"没有全民健康就没有全面小康"。目前医改老是得不到民众的满意，其实政府、医院，包括医药公司都不满意，大家都不满意。冰冻三尺非一日之寒，解决这个问题，也非一日之功。怎么解决？李克强总理说要用中国的办法解决中国的问题。但什么是中国的办法？这不光是总理一个人的事情，需要大家来讨论和探索。现在医改为何不满意，其实局部的改，单因素的改，短时效的改，不但不能解决根本问题，反倒是对系统改革的伤害。有时是改了等于没改，甚至改了不如不改。现在大家都去指责别人的不是，其实不如把自己的事情做好。

医生能做什么？我觉得目前最急需的是要做三件事。

一是医学知识的普及。特别是防病知识的学习，目前很多医学讲座科学性不强，很多是断章取义，以盈利为目的替某些公司说话，有的甚至把大量错误的东西放到电视台去讲，影响极坏。讲者多数名不见经传，业内谁都不认识。正确的东西不去占领，错误的必然去占领，医生一天忙到晚，没有时间也没有机会去纠正。

二是医学教育的传承。广大基层医生毕业后继续教育跟不上，也没有机会及经费去学习深造。医学知识的半衰期只有五年，所以大量青年医生、基层医生迫切需要学习，怎么提供一个学习的平台，这是多少医生期望已久的事。

三是医疗活动的帮扶。分级诊疗是国际通行的医疗制度，在我国很难实行。

基层医生遇到疑难重症，因为水平有限，难以就地施行救治，常苦于没有上级专家指教。

"大专家 .com"平台的创立，能较好地解决上述三个问题，通过互联网进行"授业、传道、解惑"，将为广大医生提供学习医疗技术的机会，也能为广大病人实现就地寻诊问医。大专家中的大：一是专家的学术水平高；二是专业覆盖面广；三是专家数量多，目前已有 7000 余名专家自愿申请加入了这个平台，有的已开始做科普，有的开始讲课，有的开始坐诊会诊。这个平台无疑会给患者、医生、政府同时带来益处。

过去我们有这样的愿望但没做到，现在在姚总的帮助下做到了，他们这些人组成的团队，具有开拓创新精神。这个平台肯定能为国家分忧，为政府减负，为医院减压，为人民造福。

那一年
我在工程院

卷 七

创新三要

2016 年 5 月 30 日

在中国工程院学习"习近平主席、李克强总理在全国科技创新大会上的讲话"座谈会上的发言。时任工程院院长周济院士主持会议。参加会议有十余位院士，十余位机关干部，以及十余家媒体。

听了大家的发言我受到很大启发。今天一天很累，早上 4 点我就醒了，从美国回来时差还没倒过来，醒来就睡不着了，到现在还没有睡意。今天听了两个报告，晚上周院长接待外籍院士，吃完饭又到这儿来，食物没有消化，两位领导人的讲话更没有消化，在这里只谈一点粗浅的体会，简要说就是三个要。

第一，创新要自觉。我是 2001 年当上的院士，到现在 15 年了，其中听到过两位领导人讲创新，一个是胡主席，胡主席在跟院士讲的话中共提了 56 次创新，所以我写了一篇文章，叫"创新从第 57 次开始"。去年习主席一口气讲了 96 次创新，我就写了一篇"创新从第 97 次开始"，外国人问你们领导人怎么一直在提创新，难道创新还有什么问题吗？没有问题，关键是做了没有，特别是，工程院院士是精英中的精英，如果我们的院士不创新，谁创新？

我们消化科护士长的女儿是我的硕士生，实验室给她布置了一个研究课题，学着美国人做，即人家做的是肺癌，我们就改做胃癌，人家是美国人，我们是中国人，外国人发十几分的文章，我们这儿起码也可以发 5 分。但 5 分有意义吗？课题答辩时我当场就给她否了，小姑娘哭了。于是重新来，重新建立方法，发了一篇 6 分的文章；得到第一批结果，又发了一篇 14 分的，这两篇已经发表了，还有一篇 16 分的文章最近也被接收了。这是逼出来的，学生们不逼就不会出这样的结果，不逼一逼就出不了比人家好的东西。但现在我很后悔，如果把 6 分、14 分和最近她要发的 16 分的那篇加在一起发，那不就是 40 或者更多了，那不就为中国人争光了吗？基础研究就得这样，不然永远没有自己的一席之地。中国医学的问题必须要争世界第一，因为中国的难题已成为世界难题了，这就叫创新要自觉。

第二，创新要实干，或者叫创新要兑现。我因为工程院的工作到地方去得很多，参加的院、地座谈会很多，跟地方的交流也很多。地方那些官员都很会说话，把五十年一百年都讲完了，政治家跟科学家讲话讲得科学家心潮澎湃，科学家跟政治家讲话讲得政治家忧心忡忡。最近去过一趟广西，我跟医务人员座谈时，提醒他们一定要实实在在地干，怎么是实实在在地干？你选的这个方向一定是世界难题，例如胆结石，外科医生一上午只能完成 1 个病例，我们用内窥镜来做，一上午一名医生可以完成 20 例，最快的 6 分钟就能完成 1 例；外科医生做 1 例需要花 4 万元，我们只需要花 1 万元；外科医生完成 1 例要 10 天才能出院，我们今天做了明天就可以出院，病人恢复快，花钱少，痛苦小，效果很理想，这是世界水平。但还不是创新，因为是跟别人学的。世界上有人做了，中国人做得快，因为我们的病人多，实践的机会多当然做得快了。在中国普及这项技术当然会给民众带来好处，现在北京很多医院还在开大刀，因为很多医院没有这项技术。但这不是创新，创新是什么？这个手术解决不了的或者并发的另外的问题，那就是做完手术后，总有一部分人会得急性胰腺炎，急性胰腺炎是致命的。我们中国原先要克服这个问题，因为世界上克服不了。一个偶然的机会我们发现术前用吲哚美辛（消炎痛）能解决这个难题，多简单的事，如果在术前用了消炎痛，这个并发症可以大幅度下降。我们在全国组织了 8 个中心一起开展了一项双盲研究，做成了，成果发表在 *Lancet* 杂志上，47 分。文章发出后美国、欧洲编写指南的都来向我们要，希望把我们这个办法写进去，问我们是否愿意作为他们的标准，我们当然同意了。

第三，创新要环境。我们自觉了，也肯干了，但如果有一根又一根绳子把你捆得很紧，那任何事情都干不成，还能创新吗？今天鼓那么多的掌，不同的是过去都是讲到大好形势、亲切慰问、地位肯定的时候台下鼓掌，但今天是在讲到问题时鼓掌啊。现在的确存在很多问题，如申请课题时标书上写用 20 只老鼠，但实际实验用了 30 只，因为有的老鼠死了，多用点老鼠有什么不行？可审计通不过，荒唐啊！我请两个外籍院士到西安讲课，吃饭时陪的院士不能多于两个，多几个不是更好吗？可以直接向他们学习嘛！这样捆着我们怎么行？究竟哪个合算，多几只老鼠可以多做好多事，不然让我们创新，我们怎么创？创新要自觉，创新要实干，创新要环境，三条必须都要，不然创新很难实现。

何去何从

2016 年 6 月 1 日

在中国工程院 *Engineering* 中方编委会上的发言。此次会议在北京会议中心举行，时任周济院长出席会议并讲话。会议由樊代明主持，先由主编钟志华院士汇报工作，然后由各位编委发言。参加会议的有该刊编委和高等教育出版社、工程院相关人员共约 40 人。

今天晚上召开 *Engineering* 中方编委会，请大家对钟主编的报告提出意见。希望大家的发言做到三个集中，一要集中谈 *Engineering*；二要集中谈 2017 年的工作；三要集中谈自己在其中的义务和作用。下面请大家发言（略）。下面请周院长讲话。

大家发言很活跃，参与热情高。周院长的讲话很有高度，可操作性强，接下来要靠我们去落实和执行。我想谈两点意见。

1. Where we are，即我们的现状。这本期刊开头了，都说事怕开头难，这是鼓励的话，是在没有开头前说的。但反过来讲，这不是说开头了以后就不难了。比如这本杂志，现在还没有进 SCI，还没有影响因子，更谈不上影响了。还有大量工作要做，今天很多编委连开会都不来，有其名无其实啊。

2. Where we go，即向何处去。办杂志开头定方向很重要。我们双脚不动，原地踏步不动不行，原地打圈不行，误入歧途更不行，欲速常不达。所以需要大家按今天讨论的方法策略干下去，怎么干下去而且把它干好，还是我们那个"三要五量"。五量是"聚集力量、扩大稿量、增加刊量、办出质量、提高销量。"要搞好"五量"，还有"三要"，就是策略上要："看的人家的 GPS 要走自己的路；守共同的交通规则，靠弯道超车；盯远处的终极目标，要步步为营。"

Where we are 和 Where we go 翻译成中文叫"何去何从"。

工匠与医匠

2016 年 6 月 2 日

在中国工程院第五届教育工作委员会第四次会议上的发言。本次会议在北京会议中心召开，时任工程院院长周济院士主持会议。会议审定 4 个结题项目和 4 个新申报项目。教育委员会全体成员和各课题组代表、院机关相关干部共约 60 人参加会议。

申报的几个项目我都同意，但我想对工程师培养工程中有关人才知识面的系统性或全面性提几点建议。

我是医生，对工程不懂，但我知道工程师，因为我们内镜室有大量进口设备。开始时我从工科院校招了一个硕士毕业的工程师，可他是大事做不来，小事又不做，最后我让他转业了。接着又从另一大学招了一个工科博士生，结果来了以后还是大事做不来，小事又不做，理论跟我说一大套，反正我听不懂，就是机器坏了修不了，连毛病出在哪里都不知道，最后我也让他转业了。现在我用的是一名老技师，60 多岁了，我们还是离不开他，退休了还把他返聘回来。可这个技师原来是个当兵的，天天在机器房打扫卫生，每次机器出了问题请外国专家来修，他就跟着看。外国专家来过一批批，他就这样反复学，现在他只要一听声音，一闻味道就知道什么地方可能出了问题。我不是说那些硕士博士没本事，但他们的本事只是一点，不全面，不系统，所以修不了机器。当然，我认为他更造不出机器来。

科学家可以异想天开，但工程师可要脚踏实地。昨天我见了美国工程院院长 Dan Mote，我问他科学家与工程师的不同之处，他想了想说，科学家是把世界的东西装进脑子里，而工程师是把脑子里的东西拿出来造世界，我说那艺术家就是把世界的东西装进脑子后再拿出来画出一个世界。他说我说对了，因为他夫人就是画家，美国工程院的院徽就是他夫人设计的，而且得到了该院工程专家的赞同和通过。

万里长城那时没有水泥建成了，都江堰是怎么设计的依然是个谜，古塔不用一棵铁钉千年不倒，现在建大楼满身是铁才过几十年却倒塌了。那时是师傅带徒弟，专业也不是像现在这样分的。

在我们医学教育中也出现了同样的问题。博士分到医院治不好病人，还说他的药在动物身上试验成功发了高分文章。殊不知，动物实验是在一个健康的机体中模拟了局部的病灶，其实病灶不治也可自愈；而病人是在一个生病的机体中出现了局部的病灶，你只盯着局部治是治不好的，治好了还会复发，因为全身疾病没治好嘛！所以，你们提倡"工匠精神"，我们医学是不能提倡"医匠功夫"的。

整合出战斗力

——为《整合救援医学》作序

2016 年 6 月 10 日

我曾参加过两次紧急救援行动，一次是四川汶川地震，第四军医大学派员800 余人，我是这支队伍的总指挥；另一次是青海玉树地震，我校派员 300 余人，我仍是总指挥。那些地动山摇，那些断墙残壁，那些血泪交融，那些荡气回肠依然铭刻在我的脑海里。特别是有一个问题当时不得其解，那就是为什么老百姓总是把伤病员往军队救护所送，地方的救援队也总是把危重伤员往军队救护所送。现在逐渐明白了，因为救治结果不一样，军队救护所救治成功率高，救治效果好。

军队救援队的救治资源是整合的，救治队伍是整合的，救治技术是整合的，军事医学讲授的是一套整合的救援知识，军队救援队拥有的是一套整合的救治设备，军队医生掌握的是一套整合的救治本领。他们对伤病员实施的是整体的医疗救治。

随着突发事件的不断出现，救援理论、救援设备、救援技术都须不断提高。武警后勤学院在国内是救援医学领域的标杆，他们在该领域医教研诸方面都取得了显著成绩。该院组织 81 位经历过国内外救援实战的专家，在过去教材的基础上，新编写了医学救援方面的《救援管理学》《救援技术学》《救援装备学》《救援护理学》。该院附属医院侯世科院长作为总主编，将这 4 本教材整合编写成了这套《整合救援医学》（英文亦可称 Holistic Integrative Rescue Medicine，HIRM），整合出方向，整合出战斗力。这是国内目前最权威的整合救援医学教材，其特点不仅内容全面，而且具有很强的创新性和实用性，既可作为救援医学专业的本科生教材，也可作为医学救援队员和临床急诊科医生的工作手册。我有幸先睹为快，特推荐给同道。

是为序。

HIH

2016 年 6 月 16 日

在第二届中华健康节开幕式上的致辞。本次会议在河北石家庄召开，由吴以岭院士任主席，参加会议的有张伯礼、石学敏、韩德民、樊代明等 5 位院士，河北省和石家庄市的相关领导，以及来自全国各地的相关学者共约 2000 人。

去年的 6 月 16 日，也是在这里召开了第一届中华健康节，听说明年的今天要召开第三届，我去年来了，今年来了，明年还要来，因为中国人是事不过三，前三次不来也许是自恃清高，而其后不来，别人可能认为你被边缘化了。

关于健康，民众与专家的说法和认识不尽相同，中医和西医也有很大的区别，但总体的认识相一致：健康就是使人"活得长一点，活得好一点"。

有人在提大健康，翻成英文叫 Pan-Health，我看不太准确，大健康不是大家健康，我看是四个全，即全民健康，人不分地域，不分种族，不分穷富；全程健康，就是从生到死；全身健康，从头到脚；全能健康，就是从身体结构到功能都要健康。健康不光是治愈疾病，还包括保健和康复。健康在不同历史时期其意义具有差异，总体来讲是在不断进步，不断发展。

在农业革命催生的经验医学时代，《黄帝内经》倡导天人合一，这本书中真正的医学知识不过 30%~40%，主张人是环境社会的组成部分，人要顺天，人要应天。人体要与自然环境进行物质、能量及信息交换，从而保持自身的平衡，从而达到健康。人自身的不同结构，如皮肤、肌肉、骨骼、内脏也是依靠经络血液调节平衡。

到了工业革命催生的科学医学时代，以牛顿的哲学，即以人为本，解放个体，用机械化自动化来解放人体，割裂了人体与自然界和社会的关系，用解剖刀带我们从整体进入了器官，用显微镜带我们从器官进入细胞，基因分子生物学技术把我们从细胞带到了分子。以为微观能解决整体的问题，其实不然，这就是牛顿哲学对医学的局限性。

现在到了信息革命催生的整合医学时代，我们可以把浩如烟海的知识、技术整合成新的医学知识体系，而且引入了时间的概念，一天有 24 小时，一年有 12 个月，可以分成四季，四季相加为一年。身体随着四季而变化，随 24 小时而变化。

综上所述，这就是我们必须提倡的空间健康学，时间健康学，"人间"健康学。健康并不简单，它是一种极其复杂的学问，不能简单视之 Health Care，那是做一项一项的具体工作。健康是做一门学问，应该叫 Healthology，如果引入了上面讲的四个全，那就应该叫"整合健康学"（Holistic Integrative Healthology，HIH）。

中医药最讲究治未病，对于保健养生十分重视，过去大家忽视了你们从事健康行业的。昨天我在北京参加了一个重要的会，在讨论中医时定位总是不满意，总是说不到点子上。我说了四句话，一是在人类历史上，中医药从来没有像现在这样得到重视，其地位从来没有今天高；二是中医药学在全世界成了唯一能与西医学媲美的第二大医学体系；三是中医药解决了一大批西医解决不了的难题，显示出自己不可替代性的作用；四是中医药学必将成为未来医学时代发展即"整合医学"的重要贡献者。因为健康学重要，因为健康学是一门学问，所以发展要有眼光，要有气魄，要有策略，要见成果。小鼻小眼不行，小碟小菜不行，小打小闹不行，大业要大办，大业只有大办才成。

合作三要素

2016 年 6 月 20 日

在中国－中东欧国家医院院长论坛上的发言。本次会议是第二届"一带一路""16+1"中国－中东欧合作的平行会。本次会议在苏州召开，来自中东欧各国和中国的相关学者共约 500 人出席会议。院长论坛由樊代明主持，有 4 位外宾和 4 位西方代表发言，然后进行讨论，出席会议的代表约 300 人。

会议开到现在，该在的都还在，但不该走的却走了。大家结合医院合作这个主题，谈了自己的成果和经验，值得我们借鉴和学习，听众提的问题也很有水平，很有质量。通过研讨，我们有了合作的意向，结成了友谊。下面怎么办？我在工程院分管学术，同时也分管外事工作，中国工程院与数十个国家都有联系，我们也常谈合作。其实要做好合作，做成合作是不容易的，常常是雷声大，雨点小，谈合作时志同道合，签协议时轰轰烈烈，签完协议多数就烟消云散。合作能否做好、做成，我看主要涉及三个因素。

第一是 What we do，就是要干什么。协议通常是原则性的，选择的合作意向最好要落地，要具体，不然协议是一纸空文。要做的事最好有重大需求，别人没做好的，自己能做的，或者是优势互补，也可以是强强联合，总之是做事要落地。

第二是 Whom we choose，就是选什么人做事。人选对了，他会自觉去做，而且把事情做好。要选对人，要选有志者，有志者事竟成。

第三是 How we do，就是怎么做。这要有顶层设计，要有全程设计，不能摸着石头过河，想到哪做到哪，想到什么做什么，心中无底，前途莫测。帅志不明将士苦，活没少干，事没少做，钱没少花，功没少付，到头来竹篮打水一场空，既伤志，又伤心，半途而废。劳民伤财的事不要做。劳民伤财还伤人伤志的事更不要做。

上述三条解决了，国际合作才有根据，才有可能付诸实施。我们当领导的，一个项目符合上述三条才能批；搞研究的，一个项目符合上述三条才能干，这就是合作三要素。

王老话老

2016 年 6 月 21 日

在中国工程院第 38 场"健康讲座"上的主持词。本次讲座在工程院 306 室召开，由北京中医药大学的国医大师王琦教授主讲养生。参加会议的有两院院士及工程院机关人员，共约 120 人。

都说人跟人不同，花有几样红。老百姓可以把人分成大人小人、胖人瘦人、高人矮人、男人女人、能人笨人，甚至好人坏人，这是老百姓的分法，对医学可能有用，但并不全有用。我们医学或医生对人有不同的分法，这种分法对防病治病有用、对治病救人也有用。下面请国医大师王琦教授给我们讲座（略）。

听了王教授的报告，大家不仅兴致很高，而且收获不少。今天秦伯益院士也来了，三年前我曾请他为工程院作过健康讲座，当时我写了一篇文章，叫"秦老话老"。今天请王教授讲话，会后我也要写一篇文章，就叫"王老话老"。

怎么总结王老的讲座，他自己说叫养生六字诀，我看可叫"六字经"。

一是交换。说的是天人合一，这里的天既指自然，也指社会，人不是孤立存在的，既是自然的一分子也是社会的一员，不可能孤立存在，而是不断地通过交换物质、能量和信息达到自己适应自然适应社会的最佳状态。比如天冷了加几件衣服，天热了脱几件衣服，反其道而行之，行吗？不行！受损的是谁？所以《黄帝内经》这本书仅 30% 左右写的是医学，其余都是其他知识，人不可能与自然社会独立存在，孤居单食不是兽就是神。由此构成的空间，我们可以称空间健康学。

二是联动。说的是人是一个整体，依各系统、各器官、各层次的结构而存在，但各层次又依物质能量信息的交换，或称联动而存在。但是由于工业革命，特别是牛顿的科学发现，或牛顿哲学的影响，从此逐渐以人为中心，一切革命都是在用机械化、自动化解放人体，从而用解剖刀把人整体引向了器官，用显微镜把器官引向了细胞，再用分子生物学方法把细胞引向了分子、原子、离子、电子，而且回不去了，现在到了把这些发现的新知识加以整合去回答人与人之间生理与病理的不同,这叫"人间"健康学,目前的状态是经典生理学快土崩瓦解,传统病理学已摇摇欲坠。

三是变化。说的是人的空间结构和人间结构会随时间的变化而变化（Chronobiology）。说的是人体的状态会随时间的变化而变化,一年分成四季,一天分 24 小时或 12 个时辰,其中子时和午时是人体生物钟的分水岭。人体的物质、能量和信息的交换不是恒定不变的,而是会随时间的变化而变化,研究这种变化的规律并用之防病治病这就叫时间健康学。

总结一下,《黄帝内经》的功劳是提出了空间健康学,牛顿哲学的缺陷是忽视了人间健康学,而时间生物学的远景是时间健康学,三者相连就构成了最先进的整合健康学。其例子举不胜举,理论会越挖越深。

王教授把人分成九种体质,什么是体质？我认为是体内状态与体外环境交换的状态和结果。

关于养生,秦伯益院士讲得也很好,程天民院士对他的点赞是"独步博览九州景,信笔畅书中华魂",这是程天民院士专为秦老写的。我个人觉得不够,因为这只描绘了秦老养生的过程,没写结果,所以我加上两句,即"再活八十嫌不够,天下谁比智叟秦"。全诗抄录如下:"独步博览五州景,信笔畅书中华魂,再活八十嫌不够,天下谁比智叟秦。"

在中国工程院医药卫生学部沈阳心血管病论坛开幕式上的讲话，本次论坛在沈阳召开，韩雅玲院士任主席，参加会议的有 6 位院士和来自全国各地的相关学者共 4000 余人。

本次会议具有两个特色，即一个主题是心脏，一个特点是整合。

大家都知道心脏是用来泵血的。但千百万年来老百姓认为心是用来想事的，新华词典记载心的成语有 120 多个，其中 120 个说心是用来想事的，你看心想事成、心心相印、心猿意马、三心二意等等。外国人把心说成是想事的词语也不少。不少报道，心脏移植的病人，最后性格发生巨大变化，与供体的性格越发相似。

大家知道在哈维之前，人们把循环系统分成两套，一套是体循环，一套是门脉循环，甚至认为二者是隔离开的。可能大家不知道，我们消化科的门脉高压如果伴发肺动脉高压，其死亡率要增加 2~3 倍，肝硬化病人通常心搏出量要增加 1~2 倍，肝硬化的病人有肺血管扩张，甚至体表有多少蜘蛛痣，肺内就有多少蜘蛛痣，甚至有更多的蜘蛛痣。所以心脏与全身器官紧密相连，通过物质、功能、信息互换共同完成人体的生理功能。所以，只是以心知心、以心治心、以心养心是不够的。

大会的第二个特点是整合，是由八个学术组织联合召开的大会，涉及的专业很广，像这样来共同探讨问题才能有效解决问题。例如，心肌梗死后，很难增生复原，而消化道发生溃疡后可以完全恢复正常，把消化道黏膜这种很强的自生机制放到心梗后的心脏恢复有用吗？另外，消化黏膜很容易长肿瘤，而心脏很少得肿瘤，能否利用心脏的机制抵御消化肿瘤的发生呢？这就是整合医学的理念。

大家知道，国内第一例 PTCA（经皮冠状动脉腔内血管成形术）是我们西京医院做的，是我的老师张学庸教授请他的美国同学刘教授来做的，那时我当接待人员，PTCA 在国内可以说经历了三个时期，第一时期是 Catheter，即谁有导管，谁有血管造影机，谁就可以做，这是拼设备；紧接着是 Catheterization，即看谁快，做得多，做得好；第三时期是 Cardiology，即把手术与心脏病的治疗相联系，一定要找好适应证，免得盲目治疗，过度治疗。最后一个阶段应该是 Holistic Integrative Cavdiology（HIC），即整合心脏病学。这就要考虑全身因素，整体治疗，最终看效果。这就是一个整合医学的发展过程，当然工作还没有做完，后面的工作还需努力探索，不要认为现在的水平就是最高的，现在的技术就是最好的。大家知道英国的肾病学家说过，肾透析和肾移植实际上是肾病治疗失败的产物。那 PTCA、血管搭桥，甚至心移植可否认为是心脏病治疗失败的后果呢？这个问题供大家认真讨论，我期待你们的正确答案。

再祝论坛圆满成功。

加减乘除话医改

——为《医学争鸣》第 7 卷第 2 期撰文
2016 年 6 月 27 日

人类发展史就是人类同自然界的斗争史，也是人类同伤病的斗争史。无论你是什么人种，无论你生活在地球的哪个位置，也无论你处于什么样的社会制度、有什么宗教信仰，在你体内暗藏的遗传基因都经历了人类发展的三个阶段。最先是缺吃少穿，意即衣食，这个阶段历经了很多很多年。人类一直在为解决温饱问题，可以说是在为"能活（得下来）"而奋斗。然后是缺房少车，意指住行，这个问题解决得快一些，其实是在解决生存或生活的便利问题，可以说是在为"易活"而奋斗。现在是缺医少药，人类对自身健康和长寿的要求越来越高，可以说是在为"好活"或"长活"而奋斗。这个阶段缺医少药的问题不知要持续多少年，也不知要花多少钱，更不知要下多大功夫才能解决。也许这是一个永远解决不完、解决不好的难题。众所周知，美国用 GDP 的 18% 来解决这个问题，但直到现在也没解决好，美国人民仍不满意。中国在医疗卫生方面的投入仅占 GDP 的 5% 左右，加上我国人口是美国的 5~6 倍，而 GDP 总量也比人家少，因此投入和需求之悬殊显而易见。

虽然目前医学研究风起云涌、日新月异，循证医学、转化医学、智慧医学、数字医学、精准医学……一个又一个相继出现，可是我们的医改总是步履维艰。"看病难、看病贵"的问题不仅没有得到解决，反而越来越严重；"行医难、行医畏"，患者承受经济负担，医生承受精神压力，医患纠纷的问题不但没有得到遏制，反而愈演愈烈。我们的医改似乎总在末端使劲，局部发力。我们的会没少开，点没少试，钱没少用，文件没少发，可总是到不了较为理想的境地。医改这件事关乎国计民生，关乎社会稳定，关乎中华民族的生存和发展，是一件比天还要大的大事。习近平同志说："没有全民健康，就没有全面小康。"中国工程院根据中央和国家的要求，启动了"全民健康和医药卫生事业国家发展战略"的咨询研究，我们组织了 80 多位院士、近 100 名国家相关部委的管理干部、近 1000 名相关学者，分 8 个专题组，开展了为期两年的研究。研究过程中各专题又按"摸清底数、找出问题、提出建议"三个步骤进行，光召开会议就达数百次。我们课题组将会写出一份较为完整的综合报告。本文中有些数据、材料参考了此项研究，当然更多的是我个人的意见。因为时间仓促，方方面面错综复杂，条条块块盘根错节，剪不断理还乱，所以，本文只当作讨论，而非定论。另外，本文标题名为"加减乘除话医改"，这里的"加减乘除"不是说医改简单，三下五除二就搞定了，而是强调医改是一项复杂的系统工程，包含了众多因素，涉及多个方面，绝非一个调研就可释之，也绝非一个结论就能概之。要改变或改善这种状况，有的要加，有的要减；小加即加，大加靠乘；小减即减，大减靠除。小加小减，大乘大除，加减乘除，力求合理。而交上的这份答卷，是否合格，诚望读者评说。

资源配置　倒塔会倒塔

　　谈到医改，不能不说到卫生资源和医疗资源。卫生资源是指在一定社会经济条件下，社会对卫生行业提供的人力、物力、财力的总称。亦可分为硬资源和软资源。前者指卫生人力、物力、财力的有形资源；后者指医学的科技、信息、教育、政策、法规等。卫生资源配置是指卫生资源在卫生行业（或部门）的分配或转移（流动），其合理配置对于卫生事业持续、稳定、快速、健康发展具有重要作用。医疗资源是指提供医疗服务各要素的总称，包括与医疗相关的机构、床位、设施、装备、经费、人员、知识、技术和信息等。医疗资源配置是指政府或市场将医疗资源公平并有效地分配到不同地区、部门、领域、项目、特别是人群中，使之实现社会和经济效益的最大化，其投入量和利用量要与服务的人口数量相适应。

　　根据全国医疗卫生服务体系规划纲要（2015—2020 年）的数据，我国已经建立了由医院、基层医疗卫生机构、专业公共卫生机构等组成的覆盖城乡的医疗卫生服务体系。截至 2013 年底，我国有医疗卫生机构 97.44 万个，其中医院 2.47 万个、基层医疗卫生机构 91.54 万个、专业公共卫生机构 3.12 万个；卫生人员 979 万名，其中卫生技术人员 721 万名；床位 618 万张。每千常住人口拥有医疗卫生机构床位 4.55 张、执业（助理）医师 2.06 名、注册护士 2.05 名。2004—2013 年，全国医疗卫生机构总诊疗人次由每年 39.91 亿增加到 73.14 亿，年均增长 6.96%；住院人数由每年 6 657 万增加到 1.91 亿，年均增长 12.42%。可以这样说，中央国家政府和医疗卫生战线的同志们下了大功夫，花了大力气，在医疗卫生事业、全民健康方面取得了巨大成就。国人平均期望寿命从新中国成立前的 35~40 岁，到了现在的 76 岁，这就是一个不可否认的实证。但是，医疗卫生资源总量不足、质量不高、过于集中、配置不合理、发展不协调等问题依然突出。从 1979 年至今的 37 年中，我国先后进行了多次医改，但"看病贵、看病难"并未得到根本改善，其主要原因表现在两个方面：一是与经济社会发展和人民群众日益增长的服务需求相比，医疗卫生资源总量相对不足，质量也有待提高；二是资源分布结构不合理，影响医疗卫生服务提供的公平与效率。

一、医疗资源配置城乡差别巨大

在全国各地，都可以看到类似现象，即基层医院患者稀少，门可罗雀，人迹罕至；而城市医院患者拥挤，门庭若市，人满为患，患者来回奔波在高铁上。大家知道，春运是最令人头痛的事，但那也只有几天时间，而医运则是一年 365 天，天天如此。其主要原因是什么？从我国医疗资源配置总体来看，占我国总人口约 30% 的城市人口享有超过 70% 的医疗资源，而占 70% 的农村人口只享有不到 30% 的医疗资源。

1. 医疗设备。大城市三级医院集中了我国 80% 的高精尖医疗设备，而在广大农村很少有这样的设备，多数乡村卫生室只有老三件（听诊器、血压计和体温计）。如 CT，87% 集中在大中城市，分布在县级医院的仅占 13%。县以下医疗单位万元以上的医疗设备拥有量不及市以上单位的 40%。

2. 医疗床位。我国用于治病的医疗床位主要集中在大中城市。1998 年，城市每千人口床位数为 6.08 张，而农村仅有 1.1 张。近 20 年来随着城市大医院大力扩大规模，增加床位，这个比例已大幅上升。如郑州大学附属一院，医院床位数对外公布已过 7000 张，实际数字可能比此还大，称之"天下第一院"，年医疗总收入达 75 亿元之多。对此，国内外颇有微词，贬其为世界最大的乡镇卫生院。说句公道话，其实全国的大医院都在扩张，只是没有那样的超大规模，于是枪打出头鸟而已。

3. 医疗经费。2005 年我国卫生总费用为 8 659.9 亿元，其中城市卫生费用占了 72.6%，而农村仅占 27.4%。时间过去了 10 年，这个比例不仅没有缩小，反而扩大了。

4. 医护人员。与发达国家相比，我国每千人口执业（助理）医师数、护士数相对较低，而执业（助理）医师中，大学本科及以上学历者占比仅为 45%；注册护士中，大学本科及以上学历者占比仅为 10%。而在我国农村，上述两项数据又是低中更低。2003 年，我国的医护人员，以市为统计单位的每千人口医生数为 2.08 人，而以县为统计单位的每千人口医生数仅为 0.97 人。农村地区的医生不仅数量少，而且学历低。在大多数乡镇的卫生人员中，只有中专或未接受过专业培训的高中及以下学历者达81%，具有大专或以上学历者仅占18.7%；但在市县以上医院，具有大专或以上学历者达84%，中专及高中以下学历者仅占12.5%。大中城市医院多以本科和研究生学历为主。上述情况最近几年不仅没有改善，差别反而在加大。

二、原 因

1. 医改将市场经济机制引入医疗卫生事业。这种做法其实是政府把本属公益事业的医疗卫生变成了市场经济。政府对医疗一是不给，二是不管。所谓不给，不是说一点不给，而是投入越来越少，甚至断奶。如2012年，全国公共财政卫生总支出为1000亿元，只占医院总收入的13%，即87%靠医院自己挣。医院为了发展自己，只能走自我发展之路。所谓不管，不是说一点不管，而是政府监管失控。为了养活自己、发展自己，不同医院八仙过海，各显神通；为了养活自己，医院拼命争夺人才，东部到西北引，西部到乡镇引；为了养活自己，医院想方设法购设备、变环境、推品牌。这样做，确实使有些大医院的规模、软硬件和基础设施得到了极快的发展，医疗技术也逐渐接近国际水平。但大多数医院的管理者实际目的是为了多挣钱，最终把上述这些发展成本转移到患者身上，出现乱收费、高收费。医院要从患者身上多挣1元钱，患者就要多掏4.3元。最后的结果是使医院的公益性大大减弱，甚至消失，符合市场经济规律的经营性逐渐开始，并不断增强。在市场驱使下，本该使医疗资源的投入量、应用量与服务的人口数量相一致的政府管理造成失控。由于市场经济的引入，使城市与县乡镇人口本来的正塔形分布，变成了倒塔形分布，导致大量的农村患者涌进城市大医院。

2. 医院的等级评审。我国的医院等级评审始于1989年，1998年发现问题叫停，到2011年又重启评审，到如今已经历了摇摇摆摆、是是非非22年。本意是想提高各级医院的水平，但到最后却事与愿违。为何大家都不惜一切代价，争评高等级医院呢？因为评审级别越高，收费标准也就越高，可以购优质设备，能吸引更多优秀人才和病源。结果使三级医院的医疗资源规模高速膨胀，三级医院的床位数、员工数、业务收入、诊疗人次数、入院人次数等各项指标占全国医疗机构的比例大幅上升。仅2010—2013年三级医院数量在全国医院中的占比从6.1%提高到7.2%，医师数占比由32.3%提高到39.9%，医疗收入占比由52.2%提高到58.3%，

诊疗人次占比由37.3%提高到45.2%，入院人次占比由32.5%提高到

38.9%。7% 的医院集中了 45% 的医院诊疗人次。在高度城市化地区，村卫生室的作用逐渐淡出，例如北京的村卫生室诊疗人次占比已从 2004 年的 7% 降低到 2013 年的不足 2%。因此，医院都在想方设法甚至不惜造假去争评三级医院，出现盲目评审，造成资源浪费；标准不一，结果遭到质疑；而且拔苗助长，增加医护负担。这样做强化了医生的作用，弱化了医院功能，更为严重的是造成医疗资源城乡不合理配置越来越严重。

3. 农村人口由于经济改善，收入多了，舍得把钱花到治病上。人们过去是小病养、大病拖，现在有了钱，普通病也要到大城市医院去治。而且受世俗的影响，好像不将老人送到大城市医院看病就是不孝，到了大城市不到大医院也是不孝。有的人还说，让亲人死都要死在大医院，送到那里死了也甘心。

三、医疗资源配置的核心目标

医疗资源配置的核心目标是医疗服务对公众的可及性（Access），其政策制定和具体执行都要围绕这一核心目标来展开。其中在经济层面大致可分为四个方面。

1. 资源的数量和质量能否满足公众对医疗服务的需求（Availability），即对不对得上。如人口结构的老龄化，其产生的疾病谱和需求也会发生相应变化，因此，资源的类型、数量、组织和运行模式都要作出相应的改变或创新。又如，患者到大医院看病，其患的是疑难杂症，需要具备整合医学知识或多学科合作的医生诊疗，但目前城市大医院专科细划、专业细化、知识碎片化。一句话："太专"。现在不只是患者到医院找不到合适的医生，就是医院的医生病了也难找到合适的医生。

2. 资源对于公众在时间和空间上的可达性（Accessibility），即够不够得着。比如大规模农村人口向城市流动和城镇化，由此产生的医疗需求在数量、质量和区位等方面的分布也应发生变化。高铁等交通工具和互联网等信息技术的发展，拉近了公众与医疗资源的距离，改变了过去的可达性。

3. 公众（包括社会医保）的支付能力能否承受医疗服务及相关费用（Affordability），即付不付得起。如新诊疗技术促进了医疗服务的跨越式发展，使诊疗水平大幅度提升，同时医疗收费也大幅度提升。所有患者都希望应用最先进的技术、最昂贵的药品，得到最优质的诊疗服务。社会医保体系虽在迅速发展，但在使用率、可持续性方面已受到严峻挑战，很多地方医保基金已入不敷出，出现亏空现象。政策上推行的"分级检诊"成为"守门人"的体系，实行起来困难重重。

4. 医疗资源配置、组织运行是否能被高效利用（Accommodation），即用不用得完。医疗资源供大于求，供大于需，出现无需求供给，致使大量设备闲置，大量人员闲而无事。几乎所有大城市的CT、磁共振等大型医疗设备都供大于求，为了增加其使用量获得效益，各医院使尽浑身解数，甚至争夺患者。

四、建议

目前中国的医疗卫生资源与公众的需求相比还远远不够，动员城市医生下乡多点执业或强行分级诊疗只是暂时的办法，而长久的战略应该是国家通过加大加强医疗卫生事业的投入，尽快下大力气改变医疗资源配置不合理的现状。这是一项十分繁重的任务。这种不合理是长期社会管理不善遗留下来的难题。人群分布的正塔形与医疗资源配置的倒塔形已很不相适应，倒塔不会稳定，时间长了会倒塔。要想从根本上改变过来需要下大功夫，要不断下功夫，要长期下功夫。其策略是塔尖要遏制，做减法；塔身要壮腰，做加法；塔基要夯实，做乘法；总体来讲是做好除法，加减乘除，重新调整资源的分布，从根本上解决医疗资源的分配或配置不合理的问题。①加大基层医院的经费投入，改善基层医疗机构的软硬件设备。②提高基层医生的工资待遇，培训提高基层医生的业务能力，鼓励大医院医生到基层多点执业。③建立完善的分级诊疗制度。分级诊疗是指按疾病的轻重缓急和难易程度进行分级，不同级别的医疗机构负责不同疾病的诊疗，各有所长，引导患者有序就诊和转诊。要制定医保政策，引导按级报销，即同一疾病越是基层报销率越高。④限制大医院规模，规定大医院的职能。大医院的重要功能应是诊治下级医院不能诊治的疑难重症；大医院的另一重要功能是做好医学研究，为医学发展贡献才智；大医院的第三大功能应该是培养基层医院的医生，使之不断提高水平。⑤基层医院医生除诊治常见病和多发病外，更重要的是担负社区普通人群防病知识的宣讲。据2006年卫生部（现卫健委）发布的《中国慢性病报告》，1991—2000年中国慢性病死亡人数占总死亡人数的比例从73.8%上升到80.9%，死亡近600万人。慢性非传染性疾病大多由不健康的生活方式引起。通过改进生活方式，80%的心脏病、脑卒中、2型糖尿病和40%的癌症都能预防。单纯的医疗技术不能改变慢性病的生存质量，但实施早期诊断和早期治疗是降低慢性病发病率和死亡率的最佳途径。目前的状况是，例如中风，基层医生没有患者看，还不愿意去做预防工作；而大医院医生要看的患者太多，没时间去做预防工作，最后是等着脑卒中患者来就诊。这正如长江决堤后不是去堵堤而是去抢救被淹的千家万户。

卫生法律 正塔靠立法

60 多年来,我国卫生事业虽然取得了巨大成绩,但也有不少问题,旧的还没解决,新的又不断涌现。这些问题如果不能得到及时解决,不但会影响我国卫生事业的健康发展,而且会产生局部甚至全国性的卫生危机,从而严重影响经济社会的发展,甚至威胁国家安全。医疗卫生政策经过了一轮又一轮的改革,今天这样改过去,明天那样改回来,改来改去等于没改。现在把医改称为试水期,现在才在试水,那过去做的那些要不就是没改,要不就是没改成功。其本质问题还是卫生立法问题,要不就是无法可依,要不就是没有依法办医。

一、卫生立法不健全

我国现有的卫生立法是在改革开放社会经济发展的迫切要求推动下出台的。中国大陆卫生立法经历了 20 世纪 80 年代"恢复卫生法律框架,着力加强公共卫生立法建设"和 90 年代"充实医疗领域卫生立法"的基础时期,到 21 世纪进入了一个相对综合平衡的全面发展时期。目前大陆卫生法律体系已初具规模,但由于卫生立法对社会回应的有限性和立法资源的相对短缺,导致很多亟待规制的方法还在以政策替代法律,一些领域甚至还出现规制真空。

我国的卫生法律制度多以国际公约和宪法为指导,由于国情不同,不能全盘照搬,未能为我所用,因此形不成系统,仅散见于国内法律之中,专门性的卫生法律目前只有 14 部,存在母法缺失、协调性不佳、精细度不足和立法滞后等问题。因此,政府在卫生立法方面要加大立法、加强立法、加快立法,这一方面要做加法,最好是乘法。

二、卫生立法与卫生行政不规范

国际上发达国家和地区不仅卫生立法健全,而且行政执法规范。以我国台湾地区为例,他们将卫生法律规范体系划分为卫生行政组织法、医政管理、食品卫生、全民健康保险、药品管理、疾病管理、国民健康、卫生政务、生命健康权益及特殊人群权益保护 10 个子系统,其结构树完整,分类科学合理,内容全面具体。如医政管理,内容翔实具体,甚至连各分科专业人员都有特定法律约束其行为,如《语言治疗师法》《呼吸治疗师法》《听力师法》。这是我们不得不承认的差距。

我国人大卫生立法部门少,履职的多为退下来的干部,没有立法经验,又不是专职,不仅忙不过来,也忙不出质量,想把国外的拿来又"水土不服"。

特别是我国医药食品、国境卫生检疫、职业卫生、医疗保障、劳动卫生等分属到国务院不同职能部门主管，大家都是正部级，谁都不去管，还谁都说了算，责任高度分散，缺乏总体协调，要制定出一部统一的《卫生法》可以说是难上加难。

而我国台湾地区"卫生福利部"是2014年7月23日在"行政院"的组织下，由原"行政院卫生署"的21个单位加5个所属机关，即内政部社会保险司、儿童局、家庭暴力及性侵害防治委员会、国民年金监理会及"教育部"的"国立医药研究所"共同合并而成。合并以后的新机关"卫生福利部"事权统一，下辖6个三级机关（构），即疾病管制署、食品药物管理署、健康保险署、国民健康署、社会和家庭署以及中医药研究所。在此期间，中国大陆也有变化，就是将原国家卫生部与计生委合并形成了"卫计委"（现卫健委）。

因此，要深化医疗体制改革，首要是理顺卫生行政法律应包含的内容，并制定一部完整统一的《卫生法》。在此基础上，按法定原则对国家相关部门进行调整，赋予调整后的卫生行政部门相应权利，并规定其职责，一切为公共健康服务。在这一方面，有的要做加法，有的要做减法。加是为了增强某些领域的功能和作用，减是为了排除某些部门的干扰，加减相宜，共同维护规范执法的和谐环境。

三、卫生立法与卫生经费

基本医疗卫生制度是政府制定政策的根据和工具，也是为民众提供基本医疗卫生服务保障的手段。我国医改的近期目标，简而言之是"让穷人看得起病，让富人看得好病"。涉及"看病难、看病贵"的因素很多，群众的意见也很大，争论的焦点是保证社会公平和兼顾利益平衡，也就是说医疗卫生事业是社会的公益性事业，这一点是讨论医改的根本和前提。

尽管财富不是衡量医疗制度的绝对标准，即钱不是万能的，但没有钱，没有政府对医疗卫生事业的投入，而且是大投入，那医改的成功是万万不能的。从数据上看，2012年中国的卫生费用支出仅占GDP的5.1%，不但低于高收入国家（平均8.1%），而且比低收入国家还低（平均6.2%）。与中国同为金砖国家的巴西和印度卫生费用都分别达到9%和8.9%，英国、法国、德国、加拿大、奥地利卫生费用为GDP的8%~10%。由于中国人口众多，平均GDP显著低于这些国家，所以人均医疗费用也就相较较低。

中国对医疗卫生的财政投入占整个财政支出的比重从2008年的4.51%提高到2011年的5.35%，仅提高了0.84个百分点，年均提高0.21个百分点。其中医疗卫生支出占中央财政总支出从 2008 年的 2.28% 提高到 2011 年的 3.18%，只提高了 0.9 个百分点，年均提高 0.3 个百分点。这说明这几年政府对卫生事业的财政支出比例不大，政府投入少，百姓交的就多。2011 年中国百姓个人卫生现金支出占年总支出的 34%，即 34% 的钱用去看病了。这说明老百姓"看病难、看病贵"的呼声不是空穴来风。

政府投入少，医院钱不够，会导致医疗水平下降；政府投入少，医院为挣钱，会导致医院性质改变（政府只给公立医院职工发 5%~10% 的工资，加起来还不够发退休职工的工资）；政府投入少，地区不平衡，导致好医生迁往发达地区，落后地区的患者只好到发达地区看病。经济欠发达地区的患者本来就穷，越来越穷；医院水平本来就差，越来越差。越穷越差，越差越穷，造成严重的恶性循环。国家卫生部门或中华医学会组织专家扶贫，当地连专家住宾馆的房费都交不起，院长们经常怨声载道。

关于卫生经费的投入，无疑是要做乘法。每年做那点小加法不够，要像教育经费投入那样，来点大的，来点硬的，只有这样才能改变我国医疗卫生事业投入不足的根本状况。

四、卫生立法与资源配置

卫生资源配置不合理是目前医改遇到的一个大问题、大难题。各级政府都试图下大力气解决这个大难题，但为何老是议而不决，决而不行，行而无果，甚至愈演愈烈呢？其根本原因就是没有立法，只有依法才好办事，光靠行政手段，光靠开会、讲话、发文件难以奏效，而且不可持续。在这一方面，根据不同的情况加减乘除，分别进行。

例如，医科大学的大学生毕业后不愿去基层医院工作，这是一个普遍现象。电视报纸上偶尔宣传几个典型是有的，但对大多数人来说，他们要考虑待遇和前途问题。光靠精神鼓励对少数人是可以的，月收入相差几百元，暂时的奉献也是可以做到的。但对于大多数人，如果城乡间月收入相差了上千元，而且一去基层就回不来，这个没有法律保障是行不通的。前几年树的那些典型也变味了，要不就是当了官，不从事医学了；继续从事医学的也回到了城市，造成很不好的影响。典型走了再树典型，典型复典型，典型何其多，哪个能留住，谁也不好说。

例如，伤医辱医事件几乎每月每天都在发生，抢救生命的人还被剥夺生命，这是不可容忍的。杀医生本来是刑事犯罪，应予严惩，但我们缺少相应的法律，只有公安部和卫计委的规定及通告，所以伤医事件屡禁不止。这些问题都要以法律为武器、为手段才能解决，才能有法可依，依法行医，依法护医。

再如分级医疗，这本来是一个很好的制度，也是国外成功的经验。但农村的老人病了，不管轻重缓急和难易程度，子女都要将其送到大城市大医院去治，反正回来可以在医保报销，这样做才放心，才孝顺。甚至有的子女认为虽把老人送到大城市但没送到大医院那都叫不孝，既有他责，也有自责。这最终造成城市医院人满为患。怎么让乡镇医生成为治病的看门人与中转人，成为防病的守门人与报告人，这是需要有法律来做保证的。

再如药品价格，这是老百姓、医院、药商乃至整个社会讨论最多的话题，人们普遍认为是医院把钱赚了，坑了老百姓。其实从药厂到患者，医院只是最后一个环节，所得利益平均也就 15%，而且还有用工、保存及损耗。多数的钱到哪里去了不得而知。医药分开的探讨历时已久，个别地区已在实行，国家也为降低药价做出了很多和很大的努力，但不得不说，这方面的政策决心不坚定，方案不彻底，配套措施没跟上。不压药价百姓不高兴，压低药价药品公司不高兴，医院在中间当受气包，而且药品零差价，医疗技术收费没有增上去，医院收入锐减，真是赔了夫人又折兵。市场上假药劣药频现，很多救命药停产断售，加之社会反应强烈，医改始终不出成果，上出政策，下有对策，全国药品行业急需整顿。最近国家又全面放开药品定价，不知又要引来什么后果。商务部一项报告指出，发达国家 80% 的药品在药店销售，医药流通主渠道在平价药店，法国为 85%，德国为 84%，美国为 74.9%；但中国 80% 的药品在医院销售，仅20% 在药店。

公立医院的收入主要靠三个方面，即医疗服务收费、政府财政拨款、药品耗材加成。现在医疗服务收费很低，政府拨款只占经常性开支的 7%，多数医院，特别是小医院主要靠药品加成收入，甚至达到医院收入的 70%。如果取消以药养医，取消药品加成，政府投入又不增加，只剩医疗服务收入，则后者比例大了患者有意见，比例小了医院无法维系，更谈不上发展，医院总不能负债经营。这些都是要通过法律来解决的，而不是领导专断，也不是个别试点的经验就可以代替的，因为各地情况不一样。有个地方政府的领导为了宣传自己的政绩，让他们当地某医院的院长到处讲办院的成功经验。我说他的经验不可靠。为什么？因为那个院长的孩子大学毕业后都不回他的医院工作，他的父母病了都是送到别的医院去治，而且该院长讲经验也是为了调到别的大医院去当院长。

所以，在卫生立法方面，总体来讲，要做好乘法，选好每一个乘数，即涉及卫生方面的所有因素；当好乘号，也就是加大立法，加强立法，使之形成一套完整的、相关联的、系统的卫生法律法规，确保人民的健康。

疾病预防　上医治未病

我国经过新中国成立后 60 余年的艰苦努力，急性传染病的发生率从解放初期的 20 000/10 万降到 1998 年的 203.4/10 万。根据全国法定报告，1970—2013 年我国传染病的发病率从 7000/10 万降至 473.81/10 万，死亡率从 20/10 万降至 1.23/10 万。1950—2010 年全国平均寿命从 35 岁增至 76 岁，婴儿死亡率从解放前的 200‰左右降至 13.1‰，孕产妇死亡率从 1990 年的 88.8/10 万降至 2014 年的 21.2/10 万（表 1）。目前我国已建成全球规模最大的法定传染病和突发公共卫生事件网络直报系统，100% 县级以上疾控机构、98% 县级以上医疗机构、94% 基层卫生机构的实时网络直报由过去的平均 5 天到现在只用 4 小时。在上述成绩中预防工作贡献率达 77.7%，传染病防治贡献率 3.59%，意外伤害贡献率 5.87%，孕产妇保健贡献率 3.61%，但慢性病防控却为 –1.73%。

表 1　我国婴儿死亡率及期望寿命

年份	婴儿死亡率（‰）	期望寿命（岁）		
		男	女	平均
解放前	200	—	—	35.0
1973~1975	47.0	63.6	66.3	—
1981	34.7	66.4	69.3	67.9
1990	32.9	66.9	70.5	68.6
2000	28.4	69.6	73.3	71.4
2005	19.0	71.0	74.0	73.0
2010	13.1	72.4	77.4	74.8

摘自《中国卫生统计年鉴》

一、慢性病的防治刻不容缓

据估计，中国目前有 2.5 亿人患有不同的非传染性疾病。根据 WHO 发布的《2014 年全球非传染病现状报告》，2014 年全球共有 3800 万人死于非传染性疾病，其中 42% 即 1 600 万人是可以避免的过早死亡。而 2000 年这个数字才为 1 460 万人，14 年间增加 2 300 多万人。具体到中国，大约每年有超过 300 万人在 70 岁前死于心脏病、肺病、脑卒中、癌症、糖尿病等。目前中国的慢性病死亡人数已占总死亡人数的 86.6%，慢性病负担占所有疾病负担的 70% 以上。

2014 年中国人均 GDP 为 46 531 元，而慢性病导致的经济损失高达 4 848 亿元（其中还不含医药费）。2010 年中国慢性病的直接经济负担达 2 114 亿元，占卫生总经费的 10.6%，其中直接经济负担占 56.5%，达到 4 848 亿元。如果照此下去，20 年内 40 岁以上带有一种慢性病的人数将翻倍或者 3 倍于现在。

1. 肿瘤。据 WHO 国际癌症研究署（IARC）报告，2008 年全球癌症新发病例约 12 700 万人、死亡 760 万人；现患癌人数达 24 600 万，比 2008 年增加 93.7%，死亡 984 万人，增加 29.5%；预计到 2030 年全球癌症死亡人数将达 1 150 万人。2010 年肿瘤死亡占总死因的比例已达 26.33%，即每死 4 个人就有 1 个是死于肿瘤。

据我国肿瘤登记中心发布的《2012 中国肿瘤统计年报》，我国每天新增肿瘤病例约 8 550 例，即每分钟就有 6 人被诊断为肿瘤。全国肿瘤死亡率达 108.54/10 万，每年因肿瘤死亡的人数达 270 万人，平均每天有 7300 人死于肿瘤，即每分钟有 5 人死于肿瘤。排在前五位的死因分别为肺癌、肝癌、胃癌、食管癌、结肠癌，其中有 4 个是消化系统肿瘤。消化系统肿瘤占肿瘤总发病率的 56%。据 WHO 国际癌症中心报告，2014 年中国新增癌症人数 307 万，占全球的 21.8%，死亡 220 万人，占全球的 20.9%。其中肝癌和食管癌几乎各占一半，分别为 51% 和 49%，真正成了世界第一癌症大国，其在城市为第一死因，农村为第二死因。

国际癌症研究者预测，如不采取措施，中国 2020 年患癌人数将达 400 万，死亡人数将达 300 万，到 2030 年上述数字将分别达 500 万和 350 万。目前已呈双率双升现象。根据哈佛大学公共卫生院预计，2014—2030 年中国癌症治疗支出可能高达 5.6 万亿美元。中国 CDC 最近一项报告确认，每天至少有 60 万中国人饮用被污染的水。几十年的经济快速增长让环境付出了沉重代价，大约 60% 的中国癌症本来是可以避免的。

欧美发达国家癌症 5 年生存率已达 60%~70%，而中国仅为 30.9%。生存率差别主要有两个原因：第一个原因是癌症谱不一样，像肺癌、结肠癌，欧美和我国都多，除此之外，欧美主要是乳腺癌、前列腺癌，比较好治；而中国主要是肝癌、胃癌、食管癌，比较难治。第二个原因是欧美国家经济条件好，肿瘤普查工作做得好，因此，发现的病例比我们要早，治疗效果也就好。

2. 老龄。按照国际通用标准，60 岁以上老龄人口超过总人口的 10%，即进入老龄社会。据 2010 年我国第 6 次全国人口普查，60 岁以上人口达 1.78 亿，占总人口的 13.26%；65 岁以上人口 1.19 亿，达 8.87%。据报告，2013 年，我国 60 岁以上老龄人口已达 14.1%，说明我国已经提前进入老龄社会。据估算，到 2030 年，我国 65 岁以上人口将达 2.4 亿，其中 80 岁以上将达 4000 万人。从现在到 2050 年，全球 60 岁以上老人将从 6 亿增至 20 亿，而中国将从 2 亿增至 4.8 亿，将成为世界第一大老龄化国家。

人老了，正常的生活自理能力逐渐下降。据统计，城市老人占城市总人口比例达 35%，其中生活自理困难者 17.5%，部分自理困难者 8.1%，完全不能自理者 9.4%。

人老了，病来了。如老年性痴呆，普通人口的患病率达 6.25‰，1990 年才 193 万人，到 2000 年达 371 万人，到 2010 年高达 569 万人，20 年间增长了近 2 倍。

3. 糖尿病。目前中国糖尿病患者在急剧增加，从 1994 年的 2.5% 到 2008 年的 9.7%，再到 2012 年的 11.6%，不到 20 年增加了 3~4 倍，即目前我国有 1 亿糖尿病患者，将成为世界第一大糖尿病国家。美国糖尿病协会不得不将糖尿病诊断指标空腹血糖提升为 ≤ 7 mmol/L，餐后血糖提升为 ≤ 11.1 mmol/L，糖化血红蛋白 ≤ 6.5%。尽管这样，全球每年仍有 500 万人死于糖尿病或相关疾病，治疗花费高达 5500 亿美元。

4. 肥胖。1992—2002 年 10 年间，我国 0~6 岁幼儿超重和肥胖率从 3.9% 升至 5.4%，增长率达 31.7%。从 1985—2010 年的 25 年间，我国学生肥胖检出率增长了 32~154 倍。中国真正成了世界第二肥胖大国（美国第一）。

5. 近视。据 2014 年全国学生体质调查，与近视有关的视力不良检出率，7~9 岁为 34.83%，10~12 岁为 56.56%，13~15 岁为 74.37%，16~18 岁高达 83.31%。将来仅视力不合格一项就可以把征兵的适龄青年排除 84%，可能将来将无兵可征。

6. 职业病。我国共有 1 600 万家企业存在有毒有害作业岗位，每年新发 2 万例职业病病例，如噪声性耳聋，2014 年就达 2013 年的 1.14 倍。又如尘肺，自 20 世纪 50 年代以来，全国职业病共计 749 970 例，其中尘肺 676 541 例，死亡 149 110 人。2000 年发病报告 1000 例，到 2010 年 1 年发病 20 000 例，到 2013 年 1 年发病达 23 152 例。据 2009 年统计，尘肺所致经济损失达 1845 亿元，占当年 GDP 的 5.5%，其中直接经济损失 250 亿元，间接经济损失 1595 亿元。由于我国职业卫生覆盖不全，所以保守估计，我国实有尘肺病例达 600 万例以上。上述数字仅为实际情况的 10%，说明我国已成为世界第一职业病大国。

7. 传染病。目前的环境恶化还在日益加重，如处理不好，问题将越发严重。不仅会导致慢性病的发生，而且会导致急性传染病的出现。从 1977 年至今，全世界已发现 40 种新的传染病病原，如埃博拉病毒、艾滋病毒、冠状病毒等。从 1985 年我国发现第一例艾滋病患者到 2014 年，全国共发现艾滋病患者 529

158 例，其中死亡 116 882 例。

8. 出生缺陷病。目前，全球有近 7000 种病被确定为罕见病，约占人类疾病的 10%。以中国人口基数计算，每种罕见病约有 2800 人，以目前全球公认的 6000 种罕见病为基数计算，中国的罕见病患者应为 1680 万人。

目前，我国为新生儿出生缺陷高发国，每年约有 90 万新发出生缺陷病例，平均每 200 个胎儿就有 3 个发生出生缺陷。1996 年出生缺陷发生率才 68.66/ 万，到 2013 年达 102.16/ 万，增长率达 48.79%。1996 年出生缺陷总患病率为 5‰，到 2012 年已达 20‰，增幅近 300%。各省"婴儿安全岛"因婴儿越来越多几乎面临关门。广州市 2003 年婚检率为 93%，到 2013 年骤降至 7%，部分地区仅为 4%。河北省婚检率仅为 17.61%，还有 36 个县为 0。全国儿童福利机构 2013 年共有工作人员 1.1 万人，而服务对象高达 57 万人，即每个职工要服务 51 个儿童。

目前，我国正在从温饱走向过饱。据 WHO 统计，对健康的影响，遗传因素占 15%，膳食营养占 13%，社会因素占 10%，气候环境占 7%，其他后天因素（运动、生活习惯）占 47%，医疗因素占 8%。

美国经过 20 年的研究发现，90% 的人通过健康管理和教育，可降低医疗费用 10%。WHO 的研究表明，向预防保健投入 1 元，可节省医疗费 8.59 元，同时可节省急救费 100 元。

美国 2012 年健康服务业是第一大产业，卫生总费用达 2.75 万亿美元，占 GDP 的 17.9%。中国亚健康人数超 7 亿，60 岁以上老人超 1.78 亿，每年医院门诊量达数十亿人次，但 2012 年卫生总费用才占 GDP 的 5.36%。联合国开发计划署《2014 年人类发展报告》指出，全球 70 亿人口平均预期寿命增加 1 岁，健康产业需投入 1.35 万亿美元。中国人口占世界人口的 20%，每提升平均期望寿命 1 岁，健康产业需投入 3000 亿美元。

中国慢性病防治形势严峻，慢性病死亡占总死亡的 85%，高出世界水平 20 个百分点。我国高血压病患者控制率不足 10%，而法国、西班牙、葡萄牙等欧洲国家的心脑血管病、高血压病、代谢病死亡人数及死亡率都在明显下降。

二、建 议

1. 建立系统完整的国家健康管理体系，负责保障全民健康教育的立法及实施。增大全民健康的经费投入，负责保障全民健康教育的立法及实施，指导全民健康教育的群众活动，监督各级政府对全民健康的贡献。这一方面要做加法。

2. 建立医学健康教育体系，视医学健康教育为必修课。成立国家及省级医学健康教育学院，培养健康教育的专业人才。将预防医学健康常识编成儿童读本，作为教材纳入小学读本、初中读本、高中读本，以必修课和选修课形式进入课堂。中小学要安排专门传授健康知识的教师，要教导中小学生参与到某些健康安全知识的公益活动中去，寓教于乐。这一方面要做乘法。

3. 健康监测软件与便携式设备的研发。各级政府都应在相应地方设立保健养生场地。政府可拨一部分项目经费或由民间人士自发组织开发一些与健康管理相关的 APP 软件或小游戏，以及健身手环之类随身携带用于监测健康的小物件，供广大"手机党"免费下载应用。这一方面要做乘法。

4. 利用医疗公益活动的名人效应。积极动员演艺圈、商界名人乃至政府要员参与到预防医学的公益宣传活动中来，利用名人效应，引起社会各界对医疗及健康的重视。这一方面要做乘法。

5. 利用电视、电影文化产业的宣传视角，确立传媒宣传健康的义务和责任。电视、广播、电影等传媒负有专门宣传保健知识的责任和义务，中央和地方媒体应有专门频道或栏目负责健康教育，形式要多样化、通俗化、科学化，传媒中涉及健康的广告，其收入的大部分应纳入医疗卫生保健宣传中。美剧《豪斯医生》《实习医生格雷》让剧迷们明白了医生在来来去去中找到了治疗的关键，允许误诊才能造就神医。三年前国内播放了《心术》，反响强烈；2015 年暑期播放的《滚蛋吧！肿瘤君》普及了非霍奇金淋巴瘤、胸闷、晕厥、骨穿等医学词汇。但大众电影、电视剧需要经医学审查才能公开播放，以免误导民众。这一方面也要做乘法。

医学研究　源头供活水

医学研究的水平不仅可以直接反映一个国家的科技发展水平，也能反映这个国家的综合创新能力。目前我国在医学研究方面存在的主要问题是：

一、研究人才不够强

医学研究虽然需要研究设备、研究经费，但最根本的是研究人才。党和政府在这方面下了很大功夫以吸引和留住人才，但由于目前的科研环境太过功利，学术氛围缺乏活力，对人才不够尊重的现状未得到根本改善，其结果是即使留住了人，但留不住心；要么是干得不痛快，要么就是走人。

二、研究模式不够新

我国目前在医学领域的研究特点是紧跟欧美的发展步伐，以模仿推动发展，

"跟进为主，模仿为重"，习惯并满足于填补国内空白，争当国内领先。其实医学研究光国内领先是不够的，应该争世界领先，因为目前中国的难题就是世界难题，解决了中国难题就是解决了世界难题。另外，研究方向不够集中，政出多门，研呈多道，条块分割，散弹打鸟，重复性太大，举国体制在医学研究中体现不突出，各组各的队，各吹各的号，各瞄各的靶，各指各的鸟。

三、研究经费不够多

我国医学研究经费长期投入不足，每年对生物和医学研究的财政投入总额约为 20 亿美元，不仅低于美、日、德、英，甚至比新加坡还少。美国国立卫生研究院（National Institutes of Health，NIH）研究经费 2007 年就达 290 多亿美元，占当年美国政府科研投入总额的 25%。美国政府对 NIH 的投入 1947 年才 800 万美元，1999 年升至 10 亿美元，2000 年升至 170 亿美元，到 2007 年就达 290 多亿美元（表 2）。

表 2　2013 年中美 GDP 与医学研究（MR）投入比较

国别	GDP（亿美元）	MR（%）	MR/GDP（%）
中国	94 946	11.92	0.13
美国	168 030	29.16	1.73

有关部门对 69 位专家进行问卷调查，认为中国政府对医学研究投入总体不足或总体不足部分领域过量者为 56 人，占 82.3%；认为总体足够或部分领域不足仅 13 人，占 17.7%；没有人认为总体过量。

中国医学研究不仅存在投入不足，而且存在分配不合理甚至分配不公的问题。美国政府给予 NIH 的 300 亿美元的经费全由政府主导，自下而上提建议，自上而下拨经费，评审者不能去竞争项目。300 亿美元的经费中 10% 属 NIH 院里，80%~84% 拨到院外，6%~10% 为管理经费。英国医学理事研究会（Medical Research Council，MRC）2008—2009 年度，全国的科研研究经费预算为 31.78 亿英镑，其中英国研究理事会（Research Council UK，RCUK）占 31.1 亿英镑，即 88%。2012 年 RCUK 的 31.78 亿英镑中 MRC 占 7.6 亿英镑，即 23.91%，与美国 NIH 差不多，其研究经费分两个部分，一半属自身机构，另一半外拨给大学或研究所。在中国，过去的研究经费分配不合理，常有人说"小钱大评、中钱小评，大钱不评"，即领导拍脑袋说了算，造成撑死一家饿死一方。有的拿钱太多，用不完，出现科研包工头，甚至严重腐败现象。

有关部门对 69 位专家发放问卷征求意见，其中对由政府来进行顶层设计，然后据此投入经费，该选项认为益处很大的 21 人，认为利大于弊的 37 人，一共 58 人，占 84.1%；认为弊大于利（4 人）、弊端很大（2 人）、说不清（2 人）或其他的（3 人），仅占 15.9%，由此可见成立国家健康或医学研究所的重要性。

四、研究效益不够大

我国医学研究的整体规模很大，但产生的效益却很小，表现在创新能力低、反馈社会效益少、科学意义不够大，不仅难以回答真正的医学难题，也很少能为解决临床难题提供思路和方法。据 Elsevier 报告，自 2004 年起，中国的全学科科研产出量已升至世界第二位，仅次于美国，但医学研究产出量在全学科中仅占 7.9%，远低于美国的 20.5%、日本的 17.5% 和法国的 16.5%。我国在工程、物理学、数学等领域的活跃程度已达国际最高水平，环境科学与国际平均水平持平，但临床科学、医疗健康、生物科学、社会学、商业和人文 6 个领域则远低于国际平均水平。在这 6 个领域中，有 2 个是医学领域，其余 4 个直接与医学有关，说到底就是医学或与医学直接相关的领域目前都还十分落后。2004—2013 年我国发表 SCI 论文共达 28.02 万篇，排名世界第 5，但篇均被引频次仅为 8.04 次，远低于全球的 14.11，尤以临床医学、精神病与心理学、神经科学与行为学、免疫学领域的基础研究较弱，学科发展很不平衡。

据 Thomson Innovation（TI）平台专利数据库显示，2004—2013 年我国医学专利数是世界第一，但代表高质量专利的国际三方专利很少。如以 2000—2008 年间的三方专利做比较，美国 1 512 件，日本 601 件，德国 356 件，我国仅 30 件。

有关部门对 69 位专家发放调查问卷，将效益分成 5 个等级，1 分最差，5 分最好。在有效回答的 67 人中，1 分的占 14 人，即 20.9%；2 分的占 30 人，即 44.8%；3 分的占 22 人，即 32.8%；4 分的占 1 人，即 1.5%；认为 5 分的一个都没有。

五、研究评价不够准

目前我国采用的医学研究评价体系存在很大问题，不公开、不公平、不公正已成常态。有关部门对 69 位专家发放问卷，其中认为当前评价系统有很好促进作用的仅 6 人，占 8.7%；有一定促进作用的 36 人，占 52.2%；不能促进甚至阻碍者 24 人，占 34.8%；没有选择的共 3 人，占 4.3%。

所以总体来讲，目前我国的医学研究存在的普遍问题是投入不足难以足衣食，条块分割难以成方圆，评价失常难以引正道。

六、建 议

1. 加大政府投入。大幅度提高医学研究的投入，最好能达到国家对科研总投入的 10%~20%。这方面要用乘法。

2. 整合管理制度。整合成立国家健康研究院，分地区、分领域成立优势互补的若干国家研究中心，负责国家对医学研究的顶层设计、实施监督和效果评价。撤销层层设立的光花钱、不出活、人浮于事、几十年保持旧貌不长进的研究单位。这方面要用减法。

3. 建立研究队伍。广育人才，广纳人才，形成医学研究的国家队伍，像"两弹一星"一样的组织形式，攻克医学难题。这方面要用乘法。

4. 发挥举国体制。如研究人工合成胰岛素及抗疟药等的研究策略，集全国之力，集中力量办大事，促进医学研究大成果的产生。这方面要用乘法。

5. 改革评价机制。重新制定评价体系，反对唯论文论，加强和引导科技成果的转化，使医学研究成果落地。这方面加减乘除都要用。

人才培养 看病靠医生

在人类发展过程中，不同时代的教育形态始终影响着医学的教育和发展，最开始是"自然状态"的医巫同源，巫医通过自身对于自然和生命的参悟学习来总结生活、生产中的治疗经验和草药知识。继而发展成"线性状态"的师徒传承，师父通过言传身教将医学知识和技术单线传输和讲授给徒弟，再由徒弟发扬光大，不断创新。到现在是"标准状态"的学院培养，教材统一、技术统一、标准统一，集中学习和规范培训，让医学的传播突破阶级的局限，可以让更多人学习医学，也让更多的人得到医学服务。总体来讲，医学经历了"经验医学""科学医学"，现在到了"整合医学"的时代。

一、医生方面

1. 医科院校设置及招生。目前美国有 129 所院校在从事医学教育，其中公立 78 所，私立 51 所。2002 年全年招生 19 456 人，2014 年增至 27 129 人，增长率达 39%。增加招生人数的理由是：①美国人口增长；②医疗需求增加；③人口老龄化增加；④医生老龄化增加。

英国目前有 33 所医学院，全为公立高校，在英国主要按照社会需求招生。2013 年招收医学生减少 20%。

我国本科医学院校共有 304 所，其中开设本科专业的 177 所，年均培养本科生 7 万人左右。专科医学院校共有 368 所，开设临床专业的有 367 所，实际开设 108 所，年均培养专科生 3.7 万人左右。

2. 医学人才数量不足。2002—2013 年，我国医务人员从 3.41 人/千人增至 5.27 人/千人，年均增幅 4.04%，其中执业医师从 1.47 人/千人增至 2.04 人/千人，年均增幅 3.02%；护理人员从 1.00 人/千人增至 2.04 人/千人，年均增幅 6.07%。2008—2013 年，卫技人员、执业医师、注册护士年平均增幅分别为 6.21%、4.21% 和 9.94%。另外，执业医师本科以上学历所占比例从 2005 年的 32.5% 上升至 2013 年的 47.7%。上述数字表明我国卫生人员由于教改的扩招使其在数量上有大幅提升，这是一个喜人的数字，但与世界发达国家比较，我们从数量上看还有差距。①国内外比较：WHO 发布的《世界卫生统计 2011》显示，2000—2010 年每万人拥有医生数，欧美各国达 30~49 人，以古巴最多，达 64 人，而中国只有 14.6 人，排在全球 194 个国家和地区的 64 位。这表明，中国的医务人员比世界其他很多国家的少。②城乡比较：据 2013 年统计，我国执业医师（包括助理医师）在城市为 3.39 人/千人，而在农村仅为 1.48 人/千人；注册护士在城市为 4.00 人/千人，在农村仅为 1.22 人/千人。总体比较，基层卫生技术人员仅 213.8 万人，占全国卫技人员的 29.6%，比 2010 年，即 3 年前的数字（32.6%）还下降了 3 个百分点。这表明，农村的医务人员比城市的少。③城乡学历比较：据 2013 年数据统计，城市（含社区）的医师，本科学历及以上者达 37.1%，而农村的乡镇卫生院的医师，本科学历及以上者仅为 11.9%。普遍存在下不去、留不住、用不上的"三不"问题，造成广大农村儿科医生、精神科医生奇缺，全科医生、医技人员、公共卫生人员也缺乏的现象。这表明，农村的医生学历比城市的低。

3. 培养数量骤增，培养质量骤降。1998—2012 年，医科院校招生人数年均增长率达 15%，15 年间增长 7.1 倍，特别是 1999 年，这一年就比上一年增长了 42%。2012 年，医科院校大专以上招生人数高达 58.6 万人，占全国普通高校招生总人数的 7.7%。其中中医医生为 6.5 万人，占 11%；西医医生为 52.1 万人，占 89%。西医医生中，从事护理的为 19.7 万人，从事临床的 18.5 万人，药学的 5.3 万人，公共卫生 1.3 万人，其他 7.3 万人。

在 2012 年医科院校招收的 29.2 万人中，本科为 22.8 万人，硕士 5.5 万人，博士 0.9 万人。在 1998—2012 年，医科院校招生年均增长率专科为 20.2%，本科 11.0%，硕士 18.1%，博士 12.1%，专科人数增长明显高于其他学历。在 2012 年专科招生人数超过了本科，居各学历首位。专科生多了，整个医学生的素质下降了，特别是有些省份合校后，本来水平高的医科大学被合进综合大学，招生特别在本省的招生受到大幅度限制，而该省过去是中专或大专的学校一下升为医学院或医科大学，并大量扩招，不仅扩招二本生甚至扩招大量三本生，进一步加快和加重了医学生基本素质的下降，所以大量的医学生毕业后找不到工作，不再从事医学，而从事药品营销甚至其他非医学行业去了，造成医学教育资源的浪费。

在 1998—2012 年，招生人数在西、中、东部地区还存在人为导致的差别。如1998 年，与西部比较，中部多招了 1.2 万人，东部多招了 2.3 万人。到 2012 年，与西部比较，中部多招了 6.9 万人，而东部多招了 11.4 万人。不仅中东部来源的学生毕业后不愿到西部工作，西部到中东部学校读书的学生更不愿回西部工作，进一步加大了中西部医疗资源配置的差距。

另外，由于医学高校大量扩招，超过了其教学资源的承受能力，使得教学质量普遍下降。比如师生比例大幅下降，与 1998 年比较，2012 年每百名学生配专职老师数由近 13 人减至 5 人，下降率为 62%。过去每 4 个人学局部解剖就有一具尸体作标本，而现在是十几个或几十个学生上解剖课时只有一具尸体作标本。有的学校甚至无人的尸体做解剖，改用动物尸体代替，甚至连动物尸体也供应不起，改用多媒体图像代替。

由于上述原因，多数考生，特别是医务人员的子女已不再报考医科院校，造成很多医科院校招不满名额。就以近几年在广东招生的几所院校为例：2010年，协和医科大学拟在广东招生 10 名，投档仅 4 名；广东中医药大学拟招生1808 名，实投 674 名。2011 年，协和医科大学缺额 15 名，哈尔滨医科大学缺额 13 名，沈阳药科大学、温州医学院、天津医科大学、广西医科大学均出现缺档。2012 年，协和医科大学在广东招生 5 人，只 1 人上线，分数 568 分；广东中医药大学拟招生 1803 人，只投 485 人。2013 年，广东中医药大学拟招生1322 人，只投 776 人；南方医科大学拟招生 58 人，只投 47 人。这只是在广东一个省的例子，其实全国很多省份都出现了上述状况，特别让人费解的是 2015年，河北省对口招生医学本科线是 429 分，比兽医专业 554 分低了 125 分。

本来医学是一个神圣的职业，为何招致如此冷遇？ 2015 年中国医师协会发布的《中国医师执业状况白皮书》指出，据 2014 年调查显示，近七成的医务人员不希望子女学医。其原因可能有如下几方面：①毕业后待遇低，意即清苦。根据《2015 年中国大学生就业报告》，2014 年本科毕业半年后收入最低的是医学生。2015 年北京市发布一则调查报告称，本科毕业后半年，平均工资最高的是工学（3940 元），最低的是医学（3208 元）。2012 年广东省的统计数据显示，医学类毕业生就业薪酬最低，其就业率在本科毕业生中只排第三。2015 年 2 月，我国全面启动住院医生规范化培训制度，即本科毕业后还要进行三年正规化培训，这也使医生的培训成本，也就是受教育成本增大。最近又提出还要进行2~3年的专科培训，使教育成本再次增大。一个医学生本科毕业后要到34~35岁才能独立行医，这引起业界广泛议论。按国际惯例，医生的平均工资应是社会平均工资的4~6倍，而中国的这个数值仅为1.19倍，几乎只等于平均工资。②社会对医学和医师认同度差，医生难以受到尊重，意即受苦。在古代，范仲淹曾说"不为良相，当为良医"，皇帝、丞相紧接着就是医生。在国外，总统、律师紧接着就是医生，合称人生三甲。但目前在我国，医学和医生并未受到如此尊重，有的医生甚至失去尊严。③工作压力大，工作量大，意即辛苦。我国的标准工时时长是每天8小时，每周40小时。而据大城市的大医院统计，2014年52.7%的医师工作40~60小时，32.7%的医师工作在60小时以上。北京同仁医院眼科魏文斌主任一天看门诊患者最多达110个。如此繁重的工作，但待遇却上不去。据调查，认为付出与收入不相称的医生，2009年达91.9%，2011年达95.7%。④身体状况差，意即痛苦。据调查，25~35岁的医生有85.9%要加班，36~45岁的医生有86.6%要加班，46~60岁的医生有83.3%要加班。在医生中认为身体很好的仅占7.26%，认为好的占22.8%，认为一般的高达55.3%，竟有14.60%的医生认为身体很差。卫生部（现卫健委）发起过一次小样本调查，在一共4032名医生中，1/4有心血管病，近一半有高血压，40岁以上的医生患病率是普通人群的2倍。⑤医患矛盾日趋激烈，精神压力大，意即艰苦。据2014年医疗暴力统计，59.8%的医生受过语言暴力，13.1%的医生受过身体伤害，未受过伤害的医生只占27.1%。⑥当医生难度大，需终身学习，意即刻苦。随着医学从"生物模式"向"生物—心理—社会"模式的转变，医生不仅要用"高智商"去学习医学知识，还要用"高情商"去体会患者内心。目前，医学知识呈"爆炸式"或几何方式发展，其半衰期只有5年，这就要求医生要不断学习，而且是终身学习；不仅要求经常（几乎是每天）下班后看书，而且需要外出参加学术会议或进修学习。目前国家某些政策限制医药公司支持或资助这种活动，医院不买单，医生自己买不起单，严重影响医学的发展和医生水平的提高，最后受影响的还是患者。

习近平同志说："没有全民健康，就没有全面小康。"习主席指的全民也包括医生，没有医生的健康，哪有全民健康。

二、护士方面

护理事业是医学的重要组成部分。都知三分治疗七分护理，但目前国家和社会对护理及护理专业人员重视不够，情况甚至越来越差，各种问题不断显现，如不及时解决，我国将出现护理青黄不接、香火难续、薪火难传，很多地方已经出现"护士荒"了。

1. 护理人数少，需求得不到满足。据统计，我国现有注册护士378.3万名，2.05名注册护士/千人，而同期欧美等发达国家6~8名注册护士/千人。中国的护士不仅比国外少，比过去少，也比标准少。我国37年前即1978年就制定了床护比为1:0.4，医护比为1:4~1:2，到现在还未能实现。一方面病床数量不断增加，医院又要"减人增效"，很多医院一提减人就减护士，这种减法导致护士绝对人数减少，而且也使床护比、医护比进一步拉大。另一方面，护理人员待遇差，人员流失严重。一项对全国696所三级医院的调查显示，护士流失率平均达5.8%，最高达12%。我国现有男护士仅3万人，只占护士总数的0.1%，但有的国家达20%。男护士在急诊室、重症监护室、手术室等科室的工作有其优势，但由于中国的传统观念，加之男护士待遇低，难以养家糊口，流失更多。这种进来少、出去多的状况进一步加大了护士队伍绝对数的下降，床护比、医护比更进一步加大。目前中国护士缺口多达200万~300万人，而且现有护士多数分布在东部沿海地区和大城市医院，西部欠发达地区及农村医院出现奇缺（表3~表5）。

表3　国内外床护、医护结构比较

结构	国内	国外	WHO要求
床护比	1:0.26	1:1.2~1:0.5	1:1
医护比	1:0.97	1:4.7	1:4~1:2

表4　我国医护人员年龄结构（%）

人员	<25岁	25~34岁	35~44岁	45~54岁	55~59岁	>60岁
医生	0.2	30.8	34.4	19.4	7.5	7.8
护士	15.6	41.6	25.4	14.4	2.4	0.6

表5　我国医护人员学历结构（%）

人员	中专及以下	大专	本科	硕士研究生
医生	22.8	31.8	37.3	8.1
护士	44.0	45.4	10.5	0.1

2. 工作强度大，价值得不到认可。由于人数少，医院又"减人增效"，护士劳动强度和精神压力明显加大，身体状况不容乐观。一个夜班护士照看40~60名患者已成常事。2015年3月6日至10日的5天里，南通大学附属医院骨科24岁的李潇和河北省三院骨科22岁的宋珈瑜值班后先后突发意外死亡。在欧洲，如葡萄牙，护士在享受社会平均工资的情况下，一般都是上一周班，休息一周。更为奇怪的是，在我国，很多护理项目收费物价部门不认可，这些项目多达上百项，有的项目定价太低，甚至低于成本，成了有效劳动而无报酬，反而欠债。如果一个护士上班一天完成上述10个服务项目，医院不仅一分不挣，还要付出成本达70元，加之每天付给这个护士约100元工资，则医院要赔170元。如果一个医院有2000名护士，那就是34万元，一年就负债达1亿元以上。如果护士挑10个中唯一一个赚钱的项目做，就是冲洗膀胱，每冲一例挣0.03元，若要取得每天100元的工资，则每天要冲洗3000多个膀胱，即每9.6秒冲洗一个膀胱，而9秒冲洗一个膀胱才能挣回工资（表6）。

表6　北京市部分护理项目收费情况（元）

项目	价格	成本	收入
肌肉注射	1.3	6.57	−5.27
静脉注射	2.2	7.45	−5.25
口腔护理	1.7	11.08	−9.91
会阴冲洗	5.2	13.64	−8.44
洗胃	27.0	27.12	−0.12
鼻饲	10.0	13.77	−3.77
清洁灌肠	13.0	20.25	−7.25
酒精擦浴	13.0	22.39	−9.39
膀胱冲洗	10.0	9.77	+0.03
吸痰护理	1.7	21.97	−20.27

3. 工资待遇低，收入不抵房租饭费。目前，在全国范围内，三级医院护士的平均工资约3500元，二级医院约为3000元。初中毕业后未经任何医校培训的足疗师的工资为护士的2倍，月嫂的工资是护士的3~6倍。特别是在国内很多大医院，护士同工不同酬。天津市滨海新区大港医院100余名编外护士月工资仅为272.68元，但工作2~3年编制内的护士却有3000多元。同工不同酬引发护士静坐，院方还放出话："愿干就干，不愿就算，你想干我还要裁你，对

带头的人要严肃处理。"其实医院也是没办法，入不敷出，只好欺负护士，且首先欺负的就是编外护士。如果有钱，谁不愿给她们多发一点呢？

4. 建议如下：

· 提升社会的尊重度。在全社会宣传医学要比宣传科学复杂，要像尊重科学和科学家一样尊重医学和医护人员。既然生命重要，那么抢救生命的人更应该得到尊重。在实行药品零差价的同时，应大幅度提高医疗服务和医疗技术的收费标准，要尊重医护人员的劳动。这方面要用乘法。

· 提高医护人员的待遇。从事医学研究的科研人员应比从事自然科学研究的科研人员工资高，从事临床医学的医生，其工资应是社会平均工资的3~4倍。这方面要用乘法。护士的工资待遇可参考国外的经验，即工资与社会平均工资相似，但可以工作一周，休息一周。其实这个待遇也就跟一般中小学老师的待遇差不多。关于工作时间要用减法。

· 减轻医护人员劳动强度。尽快尽力使之每周工时与劳动法和社会上一般职业相等。如有加班，应给予较高的劳务补助或相等的换休时间。这方面要用减法。

· 加强继续教育。医生是一个需要终身学习的职业，要从时间、经费上切实保证医生的继续教育，以不断提高医生的诊疗水平。针对目前专科细划、专业细化、医学知识碎片化的现状，不仅要提供全科医学、多学科诊疗模式学习，更要加强和组织整合医学的培训和提高学习。这方面要用加法。

· 确保医护人员职业安全。要花大力气改善医务人员的行医环境，对伤医辱医事件要及时绳之以法，强力打击医闹事件，提倡零容忍。大范围大幅度减少伤医辱医事件的发生。这方面要做除法。

药品研发　治病靠好药

药品是一种特殊的物品，用以疗伤治病，涉及国民的生命健康；药品是一种重要的商品，制药是一项朝阳事业，涉及国家的经济发展；药品也是一种战略物资，涉及国家和民族的生存安全。目前，我国是制药大国，是世界原料药加工生产基地，但还远不是制药强国。一方面大量出口低附加值的原料药，把污染留在了国内；另一方面大量进口高附加值的制剂，把利润留给了国外。在目前国内的医药市场上，假药横生，药品产销人员苦不堪言；价格虚高，医生患者叫苦不迭；药品研发、药品生产、药品流通、药品使用都涌现出很多问题。

一、药品很多，好药不多

在中国，目前药品研发存在的主要问题是研究慢、批准慢、生产慢，恰如老牛拉破车。

1. 研究慢。据统计，中国 13 亿人口生病吃药，96% 以上是仿制外国的药品（化学药），具有自主知识产权的药品不到 4%，如青蒿素、二巯基丁二酸钠具有自主知识产权，但并非治疗人类疾病的主流药品。在国际上跨国公司每年都有 2~3 个新化学实体药物投向市场，如 2009—2013 年美国食品药品监督管理局（FDA）批准的新分子实体达 143 个，而我国批准的 13 个创新药均是针对已知靶点的改进药。人家是 Me Only，我们折腾半天，全是些 Me Too，甚至更多的是 Me No。是我们不重视吗？不是！中国在 20 世纪末 21 世纪初制药企业整顿前，全国药厂近万家，可谓大众创业。经过整顿后目前还有 4000 多家，这 4000 多家产出的药品不低于 1 万种，光网络招商药品就近 8000 种，可生产总产值却不及国外一家大型企业。2011—2013 年全球药品销售，中国排不上名。肿瘤的死因几乎占全球的 1/4，中国的肿瘤死因也与之相似，但在国内抗肿瘤药品市场多数为跨国企业的产品，销售排前 20 名的药品没有中国的。所以，符合大众创业，但非万众创新。

2. 批准慢。一边是望眼欲穿的药品生产企业，另一边是不紧不慢的评审审批环节。目前有 2.1 万种药品正在审评中，其中有 8 个品种生产的厂家达 100 多个。重复生产、恶性竞争愈演愈烈。1995 年，当时质子泵抑制剂（PPI）进入中国不久，一共只有两种，在一次武汉的消化病学术会议上，同一批专家，在上午的一个 PPI 卫星会上说那个 PPI 好，在下午的另一个 PPI 卫星会上又说这个 PPI 好，我当时当着全国学者质问他们究竟哪个好，他们很难回答。当时我作了一首打油诗，叫"萝卜青菜各人爱，要么萝卜，要么青菜，萝卜青菜都不爱，这个医生有点怪；萝卜青菜都在爱，必成临床一大害"。果不其然，被我言中，这 20 年来，国内生产 PPI 的厂家超过 100 家，相互恶性竞争，造成市场混乱。

在评审审批环节，这几年药品注册申报量陡增，每年高达 6500~7000 件，至 2013 年年底在药品审评中排队等待审批的达 14 235 件，规定审评时间不能超过 7.3 个月，实际上临床申请需 20 个月，新药上市申请要 50 个月，仿制药申请长达 125 个月，要白白等 10 年，药价怎么能降得下来（表 7，表 8）。例如一种专利药，每吨价格 6000 美元，但如过了专利保护期在印度生产每吨只卖 60 美元，即为 1% 的价格。即使是在美国，处方药中也有 50% 为仿制药，仅 2015 年就有价值 770 亿美元销量的专利药到期。我们应当去争，但是现在这种审评时间，需要 10 年，我们又如何去争，又怎么争得赢？

表7　2010—2013年我国药品审评情况（件）

年份	受理	完成	积压
2010	6595	7598	7404
2011	7125	4783	9746
2012	7050	5510	11 286
2013	7609	4660	14 235

表8　当前化学药审评所需时间估计

申请品种	积压（件）	月均完成（件）	完成积压量所需时间（月）
新药临床（Ⅰ、Ⅱ类）	420	21	20
新药临床（Ⅲ类）	267	32	83
新药上市	853	17	50
仿制药上市	6872	55	125

特别需要提及的是，审评完了不用的大有药在。全国共有仿制药品批准文号16.8万个，而上市销售的产品仅有5万多个，即2/3的批文束之高阁，正在"睡觉"。

造成药品审评慢、批准慢的主要原因有：①审评中心人手不够。在美国，负责药品评审的人员达5000人，欧盟为4500人，日本750人，我国台湾地区180人，而中国药品审评中心仅有120人，其中55名为主审审批员，每人年均完成130个审批任务，即平均2天要完成一个严肃且复杂的审批。②药品注册技术标准大幅提高，从而使药品审评难度及复杂性大幅提高。一个品种申报资料达100余册，重500多千克，需采集分析信息数据10万余条。③申报价格过低。临床初审和复审费用仅为2000~3500元，药品生产批件的初审和复审仅为3500~25 000元，由此造成不成熟申请，恶意排队。申报价格显著低于国外发达国家，新药申请仅为国外的1/440~1/50，仿制药申请仅为国外的1/800~1/15（表9）。

表9　中外药品审评收费比较（万元）

申请品种	美国	欧盟	日本	中国
新药	1166	209	130	2.5
仿制药	122	62	2.3	0.15

二、虚高定价、回扣促销、贿赂成风、乱象丛生

一般临床药品价格都超过市场价 30% 以上，有些超过 100%，甚至 200%。2011 年山东某药业，注射用克林霉素磷酸酯规格为 0.3 g/ 支，市场价 0.6 元。北京市立医院招标采购价达 11 元，比供货价高 1833%，医院零售价 12.65 元，价格涨幅达 2108%。2010 年四川某公司的芦笋片，规格为 0.36g/ 片，每瓶 36 片，市场价 15.5 元，但在湖南公立医院招标价达 185.22 元，超 1194%，医院售价 213 元，比市场供价增长 1374%。

药品虚高定价的分配（潜规则，有人亦称行规），生产企业占 20%（含税利），分销配送 8%，公立医院加成 15%，一共 43%，剩下的都用作政府部门公关、医院各环节打点、诱导医生开药和医药代表自得。几乎所有的药业公司都在这些潜规则上狠下功夫，八仙过海各显神通。例如江苏某药厂，一线生产人员才 2000 人，可全国的医药代表达 3 万多人，为生产人员的 15 倍之多。为了取得销售业绩，他们组成了五个公关办：第一个叫品种办，千方百计申报独家产品；第二个叫目录办，千方百计挤进药品目录；第三个叫价格办，千方百计抬高药品价格；第四个叫招标办，千方百计确保各省中标；第五个叫促销办，千方百计诱使医生开药。

目前全国临床药品的促销代表，据不完全统计已达 200 万人以上，如按每人平均年薪 20 万元计算，则总计达 4000 亿元，其实远远不止这个数，他们已经形成了一个药品寄生阶层。如果将这 4000 亿元直接发给医务人员以提高工资，则每人年均可多得 5 万元以上。

为了解决虚高定价的问题，各级政府采取各种办法，特别是集中招标采购，解决了一些问题，但没能解决根本问题。2008 年广东公布阳光采购，招标价是市场供货价的 3 倍，即同期、同厂、同品种、同剂型、同规格的 98 种药品，招标价比供货价平均高了 3 倍，医院普遍提出意见，但主管部门坚决不准二次压价。老百姓说，所谓阳光采购、阳光暴晒的结果，不是缩水，而是蒸蒸日上啊！

在集中招标过程中，同样的药品，几乎所有的医院都乐意采购价格偏高的，因为那样加成所得更多。例如 2013 年 12 月湖北省公布的基层医疗机构药品采购，同样是阿司匹林肠溶片，山西云鹏药业为 0.3 g×100 片 / 瓶，每瓶 1.75 元，当月采购仅 1 660.75 元，即 949 瓶；但拜耳药业的 0.1 g×30 片 / 盒，每盒 13.23 元，当月采购达 52.968 万元，即 4 万余盒。后者的包装比前者小，但价格是前者的 7.56 倍，采购量是前者的 42 倍之多。即使发生这样的情况，政府还不准二次压价，最终导致县乡医疗机构采购药品出现"二八倒置"现象，即占基本药品用

药目录 20% 的高价药品采购量达采购总量的 80%，而占基本药品用药目录 80% 的低价药品采购量只为总采购量的 20%。如中标价 23.88 元的第三代某抗生素，2013 年连续 7 个月占湖北基层医疗机构采购金额的第一名，约占湖北总采购金额的 1/3，即用 1/3 的钱在吃这种抗生素。又如 2013 年上半年，安徽省卫生厅公布的县级公立医院采购药品前 10 位，共付 19 677.6 万元，占 11.3%。这 10 种药品中抗生素占 8 种，其余两种是改善循环的中药注射液，当时实际上网挂药品多达 7355 种，他们采购的 10 种占了 11.3%，其余 7345 种才占 88.7%。最后是用药的品种与疾病的病种不相一致。造成这种状况只有两种可能性：要不病看错了，要不药用错了。后者的可能性更大。

除此之外，不少省市由于地方保护主义，公开要求医院开本省市内生产的药品要超过 50%，不然院长难过关。这样做是先逼医生开"错"药，再逼患者吃"错"药。

集中招标采购药品为什么出现如此多和如此大的问题呢？一是"我买菜，你买单"，招方不是用方，对用方不负责任；二是招标能力不够；三是其中可能有腐败。二次压价本来可以减少 1/3 甚至 2/3 的价格，为何不准压，其中定有原因。

为了部分解决上述问题，北京市的 5 家医院联合取消药品加成，价格平移至医疗服务上去，从卖药到卖服务。听说效果不错，但也需注意其他问题：①医生与药品链并未根本斩断，只是医院的那部分利益取消了；②试点医院非医保患者诊疗费大幅增加；③非试点医院的患者光来买药，检查到别的医院做；④部分医生扭曲医疗行为，该诊一次的诊两次或多次，以便多挣医疗费。

2015 年 6 月 1 日国家对药品取消政府定价和限价后，市场机制使药价有升有降，但由此带来的问题不容乐观，如假药、劣药频生，低价药和救命药短缺。特别要注意防范原料药垄断，这是造成药价升高的主要原因，这在此前已屡屡发生，如 2011 年 10 月至 2013 年 5 月"倍龙去痱水"的主要原料药麝香草酚从 275 元 /kg 升到了 8808 元 /kg，2011 年 3 月至 2013 年 5 月硫黄软膏主要原料升华硫的价格从 18.5 元 /kg 涨到了 400 元 /kg。又如百姓常用的去痛片，原料药的价格从 2014 年 10 月开始增长，到 2015 年 1 月，才两个多月价格就已翻倍。药材贵，成药贱，只要原料药价超过成品药价，必然出假药。药材贵，成药贱，企业不产，医院不开，药店不卖，假药横生，患者无药可用。

三、救命药空缺

农村常用药短缺，很多地方经常出现药荒。不少药品由于价格太低，厂家不生产，公司不配送，医院没药用（表 10）。如治疗甲亢的甲巯咪唑，出厂价100片为 1.6 元，卖给医院 3 元，因为利润太低，全国 18 个厂家一度全部停止生产。儿童专用药市场更不容乐观，买不到药只能用成人的药品代替。1 岁孩子过敏，医生开一绿豆大小药片，还要求每次只服 1/4 片，着实令家长为难，真是"用量靠掰，剂量靠猜"。到国外旅游的中国游客境外抢购常备药品已成一大奇观，过去是抢购马桶盖、电饭煲，现在是抢购儿童药品、保健品和设计新颖不多见的药品。

表 10 临床常用抢救药价格

药品	作用	规格（mg/ 支）	价格（元）
氯解磷定	抢救农药中毒	500	5.3
去甲肾上腺素	抢救休克	2	6.0
异丙肾上腺素	抢救心动过缓	1	3.5
去乙酰毛花苷	抢救心力衰竭	0.25	4.1
鱼精蛋白	抢救肝素导致出血	5	11.1
维拉帕米	抢救特发室速	5	0.87
肾上腺素	抢救心脏骤停、过敏休克	1	1.5

四、问题药惊人

2015 年 7 月 6 日广西柳州药监局发现 84 家企业的 273 批次注射液中有"可见异物"，同年 7 月 20 日安徽药监局发现 14 个批次的注射液有可见异物，7月 28 日江西药监局发现 51 个批次的注射液中有"可见异物"，接着北京、福建、广东、贵州、浙江、云南相继查出众多企业大量批次的注射液中都有"可见异物"。这种"可见异物"主要是玻璃碎片。在国际上生产药瓶基本上都用中性硼硅玻璃，欧洲已用 100 多年，美日等国已将其他种类玻璃完全淘汰，而我国仍在用低硼硅玻璃、钠钙玻璃。这类玻璃盛装药物容易与其发生相溶反应，玻璃溶解在药液中，甚至成片脱落。如用钠钙玻璃装碳酸氢钠注射液，出厂 3 个月就会产生碎屑颗粒，6 个月脱落的碎屑肉眼可见。2010 年我国采用玻璃包装的水针制剂、粉针制剂、冻干制剂、血液制剂和生物疫苗，总用量 620 亿支，其中问题玻璃瓶约占 20%，即每年用量达 120 亿支以上。碎屑进入血管可以引起毛细血管堵塞和肉芽肿，重者嵌入脑血管而危及生命。为减少风险，一些企业对大医院限量批发，让医院尽量在异物出现前用完。这些企业明知有危险，为何还要用低硼硅或钠钙玻璃呢？主要原因表现在以下几个方面：

那一年
我在工程院

卷 七

1. 低硼硅或钠钙玻璃成本低。中性硼硅玻璃的生产被世界三家企业垄断，进入国内市场的价格是普通玻璃的 10 倍。最近河北沧州四星玻璃股份有限公司研制成功中性硼硅玻璃，价格仅稍高于普通玻璃，但叫好不叫座。因为如用低硼硅玻璃装 VitB6，每支 0.11 元（连瓶带药），如换成中性硼硅玻璃，仅药瓶就是 0.15 元，企业不愿换。

2. 审批不畅。对有些高价药品的企业，他们愿换药瓶，但审批很慢，审评经费也昂贵，因而企业不愿申报换。如哈药集团申报的 VitB6，申请用中性硼硅玻璃做药瓶，2012 年申报至今未批，被迫停产至今。有些企业主动申请"以好代次"使用中性硼硅玻璃，反倒被药监部门按劣药处罚，如上海复旦复华药业有限公司就遭此厄运。令人费解的是农业部门管理的禽兽类疫苗，由于没有烦琐审批，药瓶早就大面积使用价高质优的中性硼硅玻璃了。

五、随意用药，用药不合理

2009 年，在第 69 届国际药品大会上，Kamal Midha 主席指出，目前全球临床常见病 50% 以上不按照指南治疗，约 50% 以上的患者在医院接受着过度治疗。在美国医院死亡的患者中，因药物不良反应导致死亡者达 20%。这一数字在发展中国家，包括我国可能更为突出。在国外，医院用药排在前 10 位的没有一种是抗生素，而在我国很多地区则高达数种。又如，2010 年，全国共输注液体 104 亿瓶，相当于每个中国人输液 8 瓶，远高于国际上的 2.5~3.3 瓶。药物滥用导致各种药源性疾病，抗生素滥用导致多重抗药菌的出现。国际上研制出一种抗生素需 10 年时间，但一种新耐药菌的产生往往不到两年。因此目前已造成很多疾病无药可治，很多细菌已无药可抗。

造成上述状况的原因很多，如患者增多、病种增多、医生增多、药品增多、继续教育滞后、执业医师匮乏。当然也有市场促销混乱、自主研发薄弱等。其结果是患者得不到正确的治疗，加重了医疗费用负担，造成医患关系紧张，妨碍医生成长和社会风气净化，有碍民众身心素质的提高。

六、建 议

1. 整合世界级制药集团。我国现有药厂约 5000 家，第一阶段可以考虑整合成 500 家，去掉 90%，从而逐渐整合成具有世界竞争力的医药大集团。这一方面做除法。

2. 加大投入财力和人才。瞄准数个临床常见病、多发病，举全国之力，大力投入，联合攻关，以研制出能在世界医药市场拔头筹的重要药品。这一方面做乘法。

3. 加快药物审评速度。加大人力，提高水平，规范评审，力争在短期内评审速度和质量向国际发达国家看齐。这一方面做乘法。

4. 改变药品流通方式。尽快取消药品寄生阶层。这方面做除法。加快建立并形成政府统管药品流通渠道，尽快使药品流通正常化、法制化。这方面要做加法。

5. 加强临床合理用药。加强临床用药的规范化培训，不断制定或完善常见临床疾病用药指南。可以考虑建立并推广临床用药安全决策系统。

器械研发　善事先利器

众所周知，医疗器械的生产和销售是一个朝阳产业，2001—2010 年，全球医疗器械销售总额从 1870 亿美元增加至 3855 亿美元，中国医疗器械销售总额从 179 亿元增至 1700 亿元，年均复合增长率达 8.35%。但是全球市场几乎被几家跨国公司的产品垄断，其中美国占 40%，欧盟占 32.8%，日本占 10.9%，其他地区占 13.3%，中国仅占 2.9%。2010 年全球前 25 家医疗器械公司合计销售额占总销售额的 60%，其中 70% 的公司设在美国。全球前 20 的公司有 16 家在美国。

我国在医疗器械研发上存在的主要问题有如下几个方面：

一、研制不力

我国医疗器械高端产品市场近 70% 被国外跨国公司或在中国的合资公司垄断，特别是德国的西门子、美国的 GE 和荷兰的飞利浦三大公司占了大头。其中中国市场中 80% 的 CT、90% 的超声仪器、90% 的磁共振、90% 的心电图机、80% 的中高档监护仪都被外国品牌占据。

中国医疗器械企业超 1.2 万家，每年有 600 多亿美元的 GDP，但生产能力太低。2013 年医疗器械设备销售份额 74% 被国外 GE、西门子、飞利浦等 6 大公司占据。中国最大的三家公司（迈瑞、万东、东软）仅占 10%。目前中国医疗器械的生产厂家多为小打小闹，形不成气候；产品质量良莠不齐，多为仿制品，形不成中国的品牌。国内生产企业规模小，技术含量低，新品开发滞后，行业分工合作不尽合理，处于低端市场混战阶段，而高端市场节节失守。造成上述现象除了管理不善、组织不力、审评不严外，还有国家资金投入不足、投向分散等诸多原因。

二、监管不力

2000年以来，我国颁布了10余部监管医疗器械的规章和200多个规范性文件，形成了较为完整的既借鉴国外发达国家监管理念又适合中国基本国情的医疗器械监管法规体系。截至2013年底，我国现行有数的国家标准达213项，行业标准达968项，已逐步形成了以《医疗器械生产监督管理办法》为基础的行政管理体系和以《医疗器械医疗质量管理规范》为基础的技术管理要求。

在法规体制方面，由于医疗器械具有规模大、分布广、类型多、风险差异性大、监管环节多等特点，目前监管法规和技术标准体系还不能实现全过程有效覆盖，也无法适应医疗器械监管的要求。在监管责任主体、监管环节体系、监管处罚条款、监管技术标准体系等诸多方面都还存在问题，有的问题还比较普遍和严重，也就是还处于无标准可依的状态。

在行政监管方面，与医疗器械产业快速发展的形势和不断提高的监管要求相比，我国医疗器械行政监管工作还存在很大差距，尤其是监管力量严重不足，监管模式手段欠缺，已成为制约医疗器械监管作用发挥的瓶颈问题。

造成上述状况的主要原因：①监管人员少。在本轮改革前，全国监管人员为2459人，不满3年者达39%，其中省级315人，市级2144人，专职监管人员仅有966人，不到40%。经过改革后，现在全国监管人员升至3683人，不满3年者降至34.4%，其中省级降至170人，市级升至3513人，专职人数升至1158人，但其百分比反倒降至31.4%。非常遗憾的是，改革后监管人员的流失率上升，此前国家组织过8期培训班，共培训1265人，到现在仍从事监管工作者仅826人，流失率达35%。②监管任务重。目前全系统各级医疗器械监管行政人员仅有6159人，要管15 961家二类生产企业、177 035家三类经营企业、96万个医疗卫生机构（2.4万家医院和92.2万个基层医疗卫生机构、1.2万个专业公共卫生机构、0.2万个其他机构），平均每人要监管2.6家生产企业、28家经营企业和156个医疗卫生机构，监管任务之重，监管难度之大可想而知。③监管质量差。由于监管人员少，监管任务重，严重影响监管质量。除此之外，监管方法陈旧，品种不全，处罚手段单一也是造成监管质量差的原因。④"规范"不规范。医院间拼设备，各大医院竞相购买高档设备。一方面提高设备的价格；另一方面，由于医院出现设备超配，又引起医院间给患者竞争性做检查，且各医院结果不能互认共享，造成患者负担加重。全国政协委员、中国华力集团董事长说，有一次进口一台设备，实际只花290万美元，但公立医院花了590万美元才买到。要解决上述问题，需要：①构建完善配套、全程覆盖、易于执行的现代法规体系；②构建支撑有力、先进适用的技术标准体系；③建立与监管体系相适应的机构执法队伍和技术队伍；④完善不良事件报告、监测和风险监测。

三、建 议

1.组建大型研制集团。举全国之力，组建世界级医疗设备研发集团。目前全国约有1.2万家医疗设备或器械企业，但效率低、产值低，产品多为模仿。可以通过优胜劣汰的办法，取消、合并、整合，最后形成数家大的企业，负责研制大型医疗设备。这方面要做除法。

2.大力投入研究经费。我国每年要花大量经费到国外购买医疗设备。国家应大力投入经费进行自主研发，要从长计议。同时，国内企业、民营资本也可采用各种形式将经费投入到医疗器械的研发中来。这方面要做乘法。

3.尽力培养研修人才。采用国外引进与自己培养相结合，不仅要培养研发人才，还要培养维修人才。我们既需要理论研究的人才，但更需要能工巧匠，特别是复合型人才。这方面要做加法。

4.实现检查结果共享。目前大城市医疗设备处于过剩休闲状态。要制定政策，实现检查结果共享，以此减轻就医负担。这方面要做除法。

5.加快产品审批速度。要构建高能的审批机构，建立绿色通道。医疗设备更新换代极快，没有最好，只有更好，切忌不要自己卡自己的脖子。

中医发展 老本不能忘

中医药是中华民族的瑰宝，对于民族的生存及繁衍做过重大贡献。特别是新中国成立以来，党和政府高度重视中医药的发展，已经取得了重大成绩，中医药显示出无限的生机和活力。

一、近20年来国内中医药的发展取得了长足的进步

① 20年中，国家向中医药事业投入超100亿元，企业投入超1000亿元。② 1996—2014年中药工业产值从234亿元增至6000亿元，增高几十倍；2014年中药工业总产值占医药工业总产值的1/3，占了世界中药市场的半壁江山（国内市场为主要）。③上亿元的中药品种越来越多，从20世纪90年代中期的40多个增至现在的500多个，其中销售过10亿元的品种过去没有，现在已有50多个。④在国外发表的高水平SCI论文从过去每年仅几十篇到现在达3000多篇，在全球所占的比例从4%上升至34%。⑤ 2015年中国中医科学院屠呦呦因青蒿素的

研究获诺贝尔医学和生理学奖。

二、近20年来中医药走向国际也取得了长足的进步

①我国为130多个国家和地区培养了大量来华学习的中医药人员，仅1997—2005年就增至54700人。②截至2008年，国外中医医疗机构共达5万多家，针灸师达10万人，注册中医师2万名，每年有30%的当地人、70%的华人接受过中医治疗或保健。WHO在亚洲设立的传统医学合作中心中有13个与中医药有关，其中7个设在中国。特别是针灸，已在170多个国家传播，其中德国每1.5万人有一家中医或针灸诊所，美国有8000多家针灸诊所，荷兰、法国和澳大利亚各有1600、2800和3000家中医诊所或针灸诊所。③据WHO统计，目前全世界有40多亿人使用过中草药治疗，占世界人口的80%。全球草药类产品市场达1000亿美元，其中药品占400亿美元。2014年我国中药类产品进出口达46.3亿美元，其中出口35.92亿美元，进口10.38亿美元。

三、目前国内中医药发展存在的问题

1. 中医药机构、人员及服务有限。我国目前有中医医疗机构39257所，只占全国医疗机构总数948540所的4.14%。中医床位仅70万张，只占全国医疗床位总数的12.3%。万人中中医床位仅4.53张，与万人总床位的22张相比，仅占20.6%。中医药人员仅48.8万人，只占全国医务人员总数667.6万的7.3%。其中执业中医师36.8万人，只占全国执业医师总数261.6万的14.1%。2012年中医诊疗总次数为7.47亿人次，占全国诊疗总人次的15.1%。

2. 中医药收费低。目前国内普遍存在中医中药比西医西药收费低的现象，有的甚至低得出奇，如同一种骨折，中医科的手法复位为180元，而西医手术费则达1000元，加上钢板费4000~5000元，最高总收费达上万元。山东省把桡骨远端骨折、锁骨骨折、跟骨骨折等7种病种在二级以上医院试点的治疗结果进行分析，济宁市2012年测算，单个病种1163例，中医平均治疗费用3997元，而西医则达1.65万元，相当于中医的4倍以上。最后济宁市把中医治疗费提高到7700~9900元，也才是西医的53%。中医收费不仅比西医低，而且比社会上的普通保健师的收费也低。民间有个形象的说法，即数年培养的推拿医生单位时间收入不如一个经半月学习上岗的足疗按摩师。

中药销售价格也比西药销售价格低。都是专利新药，专利中药与专利化学药同效不同价，一般一类专利化学药的销售费用率为30%，利润率达45%，但专利中药的销售费用率和利润率分别都仅为10%。如专利中药连花清瘟胶囊治

疗甲型流感，药效与磷酸奥司他韦（达菲）相当，但价格仅为达菲的1/8。

3. 中医药事业亟待振兴。2013年我国中医门诊人数只占全国门诊人数的15%，中医药机构人员从建国初期的80万人减至现在的20万人左右。中医院校毕业生仅有3成可以当医生，或在当医生。如此下去，中医可能消亡。因此，国家要力挺，中医要自强。

中成药总产值占整个医药工业总产值的22%，但中药出口额只占世界中药市场的3%~5%。这是为什么？中医药国际化，现在状况如何？

四、中医药走向国际步履维艰

虽然目前我国已与外国签订了83个中医药协议，但剃头挑子一头热，大部分国家都没有现存的有关中医药产品、技术、从业人员、医疗机构等准入方面的法律法规，所以中医药企业在当地国的注册认证和推广方面存在投资风险。例如在葡萄牙，从我国中医药大学毕业后回葡萄牙的毕业生和在葡萄牙里斯本中医学院（民办）毕业的毕业生，尽管都拿到我国南京中医药大学的毕业文凭，但其执业只得到商务部许可，并未得到卫生行政部门批准，其所用中药制品只能从荷兰或英国间接进口。因此，中医行医和用药还是处于灰色地带，即尽管没有立法反对，但也没有法律许可。

中医出不去，中药难出去。中医要出去，中文先出去。这里指的中文不单指中国文字，更主要的是指中国文化，因为若完全以西医西药为标准，中医药难以得到国外民众的认可。我们要大力宣传中医的理论及实践，从国内逐渐走向国外。中医药国际化可以依靠国家的"一带一路"倡议，从两条路出发，一条是旱路，即西北的甘肃；一条是水路，即南方的广东。目前的状况是广东比甘肃做得更好。据WHO统计，到2050年，世界中草药市场规模将达5万亿美元，因此大有前途。

五、建 议

1. 提高对中医药的认识。无端地否定中医，说中医不科学，中医不能治病，或武断地肯定中医，说中医就是科学，包治百病，都是不客观、不正确的。中医要在疾病认识、临床诊疗中找到自己的正确定位。任何方法学都只能解决相应的问题，不能包打天下。中医是这样，西医其实也是这样。这方面既要做加法，也要做减法。

2. 加大中医药投入。不仅要加大国家的投入，而且要纳入民营资本。这方面要做乘法。

3. 加强中医药人才培养。这方面要下大力气，培养的方法既要注重传统理论知识和有效实践的学习，也要注意现代科学知识的培训。对于中医药人才培养要在整合医学上下大功夫，只有这样的人才将来才能更好地推动中医药学的全面和正确发展。这方面要做乘法。

4. 改变中医药研究策略。我个人的建议是发扬"古为今用，洋为中用，他为我用"。我国青蒿素的研制成功就是这三条策略的结晶，具体地说就是我曾经说过的四句话，即"从微观到整体，以疗效为标准，变不治为可治，从配角到主角"。但这四个方面不是单一施行的，加减乘除都要做，然后把结果整合起来。整合就会发现常法难以发现的新现象、新疗法。如对于晚期难治性肿瘤，谁也没有好办法，但我国的抗癌中药注射液康莱特，在美国Ⅱ期效果很好，取得了两个"2"个月的好成绩，即康莱特组与常规西药化疗组比较，中位生存期延长了1、9个月；中位无疾病进展生存期康莱特组为114天，比西药组延长了近2个月，于是已被FDA批准进入Ⅲ期临床试验。目前临床肿瘤治疗药品不容乐观，一种药在100例病人中使用只要有30例病人病情明显缓解就认为该药可用，如有50%病人使用有效就可以上市，可上市以后所有病人都在用。100个用、1000个用、10 000个用，将有成千上万的病人用了不该用的无效药。实际数字还在无限扩大，疗效可想而知。在此情况下，康莱特能取得如此效果，当然会受到世界瞩目。这就是一个"从微观到整体，以疗效为标准，变不治为可治，从配角到主角"的实证。

结　语

全民健康十分重要，为之服务的医改是一个主题，或称主项。主项要改什么？其实大家的认识一致，那就是要改分项。分项是什么？分项就是我在前面列举的8个方面（至少是8个），即资源配置、卫生立法、疾病预防等。这些分项在过去的实践中是合理的，也是做过贡献的，但随着时代的发展，民众及其需求发生了变化，这些分项就与主项不适应了，就得改。改就是要改分项。但分项怎么改？大家的认识就不很一致，甚至很不一致了。其实，每一个分项中又包含有若干单项。同理，这些单项与各自的分项，继之与主项在过去是相宜的，但现在不适应了，就必须对其进行修改或校正。改的办法不外乎对单项进行加减乘除，少了就加，大加就乘；多了就减，大减就除。加减乘除，最后使单项与其分项趋于合理。各分项自己合理了，但对于主项的要求不一定每个恰当，于是根据主项的要求对各分项通过加减乘除再行调整，这就叫医改。

医改是一项复杂的系统工程，任何结果的诞生都会引发不同意见。检验的标准还需实践，还要时间。因此，在某一特定时间、特定地点、特定人群，难有绝对正确的答案，也难有普适的结果。因为自然在变、社会在变、民众的需求更在变。生命的本质是越来越短，但人们对寿命的期望越来越长，对生存标准的要求越来越高。既然健康是一道永恒的主题，那医改就永远在路上。

贵在行动

2016 年 7 月 4 日

在中国工程院学习《习近平在庆祝中国共产党成立 95 周年大会上的讲话》党组会上的发言，本次会议在 318 室举行。时任周济院长主持会议，全体党组成员及机关党委成员参加。

习总书记的讲话独具匠心，前后对仗，很像我党在新的历史时期的宣言，也像在向全中国和全世界的宣誓。讲话的上半部分以"我党的伟大贡献"，重点在诠释一句话，那就是"没有共产党就没有新中国"。这是一句被历史证明了的，也是全中国人民深刻认同的事实。讲话的下半部分以 8 个"不忘初心 继续前进"提醒我们，告诫我们，必须保持共产党人的信仰，保持共产党人的本色，全心全意为人民服务，才能保持我党的执政地位，才能带领中华民族不断推进中国社会和经济的快速优质发展，才能保证人类的最高理想共产主义的实现。

作为工程院的一名党员，我们的初心是什么？就是要完成工程院的天命，天命就是推进中国工程科技的发展，为我国社会及经济发展贡献力量。要实现这个天命，最有效的途径就是创新。我们的具体做法就是着眼工程、着力基层。工程院的同志们不是坐在工程院的办公室里，我们的工作应该是在基层一线，应该是在工程一线。

我来工程院工作已经是第七个年头，目前觉得全院任务很重。就拿我自己的工作来说，上一届班子我只分管学术和出版，这届班子多加了国际合作局，不仅是分工多加了一倍，就学术会议而言，如中国工程科技论坛，过去是 10 年 100 场，现在 4 年就有 100 多场。如果把学部活动加上，那就是一年 100 场。出版工作更是多了，过去只一本 *Engineering Sciences*，现在是"1+9"，1 本英文主刊，9 本英文分刊。要完成这么多工作，取得好的效果，最重要的是统筹，所以我们提出了"四聚五合"，即聚焦方向（主题）、聚集力量（参众）、聚合机制（办法）、聚变成果（结果）；五合是学术活动在学部间整合，与咨询工作配合，与院地协作联合，与人才培养结合，与科普宣传融合。目前工程院工作太多，分散进行不仅院领导排不过来，地方政府排不过来，院士们也排不过来。有的市长对我讲，上周 5000 人会议，你们一个院领导也没来，这周只是一个小会你反而来了。有的还说，昨天你们管院地协作的副院长刚走，今天你这个管学术会议的副院长又来了。解决这个问题就是要从全院层面做起，统筹安排工作。例如年初，我们可否召开一个各学部的联席会，各办公室的联席会，把一年各自的活动集中一下，尽量排在一个时间，一个地点召开。例如福建的618 会议，每年 6 月 18 日都要去，那么能否把工程院在福建的活动集中一下，也可以把周边邻省的会议都集中一下。这样可以开出规模，开出影响，开出效益，这就是整合，贵在整合，难在整合，赢在整合，这就是我学习的一点体会，一点认识。学习讲话，贵在行动。

"MD" 与 "ME"

2016 年 7 月 7 日

在中国工程院"我国医药卫生人才培养战略研究"启动会上的讲话。本次会议在工程院 316 室召开，会议由樊代明主持。参会人员有韩启德、林慧青同志，詹启敏、王陇德、徐建国、杨胜利、付小兵、王辰 6 位院士，以及教育部、卫计委（现卫健委）、工程院的机关干部、课题组全体成员，共约 60 人参会。

工程院医药卫生学部用了两年时间完成了"我国转化医学研究策略的研究"，成果上报国务院，受到马凯副总理和刘延东副总理的高度肯定和批示，目前相关部委正在落实中。继后又用两年时间完成了"我国全民健康和医药卫生事业发展战略研究"，目前正在总结报告，相关成果将上报国务院。在上述两项研究过程中，有人提出这样的意见，全民享受医疗待遇即便到了高干水平，如果医生治不好病，或者是治不了病，那我们对于医学战略的研究也是不成功的。要让老百姓看得了病，看得好病，首先是要有足够多的医生，同时医生的水平要足够高，这就给我们国家的医疗教育提出了更高的要求。工程院设的"医药卫生人才培养战略研究"这个项目就是用来研究这个问题，回答这个问题的，即 Medical Doctor 需要 Medical Education，好医生需要良好的医学教育。

医学教育涉及与医学相关的方方面面，本项目设 4 个专题组和 1 个综合组，综合组负总责。第一专题主要研究西医院校教育，其中包括药、技、护，主要由中山大学负责；第二专题组主要研究西医临床毕业后教育，包括护理教育，主要由浙江大学负责；第三专题组主要研究中医药学生的教育，包括民族医药，主要由天津中医药大学牵头和负责；第四专题组主要研究公共卫生，包括医学管理，主要由中国 CDC 和山西医科大学共同负责。当然这种分组只是按专业来考虑的，我们还将采用"合纵连横"的办法。医学教育通常分为大学本科、研究生、毕业后教育 3 个层次，将来我们要分别开大学本科、研究生、毕业后教育 3 个层次，每一个层次会议都要请 4 个组参加，如大学本科教育的会议我们要把 4 个组主管大学本科研究的人员都请来参加、相互交流。同样，教育体系通常涉及学生、教师、教材、教育方式及用人等，所以我们又将分别召开各方面的专门会议，邀请各课题组相关人员相互交流、相互借鉴，最后达到和谐共进的目的。

要完成好本项研究，还是那几句话：

第一是摸清底数。要以国际为背景，做到向后看，古为今用；向外看，洋为中用；向前看，他为我用。

第二是找到问题。找问题一定要特别把涉及全局性、系统性、前瞻性的问题找出来。

第三是提出建议。研究成果一定要落地。咨询的结果主要要看形成什么建议，建议要对促进全民健康事业有借鉴意义，不能只是因教育而研究教育。

春节 + 风水 = 阆中

2016 年 7 月 14 日

　　随中国抗癌协会西部行，来到四川阆中，这里是食管癌高发区，在讲学义诊之余，又得两则趣闻，故录于此。

　　这是我第二次来阆中，第一次是好几年前，只待了两三个小时。当时走在阆中古城小街，见过"张飞巡街"，传说张飞当年驻守阆中时，清廉谋事，为人民创造了很多福祉，成为美谈。不料内部出了奸细，被心腹谋杀且身首异处，头颅埋在了川东，身葬阆中。老百姓为了纪念他，盖了张飞庙，将街道改为张飞街，将食品以张飞命名，如张飞牛肉等。还有就是这里的贡院，即过去考试的考场，名扬中外，出了父子状元，兄弟状元，文武状元，里面也记录了考场中若干是是非非。

　　这次来阆中，又得两则听闻。阆中是个好地方，四面环山，三面环水，听说当年唐皇李世民夜梦西边有龙气篡权，派袁天罡和李纯风来找杀这股龙气。找到阆中，发现这里的山脉真像一条龙向长安方向望去，于是他们组织人马凿山以斩断龙脉，不料功夫做在了龙脉的三寸，没及七寸，于是惊醒龙气，转身飞走，后来出了武则天，夺了唐朝李氏江山。袁李二人对阆中山水情有独钟，不愿离去，两人分别选了自己的墓地。袁天罡以铜钱作标，李纯风以钢针做记，结果发现李纯风的钢针正好插在袁天罡的铜钱之中。两人死后埋在了阆中，后人把这里做成了公园，并有了风水及风水宝地的说法。

　　第二则听闻，传说在农耕社会，那时的放假是在农历十月，其时正值农忙之时，很耽误时令及耕作。当时有一个人是气象学家，名叫詹下红。他经过推算，把放假推到了一年冬末春启的日子，得到当时朝廷的批准，从此，中国人有了春节。

　　阆中这个"阆"字，在字典中唯一的注释就是用于阆中这个地方，是"门"字之中有个"良"，这里的人都是良民，这里的将都是良将，阆字用于描写社会的国泰民安。风水是社会与环境的和谐，而春节是社会与气象的共享，因此，风水 + 春节 = 阆中。

双 "S" 战略

2016 年 7 月 16 日

在重庆双江整合消化病学论坛开幕式上的讲话。此次论坛在重庆悦来温德姆酒店召开，陈东风教授任主席，来自全国各地约 500 位学者参会。

中国消化病学在过去十多年中，逐渐地走出亚洲，走向世界，已在国际消化病学界赢得了明显地位。未来我国消化病学向何处发展？如何发展？这是一道难题。解决这道难题，遇到的困难肯定比过去大，要走的路肯定比过去长。

如果按照各地举办论坛的状况分析，目前已形成两个特点，即两个 "S"。

第一个 "S" 是正 "S" 形，可称陆路，即从沈阳、北京、济南、西安、成都、厦门到广州，各地都办了不少论坛，有的单位年年都在办。但总体来讲，还没有办出明显特色，涉及的范围太广，主题也不集中，可以说年年办会年年办，年年办会无不同。

第二个 "S" 是反 "S" 形，可称水路，即从重庆、武汉、南京到上海。这条路办的论坛逐渐形成了自己的特色，例如重庆，主要集中在食管和胃，如 GERD、Barrer 食管、Hp 及胃病；武汉集中在肝病和胃肠动力；南京集中在肠病及内镜，包括肠菌移植，特别是后者，已在国际上产生了一定影响；上海主要集中在胰腺病和肿瘤、内镜等。所以长江像一条消化道，在其中的四个分段中已有明显的特点。

一个正 "S"，一个反 "S"，两个 "S"，可称 "double S"。其在中部相交，可称 "S cross"，这就是目前中国消化病学论坛分布的现状。

中国消化病学发展的第二个特点是整合医学逐渐形成，尤以重庆、武汉、南京、西安和厦门突出，会议名称都冠以整合医学，分别称之为 Holistic Integrative Gastroenterology，Holistic Integrative Hepatology，Holistic Integrative Enterology 等。这不仅是量的飞跃，也有质的提高。

我深信，Double S 或 S cross 的发展和提高，必将推动中国消化病学的全面发展和提高，这就是 Strategy，是战略。

茶

2016 年 8 月 4 日

利用国家机关干部休假期间，应邀来浙江长兴讲课，顺便参观了"唐代贡茶院"。茶院坐落在顾诸山中央，四面环山，一条山涧将我们引入院中。四面翠竹青青，一座座唐式建筑错落有致，院中摆满各式茶叶、茶具，供有兴致者在茶园品茶。当年大学者陆羽曾在这里写下了《茶经》。这部《茶经》是中国历史上最为齐全的有关茶的典籍，可谓茶的百科全书。

我们请了一个导游，遗憾的是她只是一名高二学生，在勤工俭学，所以对茶的历史懂得太少，只能带我们读墙上记载的东西，而且有很多字还不认识，或者知道读音，但不明其意。

回来的路上，我倒自究明白了一些道理。这茶呀，学问真大，几千年能传下来，其中相关的五个过程就是中华民族或者说是世界文明的历史。

第一是识茶，或称寻茶。世界上有各种不同的茶叶，有的制作过程一样，但绝大多数是品种不同，也许茶本来就是五个祖宗。由于生活在不同的地域、气候和环境之中，于是显出了不同，于是功效也就不同。我们寻茶、识茶的过程其实就是一个自然科学的过程。

第二是种茶。茶本是野生的，野生的是最好的，但人类知道的多了，享用的多了，自然产出的茶就不够了，于是人们就开始种茶。这种茶是有学问的，不是在什么样的环境都能长出好茶的。采茶更有学问，也不是任何时候都可以采取任何需求的茶叶的，这种茶和采茶就相当于我们的农耕技术，也反映出农业革命的结果。

第三是制茶。得到好的原料，也不一定就能制出好茶，制茶也是有大学问的。同一种茶通过不同的工艺可以制出不同需要的茶叶，后来将人工制茶逐渐过渡到机器制茶，这就相当于我们的工业技术，也能反映出工业革命的成果。

第四是卖茶。茶叶制多了，不仅自己用，还作为商品卖到外地，甚至外国。随着交通发达起来，茶叶卖得越来越远，随着包装业发达，包装也越来越精致，茶叶也越卖越贵。卖茶叶的历史和过程也是人类商业革命、商业崛起的过程。

第五是享茶。通过历久弥新，遍布世界的享茶，逐渐形成了茶文化，多少文人墨客，多少达官贵人，写出了多少名诗杰赋，献出了多少珍绘墨宝。享茶可分三个层次，即闻香、品味和悟道。可以说茶文化本是就是珍世奇章。

　　今天终于明白，一个茶就反映了人类历史上的自然探索、农业革命、工业革命、商业革命和社会文化，茶可真了不起！

那一年
我在工程院

卷　七

美容、美体与美人
——为《美容内科学》作序
2016 年 8 月 8 日

美容是人类社会进步和经济发展的重要标志。"爱美之心人皆有之"，爱美是人的重要属性，也称天性。可在漫长的发展历史中，由于生产力难以满足衣食住行，甚至难保最基本的生活条件，美容只是少数达官贵人的特权，对于广大民众，只能为活而奋斗，根本没有为美买单的能力。现在，人民的生活条件改善了，不仅有了美容的愿望，而且有了美容的权利，更主要是有了美容的能力。吃饱了、穿暖了，饱暖思美容。近年来美业容的发展突飞猛进，人类对美容的需求越来越多，要求越来越高，这一行业正在持续升温，迅猛发展，前途光明。

针对这次浪潮，从专业角度，一个又一个必须关注的问题不断突显出来，怎么解决这些难题是美学发展的方向和道路。人类美学大致经历了三个时代。

第一时代是美容。这一时代，医学并不十分发达，科技又没跟上，此时爱美重在局部，重在容颜。人们通常用一些简单的装饰技巧或粉饰方法来装扮自己的容颜，如修饰发型、穿金戴银、涂脂抹粉，总体来讲，这是一种短时行为，"治标未治本"，重在外表美。

第二时代是美体。这一时代，人们逐渐认识到整个个体的外观表现与容颜间密不可分，逐渐出现了锻炼体型、做瑜伽、抽脂、隆乳、丰臀……对自己的体型进行调整甚至修整，以增加美颜的作用，重在外在美。

第三时代是美人。是将人视为一个整体，从全方位、全因素考虑，既考虑身体局部对容颜的作用，又考虑人的体质、气质，即全身健康包括心理调整对美容的作用，重在内在美。

《美容内科学》就是上述三代美学的整合，从美容到美体再到美人。高景恒教授长期从事美容学的基础与临床工作，有扎实的理论积累和丰富的临床经验。他组织全国的专家从美容涉及的多角度、多维度、全方位知识考虑，写成了这本书，内容丰富、思想新颖、特点鲜明，是一本富有整合医学理论和实践特点的整合美容学专著。

我有幸先睹为快，特推荐给读者。我不懂美学，更不懂美容，但我与大家一样爱美，我知道内科乃至全身的病理生理变化对美容十分重要。

那一年
我在工程院

卷 七

首届的联想

2016 年 8 月 11 日

在"2016首届中国中医药资源大会"开幕式上的讲话。本次会议在西安召开，黄璐琦院士任主席，参加会议的有刘昌孝院士等全国相关学者共约 1100 人。

全国首届中医药资源大会在西安召开，黄璐琦院士带领的全国团队为中国中医药做出了杰出贡献，这不是一项简单的工作，而是一个事业。大家都知道"秦岭无闲草，自古名医多"。但是现在草快挖完了，好多草也变种了，如果有一天我们秦岭无草了或秦岭全闲草，你说还会名医多吗？恐怕再多的名医将无用武之地。去年我带团队去西班牙和葡萄牙访问，和他们那里的中医交流，得出一句话，中医药要走向世界，中药要出去，中医先出去，中医要出去，中文先出去。这里的中文不光是中国文字，而是中国文化，这里强调了中国文化和中医的作用。另一句话是中药搞不好，中医搞不了，强调的是中医的作用。

在座的绝大多数都是从事中医药学的同事。我有一个问题问大家，这个会是不是开得太晚了？今年才首届，解放以前开过没有，会开得有多大，我不知道，因为那时我没出生。但新中国成立已经第 67 年了，肯定没开过，不然怎么叫首届呢？起码没有开这么大规模。

在座的各位绝大多数都是从事中医药的，我是从事西医的，是门外汉。怎么评价中医药是一个很难的事情，一方面有正性评价，认为中医药是中华民族的瑰宝和宝贵财富，这是一种文学的描述或普通的说法，因为中华民族的瑰宝很多，宝贵财富更多。另一方面是负性评价，认为中医药治疗疾病，没有严格对照，是自愈的结果，是"公鸡不叫天也亮"，还说中医不科学。其实中医里充满了科学，但有很多不属科学范畴，但比科学还要重要的东西。

我对中医药的认识是什么？

1. 在人类医学史上，中医药目前赢得了前所未有的地位，即世界上从来没有像今天这样看重中医药。

2. 中医药已经发展成为世界医学领域中唯一能与西医媲美的第二大医学体系。

3. 中医药解决了大量西医解决不了或解决不好的难题，显示出自己的不可替代性。

4. 中医药必将成为未来医学发展时代，即整合医学时代的重要贡献者。

以上就是因"首届"二字引发出的联想。

思路决定出路

2016 年 8 月 22 日

在 2016 肿瘤生物学国家重点实验室年会上的总结发言。本次会议在西安召开，由吴开春教授主持会议。参加会议的有沈祖尧院士带领的香港联合实验室的同事和西安本部实验室的同事及学生，共约 150 人。

时间过得真快，去年在深圳的年会好像就在昨天。时间过得快是因为我们过得好，度年如日，一年来实验室拿了大奖，拿了大钱（课题），发了大文（*Lancet*）。今天在这里我们继续办事，一方面总结一年来的成绩，一方面谋划明年的工作。今天上午一共 16 个人作报告，都很精彩，但享受精彩以后我们应该做些什么呢？

我们努力地做研究究竟为了什么？不外乎是为了诊癌治癌和防癌。和世界上大多数实验室一样，我们一直在通过各种方法寻找"癌症的根"，基因也罢，分子也罢，但全世界依然没找到这个根。是我们花的功夫不够？还是肿瘤根本就没有我们想要的那种"根"？我看后一个可能性更大。肿瘤的发生涉及很多分子，即便找到一个分子，但在不同的病人，或同一病人病灶中不同的细胞，或在同一细胞的不同生长周期都有不同。还是拿我过去举过的例子，肿瘤有那么多分子，这些分子就像一棵树有很多很多的根，大大小小，左左右右，前前后后，上上下下，盘根错节。我们每个研究单位都工作在其中某一个小根上，都说没有自己这个小根树长不了，这在排除其他所有树根的情况下才是事实，如果别的根存在，把某个小根全砍掉，斩草除根，树也死不了。

我说这段话的中心意思是什么？肿瘤是全身平衡紊乱引起的一种疾病，不是一个因素决定的，所以我们找不到根，就不要再去使劲地找那个根。肿瘤涉及的分子具有两个特征，总结起来是两个"D"，一个是 Diversity，即多样性，无限多；一个是 Dynamic，即可变性，无穷变。无限多加无穷变就构成了复杂性。怎么办？要进行整合医学研究，具体到肿瘤就是整合肿瘤学。一方面要把已经研究了的分子或基因，进行全方位的系统总结，这里包括全世界别人研究出来的。

总结出一两条道理，然后再去验证，不然再这样在微观水平漫无边际地、永不停留地，盲人摸象地做分子研究，不仅是徒劳的，还可能是有害的。与 30 年前比（那时我当住院医生），肿瘤病人的肿瘤标志物在减少，例如肝癌那时 AFP 升高有 70%~80%，胃癌的 CEA 起码有 50%~60% 升高，现在呢？肝癌的 AFP 升高最多有 50%，胃癌的 CEA 仅有 20%~30% 升高。30 年前我就在胃癌病人中发现了 MG7-Ag，那时免疫组化 92% 左右为阳性，现在呢？还剩 50% 左右。这是什么问题？肿瘤在 30 年间发生如此大的变化，是什么因素造成的？我们应该去研究，这个课题如果成功，对临床肿瘤的诊治和预防或许更有用。

我反复强调这些，就是想说要改变思路，不能不分青红皂白，硬着头皮做下去，一条路走不通就换另一条路。都说思想决定出路，有一个人说过这样一句话，"一个民族要站到科学顶峰，就一刻都不能没有理论思维"，这句话不是我说的，是恩老说的，恩老就是恩格斯。

管理 = 管 + 理
2016 年 8 月 24 日

　　中国医院管理协会黄洁夫会长组织全国的医院管理专家写成了一本《医院管理指南》，特邀我在扉页写一段话。我思来想去，结合过去当校长时管理医院的体会，用如下 24 个字回邀：

　　　　　　　　管而理之成道，
　　　　　　　　理而管之入盛。
　　　　　　　　道而盛之可学，
　　　　　　　　学而习之旺己。

那一年
我在工程院

上不知下知

2016 年 8 月 27 日

在援黔院士专家团启动会上的讲话。本次会议在贵阳市举行。会前时任贵州省孙志刚省长接见了院士专家团代表。出席会议的有时任国家卫计委（现卫健委）王培安副主任、贵州省何力副省长，他们都作了讲话。参加会议的院士有樊代明、钟南山、丁健、郝希山、周良辅、杨宝峰、付小兵、赫捷、戴克戎、徐建国等，还有来自全国各地的专家 100 余位，贵州省政府机关和各地的院长学者，共约 800 人。

钟南山院士发起组织的援黔院士专家团共有院士 36 人，专家 159 人，总计近 200 人。规模之大、专业之广、水平之高在援黔工作中前所未见，前所未有，其中工程院院士达 32 人。这次活动看起来是在做一件事情，事实上是在做一项事业。首先我代表工程院，代表周院长及全体院士向启动会表示祝贺，向院士专家的贡献表示敬意。

下面我想以一名团员的身份，说一说自己的体会。我们不仅要把这项工作做得轰轰烈烈，而且要做得扎扎实实。首先要想他们所想，帮他们所需。他们想的是什么呢？需要帮助的是什么呢？我们应该帮的是什么呢？

第一是搭平台。俗话说，铁打的营盘流水的兵。没有营盘的兵是游兵、散兵，甚至是逃兵，这样的兵是留不住的，也是留不久的。我们西京消化病医院是国家消化病中心。我们中心近两三年来在贵州各地建立了 6 个分中心，其中包括毕节、六盘水、黔西南、凯里、遵义和贵阳市 6 院。这些中心为我们的合作打下了基础，并且已开启了不少相互间的合作。

第二是传理念。我们派专家开展讲坛，已达 20 余场。而且每到一地，不仅请消化专业，还把当地市、县甚至乡镇的政府及医务人员都请来听报告，一场报告少则 300 人，多达 700~800 人。

第三是带队伍。我们中心在西安举办每月一期的全国消化科主任学习班，目前已办了 60 期共培训了 6000 余人，我们的计划是 8 年培训 1 万人，而且全是免费的，包括往返旅费，贵州去的科主任相当多。

第四是教技术。我们手把手帮带技术。有的是去我们那里学，有的是我们派专家到这里来教。如 ERCP 治疗胆管结石，外科医生一上午只能完成 1 例，需花 4 万元，而且恢复期需 10 天左右，但我们用内窥镜作 ERCP 取石，一上午可完成 20 例，每例只花 1 万元，而且恢复期短。每例将节约经费 3/4。技术的普及对病人来说获益是多方面的。

第五是定规矩。例如，目前临床用药随意性太大，很不规范。我们组织 700 多名专家研制成功的临床合理用药系统，能够指导医生合理用药，如能普及不仅可大大提高医生的治病能力，改善病人的预后，还可节约大量的医疗费。

第六是讲科普。我和钟南山院士牵头，联合 30 余位院士共同发起搭建的"大专家.com"，是一个很有用途的医生培训平台，钟院士称之"传道授业解惑"，其主要功能有医学科普、医学教育和医疗帮扶。目前已有 2 万余名专家参与，访问量很大。对于基层医生和广大患者，"大专家.com"都是一个学习的好地方，也是一个服务和享受服务的好地方。

当然，院士专家团来黔援黔，也不光是服务，也不光是来做贡献的，同时也是来学习和做研究的。例如十几年前，我曾推测自身免疫性疾病发病率升高，可是是肠道蛔虫消失了。蛔虫与人类共生很长时间了，与肠菌一样，谁也离不开谁了，现在很难找到蛔虫了。可是在贵州还可以在病人中找到蛔虫，而且这里的自身免疫性疾病要比其他地方少。上个月 *Science* 发表的一篇文章证实了我的上述推测。

最后，我再强调一下，我们的工作一定要做扎实。刚才主持人把我叫作"代启明"了，看来领导不认识我，在座的贵州同道早就知道我叫樊代明了，不过我觉得代启明这个名字也不错。我们最好不要做只有领导认识，群众不认识的人，那叫上知下不知。当然做一个既有领导知道又让群众认识的人更好，那叫上知下也知。实在不行，起码要做一个领导虽然不认识但一定要让群众知道的人，那叫上不知下也知。这种人终究要被领导认识的，因为将来的领导一定是从现在的群众中出啊！

这样下去怎么得了

2016 年 9 月 2 日

在"武汉长江儿科医学论坛"学术报告前的开场白。本次论坛在武汉召开，参加论坛的有来自全国各地的相关学者约 2000 人。

此次论坛规模之大、专业之广、水平之高、影响之大，前所未有。组织者花了大工夫，下了大力气，我代表全体参众向你们表示衷心的感谢。

儿科是非常重要的学科。都说完整的人生必有五"年"，即童年、少年、青年、壮年、老年。有些人可能没了少年、青年、壮年或老年。但所有的人，只要是人绝对不会没有童年。儿科医生是呵护我们童年的身心成长和生命健康的，是伟大的，是应该受到充分尊重的。

曾几何时，儿科学的发展受到了很大影响。儿科医生的培养和成长一度处于非常尴尬的境地。其原因不得而知，我看主要原因在领导。例如今天早上，由于市卫技委主任迟到很长时间，急得主办方双脚跳，导致两位全国的主委取消讲话，让 2000 余参众等了 25 分钟。这种做法轻则算没有礼貌，重则是对儿科领域和儿科医生的蔑视。这样的领导，要么不请，要么别来，最好不当（全场雷鸣般的掌声）。

这样下去，儿科怎么发展？这样下去怎么得了。下面我开始报告，题目是"HIM（整合医学），走向医学发展新时代"，这场报告已在全国作过很多次，不愿意听的越听越一样，愿意听的越听越不同，希望大家今天听出一点新颖来。对此，我有信心。

延安，我们来了

2016 年 9 月 4 日

在延安大学附属医院院士工作站成立和免费筛查消化肿瘤项目启动仪式上的讲话。本次会议在延安大学附院会堂召开，参加会议的有延安市党政领导，延安大学及附院的党政领导及相关学者共约 400 人。

来延安的人有很多，我也来过几次。多数是为学习延安精神来的，一队一队地来，可以说是兴高采烈；一队一队地走，可以说是满食满载。延安一直在为我们这个国家、我们这个民族奉献，但是，我们为延安做过什么？延安人民需要我们帮助什么？我们恐怕考虑的不多，做了的就更少了。

延安人民最需要健康，由于各种原因，延安的健康宣传，健康服务可以说落后于全国很多城市和地方，在有的地方缺医少药还十分严重。我个人认为健康是人类最崇高、最伟大、最重要的事业，没有人的健康一切都无从谈起。

今天在这里建立的院士工作站，就是想通过互联网形式实现西京消化病医院和延安的远程会诊和远程教育，就是想通过选派相关专家来这里送医送药、传授先进的理念和现场带教技术，使延安人民在家门口就能享受到世界最先进的医疗服务。今天不仅与西京消化病医院相互联网，而且实现了这里的分中心与我们在贵州毕节市的分中心的相互联网。今天我的学术报告使延安和毕节两地各 400 之众都看到了现场情况，而且同时实现了两地的会诊。今天在这里启动的消化道癌症早期筛查项目，将给 2000 余名延安大学的教师实施免费筛查。所用技术是我们建立的世界上最先进的技术。教师是国家和人民走向富强的先行军，他们的健康搞好了，对于培养社会主义事业接班人尤为重要。我们先从教师队伍做起，逐渐向民众拓展，取得经验后在全国推广，力争把消化系肿瘤的防治工作提高到一个崭新水平。

十分感谢延安市党政和延安大学的师生对我们的信任和支持。我们一定把该做的工作做好，为党和政府分忧，为人民群众解愁，为延安的发展助力。

延安，我们来了！

生物抗性

2016 年 9 月 5 日

    在中国工程院与 WHO 共开"生物抗性论坛"筹备会上的发言。此次会议在工程院 317 室召开，WHO 方有两位官员参加，中国工程院有刘旭、樊代明、陈君石、康金域、任洪涛等同志参加。

    中国工程院很愿意与 WHO 合作，明年 4 月在北京召开"生物抗性论坛"。生物抗性的存在无论是给农业还是医学都带来了重大挑战，解决不好将会影响人类的生存和发展。解决这个问题不仅涉及科学技术，而且涉及社会管理，所以明年的论坛既要有学者参加，也要有政府官员参加。大会总规模 300 人，外国专家由 WHO 邀请，大约 50 人，中方 250 人左右。会后尽快落实这次会议事项，上报国务院，必要时请国务院领导出席。要开一个准备会，最好是在 10 月底上海的主席团会议开，要邀请农业、卫生和环境三个学部的领导及管理人员参加，每个学部确定一个共同主席，三个主席组成一个会务组，提出会议方案，安排讲者，组织听众，国际合作局密切参与并协调中外事宜。另外，经费十分重要，外方预计 15 万美元，我们需要多少尽快拿出预算，报咨询委员会批准。最后希望会上拿出一个宣言，例如叫北京宣言，作为我们国家的行动计划。

事半功倍

2016 年 9 月 6 日

在"世界公益慈善论坛"上的发言。本次论坛在清华大学召开，论坛执行主席为吉拥军教授。参加会议的中外代表共约 500 人。

我是一名医生，不知为何邀我参会。听了刚才几位发言，我觉得也有一点道理。你们是募集资金的，我们医生是花钱的，你们募集的钱我花过，而且花得不少。大家知道，美国用 GDP 的 18% 来给国民看病还不够。中国呢？老百姓每支出 100 元，其中 34 元是用来看病的。这是全国平均数，如果具体到得病的家庭，例如肿瘤，那可能是 100% 甚至 200%、300%，甚至负债累累。这个花费，你们募再多的钱都不够。募钱有点像伸手抓沙，五个指头全张开，开始是抓了一大把沙，但若收拢不当，大量的沙子都从指间漏出去了，最后手中所剩无几。所以手里有多少沙，不只取决于抓，而取决于握。

有病治病，自古以来天经地义，其实不然。事实上，有大约 1/3 的病人患病是不治也好的，具体到某个病，如感冒那就不只 1/3，可能 100% 都不用治，自己可以痊愈，人体这种抗病力或自愈力是与生俱来的。儿童为何病少？特别是半岁前，基本不生病。一直以来的看法是婴儿从母体获得的抗体在出生后 6 个月内存在，其实不然，这是先天的自愈力或抵抗力使然。大家都知道，人类至今已有 400 多万年历史，但医学才几千年，前头几百万年没有医学，人类依然走过来了。再说动物并没有医生，只有宠物才有医生，动物没医生也活过来了。遗憾的是人类自从有了医学，自从有了医生，自己的依赖性增高，非要医生帮助和干预，结果自己的自愈力越来越弱。

还有 1/3 的病人得的病是治也不好的，如晚期肿瘤，那可不止 1/3，可能要到 80% 以上。但明知治不好，也要想法治，好多病人一辈子省吃俭用，存下来的钱都用到最后半年，吃了不少苦，受了不少罪，最后人财两空。

剩下的 1/3 病人，他们患病需要医生帮助，给予医治才可以恢复或治愈，这一部分病人是要治的，治了才好。但治有个治法，如一个病人有 8 个症状，好的医生抓住一个主要症状一治就好，别的症状迎刃而解；不好的医生，一个医生治 8 个症状或 8 个医生各治 1 个症状，病人花了很多冤枉钱，最后可能病还没治好，甚至把病人治死了。

为什么出现这个情况？就是中国引入西医后，专业细化，专科细划，医学知识碎片化造成的问题。所以我们提出要搞整合医学，要从全局出发，从整体出发，把现有先进知识加以整合，形成新的医学知识体系，这样才有可能解决医学上存在的上述问题。关于医学整合或整合医学，这是一个专业问题，不在这里赘述。我的意思是你们募集的钱不要简单地去帮助病人，不要只是去帮助病人付医药费。如果上述医学问题不解决，那是一个无底洞。你们可否拿出一部分钱，例如设立一个基金来支持整合医学的发展，这可以事半功倍，是一种省钱省力而有效的办法，下来我们可以认真讨论，有可能走出一条新路，走向一条好路。

我的父母叫"秦巴"

2016 年 9 月 12 日

在第 231 场中国工程科技论坛——秦巴论坛开幕式上的主持词。本次会议在西安曲江会议中心召开，会议主席由徐德龙教授担任，樊代明主持会议。参加会议的有环秦巴山脉五省一市的相关领导、国家 9 部委相关负责同志、20 名两院院士及中国、美国、法国、奥地利的相关学者共约 350 人。本次会议由中国工程院主办，国家发改委、林业局及国务院发展研究中心联办，工程院冶金、材料学部、陕西省建筑科技大学和陕西省工程技术研究院共同承办。

第 231 场中国工程科技论坛现在开幕。参加今天大会的有陕、豫、鄂、渝、川、甘 5 省 1 市和国家 9 部委的相关领导，工程院的五位副院长（包括原副院长潘云鹤院士）、20 名院士和来自中、美、法、奥的相关学者共约 350 人。徐德龙副院长不仅是本次论坛的主席，同时也是工程院秦巴绿色发展重大咨询项目的发起者和总设计师。周院长原本计划参会，因有出国任务、委托我代表他对大家表示热烈欢迎和衷心感谢。

第十届全国政协副主席，工程院主席团名誉主席徐匡迪院士专门为本次论坛发来贺信，我很荣幸代为宣读（略）。

徐主席对秦巴绿色发展提出了很好的建议，我们要积极响应和贯彻落实。

下面是嘉宾致辞，会务组安排了 9 位演讲，但时间只剩 40 分钟。所以，这是一场别开生面的领导演讲大比拼，希望大家遵守时间，节约时间。我们的标准是越短越美。

秦巴是一块要地，是一片沃土，"天之中，都之南"。多少年来为中华民族的繁衍和生存，为世界文明的兴起和繁荣作出了杰出贡献。但是，贡献越多剩下的就少，目前她已经不如别人的现在，甚至不如自己的过去。但这是一块不能不管的热土，领导怎么看？我们怎么办？首先请陕西省人民政府胡和平省长致辞（略）。

胡省长的致辞很好，我的体会很多，但没时间扩展，一个词，精彩（笑声）。

下面请工程院赵宪庚副院长致辞（略）。

赵院长的致辞很好，我的体会，一个词——精辟。下面请科技部徐南平副部长致辞（略）。

徐部长的致辞很好，我的体会，一个词——精到。以上三位领导已把秦巴发展的重要性讲得很清楚了，请下面的讲者不必再赘述，也就是把讲话稿前面的一段省掉，直接进入主题，讲该怎么办。下面有请河南省政府胡向阳副秘书长致辞（略）。

胡秘书长的致辞很好，我的体会，一个词——精新。大家都是从各个省来的，都有很多话想告诉大家，但一个省的事很多，接着发言的省再大也不如河南省大。所以，下面发言的领导，希望不要讲全省的工作，只讲秦巴相关的事，下面有请湖北省政府程用文副秘书长致辞（略）。

程秘书长的致辞很好，我的体会，一个词——精美。下面有请重庆市政协周克勤副主席致辞（略）。

周主席的致辞很好，我的体会，一个词——精深。下面有请四川省政府杨洪波副省长致辞（略）。

杨省长的致辞很好，我的体会，一个词——精湛。下面有请甘肃省政协张世珍副主席致辞（略）。

张主席的致辞很好，我的体会，一个词——精华。同志们，我们这次大会能开得如此之好，会务组下了大功夫，出了大力气，下面有请承办方代表，陕西建筑科技大学刘晓君校长致辞（略）。

从刘校长的讲话中，我们知道她们对本次会议的贡献，我的体会是两个词，一个是"精细"，安排精细；另一个是"精心"，工作精心。请另外两家承办单位的代表站起来，和刘校长一起，让我们以热烈的掌声向他们致谢。

开幕式很快就要结束了。各位领导精彩、精辟、精到、精新、精美、精深、精湛、精华、精心、精细的讲话给我们留下了深刻的印象，既为我们聚焦了主题，也为我们指出了方向。下来要在会中进行针对性的讨论，以提出切实可行的建议，为中央和国家决策做参考。

作为主持人，今天我有两个疏忽，我向大家说声对不起。一是在介绍联办单位时漏了环保部；二是在介绍嘉宾时漏了介绍自己。我是工程院的副院长樊代明，重庆人。我在重庆生活了 22 年，在西安工作了 38 年。与重庆人比，我比他们更"秦"，与西安人比，我比他们更"巴"，"秦"是爹，"巴"是妈，我们的爹妈叫"秦巴"。秦巴山水养育了我们，理当回报。为"父母"做点事那是天经地义、义不容辞、辞即不孝、孝就尽心。

开幕式到此按时结束，祝论坛圆满成功。

医学与社会

2016 年 9 月 13 日

在第二届"首都十大杰出青年医生"颁奖典礼上的发言。本次会议在人民网演播大厅举行。由人民网、中国青年报、中国科学报、医学科学报联合主办。参加会议的有陈可冀、郭应禄院士和北京市各医院院长、获奖者代表和相关学者共约 200 人。

去年在第一届领奖大会上，我应邀作了"医学与科学"的报告，今年没有专门安排学术报告，我想利用这个场合讲讲"医学与社会"，重点想阐明两个观点。

一、健康事业是人类最伟大、最崇高和最重要的事业。有三条理由。1. 习近平同志在前年讲过，"没有全民健康、就没有全面小康"。今年他又说，"要把人民健康放到优先发展的战略地位"。习主席在句末没说之一，这个优先就指的是所有之先，即最先。2. 从历史上看，三皇五帝，才子佳人，一代一代传到我们这一代，只有两种人能被后人记住，一是办医院的；二是办学校的；实在不行，搞点意识形态，修个庙。细想起来还是很有道理的，办医院是传承生命，办学校是传播知识，修庙是传递道德，生命、知识、道德对人类发展不是最重要的吗？ 3. 一切科学的终极目标都是为了人活得长一点，活得好一点。所以科学是为医学服务的，但不能倒过来说，那样要出人命的。当然医学可以为科学家服务，科学家身体养好了，还是为了更好地为医学服务。

二、爱生命就得爱医生。应该说，一般的社会和民众都比较尊重医学和医生，但有些杀医生的案例令人发指。过去我总认为这是民众中的个性问题，可一旦发生便影响极大。现在 70% 以上的医务人员不让孩子学医。北京协和医学院和广州中医药大学在当地招生，过去是招 1 人 4 个报名，现在成了招 4 人 1 个报名，去年河北省本科招生兽医专业比医学专业高了 125 分，这种情况过去从未发生过。最近听说还要取消我们医生的编制，打破铁饭碗。一直以来医生都是跟当兵一样，养兵千日用兵一时。不能说昨天5个医生只有1个病人，就去掉4个医生。那今天或明天又来5个病人怎么办？我们至少应该像尊重军人、尊重科学家一样尊重医生，要爱生命就得爱医生，因为军人是用性命抵御敌人入侵伤害我们的生命，医生是用性命抵御病原入侵伤害我们的生命，都是以命护命。

那一年
我在工程院

刀刃、刀背与刀柄

2016 年 9 月 13 日

在"第二届老年医学会烧创伤论坛"开幕式上的讲话。本次大会在西安召开，由胡大海教授任主席。参加大会的有付小兵、周良辅、夏照帆、樊代明等院士，以及来自全国的相关学者共约 800 人。

人类医学发展未来的特征是什么？是整合。在座的各位医生，无论是从事老年医学，还是从事烧伤学或创伤学的，为什么如此受到尊重？是因为你们在用整合医学的思想从事临床实践。例如烧伤科，烧伤局部的处理不外乎盖创、切痂、植皮和功能恢复，专门学这几招最多只需一年时间，因为千百年来祖宗们就是这样做的。烧伤科医生真正的本事是对全身状况的认识和维护，是对生命的保障和呵护。付小兵院士为何能当院士？他用再生医学的方法把长不起来的皮肤长起来了，而且还有汗腺。那夏照帆院士呢？她是在严重烧伤后怎么保持或恢复机体的平衡这方面有绝招和绝活。再说周良辅院士吧，他是神经外科的一把刀，这没什么说的，但他的可敬可学之处，我认为不在刀刃上而是在刀背和刀柄上。烧美味佳肴、要看火苗、锅底、油温，但最重要的是掌锅柄的厨师，这就是我们提倡的整合医学。今天这个论坛，参加的人数多、专业广，大家在一起讨论烧创伤中的整合医学问题，开创了这个领域整合医学的先河，我看可以称作整合烧创伤学论坛。名字叫对了，方向就对了，这就叫名正言顺。

整合就是选好加数，当好加号，得和。选加数有时是很难的，选不好加不到一起，选不好还可能会越加越少。要防止这种情况发生。整合既是学术，也是技术，更是艺术。

不忘初心

2016 年 9 月 23 日

在中国工程院第四次院刊发展研讨会上的主持词。本次会议在上海院士活动中心召开。刘旭、樊代明、翁史烈、钱旭红、陈赛娟院士，时任上海交通大学校长张杰院士参加会议。参加会议的还有"1+9"院刊其他主编、副主编、编辑部工作人员，工程院主管学术出版的副局长、各学部处长以及高等教育出版社林金安副主编及其他人员，共约 60 人。

首先感谢上海交通大学张杰校长和会务组的工作人员，感谢上海院士中心为此次会议付出的辛勤劳动。这次会议是落实工程院学术出版委员会的年度计划召开的院刊现场会。临行前周济院长在北京专门为此开了预备会，提出了要求，刘旭副院长作为农业刊的主编，今晨从长沙参加完会议后乘机赴沪，开完这个会晚上还要赶去昆明，工程院机关各局各处悉数到达上海，我们一定要把会议开好。

工程院"1+9"英文期刊，在短短两年多时间内取得了很大进步，可以说一是令人瞩目，二是意想不到。经验很多，下面先请医学刊的主编陈赛娟院士介绍办刊经验（略）。

陈主编介绍的经验很重要，各刊主编要认真听、细致想、好好学、拿来用。这是第四次现场会，本来机关同志提议第二或第三次会就要来上海开的，当时我没同意，一定要等陈院士拿到 SCI 才来，现在拿到了，有经验可说了，有标准可学了，我们就来了。当然拿到 SCI 并不是唯一目标，我有过一句话叫"SCI，醉翁之意不在酒"。关键是通过这个办法，可以提高我们期刊的质量。下面请钱旭红执行主编介绍主刊的情况（略）。

钱主编不仅回顾了近两年 *Engineering* 的成功做法，提出了下一步的工作细则和打算，工程院和周院长都十分支持。主编钟志华院士已调同济大学任校长，下一步工作怎么安排听周院长的。钱院士是执行主编，希望能尽快进入实质性工作。周院长对主刊特别关心，他已把主刊编辑室调到了他办公室对面，"老鼠"

卷七

在"猫"眼睛下生活不易啊！但也可经常得到他的殷切关心和直接指导。我深信主刊一定会越办越好。下面请黄震主编介绍能源刊的情况（略）。

黄主编介绍的经验很好，是关于所属院校如何高度重视和强力支持分刊发展的经验，很值得各刊所属院校参考和学习。高教出版社是我们院刊的出版单位，他们的工作功不可没。在新形势下如何把院刊办好？有请林金安副主编介绍（略）。

林主编讲话很重要，除主刊外，我们的 9 个分刊都有 3 个婆婆，3 个婆婆都要一起努力，媳妇才过得好，才能生娃娃，生出胖娃娃来。工程院这个婆婆当得怎么样？我们每个学部都写了书面经验介绍，因时间关系，只请能源、农业和医药 3 个学部口头介绍（略）。

今天下午会议开得很好，达到了预期目的。要办好院刊我们要"不忘初心"，"初心"就是那个"三要五量"。"三要"是："看人家的 GPS，要走自己的路；守公认的交通规则，要弯道超车；盯远处的终极目标，要步步为营，"五量是："团结力量、扩大刊量、增加稿量、办出质量、提高销量"。原则不变、策略不变、目标不变，最后靠大家八仙过海，各显神通。

告诉大家两个好消息，这是周院长亲口给我交代的。一是在原来的经费支持基础上，工程院明年给每个刊再增拨 10 万元的办刊费；二是资助每个学部多办一次国际高端论坛，每个 50 万元，但这是专门用来促进院里发展的。再一个希望，就是周院长反复强调的，各刊要尽快把中文版办起来。

成事看五

2016 年 9 月 24 日

在上海"国际临床转化医学论坛"开幕式上的讲话。此次会议在上海召开，杨胜利院士任主席。参加会议的有桑国卫、闻玉梅、杨宝峰、丁健、顾晓松、林东昕、丛斌、顾建人、王威琪等 20 余位院士，以及中国、美国、澳大利亚、瑞典的相关学者共约 800 人。本文为中译稿。

本次论坛在现代上海的阳光清晨召开，我首先代表工程院对大家的到来表示热烈欢迎。这次大会由中国工程院、中国医学科学院及美国国立卫生院临床研究中心联办，参众达 800 余人，规模之大，水平之高，这是第五次了。中国人说事不过三，办事看三，说的是事过了三次，办事就有经验了，办事就越发成功了。我们这是第五次，我说这次是第五，成事看五，我深信本次大会一定能办得成功。

这次会议涉及的主题有好几个，很全面。全方位展示各领域在转化医学中取得的成绩或成果。这么多成绩需要整合，整合的目的和目标是要临床应用。我经常讲老百姓懂的才叫真理，老百姓能用的才是宝贝。那对于我们医学呢？只有临床上说好的，能用的才是我们真正的成功。我们写论文，只有病人露出笑容来才是好论文；我们研究药品，只有病人吃到嘴里、"甜到心里"才是良药。

这次会议由上海中医药大学承办，办得很好，我们应当感谢。参会以后，也请你们抽时间看看上海。如果有时间，我还想介绍你们到两个地方去看看，一个是北京，我们现在的首都；一个是西安，中国人过去的首都，都值得去看。我呢，有两份工作，作为工程院副院长，我在北京工作；作为医生，我在西安工作。两个地方我都是地主，我两个工作尽管只拿一份工资，不过完全够请你们在那里进行短期访问（笑声）。

最后祝大会圆满成功。

那一年
我在工程院

树兰整合医学研究院

2016 年 9 月 26 日

在浙江杭州"树兰整合医学研究院"成立揭牌仪式上的讲话。该仪式在教育部科技委生物学部杭州科学道德及学风宣讲会上进行。李兰娟院士主持仪式及大会，郑树森院士出席并讲话。参加会议的有浙江大学第一附属医院及其他医院相关学者共约 700 人。

首先，热烈祝贺"树兰整合医学研究院"的成立，可以说这是世界范围内成立的第一个整合医学研究院，英文称"ShuLan Institute of Holistic Integrative Medicine"。这个研究院任重而道远，对于推进整合医学在中国乃至世界上的发展必将发挥重要作用。

整体整合医学是我们中国提出的概念或理论，6 年来已得到国内包括国外的广泛认同，且已有一定的实践及推进。但要全方位且快速推进这项工作，还须更大范围更加劲的努力。树兰整合医学研究院的成立，顺应了历史发展潮流，紧跟当代医学发展的需求，研究和总结整合医学的理论和实践，无疑将会为中国医学事业的发展和领跑发挥历史性作用。

郑树森、李兰娟两位院士不仅自己有很高的学术造诣，而且用整合医学知识提高诊疗技术，有高水平、高质量为病人服务的强烈意识，他们邀请到全国 40 多名两院院士加盟，从不同专业、不同角度加速了知识、理论、实践的整合。我深信通过这样的行动，一定能把这个研究院建设好。这个研究院一定会显示出强大的生命力，一定会越办越好。

我作为名誉院长，一定会尽心尽力，任劳任怨，贡献自己的时间、精力和才智，因为整合医学是未来医学发展的必然方向和必由之路，是医学发展的新时代，不以人的意志而转移。能为医学发展作出一点理论贡献对我来说是责无旁贷，树兰整合医学研究院不仅要深入研究整合医学的理论基础，更要注重实践推进。

孪生兄弟

2016 年 9 月 27 日

在教育部科技委生物医学部第一次会议上的发言。本次会议在浙江省杭州市召开，李兰娟院士主持会议。出席会议的有本届学部全体委员，其中中科院院士有金力、苏国辉、邓子新、孟安明，工程院院士有郑树森、詹启敏、樊代明等，共约 30 人。

教育部科技委生物医学部第一次会议在杭州召开，G20 的杭州真漂亮啊！很高兴被聘为本届委员，我曾当过前任学部主任，从主任到委员，如释重负。这个官不好当，缺钱没权，还要做事，而且做的是大事。至少每年要做三件大事：①开一次会议，总结过去一年的工作，谋划下一年的工作，而且还要派员到当地做一次科普或道德学风的讲座；②写一个建议，起码要写成一个，这个建议要给国家领导人或政治局常委看，所以要认真写，写完还要做部分调研，征求意见，然后上送；③组织一次评审，或者是评奖，或者是评十大科技进展。工作看起来不多，为什么难呢？因为很多委员都是大忙人，委员要不是院士，要不是院（校）长，自己担负的任务重，这个工作成了副业，所以经常召集开会都到不齐。

怎么办？大家还是要重视这个事。工作定位要准确，我们尽管叫科技委，但我们是教育部的科技委，有什么不同呢？在我看来，我们这个科技是为教育服务的，或者说是用教育这个抓手来推进科技，繁荣科技，而不是像科技部、科学院、工程院或国家基金委那样专门为国家科技发展做顶层设计，并指导监督和落实的。

中国的科技，特别是教育中的科技是不能忘的。因为科技忘了，什么都可能消失。这是人类发展的命，也是人类发展的本，更是人类发展的根。科技和教育是一对孪生兄弟，亲不亲兄弟情，教育和科技谁也离不开谁，要相互通气，相互协作，所以才有我们这个科技委。

我就讲这么多，这些道理谁都懂，但落实起来不易，所以我自言自语讲了这么多，对不对只供大家讨论。

厌遇台风

2016 年 9 月 28 日

应福建省科协邀请，工程院派我 28 日上午为福建省科协年会作报告，然后飞广州参加 28 日下午广东药科大学整合药学研究院成立大会。之前，27 日上午在浙江杭州参加教育部科技委生物医学部第一次会议，讲完话后 11：20 乘高铁去福州，下午还要给省政府机关人员作健康讲座。

一、第一次报警

当我 11：20 坐上高铁，约行车半小时，福方急来信息称，由于 28 日晨台风来袭，约 12 级，省政府决定 28 日停止一切活动，包括 28 日科协年会，全省抗灾。我 27 日下午的讲座照常进行，但把我的飞机从 19：10 分提前到 18：00 起飞，以避台风来袭。所以我的讲座原定 16 点开始，只剩半小时时间，省科协决定讲座提前半小时，到 15 点半开始。当我到达福州时已是下午 15：00。到达会场时刚好 15 点半。为了给干部们多讲一点时间，又能赶上 18：00 的航班，我请当地陪同带着我的身份证去机场先办登机牌，那样我就能讲到 17 点。

二、第二次报警

我紧赶慢赶讲到 17 点，坐上汽车，刚行 20 分钟，机场来电话告知，因台风原因，所有进出福州的航班全部取消，而且次日即 28 日也是全部航班取消。看来从福州去广州坐飞机是不行了。我立即决定，退掉福州—广州的机票乘火车退出福州，我们立马调转车头，直奔福州火车站。到了车站一看，大多数车次都刷红，因台风而取消，没有取消的车次车票全部售完。

我只能请陪同找熟人把我送进车站，挤上哪趟是哪趟。这时，我才发现另一个问题，那就是我的身份证还在机场那个陪同手里，立即打电话让他打的送过来。找的熟人是刚退下来的铁路公安局的领导，他指派了一个女公安到站外接我，女公安把我接进站后又指派一个保安，让她只要是往内地的车就把我送上车去。20 点，我坐上了一趟车，是本该 18：45 开的车，晚点到了 20 点。没

1498

有座位，连站的地方都没有。我站在两节车厢连接处，1 个多小时后，终于到了武夷山车站。因为上车前我发现到 28 日晨有一个 10 点飞到广州的 SC 航班，我在坐火车期间请福州同事买到了这张机票。

三、第三次报警

28 日晨，天气还可以。我打点好行装，吃过早餐，准备去机场。临行前我到前台查了一下航班状态，被告知，武夷山去广州的那个航班取消，不仅如此，而且所有进出武夷山的航班全部取消。我怎么办？我总得离开武夷山啊，可来去武夷山的车次多数又被取消，且武夷山只有去杭州、上海一条线路。还好，前台服务员为我查到一趟 10:20 从福州到武夷山的 G1634 次列车，我立即通知福方取消武夷山—广州的机票，自己订了 G1634 去杭州的火车票。当我赶到武夷山火车站时，广播报因台风此车延 1 小时到达，其余车次取消。管他的呢，能离开这个地方就行了。最终我坐上了这列火车。

四、第四次报警

在火车上，我与福州联系，被告知，火车到全国任何一个地方再转广州都来不及了，看来广州去不成了。我立即选择经杭州飞回西安，福方给我订了杭州—西安的飞机 CA1906。当火车到达浙江金华时，大雾弥漫，黑云压顶，我打电话给杭州的朋友，朋友告诉我天气不好，多数飞机停飞。我立即通知福方退掉杭州—西安的机票，给我订上海—西安的机票，然后我在火车上补票向上海飞奔。到了上海虹桥机场出站口，顺着 T2 航站楼的指向，我到了机场办了登机牌，进了头等舱休息室，遇到我校也乘上海回西安的 4 个同事，聊起来，他们已在机场等了 7 小时，从早上 9 点到下午 4 点还没一架飞机离开，他们已改过好几个航班，看来这班能飞了，要托我的福，我呢？但愿不要来第五次报警。

此次福州之行，福方先后为买或退了 5 张机票，分别是：27 日福州—广州 CE3618 22：15—23：50；27 日福州—广州 MF8325 19：15—20：55；28 日武夷山—广州 SC4711 9：55—11：25；28 日杭州—西安 15：30—17：55 和 28 日上海—西安 FM9207 16：15—18：50。

台风这事真厉害，搅得民众不安，搅得天下不宁。这事的确抗不了，遇上了就得认。但惹不起，其实是躲得起的，那就是防。假如昨天我就不去福州，或者别人不要请我去福州，那就什么事都没有。其实这种偶遇我已不是第一次碰到了。哎，没事听听天气预报，看来还是有好处的。

事业与国歌

2016 年 10 月 8 日

在"2016 中国整合医学大会"开幕式上的讲话。本次大会在西安曲江国际会议中心召开，由张士涛院士任主席。参众为来自全国的各地的相关学者逾 4000 人。

今天是中国整合医学的盛会。刚才我们奏唱了国歌，可能年轻人感觉奇怪，学术会议唱国歌。其实并不怪，办一件事情唱不唱国歌，一看你是不是在为国家做事，二看你办的事能否达到国家水平，二者办到了就可以唱国歌。今天的参众中，两院院士达 15 名，有 79 位医科高校的校（院）长，有 32 位大型医院的院长，有 4000 多位参众。规模宏大，规格高，60 多家媒体现场采访，10 余家媒体现场直播，影响很大，所以唱国歌也就不觉奇怪。这就是事业与国歌的关系。

今天上午的会议安排了 9 个报告，包括医学与科学、医学与人文、医学与哲学、医学与心理、医学与伦理、中医与西医、基础与临床、医学与药学、精准靠整合。然后由香港凤凰卫视主播杨锦麟先生主持现场互动，主题为"中国未来是否会出现影响世界的文化"，今天下午将有 15 个不同专业的平行论坛。

昨天晚上开过筹备会，明年 4 月将会在西安再召开规模更大，质量更高的"2017 中国整合医学大会"。以此来推动整合医学的发展。可以这样讲，整合医学的理念及实践已深入人心。上月 26 日浙江大学成立了"树兰整合医学研究院"，28 日广东药科大学成立了"整合药学研究院"，广东省政府和地方政府资助了 15 亿元资金。本月 18 日南京中医药大学将要成立九年制的"整合医学院"和"整合医学研究院"。在已经出版近 20 本不同专业的整合医学专著的基础上，人类历史上第一本《整合医学——理论与实践》于今日出版发行。整合医学的网站 HIM.com 已形成相当规模。所有这些标志着推动整合医学是历史的必然，已经不是成与不成的问题，而是谁成谁不成，谁早成谁后成，谁大成谁小成的问题。

我要感谢今天所有的参众，正因为你们的热情参与和鼎力支持才有整合医学的今天。你们不仅是整合医学的支持者、见证者，更是实践者。你们的力气不会白花，你们的时间不会白费。我深信一定有那么一天，待到山花烂漫时，你在丛中笑。

浅谈文化

2016 年 10 月 8 日

在"2016 中国整合医学大会"之"医学与文化"论坛上的发言。本次论坛由香港凤凰台主播杨锦麟先生主持。邀请 3 位院士和 3 位专家与 4000 余名听众互动，主题是"中国未来是否会出现影响世界的文化"。

谈到文化，文化是什么？恐怕有几种，其实有几十种说法。说法越多，越说明没有统一或认同的定义。文化是怎么来的？我个人认为是人类本能的需求与世界供给间的矛盾，从而产生的各种各样的现象。人的本能是什么？"食色，性也"。人类社会在发展过程中，一直经历着不够吃，吃不够；不够爱，爱不够的过程。为了解决这对矛盾、不同民族、不同阶层想过不少办法，直至武力掠夺。西方先是性文化，比中国人开放；中国先是食文化，比外国人丰富。西方为了自己的丰足，采用的是游牧文化，那就是你死我活，你死了我才能活；东方是农耕文化，那就是你活我活，你活我也活，大家一起活，后来逐渐交叉融合，一直延续到了今天。

我们今天的命题"中国未来是否会出现影响世界的文化"。有点奇怪，中国文化五千年，博大精深，其实一直都在影响世界，过去是，现在是，将来还是。不过我要说的是，我们的很多精品文化传到国外，被国外认同和接受，但在我们自己的土地上却失传了，或者被破坏了，这是要不得的。优良的文化要继承下来，我们的媒体要在这方面多做宣传、培植和引导。我更想说的是现在我们能否更加努力，总结升华形成一种新的文化去影响世界。如把文化与生命相结合，创造一种与健康相关的文化，这就是医学文化。将西医与咱们的中医相整合形成新的医学文化，不仅有利于保障健康、治病救人，而且还会影响社会，促进人类的进一步发展。这是可以考虑的，也是能做到的，对不对大家讨论。当然这不是说几句话，办几个论坛就能完成的事情，这是需要不断探索、认真分析、长期积累、不断凝练、逐渐升华、广泛传播的事业。慢，但我们做就能成，我们做就能行，对此，我充满信心。

贵在整合 难在整合 赢在整合

"独走快，众行远！贵在整合、难在整合、赢在整合！"2016年10月8日，整体整合医学的倡导者，时任中国工程院副院长、第四军医大学（现空军军医大学）消化病院院长樊代明院士，在西安举行的"2016中国整合医学大会"上豪气一呼，令与会者心动不已。

由中国医师协会整合医学分会主办、第四军医大学承办的这一盛会，仅院士就有15位出席，另有包括79位医学高校校长和332位医院院长在内的4000多名嘉宾参会。中国工程院医药卫生学部、国家自然科学基金委医学科学部、中国研究型医院学会整合医学分会和中国抗癌协会整合医学分会（筹），及中国非公立医疗机构协会，均以协办单位的身份为会议助阵。连凤凰卫视的著名评论员杨锦麟也欣然赶来主持名医荟萃的"适道仁心医学与人文沙龙"。《中国医院院长》记者邢远翔报道。

难在整合

曾几何时，整体整合医学（Holistic Integrative Medicine，HIM；简称整合医学），对许多人来说还是一个模糊的新理念。尽管樊代明院士作为先知先觉者，敏锐地洞察到这是未来医学发展的必然方向和必由之路，但如何将这一认识论、方法学普及，并广泛地应用到医学实践中去，还真不是易事。

正如他所说："构建整合医学至少需要串联式、并联式、交联式整合三个过程，其中不仅要将已知的各生物因素加以整合，还要将心理、环境、社会因素加以整合；不仅要将现存与生命相关各领域最先进的医学发现加以整合，还要将医学相关各专科最有效的临床经验加以整合；不仅要从呈线性表现的自然科学的一元思维角度考虑问题，而且要从呈非线性的哲学的多元思维角度分析问题"，从而解决目前医学专业、专科过度细化，医学知识碎片化等问题，构建更全面、更系统、更合理、更符合自然规律，更适合人体健康维护、疾病诊治与预防的新医学知识体系。

樊院士指出，目前许多三级学科又细分为"四级学科"，甚至再分成各个协作组。听说有的眼科医院分成了17个亚科，神经外科分成了11个亚科，脑科医院的神经内科被分为9个亚科——大有不把人体搞的身首异处、撕心裂肺、肝肠寸断、脾胃分家决不罢休之意。

临床分科越来越细的结果是，医生的整体观念在逐渐消失——患者成了器官，疾病成了症状，临床成了检验，医生成了药师，心理与躯体分离，医护配合不佳，西医中医相互抵触，重治疗轻预防，城乡医疗水平差距拉大。与此同时，无限的"分"已经解决不了医疗存在的现实问题。

同时，樊院士还指出，整合医学不是反对学科的细化、专业的细分、技术的精细，但在细的过程中要提倡回归整体。整合医学就是从整体观、整合观和医学观出发，将人视为一个整体，将医学研究发现的数据和证据还原成事实，将临床实践中获得的知识和认识转化成经验，将临床探索中发现的技术和艺术聚合成医术，在事实、经验和医术这个层面来回地实践，不仅要看结果与结论，而且要看结局，反复实践，实践出真知，这个真知就是整合医学。整合医学并不是一种实体的医学体系，严格地讲是一种认识论，也是一种方法学，其实施的结果是创造一种新的医学知识体系。因为我们治病不是在治细胞，也不是在治分子，而是在治人。

贵在整合

说起医学与科学的关系，樊院士认为，科学一词的出现才1000多年，而医学已有数千年甚至更长的历史。科学只要"格物"就可"致知"，而医学研究是"知人扶生"，仅格物难以知人。由于人群的异体性、人体的异质性、疾病的异现性，因此医学远比科学复杂。据经典医学书籍记载，现有病种已达4万多种，加之不同疾病有不同的分期和分型，又发生在不同人群或不同个体身上，就构成了医学更为复杂的特性。

例1：光靠化验单看不了病。有个病人在加拿大发热一年诊断不清，回国后去过全国许多大医院无果。收到四军大西京医院消化科病房后，年轻医生怀疑他是艾滋病。因为他白细胞低、淋巴细胞特别少，加之长期发热、消瘦，又从较开放的国外回来。尽管樊院士也没有问出相关病史，但觉得不是这个病，因为病人还有肝脾肿大，严重贫血。脾脏切掉后送北京、香港会诊，仍诊断不清。樊院士猜测只有两种情况：一是慢性炎症，不明原因感染引起；二是新生物。在他的建议下，病人家属将病理切片送到时任解放军总医院病理科主任的纪小龙教授处。结合樊院士的临床观察，此病人最终被确诊认为患了一种噬红细胞性的淋巴瘤。这也是我国第 1 例、世界第 16 例吞噬红细胞性的淋巴瘤。

例 2：光靠症状，没有整体思维不行。还有个病人，一到周末就定期出现消化道出血、黑便。其他医院诊断为小肠毛细血管扩张症，病理证实后就把小肠切了几十厘米。之后还出血，胃造影发现也有毛细血管扩张，做了栓塞还是不行。来到西京医院后，樊院士叮嘱医生等她下次便血时细查大便。结果发现其中有一小段像树杈的东西，而只有胆胰系出血才会产生此物。之后在病人再一次要出血前，通过内镜观察发现是胆道出血，诊断为我国第 1 例（世界第 14 例）胆管胰管血管瘘，经手术后治愈。

例 3：光靠开处方，医师就成了药师。一位领导突发心肌梗死，安了支架后心脏病好了，但转氨酶急剧上升，并伴有黄疸，肝脏严重受损，病人差点死亡了。樊院士会诊后发现，他每天服用 26 片药，难怪肝脏受不了。于是除了抗凝药外，樊院士果断停用了患者的其他药，病人转危为安。北京的一位资深医生告诉樊院士，她遇到过一天吃 36 片药的。

不仅是医学的复杂性需要整合医学的帮助，各专科意想不到的协作和互补也需要整合医学助力，跨科分享。例如血液科不会想到，消化科研究的幽门螺杆菌，不光是溃疡病的病因，也是有些缺铁性贫血或血小板紫癜的祸根。不明原因的心动过速、顽固性湿疹，查查幽门螺杆菌，阳性的根治幽门螺杆菌，老病可能就迎刃而解治愈了。这些都是樊院士亲身经历的整合医学奇迹。

总之，樊院士认为，医学和科学属于两个不同的"范示（paradigm）"，有不可通约性。科学确定的是一种世界观和自然观，而医学确定的是一种生命观和健康观。科学需要"仰望宇宙之大，俯察品类之理"，医学需要"纵观人类之盛，细寻治病之策"。二者相当于两股道上奔驰的列车，一列不能涵盖一列，更不能互相取代。尽管有时有交集，但最终都是为了达到一个共同的目标——为人类利益服务。

他呼吁，我们可用科学的理论帮扶医学，但不能用之束缚医学；我们可用科学的方法研究医学，但不能用之误解医学；我们可用科学的数据或技术助诊疾病，但不能用之取代医生；我们可用科学的共识形成指南，但不能以偏概全。

他奋笔疾书，医学不是纯粹的科学，也不是纯粹的哲学。医学充满了科学和哲学，但还涵盖了社会学、人学、艺术、语言学、心理学等。正如古人言"夫医者，非仁爱之士，不可托也；非聪明理达，不可任也；非廉洁淳良，不可信也。"

赢在整合

随着医学研究的深入，生活方式的改变，自然环境的变化，老龄化社会的到来，医学技术的发展，现代社会的进步，樊院士认为，医学在经历了经验医学时代、生物医学时代后，已进入整合医学时代。融合了整体观、整合观、医学观三大要素的整合医学新体系，将对提高医学水平、减少患者病痛、降低医疗费用、促进医学发展有积极的推动作用。

在整合医学的大潮中，樊院士身体力行且奋力疾呼，加速推进将全科医学、转化医学、循证医学、互补医学等精髓相整合的整合医学。为此，应有序成立学术组织，举办学术会议，创办专业杂志，开设专业课程，编写相关书籍，设立专门病房，建立研究所。

令人欣慰的是，本次大会设立的冠以"整合"字样的 15 个分论坛，都吸引了各学科的踊跃参与。无论是整合消化病学委员会的成立大会，还是整合心血管病学、血液病学、呼吸病学、肾脏病学、心身医学/护理学、营养学、健康管理、肿瘤预防学、妇产科病学、儿科学、骨科病学、内分泌糖尿病学、精神病学、医院管理学委员会的筹备会议，都交流热烈。

"医匠，是只知道自己会做什么，不知道别人会做什么，还其乐无穷；专家是知道自己不会做什么，但知道别人会做什么；大家是知道自己不会做什么，也知道别人不会做什么，还知道全世界都不会做什么，但知道将来应该做什么。把将来要做的现在就开始做，将来不就成了大家了吗？"樊院士批评有些临床医生，老在分子之间游刃有余，却解决不了患者真正的问题；鼓励有志者看清形势，跳出传统观念的束缚，积极投身到整合医学的队伍中来。因为，只有遵循生命的本质规律，才能满足生命的需要；只有从多角度全面认识生命现象，健康才能真正得到保障。

路线、路沿与路标

2016 年 10 月 10 日

在中国工程院"中德医学论坛"开幕式上的讲话，本次论坛在西安举行，德方由德国科学院派出的 10 名院士专家参加，中方由曹雪涛院士任主席，中方参加论坛的有杨焕明、宁光、樊代明、程京、刘志红、林东昕、詹启敏等院士，以及工程院机关康金城、李冬梅等同志，共约 20 人。

首先，我代表工程院对会议召开表示热烈祝贺，对大家的到来表示热烈欢迎。

本次会议的主题是"精准医学"。关于精准医学，是应该坐下来好好讨论的时候了。因为大家都在叫好的同时，也出现了一些反对意见，如 *Lancet* 发文说，精准医学不是通向健康世界的道路；*JAMA* 发文说，精准医学存在七大问题；1 周前 *NEJM* 发文称"精准医学"有若干短板，认为实现肿瘤的精准治疗遥遥无期。其实这些都是从一个侧面去分析问题，我看精准医学不像别人说的那么好，也不像别人说的那么差。那只是从一个侧面反映事物，通常不全面，容易受到攻击。最近，我们在提倡整体整合医学（HIM），并开了一个大会，开得很成功，很热烈。做一个比喻，一个人或一辆车要想到达某个目的地，要有路径，路径就是"转化医学"；需要道沿，道沿就是"循证医学"；需要路标，路标就是"精准医学"，路径、路沿、路标缺一不可。再做一个比喻，整合医学好比一辆车，车有若干部件，"转化医学"好比车轮；"循证医学"好比边灯；"精准医学"好比方向盘，这辆车要驶向目的地，光有车轮、边灯和方向盘是不够的，还需要有发动机、油箱、车座、车门、车窗……缺一不可。但有一条，各部件都要是优质的，哪个零件缺了或坏了，整个车都要出事。

大家来西安，请大家也利用休息时间，走走看看。外国人说"来过中国未来过西安不叫来过中国"。西安建都 1000 多年，是人类文明和历史的见证，有很多可看的。也许你在看中还可以找出医学的灵感来。

再次祝贺论坛成功。

吃，会吃出病吗？

2016 年 10 月 20 日

在第六次中法医学合作会议开幕式上的讲话，本次会议在苏州举行，会议主题为代谢相关性疾病。法方主席为法国医学院院长 Begue 及带领的学者共15 人，其中院士 4 名；中方主席为樊代明及带领的中方学者共 15 人，其中有宁光、阮长庚和胡盛寿院士，宁光任执行主席。国际合作局康金城、田琦等，三局李仁涵、李冬梅及会务工作人员共约 40 人参会。

On behalf of Chinese Academy of Engineering（CAE）, I wish to extend a warm welcome to all the guests present here, especially our French friends who have come all the way to join this great event.

The Chinese Academy of Engineering and French National Academy of Medicine have enjoyed cooperation relationship in a long term. Since the signing of the agreement of cooperation in 2009, the two parties have been committed to building a platform for promoting exchange of medical sciences between the two countries. The agreement was renewed in the year 2013. Since 2011, Chinese Academy of Engineering, Chinese Academy of Medical Sciences and French National Academy of Medicine have alternately organized in the two countries substantial high-level activities of medical sciences and exchanges. This year it will be the 6th session. There have been almost 400 person-times of participation by experts from the two countries and roughly 120 academic presentations in total so far. As the scope of exchange grows, the topics of exchange has also expanded to cover more related disciplines and cross-disciplinary fields, with discussion topics ranging from "emerging epidemic diseases" at the first two sessions, to "virus-related cancer", "inflammation and cancer", and "cardiovascular diseases, infection and inflammation" at subsequent sessions, and to "metabolic diseases" at this year's session. The exchanges have also developed in depth to evolve from pure academic sysposiums into high-level comprehensive academic events with a fixed mechanism of exchange. It has also become a flagship, high-end international academic exchange event and part of the strategic consulting mandate of CAE, laying a solid foundation for medical cooperation between the sides to develop in a structured and systematic manner. Furthermore, according to the agreement signed in 2012 between China and France, Chinese experts who have made great contributions to Sino-French friendship and cooperation will be awarded with the French National Academy of Medicine-Seville Prize. This has further expanded and enhanced the level of exchange between the two countries. Since the first inauguration of the prize in 2013, a total of four experts have won the prize:Fan Daiming, Ruan Changgeng, Chen Saijuan and Shang Hong. The fourth prize-awarding ceremony this year will be held as one part of the opening ceremony shortly after.

Based on last year's topics on cardiovascular diseases, Sino-French medical exchange of this year has selected metabolic diseases as its main topic. As is known to all, metabolic diseases and cardiovascular diseases are both diseases that pose serious threats to human health, and it is more serious in China. According to relevant data, in 2013 there were about 114 million people in China that had been diagnosed with diabetes. What that means is one out of three diabetic patients in the world came from China. In 2014 cardiovascular diseases was the main cause of death for Chinese residents and it was estimated that as many as 290 million people in China were suffering from these diseases. What is more worrying is that the rapid increase in morbidity of cardiovascular diseases has not been effectively controlled and this will inevitably inflict a heavy burden on national heath and economic development of China. Over the past decade, western developed countries like France, the UK and the U.S.A have made significant progress in chronic disease control and prevention, and already started to see a drop in the morbidity of chronic diseases; we truly need to learn from the successful experience of those countries.

The symposium of this year is focused on metabolic diseases, especially diabetes and metabolism-related cardiovascular diseases. Over 50 noted Chinese and French experts and personages of the medical community and industry circle have been invited to participate in the symposium, which offers an opportunity for participants to share and understand the latest developments in the prevention, diagnosis, treatment and rehabilitation of these diseases through academic reports, workshops and visits, thereby strengthening Sino-French cooperation in these areas. I am sure this will provide us with solid foundation for helping formulate strategies in China to further prevent and control such diseases.

What is worth mentioning is that this year's symposium will be held in both Suzhou and Shanghai. Suzhou is a time-honored Chinese cultural city with a history of about 2500 years, so it is a wonderful destination to experience Chinese culture. As the Chinese saying goes: Above there is heaven, below there are Suzhou and Hangzhou. It means Suzhou is so beautiful that its beauty can be compared to heaven. Tonight, you will visit the Tongli ancient town, a symbol of classical beauty of Suzhou. Besides historical legacy, Suzhou is also a city of high technology in China。 Tomorrow afternoon, you will visit Suzhou Bio and Nano Technology Park and Suzhou University, where you will have the opportunity of experiencing the modem beauty of Suzhou. Also, we will visit the Ruijin Hospital in Shanghai and hold a roundtable meeting with experts from several hospitals in Shanghai.

Dear friends, through continuously holding high-level academic events over the years, Chinese Academy of Engineering and French National Academy of Medicine have not only benefited from the academic exchange and strengthened profound friendship, but also opened up more opportunities for future exchange and development. It is hoped that the symposium will be continued in the future to strengthen academic exchange and cooperation between the two countries, promote development of medical undertakings in both countries and make contributions to promoting the long-term friendship between China and France.

Finally, on behalf of the sponsor, I wish to thank the following institutions for their great support: Chinese Academy of Medical Sciences, French Embassy to China, The Sino-French Foundation for Sciences and its Application (FFCSA) and The Greater Paris University Hospitals (APHP). We also owe the success of the symposium to Ruijin Hospital attached to the School of Medicine of Shanghai Jiaotong University, Fuwai Hospital attached to Chinese Academy of Medical Sciences, Shanghai Academicians Center, as well as the representatives of the industry for their hard work. Lastly, I wish the Sino-French Symposium on Metabolic Diseases a complete success, and I wish the guests great fun and good health in the upcoming three days !

"MD" 与 "MD"

2016 年 10 月 21 日

在中国工程院第 237 场中国工程科技论坛开幕式上的致辞。本次会议在广东省东莞市召开，会议主题为分子诊断技术，由程京院士任主席，广东省时任黄宁生省长出席会议。参加会议的有来自全国各地的相关专家共约 800 人。

首先，热烈欢迎大家来参加中国工程院第 237 场论坛。今天很凑巧，大会主席程京院士是重庆人，广东省黄宁生副省长是重庆人，他们俩都在重庆生活或工作了 10 多年。我呢？也是重庆人，但我在那里生活和工作了 22 年，所以比他们两个更"重"一点。重庆人办事人如其名，重是"千"和"里"相叠，庆是"广"和"大"相合，说的是重庆人都想做大事，事实上是告诉重庆人眼界放大才能做大事，才能做成事。

本次大会的主题是分子诊断，英文叫 Molecular Diagnosis，可称之为 MD。我们医生也叫 MD，即 Medical Doctor。医学的发展有两个特点，使我们医生有了出息。一个是影像技术，一个是检验技术。这两个技术好比医生的两只眼睛，不仅能看全事情，而且能看清事情。我们离不开这两项技术，但这两项技术，都离不开组成人体的基本物质，那就是分子。分子是形成这两项技术的基础，从而为临床诊断提供帮助，所以大家都习惯地称之为分子诊断技术。

但是大家要明白，诊断不是在诊断分子，而是在诊断病人，至少是在诊断疾病。因此，要把分子诊断 Molecular Diagnosis 这个 MD 和医生诊断 Medical Diagnosis 这个 MD 分开。因为分子诊断尽管有特色，但同时也有缺陷。大家知道吗？有一个人统计了 10 年前在 *Nature*、*Cell*、*Science* 上发表的 101 论文，结果 10 年后只有 1 篇有些用处，其原因是人是活生生的生命体，通常表现千差万别，表现在个体与群体、体内与体外、局部与整体、瞬间与长期、数据与事实、证据与经验、直接与间接、因果与相关都可迥然各异。事实上你们研究的对象，即一个活生生的人，因素无限多（Diversity），变化无穷大（Dynamics）。医学是定性比定量更重要，有时量变了，质没变；有时质变了，量却没变。抑郁症跳楼死亡就是一个例子。

　　如果要解决上述问题，必须开展整合研究，系统分析，近几年我们提出了整合医学（HIM）的理论，并付诸实践，倡导医学要从经验医学时代到科学医学时代，然后向整合医学时代发展。那你们呢？也要提倡整合诊断学，即Holistic Integrative Diagnosticology，GID。你们也要从经验诊断学时代到科学诊断学时代，然后向整合诊断学时代发展。

己所不会 勿讲于人

2016 年 10 月 25 日

在中国工程院"国际工程科技发展战略高端论坛"开幕式上的讲话。本次会议在西安召开，信息学部主任卢锡城院士任主席。主题为"信息领域的颠覆性技术"。参加本次论坛的院士还有郑南宁、于全、马远良、方滨兴、邓中翰、李天初、邬江兴、杨学军、范滇元、龚惠兴、李伯虎、陈良惠、戴浩、李天初、周寿恒、陈鲸、魏子卿、吴曼青、刘尚合、杨士中、吕跃广、费爱国、桂卫华、何友、樊邦奎、何友、姜会林、张广军、陈志杰、赵沁平、段宝岩、徐杨生、韦钰等。工程院机关安耀辉、范桂梅、张佳等同志，以及来自全国的相关学者共约 600 人参会。

首先，祝贺论坛隆重召开。这次论坛本来是陈左宁副院长来的，关于信息的专业是她本行，但她有出访任务，正好我在西安有中德医学的会议，受她委托，对大家表示热烈欢迎。

我只知道信息技术重要，但我不懂信息技术，颠覆性的就更不懂了。不过对颠覆性 Disruptive 倒不陌生，因为我们医学上也用，最近用得最多的 Disruptive Technology 就是机器人手术。不过机器人手术绝不是靠机器手术，那是做不了的，也是做不好的。机器人主要还是靠人，也就是靠医生，而且这个医生还不是一般医生，没有资历和经验的医生是做不好的。我深知技术，特别是某一项颠覆性技术对行业的推动作用是很大的，有时是革命性的，但技术必然只是技术，就像材料只是材料，原子弹有无比威力，靠的是核材料，但你把核材料放在一起用处并不大。我说的是，颠覆性技术也要靠整合，颠覆性技术之间的整合重要，颠覆性与常规性技术的整合也很重要，不然形不成工程。我们医学上也是这样，单项技术在局部发力是治不好病人的。我们最近在提整合医学（Holistic Integrative Medicine，HIM），就是这个意思。大家知道麝香，对治病很有效，但现在产量很少了。怎么办？人工合成吧，合成什么呢？其中最有效最有用的物质吗，NO！麝香中的所有成分在人体都是有的，只是比例不同而已。其实人工合成的胆汁也是这样，胆汁中任何成分都是人体中有的，你只要掌握各种成分的比例就成了。在厨师面前，摆的调料都是一样的，为什么不同厨师烧出来的菜是不同的呢？有的是川菜，有的是粤菜，有的是淮扬菜……主要是所用调料的比例不一样，而不是某一成分决定一切。某一成分是重要，如辣椒和花椒对于川菜，而料酒和糖对淮扬菜是很重要的，但仅此是不够的。所以只有颠覆性的厨师，而非颠覆性的调料，如果有，那就是破坏性的调料了。医生需要全面，全局治疗病人，治病才能奏效，工程师也就要全面全局掌握技术工程才能成功。我们叫 HIM，你们能否叫 HIE 呢？即 Holistic Integrative Engineering，全因素考虑下整合的工程学。

小时候，我妈教导我，说自己不会的话，一定不要模仿会的人，那样可能断句都会错。所以我今天没按会务组为我准备好的稿子念，今天我做到了。我妈教给我的另一句话，就是对着大家都会自己不会的人说话，一定不要说得太长，那样错误就越多，今天我只说 3 分钟，这一点我也做到了。都说"己所不欲，勿施于人"，今天我是"己所不会，勿讲于人"。

骨

——为《常见骨病整合诊疗学》作序

2016 年 11 月 1 日

人离开了这个世界，不用很多年，什么都会没了，唯有三个部件还可能存在。一是头发，一是牙齿，最多是骨骼。头发与牙齿能否也算骨骼，我不知道。但我知道，头发与牙齿人在世时我们睁眼就能看得到，只有骨骼深藏在肌肤之中，看不见，摸不着，但离不开。它们一辈子为人体支撑着身体，站如松，坐如钟，卧如弓，行如风……人体无论何时何地都离不开骨骼，没有骨骼，人的处境可想而知。

人类对骨骼的看重引发了对骨科和对骨科医生的尊重。由于这种看重和尊重，使骨科医生的地位不断升高。医科大学毕业的男生，如果让其自由选择职业，愿意做骨科医生的人恐怕不会低于 50%。但是，进入骨科就能当一名合格的骨科医生吗？会做骨科手术就算合格的骨科医生吗？怎样才能当一名优秀的骨科医生呢？

首先，骨骼重要，我们要懂骨，包括骨的发生、发育、分布、消长……只有具备系统的有关骨的结构和功能的知识，才有能力去当一名骨科医生。

但是，光懂骨是不够的。我们还需要懂骨的附属结构，包括肌肉、肌膜、肌腱、神经等。只有具备系统的有关附属结构及功能的知识，才有能力去当一名骨科医生。

但是，骨病有多种多样，我们需要懂疗法，包括西医、中医、化疗、放疗、手术。只有具备系统的临床知识，才有能力去当骨科医生。

但是，骨置于人体中，我们需要懂人体，包括呼吸、心脏、消化、肾脏等。只有具备系统的有关全身与骨的知识，才有能力去当骨科医生。

但是，人置于自然中，我们需要懂自然，包括食物、空气、元素、海拔、重力等。只有具备系统的自然知识，才有能力去当骨科医生。

概而言之，只有将上述所有知识整合起来，形成整合骨科学，即 Holistic Integrative Orthopedics（HIO），只有具备整合骨科学知识，才能当好一名合格的骨科医生。

张英泽教授组织全国同道编撰的这本《常见骨科疾病整合诊疗学》就是编写 HIO 的一次开端和尝试。事怕开头难，迎难不仅是一种勇气，也应视为成功。相信随着整合医学知识的不断积累，随着这种写法的不断深入，一本又一本 HIO 的书籍必将面世，我有幸先睹为快，在为其叫好的同时，奉上心得，以供同道参考。

是为序。

邓一年
我在工程院

两句口号

2016 年 11 月 20 日

在中国工程院 2016 年度学术出版委员会上的讲话，本次会议在工程院 316 室召开，由樊代明主持会议。周济、田红旗院士和学术出版委员会全体委员及机关相关人员参加会议，共约 30 人。

今天的会议有两个主要议程，一个是总结 2016 年的工作，我们用两句话，学术工作用"四聚五合 1-2-7"，出版工作用"三要五量 1+9"。两项工作既有数量又有质量，应该是大喜大贺。另一个主题是评审 2017 年学术活动申请，明年是在"1-2-7"基础上，另加 10 场国际交流论坛，每个论坛 50 万元，主要用来增强院刊，特别是主刊 *Engineering* 的。刚才大家投票了，完全按照规划要求，先后进行了三轮投票，结果是公正的，后报院常务会批准后组织实施。

刚才周院长作了重要讲话，我看也是两点，一是给位子，一是抽鞭子。所谓给位子，按照习主席的讲话，学术在工程科技中起引领作用，他是在讲完科技重要性后专门加上的这一句。刚才周院长反复强调了学术在工程院发展中的引领作用。我来工程院工作快 7 年了，一直从事学术工作，我从来认为学术在工程院工作中排老三，第一是咨询，第二是增选，第三才是学术。现在看来学术的地位在升，身份在涨。当然我们不能成第一，也不能成第二，看来要和大哥从纵队到横队排列了。比如说，我们学术每年 1400 万元经费，从来都是作为一个项目从咨询费中去取，没有我们的专项，财政部不同意专设。过去我是从潘云鹤副院长的碗里去挖一勺，后来从王玉普副院长那儿挖，现在是从赵宪庚副院长那儿挖，将来周院长是否给我们单独一份呢？第二是抽鞭子，就是地位变了任务要增加。刚才周院长说话很缓，可语气很重，明年要加那么多工作。我感觉周院长是温火，我们是青蛙，"温水煮青蛙"开始舒服，后来难熬啊！

但我们不怕难，只要大家齐心协力，同舟共济，我们会取得更大的成绩。

明年工作怎么干，我看还是那两句话：四聚五合 1-2-7，三要五量 1+9。前一个 1 又加了一个 1，后一句 9 后也加了一个 1，这就是我们的口号。带领一个团队，做一个事业不能没有口号，譬如当年"把日本侵略者赶出中国去"的口号鼓舞了士气，赢得了抗日战争的胜利；后来又靠毛主席的另一句口号"打倒蒋介石，解放全中国"赢得了解放战争的胜利。我们学术出版委员会也有两句口号，我们也会赢得胜利的。

脑老病

2016 年 11 月 21 日

在中国工程院第 39 场"健康讲座"上的主持词。本次讲座在工程院 316 室召开。由首都医科大学宣武医院神经内科贾建平教授主讲，主题是"老年性痴呆的防治"。参加讲座有两院院士及其家属，工程院机关的同志共约 100 人。

人来到这个世界时是自己哭别人笑，而人离开这个世界时是别人哭，自己呢？不是哭，也没有笑，往往是自己不知道。也就是说人离开世界后什么都不知道。但是如果人在世时也什么都不知道，不知日出日落，管你山呼海啸，甚至廉耻都没有，就是一种病了。这种病外国人叫阿尔茨海默病，中国叫"老年性痴呆"，痴呆是描述这种病病情表现的特征，但有人说具有贬低、歧视甚至侮辱病人的含义，现在正在改。我们在座的每一个人，不在座的人也一样，人人都会老的，老了就容易得这种病。怎么能不得这种病？得了这种病又怎么办呢？下面有请贾教授讲课（略）。

贾教授的报告真好，贾教授姓"Jia"，讲的可是真知识，从他的讲座中，我悟出三个道理，也就是三个字。

第一个字是"慢"，这个病是起病慢，可以说是不知不觉来，有影有踪变，无声无息走或不明不白地走。这个病有一个漫长的过程、短期内或者突然出现痴呆的表现肯定不是老年性痴呆。

第二个字是"怪"，就是发病怪。主要表现为病人与常人不一样，与他过去不一样，言行举止、思维逻辑、记事算数等都有不同。总之，这是一种神经性疾病，却表现为精神性症状。

第三个字是"难"，就是防治难。对这种病目前没有好办法，药品很多，药品越多说明越没好药。贾主任说，他的主任，主任的主任都是这个病，那就是贾主任没治好他主任的病，他的主任呢？也没治好他主任的主任的病。目前最好的预防方法还是锻炼大脑。脑是越用越灵，没见谁把脑子用坏了的。我们现在要提倡多样化，生活多样化、锻炼多样化、饮食多样化、娱乐多样化。我个人的看法，这个病不用怕，谁都会得的。如果你活得足够长，如 120~150 岁，又不因其他伤病影响生命，那是谁都要得的，避免不了的。这是一种老病，而且是脑老了的病。所以将来能否把老年性痴呆改成脑老病呢？当然别念错了，南方人说话是"N"和"L"不分的，念成"姥姥"病可不成，因为姥爷也会得的，甚至老舅老姨也会得，只要老了就会得。

HIM，医学发展新时代的必然方向

——为《医学争鸣》第 8 卷第 1 期撰文

2016 年 11 月 21 日

　　整合是时代发展的特征，也是解决划时代难题的法宝。医学历经了几千年，特别是近几十年突飞猛进的发展，为人类的健康作出了巨大贡献。但随着自然、社会环境的变化和人类对生存、长寿、健康的追求，加之专科细划、专业细化、医学知识碎片化对医学发展的双面性影响，现代医学也遇到了前所未有的难题。正如 2000 年医史学家罗伊·波特在《剑桥医学史》中写道："在西方世界，人们从没活得如此长久，也从没活得如此健康，医学也从没如此成绩斐然，但与之矛盾的是医学也从没像今天这样如此招致强烈的怀疑和不满。"人类需要在回顾总结医学发展历史的同时，提出未来医学发展的方向和道路。因此，整体整合医学（Holistic Integrative Medicine，HIM）简称整合医学的概念和实践应运而生，并得到了国内外绝大多数同行的赞同和共鸣。本文专门就 HIM 的沿革、内涵，HIM 与相关医学概念的区别以及近年来的实践作一概述。

HIM 的沿革

　　人类医学的发展经历了漫长的历史，概括起来有两个特征，可用两个"N"字形来代表。一是发展趋势。从原始社会到中世纪，开始呈上升趋势，到中世纪达高峰，继之走下坡，然后再回升发展。西医和中医都经历过这样的变化，只是中医的"N"字变化来得比西医晚一些。二是发展方式。亦呈"N"字形，开始是整合，无论是知识还是经验，都逐渐形成原始医学知识体系，继之是逐渐地分化、分科，然后出现整合的态势。其实，世界上所有事物的发展都是这样的，都是以"N"字形的方式向前推进，"N"字跟"N"字连起来就是波浪，踏着波浪，推波助澜，前行不止。这是事物发展的轨迹或规律，医学的发展也是这样。

　　在波浪发展式的医学历史中，可以将医学大概总结为三个时代。

首先是经验医学（或传统医学）时代。这一时代的形成和发展受到农业革命广泛而深刻的影响。在人类初始阶段，由于伤病袭扰，不得安宁，甚至病死或伤痛而死。在与自然界漫长的斗争过程中，人们不断积累总结，形成了许多宝贵而有效的防病治病经验，其中包括医药学、心理学等。那时医学并不像现在，专指与人体及生命相关的知识，而是与人相关的所有知识都泛指医学。如《黄帝内经》中的医学知识不过 30%~40%，其余均为哲学、社会学、心理学、环境、自然等。在这漫长的过程中，不同民族、不同地域、不同文化传统都有自己独特的医学，据传曾经创造了百种以上的医学体系。除西医学外，其中还包括世界各地的传统医学、民间疗法、冥想疗法、催眠疗法、顺势疗法、按摩疗法、芳香疗法、食疗、温泉疗法等，传统的中医药和针灸疗法也在其中。这些医学体系从不同的角度，用不同的方法诊治不同的疾病，都有其合理性、有效性和先进性。但至今绝大多数都已销声匿迹，其主要原因有政治压迫、经济剥削、武力掠夺、血腥镇压、神学崛起、宗教盛行，当然也有自己不争气的原因。就拿中国来说，除了经典中医外，还有藏医、回医、维医、朝医、蒙医等。例如中医，如果没有新中国，没有毛泽东主席等一代又一代领导人的大力支持，可能也难以发展到今天。

　　接着是科学医学（或生物医学）时代。这一时代的形成和发展受到了工业革命广泛而深刻的影响。西医学开始也不十分强盛，但由于科学方法的引入，特别是列文虎克发明显微镜后，一代又一代的显微镜技术使医学逐渐从宏观走向了微观，同时有化学、物理、数学、生物学等学科的参与，导致了西医学突飞猛进的发展，很多过去说不清楚的病因说清楚了，过去治不了的疾病治好了，西医学在所有医学体系中逐渐达到至高无上、唯我独尊的境地。但同时，一枝独秀、孤芳自赏、近亲繁殖、朝着单一方向呈唯一发展的趋势也导致了其自身难以解决的问题。人类约 4000 种常见病，其实 90% 以上并无好药可治，如最常见的感冒，感冒是我们治好的吗？所有的感冒不治也好。人类约 7000 种罕见病，其实 99% 以上无药可治，我们现今的最好方法只能是终止"妊娠"；肿瘤已成为人类四大死因之一，其实大量病例治了还不如不治。尽管一个又一个医学模式粉墨登场，循证医学不够了来个转化医学，转化医学不够了又来个精准医学……这些医学模式虽然都有其积极作用，但都是从医学发展的某一个方向、某一个角度，甚至是从某一个很小很小的角度试图解决问题，去解决人类健康这个事关全局且复杂多变的问题自然是很难做到的，所以遭到一次又一次强烈的质疑和反对。加之人类面临的健康问题，也就是我们医疗卫生服务的内容特别是疾病谱已经或正在发生非常广泛、非常深刻和非常急剧的变化：

①从过去以传染性疾病为主到现在以非传染性疾病（慢性病）为主；②从过去的营养不良性疾病到现在的营养过剩性疾病；③从过去以年轻人为主要对象的疾病到现在主要为老年性疾病；④从过去生物性疾病到现在的环境性、社会性疾病；⑤从过去以单病因为主的疾病到现在以多病因为主的疾病；⑥从过去比较简单的病种到现在相当复杂的病种；⑦从过去以早期病变为主的疾病到现在迁延至晚期病变的疾病；⑧从过去的单器官疾病到现在的多器官疾病；⑨从过去以器质性为主的疾病到现在大量的功能性疾病；⑩从过去以治病救命为基本医疗需求，到现在还要防病、保健、康复、长寿。因此，我们必须要用新的策略、新的办法应对如此巨大而深刻的变化。不然，就可能发生医学实现了科学化，但忽视了人文性；医学实现了现代化，但忽视了现代性；医学实现了国际化，但忽视了民族性；医学实现了自动化，但忽视了人体的真实性。若这样发展，我们不是走向了弊端就是走入了怪圈。我们需要从这个怪圈或弊端中走出来，不仅要重视科学如生物学，而且要认识到社会学、心理学、人文学等在医学中的重要作用，将一切与人体健康有益的、有用的知识整合到医学中，这样才能引领医学发展的正确方向，走上医学发展的正确道路。

因此，医学发展必然走向 HIM 时代。这一时代的形成和发展必将受到信息革命广泛而深刻的影响。医学发展到现在，通过大量医学研究，我们从过去很少的知识到了现在医学知识爆炸的时代；通过对无数患者的诊治，我们积累了大量的临床经验；通过不断地总结提高，我们发现了大量有效防病、保健康复的知识，这给我们收集、整理、整合形成新的医学知识体系提供了极好的机会[6]。同时，疾病的复杂多变提醒我们，用单一知识、单一技术难以解决根本问题，这就要求我们把现有与人体有关的大量知识和技术进行整合，使之形成新的医学知识体系，从而更好地为人类健康服务。

通俗一点讲，在经验医学时代，人类对医学知识的探索有限，但在实践中发现了很多有效的治疗方法，因此是治好了病，却不知道为什么。到了科学医学时代，人类对人体的研究多了，研究更深入了，从宏观到了微观，有了大量的知识积累，把事情说清楚了，但治不好病，肿瘤就是一个典型的例子。向 HIM 发展就是要把基础医学知识的探索和临床实践整合起来，使之不仅能把事情说清楚，还要治好疾病，更重要的是使患者恢复健康。这样讲，不是说微观研究不重要，更不是说不支持微观研究，而是说微观研究获得的结果一定要与整体整合起来，与生命的需求整合起来。我们不能只沉溺于微观研究中孤芳自赏，不能只游刃在分子探索中左右逢源，也不能发现海量结果却与整体失联。目前的状况是传统的生理学快土崩瓦解，经典的病理学已摇摇欲坠，医学人文已体无完肤，基础与临床隔河相望，医生与患者越来越远，医生从患者的恩人变成了仇人。这样的医学研究、医学教育和医学发展必须改革，HIM 将成为未来医学发展的必然方向和必由之路。

中国的医学发展怎么走？这是一个十分难以回答的问题。去年是中华医学会成立 100 周年。笔者认为在这 100 年中，中华医学会最大的贡献是不断地把西医药学的成果引进中国，推进了中国医学的发展，为中国人的健康、为甩掉"东亚病夫"的帽子做出了不可磨灭的贡献。但同时也带来两个问题，一是中医药学的发展速度及质量受到影响，二是专科细划，专业细化几乎走到了极端。今后的 100 年应该怎么走？继续向世界学习没有错，但我们必须发现我们自己的创新道路。过去人家行，现在也行，我们要跟着行。假如将来人家不行了，我们还得继续行才行。恩格斯说过："一个民族要站到世界科学的高峰，一刻都不能没有理论思维。"在医学也是如此。中国人在未来 100 年，能否在世界医学发展道路上从跟跑到并跑，实现领跑，我们一定要有新的思维出现，一定要有新的思想出现，这样才能走新路。中国医学要走新路，必须对走过的路进行回顾，进行总结。在新中国成立后近 70 年的发展中，总体来讲随着政治、社会经济的发展，中国医学经历了如下几个时期。

一是俄文时期。这个时期大致是 1949—1956 年。新中国成立后，中国的生产关系逐渐从私有制向国家所有制发展，人民当家作主，从而引发生产力大幅解放，人民逐渐安居乐业。这个时期的社会管理主要是引用苏联模式。医学的发展也是一样，向"老大哥"学习，大家都学俄文。我们医学的办学方式、教材内容、专科设置，都向苏联学习，而对当时西方医学的发展方式重视不够。中国科学院、中国工程院很大一批老院士都是这个时期培养的。这个时期对于我国医学体制的建立、形成、改造和提高起到了十分重要的作用。

二是薄文时期。这个时期大致从 1957—1965 年。由于当时搞"大跃进""人民公社"，经济下行，国民经济受到重创。苏联撤走援助专家，大量在建工程被迫停工，加之连续 3 年的干旱，在社会和经济受到重创的同时，医疗卫生与文化也一样遭到重创或极大干扰，大量的中学被迫停课，1960—1965 级医学院校的大学生都停课到农村参加社会主义教育运动。

三是毁文时期。这个时期大致在 1966—1976 年。十年"文化大革命"的发生和推进，极大地摧垮了我国的科技文化战线，医学受到的冲击尤为严重。广大医学生停课闹革命，工农兵大学生和工宣队进驻大学做教改。医学教材被大幅删减，很多政治口号被写进医书中。这个时期不仅毁掉了外文，也毁掉了中文。

四是译文时期。这个时期大致在 1977—1985 年。这个时期我国恢复了高考制度和研究生制度，十一届三中全会催生了科学的春天，也引来了医学发展的春天。但是，那时医学研究缺经费，学术讲台缺教师，图书馆里缺资料，加之医学人员的外文水平，特别是英文水平普遍不高，从而掀起了学习英文的热潮，同时也掀起了医学书刊英译汉的热潮，光《国外医学文摘》就达几十本分册。

　　五是中文时期。这个时期纵跨 1986—1995 年。在这 10 年中，医学研究受到极大重视，派出国外学习的人数普增，研究经费大涨，产出论文骤增，但还是多以中文发表。各种各样的中文医学专著也应运而生。此前，中国只有《实用内科学》《实用外科学》，这一时期医学各专业大量专著面世，医学各专业大量专刊也应运而生。这一时期，研究活动、产出的数据增多，很多学者分析结果、总结结论、书写论文，不按规则办事，不按规矩出牌，因而出现了大量不合格的论文。近期有一位著名的国外学者统计了近 100 年来在 *NEJM*、*JAMA* 和 *Lancet* 上发表的最有影响力的 49 篇论文，结果发现约 1/3 是错的。为了纠正和减少此类问题，国外提出了"循证医学"（Evidence-Based Medicine）的概念。

　　六是外文时期，或称英文时期。这个时期大致为 1996—2005 年。自 1996 年以后，回国人员增多，医学研究的数量和质量提高，加之国家倡导，在国外发表论文的数量逐渐增多。那时谁发表外文论文多谁就能获得国家杰出青年基金、就能当长江学者。国外的英文出版社或编辑部看到了这个势头，拼命增加新期刊，水平高的老期刊增办系列分刊。这个时期主要讲 SCI 论文的篇数，但发表在 *Cell*、*Nature*、*Science* 等高质量期刊上的论文很少。这一时期，医学研究得到了广泛重视，基础研究产出大量成果，但是难以应用到临床。有一位国外学者统计了 10 年前在世界顶尖杂志发表的 101 篇论文，结果发现只有 1 篇文章用于临床。面对基础与临床间出现难以跨越的鸿沟，国外提出了转化医学（Translational Medicine）的概念。

　　七是影响因子（impact factor， IF）时期。这个时期从 2006—2014 年。由于国内 SCI 论文发表数量激增，国内外普遍强调文章发表的期刊质量及 IF。这个时期，CNS（对 *Cell*、*Nature*、*Science* 三大顶尖期刊的简称）论文逐渐增多，大量医学知识、专利、成果不断涌现。这个时期倡导的是 IF，谁的论文 IF 高，谁就优秀。此时，国家自然基金委提倡资助创新研究群体，以此整合力量形成大的研究团队，协同攻关、聚焦解决共同关注的问题。这一时期，医学研究不能为防病治病带来益处成为突出问题，近 50 年在世界范围内研制出的理想药物很少，有些药品用到临床后，一年达 500 亿美元产值，结果因为发现对某个重要器官有毒副作用，一夜之间全部撤市 [7]。在美国，住院的死亡患者中约有20%出现过药物不良反应，这在第三世界发展中国家情况可能更为严重。为此，国外提出了精准医学（Precision Medicine）的概念。

在中华人民共和国成立后横跨近70年的7个历史时期中，中国的医学似乎都在为"文"而奋斗，从俄文、薄文、毁文、译文、中文到英文，真正推动医学发展的成果并不令人满意。所以有外国人形象地说：什么是医学或药物，就是将一种或几种化学物质注射给小鼠，通过体内一系列反应，最后从小鼠屁股中生出一些 SCI 论文。但我不完全这么看，通过这近70年的发展过程，我们奠定了基础，培养了人才，找到了经验，为以后的厚积薄发提供了机会。

八是 HIM 时期。从近年开始，我国的医学已逐渐进入 HIM 时期。由于医学研究中大量知识的发现，由于临床研究中大量经验的积累，由于疾病防治中大量问题不能得到解决，医疗中出现显著专科细划、专业细化、知识碎片化，就需要以人为本、加以整合，为形成新的医学知识体系打下基础。这一时期，国内率先提出了整体整合医学，简称整合医学（HIM）。

HIM 的内涵

HIM 是从人的整体出发，将医学各领域最先进的知识理论和临床各专科最有效的实践经验分别加以有机整合，并根据社会、环境、心理的现实进行修正、调整，使之成为更加符合、更加适合人体健康和疾病诊疗的新的医学体系。HIM 是未来医学发展的必然方向和必由之路。HIM 的理论基础包括三个方面。

一、整体观（Holistic）

人是一个整体，是一个有生命的整体（没有生命的整体叫尸体），而且不同的个体有其独特性。①个体难以代表群体；②体外难以反映体内；③人体的内外环境迥异；④结构并非功能；⑤局部之和不是整体；⑥微观难以代表宏观；⑦静态与动态有别；⑧瞬间结果与长期结局有差异；⑨直接与间接的关系不同；⑩科学是必然性但医学常有偶然性；⑪生理与心理间联系的错位；⑫客观与主观并非一致；⑬数据与事实有别；⑭证据与经验失联；⑮因果与相关不同；⑯科学与伦理有悖；⑰理论与实践脱节。因此，我们不能简单地把局部、瞬间、直接观察到的现象笼统地认为是整体的表现；也不能一概将与正常相异的数据与指标都认为是疾病；也不能一概认为疾病都对人体有害。要从整体观察、综合评估。病人是病的人，而不只是生病。打一个很不恰当的比喻，狼狗不是狼而是狗；狗熊不是狗而是熊；熊猫不是熊而是猫；猫头鹰有猫头，但它实质是只鹰。因此，医学必须把病人当成人而不是一个病。

二、整合观（Integrative）

整合是将现有一切与人体有关的知识经验加以收集整理，有所取舍，优中选优，精益求精，然后将其整合成更加符合、更加适合人体疾病的诊疗和保健康复的新的医学知识体系。整合要从整体出发，要以人为本，整合就是要：①还器官为病人；②还症状为疾病；③从检验到临床；④从药师到医师；⑤身心并重；⑥医护并重；⑦中西医并重；⑧防治并重。要将医学专科过度细划、医学专业过度细化、医学知识碎片化的状况扭转过来。我们不要将 HIM 简单视为一种回归或复原，而应是医学在新历史时期的一种发展和进步。HIM 不仅要求我们把现在已知各生物因素加以整合，而且要将社会因素、环境因素和心理因素等也加以整合；不仅需要我们将现存与生命相关各领域最先进的医学发现加以整合，而且要求我们把与医学相关各专科最有效的临床经验加以整合；不仅要从呈线性表现的自然科学的单元思维考虑问题，而且要从呈非线性的哲学的多元思维分析问题。通过这种从单元思维向多元思维的提升，通过这四个整合过程的再整合，从而构建更全面、更系统、更合理、更符合自然规律、更适合人体健康维护、疾病诊断、治疗以及预防的新的医学知识体系。整合与混合、融合、配合、结合、组合都不同。混合是无序的，融合是被动的，配合的过程是分主次的，结合的过程是有条件的，组合的目标是限定的，是依规则办事，按规矩出牌，最终结果难超预想目标。但整合是有序的、主动的、不分主次的和没有条件的，整合的结果是青出于蓝而胜于蓝，而且是远胜于蓝。

整合的过程至少可分三个层次：一是串联式整合。串联式整合的结果是形成一条线，或者说是用一条线将相关的诸多因素串联起来。这种整合通常表现出层次感或层级感，呈纵形或竖形表现形式，相邻上下两因素间有明确的因果、先后、主次等关系。如分子—细胞—组织—器官—系统—全身，或症状—体征—检查—诊断—治疗—预防，呈递进、递增式关系，反之又呈递退或递减式关系。这是一种最常见最简单的整合。整合的线性结果易折，可用以解决普通、单一的问题。例如住院医师或主治医师在临床实践中解决最多的诊疗问题。二是并联式整合。并联式整合的过程是将各种线性的呈串联式整合的结果并列排列，整合的结果是形成一块板，然后分析各纵向或竖形关系间的横向相互关系。这种整合比串联式整合涉及的因素更多，关系也更复杂，要求了解更加全面。通常表现的是层面感。不仅表现出相邻上下两因素间的关系，而且同时反映相邻左右更多因素间的因果、先后、主次等关系。这种整合可以解决比较复杂棘手的问题，整合的板状结果易碎。临床实践中有些疑难棘手的病例就得用这种方法来解决，需要具有较多经验的本专业的专家才能胜任。三是交联式整合。交联式整合的过程是将若干呈板块状关系的因素叠加整合形成一个立体或称整体。其涉及的因素是大量的，甚至是无限的；其涉及的因素也是多变的，甚至是无穷的。无限的因素会在瞬间发生无穷大的变化，这就是人体整体的本质和特征。而且，各因素横竖间并不依次循序，亦不每每相关，相互间还可能是跳跃式或交叉式的间接关系，相邻因素间可能并无直接联系，即近邻间并无关系却有"远亲"关系。有时难分因果，难分先后，难分主次，具有隐匿性、隐藏性。此外，相互间的关系还可随时态发生变化，表现出盘根错节、错综复杂、甚至杂乱无章，但可呈现出整体感或坚固性。其中的交互连接剪不断，理还乱，方向是多向的，既相互依存，又相互影响，牵一发而动全局。这是一种最高水平的整合形式，就像一栋复杂的建筑物，其间的组合既有钢筋、水泥，又有木头、钉子；既有上下、左右关系，还有斜形、环状关系。这种整合的结果易塌。临床实践中遇到的极为复杂的病例，特别是危急重症就是这种状态，需要多学科专家在一起会诊，其间存在的串联式、并联式和交联式关系互相交织在一起，有时甚至需要计算机或统计学专家帮忙，可还是解决不了问题。

串联式整合只需逻辑思维，即直观直白，就事论事；而并联式整合需要抽象思维；交联式整合更需要形象思维。在医学实践中，其实三种整合方式同时存在。临床医师在抢救疑难重症患者时，看到症状、体征、检查数据后，他在进行串联或并联式整合思维的同时，已在脑中形成了这个患者结局的形象，整体的形象。只有后者，也就是形象思维才能把握抢救时机，最终获得成功。举一个非常浅显的例子，天气预报经常出错，例如天气预报说今天晚上不会下雨，结果下雨了。气象台靠的是逻辑思维，最多是抽象思维；可一个当地的老农民，他斩钉截铁地说"今天晚上肯定要下雨"，结果下雨了，他预测对了。老农民并不懂气象科学数据，他靠的是感觉和感受，靠的是形象思维。又如蚂蚁，一见蚁群搬家，必然下雨，而且是下大雨，蚂蚁更不知气象数据，它们靠的是体会、经验，靠的是形象思维。

三、医学观（Medicine）

医学是一门极为复杂的学问。希波克拉底说过："医生治病有三件法宝：语言、药品、手术刀。"他把语言排在了第一位。加拿大医学家奥斯勒说："医学是不确定的科学，是可能的艺术。"因为生命只有概率，没有定数。医学并不等于单纯的科学，也不同于纯粹的哲学。医学充满了科学和哲学，但同时还有社会学、人类学、心理学、语言学、法学、经济学、艺术……可以说凡是与人体相关的学问都可纳入医学。科学只是医学的组成部分，科学研究的结果必然是 100% 和 0，而医学是从 0~100% 中找可能性，所有可能性都可能发生。科学研究只要得到结果就可以得出结论，不管其有用或无用，也不管近期有用或长期有用。而医学研究得到结果、得出结论还要看结局，如果结局不好，其结果和结论都是无用的。因此：①我们可以用科学的理论帮扶医学，但不能用之束缚医学；②我们可以用科学的方法研究医学，但不能用之误解医学；③我们可以用科学的数据助诊疾病，但不能用之取代医生；④我们可以用科学的方法形成指南，但不能用之以偏概全。

HIM 就是从整体观、整合观和医学观出发，将人视为一个整体，将医学研究发现的数据和证据还原成事实，将临床实践中获得的知识和认识转化成经验，将临床探索中发现的技术和艺术聚合成医术，在事实、经验和医术这个层面来回地实践，不仅要看结果与结论，而且要看结局。反复实践，实践出真知，这个真知就是 HIM。HIM 并不是一种实体的医学体系，严格地讲是一种认识论，也是一种方法学，其实施的结果是创造一种新的医学知识体系。

创造新的医学知识体系就像建造万里长城。万里长城既可安内又可御外，就像医学对人体健康的维护一样。万里长城绵延万里，雄伟壮观，其实建造万里长城重要的是三个因素：一是图纸或模型（template），二是砂浆（adhesive），三是砖头（brick），三者缺一不可。HIM 就是要构建新的维护人体健康的万里长城，其图纸是 holistic，即整体；砂浆是 integrative，即整合；砖头是 medicine，即医学（模式）。没有砖头建不了长城，但光有砖头绝对建不成长城。三者必须同时具备，强调任何一个因素都是建不了或建不好万里长城的。整合这个过程是十分复杂的，因为自然在变，人体在变，社会在变，医学药学方面的知识也在变。所以，作为一种认识论和方法学，HIM 将是医学发展长河中一个永恒的主题。建万里长城有三要素，但最重要的是人；HIM 也要有三要素，但最重要的还是人，这些人就是我们从事医学的学者。

HIM 与相关医学概念的区别

在 HIM 概念提出的同时或之前，国内外相继出现过在不同侧面与之相近的概念。但与这些概念相比，HIM 有其截然不同的特点或特征。

一、Holistic Medicine

Holistic Medicine 强调人的整体性，不能总盯着疾病，要有高水平的幸福感，强调心灵、身体与精神的结合，但 Holistic Medicine 过于注重心理、社会等外部因素对人体的影响，把一些无关紧要的东西当成了医疗的主要因素。就像是收集了大量造飞机的零件并堆在一起，说不相关也相关，说相关又并非离不了。HIM 是把重要、主要且与飞机直接相关的零件不仅收集起来，而且要整合成飞机使其飞上蓝天。所以 Holistic Medicine 只是 Holistic 了，但不能成为理想的 Medicine。

二、Integrative Medicine

虽然 Integrative Medicine 直译也称整合医学，但其内涵与 HIM 完全不同，它是用一些非主流的医学知识或技术来补充（complementary）或替代（alternative）主流西医学，所以也称补充医学或替代医学。其选取的知识或技术除中医的针灸推拿外，甚至包括冥想疗法、催眠疗法、顺势疗法、芳香疗法、温泉疗法等。所以 Integrative Medicine 犹如给旧棉袄（穿了几个洞）打补丁，而 HIM 是用全新的棉布制作一件新棉袄。

三、中医学

中医学不仅注重人体自身的统一，而且强调人与自然和人与社会环境的统一性。中医学把人看成一个整体，在结构上不可分割，功能上相互协调，病理上互相影响，以调节整体来治疗局部病变，表现的是整体医学思想。但其提出的很多宏观思想没有也很难得到科学研究的证实，理论与实践间黑箱很多，涉及因素、治疗决策难以取舍。HIM 不仅考虑到整体，而且将现有医学知识及技术相整合。例如要建一幢房子，中医学好比绘好的一张图纸，而 HIM 是要用各种建筑材料按图纸使其成为现实，即建成一幢房子。事实上 HIM 直译应为整体整合医学。

四、全科医学

全科医学强调一个医师掌握多种本领、多学科知识或技术，但每一种本领都只是一般能力，相当于在医师能力培养上做加法，即 A+B+C= 和，是建立在现有基本理论和普通实践基础上的，是一种通识教育下的发展模式。而 HIM 是整合各学科最先进的知识和技术，使之形成新的医学知识体系，是在做乘法，即 A×B×C= 积。全科医学好比烩菜，而 HIM 是精品菜，前者是混合，而后者在选料、配料、烹饪的步骤次序都有讲究。全科医学解决看得了的问题，而 HIM 解决看得好的问题。HIM 可以极大地引领和促进全科医学的发展。

五、多学科治疗

多学科治疗（Multiple Discipline Therapy，MDT）与全科医学很相似，是目前解决分科太细造成医师知识面窄的一种办法。遇到疑难重症患者，当单一学科解决不好时，邀请多学科共同会诊，研讨出综合、合适的治疗方案，做到权衡利弊，提高疗效，减少副作用，是现有医疗水平的一种组合、折中，有点像抱团取暖，而 HIM 的目的是提高室温。MDT 带来了一定积极作用，但诱发了年轻医师的过度依赖性，过去一个内科医师应该对呼吸、心脏、消化、血液等常见病、多发病都可以看，现在看不了了，甚至科内都要会诊。即该自己干的都干不了了。这种状况造成本该一个医师看的患者要几个医师看。例如美国 Mayo诊所，一年才 100 多万的门诊量，工作人员达 60 000 多人，人均是我国的几十倍，可能还要扩大，但效果未必就好，这就是 MDT 的局限性。

六、整合医学

针对恶性肿瘤晚期疗效不佳，近年有人提出对肿瘤实施手术、化疗、放疗、免疫治疗、中医和护理等综合治疗，也有"整合医学"的提法。但此处所提的"整合医学"实际上是一种综合治疗，相当于 MDT，而 HIM 为整体整合医学，其目的不是一种具体的疗法，其本身是一种认识论、方法学，目的是要形成一种新的医学知识体系。HIM 的"整"有两层意思，一是整体，二是整合；HIM的"合"也有两层意思，即通过整合形成新的医学知识体系，会更加符合、更加适合人体健康的维护和疾病的治疗。因此，同样是整合二字，彼整合绝非此整合。前者在集结方式上很像团伙，比较松散，个体间并未优选；而后者在组织方式上恰似团队，比较紧密，个体间经过优选。两者不仅追求的目标不一样，而且形成的战斗能力迥异。

七、循证医学

循证医学又称"实证医学"。证据是循证医学的基石，遵循证据是循证医学的本质[14]。但客观的证据是否一定就反映真实的情况，这要看证据是在什么时候取，用什么方法取，以及取多大样本量。单一证据难以代表全貌，证据太多难以分辨结果，而且同一种疾病在不同患者表现的症状常不相同，且随时间发生变化。HIM 是在纷繁海量证据中去粗取精、去伪存真。将数据证据还原成事实，将知识共识转化为经验，将技术艺术聚合成医术，然后在事实、经验、医术层面来回实践，最终形成整合医学的知识体系。因此，循证医学是在用数学方法研究医学，而 HIM 是在用医学的方法研究医学。医学的研究方法除了数学外，还有更加反映人体本质特征的重要元素。

八、转化医学

转化医学是将基础研究的结果转化为临床上为诊疗方案或产品，强调从实验室到病床旁的无缝链接。但实施 18 年来，进展缓慢，收效甚微。根本原因是基础研究所获结果绝大多数难以用到临床，甚至会误导临床实践；另外很多有效的临床实践很难用单一的基础理论去解释，即说不清楚，但是有用。倡导者又转而提出精准医学。HIM 亦提倡基础与临床结合，但结合的是对临床有用、有效的结果。另外，大力开展成功的临床实践及其基本理论的研究，再用到临床，螺旋上升，波浪前进，不断提高。因此，转化医学的做法端出来的总是生米，而 HIM 要求的是熟饭。

九、精准医学

精准医学的想法是诱人的，但过于理想化，有些背离医学的本质。它依然还是在用 DNA 测序或基因组学等方法在人体中发掘数据、寻找证据，且把目标定位到更加微观的层次上，试图用大数据去寻找过去发现不了的证据。而 HIM 并不反对微观研究，但研究目的一定要解决宏观，即人整体的问题。不能发现了分子，治好了分子，而对病变、疾病的治愈乃至整个人体的康复无益。所以精准医学有点像美国人反恐，擒贼先擒王，结果抓住了本·拉登，全世界的恐怖活动却愈演愈烈。本·拉登该抓，但应该静下来分析全世界产生恐怖主义的根源，分析到了原因，才能有效反恐。HIM 的实施是从人体整体多因素综合考虑，追求的目的是"天下太平"。

HIM 并不贬低、否定和排斥上述 9 种医学模式的先进性和有益性，但这些模式都是聚焦在医学发展的某一个侧面或局部，暴露出明显的局限性。若将这些医学模式进行有机整合，有所取舍，扬长避短，它们将会成为 HIM 的重要元素，并将为 HIM 提供强力的支持和帮助。例如转化医学可为 HIM 提供路径，循证医学可为 HIM 提供规则，精准医学可为 HIM 提供目标。好比一个人出门要走到目的地，需要有路径、路沿和路标。转化医学好比 HIM 的路径，循证医学好比 HIM 的路沿，精准医学好比 HIM 的路标。显然，要到达目的地，路径、路沿、路标缺一不可，但更重要的是走路的这个人，这个人就是 HIM。再打一个比方，一个人要驾车前行，车不能缺少车轮、边灯和方向盘。转化医学好比车轮，循证医学好比边灯，精准医学好比方向盘。众所周知，边灯、车轮和方向盘都是这个车的重要部件，没有它们不行，但光有它们也不行，因为还要有发动机、油箱、车座、刹车、挡风玻璃等，这台车可循着路沿、踏着路径、盯着路标，但要到达目的地，最重要的还是那个驾驶员，驾驶员就是 HIM。

近年来 HIM 的实践

HIM 的理念提出时间不长，但已得到国内外医学界的广泛响应和共鸣，而且出现了很多开创性的实践。

一、成立 HIM 的学术组织

目前已经成立的全国性 HIM 学术组织有：中国研究型医院学会 HIM 分会、中国医师协会 HIM 分会和中国中医促进会整合消化病学分会。正在筹备即将成立的有中国抗癌协会整合肿瘤学分会、中国健康协会整合健康学分会、中华预防医学会整合预防医学分会、中华医学会 HIM 分会和中国抗衰老协会 HIM 分会等。已有 3 所高等院校成立了 HIM 研究院，1 所高校成立了整合药学院，1 所高校成立了 9 年制整合医学院。特别是中国医师协会 HIM 分会，除有 6 名院士外，还有近 80 位医科高校的院（校）长加盟。医学界对 HIM 的关注度可见一斑。

二、成立 HIM 研究中心

到目前为止，已在全国 105 所医院成立了 105 个 HIM 中心，这些中心分布在全国 27 个省、市、自治区，每个中心都各自针对一个自己感兴趣的医学难题进行协同攻关。如西京消化病医院就是根据目前合理用药存在的问题，和北京太元通公司合作创立了临床安全合理用药决策系统 DRUGS。该系统已在全国 130 余家医院应用，反响良好。

三、举办 HIM 学术会议

目前已举办全国性 HIM 专门会议达 40 余次，例如第一、二届中国研究型医院学会 HIM 会议（新疆）；第一、二、三届中国整合心脏病学论坛（北京）；第一、二、三届中国中西医结合整合消化病学术会议（北京）；还有在重庆、武汉、南京、上海分别召开的整合消化病学会议；在沈阳召开的整合心血管病学术会议。特别是 2016 年 10 月 8 日在西安召开的"中国整合医学大会"，主题为"贵在整合、难在整合、赢在整合"，参众达 4000 余人，分 1 个 HIM 主论坛和 15 个专业的 HIM 分论坛。主论坛的报告设"医学与科学""医学与哲学""医学与心理""医学与人文""医学与伦理""医学与药学""基础与临床""中医与西医""精准靠整合"等主题。近 50 家媒体予以现场报道。2016 年 10 月 30 日在北京召开的第二届整合医学论坛，主题为消化与呼吸的整合。以北京为主会场，上海、广州、南京、杭州、武汉等 11 个城市设分会场，各地参众非常踊跃，光深圳一个分会场参众就达 2000 余人。

我就 HIM 已在全国医学领域 87 个专业学会召开的 80 个全国性专业学术会议上作过特邀报告，一场参众人数从数百人到数千人不等，如中华临床药学会、中华肾脏病学会、中华糖尿病学会、中华医院管理学会参众都近 10 000 人。另外，我还在 100 余所医科院校作过 HIM 专题报告。

四、编撰 HIM 杂志

《医学争鸣》（Negative）是秉承理性争鸣、科学否定精神，积极倡导 HIM 的相关理论思想的综合性学术期刊，目前已编撰发行 7 卷 42 期。该杂志原系《第四军医大学学报》，改为《医学争鸣》后发行量最多时达到了 14 万余册。《中华消化杂志》《中华肝脏病杂志》《中华内分泌代谢杂志》《中华医学杂志》《中华内科杂志》，以及 *American Journal of Digestive Diseases* 和 *Front Med* 都刊登专稿或辟出专栏登载 HIM 的文章。

五、编写 HIM 的专著

目前已编成并出版的 HIM 专著达 20 余本，如《整合肝肠病学》《整合眼科学》《整合胰腺肿瘤学》《整合大肠肿瘤学》等。人类医学史上第一本《整合医学——理论与实践》共 60 万字，已由世界图书出版西安公司正式出版。这些专著详尽地介绍了所涉及领域的知识进展，如胰腺癌，一般的教科书也就 4~5 页，而写成出版的《整合胰腺肿瘤学》长达 800 多页，《整合大肠肿瘤学》也达 300 多页。

六、编写 HIM 教材

组织编写高等医学院校电子教材，其中主编 60 名、副主编 300 余名、编委 2000 余名。这部 HIM 教材，文字比纸质版增加了 1000 多万字，图片是纸质版的 10 倍，特别是视频内容高达 2000 余小时，是一套动静结合，比较理想的教科书，目前已在 60 余所医科院校试用，反响良好。另外，由中国医药出版社组织编写的全国医学高等院校五年制临床专业 HIM 教材也已出版发行。据悉，重庆医科大学组织该校专家编写成整合医学教材，正在试用，待取得经验后推广。

七、成立 HIM 病房

全国已有多地开设 HIM 的病房，特别是第四军医大学（现为空军军大学）已成立 8 个院中院，把消化内外科、心脏内外科、神经内外科等相关科室分别整合到一栋楼，资源共享，人才共培，效果很好。特别是西京消化病医院，已建成了较为理想的 HIM 病房，连续 7 年在全国专业学科排名中位列第一。

社 会 反 响

HIM 的理念和实践受到社会和医学界的广泛关注。其中 "Holistic Integrative Medicine" 在 *Am J Digest Dis* 2014 年第 1 卷第 1 期全文发表，长达 15 页。"HIM, Towards New Era of Medical Development" 已被接收将在 2017 年 *Front Med* 上发表。《三千年生命科学的进与退》《医学与科学》《再论医学与科学》《整合医学初探》《整合医学再探》《整合医学纵论》《整合医学——医学发展新时代》《医药互为师》《加减乘除话医改》《精品战略与学校建设》等论著长达 50 余万字，已在国内 20 余家报纸、杂志、网络上全文发表或摘登。《医师在线报》近两年每期一版，冠名为《樊院士谈 HIM》，已登载 101 期 101 版，并仍保持连续登载，受到大量读者的好评和讨论。由樊代明、钟南山院士牵头，近 70 位两院院士作为发起人搭建的"大专家.com"（又称"HIM.com"）互联网平台，旨在进行科普宣传、基层医师培训和医疗咨询。目前已有 10 万余名副主任医师以上专家参加。至 2016 年底有近 30 万名医师加盟。这支队伍称为 HIM 医师队伍，其中一线医师负责回答全国医师提供的疑难病例，建议诊疗意见。如果有困难，可转给二线医师，二线医师有困难，上转三线医师，三线医师由各领域院士和全国历届主委担任，如再有困难，可介绍患者到知名医院的知名专家处直接就诊。目前全国各地给该系统上转的疑难病例每天已达 5000 例以上，受到广大基层医师的好评和推崇。

结 语

《易传》称"形而上者为道"，笔者以为道是哲学；"形而下者为器"，笔者以为器是科学。医学呢，笔者以为形而中者为医。作为医师，上须通道，一个不懂哲学的医师，就事论事，一定不是好医师；下须达器，一个不懂科学的医师，同样也不是好医师。我们的服务对象，即每天见到的患者，如果从微观层面来看，分子、原子、离子、电子，其表现的因子无限多，英文我们可以叫 Diversity，即多样性；表现的形式瞬息万变，因而是无穷大，英文我们可以叫 Dynamic，即动态性。因为这两个 D，如果我们只用逻辑思维，可以找到数不尽的因果关系，但常是局部的、瞬间的，可能与全局无关，可能与长期无关。如果我们用抽象思维，可能更接近正确，但由于所处角度及个人的能力有限，各自抽出来的象可能都有不同，甚至难以代表整体，经常出错。如果我们用形象思维，把患者这个"象"看成一个不可分割，局部虽随时变化，但全局则恒定存在的整体，注重形象、服从形象、分析形象，我们的认识就可能更加全面，处置就更加正确。患者有时某些指标变了，但仍处于健康状态。反之，有些患者患病很重，但全身各项指标都保持正常，如病人患了抑郁症都跳楼自杀了，但身体的化学或物理指标却是完全正常的。因为对医学来说，定性要比定量重要，而且是重要得多。俗话说，人算不如天算，这就是我们为何推崇、研究、提倡 HIM 的原因及理由所在。

生命的本质是越来越短，但人们对寿命的期望却是越活越长。这就决定了医学和医学发展的重要性。医学研究的知识和医疗实践的经验越集越多，但总是不能满足人们对保健、治病、康复的需求，所以决定了对医学的探索永远没有止境。HIM 并没有否定经验医学和科学医学的本质及贡献，更没有将自己与传统、经验和科学相隔离，反而是视其为基础，依其为后盾，在新的历史需求下更加发扬光大。这不是喜新厌旧，而是推陈出新；不是折返回归，而是迈步前行。因为是向前看，向前走，所以她面临的必然是一片新天地，一派新气象，一个新时代。

大师赢在整合

2016 年 11 月 22 日

在中国工程院第五届教育委员会第五次会议上的发言。本次会议在工程院 316 室进行，田红旗院士主持会议，徐匡迪、周济、樊代明、朱高峰、谢克昌等 17 位院士，时任教育部杜占元、林蕙青副部长及相关院校的代表共约 60 人参加会议。

我参加工程院教育工作委员会已经是第七个年头。我个人觉得，这项工作应该是我们的副业，主业应是教育部管。今天杜占元副部长和林蕙青副部长都到会了，他们那里有那么多管教育的行家里手，我们工程院应该主要在工程科技人才教育培养方面为他们做一些咨询研究，为他们的决策提供一些意见或建议。

从今天申请和完成的课题中，我发现了一个共性问题，我们还没有注意到，现在我们培养的工程科技人才中，最缺的是什么？缺的是整合能力，也许你们工程叫集成能力。工匠是零件做得好，但工程师需要把零件或配件做成机器。前不久，在某个地方开过一个教改会，好多校长参加，他们都一个一个畅谈各自学校办得好，有多么多么好，最后轮到我，我说我也当过校长，我不同意他们的意见。为什么？他们都把自己的孩子送到国外学习去了，只把老百姓的孩子留在自己学校教，自己都没有信心怎么能说好呢？送到国外学什么呢？我看学的主要是整合能力（Integrative Ability）。我们不能只会造一个零件或配件，也不能只会修一个零件或配件，种树不成林，积沙不成塔，要树要沙是没用的。科学家有科学家的标准，工程师有工程师的标准。美国开始有两个院，一个是国家科学院，一个是国家工程院，为什么要有两个院呢，因为二者有不同。从去年开始又专设了国家医学院，说明医学与科学和工程都有区别。我这样想，科学就是把外部世界装进自己脑子里，工程师是把脑子里的东西用到世界上。医生呢？是把病人的情况装进脑子里，再把脑子里的东西送到病人中。科学家做的是论文，工程师靠的是图纸，医生是把论文和图纸开成处方。无论是科学家、工程师或医生都需要整合能力。

大凡大师都有整合能力，我们需要培养工程科技人员的整合能力，大师赢在整合。

我老了

2016 年 11 月 22 日

中午收到学校发来的传真，通知我今晚必须赶回西安，因为国家科技部的王志刚书记和徐南平副部长率队要来考察国家消化病中心，我是该中心主任，要当面汇报。

下午 5∶00 开完院常务会及党组会后，即驱车去机场赶晚 7∶00 的飞机，车至半途，西安来电话说，从下午开始下大雪，航班几乎完全停飞，建议我赶高铁回陕。我们调转车头，直奔北京车站，并用手机订到最末班 G25 次高铁。紧赶慢赶，当我冲进车站时，发现广告牌上没有开往西安的 G25 次，我立即赶至询问台，服务员说，G25 自 6∶55 晚至 8∶30 开。当时车站人山人海，因为很多车次停运，有的旅客在等，有的去窗口换票或退票。

因为 G25 还有一个半小时，我想找一个地方休息，突然发现有一个牌子，上写"军代处"。当我跑去问时，说是军代处已经撤销，目前已没有军人候车室，只能跟老百姓一样。我请服务员帮助找个地方，她让我出示身份证，我顿时觉得有戏，好轻松！她瞄了一眼说，去 10 号候车室吧。我问，那是军人候车室吗？不！军人候车室已取消，那里候车的是老弱病残，我大吃一惊，我去那是算什么身份。你是老人啊，都 64 岁了嘛，我恍然大悟，我老了，当兵都 44 年，军衔已是少将了嘛。

G25 一晚再晚，到晚 12 点我才上车，坐了一晚上，当列车到达西安时，已是 23 日早上 6 点 16 分。616，六六大顺！

医学之问

2016 年 12 月 2 日，在第九届健康中国论坛上，"大专家.com"发起人、中国工程院时任副院长、中国工程院院士、西京消化病医院院长樊代明以一番酣畅淋漓的演讲，赢得了现场听众的喝彩声。

樊院士演讲的主题是"现代医学的困境与出路"。他认为，健康事业是一个非常复杂、系统的工程。医学在较短时间内逐渐实现了科学化、现代化、国际化和智能化，但同时忽视了人文性、现代性、民族性和真实性。现代医学的出路在于，把数据、证据还原成事实，把认识、共识转化成经验，把技术、艺术提炼成医术，通过整合医学倡导的认识论和方法学来形成新的医学知识体系。原载《健康时报》（2016 年 12 月）。

习近平主席指出，要把人民健康放到优先发展的战略地位。学习习总书记的讲话，我的体会是保障和促进健康是人类最伟大、最崇高、最重要的事业，过去我说"之一"，现在不说"之一"了。因为习总书记说"优先"，没说"之一"。的确是这样，一个人的健康没有了，人都不在了，还谈什么其他的呢？

但健康这项工程，包括医改，是一个非常复杂、系统的工程。不能说我们不重视，领导没少讲，上上下下；文件没少发，大大小小；试点没少创，星星点点；但为什么总是不满意呢？因为它是非常复杂的系统工程。有时局部的、单因素的或短时效的某项改革可能对系统工程不一定有好处，有时还有伤害。奥巴马用那么多钱做这件事，快卸任了还没做成，就是这个原因。

李克强总理指出，要用中国的办法来解决中国的问题。这是对的，但什么是中国的办法？各有各的说法。中国工程院开展了"我国全民健康和医药卫生事业发展战略"的研究，我们组织了 83 位院士，近 100 位各部委的机关干部，近 1000 位专家，深入到 29 个省、自治区、直辖市，光开会就开了 200 多场，还派往 9 个国家进行调研，形成了一个综合报告，已上送国务院供领导决策参考。我们提出的建议有五条：

第一条，立法。健康一定要立法。新中国成立快 70 年了，现在还没有一部完整的"健康促进法"。我们是法治国家，不能"无法无天"地干。

第二条，改制。健康事业涉及方方面面，很多个部委都在管，政出多门，九龙治水，国家需要成立一个"人口与健康大部"，最好是副国级，直接由国家领导人牵头管理。

第三条，投入。钱不是万能的，但没钱万万不能。美国可以拿出 GDP 的 17% 投入到健康，中国现在是 5%，能不能取一个中间数，如 10% 或 11% 呢？

第四条，监督。一定要有一个第三方监督机构，例如人大，赋予其足够的权利，像中纪委监督党政干部一样，这样来监管，看看究竟干得怎么样。

第五条，行动。要有一系列的行动计划，我们大致提出六大行动计划，例如慢病防控等，以此来有效地推进健康工作的发展。

不可否认，我们医学学术发展的走向出现了一些问题。

目前的情况是，我们培养不出来好的医生，或者说培养出来的很多医生只能看病或病灶，但看不好病人。为什么？

人类的医学是从原始社会不断积累而来，如果把三千年的医学进行回顾，人类医学经过了三个时代：

第一个是经验医学时代。曾经出现过近百个医学体系，如中医、西医等。这些医学体系都是有用的、有效的。但随着时代的变迁，绝大多数销声匿迹。原因有政治压迫、经济剥削、武力掠夺、血腥镇压、神学崛起、宗教盛行，当然也有自己的不争气。例如中医，如果没有毛泽东主席等一代又一代中国领导人的全力扶持，还有它现在的状态吗？

第二个是科学医学时代或称生物医学时代。西医学本来不发达，由于引入科学作为方法学后大踏步地发展，到现在拥有"至高无上、唯我独尊、孤芳自赏"的地位。但"孤芳自赏"的最后结果是什么呢？如人类最常见的 4000 种疾病，到现在 90% 以上没有好药可治；人类 7000 种罕见病，到现在 99% 以上没药可治，只能终止妊娠。又如肿瘤占了人类 1/4 的死因，很多治了不如不治。

再看新中国医学发展的走势，开始是俄文时期，老大哥说了算，然后是薄文时期、"文化大革命"的"毁文时期"，之后我们靠翻译，进入译文时期，现在到了"外文时期"。无论是中国的论文、还是外国的论文，都在为论文而奋斗，对医学的发展有多大的推动呢？

中华医学会成立一百年来，把外国的东西引进来，促进了中国医学的发展，功不可没，但同时也遏制了中医的发展，而且医学分科越来越细，越来越走向了极端。

为什么要提倡整合医学？因为我们面临的医学问题发生了广泛、深刻、复杂而急剧的变化。

过去是传染病，现在是非传染病；过去是营养不良，现在是营养过剩；过去是年轻性，现在是老年性疾病；过去是生物性，现在 SARS、禽流感越来越多了；过去是单病因，现在是多病因；过去简单，现在变成了复杂；过去是早期的，现在成了晚期的；过去是单器官的，现在是多脏器衰竭；过去是器质性疾病，现在患心理疾病的人越来越多；过去是治好病就够了，现在还要保健。

环境性、社会性因素在不断放大，医学的形势在短暂时期内发生了如此深刻的变化，如果还按老思维老办法去做，就将出现很多大问题。例如，医学实现了科学化，但忽视了人文性；医学离科学越近，医生离病人就越远；医学实现了现代化，但忽视了现代性；医学实现了国际化，但忽视了民族性；医学实现了智能化，但忽视了真实性……照这样的发展，医学还是医学，医生还是医生吗？

中国医学在世界同行中从以前的跟跑到现在的并跑，未来一百年能不能领跑？恩格斯说"一个民族要站到世界科学的顶峰，一刻都不能没有理论思维。"

科学医学的研究主要是在局部发力，要解决医学全局的问题是不够的。只有把一切和人体有关的知识都纳入医学，才能解决我们在短期内面临的医学形势的急剧变化，才能解决科学医学时代面临的疾病预防、治病救人，包括保障健康的重大问题。所以医学的发展必然进入第三个时代，即"整合医学"时代。

我曾讲过"三间"健康学。

首先是"空间"健康学。人是一个整体，离不开两个环境，一个是自然，一个是社会。

人要服从自然，天冷了加几件衣服，天热了脱几件衣服，反其道而行之，吃再好的药都没有用。人吸入的是氧气，呼出的二氧化碳，而树正好相反，吸的是二氧化碳，呼出的是氧气，把树都砍光了，吸 PM2.5 还能好吗？

人要适应社会，人是社会的一员，孤居寡食要不是兽，要不是神，绝对不是人。人与人之间相互猜忌、相互设防，能过得好吗？难怪《黄帝内经》30%

写的是医学，剩下都在写其他。现在的医学研究者，写分子的不写细胞，写细胞的不写分子，写细胞和分子的又把人给丢了。这算什么事？这能成什么事？

第二是"人间"健康学。人是一个空间，由不同层次构成。连接我们的是物质、能量和信息，缺一不可。但是自从牛顿科学定律引入医学后就出现了问题。牛顿的科学定律是正确的，但那是静止的，到了动态的人身上就出现了问题。人体出了事现在总是想在身体结构上寻根究底，从宏观到微观。从此，人们用解剖刀把整体变成了器官，用显微镜把器官变成了细胞，又用分子刀把细胞变成了分子，然后在分子间游刃不能自拔。难怪最近50年，诺贝尔奖都奖给了分子，没给人。这样下去能行吗？

我们再不能沉溺在微观世界孤芳自赏，游刃在分子之间左右逢源，制造了大量的科学论文却与人体治病无关。因为传统的生理学快土崩瓦解，经典的病理学摇摇欲坠，人体解剖这么重要，但已后继乏人，大内科、大外科已不复存在，医学人文体无完肤，基础与临床隔河相望，医生离病人越来越远，本来恩人般的医生，现在成了仇人！这样的医学研究，这样的医学教育不改行吗？

第三是"时间"健康学。人体会随着时间的变化而变化，切记不要看到一点什么，抓住一点什么就是真理，这很难说！在人体内1分钟甚至1秒钟后就不一样了。不仅人是这样，植物也是这样，向日葵围着太阳转；含羞草白天合，晚上开；无论是西安的杨柳，还是北京的杨柳，都是3月份生枝发芽；深海鱼多是固定那几天跑到长江来繁殖产卵，没有互联网通知；人在24小时，12个时辰都是变化的，中午12点是午时，生命力最强，我们拿来午睡，晚上12点生命力最差，死亡发生最多。这就是我们中医讲的"子午流注"。

为什么有的肿瘤化疗效果好，有的效果不好？因为肿瘤细胞每天开合多次，正常细胞是每天开合少许的几次，二者不同步。你打针正好在正常细胞开的时候，杀的是正常细胞，结果能好吗？女孩子的月经一定是月月红，如果一月几次红，几月一次红，身体受得了吗？还有试管婴儿，都是算好了时辰一种，可能生个双胞胎，随便什么时候种能生出孩子吗？

整合医学是医学发展的大势所趋，从实践看，需要有"三观"思维。

第一是整体观。因为个体难以代表群体，体外难以反映体内，人体的内外环境迥异，结构并非功能，科学具有必然性但医学常有偶然性。科学是强调百分之百和百分之零的结果，而医学不一样，从百分之零到百分之百任何可能性都存在。所以我们总是出现例外和意外。例外就是超出我们的认知，意外就是不该发生而发生了。科学家是寻找事物发展的共同性，结果是放之四海而皆准；医学实践是发现人体的不同性，人有人不同，花有几样红。什么是好医生？能处理例外和意外的医生是好医生，是最高水平的医生。

第二是整合观。在这里我要纠正某些医生和某些病人不全面的说法。病人说：有病就要治；医生说：病是治好的。这是错的！至少是不全面的。人类的疾病，大致 1/3 不治也好；1/3 治也不好；1/3 治了才好。

1/3 不治也好，靠的是人体的自愈力或称疾病的自愈性。医学只有几千年，人类已有几百万年。在没有医学时人是怎么过来的？动物有医生吗？只有宠物才有医生。你看到过背着药箱的老虎到处跑吗？人是活的，动物也是活的，有自愈力。但自有医学之后，依赖性太强，人体的自愈力大幅下降，一个小小的伤口都要化脓，都要用抗生素，照此下去，总有一天有些疾病将无药可治。

1/3 治也不好，我们称疾病的致死性。人总是要死的，有的是老死的，这叫寿终正寝嘛，有的是病入膏肓，治也活不过来，但是我们还在治。老百姓一辈子存了那么点钱，都在自己最后半年被花光了。

1/3 是治了才好，这是医生的本事。但不同的医生，这个本事不一样。现在的医学分科越来越细，医生越来越专，好多过去自己能治好的疾病，现在治不了了，出现了很多问题，这要高度重视和纠正。我们要还器官为病人，还症状为疾病，从检验回到临床，从药师回到医师，要身心并重，医护并重，中西医并重，防治并重。这样才叫医生，这样才叫医学。

过去给病人会诊，都是诊断病人得了什么病，现在会诊都说病人得的不是什么病。病人躺在那里，甲科医生说这病和自己无关；乙科医生说这病也和自己无关，几个学科都说无关，都走了。我跟病人说你起来吧，医生都说你没病，你躺在这干啥呢？在有的医院，现在不是病人病了到医院找不到合适的医生，是医生病了在本院找不到合适的医生。

整合医学中的整合有其特殊含义，它与混合不同，混合是无序的；融合是被动的；配合是分主次的；结合是有条件的；组合是依规的、按部就班。整合是最高层次，是选好加数当好加号得和，如果是选好乘数当好乘号那是得积，那是最高层次的整合。整合分串联式整合和并列式整合，前者是把相关因素连成一条线，后者是把线连成面；而交联式整合是把面连成一个整体。串联式整合靠逻辑思维，科学方法就够了；但并联式整合需抽象思维，光靠科学方法不够了；最高层次是交联式整合，需要形象思维。为什么天气预报有时出错，就是光用逻辑思维出了问题。一个老农民从外地回来说，今天晚上必然下雨，结果真的下雨了。他对了，因为他觉得天气很闷，感觉很沉。你说他懂科学数据吗？但他能抓住真理。再如，蚂蚁搬家，蚂蚁一搬家就下雨，你说蚂蚁懂什么科学数据，但它们掌握真理。

医生是需要高智商的，在国外都是读完大学才允许读医学院的，同理，在中国应该是读完清华北大，优秀者才能读首都医科大学。但现在三本也可上医学院，高考 750 分，他考个 390 分就进了医学院。读者觉得以后找他看病能行吗？一个智商比病人还低的医生能看好病人的病吗？去年某省招生，考兽医的分数线居然比医生的高 125 分，简直令人匪夷所思。

第三是医学观。现在我们持的医学观，实际上是科学医学观，或生物医学观，这不全面。因为医学并不等同于科学，医学不只是科学，还有跟科学一样甚至比科学更重要的很多东西。希波克拉底说过，医生治疗疾病三大法宝：语言、药品、手术刀，语言不是科学。奥斯勒说，医学不是确定的科学，但是可能的艺术。因为生命只有概率，而没有定数。

所以，我们只能以科学的理论帮助医学，但不能用之束缚医学；用科学的方法研究医学，但不能用之误解医学；用科学的数据助诊疾病，但不能用之取代医生；用科学的共识形成指南，但不能以偏概全。

现在的医生都要用指南看病，这要特别小心。指南是什么？指南是老医生总结的，只能覆盖 80% 的病人，还有 20% 覆盖不到。现在中国的指南只 4% 是中国人的数据，96% 是借用外国人的，外国人和我们一样吗？如幽门螺杆菌感染，国外的指南是要全部杀灭，这显然不对，中国人约 60% 胃里有这种细菌，要根除，全世界的抗生素都拿来恐怕连一半都不够，而且，杀灭幽门螺杆菌以后下半段胃的肿瘤减少不明显，上半段肿瘤反而增多了。又如肠易激综合征，现在中国人患此病的很多，很多病人吃中药效果很好，而国际指南就没有推荐的药物。还有的指南总在变，有的疾病现在国外指南都改到第 8 版了，我说第 7 版就可以了，他说 7 版有错，6 版有错，5 版更错，那 1 版是错到什么程度？你拿这个看病能行吗？指南只能供年轻医生参考！

整合医学的整体观、整合观和医学观就像建筑万里长城的三个要素，万里长城既可御外又可安内，但建万里长城必须要有图纸、砂浆和砖头，三个要素缺一不可。整合医学的图纸是整体观，砂浆是整合观，砖头是医学观，三个要素同样缺一不可。

什么叫整合医学？把数据、证据还原成事实；把认识、共识转化成经验；把技术、艺术凝练成医术，这样来回实践然后才是整合医学。整合医学不是医学体系，而是一种认识论和方法学，通过它可以形成新的医学知识体系。由于世界在变，社会在变，医学知识在积累，整合是一个永恒的过程，不断提升的过程。因而贵在整合，难在整合，赢在整合。

有人问我，你反对循证医学、转化医学、精准医学吗？No！我认为转化医学是整合医学的路径；循证医学是整合医学的路沿；精准医学是整合医学的路标。很重要，但光有路径、路沿、路标是到不了目的地的。因为还要有方向盘、车轮、发动机、油箱，要有一台完整的车，特别重要的是还要有一位活生生的驾驶员，才能到达目的地，这就是整体整合医学，HIM，简称整合医学。

养脑防老

2016 年 12 月 6 日

在中国工程院第 40 场"健康讲座"的主持词。本次论坛在工程院 316 室召开，由天坛医院副院长王拥军主讲"脑的功能与保护"。参加讲座的有两院院士及工程院机关干部共约 100 人。

大脑是人体重要的器官，主宰全身所有的活动或运动。老百姓形象的说法，骂一个人没把事办好，是"没脑子"或是"猪脑子"；行刑时说的是杀头、砍头，但从来不说杀心、砍心的。医学上几乎所有的器官都移植成功了，就是大脑或头移植还没成功。所以全世界都在研究脑，20 个世纪最后十年叫"Brain Decade"，即脑的十年，结果进展不大。于是有人把 21 世纪叫作"脑的世纪（Brain Century）"，现在快过去 1/6 了，起色也不大。

目前正在提人工智能计划，或人工智能 2.0，想用机器人来代替人，想用电脑代替人脑。我想没那么简单，至少现在还实现不了。假如哪天实现了，这世界成了一部分人控制另一部分人，智商高的控制智商低的，反应快的控制反应慢的……那这个世界还是世界吗？起码不是公平的世界、自然的世界。当然现在还不到那个时候，我们每人都还有一个脑子，这个脑子弄不好会生病的，生了病怎么办？下面有请王院长做报告（略）。

听了王院长的报告，我们至少应该有三点共识。

一是理解脑。脑是一个变化的器官，从小到大，不断成熟，越来越聪明，但到了一定年龄，慢慢地就变了，功能减弱了，记不住事，想不起人，算不出数，这是自然规律，对谁都一样，不用怨天尤人，人老了嘛，脑子也会老的。

二是关注脑。大脑既然这么重要，我们一定要时刻关注，脑子生了病，不外乎四种表现：多说、少说、乱说、不说，或多动、少动、乱动或不动，多动是帕金森，慢动是老年性痴呆，乱动是精神病，不动是瘫痪了。老年人出现任何奇怪的表现我们都要注意，他们要不与常人不一样，要不与过去不一样。例如有的人看电视，声音从小到大，内容从宽到窄，反应从快到慢，这些都是需要注意的。

　　三是养护脑。大脑功能出问题是慢慢发展的，是循序渐进的，突然出现的异常，特别是明显的异常，一定是器质性的。一般来说，我们保护脑功能，脑功能进展到一定程度是很难逆转的，我们的努力只能是将脑病的发展变慢、延缓。一般的做法是饮食安全，健康指南上说不能吃的、不能抽的一定不能吃、不要抽，如烟酒；但指南上没限制的东西都要吃，这样才能营养。不过每样都不能吃多，吃进身体我们的肠道还可以根据需要挑拣，肝脏还可以加工，吃多了的肾脏还可以排泄；运动要多，每天定时运动，最好是户外有氧运动，运动要量力而行，不要过度，生命在于运动，但运动过度就是在燃烧生命或消耗生命；心情要好，要保持每天开心，要找乐，不仅要知足常乐，还要"及时行乐"，要乐在其中。

慢病的克星

2017 年 1 月 3 日

在工程院第 41 场"健康讲座"上的主持词。本次讲座在工程院 316 室召开，主题是"慢病的自我管理"，由北京大学第三医院肾内科的王涛教授主讲。时任工程院田红旗副院长参加讲座，参加讲座的有两院院士及其家属，工程院机关工作人员共约 100 人。

英国剑桥大学医学史专家罗伊波特说，人从没活得现在这么长，也从没活得现在这么健康，但医学也从没受到现在这么多的抱怨或反对。这是为什么？我的回答是，因为人还想活得更长，活得更健康，但现在的医学发展和社会管理是否难以胜任这些要求。为什么？现在的情况变化，50 年前还是以传染病为主，现在以慢病为主了。现在中国成了第一肿瘤大国、第一老年大国、第一代谢病大国、第一职业病大国、第一出生缺陷大国。这些不一定都算慢病，但其中主要是慢病，目前慢病在中国的死因构成已达 86%，慢病在卫生经济负担中占比达 70%？什么叫慢病？好多人认为是急性病没治好演变来的，确实有一些是这样，但多数慢病是一发病就是慢病，解决慢病是一道大难题。但我们可以使慢病发病晚一些，患了慢病我们可以使之发展慢一些，怎么才能晚一些慢一些，有请王涛教授讲座（略）。

听了王教授的讲课，我的体会是"一个医生被迫着发出强烈的吼声"，国歌里有一句叫作"每个人被迫着发出最后的吼声"，那是针对敌人的，如日本侵略者。医生发出的吼声是针对慢病，慢病不解决，盖再多的医院，培养再多的医生都不够。慢病不解决，再多的 GDP 都会被吃光耗尽。解决这个难题不是一个医生所能，也不是一个老百姓所能，这是一个社会问题，一个社会系统管理问题。

中国工程院按照上级要求，开展了"全民健康和医药卫生事业国家发展战略"的研究。我们组织了 83 位院士，100 多位各部委的机关干部，近 1000 名相关专家，分成 8 个组，深入到 29 个省、直辖市或自治区，有的直接深入到村卫生所调研，光开会就达 200 多场，同时派出专家赴 9 个国家调研，最近写出了一个报告，已上送国务院。国务院的领导已做了重要批示，要求相关部委提出落实意见和建议。

我们的报告和建议一共包括五条：一是要加快立法，建国都快 70 周年了，我们目前没有一部有关卫生的国法，所以不能依法办事；二是建议成立一个大部，叫健康部，把健康卫生的工作统管起来，不能像现在这样政出多门，相互间的管理不仅没有效益，反而相互抵消；三是加大投入，美国将 GDP 的 17% 投到卫生事业，我们才 5% 多点，能否提高到 11%；四是加强监督，设立一个独立的监督机构，给足够的权力，就像中纪委监督党政干部一样监督卫生工作；五是有效推动一系列由国家和政府主导的行动计划，如慢病防控计划、医药人才培养计划、药品器械强健计划等。

总之，王教授的报告很重要，给我们上了很好的一堂课。他不是在讲某一个病，他讲的是防病办法，适用于很多的病。健康卫生工作重在预防，预防好比长江决堤前堵堤的人，治病好比决堤后抢救千家万户的人，那个更重要，那个更有效，显而见之。现在我们每个医生每天都在做事，做正确的事，但有做不完的事。因为慢病现在事实上是不能治愈，但我们能否追求另外一种境界，就是在疾病状态下愉快地生活。

师 恋

——为 *All out of Love* 作序

2017 年 1 月 6 日

　　我和刘畅是同事，平日里见她热情活泼，蛮像一个"乖乖女"，想不到她写出来这么一本大书。

　　读刘畅这本书，急不得，要慢慢来。循序渐进，你会发现著之缘由；细嚼慢咽，你会品出读之实味。粗读一两段，顿觉家常小事，深入下去会引人入胜，爱不释手，闭卷深思。

　　天下大师者不少，老师更多，为何刘畅能记住那么多学生，而且是学生的点点滴滴，个中有情。天下大学者不少，学生更多，为何有那么多学生能记住刘畅，而且是刘畅曾教授给的字字句句，个中生情。

　　原来是爱，刘畅把知识教成了爱，学生把爱学成了知识，爱一般的知识是升华的，知识成了爱是永恒的。

　　"爱"字本来是有心的，改成简体后没心了。有心的爱才叫爱。用心付出者爱才真挚，用心接受之爱才永恒。好些人希望被人记住，但首先是要记住别人。

　　畅字左半部是"申"，把日子串起来，好比记日记，容易做到，好多人都在写。畅字右半部是"易"，象征日月相叠，岁月轮回，其色不褪，其迹不灭，反而增些光鲜。这样的日子串起来才有滋有味，刘畅不仅叫畅，她做到了畅。

　　读完这本书，总觉得刘畅的书中缺少了一个名角，那个他总没出现。像刘畅这样爱之浓烈、细腻、含蓄而深长的人是应该有的。听说这是刘畅的第二本书，人生三部曲，也许留到第三曲吧，但不能太久。

整合，医学创新的金钥匙

2017 年 1 月 9 日，第四军医大学消化系肿瘤研究团队捧回了 2016 年度国家科学技术进步奖一等奖（创新团队）。据悉，创新团队奖于 2012 年首次设立，每年奖励数量不超过 3 个，樊代明院士领衔的消化系肿瘤创新团队是今年军队系统和医药卫生领域唯一的获奖团队。

这支 15 人组成的骁勇团队，有 30 岁出头的青年才俊，有四五十岁的中流砥柱，还有年逾 60 的掌舵人。他们瞄准临床问题，通过分工协作，将临床应用与基础研究深度整合，30 多年来在消化系肿瘤的发生发展机制、预警、早诊早治等一系列关键理论和医疗技术等方面取得累累硕果，一次又一次地提升了我国消化道癌防治领域在国际上的学术地位。《健康报》记者王潇雨，2017 年 1 月 10 日报道。

瞄准临床难题，整合攻关取胜

消化系统恶性肿瘤是我国最为高发的肿瘤，几乎占全部实体肿瘤的 60%，而发病与死亡均占全部癌症的 50% 以上，有效控制消化道肿瘤是临床工作亟待解决的难题。仅以胃癌为例，我国胃癌发病和死亡人数几占全球的一半，而早期发现率不足 17%。晚期疗效极差，5 年生存率不足 20%。

"消化系统的癌症如果能早期诊断，治愈率可达到 90% 以上。发现消化系肿瘤的关键分子事件，弄清发病机制，是实现早诊早治、提高患者生存率的关键。因为关键分子事件是进行分子预警、预后判断及个体化诊疗的基础。"64 岁的中国工程院院士樊代明研究胃癌发生发展机制及防治已有 38 个年头了，他还是美国医学科学院外籍院士，亚太胃肠病学会副主席，曾连任两届中华医学会消化病学分会主任委员。

早在 1985 年，樊代明带领团队以胃癌和肠癌的应用基础研究为突破口，利用单克隆抗体技术，发现了一组针对这两种肿瘤的特异性抗体，在抗原鉴定和功能验证中逐渐形成了研究的基本核心技术和实验平台，拓展到消化系肿瘤发生发展分子机制的研究。2001年，团队被批准为国家自然科学基金委员会的首批创新研究群体，并获得滚动资助。2005年获批肿瘤生物学国家重点实验室。

"有了这样的基础，要进一步发展壮大，整合是我们的法宝。整合可以实现一加一大于二。"樊代明认为，"整合与混合、融合、配合、结合、组合都不一样。混合是无序的，没有战斗力；融合是从高位到低位，是被动的；配合要分主次；结合是有条件的、可分开的；组合最多能满足操作者的意愿。整合是有序的、自动的、不分主次、没有条件，是青出于蓝远胜于蓝，是选择最好的因素、知识，凭借技术、艺术和感情深度统一、多方面叠加。"

基础临床紧密结合 整合理念付诸实践

在樊代明看来，继经验医学和科学医学（或称生物医学）之后，整合医学将开启医学发展的第三时代，因而是医学未来发展的必然方向和必由之路。"转化医学是整合医学的路径，循证医学是整合医学的路沿，精准医学是整合医学的路标，更重要的是要有车、有司机，这样才能将整合医学的理念变成现实。"樊代明说。

在整合理念的指引下，创新团队坚持基础研究与临床应用相结合。2008年团队成立了西京消化病医院，实行"院中院"的发展模式：将消化内科、胃肠外科、内镜、病理、影像介入、国家临床药理基地和国家重点实验室整合于一座20层的综合大楼内，形成了临床、转化和基础研究为一体的消化疾病专科医院。同时，团队整合了炎症性肠病、胃癌早诊、消化道内镜、消化系肿瘤、分子生物学、免疫学、遗传发育学、肝病等方面的人才骨干，并建成了拥有15万余例标本的消化系统生物样品库，具备开展高水平临床与转化研究的雄厚基础。

也是在这个时期，樊代明在一次学术会议上遇见了香港中文大学从事胃肠病学研究的沈祖尧院士，两人相谈甚欢。"香港的基础研究令人钦佩，而我们有丰富的临床病例。双方联合起来，优势互补，强强联合。"樊代明告诉记者，从2009年起，第四军医大学消化系肿瘤研究团队与香港中文大学就消化系肿瘤的基础应用展开全面、深入的合作研究。在目前团队发表的600多篇论文中，有近70篇是双方共同完成并发表的。

在双方的紧密配合和不懈努力之下，2013年香港中文大学沈祖尧和于君教授所在的实验室被国家科技部和香港特区政府批准为消化疾病国家重点实验室（伙伴实验室），2014年西京消化病医院获批消化系疾病国家临床医学研究中心，2015年成为世界胃肠病组织在中国唯一的培训中心。

不仅如此，目前该团队在新疆、甘肃、青海、辽宁、海南等27个省及所辖地级市医院建立了100多个整合医学分中心，为大样本研究搭好了平台。同时国际间的交流与合作也不曾间断。近15年来，团队先后和哈佛大学、耶鲁大学、牛津大学、约翰霍普金斯、加利福尼亚大学洛杉矶分校、美国西北大学等国际顶级大学开展了深入的基础和临床应用的研究合作。

临床是科研起点，基础研究无止境

"临床需求永远是科研的起点。站在患者的角度用心探索，创新多思。"樊代明举例说，在肠镜检查时，需要向肠内注入气体，患者疼痛难受。临床医生反映这一问题后，团队反复论证，决定将气体换成水，这样患者不会疼痛，肠道也能洗得干净，影像检查效果更清晰，还能减少并发症。此案例在国际著名杂志上发表了文章。

事例不胜枚举。"今年初我们在查房时发现，有些做完胆管结石手术的病人会发生胰腺炎。治疗这种并发症费用昂贵，患者也痛苦。团队反复研究发现，几毛钱一片的吲哚美辛（消炎痛），只要改变服用时间，将大大减轻患者痛苦。"樊代明介绍，过去消炎痛在术中、术后使用，研究发现，如果在术前使用，胰腺炎发生率将降低50%。《柳叶刀》接到这一成果，20天就发表出来。美国和欧洲还将这一发现作为证据写进项目指南。

与此同时，团队以消化道肿瘤发生发展分子机制及防治为研究方向，确立了三个方面作为主要的研究重点：胃癌新标志物的发现和验证；消化系肿瘤发生、多药耐药和转移的分子机制研究；消化系肿瘤临床诊治的关键技术（ERCP、TACE）和药物治疗等临床试验研究。

团队整合发力，集体攻关，揭示出消化系肿瘤多药耐药、转移和"炎-癌"转化过程中的关键分子机制与调控网络，为消化系肿瘤的预防、早诊和个性化治疗提供了新靶点，并在国家新药创制重大专项的资助下与药企联合研制了靶向新药，并联合血管介入等微创治疗手段，显著提高了疗效，改善了患者的预后。

在此基础上，团队创立了消化系肿瘤早诊系统，提出了消化系早癌预防、筛查、治疗的序贯策略。并首次提出"炎症阻断、化学干预、癌前病变监测、早癌内镜根治"的多步骤序贯策略，在全国多个省市上万名医务工作者中普及了胃癌序贯预防策略的知识，极大地促进了我国的消化道恶性肿瘤临床研究。2008年团队获国家科学技术进步奖一等奖。团队还据此制定了首部早期胃癌和首部结肠癌筛查的亚太共识意见，领导14个亚太国家和地区共同开展胃肠早癌筛查工作。

樊代明有一个精妙的比喻：团队就是迁徙的雁群，要有能准确判断方向的领头雁，更要有群雁有机配合、形成共振，冲破气流阻力，才能飞向远方的目的地。

在创新团队核心成员的带领下，团队先后产生院士2名、何梁何利基金奖获奖者2名、教育部长江学者特聘教授6名、国家杰出青年基金获得者5名、国家优秀青年基金获得者2名、国家中青年科技创新领军人才2名和全国优秀博士论文获得者5名。

据了解，近5年，团队先后牵头国家973计划1项、863计划和国家重大新药创制专项等课题11项；承担基金委重大项目1项、重点项目5项、面上和青年课题100余项，组织和参与各类临床研究50余项。在《柳叶刀》《自然——通讯》《新英格兰医学杂志》《肝脏病学》《肠胃病学》《癌症细胞》等国际权威杂志发表SCI论文312篇，被《细胞》等专题述评或他引1万余次。

樊代明正在领导这支团队继续前进，因为胃肠肿瘤的根本问题还未完全解决。当问及这支团队的组成及动力时，他告诉我，他写的一首《大雁颂》，是他们的队歌。"我力有限，靠你众力搏程；我力有限，靠你定向领程。遥遥苦辛路，浓浓同路情……为了那一天，启程！"

"西医院士"樊代明为何力挺中医?

他是著名西医,人称"中国消化病学第一人",多项成果震动全球医学界。站在西医学前沿的他多次"力挺"中医,却因此招致非议甚至言语攻击;

他是中国工程院院士,迄今在国外发表 SCI 论文数量和引用率在国内首屈一指。但他痛感医学离科学越来越近,却离"病人"越来越远;

他是副部级领导干部,也是解放军的将军,平日工作极为繁重,但凡有点滴时间,无论在出差路上还是办公室,便提笔写下所思所得,日积月累竟也年年著述不断,不敢自称"字字玑珠"但必"字字原创";特别需要提及的是,在 1 月 9 日国家科技奖励大会上,他荣获了今年医学界唯一的国家科技进步创新团队奖。

……

他就是中国工程院院士、副院长樊代明。北京深冬的一个下午,樊代明院士在中国工程院办公室,接受了《经济参考报》记者专访。

他为什么要"力挺"中医? 现代医学发展之路有些走偏,未来医学路在何方?中医如何为医学发展贡献力量……樊代明院士的回答明快犀利,富有感染力。在一问一答中,一下午时间不知不觉流走,全程竟无任何外来打扰。《经济参考报》记者王小波、王海鹰、田楠楠,2017 年 1 月 14 日报道。

中医比肩现代医学且不可替代

记　者:您是著名西医,对中医理解的深度,在当今主流医学界并不多见,而您对中医的支持,更为人所共知。就在不久前举行的一次分级诊疗论坛上,我们注意到,您发言开头就是大力发展中医药、推进分级诊疗建设。您为何如此"力挺"中医?

樊代明:中医不用挺,她自己挺了几千年,因此,需要学,学中医不是否定西医,就像说西医好一定不要随便说中医不好。这要从我对中医药学的认识说起。我有四句话:一是在人类历史上,中医药学从未像今天这样受到强调和尊重；二是在世界医学领域中，中医药学已发展成为唯一可与现代医学（西医药学）比肩的第二大医学体系；三是中医药解决了很多西医解决不了的问题，显示出了它的不可替代性；四是中医药学必然成为未来医学发展和整合医学时代的主要贡献者。

记　者： 如何理解这四句话？

樊代明： 先看第一句话。习近平主席对中医药有着高度概括与精辟评价——中医药学凝聚着深邃的哲学智慧和中华民族几千年的健康养生理念及其实践经验，是中国古代科学的瑰宝，也是打开中华文明宝库的钥匙。这是党和国家最高领导人对中医药前所未有的评价！而屠呦呦研究员获 2015 年诺贝尔医学或生理学奖，是当今国际主流医学界对中医药学价值的认可，这种认可程度前所未有！

第二句话。在人类文明发展史上，各种医学不断产生又不断消亡，唯有中医药学有完整的理论基础与临床体系，历经风雨不倒，且不断发展完善，为中华民族繁衍壮大做出了巨大贡献。即使在西医占主导地位的当下，中医药依然以其显著疗效和独特魅力，在越来越多的国家掀起了经久不息的"中医热"。

甚至在有的领域，中医药学远远走在了现代医学的前面。例如，对于顽固性腹泻，西医一直没有什么有效手段，直到近几年在国外兴起的肠菌移植疗法，才明显提升了疗效。而在几千年前的中国医学典籍如《肘后方》《黄帝内经》甚至更早时期，即有记载"口服胎粪"等类似疗法。

再如，现代医学认为，人的生命力中午 12 点最强，夜里 12 点最弱。我年轻时当住院医生值夜班时就发现，半夜去世的病人最多。这不就是国际上已经认可的我们中医的"子午流注"么？

再看第三句话，在临床中，这方面的例子不胜枚举。例如，西医急腹症手术能解决急症救人性命，但术后肠胀气有时很难解决，严重影响手术效果。西医难以奏效，而中医针灸就很有效！当年尼克松访华，有一位美国记者打前站，不巧在中国突发阑尾炎，在协和医院做了手术。手术本身很成功，但术后肠胀气一直解决不了，后来中医针灸给解决了。这位记者回国后写了篇报道反响很大，直接推动了针灸进入美国及很多西方国家。

我出差时经常水土不服，自己作为西医大夫却没有办法。但中药能治——有人建议我喝藿香正气水，没想到一吃就好，还便宜。所以在我的旅行包里，总放着几支藿香正气水。

第四句话，中医药学必然成为未来医学发展和整合医学时代的主要贡献者。现代医学发展之路有些走偏了，离"科学"越来越近，离"病人"越来越远；

医学研究越来越纠结于微观，离整体越来越远。现代医学需要向中医药学学习，来帮助自己"纠偏"。在此基础上，两者整合可以形成一个从整体出发、重点关注"人"的、真正有效保证人类健康的新的医学体系。

这就是我"力挺"中医的四大理由。我们西医，不能也不应该看不起中医！至于有些既不太懂科学，也不太懂医学的群众议论，不要太在意，有人说真理越辩越明，我看还是要实践说话，疗效说话。

诺贝尔生理学或医学奖只颁给微观研究者？有问题！

记　者：为什么说现代医学发展之路有些走偏了？

樊代明：举个例子吧，很常见的现象。医院来了一位肝癌病人，本来是一个得了肝癌的人，但在医生心中，总想着这是一个人肝上长了癌，就把重点放在肝这个器官上，特别是在肝长的肿瘤上。"癌症病人"本来是"得了癌症的人"，现在却成了"人得了个癌"。于是乎，切除肿瘤，切除长了肿瘤的器官，甚至连周边没有病变的组织和淋巴都切除了，结果肿瘤切了，病人却死亡了。其实不切可能他还活着。相似的例子太多太多。

这就是现代医学之路走偏的表象之一——"患者成了器官"。由于分科太细，医生们各自注重"自管"的器官，各自注重"自管"的病变，最后各自都把"自管"的器官或"自管"器官上"自管"的病变治好了，病人却死了。你看，每一个医生都在做正确的事，但就是正确的事造成了不正确的结果。

此外，还有"疾病成了症状""临床成了检验""医生成了药师""心理与躯体分离""医疗护理配合不佳""重治疗轻预防"等。

从17世纪列文虎克发明显微镜后，医学从宏观向微观迅猛发展。很快将医学分为基础医学、临床医学、预防医学等。基础医学先把人分成多少个系统，每个系统又分成多少个器官，每个器官再分成若干种组织，组织又分成细胞、亚细胞、分子（蛋白、DNA、RNA）……

临床医学先分成内科、外科、专科，继之再细分成消化、血液、心脏、骨科、普外、泌外……也就是我们现在的三级学科。现在继续细分成"四级"，骨科再分为脊柱、关节、四肢等科；消化内科再分为胃肠、肝病、肛肠、胰病……"四级"学科还在继续再分成各个协作组，最多的达十几个。更有甚者，有人似乎认为还不够，外国人还提出"精准"外科，不知要精到哪种组织，准到哪个细胞、哪个基因。

现代医学发展到现在，其特征是以不懈的一分为二为特征，似有不把人体整体搞个四分五裂、不达身首异处、撕心裂肺、肝肠寸断、脾胃分家决不罢休之势。过于强调"分"，使现代医学离科学越来越近，却离整体、离"人"本身越来越远，其弊端甚至恶果日益凸显。

记　者： 如何看待医学与科学的关系？难道医学不是科学么？

樊代明： 我从来没在任何地方、任何时间对任何人说过医学不是科学，应该以文字为据，我是说医学不只是科学，二者之间不能画等号。医学里含有科学，但科学不是医学的全部，只是医学的一部分。科学是研究"死"的物，且方式是抽象地研究两个静止的物之间的线性关系，是可重复的放之四海而皆准的。医学不仅重视事物高度的普遍性，更重视人体结构、功能及疾病的异质性或称独特性。不同的人得同样的病，治疗方法不可能也不应该完全一样，因为得病的人变化了；即使同样的人，去年得的病治好了，今年又得了，治疗方法和去年也不会完全一样，因为时间变化了，人的情况变化了。

从研究对象上讲，医学关乎生命。生命本身不是物质，而是物质的特殊表现形式且比物质更难以捉摸，生命现象是目前人类最难解释的奥秘。而科学研究的对象则并非如此高级的生命形式、甚至只是无生命的普通物质。科学研究再复杂，最终的定律是"物质不灭"，而医学除了物质不灭外，更要回答为何"生死有期"。

在我看来，医学中绝不只是单一的科学，还有很多其他和科学一样重要、甚至更重要的部分，包括哲学、社会学、人类学、艺术、心理学、环境学等。一切与人、与人体有关的方法，医学都要拿过来用。

都说樊教授医术好，别人治不好的病他能治好，别人治效果一般他治效果更显著。我靠的只是科学吗？有科学，这是当然的，但有的时候，甚至很多时候不是的，每次去查病房，进门时我第一个进，进去后会先和病人聊几句。你们村在哪？今年种什么？收成怎么样？离开时我最后一个走，走时会轻轻带上门，和病人微笑告别。不要小看这些细节，病人从中感受到的是什么？关怀、暖意、信心！因为他对你有了信任。再加上合理的治疗，效果能不更好么？这里面，涉及的不只是科学，至少还有心理学、语言学等。

在医疗过程中，科学占多少成分，要根据不同的时间、不同的地点、不同的人来定。例如，心理有问题要跳楼的病人，就要以心理学、语言学为主。你要给他打针，可能还没打到，人就跳下去了。这个时候，语言学心理学社会学等要占到90%，科学可能只占10%甚至更少。

记　者： 您说的现代医学离人越来越远，这个我明白了。但科学技术不断向微观领域深入，对医学没有帮助吗？

樊代明：我并不否认科学的发展，尤其是向微观领域的深入对医学技术发展的帮助。我至今已发表的 SCI 论文过 600 篇，我不懂这个道理么？但这种向微观的探索与深入，只有和宏观、整体相联系，对医学发展、对生命健康才真正有意义。这是我当医生 40 多年得出的体会。

长期以来，还原论的机械生命观深刻地影响着我们对生命本质的认识。这种观点认为，一切生命现象都可以还原成物理、化学反应，生命现象并不复杂，只是认识层次的问题。

其实远非如此。举一个非常简单的例子，把一个玻璃杯子摔碎很容易，但要把它复原就很难，更何况极其复杂的生命体！

生命是一个典型的复杂系统，只有在一定层次上才会出现。生命的特征不是各部分、各层次的简单相加，整体特性也不能简单还原，生命是以整体结构的存在而存在，更是以整体功能的密切配合而存在的，这就是医学与科学的区别。当我们把一个生命系统剖分成各个部分时，我们研究的不过是一个死物，或者是一个已经失去了生命的物体。近 50 年来的诺贝尔医学或生理学奖，几乎全部颁给了从事微观研究的学者。我认为，这是有问题的！这种导向使医学发展的走向出了问题。人体解剖成器官，器官在显微镜下细化，分子刀再把细胞分成分子，再进一步细化……就这样，很多医学研究游离于分子之间不能自拔！沉迷在微观世界孤芳自赏！制造了大量论文却与治病无关。与此同时，医学人文体无完肤，基础与临床隔河相望，医生离病人越来越远，本来恩人般的医患关系现在成了仇人相见……基础研究和临床医生成了截然分开的队伍，两者的追求目标和追求结果完全不同。

这种令人难以承受的事实，难道是医学发源的初衷和目的么？因此，简单地用科学的规律来衡量、要求医学，这是不对的；医学就是科学或医学就只是科学这一观点，是片面的、武断的，因而是我不能同意的。

整合要突破定式：看不到经络，经络就不存在？

记　者：您前面提到，中医药学是未来医学发展和整合医学时代的主要贡献者。如何理解"整合医学时代"？

樊代明：人类医学发展的第一个时代，是农业革命催生的经验医学时代或称传统医学时代。在这一漫长时期，世界上先后出现过 100 种以上的医学体系，都是有理的、有效的、有用的。但可惜的是，除中医药学一枝独秀、大放异彩外，其他绝大多数现在都已落伍，甚至销声匿迹。其原因有政治压迫、经济剥削、武力掠夺、血腥镇压、神学崛起、宗教盛行，当然还有自己的不争气。

第二个时代是工业革命催生的生物医学或称科学医学时代。西医学开始并不强盛，自从将科学作为发展的方法学逐渐引入并形成现代医学后，带来了西医学的长足进步，但也使其逐步走上了至高无上、唯我独尊、近亲繁殖、孤芳自赏的道路。目前，现代医学遇到了难以逾越的发展问题。如，人类4000多种常见病，90%以上无药可治，如感冒，感冒是我们治好的吗？感冒不治也好；人类7000多种罕见病，99%以上无药可治；已占人类1/4死因的恶性肿瘤，很大一部分治了还不如不治。

尽管一个又一个医学模式不断登场，循证医学不够了来个转化医学，转化医学不够了再来个精准医学，但都未能解决问题。因为它们都只是一个角度在局部发力或末端使劲。因此，我们不能局限于科学或生物学的方法，还必须用人类学、社会学、心理学、环境学等全面系统认识人和人体，必须走向第三个时代——整合医学时代。

我们所倡导的整合医学，是整体整合医学。和国外提倡的所谓整合医学是不一样的，我们倡导的整合医学的理论基础，是从整体观、整合观和医学观出发，将人视为一个整体，并将人放在更大的整体中考察，将医学研究发现的数据和证据还原成事实，将在临床实践中获得的知识转化成经验，将临床探索中发现的技术和艺术聚合成医术，在事实、经验和艺术层面上来回实践，从而形成整合医学。正如我前面所说，唯一能与现代医学比肩的中医药学应当是整合医学时代的主要贡献者。

记　者： 有观点认为，中医西医是两个完全不同的体系，"中西医结合"在实践中始终是个难题，应该是"中西医配合"。如何理解配合、结合、整合三者关系如何？

樊代明： 所谓配合，分了主次，西医为主、中医为辅。中医如果只知一味配合西医，就会丢掉老祖宗的理论和做法，丢掉自己的长处和优势，没有出路。

结合就是不分主次，就像夫妻结婚，要互相帮助互相学习。设想很好，但在实际中远非如此。这夫妻两人，经常磕磕绊绊不说，还时不时吵得鸡飞狗跳，极端时候甚至大打出手，恨不得灭了对方，当然主要是西医药灭了中医。还想生个孩子？门儿都没有。为什么？个性不合，做事思路差异很大，就是你说的两个不同的体系。

那怎么办？就需要中西医整合，不仅不分主次，不分你我，和和美美过日子，还要生出一个比爸妈都强的优秀子女——整合医学，一家人一起来对付各自都解决不了的疾病。但这种整合，必须有个前提，就是中西医要你情我愿、甜甜蜜蜜谈恋爱，不能强行搞拉郎配，谈恋爱期间多发现对方的优点，多向对方学习还要互相帮助，只有这样最后才能高高兴兴结婚生子。特别要说明的一点是我们所说的整合医学绝对不只是中西医结合，也不限于中西医整合。要整合的是一切有关人的知识，由此形成新的医学知识体系。

最近几年，不断有中医药大学开设整合医学系、整合医学学院，为更多有志于中西医整合的中医人才、西医人才提供平台。如果越来越多的人这样做，何愁走不出现代医学发展的困境？

记　者：在具体实践中，中西医两种体系怎么整合到一起？

樊代明：中西医有共通性，最大的相同之处就是，它们都服务于人类的健康、生存、繁衍和发展。这些共同性，是中西医整合的起点。而在治疗疾病保障健康的总目标下，中西医在理论体系、思维方式等方面的不同性，则更为中西医整合提供了广阔的空间，殊途同归嘛。

例如，西医和中医一样，也非常强调经验和跟师学习，因为医家所需的经验，从书本上是看不到学不来的，这是医学家和科学家之间显著的区别；再如，西医也高度重视生理和心理相互关系对健康的影响，这与中医调身调心并重高度一致。可惜的是，西医越来越"科学化"了。

在整合过程中，我们要突破传统思维定式的限制。比如，对经络的研究。西医上用"科学"的手段研究经络，就是要找到经络这个"实体"的解剖学依据。但无论通过大体、显微的甚至电子显微的手段，就是找不到，有人就说针灸是骗人的。但在临床上，针灸的有效性又确切无疑。于是我提出，经络确实存在，看不到不是没有，而是我们用的方法不行或者这种通道是暂时的、瞬间的，受到刺激时立即形成，刺激结束立即还原，不是恒定的，不恒定你就看不到，看不到不等于没有，宇宙中的暗物质占90%以上，暗物质看不见等于没有么？

就像我们没发明显微镜之前，没看到过细胞，但能说没有细胞么？因此，更为可能的是，人体在不需要时就没有经络，一旦需要，或人体在受到某种刺激时，例如针灸，身体可以临时形成一个经络，一旦任务完成即告解散。

我们平时走路都是横平竖直顺着路走，但一旦遇到火灾，肯定是哪个地方没有火或火比较小，就往哪边走，哪个能走通就往哪里走。火灾时走的"路"，就是应急的路嘛，肯定和平时的不一样。针灸时，人体受到刺激，就会形成一条通路用于急救，急救成功或失败后都会消失，就像火灾过后还走原来的路一样。

记　者：相信伴随着整合医学时代的到来，中医药学将会迎来更灿烂的光辉前景，而整合医学也将因为中医药学的加入而得到更大发展。回归现实，相较于西医当前的主流强势地位，中医的生存发展问题仍是当务之急，您对此有何建议？

樊代明：这个问题，细说起来又是一篇大文章。我简单谈几点思考。

首先，中医要挑西医解决不了、解决不好的事情去做，这是弱者证明自己、从而生存发展的有效方式。先不说99%的罕见病西医无计可施，就是最常见的感冒，西医也没有办法，基本都是靠人体自身的抵抗力自愈的。中医没有必要在西医很强的领域去证明自己，因为你做得好也说明不了什么。

当然，中医解决不了、解决不好的事情，西医也可以去做。中医、西医都解决不好解决不了的事情，两个加在一起去做。

其次，中医一定要紧紧抓住自己的整体观，这是和西医相比最大的优势；同时，在局部、微观层面发现的东西，一定要和整体、宏观相联系，绝不能走现代医学陷入局部、微观而无法自拔的老路！

再次，中医一定要以疗效为标准，而不能只以某一个或几个"科学"的指标为评价依据。

院士行 行或不行

2017 年 1 月 16 日

在工程院第二届科技合作委员会三次会议上的讲话，此次会议在工程院219 会议室召开。会议由樊代明主持，时任工程院周济院长参加会议并讲话。出席会议的有时任工程院刘旭、干勇副院长，科技合作委员会全体成员，院机关相关干部，共约 30 人。

欢迎大家参加大会，刚才高战军局长汇报了 2016 年的工作，主题是今年怎么看？应该是成绩辉煌；李仁涵局长汇报了 2017 年的工作要点，主题是明年怎么办？应该是任重道远。接着大家进行了热烈讨论，发表了很多真知灼见，非常宝贵，特别是周院长的重要讲话，对过去一年的工作做了充分肯定，对明年的工作指明了方向。

这个会议应该由徐德龙院长来主持，他分管这项工作。由于他生病住院，院里安排我来代替一段时间，因为我不熟悉情况，希望大家多帮助我，希望周院长多指导。

今天听了大家的发言，总体围绕今后科技合作工作如何开展。我们这项工作叫院士行，我们要看这个院士行，行还是不行，答案是肯定的，那就是行，而且必须行。习近平同志反复强调要搞实体经济，我们不能搞虚拟经济。我认为，虚拟经济是玩游戏，不出生产力，不产生财富，是少数人占便宜，多数人吃亏；搞实体经济是少数人做贡献，大家受益的事。要搞实体经济就得创新，过去我们靠资源，终久不行；后来又靠人员，赚人口红利，还是不行；再后来靠机缘，投机不行，虚拟经济，终久更是不行的。搞创新就得靠科技，这是工程院的强项，也是院士的强项。各地都很欢迎这项活动，积极性也很高，而且不少地方搞出了效益，搞出了特色，改变了面貌，所以我们院士行是行。那为什么又说不行呢？因为我们今天遇到了挑战，例如说到 2017 年底 70 岁以上院士按规定要退休，两院会退出 1000 余名，工程院只剩 200 多位 70 岁以下的，没人怎么开展院士行？另外，我们院签协议实现了 29 个省、自治区、直辖市全覆盖，还有企业，我们忙不过来，去了也是蜻蜓点水，走马看花，难以实现目的，这样天长日久，别人就会说我们不行。怎么解决这个问题，今天大家提出来，周院长也同意了，准备设一个咨询项目来研究怎么办。下去后办公室要尽快落实，组织队伍，最好今年就拿出结果，不能等。我总结大家的意见，要搞院地科技合作，有三点考虑，我说得形象一点。

一是扶苗不扶荒。这是顶层设计的问题。抓哪个地方？扶持哪个项目？一开始就应该有前瞻性，一定要有苗，而且是好苗才去扶，茫茫沙漠光去浇水，费力不讨好，竹篮打水一场空，这样的事不能干。

二是植树植成林。我们做的事，要能举一反三，有辐射效应，授人以鱼不如授人以渔。把树植成林才有规模效应。

三是林中有精品。即有好木，好品种。我们植成的林中不光有一般的树，而且总要有几棵好木，没有红木，黄花梨也行，不能光是一片松树，甚至杂树，那样不值钱。植成的好树，结果后拿去播种，如此循环，方能成大业。

春节快到了，我代表工程院机关给大家拜年。

医生看交通

2017 年 1 月 18 日

在管理学部"交通强国战略咨询"启动会上的发言。此次会议在 316 室召开，时任孙永福主任主持会议。时任周济院长、田红旗副院长、交通部李小鹏部长出席会议并讲话。先由傅志寰院士汇报，然后大家讨论，参加会议的有课题组成员，国家各部委的机关干部和工程院有关局处的干部，共约 40 人。

我是外行，但为什么来开会，因为这是管理学部的事。最近院里又决定在赵院长生病住院期间，让我联系管理学部。重回你们部，我这是三出三进，所以参会是职责所在。听了傅院士的报告，我似乎一下又变成了内行，因为我是医生，好像你们管的交通的事和我们医生管的事很相似，你们有公路、铁路、水路、天路几条路；我们有消化道、呼吸道、泌尿道、血管、淋巴管，也是几条道。我们管的道路有些比你们短，但有的可比你们的长，例如一个人的血管，特别是毛细血管，据估算连起来可绕地球一周。你们的道路堵了，叫交通阻塞，我们的心血管堵了叫心肌梗死，消化道堵了叫肠梗阻。堵的前方是旱，堵的后方叫涝，血管堵了前方叫缺血，后方叫出血。

解决人体交通受阻的问题，好医生需要有前瞻性、预见性，不然老是在解决问题后又发生新问题。我看你们交通行业也是一样。因此，我们课题组应该对全国的交通状况进行认真分析，预测出 30 年后会发生什么问题，20 年后呢？10 年后呢？起码 5 年会发生什么问题要清楚，然后提出解决的办法，供国家决策参考。如南京长江大桥，当年是引以为豪的建筑，"一桥飞架南地，天堑变通途"。现在发现建低了，下面轮船过不去，改都改不了。又如，我们修路，都希望走捷径，走直路，既省时间又省油，这就需要逢山挖洞，遇水搭桥，有的桥高达几百米，要是一个桥墩出点问题，加固或重修需要很长时间，还不如当时就绕着点，遇到问题好解决。任何事情都会有利有弊，所以要建一个工程时，人们都习惯去找它的好处以便批准；但真要建时，那就得考虑建成以后的坏处，特别是长久的坏处。另外，交通的设计还要考虑到将来社会经济的发展，人民的需求及交通装备（或载体）的发展。我就讲这些，外行讲给内行听，仅供参考。

与消化系肿瘤战斗的"中国军团"

1985 年，当樊代明和几位同事在第四军医大学简陋的实验室中饲养上千只白鼠，筛选 3 万多张病例切片时，绝大多数人不会想到，这个坚毅的举动竟然带动了中国消化病事业的长足进步，让原本处于"小学生"水平的消化系肿瘤诊治，稳扎稳打发展到国际先进水平。

2017 年 1 月 9 日，中国工程院院士、著名消化内科专家樊代明带领的第四军医大学西京消化病医院消化系肿瘤研究创新团队获得国家科学技术进步奖（创新团队奖）。而创新团队奖于 2012 年首次设立，每年奖励数量不超过 3 个，是国家高等级成果评价的重头奖项。《陕西日报》记者李龙飞、车喜韵 2017 年 2 月报道。

"大雁团队"飞向国际医学前沿

消化系肿瘤是中国最高发的肿瘤，约占全部实体肿瘤的 60%。我国胃癌的发病和死亡人数几占全球的一半，其早期发现率仅 5%~17%，晚期疗效极差，5 年生存率不足 20%。另外，大肠癌正呈持续增长趋势。消化系肿瘤给我国带来了沉重的社会和经济负担。

消化系肿瘤研究创新团队历经 30 年建设，通过坚持不懈的创新探索，在消化系肿瘤的发生发展机制、预警、早诊早治等一系列关键理论和医疗技术上取得了多项原创性成果，大大推动了国内外消化系肿瘤的临床防治水平，获得以国家科技进步一等奖、国家临床医学研究中心、消化系肿瘤诊治国际性临床共识等为代表的一系列创新成果，在国内外消化学界具有很高的学术影响力和话语权。

2 月 13 日，记者在西京消化病院采访了团队核心成员、长江学者特聘教授聂勇战医生。他刚刚陪同樊代明院士、吴开春教授，顺利完成了国家对肿瘤生物学国家重点实验室的第二个五年评估的答辩，对团队的此次获奖这样评价："可以说，我们的研究和临床已经延续了几代人，得到国家的认可，我们感到十分自豪。但同时也感受到了团队下一步任务的艰巨，我们将团队新的发展和研究规划也迅速提上了议事日程。"

"我力有限，靠你众力搏程；我力有限，靠你定向领程；遥遥苦辛路，浓浓同路情；为了那一天，启程！"这是樊代明在《大雁颂》中阐述的"大雁精神"。樊院士认为，一个团队的成功，一是要选准领头雁，二是要组好大雁阵。在学科上，该团队一直以基础、临床、研发"三位一体"互相促进，从分子、细胞和整体三个层次开展肿瘤早期预警、关键功能基因与蛋白质组学研究和抗肿瘤药物的研究。既保证了学科的主攻方向，又充分发挥了每个人的优势，保证了研究力量的集中和合力的形成。团队现有中国工程院院士 1 名，先后培养长江学者特聘教授 7 名、国家杰出青年基金获得者 6 名，研究生 512 人。

2000 年起，创新团队与香港中文大学沈祖尧教授实验室合作攻关，主攻消化系肿瘤关键靶标分子的机制和应用研发，展开了长期深入的合作研究。并于 2010 至 2012 年联合申获国家 973 项目和 863 项目，先后共同主导制定大肠癌和胃癌预防、筛查和治疗的亚太共识，在国际医学界享有较高权威。

"小学生"的"小抗体"

"在 20 世纪 90 年代以前，国内胃肠癌的诊治非常落后。作为医生，只能对进展期病人进行手术和化疗，而且手术和化疗也不尽规范。"聂勇战回忆。

这一切，因一个小小的 MG7 单克隆抗体，这种局面开始改变。

1985 年，那是 32 年前，樊代明被世界卫生组织选送到日本国立癌症中心深造。一次，一名外国专家这样说："中国医生搞中草药还行，用高科技进行胃癌的诊断和治疗，你们还是小学生。"

这话听起来多么刺耳！但樊代明抱有这样的信念："一旦认定了前方，就不要因为前方的困难退却。"要驳倒别人，唯有拿出实实在在的成果。他当初研究的课题是发现肿瘤特异性的单克隆抗体，当时在国际上只有少数实验室在研究，其制备技术和培育过程极为困难。为啃下这块硬骨头，他把全部的精力放在查找文献和做实验上。凭着这般拼劲儿，终于成功制备了多株单克隆抗体。

学成回国后，樊代明将这一创新性抗体技术带回第四军医大学。面对当时无仪器、无人员、无经验的现状，樊代明和几位同事艰难地开始了研发和实验。他们翻阅查找大量文献，自己饲养白鼠、做切片、筛查片子，每天自愿高强度工作十几个小时。1 年内，他就做了 1 万余张 ABC 免疫组化染色片。

凭着这股锲而不舍的拼搏精神，樊代明建立了多种预警和诊断胃癌的新方法，使我国胃癌的早期诊断跃上了一个新台阶，该项成果获得国家科技进步一等奖，并被美、英、日等国的学者采用。

新技术扎实造福患者

创新团队的实验室，早已今非昔比。记者随着国家重点实验室秘书田密参观肿瘤生物学国家重点实验室，总共三层的实验室设施完备，设备先进。蛋白质质谱检测仪、液相色谱、细胞高内涵检测仪等设备等一应俱全。"细胞是不会睡觉的，所以这里的实验从不停息，每天都有近百人在工作。早上交班的时候还会讲英文文献，研究人员学习从不止息。"实验室技师陈峥说。

在创新团队获得的成果中，消化系早癌预防和消化系肿瘤靶向、微创治疗新方法尤其引人注目。团队发现了 21 个蛋白和非编码 RNA 新分子及其对胃癌多药耐药的网络调控，提出了幽门螺杆菌和乙肝病毒相关蛋白促进消化系统慢性炎症恶性转化的新机制，为消化系肿瘤的预防、早诊和个性化治疗提供了新靶点。目前，通过血液和病理检查，确认的早癌可以在内窥镜下直接切除，患者的存活率可达 95% 以上。

"另外，我们现在正在进行肿瘤免疫 CART 治疗新技术研究，已经取得重要进展。将 MG7 单链基因序列导入到肿瘤病人的 T 淋巴细胞中，让重新武装起来的带有靶向性的 T 细胞识破癌细胞原本的层层伪装，直接杀伤细胞，这种"活细胞药物"治疗方法在动物实验中已经取得了相当好的效果，如果能应用于化疗放疗失败或者晚期癌症病人，很可能会取得很好的疗效。"聂勇战教授介绍，"但是，这种技术面临的最大风险是免疫细胞与癌细胞'同归于尽'后产生的'细胞因子风暴'，可能让病人出现全身，特别是呼吸系统的炎症。因而，如何将这种对肿瘤细胞剧烈的杀伤反应控制在一定范围内，如同可控的核裂变一样，这又像 30 年前制备胃癌单克隆抗体一样，是国际肿瘤免疫研究当年研发，是我们目前正在紧锣密鼓克服的问题。"

"硕士博士，首先战士。"樊代明常这样说。一系列重大的科学前沿成果，都来自团队每一成员的辛勤付出。多年来，团队牵头和参与国家 973 计划 9 项、863 计划 8 项、国家重大新药创制及传染病专项 5 项，优秀的重大科研能力得到了充分锻炼和展现。

在与消化系肿瘤战斗的事业中，一支"中国军团"一直在不懈战斗。

整合又一章
——为《整合医学——理论与实践②》作序

2017 年 3 月 3 日

前不久，我毫无准备地成了网红，成了人物，成了"健康中国"十大新闻人物，还是首位。缘起我在北京召开的"健康中国论坛"上作的一个报告，直击中国健康事业面临的问题和解决办法，比如，医疗改革点是不尽如人意，根本问题在于它是一项系统的改革工程，局部的改、单因素的改、短时效的改，不仅对系统改革无助，可能还有害。中国工程院设立了"中国全民健康和医药卫生事业发展战略"的研究项目，组织了 83 位院士、100 多位国家部委的机关干部和近千名相关专家分成 8 个组，深入 29 个省、自治区和直辖市，有的还到了村卫生所一级，开展了广泛调研，仅开会就达 200 多场，还派出专家去 9 个国家调研，历时两年半，最后写出了一个综合报告，递呈国务院，得到了高度重视。我们提出 5 条建议：①立法。新中国成立快 70 年了，至今还没有一部完整的卫生母法。②改制。卫生工作涉及方方面面，建议成立一个健康部，统管健康工作，防止政出多门、低效，甚至作用相互抵消的情况。③投入。建议将 GDP 的 11% 左右投入健康事业。④监督。建立第三方监督机构，有效监督健康工作。⑤行动。有效推进国家主导的一系列行动计划，如慢性病防控计划等。报告写完了，也上送了，作为这个项目的首席研究者，我在想，即使上述工作都做好了，全部做到位了，全民健康工作就能做好吗？

剑桥大学的医学史家罗伊·波特给全世界提出了一个问题：人类从没有活得像现在这么长，也从没有活得像现在这么健康，但医学也从没有遭到像现在这样多的怀疑和不满。答案有多种。我的回答是，因为人类还想活得更长，活得更健康，可现在的医学知识、医学技术、医疗保障实难满足这样的要求。

当今世界，西医学在医学中占绝对优势。西医学为人类健康做出了不可磨灭的贡献，为了解决医学不断出现的新问题、新难题，西医学按照科学的方法，不断地从宏观向微观发展，不仅要揭示生命的真谛，而且要找到疾病的本质；最终发现了大量微观的现象，发表了海量论著，可难以回答宏观的疑问，也就是解决不了疾病乃至患有疾病的人即病人的问题。因为从大量局限在微观的研究中得到的海量数据和证据，不仅难以为整体服务，还可能将医生导入歧途。近50年诺贝尔生理学或医学奖几乎都只颁发给了"分子"（的研究），而未颁给"人"（的研究）。细看当今的医学研究，好多人沉溺在微观世界孤芳自赏，游刃在分子之间左右逢源，写出了海量论文与治病无关。传统的生理学快土崩瓦解，经典的病理学已摇摇欲坠，大体解剖学后继乏人，大内科大外科已不复存在，医学人文体无完肤，基础与临床隔河相望，医生离病人越来越远，本属恩人般的医生成了仇人，就是在当下西医学最发达的美国，医源性死亡已成为住院病人死亡的第三大原因，几达住院死亡的10%。

　　为了解决这些问题，国外想出了很多办法，也创造了不少医学模式。最有名的有三个：首先是循证医学，认为医学算得不对，于是把数学引入医学。数学本身没有问题，那些算法也没有问题，关键是算的结果脱离了事实。因为医学遇到的因素是无穷多（Diversity），医学遇到的变化是无穷变（Dynamic），两个无穷，或两个 D 相加更加无穷大，所以人算不如天算。如 Cochrane 是全世界最大的循证医学网站，它做了 2000 余个系统分析，涉及几十万篇论文、数百种疾病，但最后只有不到 30% 能说出来 Yes 或 No，70% 以上只能说 Don't know。其次是转化医学，由弗朗西斯·柯林提出，希望把科学研究的数据和证据转化到临床，希望在其中搭一座桥，但这座桥搭建了 18 年，结果是"收效甚微、进展缓慢"。为什么？因为大多数基础研究的数据和证据取自局部、暂时、微观，要用到人身上，是有困难的，甚至是可怕的。临床上有多少个特效药，年销售额达数百亿美元，可因为对重要器官的不良作用而一夜撤市，就是这个道理。再后来，还是这个弗朗西斯·柯林，又给美国前任总统奥巴马提了个精准医学的建议，要美国人像反恐那样来搞医学。此声一出，国内外学术界认识有别，跟风者有之，但反对之声亦不绝于耳，特别是堪称医学领域的几本天牌杂志。首先是 *Lancet* 发声 "Is precision medicine the route to a healthy world？"，结论是 No，即精准医学不是通向健康世界的正确道路；接着 *JAMA* 发声 "Seven questions for personalized medicine"，即七问精准医学；接着 *NEJM* 发声 "Limits to personalized cancer medicine"，即精准肿瘤医学的若干短板，要克服将是遥遥无期；最近，*Nature* 发声 "Precision oncology has not been shown to work，and perhaps lt never will"，即精准肿瘤学尚未显行，也许根本不行，其对依然对精准医学持否定态度。国内学者在美国的基础上对精准医学的诠释进行了修改和扩展，并称精准医学是未来医学科学发展的方向。但它不是未来医学发展的方向。未来医学发展的方向是什么呢？我个人认为国内外此前提出的医学模式，包括转化医学、循证医学和精准医学都是不错的提法，但都是在强调医学的某个方面，都是在某一局部发力，在某一末端使劲。如果取其长处，以病人整体为对象，将其与人体相关的一切知识加以整合，形成整体整合医学，简称整合医学，那确是医学发展的正确方向。我认为，转化医学是整合医学的路径，循证医学是整合医学的路沿，精准医学是整合医学的路标，但光有路径、路沿和路标是到不了目的地的，因为我们还要有方向盘，还要有车轮，还要有发动机等，要有一台完整的车，更要有一个健康灵敏的驾驶员，只有这样才能到达目的地，这就是整合医学。

2016年10月8日，首届"中国整合医学大会"在西安召开，与会者有15位院士、79位医科大学校长、323位医院院长，总参会人数逾4000人。上午大会报告分别围绕"医学与科学""医学与哲学""医学与人文""医学与心理""医学与伦理""医学与药学""基础与临床""西医与中医""精准靠整合"9个专题展开；然后由凤凰卫视主播杨锦麟先生主持全场讨论，议题是未来是否会出现影响世界的中国文化。答案是肯定的，一定会！那就是健康文化，与生命相联系的文化一定会有生命力和普适性。下午设15个分论坛，近百位不同专业的学者从自己的角度阐述了对整合医学的理解和建议。会后我们对所有院士和专家的发言进行整理和完善，并经作者修订，我们与世界图书出版西安有限公司一起编撰出版了《整合医学——理论与实践②》，分理论篇和实践篇，供同道参阅。

整合是时代发展的特征，是解决划时代难题的法宝。整合医学是未来医学发展的必然方向和必由之路，她将引领医学发展的第三个时代。整合医学的理论和实践探索目前正在全国不断展开，相关论文也多次在国际杂志发表，引起了国际同行的关注。2017年4月29日将在西安召开第二届"中国整合医学大会"，预计将有30余位院士、100余位大学校长出席，参众可能达到8000人。论题之多、之广将超过第一届大会。

整合的历史潮流势不可挡，整合医学的发展同样，顺风顺水，必将前行。整合医学不是成与不成的问题，而是谁大成谁小成、谁早成谁晚成、谁多成谁少成、谁成谁不成的问题。让我们团结一心，努力奋斗，向着人类健康的共同目标前进。贵在整合、难在整合、赢在整合！

在第 21 届国际航天飞机和高超声速系统技术大会开幕式上的致辞。本次大会在厦门大学召开，主办单位为工程院机械与运载工程学部，参加大会的有中国、美国、德国、法国、意大利、日本等国知名航空航天机构专家学者及政府官员共约 500 人。

Today, the 21st AIAA International Space Plane and Hypersonic Systems and Technology Conference is held at the beautiful Xiamen University. Commissioned by Director Zhou Ji and on behalf of the Chinese Academy of Engineering, I would like to express my warm congratulations to the opening of this conference, give my hearty welcome to all of you !

The development of engineering technology is accompanied by the development of human society, and also with the progress of world civilization. Space has become an important area of human civilizational development, as well as an important vinculum for people in the world. Maintenance of a security and harmonious space has been accepted as the common pursuit and wishes of all humanity.

In today's world, with the rise and accelerated development of new round scientific revolution technological revolution and industrial revolution in the world, the socio-economic, scientific and technical formations have been evolving profoundly. As the strategic vantage point in the future space field, space plant and hypersonic vehicle technologies are getting extensive attentions and intensive investigations by all aerospace powers, for the reasons of their huge realistic and potential value.

The objective of the 21st AIAA International Space Plane and Hypersonic Systems and Technology Conference is to understand the problems in the development of international space plane and hypersonic vehicle, to grasp the future developing direction, to discuss the key technologies, common technologies and interdisciplinary technologies, especially, for the breakthrough and disruptive technologies, to give suggestions for the major scientific research infrastructure to be proposed, and to show the directions of major science and technology areas and priority fundamental research fields.

This top-level conference platform brings together the experts, scholars and technicians from all over the world's leading aerospace agencies to convey the most advanced scientific and technological progress and achievements, to exchange the technologies and ideas, to promote cooperation and development. We sincerely wish all experts and scholars have the full exchange and in-depth consultation on the technologies of international space plane and hypersonic vehicle, and to propose the accurate, timely and perspective strategic advice on technique development needs and international cooperation.

It is a pleasure that Chinese Academy of Engineering (CAE) and the American Institute of Aeronautics and Astronautics (AIAA) co-hosted this conference. AIAA is the largest non-governmental, no-profit society in the world, which is dedicated to scientific and technological development in the aeronautics and astronautics fields, and it is also the largest publishing organization of aeronautics and astronautics in the world. CAE has been taken the "playing the academic leading role of the highest academic institution, grasping the developing trend of the science and technology in the world, catching the new direction of scientific and technological revolution" as its duty. CAE will firmly grasp the important historical opportunity for the development of science and technology, and actively promote the fundamental research, systemic innovations and major applications of Chiese space plane and hypersonic technologies, to make contributions to the development of human Aeronautical and Astronautic technologies.

The 21st century is the time period with space-based technologies as vantage point, which is also a century with competitions and cooperation. The mission of human's flying dream and ambitions of human of next generation transportation technology revolution are carried out in this time period. Let us break the limits beyond ourselves together !

And finally wish the conference with great success !

隧道内镜术

——为《整合内镜术》作序

2017 年 3 月 13 日

42 年前本人从医，那时治疗性内镜术在消化道病变的临床应用十分有限，从事内镜治疗术的专科医师也寥寥无几。如今的大医院甚至县医院，内镜术已成为消化道疾病常规的治疗手段之一，极大地提高了消化道疾病、特别是疑难消化道疾病的治疗水平，使我国在这一领域与世界同行逐渐从跟跑到并跑，有些已达到领跑水平。这既归功于倾力推动我国内镜发展的师者长辈，也要归功于不畏艰险、全力开拓创新的后起之秀。

隧道内镜术（Tunnel Endoscopy，TE）是根据近年新兴的内镜下治疗理念发展起来的先进微创治疗技术。该术的产生使内镜下治疗消化道管壁更深层、甚至消化道外的病变成为可能，扩大了内镜下治疗消化道病变的适应证，对于内外科及相关学科的整合和发展起到了重要的促进和推动作用。如果说腹腔镜术"从外到内"改变了消化外科手术的格局，那么隧道内镜术"从内向外"则有可能彻底打破长期以来消化道疾病治疗中内、外科之间的壁垒和界限。隧道内镜术的开创、发展和成熟为学科整合提供了契机，使消化道疾病治疗方案的选择可从"整体"出发，更加符合病人疾病的整体治疗和提高病人的治愈水平，最终实现"整合医学"倡导的理念和实践，为形成"整合内镜学"（Holistic Integrative Endoscopology）奠定里程碑和开辟先河打下了基础。

周平红和徐美东两位教授作为为中国消化内镜学界的杰出人才，在国内很早就开展了经口内镜下肌切开术（POEM）和内镜黏膜下隧道肿瘤切除术（STER）治疗，为推动隧道内镜术的发展和成熟做出了突出贡献，他们有能力有经验写成这本专著。

隧道内镜术为病人的治疗提供了更多的选择，许多过去需要开胸、开腹的疾病，通过消化内镜达到了与传统治疗一样甚至更好的疗效，而且创伤小、花钱少、安全性高、恢复快。国内外越来越多的消化科、普外科和胸外科的医师都想深入了解并尽快掌握该项技术。作为"整合医学"系列丛书之一，本书详尽介绍了该项技术，而且理论与实践相结合，可以作为相关医师学习的工具书，也为进一步规范和提高隧道内镜术奠定了基础。

我有幸在出版前浏览全书，深感本书内容新颖，理论性、实用性和可读性都很强，是国内少有的专门介绍隧道内镜术的专著，我很乐意推荐给广大读者。

是为序。

生命与运动

2017 年 3 月 21 日

在中国工程院第 42 场"健康讲座"上的主持词。本次讲座在工程院 316 室举办，由国家体育委员会的郭建军博士主讲，主题为"运动是营养"。参加会议有两院院士、工程院机关工作人员共约 100 人。

有人说，生命在于运动，于是好多人都在跑，论频度是跑多好还是跑少好？论速度是跑快好还是跑慢好？论时间是跑长好还是跑短好？有人说生命在于静止，人的身体就像一台机器，用多了就会报废，所以跑不如站，站不如坐，坐不如躺，究竟是运动还是静止对生命重要，我们说了不算。今天特邀郭建军教授为我们讲课（略）。

听了郭教授的报告，运动为生存和健康所必须，但要使运动对人体只有利而无害，必须遵循下面三条原则。

一是全面。就是运动要全身化，不能光是运动身体的某些部位，如跑步就是运动下肢及心肺等内脏功能。但对上肢乃至上身是不够的，对于身体某个部位有病或不适者就要针对性地增加额外锻炼，究竟怎么做？既要征求医生的意见也要征求运动教练的意见。

二是适度。锻炼没有一个适合所有人的度，要量体裁衣、量身定制。我运动，一般每晨在 30 分钟内走 3000 步，即每 10 分钟 1000 步，每步 0.9~1m。一般来说走到 3000 步时出微汗我就停止，这时心脏每分钟跳 100 次左右，呼吸约 15 次 / 分，这就到了锻炼的适度，再多就会大汗淋漓，那就过度了。中医认为汗是人体的津液，不能过度丧失，西医认为是组织液，十分珍贵，排多了对身体是没有好处的。

三是专一。锻炼时要专一，要全神贯注，这是在为身体储备能量，最好不要一边跑步一边戴耳机听音乐，有的用耳机学英语那就更不对了。锻炼要一心一意，不能一心二用，那样会影响锻炼效果。

综上所述，运动是重要的，目前还没开展规律规则运动的，应该开始了，因为生命需要运动；已经开始运动的，要得法，要全面、要适度、要专一，因为生命需要正确的运动。

整合医学，医学发展新时代的必由之路

Holistic integrative medicine is the only way to the new era of medical development

FAN Dai-Ming

Xijing Hospital of Digestive Diseases, Fourth Military Medical University, Xi'an 710032, China

【Abstract】 Holistic integrative medicine（HIM）has been formally proposed for seven years. HIM has made significant progress in theoretical research and practical exploration. This article demonstrated the core concept of HIM——holistic view, from three aspects of space healthology, human healthology and time healthology, and analyzed the ten major changes in medical situation and the ten contradictions caused by them, and also described how to carry out integration in order to achieve the development goals of HIM.

【Keywords】 holistic integrative medicine（HIM）; holistic; development concept; integrative; perspective of medicine

【摘要】 整体整合医学（简称整合医学）正式提出已经 7 年了。整合医学在理论研究和实践探索上都取得了显著的进步。本文从空间健康学、人间健康学和时间健康学三个方面阐述了整合医学的核心理念——整体观，并分析了医学形势发生的十大转变及其所导致的十大矛盾，还从十个方面着手介绍了整合医学整合的对象及方法，以期实现整合医学的发展目标。

【关键词】整合医学；整体观；发展观；整合观；医学观

【中图分类号】R–1【文献标志码】A

习近平同志指出："纵观世界文明史，人类先后经历了农业革命、工业革命、信息革命。每一次产业技术革命，都给人类生产生活带来巨大而深刻的影响。"同样，正是这三次革命引发和催生了医学发展的三个时代，即农业革命催生了经验医学（或传统医学）时代，工业革命催生了科学医学（或生物医学）时代，信息革命必将催生整合医学时代。这里的整合医学是整体整合医学（Holistic Integrative Medicine，HIM）的简称，她的诞生究竟为了什么？她究竟要做什么？她已经做了什么？这是三个必须要回答的问题。

整合医学正式提出已经 7 年了。其实之前的酝酿时间可不只 7 年，也不只 17 年。这 7 年来，我先后写成了"整合医学初探"[1] 发表在《医学争鸣》2012 年第 3 卷第 2 期上；"整合医学再探"[2] 发表在《医学与哲学》2013 年第 34 卷第 3A 期上；"整合医学纵论"[3] 发表在《医学争鸣》2014 年第 5 卷第 5 期上；"Holistic Integrative Medicine"[4] 发表在 *American Journal of Digestive Diseases* 2014 年第 1 卷第 1 期上；"整合医学——医学发展新时代"[5] 发表在《中华医学杂志》2016 年第 96 卷第 22 期上；"HIM，医学发展的必然方向"[6] 发表在《医学争鸣》2017 年第 8 卷第 1 期上；"Holistic Integrative Medicine：Toward a New Era of Medical Advancement"[7] 发表在 *Front Med* 2017 年第 11 卷第 1 期上。本篇文章暂名"HIM，医学发展新时代的必由之路"。为什么而写，究竟要写些什么？其实想写的内容很多。以整合医学为题，这 7 年来我曾应邀在全国的 87 个医学专业学会中的 82 个作过会议首场报告。超万人的大会也不止一两个，反响十分强烈。有人说我的报告粗听越听越一样，但细听越听越不同。有留意者对我的报告做过统计，文字和例子每月的翻新率大约 10%，那就是说这 7 年的 7 篇文章，应该是月月讲的不一样，年年讲的有不同。现在已成立了 4 个全国性的整合医学学会，其中"中国医师协会整合医学分会"有 6 名院士和 80 位医学高校的校院长参加。参众达 4000 余人的"2016 中国整合医学大会"已于 2016 年 10 月 8 日在西安召开，连接 11 个省会城市作为分会场的"2016 整合医学论坛"已于 2016 和 2017 年在主会场北京举办过 3 场。全国目前已在 27 个省、直辖市、自治区成立了 100 多个针对不同疾病或方向的整合医学中心。如浙江成立了由 40 多位院士组成的"树兰整合医学研究院"，南京中医药大学成立了九年制的"整合医学院"，广东药科大学成立了"整合药学研究院"。由 60 余位院士所加盟的全国性整合医学平台 HIM、COM 已启动运行。第一套具有整合医学特点的全国高等医学院校"医学电子教材"已由人民军医出版社出版，并已在 60 余所大学试用。《医师在线》杂志开辟每期 1 版的《樊院士谈整合医学》已持续两年，发行 100 期 100 版。人类医学史上第一部《整合医学——理论与实践》专著第 1 卷已由世界图书出版西安公司于 2016 年 9 月底出版发行[8]，第 2 卷和第 3 卷也将在 2017 年内出版。通读上面这段文字，不能不说目前的整合医学"造势"是轰轰烈烈，且接下来就该从总论到各论向实践阶段前进了。从 2016 年 9 月 1 日起，我开始讲"整合医学→整合内镜学""整合医学→整合预防医学""整合医学

→整合肿瘤学""整合医学→整合肝病学"等，但是在理论与实践之间，大家总觉得还有很多东西没讲清楚，问题和疑惑还没完全说明白。尽管我曾先后写了"医学与科学"[9]和"再论医学与科学"[10]，并分别发表在《医学争鸣》2015年第6卷第2期和2015年第6卷第6期上，以探索和解答一些大家还不明白的问题，但大家总觉得不满意，于是就有了这篇文章的立题与立意。本文重点想回答如下四个问题。

医学缺整体观医将不医

整合医学既是一种认识论，也是一种方法学。她本身不是一种医学体系，但通过她，从人的整体出发，把与之相关的知识不断加以整合，从而形成更适合且更有利于人体健康的新的医学知识体系。整合医学的核心是整体观、整合观和医学观，三观为一体，缺一不可，其中根本核心是整体观。本文所说的整体观至少包括空间健康学、人间健康学和时间健康学。

一、空间健康学

人固然是一个整体，但这个整体也只是"天"的一部分，并随着"天"的变化而变化。这个"天"就是人体可接触到的环境，这至少又可分成两部分，即自然环境和社会环境。人离不开自然环境，如天冷了加衣服，天热了脱衣服，究竟加几件或减几件，是随环境、时间和人体而异，如果反其道而行之，看再好的医生，吃再好的药也无济于事。又如人需吸进氧气，呼出二氧化碳，植物则正好与之相反，人与植物进行交换，交换多少随环境、时间和人体而变。可如果反其道而行之，植物也许还能活，但人肯定活不了。人也离不开社会环境，每一个人都是社会的一员，靠社会中的相互帮助而存活，孤居寡食者要么是兽，要么是神，绝不是人。如"离群"主义者，对别人老是猜忌、设防、敌视，靠找别人的缺点而生活，这样的人找医生看病是没有效果的，要么使自己死，要么使别人死，别人死的可能性不大，自己死的可能性却很大。所以，《黄帝内经》作为一本原始的经典医籍，其中只用了30%左右的篇幅写医学知识，其余都是有关文化、哲学、心理、政史等，提倡"天人合一"[11]。希波克拉底的医书也是如此。不像我们现在，医书就是医书，医学以外的内容很少，甚至分子内容就写分子，细胞内容就写细胞，分子中没有细胞内容，细胞内容中罕见分子，更不容说描述整体了。

二、人间健康学

这里所指的人间是指人体作为一个整体中的空间，这个空间由不同层次的结构构成。前后左右上下，不同层次、不同结构间通过物质、能量及信息相互间联系、交换或转换，共同形成一个有机的整体。自从工业革命以来，由于牛顿的科学发现和科学定律的形成，特别是牛顿哲学，其提出以人为本，用机器化减轻劳动强度。西方将这种科学和哲学理论引入医学以后，出现了两个弊端[12]：一是用静止的科学理论及方法研究动态生命体的结构和功能；二是人体与环境发生分离，凡事都在人体内找原因，人们逐渐地将视角和努力只集中到人体本身上，而且更多地关注物质的存在，忽视了能量与信息对人体变化的作用和影响，而且忽略了人体与自然及社会是共生、共存、共赢的。本来很多影响健康的原因可能在体外，人们却不遗余力地在人体内寻找；本来很多影响生命的原因是在人体内的宏观水平或多因素的组合，但人们不遗余力地去微观领域或单分子中寻找。由于这种思想的影响，人们用解剖刀把人体变成了器官，用显微镜把器官变成了细胞，用分子生物学方法把细胞变成了分子，然后游刃在分子之中不能自拔，回不到细胞，回不到器官，更回不到整体。20世纪后50年至今，诺贝尔医学与生理学奖基本都颁给了分子研究，而非对人整体的研究。可事实证明诸多诺贝尔奖所奖励的研究其实对医学本身并无以前的研究有用，甚至根本无用。难怪有学者认为，这种脱离人体、脱离生命、漫无止境的微观研究，不仅对医学无用，还可能有害。

三、时间健康学

20世纪60年代，世界医学研究领域曾出现过一颗难得的流星，但仅仅是昙花一现，很快便销声匿迹，那就是时间生物学（Chronobiology）[13]，放大一点称之为时间健康学。上面提到的空间健康学、人间健康学，其涉及的无论是物质、能量还是信息，都会随时间的延长而不断发生变化。不仅人体如此，自然界所有的生物均是如此，例如，向日葵跟着太阳转；含羞草昼合夜开；只要是杨柳，无论在北京还是西安，虽然远隔千里，只要到了三月都会生枝发芽。北太平洋西部海域的部分深水鱼每年几乎都是同时游到长江产卵。在我们人体，以女性为例，生育是以年为算，一年只能完成一次生育。月经呢？要月月红，一月来几次不行，几月来一次也不行。人体机能随一天24小时而有规律地变化。白天12点（午时）生命力最旺盛，晚上12点（子时）生命力最弱，病人死亡常发生在这个时候，中医学早有"子午流注"理论的记载[14]。试管婴儿一定要算准时间移植才能成功。又如肿瘤化疗，癌细胞的生命周期与正常细胞不同，化疗药注入的时间要适宜，否则不仅杀不了肿瘤，反而会伤了正常细胞，这也可能是为何同一种化疗药对同一种癌在不同患者所获效果不一样的原因。

医学要求上述三观（或称三间）健康学的统一性，从自然和社会的宏观、介观到人体的微观，各层次涉及的因素无限多，英文叫 Diversity，即多样性；各因素间涉及的变化无穷大，英文叫 Dynamics，即动态性。因此，孤立地、限时地获得的物质、能量和信息的资料都是片面的。这是我在"医学与科学"[9]和"再论医学与科学"[10]两文中从 17 个方面论述医学与科学不同的原因，也是我不断疾呼不能简单地用科学规律来规范和检验医学的根据和理由。科学是限定因素（通常只选两个）在最短时间内得到的结果，只要条件固定，在任何地点和时间都可以重复，放之四海而皆准。但若因素增多，时间延长，原有的所有结果都可能与事实相悖甚至南辕北辙。医学的本质就是这样。正因如此，我们无论在任何地方、任何时间都要在医学实践中高度关注和强力实践整体观，只有这样，才能把握医学发展的正确方向。科学的理论和方法对医学发展是有帮助的，但若掌握不好，不仅无助，还可能有碍。

有学者统计过 10 年前在国际顶尖医学杂志上发表的 101 篇论文，10 年后发现仅有 1 篇有应用价值，不是说这些文章都是造假，其真实原因就是部分或完全背离了整体观，背离了生命在空间、人间和时间中的存在形式和不断变化的规律。因此，我们不能只沉溺在微观世界孤芳自赏，不能只游刃在分子中间左右逢源，不能只满足于发表论文但与医学整体无关。因为目前，传统的生理学近土崩瓦解，经典的病理学已摇摇欲坠，大体解剖学科已后继乏人，大内科、大外科已不复存在，医学人文已体无完肤，基础与临床隔河相望，医生离患者越来越远，医生从恩人成了仇人。这样的医学研究、医学教育、医学发展不改不行，否则医将不医。

医学缺发展观医将不准

我曾在"整合医学——医学发展新时代"[5]一文和本文前言中阐述了我个人的观点，把医学发展分成三个时代，即经验医学时代、科学医学时代和整合医学时代。现代医学引入了科学方法使其有了长足进步，给人类带来了史无前例的福祉，为何还要向整合医学发展呢？其基本原因有两个：一是医学是一门复杂的学问，解决其中的难题光靠科学方法远远不够，事实已经证明了这一点。需要将哲学、人类学、社会学、语言学、心理学等，即与人体相关的一切学问有选择地纳入医学研究和实践中，形成新的医学知识体系，才能解决复杂的健康问题。二是随着自然、社会的变化和人类对健康需求的提高，医学面对的形势和服务内容（比如疾病谱）在我们这个时代已经发生了异常广泛、极为深刻、非常复杂和相当迅速的转变，主要表现在如下 10 个方面。

一、从传染性疾病向非传染性疾病转变

人类的历史也是与疾病抗争的历史，一直到 20 世纪 50 年代以前，人类的主要死因依然是传染病。如我国在解放初期，传染病死亡率高达 2 万 /10 万以上，到现在仅为 200/10 万左右，很多传染病在我国甚至世界范围内已被消灭。目前很多传染病医院或传染科的工作量已大幅缩减，甚至无人问津。传染病的减少主要是因为病原体的发现、抗生素的问世和疫苗的研制成功，特别是经济及卫生条件的改善。结核病是过去肆虐全球的难治甚至不治之症，直到结核菌的发现，链霉素的问世，特别是卡介苗的研制成功，使得这一疾病得到显著控制。可以讲，在 20 世纪 50 年代以前，医疗战线上的主要任务就是抗击传染病。尽管近年有一些新发和突发传染病的出现，但由于防病知识的普及、防控平台的建设，很快便得到有效控制。与之相反的是，目前非传染性疾病，或称慢性疾病，如恶性肿瘤、心脑血管疾病、糖尿病、慢性呼吸性疾病等造成的死亡已达总死亡的 86% 以上，慢性疾病造成医疗上的经济负担已逾 70%[15]。目前人们对慢性疾病的认识和防控能力显得十分有限。而且，传染为疾，只要找到病原便可有的放矢进行治疗和预防；但慢性疾病为病，通常因人体自身内部失衡而发生，且为多因素多阶段，牵一发动全局，病理机制剪不断理还乱，其危害是病程长、易复发、花钱多、预后差、防治难度更大。

二、从营养不良性疾病向营养过剩性疾病转变

人类在与自然界斗争的早期，或者说在漫长的农业社会，由于生产力低下，无法获得足够的食物，到后来学会了耕种养殖，逐渐改变了这一状态。但总体来讲，食物还是供不应求，经历过的天旱水灾，粮食歉收更是不计其数。例如中国，一直到 20 世纪 70 年代仍呈饥饿状态，"忍饥挨饿""饥不择食""饥寒交迫"成了常用词，连见面的问候语都是"你吃了吗"。在漫长的饥饿状态中，人类通过自然筛选，能忍饥耐饿的群体最终繁衍传承下来，所以现代人类骨子里存在的是"耐饥基因"。另外，由于食物不够，人类要努力觅食狩猎、养家糊口、传宗接代，所以拼命劳作，相当于被动锻炼，生就了一幅强壮的体魄。

但是，近半个世纪以来，工业革命为人类带来两大改变，一是生产的财富

多了，物质文化生活水平得到改善，人们吃得多了；一是机械化解放了生产力，道路交通环境有了改善，体力劳动及运动减少了。所以从过去的营养不良（缺乏）到了现在的营养过剩。"穷基因遇到富食品"，吃多了消耗少了，多吃少动、好吃不动已成为普遍社会现象，于是代谢性疾病发生率大幅度上升，三十几岁就患高血脂、高血糖、高血压、痛风、脂肪肝的年轻人人数大幅增加。加之加工类食品不断增多，生活方式不断演变，饮食模式不断变化，导致疾病谱也不断发生变化。"2010 全球疾病负担研究"显示[16]，1990 年营养不良还为影响全球健康的第一风险因素，而到 2010 年则退至第 8 位。反之，肥胖、体重指数超标从 1990 年的第 8 位上升至第 6 位，这种变化在中国尤为突出，近 6 年更加显著。

三、从器质性疾病向功能性疾病转变

过去，无论是医生还是患者，通常说的生病是指器质性疾病，就是人体的组织结构发生了变化或影响了生理功能。最早是肉眼看得见才算，以后显微镜下的变化也算。但人们对功能性疾病认识不够，因为看不见患者有器质性改变，但又确有不适，医生把这种状况要么看成没病（或装病），要么看成"神经病"。近年来，对功能性疾病的认识越来越深入，其发病率越来越高，表现多样。国际上对此没有一个具体的标准化诊断参数，主要表现有免疫功能低下、心理失衡、思维缓慢、反应迟钝、食欲不振、记忆力下降、注意力不集中、焦虑烦躁、不自信、没有安全感等，如慢性疲劳综合征。功能性疾病多发主要有两个原因：一是生活和工作压力大，长期身心疲惫、精神紧张、睡眠不足，且形成恶性循环，进入亚健康状态，临床检查并无器质性病变；二是患某种器质性疾病后全身或局部功能恢复不佳，难以恢复到原始状态。一般来说，多数功能性疾病并不会引起器质性病变，多数器质性病变经治愈后也不引起功能性疾病，但其中确有不少人可以相互转化。对功能性疾病的诊断和治疗通常比较困难，单靠药物治疗很难使其缓解，反复用药有时正好是产生疾病的根源。对于这种情况，需要将患者看成是一个完整的人，认真询问病史，从生物、社会、心理，多角度全因素出发，发现可能的致病因素，针对其治疗才能奏效。可以这样讲，对于功能性疾病，一般不致死但难治好，患者认为赖活不如好死，于是轻生。功能性疾病可以涉及人体的所有系统、所有器官，有时表现为全身性，有时表现为局部性，且时隐时现，忽来忽去。

四、从受生物影响向受社会影响转变

人类起源于森林古猿，在环境压力下，自体通过一代一代不断进化选择，

从灵长类发展到现在的人类,其基因已基本稳定,自体能够适应自然环境的变化。在农业革命的农耕文明时代,人类面对的是野兽出没、蛇虫横行的恶劣生活环境,加之生产力低下,那时的疾病谱主要受生物因素的影响,人类也逐渐获得了抗击各种生物因素所致疾病的能力。进入工业革命后,人类借助科学技术的力量,提高了生产力,解放了劳动力,改善了生活环境。物质生活和精神生活经历了一次次质的飞跃,可以说现在到了国家富强、人民幸福、"衣来伸手,饭来张口""楼上楼下,电灯电话"的时代。当然人类在改善生活环境的过程中,也在一定程度上破坏了自然环境,加之交通的改进,"坐地日行八万里"带来的跨国性新发传染病,社会观念改变带来的性传播疾病,从而导致了目前疾病谱从生物因素急骤向社会因素方面转变。人体过去不曾患过的许多疾病一次又一次袭来,SARS 刚过去,禽流感来了;禽流感刚过,埃博拉来了;尘肺病还没被控制,艾滋病又来了。

社会环境是指在人类生存和活动范围内的社会物质和精神条件的总和。广义上讲,包括整个经济文化体系,狭义上仅指人类生活的直接环境。在漫长的发展中,人类抵抗疾病的能力越来越强。随着生产力的提高和自然、社会环境的改善,这种能力越发增强,只有在自然环境发生更激烈的变化,或者人类抵抗力减弱的情况下,才会发病。

近年社会环境的急剧变化带来了疾病谱的变化,过去我们误认为人类基因图谱的完成不仅可以加深我们在基因及分子水平对疾病病因的了解,也能从中找到治疗疾病的万能钥匙。现在看来并不是这样,也可以说是大失所望。一项多国联合研究,即 45 000 对双胞胎(9 万人)癌症发病率的研究显示,基因起的作用只占 30% 左右,双胞胎中有一人患癌者只占双胞胎总数的 18%,两人均患癌者只占 3%,即使受基因影响最大的前列腺癌,基因所占作用也只有42%[17]。以上结果表明,社会环境的改变对人类疾病的发生正发挥着越来越重要的作用。

五、从年轻性疾病向老年性疾病转变

所谓老年性疾病过去通常指 50 岁以上,特别是 60 岁以上的人常患的疾病。由于这个年龄组的人身体机能逐渐减弱,肌肉萎缩、反应减慢、抵抗力下降,加上各种致病因子的累积及叠加,其病因复杂、诊断困难、疗效较差、花费高、恢复慢、多数难以完全康复,预防较难。从 20 世纪 50 年代开始,人类疾病谱逐渐从传染病转到心脑血管病,继而转到恶性肿瘤上,后两者通常多发生在老年人群,特别是代谢病、老年性痴呆等。近年来老年性疾病迅速增多,大致有两方面原因。一是人类步入老年社会。老龄化社会的出现应该是社会进步的标志，因为医疗卫生和社会生活保障水平提高了，老年人多了，老年病也就多起来，而且逐渐构成了对社会的挑战。二是老年疾病年轻化。由于生活水平的大幅提高，体力劳动及锻炼减少，加之自然环境的恶化，很多本多发生在老年人身上的疾病提前发生在年轻人身上，导致近年年轻人患老年性疾病的数量骤增。

上述两种情况，前者主要以身体自然的生理状况改变为主，而后者则以自然社会因素改变对人体的影响为主。不管由什么原因引起，对于老年病的大幅增加，我们无论从医学上还是药学上都还没有做好准备，不仅在理论研究上没跟上，在临床诊疗上也没跟上。这已经成为医学上目前存在的大难题。

六、从单因素疾病向多因素疾病转变

疾病是在一定历史时期的自然与社会条件下，环境、生物、政治、经济、文化、教育作用于人群健康状况的综合反映。是人与自然或社会环境相互作用关系的一种特定的表现形式。20世纪以来，由于科学技术的迅速发展，社会经济快速增长，人民生活水平普遍提高，医疗卫生状况大幅改善，疾病谱也从过去的感染或营养不良等单因素疾病向机体自身代谢和调控失常为主要谱群的多因素疾病转变，如老年病、肺病、心脑血管病、自身免疫性疾病、精神障碍性疾病等。对于单因素疾病，只要及时采取合理的预防措施，特别是预防接种、杀菌灭虫和应用抗菌药物，就能很快控制其流行并将其治愈，但对于多因素疾病，通常存在如下四个挑战。

1. 对依赖检测设备做病因病理诊断的挑战。多因素疾病难以找到直接病因，多阶段、多层次、多因素交互作用，且互为因果，随时变换，并主要通过影响机体系统代谢和调控失常而发病。应用检测设备即便是很先进的设备也只能发现部分指标和现象，难以分析出实质。加之多因素疾病通常与生活行为、心理状况、社会家庭、甚至宗教信仰有关，单靠理化检查结果难做判断，需要将医生的经验、患者的感受，以及临床发现的证据三者整合分析，才能得出正确的结论。

2. 对治疗目的、治疗方式和治疗方法的挑战。多因素疾病病理改变一旦形成，很难彻底治愈，大多数患者需要长期的调理和治疗。治疗目的也只能是减轻或减缓病情，延长生存时间，提高生活质量。一种疗法只能解决其中的某个或某些问题，通常需要多学科协同治疗，需要多种疗法的整合和互补，同一疾病因影响因素不同，又因人、因地、因时而异。一方面需要个体化治疗，另一方面又需要多学科参与的整合治疗。只靠一个医生和一个学科，甚至一个医院对一个病情复杂的患者难以进行及时正确的治疗。

3. 对疗效评价方法和评价结果的挑战。多因素疾病需要终生调理治疗，需要长期、大量服药治疗。其对身体的长期影响，绝非短期观察就能做出判断的。同样，在单因素疾病发现的理化检测指标难以成为判断多因素疾病的评价体系，必须把终点指标、重大事件、生存时间、生存质量、生理功能等视为观察指标纳入评价体系。评价多因素疾病靠小样本的临床试验是不可靠的，难以避免随机作用产生偏倚，需要足够检验功能的大样本做随机对照试验，甚至是跨国的多中心临床试验研究，并做系统评价才能得出临床实践的"金标准"。

4. 对疾病研究方法的挑战。由于多因素疾病的病因病理往往与患者所处的社会环境、家庭、生活、心理变化密切相关，这难以在疾病动物模型上模拟，也难以在实验室的试管中模拟。因此，在实验室中以动物模型为研究对象取得的研究结果，与临床实际差异很大，因而对人的多因素疾病的参考价值就十分有限，甚至毫无参考价值。因此，重视临床研究证据，重视以患者为主体的临床研究证据，必将成为未来医学研究的必然要求。只有将整合医学的理论和实践应用到未来医学研究和临床实践中去，才能迎接上述四大挑战，才能破解未来医学发展的难题。

七、从单器官疾病向多器官疾病转变

目前临床所见疾病已跟过去大不一样，主要特征是影响多器官的疾病越来越多，一个患者只有一个器官患一种疾病的情况越来越少。大致有三种原因。①疾病本身就是累及多器官的。如急性状况的严重感染、大面积烧伤或创伤、大手术，往往影响全身机体功能甚至生命；又如系统性炎症反应综合征，继之发生多器官衰竭；又如，大多数慢性疾病的严重期或终末期，其特征都是多脏器受损。②疾病从单器官发展成多器官受累。过去发生的疾病，由于治疗条件有限，通常在单器官时就被治愈或者死亡了。现在由于治疗条件改善，稳住了病情使患者存活下来，但未能去除病因，从而逐渐发展成多器官受累，如肺结核所致全身粟粒性结核，肿瘤的全身转移等。③在治疗单器官疾病中引发多器官受损。这种情况也叫医源性损害，如在治疗某一器官疾病时使用药品不慎导致药物性肝损害或药物性肾损害等。

治疗单器官疾病相对容易，治疗多器官疾病难度较大，治疗中要权衡利弊，权衡得失，然后有的放矢。对于影响生命者要以救死扶伤为目的，对于影响多器官者要以保重要器官为主，遇到急慢性病因同时存在的情况，要针对急性病因施治。

八、从早期疾病向晚期疾病转变

在中国目前的疾病谱中，一个不容回避的事实一直存在，那就是患病人群中，特别是在慢性疾病人群中，晚期疾病的占比在明显增多。尽管现在检测设备越来越发达，越来越灵敏，早期疾病检出的绝对数在增加，但在同一疾病中与晚期疾病组进行比较，早期的比例还在下降。因为晚期疾病组的绝对数增加了，其原因是：①自然及社会环境的急骤变化，疾病的绝对数（比如癌症）在大幅度增加，其中晚期病例更为明显。②检查设备的先进性、灵敏度及拥有率增加，使很多疾病检出率增加，其中晚期病例的增加尤为突出。③人们对疾病早期的重视程度不够或者由于经济原因，不愿接受早期体检，一直拖到晚期才就诊。④老龄化社会的出现，老年性疾病的发生率增加，老年病多为晚期疾病。晚期疾病的治疗要比疾病处于早期时难度加大，花费增多，疗效变差，预后不好。

九、从简单疾病向复杂疾病转变

疾病谱包括疾病本身的发生发展，和一切事物的发展轨迹一样，从简单到复杂。由于科技进步，知识积累，我们把简单的疾病治愈了，余下的多为复杂性疾病，或疑难性疾病。目前临床实践中见到的疑难杂症越来越多，主要有三种原因。①疾病出现多因素参与。一种疾病通常含有几种或十几种可能的病因，这些病因为不同来源、不同层次，可以是外来的，也可以是内生的；可以是宏观的，也可以是微观的；可以是生物的，也可以是理化的；可以是躯体的，也可以是心理的；可以是结构的，也可以是功能的……相互交织到一起，剪不断，理还乱。②疾病过程的累积及放大。一种单纯的疾病随着患者患病时间的延长，机体抵抗力的增加，以及外部环境的影响，在体内出现相生相克，阴阳消长，体内的反应此起彼伏，这种反应难说谁是因谁是果，谁是主谁是次，谁在先谁在后，且随时变化，由此增加了对疾病认识和诊疗的难度。③疾病的新发及再发。随着自然社会的变化及人体对其的适应，很多新发和再发疾病不断出现。由于人们对其不认识，会者不难，难者不会，因此其成了令广大医务人员为难的复杂疾病。

十、从疾病治疗向延年益寿转变

在贫困国家，民众的普遍认识是有病治病，医疗的重点也主要放到治病上，医生的工作重点主要放到诊疗疾病，患者的主要花费也是用来诊治疾病。病前扛着，病后忍着，只有到了扛不住时才去治疗。因此，一生的积蓄多数都是花在生命的最后半年，不仅花费太多，而且效果不好。随着经济状况的改变和对健康认识的提高，人们对保健、康复和养生的需求越来越高，这方面的供需矛盾日益突显。①保健知识缺乏。由于对保健及康复知识、"治未病"认识不足，且知识零散不成系统，无法全面正确指导民间进行正确的保健，大众及媒体的讲座广告错处频生，漏洞百出，不仅没起到好作用，反而对大众有误导作用[18]。②保健制品缺乏。由于没有正规、行之有效的保健药品和制品，一些伪劣制品充斥市场，保肝、壮阳、安神等药品泛滥成灾，对民众造成极大损害。③保健人员缺乏。由于保健人员长期不受重视，愿意从事保健、康复、养生、医养结合的人少之又少。④保健场所缺乏。全国的康复需求极大，但只有个别地区有少数医养结合的场所，而且多为民营单位，重点在创收，背离了保健的本质。

医学缺医学观医将不顺

目前，医生乃至患者头脑中的医学观，具体地讲，还是生物医学观或科学医学观，这与整体医学观或整合医学观相比，还是比较狭隘的，用这种医学观指导或推动医学的发展和实践将会遇到很大问题。面对前述广泛、深刻而急剧的变化，如果我们不去面对现实，以变应变，而是依然按照老常规、老经验，只靠手中或书中掌握的那点医学知识或科学知识，我们的医学必然遇到如下的矛盾。如果解决不好，将会成为医学发展道路上的绊脚石，轻则阻碍医学的发展，重则将医学引向歧途。

一、科学化与人文性

科学方法引入医学后确实促进了医学的大发展，但是由于医学有其特殊性，如果一切都按科学的范律来分析医学，一切都按科学的方法来研究医学，一切都按科学的标准来要求医生，其最终的结果是实现了医学的科学主义，形成了科学化的医学，但同时必然丢掉了人的本性和人的特性。"医学是不确定的科学，是可能的艺术"。生命只有概率，而无定数。医学离科学越近，医生就会离病人越远。

科学活动本身并不能确保其发展和应用皆有利于人类的进步，它需要人文来指导。科学技术是一把双刃剑，缺乏人文导向的科学技术，要么毫无价值，要么会给人类带来灾难。医生只专注于"疾病"，这是科学的方法，而专注于"病人"，这是医学的方法。患者是一个个活生生的人，有时人文关怀本身可能比"科学治病"更为重要。希波克拉底早就说过："医生治病有三大法宝，语言、药品、手术刀。"他把语言放到了第一位，说明人文关怀的重要性。其实语言才只是人文关怀的一部分。忽视人文关怀，把疾病的诊断和治疗方法变成教条，变成规则，变成法规，而治疗对象是一个又一个活生生的人，那是要出问题的。如时下的很多共识、指南、准入标准，患者还没看到，医生已按诊断报告上的指标，做好了治疗方案，开好了治疗药品。不管张三李四，只要是患同一种病其治疗方案就相同，美其名曰"科学治疗"，其结果可能是花钱没治好病，或花钱治重了病，甚至花钱治死了人。例如现在肿瘤医生用药杀死癌细胞，患者买药杀死癌细胞，患者的身体成了医生和患者本人的战场。

二、现代化与现实性

在文艺复兴之前，医学的发展很慢、很少，未显示出惊人的奇迹。14 世纪中叶兴起的文艺复兴，是医学出现显著发展的分水岭。之前临床医学几乎"没有进步"，其主要原因是当时的社会学者仅追求对神的认知，是"以神为本"，把医与神相联系。文艺复兴强调以人为中心，以人为本，由此倡导的人文精神给医学发展注入了强大的思想活力，引发了其后 500 余年医学的飞速发展。医与人的关系是什么？以人为本的本即"本位""根本"。以人为本一方面在社会学上是对"以神为本""以物为本"及以金钱、身份、地位、财富为本的根本否定；另一方面又是对"以器官为本，以细胞为本，以生物大小分子为本"的根本否定。强调以人为着眼点、出发点和落脚点，由此引发了医学上一次又一次革命性的发展。正如 2012 年《新英格兰医学杂志》在创刊 200 年纪念日所回顾的那样 [19]：①从 1816 年 Rene Laennec 发明听诊器到 1837 年 J Warren Mason 开展首例鼻整形术；②从 1846 年 Henry Jacob Bigelow 用吸入乙醚麻醉进行手术，到 1869 年 Beard 引入电疗治"神经衰弱"；③从 1890 年"科赫法则"和破伤风抗毒素问世，到 1901 年白喉血清疗法，再到 1960 年脊髓灰质炎疫苗；④从 1907 年的 ABO 血型输血理论，到 1928 年 Alexander Fleming 发现青霉素，再到 1980 年天花在全球内被消灭；⑤从 1997 年 Gulic 发明抑制 HIV 鸡尾酒疗法到 2006 年 HPV 对宫颈癌的预防；⑥从 1927 年 Drinker 和 Shaw 发明铁肺（iron lung）治疗脊髓灰质炎所致呼吸肌麻痹，到 1952 年 Paul Zoll 给心脏骤停的患者安装体外起搏器；⑦从 1953 年 Watson 和 Crick 提出 DNA 双螺旋结构模型，到 1~4 代测序技术……

从生物化学、分子生物学、细胞生物学、免疫学、遗传学，到生物信息学、生物物理学，没有哪个时代的医学发展像今天这样迅速，像今天这样精细，也没有哪个时代的医学像当今这样迷恋科技。医学迅速地从"以人为本"向"以科技为本"转化。随着技术的无限涌现，医疗过程日益技术化、工程化、非人化。正是前述医学发展的快速现代化，使其陷入了严酷的现代性危机，即技术越发达，人性越贪婪，越荒芜；医学做得越多，抱怨越多，医学在技术上占据了制高点，却失去了道德的制高点，形成了"现代化"与"现代性"的尖锐矛盾[20]。

现代化是表象，而现代性是本质，前者指不断涌现的高新技术、检测平台、医疗器械、耗材、药品，后者是追问医学这样迅速的发展对人类健康和幸福的实际意义。如先进的医学影像技术、超声技术、激光技术、腔镜技术等现代化诊疗技术的发展提高了诊疗水平，但技术程序化和便捷化使得医生越来越关注高端医疗设备的测量指标，寻找和分析偏离正常值的数据，发现细胞或分子的结构和功能的变化，却忽视了对疾病症状及患者体征的细致观察，忽视了其作为生命个体的情感需求。医生成了医疗器械的附属品或打工仔，患者成了需要重组或更换功能异常零件的机器。人的真实性和完整性在上述过程中被逐渐消解。如弗洛姆所讲："19世纪的问题是上帝死了，20世纪的问题是人类死了。"其实，21世纪，医学现代化下现实性缺失的问题正愈演愈烈，人类是到了应该驻足深思医学对于人类真实意义的时候了。

三、国际化与民族性

民族的即是国际的，但国际的未必是民族的，两者中间经常出现矛盾，医学的发展亦如此。医学的国际化指部分医学理论和原则，甚至药品对全人类的通用和普适。但是，不同的国家和民族具有各自的社会制度、遗传背景、文化背景、宗教信仰、生活方式和生活环境，因而不同民族的医学发展和需求有其独有的特性，即民族性。

例如中国，自己有几千年传承发展下来的独特的中医药学，而且为中华民族的生存和繁衍做出了巨大贡献，但其中的财富很少被纳入当代医学中去，即便是得到全球普遍认可的针灸，也是到了近几十年才逐渐得到国外的认可。由此造成了中医药在当代医学领域的弱势地位；也使中国人在医药卫生这一关乎人类生存与发展的关键领域丧失了话语权。例如绝大多数的医学专用名词为国外命名，绝大多数疾病为国外发现，绝大多数药品为国外研发，绝大多数医疗设备为国外制造，绝大多数疾病的诊治指南为国外制订。但是，国外研发的药品都是以外国人为目标对象研发生产的，对外国人疗效好的药品并不一定能治愈中国患者；国外制订的疾病诊治指南缺乏中国人的数据，不能完全契合国人的疾病现状，如克罗恩病，外国人就有 $NOD2$ 基因的多态性，而亚洲人就没有这种变异，显然治疗方案和药品应该有所不同[21]。照搬西方，经常水土不合。又如对幽门螺杆菌感染，由于有少数人发生胃癌，国外的指南是凡是感染均要根除，这对中国肯定不合适，因为中国人感染率高达60%，全要根除，全世界的抗生素拿到中国都不够用，而且越根除越产生耐药性，特别是根除后胃下半部的癌减少不明显，胃上半部的癌却增多了。因此，我们在学习医学理论，应用诊疗指南、使用检测设备、应用治疗药品时，要考虑到民族性，要充分认识中国的国情，不然，就是医学实现了国际化，但忽视了民族性。

四、智能化与真实性

高科技引入医学，特别是引入临床实践，极大地促进了医学的发展，解放了医生繁重的体力劳动，但由此又带来了医疗判断真实性的问题。

例如，随着信息技术的发展，计算机技术被引入医疗领域，自从1960年美国麻省总院开始开发电子病历并投入使用以来，到目前该国几乎所有医院都建成了较为齐全的管理信息和临床信息系统，建成了以电子病历为核心的信息平台，实现了规模化病历记录，节约了医务人员的书写时间，规范了病历的书写格式，杜绝了漏缺项的发生。但是，这种病历只注重或过度强调病历的"全面性"，使得同一病种不同患者的现病史、病例分析、拟诊讨论、诊疗计划等几乎一致，病历流于形式，把所有患者看成了一个患者，忽视了不同患者的"特殊性"。本来医生在书写病历或记录病情变化时，绝非是一项单一的文字记录工作，而是一个分析思考的过程，而书写电子病历成了采摘不同患者的相同事项，不是书写而是填写，是照问填空，是去寻找患者的相同而忽视不同，但医生成功的医疗行为应该是找出患者的不同。目前这种做法是很危险的，所以虽然填写病历自动化了，但却丢失了病情的真实性。

又如，科学技术引入医学后带来了临床医学的飞速发展，其主要表现在影像医学和检验医学两个领域。它们好比医生的两只眼睛，极大地提高了医生诊疗疾病的能力。但另一方面，影像不是万能的，"同病异影，异病同影""有影无病，有病无影""一病多影，多病无影"，随人随时随处存在。同样，检验也不是万能的，认为"指标升高就有病，指标正常就无病"，肯定是错误的。医生过于依赖检查，过于信赖检查的情况越来越严重，要不就是"撒大网"，患者就诊时不是详细询问病史，进行体格检查，而是开一堆检查单，撒大网，去寻找其中的异常指标，然后再"大围攻"，用不同的药品，不同的治疗方法去消灭异常指标，这种仪器化验的自动化在很大程度上误导了医疗实践的真实性。

再如，将互联网引入医学确实能解决就医中很多环节存在的工作效率低、不规范的问题。互联网＋医疗服务是可以的，用其帮助挂号，进行某些咨询是可以的，但时下提出的互联网＋医疗，将互联网与实际具体的医疗行为和实践相联系，恐怕问题就大了。就像我们只能说医生＋听诊器（因为还有可能＋CT、＋叩诊锤……），但我们绝不能说听诊器＋医生（＋护士、＋药师），因为我们是临床医生，不是离床医生，世界上可能任何东西都可以到网上买，但唯独健康，千万别到网上买，那是要买出人命来的。有个人在自己的网上吹捧"阿里健康要在30年后让医院变小，让医生找不到工作"，无疑是言过其实。医学是不确定的科学，生命只有概率，没有定数。科学技术是固定的结果，而医学是变化的。用固定的办法去探索或规范变化的事物，是行不通的，带来的结果总是有例外，这种例外不是无用，也不是谬误，正好是患者的特征和医生的特点，正好是医生必须关注、把握和利用的重要证据。

五、规范化与灵活性

由于医学知识的不断积累和临床经验的不断增加，医学找到了诊断和治疗某些疾病的普遍规律，使之形成规则或规范，可以指导医务人员的工作行为，可以提高医疗质量，保障医疗安全。

但是由于规范只是适用于多数人群的平均数，是基线，是一种最基础、最基本的普遍认识，对于患者来说属于"治不死也救不活"的基本治疗，对于不同的患者必须随人加减，随症加减，随时加减。否则，规范化的要求就会诱发医疗的格式化、机械化、教条化，不管来什么患者，都只按一套公式化的治疗模板进行机械化治疗，甚至患者还没来，医生还没看到患者，就按指南确定了治疗方案，那是会犯错误的。

时下应用的很多指南，其实只能覆盖80%左右的患者，还有20%的患者在指南限定的情况之外。那么坐在我们面前的患者的情况究竟属于哪个百分比呢？指南只是"老"医生把自己的经验说给年轻医生作为参考，绝对不能将其看作信条或教条，只能看作是一把粗的尺子，患者究竟是什么情况，要用细微的刻度去考量。

所以，规范化一定不要诱发医疗的格式化、机械化，而是要充分考虑患者的个体情况和病情的变化，灵活施治，这就是规范化与灵活性的关系。治疗规范了不一定能治好患者，但出现纠纷时患者没理由和你打官司。治疗灵活了，可以把患者治好，但要承担一定风险，可能患者要把你告上法庭，"以其人之道治其人之身"，虽然医生输了，但医生履行了自己的本职，这样医学才有发展。

六、理论化与实用性

理论对于实践的指导作用十分重要。同样，实践对于证实理论和丰富理论也同样重要，甚至更为重要。现代医学的发展，揭示了医学发展中存在的大量现象的本质，形成了不少的理论。但由于人体十分复杂，绝大多数疾病的病因事实上并没搞清楚或已知的信息残缺不全，没能形成完整的理论体系。特别要注意的是目前有一个倾向，现代医学太注重理论，凡事都要说出个一二三，这就是医学理论化的倾向。其实，医学上好多事情是说不清道不明的，在理论化与实用性这对矛盾中，目前主要存在三种倾向。

一是理论说不清，疾病治不了。如果细数人类千百种疾病，其实真正能把病因全说清楚的并不多。翻开教科书，教材中列举的病种是最常见、最说得清楚的，可每一种疾病至少都有几种或十几种病因或诱因。病因、诱因越多，实际上就是没找到主要矛盾，说的都是一些可能性。因此，治疗不能有的放矢，晚期肿瘤的现状就是这样。

二是理论说清了，疾病治不了。例如人类的 7000 种罕见病，多为单基因或多基因遗传病，病根说清楚了，甚至哪个基因或哪个基因的密码子都说清楚了，但是治不好，只能是提早诊断，"终止妊娠"。

三是理论没说清，疾病治好了。这方面例子太多，如感冒，其实机制没说清，但治疗很有效，特别是早期治疗，如多喝水、早发汗就有效；又如肩周炎，理论上说不清楚怎么治，但只要一年就好，大家都称其为自限性疾病。

因此，医学要强调理论，但不能提倡理论化，也不要等到什么东西都搞明白了才去治病，而且一个医疗实践绝不是一个理论能指导的，可能是千百个理论排列组合的共同结果。这千百个理论中有的搞清楚了，有的没搞明白，有的甚至是相互矛盾、相互转化的。如果理论化了，但不实用，对医学并无价值。实用了但未形成理论，就应该探索理论。如果总把实用排在理论的后面，那就是理论对于实践的限制。因此，既要看重理论，但更要注重实践，充分探索一个方案的实用性，由此形成实用但不一定理论化的方案，只有这样才能解决理论化与实用性的矛盾。

七、精准化与整体性

尽可能对病原实施精准打击，以更完全彻底地根除病灶，尽力减少对正常组织细胞的损害，这叫有的放矢，或可称为时下流行的精准治疗。这种思维对于由外侵入人体的病原，绝对是正确的。但是，人类很多疾病是自身调节代谢失衡形成的，它涉及大量的因素及其变化，是一种全身调节紊乱造成的疾病，此时你要有的放矢，就很难说什么是"的"，"的"在哪里。有很多疾病实际上是一个内部调节失常、平衡紊乱的过程，此时就无的放矢了。这时需要认识疾病发生的整体，在众多因素中权衡利弊，通过整体调节来达到治疗目的。在找不到病根或没有病根时就需要这样做。有时找到了病根，但不一定要除之，只要调节其平衡就可以治愈疾病。如消化科的难辨梭状芽胞杆菌性肠炎，世界上的死亡率几近100%，几乎没有一种抗生素对其有效。但是，将健康人的肠菌移植到患者肠中，即便肠中难辨梭状芽胞杆菌并没被根除，即病原未根除，也能把90%以上的患者治愈[22]。因此，不是所有疾病都需要实现治疗的精准化。如肿瘤的精准治疗，通过某个表达异常的分子去找到针对性的患者，其实100个患者中，只有15个左右为阳性，对这些患者实施精准治疗后，平均只能多存活2~3个月，之后就耐药了。因此，在这种情况下实施精准治疗不如寻找调整整体的方法，因为后者可能效果更好。

八、躯体化与心理性

人体健康需要身心统一，身体健康是心理健康的物质基础，心理健康是身体健康的精神支柱。传统的健康观是"无病即健康"，而现代人的健康观是整体健康。因而世界卫生组织提出"健康不仅是躯体没有疾病，还要具备心理健康和有道德"。通俗地讲，一是具有对自体结构和功能的维护能力，一是具有对内生或外来疾病的抵抗能力。

长期以来，无论是医生还是患者都认为，患病是身体生了病，因而一旦有什么症状或不适，都要想方设法撒大网，一定要在身体的某一部分找到病因，治疗疾病也一定要找到病灶。事实上有很多患者是患了心理、情绪上的疾病，并无看得到（找得着）的病因，亦无可见的病灶，过去认为这是神经官能症。随着社会环境变化、工作压力的增加，目前抑郁症患病率越来越高，患者身体上无论是从结构影像，还是分子水平都很难查出什么异常。随着社会文明程度越高、文化程度越高，心理性疾病发生率越来越高。我们如果不关注这种情况，特别是医生不加强这方面知识的学习，就可能偏移到疾病诊疗的躯体化，而忽视了诊疗中疾病发生和表现的心理性。

九、医疗化与自愈性

无论是在民间或医院，无论是患者还是医生，长期以来形成了一种非常错误的概念，生病就要去医院，治病就要找医生，吃药开刀是治疗疾病的良方，生病就要治，病只能治了才好。

西方医学之父希波克拉底早就说过："The instinct of patient is just his doctor, the best doctor of patient is himself。"即"患者最好的医生是他自己"，强调了在对抗疾病中患者自身的力量。医学给予的只是对部分人或部分人中某一部分的帮助，患者如果自身已没了抗病能力，看再好的医生，用再好的药品也是无效的。

很多疾病都具有自愈性，属于自限性疾病，即疾病发生发展到一定程度后可以自行停止，并逐渐恢复直至痊愈。如最常见的感冒、肩周炎等，并不需要特殊治疗，只需对症治疗或根本不需治疗，靠患者自身努力就可痊愈。即便临床宣告不治的晚期恶性肿瘤，全世界迄今已有 1000 多例自然消退的报道，其实没有报道的还有很多，最常见的是绒毛膜癌、神经母细胞瘤、肾癌和黑色素瘤，这四种肿瘤约占自愈病例中的一半。

2008 年诺贝尔奖获得者哈拉尔德·楚尔·豪森认为，自愈是人体或其他生命体在遇到外来侵害或内在变异并危害生命时为维持个体存活表现出来的一种生命现象，具有自发性、非依赖性和作用持续性等特点。自愈过程取决于自身的自愈系统，自愈效果取决于自愈力，不同个体因体质不同其自愈力不同，但又相辅相成[23]。医学只是通过辅助机体的自愈力来治疗疾病，因而不是万能的，如果患者自愈力差，则治病无效。

但是，长期以来形成的"有病就要治，病是治好的"观念，形成了"医疗化"的错误概念，从根本上忽视了患者的自愈能力。人类发展的早期历经了几百万年，那时没有医学，人类照常繁衍生存；又如动物，它们根本没有医生，只有宠物才有医生，你看不到背着药箱的老虎，它们依然一代又一代活到现在；又如很多偏僻地区，那里缺医少药，却出现了很多长寿村、百岁老人。

疾病医疗化的另一个弊端是，现代医学越发达，需要治疗的患者也越来越多，需要治疗的病种越来越难。最大的可能是：过度依赖药物和医疗，人体的自愈力成了"软脚蟹"，机体的免疫系统在外力作用下显著下降，健康和医疗上形成了一种恶性循环，导致医学越发达，健康越难保，健康依赖医疗，医疗却损害健康。药物在治疗疾病的同时，其副作用损害了整体健康，有可能治好了某个器官的病灶，却引发了其他器官的疾病，甚至是全身抗病能力的下降，并加速衰老，最终得不偿失。

这就是疾病的"医疗化"与自愈性的矛盾。现代医学在发展医学技术的同时，必须加强人类自愈力的研究和开发。只有以诱生和加强人类自愈力为根本的整合医学才是医学的最好目的。

十、普求化与可供性

中国是世界第一人口大国，受庞大人口基数、快速老龄化及环境社会急剧变化的影响，医疗服务普遍需求（普求）持续增长，其间的供求矛盾愈演愈烈，而且还要在相当长的时间内持续存在。这种供求矛盾，主要表现在两个方面，一是在医用经费上，社会对医疗的普求与我国医保所能提供的有限（或称基本）保障间存在巨大差距；二是在医疗资源上，社会对医疗的普求与我国现存的医疗供给（包括医院、人员、设备、药店等）间存在巨大差距。

一方面，随着医疗新技术的不断涌现和我国医保制度的建立，公众对事关自身健康的医疗服务的关注度呈现出前所未有的高涨，民众中长期被压抑的医疗需求呈"井喷式"释放，导致供需矛盾前所未有的突出。

另一方面，无论是医疗药品、设备，还是耗材，其价格都在大幅度上涨，民众无论大病小病，重病轻病，药要吃最好的，检查要做最精的，而现存的医保制度是现职的人员交费，退休的不交，这就导致医保坐吃山空，入不敷出，寅吃卯粮。

上述这种医疗上的普求化与社会的可供性之间的矛盾，如果不加以解决，很可能造成社会不稳定。如何通过整合的方法来使民众受益最大化，也是一道很大的社会难题。

医学缺整合观医将不灵

由于前述医学形势发生的十大转变导致的十大矛盾，我们只有用整合观指导下的认识论和方法学，即整合医学才能加以解决。那么在哪些方面整合，又怎样整合呢？

一、医学与自然

自然环境是人体赖以生存的基础，人类在几百万年的进化过程中，与地球相生相处，逐渐适应了这个环境。所以，对于目前现存的适合人类生存繁衍的自然环境，我们要格外保护，要定规立法，对任何破坏行为都要绳之以法，对已受破坏或先天不适宜人类生存的环境，要加以修复和改善。

人体自身虽然是一个整体，但只是自然环境中的一部分，人体依赖自然环境的存在而存在，顺应自然环境的变化而存在。自然变化太急速、太剧烈，人体来不及反应；或自然环境未变，人体的适应能力减弱（如衰老）都会发生疾病。因此，研究人体对自然环境的适应性，提高人体对自然环境的适应能力，是一门重要的学科，与保持、改善和修复环境对健康同等重要，二者的相宜是因地制宜。

二、医学与社会

医学研究的对象是一个一个的个体，而每个个体是社会的一员。社会环境在不断变化，怎样让个体适应社会的变化，保持身心健康是医学必须研究的重要方面。时代的进步，社会的发展，人类生活方式的改变和生活质量的提高，导致人们赖以生存的社会环境发生了翻天覆地的变化，以至于我们还没来得及做好应对的准备。如科技的发展使人类物质生活得到保证，但丰富的物质生活让人从营养不良变成了营养过剩；交通工具的发展使人们的出行得到了极大便利，但运动量的直线下降，使人们的身体素质急剧减弱。现代社会对工业化、知识化的需求及其产生的分配规则，导致人们社会压力增加、心理失衡……社会环境发生如此大的变化，人们对其的适应能力和应变能力还没有做好及时调整，无疑对健康造成了广泛而深刻的影响。

社会环境因素众多而复杂，主要有四个方面：①政治因素，包括政治制度和政治状况，如政局稳定、公民参政、法制建设、决策透明度、言论自由度、媒介受控度；②经济因素，包括经济制度和经济状况，如市场经济程度、媒介产业化进程、经济发展速度、物质丰富程度、人民生活状况、广告活动情况等；③文化因素，指教育、科技、文艺、道德、宗教、价值观念、风俗习惯等；④讯息因素，包括讯息来源和传输、讯息的真实公示、讯息爆炸和污染等。如何将上述因素进行调整，使其对大众的健康产生积极促进和推动作用，这不仅是各级政府要认真考虑的重要问题，也是整合医学需要研究的重要内容。

1. 上医治国，优越的社会制度与国民健康的整合。历史事实及国内外的经验都证实，优越的社会制度对国民的健康促进具有重要作用，这是所有医药行业的总体努力都不可能相比的。社会制度的发展表现出波浪式推进，总是先进的社会制度取代落后的社会制度，医疗体制作为社会制度的一部分也呈螺旋式推进。我国实行的社会主义制度，是一种比资本主义制度更公正、更公平、更先进、更合理的社会制度。在旧中国，政治经济文化十分落后的情况下，人民流离失所、饥寒交迫，不可能也没有能力来发展医疗卫生事业。现在，我国综合国力得到了前所未有的发展，人民生活水平得到极大提高，健康已成为民众最关注的问题，整合医学希望尽可能整合更多的社会力量、社会资源来发展我国的健康事业，从而提升国人的健康水平。

2. 中医治人，良好的经济状况与国民健康的整合。医疗卫生事业的发展离不开经济优质高效的发展，经济体制的每一次变革都会带动医疗体制的巨大改变。而医疗体制的每一次变革都会影响到民众个体的健康保障，并引起强烈的社会反响。如医疗的投入、医保的投入、地区经济的发展都会影响人的健康环境和医疗环境。目前医疗上存在的城乡差别，特别是看病贵、看病难，实质上是医疗资源数量不够、配置不当，特别是整合无力的问题。有的地方医疗资源（人力、物力、财力、设备）过剩，有的地方稀缺。因此，根据不同地区的服务需求，如疾病谱的分布，努力实现医疗资源的重分配、再布局，合理整合，使之更加有效合理，这不仅是各级政府应该高度关注的重要问题，也是整合医学需要研究的重要内容。

3. 下医治病，良好的生存环境与国民健康的整合。民众对人体的认知水平及对疾病和健康的认知程度，对全民健康十分重要。特别是文化与交通的发达，健康问题不仅没有了省界，而且已没有了国界，一个国家的优质生活水平不一定能提升其他国家的生活水平，但一个国家医学上出了事一定会导致很多国家出事，因为疾病的传播速度也比过去要迅速。不同地域、不同民俗、不同文化程度对疾病发展的影响有很大差别，如受教育程度高的人群，其生活状况、卫生习惯、卫生条件相对较好，患病后对医学的理解力和依从度更高，能及时就诊并能更好地配合医护工作。所以，提升全民文化素质，加大健康宣传力度，提升医疗知识，构建优美的社会环境，不仅是各级政府应该努力履行的重要职责，也是整合医学需要研究的重要内容。

特别是信息科技为医学的发展带来了极大便利，互联网不仅在改变世界，也在改变人类的生活，我们完全可以用其来为促进健康服务。因此，利用互联网传播范围和传播速度来宣传卫生防病知识也是整合医学需要研究的重要领域。

三、医学与营养

营养是生物生存的物质基础，也是治疗疾病和延年益寿的保证。"医食同源，药食同根"，说明营养和药物有异曲同工之处。合理均衡的营养不仅可以确保人体正常的结构和功能，而且可以提高人体防病治病的能力，减少并发症，促进机体的康复。事实上，医药学在初始时期，是人们在寻找食物充饥过程中不断发现的，"神农尝百草"就是这时留下的经典记载，可见营养对医学发展的重要性。但随着医学的快速发展，人们逐渐地淡化、忽视了营养对于医学的重要性。如今不少医院把从事营养工作的人员当成辅助人员，把营养室当成了"煮饭送饭"的部门。其实，营养在如下三个方面对人体具有重要作用：①营养可成人，即确保人体正常的结构和功能。人的生命是靠营养来维持的，人体成长是靠营养来保障的。人要长大成人，没有充足合理的营养不能成人，这说的是人体的结构表现；人要长大成才，没有充足的营养不能成才，这说的是人体功能的表现。②营养可致病，即人类很多疾病是营养方面出了问题。营养不良和营养过剩均可引起疾病。社会经济落后，可以导致很多营养缺乏或营养不良性疾病，营养缺乏可以是单因素，但大多是多因素的，前者是缺一种或几种，而后者是缺多种或全缺。但随着社会经济的进步，营养过剩性疾病又随之而来，如高血压、高脂血症、糖尿病、肥胖症、痛风、冠心病、动脉硬化、脂肪肝等。一种营养缺乏，可以引起一种疾病，但通常是引起多种疾病。上述这些疾病的发生都源自营养的不平衡，在身体所有的平衡体系中，营养平衡是一个至关重要的平衡体系。③营养可治病，即可以通过调整营养平衡来治疗疾病，促进康复。对于营养不良引起的疾病，可以通过有针对性地补充所缺营养素来治疗，甚至预防；对于营养过剩引起的疾病，可以通过限制某些营养素的摄入，加上体育锻炼来预防和治疗。另一方面，有些消耗性的疾病，如结核、肿瘤和严重创伤、烧伤、重度感染等，也可导致营养不良。例如，肿瘤患者伴营养不良者达 40%~80%，其中 20% 的肿瘤患者会死于营养不良。对于这类患者不仅要治疗原发病，改善和增强营养对于疾病的治愈和机体康复也是十分重要的。有时对某些患者通过营养治疗使其康复可能比用特效药治疗原发病还重要。

四、医学与养生

现代医学发展出现的一个重要的倾向就是高度或过度关注疾病的治疗，无论是医生或患者，都把主要精力和财力用到了治病上，可结果是什么？患者越来越多，病种越来越多，病情越来越复杂，疗效越来越差，到最后医生和患者都无办法，好多患者终身节俭，存下来的钱在生命的最后半年全部花光，有的还给后人留下累累债务。这是为什么？是我们忽视了患者的抗病力和自愈力。前者称之为保健，即使正常人不发病或少发病；后者称之为康复，即使患者从病中或病后逐渐或很快恢复，所以健康二字是保健与康复之合。对老百姓来说就是养生，修养生命、保养生息、确保生存。人们只注重了生与死，其实生与死都是瞬间的事。但从生到死，中间有个过程叫活，简称生活，活是活什么？活的是命，简称生命。从生到死，这个过程是漫长的、可变的，活是为了命，要命就得活。有人活得好，有人活得长，有人活得光好但不长，这叫好死，有人活得光长却不好，这叫赖活。生老病死描述的是机体的两种状态和两种结局，生老是生理性死亡，病死就是病理性死亡。上述状态和结局的与生命的三条线有关，我称之为健康三条线。

第一条是生命线，呈现的是一条直线，一条平行线，从生到死。有人说一个人平均可活 120~150 岁，但要受到个体遗传或自然社会环境的影响。

第二条是生理线，是与生命线（平行线）相对的一条上弧线。即从出生后开始，从生命的平行线开始上升，到青春期显而易见，此时女子以月经，男子以排精为标志，再逐渐上升，到 50 岁左右达最高峰。此时女子以绝经，男子以性功能逐渐减退为标志。此后开始下行，直至回到生命的平行线。一般情况下这种生理线在多数人是相似的，但不同的人略有不同，有的上行较早或较快，反之亦然；下行时可能有别，有的下行快，下行早，反之亦然。个人的身体状况或健康与这条线密切相关，取决于高峰的高低和出现的早晚。一般来说出现早、峰高的人抗病力较强，反之亦然。当然，波峰与早晚，一定会随时间变化，其中与平行线相交面积大的抗病力强。所以凡是能增高波峰，延期下行的措施，均能提高抗病力和自愈力。这与保健和康复的发生具有明确的关系。下面介绍的病理线对其的影响也很大。

第三是病理线。这条线是与生命线（平行线）相对的下弧线。从平线下行到最低点，或称最低峰，此时叫生病，是身体抗病力实在抗不过的结果。生病以后通过机体努力或通过干预及治疗，逐渐地从最低峰返回到平行线。可以这么认为，对下弧线的下行段进行干预我们叫保健，而对上弧线进行干预我们叫康复。人一生中，下弧线不止一次，其峰值及其面积也有大有小，出现的时间有迟有早，波形也可迥然不同，可以是对称的，是下上相似，也可以是下快上慢，或下慢上快，取决于作用因素及强度、身体的抗病力及自愈力、外界给予的影响，如环境及医疗干预等，其中生理线对其的影响最大。

所以，保健、康复、医疗都是为了确保生命的延续，其基本结果就是活得长一些，活得好一些。凡是能影响干预这三条线的一切办法都可称之为养生法。研究这三条线的基本规律，确保这三条线的生活行为及方式，促进这三条线的药品和器材都属于这个范畴。当然，同时也要根除及改变影响这三条线的不良生活方式及环境。

五、医学与工程

医学与工程的整合既是医学发展的标志，又是医学发展的动力，从最简单的叩诊锤、听诊器，到现在的 B 超、CT、磁共振，是一次次工程技术革命，推动了医学的发展，也正是医学遇到的难题，或者说是医学的需求拉动了工程的进步。最近几十年临床医学上的进步，主要可以概括为两大领域：一是影像技术；一是检验医学。这两项技术好比临床医生的一双慧眼，缺了这双慧眼，再好的医生也成了盲人摸象、雾里看花。

1. 医学与工程的整合是工程技术发展的出路。目前医学对人体结构特别是功能的理解，还十分局限，对生命现象的解释更是粗浅，对疾病的认识也十分肤浅，医学上这些需求无疑渴望利用工程技术来助力解决。

2. 工程与医学的整合是医学发展的助推器。医学上每获一次大的进步，其实都是工程上的一大进步推动的，如列文虎克发明显微镜使医学从宏观向微观发展，又如影像学发展使人们的病况诊断从定性到定量，等等。

3. 医工整合可以创立新疗法。医工整合可以诱发新的科学问题和创立新的研究方法。如力、热、声、光、电、磁在人体的生物效应，可以用来阐明生理功能和病理表现的机制或基础，也可以用其来治疗疾病，还可以称为死道理的活利用。医工整合不仅是医疗器械、健康装备研发的基础，也是不断提高医疗器械、健康设备质量的途径。在国外，为了提高整合性医工人才的培养，通常是先学三年医科，然后再学两年工科，或者先学三年工科再学两年医科。在很多研究院，几乎都是医工人才各占一半，这种办法有利于医工整合，有利于出成果。

六、医学与语言

语言的出现、积累及发展是动物从低级向高级进化的显著标志和重要结果。语言是人类区别于其他动物的主要特征。无论是哲学、科学、社会学、文学、心理学，都需要语言来传播、交换和传承。语言也可能是某些疾病的病因，更是防病治病的重要手段。希波克拉底说："医生治病有三大法宝，语言、药品、手术刀。"他把语言排在了第一位，可见在医学发展初期，语言在医学中，无论在医生或患者中都具有重要地位。随着医学知识的不断积累，特别是将科学方法引入医学后，医生成了掌握医学知识和技术的主体，医生占据治病救人的主导地位，患者成了"无知"的受体。医生对患者具有绝对的支配权，慢慢地语言无论作为艺术或技术都成了次要。特别是医学教育中又淡化忽视了语言的作用，不仅科学家是学好数理化，走遍天下都不怕，医生也是只注重医学中的科学知识，忽视了医学中的人文精神，包括语言的作用，这不仅影响了医学的发展，而且造成了语言沟通不当或不力，医患纠纷愈演愈烈。都说"好话一句三冬暖，恶语伤人六月寒"。那么语言与医学的整合究竟有什么作用呢？

1. 语言与医学的整合能增强患者的自愈力。语言与医学的整合可以形成语言医学，语言医学重点强调医生通过与患者的沟通，使患者从心理上增强抗病的自信心，从躯体上增加治病的自愈力。良好的语言沟通使患者身心处于良好的状态，由此提高患者的免疫力。例如，恶性肿瘤一般被认为是绝症，其实带瘤生存者经常存在，而且长期带病生存的大有人在。但有的患者，本来状态很好，一旦知道自己患癌，不几天就死了，这是吓死的。所以将来建议将肿瘤改为慢性病，告诉患者这是慢慢患的病，也就要慢慢地好，不要急，急不得。对肿瘤进行化疗，患者一听全身崩溃，其实治疗感冒也是化疗，建议将来把对肿瘤进行化疗的说法改为养生治疗，可能疗效会大不一样。

2. 语言与医学的整合能增强患者对药物或手术治疗的依从性。语言医学可使患者了解自己的病情，知道自己的状态，以及药物或手术的作用及副作用，增加患者的依从性，消除患者的焦虑状态，甚至是敌对状态。

3. 语言与医学的整合能提高患者的健康水平。语言医学作为一种手段，可以通过广告、媒体或个别宣教，宣传健康相关知识，防患于未然。正确的语言导向对健康是十分重要的。我们可以把健康知识融入常规语言甚至小品、相声之中，由此做到家喻户晓，寓教于乐。

4. 语言与医学的整合能减少医患纠纷的发生。医学语言是一门重要的学问，应该在本科、研究生及继续教育中开设这门专业课，使医生不断学习语言技巧，提高自身的语言能力。医生不仅智商要高，情商更要高。如果医生的智商和情商都低于或远低于患者，那么这个医生的工作能力可想而知。

七、中医与西医

中医与西医的整合经常碰到如下几个问题：①中西医能整合吗？不少人认为，中医与西医是两个不同的理论体系，不可能也不需要将其整合。其实，无论是西医还是中医，最终都为人类健康服务，但各自有其优势，也都有其劣势，各自都有其自身解决不了的问题。既然如此，就有整合的可能性和必要性。发挥各自的长处，克服对方的短处，或克服共同的短处，就能青出于蓝而胜于蓝，甚至远胜于蓝。②中医的优势在哪里？这个问题一直在争论，肯定的说法是中医是中华民族的瑰宝和宝贵财富。事实上这是一种文学描述，中华民族的瑰宝和宝贵财富多了，瑰宝瑰到什么程度，宝贵宝到什么价值，从来没有恰如其分的定论。有人还因中医没有严格的对照，就认为其治愈疾病是患者的自愈力所为，是歪打正着，是"公鸡不叫天也亮"。上述这些都是不正确的说法，多少带有偏见或情绪。依我看，在人类历史上，中医从来没有享有如今的地位（前所未有）；在世界医学领域，中医是目前唯一能跟西医媲美的第二大医学体系；中医解决了大量西医解决不了的问题，显示出不可替代性；中医必将成为未来医学发展即整合医学时代的主要贡献者。③中西医差别在哪里？中西医差别在哪里，整合的焦点就在哪里。总体来讲，中医主要是用哲学思想观察现象、分析问题，而西医主要是用科学思想来观察现象、分析问题。西医以解剖、生理、病理、生化、免疫、微生物、药理等为基础理论，以还原论为核心，重视局部与微观观察，方法上注重直观分解、试验验证、技术使用和定量分析，是建立在对经验医学的结论进行科学试验试证之上，具有确定性和可重复性等特点。但是，人体疾病的发生通常是若干不同因素共同作用的结果，而且每一因素常会牵一发而动全局，引起级联反应，所以单一的因果关系不能解释或阐明病因的本质，而且对其实施针对性的治疗（精准治疗）难以获得满意效果，加之人是生活在自然环境和社会环境中的，因而疾病的发生也受外界复杂环境的影响。

与之相对应，中医是以人为整体，以天人相应，心身合一，形神相合等宏观哲学思想为基础，运用阴阳五行、象数理论来研究人体的生命活动、气化规律、治疗康复和预防保健等，因而中医治病更多关注的是患者本人，而不只是疾病，在于提高人的抗病和自愈力，而且重视自然环境和社会环境对人体的影响。不仅用各种方法帮助患者解除病患，还替患者消除心理上的问题，最终恢复其原有的社会功能，提高其生活质量。但是中医主要依靠主观经验和抽象思辨方法，不注重甚至不接纳科学试验基础，因而很多有用的理论、有效的疗法未被科学所证实。中医的理论是古代医者们在长期的临床观察和实践过程中，是在与疾病长期斗争中发现的人体生理功能和病理变化等经验事实基础上发现、总结并提炼出来的，而且在很多临床疾病治疗中表现出明显的优势，虽然不能按严格的定义证明其科学性，但是已显示出其明显的有效性和正确性。如果能用西医的文化和科学方法去证实中医的有效性和正确性，反之，能用中医的文化和哲学思想去分析西医的微观发现并将之整合，那么两种思想、两种文化、两种方法的合理整合一定会获得意想不到的效果。例如在杀灭疟原虫上，先是西医发现奎宁取得突破进展，获得诺贝尔奖，然后遇到耐药性，后是中医发现青蒿素，再次取得突破性进展，又获诺贝尔奖。但是青蒿素必然也会产生耐药，可能最终是要靠奎宁＋青蒿素引发的机体抗病能力，提高整体的抗病能力才能解决问题。对于既无法证实其科学性，也无法否定其在治病中的有效性的问题，可能只能用中西医整合才能弄清楚。中医和西医不仅是两种医学技术，而且是两种医学文化，将两种不同的文化、理论、技术进行有机整合，取其所长，互补不足，不仅可以传承各自的优势，而且可以创造新思想、新理论、新技术和新诊疗模式，为推进人类医学的发展，提升人类医学的水平，繁荣人类健康事业做出贡献。

中西医是在不同自然和社会环境背景中发展起来的，具有各自的优势。通俗地讲，就是中医有时治好了很多病，但不知为什么？西医是有时搞清了很多病因，但治不了这些病因所引起的病，而整合医学是既要知为什么，也要治好病[24]。

中医讲究"正气内存，邪不可干"，即通过调整自身的稳态，增强机体对外邪的抵御，以达到二者平衡相处。但西医则看重对病因的驱除或消灭，如灭菌、抗病毒、杀癌细胞等，而想不到这些致病因子都是在自然界中长期选择、优胜劣汰出来的，具有存在的天然性、耐受性，有些对人类的生存和繁衍还有必要性，如肠菌。我们要消灭它们，它们也要存活，所以变异随时发生，随处发生，人体总被它们牵着鼻子走。因此，西医要向中医学习，借鉴整体观念，强调人与自然的协调，体内阴阳、正邪间的平衡，最终达到治病保健的目的。如维甲酸治疗白血病。当然，西医对疾病诊治的优势也十分明显，如手术切除病灶，疫苗对疾病的有效预防，检测指标和实验数据对疾病的反映更具体、更真实，容易推广，更易被患者接受，中医如能将这些优点应用并整合到自己的宏观思维中，也会取得突破性的发展。

西医习惯用单病因、单因素来分析疾病的发生及其对应的诊治，把医学研究的触角只投射到某一因素或机制，不仅脱离了整体个体，容易将人与环境、社会和心理因素分开来，忽视多因素相互作用的因果网络作用，因而在精神性疾病、心因性、功能性疾病方面束手无策。对于多因素共同作用所致的疾病则无能为力。如果将中医的整体观念引入其中的分析、抽象，也会取得突破性发展。

八、医学与药学

自古医药不分家，二者相辅相成，相互促进，共同发展。与医学的发展相似，药学同样经历了三个时代，即经验药学时代、科学药学时代，现在已逐步进入整合药学时代了。进入整合药学时代以后，药学的发展特征是什么呢？

1. 医药的紧密整合。在经验医学时代，药学与医学是不分的，不仅理论不分，实践不分，很多情况下医师和药师就是一个人。然而，随着科学医学时代的到来，也随着医学和药学知识不断扩增，慢慢地专业分开了，理论分开了，组织结构分开了，当然医师和药师也分开了。医和药偏颇任何一方人类都将受到惩罚。其实，医学的发展离不开药学，没有好药出不了好医生，同样，药学的发展离不开医学，没有医学的发展药学要么不成，要么无用，要么就会成害，没有医生绝没有药师的存在。任何药学的进步，都有赖于医学的发展。医学是药学的根据，而药学是医学的出口。所以，今后无论是从教学、研究、医疗、管理各方面都要提倡医药间的整合，这种整合不是简单的回归复原，而是螺旋式上升。

2. 重新审视找有效靶点的科学方法。人是一个整体，一个药物分子进入体内，不可能只对体内的一个靶点起作用，而是对全身起作用，而且有的是间接的作用，还会牵一发动全局，城门失火殃及池鱼。近200年来医药学研究的一个重要特征，是从人体中找有效靶点，药品中找有效成分。这种方法导致的结果有两个，一个是在很多疾病（如肿瘤）中找不到特异靶点，这是因为我们花的功夫不够，或是根本就没有特异靶点，后一种可能性更大，因为疾病是改变一种状态，治病是恢复一种状态，没有一种疾病是一个分子的变化，而是涉及很多分子的变化。所以全世界自从找到500个靶点以后，再也找不到理想靶点，而且已找到的500多个药靶，其实也并不理想。第二个结果是根据靶点发明的药品，治疗效果不理想，而且毒性作用很大。一种年销售额几百亿美金的新药上市，因为对重要脏器的损害，不久就撤市。一种药品对病灶的特异性越好，对重要脏器（如心脏）的损害就越大，其实对全身各器官的损害都很大，只是重要脏器的损害容易受重视，所以越毒越有效，越有效越毒。所以找有效靶点，提出精准药学在科学上是正确的，但在医学上明显是行不通或行不太通的。

3. 大力提倡整合药学方法。人是一个整体，患病是整体状态失衡，治病要用多种药物整合才能改变状态，恢复健康。整合药学包括了网络药理学，即一种疾病是多种分子变化、体内调节失衡的结果，由于体质和所处环境不一样，人体患病的时间、程度、转归不一样，因而使用药品的疗效也是千差万别。我们不能一个又一个地去找他们的不同点，这样找下去，还没到找到特点，患者早死了。我们最好是找他们的共同点，即用药品进行整体调节，而且要充分考虑到患者潜在的抵抗力和自愈力。我们治疗疾病不是治疗一个分子，而是恢复患者的状态。因此，即使是一种药只是一个分子，临床医生也应多种药合用，不断地调整配伍。医生的治疗水平看的也是他的配伍水平。这一点中医思想更具整合药学的思维。中药治病，一服药由君臣佐使组成，是一个团队，不同配方，不同配法，各自发挥作用。患者吃进消化道后由细菌消化，选择性吸收，然后再与机体交换平衡。如人工麝香，为何能获国家一等奖呢？因为现在天然的麝香已很少，麝香是找有效成分吗？不是，其实麝香中的所有成分人体内都是有的，只是各部分数量多少不同而已，你按天然的成分比一配就是了。近期有人合成人工胆汁，说不定也会得一等奖，其实也是根据人体胆汁的组分合成的。什么是药品？药品就像摆在厨师面前的各种调料，为什么有人烧出来的是川菜，有的是粤菜，还有的是其他菜。这完全是厨师选择调料的组分多少不同而已。医生就好比厨师，他要根据不同的食客调整调料的组分，以适应食客的需要，笼统配成的现成的川菜调料，只适合部分的川味食客，不合味时还得自己再调整。药师特别是药物研究者，就像调料的制作者，如种花椒、大葱，或者是造味精的，一定要种出优质花椒，造出上等味精，有人提出精准配料，但用单一成分烧不出好菜，只有"厨师"才行，因为"厨师"用的是整合药学。

4. 加快加强生物药的研究。医学对人体内大量分子结构及功能的研究结果很多，但这些分子的药用价值研究太少。开展这方面的研究不仅可事半功倍，而且可以取得划时代的突破。无论是保健还是治病，都是通过调整和恢复人体内的平衡来实现的，应该说人体内具有上述平衡所涉及的所有分子，用这样的物质来保健治病应该是更合理、更有效、更低毒性的，而且几乎所有化学药和植物药（中药）都是通过增加或减少上述分子来达到治疗目的的。所以，应该大力提倡生物药的研究，当然研究生物药、化学药和中药应该是前提或根据，而且是相互间转换的。例如，我们用化学药或植物药发现其针对的生物分子，我们就可以用生物分子来成药；反之，如果我们发现某种生物分子具有药理作用，但难以获得足够的数量来制成药品，那我们就可以用化学药或植物药来替代。

5. 加强老药新用的研究。医学对人体的不同部分，从宏观到微观，已研究得很多，相比之下不同药品对这些研究结果的影响如何，我们所知甚少。如果把二者整合起来，不仅会事半功倍，而且可能取得革命性的进步。人类至今已发现了数千种西药，也发现了数千种中药，这是人类医学药学史上的宝贵财富。可以推测，人类的疾病，包括未来发生的疾病，绝大多数用这数千种老药就够了。一种老药，已发现了其在某种病、某种器官的应用价值，其实它在更多种疾病和更多个器官还有另外的价值。它对这种器官（疾病）的治疗作用可能对另一种器官（疾病）来说就起了毒副作用，反之亦然。所以我们完全有可能用其副作用来治疗很多疾病。我们的很多药品都是在体外、实验台或烧瓶中得到的化学反应，通常我们是把人当成 pH7.4 的中性体来研究，事实上这种中性人是没有的，例如胃的 pH 仅为 2.0，因此不同器官结构、不同功能决定了不同药品对机体有不同疗效。另外，通过老药的不同配伍，同样可以达到异曲同工或"同曲异工"的作用。

九、基础与临床

医学发源之初，是没有基础研究的，很多理论的取得是对长期实践中经验的总结和升华，有时用验方把病治好了，但说不清楚，或知其然不知其所以然。

有的方法在有些地方对有些患者十分有效，但到别的地方在别的患者身上则难以重复。探索未知、找到规律激发了医学界一代又一代有识之士的浓厚兴趣，但由于经费和方法的欠缺，难以完成。随着社会经济的发展，逐渐有了剩余价值，为医学研究提供了经费，科学技术的发展又为医学研究提供了方法和条件，使医学研究提炼出理论成了现实。医学研究自从开始以来，大致向两个方向发展，一个在实践之前，去找相关理论先知先觉，来指导实践；一个是在实践之后，发现问题，解决问题，可称后知后觉，来总结理论。医学研究为医学发展提供了源泉，成了源头活水，极大地推动了医学的发展。但是，由于研究的局限性，致使大量的研究结果不能为临床所用。为了解决这个问题，国际上提出了转化医学的理念，从基础到临床，再从临床到基础，希望能找到一条有效的途径，但是转化医学提了 18 年，其结果是"收效甚微、进展缓慢"。目前基础与临床之间的转化主要存在两大问题。

　　一是基础研究不能以结构与功能间的关系来阐述人体的存在及生理功能。基础学科，无论是从事结构的，如解剖、组胚等，还是从事功能的，如生理、病理等，还是从事结构与功能相联系的，如遗传、生化等，都不能立足于自己所处的层级或层面来研究整体，而是一味地追求细化，从事宏观医学研究的一股脑向分子进军，从事分子的不能与细胞和整体相联系，游刃在分子之间不能自拔，对自己认识的那一个或几个分子情有独钟，终身相恋。导致一些与整体相联系的学科逐渐失去存在感和活力，如传统的生理学已经土崩瓦解，经典的病理学已经摇摇欲坠。基础对临床的指导作用在逐渐减弱和消失。过去说基础不牢地动山摇，过去用磐石铸成的医学基础已逐渐分化或风化成了一堆沙子。

　　二是基础研究的发现不能用来指导临床，或临床上发现的问题得不到基础研究的解决。

　　本来基础研究是为临床实践服务的，现在很多基础研究的单位，做出来的工作的确是高精尖，能在高档次杂志发表，但发表以后多少年过去，始终不能用于临床。究其原因，很多基础研究只是在回答生物学中的科学问题，而不是回答临床实践中遇到的医学问题。基础研究获得的成果，常常是基于试管、体外、或动物体内，而且是静止的甚至是无生命的结果，所以放到临床通常得不到同样的结果，甚至适得其反。这种基础与临床的脱节目前愈演愈烈，如不能解决这个问题，这些纯基础的研究，太微观的研究，不仅对医学无益，可能还有害。

　　如何解决上述问题？建议基础学科加以整合，将原有的各学科组成五个大部。①人体生理部，将解剖、组胚、生理、免疫和遗传等教研室整合成一个部，重点讲授和研究正常人体从宏观到微观的结构组成和从微观到宏观的生理机能。②人体病理部，将病理、病理生理、免疫和病原等教研室整合成一个部，重点讲授和研究常见的多发病从宏观到微观的结构变化，和从局部到系统的生理变化，特别是病原在上述两种变化中的作用。③生化药学部，将生化、免疫学、分子生物学、药物学等教研室整合成一个部，重点讲授这些学术领域对人体组织结构和机能及其在病理状态下的影响及作用，从中提出诊疗理论及研制药品。④预防医学部，结合上述三个部学到的知识讲授疾病预防、保健、康复、养生的知识和方法。⑤医学人文部，专门讲授和研究哲学、社会学、人类学、心理学、伦理学等对医学的作用，以及对疾病和治疗的影响。

在基础部工作期间，晋升副教授前，教师不能定科，必须在各专业轮流学习和上课。只有教授才能定科，专职在某一专业，从事某一方面的研究及教学，成为这一领域的专家。副教授也要用一定时间到临床相应教研室从事一定的教学工作，不断拓宽自己的知识面，提高自己的系统性。反之，临床医生每年也要花一定时间（比如一个月）到基础部学习或做科研工作，拓宽自己的知识面，增强自己知识的系统性。

十、专业与专科

医学发展的初期是不分专业，也不分专科的。随着知识积累的增多，以及临床的需要，慢慢地分出了内外妇儿科。接着内外分别再次细划，形成了越来越多的专科和亚专科，中医如此，西医更是如此。妇产科和儿科过去是不分的，现在也已开始分出了很多亚专业，护理学也开始分成内科护士、外科护士、手术室护士等，这种专业细化、专科细划的确为各专业发展带来了好处，促进了发展，但也带来了很多问题。随着临床分科越来越细，另一个倾向是过去被称之为辅助专业的专业发展突飞猛进，如检验医学、影像医学、介入技术等，它们不仅参与临床诊断的方方面面，而且直接涉足临床治疗。目前临床诊疗领域已呈现百花齐放、百家争鸣、繁花似锦的态势，令人眼花缭乱，不一而足。怎么将专业与专科间的技术进行有机整合，使患者治病疗效最大化，患者花费最少化，痛苦最小化，这是整合医学的使命。

为写作和总结方便，我们把临床各专业分成内科和外科，很长一段时间，人们都认为内科靠吃药，外科要开刀。外科在其发展过程中先后经历了四个时期，简称4个R，即Resection（切除）、Repairment（修复）、Replacement（移植）和现在的Regeneration（再生），其实是一个巨创到微创再到无创的发展过程。

而内科先是从吃药到无创（针灸、按摩）再到微创（比如 ERCP、ESD）等过程，可见微创⟷无创成了内科和外科发展的交接点。辅助学科利用各种设备或技术开展诊疗活动，也是把微创⟷无创作为工作及发展的着重点。护理工作也将此作为工作的切入点和心理治疗的着重点。到那时，护理工作将大范围减少，大幅度减轻，而主要从事临床研究及心理护理，从而提高患者的生活质量。护理人员不仅是整合医学的参与者，而且是执行者、协调者、验证者。临床药师也将参加例行查房。所以，将来几乎所有的临床医生、辅科医生、药师、护士，都会在微创和无创这块地方汇合，专业间、专科间将不会十分明确，无论是哪种专业、技术，担负什么责任，各方面的力量都将在微创⟷无创这个领域共同施展才华，取长补短，达到患者痛苦小、花费少、恢复快的治疗目的。

结　语

医学是一门极其复杂的学问。复杂的学问要用整合的方法去研究、去教育、去实践。缺不得整体观、发展观、医学观及整合观。整合的方法就是要全视野、多角度、多因素、立体地、可变地去看待问题、认识问题、分析问题、解决问题，单一地、局限地、短时地去解决问题，不仅解决不了问题，还可能造成更多的问题。这是将来解决医学难题、推进医学发展的唯一方法和路径。所以整合医学不是成与不成的问题，是谁成谁不成，谁先成谁后成，谁大成谁小成的问题。所以我们说贵在整合，难在整合，赢在整合。

参考文献

[1] 樊代明.整合医学初探[J].医学争鸣，2012，3(2):3-11.

[2] 樊星，杨志平，樊代明.整合医学再探[J].医学与哲学，2013，34(3A):6-11，27.

[3] 樊代明.整合医学纵论[J].医学争鸣，2014，5(5):1-13.

[4] Fan DM. Holistic integrative medicine[J]. American Journal of Digestive Diseases, 2014, 1(1):22-36.

[5] 樊代明.整合医学——医学发展新时代[J].中华医学杂志，2016，96(22):1713-1718.

[6] 樊代明.HIM，医学发展的必然方向[J].医学争鸣，2017，8(1):1-10.

[7] Fan DM. Holistic integrative medicine: toward a new era of medical advancement [J]. Front Med, 2017, 11(1):152-159.

[8] 樊代明.整合医学——理论与实践[M].西安:世界图书出版有限公司，2016.

[9] 樊代明.医学与科学[J].医学争鸣，2015，6(2):1-19.

[10] 樊代明. 再论医学与科学 [J]. 医学争鸣, 2015, 6(6):1-16.

[11] 马凤岐, 王庆其. 先秦文化与《黄帝内经》的思维方式 [J]. 中医杂志, 2016, 57(21):1801-1804.

[12] 孙超. 多元医学存在的人文基础和哲学基础 [J]. 医学与哲学, 2003, 24(4):37-40.

[13] 王凌, 崔允文. 国外时间生物学进展 [J]. 生物医学工程学杂志, 2005, 22(1):185-188.

[14] 孙杰, 贾玉红, 姜妙娜, 等. 中西医观解读时间生物学[J]. 现代生物医学进展, 2009, 9(11):2194-2196.

[15] 王友发, Lim H, 吴杨. 全球慢性非传染病负担急剧增长及中国的现状 [J]. 北京大学学报: 医学版, 2012, 44(5):688-693.

[16] Wang H, Dwyer-Lindgren L, Lofgren KT, et al. Age-specific and sex-specific mortality in 187 countries, 1970-2010: a systematic analysis for the Global Burden of Disease Study2010[J]. Lancet. 2012, 380(9859):2071-2094.

[17] Mucci LA, Hjelmborg JB, Harris JR, et al. Nordic Twin Study of Cancer (Nor Twin Can) Collaboration. Familial risk and heritability of cancer among twins in nordic countries[J]. JAMA, 2016, 315(1):68-76。

[18] 樊代明. 医骗子 时打时现何时休 [J]. 医学争鸣, 2010, 1(6):3-4.

[19] None. NEJM@200—two centuries at the Journal[J]. N Engl J Med, 2012, 366(1):83.

[20] 杜治政. 论医学科学的现代性构建 [J]. 医学与哲学, 2016, 37(6A):1-8.

[21] Ahuja V, Tandon RK. Inflammatory bowel disease in the Asia-Pacific area: a comparison with developed countries and regional differences[J]. J Dig Dis, 2010, 11(3):134-147.

[22] Bakken JS, Borody T, Brandt LJ, et al. Transplantation Workgroup. Treating Clostridium difficile infection with fecal microbiota transplantation[J]. Clin Gastroenterol Hepatol, 2011, 9(12):1044-1049.

[23] 于文. 提升自愈力——健康之正道 [J]. 图书馆杂志, 2010, 29(4):81-88.

[24] 宋远斌, 孟卫东, 莫春妍, 等. 中医与西医的比较与联系 [J]. 中医药管理杂志, 2011, 19(1):15-18.

科学只是医学的一部分

樊代明，中国工程院原副院长、院士，美国医学科学院外籍院士，第四军医大学（现空军军医大学）原校长，人称"中国消化病学领军人"，2017年荣获国家科技进步创新团队奖。他最早提出"整体整合医学（Holistic Integrative Medicine）"的概念，简称整合医学，与国内外曾用的概念不一样。樊代明院士在接受本刊记者采访时表示，医学不只是科学，二者之间不能画等号。医学里含有科学，但科学不是医学的全部，只是医学中的一部分。《紫荆》记者庄蕾，2017年4月报道。

医学要有正确的整体观、发展观、医学观、整合观

记　者：整合医学的概念由您最早提出，如何理解整合医学？整合医学的意义何在？

樊代明：医学面对的形势在短时间内发生了广泛、深刻、急剧的变化：从过去的传染病变成现在的慢性病；过去是营养不良，现在是营养过剩；过去是器质性疾病为主，现在功能性疾病越来越多；过去是生物性疾病，现在艾滋病、禽流感越来越多；过去是年轻性疾病，现在是老年性疾病；过去是单病因，现在是多病因；过去是单器官的，现在是多器官的；过去是早期病，现在成了晚期病；过去是简单病，现在是复杂病；过去是治好病就可以，现在还要保健。

我们的医学形势、服务对象在短时间内发生了如此巨大的变化，过去几百年对付传染病使用的方法，积累的经验，获得的知识用来对付现在的疾病显然不够用了。形势变了我们必须变，我们要随机应变，与时俱进，就必须把发展观引入医学。

如果我们不改变，我们不仅解决不了问题，用老办法还可能引发很多新问题。例如，医学实现了科学化可能忽视了人文性；医学实现了现代化可能忽视了现代性；医学实现了国际化可能忽视了民族性；医学实现了智能化可能忽视了真实性；医学实现了规范化可能忽视了灵活性；医学实现了理论化可能忽视

了实用性；医学实现了精准化可能忽视了整体性；医学实现了躯体化可能忽视了心理性；医学实现了医疗化可能忽视了自愈性；医学实现了普求化可能忽视了可供性。

因此，医学一定要有正确的医学观。我们现在拥有的生物学医学观或单纯的科学医学观是不够的，因为医学除了科学、生物学，还有很多跟科学同样重要，甚至比科学还要重要的知识和技能，如心理学、人类学、哲学等。应该是一切与人类身心有关的学问，都应该被视为医学的组成部分，因为这些对人体健康和疾病治疗及其效果都极相关。

那么究竟要怎么整合？

首先，医学与自然相整合。其次，医学与社会相整合，良好的社会制度，良好的社会环境对身体是有益的。第三，医学与语言相整合，将来要发展语言医学，希波克拉底说："医生治疗疾病有三宝：语言、药品、手术刀。"语言排在第一，对有些疾病，语言比药品和手术刀都有效。第四，医学与工程相整合。第五，中医与西医相整合，中医和西医都可用以治病，中医治不好西医来治，西医治不好中医来治，都治不好一起来想办法。第六，医学与药学相整合。第七，基础与临床相整合。第八，专业与专科相整合。第九，医学与营养相整合，营养非常重要，医学最初是"吃出来"的，即在饮食中不断总结而来，中药就是这么来的，自从医学"科学化"之后，我们只注重治病，把营养给忽视了，其实营养也是最重要的因素之一。第十，医学与养生相整合，养生也是很重要的，机器运行的时间长了，应该歇一歇，洗一洗，散散风，健康是一样的道理。

我们所倡导的整合医学是整体整合医学，和国内外过去所提的整合医学不一样。我们倡导的整合医学的理论基础，是从整体观、整合观和医学观出发，将人视为一个整体，并将人放在更大的整体中（包括自然、社会、心理等）考察，将医学研究发现的数据和证据还原成事实，将在临床实践中获得的知识转化成经验，将临床探索中发现的技术和艺术聚合成医术，在事实、经验和艺术层面来实践，从而形成整体整合医学。可用四句话概括：医学缺整体观医将不医；医学缺发展观医将不准；医学缺医学观医将不顺；医学缺整合观医将不灵。

中西医整合要突破传统思维定式的限制

记　者：在具体实践中，中西医这两种体系怎么整合到一起？

樊代明：中医是中华民族的瑰宝，它究竟宝贵在什么地方？对此，我有四句话：一是在人类历史上，中医药学从未像今天这样受到强调和重视；二是在世界医学领域，中医目前是唯一可与西医媲美的第二大医学体系。人类历史上曾经出现过100多种医学体系，随后因为各种原因都慢慢消亡了，我们需要学习和总结中医；三是中医药解决了很多西医解决不了的问题，显示出其不可替代性；四是中医药学必然成为未来医学发展，即整合医学时代的主要贡献者。

中西医有共通性，最根本一点就是，它们都服务于人类的健康、生存、繁衍和发展，这是整合的起点。在这一总目标下，中西医在理论体系、思维方式等方面的不同性，更为整合提供了广阔的空间。例如，西医和中医一样，也非常强调经验和跟师学习，因为医家所需的经验，从书本上看不到学不来，这是医学家和科学家之间显著的区别；再如，西医也高度重视生理和心理相互关系对健康的影响，这与中医调身调心并重高度一致，只是现在西医越来越"科学化"或"生物化"了。

在整合过程中，要突破传统思维定式的限制。例如，西医用"科学"的手段研究经络，就要找到经络这个"实体"的解剖学依据。但无论通过大体、显微甚至电子显微的手段，就是找不到，于是有人说针灸是骗人的。但在临床上，针灸的有效性又确切无疑。我想，经络确实存在，但是必须是存在于活的、有生命的人体上，它也许是一种动能的表现或瞬时的表现。看不到不是没有，而是我们用的方法不行。"顺风耳"（广播）、"千里眼"（电视）过去肯定是没有的，现在不是都有了嘛！也许经络这种通道是暂时的、瞬间的，受到刺激立即形成，刺激结束立即还原，不是恒定的。不恒定就看不到，看不到就等于没有吗？宇宙中暗物质占90%以上，暗物质看不见就等于没有吗？就像没发明显微镜时看不到细胞，但能说没有细胞么？

最近几年，不断有中医药大学，也有西医药大学设立整合医学系、整合医学学院，为更多有志于中西医整合的中医人才和西医人才提供了平台。如果越来越多人这样做，何愁走不出现代医学发展的困境？

医学不只是科学

记　者：您曾经发表过两篇关于"医学与科学"的文章，《再论医学与科学》在国内外引起强烈反响。请您简单介绍一下，您是如何看待医学与科学的关系的？

樊代明：医学不只是科学，二者之间不能画等号。医学里含有科学，但科学不是医学的全部，只是医学的一部分。

科学是研究"死"的物，且方式是具体地、微观地研究两个静止的物之间的线性关系，而且是在最短时间内的结果。因而是可重复的，放之四海而皆准的。医学研究的是目前人类最难解释的生命现象，不仅重视事物高度的普遍性，更重视人体结构、功能及疾病的异质性或称独特性。科学研究再复杂，最终的定律是"物质不灭"，而医学除了物质不灭外，更要回答为何"生死有期"。

医学中绝不只是单一的科学，还有很多其他和科学一样重要、甚至更重要的部分，包括哲学、社会学、人类学、艺术、心理学、环境学等。一切与人、与人体有关的方法，医学都要拿过来用。

有的病人说樊教授医术好，别人治不好的病他能治好，别人治病效果一般，他治病效果显著。我靠的只是科学么？当然有科学，但有的时候，甚至很多时候不只是靠科学。每次去查病房，我第一个进门，会和病人先聊几句。你们村在哪？今年种什么？收成怎么样……离开时我最后走，轻轻带上门，和病人微笑告别。不要小看这些细节，病人从中感受到了什么？关怀、暖意、信心！科学只论是非，而医学要有温度。因为病人对你有了信任，再加上合理治疗，效果能不更好么？这里面涉及的不只是科学，至少还有心理学、语言学等。因此，在医疗过程中，科学占多少成分，要根据不同的时间、地点、人来定。

科学的发展，尤其是向微观领域的深入，对医学技术发展有帮助。但是，向微观的探索与深入，只有和宏观、整体相联系，对医学发展、对生命健康才真正有意义，这是我当了40多年医生得出的体会。

长期以来，还原论的机械生命观，深刻影响着对生命本质的认识——一切生命现象都可以还原成物理化学反应，生命现象不复杂，只是认识层次的问题。其实远非如此。把一个玻璃杯子摔碎很容易，但把它复原就很难，更何况极其复杂的生命体！

生命是一个典型的复杂系统，只有在一定层次上才会出现。把它无限剖分，最后所有部分都存在，但生命没有了。反之，没有生命的各部件重新连接到一起，是恢复不了生命的。生命的特征不是各部分、各层次的简单相加，整体特性也不能简单还原。生命是以整体结构的存在而存在，更以整体功能的密切配合而存在，这就是医学与科学的区别。把一个生命系统剖分成各个部分，不过是一个死物，或是一个失去了生命的物体。

近50年来的诺贝尔医学或生理学奖，几乎全部颁给了从事微观研究的学者。我认为这是有问题的！这种导向，使科学发展走向"出偏"。人体被解剖刀分成了器官，器官在显微镜下细化成细胞，分子刀再把细胞分成分子，照此进一步细化……就这样，很多医学研究游离于分子之间不能自拔，沉迷在微观世界孤芳自赏，创造了大量与治病无关的论文！与此同时，医学人文体无完肤，基础与临床隔河相望；医生离病人越来越远，本来恩人般的医患关系现在成了仇人相见；基础研究和临床医生成了截然分开的两支队伍，两者的追求目标和追求结果完全不同。

因此，简单地用科学的规律来衡量、要求医学是不对的，简单地用科学的方法研究评判医学也是不对的。这里不是说科学的规律错了，科学的方法错了，只是看你用在什么地方，怎么用。医学就是科学，或医学只是科学这一观点，是片面的、武断的，我是不能同意的！

英国剑桥大学医学史专家罗伊·波特说"人类从来没活得像现在这么长，从来没活得像现在这么健康，但医学受到的质疑也从来没有像现在这么激烈。"为什么？不同的人有不同回答。我的回答是因为我们还想活得更长，还想活得更健康，但现在的医学体系或知识技术难以实现这个目的了。过去50年，中国人平均期望寿命从40岁左右猛增到76岁，几乎一年一岁，但到现在5年才增一岁。今后恐越来越难了，因为过去我们针对的传染病是外来病因，一个药品，一个疫苗，切断一个传播途径就搞定了，现在不行了，情况已经发生了变化。

最近，在美国医院死亡的病人中，医源性死亡成了第三死因，这是医生的问题还是医学的问题？可以这么说，所有的医生都在用科学的办法在自己的所学范围内做着自己认为正确的事情，但大家的努力加在一起并不等于对病人整体的正确的治疗，有些说不定还是有害的。怎么办？这就要靠整体整合医学，我们的观念要改，教育要改，从业者要改。

整合医学，走向医学发展新时代

医学专科化引发了临床医学的巨大发展和进步，但同时也引发了自身难以克服的问题。专业细化，专科细划，医学知识碎片化，但分化到一定程度就需要整合，形成以人体整体思维的新医学知识体系，即整体整合医学（Holistic Integrative Medicine），简称"整合医学"。

整合医学的概念由中国工程院副院长樊代明院士最早提出，与国内外曾用的整合医学概念不一样。在他看来，整合医学最终要克服现代医学的弊端，临床要还器官为病人，还症状为疾病……是在现有方法或内容基础上医学知识的整体化和系统化。

"整合医学是未来医学发展的必然方向，将引领医学发展走向新的时代。"多年来，樊代明院士在不同场合反复强调这一点。2017中国整合医学大会召开之前，本报记者就整合医学的理念与实践等问题专访樊代明院士。这一次，我们不仅对整合医学的轮廓有了把握，更对其实质有了更多了解。《医师报》记者陈惠、张雨于2017年4月27日报道。

整合医学不是炒"概念"，是旨在解决目前医学难题的认识论和方法学

记　者：越来越多的人认为整合医学非常重要，但并不理解整合医学，有些"心中了了，纸上难明"，也有反对的，认为是在炒"概念"，整合医学应如何解读？

樊院士：理解整合医学其实不复杂，倡导和实践整合医学也不是炒概念。

我不止一次地讲过，整合医学是指从人的整体出发，将医学各领域最先进的知识理论和临床各专科最有效的实践经验分别加以整合，并根据社会、环境、心理的实际情况进行修正，使之成为更加符合、更加适合人体健康和疾病治疗的新的医学体系。我们应该将整合医学理解为一种方法论，一种看病不仅仅是看"病"，而是要看"病人"的方法论。

随着现代医学的不断发展，医学分科越来越细，病人好像不再是以"人"的身份存在，而是以带"病"的某个器官，甚至是某些细胞出现。目前许多三级学科又细分为"四级学科"，甚至再分成各个协作组。有的学科被分成了十几个亚科，医生只能掌握亚科的本领，有的甚至亚科内都要会诊。

临床分科越来越细的结果是，医生的整体观念在逐渐消失——患者成了器官、疾病成了症状、临床成了检验、医生成了药师、心理与躯体分离、医护配合不佳、西医中医相互抵触、重治疗轻预防、城乡医疗水平差距拉大。与此同时，无限的"分"已经解决不了医疗存在的现实问题。

整合医学不是反对学科的细化、专业的细分、技术的精细，但在细和精的过程中要提倡回归整体。有个医院骨科换髋关节，手术很成功，病人却不幸死于肺栓塞，家属闹得很凶。院长批评医生说，"你们只知换关节，你以为病人是飞到医院的一条大腿吗？你不知道大腿上面还有其他结构吗？你以为关节换好后大腿会飞回去吗？"整合医学并不是一种实体的医学体系，严格地讲是一种认识论，一种方法学，其实施的结果是创造一种新的医学知识体系。后者更强调关注病人的整体健康和生命，因为我们治病不是在治细胞，不是在治分子，而是在治人。

现代医学不能忘了当初为什么出发

记　　者：在人类漫长的历史长河中，医学经历的发展过程，给了整合医学怎样的启示与发展契机？

樊院士：最原始的医学，无论是东方还是西方，最早的医学理论都来自哲学。亚里士多德提出的"四元素说"认为，世界一切物质都由土、水、空气和火组成。公元前4世纪，西方医学之父希波克拉底提出了说明人体生理与疾病的"四体液说"，应用哲学原理，把医学发展成为专业的学科，使之与巫术和神学相分离。

后来，西医学在文艺复兴、科学大发展的背景下开始朝着科学发展起来。首先是人体解剖学，随后，有了物理、化学、解剖学、细胞组织的基础，医学就向着以科学事实为依据、以观察和试验验证的结果为根据的科学方向发展。正是由此，医学开始越来越微观，以至于微观到连最精密的仪器都难以分辨。

我们不能否认现代科学技术给医学带来的进步，这是人所皆知、不可否认的事实。但我们必须认识到，只注重微观而忽略宏观，只见树木不见森林，往往会使我们找不到方向。我们不能只顾着低头行路，忘了当初为什么出发。

经常碰到这样的场面，一个病人躺在检查床上，不同专业的医生来会诊，都说与自己科关系不大，但病人确实病得不行，找不到合适的医生，究竟和谁有关呢？当病人问及医生究竟与哪个科有关，医生回答自己也不知道。之所以当前临床会出现这种怪相，就是因为医生缺乏整体观念、整体思维，在个别医生眼里，已经逐渐把人体"肢解"成一个个"器官"，患者成了器官，疾病成了症状。

解决问题的办法，天下大势，合久必分，分久必合。分到极端只有靠合才能解决过度分化导致的问题。医学已经经历了从合到分的过程，现在是该开始整合的时候了。再分会误入极端，整合才是回归本源。

整合医学要从今天抓起，从自己做起

记　者： 您曾是第四军医大学校长，作为大学教育者，您认为应怎样培养医生，使之具备"整合医学"的理念和本领？

樊院士： 的确，整合医学的思维需要培养，但绝不是经过某一个特定阶段的培养就能实现的。我们首先要有学习整合医学知识的理论和方法，才能实现整合。整合医学不仅要求我们把现在已知各生物因素加以整合，而且要求将心理因素、社会因素和环境因素也加以整合。不仅要求我们对已有的医学、生物、化学知识有足够的涉猎，还要了解心理、社会因素、环境因素的相互作用和影响。整合医学不仅需要我们将现存与生命相关各领域最先进的医学发现加以整合，而且要求我们将现存与医疗相关各专科最有效的临床经验加以整合。在做好自己本科本专业工作的同时，不能故步自封，要了解前沿，顾及旁侧，切忌不能闭门造车，要对其他学科有所了解。

整合医学不仅要以呈线性表现的自然科学的单元思维考虑问题，而且要以呈非线性表现的哲学的多元思维来分析问题。就像医学的起源，有时我们需要回到源头去思考。

而所有这些不可能通过目前这种分化的简单的大学教育或所谓的"整合医学课程"就能实现，而是需要创立一个整套教育体系，从最初的教育阶段，就将整体观、整合观、医学观等传授给他们，使他们从小就在科学、人学、哲学、社会、环境、艺术等的综合思维方式下思考问题，长此发展，自然可形成"整合思维"。这种整合思维其实已不仅仅限于医学领域。

要实现上述目标，特别需要从教育抓起，要有相应的师资、相应的教材、相应的育人环境、相应的实践基地、相应的考核指标，这些都是我们目前十分缺乏的。一个事物分比较容易，但合则十分困难。我们现在的医生也应从自己做起，不断扩大自己的知识面，在专科细分的同时，强调自己的整体发展。

整合医学不能只停留在概念上

记　者： 作为整合医学的倡导者和推动者，您希望如何推进整合医学的发展？

樊院士： 发展整合医学，要加强整合医学的理论研究，推进整合医学的具体实践，不能只停留在概念上。概念提出非常重要，得到大多数人的认同也十分难得，但关键在实践。具体的实践可以有很多，如成立整合医学的学术组织，召开整合医学的学术会议，编写整合医学专业杂志和系列丛书，开设整合医学教学课程等，让更多人了解整合医学的方法、内涵和意义。也包括成立整合医学的研究所，创建整合医学的临床试点，建立一些专门研究整合医学的团体，成立专门的门诊和病房。更主要是政府要主导，要主动作为，社会要积极响应。

可以在易于操作的学科或专业之间首先开展医学整合。目前，国内有些大医院的综合病房或介入病房在一定程度上正在向整合医学发展，如血管介入病房或微创病房就是结合内科和外科技术的整合医学病房，利用多种技术治疗急重症的综合病房 ICU，"预防医学与健康维护门诊"，将预防保健科和体检中心等临床行为统一起来，改变以往单一预防接种或者健康查体的形式。这些都是整合医学的有益尝试。

通过不同的试点八仙过海各显神通，然后总结经验，互相启发，相互促进，不断提高。总之，整合医学不能只停留在概念上，还应具体落实，需要一步一步脚踏实地来完成。

让身体内部的器官"团结"起来

记　者： 整合医学分会如何处理整合医学与各专科的关系？我们注意到今年成立很多的专委会，将如何在整合医学理念下运行？这些专委会与其他学会下面的专委会有何不同？

樊院士： 整合医学与专业化专科化并不矛盾，专科使学科划分越来越细，专业化使治病越来越精，但最终还得回归整体。这种细与精正好是整合医学的最好元素，相当于加数。整合医学相当于加号，最后是得更大的和，而不是永远是加数。医学是为病人治疗疾病，而不是只治病灶。医学要把所有与人相关的知识整合到一起，根据人体的本质、人的本性和疾病的需要而取舍，才能从极其复杂的问题中找到适合人类健康的正确答案。

我在参加学术会议时经常发现，参加临床医学会议的药师很少，参加临床药学会议的医生也不多，临床医生都只关注自己的专科领域，对其他专科哪怕是相关的专科都不重视，甚至置之不理，都认为不是自己的事，但那都是这个病人的事。

我们成立了各个专科专委会，但与其他专科学会不同的是，我们是在整合医学理念下的专科整合，例如整合心脏病学、整合呼吸病学、整合消化病学等，根据自己专业的难题，邀请相关专科如基础、预防、中医、心理，甚至护理的专家进来，共同解决难题。我们希望通过各个专科之间相互整合，把身体内部的器官"团结"起来，不仅是临床医学间的整合，还有基础医学和临床医学的整合、临床医学与公共卫生和全民健康促进结合，实现身心并重、医护并重、中西医并重、防治并重，在现有方法或内容基础上使医学知识整体化、系统化。如我们成立整合盆底学专委会，大家知道，盆底器官涉及的专科很多，有泌尿外科及内科、消化外科及内科、妇科和产科、骨科和男科8个科的器官相生相联，如果自己只管自己的器官势必造成其他器官的损害，甚至造成病人病情更重。我们成立那么多专委会，这只是第一步。医学已经分到这个程度了，只能"将错就错"，不然没有抓手，不过接下来就不这么做了。例如，明年的整合医学大会，我们将以病人某个重要的病理现象设立论坛，如说器官纤维化，主要涉及肝脏、肾脏、肺及皮肤四个器官，现在各研究各的，花销不少，花的功夫不小，但收获不大。其实它就是整体变化在局部的不同表现，我们将其整合研讨，参会方有基础与临床、内科与外科、中医与西医、医学与药学、国内与国外，大家一起来探讨，不是更好吗？又如组织增生不良，有外胚层的皮肤切口愈合不好，有内胚层的难治性溃疡，有中胚层的骨不连或骨质疏松，还有再生障碍性贫血，应该综合起来研究，一年选10~20个现象共同研究，坚持数年，必有好处。说到底就是人类要全面健康，医学发展必须要整合。

医学院校要下大力气抓好整合医学

记　者：我们了解到一些院校成立了整合医学系、整合医学研究院和整合药学研究院，中医更多，西医也有，如何发挥他们的作用？

樊代明：整合医学，不只限于中西医整合，要整合一切有关人的知识，由此形成新的医学知识体系。最近几年，不断有中医药大学设立整合医学系、整合医学研究院和整合药学研究院，目前大致有5所大学，西医2所，中医2所，药学1所。整合形式不同，有中医与西医的整合，有基础与临床的整合，有医学与药学的整合。当地政府支持力度不同，有的支持力度相当大。总体来讲，中医更积极，西医院校相对慢一些，说明现代医学发展长期以来形成的固有观念已经根深蒂固，整合医学理念的理解和实施如逆水行舟，有待时日，不进则退但大势所趋。

要将整合医学落实到具体行动，还要发挥更多人的积极性，首先要从卫生管理部门、教育部门着手，灌输整合医学理念，增强整合医学意识，医科高校校长要重视，要下大力气，要创新体制机制，制定人才培养方案，将"整合医学"的理论、方法贯穿到人才培养的全过程，在教学设计各环节打破学科壁垒、地域限制和固有模式束缚，充分体现"整合"。2017中国整合医学大会参会的高校校长达150多位（含前任），说明各个高校已开始重视，这是好现象。

此外，整合医学课程还要渗透到其他临床以外的专科，包括人体保健、康复在内的所有医学领域。通过跨学科学习，让学生具备整合思维，掌握整体观、整合观和医学观，如此培养的医学生进入临床后，才不会离"人"太远。

多方携手 推进整合医学走向医学发展新时代

记　者：您希望通过召开中国整合医学大会，达到怎样的效果？其亮点是什么？

樊代明：2017中国整合医学大会将于2017年4月29日在西安召开，本次大会的主题是"未来医学、赢在整合"。参会的两院院士达52名、医学高校校长150余名（含前任）、各级医院院长超过1000名，参会人数已逾8000人。其中49名院士、306名专家将就整合医学未来发展方向与前沿技术、整合医学相关临床专科发展与适宜技术应用等重大理论与实践问题进行专题报告。会议期间，将另外成立2个全国性整合医学分会和15个整合医学的专业委员会、启动20个专业委员会与12个省级分会的筹备工作。

本次整合医学大会为致力于整合医学发展的专家学者提供探讨与交流医学未来发展的平台。在这个平台上，凭借整合的最新理论和实践经验，各高校校长将共商医科院校的医学教育及育人方向和实践；各医疗机构院长、业务副院长、医务科主任可以交流综合医院发展方向与目标；各基础与临床科室主任与业务骨干可以共同研究整合医学临床专科诊疗模式与整合医学疾病诊疗方法；还有 30 余家企业的代表和 60 余个媒体的代表将助力大会，共同推进整合医学相关技术与设备的发展。

整合医学将引领医学发展走向新时代。我们希望通过多方努力，共同推进整合医学发展，让医学和技术不仅解决病人的疾病，还变得更加温暖、更加人性化。我还是那几句老话，"独走快，众行远"，"贵在整合，难在整合，赢在整合"。

医学的真善美

2017 年 4 月 29 日

在 2017 中国整合医学大会中西文化交锋交汇论坛上的发言。本次大会在西安曲江国际会议中心召开，参会的有 52 位院士，157 所医科高校校长，近 2000 位医院院长，参会总人数达 14 000 人。会议特邀美国和日本讲者各 1 位，专讲西方学者眼中的中国医学文化，特邀 3 位中国学者专讲中国学者眼中的西方医学文化。

谈到生命，人都要经历生和死，叫人生自古谁无死。人人只要生，人人都要死，生死是不可避免的。生是由爸妈来决定的，死可能是由苍天决定的。生与死的中间叫"命"或者"生命"，我们也可以叫"活"，或者叫"生活"，命和活是由我们自己来决定的。从科学上讲，人生下来马上就决定了死。为什么不死？因为我们在不断地吐故纳新，我们在不断地增加负熵。如生下来以后如果没有呼吸马上就死了，但我们吸进了氧气；生下来以后如果不吃奶，很快也会死，所以命和活可以靠我们自己来掌控。人人都想活得长，活得好，没有一个人不像我这么想，但事实上是人人都要走死这条路。怎么能让自己活得长，活得好呢？如下是我个人的观点。我觉得人要活得长、活得好，一生中要学会放弃，要学会给予。人类常常难以平衡欲望与本事，于是在短暂的几十年中常常活得不是太好。我经常讲，一个人有大本事没欲望那是圣人，其实是不存在的；大本事小欲望，是伟人；大本事大欲望，是能人；小本事小欲望是常人；小本事大欲望是小人或者狂人。生命是有限的，要活放弃，活给予。比如说，作为老师，怎么延长生命，好好教学生，以学生的生命延长自己的生命；怎么才能扩展自己的事业，要好好教学生，以学生的事业扩展自己的事业。作为医生呢，抢救一个生命，自己的生命就等于延长了，抢救一个生命，自己就觉得幸福。我曾写过一首诗，是我对生命的看法，第一句"波涛翻滚浪激天"，站在长江两岸，看着波涛翻滚，不尽东流，那就好比人生，为什么浪会激天呢？前头有礁石嘛，人生总有礁石，有困难的人生是有际遇的人生，一马平川就白活了。第二句"横流穿泻只向前"，我们常悲叹自己的能力弱，你看水什么都没有，无色无味，连形状都没有，但它横流穿泻，奔流不息，把长江两岸的石头打出一个一个的洞，为什么？只是为了向前。第三句"轻舟踏波飞身去"，人生就像一叶轻舟，要想跑得快，一定要丢掉包袱，成绩啦、缺点啦、迷惘啦都要丢掉才对。最后一句"回笑岸松空等闲"。看准了方向，疾首前行，不要在意那些既得利益，再回首时，看看两岸的松树郁郁葱葱，一动不动，凭空等待时间的流逝。我以为这就是人生。人生三层次，叫真、善、美：活真是科学，求真务实；活善是给予，就是放弃；活美是收获，别人美你也美，赠人玫瑰手留余香。所以，人要活得长活得好，简单说要活出真、善、美。

对生命观的认识，不只是局限在真实的层面，还要提高到精神层面。真、善、美，其中"真"是科学，后二者是人文。医学的进步使人类平均期望寿命在延长。我们知道，50年前中国人的平均期望寿命约40岁，现在快到80岁了，过去50年大约每年提高1岁，但"十三五"规划中5年才增1岁，我们尽力去做，希望做到，还是有很大困难的。现在三四十岁的慢性病越来越多。医学要去做一系列研究，我们的医生是有限的，经费是有限的，更主要的是要认识生命的本质和医学的本质，所以要提倡慢病的带病健康生存。"有病就要治，越早越好，病是治好的"，这种说法不完全对。人类的疾病约1/3不治也好，1/3治也不好，1/3治了才好。1/3不治也好，如感冒，感冒100%不治也会好，但我们在治。人类医学也就几千年，在几千年前是没有医学和医生的，至少没有系统的医学药学，人类怎么过来的？靠自愈力。医学一定要发挥这种自愈力，而不是扼制这种自愈力。我们知道动物是没有医生的，你看过背着药箱到处跑的老虎吗？没有！它们也活着呢。现在因为有了医生和药品，一个小伤口都要用抗生素，不用就化脓，甚至败血症。医院下水道里的抗生素浓度增加了好多倍，两年产生一个耐药菌，10年才出一个抗生素，这样下去，总有一天我们有被细菌吃掉的危险。还有1/3是治也不好，人总是要死的，一种是老死的，寿终正寝，油烧干了；一种是病入膏肓，是治不好的。比如说很多很晚期的肿瘤明明知道治不好，子女还是一定要给长辈治，而且认为这样才算尽孝心，其实慢病要带病生存，是治不好的，包括肿瘤在内，带病生存也就够了。我们经常看到很多古树，上面长了很多疙瘩，那就是癌症，你看古树是带瘤生存，从不把它切掉，人家成了古树。如果把疙瘩切掉，肯定早就死了。还有1/3治了才好，那是我们医生能做的，我们必须要去做。我上次这么讲了，有人反对我，你怎么知道3个1/3，你是怎么得来的。我说是临床经验和体会，我说大约1/3，不绝对精确。你说我错，你给我一个精确的数字，你给不出来就是我对，你反对你举证，举不出来我就对。克鲁多早就说过"有时治愈，常常缓解，总是安慰"，这不就是3个大约1/3吗？这就是我的健康观。

　　中医对中华民族的繁衍和生存立下了不朽的功勋，如果没有中医，如果我们各自的祖先在某一辈出了问题，现在还有我们吗？西医引进中国后，对中国医学的发展起到了很大的促进作用。有一个牧师说当大炮举不起任何一个国家一根横木时，是手术刀打开了各国的大门。其实引进西医的一开始是人文，是宗教，是牧师，所以我们开始先有教堂，后有医院。医学的引进和人文的引进是一致的。非常可惜，中医到现在对世界还只是有一些影响，且这种影响非常局限。一个民族的文化，其中的医文化是最有生命力的。过去中国与国外交通不通，语言不通，相互了解比较少。但现在不同了，中医、西医都是人类文明的文化，有各自的优势和劣势，把他们的优势整合起来就是人类医学所需要的，也是人类社会所需要的。整合医学除了科学技术的整合以外，一定要有中、西方文化的整合。我经常说中药要出去，中医先出去；中医要出去，中文先出去。中文不仅指中国文字，亦指的是中国文化。随着中西方之间的不断交流，将来一定会自然出现一种影响世界的文化，我觉得那就是医学文化，大一点可称"健康文化"。因为医学和健康都涉及生命，将文化与生命相联系，这种文化的普适性和可持续发展是无与伦比的。所谓普适性就是这种文化不会因为民族、政党、意识形态的不同而格外不同，因为都是为了健康；健康要持续下去，人要活得越长越好，那就是可持续性。让我们中、西方团结起来，让我们医学与人文整合起来，为我们的现代，为我们的未来，不仅为我们自己，而且为我们的后代创造出一种真正能实现真、善、美，世界大同及全人类健康的健康文化。

医学与宗教

2017 年 5 月 19 日

中国工程院在武汉召开第五次院刊会。会场旁边有一个长春观，里面有一个道家医学馆。我是学医的，对道医感到新鲜，起了兴趣、来了精神，利用中午休息时间只身前往长春观，看了许多、听了许多，于是记录如下一些文字。

我们经常说"三教九流"，似有贬义。其实不然，该词的本义是一种宗教或社会的分工。"九流"又分上九流、中九流、下九流，难以详述。"三教"指佛教、道教和儒教。三者既有联系、又有差别，人们一直都在找其中的差别。

佛教修心，崇尚一个"净"字。要修到干净，绝非易事。道教是养生，崇尚一个"静"字，要养到安静，也很难，以武弘道、道法自然，那是最高境界。儒教是治国，崇尚一个"敬"字，要做到敬，凡事都敬、凡人都敬，更是难上加难。

再想这"净""静""敬"三字对医学应该是很重要的。医学最开始来源于哲学，中、西方皆如此。由于很多事情解决不了，于是趋向于巫，趋向于神，其中包括宗教，主要靠神来解决问题，慢慢地走偏了。是科学将医学从神学中解放出来，从而形成了现代先进的、无与伦比的医学。但医学又过于科学化，过于技术化，丢掉了人文性、丢掉了哲学，其实医学应该是真、善、美。真，是求真务实，这是科学，是第一层次、是基础。善，是第二层次，表现为医生对病人的呵护和病人对医生的尊重。第三层次是美，病人把医术当成艺术享受，医生给病人治好了病那是最高精神享受，如此想来这才是真正的医学。道学呢？我看他们用的药与中药差不多，好多理论也一样，所不同的是道学非常强调对病人的人文呵护。除了听他们介绍外，我还买了几本相关的书，带回家研读，可能可以从中找到很多有用的医学知识。说不定会成为整合医学的重要补充。

我还想，医学与宗教应该成为一个命题，值得认真细致地研究。

三句话要记上心

2017 年 5 月 19 日

在中国工程院第五次院刊（英文）现场会上的讲话，本次会议在华中科技大学召开。工程院时任院长周济出席会议并讲话，出席会议的院士有樊代明、丁烈云、王静康、钱旭红、潘垣、杨宝峰、崔俊芝、邓秀新、张建云、孙永福，还有工程院机关各局各学部相关同志，几十本院刊编辑部及高教出版社相关同志，共约 60 人。

工程院院刊现场会这是第五次了，前几次分别在天津、北京、杭州、上海召开。每开一次都掀起一个小波浪，尽管还没形成巨浪，但巨浪总是由一个一个小波浪整合而成的。今天在华中科技大学开，华中科技大学承办了两本院刊，主题都是"M"。一本是 ME，*Mechanical Engineering*；一本是 EM，*Engineering Management*。EM 这本杂志办得不容易，差点停刊了。学部处长于泽华是哭，学部主任孙永福院士是愁，我是忧，最后找周院长解决了问题，把杂志编辑部从清华转到华中，由丁烈云校长任执行主编，很快改观，而且是显著改观。看来人是最重要的，其中领导更重要。我们到各个学校去开会，领导的重视很重要，他们的表态有两种，一种，钱不是问题；还有一种，只要钱能解决的就不是问题。今天丁校长的表态是，人没问题、物没问题，人和物加起来就是人物没问题，人物有了还有问题吗？丁校长就是一个人物。我们开现场会有两个选择，一是办得很好的单位，一是有问题的单位，看来《工程管理》这本杂志没问题了。

刚才周院长的讲话提出了三点要求，我总结一下就是三个英文字母——Q、I、T。Q 是 Quality，质量；I 是 Impact，影响；T 是 Team，团队。这是办好杂志三个最重要的因素或指标，我们下来好好落实。今天各位的发言都很好，结合周院长的讲话，我有三点总结，叫作三句话，因为是办英文刊，我也用三句英文分别表示。

一、If you don't make dust，you have to eat dust，就是在前进路上，你不是造灰就吃灰，造灰是跑在前头的人。我们的 1+9，10 本院刊已经上路，没有选择，只能办，而且要办好。

二、The best way to learn is to learn from the best，就是学习的方法是向最好的学。我们的 10 本刊不好说哪本就是绝对好，但每一本都有自己好的东西，大家要相互学习，把别人的优势学过来，为我所用，肯定能办好自己的杂志。当然这是面也包括向院外学习，国内的国外的都有好的经验。

三、前两句是抄来的英语，第三句我自己琢磨出来的，就是 If you want to be outstanding ，you should stand out，要想杰出你得与众不同，就是不按规矩出牌。我们一直提倡的"三要"，即看人家的 GPS，要走自己的路；守共同的交通规则，要靠弯道超车；盯远处的终极目标，要步步为营。同时要关注五量，即力量、稿量、刊量、质量和销量，这就是我们的三要五量，其中三句话是策略，三句话要记心上。

人生永远向前走

"盘古开天地动荡，日月往复永如常，览尽乾坤知千史，敢笑屈翁白投江。"

这是樊代明院士年轻时写的一首诗，题称《端午赋》。

在学生们的眼里，樊代明院士是个传奇。他们告诉记者："老师的提包里揣着80多个U盘，随便拿出一个就可以洋洋洒洒讲上几个小时。"记者向樊代明求证这一说法时，他哈哈地笑了："80多个有点夸张，8个还是有的。"

端午节前，记者第二次见到樊代明院士，在西京消化病医院他的办公室，距上次聆听他在"极光计划"培训班上的讲课不足两个月。《中国县域卫生》记者金亮、刘婧婷报道。

整合医学与基层最契合

2017年4月16日，"极光计划"之县级医院消化系统疾病医学教育培训班在河北省藁城县人民医院举行，中国工程院院士樊代明教授开讲第一课：整合医学。

樊代明提出的整合医学，就是将医学各领域最先进的知识理论和临床各专科最有效的实践经验分别加以有机整合，并根据社会、环境、心理的现实进行修正、调整，使之成为更加适合人体健康和疾病治疗的新的医学体系。整，即整理的整，是方法，是手段，是过程；合，即适合的合，是要求，是标准，是结果。

现代医学分科越来越细，而整合医学的思路却与之相反。樊代明自己也认为，顺水推舟易，逆流搏浪难。然而，他坚定地相信，医学比一般的科学复杂得多，不可能精准到分子、原子，整合医学才是正确的医学研究方式。他在接受记者专访时说，他曾经听说美国某大学校长对学生们讲："同学们，我们教给你们的东西，10年后有一半是错的，但我们现在不知道哪些是对的，哪些是错的。"而整合医学不是所有知识的整合，因为要把所有的东西都学会根本学不过来。整合医学是一种认识论、方法论，把现今世界上与人体健康有关的知识进行取舍，形成新的医学知识体系。

作为"极光计划"的授课专家，对于"极光计划"这样的基层培训，樊代明非常认可。他坚定地认为，整合医学与基层最契合，基层医生的发展方向就应该是整合医学。

樊代明说："分级诊疗总是实行不下去，是因为老百姓看病不仅要求医生看得了病，还要求看得好病。而广大基层的医生，由于学习的机会少，有些人的水平还停留在毕业时的'原始状态'。要想提高农村医生、县乡医生的水平，让他们不仅看得了病，还能看得好病，不看错病，'极光计划'这样的基层培训真的很有必要。"

樊代明介绍，他听说到非洲去开展医疗援助时，最受欢迎的医生不是大专家，而是全科医生，因为"他们可厉害了，什么病都能看。"城市医生到基层也一样，樊代明发现，下基层时最受欢迎的医生有两种，一是皮肤科医生，一种是中医医生，他们不需要化验单、CT 片子就可以看病，是硬功夫。

"大专家到了县级医院、到了基层，很多人是看不了病的，因为既没有化验单，也没有 CT 片。"樊代明说，"而且大专家只会看自己专业领域内的病，别的病看不了。可很多病人并不是只患一种病，而且光是腹痛一个症状就可能对应 50 种疾病，哪些病人是我这个专业的，哪些病人不是，分不清楚，因为没法做任何检查。"

多年在基层跑，樊代明发现，虽然近年来县级医院的硬件条件有了很大改善，但是医生的诊疗水平确实还远远不够。但令人欣慰的是，"他们十分可爱，他们很努力，他们听课要比城市医生认真得多。城市里的医生听课最多坚持两个小时就受不了了，他们不是，他们好像渴了很长时间没喝水的样子，恨不得每个字都认真地记下来，每一句话都全听进去。那种虚心好学、渴望知识的神情，让我很喜爱他们。"樊代明说。

在农村、在基层，医院是不分科的，甚至有些县医院的分科都不那么细，"所以正好，整合医学在他们中间很容易得到共鸣。"

医学不要被科学束缚

樊代明说，近一二十年来，很多学科不断细分，例如骨科细分为脊柱、关节、四肢等科，消化内科细分为胃肠、肝病、肛肠、胰病等科，中华消化学会也再细分为中华肝病学会、中华消化内镜学会等等，而《中华消化》杂志也随之再分为《中华消化杂志》《中华消化内镜杂志》《中华肝病杂志》《中华胰病杂志》

等。很多学科还继续细分为各个协作组，最多的达十几个。现在，更是提出了"精准医学"这一概念，似乎不把人体搞个四分五裂决不罢休。

"然而，'精准医学'这个概念并不是医生提出来的，而是政府官员提出来的。"樊代明说。

樊代明认为，现在的很多治疗方法没有抓住事物的本质。"例如肿瘤，并不是某个分子有了变化，而是全身发生了变化。如果治疗只是针对某些细胞的分子，这样的'精准医学'是没有用的。"

"由于临床分科越来越细，医生的整体观念正在逐渐消失，都是只关注自己'管辖范围'内的器官和病变，但是由于缺乏整体观念，自己的知识面不足，每每顾此失彼，因而在治疗'自管'器官或病变的同时，影响、损伤甚至摧毁了别的器官，甚至是致命的器官。"樊代明说，"例如血压，每个人的血压值都不同，因为每个人身体的情况不同，有的人血压升高是由于颈部小动脉有一个小斑块，血液无法顺畅地到达脑部，脑部相对缺血，于是全身血压就提高了，目的是想要加把劲，把血液输送到大脑去。如果把他的血压降下来，全身正常了，但是脑部缺血就会更加严重。"

樊代明强调，医学的着重点应该放在人的整体上，医生护士在提供治疗和护理时，应将服务对象看作一个具有生理及社会心理需要的整体，而不是只重视其生理或病理变化的局部。同样是癌症，但不同的人结局是不一样的。有人把肿瘤切除了，甚至把患癌的器官全部切掉了，更甚者无论有无转移把周围的淋巴结全都扫光了，可最后还是没救活病人；而有的病人肿瘤并未根治，甚至原封不动，人却还活着。

在西京消化病医院，消化科按器官分为 11 个科室，每个科室既包括内科也包括外科。除了各科主任，其他医生和学生就在 11 个科室里轮转，在每个科都会受到最好的器官疾病的培训。"加在一起，就是整合医学。"

10 月，首届整合医学大会将在西安召开，除成立各省分会外，还要成立各专业委员会，如整合医学内分泌专业委员会、整合医学心血管专业委员会等。樊代明要求，各专业委员会里必须有 1/3 是该科以外的医生。他举了糖尿病的例子，很多时候现有的治疗手段解决不了问题，需要其他科来帮忙，从整个人体的角度来分析，如血液和内分泌、消化和内分泌等。

期待医改带动社会进步

医改这么多年，老百姓不满意，政府部门不满意，医院不满意，医生不满意，药厂药企不满意。樊代明认为，这首先说明医疗问题是体制的问题；同时各方盘根错节，是一个系统的社会管理问题，按住葫芦起了瓢。现在的医改措施很多都是在局部做手术，单因素、短时效的医改措施对整体改革也许是有害的。为此，樊代明写了一篇文章《加减乘除话医改》，被有些人理解成"三下五除二就能改好"。

"其实不然，医改是一个系统工程，如果仅仅是或加或减、或乘或除，那容易，但是加减乘除都要放在一起，就需要全盘考虑。"樊代明说，"这就像我们炒菜，不能只是加盐或少盐，要考虑所有的食材和调料的比例，其中最重要的是，这个由谁决定？"

在樊代明看来，目前的医疗体系呈现倒金字塔状态。"城市医院多，农村医院少。但是要把上边砍下来一时会儿时是不可能的，只能是加大下边的投入，让大医院不再看小病。城市医院主要任务应是制定治疗方案给下边的医生用，而且要给下边培养人才。"

基层的医生需要做的有两件事：一是把常见病多发病管起来，转诊的必须开转诊单，转诊率要有比例限制，没有转诊单不能随便到大医院看病；第二，预防疾病。总的原则是：遏制塔尖，夯实塔基，壮大塔腰。樊代明强调，县医院要好好建设，因为它有承上启下的使命。

"我们国家应该通过医改来带动社会进步。因为医改不光是医学改革，而是整个医疗卫生制度的改革，包括药品、医生培养、学科建设等整个医学体系的改革，要通过医改推动社会的变革。奥巴马想做没做成，中国有可能做好，这也是整合医学的思路。"樊代明认为，"其实各行各业都需要整合，整合是优中选优，选最好的因素，然后再将其组合起来，最后的效果是一加一等于八。"

但整合医学怎样和现有的医疗体系结合起来，"这是一个永远的课题。"因为整合医学是一个概念，是认识论、方法学，"通过整合医学，最终要形成一个新的医学体系，这很难，只能慢慢来。"樊代明说，"几千年来形成的医学体系，因为时代的原因，必须要改变。"以前，人类疾病以传染病为主，现在人类的疾病是慢性病为主；以前是营养不良性疾病多发，现在是营养过剩性疾病多发；原来是器质性疾病较多，现在以功能性疾病为主；原来是单因素疾病为主，现在是社会因素、多因素疾病占主要地位；以前单器官疾病为多，现在是多器官疾病居多……樊代明说，在目前这种情况下，不能再单纯地用生物医学去解决问题，哲学、社会学、伦理学等。凡是有关的医学知识，都应该进入到医学领域。

樊代明特别提到了语言学的重要性。他说，很多医生不懂语言学，几句话就把病人激怒了，病情反而加重，甚至引起医疗纠纷。"医生的语言比药品更重要，一句话可以使病人血压升上去，也可以把病人的血压降下来。"为此，他组织了一个全国科主任学习班，专门学习怎样讲课。大家轮流上去讲，全班同学给打分，采取末位淘汰制。"所以我这个学习班里气氛非常棒，很多学生学习后讲课讲得非常好。"樊代明一再强调，"作为医生，会说话、说好话，第一能解除病人的顾虑，第二能获得病人的信任。"

有礁石的人生是有际遇的人生

记者如约来到樊代明办公室的时候，他正在打电话。放下电话，他又示意记者稍等一下，他要先给一位报考了研究生的医生写推荐信。信写完，他给记者解释说，这小伙子论文写得特别好，他有一篇论文是第四军医大学有史以来发表论文国际影响因子最高的一篇，也是全中国消化内镜学界影响因子最高的一篇，但他的英文考试成绩却是最后一名。樊代明主动给他写这封推荐信，"这一封信可能就救了一个人。而且救的是一位出类拔萃的杰出人才。有时候考试害人。"樊代明说。

培养人才、鼓励人才、奖励人才，樊代明从来不吝啬。"我任校长的时候，在西京医院和唐都医院年终总结会上发奖金，西京医院一晚上发了1700万元，唐都医院发了1500万元。我一般笑眯眯坐在中间，大奖都是我发的。"樊代明说，"五年内从17亿到71亿，都是大家干出来的成绩，为什么不给大家发？"

樊代明变着法儿让医护人员开心，"别人发奖金都是发到银行卡上，我们必须发现金，数钱的感觉不一样"。一开始，大家自己数，后来变成"拿回家给老婆数"。每年的国家科技进步一等奖拿回来之后，樊代明亲自带领腰鼓队从飞机场把获奖者接回来，学校门口几千人排成两队迎接。国庆阅兵时，女兵方阵就来自第四军医大学。阅兵结束之后，樊代明让凯旋回来的女兵们在学校再走一遍，"痛快得很！"就这样，大家的工作干劲空前高涨，经常加班加点，家人也支持。

樊代明任第四军医大学校长5年，学校增加了2位院士，长江学者达19位，获国家科学技术进步奖一等奖50项；3家附属医院（西京医院、唐都医院、口腔医院）的总收入从17亿元增长到71亿元。今年10月，首届整合医学大会将在西安召开。樊代明说："我一介农民子弟，小的时候连饭都吃不饱，从军，我从战士到了少将；从政，从一般干部到了副部级；从教，从普通老师到了大学校长；从医，从一般医生到了世界医学机构的主席；从研，当了中国工程院的院士和美国医学科学院的外籍院士。这 5 条路任何一条要走通都很艰难，五条路都要走成，确实不容易。我是贫民子弟，毫无靠山，靠的是在人生道路上永远向前走。"

"骄傲"的人内心坦荡

"永远向前走，否定到最后。"不因为前方的困难而低头，也不被周围的精彩而诱惑。这是樊代明做人的原则。

在宜昌，看到滚滚长江水不尽东流去，樊代明即兴赋诗一首：

波涛翻滚浪激天，横流穿泄只向前。

轻舟踏波飞身去，回笑岸松空等闲。

"浪激天的原因是前面有礁石，有礁石的人生是有际遇的人生，有困难的人生是幸福的人生。"樊代明这样认为，"当回首往事时，如果有坎坷不平，那就有风景可看。困难是人生难得的际遇，此时只要迈步就是前进。摔下去爬起来，只要爬起来比摔下去多了一次，就是成功。"

"而否定则是前进的动力，否定到最后，否定不了了，就是真理。"樊代明认为，人生习惯了肯定，难免叶公好龙。"我们从小孩子的时候就被教育要当好孩子、好学生、好班长、好妻子……但否定是需要勇气的，需要境界，需要智慧，需要毅力。"

"我喜欢豪迈的人，有担当的人，骄傲的人。骄傲不是孤傲，不高人一等，但必须高人一筹。"毛主席说，"惜秦皇汉武，略输文采，唐宗宋祖，稍逊风骚，一代天骄，成吉思汗，只识弯弓射大雕。"这样的人敢于担当，这样的人气魄非凡，这样的人，和他共处一天都是福气。不像有的人，唯唯诺诺，笑不露齿，很有城府，其实暗藏歹心。

时近端午，樊代明说起自己当年作的一首《端午赋》：

盘古天开地动荡，日月往复永如常；

览尽乾坤知千史，敢笑屈翁白投江。

"我喜欢屈原忧国忧民的精神，但不喜欢他的做法，天下的人一不顺意就去跳河，行吗？人该怎么活？坦坦荡荡！"

榜样的力量是无穷的

由人民网、中国青年报社、中国科学报社共同主办的"首都十大杰出青年医生评选活动"自2015年开始举办第一届，受主办方邀请，中国工程院时任副院长樊代明院士担任该活动评委会主任。樊代明院士是我国著名消化病学和肿瘤学专家，在今年1月9日国家科学技术奖励大会上，他荣获了今年医学界唯一的国家科技进步创新团队奖。在他的悉心指导下，活动传递医者正能量，一批有志于医学事业的青年医者脱颖而出。

今年是"首都十大杰出青年医生评选活动"举办的第三个年头，《医学科学报》对樊代明院士进行了专访，一起听他讲述了青年医生成长和医学发展的故事。《医学科学报》记者王璐于2017年6月报道。

记　者：樊院士您好，您集众多头衔于一身，承担着繁重的医疗工作，平时异常繁忙。是什么原因让您持续关注"首都十大杰出青年医生评选活动"，并连续三年担任评委会主任呢？

樊代明：首都十大杰出青年医生评选活动已经连续举办三届，我担任了三年的评委会主任。一直以来，我对医生群体的职业状况、医疗行业发展和医学科学的发展有很多思考。现实的情况让我们很担心"医将不医"，但我相信榜样的力量。医学既要实现科学化、现代化、国际化、智能化、精准化，但同时不能忽视人文性、现代性、民族性、真实性和整体性，要让大众了解医学、医疗和医生，改善医患关系；要让一代又一代青年投身医疗事业，推动医学前行，这是医学发展到现在解决所面临问题必须要做的。

"首都十大杰出青年医生"评选活动，能为年轻医生树立榜样，榜样的力量是无穷的。评选活动评委由院士、院长以及权威媒体负责人近30人共同组成，按照评选流程，首先进行函评和微信点赞环节，从专家专业评审的角度和公众评价两条线来评审候选医生。最终进入终评环节的候选人既有高超的专业技能，良好的临床和科研能力，又有较好的社会影响力和感召力，是拥有患者好口碑和硬实力的德才兼备的好医生。希望以杰出青年医生为榜样，带动医学事业接班人的成长。这是利在千秋之事，我非常愿意参与其中并为此贡献绵薄之力。

每年的评选活动结束后，无论是在北京还是在外地，我从各个渠道获得的反馈都很好，很多省份都想做这件事情。我常想，如果依据该活动的评选模式，在各个省份开展评选，每个省评选 10 位青年医生，全中国就是 300 多位，再从 300 多位青年医生里评选出全国十大杰出青年医生，那么整个活动的意义和影响将更加深远。

"首都十大杰出青年医生"称号，对于获评的青年医生未来的成长非常重要。更重要的是，现在的青年医生都专注于各自的专业领域。评选过程中，在仔细审阅候选人材料时，我们还可以悟出医学服务或者医学教育的未来走向。所以，希望更多医疗工作者能参与进来，参与评选或者担任评委，推动我国医学及医疗事业的发展。

记　者： 在您看来，什么样的医生是当代青年医生的榜样？

樊代明： 一个杰出的医生，首先应该是医德高尚，专业上不仅要懂医学，还要懂得一些心理学、文学、社会学的知识，一切与人体有关的知识都要学习，因为我们的服务对象除了有疾病缠身外，还是一个有七情六欲，是一个活生生的人，要能够处理医学和医学以外的例外和意外，这样才能真正做好医生。杰出青年医生是我们学习的榜样，未必只是青年人学习的榜样，也是老医生学习的榜样。无论是从道德、从学识上，我们都应该向他们学习。只有培养出一批又一批这样的青年医生，推陈出新，才能推动中国医学的进步。

记　者： 您常说医学离纯研究越来越近、有可能离"病人"越来越远，您对当前的医生职业群体的现状有哪些思考？

樊代明： 医学研究对医学的促进作用很大，但必须与临床实际相结合。当今，医学研究风起云涌、日新月异，循证医学、转化医学、智慧医学、数字医学、精准医学……一个又一个陆续登场，然而"行医难、行医畏"愈演愈烈，医生承受着巨大的精神压力，医患纠纷频频占据社会头条，医生的职业环境有很多沟坎。

当医生真的很难。海量数据导致相关关系混淆不清，难分因果；变量混杂，多重间接因果交织，难说因果；自身认识水平有限，难辨因果。医生一定要有高智商，高情商，智商情商有一部分是固有的，很多是可以通过勤奋学习获得的。诊病治病要考虑多重关系，只有每个关系都把握得当，才能看好病，当好医生。

当今，医学研究越来越细，越来越精。我们不能总是鼓足力量研究局部发病的原因，而对医学本质即对人整体的认识出现偏差。医学的本质应该关注"人"，尊重"人"，这个人不仅包括病人，还包括医生。所以，一定要尊重我们的医生，不能伤害甚至杀害我们的医生。

最后，我年少离开故乡参军时写过一首诗，"车鸣撕碎心，步后不尽情，孤身攀秦岭，采花献亲人"。现略作改动，送给我们的医疗工作者，"伤医撕碎心，医患鱼水情，奋身攀医峰，采药献病人"。

那一年
我在工程院

卷 七

那一年
我在工程院

卷 八

序

这是我在工程院工作的第 8 年，从 2010 年 6 月 11 日任职到 2018 年 6 月 1 日卸任，一共近 3000 个日夜。人们常用"八年抗战"来形容做事的不易，我看很有道理。

工程院从 1994 年成立到 2018 年正好 24 年，可分 3 个"八年"。无巧不成话，1994—2001 那个"八年"，我不是院士，站在院外和绝大多数人在一起，院内是少数；2002—2010 的第 2 个"八年"，我当上院士，进了院内，成了少数，成了 1/800，被多数人看；在 2011—2018 第 3 个"八年"，我进了工程院班子，做了副院长，成了 1/6，成了绝对少数。

多数人做的事不一定要给少数人讲，但少数人做了些什么，一定要说给多数人听的。

院里让我分管学术活动，之前是 10 年百场会议，现在是每年 100 场，实际上 8 年超过了 900 场。我们建立了"1-2-7"学术体系，还提出"四聚五合"策略来提高学术活动的质量。

院里让我分管院刊，之前只有 1 本英文期刊，现在是 10 本，其中有 7 本已被 SCI 收录。我们建立了"1+9+1"的期刊体系，还提出了"三要五量"策略来提高院刊的质量。

院里让我分管外事，这几年不仅外事活动大幅增多，还举办了多次影响深远的重要会议。我们逐渐凝练出了"外事工作一、二、三"策略，即"围绕工程院工作中心；把精彩推出去，把精品引进来；深谋远虑，抓大放小，出声显影"。

上述这些工作，特别是成绩，都是在工程院党组各同志，特别是周济院长、李晓红书记领导下，工程院全体院士和机关同志们共同努力得来的，所说的"我们"才是真正的贡献者，而那个"我"只不过是见证者或记录人。

8 年结束后，我将还原到起点，继续从事医务工作，回到病友之中，也就是从绝对少数回到少数，再回到绝大多数中去。我十分留念这 8 年的时光，也十分珍惜这 8 年的时光。8 年 8 本小册子，加起来一共近 2000 页，手稿累计超 200 万字。书名开始叫"那八年我在工程院"，是回味这段时光；反过来叫"我在工程院那八年"，是珍惜这段时光。

回味为了珍惜，珍惜需要回味。

爱从何来

2017 年 6 月 7 日

去江苏淮安会诊，随周恩来干部学院受训干部参观了周恩来总理故居，得如下这些文字和感想。

周恩来总理受到人民的尊重和爱戴，他有很高的道德修养和个人魅力，周总理的德才从何而来？俗话说，看人看三岁，周恩来在淮安只度过了童年时代的 12 年，以后再没回过老家，12 年的养育和成长有哪些？

首先是"穷"。穷是他人生的动因或者说是动力，他本来出生在一个大商人家，但由于各种原因到他那一辈时家道逐渐没落，穷则思变，12 岁就被送到当时东北的奉天（今沈阳）四伯父那里赡养。所以父母给予周恩来的一个是生命，一个是穷。

第二是"文"。周恩来的十一叔因患肺痨，为了冲喜（祛病消灾）将周恩来过继给他，无奈此症当时为绝症，无法治愈，最后叔父卒于 20 岁。幸有十一婶出生书香门第，所以从小教他读书习文，培养了他的文学修养。

第三是"善"。周恩来的八婶是信佛教的，从小教他行善积德。

第四是"勤"。周恩来的乳母是劳动家庭出身，从小教周恩来劳动，而且心地善良。一直到周恩来在南开读中学时，她还自己借高利贷，专程长途跋涉去天津看他。

第五是"从政"。周恩来的四伯父在奉天做官，周恩来寄养在他家，从小耳濡目染，学会了为官之道。

当然周总理最后成了伟人，与当时的社会背景，与以后共产党对他的培养和个人的修养有关。但是童年的上述种种不能不说是重要因素。难怪他做了总理后依然对家乡，对亲人怀有浓烈深厚的感情。他感念家乡和亲人，也感谢家乡和亲人，他把这种浓烈的爱，浓厚的爱，回报给了整个中国、整个世界和整个人民，这就叫大爱、博爱。

宜春行

2017 年 6 月 12 日

在中国工程院宜春院士行启动式上的讲话。本次大会在江西省宜春市举行。会议由宜春市时任市长张小平主持。参加会议的院士有樊代明、石学敏、刘昌孝、黄璐琦及省市领导和相关学者，共约 1000 人。

我是第二次来宜春，去春及去夏分别来过宜春和樟树。宜春给我的印象是有三"丰"。

一是丰盛的自然资源。这里翠竹青青、松涛阵阵、泉水潺潺、鸟鸣声声。许多才子佳人追慕的，许多文人墨客描绘的蓬莱仙景不过如此。我为何讲这么多自然，因为医学离不开自然。

二是丰厚的人文积淀。这里曾是历史上三教九流、诸子百家雅聚的地方。佛教的禅宗，道教的贡宝宗发源于此，儒家的韩愈曾在此做过多年刺史。佛教讲修心，追求一个"净"字，干净的净；道教讲养身，追求一个"静"字，安静的静；儒家讲治国，追求一个"敬"字，尊敬的敬。我为何讲这么多宗教，因为医学，至少是初期的医学离不开宗教。

三是丰富的医学宝库。在古代，这里是南北交汇，东西逢源。论医，葛洪的父亲就在这里悬壶济世，救死扶伤；论药，"药不过樟树不齐，药不过樟树不灵"。

历史发展到了今天，现代的宜春人已经把宜春建设得很漂亮，已经把医学、药学推出了江西，推遍了全国，推向了世界。我们院士团来这里，一方面是学习的，一方面是服务的。这是第一次宜春院士行，但不是最后一次。今后我们还会常来、多来，来了还要多做事。

过去说"药不过樟树不齐，药不过樟树不灵"，这种描述用的是否定之否定，其实是肯定。我呢，也用两句，就直接用肯定语，那就是"人来到宜春才美，事做到宜春才成"。

祝宜春院士行活动成功！

治病与治人

——为《整合医学人文》栏目撰写开栏词

2017 年 6 月 15 日

从医学的角度看，人类对构成自身最基本物质的认识在今天取得了空前的成就。近代以来，在医学科学研究越来越精细的背景下，分子医学、基因治疗、精准医疗、器官移植、人工辅助生殖技术等高新技术的研究与应用方兴未艾，这些新兴的现代高新技术为维护人类健康、挽救生命做出了重大贡献。

单纯科学思维指导下的医学发展在客观上产生了不少不利影响。在精细研究路上越走越远的医学，似乎忘记了初衷和目的，在理论和实践层面都面临着越发精细所导致的缺乏系统思维与整体观念的后果。分科太细导致"各自为政"，难以保证有效实现整体目标，医学发展的科学化产生的负面影响已显而易见，需要以整合的观念去解决，医学人文以其人性的光辉为整合医学的发展助力不少，其研究是整合医学的重要组成部分。

当下的医患关系状况不良，与过于精致、过于精细的医学分工有密切关系。患者崇拜医生、医生依赖技术，人类发明了技术却被技术绑架。社会各界为何呼吁医学人文回归，实质就是呼唤医学要有人文性，要大力彰显医学人文的作用。医学人文的研究，正在整合医学理念下探索和创新。

医乃仁术，医学的本质是人学。医学不是单纯的科学，而是一门学问，她本身就是一个整合体。人自身是一个统一的整体，牵一发而动全身，头痛医头、脚痛治脚的思维是局限和片面的；人与自然、与社会也是一个统一的整体，古人讲"天人合一"，这个"天"就是人处的所有环境，自然的、社会的、家庭的、组织的……研究医学、研究人本身，首先要把人看成整体，然后将人放在自然、社会等环境中去整体看待。两个整体包含了深刻的人文内涵，将人、将罹患疾病的人放在真实、整体的环境中去考虑，就是对人、对生命的尊重。

研究整合医学人文，是要在整合医学的基础上，以医学人道主义的人文理念为指导，促进医学的发展，使医学更好地救死扶伤和促进健康，而不是为研究而研究。

研究整合医学人文，是要改变传统的观念，不是把医学人文教育当作医学教育的补充内容，而是要使医学人文教育成为医学教育的有机组成部分；要培养医学生的整体观念和系统观念，培养医学生的人道主义精神、悲天悯人情怀，在从事医学实践中对生命有敬畏之心；教育医学生从病人及其周围获取信息、与病人建立良好关系；培养医学生从自然科学、社会学、人文学多方考虑，发现和解决问题的能力。

研究整合医学人文，是为了在发展医学技术、制定卫生政策、分配医疗资源等医学活动中，充分考虑政治制度、风俗习惯、经济环境、市场需求等人文和社会因素，不盲目地单纯通过高新医疗技术解决医疗卫生领域中的任何问题。医学的人文性在进行任何医疗活动时都不能忽视。

医学科学精神与医学人文精神统一于医学，二者相互交融，不是机械相加。研究医学人文，要克服生物医学模式、单纯科学思维定式，要培养医学研究人员、医务人员、医学生整体思考、全局把握的观念，把疾病与病人统一起来，把人与人所处的环境统一起来，把科研和临床统一起来，不仅提高医学技术水平，而且促进医患关系的和谐发展。

整合医学人文的发展不仅需要理论研究，更需要在实施中实践。《中国医学伦理学》杂志长期关注、支持医学人文的发展，创刊以来，刊登过大量关于医学人文理论研究与实践的文章，为各类学者搭建了学术交流的平台，促进了这门学科的发展。

整合医学的时代已经来临，整合医学人文的研究也将进入新的时期，《中国医学伦理学》愿意继续助诸位同道、同仁一臂之力。我们将在已有成果基础上，调整栏目设置、学术布局，及时反映学术研究的最新发展，以此全面促进医学向正确轨道发展。自本期始，开设"整合医学理论与方法"和"整合医学人文专栏"栏目，以推陈出新，倡百家争鸣，欢迎大家积极参与。

整合健康学

2017 年 6 月 16 日

在第三届中华健康节开幕式上的致辞，本次会议在石家庄以岭健康城召开。参加大会的有樊代明、王威琪、陈亚珠、吴以岭、张伯礼等院士，河北省及石家庄市相关领导，以及来自全国各地的相关学者共约 2000 人。

健康，世界卫生组织有确切定义。但老百姓的说法就是没病，有了病就不健康，就得治。但有一些病人已病入膏肓，不仅病治不好，甚至经过治疗后连生命都没有了。为了治病，我们钱没少花，工夫没少费，结果呢？病人越治越多。大家知道吗？与 10 年前比，我国现在每年病人增加了 33 亿人次。是医生不够吗？2016 年，美国 Mayo 诊所 110 万门诊量，中国协和医院 22 万门诊量，协和的相关医务人员四五百人，而 Mayo 诊所达 65 000 人，如按病人 / 医生算，Mayo 是协和的 30 倍有余。这么多医生，情况怎样呢？美国发布的消息，在医院死亡病人中，第三死因是医源性死亡，大约占 9.5%，即在医院死亡 10 个病人中，有 1 人死于院方原因。由此可见，医学是否走向了歧途，我们能否在治病的前和后使一些劲呢？治病前叫预防，叫保健，我们投 1 元钱，医生治病可节约 100 元。再说治病后，即康复，慢性疾病很难治愈，高血压、糖尿病只要确诊，一戴上帽子，就得终身服药，包括肺瘤也是这样，只能带病健康生存。保健与康复加上中间的治病，就叫健康。随着经济社会的发展，人类对健康开始关注，并想各种方法确保健康。党中央及各级政府也在大力提倡"大健康"概念。什么叫"大健康"？有人翻译成"Big health"，或"Pan-health"，我看都不全对。我理解大健康包括四全，即全民健康，包括所有人；全程健康，从生到死；全身健康，不是单一或某个局部或单个器官健康；全能健康，不仅有结构完整性，同时要有功能，特别是心理功能。美国近期已把精准医学改成了全民整体健康计划，即 All of Us Reseuch Program，Us 是我们，All 是全部，加起来就是我们的全部；我们是由不同的我（Me）组成的，所以 All of Me，就是一个整体。听说 WHO 最近也成立了整合医学处。国家 6 个部委也已把整合医学作为"十三五"重大领域来支持。我们追求 Personerlized，即个体化，病人要一个一个治，但医学一定是为群体服务的；我们追求 Precision，即精准，枪要一枪一枪打，但眼前那么多的环，特别是还有那么多靶。整合医学落实到健康，我看是整合健康学——Holistic Integrative Healthology，HIH。英文词有很大改变，就是把 Health care 变成了 Healthology，即把健康当成一种学问来研究。供大家参考。

另外，大健康一定不只是躯体的健康，我们不要忽略了人文。中国文化博大精深，人文是其中一部分。以宗教而言，有三教九流，诸子百家。这些对医学与健康都十分重要，三教中的佛教讲修心，崇尚一个"净"字，即干净之净；道教讲养生，崇尚一个"静"字，安静之静；儒家讲治国，崇尚一个"敬"字，要敬畏自然，敬畏社会，敬畏大众，敬畏真理。吴以岭院士提出了通络、养精、动形和静神，这八字里面蕴含了很多三教的含义。关于九流，还有上九流、中九流、下九流，我没有时间去研究，诸子百家研究得更少，但他们是很具有研究意义的。

整合健康学对人类十分重要，但要明白整合健康学不可能一蹴而就，它将永远在路上。既然永远在路上，今天讲不完就到这里，因为给我的时间到了。

宁波有惑

2017年6月18日

在中美神经胃肠病中心成立暨胃肠动力论坛开幕式上的致辞。本次会议在宁波市喜来登酒店召开，宁波市卫计委（现卫健委）领导和浙江省消化学界的专家，以及来自全国各地的相关学者约200人参加会议。

首先，热烈祝贺中美神经胃肠病学中心成立。刚才几位领导作了重要讲话。主持人的主持也很精彩，有人一直对外交部的对外发言人不看好，老以为后继无人，其实不然（笑声）。

我来过几次宁波，对宁波的印象是什么？中国古代，首都在西安，那时分东宁（今南京）、北宁（今沈阳）、西宁和南宁。当时的统治者对东宁和北宁不太担心，慢慢地连名字都被改了。他们只对西宁和南宁越发重视，故一直沿用至今，西宁不宁西安可宁？南宁不宁西安可宁？所以越记越深刻，保留下来了。宁波呢？恐怕只要海宁，大海安宁，海宁则少波或无波嘛，海宁无波不就是"宁波"嘛！

不过宁波在社会学或医学领域可不是"宁波"，它的发展可谓是波涛汹涌，狂风巨浪，树欲静而风不止，人想静而波不止啊！今天的宁波人不因有绝好的自然环境而不思进取，而是一直在奋斗，绝不小富就安。今天的揭牌，今天的学术报告，还有领导讲话不就说明了宁波人的胸怀吗？

接下来中心就要开始研究了。医学研究与科学研究不一样，医学要复杂得多，所以我建议年轻学者要静下心来开展研究工作，时时刻刻、事事处处都去找捷径，这不符合医学规律，未来的整合医学要求大家按规矩出牌，专科细划、专业细化、知识碎片化不利于医学发展，也难以教出好学生。所以要整合资源、学术和管理，这是潮流。美国已将精准医学计划改成"All of us"，即全民整体健康计划，这就对了。之前的好多临床指南把医学知识割裂开来，不能形成一个整体，这是不对的。WHO最近专门设了一个处——整合医学处，我国6个部委共发了一个文件，即将整合医学纳入重大研究计划，不久将可去申请。

总之，整合医学已成世界潮流，势不可挡，确实是件大事。我们这代人一定要开始这件大事，共创这个大业。

初心与归宿

2017 年 6 月 22 日

应邀去山东省东营市为基层做学术讲座，顺道去看了黄河入海口。我曾去过黄河上游、中游及下游很多地方，每一处都给我留下了深刻的印象，但我从来没想到她的归宿。

我曾去过黄河的发源地，青海的三江源，一条又一条涓涓细流，就像青春少女的一丝又一丝秀发，汇集在年轻聪颖的头上。头脑里对未来充满了幻想，她想尽快成熟，奔向大海，投入大海的怀抱，真是"二八女子初长成，不到大海不回头"。

我曾去过黄河的九道十八湾，曲折迂回，蜿蜒辗转，犹如少女难行的人生，经历了无数磨炼。路总是要走的，路虽然不直，但只有走才能前进。

我曾去过壶口，感觉是突然间黄河像少女发怒了，她嫌时间太慢，走得太慢，功名难熬，何时能到大海，于是起了风暴，"风在吼，马在叫，黄河在咆哮……"。黄河像脱缰的野马，奋力向前冲……

我曾去过黄河下游的几个地方，突然黄河变宽了，变浅了，变慢了。就像少女变得更加成熟了。

今天到了黄河海口，原以为是一条大江奔流而去呢，其实不然，而是一片、一大片汪洋，黄色的水面与蓝色的大海接成了一片，看见的是黄蓝的交融，慢慢地黄色浅了，更浅了，最后不见了，成了蓝色，是黄河奔向了前程，还是被大海所吞没，我不得而知。

回想人生，每一个人的人生不就这样吗？从初心、萌动、加速、变缓，最后到消失。所以在人生的何时何地都不要太较真、都不要太计较，归宿已经定论。归宿前所做的一切，到归宿时都成了一致，这不是宿命论。黄河已千百万年了，她看遍了一切，流经她的每一滴水，从来都是这样。人呢，也就几十年，不就是这样吗？

走向医学发展新时代

医学应把所有与人相关的知识整合起来，根据人的本质和本性而取舍，形成新的医学知识体系，才能从极其复杂的问题中找到适合人类健康的正确答案。在人类健康面临新威胁，现代医学面临新挑战的今天，樊代明院士为我们找到了一把可能开启未来人类健康之门的钥匙。《科学新闻》记者戚希敏 2017 年 7 月报道。

记　者： 随着现代社会发展，科技的进步，自然环境的变化，目前现代医学遇到怎样的瓶颈？未来医学的发展方向在哪里？

樊代明： 人类的医学发展历程不断演变，如果把近 3000 年医学史简要划分，医学发展经历了三个时代，即经验医学时代、科学（或生物）医学时代和整合医学时代。

现代医学借助自然科学中还原论的分析方法，试图将人体和疾病还原为各种不同层次的物质，以此来揭开疾病的本质。这使医学走上了不断细化和专科分化的发展道路。这种发展方式促进了医学知识爆炸式增长。在新的历史条件下，面对疾病谱变化、老龄化到来、自然环境变迁、生活方式改变等，现代医学面临着医学知识碎片化，专科过于细分，医生知识面局限，把器官当成患者，将症状视为疾病，把检验当成临床，视药师为医师，心理与躯体分离等问题。

另一方面，医学光靠科学的方法是不够的，除了科学外，医学还涉及人类学、社会学、经济学、语言学、艺术、心理学等，凡是和人体有关的学问都应该整合用来服务医学、服务健康，所以医学必然进入到整合医学时代。

记　者： 您能否详细介绍什么是整合医学？它与现代医学有哪些不同？

樊代明： 整合医学是指从人的整体出发，将医学各领域最先进的知识理论和临床各专科最有效的实践经验分别加以整合，并根据社会、环境、心理的现实进行修正、调整，使之成为更加符合、更加适合人体健康和疾病治疗的新的医学体系。

整合医学是对现代医学知识、技术体系的凝练与升华，它在庞杂的生命物质之间，在生理与心理之间，在生命与时空之间建立普遍联系。以简单而和谐的原则把它们整合到由少数彼此独立的基本要素组成的系统框架之中。

记　者：据了解，整合医学的提出得到了医学界的广泛认可，您认为整合医学究竟整合什么？

樊代明：首先，医学与自然需要整合。现在医生的诊疗大多发生在治病阶段，而病人却越来越多。我们应该考虑重点前移，如改善自然环境使医疗条件提高，两者加在一起疾病治疗效果才会更好。

医学与社会需要整合。医改是一个系统的社会工程，我们只抓住局部改、单因素改，短时效改，对整体改革不一定有好处，可能还有损害。医改不只是单纯改医，是一个系统的社会管理工程。

医学与语言的整合。语言是可以防病治病的，医生一定要掌握医学语言。

医学与工程的整合。现在的病人崇拜医生，医生崇拜仪器。一个病人接受治疗，先 B 超再 CT 再核磁共振，其实做一个就行了。医生对一个病人首先要有自己的考虑，然后用检验影像证实或修正自己的判断，而不是只等着他们的检查结果。

医学与药学也需整合。同一个疾病，不同的人，医生的用药应该不一样。就像厨师烧菜，不同的厨师用料不一样，材料的调配比例也不一样，所以烧出来的菜味道不一样。

还有专业与专科的整合。专科越分越细，促进了某种病的治疗，但对病人造成了很大的问题。

记　者：对整合医学的理解，很多人还存在误区，请您谈谈整合医学与全科医学的区别？

樊代明：整合医学与全科医学虽然有相同性，但本质上是有区别的。全科医学强调一专多能，即一个医生掌握多种本领，这种能力是建立在现有基本理论和普通实践基础上的，是一种基本的普适的最低需求的做法，相当于加法，目的是把常见病多发病治好。整合医学更加强调对最先进知识理论和最有效实践经验进行有力和有机地整合，相当于乘法，最终目的是形成新的医学知识体系，向重症、难治病进军。

整合医学有全科医学的要素，但不同于全科医学。全科医学是"什么都会，什么都不很会，是万金油"，解决治得了的问题，但难解决治得好的问题。整合医学是把现在最新的知识技术集中起来，从整体出发进行整合，有所取舍，形成新的医学知识体系，它解决看得好的问题。

记　者： 在整合医学理念中，您提出过三间健康学，能否详细介绍？

樊代明： 在过去一段时间，科学研究对医学的贡献功不可没。但目前来看，它的局限性已显而易见，已经不能适应现阶段人类对健康的需求。因此，我提出三间健康学的理念。三间健康学包括空间健康学、时间健康学与人间健康学。

一是空间健康学。人是一个整体，但也是天的一部分。这个天一指自然，一指社会。人离不开自然，天冷了要加衣服，天热了要脱衣服，反其道而行之，找再好的医生也没用；人吸氧气、呼二氧化碳，植物正好相反，于是互利互惠，所以才有我们存在。难怪《黄帝内经》只用30%的篇幅来写医学，剩下都是其他的知识，这样才能培养出全面的、合格的医生。

二是人间健康学。人本身是一个整体，由不同层次组成，联系这些层次的有三样东西：物质、能量、信息。我们凡事都找物质，忽视了能量和信息，其实能量和信息才是生命的本质表现。当前我们用解剖刀把整体变成了器官，用显微镜把器官变成了细胞，用分子刀把细胞变成了分子。这种过于微观的研究不仅代表不了人体，可能对医生还是误导。我们不能只沉溺在微观世界里孤芳自赏，不能只游刃在分子之间左右逢源，微观研究必须回归整体。目前，传统的生理学快土崩瓦解，经典的病理学摇摇欲坠，大体解剖已经后继乏人，大内科、大外科不复存在，医学人文体无完肤，基础与临床隔河相望，医生和病人之间的关系也越来越远，这样的医学体系已到了不得不改的地步。

三是时间健康学。事物会因时间的变化而变化，不仅人在变，植物也在变，向日葵围着太阳转，含羞草白天合，晚上开。无论是西安的杨柳还是北京的杨柳，都是春天发芽。抗癌药为什么有时有效，有时无效，主要原因是细胞周期不同。我们为什么要变？因为医学形势发生了变化，过去传染病，现在慢性病；过去是营养不良，现在是营养过剩；原来的病是器质性现在是功能性；过去是单病因，现在是多病因；过去单器官衰竭，现在多器官衰竭；过去早期病，现在晚期病；过去简单病，现在复杂病。医学的形势在我们这一代人发生了如此广泛、如此深刻、如此复杂和如此急剧的变化，原有的医学知识与激烈的变化相比显然不够，这就要求我们顺势而为，顺势改变。

记　者：在当今时代，既然整合医学有如此巨大的需求，作为医疗工作者，我们应如何推动整合医学的发展？

樊代明：的确，要让整合医学的理念深入人心就必须采取有效措施大力推动。对此，建议通过以下几方面加强整合医学的推进。一、可以通过举办整合医学的学术会议，邀请不同专业的学者讨论，共同解决疑难问题联合攻关。二、成立整合医学的学术组织，广纳天下奇才，广结天下朋友。鼓励各专业专家参与，并组成各个学科整合医学的相关学术队伍，以此推动整合医学的发展。三、编纂整合医学的专业杂志，编写出版整合医学丛书、教科书或专著。四、成立整合医学研究所，研究共性问题。五、成立整合医学的专门病房，把相应的学科组合到一起，成立院中院，以解决以病人为中心的问题。目前，国内一些医院开展的"院中院"模式，就是整合医学的一次有益的尝试。"院中院"模式的整合医学病房相较于普通病房来说，更注重多种疾病的全面治疗和学科间的协作。六、开设整合医学的教程，让在校的医学院学生提前了解整合医学理念和方法，培养更多的整合医学人才。

记　者：随着整合医学理念的推广，在您看来，未来医学将选择怎样的发展模式？

樊代明：未来的医学发展模式应在有限的、易于操作的学科之间开展医学整合。目前，国内有些大医院的综合病房或介入病房在一定程度上正在向整合医学发展，如血管介入病房或微创病房就是整合内科和外科技术的整合医学病房。所以严格地讲，整合病房是指能够治疗各种不同疾病的病房。例如，现在的 ICU 就是利用多种技术治疗同类急重症的整合病房。整合医学正是需要向 ICU 的治病模式发展。如：建立"预防医学与健康维护门诊"，或称"防病门诊"，该门诊与临床门诊连为一体，将预防保健科和体检中心等临床行为整合起来，改变以往单一预防接种或者健康查体的形式。

我们要认识到现代医学的现状，努力走向整合医学。因为未来的世界、未来的医学贵在整合、难在整合、赢在整合。

整合医学是传统医学观念的创新和革命，是医学发展历程中从专科化向整体化发展的新阶段。这种观念的变革是一种发展和进步，是整和合的统一。

便秘之秘

2017 年 7 月 2 日

在第六届中西整合消化病学论坛开幕式上的发言。本次会议在北京欧美学会学术厅进行，魏玮任主席。参加会议的有来自全国各地的中西医消化病学者共约 300 人。

今天在这里召开中西医整合消化病学论坛，主题为便秘。对于"便秘"这个词，或这个病，中医、西医间是没有争论的。关于发病机制，分歧也不大，西医的关键词是不通，大便不通；中医的关键词是不降，胃气不降。中医是以降为顺、以滞为病、以通祛疾。无论是西医的不通，或中医的不降，通和降都涉及两个力，一个是重力，一个是动力。

重力指地心吸引力，能站的人大便会更通，平着躺特别是长期躺的人易便秘。在空天环境失去重力易致便秘。动力是人体消化道对粪便的推动力，二人转的演员能倒立喝啤酒，靠的就是这种推动力。重力和动力都受局部环境的影响，也受神经精神因素的调节。凡是影响动力或重力的因素都易致胃肠疾病，包括便秘的发生。治疗的办法要增降、减滞。单一因素引起的便秘容易治疗，多因素引起的便秘，特别是形成恶性循环者治起来十分复杂，远期疗效不好且易复发。对顽固性便秘可以尝试肠菌移植，也可尝试抗抑郁治疗，这两种方法在很多病人中取得了良效。

在便秘治疗中，中、西医如何整合呢？对于中、西医都可治的单纯病例可以八仙过海，各显神通，尽力发挥各自的作用。整合的目的是要治对方治不好的病例，西医治不好换中医治，中医治不好换西医治，中医、西医都治不好的可以坐下来讨论，寻求新的技术和方法。

最后我强调，在设计治疗便秘的临床试验中，中、西医有很大差别，西医讲求循证医学，中医讲求临床经验，其实二者并不矛盾，都要想到各自的优势和特点。例如，循证医学把数学带入医学研究，好处是可以量化，但这种量化是单因素，单元的量化，线性的量化，难以解决多因素和非线性的问题，医学遇到的正好是这种问题。循证医学习惯了看待事物的前后、左右和上下是呈直线存在的问题，而整合医学看待事物需要前后左右上下和多角度同时看，是呈弧线或环状式圆圈型分布。中医以经验为主，定性比定量重要，经常心中了了，纸上难明，按现在的说法，需要真实世界研究。

都说病从口入，只要管住嘴就行。其实解决入口容易，管好出口才难。便秘仍是一个秘，需要大家不仅从局部，更重要的是从整体去思考，去认识和处理问题。便秘是个"秘"，解这个"秘"需要整合医学，治这个病仍需整合医学。

HIV

2017 年 7 月 6 日

在第十一届中国南方血管大会暨第十三届浙江省血管外科年会开幕式上的致辞。本次会议在杭州国际会议中心召开，参加会议有汪忠镐院士和来自全国各地的相关学者共约 3000 人。

在座的都是从事血管病治疗的医生，多数是外科大夫。你们经常自谦，戏称自己是管道工。我们可不这么看，我们觉得血管科医生十分重要，没有你们，我们活不了；有了你们，我们死不了。我个人对血管科的重要性有 4 点看法：

第一，血管是最大的器官或最长的器官。人体血管（包括毛细血管）全长约 96 000 千米，地球的周长才 40 000 千米，血管的总长度是地球的两周半。但现在我们只能在不到 100 米长的血管腔内做功，也就是百万分之一，其实血管病主要还在毛细血管，那里我们看不见，去不了，但离不开。里面发生了什么我们不知道，所以血管科工作大有可为。

第二，血管病涉及面广。如果说血压高了，血管堵了，血管破了是血管本身的病，那高了、堵了、破了引起的局部病变可是涉及全身，人体如果除去这些疾病恐怕疾病就很少了。所以血管科工作大有可为。

第三，血管病复杂。血管管壁有病，就像大河河堤堵塞或溃坝一样，有自己本身的问题，但主要是河水的问题。血管将来不能只称血管，因为血管里除了血液成分外，还有营养、元素、维生素、激素、氧气等，我们也应该称之营养管、元素管、维生素管、激素管、氧气管等。光称其为血管不对，应称人体管道。作为血管科医生，除了了解血管腔的情况，还要了解血液成分以外的物质，这可能有时比血液还重要。

第四，血管功能受全身调节，特别受心理调节。心情不好，抑郁症的人容易得血栓病，性情暴躁的人容易得高血压。现在很多人认为高血压就是一种心理性疾病。调节心理状态可以减少血管疾病及治疗血管疾病。要当好一个血管科医生，就要把上述结构功能和理论搞清楚，不能只局限在血管或某些器官局部血管的修理上，血管应该是一门学问。应该叫血管学，Vascularology或Vascology，而且要和全身整体（Holistic）联系，把相关知识和治病经验整合（Integrative）起来，合起来就是整合血管病学——Holistic Integrative Vascology，HIV。在整合血管病学中，特别不要忘了心理障碍性疾病对血管结构和功能的影响。高血压在发病初期没有任何病理性变化，以后是它的并发症。所以，不要小看了血管科，你们是了不起的学科，你们是了不起的医生，因为你们正在完成了不起的工作，正做着了不起的贡献。

那一年
我在工程院

遵义会议

2017 年 7 月 8 日

在中国消化病大会开幕式上的致辞。本次会议在遵义市召开，参加会议的有来自全国各地的消化病学者共约 1000 人。

本次会议在遵义召开，遵义会议不能忘。我们也在开遵义会议，在开全国消化病的遵义会议。全国消化界一年中开的会议很多，中、西、南、北、东都在开，会议开得多是好事，百家争鸣，百花齐放，是消化病事业繁荣的表现。但会议不能开得太散，散就是不集中，会议报告类同，同行们在不同地方听到同样的内容，应该是在不同地方听到不同内容才对。各地组织的会议专题要有所侧重，同一专题要有所集中。不然劳民伤财，舟车劳顿，收获甚少。

当年的遵义会议会期不长，会议纪要只有 89 个字，解决 4 个问题。主要有两个，一是组班子，决定了毛泽东同志在军队指挥中的地位；二是定方向，走中国革命的方向，于是从此走向了胜利。那么，今天召开的消化病会议也要提出这个问题，讨论这个问题，要按世界医学现在的形势和发展方向来确定自己的发展方向，要根据中国医学现状及现今民众的需求决定自己的发展方法。目前医学的发展方向就是整合医学，NIH（美国国立卫生研究院）已将精准医学计划改成了全民整体健康计划；WHO 已成立整合医学处，中国的整合医学专业正在逐渐兴起。整合医学是我们消化界提出的，我们理当发扬光大，勇于实践。国家 6 个部委已将整合医学作为重大支持和赞助领域，这对我们消化病学研究和实践是一个难得的机遇，应该抓住这个机遇。

最后我想用一首即兴创作的打油诗结束我的发言，"中西南北东，谁与谁不同，但愿是星火，燎原在其中"。

作茧自缚与破茧化蝶
2017 年 7 月 10 日

在全国中医院发展论坛开幕式上的致辞。本次会议在广州白云国际会议中心召开。主题是"破茧化蝶——中医院发展高端论坛"。由健康报社邓海华同志任主席，参加会议的有来自全国各地的中医院院长或副院长共约 500 人。

从会议的主题"破茧化蝶"可以看出，你们中医行业是明白人，是头脑清醒的人。你们认识到自己仍在茧中。这个茧不能怪别人，是你们自己作的，曾经为了保护自己而做的家园，经受风霜雪雨。然而对于发展来讲，又成了作茧自缚，自己限制了自己，所以要破茧化蝶。

都说外面的世界很精彩，但也有说外面世界好无奈。破茧后就要离开安乐窝，能看到世界，但同时就要经受雪雨风霜的考验。怎么办？咱们中医不能老是借用"领导讲话"来看重自己，不能老借用"中医法"来保护自己，不能老借用古代名医来壮大自己，最最重要的是要问自己做过什么？现在在做什么？将来应该做什么？破茧是好事，但有两种前途等着大家，不在破茧后成功，就在破茧后消亡。

建议将今天的主题具体化，什么是茧？我们现在是在破茧还是在作茧？哪些是破茧？哪些是作茧？

出血与凝血

2017 年 7 月 14 日

在徐州医科大学附属医院院士论坛上的发言。本次大会在该院学术厅举行，时任院长徐开林主持会议。参加会议的有王学浩、阮长耿、樊代明 3 位院士及全院工作人员约 500 人。

阮院士刚才作了精彩报告，王院士在我后面讲，后头有好戏，好戏放后头。

阮院士讲血栓性疾病，从基础一直讲到临床。现在治疗血栓疾病，头部由神经内外科管，肺栓塞由呼吸内科管，心肌梗死由心内科管，腹部由消化内科管，下肢血栓由骨科管，相互间井水不犯河水，其实这种管法有对也有错。可大家知道吗？心脏血栓是高氧状态，肺栓塞却是低氧状态；脑血栓局部是干净的血，而门脉血栓是"脏"的血（来自经肝脏处理的血）；动脉血栓发生在毛细血管之前，静脉血栓发生在毛细血管之后，都是不一样的。

外科医生是动刀的，只要手术，不可能不动血管，不动大的也会碰到小的。动了血管要不出血，要不凝血。出血怕大不怕小，小量出血不要紧，大量出血会要命；怕内不怕外，外出血不怕，内出血易出事。凝血是怕小不怕大，大血管凝了（血栓形成）总是好解决，而小血管广泛凝血，即弥漫性血管内凝血最可怕。

既然是血栓性疾病，应该是全身性的变化，绝不会只是某个局部出问题，只是谁重谁轻，谁先谁后的问题，因而要全身性处理，而且要相互借鉴。所以，2018 年 4 月 29 日的全国整合医学大会，我要请阮院士做主讲座，还要请神经内外科、呼吸科、心内科、消化科、肾内科、骨科，特别是血管外科，大家一起来研讨，要基础与临床整合，内科与外科整合，医学与药学整合，医疗与护理整合，特别要西医与中医整合。中医对血栓有办法，预防也好，治疗也好都有特殊办法，特别是对毛细血管、微血管病的调节有其独到之处。这还不够，还要请心理学专家参加，大家知道，情绪对凝血和出血肯定有影响，病人做了手术，情绪波动、烦躁不安，容易出血；若情绪低沉、郁郁寡欢，容易凝血。所以，血栓性疾病需要整合，整合资源、整合技术，更主要的是需要整合思维。要把整合医学用到血管病的基础研究和临床治疗中去。

那一年我在工程院

卷 八

重庆行

2017 年 7 月 19 日

在工程院"医学院士重庆行"总结会上的讲话，本次会议在重庆渝州宾馆召开。此次院士行由李晓红同志带队，共有王正国、沈倍奋、石学敏、张伯礼、韩德民、付小兵、程京、张志愿、杨宝峰、夏照帆、樊代明、程天民等 13 位院士参加。重庆市委市政府时任张国清市长、唐良智副书记、谭家玲副市长，以及机关干部、院校领导、企业管理人员，工程院机关安耀辉、李冬梅、赵西路等参加会议，共约 80 人。

首先，感谢重庆市委市政府对工程院的邀请，而且为我们的工作生活做了周到安排，为我们提供了学习机会和工作便利。根据大家的发言，我有三点体会。

一、好事。搞医疗卫生事业，说大一点是健康事业，是一件好事，是一个好活儿。大抓人民健康涉及民生，对于任何政府都是一件功在当代，利在千秋的大好事。通过促进健康，还可以带动扶贫，如种植中药材，收入可达农业的 5 倍，重庆是山区，适于种植药材，可以改善贵市的经济结构，改善农民的收入。

二、大事。抓健康是一件大事，大有可为的事，是一个值得大干的大活儿。像吉林省，过去是抓钢铁生产，以钢为纲，后来改为以粮换钢，现在改为以药换钢。他们利用长白山产人参等中药材，大力发展保健药业，发展很快，4 年中年收入从 1000 亿、2000 亿、3000 亿直达 4000 亿。又如，江苏泰州建成的医药城，可以说是全国首屈一指，光扬子江和济川等公司总收入就达几百亿元。

三、难事。抓健康事业是一件难事，是一项技术活。涉及大量的科学技术，特别是前沿技术。需要回答如下几个问题，一是 What，就是要干什么；二是 Why，干什么的理由；三是 Where，在本市哪里布局；四是 How，如何干。这四个问题必须回答。举一个例子，扬子江公司的蓝芩现在的市场供应只能满足 20%，蓝芩的蓝是板蓝根，芩是黄芩，这两种药材都是原药材缺乏；济川公司的蒲地蓝，现在市场供应也只能满足 20%，蒲是蒲公英，蓝也是板蓝根，这两种原药材缺乏。重庆地处山区是种板蓝根、黄芩和蒲公英的好地方，应该大力种植，除了满足全国市场供应外，还可以自己研发治疗其他疾病的药品。这个我是在 5 年，甚至 10 年前就跟重庆市政府提过，我是 15 年前被重庆市聘为生物医学顾问的，如果那时就开始种药材，现在可能已经大大获益了。

上述意见仅供参考。重庆院士行，我们这是第一次来，但这不是最后一次。这次重庆行是来论证在医药发展方面重庆行还是不行，我看搞好了就行，没搞好就不行。为了重庆行我们还会重庆行，我们还会来，因为这里有我们的用武之地。

医学伦理再议

2017 年 7 月 20 日

在中华医学会医学伦理学大会开幕式上的讲话。此次大会在大连市香州宾馆进行，赵杰同志任主席。韩启德院士、王辰院士应邀参会但因有急事未能赴会，参加大会的有来自全国各地的相关学者共约 600 人。

医学伦理，昨天怎么看？明天怎么办？今天在哪里？也就是医学伦理发展的方向，以及它本身的属性和本质，听说过去曾经就此讨论过。我们现在的很多议题，很多做法，不应该只局限在对现策的诠释、服从、甚至运用，而应是主动为推动决策提供理论支持。

人具有双重属性，即生物属性和社会属性。我认为医学伦理与科学比更兼社会属性，与社会学比更兼科学属性。人是动物之一，所以兼有动物的属性，无论是在结构还是功能层面，这种属性概称兽性。但人与其他动物不一样，还有很强的理性，所以兽性加理性就是人性。人性的升华，担负起对整个人类的责任和奉献，也就是一般人难以做到的党性。科学通常研究动物的本性与本能，包括生老病死。人文通常研究社会的发展及人对其的贡献和享受。

科学研究的是人的机体，通常是线状或直线状，每以前后、左右、上下来描述；人文研究的是人的身体，通常是以弧线状开始，弧线上下交替就是波浪，弧线顺延就是圆圈，在同一圆圈延伸、重复就成恶性循环，但圆圈不断递进就是呈螺旋式上升。

所以，科学与人文是既相对而存，又竞争而进，二者都为人的健康服务，但绝不是一回事。例如，本次大会背板上写的"大连医科大学人文和社会科学学院"，就有点问题，混淆不清，应把科学二字去掉，直接叫人文学或社会学，人文中有科学，社会学中也有科学，但其中还有很多不是科学，但与科学一样重要甚至比科学还重要的部分，如果去掉了这个重要部分，只研究或从事其中科学的那一部分这不是人文和社会学研究的正确道路。我个人理解 Science 是科学，Sciences 不单指科学，而是学问，比如 Social Science，是社会科学，而 Social Sciences 则为社会学，后者指社会学这门学问。这绝不是咬文嚼字，这有含义上的千差万别，不能混为一谈。

不谋未来就是误业

2017 年 7 月 28 日

在中国抗癌协会第八届全国会员代表大会闭幕式上的讲话，此次会议在天津召开，郝希山院士主持会议，樊代明在会上当选为理事长。参加会议的有于金明、詹启敏、王红阳、赫捷等 7 名院士，中国抗癌协会第七届全体理事、常务理事、副理事长及来自全国各地的学者共 300 余人。

中国抗癌协会第八届全国会员代表大会完成了全部议程，很快就要闭幕了。毫不夸张地说，这次会议是一次团结的大会，胜利的大会，继往开来的大会。刚才季加孚副理事长宣读了对老同志的致敬信，可以说声情并茂、语重心长。在这里我还要说两声感谢。

过去的 5 年，在郝理事长的领导下，7 届理事会全体理事与全国同仁奋力拼搏，殚精竭虑，做出了显著成绩，创造了我会历史之最，为将来的发展奠定了厚实的学术基础、组织基础和经济基础。我提议大家用热烈的掌声对他们表示衷心感谢。

今天选出了新的理事会，我代表全体成员对 7 届理事会对我们的举荐，对全国会员代表对我们的厚爱和信任，向他们以及奋斗在肿瘤事业中的全国同仁表示衷心感谢。

感谢的具体体现是什么？应该是干好未来的工作。昨天下午我和郝理事长谈了很长时间，他代表上一届理事会对我们的希望之大，要求之高和任务之重，可以说犹如千斤重担压到了我们肩上。他交的这根接力棒，接过来容易，要跑赢可难。面对全世界肿瘤学界的竞争，面对千百万肿瘤病人的需求，面对国内数以万计同仁的眼光，我们不可懈怠。未来的 5 年，时间短暂，也就 2000 天，今天已经过去了一天，真是时不我待，一分钟都停不得啊！

怎么办？刚才我想了两句话，上句是"忘记过去等于背叛"，这是列宁说的。下一句是"不谋未来就是误业"，这是我说的。我们不能忘记过去，从今天回溯，所有的人和事都是过去。过去几十年老一辈的奋斗精神我们要继承，过去建立的一系列制度我们要执行，过去一批又一批有功之臣，我们要尊敬。这些都是我们的宝贵财富，看之可学，拿来可用，何而不遵？重要的是开拓未来，我们要把事业做得更好，协会的工作方方面面、林林总总，整体发展还需谋划，下来第8届理事会要尽快进入情况。我想总体策略是两句话，四个字，即整合、提升。

整合是时代发展的特征，也是解决划时代难题的法宝，我们要整合力量、整合资源、整合学术。整合力量，现在我们的力量不够，圈外还有很多才俊，特别是青年才俊，要想各种方法引进来。各省的抗癌协会要扩大，各专业委员会要扩大，我们的理事会、常务理事会也要扩大。扩大的条件一是学术水平，二是对学会的热情度。学术提升是我们的根本，我们拥有十几个院士，还拥有在座和不在座一大批人才，可以说在中国肿瘤学界，绝大部分精英都在这里，一定要把学术水平提上去。如全国学术大会，原来是两年一次，应该改成一年一次，而且规模、水平和影响都要一次高过一次。明年在沈阳开，要开出标杆，开出特色，开出样板。各省的学术会议也应一年一次，总会要给予帮助和指导。如经费资助，要发挥总会的影响力，主要和前10名企业合作，国内前10名，国外前10名，总会抓住前20名就够了，其余的企业各省各专委会要八仙过海，各显神通，做好协作。

总之，一个新的阶段已启动，我们要不负众望，奋力前行，用新姿态、新思想、新行动去迎接新未来。

人跟人，手把手，心连心

2017 年 7 月 29 日

在沈阳整合消化病学论坛开幕式上的讲话。本次论坛在沈阳中国医科大学附属第一医院会议室举行，孙立军教授任主席。参加会议有来自全国各地的相关学者约 500 人。

这次大会我是奔"整合"二字来的。大家知道，美国国立卫生研究院（NIH）已将奥巴马当年的精准医学计划改为全民整体健康计划，WHO 在上月成立了整合医学处。这是为什么？有人问我，你们消化病医院为何在最近几年老拿国家大项目？老在国际顶尖杂志发高水平论文？我的回答，那就是因为我们贯彻了整合医学的理念，加快了整合医学的实践。

消化病学的发展，我觉得经历了三个阶段，即人跟人、手把手和心连心。

最开始阶段，没有多少技术，全靠医生与病人接触，全靠积累经验，所以谁从医时间越长，看的病人越多，经验就越多，学生学艺，必须紧跟老师摸爬滚打，教更守夜，所以叫"人跟人"。

第二阶段，由于检验医学的发展和影像技术的引入，特别是内镜技术的开展，大大促进了消化病学的进步，这就不一定谁年龄大谁就有能耐，要看谁的手巧，谁有技术，年轻人跟老师学艺需要手把手教，手把手学，这就是"手把手"。

现在将进入整合医学阶段。我们不仅要将学得的不同技术加以整合，还要将技术与经验整合；不仅自己内部要整合，还要与其他专业整合；不仅各专业间要"心心相印"，对病人也要"心心相印"，这就是"心连心"。

整合医学推广七年多来，逐渐为大家认同并实践。有人说我的报告"粗听越听越一样，细听越听越不同"。整合医学的支持者以心相随，以身相许；反对者以唇相讥，以拳相击。其实支持与反对都是为了整合医学更加完善，并朝着正确方向前进。心也罢，拳也罢，拳拳之心也罢，拳拳重击也罢，都是对整合医学的爱与赞。

目与纲的整合
——为《临床路径》作序

2017 年 7 月 29 日

　　为深化医药卫生体制改革，推进健康中国建设，"十三五"规划纲要（2016—2020）提出要全面建立分级诊疗制度及全面实施临床路径。城乡各级各类医疗机构的功能定位逐渐明确，县（市）级医院承担常见病多发病诊疗，危急重症抢救和疑难杂症转诊，服务人口达 9 亿多。但是，目前县级医院的医疗服务能力与上述需求相比差距很大，因此，根据整体整合医学理念，开展临床路径也是医疗成本控制和推动按病种收费的重要手段。

　　"临床路径"的实行以患者整体为中心，通过整合检查、检验、诊断、治疗和护理等多角度，制度标准化、表格化的诊疗规范，是整合医学实践初探的重要组成，在制定过程中，逐渐将"数据和证据还原成事实，将认识和共识转化为经验"。在实施过程中，既要建立统一的、达成共识的诊疗规范，同时也要根据临床实际具体情况具体处理。受国家卫计委（现卫健委）委托，由中国医学科学院、中国协和医科大学出版社组织，钱家鸣教授等多位国内权威消化病专家精心编著了《临床路径释义·内科分册（县级医院版）》（消化系统部分）。本书根据县级医院医疗实际，对卫计委下发的 7 个县级医院版消化内科疾病临床路径以及操作的具体细节做了全面详细的解读，实现了临床路径"目"与"纲"的有机整合。

　　推进《临床路径释义》是整合医学理念在广大县级医院的基本实践，希望广大基层内科同仁能正确理解、把握和运用临床路径，特别重要的是一定要结合临床实际情况，整合医疗资源，规范医疗行为，提高医疗质量，保证医疗安全。

从跑远到飞高

2017 年 7 月 30 日

在国家科技部重大慢病和消化系肿瘤两项重点项目研究启动会上的致辞。本次大会在西京消化病医院学术厅举行。国家科技部、卫计委（现卫健委），第四军医大学（现空军军医大学）和西京医院相关领导参会并讲话。张学敏院士等专家组成员，以及来自全国各院校的课题组成员参加会议，共约 200 人。

今天，我是第一次穿上空军军装参加会议。第四军医大学改为空军军医大学，从陆军改为空军，陆军要跑快跑远，空军呢？当然会跑快跑远，而且比陆军更快，比陆军更远，但更重要的是比陆军高。我们是做科学研究的，当然也要看得远、跑得快、飞得高。西京消化病医院一个单位今年能在科技部拿到两个大课题实属不易，开了个好头，但下一步怎么做，确是累人。

过去都是我去拿项目，或者我牵头去拿项目。今年我已 64 岁了，已是 60 后；今天拿项目的一个是吴开春，50 多岁，是 50 后；还有一个是聂勇战，40 多岁，是 40 后。从 60 后交给 50 后，甚至 40 后，这是一件大好事，大喜事，说明消化病医院事业兴旺，后继有人。但是你们必须意识到接捧后怎么跑，怎么能跑赢。大家知道，胃癌的研究是拿了国家一等奖的，我们这个研究团队是拿了国家科技创新团队奖的。可以说过去的工作是从合到分，我们从整体、器官、组织、细胞一直到了分子，占了上风。现在可是要开始合，开始整合才对，应该说分比合要容易，整合可就难了。我们已有那么多分子，选哪些用于诊断与治疗，真正为病人带来福音，这要认真考虑。考虑好了，考虑成熟了再下手，既省力，又省钱。你们的方案理出来后，要多请专家组和同事提意见，要横挑鼻子竖挑眼，然后再去调整自己的思路，决定自己的线路，布置自己的技术。不管怎样，我相信你们，愿你们能取得更大的成功，从跑远到飞高。

CART

2017 年 8 月 2 日

　　在肿瘤嵌合抗原受体改良的 T 细胞（CART）治疗研讨会上的发言，本次会议在西京医院学术厅举行。聂勇战教授主持会议，专请解放军总医院韩全利教授作报告，然后讨论，参加会议的有相关学者 200 余人。

那一军
我在工程院

　　韩教授讲的肿瘤免疫治疗前沿，尽管他做的工作还是个例，还不太规范，发表的文章档次还不太高，好多道理还说不清，但重要的是他做的是开拓性工作，他的病人在所有治疗方法都不行的情况下，经过他的治疗多活了很长时间，最多达 4 年之久，这相当不容易。更重要的是他从一个方向回答了人为什么得肿瘤，人为什么克服不了肿瘤，人究竟能不能战胜肿瘤这三个问题。

　　我们每一个人体内都有癌细胞，这个不用怀疑，那为何长不成肿瘤呢？一直都说是免疫在起作用。如果回顾文献，可以看到在 100 多年前，因为输错了血，病人身体出现强烈反应，结果意外消除了肺癌，那是因为肺癌细胞的血型发生了转换；后来应用肿瘤疫苗治疗，效果一直不好，未能开展下去；以后我做杂交瘤细胞试验时加入饲养细胞，癌细胞不但不死，反而长得很好；再后来我去鲁汶大学看到他们做 T 细胞克隆对肿瘤有惊人的杀伤作用；一直到今天开展的 Chemeric Antigen Receptor modified T（CART），即嵌合抗原受体改良的 T 细胞，使我们就人体对肿瘤的管控和杀伤作用有了进一步认识，可以说前途有望。

　　CART 现今的研究成果主要还是局限在白血病，对实体瘤，还需克服如下问题：一是瘤体负荷太大，杯水车薪；二是进入血管床太少；三是癌细胞异质性太大；四是在体内的副作用太大。这些需要我们去研究，去不断克服。那为什么都在白血病中的使用效果好呢？这究竟是实体瘤的本质发生了变化，还是 CART 本身发生了变化，还是机体对二者的反应出现了问题，这需要我们去认真研究。我们科做过 2 例，第 1 例副作用太大，9 天就死亡了；第 2 例已治了快 3 个月，体重还增加了 9 斤，肿瘤的杀灭作用相当可观，副作用也比较小，是很有前途的。对此我充满信心。

　　总之，大家要按新生事物来对待这项工作，任何一线曙光都可能为我们带来光明，带来阳光普照。只有用这样的心态去迎接肿瘤的挑战，才能赢得未来的胜利。

夏 河

2017 年 8 月 5 日

在国家卫计委（现卫健委）"极光计划"和"情系西北全国博士行"开
幕式上的讲话。本次活动在甘肃夏河县举行。夏河县为甘南藏族自治州的一
个县，约 90 000 人口。国家卫计委"极光计划"和"情系西北全国博士行"
两支队伍，共有专家 108 位，当地卫计委及政府和医务人员共约 300 人参加了
会议。这次活动届时 3 天，包括学术讲座和免费义诊。

昨晚还是皓月当空，今晨就大雨滂沱，这是党和国家给夏河人民带来的
一场及时雨。今天两支队伍一百单八将，从全国各地齐聚夏河，为的是完成
一件事。

我们做的是一件大事情，习近平总书记说没有全民健康就没有全面小康。
改革开放以来，我国社会经济发生了翻天覆地的变化，夏河也一样。但总体来
讲，在医疗卫生事业、全民健康方面的进步与人民的要求还有很大差距，看病
难、看病贵还没有得到根本解决，夏河的形势也一样，可能在很多方面缺医少
药更加突出。李克强总理说要用中国的办法解决中国的问题，什么是中国的办
法？应该有很多，对我们医务人员来说，就是帮助基层医务人员提高学术水平。
于是我们今天来到这里，开展学术活动，开展现场义诊等。

我们这两支队伍，一支是由国家卫计委组织，我称为"中央军"，旨在提
高县以下医院医务人员的水平，开展两年来已在 7 个省市启动，今天是甘肃省
的第一站，专家们直接进入县以下医院帮带、学术讨论，并且直接向全国播放。
另一支队伍由于晓辉博士倡导，全国各地博士参与，完全自费到西北边远地区
为病人服务，我称为"地方军"，每年一次，已连续 5 年，同样得到当地人民
的好评。

这么多专家为什么从全国各地到这里来？为什么做这件事？大家把妻子
（或丈夫）、子女、朋友一起带到这里来，还是自费的，究竟为了什么？我们
这些博士论事业已功成名就，论生活已吃穿不愁，论家庭已儿孙满堂，但我们

不忘初心，不忘考博士时的那份誓言，不忘毕业时的那份承诺。国家和人民培养了我们，有人说要25个农民的劳作才能培养1名大学生，如果要培养1名博士，也许要250个农民的奉献。怎么去实现自己的价值，就是到人民最需要的地方去。因此，我们今天到夏河来，一是为了履行当时的诺言，二是为了追求做人的境界，三是为了实现人生的梦想，当然也是为党和国家分忧，为人民大众解难而贡献自己的绵薄之力。

整合药学

——为《香豆素整合药学研究》作序

2017 年 8 月 6 日

　　用药治病已有数千年历史，无数前人在艰难的药物发掘，在漫长的经验总结中逐渐形成了现代药物学。古代药物学与现代药物学虽然没有截然分界线，但二者确有鲜明的特征。古代药物学注重从宏观整体上求疗效，现代药物学强调在微观靶点上下功夫。现代药物学特别遵循"一个药物，一个基因，一种疾病"，俗称"擒贼先擒王"。这种思想在对付外来病因，如传染病病原上每每奏效，显示出神奇的作用。但这种思想对现今常见的慢病，如肿瘤、心脑血管病、内分泌及代谢病等却显得力不从心、无能为力，甚至束手无策。因为人类这些"自生"性疾病大多数以多基因、多因素为特点，且随时、随地、随人而变化，可谓无王可擒。因此，整合药学（Holistic Integrative Pharmacy，HIP）的理念应运而生。整合药学是整合医学（Holistic Integrative Medicine，HIM）的重要组成部分，是在充分了解药物的理化属性、生物属性，甚至社会属性基础上，根据不同病人，不同病情综合考虑药品的研制及临床应用，是古代宏观整体和现代微观靶点两种学术思想的自然整合。医生用药就像厨师烧菜，摆在面前的调料都一样，但不同厨师烧成的菜却大不相同，有川菜，也有粤菜，以满足不同食客的需要。又好比，数支联军攻一个山头，不同将军用兵不一样，当然战果也不相同，常言道"用药如用兵"，就是这个道理。

　　要实现整合药学的目标，药物研究者首先要向这个方向努力，我认为《香豆素整合药学研究》就是一次难得的实践。李明凯教授他们从整合药学新视角，围绕香豆素类衍生物，整合了天然药物化学、药物化学、药理化学、药物分析学、药理学、药剂学等多个药学学科的研究结果，对天然和人工合成的香豆素化合物的提取、分离、结构分析和鉴定进行了系统阐述，同时将基础研究与临床应用相联系，详细分析了香豆素类衍生物结构差异导致生物活性的多样性，以及在治疗不同疾病时不同的作用机制和作用靶点，充分展现了香豆素类衍生物"多面手"的角色，也体现了新药研发中的整合医学新思路。

"独走快，众行远"。编写本书的多数作者为我国年轻的药学工作者，他们有多年从事香豆素类药物研发工作的经历，而且有接受整合药学新思想的热情和兴致。整合药学的专著至今不多，这本书按整合药学的要求也不尽善尽美，但这个世界上没有最好，只有更好，最好与更好都是从好开始的。我有幸先读本书，由衷地为这本书和本书的著者们叫好，希望本书可以引导更多整合药学的专著面世，并迎来我国整合药学百花吐艳的春天。

整合肿瘤治疗
——为《整合肿瘤治疗初探》作序

2017 年 8 月 10 日

我曾给很多书作过序。大多数的书是以书写书，从书得书，但尤庆山教授这一本例外。

首先，看他的写作精神。这本书是尤教授从医一辈子的工作记录，更多的是他的经验结晶。这本书写出了他对肿瘤病人的大爱，写出了他对医学事业的忠诚。能写出已不容易，能把一辈子写下来并传给后人则更不容易。

其次，看他的写作方法。这本书不是按部就班，而是对一个个真实的病例，用当时不同的先进方法进行治疗的结果。有教训，但更多的是经验。理论上有的能说清楚，有的说不清楚，但病人救活了，救活后还长期活下去了。

最后，看他的写作效果。这本书有一个显著特点，多数病人的肿瘤都是疑难、晚期、重症，都是用当时最先进，甚至在现在也算先进的方法治不了或治不好的。通过他的精心治疗取得了好的效果。别人是以理服人，他是以效服人。看了可学，学了可用，用了有效。

全书贯穿着一种有别于现代医学的新思想，就是整合肿瘤学（Holistic Integrative Oncology，HIO）的思想。整合肿瘤学是整合医学（Holistic Integrative Medicine，HIM）的重要组成部分。肿瘤不走整合医学的道路，只求局部或短时显效，难以达理想效果。我有幸先读书稿，收获颇大，感触尤深，不仅要为尤庆山教授点赞，而且要为整合肿瘤学呐喊。

整合胰腺病学

2017 年 8 月 12 日

在全国胰腺病学术大会开幕式上的发言。本次大会在上海东方滨江酒店召开，李兆申教授作为主席主持会议。参加会议的有来自上海及全国的相关学者共约 1000 人。

大会的主题是"胰带一路"。我想讲的是"胰带一路，路在何方，从 MDT 到 HIM"，即从多学科团队到整合医学。大会给我的命题作文是整合胰腺病学。对胰腺及其疾病的看法我有三点认识。

一、"在其位重在谋其政"。胰腺非常重要，但一直未得到应有的重视。中医的心、肝、脾、肺、肾、胆、胃、大小肠、三焦、膀胱，五脏六腑缺了一个胰腺。西医对胰腺的描述，开始是从卵胚开始，向上长开口于口腔，向下长开口于肛门，这叫消化道。但消化道完不成人体消化的各部功能，于是从十二指肠向侧上长形成胆和肝，向左侧平长形成胰腺。因此，西方医学的 Pancreas 和 Liver 肯定是同时出现的，但据说汉字中"胰"字比"肝"字出现晚了 300 年，一种说法是中国早期解剖靠盗墓，人死了胰酶没死，后者把胰腺给消化了，打开肚子看不出胰腺。二是对胰的位置认识不准确，对肝的认识则较准确。"肝"字左侧"月"斜着写就像肝，中间二横是两条韧带将"肝"分成三叶；右边那个"干"代表三种结构，即肝动脉向上分叉；门静脉向上分叉；左右肝管下行合成胆总管。"胆"是在肝的左边，"曰"下一横是胆总管，"曰"为胆囊里装了一颗结石。对胰腺则未加清晰描述，但大致在肝的左边，"一"横为膈肌下面，"弓"为大小肠后面，"人"为腹主动脉分叉的前面。西医对胰腺的功能已非常清楚，中医把胰描述成了脾，主要有三种功能，即运化、运动与消化，内分泌（包括外分泌）与激素，免疫功能。所以胰腺虽小，体重不过二三两，但功能广泛、重要，人体离不了。人体很多器官是以结构形状著称的，唯胰腺是以功能出名的。

二、"牵一发而动全局"。胰腺一旦患病，尽管局部病灶小、病变轻，但对全身的影响是巨大的，严重的，甚至是致命的。例如胰腺癌，诊断时多属晚期，平均存活 1 年，其实局部的肿瘤并不大，但引起全身的表现，如疼痛或消瘦进展迅速，程度严重。又如急性重症胰腺炎，死亡率高达 70%~80%，其实局部的炎症并不重，全身任何器官有这点炎症都不会致这样严重的后果。主要是细胞因子引起的级联效应，即全身免疫反应综合征，可致多器官衰竭。

三、"退一步海阔天空"。对胰腺疾病，要用保守思维。它就像马蜂窝，捅不得。主要靠恢复平衡，阻断组联反应。就像一个受了伤的运动员走钢丝，得过且过，能过则过就行了，一定不要在钢丝上再做表演，高难度表演更不要做。例如对 Sirs，最好的方法还是对抗细胞因子，用血液透析的方法最好。对肠菌污染或移位，可行肠微生态移植。对 ERCP 后预防胰腺炎，可行术前吲哚美辛治疗。

总之，胰腺是一个特殊器官，也是一个特别重要的器官。正常人一般体会不到它的重要性，其实它发挥着重要功能。胰腺患病后表现的模式常是很多生理功能紊乱或衰竭，表现特征是级联式或呈几何式发展。治疗原则是维持或恢复平衡，过于积极不仅不能治病，还可能是有害的。

年底成二事

2017 年 8 月 23 日

在中国抗癌协会第八届第一次工作会议上的讲话。本次会议在天津召开。王瑛秘书长主持会议，郝希山院士出席会议。出席会议的有中国抗癌协会 49 个专委会和 30 个省市抗癌协会的主委、理事长或秘书长，30 个医药企业的代表，协会机关工作人员共约 160 人。

第八届理事会成立至今，快 1 个月了，我们还没满月，照说时间很短，但本届时间只有 5 年，即 60 个月，已去掉 1 个月还剩 59 个月了。国际肿瘤学术发展突飞猛进，国内同道经常问我本届理事会的打算，真是形势逼人又人逼人啦。在上次会议上我提过两句话，叫"忘记过去意味着背叛"，"不谋未来就是误业"。上次会后，各专委会和各省抗癌协会已经行动起来了。但总体来说参差不齐。因此，我们再开这次工作会议，强调几件事情，涉及组织部和学术部，还有科普部。

一、扩大会员，除了我们过去规定的会员对象外，还要扩大海外会员、企业会员和学生会员。在扩大会员的基础上，各省要扩大理事会和常务理事会，增设副会长，同时成立省抗癌协会青年理事会，青年理事会的副理事长均由青年理事担任。中国抗癌协会也要扩大理事会和常务理事会，增设副会长，同时设青年理事会。各专业委员会也要相应扩大。我们的目标是在 2017 年底中国抗癌协会的全国会员达到 10 万人以上。

二、提高学术水平。过去全国肿瘤学术会议都是每两年 1 次。我们要改为每年 1 次。各省也要每年开 1 次肿瘤学术会议，要将各专委会的小型会议汇聚成大型会议，而且要有一定数量的肿瘤病人参加，现身说法。明年沈阳的全国肿瘤会要开出规模、水平和影响，比如要超过 1 万人。而且在会议前一天，要作肿瘤科普讲座，计划同时进行 30~40 场，总数达万人，这次会议计划 2 万人左右。办会就要花钱，这个不全由你们去募集，由全国协会去交涉，今天已有 30 家公司在隔壁等我们表态，说不定有些省光靠公司赞助费就够开会用了。

那一年我在工程院 卷八

总之，中国抗癌的队伍要扩大，抗癌协会的学术要提高，这是年底要完成的两件事，一是要数字说话，一是用规划说话，年底成二事。要完成这两项任务，需要整合医学的思路及其实践。需要大家团结奋斗，共赴难关。

　　上述任务要在年底完成，请大家对表，到年底再进行评审，排出任务完成名次来。连续两年前五名应给予奖励，连续两年为后五名会亮黄牌，后五名可要换主委，请大家监督。

Hp 与 HIM

2017 年 8 月 26 日

在第十一届全国幽门螺杆菌大会开幕式上的致辞。本次大会在北京召开，胡伏莲教授任主席，来自全国各地约 1200 名学者参加了大会。

有人说，一个人一辈子大概有 15% 的时间患溃疡，大概有 85% 的时间得胃炎。因此，胃处于无病状态的只有 85% 不得溃疡和 15% 不得胃炎的时间，究竟多少很难算出来，因为其间有重叠。关于溃疡病，我想说三句话。

一、从 pH 到幽门螺杆菌（Hp），都说无酸不溃疡，no acid no ulcer，所以要抗酸治疗。曾用过三代药物，第一代是碳酸氧纳，即小苏打，直接抗酸，效果好，但不持久，会胃酸反跳；第二代是 H_2 受体拮抗制，以西米替丁或甲氧咪呱为基础，以后出了很多种，比第一代抗酸药好且持久；第三代是质子泵抑制剂（PPI），以奥美拉唑或洛赛克为先，以后又出了若干种。质子泵抑制剂引发了溃疡病治疗的革命性进展，疗效卓著，但仍有部分病人反应不好，且易复发。20 世纪 80 年代 Warren 和 Marshall 发现了幽门螺杆菌，简称 Hp。随后提出抗 Hp 治疗，并获诺贝尔奖。再次引发了溃疡病治疗的革命性发展，疗效再度提高，问题是抗药菌越来越多，抗药性越来越强，抗菌治疗从一联、二联、三联，直到四联，依然解决不了问题，成了溃疡病复发治疗的一大障碍。

二、从敌人到朋友。大家试想，将来抗药菌越来越多，好治的都治了，治不了的都是耐药的，将来人群中存在的都是耐药菌。大家知道，人群中每年产生一种耐药菌，但 10 年才能产生一种抗生素，将来肯定是道高一尺魔高一丈，人类将被细菌消灭。我们能否换一个想法，能否将 Hp 看成朋友？①中国人群中 50%~60% 都为 Hp 阳性，但有症状或有病的人只占少数，多数为带菌生存，不发生疾病，无需治疗。②Hp 与人类共生时间已很长，从非洲考古看出已有 6 万年历史，在未进行治疗前，它依然存在。③对于治疗无效，耐药的细菌，其实多数未必致病，不用治。而且，我们不能把人体只看成药品与细菌的战场，而与人体无关。其应人体在抗菌中起重要作用，甚至有些药物疗效也是通过人体来实现的，可以说人要菌死，菌不得不死；但药要菌亡，菌不一定亡。对不能根治者就要调动机体能力去灭菌，对不能根除者，也许还是人体在保护他们，也许是体内需要这类细菌。因此，要和平相处，既然针锋相对置其于死地不成，那就来个不战而却人之兵，叫敌人退兵。最后培养成不战而化敌为友，变成自己人。

三、从结合到整合，今天的会议叫中西医整合论坛。中国语言充满奥妙。结合在英语中没有专门描述，都叫 Integration。实际上结合是处于离散与融合之间，处于中间状态，光行动没结果。今天开展中西医整合治疗难治性 Hp 相关疾病。根据整合医学的理念，我有四点看法。①应用老药治难菌。对难治性 Hp 可以改为老药新用，不同剂量或不同配伍。②应用新药治难菌。如发掘一些新的抗生素，新的中药、益生菌乃至胃黏膜保护剂。③调动机体治难菌。机体是重要的抗菌力量，可提高机体免疫力，改善生活及营养状况，来提高抗菌能力，也可用中医药提高机体的抗菌能力，当然中医治疗未必是以抗菌为目的，也可以是辨证施治，把病治好就成。正气内存，邪不可干。④不治难菌治病人。有些疾病，尽管 Hp 阳性，其实与 Hp 无关，很多都是心身性疾病，这部分病人在门诊中越来越多，有 30%~40%。应用抗抑郁药治疗，实际效果很好。

总之，难治性 Hp 感染是一个大问题，也是一个大难题，只有用整合医学的理念来分析和对待这个问题，寻找新法、新靶，才能解决这个问题。

邶一年
我在工程院

退岗不退休

2017 年 8 月 31 日

在中国工程院医药卫生学部院士座谈会上的总结发言，本次会议在工程院211室召开，主题是关于 2017 年 12 月 70 岁以上院士退休后如何发挥院士的作用。参加会议的院士有秦伯益、卢世璧、郭应禄、肖培根、李连达。工程院机关参加会议的有左家和、安耀辉、吴晓东、李冬梅、赵西路、郑彩霞等。

首先，感谢各位院士抽出时间来参加座谈会。根据国家人社部文件，今年12 月份年满 70 岁的院士就要退休。按工程院党组的工作安排，分片召开座谈会，今天的议题有七八个，最主要的是院士退休后如何发挥院士的作用，大家有什么意见和建议畅所欲言，下面请大家发言（略）。

大家的发言十分宝贵，我们将根据记录整理，汇总后上报院党组。我总结一下，主要有三个方面：

一、荣誉终身性。中国工程院院士是终身荣誉称号，是对院士多年来对国家对人民科技贡献的肯定。我们所说的院士退休，并不是院士的荣誉称号退休，不是说今天宣布退休了，明天就不是院士了，院士依然是院士，是终身性的。我们所说的院士退休是院士从他目前的工作岗位上退休。

二、岗位的特殊性。院士都叫院士，但专业不一样，单位不一样，所从事的工作性质有很大不同。如医学专业，特别是医生，需要长时间的经验培养，越老越中用。所以院士的工作安排，去留在很大程度上取决于各单位的情况。

三、尽到责任心。工程院是院士的娘家，一是要反映院士的各种诉求，如退休后的待遇问题，更主要的是要反映不同行业的进展，要集院士的力量为国家的咨询和国家的建设做贡献。

云浮遐想

2017 年 9 月 6 日

在广东药科大学云浮校区动工仪式上的讲话。本次活动在广东省云浮市召开，广东省时任省委书记胡春华，省长马兴瑞等省内外嘉宾，陈香美院士，何镜堂院士及省地各级领导共约 300 人参加会议。

广东药科大学云浮校区成立，这是明智之举，也是远见之明。不仅会对中国医学发展带来影响，而且会为世界医学进步做出贡献。一般来说建一个校区，甚至办一所学校比较容易。但要干什么，干成什么则很难。广东药科大学云浮校区将以整合药学为目标，这是顺应医学发展现状及旨在解决目前医学困境的新理念。医学发展到现在，有很大进步，但有三个数字不能忘记，也不能回避，一是人类 4000 种常见病，现在 90% 以上没有好药可治；二是近 50 年来很少研发出好药，一个药上市，年销售额达数百亿美元，却因对某个器官的毒副作用，一夜停售，比比皆是；三是中国约 13 亿人吃的药 96% 以上是仿制外国的，这样下去，再多的 GDP 都会被吃光耗尽。怎么办？我的看法是搞整合药学，具体在 6 个方面。

一、医药整合。自古医药不分家，现在分得太厉害。医药总是各走各的路，各吹各的号，形不成合力是造不出好药的。

二、中西整合。中药对中华民族的生存和繁衍贡献很大，例如西药化疗，毒副作用太大，但辅用中药则可减轻副作用；又如西药奎宁治疟疾效果好，得了诺贝尔奖，但后来耐药了，屠呦呦发现中药青蒿素有效，又得了诺贝尔奖。

三、南北整合。我国地域辽阔，南北植物各异，人的生活习惯也不同。南方的橘子在北方长成枳实。完全可以北药治南病，南草疗北疾。黑龙江人在海南建了个特区，就是这个道理。但人不能总这么搬家，药是可以搬的。

四、老新整合。也就是老药新用，现在西药几千种，中药几千种，可以对人类疾病基本全覆盖，去找适应证就行了。一种药我们通常分作用和副作用，这是人为因素所为，其实副作用也是作用，换一种思维方式就行了。例如有一种药本来是治心脏病的,结果发现有毒副作用,后来利用它的毒副作用制成了"伟哥"（万艾可枸橼酸西地那非片）嘛。

五、看人下药。同样的药品，即使是老药，看你怎么用，有人说用药如用兵，看你怎么排兵布阵。厨师面前的调料都一样，为何不同厨师烧出来的菜不同，有川菜，有粤菜，其实是调料多少不一样，先后不一样，烧的时间长短不一样，用药也如此。

六、药企整合。研制药品，生产药品，销售药品都是学问，但学问不一样，一定要整合起来。

广东药科大学云浮校区,坐在云浮市、看遍广东省、想着大中华、走向全世界，能否做到这样？贵在整合，难在整合，赢在整合。

HIRM

2017 年 9 月 9 日

在中西医结合急诊医学大会开幕式上的讲话。本次大会在江西省南昌市举行，夏照帆院士参加大会并作报告。参加大会的有来自全国的相关学者约1000 人。

感谢会议的邀请，坐在主席台参加开幕式，你们一共 7 个人讲话花了 1 个小时，讲话有长有短，一听就知道谁是急诊医生，谁是慢病医生，谁不是医生。急诊医生抢救病人抢的是时间，要的是速度。急诊医生不看你说了什么，而看你干得怎样。据说一个庙着火了，去了很多消防员，主持人先介绍庙里有菩萨，从释迦牟尼到 500 罗汉，一个个介绍。然后介绍庙的历史，过去的风光，现在的辉煌，来日的发展。然后是消防队表决心。仪式结束后，庙已经烧光了，菩萨不在了，消防队也牺牲了。什么意思？咱们中国的会风要改。

今天我和夏院士参会并作报告，她是外科医生，我是内科医生，我们是内外整合。我和夏院士都是西医，你们是中医，我们是中西医整合。急症通常来势凶猛，变幻莫测，为什么有的治不好的救活了，有的能治好的却没救活，这要看医生的本事。急症多半受过重大刺激，如外伤、手术、感染，会引起机体一系列应激反应。如果这种反应在正常范围，即病人可耐受范围，一般病人不会找我们医生。只有两种情况会找我们，一是反应太弱，一是反应太强。我们要变弱向强，变强向弱，使之接近正常，保持平衡，减少对机体的损害。急症局部的处理是比较简单的，如止痛、止血、抗感染，关键是恢复或维持机体的平衡，这一点中医有其特别之处，值得我们西医学习。在急症急救中局部处理好比外科动刀，要手起刀落，关键是刀刃吗？不是，刀背和刀把是最重要的，特别是掌刀把的人，就是我们医生最重要。加起来就是我们提倡的整合医学，具体到急症的急救，就是整合急救医学，英文叫"Holistic Integrative Rescue Medicine（HIRM）"。

HIAM
——为《整合延老学》作序
2017 年 9 月 18 日

我今年 64 岁，还没感觉到衰老来临，可不知不觉已进入老年人群。世上的事情总是这样，就像好日子过得有滋有味，你不会感觉到好日子在一天一天减少，只有哪天祸事临头，你才感觉到它来得这么快，这么突然，不仅始料未及，也常束手无策，悔之晚矣。

生老病死，人之常情，自然规律。人有不生（孩子）的，但从无不死的。从生物学看，人一旦出生马上意味着死，这叫"出生入死"，一生即死。为何不死，就是不断地增加负熵，比如吸进氧气呼出二氧化碳，吃进食物排出粪便，靠新陈代谢，靠吐故纳新增加负熵，不断地将生命延长到最远处。从生到死，中间这个过程叫变老或老化，英文称为"Aging"。由此看来，变老或老化是必然规律，老尽则死。但不同人在不同状态下，变老或老化的时间和程度是不一样的。这就为我们提供了知老、懂老、防老和延老的机会。关于老与延老，自古以来，无论是达官贵人，还是平民百姓，无不关注，多少年，多少代，生命不息，追求不止。研究很多，结果不少；宣传很多，争论不少，然其中的学问公说公有道，婆说婆有理，谁是谁非，天知地知？你知我知？

范巨峰和赵启明两位教授组织全国该领域的学者，编写了这本《整合延老学》（ *Holistic Integrative Anti-aging Medicine* ，HIAM ）。

全面介绍了该领域目前公认的理论和先进的技术，包括细胞技术、自体来源的活细胞物质、基因技术、药物、激素、微创、美容外科、激光、手法抗衰、功能医学、运动医学、中医中药和食品营养等与整合延老的关系及其在延老领域的应用。对于收集整合延老领域的共识理论和应用技术，对于理清整合延老将来的发展方向，对于培养整合延老领域的杰出人才、对于适应和满足广大民众对延老的需求都有十分重要的意义。当然，延老领域博大精深，目前所知有限，还要不断探索和总结提高。这本书只是第一本，但绝不是最后一本。希望本书的全部学者，与全中国乃至全世界的同仁一道，不忘初心，继续前行，不仅把这本书写得更好，而且把延老事业做得更强。

隐居的器官
——为《整合胰腺影像病理学》作序
2017 年 9 月 19 日

历史上无论作为一个器官，还是作为导致系列疾病的缘由，胰腺的存在普遍被忽视。直到 20 世纪初期，外科医生仍将胰腺称为"隐居的器官"。随着社会进步，医学诊断技术的提高，人类对胰腺疾病的认识逐渐深入并总结出胰腺及胰腺疾病的三大特点。一、胰腺是体积不大但功能特别的器官，认识其结构更要认识其功能。二、胰腺疾病一旦发作就会牵涉全身多脏器、多功能异常。三、胰腺疾病的诊治较难，有时针锋相对，不如把握全局。

胰腺疾病从单科探索，到协作诊治，再到多科整合，经历了几十年的发展过程，取得了一定的成果。影像医学与病理学是胰腺疾病诊断中两门重要的学科，一个术前，一个术后；一个宏观，一个微观；一个无创，一个有创；一个雾里看花，一个镜下直观。随着影像设备的高端化、影像图像的精准化，特别是分子病理学的飞速发展，对影像医生、病理医生乃至胰腺疾病诊治涉及的学科的每一位成员，既是机遇也是挑战。目前临床普遍存在的专业过度细化，使各专业水平在不断纵深发展的同时，也导致了影像和病理医生知识碎片化和对疾病认知及诊断的局限性。"整合影像病理学"概念的提出和实践是解决这个难题的好钥匙。

陆建平教授紧追学科方向，他带领团队在胰腺疾病影像、病理诊断方面做了大量工作，适时组织影像、病理、内科、外科等多学科专家撰写了这部《整合胰腺影像病理学》，实属不易。该书图文并茂，言简意赅，展示了胰腺疾病的影像与病理，为胰腺疾病特别是疑难胰腺疾病的诊治提供了宝贵的知识和帮助。我有幸先读为快，深感这是一本难得的好书，也为整合医学提供了强力的理论支撑和具体的应用实践。作为一名临床消化病工作者，我十分乐意向同行推荐。

全科医学之我见

2017 年 9 月 23 日

在第四届中华医学会全科医学大会开幕式上的致辞。本次大会在成都锦江宾馆召开，曾益新院士出席大会并讲话。参加大会的有四川省尹力省长、谢和平院士等人，以及来自全国各地的相关学者约 2000 人。

曾益新副主任不止一次叫我讲全科医学及其与整合医学的关系。其实我也讲了不少，这一次终于讲到你们的会上来了。

什么是全科医生，专科医生说你们什么都会，什么都不很会。要我说，什么都会就是一种很会，别人不会你们会就是一种很会。全科医生与专科医生的关系是什么？就像要呵护一个花园，没水不行，专科医生就像掘井机，越深越有水，所以他需要深度。但光有水不行，不是大水泛滥就是杂草丛生。花园需要打理，所以全科医生就像除草机，工作面积越宽越好，最好覆盖全部花园，所以需要宽度，需要面积。过于强调全科，不分轻重缓急全面轰炸，于病人不利；过于强调专科，经常顾此失彼，也对病人不利。需要的是专科与全科的整合。

什么是整合医学？我们全科医生需要向别人学什么，需要给后来者教什么？我们不只是现有知识技术的收集和模仿，而是现有知识技术的整合和升华，在整合和升华中创造新的知识和技术，由此螺旋上升、波浪前行，一次又一次到达医学新的境界，这就是整合医学。从这个意义上讲，全科医学是整合医学的实践基础，基础不牢，地动山摇；而整合医学是全科医学的知识源泉，没有源头活水，滔滔江河也会干涸断流。

医学的大道理
——为《医学的大道理》作序
2017 年 10 月 1 日

　　在很久以前，人类只能用五官去感知客观世界。在感知过程中，人类用头脑不断分析，用认知形成了自己的主观世界。主客观世界整合形成了人类知识的原始积累。但是，由于缺乏有效的手段，感知客观不足，于是主观认知不断扩展，甚至超越了客观感知。又因天象的雷鸣电闪，地震的山崩地裂，难以理解，不可抗拒，主观认知偏移，逐渐形成了超自然的神学和宗教，并一度成为主宰人类命运的"天理"，直至科学和技术的广泛兴起和迅猛发展。

　　在牛顿之前，人类更多沉迷在物质本身的发现和研究中，继之迅速走向物质功能的探索之路，特别以力学为代表，经历了先从物后从理，整合为物理的历程。以后循此不断扩展，例如地质＋道理为地理，数字＋学问为数学，物质变化＋学问叫化学……于是科学由此而生，因此而长，逐渐演变为主宰人类命运的工具。

　　生命是人类自始至终的探索对象，为之奋斗的医学作为一种学问一直相随相伴。在人类初始岁月，在继后漫长的农业革命中，医学主要依赖于哲学，总结了很多经验，逐渐形成了经验医学。以后也受到神学和宗教的影响。在疾风骤雨的工业革命中，由于引入科学和技术，促进了现代医学的长足发展，形成了科学医学或生物医学。但科学技术本身只是一种方法学，作为只是在简单、静止、不能再生、没有灵魂的物体研究中形成的一种方法学，将其引入复杂、可变、可以再生、有思想的人体研究及医学实践中，难免有失偏颇，有懈可击，难免有其短板和局限性。

　　我们用科学方法发现了现代医学的若干学问和道理，如解剖＋学问形成解剖学，胃病＋学问形成胃病学，生命＋道理叫生理，病灶＋道理叫病理……但同时丢失了很多同科学一样重要，甚至比科学更重要的客观感知和主观认知。这无疑会给医学发展带来遗憾和阻碍，导致越来越多现代医学不能解释的窘象。医学除了科学，还有哲学、人文、人类学、心理学、艺术等，我们需要把一切与人有关的学问纳入医学，形成整合医学。这在过去很难做到，现在我们已经进入了信息革命时代，信息革命必然催生整合医学时代。

　　李汉承医师，现近 80 高龄，他通过几十年的临床观察和探索，结合自己的经验，借鉴中西医学现有的发现，在整合医学思想指导下，写成了这本《医学的大道理》。我读后很受启发。虽然现在我不能评价整体上的对与错，但不能评价不等于就是错。该书确实有很多别具一格的新想法，新理论。世界上的事都难说绝对的错与对，何况医学本身对生命和疾病现象所知甚少，现在知道的可能就是一个侧面，需要广泛探索和深刻探索。大道理与道理相比，可能显得粗犷，也许还没得到实践证实。但道理总是来自大道理，最后道理变成真理。但真理不是永恒的，还会变。当真理变成更真理时，先前那个真理也就不过是道理，甚至是大道理。

健康中国·学术先行
2017 年 10 月 6 日

在海南养生谷大健康中心启动论坛上的发言。本次会议在海口富力红树湾希尔顿酒店学术厅举行，来自全国各地相关学者共约 300 人参加了会议。

今天在这里讨论大健康，我心目中的大健康既不是英文的 Big Health, Pan-Health, 甚至也不是 Comprehensive Health, 我觉得大健康应该是全民健康、全程健康、全身健康和全能健康，整合起来我叫整合健康或整合健康学，英文叫"Holistic Integrative Healthology（HIH）"。

会议之前我们参观了这里的硬件设施，有别墅、体育馆、游泳馆、文化设施等，这些东西我在全国各地的相应地方都见过，而且都不错。但为什么到海南来开这个论坛呢？因为海南环境优美、气候宜人，这是其他地方不可比，或难以比的。把这些完美的设施放到特有的环境气候中希望能有更好的健康效果。事实是否这样呢？在这里居住有几千户从内地搬来的人群，假如他们搬来后比过去、比未搬来的人活得长、活得好，这就是值得认真总结的地方，总结过程中还可形成理论、形成技术，形成产品或产业，供内地甚至全国各地使用，这就是从学术角度，我们支持这个事业的初衷。

今天上午成立了健康中国国际院士专家村，大家不要有错觉，好像我们院士专家入住了这个村，在这里安家了，其实不是，我们都不是村民，这个村是用于院士专家们进行健康研究、健康讲座、健康咨询的场地或场所，是从工作角度考虑的。在实地研究，比住大旅馆，远离现场的虚拟研究结果会更真实，数据更准确。谈健康不是空中楼阁，要脚踏实地。不仅需要专业，也需民众，只有大家共同努力，健康及其管理才不是纸上谈兵，才能落到实处。

看病先看人
2017 年 10 月 8 日

此文为《健康时报》记者韦川南访谈后的记录。

不能光靠检查单看病，看病先看人。

给大家讲两个故事。

2017 年 2 月春节期间，有一个病人咳嗽，痰中带血，右上胸痛，胸部薄层 CT 见右上肺有一阴影，呈毛玻璃样改变，且有内核。国内多个肺癌专家意见，80% 以上是肺癌，宁可信其有，不可信其无，最好手术拿掉。这对我来说就难办了，因为病人就是我自己，吓死宝宝了！不过很快我就自己否定了。首先，我痰中带血不是咳出来的，而是倒吸进去的，因为我有右上颌窦炎；其次，右上胸有压痛，还有游走，是咳嗽引起的，3 个月前那里还发生过带状疱疹；第三，上肺有阴影，是近一个月因重感冒患过右上肺炎，正在处于恢复期；第四，我不抽烟。但这事我不能告诉家人，妻子是皮肤科教授，她肯定是宁可信其有，不可信其无，找人给我切了，良性的炎性的还会皆大欢喜。我也不能告诉女儿，她正在怀孕。也不能告诉组织，因为我要在西安办 14 000 人的中国整合医学大会。我就一边抗炎一边工作。到 4 月 29 日大会开完了，事业做成了；又过了 5 天女儿生产了，我当上姥爷了，再去做薄层 CT，结果"肺癌"消失了。

另讲一个故事。

有一个 65 岁的女性病人，肝功能不好，反复吃各种保肝药，花了十几万元，全国各地都去看过，做过各项检查，找不到病因。最后住进我们病房，要找我看。我现在基本不再坐门诊或做技术操作，临床主要工作一是国内军内疑难病例会诊；二是病房查房带教，不仅解决疑难重症病人，还可教出一批高层次的医生。每次查房前一天我都要和病人长期交流，并在计算机上查寻这类疾病直到昨天的进展。

带着医生们走进病房，我第一句话是夸病人年轻时一定长得很漂亮，理由是现在还很漂亮，65 岁了一根白头发都没有。病人说是染的（爱美），我问在哪染的，答曰街边地摊染的，一个月染两次，染发时还戴一个加温不透气的塑料帽子。我说，好了，诊断清楚了，明天出院回家。还叮嘱病人如下注意事项：不再染发；停掉所有保肝药；吃家常便饭；3个月后随访。三个半月回来，病人满头银发，但肝好了。为什么，染发用劣质染发液，还戴塑料帽蒸，多少有毒物质进入身体，而且肝刚好一点又打击一次，吃的所有保肝药都是伤肝的。病人还觉得白头发不漂亮，我说你把白头发剃光，戴个假黑发不就好了。所以医生看病，不能光靠化验单，要看病人，有时医生一句话就值十几万，甚至能救一条性命。

　　好医生看病，是先问诊后体检，然后选择性开几张检查单来证实自己的判断。有的医生来了不看病人，开一大堆化验单，撒大网。检查出来什么异常就是什么病，一次撒网不行再撒一次。如果病人崇拜医生，医生崇拜机器，有朝一日病人直接崇拜机器，医生又会在哪里？这种状况必须改变。

那一年
我在工程院

三三理念，十个实践

2017 年 10 月 15 日

在新华网健康中国促进工作委员会成立大会上的发言。本次大会在钓鱼台国宾馆举行，樊代明当选该工作委员会主任委员。参加会议的有来自中央国家机关的工作人员和全国相关学者共约 400 人。

祝贺新华网健康中国促进工作委员会成立，也感谢大家对我们全体委员的信任，选我当主任委员。去年我成了健康中国十大新闻人物，位列第一；今年成了健康中国十大传播大使，又位列第一；今天进了促进工作委员会，还当了主任。多了一份荣誉，亮闪闪的，但同时多了一份责任，沉甸甸的。

健康工作，领导怎么念？我们怎么干？群众怎么看？仁者见仁，智者见智。当然我也有自己的说法，为大家好记，媒体好登，我把它总结一下，叫"三三理念"，"十个实践"。

"三三理念"我在很多场合讲过，这里不再赘述。简单提一下，第一个"三"，是三间健康学，即空间健康学、人间健康学和时间健康学。第二个"三"是三个三分之一或叫三一三十一，即人体疾病大约 1/3 不治也好，1/3 治也不好，1/3 治了才好。强调无病先防，有病靠养，不行才治。这两个"三"，前一个"三"指医学的整体观；后一个"三"指医学的整合观，两个"三"相加就是整体整合医学，简称整合医学。"十个实践"是什么？健康光在嘴上念概念是不行的，要脚踏实地去干，去实践。我把十个方面，总结成两句话，即"医药护工防，体艺文心养"。

1. 医—医整合。不仅中西医要整合，西医内部也要整合，防止目前分科带来的弊病。现在是孤岛更孤岛，碎片再碎片。人是一个整体，不能分成部件来治。

2. 医—药整合。医药不能分家，医师要懂药，药师要懂医。医药整合才能相得益彰，才能互用互补，才能减轻副作用。

3. 医—工整合。一方面要研制自主知识产权的医疗器械，另一方面要用好先进的医疗设备。

4. 医—护整合。现在护理队伍奇缺，很多医院已发生护士荒了。要加强护士培养，加强护理队伍建设。

5. 医—养整合。提倡预防为主，关口前移，治未病的思想。

6. 医—体整合。要加强体育锻炼，增强人民体质。

7. 医—艺整合。艺术要为人民健康服务。

8. 医—文整合。要接受各种文化为健康服务，形成引领世界的中国健康文化。

9. 医—心整合。医学与心理学的整合，心身或身心疾病越来越多，要加强对心理疾病的诊治。

10. 医—养整合。要趟出一条路来，加强医养整合，形成链条式全程健康保障体系。

总之，整合是确保健康的重要策略，要将上述 10 个方面或更多方面整合好。时下最重要的是医管整合。只要领导和群众互动，治病与保健互促，健康事业一定会搞得很好，而且越来越好。

Holistic Integrative Hydrology

2017 年 10 月 16 日

在中英城市洪涝防治研讨会开幕式的讲话。本次会议在南京河海大学召开，由中国工程院和英国皇家工程院联合主办，南京水利科学院河海大学等单位承办。张建云院士任主席，参会院士有樊代明、张建云、丁一汇、王浩等，英国皇家工程院院士及中英相关学者约 400 人参加会议。

首先祝贺大会胜利召开。本来是刘旭副院长来的，他今天有要事不能出席，我替他来。他是内行，懂水。我是一名医生，只知道喝水。

水是朋友，也是敌人。小时学自然课，只知水是无色、无味、透明的液体。哪知它有无穷无尽、无比强大的势能，可以排山倒海，也可雷霆万钧。用得好，可以发电，瞬间照亮天下；用不好，可以瞬间摧毁一座城市。

城市会不会发生洪涝，或者说得不得病，主要取决于三种因素，即外侵因素、自身设施和应变能力。可以用三句俗语来代表，第一句叫"天有不测风云，人有旦夕祸福"，天灾是躲不过的；第二句叫"正气内存邪不可干"，说的是建筑设施强不强，排泄道通不通，是不是有人祸；第三句叫"害人之心不可有，防人之心不可无"，讲的是留有一手，随机应变。

我们医学跟你们一样，生病与否也取决于三个因素。四年前我家出过一次车祸。同在一个车上，四个人结局不同。司机打方向，躲过了外力；我骨头硬自身强；女儿年轻会躲，所以我们三人都没受伤。只有妻子严重骨折，因为外力冲她去，女性年老以后骨质通常疏松，加之不会躲，瞬间应变能力不行，结果严重骨折。说明什么？三个因素解决一个因素就可防灾，如能解决三个因素更好，我们医学叫 Holistic Integrative Medicine，即整体整合医学。我看你们防城涝，也跟我们差不多。Holistic 是整体的、整个的，或全因素地把所有影响因素加以整合考虑，形成你们的 Holistic Integrative Hydrology，HIH，叫整合水利学，就可以做到兵来将挡，水来土掩，不仅可以治疗城涝病，还可以预防城涝病，变水害为水利，这也许就是本次论坛所追求的目标和要达到的目的。

再次祝贺本次论坛成功。

整合医学教育之我见

整体整合医学（Holistic Integrative Medicine, HIM, 简称整合医学）的发展可以说是如火如荼，为的是不断解决现代医学发展和临床实践遇到的难题，即专业过度细化（Over specialization）、专科过度细划（Over division）和医学知识碎片化（Fragmented knowlege），我们称之为 2O1F 或 O_2F_1。美国近期已将过去卫生发展的精准医学（Precision medicine）计划改成了全民整体健康计划（All of us），世界卫生组织最近成立了整合医学处。国内已成立了 6 个全国性的整合医学分会，各省也在成立之中。不过有人问，即使大家对整合医学的发展有了共识，但现在学校培养出来的医学生全部都偏向 O_2F_1，观念是很难扭转的。于是，由中国医药教育协会整合医学教育分会近期在重庆召开了首届中国整合医学教育大会，有 113 所医学高校的校长、副校长、教学管理人员和专家教授近 1000 人参会。会上我作了这篇报告，其中的数据和文献大概花了我们小组约 5 年时间。

一、医学教育的重要性

谈到医学教育，不能忘了教育。谈到教育，不能忘了教育的重要性。大家可能很奇怪，教育的重要性谁不知道，其实不一定，宏观的都会说，具体的不一定。老说重要就是还没真正认识到重要性，老说重要就是还没把重要做好。

我非常欣赏 1962 年日本学者汤浅光朝写的一本书叫《科学文化年表》，曾经翻译成中文。

书中提出了世界科技中心的概念，并分析了从 1540 年以后近 400 年来世界科技中心转移的情况、机制和规律。其定义是某国科技成果占世界科技成果总数 25% 的时期称为世界科技中心。世界科技中心依次从意大利（1540—1616）、英国（1660—1730）、法国（1770—1830）、德国（1810—1920）转移到美国（1920 年至今），每次转移时间平均为 80 年。目前世界科技中心仍在美国，已近 100 年。

根据世界科技中心的概念，提出了世界高等教育中心的概念，即某国教育家超过世界教育家总数 20% 的时期，或某国知名大学超过世界知名大学总数 25% 的时期。根据这个概念分析从 1410 年以后近 600 余年来世界高等教育中心的转移，依次从意大利（1410—1530）、英国（1600—1750）、法国（1650—1830）、德国（1770—1830）转移到美国（1830 年至今），每次转移时间平均为 130 年，目前世界高等教育中心仍在美国，已近 200 年。

科技中心转移的内在机制有：科技发展的连续性、超前性与政治改革的间断性、滞后性之间出现矛盾，导致科技衰退和科技中心转移；原中心衰退后出现多中心并存，平等竞争，从而产生新的科技中心；科技中心转移是各国经济腾飞、政治改革、思想解放三大因素较量的结果。

从世界科技中心与世界高等教育中心二者转移的规律看，一般是先有教育中心转移，后有科技中心转移；谁先失去教育中心，谁就先失去科技中心。由此可见，教育在科技上乃至整个社会、经济发展中的重要作用不言而喻。世界高等教育中心的标准，正如前述，是按某国教育家占世界总数 20% 或某国知名大学占世界知名大学总数 25% 的时期来标定。但教育家的标准很难界定，知名大学的标准也很难界定，怎么办？近年对世界高等教育中心的定义有比较具体的标准，大概 5 条：该国教育规模宏大，学术研究生机蓬勃；能独立解决本国经济、社会、科技重大理论和实践问题；培养并吸引大批优秀人才；创造世界领先水平的科研成果，为人类进步、世界文明、全球经济做出巨大贡献；引领世界高等教育发展方向，成为各国学习的范本。

二、世界高等教育的发展特征

世界大学发展的规模、性质和作用大概经历了三个时期：

第一时期称之为教育型大学（Teaching）。这一时期以传授知识为重，如意大利早期的博洛尼亚大学、英国早期的牛津大学和剑桥大学、法国早期的巴黎大学等。

第二时期称之为教育研究型大学（Teaching and Research）。这一时期学校不仅传授知识，而且开展科学研究创造知识。最开始是德国在柏林大学开展研究生教育，并授予博士学位，继之美国约翰霍普金斯大学也开始创办教育研究型大学。

第三时期称之为教育研究开发型大学（Teaching, Research and Development）。这一时期大学不仅传授知识、创造知识，还应用知识来创造生产力。最为突出的是一部分有创新理念及能力的学者从牛津大学出来办成了剑桥大学，剑桥的部分学者出来办成了哈佛大学，哈佛大学的部分学者出来办成了耶鲁大学。这种从传授知识到创造知识到应用知识的模式成了现代大学最具先进性、最有影响、最受人们尊崇的模式，凡是这样的大学一般都成了世界知名大学。我国目前这样的大学即使有也屈指可数。我国提倡科教兴国还不到 30 年，取得了很大成绩，大家有目共睹。这项国策在有的地方有些部门落实得还不够坚决，不够全面，不够彻底。例如我国高校在校人数 2008 年突破了 2021 万，首次超过俄罗斯、印度和美国，但科研实力、一流大学数量、国际化水平与世界一流大学还相差甚远。我们可以毫不夸张地说中国是教育大国，但还不能说是教育强国。我们也可以毫不夸张地说中国是人力资源大国，但还不能说是人力资源强国。

三、医学教育史的总体回顾

虽然医学教育有其特殊性，但总体来讲，也应纳入世界教育发展史中去评估分析。医学教育史可分为西方医学教育史和中国医学教育史。如果将二者重叠分析，其特点是向前找不到头，向后看不到尾，其间在漫长岁月的实践中有无数浪花可用来分析，从中找到借鉴。可以明显看到，医学教育在数千年中，中西方发展都很缓慢，而且有无数曲折，只是在最近一百年高速奋进。统计 1900-2016 年世界公开发表的教育论文一共 14 万余篇，其中主要集中在如下几个方面：医教模式的设计与设施；学习方法；医教模式的标准；医学教育方法；医学模式发展趋势；医学教育史。纵观 6 大方面，其特点是研究微观的多，研究宏观的少；研究战术层面的多，研究战略层面的少。绝大多数都集中在怎么教，怎么教好，怎么学，怎么学好，怎么考，怎么考好，对于不断提升教育理论，不断优化教学内容，不断提高受教育者能力，不断接轨社会应用等诸方面涉及太少。

中国的医学教育与西方的医学教育相比，还存在明显差别。普遍存在的差异有：国内注重理论，国外注重实践；国内注重应试，国外注重能力；国内注重模仿，国外注重创新。

四、医学教育方式的变迁及优缺点

回顾从古到今，从国外到国内的教育方式，大概可分五类。

1. 以师徒培训为基础（Apprenticeship based-curriculum model, ABCM）。在 1871 年前基本以这种方式为主。由这种师带徒的办法也培养出不少名医，传为佳话。如先秦名医扁鹊就师从长桑君，汉代名医张仲景师从张伯祖。这是一种从人到人的传授方式。为了保密，甚至只有同家族相传，父传子、传男不传女，这种方式的传承必须要一代跟一代一样聪明，甚至更加聪明才能传下去，否则将是"上下不能贯通",家业终会夭折,事实每每如此。

2. 以学科为基础(Principle-based curriculum model, PBCM 或 Dscipline-based curriculum model, DBCM)。从 1871 年起,多数医学院校都采用这种教育方法。先学医学基础课,然后临床专业课,再进入临床实习,这种教学方法力图保证医学知识传授的系统性、逻辑性和连贯性。是一种从前期到后期,从前至后的过程,但经常遇到的问题是"前言不搭后语"。为什么?医学生在进入临床课之前完全学的是静止的知识。从尸体解剖、到细胞、分子,知识碎片化。等到了临床,见到整体的有生命的人,知识联系不起来,基础课考了高分但用不到实际中,甚至全都忘了。前后脱节,造成"前言不搭后语"。为解决这个问题,国外提出了转化医学,包括在医学研究中也提倡把研究结果转化到临床应用中去,但美国研究了 19 年转化医学,结果发现"进展缓慢,收获甚微"。为什么?大量脱离了生命的基础研究,一味深入到微观水平的研究,拿到临床要不用不上,要不不能用,因为前面只是生米,难成熟饭。

3. 以器官系统为基础(Organ-system based curriculum model, OSBCM),也是从 1951 年开始的一种教学方式。其做法是:1. 以器官为切入点,连贯各学科的结构与功能;2. 以系统为目标,将正常功能、功能失调、临床表现、诊治方法拉近施教;3. 将医学与其他学科,预防、循证、人文相整合。有点像一个一个系统竖着来,完成左边向右边,从左向右,容易造成系统专科之间隔离,各管一亩三分地,人本身是一个整体,现在却被分成系统或器官来治。目前消化科主任抢救不了心脏急诊病例,呼吸科主任抢救不了血液急诊病例,会诊只要不是本科室的情况就了事。一个病人在医院先后转诊了好几个科室不知该哪个科负责。这种从左到右,不识上下,不管前后的做法,通常是不仅没有整体的观念,连自己都左右互不搭理。

4. 以问题为基础(Problem-based curriculum model, PBCM)。从 1971 年起开始以问题为基础的教学,即 PBL。最先由加拿大 Mc Master 大学的 Borrows 提出。2015 年美国 70% 的医学院采用 PBL 教学,但在 40% 的医学院中只有 15% 的内容采用 PBC,只有 10% 的学校有超过一半的内容用 PBL 方法传授。说明还是存在很多问题,如:①问题是否找准,即问题的典型性、病人怎么标准化;②问题是否找全,学生到临床上遇到没有见过的问题怎么办;③还有很多医学解释不了的问题或解释不了的医学问题怎么办?另外,这种教学方法总是向后推理,难以培养批判性思维,所实施的小组讨论效果取决于老师水平,同一问题的答案不尽相同。这种教学方法由于存在问题找不全,问题找不准,还有找到的问题医学解释不了等情况,所以近年来美国提出了精准医学,即医生治病要像反恐一样擒贼先擒王，其实绝大多数慢性疾病根本没有"王"，没有确切病因，是一种状态的改变。说精准诊断、精准手术也许还可以，把医学分为精准与不精准，本身就是脱离医学本质的说法。所以以问题为基础，事实上是以点带面，要精准到点，由于疾病缺乏这样的点，所以通常是"点面无的放矢"。

5. 以临床表现为基础（Clinical presentation-based curriculum model, CPBCM）。从 1991 年始，为了克服前述几种教育方法的不足，提出了以临床表现为基础的教学方法。但临床表现千奇百怪，千变万化，不是一种临床表现代表一种疾病，也不是一组临床表现就可以代表一种疾病。病因之多，诱因之多，发病机制之多，诊断方法之多，治疗药品之多，这些表面现象经常代表不了病人内部疾病的实质，有时"表（面）内（部）本末倒置"。为了解决这个问题，有人把数学的方法公式引入医学建立了循证医学，但是人是复杂的，变化的，人算不如天算，医学通常是定性比定量重要，经常性质变了量没变，局部量变不一定会导致整体质变。

综上所述，五种常见的教学方法有其优势，但劣势也显而易见，例如从上到下，上下不能贯通；从前到后，前言不搭后语；从左到右，左右互不搭理；从点到面，点面无的放矢；从外到内，外内本末倒置。怎么解决这个问题？我们建议将五种方法的优势加以整合，整合的过程本身就能去除劣势。除此之外，再引进或创立新的教育方式，弥补其中的不足，由此形成新的带有明显整合医学性质的医学教育体系。要建立新的整合医学教育体系，切入点在哪里？首先应找到目前医学教育和医学实践中存在的问题。

五、中国医学教育的现存问题

1. 医学知识空前暴涨。有人统计过，在未来的 20 年，光医学知识的进展量就将相当于人类过去 2000 年的知识总和。说这话时是 10 年前，其实现在比这速度更快。还有人粗略统计，人类知识翻番在 18 世纪花了 50 年，在 19 世纪只花了 10 年，在 20 世纪上半叶只花了 5 年，下半叶只花了 2~3 年，在 21 世纪初，每年的知识量都将翻番，在上述知识进展当中医学知识尤为突出。这些浩如烟海的知识或数据或 Data，让人目不暇接。怎么去伪存真，去粗取精，本身就给人类造成了困难。大数据如果成了数据大，不仅对医学发展帮助不大，反而会将医学引向歧途。这些零散的碎片化的知识，不仅不能为临床所用，而且也不能随意将其传授给医学生。

2. 专业之间严重隔绝。专业细化、专科细划越演越烈，各专科隔河相望老死不相往来，医生只能处理自己专科的疾病，抢救不了属于其他学科的急重症，有时科内都需要会诊。但病人是一个整体，各系统各器官肯定相互联系，又相互影响。尽管现在正在对应届毕业生实行规培，各科轮转，但带教老师全都专业化、专科化，不能将临床医学知识从整体角度相联系，学生学到的依然是碎片化的临床知识，专职化的技术，难以胜任病人的整体诊疗。

3. 基础临床隔河相望。基础过于强调微观知识的教学或研究，与临床实际应用严重脱节。更为可怕的是有些临床医生或临床研究生不从临床问题着手，一味强调脱离临床、脱离病人的微观研究，使得医学研究离科学越近，离病人越远，如大量的基础研究论文甚达90%以上并无临床参考价值，高束于空中楼阁。近10年国内外医学基础研究发现的超过15万个自称有潜在价值的靶分子，只有不到50个在临床上显示有实用价值。

4. 病谱亡谱急剧改变。随着社会经济高速发展，城镇化和老龄化出现，疾病谱和死亡谱发生了广泛、深刻、复杂和急剧的变化。50年前中国人主要以急性传染病为主，现在80%以上的发病和死亡都是慢性病。急性传染病有明确病因，可有的放矢，一种疫苗，一种抗生素，或切断一种传播途径就可以治愈，但非传染性的慢性病病因不清，发病机制不明，属多阶段、多病因，迁延不愈，每每造成恶性循环，无论是预防和治疗都十分困难。

5. 教育资源分配不均。我国教育资源，包括硬件资源和师资力量在不同地区的分布严重失衡，不仅表现在高等教育，在小学或中等教育中失衡也十分严重，北、上、广等大城市，东部发达区域的资源丰富，甚至供过于求，而中西部，尤其是广大农村优质教育资源匮乏，供少于求。很多医科大学没有足够的尸体用于解剖，只能用动物尸体代替，还有的学校只能上百人围着看多媒体。

6. 行业之间各自为战。一个病人同时患有5种病，分成5个科分别诊治。一个病有5种治法也分5个科分别诊治。好治的都治，不好治的都不治，不仅增大病人费用，这种各自为战其实是对病人的严重伤害。一个病人在一个医院的各科来回跑，各科相互推诿，转了多个科最后又回到最开始那个科，病人苦不堪言。现在不是病人病了在医院找不到合适的医生，而是医生病了不知看哪个医生合适。

7. 人才数量、质量严重不足。医学人才数量和质量都出现了青黄不接。报考医学院的高中毕业生大幅减少，很多医科大学招不够人，过去是4个报名收1个，现在是招4个只有1个报名，而且分数线在多个医科大学一降再降。今年大陆各省的近30个高考状元，只有1人报名学医，而香港7个最高分有6个报名学医。

8. 考评机制不尽完善。本科过多强调应试教育，忽视了能力培养和素质养成。研究生过多强调发表SCI论文，这种考评机制使得医学毕业生到了临床看不了病。对老师的要求也是重科研轻临床，把医生当成科学家培养。考评的错误导向使医学人才培养走偏了路。

9. 教育实践明显脱节。理论教育与临床实践脱节，学非所用，现有医学教科书中有很大一部分内容相互间重复，而且过于重视理论教育及层层考试，忽视了临床能力的培养。

10. 公众期盼逐年增加。健康越来越受到政府和民众的关注及重视，需求数量越来越大，需求质量越来越高。民众对医学的价值和医生的能力有误解，认为有病就要治，病是治好的，治病需求与10年前比，中国的病人数量增加了33亿人次，忽视了疾病的预防和康复，把一切精力及经费都用到治病上，最终效果不好。

除了这10个方面，还可以举出一些。这些现状不是孤立发生，而是一环扣一环，环环相扣，动一发而及全局。要采用整合医学的方法综合分析，全局应对，不然大量的问题摆在面前，剪不断，理还乱。医学教育改革是一个系统工程，拆东墙，补西墙，治标不治本，换汤不换药，单方面地改，单因素地改，局部地改，短时效地改，不仅对全局系统改革无助，可能还会造成伤害。

六、医学教育面临的改革任务

医学教育改革怎么抓住主要矛盾，牵住牛鼻子，从而纲举目张，是当前摆在政府、医学高等院校面前的迫切任务。

1. 教育理论的形成和引导。任何一项改革，顶层设计是十分重要的，帅志不明将士苦。过去100年，医学教育研究颇多，但在医学教育理论顶层设计这方面研究甚少。当下要结合教育现状、教师现状、学生现状并总结历史，洞察未来，提出鲜明的办学理论，探索新的办学实践。在这方面要下大功夫，不能一招鲜，换一届领导出一套主意。

2. 教育目标的制定与实践。俗话说站得高看得远，依规矩才能成方圆。医科院校不仅要面向世界，面向未来，更要面向目前医学、医院、医生方面的需求制定自己的培养目标。各个高校应有自己的特点，不能千篇一律，千校一面，要百花齐放、百家争鸣，八仙过海，各显神通。这样才能培养出面向世界、面向未来、面向社会需求的合格的医学人才。

3. 教育机构的改革与重视。教育机构特别是管理机构对中国的医学教育起着重要的甚至是航标灯的作用。过去医科院校独立办学，由卫生行政部门领导，走过几十年路程，是很成功的。由于医科院校与综合大学合并，综合大学有的领导对医学教育不够重视，又因医学教育有其特殊性，一些原因，如基础课由不熟悉人体及疾病的教师上课，造成目前医学教育水平严重下滑的状态。如何改变这种状态，一是要加强医科大学在综合大学中的作用和地位。最好是独立办学，最好由国家卫生行政部门领导。医学研究机构及研究项目也要独立运行，其评价机制也应和其他科学研究有别。

4. 教师队伍的培养和使用。医学教育的师资队伍目前很不稳定，特别是教基础课的队伍后继无人。基础师资要克服唯论文考评以及教育、研究与临床脱节的现状。要有特殊政策稳定和激励基础和临床师资队伍，严防青黄不接，后继乏人的情况发生。

5. 教材教具的改革和创新。现在的教材普遍偏旧，跟不上形势，而且有大量重复，有很大一部分内容课堂上并不讲授。而且重理论轻实践，重研究轻人文，重考试轻能力，要在全国总体大纲基础上，发挥各个院校的特点特长，编写出适应临床需要，适应医学前沿发展，不仅课堂上有用而且进入临床工作后依然有用的整合医学教材。教具要适应教学内容和目的要求，大力研发教具，以充分提高教学能力。

6. 教育环境的改善与维护。近十几年，中央及地方政府在新修校园方面给予大力投入和支持，校园越修越大，大楼越盖越高，强调校园园林化、公园化，但学习气氛、文化氛围不强，有一种"山区农民富起来"的感觉。怎么营造出文化深邃、耳濡目染、潜移默化、自然养成的教育环境，并加以维护是学校管理者需做的一篇大文章。

7. 教育经验的交流与集成。教育是一个漫长的过程，各个学校大量教师在教学过程中积累了大量经验，当然也有教训，适时适地开展教育经验的交流，互学互帮、教学相长、相得益彰，不失为一种共推共进螺旋上升的方式。

8. 评价机制的制定和政策。教考相竞、考评结合是评价教学效果、提升教学水平的重要方法。也是实现教育理念和教学目标的根本保证。正确适时适人的评价机制是教育活动的重要导向。必须对现今的考评机制和考评方法进行大幅度改革。其目标导向是重实践、重能力、重创新。

9. 就业渠道的畅通与开拓。目前医校毕业生的去向出现供求矛盾的怪象，一方面农村缺乏医学人才，另一方面城市医院人才过剩。很多医学毕业生，特别是中医药大学的毕业生，因为找不到工作，又不愿到农村去，只好到医药公司去当医药代表，甚至放弃医学专业从事别的工作。这个问题必须尽快解决。

10. 医务人员的质量及待遇。这是一个老生常谈又始终未得到解决的难题。质量和待遇相辅相成，人才质量高待遇应好，当然待遇好、有竞争质量才会高起来。医学教育历时长，工作风险高而且劳动强度大，所以要与社会平均待遇拉开差距，鼓励或激励青年人才学医从医。

七、整合医学教育是未来医学教育的发展方向

面对医学教育的高标准高需求，面对目前中国医学教育的十大问题，面对中国医学教育的十大改革任务，方方面面，林林总总，唯一的办法就是提倡整合医学教育，以实践医学教育的整体性。医学整合教育的呼声源自 20 世纪 50 年代。历经 50~60 年的"求合"，一直进展缓慢，另一方面"求分"的潮流却势不可当，严重影响了医学整合教育的进程。医学的整合教育模式"强调整体医学观念，打破学科专业界线，增加医学教育内容，培养学生学习能力"。美国教育学家詹姆斯·比恩认为教育整合分狭义和广义两种，狭义专指课程整合，而广义整合除课程整合外，还包括知识整合、经验整合和社会整合。中国医科大学孙宝志教授把课程整合定义为：把内在逻辑、价值关联、现已分开的课程相整合；消除各类知识之间的界线，培养世界整体性及全息观念；养成对知识深刻理解和灵活应用的能力，从而整合解决现实问题；克服课程间内容重复，增强前后衔接，加强横向联系。

我们认为前述的整合理念都是难能可贵的，但真正要做到医学的整合教育需要具体实践。过去的整合多是医学内部之间认识的整合，这种整合非常重要，但不够，其目标还是以治病为主，以治为主。面对医学乃至全民健康的新要求，特别要解决 O_2F_1 的状况，我们认为未来的健康教育，包括医学教育应立足于至少以下 10 个方面。

1. 医—医整合。医—医整合包括西医各专业知识的有机整合，包括中医西医的有机整合，甚至还包括世界上传统医学与现代医学的整合。例如人体组织纤维化可发生在若干脏器，但多发于肝脏、肾脏、肺脏、皮肤及骨髓等，目前是各自研究属于自己领域的器官，其实它是人体的一种病，应该将这些学科整合起来，基础与临床、内科与外科、医学与药学……大家集中研究这种病理变化，教学也应该如此进行。又如血栓性疾病，现在是各分一段，脑血管栓塞属神经内外科，肺栓塞属呼吸内外科，心肌梗死属心血管内外科，腹腔血管出了问题属于消化内外科，其实应该集中研究，教学也应该如此。关于中医西医的整合，应从整体健康高度，取各自的优势，如果一种疾病需要手术或用抗生素，可能西医西药显效来得快，疗效会更好，但对于这类疾病特别是慢性病的预防和康复，可能中医药更有优势。如何把有关人体结构和功能的知识整合起来为人体健康服务，这就是医学内部整合的根本目的。目前国内已有 8 所大学成立了整合医学研究院，以此为基础，2017 年 10 月 18 日在浙江大学树兰国际医院成立了"中

国整合医学研究院联盟"，各项研究工作正在逐步展开。

2. 医—药整合。自古医药不分家，现在医界药界分得很厉害，或是很彻底。医药之间应该自然渗透，当医生必须懂药，当药师必须懂医。12月11日在广州药科大学成立了"中国整合药学联盟"，旨在带领全国同道用整合药学理念来研究药品，开展教学。

3. 医—护整合。自古有三分治疗，七分护理之说，说明护理工作对治疗疾病、加快康复十分重要。近期由潍坊护理学院牵头成立了"中国医护整合联盟"，旨在从理论、实践、教学诸方面加强医疗护理之间的协作和配合，并形成医护整合的理论体系和实践指南，从而提高治疗疾病、加快康复的能力。

4. 医—工整合。近几十年，医学、特别是临床医学的巨大发展，得益于检验医学和影像医学的发展和帮助，这两个领域好比临床医生的两只慧眼。当医生的眼睛和双手的能力有限时，工科为我们研发出了机器人、内窥镜等，使看不见的看见了，到不了的能到了，缝不上的缝上了，切不掉的切掉了。医工整合，医学提出要求，工科去研究，反过来再由医生去应用，反复实践，螺旋式上升，最后成为医学的得力帮手。近期由北航的医工学院牵头成立了"中国医工整合联盟"，负责组织全国这方面的合作研究。

5. 医—防整合。预防在保证人民健康中的作用人所尽知。目前在疾病预防方面遇到的重大难题是慢病发生越来越多，应用过去在防治传染病方面总结的经验对慢病防控难以奏效。甚至过去倡导的很多医学研究方法都需完善补充，对多病因、多阶段、非单一病原的慢病的研究可能需要创建另外的统计学方法，这是摆在流行病学或公共卫生专业和专家面前的严峻任务，近期由南京医科大学牵头成立了"中国医–防整合联盟"，以组织全国的专家共同开展相关研究。

6. 医—体整合。体育锻炼可增强体质，达到强身健体的目的。但目前我国的体育管理相关部门主要还在抓竞技体育，未能真正指导全民正确的健康运动，近期由国家体育总局相关研究所牵头成立了"中国医体整合联盟"，一方面研究医学–体育整合训练体系，包括基础理论和正确实践，一方面开展有利全民健康的实践活动。

7. 医—艺整合。艺术能使人赏心悦目，提高心理适应性，对增强体质加快康复具有重要作用。著名医学家奥斯勒说，医学不是确定的科学，是可能的艺术。加快加强医学与艺术的整合，利用一切可利用的资源来为健康服务是未来发展的方向，也是人类走向现代文明的标志。

8. 医—文整合。医学与文化的整合。希波克拉底说，医生治疗疾病有三大法宝，语言、药品、手术刀。药品和手术刀是不得已而为之，常言道"好话一句三冬暖，恶语伤人六月寒"。医学有三个不同的境界是真善美：真是求真务实，用科学方法来研究和从事医学，用什么药治什么病，但科学方法本身有很大局限性，要靠人文来补充；善是医生对病人的呵护，病人对医生的尊重；美是把医术当艺术做，医生上班搞艺术去了，病人住院享受艺术来了。现在有多少医院，多少医生做到了善与美呢？善与美是医学的本质和灵魂，是人性的体现，如果医生忽略了善与美，那就是忽略了病人作为人的人性，也忽略了自己作为人的人性，只知用科学方法治病，缺少了医学的温度那就是在治动物。

9. 医—心整合。目前心理疾病越来越多，有人估计目前的人类疾病 1/3 是心理病，不到 1/3 是器质病，还有 1/3 是器质病合并的心理病。因此，适时开展心理治疗，有助于前 1/3 和后 1/3 疾病的恢复。现在医生要学会识别心理疾病，并及时给予治疗。在古代，治疗心理疾病，增强心理适应能力，宗教信仰在其中起了十分重要的作用。例如佛教是修心，崇尚一个净字，人要做到干净，抛弃私心杂念不易；道教是养生，崇尚一个静字，人要做到安静，处变不惊的确不易；儒教是治国，崇尚一个敬字，人要做到相互尊敬、敬畏自然、敬畏社会，敬畏法律等也是不易的。这些思想信念跟现代心理学实践一样，对保持人的心理和身体健康也很重要。近期由广东医学科学院牵头成立了"中国医心整合联盟"，负责这方面的研究工作。

10. 医—养整合。养生即回归自然，服从自然，让身心与环境、社会、人群相适应，其中也包括良好的饮食起居，生活习惯等。2017 年 11 月 19 日在浙江丽水市成立了"中国医—养整合联盟"，全国有很多学校、企业的学者参加，制定了全国各地的养生计划并逐渐付诸实施，以总结经验，推广提高。

上述这 10 个因素与医的整合，这 10 个因素相互之间还要整合，当然今后还要进行数十个领域的整合，共同构成保障人身健康一个复杂的网络。两个因素加好了会大于 2，若干因素相加会出现无限的结果。整合医学注重每一个因素，但不局限在某一两个因素，要的是整合后无限的结果。这不仅是从医学研究出发，对医学教育也应该这样。要求把学得的知识整合起来，不要碎片化的结果。那么教育者呢，更应该这样，就像外出拍电影，镜头很多，但最终是剪辑、整合、再配以声音才能形成一个美妙无穷、意义深刻、令人赏心悦目、回味无穷的视觉盛宴。这就是整合医学，也是整合医学教育所提倡、所追求的目标。

知行合一新解
2017 年 11 月 12 日

在武汉整合肝病学论坛开幕式上的致辞。本次大会在武汉市香格里拉饭店举行，田德安教授任主席，出席会议的有陈孝平院士等，以及来自全国各地的学者约 300 人。

今天会议的特点是整合，一会儿我要作一个报告，是一个新报告，题目是医学教育之我见。其实召开学术会议也是一种教育，是毕业后教育，是一个相互教育的过程。从大的方面讲叫医学教育之我见，从学术会议看叫消化会议怎么办。

整合医学的理论和实践，全国各领域已如火如荼。为什么要整合？有一位德国医生大约在 30 年前有一个比喻，说内科医生什么都知道（指知识），但什么都不会做（指手术）。外科医生什么都会做，但什么都不知道。病理医生呢？是什么都知道，什么都会做（尸检），但太晚了。这非常形象地描述了现今专业细化（over-specialization）、专科细划（over-division）和医学知识碎片化（fragemented knowlege）带来的弊病。

整合医学的发展在某一方面要弥补相互的不足，你看陈孝平院士，他是一位外科医生，他不讲外科手术怎么做，而讲怎么用科学思维和研究技术解决手术解决不了的问题。他倡导外科医生不仅什么都会做，而且要什么都知道。我们现在很多消化内科医生，掌握了绝活（即微创治疗），人家问他干什么，他甚至回答今天要给谁做手术（微创治疗），但微创手术做多了，结果却把该知道的很多知识忘了，好像成了当年的外科医生，这是不可取的。刚才袁耀宗教授给大家讲了糖尿病与胰腺癌的关系，即糖尿病引起胰腺癌。大家知道糖尿病是代谢病，与胰腺功能有关。胰腺是管代谢的，胰腺受损，导致代谢紊乱，反过来又加重胰腺的损伤，形成恶性循环，时间长了，胰腺就会增生异常，得胰腺癌。"怎么受伤的总是我"，因为胰腺受伤了，受伤的器官最容易生病。关键的问题是什么？要找出损害胰腺的原始病因，有的放矢，不仅可加强治疗，而且可针对性地预防。

　　总结一下，内科和外科医生都不能只强调自己的优势，要弥补自己的不足，要向病理医生学习，不仅什么都知道，而且什么都会做，不过也不向病理医生学习，他们会是会了，但为时太晚。我们呢？要为时不晚，要治好病人，这就是整合医学。

那一年
我在工程院

害死人与吓死人

2017 年 11 月 12 日

在武汉呵尔（Heer）医疗新产品技术发布会上呵尔乳腺癌筛查论坛上的总结发言。本次会议在武汉高铁凯瑞国际大酒店召开。专请德国专家介绍他们研制的采血筛查乳腺癌的方法和技术，参会的有来自全国各地的相关学者 300 人。

刚才德国专家专门介绍了他们用采血方法筛查乳腺癌的技术，听后耳目一新。大家也问了不少问题，有的他们回答得不错，但有的也让人糊涂或难以置信，需要进一步研讨，不能盲目遵从。

我在胃癌的研究中也做同样的事，可进行四十多年了，还没得到满意效果，做这事不容易。作为一种肿瘤的筛查方法，好与不好，必须回答两个问题。最害怕的一个是"癌查不出来"，阳性率低，有假阴性，这样会害死人；还有一个是"查出来的不是癌"，假阳性率太高，这样会吓死人。无论是害死人，还是吓死人，都会死人。那么，这样的筛查方法是不能用，也不敢用的。今天介绍的这种方法，看来阳性率高，不存在漏检，即不存在是癌查不出来的问题，阳性率已到了 99.8% 了。但这样的结果难以置信，任何事物都一分为二，阳性率太高，假阳性率也会太高，肯定会出现查出来的不是癌。他们的解释是现在不是癌，将来会变成癌，这样想有些悬，或者说太悬了。有点像我过去开玩笑说的，我可以发明一种诊断死亡的方法，一旦诊断，绝对正确，每个人的诊断都是要死，现在不死，将来总会死。美国那个因某基因阳性把乳腺切了，其实某个人有某个基因不是绝对会长癌的，乳腺切了是不会长乳腺癌，但乳腺这个器官没有了，乳腺是很有用的。

飞禽走兽，好像飞禽没有乳腺，它们靠产卵孵育后代，不需喂奶，幼崽孵出来就会吃食。走兽呢，都要哺乳，于是长了乳腺这个器官。本来一个个体的乳腺数量是很多的，如猪、狗，因为产仔多，但有些动物用不了那么多，只留下了一部分，如牛羊留下了后两个；人呢？留下了上面两个。除了用于哺乳外，对人来说，还有审美原因，把它切了还像女人吗？不仅别人不喜欢，自己也没了底气。看来这种切是不对的，如果按照这样的逻辑，人一生下来就把该切的可切的都切了，如肠、胆、胃，的确不会长相应器官的癌了，那还有生活质量吗？没有生活质量活着还有什么意思，而且还能活下去吗？

　　说到这里，我不反对筛查肿瘤，因为目前对肿瘤的治疗效果还很不好。任何有利于筛查的方法都值得去试，但一定要求真务实，用正确态度对待它的效果，在找问题中不断发展，不断改进，使之更加理想，更加有效，病人更加受益。

程京的曾经

2017 年 11 月 17 日

在中国工程院工程科技论坛开幕式的讲话。本次论坛在成都温江区举行，主题是分子诊断，主席由程京院士担任。参加会议的有孙颖浩、李兰娟、宁光等 6 名院士和来自国内外的相关学者共 1000 余人。

本次论坛在成都温江隆重召开，这是第八届，会议规模越开越大，水平越开越高，影响越来越大。中国工程院在过去 17 年开展的学术活动，前 10 年是 100 场，后 7 年是 700 场，一共 800 场。程京院士办了 8 场，约为 1%，工程院有 800 余位院士，应该是平均每人办 1 场，程京办了 8 场，相当于平均数的 8 倍。工程院由院士组成，工程院的出息靠院士，我们有幸有程京院士和一大批像程京一样的院士。程京开了 8 次会，我收到 5 次邀请，来了 3 次。大家有什么体会？程京做事做得大，做得很辉煌，可大家知道程京的曾经吗？就是他过去的经历，他过去的经验。要我说是三个坚，第一个坚是坚定不移，他瞄准一个方向，矢志不移，不因前方的艰险而退却，也不因左右的精彩而诱惑。好多人可不这样，左三圈，右三圈，三圈以后再三圈，得到的是圆点，但失去的可是前方。第二个坚是坚韧不拔，做一番事业不可能没有困难，不管在哪个国度，也不管在什么时间，这些困难有自然的，但最怕人为的。记得有一次学术上讨论他的什么事，那时他还没成功，还名不见经传。会上有一个大专家，是他的同行，当场发难，说了一些不该说的话。这位专家不是医学领域的，当然说的是很多外行话。我当时听不下去了，轮到我发言时，我说医学的事情还是听医学专家的吧，于是程京得到了公平。第三个坚，是坚持不懈。大家知道吗？中国工程科技论坛第一场是程京办的，那是 17 年前，他还不是院士，还年轻，三十多岁，当然现在他也不老。那时叫工程科技论坛，开了 100 场后，从呼和浩特召开的第 101 场开始叫中国工程科技论坛，"中国"二字是我建议加的。从那时起他就一直在努力、在奋斗，但他有一个特点，并不局限在哪一点，眼光在不断放宽，队伍在不断壮大，在可收可放中收获可圈可点。

　　中国有一句话，在别的地方可能有贬义，但在四川话中绝对是褒义，就是人小"鬼"大。人是形鬼是神，人从来斗不过神。有的人在但无神，有的人不在神却在，出神入化，神通广大。今天是第八届，中国有句话叫七上八下，我看在程京这里要改，叫七上八不下，老九会更好，我希望明年再相会。

三个问题定成败

2017 年 11 月 22 日

在工程院海南医药院士行咨询会上的总结讲话。本次会议在海口市喜来登酒店召开，会议由副省长王路主持。海南省省长沈晓明出席会议并讲话，工程院党组书记李晓红院士出席会议并讲话。参加会议的有杨宝峰、杨胜利、沈倍奋、张伯礼、曹雪涛、韩德民、孙颖浩、程京、徐建国、林东昕、宁光、顾晓松、陈香美、李兰娟、付小兵、王辰等 18 位院士，海南省各厅局的相关干部，工程院机关李冬梅、高战军、赵西路等同志共约 60 人出席了会议。

这次晓红书记带领工程院医药卫生学部共 18 位院士来到海南办晓明省长要办的事，昨天院士们作了报告，今天考察了博鳌医药先行区，刚才每位院士都提出了宝贵建议。我们是献策，只是供海南省决策。

此次院士行的起因是年初晓明从北京走马上任海南省省长。第二天，可以说是上任第一时间，接见了工程院几位院士。当时中国抗癌协会在海南换届，晓明省长请工程院组织一次海南院士行。回院后我向周院长转达，他表示非常支持。不久，晓明省长亲自到工程院找了周院长和李书记，商讨了院士行的各项工作。在一次党组会上，晓红书记决定要尽快海南行。因为到了年底，工作多，我建议明年初举行，晓红书记不同意，要今年办，我说那就 12 月份，晓红说要尽量安排到 11 月份。这次 18 位院士确实是克服了重重困难，安排出时间来的，也表达了大家对海南省医药卫生事业的关注和关心之情。海南省抓健康事业是正确的，习总书记说要把人民健康放到优先发展战略地位。现在中国解决温饱后，开始关注健康，而且海南省有得天独厚的自然条件。你们抓健康具有别人没有的环境，有别人没有的政策，干别人没有干或没干好的事。

我到工程院工作快 8 年了，院士行几乎走遍了全国各地，参加过很多次咨询会，搞得轰轰烈烈，也扎扎实实。每每看到政治家讲话讲得科学家热血沸腾，科学家讲话讲得政治家忧心忡忡。怎么办？二者相交，可以拿出比较好的策略。做健康产业的有成功的例子可学，近的有广西药用植物园，形成规模后 4 年年产值从 1 亿、2 亿、3 亿到了 4 亿。我送给他们 4 句话：道地到地道，医生到生医，百色到特色，聚焦到聚合。再看远一些的吉林，他们抓健康产业，4 年中由此形成的年产值从 1000 亿、2000 亿、3000 亿到了 4000 亿元。他们是从以粮为纲，以钢为钢，现在是以药换钢。所以做健康产业，要干什么？怎么干？应该有很好的顶层设计。我个人的看法，你们目前要注意如下三个问题。

一是得天能否独厚。国家给了你们特殊政策，这叫得天，能不能做到独厚，要认真考虑。十几年或二十几年前，当时中央也给了海南省开放的特殊政策，但没做起来，最后转移到上海去了，包括资金和人才，这里留下了好多烂尾楼，现在还在。我们不去追究前人的责任，但不能重复前人的教训。你们想把国外刚批准，国内还没批准的药品、器械或技术用到人身上，抢先机，这是机遇，其实也是风险。大家知道，体外有活性的 10 000 个化合物，用到动物身上有效的仅 250 个，其中 50 个可用到人身上，最后只有 1 个成药。你们就是在 50 个→1 个中间下功夫，抢机遇。事实上一种临床研究，即使国外已做完，已上临床，进入国内也要做临床试验的，就是 III 期和 IV 期试验。我当了 20 年国家临床试验基地主任，做过 1000 种以上的药品验证，最后成功的不是很多，所以你们面临失败的可能性很大。因为民族不一样，国外有效的药在国内不一定有效，或不一定那么有效，对这些都要有失败的心理准备。不能老在一个地方失效啊！

二是自然要成而然。海南自然风光好，要加以保护。习总书记指"绿水青山就是金山银山"，金山银山不如绿水青山，污染的事做不得，你们也输不起，万泉河要保持清洁。有自然才而然。又比如你们提出要建超级医院，就是把全国最好的学科聚积到一起，先不知能否做到，其实做到了并不一定好，一个医院只有几个科好，这是正常分布、正态分布，而且是变化的。强弱是相对的，变化是根据疾病谱和人才成长规律而行。协和医院其实全国第一的学科很少，但不影响他作为全国第一的地位。

三是药章能否成乐章。你们要打造医药之华章，使之成为李克强总理给你们提出的打造博鳌第二乐章，其实这个目标是很高的，乐章要有不同音素、不同音符、不同音调、不同音阶，才能成美妙动听的乐章，不然将是杂乱无章，医药产业也是这样。

我觉得这些问题都关乎你们的成败，我只是提出了问题，怎么解决？靠你们去整合考虑，我个人觉得刚才 16 位院士所提的建议整合起来就是良方。因为时间，我不能详细讲了，有些遗憾。

干细胞

——为《胚胎干细胞疗法》作序

2017 年 12 月 11 日

随着国际上对活体胚胎干细胞疗法（干细胞移植）的研究和临床运用的深度、广度不断拓展，大量的临床数据表明活体胚胎干细胞疗法为常规医学中许多无法治疗的疾病带来了新希望。我国对活体胚胎干细胞疗法持谨慎积极态度，相关研究和政策规划亦有序进行。

活体胚胎干细胞疗法目前为国际新兴学科，在相关学术资料受保护程度高、市场可获资料匮乏、资料来源的有效性也不易得到可靠验证的条件下，本书综合介绍了国际众多行业专家和机构多年的研究资料和实际案例，实属难得。

本书很好地对活体胚胎干细胞疗法进行了介绍，尤其对治疗唐氏综合征、童年自闭症、脑麻痹、整体发展迟缓、抗衰老等疾病的治疗案例进行展示和解析，内容翔实、图文并茂、临床实用性强。

愿将本书推荐给从事活体胚胎干细胞研究和医疗临床的从业人员、学生，作为参考，从中受益。同时，希望吸引更多的人士关注、参与这方面的科研和应用，不断提高我国在活体胚胎干细胞领域的理论和技术水平。

With the international research in live fetal stem cell therapy (stem cell transplantation) and continuous expansion in the depth and range and clinical application, a mass of clinical data indicate that live fetal stem cell therapy has brought hope in untreatable diseases by conventional medicine. China has a cautious and positive attitude towards live fetal stem cell therapy, and corresponding research and policy planning are also conducted orderly.

Currently, live fetal stem cell therapy is a newly emerging subject in the international. The relevant academic resources are highly protected, we lack accessible date in the market and the effectiveness of data sources cannot obtain reliable verification. Under these circumstances, this book integrated and introduced various research data and practical cases of multiple international industry experts and institutions for years,which is rare.

This book makes a good introduction of live fetal stem cell therapy, especially for the demonstration and analysis of treatment cases of Down syndrome, childhood autism, cerebral palsy,overall development retardation, anti-aging diseases, which informative, illustrated, and clinically practicable.

I would like to recommend this book to practitioners and students engaged in the research and clinical practice of live fetal stem cells as a reference and benefit from it. Meanwhile, it is hoped to attract more people to look at and participate in the research and application in this area, and constantly improve the theoretical and technological level in the field of live fetal stem cells in China.

针灸新解
——为《整合针灸学》作序
2017 年 12 月 12 日

　　全世界都知道针灸治病有效，但有的人认为它没理，因为至今为止在人体没有找到相应经络。

　　我是学西医的，对针灸领域可说是孤陋寡闻。我最崇尚的是两本书，横跨4000 年。一本是皇甫谧写的《针灸甲乙经》，对公元前 2000 年的针灸做了总结。皇甫谧本人学文，不学医，因为自己患病，传闻中药没治好，一扎针灸就好了，于是弃文从医，写出了《针灸甲乙经》。另一本是程莘农院士和石学敏院士等学者写的，叫《中国针灸交流通鉴》，分 9 册，共 500 余万字，可以说总结了公元后 2000 年针灸的发展情况。我为何知道？因为这套书是我写的序。为什么让我写序？因为我对针灸有如下看法。

　　不是说针灸有效没理，不见经络吗？如果这种经络是电子流、离子流，你能看见吗？如果是活人有，死后就消失，你又能看见吗？如果是瞬间有，完成功能就消失，你还能看见吗？君不知任何疗法若有效无理，有效为主，无理则次。临床要的是有效，而绝非理。上述三条多少年后我相信总有一条有理，说不定三条都有理，祈哉！

　　其实，不必要很多年，郑明德教授经过自己多年的实践，参阅大量典籍，写成的这本书《整合针灸学》，不正是在从不同角度回答上述问题么？书中充满大量事实及推理，这些理总有一些会成为道理，或许有的会成为真理，我有幸先睹为快，欣然作序，并推荐给同行参考。

细菌能治病吗？

—— 为《细菌能治病吗？：金锋博士如何看细菌》作序

2017 年 12 月 13 日

面前摆着的这本书稿，有别于以前所涉及的医学领域。书中虽然涉及了人类的健康与疾病，谈到了西医，也谈到了中医，但它既不是西医，也不是中医。这是一本很独特的、专门介绍作者本人十多年来致力于研究细菌治病的科普书籍。

中国科学院心理研究所的金锋博士，是博士生导师及行为生物实验室的学科带头人。他早年在日本东京大学就读，获遗传学博士，回国后在中国科学院遗传与发育所工作。金锋在研究中发现，人类多数心理性疾病与肠道菌群的异常有关。一旦肠道菌群调整正常，人类的心理性疾病就会改善。为此，金锋特别申请，从遗传与发育所调到心理研究所工作，"改行"做行为生物学工作，并带领他的博士生团队潜心研究益生菌，尤其是乳酸菌的特性及应用。

我为胃肠微生态专著作序，这是第三本。前两本一本是张发明写的《整合肠微生态学》，另一本是胡伏莲写的《整合胃微生态学》。两本均为学术专著，当然要从事相关专业的学者才能看懂。我与金锋博士在一次肠道微生物大会上相遇，听过他的发言并在会后有过交流。我觉得他是一个非常执着的科学家，特立独行，也很睿智，勇于捍卫自己的观点。他十多年前的观点，是当今不少国内外科学家们正热衷于通过论文证明的论断。在一些领域，如人类疾病、畜牧养殖、土壤改造等，金锋的确走在大家的前面。

《细菌能治病吗？：金锋博士如何看细菌》一书以独特的视角，深入浅出的叙述，以及图文并茂的方式，向广大读者介绍了细菌方面的知识，还有西医学及中医学的常识。其中仅插图的注释，就像一本医学科普的连环画，令本书内容情趣横生，读者能得到一些启发。这本书不仅适于广大相关专业学者，也适于广大民众阅读。我有幸先睹为快，乐之为序。

One, HIM One World

——为《整合医学——理论与实践③》作序

2017 年 12 月 18 日

2017 年 4 月 29 日在西安召开的"中国整合医学大会"至今令人难忘,其规模、质量和影响堪称中国医学史之最。参会院士 52 名,医学高校校长 157 名,医院院长 2000 余名,总参会人数超 14 000 人。上午主论坛的 7 个主旨报告令人记忆犹新,涉及医学与整合、医学与教育、医学与人文、医学与医德、医学与工程、医学与营养、中医与西医。下午 45 个分论坛 370 个报告平行举行,反响强烈。中场专设中西文化交锋与交汇,会议专门从美国和日本各请一位专门研究中国文化的专家,谈外国人眼中的中国文化;请郎景和、张伯礼、樊代明三位院士专谈中国人眼中的外国文化,14 000 参众参与。通过这种中外文化的交锋与交汇,探讨未来 100 年会否出现一种引领世界医学的中国文化,答案是肯定的,就是健康文化,或医学文化。因为文化与生命联到了一起,其普适性和可持续发展是无与伦比的。约 60 家媒体现场直播,当天视众、听众的点击数超过 1000 万人次。

一次学术会议,为何规模如此宏大,反应如此强烈,因为整体整合医学导引的是医学发展第三时代,是将来医学发展的必然方向、必由之路和必定选择。整合医学不只限于医学,不仅研究治病救命,更主要是关乎人类健康。什么是健康?专业有专业的定义,此处无需重述。老百姓认为,没有病就是健康。要没病,有了病就得治病。为了治病人类可没少花钱,也没少花功夫。美国在全世界尤为突出,医疗技术也是最高的。但去年春节,美国发布过一个消息,就是在医院里的死亡,第三死因是医源性死亡,大致每死 10 个病人有 1 个是医源性死亡。中国的情况如何可想而知。我国现在 1 年到医院就诊的病人已超 70 亿人次,与 10 年前比,多了 33 亿人次。病人越来越多、花费越来越多、效果越来越差、原因在哪里?美国、英国、法国、日本包括中国都曾做过病理调查,每个调查都在 1000 例以上,尸检发现病人生前诊断正确者仅为 65%~75%,有 25%~35% 诊断不正确。生前诊断不正确,很难说治疗是正确的。2013 年美国

FDA 发布白皮书，称九大类药品中，疗效最好的是抗抑郁症的药，但在 40% 的病人无效，最差的是抗肿瘤药，在 75% 的病人中无效。有人开过一个极端的玩笑，说有一天全世界的医生突然罢工，有一天全世界的药品突然沉入海底，人类的死亡率将会出现什么变化？在这里，我们没有故意或肆意贬低医学的价值和医生的贡献，但试想，有一条大江决堤，洪水汹涌澎湃，我们是全力全员去抢救千家万户，还是该去堵堤，还是决堤前去治水。

时下很多人讲大健康，英文翻译为 Big Health, Pan Health, Comprehensive Health，我以为健康至少要包括四个全。①全民健康，一个人健康不算健康，假设身边或家庭或社会有人生病，而且是传染病，你健康不了，目前国与国之间只隔一个舱门，舱内在国内，舱外已到国外。②全程健康，一个时段健康不叫健康，有时年轻不注意会导致终身残疾，如抽烟、酗酒。③全身健康，一个器官不健康会致全身器官不健康，要保证身体每一个器官一起老，不要因一个器官受损要了命。④全能健康，要保证生命质量和生活质量，躺在床上或脑子不清楚，生活和生命质量都很差。同样是平均活到 80 岁，中国人只有 59 年为健康生活期，而日本人达到 69 年，我们不能只求活着，要活出质量。

我曾提出防病三观念，即三间健康学：空间健康学、人间健康学、时间健康学。

我曾提出看病三认识，即人类疾病三分之一不治也好，三分之一治也不好，三分之一治了才好。"有病就要治，病是治好的"，这句话不完全对，不要过度夸大医学和医生的作用，要发挥病人的自愈能力，想尽一切办法使"不治也好"不向"治了才好"，甚至"治也不好"的状态发展，对于慢性病要强调带病健康生存的概念。

我曾提出治病三要求，即医生治病一定是三个标准，追求真善美。第一是真，求真务实，说的是科学治病，看什么指标诊断什么病，开什么药治什么病，见什么病开什么刀，但科学方法在医学中是十分局限的，要靠人文来补充，有时微观局部求真了，但对宏观整体并不务实。第二是善，医生对病人的呵护，病人对医生的尊重，二者相依相为，才能获得最佳效果。第三是美，把医术当成艺术来做，医生上班做艺术去了，病人住院享受艺术来了。现在有多少医院，多少医生做到了善与美？善与美才是医学的本质和灵魂，善与美才是人性的体现。如果医生对病人没有做到善与美，那就是忽视了病人作为人的人性，也忽视了自己作为人的人性。如果医生只是用冷冰冰的手术刀或药片给病人治病，使医学失去了温度，那就是在治疗动物。

"防病三观念，看病三认识，治病三要求"，三三得九，其中三里套三，九中套九，"一生二，二生三，三生万物"。医学充满了辩证法，医生面临的因素无限多（Diversity），每一因素又无穷变（Dynamic），两个 D 使医学成混沌状态，博大精深。需要医生有聪明的大脑，勤奋的双腿，灵巧的双手，还要有一颗慈祥的爱心，要做好这些，就需要我们提倡的整体整合医学。

　　2017 年整合医学大会后，整合医学在国际上发生了巨大进展，美国已将精准医学改成了 All of us，即全民整体健康计划。世界卫生组织专门成立了整合医学处。我国十三五健康研究计划的十大领域中，整合医学排在了第六位。国家自然基金委医学部的项目指南连续 7 年倡导优先资助整合医学研究。中国工程院设立了整合医学发展战略重大研究课题。除 6 个全国性整合医学分会外，不少省市，包括上海、江西、云南、甘肃、广东等省相继成立了整合医学分会。医—医、医—药、医—养、医—体、医—护、医—工、医—防、医—心等 10 个全国性整合联盟已经成立，还有医—营（养）、医—数（据）、医—文、医—艺等 15 个全国性整合联盟正在筹建中。2018 年仍在西安召开的"中国整合医学大会"，从规模、质量及影响又将成为一次空前的大会，"贵在整合，难在整合，赢在整合"已成医学各界的共识，必将推动整合医学全速、正确、有序地向纵深发展。有道是"天下医药是一家，生老病死不离她"，这个她就是 HIM。翻译成英文为"One HIM, One World"。

非黑即白与灰
——为《整合医学——理论与实践④》作序

2017 年 12 月 31 日

这已是整合医学第四卷，与第三卷同时面世。还有人在问我医学与科学间的关系。不容置疑，科学本身没有问题，而且在推动医学发展中起了不可磨灭，甚至无与伦比的作用。但人体是一个复杂可变的系统，且与外界交流，还随时间发生变化。医学为之服务，所以是一门极其复杂的学问。其间充满了科学，但还有很多不属于科学，甚至比科学更加重要的成分，如哲学、心理学、人文学等，如果去掉这些知识，只把医学当成科学看，或只用简单人为规定的科学方法研究复杂可变的人体，那会有失偏颇，有懈可及。因为科学在医学中有很大局限性，其不足靠其他相关知识来弥补。

谈到科学，我们想到了牛顿。1665 年，因为鼠疫，他从剑桥大学获得学士学位后，回到家乡住了一年半。在此期间，观察苹果砸到头上，发现了万有引力。回到剑桥大学后他发现了力学的第一、第二和第三定律。按现代人看，这是三个成果，其实不是，它是一个对一个的补充，一个对一个的完善。因为定律随时间、空间也即条件的变化而变，条件一变定律就不成其为定律。难怪乾隆皇帝说"天高地下皆易理"，天底下全是道理，但随条件而变。

库仑是研究微观的，他发现微观世界也不是这样，如氢原子的电磁力，即电子与质子的吸引力是万有引力的 1×10^{39} 倍。这么大的引力，能算过来吗？所以在一个细胞见到一个分子，见到一个抗原，通常代表不了一种疾病，更代表不了一个人。例如近 10 年来，基础研究在组织细胞发现了 15 万个与疾病相关的标志物或靶点，最后验证不足 50 个在临床上有些用处。我们在医学研究中，在临床实践中屡屡失败，原因就在这里，微观代表不了宏观。

马赫是研究宏观的，他发现宏观世界也不是这样，例如太阳对地球的吸引力有多大呢？一根钢缆都要被拉断，这根钢缆的直径多大呢？相当于地球的直径。人生活在地球上，我们的分子、细胞和组织不受此影响吗？当然受！但这么大的引力我们为何体会不到呢？因为我们的身体作为一个整体适应了。

到爱因斯坦，他发现天底下道理太多，归纳一下，对于你我对，对于我他对……总会有一个对，这就是相对论。事物都是相对的对，没有绝对的对。但爱因斯坦发现还有很多看不见摸不着的东西，可它确实存在，世界上的暗物质占了90%以上，看不见就是唯心主义吗？比如现在的量子力学就对万有引力提出了挑战，这里一个量子发生振动，可以引起千里以外若干量子同时振动。这里一只蜜蜂展翅，可引起千里以外一次海啸。不认识的东西不能一概否定不存在，例如眼看见光亮，耳听到声响，手摸到物体。看不见、听不到、摸不到就不存在吗？背后一束 γ 射线照过来，你要否定它的存在，肯定把你照死。但是，爱因斯坦的相对论提出后，听说全世界 8 年只有 12 个人懂，或只有 12 个人赞同。可见一个固化了的脑袋，一个自以为是的脑袋，要改变他的观念有多难。例如，太阳从东方升起，从西方降落，这对吗？其实太阳没动，地球在转，可全世界的人们都还在那样认为，其实是错的。

魏尔啸是杰出的病理学家，他有一个结论错在哪里？他认为人体得病是人体某些组织细胞得了病，没有全身性的疾病，这对吗？这是当时科学的局限性。科赫是伟大的病原学家，霍乱细菌是他发现的，他有一个结论错在哪里？他说人体得病是外来一个病因作用在人体某些局部的结果，人体自己内部没有祸害自己的病因，这对吗？胆固醇高了不是引起冠心病吗？这也是当时科学的局限性。

科赫提出病原学的三条定律可谓名扬四海，被旁征博引。就是要证实二者是否为因果关系：① A 和 B 要同时存在；② 由 A 引起 B；③ A 消失 B 要消失。目前评价论文，包括 CNS 都沿用这三条标准，缺什么就要补试验。但这三条只对外来病因是对的，一个病因引起一种病，如传染病，一种抗生素，一支疫苗，甚至切断一个传播途径就可治愈一种病。但对慢性疾病则不同，如抽烟、喝酒、吃肥肉、精神紧张，既是高血压、冠心病、糖尿病的病因，又是肿瘤的病因，每个病因在其中占多少比例是不同的，而且因人、因地、因时而变。所以，简单的抽样的循证医学方法求平均数、标准差、标准误的方法已分析不出来也得不到正确的结论，必须要大样本的真实世界或模拟真实世界研究才能得出正确的结论。

培根是伟大的哲学家，他有一个问题在哪里？他说科学技术是万能的，无所不能，所有问题都能搞定。其实，科学，包括技术只是天底下的一种方法学或思维方式，一种方法学或思维方式不可能解决天下所有的事情。他说知识就是力量，不是团结才是力量吗？知识不是力量，离力量还有很多中间过程，例如图书馆里装的全是知识，那都是力量吗？不！那是重量，是压迫下一层楼的重量。举个例子，临床遇到一个非常复杂的包块，B超、CT、磁共振、PetCT、三维成像、分子影像能确诊吗？又如难治性癌细胞，我当住院医生时，只有5种抗癌药，现在全世界据说前后已有快1000种抗癌药，药品越多，说明越没有好药。有的抗癌药不但对癌细胞无效，不加点抗癌药癌细胞反而不长了，成瘾了，依赖了。全国整合医学大会开完后，有几个白血病专家观察过这样的病例，都是白血病，都用一种化疗方案，但一组用心理干预，一组不用，结果心理干预那组多活了半年。心理学是科学吗？有人说心理学也叫心理科学，Psychological Sciences，那是心理学问。我认为Sciences指的是学问，Science才是科学。固然，Medical Sciences是医学学问，Medical Science才是医学科学。Agriculture Sciences是农业学问，Agriculture Science才是农业科学。

最后谈到笛卡儿，他是科学方法学的杰出代表，他将科学方法引入医学研究，为我们规定了很多"清规戒律"。老师这样教我，我这样教学生，学生再教学生。对不对？有对的，但错误也很明显。至少有三个方面：一是身心二元论，把身与心分开，这对医学脱离神学起了作用，但一个人的细胞放在体外和体内是一样的吗？不完全一样，从而导致医学界开展了一系列脱离了生命、剥夺了生命的体外研究来代表人体，为何全世界基础医学研究只有约3%的SCI论文对临床有参考价值，其实97%没有参考价值，就属这种纯离体的研究。二是"我识我在"，原话是只有被自己证实了的才承认是真理。于是一个本已成为事实的事实，还花大量时间、大量经费去证实。板蓝根治疗感冒十分有效就是找不到抗病毒的活性成分。又如针灸有效，全世界都认可，但无理，因为找不到经络。找不到经络就是无理吗？如果这种经络是电子流、离子流；或活的有，死了就没有；或瞬间形成，功能完成就消失，你能找到吗？这三条过多少年后，至少有一条正确，说不定三条都正确。因为有效已成事实，至于是否有理是人类现实认识事物的局限性造成的。三是研究人体要像科学一样，把复杂分解到最简单，从最简单开始，得到结果加起来就是整体。于是医学研究人体也从宏观到微观，我们用解剖刀把整体变成了器官，用显微镜把器官变成了细胞，用分子刀把细胞变成了分子，然后游刃在分子之间不能自拔，回不去了。这种研究方法对科学是正确的，就像小孩拼图一样，所有部分拼起来就是一个整体。医学不是这样，所有部分加起来不是一个整体，因为医学的整体一定要有生命，有生命的整体才叫整体，没有生命的整体叫尸体。

世界上至少有三个重要的球形体与人体及生命相关。宏观是太阳，介观是地球，微观是细胞。西医站在地球上，用显微镜观察细胞，越细越好，但把自己作为一个整体忘了。中医用望远镜看太阳，越大越好，但忘记了自己是由细胞分子组成的，也把自己作为一个整体忘了。更主要的是人站在地球上，人不动地球在动，地球转一圈我们叫一天，地球围着太阳转一圈，我们叫一年。所以人体未动，地球在动。人体整体未动，但内部心脏、呼吸、消化、血液在动，所以在1个小时前拿到一个指标，不能作为1个小时后治病的绝对根据。

科学是两个因素在最短时间内得到的结果，只要条件不变放之四海而皆准。而医学是发现一条规律，例如链霉素治疗结核病，但放到不同人、不同地、不同时间，效果不一样。科学，白就是白，黑就是黑，非黑即白，黑白分明；医学是白中有黑，黑中有白，我们工作在灰色区域。科学只有Yes或No两种结果，即0或100%，而医学是在0至100%中间找可能性，任何可能性都可以存在，如果这种可能性＞50%，我们叫有意思；＜50%我们叫没意思；正好50%我们问啥意思？所以科学只有一种可能性，而医学有100种可能性，还有0.1%、0.01%，也可能有1000种，10 000种，甚至无穷大的可能性。其他科学领域不需求P值，而医学必须求P值，也就是求可能性。所以，医学老是出现例外和意外，客观地讲，什么是好医生，一个能处理例外和意外的医生才是好医生。

科学研究的是物，医学研究的是人。人和物什么区别，物是简单的，人是复杂的；物是静止的，人是可变的；物不能再生，人可以再生；物没有灵魂，人有思想。所以，把简单的人为规定的科学方法放到复杂可变的人体研究及临床实践是会遇到问题的，我们反对用科学方法做医学研究，但必须正视由此获得的结果。

科学是不断地否定自己，到头来一生只剩一个最好。医学是不断地肯定自己，医生通过实践而经验越积越多。科学是选哪种办法治疗病人，医学考虑病人需用哪种疗法。

HIPIT

——为《胰腺整合介入治疗学》作序

2018 年 1 月 10 日

　　关于消化系统器官的专著，无论是食管、胃、肝、肠还是腹膜的疾病，我曾为其作过若干次序。一般来说不很困难，唯独对胰腺的专著，我时常发怵。记忆中有两本专著，分别由李兆申教授和郭晓忠教授写的，我给他们写完后不仅读者不叫好，自己也觉不满意。

　　因为，胰腺在人体中是一个非常复杂的器官。说其复杂，不指结构而指功能。身体离不开它，生命离不了它。都听说过人工肺、人工心、人工肝、人工肾等，但听说过人工胰吗？肯定没有。我们也许能够模拟其中的部分功能，如用消化酶助消化，用胰岛素降血糖。但真要完全模拟胰腺功能，很难做到，至少现在还做不到。特别是这个器官长了肿瘤，生存期很短、痛苦极大，其与人体其他器官的肿瘤有本质不同，所以治疗起来十分棘手。总而言之，从事胰腺的诊断，特别是治疗是很困难的。少人敢碰，是一块人人皆知的硬骨头。

　　目前的治疗方法依然是用现存药品或技术对病人实施相对姑息的治疗。胰腺疾病无论是良性或恶性，急性或慢性，单一学科难以完全承担相关治疗，需要多学科、多专业、多中心整合治疗，对急性胰腺炎和胰腺晚期肿瘤尤其如此。问题是现在普遍存在专业过度细化（Over Specialization），专科过度细划（Over Division）和医学知识碎片化（Fragmented Knowledge），我将其称之为"O$_2$F$_1$"，严重影响胰腺疾病的诊疗及其效果，妨碍胰腺疾病治疗的进步。包括现在泛称的 MDT 模式也难以真正满足胰腺疾病的治疗。单打独斗不行，叫几个人聚在一起可能也不行。如何将有效的诊治手段从专业机制上、管理从体制上加以有机整合，从病人整体出发，从病情整体出发，设计并实施有的放矢的整合方案，这就是近年我们提倡的整体整合医学（Holistic Integrative Medicine, HIM），简称整合医学的概念。

　　李茂全团队从事胰腺病介入治疗已有 30 年。在漫长探索过程中，紧紧围绕提高病人生存期和生存质量，开展了大量的基础研究和临床探索，积累了丰富的临床经验。写成了这本《胰腺整合介入治疗学》（Holistic Integrative Pancreatic Intervention Therapy, HIPIT），不仅对介入专科有重要指导作用，对消化内外科及其他领域从事微创治疗的医生也有重要参考价值。特推荐给相关学者。胰腺的进展慢，胰腺的事不好做，但总是要有人做。需要在做中提出问题，在做中总结经验，在做中迈向前方。

那一年
我在工程院

卷 八

回眸 2017

2018 年 2 月 26 日

2017 年是党的十九大胜利召开之年，是全面开启新时代、全力迈入新征程的一年。在党中央和国务院的坚强领导下，院党组带领班子一行人认真学习新思想，全面贯彻新理念，努力做好新开篇。现就我个人一年来的工作学习情况做一总结。

一、认真学习十九大，全面贯彻新思想

政治理论学习是做好一切工作的前提和保证。一年来，在坚持做好"两学一做"学习教育常态化制度化的基础上，重点做好学习贯彻党的十九大精神，特别是认真学习、全面领会习近平新时代中国特色社会主义思想。牢固树立"四个意识"，坚定"四个自信"，做到"四个服从"，坚决维护习近平总书记在党中央和全党的核心地位、维护党中央权威和集中统一领导，自觉在思想上、政治上、行动上同以习近平同志为核心的党中央保持高度一致。虽然原原本本温习了党的十九大报告全文和新《党章》，认真学习了《中共中央政治局关于加强和维护党中央集中统一领导的若干规定》《中共中央政治局贯彻落实中央八项规定实施细则》，以及习近平总书记在中共中央政治局民主生活会上的重要讲话，但我也深刻认识到学习的广度和深度还不够，转化实践能力还不足。下一步，我将抓住 3 月份省部级领导干部学习十九大精神轮训班的好机会，全脱产上好每一课，全面、系统、准确地领会和掌握习近平新时代中国特色社会主义思想，加强转化应用到实际工作中的能力。

二、践行整合医学理念，落实健康中国战略

习总书记在 2016 年全国卫生与健康大会上强调，没有全民健康就没有全面小康，要把人民健康放在优先发展的战略地位。党的十九大报告中明确将"健康中国"上升为国家战略。整体整合医学简称整合医学，是由中国学者独立思考并在国际上率先提出的全新医学发展理念，旨在解决现代医学专业细化、专

科细划、知识碎片化的弊端，真正贯彻落实大卫生观和大健康观，是助力健康中国建设的有利抓手。一年来，我不仅带头宣讲和倡导整合医学，而且召集并会同众多院士，特别是医药卫生学部的院士们，群策群力，联合攻关，推动整合医学在国内的广泛实践。2017年，中国抗癌协会整合肿瘤学分会、中华预防医学会整合预防医学分会、中国医药教育协会整合医学教育分会相继成立。截至目前，全国已有6个国家级和5个省级的整合医学学术组织，另有10所高校成立了整合医学研究院或整合药学研究院。在我和其他多名院士的参与推动下，全国已成立多个致力于整合医学发展的联盟，如中国整合医学院联盟、中国整合药学联盟、中国医养整合联盟、中国医护整合联盟、中国医体整合联盟、中国医工整合联盟等。本年度我亲自筹划组织了两个大型的整合医学会议。4月29日在西安召开的"2017中国整合医学大会"和11月5日在重庆召开的"2017中国整合医学教育论坛"，都取得了广泛的影响和良好的效益。在我们的建议下，科技部发布的《"十三五"卫生与健康科技创新专项规划》中，明确将"加强整合医学研究"写入十三五规划的重点任务中。中国工程院正式批准"整合医学战略研究（2035）"作为院重大咨询研究项目立项，由我担任项目负责人。

三、着力基层老区院士行，打好精准扶贫攻坚战

这一年，在按质按量完成常规工作的基础上，我将一部分精力抽出来，重点放在帮扶基层和老区的医疗单位上，及时把党的关怀和温暖带到基层老区，把广大院士专家的智慧和资源用到基层老区，以实际行动响应和做好精准扶贫工作。自2013年以来，每年的八一建军节期间，我带领全国医学博士专家团开展"情系西北，惠及百姓"的基层义诊活动，深入到西北地区15个贫困县市开展医疗扶贫，今年是在甘肃省夏河县。通过教学查房、专题讲座、指导手术、健康宣教等方式提升基层医疗水平，建立帮带联系，受到当地人民群众和医务人员的广泛好评。该项活动中，所有专家的交通费和住宿费均自理，所有服务不索取任何报酬。又如我所在的军队单位空军军医大学西京消化病医院，在国家临床医学研究中心布局下，我们在全国30个省建立了150多个分中心，重点针对医疗资源匮乏、技术水平落后的地级市，还在贵州毕节和陕西延安等地建立了院士工作站。2017年，我亲自赴毕节和延安进行帮扶，邀请对方多批次到西安参加培训进修和学术会议，开通了多地实时联网互动的远程会诊和教学网络视频系统。延安院士工作站被中国科协表彰为年度优秀院士工作站。

四、"四聚五合"促学术，"三要五量"抓出版

今年是我分管学术出版工作的第 8 个年头。在学术出版委员会的带领下，全年继续沿用"2-2-7"格局，办好工程院牵头主办的各类学术会议，即每年办 20 场国际工程科技发展战略高端论坛、20 场中国工程科技论坛、70 场学部学术活动。为提高学术质量，加强"四聚"策略的运用，即聚焦方向、聚集力量、聚合方式、聚变成果；为扩大学术影响，推动"五合"机制的转化，即学术活动要求各学部间相整合，与咨询工作相配合，与院地协作相联合，与人才培养相结合，与科普活动相融合。中国工程科技论坛截至 2017 年底已举办 263 场，业已成为国内工程科技界响亮的学术会议品牌，为广大科技工作者提供了一个交流切磋的平台，院士们的申报积极性非常之高。

对于出版工作，主要抓"1+9+1"院刊群的建设工作，即办好 1 本英文主刊 *Engineering* 和 9 本英文分刊，后者正好分布在工程院的 9 个学部，还有 1 本《中国工程科学》。为提升院刊的国际影响力，壮大工程院学术出版的成果，继续加强"三要五量"办刊策略的推进和落实，即"看别人的 GPS，要走自己的路；守共同的交通规则，要弯道超车；盯远方的终极目标，要步步为营"，同时进一步聚集力量、扩大稿量、增加刊量、办出质量、提高销量。5 月，我们在武汉召开了第 5 届院刊发展研讨会，通过对《机械工程前沿（英文）》和《工程管理前沿（英文）》两本院刊的办刊经验交流，集中各方智慧和力量，整体推动"1+9+1"院刊群的发展。通过一年来的不懈努力，今年又新增 3 本院刊被 SCI 数据库收录。截至 2017 年底，共有 7 本院刊进入 SCI 数据库，包括主刊 *Engineering*，标志着院刊群的建设取得了阶段性的突破，充分发挥了国家高端智库的学术引领作用。

五、外事三则谋大成，巡视反馈促整改

外交无小事，在院党组的正确领导下，我对分管的外事工作坚持高标准、严要求，力争稳中求进。我和国际合作局的同志们一起总结经验，提出"深谋远虑，抓大放小，出声显影"的外事三则，省略讲叫谋大成。一年来，美国工程院院长、德国工程院院长、加拿大工程院前院长相继访问中国工程院，不断深化双边合作交流。我们还加强了与联合国教科文组织、国际工程与技术科学院理事会（CAETS）等国际组织的深度合作，提升了中国工程院的国际地位和战略影响力。11 月，我率团赴法国安纳西参加并主持第七届中法医学研讨会，将中国工程院与法国医学科学院这一合作项目形成品牌，每年一届，由中、法两国轮

流主办，促进了两国医学研究的创新发展。

针对去年巡视组指出的外事接待工作中存在个别超标问题，本年度院党组高度重视，我会同国际合作局的同志们修订了外事接待的工作细则，从规格标准、经费审批、出席人员等方面加强了严格管理，有效地杜绝了各种不良现象的发生，今后要继续加强制度管人和制度管事。

六、严守政治纪律，严格廉洁自律

2017 年是院士增选年，也是院士制度改革的关键年。我坚决落实中央八项规定精神，坚定维护以习近平同志为核心的党中央权威和集中统一领导，认真执行新形势下党内政治生活若干准则，不断提高政治站位、政治觉悟，自觉增强政治定力、政治担当。特别是在院士增选过程中，能够带头坚持公平公正原则，努力营造风清气正的增选环境。对于院士制度改革，我坚决拥护中央的决定。为了解广大院士的思想情况，及时准确地传达好中央指示精神，我还专门组织在京部分院士代表召开了座谈会，为他们答疑解惑，以期统一认识，同时也将广大院士的建议和意见汇总后向院里上报。

另外，我带领院机关同志们经过多方协调和不懈努力，在全国各大医疗机构建立了院士就医和保健的绿色通道，并坚持开展医疗保健系列报告会，目前已达 44 场，受到广大院士的好评。

回顾一年的工作和表现，虽然我认真履行了岗位职责，充分发挥了党员干部的职能作用，但也要注意克服有时工作中的急躁情绪，注意分管工作与院里整体部署的协调性。

屈指数来，我在工程院领导岗位上履职只剩 3 个月了，越到后头越要严格要求自己，善始善终，不仅要站好最后一班岗，更要以主人翁的精神投入到各项工作中去，为后来者留下一片"绿水青山"。

过于关注微观，医学或将走偏
2018 年 3 月 2 日

2017 年，《经济参考报》记者专访中国工程院时任副院长樊代明院士。在采访中，樊院士深刻分析了现代医学的弊端，并在有效借鉴中医药思想精髓的基础上，阐述了他倡导的"整体整合医学"（简称"整合医学"）的构想。

时隔一年，《经济参考报》记者再次走进樊院士的办公室，畅聊整合医学发展之路。他指出，"三间健康学"理念和实践有助于整合医学的发展。他强调，忽视人作为一个整体在自然、社会中的存在及其随时间的变化，过于关注人体内微观物质研究的趋势，如果不加以遏制后者，医学发展方向可能会走偏。

面对《经济参考报》，樊院士首次系统简述了"三间健康学"的内涵及其对现代医学发展的意义，以及对政策制定、人才培养等方面影响的思考。

"三间健康学"理念有助于整合医学体系的重构

记　者："三间健康学"的含义是什么？

樊代明："三间健康学"即空间健康学、人间健康学和时间健康学，三者均以人为根本，考虑了影响人类健康的内部、外部和时间三个方面的重要因素。

"空间"是人与自然、社会所构成的整体，反映人与外部环境之间的相互作用，人无法离开自然和社会而单独存在。人离不开自然，天冷了加几件衣服，天热了脱几件衣服，反其道而行之受损的是谁？人吸入氧气，呼出二氧化碳，植物正好相反，于是交换，反其道而行之，受损的又是谁？找再好的医生吃再好的药也没用。人也离不开社会，"孤居寡食，不是兽就是神，绝对不是人"。要建立和谐的人际环境，这有益于健康。人与人之间老是相互设防，相互敌视，甚至相互攻击，对别人不好，对自己的健康更不好。

"人间"是指人作为一个整体，由分子、细胞、组织、器官等不同层次构成，共同形成有机复杂的"内部状态"。从另一角度看,"人间"反映出了生命存在的基础:物质、信息和能量。前者组成结构,后二者表现为功能;前者在中医叫形,后二者在中医称"神",即功能。物质是构成生命基础的基础,信息是物质与物质之间的联系,能量是物质与物质之间反应的结果。有物质才有生命,但并不是"有物质就有生命"。人活着的时候有物质有生命,但去世后,所有物质依旧存在,失去的是什么?失去的是生命,失去的是传递信息和产能耗能的能力。

有些物质是能看到的,或用精密仪器能测到的,但多数物质是看不到测不到的。看不到测不到不等于不存在。暗物质占了世界的90%以上,你能看到测到吗?信息和能量多数是看不到测不到的,而且瞬间变化。信息和能量才是生命的本质,医生抢救的是这个,而不是把几块组织缝起来就有一个生命。

"时间"则关注"人间""空间"随时间变化而发生的改变,其中也蕴含着人与环境随时间变化而产生的周期性活动。在医学中引进时间概念十分重要。一根水管放在那里,是什么状态就是什么状态,水管破了会一直漏水。但人体不是,生命不是。人体血管会发生变化。血管破了,机体会主动封堵,生命依然存在。如果机体失去了这种能力,医生即使把血管缝合好了,可能得到的不是一个活生生的人,只是一具尸体! 生命这种随时间变化的性质,不仅表现在人体,在植物动物身上也是这样。向日葵围着太阳转;含羞草白天关,晚上开;睡莲是白天开,晚上关。无论是兰州的杨柳或郑州的杨柳,都是三月份生枝发芽。很多深海鱼都是那几天游到长江口产卵。

人体在 24 小时或 12 时辰中会发生变化,中午 12 点叫午时,生命力最强,晚上 12 点叫子时,生命力最弱。"子午流注"即子午规律,中医 1000 多年前就发现了。生命的周期变化同样适用于我们的保健康复,也适用于医生看病治病。什么病情适合什么时候手术,什么药品适合什么时候治什么病,这都要考虑。

记　者:"三间健康学"对现有的医学体系会产生怎样的影响?

樊代明:"三间健康学"理念会对新医学体系的重构产生重要作用。

我们现在所持的医学观,是生物医学观和单一的科学医学观。在这种思想的影响下,我们过多地强调了生命的物质组成,忽略了生命的功能表现,总是试图去寻找物质。我们用解剖刀把整体变成了器官,用显微镜把器官变成了细胞,再用分子刀把细胞变成了分子,然后游刃在分子之间不能自拔。

不可否认的是,分子在某种程度上能够反映人在某一时刻的状态,但在用于研究病人情况、研究治疗方法时,不能忽视物质与能量和信息间不可分割的关系及其随时间变化而变化的客观事实。任何事物都要有一个度,超越了自然存在的层面就会脱离实际。近几十年诺贝尔生理学或医学奖，几乎全部颁给了做分子研究的科学家，而对研究人体整体、研究及拯救生命本身的医学家重视不够。最近几十年，很少有像阿司匹林这种具有多种药效功能、经年不衰的药物出现。有很多药品上市时名噪一时，却因对重要器官有毒性作用纷纷撤市。这种过于关注微观物质研究的趋势，如果不加以遏制，医学发展方向可能会走偏。

医学应该是对病人"整体健康"的呵护，不能脱离人体本身的整体关系，不能忽略"人"与"天"的关系，不能忽略人体内部局部与整体的关系，不能忽视人体随时间变化的关系，概而言之，不能忽略"三间"，我们需要的是一种整体整合的观念。过于微观的、局部的、瞬时的、个体的研究及其结果，如果与医学的本质不符，就难以直接、正确、长期地指导临床实践。

我们常说"因地制宜""因人制宜""因时制宜"，这也是"三间健康学"蕴含的思想。这个思想在某种程度上与中医倡导的宏观的、间接的"天人合一"有相似之处，不过，"三间健康学"有其微观和直接的科学证据支撑和支持，因而是对中医更进一步的诠释、完善和补充。中医的"天人合一"是一种宏观的、抽象的说法，就是人与自然、社会之间的关系，但"三间健康学"还有分子、微观为基础的生物学层面的大量知识作为支撑，有能量、信息与物质三位一体作为基础。

药品"一致性评价"：忽略了人的"异质性"

记　者：根据三间健康学，治病要"因人制宜"，药品是治疗疾病的重要手段，药品是否也要"因人制宜"？现在强调的药品"一致性评价"是否合适？

樊代明：在药品研究和临床用药中需要充分理解三间健康学，特别是人间健康学的重要性。现在临床应用西药，多数只是在用药剂量上能做到因人而异，目前在用药种类和性质上还远未做到因人而异，问题根源在于药物最初评价时追求的观察对象要"一致性或均质性"。其实，人体具有明显的异质性，这是我们在"人间健康学"中所强调的。世间没有完全相同的两个人。即便是两个看起来很像的人，在医学上的差异，特别是在发病中，即便是同一种病也是"天壤之别"。没有经验的医生是把患同一种病的不同的人看成同一个病人，高明的医生则是将其看成不同的病人。药品如果本身要求极端"一致性"，就是用同一个标准在同一类人中评估出来的，即对于不同的病人，在疾病的不同阶段，接受不同的医生诊治，用药会有不同的效果。

目前沿用的药品"一致性"评价，恰恰忽略了人的"异质性"，忽略了三间健康学中重要的观念，必然存在问题，可以从两方面来看。

在药品研发过程中，药企是从抽样病人的研究开始的：找到病人中多数人的致病原因，据此研究"解药"，其实在少数抽样病人研究出来的"解药"并不适于"大多数"人，而且往往是对疾病某个特定时间点疾病状态的研究，对随后疾病的变化及其结果的考虑不多。

一致性评价过程通常是选择一组特定人群，设定一套人为的观察标准，只追求有效或无效两种答案，非黑即白。通常是在很小的一部分患者群内进行，样本的选择对于结果至关重要，往往是抽样决定结果。无论样本如何选择，最终结果又是如何，这一小部分人群，始终无法完全反映所有病人的情况，更不能反映药物在不同人体内千变万化的过程，所以在临床用药实践中，不是出现例外就是出现意外。

一致性评价并不意味着药品对所有病人都有效；反之，经过临床研究通不过的药品，也不代表药品对任何病人都无效。

记　者：根据"三间健康学"，什么样的药品评价方法才是最合理的？

樊代明：我提出过"反向医学研究"，叫 Retro Medical Research（RMR），今后我会全面介绍。我也赞同国外近年提出的真实世界研究（Real World Study），只有真实世界研究，才能做到覆盖所有样本、所有可能。这种研究方式，可以有效避免抽样过程中人为因素的干扰。

但是，应用于真实世界研究的药物必须满足三个条件：无毒、不会致畸、不能致癌。

"老药新用"是当前药物研究的一大方向，同时也是"真实世界研究"的一个实例。藿香正气液常被用于治疗呕吐泄泻，水土不服，但在使用这个药的过程中，我们还发现，它外用对治疗小儿痱子效果很好，有的用于洗头止痒也很有效果。

进行真实世界研究，才会保证和促进未来真正的药学事业。哪怕最终只对10%的人有效，也有很大意义，因为这实际应用中见效的10%，很有可能是被药品一致性评价所"抛弃"的人群。

除了藿香正气液这类"老药新用"之外，一些药品的"副作用"，也不乏被"扶正"成为"正作用"的案例。例如"伟哥"，本来是被研究用于降血压，但发现其正作用不好，有很重的副作用，正是这种副作用，恰恰能用于治疗男性性功能障碍！这叫歪打正着，"有心栽花花不开，无心插柳柳成荫"。

此外，对于药品的研究，还需要关注"间接作用"。板蓝根治感冒很好，目前并没有观测到药物直接作用于感冒病毒，很可能是板蓝根影响了病毒生存的环境，或间接增强了机体的抗病毒能力，从而治愈了感冒。

医学人才培养：亟须强化"三间健康学"观念

记　者: 说到医疗,药品只是重点之一,最核心的还是医生。对于医生的培养,"三间健康学"的提出,有什么重要意义?

樊代明: 医学教育中,亟须加强"三间健康学"的观念。

教育传承是医学发展中的重要环节,但现在的医学教学模式存在问题。正如前面所说的,目前我们对于医学的研究局限在很小的范围,只谈分子、只谈器官的不在少数。医生,包括一些年长的医生,最多能在自己的三级或四级分科中胜任工作,这都不能称为真正的医学。

现在对医学生的培养,同时存在两个 O,一个 F,合起来叫 O_2F_1。即 Over specialization（专业过度细化）,Over Division（专科过度细划）和 Fragmented Knowledge（医学知识碎片化）。而且,整天沉溺在狭小专业,狭小专科范围内,对碎片化的知识死记硬背,"两耳不闻窗外事,一心只读圣贤书"的思维,这种医学教育或医学研究对医学实践并不合适。"三间健康学","物质、信息、能量"是生命存在的基础,并与体外环境不断交流,它们之间的有机联系决定了人不能脱离"窗外事"。

我们不能只沉溺在微观世界孤芳自赏,游离在分子之间左右逢源,写了大量的论文,却与治病无关,传统的生理学快土崩瓦解,经典的病理学已摇摇欲坠,大体解剖后继乏人,大内科大外科不复存在,医学人文体无完肤,基础临床隔河相望! 医生的培养离科学越来越近,但离医学越来越远,离病人越来越远,本来应该恩人般的医患关系,现在成了仇人。这样的现状不改行吗?

《黄帝内经》只用30%左右的篇幅写医学,70%左右写哲学、人文、社会、阐述四季变化等与人体健康各方面的知识,这在一定程度上考虑到了"三间"的关系。通过全面学习,而不只是生物知识学习培养起来的医生,面对的不是没有温度的课本,更不是冷冰冰的医疗器械,这些医生是"活生生"的医生,也能够面对活生生的病人,能给病人看病,而且能治好病了的人。

"三间健康学"是对现代医学思想的完善和补充

记　者: 是否可以认为,"三间健康学"是对现代主流医学思想的颠覆?

樊代明：我喜欢用完善和补充。例如，现代医学流行的靶点论，一个地方有问题，就针对这一个靶点，几个地方有问题就针对那几个靶点。这种线性、单元、直接、简单的思维方式，缺少整体观，或者只停留在物质层面上是有问题的。

例如，身体上 A、B 两个部位，它们之间不仅有结构联系，重要的是有能量和信息联系。有时甚至没有结构联系，也有能量信息的联系。如果 A 部位出了问题，只在 A 部位治疗，很可能治不好或治好又复发了；但在没有什么问题的 B 部位进行治疗，反而很可能通过把能量与信息传递到 A 部位，结果治好了病。

这与中医五行相生相克理论有共通之处。例如，肺有问题，有时从调脾胃入手效果会很好。脾属土，肺属金，土生金，"土好了，里面的矿物质才会好"。

还有治疗凝血过慢这个病。身体某部位出血了，凝血时间长短取决于出血速度和凝血速度的差值。传统治疗是加强凝血功能，以达到抑制出血的效果。但有的中药，可能并不促进凝血，但能降低出血速度，同样也能加快凝血。这个例子也有整体观在其中，不是简单、线性地死盯着一个靶点。

科学是常常注重极端的结果，要么高要么低，要么长要么短，要么快要么慢……但医学是折中思维，先在高低之间、长短之间、快慢之间找平衡，找到平衡以后，如果高就往下调，低就往上走，所以它追求的是中间这个状态，其中的可能性无穷大，而不只是高点与低点这两种状态。科学是 100% 和 0，是两个确定的点，而医学是 0 到 100% 之间的过程，其中的可能性很多，甚至是无穷大。所以，老是出现例外和意外，真正的好医生是能处理例外和意外的医生。你说医学有多复杂！哪能用简单、线性的思维来看待！

因此，打破或改变现代医学的传统思维定式，就是"三间健康学"的最大价值。这是由"三间健康学"的本质决定的：我们的身体内部是一个复杂多变的环境，这个环境受到外界环境的影响，也受到时间的影响。在这样一个大变化的过程中，没有一成不变的医学标准。这种变化的标准在哪里？在医生的脑子中和经验中！

记　者：看来，"三间健康学"对现代医学发展而言，的确意义重大。

樊代明：再举几个例子来说明"三间健康学"的重要价值。比如说，我们在研究中发现一种治疗溃疡的药，动物实验效果非常之好，结果用到人身上没有作用。为什么？因为做实验的动物本身是健康的，只是人为地用醋酸做成一个溃疡。所以治疗时只要把溃疡面填起来就行了。

但人的实际情况完全不同，要复杂得多。有的溃疡是病人整体不健康、太累导致的，原先溃疡的地方虽然治好了，但导致溃疡出现的物质、信息和能量还在，所以往往会出现这样的情况：只要把药停了，溃疡就回来了，或者这个地方溃疡治好了，其他地方又出现了。

有些溃疡是因为病人全身长期受冷引起的，如果不改变外部寒冷的环境，只在人体上怎么治，效果都不会好。

还有，有些溃疡是心理因素引起的，治疗时情绪上、心理上或者人际关系、社会压力方面的问题没解决，结果溃疡是治好了，但病人却跳楼了。这是"人间健康学"的内涵，在治疗局部的时候，要想到它和全身心的关系，甚至和整个外部环境的关系。

有的人走路有点跛，可能是下肢某个血管被血栓部分堵塞了。治疗时可以把血管的堵塞点溶栓打通，但这么做，却打破了他原本形成的平衡，可能导致其他地方的血管又发生堵塞，甚至可能出现心肌梗死，健康状况反而更加恶化。

因此，从"三间健康学"的角度看，现行的医学人才教育政策与制度必须改。最重要的，要改两点。

一是要切实改变专业过度细化、专科过度细化、医学知识碎片化的教育现状。过去医学知识少，不够用。现在医学研究数据大，证据多，如果不加以整合，知识同样不够用，因为碎片化的知识不能形成作用。如果医学人才缺乏整体观，加上专科细化、专业细划与知识碎片化，很难真正满足人类健康需求。

二是要强化医学人才"真善美"三个层面上的综合培养，而不只是科学或医学知识的机械灌输。

医学的真、善、美三个层次

记　者：医学人才培养制度的调整，我们能够理解。那如何理解真、善、美三个层面上的医学人才培养？

樊代明：这是与"三间健康学"高度相关的另一问题。我们一直强调，医学知识教育要全面，至少应有三个层次，即真、善、美。社会学是"三间健康学"中的重要组成部分，涉及哲学、心理、人文等多方面知识。医学只依靠生物科学技术不够，单一的生物科学知识会造成医学的局限性越来越大，无法治疗的疾病也会越来越多。因为科学知识在医学中有很大局限性，科学方法解决不了医学的所有问题。解决现代医学的这个局限性，要靠人文来补充、平衡。具体而言：

第一层次是真，即求真务实。用一种药治一种病，能治愈所有这类病人吗？看什么指标，诊断什么病，能确诊所有这类病人吗？不能！有的人指标全部正常，但就是不舒服，对于这种情况，医生不能说"你所有指标正常，凭什么不舒服"。有的人很多指标异常，但他还能跑能跳，生活娱乐不受影响，那医生也不能说"你所有指标都不正常，凭啥舒服"。

科学是求真的，但不一定都在务实。局部真了，整体却不一定实。在现实中，不乏这样的案例：病人体内的致病因子消除了，病灶治好了，但人却不行了。所以，医学的第一个层次是求真务实，既要求真，但更要实实在在的效果，要把病人真正治好。

第二层次是善。医学上表现出来的善，就是医生对病人的耐心、理解、呵护和尊重。"善"的作用千万不可小视，它本身不仅可以治病，也可以防病。"有时治愈，经常关怀，总是安慰"——一两千年前医学先驱们的告诫和教诲，从某种程度上说，就是一种"善"的体现。当医生的同道，千万要记住，"善"是可以治病的，"良言一句三冬暖，恶语伤人六月寒"。当然，这是医生对病人的善，其实病人对医生也要善，就是信任与尊重，病人对医生的善可以增强医生对病人的善，这叫"给人玫瑰，手留余香"。

第三层次是美，要把医术当成艺术。诊病治病有艺术性，是一名优秀大夫的本领。最近我写过一篇文章《百米长廊的遐想》，病人被推进手术室，通常要经过一百米左右的长廊。一百个病人，一百个想法；一百个医生，也有一百个想法。只有他们相互的想法合拍了，才能达到最佳治疗效果。

例如一个老板，要进手术室了，他会想什么？第一个想法，我马上要进去了，谁知道还能不能出来？早知今日何必当初，那么拼为了啥？第二个想法，我还有点私房钱没告诉太太。要不要告诉她呢？不告诉她要是出不来，钱不成了银行的？告诉她我出来了，又咋办？第三个想法，我还没给医生送红包，谁知道他动刀是快切还是慢切？长切还是短切？徒弟切还是他自己切？

对此，医生有多少种想法我不知道。但医生应该怎么想？我可以告诉大家。首先对病人第一个想法，医生说要恭喜你，因为你这一刀早晚要挨，早挨比晚挨好，你前半生挣够了治病的钱，能把病治好，所以要恭喜你。

第二个想法，你有点私房钱？害怕无法走下手术台？这样，你写封信放在我这里，装有银行账号密码。"那我出不来钱不成了你的吗？"你告诉太太我这有你一封信，万一有闪失，到我这儿来拿。你要是出来了，我把这封信还给你。"那我太太问你要怎么办？"你可以再写一封信，内容是"I love you"。我把这封信交给你太太。这就是医生的艺术！万一太太知道了两封信的事，医生还可以开导她：你老公面临生死时，想到的是把钱交给你，还不够吗？

针对第三个想法，你担心还没给医生送红包？我告诉你，我们医生不需要这个。我们医生缺的是朋友，你把生命交给我，我俩成了生死朋友，请你相信我！如果我万一有闪失，请在奈何桥边等着我；如果手术成功了，我们两个手牵手，大千世界潇洒走一走。

如果病人和大夫这么想，手术成功的概率会不会最高？手术完成后，病人是不是恢复得最好？

所以，求真务实，只是医生的起点，做到善与美，才是医学的本质和灵魂，是人性的体现。如果一个医生没有做到善与美，那就是忽视了病人和自己作为人的人性，那就只是在用冷冰冰的手术刀和药片治"病"，使医学失去了温度，那就不是在治"人"，而是在治动物。"三间健康学"，就是要把医学回归到治"人"的本意上来，回归到在空间、人间、时间三个维度上，回归到人的生命状态与平衡上来。

大力推进整合医学，力促健康中国战略实施

——向十三届全国人大提出的建议

2018 年 3 月 11 日

习近平总书记强调，没有全民健康，就没有全面小康。他指出，要把人民健康放在优先发展的战略地位。党的十九大报告再次明确了大健康观的核心要义，并将实施健康中国战略提升到国家战略高度。我们认为，大力推进整合医学对实现健康中国的伟大目标具有重要战略意义。

一、整合医学的产生背景

现代医学为人类健康和社会发展做出了巨大贡献。但随着自然、社会、环境的急剧变化，人类疾病谱发生了广泛深刻的改变，使医学研究和实践变得空前复杂。加之人类对生存、长寿、健康的不断追求，目前的医学实践又出现专科和专业的过度细化及医学知识的碎片化，"头痛医头、脚痛治脚"、把病人"分开来治"的现象越发凸显。存在类似问题的美国，医源性死亡已成为医院死亡病例的第三死因。医生越来越累，药品越用越多，医院越开越多，投入越来越大，但病人却越治越多。统计数据显示，2017 年我国年诊疗病人次数达 81.0 亿人次，较 2007 年的 33.32 亿人次增加了 143.10%，10 年净增 47.68 亿人次。现代医学遇到了前所未有的挑战，已陷入自身难以摆脱的困境。在此背景下，整合医学应运而生。

整合医学全称"整体整合医学（Holistic Integrative Medicine，HIM）"，是从人的整体出发，将医学各领域最先进的理论知识和临床各专科最有效的实践经验分别加以有机整合，并根据社会、环境、心理的实际情况进行修正、调整，使之成为更加符合、更加适合人体健康和疾病诊疗的新的医学知识体系。整合医学与当前世界上流行的全科医学、转化医学、循证医学和精准医学等医学模式及中国传统的中医学模式有密切联系，但更有本质区别。整合医学的理论基础是从整体观、整合观和医学观出发，将人视为一个整体，并将人放在更大的整体中（包括自然、社会、心理等）考察，将医学研究发现的数据和证据还原

成事实，把在临床实践中获得的知识和认识转化成经验，将在健康探索中创造的技术和艺术凝练成医术，在事实、经验和医术层面来回实践，从而形成整体整合医学。

二、整合医学发展现状

整合医学的概念由中国学者首先提出，不到 10 年时间，在国内（包括国际上）引起强烈反响，为越来越多的国内外同行所认同，也引起广大非医务工作者的共鸣。已有大量探索性的文章在国内外发表，学界进行了广泛的理论探讨和有益的临床实践。中国医师协会、中国研究型医院学会、中国医学教育学会等 6 个全国性学会或协会相继成立了整合医学分会，若干省市也已经成立或正在筹备整合医学学会。南京中医药大学、广东药科大学等 8 所中、西医学高校先后成立了整合医学研究院或整合药学研究院，部分院校正在进行整合医学探索性教学。全国性医—药整合、医—工整合、医—体整合、医—护整合、医—养整合等 7 个联盟相继成立，另有 8 个联盟正在筹建之中。全国性整合医学教育平台 HIM.com 已启动并运行 3 年，受到近百万医生的关注。具有整合医学特点的全国高等医学院校"医学电子教材"已出版并在数十所大学试用。"2017 中国整合医学教育论坛"在重庆成功召开，特别是 2017 年在西安召开的"第二届中国整合医学大会"，14 000 余位专家、学者参会，其中院士 52 名、高校校长 157 名、医院院长 2000 余名，其规模、水平及影响在医学大会历史上是空前的。国家自然科学基金委医学部连续 7 年在项目指南中将整合医学列为重点支持的研究方向之一。科技部发布的《"十三五"卫生与健康科技创新专项规划》，明确将整合医学写入十三五规划的重点任务中。

近期，美国政府用"All of Us Research Program"，即"全民健康研究计划"取代了提出不长时间的"精准医学计划"，其核心理念与我国提出的整体整合医学有相似之处。世界卫生组织在近期设立了整合医学相关部门，以积极推动医学转型发展。客观地讲，我国在整合医学的研究和实践方面走在国际前列，在某些方面领先于国外。

三、整合医学发展存在的问题及建议

整合医学理念的提出，正值医学发展的重要战略机遇期，已显示出巨大的发展潜力和国际影响力。但由于整合医学提出时间短，理论研究不足，实践经验不够，进展步伐不大，虽然民众热情很高，但政府的重视程度和支持力度还不够。推动和发展整合医学尚有诸多实际困难。

站在新时代发展的新起点，面对医学发展的新挑战，为实现健康中国和科技强国的宏伟目标，应坚持创新，快速提升整合医学的理论水平，不断完善整合医学的实践体系，促进并引领整合医学的快速发展。根据整合医学当前的发展形势，我有如下建议：

　　1.高度重视并系统推进整合医学研究。从2012年第一篇整合医学相关论著的问世，到2017年被列入"十三五"规划的重点任务，整合医学的影响日益深入。但是，到目前为止，整合医学实践主要限于建立相关学术组织、召开相关学术会议、编写相关论著和教材并在部分院校试用等具体工作，而对整合医学理论研究和实践方法的探索还远远不能适应整合医学快速发展的需求，更迫切的需求是明确其宏观发展战略与发展远景。2018年中国工程院批准了"整合医学发展战略（2035）"的重大咨询研究项目，国家自然科学基金委也设有整合医学相关研究项目，但总体来讲，国家级资助项目数量较少、力度不大，难以推进整合医学的快速发展，也很难产出重大成果。

　　建议国家及相关部门高度重视整合医学。一是加强整合医学的发展战略研究，按照整合医学理念，完善国家大健康战略的顶层设计，统筹规划、强力推进整合医学的健康发展；二是加强整合医学的理论研究与实践探索，将整合医学的相关研究内容纳入国家重点研发计划和自然科学基金会的重大研究计划，并给予长期支持；三是加大整合医学研究和实践的经费投入，在基础教学设施、临床实践基地、项目推广和平台建设等方面给予持续、稳定、充足的经费支持，促进整合医学研究工作的进一步规范化、规模化、体系化。

　　2.加强整合医学人才队伍建设。人才培养是整合医学发展的重要因素，需要多方共同努力。目前，医学人才培养面临严峻的挑战：医学知识空前暴涨，医学专业之间严重隔绝，基础与临床隔河相望，疾病谱和死亡谱急骤改变，教育资源分布不均，行业之间各自为战，人才数量、质量严重不足，考评机制不尽完善，教育实践明显脱节，但公众的期望却逐年增加。整合医学的提出为迎接上述挑战提供了一种可能的思路，但高等医学院校没有专门的整合医学专业，缺乏整合医学专业师资和教材，临床医生缺乏整合医学继续教育的平台，从学历教育到职业教育，都未形成系统完整的整合医学人才培养体系，整合医学人才的数量和质量对整合医学的未来发展都难以形成强力的人力支撑。

　　建议教育部、卫计委（现卫健委）等相关部门高度重视并不断加强整合医学的人才队伍建设。一是加强整合医学教育的整体规划和宏观管理。整合相关资源，理顺整合医学教育管理与运行机制，健全医学教育系统与卫生系统的紧密结合和交流机制。二是建立健全整合医学人才培养体系。鼓励和支持整合医学教育理念、教学模式、教学目标、教材教具等方面的改革与创新，支持教育机构的改革与重组、教育环境的改善与维护、教学经验的交流与探索。三是建立健全整合医学人才评价与激励机制。按照整合医学的理念，建立健全整合医学人才的评价与激励机制，拓展整合医学专业人才的就业渠道，统筹解决整合医学教育与卫生人才的数量、质量、结构、分布等问题。

3. 建立健全整合医学政策法规保障体系。整合医学发展至今，靠分散组织的单打独斗已难以适应现代医学快速转型发展的需求，现存的医疗机构、教育机构，包括学术分会和专业分科都很难胜任医学发展面临的艰巨任务。整合医学的发展，迫切需要系统的管理体制和必要的法律保障，以保证整合医学的集成提升和推广普及。

建议全国人大相关部门尽快构建以宪法为根据，相关法律法规为基础，符合整合医学自身规律的法律法规体系。在此基础上，各部委应联合建立整合医学管理体系，加强对整合医学工作的统筹协调，推动整合医学，助力健康中国战略实施，以全面提高人民大众的健康水平。建议卫计委、国务院医改办制定我国整合医学推进战略的路线图和行动计划，并在有代表性的领域制定整合医学实施规范和指导意见，统筹医学各专业的资源配置，服务专科医师的转型发展需求。建议民政部批准成立全国性的权威学术组织——中国整合医学会，统领整合医学的学术发展。

HIGE

——为《整合胃生态学》作序

2018 年 3 月 18 日

以人体某一器官写医学专著，通常先写该器官的结构，再写功能，再写该器官结构和功能发生的变化或异常，即所致的疾病及相应诊治和预防。但是这本《整合胃生态学》主要不是写胃的结构和功能，也不写有结构和功能变化所致的疾病，而是专写胃腔内存在的微生态状况及其异常所致的疾病。目前，医学界专写肠道、呼吸道、泌尿生殖道、皮肤，甚至外耳道等器官微生态的专著不少，但写胃微生态的专著却不多，我印象中这可能是第一本。

因为长期以来的看法是，胃处于强酸状态，一般细菌是难以生存或生长的。

高度全面重视胃微生态是从 20 世纪 80 年代开始的，因为 J. Robin Warren 和 Barry J. Marshall 在研究中发现了幽门螺杆菌（Helicobacter pylori，Hp）及其在胃病中的作用，后来因此获得了诺贝尔生理学或医学奖。从那以后，Hp 逐渐成了细菌的明星，研究 Hp 的人成了名人，生产抗 Hp 药品的厂商成了名商，不过还有很多事情没说明白，例如 Hp 的疫苗至今尚不理想，于是相关疾病的预防还成问题；又如，Hp 的抗药性致使三联四联用药都难获理想效果；再如，Hp 与胃癌的关系事实上并无定论。WHO 把 Hp 定义为胃癌的第一致癌因素，可有胃癌无 Hp，有 Hp 无胃癌的临床案例比比皆是。更重要的是，Hp 与胃内其他微生态之间的关系，胃微生态与全身生理状态，特别是其与全身各系统疾病之间的关系，都需要研究，因为这些问题一个套一个，一环扣一环，剪不断，理还乱，动一发而及全局。怎样解决这样的问题？需要多角度、全因素考虑的整合医学研究。

整合医学是整体整合医学（Holistic Integrative Medicine, HIM）的简称。整合医学是从人的整体出发，将医学各领域最先进的理论知识和临床各专科最有效的实践经验分别加以有机整合，并根据社会、环境、心理的改变进行修正、调整，使之成为更加符合、更加适合人体健康和疾病诊疗预防的新的医学知识体系。《整合胃生态学》（Holistic Integrative Gastric Ecology，HIGE）正是基于这样的认识论和方法学写成的，所以在"胃生态学"之前加了"整合"二字。

胡伏莲教授长期从事 Hp 的研究，她作为大会主席先后举办了 10 届全国性 Hp 相关学术大会，是我国 Hp 基础研究和临床实践的重要贡献者。她组织全国的相关学者编写的这本《整合胃生态学》，立意新颖、内容丰富、思维深邃、视野广阔。既有基础研究中的最新成果，又有临床实践中的丰富经验，是一本非常重要，非常有用的专著，我有幸先睹为快，乐意推荐给相关学者。

和法与整合
——为《整合论治学》作序
2018 年 3 月 25 日

我不懂中医，但我很喜欢中医。我所喜欢的中医不是那些深奥的理论，因为太玄妙，还是古文，难以明白。我所喜欢的中医也不是那些繁杂的中药，因为太多，太复杂，很难记住。我所喜欢的中医是中医治病时的独特实践，特别是"辨证论治"里面充满哲学思想，充满实事求是。关注时间长了，对辨证论治越发了解，又觉得论治光靠辨证不够。"证"只是某人某一时刻的状态，我们应把人放到不同环境不同时间中去考虑，于是要因地制宜、因时制宜，更重要的是要因人制宜。同样是人，在医生眼里，世界上没有两个绝对相同的人。不仅有高的矮的、胖的瘦的、老的少的、男的女的、壮的弱的……这些虽然老百姓都懂，但医生要综合起来考虑就很难把握了，何况这些人的所有因素还随空间和时间的改变发生变化。只有把这些因素都整合起来考虑，才能发现人体的实质，才能弄懂人体的本质，这光靠辨证论治不够，要靠整合论治才行。这本书原名叫《和法论治——陈大舜临床经验传承集》，"和法"其实就是整合的思维、整合的过程和整合的结果。根据整合医学的理论及实践，我建议将此书的书名改为《整合论治学》，得到了周德生主编的认可。

整合医学是整体整合医学（Holistic Integrative Medicine，HIM）的简称。整合医学是从人的整体出发，将医学各领域最先进的理论知识和临床各专科最有效的实践经验分别加以有机整合，并根据社会、环境、心理的改变进行修正、调整，使之成为更加符合，更加适合人体健康和疾病诊疗预防的新的医学知识体系。它不仅将人视为一个整体，而且将其放到更大的整体中（即自然、社会、心理）考察，是将医学研究中发现的数据、证据还原成事实，把在临床实践中获得的知识和认识转化成经验，将在健康探索中创造的技术和艺术凝练成医术，在事实、经验、医术层面来回实践，从而形成整合医学。

整合医学理论的提出已快 10 年，受到国内外同行的关注和认同，显示出特有的生命力和影响力。但是，整合医学目前在医学实践中还只是探索阶段，还不能说已形成任何成功经验。还有很多人认为做这事很难，犹如逆水行舟，难上加难。非常高兴的是，陈大舜教授在其漫长的医学实践中，不仅在主动地这样想，而且在自觉地这样做。更重要的是，确实取得了有益的经验。这些所想、所做、所得的结果不能束之高阁，应当总结出来，供更多的同行借鉴，为更多的病人造福。周德生教授组织相关的学者经过长期努力，把陈教授的毕生从医经历和经验总结成了这本《整合论治学》。我觉得相当不易，相当不错，非常难得。说实在的，我对书中大量传统医学的内容都不精通，但我很愿意慢慢去研究。为什么？因为其中解决的问题正是目前我们西医学难以解决的问题。什么是宝？这就是宝，大家可以到书中淘宝。有人说"书中自有黄金屋，书中自有颜如玉"，我说，这本书"书中自有论之道，书中自有治之则"。这种论治法则，不是无原则的混合，也不是来自融合、配合、结合或者组合，极少数可能来自实践中的巧合，但更多的是来自实践人和总结者的主动整合，这种临床方法一定会给相关学者带来不同的思维和效果。

HIR

——为《医学整合现实》作序

2018 年 4 月 2 日

最近，在医学领域，特别是在医学影像领域出现了几个新词，也是热词，即现实（Reality）、虚拟现实（Virtual Reality, VR）、增强现实（Augmented Reality, AR）和混合现实（Mixed Reality, MR）。这四个词或称四项技术，既相互独立又相互联系。有人推测它们将会与人工智能、量子计算和科学机器人等技术改变人类的未来。

Reality 反映的是真实世界，是随处可观察到的现象。而 Virtual Reality 是肉眼看不到，但通过数字技术能使我们看到的图像。Augmented Reality 是肉眼看不到，但通过增强技术能使我们看到的图像。Mixed Reality 是将 VR 和 AR 进行有机整合创造出来的一种至今无与伦比的技术。

基于上述理解，我觉得 MR 最好翻译成整合现实，即 Integrative Reality，IR，而不是 Mixed Reality，因为它不是混合的现实。大家知道，混合是无序的，垃圾就是混合或混合的结果。而整合是有序的、主动的过程，所得结果不仅是 1+1=2，更多的是 1+1>2。最近，我们在提倡整体整合医学 Holistic Integrative Medicine, HIM。Holistic 意即整体或从整体出发，也有全因素、多方位之意；Integrative 作整合之解。如果我们将 Integrative Reality 发展到 Holistic Integrative Reality, HIR，即整体整合现实研究，也许所得所获一定是最高层次、最高境界的结果。

叶哲伟教授等学者将整合现实技术用于骨科临床，继之用于其他学科领域，开了这方面的先河，取得了大量的经验。他们写成的这本《医学混合现实》，也许应称《医学整合现实》，对医学同行有启迪、有鼓舞、更有帮助，还有提高。我乐意推荐同行参读、探讨。

O_2F_1 与 HIM

2018 年 4 月 13 日

2018 年 4 月 29 日在西安召开中国整合医学大会，此次大会参众近 2 万人，其中两院院士 81 人，医科院校校长 170 余人，医院院长逾 3000 人。这是为会前暖场写的解说词。

历史潮流，浩浩荡荡，滚滚向前，逆者亡，顺者昌。

医学革命紧随历史发展，农业革命催生了经验医学，工业革命催生了生物（科学）医学，信息革命必将催生整合医学。

医学为人类健康做出了不可磨灭、无与伦比的贡献，但在为此欢欣鼓舞的同时，现代医学一味向技术化发展导致自身难以解决的问题又越来越使人类为此忧心忡忡。专业过度细化（Over specialization），专科过度细划（Over division）和医学知识碎片化（Fragmented knowledge），即 O_2F_1，使医学的初衷和走向出现了偏离。

整合医学是以人为整体，关注人与空间和时间的关系，将医学各领域最先进的理论知识和临床各专科最有效的实践经验分别加以有机整合，并根据环境、社会、心理的现实进行修正、调整，使之成为更加符合、更加适合人体健康和疾病诊治预防的新的医学知识体系。

整合医学是将医学研究中发现的数据证据还原成事实，把在临床实践中获得的知识和认识转化成经验，将在健康探索中创造的技术和艺术聚合成医术，在事实、经验、医术层面来回实践，从而形成整合医学。

整合医学将成为未来医学发展的必然方向、必由之路和必定选择，她将引流医学发展走向新时代。

贵在整合，难在整合，赢在整合。

"4.15"，你我同行

2018 年 4 月 15 日

在中国抗癌协会"全国肿瘤防治宣传周"启动仪式上的讲话，本次活动在全国 31 个省市自治区、380 个会场同时举行，主会场设在北京。直接听众超 10 万人，通过 1000 家媒体转播，间接受众估计达 5000 万人。

风雨送春归

艳阳普天照

不恋悬崖百丈冰

独赏花枝俏

俏她不争春

只把春来报

待到原野红遍时

她在丛中笑

我在这里所说的"她"是中国抗癌协会及其 15 万会员，我在这里所说的"原野红遍"，指的是中国抗癌协会发起的举国上下轰轰烈烈的"全国肿瘤防治宣传周"活动。

全国抗癌战线上的各位专家、各界朋友们：

习近平总书记提出，没有全民健康，就没有全面小康。他指出，要把人民健康放在优先发展的战略地位。贯彻习总书记的指示，中国抗癌协会该如何做？

今天是中国抗癌协会发起的第 24 个"全国肿瘤防治宣传周"。为了进一步传播肿瘤防治理念，提高公众防癌抗癌意识，中国抗癌协会倡议将每年的 4 月 15 日定为"中国抗癌日"，全国不同省市地区将在这一天同时举行宣传周启动仪式，集中开展丰富多彩的抗癌科普宣传活动。

今年宣传周主题为"抗癌路上，你我同行"。今天，中国抗癌协会组织了全国 31 个省市自治区、380 个城市、560 家医疗机构和学术团体，发动 15 万会员专家，聚焦戒烟、食品安全、疫苗应用、早诊早治等内容，引导公众建立健康生活方式，远离癌症困扰。活动预期直接受益群众超过 1000 万人，媒体报道数将超过 1000 次，通过新闻媒体传播预计受益人群可达 5000 余万人。

根据 2014 年全国肿瘤登记结果显示，我国新发恶性肿瘤病例约 380.4 万例，死亡病例 229.6 万例。也就是说，平均每分钟有 7 人被确诊为癌症，4 人因癌症死亡。癌症已成为我国面临的重大公共卫生问题。很多人正值壮年、抱憾离世；很多人因病返贫、因病致贫，这对家庭、单位，乃至国家而言，都是巨大的损失。因此，癌症防控，刻不容缓！

癌症是一种可防可控的慢性疾病。约 1/3 的肿瘤可以预防，1/3 可以通过早期诊断和治疗而治愈，1/3 可以通过综合治疗延长生命。2018 年 3 月 5 日，在十三届全国人大一次会议上，国务院总理李克强同志在政府工作报告中提出了关于 2018 年我国政府将加强雾霾治理、癌症等重大疾病防治攻关的建议。十九大报告则明确提出实施"健康中国"战略，吹响了全民抗癌的集结号。中国抗癌协会作为癌症防治领域的国家一级协会，有责任、有义务发挥科技社团的资源优势，推动癌症防治事业的发展。

中国抗癌协会今年还将组织出版题为"逢生"的癌症患者故事集，通过感人故事、励志经历，激发所有癌症患者的抗癌斗志，以积极的人生态度书写各自生命的辉煌。

朋友们，抗癌路上，你我同行。请大家记住每年的 4 月 15 日，中国抗癌日；请大家马上行动起来，为实现健康中国的伟大目标而努力奋斗！

空前盛会
——为"2018中国整合医学大会"所撰新闻通讯稿
2018年4月28日

由中国医师协会整合医学分会、中国工程院医药卫生学部等8个单位联合主办，由中国人民解放军空军军医大学承办的"2018中国整合医学大会"于2018年4月29日至30日在西安曲江国际会议中心隆重召开。参会代表中有两院院士81名，医科高校校长和（或）副校长175名，医院院长和（或）副院长逾3000名，总参会人数近20 000人。中国工程院院长周济院士、中国工程院党组书记李晓红院士、中共西安市委王永康书记、中国医师协会整合医学分会会长、空军军医大学校长周先志少将出席会议并讲话。中共陕西省委书记胡和平同志、省长刘国中同志在会前会见了周院长、李书记和部分院士代表。

根据大会安排，4月29日上午的开幕式及主旨报告共设三个主会场，同步联开。主旨报告的内容有医学与研究、医学与文化、医学与艺术、基础与临床、医学与药学、中医与西医、医疗与事故。接着是医学辩论专场。由6位院士派出的6个辩论团队分别代表中医药学、全科医学、医学人文、循证医学、转化医学、精准医学分正反方进行现场辩论，辩题是"未来医学，谁是领跑者"。29日下午和30日上午分设51个平行论坛，有432位院士或专家就本领域特别是跨专业领域的重要议题作了精彩报告。

会议期间，中国工程院召开"中国整合医学发展战略研究院"筹建工作会议；中国工程院"整合医学战略研究（2035）"重大咨询项目启动会；中国工程院医药卫生学部常委会。中国出版集团举行《整合医学》专著第三卷和第四卷的首发式。全国首家整合医学教育平台"大专家.com"举行"全国百万医生入站"仪式。

据目前统计，有60余家中央和地方媒体做现场报道，特别是10余家媒体进行的现场直播，将使数百万医生和民众直接收看或收听到上午会议的盛况。

中国工程院副院长、美国国家医学科学院外籍院士、原第四军医大学校长樊代明院士说：中国整合医学大会，这是第三届，参会人数从4000人、14 000

人到 20 000 人；参会院士从 15 名、52 名到 81 名。关注程度如此之高，发展速度如此之快。这次大会的规模、水平和影响在中国医学史上都是少见的。整体整合医学理念的提出，还不到 10 年，已得到国内同行的广泛认同和自觉实践，也正逐步得到国际同行的理解和赞同。整合医学的发展虽然还面临着很多困难，任重道远，但通过大家的共同努力和积极探索，将为解决现代医学专业过度分化、专科过度细化、医学知识碎片化所致的医学难题做出贡献。"合久必分，分久必合"，整合医学必将成为未来医学发展的必然方向、必由之路和必定选择。正如本次大会主题倡导的"贵在整合，难在整合，赢在整合"。

那一年
我在工程院

反向医学研究

—— "2018 中国整合医学大会"上的主旨报告

2018 年 4 月 29 日

从历史看，现代医学为人类的繁衍和健康做出了不可磨灭、无与伦比的贡献。但是，现代医学研究和实践一味向技术化发展，一味向微观领域深入，由此导致了专业过度分化（Over specialization）、专科过度细划（Over division）和医学知识碎片化（Fragmented knowlege），我们称之为 O_2F_1。O_2F_1 使医学研究技术化的同时，忽略了对人文的重现；O_2F_1 使研究微观化的同时，忽略了对整体的把握。技术化和微观化的医学研究已使医学的初衷和走向出现了偏离，已经引发自身难以解决的难题。为了纠正这种偏离，为了解决这些难题，现代医学首先推出了循证医学，继而推出转化医学，近年又推出精准医学。这些医学模式具有特定的针对性，都有其积极意义，但都是从一个方向或一个角度去纠正偏离，去解决难题，最后结果有可能是从纵偏成了横偏，偏上加偏；一难成了多难，难上加难。要充分认识这个问题，必须先找出现代医学存在的问题。

一、现存问题

1. 基础研究领域的问题。医学基础研究的显著特点是：①研究从宏观不断向微观深入，但微观层面的发现并不能代表整体；②将活体标本拿到体外研究，体外研究结果难以反映体内状况；③使劲在剖析结构上下功夫，但结构研究中的发现不能反映生命功能。这种研究获得的数据很多、结果很多，但对临床诊疗帮助不大。例如在 SCI 刊物发表的海量论文，据统计不到 3% 有使用价值，97% 未见使用价值。有人统计过，10 年前在 *Cell*、*Nature*、*Science* 发表的 101 篇与医学有关的论文，10 年后发现只有 3 篇对医学有用。近 10 年，各种文献报道过 15 万个经基础研究发现的生物靶标，文章发表时都说有潜在应用价值，结果 10 年后被证实有一定价值者不到 50 个。医学本应该以诊疗疾病是否有效为标准，现在成了看谁出了多少论文，看谁的论文被引用得多。开始强调篇数，后来强调点数，即影响因子（Impact Factor）。但好多论文是 High

Impact Factor，No Impact，即高影响因子却没影响。这种以论文为导向（Paper driven）的医学研究或以论文反映医学发展的研究逐渐与医学的初衷和走向出现了偏离。欧美开始这样做，中国正在这样做，俄罗斯从不这样做，但不能说他们的医疗没水平。

2. 临床实践领域的问题。目前临床实践中主要是专业过度分化和专科过度细化造成的突出问题。医生的知识面窄，只熟悉三级甚至四级亚专科，结果把局部的病灶治好了，但病人却死亡了。根据美国、德国、英国包括中国 1000 例以上的尸检报告，结果有 25%~35% 临床诊断与之不符合，生前诊断是错的，难说治疗是正确的。治疗不正确，很容易导致医源性死亡。美国 2017 年发布的消息称，在医院里的死因分析，第一死因为心脑血管疾病，第二死因为肿瘤，第三死因为医源性死亡，医源性死亡发生率高达 9.5%。中国的情况怎样可想而知。2017 年中国病人就诊达 77 亿（81 亿）人次，比 10 年前多了 33 亿（47 亿）人次。医生越来越累，药品越用越多，病人越治越多，疗效越来越差。如不及时加以纠正，这种状况将会越演越烈。

3. 药品应用领域的问题。在药品研发及应用领域，目前一个鲜明的特征是药品越来越多。我老师 92 岁时离开了我，他一辈子就用过二十几种药品，来回调整就当了一辈子医生。现在的药品，心血管科 200 多种，消化科 100 多种，治肿瘤的药品几近 1000 种，光中国生产肿瘤药的公司就有几百个。药品越多越说明没有好药。这么多药品，疗效怎样呢？美国 FDA 2013 年发过一个白皮书，在九大类药品中，疗效最好的是抗抑郁的药品，但有 40% 无效；最差的是抗肿瘤药，约 75% 无效。所以在美国临床药品试验中，抗肿瘤药品只要 30% 的有效率就可获批准上市。

面对上述现状，我们医务人员，特别是医生，是不是应该深刻思考我们的能力及义务了？我们都常讲该做什么，但我们是否想过不该做什么；我们都经常欣赏我们做成了什么，但我们一般不去考虑自己没有做成什么。

造成这种现状的根源在哪里？原因是什么？我个人觉得可能和现代医学的发展方向有关。现代医学的理论及研究方法都是基于第一次卫生革命获得的经验。第一次卫生革命，主要针对的是传染病。那时，鼠疫或霍乱可使一个国家在 1 周内死亡人数出超过全国人口的 1/2 甚至 2/3。当时引入了科学的方法和技术，取得了革命性胜利。但是，传染病是一个病因一种病，一种药品（疫苗）就能搞定。但这种方法用到体内自生的疾病，也就是现在遇到的慢性疾病就显得无能为力，甚至束手无策。例如，抽烟、喝酒、吃肥肉、精神紧张既是冠心病的病因，又是糖尿病、高血压或肿瘤的病因，某个因素在某一疾病甚至某一病人的权重，很难说清，甚至计算不出来，只是提供其中的一种可能性。治疗也只是针对一种可能性在治疗。慢性病是多病因、多阶段、多机制发病，是一种状态出了问题，是人体功能平衡状态出了问题。这种状况不能靠抗，而是要调，研究策略应与对付传染病有很大不同。

二、潜在原因

第一次卫生革命的胜利及其引入科学技术建立的医学研究技术或方法，一直在促进其后医学的发展，取得了举世瞩目的成绩。但它引起的弊端到今天也显而易见，其局限性也越来越突出。在这些方法的建立中，有很多著名的学者。我认为，培根、科赫、笛卡尔三位科学家的贡献最大，我很尊敬他们，但也想谈谈他们创立的学说及技术用到当今医学的局限性。

1. 培根指出：科学是万能的，无所不能。其实任何方法技术都有其局限性。科学作为天底下的一种方法学，尽管用得很多，但不是一切问题都能搞定。他说，知识就是力量。不是团结（整合后）才是力量吗？知识还不是力量，中间还有很多环节，一直到有用才是力量，知识只有通过有机整合才是力量。图书馆里装的全是知识，它不是力量，它只是重量，压迫下一层楼的重量。医学研究的论文数量从 20 世纪初开始，每 10 年成倍甚至成几十倍的增加。这些东西，不加以整合其实无用，甚至会把医学导入歧途。有学者急于把它用到临床，提出了转化医学的概念，但美国研究了 19 年，结果是收效甚微，进展缓慢，因为大量科学数据很难用于临床。临床要吃的是"熟饭"，可科学研究的数据或结果只是一堆"生米"，有的还可能是"霉米"，甚至根本不是"米"，而是一堆"沙子"而已。

2. 科赫三定律。科赫是伟大的病因学家，霍乱杆菌是他发现的。他提出的病因学三定律一直沿用至今，并成了目前同行评阅论文的标准，不够就得补试验。简单地说，要证实 A 与 B 之间是否存在因果关系：A 和 B 必须同时存在；有 A 必须引起 B；把 A 去掉，B 得消失。这种规则对外来病因引起的疾病如传染病，是正确的。例如结核病是由结核菌引起的，它符合科赫三定律：①结核菌与结核病同时存在；②有结核菌引起结核病；③用链霉素根除结核菌，结核病会痊愈。但这种规则用到多病因的慢性病则行不通，如饮酒与高血压的因果关系就不灵了。按科赫定律套：饮酒与高血压同时存在，有很多高血压病人不饮酒；饮酒引起高血压，有很多饮酒的人一辈子也没高血压；禁酒后高血压消失，多少人禁酒后血压依然高，甚至更高。为什么科赫三定律不灵，因为慢性病由多种原因引起，绝非单一因素。解决一个因素，甚至是主要因素，其他因素会出现，甚至演变成为主要因素。科赫法则的基础是逻辑，逻辑讲的是两个因素一个方向的结果。中国人经常把逻辑当成因果。因果含若干逻辑，不止两个因素，而是很多因素；不止一个方向，而是多个方向，甚至是网络，各因素各逻辑间既相互支撑也可能相互抵消，是由若干因素或逻辑的总量共同形成的整体结果，所以绝不能把逻辑当成因果。

3. 笛卡尔。笛卡尔是科学研究的方法学家。他将科学研究方法引入医学研究，引发了医学革命，也为医学研究规定了很多清规戒律。老师这样教我，我这样教学生，学生再教徒孙。其中很多是对的，但对医学研究也有三个方面不对。一，身心二元论。该理论把心理与身体分开，把灵与肉分开，这对于医学脱离神学走向科学起了重要作用。但从一个人的细胞、组织得到的结果和其在同一个生命体内的结果是一样的吗？显然不一样。身心二元论导致大量脱离了生命、剥夺了生命、离体的细胞或组织学研究来反映生命，通常事与愿违，实事难以求是，求真并不务实。二，他提出的"我识我在"，只有被证实了的才为真理。人的认识是有限的，看不见不等于没有，不等于唯心主义。一个事物的状态，包括一个人的状态，观察者的角度不同，结果通常不同。他的理论导致了目前很多重复性的研究，每每小题大做，很多是枝端末节，都去重复证实，其实是抓住了芝麻丢了西瓜。三是，他认为研究人体要像做科学一样，把复杂的事物分解到最简单，然后从最简单开始研究，把研究结果加起来就是一个整体。这对科学研究是正确的，就像小孩拼图，把所有局部加起来就是一个整体，但对人体则不然，你把所有局部加起来并不等于一个人体，人的整体一定要有生命。有生命的整体我们叫整体；没有生命的整体，我们叫尸体。反之，一个有生命的整体，随着无限分解，最后，所有局部都存在，但生命没有了。这就是专业过度分化，专科过度细化，医生能力越来越局限，把病人当成病灶来治的原因，也是其结果。

三、解决思路

怎样解决这个问题，我们在用现今的顺向方法继续开展现今医学研究的同时，应该换一种思维，这就是反向医学研究（Reverse Medical Research）。就像我们开车，要从北京去上海，科学没有高速路，不止一条路，要走走看看；而且没有路标；也没有 GPS，还从来没有人走过。如果你不顾一切，硬着头皮执着地开下去，那很难开到上海，有的能到，但只有3%（前面说的论文3%有用）的可能性。说不定你转了很多圈，回到了原地；要不开到郑州去了。那怎么办？最好的办法是问路对面反方向的车，是不是从上海开过来的。是的话，朝着对方的反方向开，你肯定能到上海。对我们来说，他们是反向。但对他们来说，我们是反向，互为对照。其实双方都是向前，都是创新。单向的跑车总是片面，只有把两者结合起来，整合起来，才是一种规（归），才能体现全面，体现正确。医学上只有用这种方法形成的共识、指南或经验才不致偏颇，才能有用有效，才能持久。

　　我们现在习惯了一种研究方法，对一种病的研究，先发现病因、机制或靶点，然后据其研制药品，其后进入临床试验，最后形成指南推广。但慢性病并没有确切的病因，可有多种机制，还有无数靶点，你只抓住一个机制，一个靶点得到的药品，只能解决一个病某类分子某类细胞在某个时段的问题，开始用对某些病人有效，很快就抗药或失效了。问题出在哪里？出在这种单一的顺向研究方法。因为从机制入手，只抓住了事物的少数因素，解决的是少数问题，而且这样下去是永远解决不完的。如果换一种思维，反过来，从经验到临床，再到机制（或靶点，甚至病因），能研究出来后者更好，研究不出来，只要有效即可，有效不一定有理。例如板蓝根治疗感冒效果很好，但找不到抗病毒的特效成分，这就是我过去说的，"没有药效有疗效，没有药理有道理"。例如屠呦呦研究员分离出青蒿素获得诺贝尔奖，其实葛洪在很早以前就已发现青蒿能治疗"打摆子"，那时根本不知药物有效成分，也不知有疟原虫。以后分离出青蒿素，然后依此化学合成了青蒿素，这是一个典型的与顺向医学研究相反的研究方法。又如很早就有中医大家发现砒霜能治疗血液病，首先是得到经验，那时并没有显微镜，后来才知早幼粒细胞性白血病。那时候没有分子生物学，再后来才知道凋亡机制。又如用胎粪治疗顽固性腹泻，那时没有显微镜，后来才知细菌，才知肠道微生态，才知难辨梭状芽孢杆菌肠炎会致 100% 病人死亡的，也才知正常人体的肠菌移植能使这种病人 92% 痊愈，而且并未清除也无法清除那种高毒性致病菌。再如心律失常，要不快跳（心动过速），要不慢跳（心动过缓），要不乱跳（房颤），要不不跳（死亡）。如果以现代医学抗心律失常的理念，快跳给慢药，慢跳给快药，停跳就复律，用相应的药物去针锋相对，可以解决问题。但如在同一个心脏快跳、慢跳、乱跳及不跳同时出现，而且间断出现，怎么办？这时用通心络或复方丹参滴丸有的病人就可奏效，这两种中药按西医的原理说不清楚机制，但确实能治病。心律失常古来有之，在西医没有引进中国时，不是也在治吗？不过不叫心律失常罢了。

　　反向医学研究涉及的内容很多，所用的方法应该有所不同，评价结果也有不同。从结构到功能的，要想想功能到结构；从离体到在体的，要想想从在体到离体；从数据到事实的，可试试从事实到数据；从证据到经验的，可试试从经验到证据；从宏观到微观的，可想想从微观到宏观。以上所述，反之亦然，举不胜举，就看你当下从事的路线。如果将自己现在从事的研究路线看成正向研究，你一定要想一下反向的结果，不要只站在自己的立场上，只认为自己的路线才是正确的路线，自己的结果才是正确的结果，其实路线和结果都不是唯一的。

最后举一个例子，为何最近 50 年世界上出的好药很少。一个药品，世界市场年销售达 500 亿 ~600 亿美元，可一旦发现其有副作用就立即撤市。这在消化内科有很多案例，如西沙必利、吗丁啉等，在其他科更多。其中很多都是因为抽样与全样本的差别造成的，是抽样误差导致的错误放到大众实践出的问题。我们经常在做前瞻性研究，老认为这种研究科学性强。殊不知，前瞻性研究人为因素更多，把所有因素控制了，只留下两个因素进行研究，所得结果一定是人为结果。抽样就像抓彩球，抓到的机会很少。即便你做了随机处理，但这种处理是在狭小范围的随机，实际上放到大范围依然是随意，甚至是随便。我当过 20 年临床药品研究基地主任，1000 多种国内外药品经过我们的试验，最后经我的手签署后报出去的。现在所用的临床试验方法的确存在很大弊端，比如一个治疗溃疡病的药，应该是针对所有溃疡病人去试用。但按循证医学方法，要先来一个纳入标准，去掉一部分病人；再来一个排除标准，又去掉一部分病人，最后剩下少数符合自己标准的，做出来的结果用除法得到一个平均数，最后落到一个人身上去了。这个人明天还会变化。所以在一个人身上得到的结果，尽管你加了标准误或标准差，拿到上亿人去用，会遇到数不尽的例外和意外，要么无效，要么有毒。目前全世界的 RCT 研究结果，很少有完全一样且可重复的，《新英格兰医学期刊》曾在同一期发表过两篇文章，是对同一个药用同一种方法做的同一种试验，关键是结果完全不同，一个有效，一个没效。请问你信哪一个？为了解决这个问题，数学家想了一个方法叫 meta-analysis，荟萃分析。怎么分析？例如一个药品文献上有两篇文章报道有效，两篇报道无效，有一篇既有效也没效，怎么办？把病人数加起来，把结果加起来，统一分析，求平均数，偏向右边就有效，偏向左边就无效，这不等于和稀泥吗？再说，一个药品登记注册试验，一般都有 20 组左右，最后只有两组有效，且发表了文章，其他 18 组要么没效，要么杂乱无章。如果把这 18 个没发表的数据加到两个发表中的去算，什么结果可想而知。所以数学对一元的线性的数据是可以算的，但对多元非线性且可变的数据是难算的，多数情况下是人算不如天算。所以，对于医学研究，特别是对慢病的医学研究或药学研究，一定要重新创立研究方法，综合考虑正反双方向的结果，才能得出正确的答案。

From Reserve To Reverse

2018 年 5 月 6 日

在徐州医科大学建校 60 周年学术大会前的开场白。本次大会在徐州医科大学礼堂举行，参加大会的有省市领导、兄弟院校的领导、全校教职员工及校友，共约 2000 人。学术报告会由徐州医科大学时任校长郑葵阳主持，王学浩、董家鸿、王广基、樊代明 4 位院士参会。

感谢大会邀请我作主旨报告，首先祝贺贵校 60 年诞辰。我是来沾喜气、学经验、结友谊、谋合作的。

昨天下午我在广州作完报告，广州 – 徐州已没有航班，我就乘机到了南京，但南京 – 徐州的最后一班高铁已开走。我就在火车站附近的宾馆住了一夜，今晨乘第一班高铁到这里，还好，赶上了你们的学术活动。为什么要这么赶？为什么要这么急？有两个原因。

一、被贵校胡永平书记的邀请所感动。近半年他先后给我发了 16 则短信，最后一则是昨天 17：11 发出的。其实几个月前就有人告诉我他退休了，但依然这样关心学校的发展，听说这次会主要是他在办。可我看到前排没有他的座位，看来是成了幕后干将。一个人，革命不论先来后到，站岗不管门内门外，任职不分台上台下，一踏进这个校门，就得把自己的一生献给这个学校，直至永远。做事要做这样的事，做人要做这样的人，这就是徐医人。我同样做过校长，下台后很少过问学校的事，还自鸣不干预后来者的工作。我们没做到的，永平书记做到了，你说我们该不该来向他学习？

二、我和徐医有缘。徐州医科大学 60 年办学取得了辉煌成就，刚才南京医科大学的沈校长说，徐州医科大学历史上是从他们学校分出来的。南京中医药大学的胡校长也说，历史上徐州医科大学是从他们那里分出来的。看来，儿子有出息了，都想当他爸爸。但我们不能忘了我们共同的爷爷。我来自第四军医大学，四军大是 1954 年从南京迁到西安的。其实，我们几所大学的许多的老师，还有老师的老师，都是从 1935 年南京国立中央大学医学院来的，那才是我们共同的爷爷，我们共同的根，所以我们同根同源。徐医的老师们、同学们，在你们过去的风雨中，我们不曾同当，但在你们今天的成功里，我们一定要来同享。

基于上述两点理由，该不该来？当然该来。作为徐医的客座教授，作为学校的一员，大庆之时，不能当众光说好听的，也应该说点需要注意的。

刚才开幕式轰轰烈烈，参会达 2000 人，但到现在的学术活动只剩大约 400 人了。看来徐医是用 4/5 的人去庆祝前 60 年的辉煌，但只有 1/5 的人去创造后 60 年的未来。前场来的人数不能说太多，但后场来来的人数可能太少，两个数字供大家去考虑。下面我作报告，题目是"反向医学研究"，Reverse Medical Research，或叫 From Reserve To Reverse。

机器 + 人 ≠ 人

2018 年 5 月 7 日

在中国工程院国际工程高端论坛开幕式上的讲话。本次论坛在合肥稻香楼举行，主题为"智能制造工程管理"，由杨善林院士和合肥工业大学承办，孙永福院士主持大会。来自工程院管理学部的 28 位院士及美、俄、英、中相关学者 500 人参加会议，工程院机关处高战军、于泽华同志出席了会议。

首先我代表工程院，代表周院长祝贺大会胜利召开。本来他要来的，因有要事派我来。我是医生，不懂 AI，但知 AI 重要。两年前，我们医生受过一次打击：有人想让我们失业，让医生回家；病人病了，自己在计算机上问问就好了。一时间好多年轻医生转行，好多医生的孩子高考都不学医了。我试图说服他们，我问过国内外的专家，他们都说人工智能不会超过人、代替人，也不会消灭人（医生和医学）；他只是解放人，帮助人，是让我们做人上人。但同行们不信我。因说上述话的人很有钱，他可是什么话都敢说，什么事都敢干，什么事都干得出来的。正在这时，CNN（美国有线电视新闻网）搞了一个节目，帮了我的忙。说十年后，很多专业都要被机器人取代，例如会计，机器比人算得快、算得好、算的准、算的严，算后还不用审计，也不会发生腐败。但有一个职业代替不了，就是理发员。因为人和人的头型不同，不同的人要求不同的发型也不同。机器人不仅完不成满意的理发，还可能出生命危险。其实，医生的工作要比理发师复杂得多。但有的同道还是不信我。而且就在那时，出现"阿尔法狗"，下棋赢了人，还是高人，而且是 60∶0。我说看跟谁下，跟我下，它就下不赢。因为我不会下棋，不按规矩出棋；"阿尔法狗"来了，我们不在赛场上比，到隔壁走道上去下，我赢了，因为那里没有电源。所以教你一招，跟"阿尔法狗"下棋，保证只赢不输，那就是先停电，后比赛。你不能说停电不是人的智能。我是一个医生，有个病人肝坏了，全国各地都看遍了，所有指标都查了，找不到病因；吃了 20 多万元的保肝药，可越吃情况越坏。来到我所在的医院，点名让我查房。我查房，一般前一天要跟病人深刻交流，询问病史，做了准备。第二天带着很多教授级医生来到病房，我第一句话，"你年轻时肯定很漂亮"，"为什么？"，"你现在还很漂亮，65岁了，一根白头发都没有"，"我染的，在地摊染的"。"好了，病因清楚了：明天回家，三步疗法，一是停止染发，二是停止保肝药（所有保肝药都会损肝），三是吃家常便饭，3个月后来找我"。3个月后她来了，满头白发，但肝好了。什么病？染发染出来的病。如果用机器人能诊断出来吗？No！医学知识没有这一条，计算机就没有这个算法。

一波未息，一波又起。中央电视台播出一个节目，现场比赛，看胸片的阴影。计算机读过了人，读过了好多人，但这是对一个固定的影像只作一种回答，是与否。人肯定会输给机器，但一种阴影可有数十种病，反之，数十种病可能表现为一种阴影，而且这种阴影还会不断发生变化，这时诊断疾病计算机就很难赢过人了。去年春节，有一个病人痰中带血，右上胸痛，在胸痛地方胸部CT发现一个阴影，全国的肺癌专家都说80%以上是肺癌，宁可信其有，不可信其无，要切掉。如果这个片子交给计算机读，肯定也是肺癌。这个病人不是别人就是我自己，但我把这个诊断否定了。我痰中带血不是咳出来的，是倒吸进去的，因我有右上颌窦炎；右上胸有压痛；右上肺的阴影是患右上肺炎的恢复期；我不抽烟。我吃了几天抗生素，观察4个月后，再做CT，"肺癌"消失了。其实，目前CT胸片看到的阴影，大约95%都不是肺癌。

最近，我在提倡整合医学的概念，即一条路走不通时，走反向的路，From Reserve To Reverse，我们叫 Reverse Medical Reaserch。AI提了100年进展不大，反向思维就很成功。你们做AI的一定要想到是解放人、帮助人、让人做人上人；而不是超过人、代替人，那样会消灭人，请不要消灭我们，因为你们也是我们的一员。

从战士到院士

2018 年 5 月 15 日

一

2010 年 6 月至 2018 年 6 月，这 8 年间我应全国各地之邀做过 10 余次励志报告，题目有 "从战士到院士" "我之人生观" "人生观之我见" 等。听众有初中生、高中生、本科生、研究生，也有中学和大学的青年教师。对象不同，侧重点不同，这是不同内容的综合版本。因任科主任 12 年，任副校长、校长 9 年中的工作已分别在《学科与科学》和《精品战略和学校建设》有专章介绍，近 8 年任工程院副院长的工作内容贯穿本书始终，故本文从简。

我的家乡在一个小山村，离重庆市 70 千米，"翠竹青青，松涛阵阵，流水潺潺，鸟鸣声声"，用这样的字句描绘家乡的现在，一点儿也不为过。倘若时光倒转 60 年，我处孩提时，同一地方则情况大不相同了。

1960 年，我 7 岁，全国大面积干旱，人民生活贫苦。我是家中老大，父母经常用弟妹们的布票买布给我缝新衣，穿旧了再给他们穿。袖口、领口、裤脚、臀部易损、那里先坏，常常打上一个又一个、一层又一层的补丁。论吃，更不行。爸妈从公共食堂打回来饭，那哪是饭，就是一小桶玉米汤。他们用饭勺在桶里搅一搅，然后各盛一碗，他俩先喝，喝到碗底可见少许米粒，递给我和二弟喝。我喝妈的，二弟喝爸的。奶奶上了年纪，由于营养不良住进医院。所谓医院就是村里办的治 "水肿病"（营养不良）的小食堂，每人每餐二两米饭。奶奶想到我和弟弟饿得慌，趁管理人员不注意，便把半碗饭倒进怀里，带回来抓给我们吃，那饭粒中还带有奶奶的体温。我和二弟同上小学，要路过一小镇，有个饭馆在卖油条，门口有一块门板挡着，不让小孩进去。我俩站在门外，我能看见里面的人在吃油条，黄黄的。弟弟个子矮，看不见，他说："哥哥，我只能闻到香。我要好好学习，等长大了，挣很多钱，买油条来咱俩吃个够。"同班有一同学，爸爸是粮站工作人员，他头发特别光滑，油光油光的。为什么？油条吃得多，营养好，而且吃完油条不洗手，直接擦到头发上。上次我回家，他已经病故了，说是肝病，可能是小时油条吃多了，明矾摄入太多。我呢，现在不能吃油条，会拉肚子，因为小时胃肠道接触少，没适应。

1966年"文化大革命"开始时，我刚上初中。学校给每个同学发一枚毛主席像章，规定正式开会时必戴。我驻校读书，饭票吃完了，就用像章和同学换饭票。那时毛主席像章很珍贵，可换好几斤饭票。我也很爱像章，但肚子饿没办法。说好的，平时归他，但开会时他还给我戴。可有一次开会他不给我，这可不得了，用毛主席像章换饭票，要被开除学籍。班主任老师雷洁让我当着全班同学的面给毛主席像下跪，给毛主席请罪，其实她是在保护我，私下里她用自己的饭票为我换回了像章。有一次路过乡政府，看见乡长端着一碗白米饭在吃，饭中偶尔有一两粒未脱壳的稻粒，他用筷子挑出来，撒到地上，难免也撒出几粒白米饭，周围的狗与鸡相互抢。那一刹那，幼小的我就下定决心，努力学习，跳出农门，当个乡长，挣一碗白米饭吃。

功夫不负有心人，我从小学一直到中学各项成绩均为全年级第一名，但音乐和体育不行，音乐我一直五音不全，先天的，现在还有很多人夸我"说得比唱得好听"。体育呢？主要是营养不良，哪能考出好成绩？

小学毕业升初中时，全县只有6个初中，全县的小学毕业生去拼，大致10人录1个，竞争很激烈。我要步行15千米赶考。临行前，父亲把我拉到菜地旁，给了我1元钱，1斤粮票，是他攒了很长时间的。说是给我中午吃的，一定要吃饱，一定要考好，只要考好，剩下的钱和粮票全部归我。那时的1元钱很值钱，天气太热，我中午只用5分钱吃了两碗冰粉，下午接着考，晚上回家把剩余的钱、粮票全交给了父亲。他猜我没考好，眼泪汪汪的，结果我考了全县第一名。这样的家风是奶奶教的，我们兄弟姐妹每逢生日，奶奶都会给我们煮一个鸡蛋，但不让其他人知道，只给"寿星"吃。有时是将一块肉放到"寿星"的碗底，上面盖着饭。有时年幼不懂事的弟弟知道这个秘密，非要吃哥哥那一碗，奶奶不许，他就哭，我趁奶奶不注意，把肉夹给了弟弟。其实那样吃肉，那样吃鸡蛋，才知珍贵，才知亲情，当然每年也盼望这一天。所以，我当兵时第一年每月只有6元的津贴，除买牙膏、肥皂外，全寄给父母为弟妹们缴学费、买纸笔。有一年寒假回家，春节那天，读小学的二妹樊菊在小镇上向我要了一角钱，我以为她要买发夹或红头绳之类女孩想用的东西。晚上全家人围着火塘烤火时，她从怀里拿出一个广柑来，剥了皮分给全家人吃，我也分得一片，挺甜的，还带有二妹的体温。后来我成了军队干部，补贴奖金多了，五个弟妹都先后成家，其中四个是农民，她们上有老，下有小，还要买房子，十分困难，到银行贷不到款，问别人借不到钱。我就跟妻子商量，把钱借给他们先用，发展起来再说，有一点就借一点。以后他们还钱给我，坚持要给利息，我一分不收。所以在家里，大大小小现有二三十口人，春节回家要坐三四桌，大家都非常尊重我，我不上桌大家不会吃饭。每次回家，如到家晚了，妈常给我专门烧几个菜，而且守在桌边，她自己不吃，看我吃，还不断为我夹菜。妈烧的饭菜真香，那是儿时的味道。有一次姑姑家孩子凑过来，对我妈说，"舅妈，代明真能干，真有出息，官大，本事也大"。妈常回应说"他是我儿"。听那话真舒心，官再大，本事再大，在妈面前都是孩子，在妈面前，才能体会当儿的感觉，的确是"父母在，人生还有来路，父母走，人生只剩归途"。

正当我努力学习，做当乡长的美梦时，一场史无前例的"文化大革命"开始了。广大的城市中学生，只要满16周岁都要停学，被派到农村和农民同吃同住同劳动，接受贫下中农再教育。我赶上了这个事，但我不是城市青年，于是直接回乡跟我爸干农活。该读书时不能读书，这哪还有前途，每天扛着锄头不是挖地就是除草。给庄稼施肥，得挑100斤的粪桶，一担一担从农家的粪坑挑到农田去给庄稼施肥，一天最多要挑30个来回，从17岁一直挑到19岁。白天很累，晚上睡在地坝上数星星，数着数着就睡着了，第二天起来接着挑粪浇地。当时我们乡的书记姓白，他要砍我家门前的一棵古树，为自家盖房子。我爸不让，与他大吵，还要上告，这可得罪了白书记，此后处处报复我们，县里要培养民办教师，我去报名，村里几个同学，包括我表哥，全去了，就不让我去。村里要招赤脚医生，要培养柑橘嫁接员，甚至村办小煤窑当记账员都不要我。当时的我，心里好恨，既恨白书记，也恨我爸。

二

1972年冬天，命运发生了戏剧性的变化。西藏部队来我们乡招兵，一共20个名额。我去报名，白书记当然不让我去。实在没办法，我就直接去找接兵的严排长，四川剑阁人。他问了我情况，最后一个问题是为什么要当兵？我说为了吃一口饱饭，他赞许地点头，最后给那个白书记说，你们乡收一个兵我就收樊代明。严排长真是伯乐，要不是他当年的坚持，解放军也许会少一个少将，工程院会少一个院士，而樊代明说不定还在那个小山村挑粪耕地，或光棍一条，或生儿育女。后来，严排长转业回乡，在乡里当了纪委书记，未再晋升。生了三个女儿，妻子因得大病早亡，花了大量的钱，为还债严排长卖掉了自己的房子，只能住在女儿家。三个女儿都被分到乡下工作，我通过四川战友多方打听到了严排长的住址，并专程携妻子去看他。严排长的要求是，来看可以，不能带任何礼品，吃饭由他请我，在农家乐吃当地小吃。我还是带了一些米面油，还送给他一万元钱，他坚持钱一分不收。我问他多少年前人家都说是当兵为了保家卫国，我说吃一口饱饭你收了我，为什么？他说当年他当兵时也是这么说的。见过他后我去广元市作报告，并为他们市建院士工作站，我恳求市委书记把严排长的一个女儿调回城，照顾一下70多岁无依无靠的严排长。

接兵首长带着我们新兵，从乡里到重庆，汽车走了1天；从重庆到西宁，火车坐了3天；从西宁到格尔木，汽车坐了7天；从格尔木到拉萨，汽车又坐了7天。而且海拔越走越高，翻唐古拉山5000米，当晚就因肺水肿死掉了一个新战友。到了拉萨休整7天后，又坐3天汽车到了亚东。亚东是我国的西南边陲，四周都是敌方，是从版图中伸出去的一个县，和大陆相接的只有一条山沟。山沟两边是高山，直径不足千米，两边用重武器完全可以将其封锁。通过那里时，是用篷布把我们的汽车遮起来，不准说话，当军用物资拉过去的。前段时间中印对峙的洞朗，就是我团一营当时驻守的地方。听老兵说，老兵又是听他们的老兵说，驻守这个战略要地，一旦战斗打响，守是守不住的，退是没有出路的，最好的办法是端着枪往前冲，打死一个够本，打死两个是英雄。说实话，当新兵还是很怕死的，大家都害怕，革命英雄主义还没有养成。我说反正是个死，干脆现在我就打死几个。老兵笑了，说你打早了，违反了纪律，那你可是要早死的。

到了亚东，开始分兵，要把新兵团的兵分到各个连队。大家按个子高低排成几行，然后报数，单数向前一步；再报数，单数再向前一步，于是分成十几行，带队连长各带一行，向右转，跑步走，就带走了，这样分兵很公平。我呢，因为有一个故事，所以不参加这种分兵，站在边上候命。那是在拉萨新兵团休整时，一天晚上，军区大院放电影，但不让我们新兵进去看，电影名是什么我记不住了，但有一首歌叫"花儿为什么这样红"，我也不知"花儿为什么这样红"，我一定要进去看一下"花儿为什么这样红"。但大院把守很严，有三道岗，而且是双岗，很难混进去。当时的炊事班班长发誓，谁要进去看了这个电影，他将给予奖励。我举手报名，要去试试。怎么试？我找了个塑料绳编的网兜，可以看见里面装的东西。我装了三根葱，两根长萝卜，整理军装，扎上腰袋，提上这袋菜就去闯关了。第一道关最严，一见哨兵，要有自信，要雄赳赳气昂昂，而且要主动打招呼，先入为主，"老乡，你怎么还没换岗啊，饭后要看好电影啊，打仗的。""你是谁？""3号首长的炊事员。""怎么没见过你？""昨天才调来的，以后有空到我那打'游击'（吃好的）去。""好啊，进去吧！"过了第一道关，第二道、第三道就容易了，紧跟看电影的走就行了。看完电影，我还把那袋菜还给了炊事班，这叫完璧归赵。炊事班长为了奖励我，煮了两颗鸡蛋，我吃一颗，他吃一颗。不料这件事被人知道了，一传十，十传百，引起部队首长重视，这样聪明勇敢的兵一定要重用、用到刀刃上，所以分兵时就让我站在旁边，等所有新兵带走后，把我分到了特务连当"特务"。到了特务连，训练是相当严格和艰苦的，摸爬滚打，交更守夜。三层楼的房子，用一根带绳的倒钩，将钩甩到楼顶，只要挂住某个地方，就可以拉着绳索攀上去。打靶我一般5发子弹不会低于47环。告诉大家一个秘密，我是远视眼，测视力最好的是1.5，而我是1.7，因为后退两米还能看清楚。所以投篮球，篮球圈在我眼里比别人大，打靶瞄准，我看到的10环，也比别人大。我年轻时眼睛怎么用都不近视，可到了45岁就老花了，现在我的老花镜已达400多度。什么是老花？就是远处看得很清楚，近处的看不清。在特务连时，班长是一个甘肃兵，没有文化，但要求严格。班里的老兵不听他的，他又说不过别人。有一天他气急了，找了一个喇叭一吹，说是紧急集合，要背50斤的背包负重跑5公里。这可难住我了，刚上高原蹲着都端气，负重跑5公里肯定会跑死我。班长喊口令，排好队，他带队跑前，叫我排最后押尾。我想这不对啊，一般是副班长押后啊。那时没副班长，但也不会叫一个新兵跑后头嘛。我想其中一定有奥妙，一跑出营房我就不跑了，蹲在路边休息，等他们5公里跑回来，我趁着夜色跟到后面，跑回营地。不行啊，大家大汗淋漓，我一点没有。我就马上报告班长，要上厕所，然后围着操场跑了几圈，再回班里睡觉。第二天班长找到我，笑着对我说，叫你跑最后就是那个意思，不听话的是他们，你那么听话还要跑吗？这叫因人施教嘛。

看电影的故事还没传完，"偷跑"的故事又传遍了，当时卫生队的付队长知道了这件事，说这么聪明的兵应该调到卫生队工作，卫生队是知识分子成堆的单位，可特务连连长特别喜欢我，不同意。卫生队长是老兵，军龄比团长还长，说话管用，特务连拗不过，不久我就被调到了卫生队。

来到卫生队，原以为就跟着学医当医生了。其实不是，先被派到前线去锻炼了3个月。我被派去的是乃堆拉山口。上去的感觉有四个：第一个是"喘"，喘是因为那里海拔高，4800米，非常缺氧，双腿像灌了铅似的，一动不动时都像整天挑着50斤的担子，干柴直接点点不着火，要先浇上汽油，水烧到60℃就开了。煮米饭要高压锅，下面条也要高压锅，不然煮不熟。第二个是"冷"，那里半年积雪，最冷时达-40℃，一口痰吐到地上马上结冰。半年吃不上新鲜蔬菜，靠干菜度日。战友们因缺乏维生素，手指甲、脚指甲都是平的，甚至反转过来，指尖形成一个个小棒槌，医学叫"杵状指"。第三个是"单"，孤单寂寞，山口没有营房，我们一个班住在山洞里，山洞里潮湿滴水，战友们戏称"夏住水帘洞，冬卧水晶宫"。很多人不是得高原性心脏病，就是得风湿性关节炎。文娱生活基本没有，中央人民广播电台太远，收不到；西藏人民广播电台能听到，但听不懂。我们和对方的距离只有一个篮球场那么远，对方喇叭里用中文说的反共、反华宣传只能掩耳不听。从班长开始讲故事，故事讲完后就玩扑克，看到一只小老鼠过来都感觉十分亲近，那是生命。第四个是"险"，离敌方那么近，站岗放哨要特别警惕，不小心被抓过去就回不来了。听说也有意志薄弱的，跑到对方一直没回来。当然也有他们跑过来的，一次我们抓住一个，送到山下，我们不懂外文，要请上级派人来审。我负责看住他，并给他送饭，开始时给他送饭，他就是不吃，后来才知道，我是用左手端给他的，在印度，如厕后是用左手当卫生纸，以后我就用右手端去，他就吃了。

3个月锻炼结束后，原以为下山回队就学医了，结果不是，是被派到炊事班喂猪。心想，这样当兵哪来的前途，何时是个头？到猪圈去一看，共有好几"根"猪，为什么称"根"？西藏的土猪头嘴比较长，加之上一届的猪倌不好好干，猪吃不饱，猪身很瘦，一根一根简直像棍子。猪圈的栅栏比较低，过去猪吃不饱，常常白天翻栏到外面找吃的，晚上再翻回猪圈休息。队长让我好好喂，卫生队长交给我一根棒子，说到用棒子打都翻不出栏时就算完成任务了。接受喂猪的工作后，我想了各种方法，首先是让猪吃饱，然后是吃好。5个月后所有猪都翻不出猪圈，它们也不想翻圈，都肥了。特别有趣的是，我们养有一头年轻的母猪，但没有公猪，它翻栏出去不知跟谁"好"过，回来生了十几个小仔。由于猪的数量增加，质量提高，卫生队长十分满意，决定提升我，让我去炊事班工作，为大家煮饭。在队务会上宣布决定时，还叫我马上表态，我说"煮饭喂猪一个样"。大家说我有情绪，那我就说，"像喂猪那样给大家煮饭"。到了炊事班才真正体会到煮饭跟喂猪可不一样，猪喂饱就成，而人有几十个，他会说话，众口难调，很难让所有人都满意。我首先解决的是开水和热水的供应问题。我在坡地挖了一个坑当灶，然后把一个庞大的柴油桶在腰部挖一个洞，将里面洗干净，放在坑上烧水。亚东到处是原始森林，不缺柴火，保证24小时有开水，加点凉水也就24小时有热水。同志们高兴极了，这是过去几十年没做到的事。饭菜我变着花样做，一把白面揉成不同形状，加之煮、蒸、炸轮番进行，就成了"满汉全席"。仓库里有很多黄豆，过去大家都不想吃，我把它做成油炸黄豆、酱焖黄豆……过几天大家烦了，我又把黄豆磨成豆腐、活水豆花、过油豆腐……过几天大家又烦了，我就用黄豆生豆芽。在雪山上生豆芽可不容易，又冷又缺氧，我就用破被子把一个个筐子包起来，里面装上黄豆，洒上水，放在烧开水那个柴油桶旁。豆芽长出来了，解放军报还以雪山生豆芽为题作了报道。炊事班的工作也要讲求质量，例如切莴笋丝，我们相互间要比，看谁切得最快最细，细的考核标准是切完后抓一把往墙壁上一砸，看谁掉下来的多，粘得多的为胜。我通常是第一名，当然里面也有点窍门，就是抓笋丝前手要沾点水，另外，砸的地方不要太平整。又如包包子，皮擀好后，放上馅，我可以用双手同时包出两个包子。可能大家不知道，我可以用双手写字，同时写出两个字，要不两个正体字，要不两个反体字，也可以同时写出来一个正体字一个反体字，这都是当时包包子练就的。在炊事班干了5个月，我光荣地加入了中国共产党。

炊事班工作结束后，我被分去卫训队学习8个月，那里课程安排不紧，而且内容简单，我姑姑和姑夫是第三军医大学的教师，我请他们给我寄了一套三军大的大学教材自学。因为懂得比别人多，教课的老师有时被我问得面红耳赤，他们不知道我在自己上大学。有一次考试，不知是老师没讲好，还是学生没学好，全队一半以上不及格，队长发火了。那个星期六早上，我们在二楼地铺上睡懒觉。突然听到队长在楼下骂人。我抓一件衣服就往楼下跑，下楼靠一架单楼梯，我不知队长在往上爬，一脚踩到了他头上。他上楼后指着一排排发抖的学员，破口大骂，其中一句"温暖的被窝是埋葬年轻人的坟墓"，自那以后，我再也不睡懒觉了，几十年如一日。以后教育上初中的女儿，早早问她在哪里，有时她答曰："在坟墓里呢。"自那以后，我形成了一个习惯，每晨起床前必对自己说三句话：我要成为这个班最好的学生！最好学生的标准是什么？我开始了吗？以后身份、职务发生了变化，但这个习惯，这三句话一直未变，几十年如一日。卫训队结束后，我被分配到卫生班当卫生员，卫生员不是护士，只做一些照护病友的事，包括洗衣、擦澡、剪指甲，不过有时也很严格，例如教我们静脉穿刺，一根火柴划燃到熄灭前，要把"血管绑扎、皮肤消毒、一针见血"全部完成。我本来不喜欢学医，但有两件事改变了我的态度。一次，从山上送下来一位战友，好像是四川三台籍的，19岁。他剧烈腹痛、频繁呕吐，医生诊断不清，直到下午3点不省人事时才知是肠梗阻。卫生队医疗条件差，技术更差，马上向远离300多公里的日喀则的第八医院求援。那里的医疗队马上出发，救护车才跑了一半路，这位战友就离开了人间。临死前小战士拉着我的手，有气无力地说："老乡，我好想见我的妈妈啊！"一个年轻战士，远离故乡参军，未能血洒疆场，却因医疗水平有限而长眠西藏。当晚该我值班，卫生队没有太平间，也没有电灯，为防老鼠咬坏烈士的遗体，我提着煤油灯，背着步枪，为他站了一晚上岗。第二天，战友们到后山砍了一棵树，草草打了一口棺材，还是湿的，就把他抬去埋了。还有一次，一个甘肃的老兵，从山口上被送下来，是严重的高原性心脏病，心衰。他在山口上已驻守5年多了。抢救了十多天后，病情越来越严重。

有一天早上，我去看他，他使劲睁开眼，看看我，费力地说："小樊，我不行了，我好想吃点新鲜蔬菜啊！"他话刚落，我就奔出门外，满山遍野，一尺多厚的白雪，到哪里找蔬菜？最后我在老百姓的牦牛棚下找到一株半干的野菜，拿回炊事班，洗净后打了一个鸡蛋汤。当我推开门，一下子惊呆了，满地是粉红色的泡沫痰，他已被白床单整个盖了起来。啊！我的搪瓷碗连鸡蛋汤一下子掉到了地上，和他的泡沫痰混到了一起。这不是电影，这是事实。我伤心地哭了，队长站在我身旁，他用右手使劲按着我的左肩，"小樊，你心肠好，我要送你去学医"。

1975年8月，我被推荐上重庆第三军医大学。临行前，我去烈士陵园，站在两位战友的墓前，举起右手，庄严宣誓，"今天，我去上学了，学医了，我一定好好学习，当个好医生，一定不让宝贵的生命无辜逝去"。乘上汽车、火车，原路回到了重庆，由于路上时间长，到第三军医大学时晚了，我们西藏出来上学的都晚了，我们到时，同学们已上1周课了。

在回途中，我写了一首诗"雪压昆仑车巅巅，风舞黄沙扑耳面，豁出半杯送别酒，正望山城开新颜"。站在唐古拉山上，回望西藏，更回望自己21年人生走过来的崎岖之路，多么艰辛，多么让人回味，该长身体时挨饿，该读书时罢课，罢课后再下乡，回校以后青春过。本来想好好读书，一心跳出农门，起码当个乡长，却去当兵。当兵也没当个好地方，也没当个好兵种。这样的日子，值不值得过？这样的经历对人生有没有价值？其实很有价值，这段时间对人生观的形成十分重要。在接下来的40多年中，无论是在国外，还是在国内，无论是领导岗位，还是普通兵，五星宾馆可享，路边小店也可住；山珍海味可品，粗茶淡饭也可用。这段人生不仅对自己有用，对后人也有教育意义。37年后我带着女儿重返西藏，她是军校培养的医学博士，将一路上所见所闻、所思所想写成了一篇文章——《爸爸的那段情》，在《解放军报》全文发表：

一边听"三万英尺"放歌，一边随高空飞机颠簸，看着窗外幻化飞逝的云层，心情好得不得了，再有半小时就到拉萨了。身边的老爸一直不语，定是心情跌宕，此程主旨是回他在亚东当兵3年的老部队，他这一别已是34年……

早早就被高原反应折腾醒了，夜里每小时都会突醒一次，再强迫自己入睡。早餐后父女各怀心情上路，拉萨碧空火辣辣的太阳直射入车，眼睛睁不开。路旁慢慢流淌的雅鲁藏布江像美女横卧山脚，高低起伏的山峦好似康巴汉子雄壮有力，软绵绵的云朵随意地撒落在山间，这样的美景怎能不去捕捉？

要去亚东必须翻越海拔5000多米的高山，公路尚平整，但车子有些"高原反应"，总是提不起速度。在杳无人烟的山间蹒跚前进，总能碰见一两个倒霉的司机无奈地等人来推车。

人们常说西藏是身体的地狱，眼睛的天堂，攀上山顶我才真正明白了其中的真意。眼前豁然出现的清澈幽蓝的海是你想飞奔过去的动力，深吸纯粹的清风好像在洗肺，5000米上居然有这样的海湖，那水、那色、那草、那鸟是别样的，我一再领略了这世界外还真有另一个世界。心悦、神怡，这四个字在这个世界常说，在那个世界感觉别样。

爸爸，我不想走了！

不能"贪恋美色"，从拉萨到亚东我们还要赶600多公里，必须上路了……

翻过与珠峰绵延的山峰，驱车直下，似觉氧气慢慢多了起来。然后是看不厌的藏式"别墅"，看不厌的马羊成群，看不厌的红扑扑的脸庞，看不厌的牛粪垒就的围墙，看不厌的经转法轮，看不厌的青山绿水，看不厌的喇嘛寺庙，满眼都是黄的、蓝的、红的、绿的，我不舍得眨眼，相机不可停歇。

进入亚东，风景独好。这边海拔较拉萨稍低，植被茂密，松林下的草地点缀着各色野花，河水也变得湍急起来。一路的河水都回归祖国，唯有亚东河流向了国外，去做贡献与交流。爸爸说，"这是老房子！""我在这儿站过岗！""老卫生队在那个山腰！""这棵树长那么大了！"……爸爸的记忆很清晰，将30多年前的亚东拉到了我们面前，让我看得好真切。

缓缓驶进驻地，已不是当年十八军五十三师一五七团了，新的番号是由一五七团合组的边防六团，领导也数不清换了几任，破房子拆的拆改的改，新营区现代化了许多。可爸爸显然只对老山、老水、老房、老人的感情笃深，还是口口声声念着"一五七"的过去。等不及喝口热水，爸爸急着再向海拔4800多米的中印边境乃堆拉哨所进发。天气越来越不好，汽车绕山盘旋而上，一路雾障，能见度顶多100米，我们小心翼翼地在云中穿梭，到达边境哨所时，温度从二十多度急降到几度。大雨突至，我冒雨冲进营房取暖，牙齿不听话地打架。敌我哨所只距50米，看着窗外站得笔直的哨兵，心里直骂自己不争气，都是当兵的，差别怎么这么大啊！

我一步一喘费力地爬上观察哨，爸爸56岁了却一路快步在前。我还没有缓过劲来，爸爸就兴奋地指着一个黑乎乎的石洞说："看，这就是当年的营房，这就是我们当年睡觉的地方，我当卫生员来巡诊还在这个洞住过一夜呢！"不会吧！这地方也能睡人？地上难找一块无洼之处，石壁透风，冬天温度低到零下三四十度，寒彻透骨，怎么熬得住啊！当年的一副洞联剥脱不全，依稀可辨，但让人触目惊心——夏住水帘洞，冬卧水晶宫。不难想象当年的艰苦，爸爸说所有的战友都患有严重的关节炎，每月6元津贴没人买得起手表，换岗靠数洞壁滴水而行。爸爸说这个哨所算稍好的，还有更偏僻、海拔更高的哨所，半年都见不到一个来人。我也是一个军人，与脸冻得红彤彤、比我小几岁的战士敬军礼、握手道别时，突然在此刻明白了为什么总说解放军是最可爱的人，其实这是说给他们的，我自愧不配。

在团长指引下，找到了爸爸当年卫生队旧址，二层土楼，底层已废弃，或站或卧可见几头牦牛，他们似与老爸无缘。遗憾的是大门紧锁，我们找了几个住民都不得而入。爸爸趴在一扇扇破旧的窗框外，似乎在和他当年看护过的伤员交流，活了的，还有死了的……

老爸久久不想离开，从泪眼中可推知他的心魂已穿过门缝萦绕在这座旧房子中。

临离开时幸运地碰见一名老乡，这个当年的小姑娘叫曲珍，隐约记起了爸爸，岁月在她的脸庞左右横竖刻上了那么多皱纹，体形也不怎么清瘦，可这些改变丝毫没有阻隔共度青春时的那种情谊，他俩的手无意地握在一起很长时间没有松开，家长里短的问候都在相互羡慕，小战士当了将军，小姑娘当了奶奶，其实都是一种进步。曲珍的出现引来一群人，话也多了：那个战士们尊敬的老村长已步履蹒跚，那个美丽的少女"八千"早已病逝，那个淘气的央宗当了老板，那个和蔼的老卫生队长前不久回来过……

车开过老一五七团营地，爸爸驻足不前，想起当年一个十几岁的小兵在这里养猪、做饭、当卫生员。看到当年的猪圈、灶台、病房已不在，心里百感交集，时间改变的已不是一点点。这块地方已交地方管理，我们进不去。爸爸抱来一块碎石，踮起脚尖远远地在围墙外眺望里面的老房子。突然，老爸对旧门旁的一棵枯树动了感情。当年19岁的他背着钢枪就在这棵树旁站岗，烈日下茂密的树叶给他送过阵阵凉风；深夜里漫天漆黑，他和大树一起数星星；电闪雷鸣，有大树挺立并安慰他：小樊，别怕，有我！可现在大树老了，多数已是枯枝，连叶子也没有了。爸爸百感交集，紧紧地抱住了那棵树，好像要融进树里，用自己的血液去滋润那已经枯萎的树枝树干……陪同的人催行，老爸不断回头，枯树不语……

晚饭后的亚东不像内地，早早就天黑了，我们换下军装到老街上走走。老街是全亚东县城最繁华的商业中心，其实当年加起来就是不足300平方米的几个杂货商店。爸爸他们一个班一周只能派一个战士上街，去为大家买日用品牙膏、牙刷等，而且要在1小时内返回。爸爸很难摊上这个美差。因为营业员多是藏族的，不大会说普通话，所以每次以藏族战士上街为多。上街、下街还是老格局，有好多横七竖八的卧门狗，河岸两侧正在盖新房子，老民房拆得差不多了。

爸爸执意要找以前的岗棚，运气不错居然找到了。棚子低矮，放了些土豆，孤独地矗立在偏僻的小巷里等着爸爸回来。爸爸的兴奋劲感染了我，他模仿当年的姿势站好，笔直挺板，孩子气地笑着，我帮他留下了这难忘的一瞬。

第一个任务是去看看现在的卫生队。地方是偏僻，但卫生队却麻雀虽小五脏俱全，药房、门诊、病房、放射科、口腔科、手术室都有。军医和卫生员是复合型人才，接诊、注射、配药、手术、麻醉，听说最近他们还成功完成难产接生，成了整个亚东军区最好的医疗单位，叫我这个只能"单练"的军医很是佩服！作为一个外科医生，我在上级医院已经太专了，虽然还不至于"武功尽废"，但本科学习的好多知识已遗忘八九了。

护士值班室有个很清秀的小战士，是当班卫生员，爸爸见到他真动了感情，嘘寒问暖十几分钟，一直紧握着他的手。我想当年的爸爸也就是这个样子吧——戴着白帽子、穿件旧旧的白大褂、眼睛透着灵气、紧张得不知该说些什么好。爸爸说："小伙子，你比我强，我当年在这里见到的最大的官是副营长！"

爸爸一一诊查过正在休养的全部伤病员，还去看了医生们自己喂的猪，亲手将自己编写的四套书籍送给卫生队长，然后驱车驶向烈士陵园。

烈士陵园在蜿蜒小路的尽头，守陵的大爷是藏族人，可能专职工资不多，还兼放牛羊作些补贴，偶至的祭品也与烈士共享。他几乎不懂汉语，但可会意。

纪念碑是爸爸离开很久后修的，陵园也扩大了，当时只有四十多个坟冢，现在少说也有四百多了。深深三鞠躬，爸爸几乎成了跪姿，然后他庄严地打开酒瓶，给长眠于此的老战友们敬上三杯他们当年想喝喝不上、想喝喝不起的好酒；点上他们当年想抽抽不上，想抽抽不起的好烟；我将一路行来摘得的野花摆在石碑下，再深深三鞠躬。我挽着爸爸，他一句话都不说，我发现他双腿在发抖。叔叔、阿姨们，让我代替爸爸说吧，你们不会被遗忘，来到亚东，看见亚东，我才更体会到你们的伟大。知道吗，你们深爱的祖国现在已多么强大、多么美好！亚东现在天天都能吃上新鲜蔬菜了！亚东现在医疗条件好了！亚东路通祖国每一寸土地了！亚东不再内忧外患了！你们好好安歇吧！

爸爸穿过一陇又一陇草丛，抚擦一块又一块坟头，在极力寻找当卫生员时未能救活的两个战友。然而找不到了，坟头都差不多，坟前用木牌写的烈士名字已辨认不清，多数连木牌都没有了。最后他走到一座最小的坟堆旁，俯下身去，擦去尘土："就是他了！"其实，认识的和不知的，先走的和后去的，都是为了这个亚东，都一样伟大，还分什么亲疏呢？

爸爸三步一回头，我们离开了陵园。一回头，老战友再见！二回头，老战友何时再见？三回头，老战友难再见！56岁的爸爸明白，这可能是最后一次来亚东了，年纪不饶人啊……

临走前，爸爸为亚东驻军讲了一课，数百名军人端坐，礼堂掌声雷动，题目是："我是亚东兵"。从儿时起不知听他讲过多少次亚东的故事，这次陪他来才真正领悟到其中的真情真意、远情远意、大情大意。

自然规律不可抗拒，这天这地总是在变的、总是要变的。爸爸像我这么大时还没有我，我像爸爸现在这么大时不知还有没有爸爸。但自从爸爸去了亚东，那里的一切就跟我们全家有了血缘，我们骨子里就有了亚东的灵髓。我许诺，待我像爸爸现在这个年龄时，我将带着我的孩子，还去亚东，去追根寻源，去感念朝拜，去为他的姥爷还愿，去绵延樊家的香火，因为我们一代代都成了亚东兵。

三

进了第三军医大学，曾失去了学习机会的一代人重返课堂，那种求知欲可想而知。但那时"文化大革命"还没结束，作为工农兵学员本来是上学的，上级说我们担负有"上大学，管大学，改造大学"的使命和责任。我们要用很多时间到工厂学工，到农村学农，到部队学军，动不动就搞一两个星期的野外拉练。有一次课程安排，要老师带着我们500多人，背着背包，扛着显微镜到几百公里以外的四川彭水县，并分散到乡卫生所去学习查治丝虫病。其实我们基础课都没上完，什么也不懂，也不知丝虫长什么样。带我们班下去的是一个年轻护士和一个政治教员，其实他们两个也不懂。我们收获不大，他俩收获不小，过去他们不认识，通过接触谈恋爱，后来成了夫妻。这样的课不少，最后同学们不干了，全年级500多学生集体罢课3周，后来学校党委请示上级才取消了这项所谓的开门办学。

学习时间被撕碎了，怎么办？只能靠自己挤时间。按校规，学生晚上10点必须熄灯上床就寝，其实都睡不着。我们宿舍一共4个床位，上、下铺共住8个人，干部或老兵住下床。我呢，兵龄短，又年轻，就住靠门的上铺。我用被子把头蒙上，用手电筒照着看书，背英文字典。一个字正背50遍，反背50遍，背完1页撕1页，撕书背书是一个学习的好方法，自己会有成就感。有人拥有书柜，甚至拥有书房，但其中很多人只是拥有书而并不拥有其中的知识。那时学英语很难，课时很少，业余时间没老师，没有录放机，全靠自学。我学习的是哑巴英语，加之重庆人"N"和"L"的读音不分，只有自己听得懂。没有阅读资料，怎么办？我就跑到外文书店，那里有毛泽东选集，一共五卷。我买了英文的，还买了日文的，回来对照中文版毛选一句句读，一字字比较。中文版有几本，是学校发的。由此，我的外文水平有了很大长进。加之我在卫生队时就自学完第三军医大学的大学教材，医学课程压力不大。我就到学校图书馆借来相应的英文教材，别人读中文的，我读外文的。学校要求排队去上课，我通常排在最后，为什么？只要学校有讲座，我就溜出去听；只要学校旁边外校有好讲座，重庆师范大学的、重庆大学的、哲学的、文学的、艺术的、外语的，我都混进去听。反正那时只上课，不考试。有一次副班长找我谈话："樊代明，你学那些杂七杂八的东西，学那些外语，能给病人治病吗？"我不能强词夺理，为什么？我学过那套教材；我听的所有知识都与医学有关；再说，他们的业余时间不也是用于看电影、打扑克吗？他们开始也叫我玩扑克，三缺一。最后发现跟我玩的一方都赢不了，因为我悄悄帮对方。他们骂我笨，以后就不找我玩了。回忆那段时间，我曾以打靶为题写过一首诗："树上宿鸟未鸣，耳边寒风正紧，苍天洒雨洗征尘，晨雾掩我练兵。撩开火眼金睛，剥云穿雾急进，待得明日穿敌心，方解满腹恨。"

四

1978 年，国家恢复研究生考试，我就去报名。我们年级和我一起报名的有三位，我和另一个同学纪小龙考上了，他去 301 医院病理科，我去第四军医大学（现空军军医大学）第一附属医院消化科，一个基础，一个临床。考研究生时还有几个故事。当时我们专业全国是 29 个参考，只收 1 个，那时有比我大 10 岁的老大学生和我一起考，竞争白热化，可想而知。我想了一个办法使自己有别于他人。当时大家的外语水平都不高，老师出的考卷，用英文出的我用英文答，用中文出的我也用英文答。尽管不一定全对，这种做法就是别出心裁，引起改卷老师的高度重视，他们通过商量，给了我高分。复试，一共 3 个人，听说只收 1 个。老师问我，听说你自学英文版毛选 5 卷，你读了几遍。因为四川话"遍"与"篇"不好区分，我回答读了 1 "篇"。老师说，"哦，只读了 1 篇啊"。我赶忙抢答，不是 1 篇，是 1 遍，是 Read it all, all I've read。老师笑着明白了，还对我竖起大拇指。复试时还有一种方式，就是用显微镜看切片，载玻片上摆着消化道不同器官的组织，我们三人依次看，然后把答案交给老师。老师看完后皱起了眉头，显然不满意。两个监考老师还自言自语说，"现在的学生这方面都很差，将来招研究生要招水平高一点的"。我一听就急了，"报告老师，我的答案基本都是正确的"。因为我姑夫是三军大病理科教师，去西安临考前，他带我看了一周切片，猜到可能要考显微镜下读片。我是有备而来，所以我的答案是很有把握的。为什么错了？按规则显微镜下固定的视野不能动，前两位看不懂，他们动过了视野。到我看时，已不是老师固定的视野，肌肉成了黏膜，血管成了淋巴。我请求老师去看一下，果不其然。不久，我被录取为第四军医大学"文化大革命"后第一批研究生。当时正值中越边界自卫反击战，我们全年级 500 多名同学，除我和纪小龙要去上研究生外，其余全部被拉到云南进入越南参战。我被批准提前一年大学毕业，上完一年研究生后才回到母校和同年级的同学一起照毕业合影。提前完成学业，提前晋升职称好像成了我的常事。后来上博士，一共三年的学制我两年就提前毕业；在国外做博士后研究，本是两年，我一年就完成研究工作回国了；1988 年，我 34 岁半晋升副教授；1990 年，我 36 岁半晋升为正教授，成为当时全国最年轻的正教授之一。要知道，那时职称制度刚改革，五十八九岁的老师没被评上正教授的有的是，有的退休了也没被评上。1978 年全国共招研究生不到 1000 名，考上了十分荣耀，有像现在当上院士的感觉。我要从重庆翻过秦岭，去西安上学。离渝时，在菜园坝火车站，好多同学和老师来送我，里面还有我的亲戚朋友。我很恋家，好不容易从西藏回到老家，最好能留在重庆工作，家里人也这样劝我，我更依依不舍，后来作了一首诗："车鸣撕碎心，步后不尽情，孤身攀秦岭，采花献亲人。"后来慢慢明白，这首诗只有 20 个字，但成了我世界观形成的分水岭。从这首诗中看，那时我报着的是成名成家，衣锦还乡，光宗耀祖的人生观，一切奋斗只为了"采花献亲人"。一个人如果不能将自己的奋斗与祖国、世界、民族联系到一起，目光太短，眼界不宽，视野不远，将抱负不大，大器不成。很多年后当我给学生们讲人生观时，我常有两句话——胸怀出大志，眼界定前程。

五

来到第四军医大学，带我的老师是张学庸教授和陈希陶副教授。一个 59 岁，一个 53 岁。两位都是国立中央大学医学院的高才生，临床经验十分丰富，陈教授做了 28 年主治医生。他们对我要求十分严格。课程安排是白天管病人，晚上上基础课。我是刚上完大学基础课，临床实习刚开始就考了研究生，所以临床基础很差。本来我在基础学习的知识是很扎实的，可到了临床，见了活生生的病人，好像一切都忘了。病人发烧，我也"发烧"，病人头痛，我更"头痛"。我接手的第一个病人是西安交通大学的一位老师，他有好几个症状，我下医嘱时给每个症状都开了好药，加起来十几种，自己十分得意。老师来一看，全部划掉了，只留下一个三级护理，并批评我，病未搞清楚就下药这叫谋财害命。

有一次查房，按规定必须把病历交给老师，自己靠背病历来介绍病情。由于太紧张，我背了另一个病人的指标。老师很生气，把病历摔到了地上，厉声质问我写的什么东西，是写得不对还是说得不对。当时我十分尴尬，看着地下的病历，不知是捡还是不捡，捡起来是错误，可不捡又是尊严。最后还是护士长帮我捡起来交给了我。更让人难堪的是，老师又说，"将来招研究生要招水平高一点的"。这句话我一直牢记至今，不是记恨老师。就为了这句话，我一直努力工作，力争做老师最好的学生。现在我自己带学生了，硕士、博士、博士后加起来已近200人，有89个评了高级职称。有时我也很想这样说他们中的有些人，但话到嘴边老出不了口。人生有时会因一句话而猛醒，从而为这句话奋斗终身，就怕一生中碰不到这样的话，这就叫争气。

入学的第一天，两位导师把我带到一间屋子，灯不太亮，四周墙壁有些涂料脱落，大约12平方米，这就是我们的实验室，也叫消化细胞室。里面有三大件，一台旧的雪花牌冰箱，一台有些滑丝的显微镜，还有一台桌式离心机。三大件的功能，记下了老师的研究工作，即把病人的标本收集起来放到冰箱，抽空拿出来离心涂片，然后放到显微镜下看有无癌细胞。三大件都很旧，记录下了老师艰难的长期工作，从没发表过论文，按现在标准说明研究水平不高，其实不然。

接着是选题，胃癌是当时国人中发病和死亡最多的恶性肿瘤，看着一个个病人骨瘦如柴，痛不欲生，有多少壮志未酬身先去，有多少黑发人送白发人。我就决定这辈子以胃癌作为研究方向。瞄准胃癌还有一个原因，就是中国的胃癌病例约占世界病例的50%。在发达国家这比较少见，后来我出国学习，想做胃癌研究，国外老师常说"That is your Chinese business"，即那是你们中国人的事。可做胃癌研究很难，正如上述，我们没有实验室条件，那时查文献要靠去图书馆一本一本翻读，而且文献不全，也不是原版，是翻印的，总比国外原版滞后1~2年。不像现在能在计算机上查 Pubmed，更主要的是不了解、也不掌握先进的实验方法，没地学，没人教。没办法，我们就去外科收集手术切下来的胃癌标本，准备做研究。当时有一个秘密一直在我心中萦绕，不得其解。我们村有个赤脚医生，他没学过医，靠自己看书治病。诊所也没多少种药，凡有胃痛的病人他都给开庆大霉素，不管是胃炎、胃溃疡还是胃癌。的确有些人有效，有的病人复发了再喝也有效。上大学时我请教过老师，为什么吃庆大霉素可以治疗胃溃疡，是不是杀了什么细菌？他批评我胡说八道，因为那时世界上一致的认识是溃疡是由胃酸引起的，是 pH 太低。当研究生后，我和我的师兄刘端祺用电镜看胃癌标本，发现多数的胃组织上都有一些怪怪的东西，我俩叫它"毛毛虫"，而且如获至宝，十分高兴。但当我们回来给辅导老师汇报时，他说"你们少见多怪，小题大做，胃纳五谷杂粮，一日三餐，怎么会没有污染？"，"那污染怎么总是毛毛虫呢？"，"胃有强酸，别的细菌都杀死了，只有毛毛虫才能活呗"。我们信以为真，而且深信不疑，把照片留在了电镜室，现在还在那里。不久，北京大学第三医院的郑芝田教授用抗菌药呋喃唑酮治溃疡有效，在 *Lancet* 上发表了文章。我的师妹邢联平考他的博士，去做这项研究。但思路出了问题，他们还是认为溃疡是由胃酸引起，调节胃酸分泌的中枢在大脑，推测是呋喃唑酮在脑组织内有受体，通过抑制这些受体抑制胃酸治好了溃疡。他们在老鼠胃内制造溃疡模型，再给老鼠喂呋喃唑酮，然后去寻找脑组织中的呋喃唑酮受体，当然最后是失败的。邢师妹最后去了美国，现在还在那里做研究，不过早就改为骨科领域的研究了。5 年以后，澳大利亚的病理科医生 Warren 同样在胃标本中见到了"毛毛虫"，他找当时还很年轻的消化内镜医生 Marshall 为他取活标本培养。培养了 30 多个病人的标本都没有成功，最后一生气，把标本放到培养箱就去休假了，几天休假后回来一看，"毛毛虫"长出来了。为什么？过去培养时间不够长，而且老去开箱看，这种细菌需要厌氧环境。他们把这种"毛毛虫"叫作"Helicobacter Pylori（Hp）"，并写成文章投到专业会，专家拒绝接收。不久，Marshall 的母亲发现他口臭而且很严重，为什么？ Marshall 把培养的东西喝进胃里，引起溃疡，然后再服抗生素又治好了胃病。这项研究最后在 *Lancet* 上发表，引起全世界震惊，从 pH 到 Hp，引起了溃疡病治疗的一场革命，他俩后来因此获得了诺贝尔奖。在国内外，我都为他俩主持过多次报告，Marshall 还是我推荐成功的中国工程院外籍院士。每当我向他俩说起这个故事，并拿出我们当年的"毛毛虫"照片时，他们说"你运气不佳"，我说"不！是思路不对"。在 Warren 和 Marshall 获得诺贝尔奖的当天，我写了一篇文章，在《中华医学杂志》全文发表，题目是"中国人离诺贝尔奖有多远"。硕士三年，我没少花时间，少费力气，但所获很少。当然，当研究生不仅是做学术，这个时间段也是人生的一个重要阶段，其中还有好多难忘的故事，想记录如下。

六

我上研究生时 24 岁，刚到科里，老同志争着给我介绍对象，多数是护士。我没有高要求，可别人不同意，还没见面就"吹"了，而且都是别人"吹"我，我心灵深处老受打击。那时讲出身、讲地位、讲门当户对。当兵的女护士都出身革命军人家庭，最低的起码也出身师级干部家庭，人家看不起我这个农家出生的青年。直到 1980 年，我 27 岁了才经人介绍认识了我的妻子刘斌。当时她在我们科实习，带她的是当时济南军区来进修的权医生，他把我俩介绍到了一起。她也是干部子女，不知道是不是完全为了爱情，也许当时迫于带教老师的面子"下嫁于我"。另外，她是从新疆部队选送上学的，条件也不怎么好，也算"屈就"吧。那时老师是不能和学生谈恋爱的，不过我们情有可原，因为我俩都是干部了，不受规定约束。各自的学习任务都很重，怎么办？我们相约每周星期六晚 7:00-9:00 在胃镜室会面，一张桌子分两边，坐下就开谈。她后来讲，我们这哪像人家花前月下，罗曼蒂克，完全是谈判桌上的"敌我"双方。不过我们效率高，质量也很高。1980 年 7 月，她临毕业，必须分回新疆工作。我俩商量，做出了一个重要决定，马上结婚。我们才恋爱半年，6 个月 24 个星期，一共 48 小时谈恋爱，还有缺席的时候。但是，如果不结婚，离得那么远，天各一方，还不知道谁会吹了谁。关键是导师找了当时的干部处，要让我留校工作，也请求把刘斌留在西安。当时的干部处说，只有结婚后才能考虑。就这样，我们仓促张罗结婚，双方父母也没准备。当时我不在西安，在重庆学习病理，我不能赶回西安和刘斌一起去登记。怎么办？结婚证是第四军医大学开好证明，请她的一个已婚同学冒我的名一起到长乐西路派出所冒领的，好在那时介绍信和结婚证上都不用贴照片。先回我的老家，时间太急，家里又穷，就瞒父母我们已经在西安办过婚礼；回到西安，请同舍另一同学搬走，我们把两张床合到一起，把两床军用被合到一起，就成了新房。几十年风雨过来，我总觉得亏欠妻子，而且是亏欠了一辈子。妻子很会做人，从不提这件事。每次回老家，她不仅会向父母问长问短，还给我妈洗过脚，剪过指甲，抠过背。特别是我出国期间，她每月都以我们女儿的名字给父母寄钱，等我回国后她就不寄了。父母看出了差别，我埋怨她，她说本来该你的事，我就不争表现了。有一次为一件事争了几句，她去切菜，切破了手指。她用创可贴和胶布包扎后，自己不剪，拿来一把剪刀给我，要我剪，以示委屈。我拿着剪刀，问她剪什么，是顺着手指剪胶布，还是顺着胶布剪手指。她破涕为笑，我们就双双释然了。还有一次我出国，临上车时护照找不到了，急得脚跳，我俩翻箱倒柜就是找不到，我不断埋怨她没给我收拾好。她让我摸一下穿着的西装口袋，我说不可能，"摸都没摸怎么知道不可能？"，当我把手伸进西装，当中指触到护照时，真是又喜又愧，无地自容，她看出来了，"找到就好"。汽车启动了，她什么话都没说，只是默默地招手。这事让我想了一路，直至回国返家。我这辈子出差很多，在家也忙，陪妻子和女儿的时间很少。2013 年春节，我们回重庆老家过春节，去机场路上突遇车祸，她的大腿骨完全离断性骨折，我把她送到医院做好了接骨手术。同一天有一个医院收了4个骨折病人，手术都做好了，但一半的病人都死了，为什么？春节期间骨科护士少，病人怕痛，现在病人血又特别黏稠，容易形成血栓导致肺栓塞死亡。我家为何没出这种事？那要看谁是护士，是院士护士。手术后，我执意在病房守了她14个白天和黑夜，女儿是医学博士我也不让她代劳。那段时间我们说了不少话，而且完全按骨科护士要求，为她按摩四肢，左边一百下，右边一百下，一下都不多，一下都不少，最后痊愈出院，骨科护士动情地给她写了一则短信，"要号召天下的老公都向樊校长学习"。

七

说到家庭，回忆的事很多，还是回到从重庆结婚回来的事再写。我俩拿着结婚证，还有一包水果糖和瓜子，满心高兴地去找干部处的张干事。他负责毕业生分配，去到他家时他正在吃饭，听说是樊代明和刘斌，他脸沉下来说，很对不起，名字搞错了，新疆来的是留了一个，但不是刘斌，是别人，刘斌的档案已寄去新疆军区，让她尽快回疆报到。听到此话，犹如晴天霹雳，这不是骗人吗？政治部干部处怎么能做出这等事呢？我深刻记得当时的情景，至今也记忆犹新。

婚结了，校没留成，蜜月刚过，两床军被还得重新分开。火车站一别，两天三夜她回到了新疆炮13师医院工作。从此两地分居，书信相传，一般是两周各收到一封信。1981年6月，我们有了女儿，那时是三个月产假，因妻子是在新疆当兵，加点病假，可以长一点。但孩子不到半岁，妻子就得断奶回新疆。那时，我大妹高中毕业考大学差了十几分没上成，19岁就从重庆来帮我们带孩子。她没经验，毕竟她还是孩子，但她很勤奋，白天她带，晚上我带。我打了好几次申请报告要调回我妻子，交到院里、校里，可次次无果，说是干部调动冻结，可别的人却在不断调入。女儿特别爱哭，我发现她喜欢撕纸玩，就把她放在床中间，找来一堆草纸，只见她把大片撕成中片，再把中片撕成小片，她玩得很美，我便抽时看书。一会儿她觉得不好玩了，又哭，我发现她喜欢玩水，就找来一个大盆，里面装满温水，把她放进去游水，我又赢得了时间。游了一会儿，她又觉得没意思，躺在盆内大哭，我就找来一根背包带，把她拴着背在我的背上。一边走，一边摇，一边念英文，相当于摇篮曲，她就不哭了。后来女儿长大了，在第三医军大学上学时成为她们年级的女生部长，还得过演讲第一名和辩论赛第一名，可能和那时在我背上的教育也有关。有一次孩子高热不退，大声哭闹，我检查全身没发现问题，X线照片肺也正常。后来发现是左侧外耳道疖肿，女儿大哭疖肿破溃流出脓后，她不哭了，烧也退了。可她全身瘫软，摇她也不动，深睡不醒。就在这时，科里通知我去急诊室上班，实在没有办法，我就把孩子抱到了于院长家，放到他床上，就上班去了。一会儿院长夫人抱着孩子找到了急诊室，说科里派了别人顶班，还批评我有困难找组织，这种做法不对。而且告诉我，院长是支持调我妻子的，最好去找政治部主任，这属政治部管。我找到政治部主任，他说已经上报，主要是总后政治部没批。怎么办？我打听到总后一位首长来校调研，在招待所与校长政委谈话。我顾不得了，门岗不让进，我就提了一个茶水瓶，装着给首长送水，进去后就直诉困难。首长叫他秘书先听我的情况，然后给他汇报。晚饭后，他打电话问了总后政治部具体情况，指示学校可以先向新疆军区联系，提前发调令。不久，我妻子正式调入学校，当时孩子根本不认她。首长从我校调研后，再去第三军医大学调研，在重庆时上级就宣布他退休了。好险啊！后来校长和政委批评了我，叫我有困难找组织，那样直接找上级首长是不对的，我想也是，也不是。

1983年，世界卫生组织（WHO）在中国招收出国进修生，每两年招100人。国家组织严格考试，我获得本专业英语和专业成绩全国第一名，被录取出国进修。当时可选择美国和日本，因为我从事胃癌研究，就选择了日本东京国立癌症中心。第一次出国门，当时我国的经济和科技状况与日本有很大差距。日本学者总体崇尚西方，崇尚美国，看不起中国人。本来我的工资是WHO给的，十分优惠，当时我在国内的工资是每月60元人民币，WHO给我的资助是3000美元。我的科研经费也是WHO给的，但过了很久他们还不让我做实验，一直打下手，跟着看。我学的人单克隆抗体（杂交瘤）技术，当时胃癌人体单抗还没有人研制成功。我只用了半年时间，成功了，当时《日本药业时报》在头版头条报道了我们的消息，还登了两张我的工作照，老师也有意留我继续工作。我想来想去，最后决定回国工作。为什么？学到了技术就应该回国工作，创造属于中国人自己的东西，国外的药品有不少其实是我们的出国学者研究出来的，国外常常以几倍，甚至几十倍的价格卖给咱们中国人，其他行业也一样。

飞回北京，妻子到京接我，她第一次到北京，打算陪我玩一玩。可一下午我都心神不定，因为行李箱中带有许多需冰冻的试剂，特别是活细胞系要换液。我说服了妻子，第二天搭乘空军的便机回到了西安。

那一年
我在工程院

1787

八

回到科里，实验室条件太差，没法进行细胞培养，我们就去烧伤科实验室做实验。但要等时间，他们白天做，我们晚上做，他们上班做，我们下班做。实验室在二楼，有一次他们锁了门，我们下不来，但另一个实验的时间又到了，非得下楼，怎么办？打开窗户往下跳，我没问题，干过特务连。但助手不行，她一跳，跳成右手肱骨骨折，打着石膏固定了 3 个月才好了。功夫不负有心人，几个月后我们做出了自己的胃癌人体单抗，全院请我作报告。我说，我们成功了，这是中国牌的，一旦拥有永远拥有，只要装杂交瘤的液氮罐不破。为了庆祝胜利，第二天，我带着几个同事，兴高采烈骑着自行车到郊外野炊，玩得十分痛快。但当我们返回实验室时，看见一位留守的同事站在门口，哭丧着脸，"樊医生，出大事了！"，"什么大事？是不是液氮罐破了？"，"就是！"。全体惊呆了，空气凝住了，天快塌下来了。要知道，科学研究在很多时候靠机遇，如果这种机遇概率很小，得到了等于永远得到，而失去了则意味着永远失去。科里很多人来安慰我，其实谁能安慰我呢，内心的苦痛，谁可知晓，谁可掂量。这是一次完全的人为事件，液氮罐由双层罐壁组成，中间抽了真空，以保证 -190℃ 的液氮在罐中保存不会蒸发。如果把抽真空后最后密闭那个地方给扭松，真空没了，罐内成了常温，液氮很快蒸发干净，内存细胞就会全部死亡。以后我们将液氮罐放入专室，双人双锁管理，自那以后 30 年过去了，再未出现过类似现象。为了尽快弥补损失，我们提出了"6+1"，"白 + 黑"的工作计划，即一周工作 7 天，白天晚上接着干，轮流干。技师陈宝军的妻子要上夜班，晚上他就把女儿哄睡着，然后用四根绳子悄悄地把她固定在床的 4 个角，中间缠到孩子腰上，以免翻下床来。我记得大年三十，早上妻子嘱咐我上街买肉，晚上做年夜饭。我们上午一直在忙，待下午想起来去买肉时，市场上哪里有肉，全都收摊回家了，只剩卖鞭炮和对联的。这怎么给妻子、孩子和家人交代呢？最后我跑到食堂恳求高管理员给我切了 2 斤肉，总算打发了年夜饭。大年初一，起床我就去实验室给细胞换培养液，它们也要吃饭。发现有一瓶长出了一个漂亮的克隆，我如获至宝，赶快做有限稀释。妻子做好了汤圆，见我久久不回来，他们吃过后，5 岁多的女儿要给我送到实验室。我们在二楼靠里边的房间，她喊我们，我们听不到，想按门铃个子太矮又够不着，她就把搪瓷罐放下用一根树枝去按，还不行，她往上跳，门铃没按着，脚踢翻了搪瓷罐，汤圆洒了满地，她在那里大哭，当路过的同事把我叫下楼时才问清了原委，我抱着孩子，提着空搪瓷罐回家，心里又喜又难过，喜的是实验成功了，难过的是对不起家人和女儿。

天道酬勤，天助善者。又经过半年努力，我们从28 561个杂交瘤中筛选出了11个能分泌抗胃癌单抗的细胞。应用这组抗体，我们建立了4种诊断胃癌的新方法，得到国内外同行的关注。1989年获得了国家科学技术进步奖二等奖，差一票获一等奖，这也是国内从事单抗研究获得的第一个国家级奖励。1990年，我被美国赛克勒基金会评为中国医师年度奖，应邀赴美国10所大学作报告。因为过去学的哑巴英语，我害怕英语表达人家听不懂，更害怕人家提问题。当时导师张学庸教授因房颤刚安了起搏器，还未出院。他让我做好幻灯片，在病床前一句句读给我听，并让我录音。一路上我不断听、不断念。到了美国，我讲的他们全听懂了，还有掌声，但一到提问，要我回答问题，我就傻眼，看来不是他们听不懂我的英语，是我听不懂他们的英语。自那以后，我不仅要求自己努力听说英文，而且要求所带的学生也这样做，还在我的办公室和实验室贴上一张纸，上面写着"No Chinese Speech（不要说中文）"。我的两位导师对我是严厉的，但同时对我是呵护的。例如女儿出生后，孩子母亲在新疆，不能把户口落到那边去，当时我大妹帮我带孩子，一家三口人只有我每月35斤粮票，根本不够吃。陈希陶老师经常让师母给我送粮票和油票来，还安慰我说，"不要紧，熬一天孩子就大一天"。一辈子碰到好老师太重要了，一日为师，终身为父，父母给我们生命，老师教我们本事。我一直很尊重我的老师，跟从老师30余年，是老师领着我走，扶着我爬，扛着我上。我从没惹他俩生气过，也从没说过他们一句不好的话。我觉得对待老师可见一个人做人的品行和人格。你怎样对待老师，你的学生和同事就会怎样对待你。

1991年，欧共体在中国招博士后，全国一共招50名，我又去报名参考，又考了专业和英语第一名，被国家科学技术委员会派往比利时布鲁塞尔鲁汶大学进行博士后学习。当时，分子生物学和免疫学两项技术都属前沿技术，如何将其整合起来，实现生物技术的革命性突破呢？为此，我同时奔波在一个校园的两个实验室学习和做实验。我的资助和实验经费都由欧共体提供，而且比第一次出国WHO给的更多。特别是科研经费充足，这为我的学习提供了很好的条件。当时从国内去的好多学生为了省钱，每周都要乘火车去郊外很远的地方买菜买肉，来去就是一天。我呢，就在近处的超市买，价格可能是郊外的3~4倍，但可节约一天的时间学习。那时在国外，中国人经常受欺负。从北京去的一个学者，他的助学金很低，先是去餐馆打工，在厨房洗碗，他很累也很饿，看到收回来的盘中留有一个茶叶蛋，他剥开放进嘴里，正准备下咽，被老板娘看见了。她厉声训斥，"怎么能随便吃呢？那还有用场的"。这时的他是咽下去还是吐出来，唯一的感觉是胸闷心堵、恶心想吐。但是，他又能说什么呢？受了气也就离开了那个餐馆，来到一个卡拉 OK 厅放唱片，老板是越南人。一次几个男女拿了一张纸，写了一个数字，本是要放 6 号歌曲，是一首越南歌，但他看倒了，放成了 9 号歌曲，是一首中国歌，这几个越南人满心不高兴，告到越南老板那里，说中国人欺负他们，第二天他就被炒了鱿鱼。对这件事，除了忍气吞声，又能做什么呢？

本来欧共体资助两年时间，我学了一年就回国了，技术学到了，就得回国干。回国后我指导我的第一个博士生将两项最先进的技术加以整合，一项是单抗技术，曾获诺贝尔奖，另一项是聚合酶链式反应（PCR）技术，也获过诺贝尔奖，将二者整合创造一种嵌合物质，叫免疫 PCR 技术。一方面提高了识别肿瘤分子的特异性，另一方面提高了识别肿瘤分子的敏感性，实现了检测肿瘤抗原突破性进展，不仅在国际专业杂志发表了论文，获得了国家发明专利，还获得了国家发明奖。由于工作成绩突出，1992 年，我被选为中共十四大代表，1993 年被国家五部委联合授予"有突出贡献的留学回国人员"。

1988 年前，我一直是作为辅导老师为两位导师或为科里的其他导师带研究生，1988 年后我自己开始带硕士，1990 年开始独立带博士。我对研究生的严格要求是全校出名的，直到现在国内还有很多同道在传。例如，每年无寒暑假，只有春节放假 7 天。实验室有一条靠窗的长廊，40 多张课桌排成一排，每人一张课桌一盏台灯。我要求学生每晚都要来学习。他们在三楼，我的办公室在一楼。每晚坐在办公室，看到三楼那排台灯先后亮起来，很快全亮起来，形成一条漂亮的风景线，顿觉心旷神怡。开始大家坚持不懈，过一段时间，有些人就不来了。看上去有些灯不亮，风景线中间有空缺，我在大会上批评，后来那条线都亮了，到时就亮。有一天晚上我上楼去看，非常生气，为什么？灯亮人不在。有一名学生特别喜欢跳舞，只要学校有舞会，他必去。人虽然很聪明，但学习长进不大。有一天晚上他又去了，我通知他马上回来，并让全室同学列队，什么话都不说，欢迎他回来。自此后，他收心了，后来成了优秀学生。还有一天下午，两点半我去实验室，看到几个学生正在打乒乓球，到 4 点半我查完房返回去，他们还在打，个个汗流浃背。我二话没说把球拍收了。但出门后我没走远，听他们什么反应。一个问怎么办？另一个说，继续打呀！没球拍咋打？笨蛋！樊代明的研究生不是有创新能力吗？用手打呀！于是他们又打了起来。听到这，我想其中有蹊跷，就把球拍还了回去，他们反倒不打了。第二天，那个生气的学生找到我，"老师，你知道吗？我连续奋战几天几夜，拿到了一个好结果，我们是在庆祝啊，劳逸结合嘛！你不分青红皂白，对我们是很大刺激。老师你不是讲过吗，刺激引起的是两种反应，一种是正性的，一种是负性。我呢，就是负性的。

那一年 我在工程院

你批吧，我是死猪不怕开水烫"。听到这，我主动给他道了歉，现在这个学生在美国工作，已成为正教授。还有一年春节，有个博士后做出一个新基因，我让他测完序登上国际 GeneBank 后再回家。他不愿意，还说父亲便血，可能是结肠癌。等他回去过了 7 天春节，确诊父亲是痔疮后回来才去测序。一到世界上比对，有一个日本人在两天前已申报登记了，国际上没有报道过。当晚整个实验室都沉默了，很消沉，这是忙了几年的工作，耗去了多少时间、精力和经费。科学研究就是这样，两天前我们登录就成了世界第一，两天后就什么也不是。当晚我把全体学生带到饭店，我出钱，请他们吃了一顿团圆饭，饭菜很好，没有人给我敬酒，没有任何一个人说话。

1994 年，世界胃肠病大会在美国洛杉矶召开，那时中国学者出国参加国际会议很少，去了也只是听听。我在那次大会上做了一个报告，是中国人唯一的报告，我辅导的研究生得了青年学者奖，还举着国旗亮相。在那个会议上，我默默宣誓，中国学者一定要好好干，有朝一日让这样的大会在祖国的领土上召开，而且中国人要当这个世界大会的主席。1995 年，我获得了国家自然科学首批杰出青年基金。

九

1992 年，我 39 岁，西京医院选院长，民主测评，一共四个候选人，我得票第一，比第二名多了一半的票。晚上我找到政治部主任，表明态度，不从事行政工作，专心致志从事业务工作，组织上尊重了我的选择。1994 年，我 41 岁，医院推荐我当消化科主任，同时上报的 10 个科主任候选人，学校都批准了，但没批准我。因为学校一个重要领导不同意，原因很多，他还主动把我叫到办公室，说不想让我参与过多行政工作，浪费时间和精力，要我全力投入学术工作。医院压住不宣布这批科主任的任命，同时向学校反映，樊代明是这批候选人中最优秀的，宣布别人，没有他，会引起群众的议论，且对他不公平。不久，学校批准了医院的报告，因为那位重要领导退休了。我走马上任时，西京医院消化科在全国顶多排第五名，我提出要争本专业排名全国第一名，好多人说这是痴人说梦，好高骛远，自不量力。我就不信这个邪，骑驴看唱本——走着瞧。那时我科从国外学成归来的不多，为了提高我科在同行中的地位，我抓了几件大事，其中第一件就是派出国学习。我同时把两位副主任送出国，一个送日本，一个送英国。走那天，我一直把他们送到火车站。千叮咛，万嘱咐，希望他们尽快学成归国。送走他们，发现自己进站时拥挤中遭了小偷。兜里没钱，我徒步走回医院。看到科里黑灯瞎火，沉寂无声。为了拴住他们的心，我和他们保持通信交流。名人不用指点，响鼓不用重槌，他俩知道此事后当即给我表态，一定按期回国。1996年我获中国青年科学家奖，全国10名，医学只有我1人。1997年我被中组部授予"全国优秀共产党员"称号，全国一共10名。1999年成为国家教育部首批长江学者。2000年我带领的团队被国家自然科学基金委评为全国首批自然基金创新群体，是当年全国医学界唯一入选的群体，我为该团队的首任负责人。2001年当选中国工程院院士。我们团队的青年才俊吴开春教授，于2015年组织新的团队申报，再获国家自然科学基金创新群体，这是国家自然科学基金委唯一一个双团队。由当年团队的成员当学术带头人，我从领队成为队员。我科有三项省部级科技奖，里面都有我和我的研究生的研究工作，在获奖人名单中我都主动退出，以支持年轻人成长。2006—2013年，我任中华消化学会主任委员，连任选举时，3个候选人，67张票，我获65票。2014年我任亚太消化学会副会长。2013—2016年，我任世界消化学会常务理事兼科学计划委员会主席。2017年8月，我当选中国抗癌协会理事长。至2017年年底，我共获38项国家发明专利，18项实用新型专利，主编专著、教科书等21套近100册，文字总数超1亿字。学科方面，目前已建成世界规模最大的西京消化病医院，拥有一栋22层的大楼，总建筑面积3.4万平方米，有380张病床，基础研究是国家重点实验室，临床方面是国家消化病中心，人才培养方面是世界消化医生培训中心，学科连续8年在全国本专业排名第一。2007年，我54岁，主动申请辞去消化内科主任和内科教研室主任职务，由比我年轻的专家接替我的工作，自己主动退居二线，这样才能保证事业的持续性发展。2009年我领衔申报的"胃癌研究"获国家科学技术进步奖一等奖，2016年我带领的团队获国家创新团队奖。

十

2004年，学校党委特别是孙长新政委推荐我到学校做领导工作，当时总后勤部的刘源副政委带干部部长专门来校考察，他俩找我谈话，整整一个下午。那时我刚当院士不久，还想专门从事业务工作，所以当天下午我没有同意。第二天早上，校办打来电话，说刘副政委还要找我谈话。这次他是一个人跟我单独谈，而且话题不是到不到学校工作，而是当校长还是副校长的问题。我是军人，更是党员，最终服从了组织决定。2004年6月16日，经中央军委批准，江泽民主席签署命令，我任第四军医大学副校长，授专业技术少将军衔。在2004年

6月至2007年5月任副校长期间，我分管科学研究和研究生院工作。校长很开明，曾多次给我讲，鼓励我大胆工作，最通俗的话是"对了是你的，错了算我的"。特别是政委孙长新少将，他是一位十分杰出的政治工作者，思想觉悟高，领导能力强，全力支持我的工作。我们开展了一系列的学术精品活动，为之后学校的全速高质发展打下了基础。近三年的副校长工作后，校长到龄，孙政委和学校党委向总后党委力荐我当校长。2007年5月28日，经中央军委批准，胡锦涛主席签署命令，我任第四军医大学校长。我们提出精品战略的办学理念，得到学校党委的肯定和支持，并逐渐成为那段时期的办学思想。担任校长的5年半中，学校出现了明显进步，连续5年获5个国家科学技术进步奖一等奖；新增2名院士；长江学者增至18名；杰出青年学者增至19名；新建校舍57万平方米；医疗收入从年17亿增至年80亿；在国外发表论文从年70余篇增至800余篇；国家自然科学基金项目数和发表SCI论文数连续4年成为全国医科院校之首。我应邀在大陆、香港、澳门的168所高等院校介绍精品战略经验，我自己个人执笔将精品战略写成210万字1500页的专著《精》，原生态全方位记录了精品战略的提出及实践。2008年我当选十一届全国人大代表，2009年，我本人领衔获得了第四军医大学办校50多年来第一个国家科学技术进步奖一等奖，中央军委为我记一等功。2012年12月20日，因年龄原因，中央军委批准，习主席签署命令免去我校长职务，现任该校西京消化病医院院长、消化内科教授、主任医师。2017年，经《科学中国人》等多家媒体评选，我获中国杰出大学校长奖，该奖每年1名，特邀美国诺贝尔化学奖获得者Martin Coffee为我颁奖。

十一

　　国际交流是我一直重视的工作，我先后出国80余次，去过34个国家和地区学习或做学术交流。在当校长期间，负责校里的全面工作，但我亲自抓外事工作。在工程院工作的后4年，也分管外事工作。与国外，特别是发达国家建立了广泛的联系。2009年，我代表中华医学会的4个专科分会，先后在伦敦和印度竞争世界消化病大会主办权，投送的文字材料达70多页。通过现场答辩，最后获得成功。2013年9月21日，4年一届的世界消化病大会在上海世博园正式召开，我任主席。来自世界122个国家总计1万余名代表出席会议，会议规模及水平成了该组织成立60余年来之最。2013年我当选美国国家医学科学院外籍院士，同年获法国医学科学院赛维雅奖。曾先后担任60余次不同类型国际会议大会或分会的主席，曾70余次在不同类型国际会议上作专题报告或发言。

我先后在国外杂志发表SCI论文共672篇，总影响因子超3000分，最高影响因子45分，论文被引用23 000余次，在中国医学界，我的论文被引用连续三年排名第四、第六，虽未能争到第一，但都没落后于前十名。国际交流中，还有很多趣事。有一年，我参加中法医学论坛回国，因当了七届主席，所以坐的头等舱。登机后还未坐定，几个美女簇拥着一位中年女士入舱，美女们走后，法籍的乘务员们又争着和她搭话，跟她合影。起飞后头等舱内只剩我们两人。我礼节性地说"一看你就是个大名星"，"不好意思，过奖了"，"你是谁？"（她闹了个大红脸），"我是×××"。因为有眼不识名星，她不是太开心，很长时间没说话。下机前，我看她一直捂着肚子很难受。乘务员向他介绍了我，我给她开了一个处方，而且是好药，并嘱疗效不好可找我。她问我要了电话号码，可回去后一直没给我打过电话。回家后谈起此事，女儿笑着说，"爸爸你好傻，为啥给她开好药"，"不是好药治不好病啊"，"但那明星可以不断找你啊！"……这是开心的事，不开心的事也有，2012年12月，我经工程院和外交部批准，去泰国参加一个国际会议。因为我同时在地方和军队任职，所以每次出国都要地方和军队同时批准。这次地方批准了，但军方一直到临行前下午还没批，我反复向总后首长反映，因时间太紧还是没批下来，最后我没去泰国，而是飞回了西安。奇怪的是，传谣樊代明"私自出国，机场被抓，就地免职"。

十二

2010年春天，经中组部考察，我被调到工程院工作。2010年6月11日，经全体院士无记名投票，我被选举为中国工程院副院长，党组成员。因工作需要，同时兼任四医大校长到2012年12月20日。工程院任职每4年一届，从2010年6月至2014年6月我分管学术和出版工作。从2014年6月至2018年6月，除继续分管学术出版工作外，还分管国际合作局即外事工作。

学术活动。学术活动是工程院工作的重要组成部分，2010年以前的10年，工程院一共组织过100场学术活动，我们对"十年百场"的经验进行了总结，得到了刘延东副总理的高度肯定。在此基础上，我们提出了学术活动在数量上实现"2-2-7"模式，即每年20场国际高端论坛；20场中国工程科技论坛；70场学部学术活动。同时提出"四聚五合"的策略以保证学术质量，四聚即每场学术活动要"聚焦主题、聚集力量、聚合机制、聚变成果"；五合是开展学术活动"各学部间要整合，与咨询工作相配合，与院地合作相联合，与人才培养相结合，与科普活动相融合"。通过"2-2-7"和"四聚五合"，8年相继开展了 900 多场学术活动，不仅在数量上有大幅增加，还显著提高了学术活动的质量和水平。

出版工作。过去工程院只有一本英文院刊。2013 年，周济院长提出要打造工程院院期刊群，即 1+9+1，院里一本主刊，*Engineering*；每个学部一本共 9 本分刊，以 "Frontiers of" 打头；还有一本专门报道咨询工作的期刊。这 11 本英文期刊全部实现了编辑出版，其中有 7 本进入 SCI 收录期刊。在办刊过程中，我们提出 "三要五量" 的策略。三要是 "看别人的 GPS 要走自己的路；守共同的交通规则要弯道超车；盯远处的终极目标，要步步为营"。五量是 "聚焦力量、扩大稿量、增加刊量、办出质量、提高销量"。

外事工作。国际合作局与全院同志共举办了几次十分有影响力的大型国际会议，加速并加强了与多国紧密的国际合作，提出了 "外事工作一、二、三" 原则，即 "围绕工程院一个工作中心；把精彩推出去，把精品引进来；深谋远虑，抓大放小，出声显影"。8 年的学术、出版和外事工作及经验得到了工程院领导、机关及广大院士的赞同和肯定。

在工程院，我还具体分管医药卫生学部。针对现代医学一味向技术发展，导致专业过度分化（Over specialization），专科过度细化（Over divisions）和医学知识碎片化（Fragmented knowledge），"O_2F_1" 使医学的初衷和走向出现了偏离这一问题，我们提出了整体整合医学（Holistic Integrative Medicine, HIM），简称整合医学的理论，并逐渐得到国内及国际学者的广泛认可。目前已成立 6 个全国性学会。从 2016 年开始，每年在西安召开一次 "中国整合医学大会"。"2018 中国整合医学大会" 的规模、水平和影响将达中国医学史上之最。为什么？这次会议参加的两院院士 81 人，医科高校校长或副校长 175 人，各级医院院长或副院长逾 3000 人，参会总人数近 20 000 人。由我主编的整合医学系列专著目前已正式出版，4 卷逾 200 万字。中国工程院和空军军医大学于 4 月 28 日将成立中国整合医学发展战略研究院，理事会和学术委员会中院士人数达到 50 余人。我和钟南山等 71 位院士共同发起在上海创建的整合医学教育平台 "大专家.com" 已正式运行 5 年，目前上网医生总数已逾 100 万人，点击数超 1 亿次以上。有 12 个大学成立了整合医学研究院或整合药学研究院，南京中医药大学等已招三届九年制整合医学系学生。全国已成立了 10 个整合医学联盟，如中国整合医学研究院联盟、中国医学 – 药学整合联盟、中国医学 – 工程整合联盟、中国医学 – 体育整合联盟、中国医学 – 养生整合联盟、中国医学 – 预防整合联盟、中国医学 – 护理整合联盟、中国医学 – 心理整合联盟、中国医学 – 营养整合联盟、中国医学 – 样本整合联盟。正在筹备即将成立的还有中国医学 – 数据整合联盟、中国医学－微生态整合联盟、中国医疗－耗材整合联盟、中国医学－内镜整合联盟、中国医学－建筑整合联盟、中国生物－医药整合联盟、中国民族医药整合联盟、中国医学－检验整合联盟等。

十三

有人说："樊代明，你命好，幸运的阳光总照在你头上。"有人为我总结："从军，他当了将军；从政，他当了工程院副院长；从教，他当了四军大校长；从医，他当了世界学会的主席；从研，他当了院士，还当了美国医学科学院院士。"还有人常问我："你这五条，一个人有其中一条就够了，你五条俱全，做人做事有什么诀窍？"我不知道怎么回答，也许从我这本《那一年，我在工程院》中能找到答案。其实，伴随人生的一切因素都很重要，领导、老师、同事、环境、机遇……如果一定要从个人因素讲，我的座右铭是"永远向前走，否定到最后"。

永远向前走。人生周围的360度都是前进的方向，不同的是你面向哪个方向而已。当你瞄准一个方向，一定要矢志不移，勇往直前。不要因前方有困难而退却，也不因左右精彩而被诱惑。不然你会左三圈、右三圈，转了三圈又三圈，得到的是原点，失去的是前方。

我在长江岸边写过一首诗叫《川江行》，"波涛翻滚浪激天，横流川泻只向前，轻舟踏波飞身去，回看岸松空等闲"。站在长江边，看着滚滚长江水，不尽东流去。波涛翻滚为何浪激天呢？因为前方有礁石。人生总会有困难，有困难的人生才是际遇的人生，有挑战的人生才是幸福的人生。当你回首往事，如果坎坷不平，那是有风景可看。如果一马坦途，此生白活了。横流穿泻只向前，很多人悲叹人生，认为自己势单力薄，没有自信，缺少勇气。但你看，水连形状都没有，它把长江两岸的石壁打成一个又一个的洞，为了什么？只为向前。轻舟踏波飞身去，人生就像一叶轻舟，要跑得快，一定要丢掉包袱，包括缺点、迷茫，也包括成绩、成功，要通通抛弃，轻装上阵你才能风驰电掣，万里驰骋。回笑岸松空等闲，不要留恋过去的和已经得到的，两岸松林，郁郁葱葱，但好看不中用。

否定到最后。人生的动力是什么？是否定！例如同事提了教授，你没当上，老拿自己的优势与他的劣势比，越比越气，你进步不了，反而士气不足，怨天尤人。反过来，用自己的劣势与他的优势比，找出自己的不足，你肯定会进步，而且不久定会超过他。要学会否定自己，但否定自己要有勇气，要有境界。人生常常大起必伴大落，大喜必伴大悲。为什么？其实原因在自己。例如爬山，你攀到了山顶，脚踏众山低，放眼天际圆。在脚下的山你已到了最高度，但你还要向另一座更高的山攀。此时直着走，向上走，没路了，你必然下坠山谷，粉身碎骨，这叫大起大落，大喜大悲。如果你选择另一条路，先下山，再爬山，你会到达要去的那个山顶，因为你这是前进，先下后上拉直了不就是前进吗？当你下到谷底，你会很难受，这条路好艰难，人间最坏的事都被你碰上了，也许你长叹老天不公平。其实这时要恭喜你，人生的际遇就在脚下，此处是人生的最低点，不是所有人都会有的。此时你只要迈步就是前进。什么是成功？倒下去爬起来，倒下去再爬起来，只要爬起来比倒下去多一次就是成功。有人为什么不成功？倒下去了就爬不起来，或者不想爬起来。有人说从哪里倒下去就从哪里爬起来，对，其实也不对。还有一种办法，就是从一个地方倒下去，从另一个地方爬起来，这叫天无绝人之路。因此，我很喜欢敢于担当的人，有人将之称为"骄傲"的人，骄傲不是孤傲，我们不能高人一等，但要高人一筹。我不喜欢"貌似谦虚"的人，那种人有时暗藏杀机。例如到处说自己不想当县长，领导叫当就当，其实早就找人想当，这是一种不敢担当，心底不干净，不光明磊落的人。"骄傲"的人把世界看得很大，把自己看得很小，他们有大的发展前途，不会抑郁。你看毛主席写诗，"惜秦皇汉武，略输文采，唐宗宋祖，稍逊风骚。一代天骄，成吉思汗，只识弯弓射大雕……数风流人物，还看今朝"。国民党几十万军队围追堵截，他们在一条小山沟，没多少人马，但看到了未来。这样的人，与他工作一天，甚至握一次手都是人生万福。不像有些人默不作声，笑不露齿，其实城府很深，他是把自己看得很大，把世界看得很小，他要去征服世界，征服不了就觉得没有意思，一件小事稍不如意，就要去跳海。一看海太大，死了不划算，于是回来跳河或跳塘，有一年端午节，我写了一首诗，叫《端午颂》："盘古开天地动荡，日月往复永如常，览尽乾坤知千史，敢笑屈翁白投江。""盘古开天地动荡"，我们拥有的这片天，这块地，自从盘古开天那时起就在动荡，树欲静而风不止。汶川地震你叫它不震行吗？社会也在动，动得更加复杂，君子与小人同在，遇到小人，你躲不了，怎么办？学太阳月亮。管他哪里怎么震，何时震，对太阳和月亮来说毫无影响，该什么时候起床睡觉从来不变，这就是"日月往复永如常"。社会也是这样，你一个人不要试图去抵抗社会，你只要适应社会，适应好了就行了，其实适应也是一种改变。"览尽乾坤知千史"。全世界看遍了，上下五千年都读了，最后记住一句话，该做的事一定要做，不该做的事一定不做。有不少人悲叹人生，其实就是该做的事没去做，丢了机会。如果不该做的事做了，结果被抓进去了。我很赞赏屈原忧国忧民的情怀，但我不喜欢他那种跳河的做法。老百姓怕鱼把屈原吃了，丢了好多粽子，鱼可不听话，先吃粽子，后吃屈原，他不是白死了吗？所以最后一句是"敢笑屈翁白投江"。

我的一生中确也出现过几次大红，也有大紫，红紫了就不是好事。我曾经遇到过多次铺天盖地的谣言，不仅传到业内，也到业外；不仅在国内传，还在国外传。我多数是付之一笑。朋友问我"人家为何这样收拾你"，我说他离不开我；"你为何不生他的气"，因为我心里没有他。有两块山石，一块无人问津，另一块却被顶礼膜拜。为什么？后一块经过了雕刻，雕刻是要痛的，是要受痛苦的，你总不能去指责雕工的手轻手重嘛！我虽还不成后一块山石，但感受、承受，甚至忍受是一样的。

　　2018年元月，经工程院推荐，中央提名我为十三届全国人大代表，2018年3月5日至20日，我出席了第十三届全国人民代表大会，会上被选为全国人大教科文卫委员会委员。按工程院换届计划，2018年6月1日，工程院新一届领导班子将产生，我将退下工程院副院长岗位，回归我终生酷爱的工作：治病救人。

中国整合医学发展战略研究院章程

第一章 总 则

第一条 为提高我国医药卫生发展战略研究水平，建设一流的思想库平台，为推进健康中国建设提供前瞻性、系统性的宏观战略和政策咨询意见，中国工程院与中国人民解放军空军军医大学（以下简称空军军医大学）共同组建"中国整合医学发展战略研究院"（以下简称"整合医学研究院"），英文全称为Institute for Development Strategy of Holistic Integrative Medicine，简称IDSHIM。

第二条 整合医学研究院是中国工程院和空军军医大学共同设立、共同领导的，围绕我国卫生与健康事业改革重大战略问题及医学前沿科技问题开展咨询研究的专业化、学术型、非营利性研究机构。

第三条 整合医学研究院在法律、法规和有关政策规定许可和本章程规定的范围内开展活动。整合医学研究院应当遵守中国工程院和空军军医大学的学术行为规范。

第二章 宗旨和任务

第四条 整合医学研究院是国家工程科技思想库的重要组成部分，以服务我国卫生与健康事业改革为宗旨，坚持强强联合、优势互补、开放共享的建设方针，瞄准全民健康重大战略需求及医学科学发展前沿问题，开展战略性、前瞻性、综合性、持续性、全球性的战略研究和咨询服务，逐步建成健康领域具有一定权威和国际影响力的国家智库。

第五条 整合医学研究院的主要任务是：

（一）承接中国工程院全民健康和医疗改革领域发展战略咨询研究项目，研究制定国家医学发展的总体战略、发展路线和周期性规划，围绕医学发展重大战略问题、医学科技国际合作战略、医学科技战略与政策、产业发展战略创新等重点领域开展研究，服务国家战略需求，为国家及政府有关部门战略决策提供咨询服务。

（二）联合国内医学领域最主要的高等院校、科研机构、研发企业建立协同创新战略联盟，为国家现代医学区域布局及协同创新提供指导建议，探索医学科技创新联盟紧密结合发展的新机制和新模式。

（三）推动医学国际交流与合作，与国际一流研究机构建立长效合作机制，强化战略意识和全球视野，培养具有全局意识和国际视野的医学领军人才和高层次战略研究人员，推动医学发展战略相关的学科体系和知识库建设。

第三章　组织与管理

第六条　整合医学研究院按照"务实、灵活、精干、高效"的原则，设置组织机构并开展工作。按照整合医学研究院章程采用理事会决策、学术委员会指导、院长负责研究院执行的组织管理体制。

第七条　理事会是整合医学研究院的最高决策机构，负责行使如下职责：

（一）制定、修订整合医学研究院章程；

（二）制定整合医学研究院发展战略和规划；

（三）聘请、解聘学术委员会主任、副主任和委员；

（四）任免整合医学研究院院长、副院长；

（五）审议和确定整合医学研究院的工作计划、年度预决算等；

（六）指导和监督整合医学研究院工作；

（七）决定整合医学研究院其他重大事项。

理事会原则上每年召开一次全体会议。

第八条　理事会设理事长1名，副理事长、理事若干名，由来自中国工程院、空军军医大学，以及相关国家部委、科研机构、高等院校、研发企业等单位的人员组成。理事会成员经中国工程院与空军军医大学协商聘请，每届任期四年，可以连任。设秘书长2名，负责相关具体工作。

第九条　学术委员会作为整合医学研究院的学术研究指导机构，对整合医学研究院的学术前沿、发展战略、重点研究任务、研究成果与交流合作等重大问题提出意见和建议。

主要行使如下职责：

（一）把握整合医学研究院学术研究方向；

（二）为理事会重大事项决策提出意见和建议；

（三）组织重大课题选题、论证和验收；

（四）推动国内外交流合作和人才培养；

（五）拓展相关理论和政策研究。

第十条 学术委员会设主任 1 名；副主任和委员若干名，由医学相关领域院士、专家担任。

第十一条 研究院是整合医学研究院的日常研究与工作机构，实行理事会管理下的院长负责制，接受理事会的领导并向理事会汇报工作。

主要行使如下职责：

（一）根据理事会确定的发展战略和规划，制定和实施整合医学研究院工作计划；

（二）根据整合医学研究院章程，制定、修改和废止各项管理规定、条例和细则；

（三）根据研究实际和发展需要，设置、调整和撤销整合医学研究院内设机构，并任命部门主要负责人；

（四）根据理事会和学术委员会的意见和委托方的要求，按照科研项目需要组织课题项目组，聘请专家开展研究；

（五）负责编制整合医学研究院年度计划、年度预决算报告，并提交理事会审定；

（六）主持其他日常事务。

第十二条 研究院设院长 1 名，副院长若干名，由该领域国内外杰出专家担任。

第十三条 研究院下设学科领域组和管理办公室，主要参与整合医学战略研究，并协助院长负责人力资源、科技管理、财务与条件保障等整合医学研究院的日常事务。

第十四条 整合医学研究院根据科研项目需要组织科研项目组，实行组长负责制，按照本章程、中国工程院和空军军医大学有关管理规定，独立开展科研工作。

第四章 经 费

第十五条 整合医学研究院经费可通过如下途径获得：

（一）设立整合医学研究院专项工作经费；

（二）承担各种研究、咨询与培训项目；

（三）自然人、法人或其他机构和组织的捐赠；

（四）其他合法收入。

第十六条　整合医学研究院根据财政部有关经费管理办法和中国工程院有关咨询经费管理办法进行财务管理。

第五章　附　则

第十七条　本章程自理事会通过之日起生效。

第十八条　理事会对章程拥有解释权。

中国整合医学发展战略研究院
第一届理事会成员名单

理事长

周　济　中国工程院院长、院士

副理事长

樊代明　中国工程院副院长、院士

周先志　中国人民解放军空军军医大学校长

理　事（按姓氏笔画排序）

王陇德　中华预防医学会会长、院士

王学浩　南京医科大学第一附属医院教授、院士

王威琪　复旦大学教授、院士

丛　斌　河北医科大学副校长、院士

刘　耀　公安部物证鉴定中心研究员、院士

刘昌孝　天津药物研究院有限公司研究员、院士

阮长耿　苏州大学附属第一医院教授、院士

李兰娟　浙江大学第一附属医院主任医师、院士

杨胜利　中国科学院上海生命科学研究院研究员、院士

邱贵兴　北京协和医院教授、院士

沈倍奋　军事科学院军事医学研究院研究员、院士

张　运　山东大学齐鲁医院教授、院士

张生勇　空军军医大学药学系教授、院士

张伯礼　中国中医科学院院长、天津中医药大学校长、院士

陈君石　国家食品安全风险评估中心研究员、院士

陈凯先　中国科学院上海药物研究所研究员、院士

陈洪铎　中国医科大学教授、院士

周宏灏　中南大学临床药理研究所教授、院士

周良辅　复旦大学华山医院教授、院士

郎景和　北京协和医院教授、院士
郝希山　天津医科大学教授、院士
饶子和　清华大学教授、院士
贺福初　军事科学院副院长、院士
高润霖　中国医学科学院阜外医院研究员、院士
曹雪涛　南开大学校长、院士
曾溢滔　上海市儿童医院研究员、院士
谢立信　山东省眼科研究所研究员、院士

秘书长

易　建　中国工程院三局局长
苏景宽　空军军医大学副校长

中国整合医学发展战略研究院
第一届学术委员会委员名单

主 任

樊代明　中国工程院副院长、院士

副主任（按姓氏笔画排序）

王　辰　中国医学科学院院长、北京协和医学院校长、院士

杨宝峰　哈尔滨医科大学校长、院士

黄璐琦　中国中医科学院常务副院长、院士

詹启敏　北京大学副校长、医学部主任、院士

委　员（按姓氏笔画排序）

于金明　山东省肿瘤医院院长、院士

马　丁　华中科技大学同济医学院教授、院士

王　锐　兰州大学教授、院士

王广基　中国药科大学教授、院士

王红阳　海军军医大学教授、院士

卞修武　陆军军医大学西南医院教授、院士

田志刚　中国科学技术大学教授、院士

付小兵　解放军总医院教授、院士

宁　光　上海交通大学医学院附属瑞金医院副院长、院士

乔　杰　北京大学第三医院院长、院士

刘志红　解放军南京总医院国家肾脏疾病临床医学研究中心主任、院士

孙颖浩　海军军医大学校长、院士

李　松　军事科学院军事医学研究院研究员、院士

李大鹏　浙江中医药大学教授、院士

李兆申　海军军医大学长海医院教授、院士

吴以岭　河北中西医结合医药研究院院长、院士

张志愿　上海交通大学医学院附属第九人民医院教授、院士

张英泽　河北医科大学教授、院士

张学敏　军事科学院军事医学研究院研究员、院士

陆　林　北京大学第六医院院长、院士

陈孝平　华中科技大学同济医学院教授、院士

陈志南　空军军医大学教授、院士

陈国强　上海交通大学副校长、医学院院长、院士

陈香美　解放军总医院教授、院士

陈赛娟　上海交通大学医学院附属瑞金医院教授、院士

林东昕　中国医学科学院肿瘤医院研究员、院士

金宁一　军事科学院军事医学研究院研究员、院士

郑树森　浙江大学第一附属医院主任医师、院士

郑静晨　武警总医院教授、院士

孟安明　清华大学教授、院士

赵继宗　首都医科大学附属北京天坛医院教授、院士

侯凡凡　南方医科大学南方医院教授、院士

贺　林　上海交通大学教授、院士

夏照帆　海军军医大学长海医院教授、院士

顾　瑛　解放军总医院教授、院士

顾东风　中国医学科学院阜外医院副院长、院士

顾晓松　南通大学教授、院士

徐建国　中国疾病预防控制中心研究员、院士

高　福　中国疾病预防控制中心主任、院士

黄荷凤　上海交通大学医学院附属国际和平妇幼保健院院长、院士

葛均波　复旦大学中山医院教授、院士

董家鸿　清华大学附属北京清华长庚医院教授、院士

韩雅玲　原沈阳军区总医院教授、院士

韩德民　首都医科大学附属北京同仁医院教授、院士

程　京　清华大学医学院教授、院士

舒红兵　武汉大学副校长、院士

赫　捷　中国医学科学院肿瘤医院院长、院士

廖万清　海军军医大学长征医院教授、院士

樊　嘉　复旦大学附属中山医院院长、院士

秘书长

易　建　中国工程院三局局长

苏景宽　空军军医大学副校长

中国整合医学发展战略研究院
院长和副院长名单

院　长
周先志　中国人民解放军空军军医大学校长、教授
副院长
罗　正　中国人民解放军空军军医大学科研学术处处长、教授